Thieme

Rationelle Diagnostik und Therapie in Endokrinologie, Diabetologie und Stoffwechsel

Herausgegeben von
Hendrik Lehnert

Mit Beiträgen von

Martin Anlauf
Matthias Auer
Klaus Badenhoop
Jörg Barkhausen
Andreas Barthel
Detlef Bartsch
Karin Baumann
Thomas Bertsch
Markus Bettendorf
Felix Beuschlein
Martin Bidlingmaier
Matthias Blüher
Cornelius L. Bollheimer
Stefan R. Bornstein
Georg Brabant
Michael Buchfelder
Inga Buchmann
Roland Büttner
Ruth Chmiel
Christian Domm
Henning Dralle
Graeme Eisenhofer
Walter Josef Fassbender
Martin Fassnacht
Volker Fendrich
Stephanie Fliedner
Manuel Föcker
Petra Frank-Herrmann
Andreas Fritsche
Alex Frydrychowicz
Dagmar Führer
Baptist Gallwitz
Roland Gärtner
Oliver Gimm
Christiane Girlich
Georg Griesinger
Lena Griesinger
Matthias Gruber
Annette Grüters-Kieslich
Matthias Haase
Stefanie Hahner
Birgit Harbeck
Hans Hauner
Johannes Hebebrand
Johannes Hensen
Olaf Hiort
Helmut Hoeffken
Lorenz C. Hofbauer
Paul-Martin Holterhus
Michael Hummel
Alexander Iwen
Franz Josef Jakob
Olav Jansen
George J. Kahaly
Wolfram Karges
Christian Kasperk
Markus Ketteler
Wieland Kiess
Rainer Kimmig
Susanne Knoll
Josef Köhrle
Berthold Koletzko
Angela Köninger
Daniel Kopf
Antje Körner
Heiko Krude
Peter Lamesch
Claus Lattrich
Thomas Lincke
Ralf Lobmann
Michael Ludwig
Kim Barbara Luley
Markus Luster
Felix Machleidt
Konstanze Miehle
Heiner Mönig
Karsten Müssig
Otto-Albrecht Müller
Eberhard Nieschlag
Olaf Ortmann
Henrik Oster
Klaus Parhofer
Carl-Joachim Partsch
Ralf Paschke
Marianne Pavel
Andreas Pfestroff
Susanne Pitz
Marcus Quinkler
Thomas Rabe
Michael B. Ranke
Martin Reincke
Kirsten Reschke
Felix Riepe
Anja Rinke
Eberhard Ritz
Julia Rohayem
Sandra Rosenbaum-Krumme
Ilka Ruschenburg
Nicole Sänger
Friedhelm Sayk
Stephan Scharla
Kurt Werner Schmid
Harald Jörn Schneider
Klaus J. Schmidt
Jochen Schopohl
Carla Schulz
Cornel Chr. Sieber
Heide Siggelkow
Wolfgang G. Sippell
Günter Karl Stalla
Norbert Stefan
Armin Steinmetz
Christian Strasburger
Thomas Strowitzki
Michael Stumvoll
Bettina Toth
Elena Tsourdi
Martin Wabitsch
Henri Wallaschofski
Claas Wiese
Ludwig Wildt
Holger S. Willenberg
Anette-Gabriele Ziegler
Michael Zitzmann

4., vollständig überarbeitete und aktualisierte Auflage

144 Abbildungen

Georg Thieme Verlag
Stuttgart • New York

Impressum

Bibliografische Information der Deutschen Nationalbibliothek

Die Deutsche Nationalbibliothek verzeichnet diese Publikation in der Deutschen Nationalbibliografie; detaillierte bibliografische Daten sind im Internet über http://dnb.d-nb.de abrufbar.

Ihre Meinung ist uns wichtig! Bitte schreiben Sie uns unter: www.thieme.de/service/feedback.html

Wichtiger Hinweis: Wie jede Wissenschaft ist die Medizin ständigen Entwicklungen unterworfen. Forschung und klinische Erfahrung erweitern unsere Erkenntnisse, insbesondere was Behandlung und medikamentöse Therapie anbelangt. Soweit in diesem Werk eine Dosierung oder eine Applikation erwähnt wird, darf der Leser zwar darauf vertrauen, dass Autoren, Herausgeber und Verlag große Sorgfalt darauf verwandt haben, dass diese Angabe **dem Wissensstand bei Fertigstellung des Werkes** entspricht.
Für Angaben über Dosierungsanweisungen und Applikationsformen kann vom Verlag jedoch keine Gewähr übernommen werden. **Jeder Benutzer ist angehalten**, durch sorgfältige Prüfung der Beipackzettel der verwendeten Präparate und gegebenenfalls nach Konsultation eines Spezialisten festzustellen, ob die dort gegebene Empfehlung für Dosierungen oder die Beachtung von Kontraindikationen gegenüber der Angabe in diesem Buch abweicht. Eine solche Prüfung ist besonders wichtig bei selten verwendeten Präparaten oder solchen, die neu auf den Markt gebracht worden sind. **Jede Dosierung oder Applikation erfolgt auf eigene Gefahr des Benutzers.** Autoren und Verlag appellieren an jeden Benutzer, ihm etwa auffallende Ungenauigkeiten dem Verlag mitzuteilen.

Rüdigerstr. 14
70469 Stuttgart
Deutschland
www.thieme.de

Printed in Germany

Zeichnungen: Heike Hübner, Berlin
Umschlaggestaltung: Thieme Verlagsgruppe
Umschlaggrafik: Martina Berge, Stadtbergen; verwendete Abbildungen von © ag visuell – Fotolia.com, © Alexander Raths – Fotolia.com, © apops – Fotolia.com
Redaktion: Dipl.-Biol. Anne-Kathrin Janetzky, Dresden, und Dr. med. Susanne Meinrenken, Bremen
Satz: SOMMER media GmbH & Co. KG, Feuchtwangen
gesetzt aus Arbortext APP-Desktop 9.1 Unicode M180
Druck: Aprinta Druck GmbH, Wemding

ISBN 978-3-13-129554-5 1 2 3 4 5 6

Auch erhältlich als E-Book:
eISBN (PDF) 978-3-13-157374-2
eISBN (epub) 978-3-13-200644-7

Vorwort

Mit großer Freude durften wir feststellen, dass sich das Lehrbuch „Rationelle Diagnostik und Therapie in Endokrinologie, Diabetologie und Stoffwechsel" zum deutschsprachigen Standard-Lehrbuch für dieses Fachgebiet entwickelt hat.

Nun liegt die 5. Auflage vor, die inhaltlich und in großen Zügen auch strukturell neu gestaltet wurde. Wie die Vorgängerauflagen auch, versucht dieses Buch im besten Sinne des Wortes ein translationales zu sein – durch die Verbindung von pathophysiologischen Erkenntnissen und praktischer klinischer Medizin. Damit soll auch dem unverändert hoch bedeutsamen interdisziplinären Charakter der Endokrinologie Rechnung getragen werden, da hier wie in kaum einem anderen Gebiet Grundlagenforschung und klinische Anwendung in Innerer Medizin, Pädiatrie, Chirurgie, Gynäkologie, aber auch weiteren Fachbereichen verzahnt sind.

Unverändert wollen wir mit diesem Buch eine umfassende systematische und evidenzbasierte Übersicht über die wesentlichen Erkrankungen aus den Bereichen Endokrinologie, Diabetologie und Stoffwechsel vermitteln. Behandlungsprinzipien werden unter Berücksichtigung der Pathophysiologie umfänglich und stets praxisnah vermittelt. Wiederum sind neue und zeitgemäße Kapitel aufgenommen worden, so etwa zu endokrinen Systemerkrankungen, der Endokrinologie in der Schwangerschaft oder biologischen Rhythmen. Das wichtige Kapitel der endokrinologischen Funktionsdiagnostik wurde konsequent erweitert und aktualisiert.

Herausragende und engagierte Autoren stehen für Qualitätssicherung und Darstellung der aktuellen Erkenntnisse auf höchstem Niveau. Ihnen allen sei an dieser Stelle für ihren großen und immer wieder konstruktiven Einsatz gedankt; wie immer haben sie mit der hervorragenden Zusammenarbeit und ihrer Begeisterung das Buch auch weit über das eigene Kapitel hinaus geprägt.

Großer Dank gilt an dieser Stelle Frau Susanne Ristea, Frau Yvonne Dürr und Frau Désirée Schwarz für ihren großen und nie ermüdenden Einsatz in der Organisation und der nicht immer einfachen Betreuung der beteiligten Wissenschaftler sowie Frau Marion Holzer für die hervorragende Herstellung des Buches.

Wir danken auch aber sehr den Lesern für Aufnahme und Rezeption des Buches und bitten an dieser Stelle – wie immer – sehr herzlich um Rückmeldung mit Lob oder Kritik.

Möge das Buch weiterhin der Erweiterung und Verbreitung unserer Kenntnisse und der besseren Versorgung unserer Patienten mit endokrinologischen, diabetologischen und Stoffwechselerkrankungen dienen.

Lübeck, Dezember 2014

Hendrik Lehnert

Die Buchkapitel wurden von folgenden Autoren koordiniert

1 **Einführung in die Prinzipien der Endokrinologie**
H. Lehnert

2 **Hypothalamus und Hypophyse**
M. Reincke

3 **Schilddrüsenerkrankungen**
G. Brabant, D. Führer

4 **Metabolische Erkrankungen des Knochenstoffwechsels; Kalzium- und Phosphatstoffwechsel**
L. C. Hofbauer

5 **Nebenniere**
S. R. Bornstein, H. Lehnert

6 **Neuroendokrine Tumoren des Gastrointestinaltrakts**
H. Lehnert

7 **Männliche Gonaden**
M. Zitzmann

8 **Gynäkologische Endokrinologie**
T. Strowitzki

9 **Störungen (Besonderheiten) der Geschlechtsentwicklung**
O. Hiort, G. K. Stalla

10 **Metabolisches Syndrom und Diabetes mellitus**
M. Stumvoll, K. Miehle

11 **Adipositas**
H. Hauner, M. Wabitsch

12 **Anorexia und Bulimia nervosa**
J. Hebebrand

13 **Fettstoffwechsel**
K. G. Parhofer, A. Steinmetz

14 **Arterielle Hypertonie**
H. Lehnert

15 **Weitere Stoffwechselerkrankungen**
H. Lehnert

16 **Polyendokrine Erkrankungen**
W. Karges

17 **Endokrinologie in der Geriatrie**
C. Sieber, C. Bollheimer

18 **Zirkadiane Rhythmen und Hormonsekretion**
H. Oster

19 **Bildgebende Diagnostik in der Endokrinologie**
H. Lehnert

20 **Labordiagnostik in der Endokrinologie**
M. Bidlingmaier, C. Schulz

21 **Dynamische Funktionstests in der Endokrinologie und Diabetologie**
H. Lehnert, H. Mönig

Anschriften

Herausgeber

Prof. Dr. med. Hendrik **Lehnert**
Klinikum der Universität zu Lübeck
Campus Lübeck
Medizinische Klinik I
Ratzeburger Allee 160
23562 Lübeck
Deutschland

Mitarbeiter

Prof. Dr. med. Martin **Anlauf**
St. Vincenz Krankenhaus Limburg
Institut für Pathologie
Auf dem Schafsberg
65549 Limburg
Deutschland

Dr. med. Matthias **Auer**
Innere Medizin, Endokrinologie und Klinische Chemie
Max-Planck-Institut für Psychiatrie
Kraepelinstr. 10
80804 München
Deutschland

Prof. Dr. med. Klaus **Badenhoop**
Schwerpunkt Endokrinologie und Diabetologie
Medizinische Klinik I
Klinikum der Goethe-Universität Frankfurt a. M.
Theodor-Stern-Kai 7
60590 Frankfurt
Deutschland

Univ.-Prof. Dr. med. Jörg **Barkhausen**
Universitätsklinikum Schleswig-Holstein
Campus Lübeck
Klinik für Radiologie und Nuklearmedizin
Ratzeburger Allee 160
23538 Lübeck
Deutschland

Prof. Dr. med. Andreas **Barthel**
Endokrinologikum Ruhr
Alter Markt 4
44866 Bochum
Deutschland

Prof. Dr. med. Detlef **Bartsch**
Universitätsklinikum Gießen und Marburg GmbH
Standort Marburg
Abteilung Viszeral-, Thorax- und Gefäßchirurgie
Baldingerstr.
35043 Marburg
Deutschland

Dr. med. Karin **Baumann**
Klinikum der Universität zu Lübeck
Campus Lübeck
Medizinische Klinik I
Ratzeburger Allee 160
23562 Lübeck
Deutschland

Prof. Dr. med. Thomas **Bertsch**
Institut für Klinische Chemie, Laboratoriumsmedizin und Transfusionsmedizin
– Zentrallaboratorium –
Paracelsus Medizinische Privatuniversität
Prof.-Ernst-Nathan-Str. 1
90419 Nürnberg
Deutschland

Prof. Dr. med. Markus **Bettendorf**
Zentrum für Kinder- und Jugendmedizin
Universitätsklinikum Heidelberg
Im Neuenheimer Feld 430
69120 Heidelberg
Deutschland

Prof. Dr. med. Felix **Beuschlein**
Medizinische Klinik und Poliklinik IV
Klinikum der Universität München
Ziemssenstr. 1
80336 München
Deutschland

Dr. med. Martin **Bidlingmaier**
Medizinische Klinik und Poliklinik IV
Klinikum der Universität München
Ziemssenstr. 1
80336 München
Deutschland

Prof. Dr. med. Matthias **Blüher**
Klinik für Endokrinologie und Nephrologie
Universitätsklinikum-Leipzig AöR
Liebigstr. 20
04103 Leipzig
Deutschland

Prof. Dr. med. L. Cornelius **Bollheimer**
Friedrich-Alexander Universität Erlangen-Nürnberg
Institut für Biomedizin des Alterns
Kobergerstr. 60
90408 Nürnberg
Deutschland
und
Krankenhaus der Barmherzigen Brüder Regensburg
Klinik für Allgemeine Innere Medizin und Geriatrie
Prüfeninger Str. 86
93049 Regensburg
Deutschland

Prof. Dr. med. Stefan R. **Bornstein**
Medizinische Klinik III
Universitätsklinikum Dresden
Fetscherstr. 74
01307 Dresden
Deutschland

Prof. Dr. med. Georg **Brabant**
Medizinische Klinik I
Klinikum der Universität zu Lübeck
Ratzeburger Allee 160
23562 Lübeck
Deutschland

Prof. Dr. med. Michael **Buchfelder**
Neurochirurgische Klinik
der Universität Erlangen-Nürnberg
Schwabachanlage 6
91054 Erlangen
Deutschland

PD Dr. med. Dipl. hum.-biol. Inga **Buchmann**
Universitätsklinikum Schleswig-Holstein
Campus Lübeck
Sektion für Nuklearmedizin – Klinik für Radiologie und Nuklearmedizin
Ratzeburger Allee 160
23562 Lübeck
Deutschland

Prof. Dr. med. Roland **Büttner**
Innere Medizin
Klinik Bogen
Mussinanstr. 8
94327 Bogen
Deutschland
und
Klinik und Poliklinik für Innere Medizin I
Universitätsklinikum Regensburg
Franz-Josef-Strauß-Allee 11
93053 Regensburg
Deutschland

Dr. Ruth **Chmiel**
Grünwalder Str. 110
81547 München
Deutschland

Dr. med. Dipl. biol. Christian Rainer **Domm**
Markt 19
24211 Preetz
Deutschland

Prof. Dr. med. Dr. h. c. Henning **Dralle**, FRCS, FACS, FEBS
Universitätsklinik und Poliklinik für Allgemein-, Viszeral- und Gefäßchirurgie
Universitätsklinikum Halle
Ernst-Grube-Str. 40
06097 Halle
Deutschland

Prof. Ph. D. Graeme **Eisenhofer**
Institut für Klinische Chemie und Laboratoriumsmedizin
Universitätsklinikum Carl Gustav Carus
Fetscherstr. 74
01307 Dresden
Deutschland

Prof. Dr. med. M. Sc. Walter Josef **Fassbender**
medica Laboratorien Dr. F. Käppeli AG
Wolfbachstrasse 17
8032 Zürich
Schweiz

Prof. Dr. med. Martin **Fassnacht**
Medizinische Klinik und Poliklinik
Schwerpunkt Endokrinologie und Diabetologie
Oberdürrbacher Str. 6
97080 Würzburg
Deutschland

Prof. Dr. med. Volker **Fendrich**
Universitätsklinikum Marburg
Klinik für Viszeral-, Thorax- und Gefäßchirurgie
Baldingerstr.
35043 Marburg
Deutschland

Dr. rer. nat. Stephanie **Fliedner**
Medizinische Klinik I
Universitätsklinikum Schleswig-Holstein
Ratzeburger Allee 160
23562 Lübeck
Deutschland

Dr. med. Manuel **Föcker**
Klinik für Kinder- und Jugendpsychiatrie
LVR Klinikum Essen
Wickenburgstr. 21
45147 Essen
Deutschland

Dr. med. Petra **Frank-Herrmann**
Gynäkologische Endokrinologie & Fertilitätsstörungen
Universitätsklinikum Heidelberg
Im Neuenheimer Feld 440
69120 Heidelberg
Deutschland

Prof. Dr. med. Andreas **Fritsche**
Medizinische Klinik IV
Universitätsklinikum Tübingen
Otfried-Müller-Str. 10
72076 Tübingen
Deutschland

PD Dr. med. Alex **Frydrychowicz**
Universitätsklinikum Schleswig-Holstein
Campus Lübeck
Klinik für Radiologie und Nuklearmedizin
Ratzeburger Allee 160
23562 Lübeck
Deutschland

Prof. Dr. Dr. med. Dagmar **Führer**
Universitätsklinikum Essen (AöR)
Klinik für Endokrinologie & Stoffwechselerkrankungen
Zentrallabor - Bereich Forschung und Lehre
Hufelandstr. 55
45147 Essen
Deutschland

Prof. Dr. med. Baptist **Gallwitz**
Medizinische Klinik IV
Universitätsklinikum Tübingen
Otfried-Müller-Str. 10
72076 Tübingen
Deutschland

Prof. Dr. med. Roland **Gärtner**
Ludwig-Maximilians-Universität
Medizinische Klinik und Poliklinik IV
Ziemssenstr. 1
80336 München
Deutschland

Prof. Dr. med. Oliver **Gimm**
Department of Clinical and Experimental Medicine
Division of Clinical Sciences
Linköping University
58185 Linköping
Schweden

Dr. med. Christiane **Girlich**
Allgemeine Innere Medizin und Geriatrie
Krankenhaus der Barmherzigen Brüder Regensburg
Prüfeninger Str. 86
93049 Regensburg
Deutschland

Prof. Dr. med. M. Sc. Georg **Griesinger**
Universitätsklinikum Schleswig-Holstein
Sektion für Gynäkologische Endokrinologie und Reproduktionsmedizin
Ratzeburger Allee 160
23538 Lübeck
Deutschland

Dr. med. Lena **Griesinger**
Sana Kliniken Lübeck
Medizinische Klinik II
Kronsforder Allee 71-73
23560 Lübeck
Deutschland

Dr. med. Matthias **Gruber**
Medizinische Klinik und Poliklinik III
Universitätsklinikum Carl Gustav Carus
an der TU Dresden
Fetscherstr. 74
01307 Dresden
Deutschland

Univ.-Prof. Dr. med. Annette **Gruters-Kieslich**
Charité
Universitätsmedizin Berlin
Campus Charité Mitte (Friedrich Althoff Haus)
Chariteplatz 1
10117 Berlin
Deutschland

Dr. med. Matthias **Haase**
Klinik für Endokrinologie und Diabetologie
Universitätsklinikum Düsseldorf
Moorenstr. 5
40225 Düsseldorf
Deutschland

PD Dr. Stefanie **Hahner**
Schwerpunkt Endokrinologie
Universitätsklinikum Würzburg
Josef-Schneider-Str. 2
97080 Würzburg
Deutschland

Dr. Dr. med. Birgit **Harbeck**
Universitätsklinikum Schleswig-Holstein Campus Lübeck
Medizinische Klinik I
Experimentelle und Klinische Endokrinologie
Ratzeburger Allee 160
23562 Lübeck
Deutschland

Prof. Dr. med. Hans **Hauner**
Else-Kröner-Fresenius-Zentrum für Ernährungsmedizin
Klinikum rechts der Isar der TU München
Georg-Brauchle-Ring 60/62
80992 München
Deutschland

Prof. Dr. med. Johannes **Hebebrand**
LVR Klinikum Essen
Kliniken und Institut der Universität Duisburg-Essen
Klinik für Psychiatrie und Psychotherapie des Kindes- und Jugendalters
Wickenburgstr. 21
45147 Essen
Deutschland

Prof. Dr. med. Johannes **Hensen**
Medizinische Klinik
KRH Klinikum Nordstadt
Haltenhoffstr. 41
30167 Hannover
Deutschland

Prof. Dr. med. Olaf **Hiort**
Sektion für Experimentelle Pädiatrie,
Endokrinologie + Diabetologie
Klinik für Kinder- und Jugendmedizin
Universitätsklinikum Schleswig-Holstein
Ratzeburger Allee 160
23538 Lübeck
Deutschland

PD Dr. Helmut **Hoeffken**
Klinik für Nuklearmedizin
Philipps Universität Marburg
Baldingerstr.
35043 Marburg
Deutschland

Prof. Dr. med. Lorenz C. **Hofbauer**
Universitätsklinikum Carl Gustav Carus
Osteoporosezentrum Dresden
Fetscherstr. 74
01307 Dresden
Deutschland

Prof. Dr. med. Paul-Martin **Holterhus**
Universitätsklinikum Schleswig-Holstein
Klinik für Allgemeine Pädiatrie
Schwanenweg 20
24105 Kiel
Deutschland

PD Dr. med. Michael **Hummel**
Diabetologische Schwerpunktpraxis
Max-Josefs-Platz 21
83022 Rosenheim
Deutschland

Dr. med. Alexander **Iwen**
Universitätsklinikum Schleswig-Holstein
Medizinische Klinik I
Ratzeburger Allee 160
23562 Lübeck
Deutschland

Prof. Dr. med. Franz Josef **Jakob**
Orthopädische Klinik
Universitätsklinikum Würzburg
Brettreichstr. 11
97074 Würzburg
Deutschland

Prof. Dr. med. Olav **Jansen**
Universitätsklinikum Schleswig-Holstein
Campus Kiel
Klinik für Radiologie und Neuroradiologie
Arnold-Heller-Str. 3
24105 Kiel
Deutschland

Prof. Dr. med. George J. **Kahaly**
Universitätsmedizin Mainz
I. Medizinische Klinik und Poliklinik
Langenbeckstr. 1
55131 Mainz
Deutschland

Univ.-Prof. Dr. med. Wolfram **Karges**
Sektion Endokrinologie und Diabetologie
RWTH Aachen
Universitätsklinikum Aachen
Pauwelsstr. 30
52074 Aachen
Deutschland

Prof. Dr. Dr. med. Christian **Kasperk**
Innere Medizin I und Klinische Chemie
Endokrinologie, Diabetologie und Stoffwechsel
Medizinische Universitätsklinik
Im Neuenheimer Feld 410
69120 Heidelberg
Deutschland

Prof. Dr. med. Markus **Ketteler**
Klinikum Coburg GmbH
III. Medizinische Klinik - Nephrologie
Ketschendorfer Str. 33
96450 Coburg
Deutschland

Prof. Dr. med. Wieland **Kiess**
Universität Leipzig AöR
Universitätsklinik und Poliklinik für Kinder
und Jugendliche
Liebigstr. 20a
04103 Leipzig
Deutschland

Prof. Dr. med. Rainer **Kimmig**
Klinik für Frauenheilkunde und Geburtshilfe
Universitätsklinikum Essen
Hufelandstr. 55
45147 Essen
Deutschland

Dr. med. Susanne **Knoll**
Evangelisches Krankenhaus Königin Elisabeth Herzberge gGmbH
Abt. Psychiatrie, Psychosomatik und Psychotherapie
des Kinder- und Jugendalters
Herzbergstr. 79
10365 Berlin
Deutschland

Univ.-Prof. Dr. rer. nat. Josef **Köhrle**
Institut für Experimentelle Endokrinologie
Charité - Universitätsmedizin Berlin
Augustenburger Platz 1
13353 Berlin
Deutschland

Prof. Dr. med. Berthold **Koletzko**
Abt. Stoffwechsel- und Ernährungsmedizin
Dr. von Haunersches Kinderspital
Klinikum der Universität München
Lindwurmstr. 4
80337 München
Deutschland

Dr. med. Angela **Köninger**
Klinik für Frauenheilkunde und Geburtshilfe
Universitätsklinikum Essen
Hufelandstr. 55
45147 Essen
Deutschland

PD Dr. med. Daniel **Kopf**
Geriatrische Klinik und Zentrum für
klinische Psychologie und Psychotherapie
Katholisches Marienkrankenhaus gGmbH
Alfredstr. 9
22087 Hamburg
Deutschland

Prof. Dr. med. Antje **Körner**
Universität Leipzig AöR
Universitätsklinik und Poliklinik für Kinder
und Jugendliche
Department für Frauen- und Kindermedizin
Liebigstr. 20a
04103 Leipzig
Deutschland

Prof. Dr. med. Heiko **Krude**
Charité Campus Virchow-Klinikum
Institut für Experimentelle Pädiatrische Endokrinologie
Augustenburger Platz 1
13353 Berlin
Deutschland

Prof. Dr. med. Peter **Lamesch**, FACS
HELIOS Klinik
Endokrine Chirurgie
Leipziger Str. 45
04435 Schkeuditz
Deutschland

PD Dr. Claus Richard **Lattrich**
Universität Regensburg am Caritas Krankenhaus St. Josef
Klinik für Frauenheilkunde und Geburtshilfe
Landshuter Str. 65
93053 Regensburg
Deutschland

Dr. med. Thomas **Lincke**
Universitätsklinikum Leipzig
Klinik für Nuklearmedizin
Liebigstr. 18
04103 Leipzig
Deutschland

Prof. Dr. med. Ralf **Lobmann**
Klinikum Stuttgart - Bürgerhospital
Klinik für Endokrinologie, Diabetologie und Geriatrie
Tunzhofer Str. 14-16
70191 Stuttgart
Deutschland

Prof. Dr. med Michael **Ludwig**
amedes MVZ Hamburg GmbH
Mönckebergstr. 10
20095 Hamburg
Deutschland

Dr. med. Kim Barbara **Luley**
Universitätsklinikum Schleswig-Holstein Campus Lübeck
Medizinische Klinik I
Hämatologie/Onkologie; Zentralklinikum (Haus 40)
Ratzeburger Allee 160
23538 Lübeck
Deutschland

Prof. Dr. med. Markus **Luster**
Universitätsklinikum Marburg
Klinik für Nuklearmedizin
Baldingerstr.
35043 Marburg
Deutschland

Dr. Felix **Machleidt**
UKSH Campus Lübeck
Medizinische Klinik I - Station 43b
Ratzeburger Allee 160
23562 Lübeck
Deutschland

Dr. med. Konstanze **Miehle**
Universitätsklinikum Leipzig AöR
Klinik für Endokrinologie und Nephrologie
Liebigstr. 18
04103 Leipzig
Deutschland

Prof. Dr. med. Heiner **Mönig**
Universitätsklinikum Schleswig-Holstein Campus Kiel
Klinik für Innere Medizin I
Arnold-Heller-Str. 3
24105 Kiel
Deutschland

Prof. Dr. med. Otto-Albrecht **Müller**
Eversbuschstr. 138c
80999 München
Deutschland

Prof. Dr. med. Karsten **Müssig**
Deutsches Diabetes-Zentrum (DDZ)
Leibniz-Institut für Diabetesforschung
an der Heinrich-Heine-Universität Düsseldorf
Auf'm Hennekamp 65
40225 Düsseldorf
Deutschland

Prof. Dr. med.Dr. h. c. Eberhard **Nieschlag**
Centrum für Reproduktionsmedizin und Andrologie
Universität Münster
Domagkstr. 11
48149 Münster
Deutschland

Prof. Dr. med. Olaf **Ortmann**
Universität Regensburg
Klinik für Frauenheilkunde und Geburtshilfe
Caritas Krankenhaus St. Josef
Landshuter Str. 65
93053 Regensburg
Deutschland

Prof. Dr. rer. nat. Henrik **Oster**
Medizinische Klinik I
Campus Lübeck
Universitätsklinikum Schleswig-Holstein
Ratzeburger Allee 160
23562 Lübeck
Deutschland

Prof. Dr. med. Klaus **Parhofer**
Klinikum der Universität München - Campus Großhadern
Med. Klinik und Poliklinik II
Marchioninistr. 15
81377 München
Deutschland

Prof. Dr. med. Carl-Joachim **Partsch**
Endokrinologikum Hamburg
Zentrum für Hormon- und Stoffwechselerkrankungen
Reproduktionsmedizin und Pränatale Medizin
Lornsenstr. 4-6
22767 Hamburg
Deutschland

Prof. Dr. med. Ralf **Paschke**
Universitätsklinikum Leipzig AöR
Department für Innere Medizin und Dermatologie
Klinik für Endokrinologie und Nephrologie
Liebigstr. 20
04103 Leipzig
Deutschland

Prof. Dr. Marianne **Pavel**
Charité – Universitätsmedizin Berlin
Campus Virchow-Klinikum
Medizinische Klinik mit Schwerpunkt Hepatologie und Gastroenterologie
Augustenburger Platz 1
13353 Berlin
Deutschland

Dr. Andreas **Pfestroff**
Klinik für Nuklearmedizin
Philipps Universität Marburg
Baldingerstr.
35043 Marburg
Deutschland

Prof. Dr. med. Susanne **Pitz**
Universitätsmedizin der Johannes-Gutenberg-Universität
Augenklinik und Poliklinik
Langenbeckstr. 1
55131 Mainz
Deutschland

Prof. Dr. med. Marcus **Quinkler**
Endokrinologie in Charlottenburg
Stuttgarter Platz 1
10627 Berlin
Deutschland

Prof. Dr. Dr. h. c. mult. Thomas **Rabe**
Universitätsklinikum Heidelberg
Gynäkologische Endokrinologie & Fertilitätsstörung
Im Neuenheimer Feld 440
69120 Heidelberg
Deutschland

Prof. Dr. med. Michael B. **Ranke**
Torstr. 60
72070 Tübingen
Deutschland

Prof. Dr. med. Martin **Reincke**
Medizinische Klinik Innenstadt
Klinikum der Universität München
Ziemssenstr. 1
80336 München
Deutschland

Dr. med. Kirsten **Reschke**
Klinik für Nieren- und Hochdruckkrankheiten, Diabetologie und Endokrinologie
Leipziger Str. 44
39120 Magdeburg
Deutschland

Prof. Dr. med. Felix **Riepe**
Kinderärzte Kronshagen
Kopperpahler Allee 121
24119 Kronshagen
Deutschland

Dr. med. Anja **Rinke**
Universitätsklinikum Gießen und Marburg
Abteilung Gastroenterologie und Endokrinologie
Baldingerstr.
35043 Marburg
Deutschland

Prof. Dr. Dr. h. c. Eberhard **Ritz**
Klinikum der Universität Heidelberg
Medizinische Klinik
Sektion Nephrologie
Im Neuenheimer Feld 162
69120 Heidelberg
Deutschland

Dr. med. Julia **Rohayem**
Universitätsklinikum Münster
Centrum für Reproduktionsmedizin und klinische Andrologie
Domagkstr. 11
48149 Münster
Deutschland

PD Dr. med. Sandra **Rosenbaum-Krumme**
Universitätsklinikum Essen (AöR)
Klinik für Nuklearmedizin
Hufelandstr. 55
45147 Essen
Deutschland

Dr. med. Ilka **Ruschenburg**
MVZ wagnerstibbe für Gynäkologie, Reproduktionsmedizin, Zytologie, Pathologie und Innere Medizin GmbH
Grimsehlstr. 8a
37574 Einbeck
Deutschland

Dr. med. Nicole **Sänger**
Universitätsklinikum Frankfurt
Klinik für Frauenheilkunde und Geburtshilfe
Abt. gynäkologische Endokrinologie und Reproduktionsmedizin
Theodor-Stern-Kai 7
60596 Frankfurt
Deutschland

PD Dr. med. Friedhelm **Sayk**
Universitätsklinikum Schleswig-Holstein
Medizinische Klinik II
Sektion Intensivmedizin
Ratzeburger Allee 160
23562 Lübeck
Deutschland

PD Dr. med. habil. Stephan **Scharla**
Internist und Endokrinologe/Diabetologe
Physikalische Therapie, Naturheilverfahren
Salinenstr. 8
83435 Bad Reichenhall
Deutschland

Univ.-Prof. Dr. med. Kurt Werner **Schmid**
Universität Duisburg-Essen
Medizinische Fakultät
Institut für Pathologie
Hufelandstr. 55
45147 Essen
Deutschland

Dr. med. Klaus J. **Schmidt**
Medizinische Klinik I
Gastroenterologie
Universitätsklinikum Schleswig-Holstein
Campus Lübeck
Ratzeburger Allee 160
23538 Lübeck
Deutschland

PD Dr. med. Harald Jörn **Schneider**
Ludwig-Maximilians-Universität
Medizinische Klinik und Poliklinik IV
Ziemssenstr. 1
80336 München
Deutschland

Prof. Dr. med. Jochen **Schopohl**
Medizinische Klinik und Poliklinik IV
Klinikum der Universität München
Ziemssenstr. 1
80336 München
Deutschland

Dr. rer. nat. Carla **Schulz**
Medizinische Klinik I
Universitätsklinikum Schleswig-Holstein
Campus Lübeck
Ratzeburger Allee 160
23562 Lübeck
Deutschland

Prof. Dr. med. Cornel Chr. **Sieber**
Friedrich-Alexander Universität Erlangen-Nürnberg
Institut für Biomedizin des Alterns
Kobergerstr. 60
90408 Nürnberg
Deutschland
und
Krankenhaus der Barmherzigen Brüder Regensburg
Klinik für Allgemeine Innere Medizin und Geriatrie
Prüfeninger Str. 86
93049 Regensburg
Deutschland

Prof. Dr. med. Heide **Siggelkow**
MVZ Endokrinologikum Göttingen
Zentrum für Hormon- und Stoffwechselerkrankungen,
Nuklearmedizin und Humangenetik
Von-Siebold-Str. 3
37075 Göttingen
Deutschland
und
Universitätsmedizin Göttingen
Klinik für Gastroenterologie II
Klinik für Gastroenterologie und Endokrinologie
Robert-Koch-Str. 40
37075 Göttingen
Deutschland

Prof. Dr. med. Wolfgang G. **Sippell**
Universitätsklinikum Schleswig Holstein
Klinik für Allgemeine Pädiatrie
Pädiatrische Endokrinologie und Diabetologie
Schwanenweg 20
24105 Kiel
Deutschland

Prof. Dr. med. Günter Karl **Stalla**
Innere Medizin, Endokrinologie und Klinische Chemie
Max-Planck-Institut für Psychiatrie
Kraepelinstr. 10
80804 München
Deutschland

Prof. Dr. med. Norbert **Stefan**
Medizinische Klinik IV
Universitätsklinikum Tübingen
Otfried-Müller-Str. 10
72076 Tübingen
Deutschland

Prof. Dr. med. Armin **Steinmetz**
St. Nikolaus Stiftshospital GmbH
Innere Medizin
Ernestus-Platz 1
56626 Andernach
Deutschland

Prof. Dr. med. Christian **Strasburger**
Charité Campus Mitte
Medizinische Klinik für Endokrinologie,
Diabetes und Ernährungsmedizin
Chariteplatz 1
10117 Berlin
Deutschland

Prof. Dr. med. Thomas **Strowitzki**
Universitätsklinikum Heidelberg
Frauenklinik
Abteilung Gynäkologische Endokrinologie und Fertilitätsstörungen
Im Neuenheimer Feld 440
69120 Heidelberg
Deutschland

Prof. Dr. med. Michael **Stumvoll**
Klinik für Endokrinologie und Nephrologie
Universitätsklinikum-Leipzig AöR
Liebigstr. 18
04103 Leipzig
Deutschland

Prof. Dr. med. Bettina **Toth**
Gynäkologische Endokrinologie & Fertilitätsstörungen
Universitäts-Frauenklinik Heidelberg
Im Neuenheimer Feld 440
69120 Heidelberg
Deutschland

Dr. med. Elena **Tsourdi**
Osteoporosezentrum Dresden
Universitätsklinikum Carl Gustav Carus
Fetscherstr. 74
01307 Dresden
Deutschland

Prof. Dr. med. Martin **Wabitsch**
Universitätsklinik für Kinder- und Jugendmedizin
Sektion Pädiatrische Endokrinologie und Diabetologie
Eythstr. 24
89075 Ulm
Deutschland

Prof. Dr. med. Henri **Wallaschofski**
Krämpferstr. 6
99084 Erfurt
Deutschland

Dr. med. Claas **Wiese**
Universitätsklinikum Schleswig-Holstein
Klinik für Radiologie und Neuroradiologie
Arnold-Heller-Str. 3
24105 Kiel
Deutschland

Univ.-Prof. Dr. med. Ludwig **Wildt**
Universitätsklinik für Gynäkologische Endokrinologie
und Reproduktionsmedizin
Department Frauenheilkunde
Anichstr. 35
6020 Innsbruck
Österreich

PD Dr. med. Holger S. **Willenberg**
Sektion Endokrinologie und Stoffwechsel
Zentrum für Innere Medizin
Universitätsklinikum Rostock
Ernst-Heydemann-Str. 6
18057 Rostock
Deutschland

Prof. Dr. med. Anette-Gabriele **Ziegler**
Institut für Diabetesforschung
Helmholtz Zentrum München
Ingolstädter Landstr. 1
85764 Oberschleißheim
Deutschland

Prof. Dr. med. Michael **Zitzmann**
Centrum für Reproduktionsmedizin und Andrologie
Universität Münster
Domagkstr. 11
48149 Münster
Deutschland

Inhaltsverzeichnis

11 Adipositas

H. Hauner, M. Wabitsch

Kapitel 1

Einführung in die Prinzipien der Endokrinologie

1

1 Einführung in die Prinzipien der Endokrinologie

C. Schulz, H. Oster, H. Lehnert

1.1 Einleitung

Mit der Entwicklung tierischer und pflanzlicher Lebensformen von Einzellern zu multizellulären Organismen übernahmen einzelne Zellen spezialisierte Aufgaben und wurden damit voneinander abhängig. Für das Überleben des Gesamtorganismus wurde es notwendig, die Funktionen der einzelnen Zellen zu integrieren und zu koordinieren. Gleichzeitig wurde diese Spezialisierung der zellulären Funktion von einer reduzierten Toleranz gegenüber Störungen des zellulären Milieus begleitet. Folglich mussten sich Mechanismen entwickeln, die eine Homöostase der einzelnen Zellen und des gesamten Organismus sicherstellen.

Hierfür war und ist es nötig, dass die Zellen untereinander kommunizieren. Dies geschieht mithilfe von **Hormonen**, die von ihrer chemischen Natur her sehr unterschiedlich sein können. Hauptsächlich handelt es sich bei Säugetieren dabei um Aminosäure-Derivate, Peptidhormone, Steroide oder Eicosanoide. Hormone üben ihre Wirkungen aus, indem sie an spezifische Rezeptoren an oder in ihren Zielzellen gebunden werden. Dies kann entweder in benachbarten Zellen geschehen (parakrin), in der sezernierenden Zelle selbst (autokrin) oder über die Verteilung im Organismus und Wirkung in entfernten Zielzellen/-geweben (endokrin), wobei Letzteres der ursprünglichen, recht eng gefassten Vorstellung von Hormonwirkungen entspricht. Heute weiß man, dass viele Peptide, die man seit langer Zeit als klassische Hormone kennt, in kleinsten Mengen freigesetzt ausschließlich parakrine Funktionen wahrnehmen können, ohne dass der Gesamtorganismus hierdurch beeinflusst wird.

Endokrine Zellen im klassischen Sinn sezernieren ein Hormon in das Gefäßsystem, über welches dieses transportiert wird und an Zielgeweben, die den entsprechenden Hormonrezeptor tragen, seine Wirkung ausübt (z. B. Sekretion des luteotropen Hormons [LH] aus der Hypophyse und Wirkung an Testes oder Ovar). Die traditionelle Vorstellung, dass Hormone nur von spezialisierten endokrinen Organen gebildet werden können (z. B. Hypophyse, Schilddrüse, Nebennieren, Hoden), ist jedoch überholt, denn wir wissen inzwischen, dass nahezu jedes Organ des menschlichen Körpers zur Sekretion von Hormonen in der Lage ist (z. B. Herz, Niere, Magen, Haut). Eine Übersicht hierzu – ohne Anspruch auf Vollständigkeit – gibt ▶ Tab. 1.1.

Neben den Hormonen im engeren Sinn besitzen **Wachstumsfaktoren** und **Zytokine** ebenfalls hormonartige Funktionen. Die Wachstumsfaktoren wirken oft auto- oder parakrin, können jedoch auch in den Blutstrom eintreten und so als Hormone im klassischen Sinn wirken. Auf molekularem Niveau unterscheiden sich die Wirkungen von Wachstumsfaktoren und Zytokinen nicht von denen herkömmlicher Hormone.

Eine komplementäre Art der Zell-Zell-Kommunikation ist die der Nervenzellen mithilfe von Neurotransmittern. Spezielle neuronale, sog. neuroendokrine Zellen sezernieren zudem chemische Botenstoffe, welche nicht wie die Neurotransmitter nur an den jeweiligen Synapsen wirken, sondern auch interzellulär diffundieren oder sogar in den Blutstrom abgegeben werden. Beispiele sind die hypothalamischen *Releasing-* bzw. *Inhibiting*-Hormone, die nach Synthese in das Portalgefäßsystem abgegeben werden und in der Hypophyse ihre Wirkung ausüben.

Die **Funktionen der Hormone** können in verschiedene Kategorien eingeteilt werden:

- Reproduktion und sexuelle Differenzierung
- Wachstum und Entwicklung
- Aufrechterhaltung der Homöostase
- Regulation des Energiestoffwechsels

Ein einzelnes Hormon kann in mehrere dieser Funktionskategorien involviert sein; umgekehrt sind an der Regulation jeder biologischen Funktion meist eine Vielzahl von unterschiedlichen Hormonen beteiligt. So sind z. B. die Schilddrüsenhormone sowohl an der Steuerung von Entwicklungsvorgängen als auch an der Aufrechterhaltung der Homöostase und an der Regulation des Energiestoffwechsels beteiligt. Umgekehrt wird beispielsweise der Blutzuckerspiegel von den pankreatischen Hormonen Insulin und Glukagon, aber auch durch Kortisol, Wachstumshormon und Adrenalin reguliert.

Die Endokrinologie profitiert heute wesentlich von den Fortschritten anderer Forschungsgebiete wie Immunologie, Molekularbiologie, Biochemie und Zellbiologie. Frühe Einsichten in Hormonwirkungen wurden jedoch vor allem durch die Beobachtung genetischer Defekte gewonnen, die zu Hormonsekretionsstörungen führen sowie durch die Untersuchung von hormonproduzierenden Tumoren. Entsprechend spielte bei tierexperimentellen Untersuchungen die Entfernung endokriner Organe und die Substitution mit hormonhaltigen Extrakten eine wesentliche Rolle bei der Erweiterung des Verständnisses von Hormonwirkungen. Auch heute sind Untersuchungen am Gesamtorganismus noch wesentlicher Bestandteil der Forschung. So ist es gängige Praxis, die Expression von Genen, die in die Hormonproduktion involviert sind, durch homologe genetische Rekombination *(Knock-out)* oder mithilfe von *Small interfering* RNAs (siRNAs) zu unterbinden *(Knock-down)* oder mutierte oder artfremde Gene in das Genom einzuschleusen (transgene Tiere bzw. *Knock-in*); diese Techniken werden zumeist an Invertebraten oder Mäusen durchgeführt. Viele diese Techniken sind jedoch zunehmend auch in anderen Spezies wie der Ratte oder sogar Primaten verfügbar.

Tab. 1.1 Relevante endokrine Organsysteme und Hormone.

Endokrines Gewebe	Hormon	Art des Hormons
Hypothalamus	• Thyreoliberin (TRH) • Corticotropin-*releasing* Hormon (CRH) • Gonadotropin-*releasing* Hormon (GnRH, LHRH) • Wachstumshormon-*releasing* Hormon (GHRH) • Somatostatin	Peptidhormone
	• Dopamin	biogenes Amin
Hypophyse (Vorderlappen)	• thyreoideastimulierendes Hormon (TSH) • Luteinisierungshormon (LH) • follikelstimulierendes Hormon (FSH) • Wachstumshormon • adrenokortikotropes Hormon (ACTH) • Prolaktin	Peptidhormone
Hypophyse (Hinterlappen)	• Vasopressin (= ADH) • Oxytocin	
Schilddrüse	• Thyroxin (T 4) • Triiodthyronin (T 3)	biogene Amine
	• Calcitonin	Peptidhormone
Nebenschilddrüse	• Parathormon • *Parathyroid Hormone-related Peptide* (PTHrp)	
Nebennierenrinde	• Aldosteron • Kortisol • Dehydroepiandrosteronsulfat (DHEAS) • Testosteron	Steroidhormone
Nebennierenmark	• Dopamin • Noradrenalin • Adrenalin	biogene Amine
Ovarien	• Östrogen • Progesteron	Steroidhormone
Hoden	• Testosteron	
endokrines Pankreas	• Insulin • Glukagon • Somatostatin • pankreatisches Polypeptid	Peptidhormone
Magen	• Gastrin • Ghrelin	
Duodenum	• Sekretin	
Jejunum	• Cholecystokinin	
	• Serotonin	biogenes Amin
Niere	• Renin • Angiotensin	Peptidhormone
Herz	• atriales natriuretisches Peptid(ANP)	
Fettgewebe	• Leptin • Adiponektin	
	• Prostaglandine • Thromboxane • Prostacycline • Leukotriene • Lipoxine	Eicosanoide

Hormonspiegel unterliegen einer Vielzahl von Kontrollmechanismen, die Synthese, Freisetzung und Inaktivierung der Hormone beinhalten, wobei der Regulation von Synthese und Freisetzung eine besondere Bedeutung zukommt.

1.2 Biosynthese

Aus biochemischer Sicht können 4 Hauptklassen von Hormonen unterschieden werden:

- Peptidhormone (z. B. Insulin, Wachstumshormon)
- Steroidhormone (z. B. Testosteron, Aldosteron)

- Eicosanoide (z. B. Prostaglandine, Thromboxane)
- Aminosäure-Derivate (z. B. Melatonin, Schilddrüsenhormone)

1.2.1 Peptidhormone

Die Synthese von Peptidhormonen beginnt mit der Transkription der in der DNA enthaltenen genetischen Information. Auf beiden Seiten des kodierenden Genabschnitts befinden sich regulatorische Sequenzen, die letztlich für die Transkriptionsrate verantwortlich sind. *Upstream*, am 5'-Ende des kodierenden Genabschnitts, liegt die Promotorregion, welche die Bindung der RNA-Polymerase steuert und letztlich die Transkription initiiert. Aber auch weiter entfernte Genomabschnitte, sog. *Enhancer*, können in die Regulation der Transkription einzelner und ganzer Gruppen von Genen involviert sein. Über solche *Enhancer*-Elemente und die Koordination transkriptioneller Programme werden z. B. Gewebsidentitäten definiert. Als Folge der Gentranskription entsteht zunächst heteronukleäre (hn)RNA, die im Zellkern durch RNA-Prozessierung zu reifer *Messenger* (m)RNA wird. Nach dem Transport an das raue endoplasmatische Retikulum (ER) erfolgt die ribosomale Translation zum Pro-Hormon. Noch während der Elongation der Peptidkette erfolgt, vermittelt durch die Signal-Sequenz des Peptids, die Aufnahme des Pro-Hormons in das Lumen des ERs. Dort wird die Signal-Sequenz entfernt; das Protein wird mithilfe von Chaperonen gefaltet, und es können weitere proteolytische Prozessierungsschritte oder N-Glykosylierungen stattfinden bzw. Disulfid-Brücken zwischen Cystein-Resten ausgebildet werden. Zur Sekretion bestimmte Peptide aggregieren zu größeren Komplexen und werden in kleinen Membranbläschen vom ER abgeschnürt. Diese Vesikel fusionieren mit dem Golgi-Apparat, wo weitere Modifizierungen stattfinden können. Vergleichbar mit den Vorgängen im ER verlassen die Peptide den Golgi-Apparat in von der Membran abgeschnürten sekretorischen Vesikeln. Diese können in Reaktion auf bestimmte Stimuli (meist intrazelluläre Erhöhung von Ca^{2+}) mit der Zellmembran fusionieren und so das Peptidhormon freisetzen (Exozytose).

Peptidhormone kommen in den unterschiedlichsten Formen vor. So können ihre Peptidketten sehr unterschiedlich lang sein (einige wenige bis mehrere hundert Aminosäuren), die Anzahl der Peptidketten kann variieren und sie können unterschiedlich stark glykosiliert sein. So besteht z. B. das Wachstumshormon aus einer einzelnen Peptidkette mit 191 Aminosäuren; im Gegensatz dazu ist das Thyreoliberin (*Thyreotropin releasing Hormone*, TRH) ein zyklisiertes Tripeptid. Die Hypophysenvorderlappenhormone LH, Follikelstimulierendes Hormon (FSH) und thyreoideastimulierendes Hormon (TSH) bestehen aus jeweils 2 Peptidketten, von denen die α-Kette bei allen dreien identisch, aber die β-Kette charakteristisch für jeweils ein spezifisches Hormon ist. Insulin besteht aus 2 Ketten, die proteolytisch aus einem einzigen Vorläufermolekül (Präproinsulin) hervorgehen; die beiden Ketten bleiben dabei über 2 Disulfid-Brücken kovalent miteinander verbunden. Eine Vielzahl von weiteren Peptidhormonen geht aus größeren Vorläufermolekülen hervor, z. B. das adrenokortikotrope Hormon (ACTH) und das α-melanozytenstimulierende Hormon (α-MSH), die beide Spaltprodukte des Proopiomelanoortin (POMC) sind. Oft ist diese proteolytische Prozessierung gewebsspezifisch reguliert. So ist das Hauptspaltprodukt des Präproglukagons im Pankreas das Glukagon, im Intestinum das *Glucagon-like Peptide* (GLP-1).

1.2.2 Steroidhormone und Eicosanoide

Steroidhormone und Eicosanoide sind lipophile – und damit membrangängige – Hormone, die aus Cholesterin (Steroide) bzw. Arachidonsäure (Eicosanoide) hervorgehen.

▶ **Steroidhormone.** Sie werden in einer Vielzahl von Geweben hergestellt, hauptsächlich jedoch in den Nebennieren und den Gonaden. Sie entstehen intrazellulär in einer Reihe von enzymatischen Schritten aus Cholesterin. Dieses wird entweder in der Zelle aus Acetyl-CoA synthetisiert oder mit der Nahrung aufgenommen und über *Low Density*-Lipoproteine (LDLs) in die Zellen importiert.

Die Biosynthese von Steroidhormonen aus Cholesterin erfolgt über eine Reihe von oxidativen Enzymen, sog. Zytochrom-P450-Monooxygenasen, die in Mitochondrien und ER lokalisiert sind. Der geschwindigkeitsbestimmende Schritt ist dabei der Transport von Cholesterin über die innere Mitochondrienmembran, wo es mithilfe von CYP11A1 in Pregnenolon umgewandelt wird. Pregnenolon selbst hat keine Hormonfunktion, ist jedoch Vorläufer für alle Steroidhormone, die in Abhängigkeit von der gewebespezifischen Expression der an der Synthese beteiligten Enzyme gebildet werden. Die Expression dieser Syntheseenzyme wiederum wird von trophischen Hormonen und/oder anderen Faktoren reguliert.

Alle Steroidhormone der Nebenniere und der Gonaden besitzen dieselbe charakteristische Ringstruktur. Trotz der oberflächlichen Ähnlichkeit in der 2D-Darstellung wird durch die Variabilität der außen gelegenen Seitenketten der verschiedenen Moleküle eine hohe Spezifität erreicht.

Die Steroidhormone werden in 3 funktionelle Kategorien eingeordnet:

- Glukokortikoide (v. a. Kortisol)
- Mineralokortikoide (hauptsächlich Aldosteron)
- Sexualhormone
  - Androgene (z. B. Testosteron)
  - Östrogene (z. B. Östradiol)
  - Progestagene (v. a. Progesteron)

Weiterhin entsteht aus dem Cholesterin das Vitamin D_3 (Cholecalciferol), dem eine essenzielle Rolle in der Regulation des Kalzium- und Phosphatstoffwechsels zukommt. 7-Dehydrocholesterin wird in der Haut durch Fotolyse (UV-Licht) in Provitamin D_3 umgewandelt, das wiederum spontan zu Vitamin D_3 isomerisiert. Letzteres wird in der Leber und den Nieren über eine Hydroxylierungsreaktion in Calcitriol (1,25-Dihydroxycholecalciferol) umgewandelt, das eigentlich aktive Hormon.

► **Eicosanoide.** Die 2. Gruppe von Lipidhormonen bilden die Eicosanoide, zu denen Prostaglandine, Prostazykline, Thromboxane und Leukotriene gehören. Sie sind Substanzen mit kurzer Halbwertszeit und primär parakriner Wirkung. Gemeinsame Ausgangssubstanz für die Eicosanoide ist die Arachidonsäure, eine mehrfach ungesättigte Fettsäure (C 20:4). Diese wird in einer Reihe von enzymatischen Reaktionen in die o. g. Hormongruppen umgewandelt. Dabei katalysiert die Prostaglandinsynthase den 1. Reaktionsschritt für die Synthese von Prostaglandinen; die verschiedenen Prostaglandine werden dann unter Beteiligung von Reduktasen und Isomerasen gebildet. Prostaglandine fördern Entzündungsreaktionen, regulieren den Blutfluss, kontrollieren den Ionentransport über Zellmembranen, modulieren die Transmission an Synapsen und induzieren Schlaf. Prostazykline und Thromboxane werden mithilfe von Prostazyklinsynthase bzw. Thromboxansynthase aus einem Zwischenprodukt der Prostaglandinsynthese, dem Prostaglandin H2, generiert. Für die Synthese von Leukotrienen hingegen ist initial die Lipoxygenase verantwortlich.

1.2.3 Aminosäure-Derivate

Zu den biogenen Aminen gehören die Katecholamine **Noradrenalin**, **Adrenalin** und **Dopamin**, die Metabolite des Tyrosins sind, sowie **Serotonin** und **Melatonin** als Metabolite des Tryptophans. Sie besitzen eine duale Bedeutung als lokal wirkende Neurotransmitter des zentralen und peripheren Nervensystems auf der einen und als systemisch wirkende Hormone auf der anderen Seite. Initialer und geschwindigkeitsbestimmender Schritt der Katecholamin-Biosynthese ist die Hydroxylierung der Aminosäure Tyrosin zu L-Dopa mithilfe der Tyrosinhydroxylase. L-Dopa wird anschließend in Dopamin umgewandelt. Die weiteren Syntheseschritte zu Noradrenalin und Adrenalin sind von der gewebespezifischen Expression der an den Syntheseschritten beteiligten Enzyme abhängig. Das biogene Amin Serotonin hingegen entsteht durch Hydroxylierung und anschließende Decarboxylierung aus Tryptophan. Abhängig von der Enzymkinetik beeinflusst eine veränderte Verfügbarkeit der Ausgangsaminosäuren Tyrosin und Tryptophan auch die Bildung und Freisetzung der aus ihnen synthetisierten Hormone.

Ebenfalls Derivate von Aminosäuren sind die Schilddrüsenhormone **Thyroxin** (T 4) und **Triiodthyronin** (T 3). Sie werden aus der Aminosäure Tyrosin und Jod, das dem Organismus mit der Nahrung zugeführt werden muss, synthetisiert. Die funktionelle Einheit des Schilddrüsengewebes ist der Follikel, der aus den eigentlichen hormonbildenden Follikelzellen besteht, die eine homogene Masse, das sog. Kolloid, als einschichtiges Epithel umschließen. Die Follikelzellen der Schilddrüse synthetisieren am rauen ER aus ca. 100 Tyrosin-Resten die Hormonvorstufe Thyreoglobulin und geben dieses an das Kolloid ab. Dort findet die Reaktion mit Jod statt, bei der über die Vorstufen Monoiodtyrosin und Diiodtyrosin durch Kondensation von 2 Diiodtyrosyl- bzw. einem Monoiod- und einem Diiodtyrosylrest T 4 und T 3 entstehen. Die Hormone bleiben im Kolloid gespeichert und können bei Bedarf durch lysosomale Proteasen, die das Thyreoglobulin abbauen, freigesetzt werden.

1.3 Speicherung, Sekretion und Distribution

Peptidhormone werden in der Regel in relativ großer Menge synthetisiert und in Vesikeln gespeichert. Bei einem entsprechenden Stimulus (z. B. Hyperglykämie im Falle des Insulins) fusionieren die Vesikel mit der Zellmembran und das Hormon wird freigesetzt; Ähnliches gilt auch für die Katecholamine. Im Gegensatz dazu werden die Steroidhormone selber nicht gespeichert, und ein Stimulus, der Steroide freisetzt, führt gleichzeitig auch zu einer vermehrten Synthese des entsprechenden Hormons. Die fettlöslichen Steroidhormone diffundieren unmittelbar nach ihrer Synthese durch das Zytosol und werden über die Plasmamembran nach außen abgegeben. Der rasche Syntheseprozess der Steroidhormone führt bereits etwa eine Minute nach einem Stimulus zu einer messbaren Freisetzung des betreffenden Hormons, das Sekretionsmaximum wird aber erst nach 10–15 Minuten erreicht.

In den meisten Fällen wird die wirksame Form eines Hormons in den Blutkreislauf abgegeben. Allerdings gibt es Ausnahmen, wie z. B. das Testosteron, das erst in peripheren Geweben zu Dihydrotestosteron umgewandelt wird, das wiederum für die meisten biologischen Androgen-Wirkungen verantwortlich ist. T 3, die hauptsächlich aktive Form des Schilddrüsenhormons, wird z. T. in der Schilddrüse gebildet, aber der größte Teil entsteht erst durch Dejodierung von T 4 in peripheren Geweben.

Hormone können im Blutkreislauf entweder frei oder gebunden vorliegen. Es gibt einige Hormone, die hauptsächlich frei zirkulieren oder nur schwach assoziiert mit Proteinen vorliegen, während andere Hormone in einer engen und festen Proteinbindung vorkommen. Typische Beispiele für Bindungsproteine sind das thyroxinbindende Globulin (TBG), das kortikosteroidbindende Globulin (CBG, Transkortin) oder das *Sex-Hormone-binding Globulin* (SHBG), das Testosteron und Östradiol bindet. Das

Wachstumshormon z. B. ist in der Zirkulation zum größten Teil an ein wachstumshormonbindendes Protein gebunden, das mit der extrazellulären Domäne des Wachstumshormonrezeptors identisch ist. Hormone, die eng an solche Bindungsproteine gebunden sind, liegen meist mehr als 90 % in gebundener Form vor. Die meisten Peptidhormone dagegen sind nicht an spezifische Bindungsproteine gebunden. Unter den Steroidhormonen ist Aldosteron ein Beispiel für ein Hormon, das kein spezielles Bindungsprotein hat. Es liegt zu ca. 50 % frei im Blutkreislauf vor; der Rest ist an Albumin gebunden. Grundsätzlich ist eher die freie Form eines Hormons biologisch aktiv als die gebundene, und so ist es verständlich, dass Mechanismen, die den Hormonspiegel regulieren, primär die Menge des freien Hormons verändern.

Bindungsproteine kommen speziesübergreifend vor. Man vermutet, dass sie eine entscheidende Rolle bei der Verteilung der Hormone in verschiedene Gewebe spielen; ob sie für die Löslichkeit z. B. der lipophilen Hormone notwendig sind, wird hingegen kontrovers diskutiert. Weiterhin verzögert die Bindung an Bindungsproteine die Degradation und Elimination der Hormone und wirkt generell als eine Art Puffer der Hormonkonzentration. Schließlich können Bindungsproteine über ihre Bedeutung für die Verteilung der Hormone hinaus genuine funktionelle Effekte ausüben (Beispiel: SHBG und Insulinresistenz).

1.4 Metabolismus und Exkretion

Für die Aufrechterhaltung bzw. Terminierung der Hormonwirkung sind die Metabolisierung und die Exkretion genauso von Bedeutung wie die Synthese; sie unterliegen allerdings keiner so ausgeprägten Regulation. Die Elimination von Hormonen variiert in einem weiten Rahmen, und so kann die Halbwertszeit von Hormonen im Plasma zwischen wenigen Minuten (Insulin, ACTH, Adrenalin) über Minuten bis Stunden (Steroide und einige Glykoproteinhormone) bis zu Tagen (Schilddrüsenhormone) betragen. Entsprechend ist die Zeit, die benötigt wird, um ein neues stabiles Niveau der Hormonspiegel zu erreichen, unterschiedlich lang.

Die vermehrte Ausschüttung eines Hormons mit kurzer Halbwertszeit besitzt ausgeprägtere Effekte als eine vergleichbar erhöhte Freisetzung eines Hormons mit langer Halbwertszeit. Entsprechend unterliegen Hormone mit einer langen Halbwertszeit weniger großen Schwankungen. Hormone mit kurzer Halbwertszeit sind vornehmlich in Systeme involviert, die nur kurzfristig aktiviert werden, wie z. B. die stressinduzierte Hypothalamus-Hypophysen-Nebennieren-Achse.

Peptidhormone werden nach Aufnahme in Zellen mithilfe eines Internalisierungsprozesses hauptsächlich durch proteolytische Spaltung abgebaut; es findet aber auch Proteolyse im Plasma statt. Schilddrüsenhormone sowie Katecholamine werden in den Zielgeweben abgebaut, in denen die Metaboliten dann wieder in den Intermediärstoffwechsel eingeschleust werden. Die Steroidhormone werden hauptsächlich in der Leber, aber z. T. auch in der Niere inaktiviert und metabolisiert. Inaktivierte Hormone werden meist in Form von konjugierten Metaboliten, die besser wasserlöslich sind als die Ausgangssubstanz, über die Niere ausgeschieden.

Von klinischer Bedeutung sind Interaktionen von Medikamenten mit metabolischen Prozessen und der Exkretion von Hormonen. Beispielsweise wird der Steroidmetabolismus durch Barbiturate beschleunigt.

1.5 Regulation der Hormonsekretion – Feedback

Die Sekretion von Hormonen unterliegt meist einer negativen Rückkopplungskontrolle (*Feedback*). Dies kann ein einfacher Mechanismus sein, bei dem das freigesetzte Hormon autokrin oder parakrin auf das synthetisierende oder endokrin auf ein übergeordnetes Gewebe rückkoppelt. So hemmt z. B. im Bereich des Hypothalamus-Hypophysen-Nebennieren-Systems das Kortisol der Nebenniere die Sekretion von ACTH in der Adenohypophyse. Die Integration von Feedback-Mechanismen, die mehrere Hormone involvieren, kann sehr komplex sein. Störungen in Feedback-Systemen sind von klinischer Relevanz und ihre Untersuchung ist entscheidend für die Diagnosestellung.

Neben der Feedback-Regulation durch das Hormon können auch Änderungen eines durch die Hormonwirkung beeinflussten Parameters Wirkungen auf das synthetisierende Gewebe ausüben. So wird z. B. durch ein Absinken des Blutzuckerspiegels die weitere Freisetzung von Insulin gehemmt.

1.6 Hormonrezeptoren

Die traditionelle Vorstellung, dass die Rezeptoren für die meisten Aminosäurederivat- und Peptidhormone an der Plasmamembran lokalisiert sind, die Steroidhormone hingegen nach Durchtreten der Plasmamembran prinzipiell mit intrazellularen Rezeptoren interagieren, gilt inzwischen als überholt. So wurden an der Plasmamembran auch Rezeptoren für Steroidhormone (z. B. Östrogene) gefunden, die keinerlei Homologie zu den klassischen Kernrezeptoren aufweisen und intrazelluläre Effekte über die Aktivierung von G-Proteinen ausüben. Wie unten näher ausgeführt wird, führt die Aktivierung membranständiger Rezeptoren durch Hormone (sog. *First Messenger*) zur intrazellulären Produktion eines sog. *Second Messenger*, wie z. B. cAMP, der seinerseits ein oft sehr komplexes System von Signalwegen aktiviert. Diese Signalkaskaden sind verantwortlich für die Initialisierung der intrazellulären biologischen Antwort.

Membranrezeptoren können in verschiedene Klassen eingeteilt werden (s. u.). Unabhängig von der Klasse oder den physikalischen Eigenschaften eines Hormons jedoch gelten für Hormon-Rezeptor-Interaktionen bestimmte Prinzipien. So werden Hormone mit hoher Affinität und Spezifität an Hormonrezeptoren gebunden. Für die meisten Hormone liegt die Bindungskonstante im Bereich der physiologischen Konzentrationen und erlaubt so eine adäquate Rezeptorantwort im dynamischen Bereich der physiologisch relevanten Variationen der Hormonkonzentrationen. Die Expression von Rezeptoren variiert in verschiedenen Zielgeweben in weiten Grenzen. Diese Heterogenität ist verantwortlich für die unterschiedliche Hormonsensitivität der Gewebe und spielt so eine wichtige Rolle bei der Regulation spezifischer zellulärer Antworten auf im gesamten Organismus zirkulierende Hormone. In der Zusammenschau mit dem Syntheseort des Hormons reflektiert die gewebespezifische Expression von Hormonrezeptoren auch, ob eine ausschließlich lokale oder eine eher systemische Wirkung des Hormons vorliegt.

Die Rezeptorspezifität der Hormone ist eine phylogenetisch alte Eigenschaft des endokrinen Systems. Einige Rezeptoren sind hochselektiv für strukturell nahe verwandte Moleküle wie die der Glykoprotein-Hormon-Familie, die TSH, FSH, LH und Choriogonadotropin (CG) beinhaltet. Andererseits gibt es auch Rezeptoren, die weniger strikt zwischen strukturell nahe verwandten Hormonen unterscheiden. Hier ist z. B. der *Corticotropin releasing Hormon* (CRH)-Rezeptor Typ 1 zu nennen, der mit gleicher Affinität CRH und das CRH-verwandte Peptid Urocortin bindet. Weiterhin üben Parathormon (PTH) und PTH-*related* Peptide (PTH-RP) ihre Wirkung wahrscheinlich über den gleichen Rezeptor aus. Insulin, *Insulin-like Growth Factor* 1 (IGF-I) und IGF-II besitzen bis zu einem gewissen Grad untereinander eine Kreuzreaktivität mit ihren Rezeptoren. Im Zusammenhang damit wird eine Bedeutung bei bestimmten malignen Prozessen diskutiert, in denen die Überproduktion von IGF-II durch inadäquate Stimulation von Insulin-Rezeptoren Hypoglykämien verursachen kann.

1.6.1 Steroid/Schilddrüsenhormon/ Retinoid-Kernrezeptor-Superfamilie

Die Rezeptoren für Steroidhormone, Schilddrüsenhormone und Retinoide werden zur sog. Steroid/Schilddrüsenhormon/Retinoid-Kernrezeptor-Superfamilie zusammengefasst, einer Klasse von Transkriptionsfaktoren, die von kleinen lipophilen Molekülen aktiviert werden. In ihrer inaktiven Form sind sie im Zytoplasma oder im Zellkern lokalisiert. Als Lipide können Steroide leicht durch die Plasmamembran in die Zelle diffundieren; bei den Schilddrüsenhormonen sind hierzu Transportproteine, sog. Jodothyronintransporter, notwendig. Im Falle der Steroidhormone wird ein im Plasma gebildeter Hormon-Rezeptor-Komplex in den Zellkern transloziert und bindet dort an responsive Elemente der DNA, welche die Transkription von Zielgenen regulieren. Einige Mitglieder aus der Familie der Kernrezeptoren, wie der Schilddrüsenhormonrezeptor, binden das Hormon im Kern, ohne dass ein eigener hormoninduzierter Translokationsschritt vom Plasma in den Kern hinein notwendig ist. Im Kern interagieren die aktivierten Rezeptoren mit responsiven Elementen in der regulatorischen Region von Zielgenen, über die sie deren Transkription stimulieren oder supprimieren.

Steroidhormonrezeptoren (SHRs) waren die ersten bekannten Vertreter der Kernrezeptoren. Die Familie der SHRs schließt die Östrogenrezeptoren α und β (ERα/β), den Glukokortikoidrezeptor (GR), den Mineralokortikoidrezeptor (MR), den Progesteronrezeptor (PR) und den Androgenrezeptor (AR) ein. Weiterhin gehören zu dieser Superfamilie auch mehrere sog. *Orphan Receptors*, die den Östrogenrezeptoren nahe verwandt sind, deren Liganden aber nur teilweise bekannt sind.

Die Kernrezeptoren können entsprechend ihrer Funktionsmechanismen in mehrere Gruppen unterteilt werden:

- Typ-I-Rezeptoren sind klassische SHRs. Hierzu gehören GR, AR, MR und PR.
- Typ-II-Rezeptoren sind Schilddrüsenhormonrezeptor-verwandte Rezeptoren wie Schilddrüsenhormonrezeptor (TR), Retinsäurerezeptor (RAR), Retinoid-X-Rezeptor (RXR) und Vitamin-D-Rezeptor (VDR). Sie bilden Heterodimere aus.
- Typ-III-Rezeptoren sind z. B. die ERs und einige *Orphan Receptors*; sie binden als Homodimere an die DNA.
- Typ-IV-Rezeptoren binden als Homo- oder Heterodimere an die DNA.

Allen Kernrezeptoren ist eine modulare Struktur gemeinsam, die aus unabhängigen funktionellen Domänen besteht. Der C-terminale Anteil des Rezeptors spielt eine wesentliche Rolle bei der Bindung des Liganden. Diese ligandenbindende Domäne (LBD) ist moderat konserviert und strukturell durch einen Komplex von 12 α-Helices (H1–H12) in 3 Lagen charakterisiert. Hier erfolgt die Bindung des Liganden in einer hydrophoben Tasche, die im Zentrum dieser α-Helices liegt. Die LBD ist auch an der Rezeptordimerisierung beteiligt. Weiterhin befindet sich dort die ligandenabhängige Transaktivierungsdomäne AF-2, und es kann eine Lokalisierungsequenz für die Translokation in den Kern vorhanden sein. Typ I-Rezeptoren enthalten an der LBD Determinanten zur Bindung von *Heat-Shock-Proteinen* (HSPs), die als Chaperone eine wesentliche Bedeutung für die Aufrechterhaltung der zytoplasmatischen inaktiven, aber rezeptiven Konformation des Rezeptors besitzen. Sie dissoziieren nach Ligandenbindung vom Rezeptor und ermöglichen die Rekrutierung von Koaktivatoren (s. u.). Typ-II-Rezeptoren sind nicht mit Chaperonen assoziiert.

Die LBD ist über die sog. *Hinge*-Region, die für den intrazellulären Rezeptortransport und die subzelluläre Distribution eine Rolle spielt, mit der DNA-bindenden Domäne (DBD) verbunden. Die DBD besitzt sowohl eine Bedeutung bei der Protein-DNA- als auch bei der Protein-Protein-Interaktion. Charakteristisch für diese Region sind 9 konservierte Cystein-Reste, von denen 8 wesentlich für die Bindung von 2 Zink-Ionen sind (sog. Zinkfinger-Motive). Diese spielen eine Rolle bei der Erkennung hormonresponsiver DNA-Elemente (HREs, s. u.) und sind essenziell für die Aufrechterhaltung der Domänenstruktur, die aus einer α-Helix besteht, welche am Ende der 1. Zinkfinger-Domäne beginnt. Der N-terminale Anteil des Rezeptors schließlich enthält eine ligandenunabhängige aktivierende Domäne (AF-1). Die Struktur dieser Domäne ist von Rezeptor zu Rezeptor sehr unterschiedlich.

Die Bindung eines Liganden führt zu signifikanten Konformationsänderungen des Rezeptormoleküls. Besonders die H12-Helix, deren eine Seite hydrophobe Reste besitzt, die beim freien Rezeptor nach außen zeigen, faltet sich nach Ligandenbindung in eine flache Grube an einer Seite des Rezeptors. Diese Konformationsänderung induziert die Rekrutierung eines Koaktivators. Hier sind u. a. Moleküle der sog. p160-Familie der Kernrezeptor-Koaktivatoren wie der *Steroid Receptor Coactivator-1* (SRC-1), das *Glucocorticoid Receptor interacting Protein-1* (GRIP-1) und der *Nuclear Hormone Receptor Coactivator-1* (NcoA-1) zu nennen. Diese Koaktivatoren besitzen eine gemeinsame Struktur, die 3 Sequenzen in der Form Leu-n-n-Leu-Leu in einer zentralen Region von 200 Aminosäuren enthält. Diese Sequenzen bilden kurze α-Helices, die an einen hydrophoben Bereich auf der Oberfläche der LBD binden. Diese Bindungsstelle des Steroidrezeptors für den Koaktivator wird nur dann voll ausgebildet, wenn ein Ligand an den Rezeptor gebunden ist. Wahrscheinlich bindet ein Koaktivator-Molekül über 2 seiner 3 Leu-n-n-Leu-Leu-Sequenzen an die LBD eines Rezeptor-Dimers.

Einige Vertreter der Superfamilie der Kernrezeptoren, wie z. B. die Schilddrüsenhormon- und die Retinsäure-Rezeptoren sowie in einigen Fällen auch die GR unterdrücken die Transkription bei Abwesenheit eines Liganden, da in dieser Situation sog. Korepressor-Proteine an sie gebunden sind. Zu den Korepressoren gehören *Silencing Mediator for Retinoid and Thyroid Hormone Receptors* (SMRT) und *Nuclear Hormone Receptor Corepressor* (N-Cor). Sie binden so an die LBD, dass die Koaktivatorbindungsstelle blockiert wird. Nach Ligandenbindung wird der Korepressor freigesetzt und ein Koaktivator kann rekrutiert werden.

Wie oben geschildert sind die Kernrezeptoren in der Lage, an sog. HREs in der DNA zu binden. Diese sind kurze spezifische DNA-Sequenzen in den Promotoren von Zielgenen. Die HREs der klassischen Steroidrezeptoren enthalten eine 15 Basenpaare lange Kernsequenz, die aus 2 Hälften von jeweils 6 Basenpaaren besteht, die in einer palindromischen Struktur vorliegen (*5'-AGAACAnnnTGTTCT-3'* bei GR, PR, AR und MR; *5'-AGGGTCAnnnGACCCT-3'* bei ER). Die Rezeptoren binden als Kopf-an-Kopf-Homodimer an das HRE.

In den meisten Fällen wird durch die Bindung des Hormon-Rezeptor-Komplexes an die DNA die Transkription stimuliert. Es werden aber auch indirekte Effekte auf die DNA beobachtet, indem die Transkription über Protein-Protein-Interaktionen mit anderen Transkriptionsfaktoren wie dem *Activating Protein 1* (AP-1) oder Sp1 am Zielpromotor stimuliert wird. Nichtsteroid-Kernrezeptoren, wie z. B. der Schilddrüsenhormonrezeptor, aber auch der Vitamin-D-Rezeptor, binden meist als Heterodimere mit dem RXR an HREs, die direkte oder palindromische Wiederholungen der *5'-AGGTA-3'*-Sequenz enthalten.

Man vermutet, dass die Kernrezeptoren die Transkription durch die Beeinflussung der lokalen Chromatinstruktur und die Förderung der Transkriptionsinitiation am Zielpromotor regulieren. Letzteres wird stimuliert, indem die Bildung des Präinitiationskomplexes erleichtert wird, der RNA-Polymerase II und andere Transkriptionsfaktoren enthält. Wie dies genau vonstatten geht, ist bisher noch unbekannt, aber es wird eine Vermittlung über die bereits oben angesprochenen Koaktivatoren diskutiert. Weiterhin scheint die Rekrutierung der Koaktivatoren für die Modifizierung der Chromatinstruktur von Bedeutung zu sein.

1.6.2 Membranständige Hormonrezeptoren

Die große Gruppe der membranständigen Rezeptoren kann in 6 Klassen unterteilt werden:

1. Tyrosin-Kinase-Rezeptoren
2. Zytokin-Rezeptoren
3. Serin-Threonin-Kinase-Rezeptoren
4. Guanylyl-Cyclase-Rezeptoren
5. Rezeptorähnliche Protein-Tyrosin-Phosphatasen
6. G-Protein-gekoppelte Rezeptoren mit 7 Transmembran-Domänen

Tyrosin-Kinase-Rezeptor-Familie

Die Tyrosin-Kinase-Rezeptoren (RTKs) repräsentieren eine große Familie von Rezeptoren, die nicht nur Schlüssel-Regulatoren normaler zellulärer Prozesse sind, sondern auch eine kritische Rolle in der Entstehung und Progression verschiedener Krankheiten, insbesondere Tumorerkrankungen, spielen. Die RTKs sind hochaffine membranständige Rezeptoren für eine große Zahl von Polypeptid-Wachstumsfaktoren und Hormonen. Zwei Drittel der 90 verschiedenen Tyrosin-Kinase-Gene, die im menschlichen Genom identifiziert wurden, kodieren für RTK-Proteine. Die RTKs können entsprechend der Art ihres spezifischen Liganden und der molekularen Struktur ihrer extrazellulären Domäne in distinkte Klassen unterteilt werden. Allen gemeinsam sind jedoch bestimmte strukturelle und funktionelle Eigenschaften. So bestehen z. B. mit Ausnahme der Insulin-Rezeptor-Subfamilie alle RTKs aus einer einzelnen Untereinheit. Jede monomere Untereinheit besitzt eine einzelne Transmembran-Domäne, die aus 25–38 Aminosäuren besteht, eine extrazelluläre N-terminale Region und eine intrazelluläre C-terminale Region. Der extrazelluläre N-Terminus bindet den jeweiligen Liganden; der intrazelluläre C-Terminus ist für die Kinase-Aktivität des Rezeptors verantwortlich.

Nach der Bindung eines Liganden dimerisieren die Untereinheiten der Rezeptoren. Darauf erfolgt die Autophosphorylierung des Rezeptor-Dimers als Folge von Transphosphorylierungsreaktionen zwischen den beiden zytoplasmatischen Domänen des Dimers. Dieses Signal führt zu einer erhöhten Tyrosin-Kinase-Aktivität des Rezeptor-Dimers, die in der Phosphorylierung weiterer Tyrosin-Reste an den zytoplasmatischen Domänen des Rezeptor-Dimers resultiert. Diese phosphorylierbaren Reste dienen dann als Erkennungsstellen für eine Vielzahl von intrazellulären Signaltransduktionsmolekülen, die spezifische Erkennungsmotive enthalten, wie z. B. die Src-Homologie 2 (SH2) oder die Phosphotyrosin-Bindungsdomäne (PTB). Andere Proteine, die mit dem aktivierten Rezeptor interagieren, dienen als Adaptor-Proteine und besitzen selbst keine intrinsische Enzymaktivität. Diese Adaptor-Proteine stellen die Verbindung zwischen RTK-Aktivierung und nachgeschalteten Signaltransduktionswegen, wie z. B. dem *Mitogen-activated-Protein* (MAP)-Kinase-Weg dar.

Neben der Bildung von Homodimeren können RTKs auch Heterodimere mit anderen Vertretern aus ihrer Rezeptorfamilie bilden und so die Anzahl der möglichen Signalmechanismen, die von einem Liganden aktiviert werden, vervielfachen. Diese Eigenschaft erlaubt die Rekrutierung von Signalmolekülen und konsekutive Aktivierung von Signalkaskaden, die sich von denen unterscheiden, die von homodimerisierten Rezeptoren aktiviert werden können.

Die Insulin- und IGF-1-Rezeptoren stellen eine Ausnahme von der Regel der oben beschriebenen ligandeninduzierten Dimerisierung der RTKs dar, da diese bereits in Abwesenheit des Liganden als über Disulfid-Brücken verbundene Homo- oder Heterodimere vorliegen. Man nimmt an, dass die Liganden-Bindung eine Konformationsänderung im Rezeptor bewirkt, welche die Aktivierung und Autophosphorylierung (oder Transphosphorylierung) des Rezeptors auslöst. Ein weiteres wichtiges Merkmal dieser Rezeptor-Subfamilie ist, dass die Phosphotyrosin-Reste der Insulin- und IGF-1-Rezeptoren nur schwache Bindungsstellen für SH2-Domänen darstellen. Stattdessen phosphorylieren und rekrutieren diese Rezeptoren sog. *Insulin-related Substrates* (IRS-1, IRS-2), die als Adaptoren für eine Vielzahl von Proteinen mit SH2-Domänen dienen.

Zytokin-Rezeptor-Familie

Sowohl Hormone im klassischen Sinn, wie das Wachstumshormon (GH) oder Erythropoetin, als auch koloniestimulierende Faktoren und Interleukine binden an diese Familie von membranständigen Rezeptoren. Strukturell ähneln die Zytokin-Rezeptoren den RTKs, mit dem Unterschied, dass die zytoplasmatische Domäne keine Motive mit Kinase-Aktivität enthält. Einige der Zytokin-Rezeptoren sind Monomere (z. B. die Rezeptoren für GH, Prolaktin und Leptin), andere bestehen aus mehreren Untereinheiten, von denen einige Bestandteil verschiedener Zytokin-Rezeptoren sein können. Weiterhin existieren von einigen Vertretern der Zytokin-Rezeptorfamilie, so z. B. vom GH-Rezeptor, lösliche Formen, die im Blutkreislauf als Bindungsproteine wirken.

Die intrazelluläre Signaltransduktion der Zytokin-Rezeptoren beinhaltet die Aktivierung der Familie der Janus-Kinasen (JAKs). Diese sind Tyrosin-Kinasen, die sich vermittelt über konservierte Aminosäure-Motive mit der zytoplasmatischen Domäne von Zytokin-Rezeptoren assoziieren und dort Tyrosin-Reste phosphorylieren, sodass Signaltransduktionsmoleküle rekrutiert werden können, die SH2-Domänen tragen. Weiterhin vermitteln die JAKs intrazelluläre Signale durch die Phosphorylierung der STAT *(Signal Transducers and Activators of Transcription)*-Familie von Transkriptionsfaktoren.

Serin-Threonin-Kinase-Rezeptor-Familie

Signale wie die *Transforming Growth Factor-β* (TGF-β)-Liganden-Familie, Aktivine und das Anti-Müller-Hormon aktivieren Vertreter einer erst kürzlich beschriebenen Rezeptorfamilie, deren prototypische und am besten charakterisierte Vertreter TGF-β- und Aktivin-Rezeptoren sind. Diese Rezeptoren sind Komplexe aus 2 unterschiedlichen Untereinheiten, den sog. Typ-I- und Typ-II-Rezeptoren, die Transmembran-Proteine mit intrinsischer Serin-Threonin-Kinase-Aktivität sind. Für die ligandeninduzierte Signaltransduktion ist die Beteiligung beider Rezeptortypen notwendig. Die Typ-II-Rezeptoren besitzen eine hohe Affinität für ihre Liganden und sind strukturell durch eine lange zytoplasmatische Domäne charakterisiert, die Serin-Threonin-Kinase-Aktivität aufweist. Die Typ-I-Rezeptoren ähneln den Typ-II-Rezeptoren und tragen ebenfalls eine Serin-Threonin-Kinase-Domäne, besitzen jedoch nicht die Fähigkeit, selbst Liganden zu binden.

Die Ligandenbindung an den Typ-II-Rezeptor induziert die Assoziation der beiden Rezeptoren I und II zu einem heterooligomeren Komplex, der wahrscheinlich ein Heterotetramer von 2 Typ-I- und 2 Typ-II-Rezeptoren ist. Letztere scheinen nach der Bildung des Heterotetramerkomplexes die Signaltransduktion durch Phosphorylierung des Typ-I-Rezeptors zu initiieren. Anschließend phosphoryliert dieser nachgeschaltete Substrate, hierunter auch die sog. Smad-Proteine. Ähnlich wie oben für die RTKs beschrieben, können verschiedene Typ-II-Rezeptoren mit multiplen Typ-I-Rezeptoren interagieren, von denen jede Kombination selektive Signale weitergeben und so die Möglichkeiten der Signaldifferenzierung vervielfachen kann.

Guanylyl-Cyclase-Rezeptor-Familie

Eine weitere Familie von Rezeptoren mit einer Transmembran-Domäne ist die Guanylyl-Cyclase (GC)-Rezeptor-Familie. Der zytoplasmatische Anteil dieser Rezeptoren enthält eine katalytische Cyclase-Domäne, die für die ligandeninduzierte Konversion von Guanosin-Triphosphat (GTP) zu zyklischem Guanosin-Monophosphat (cGMP), einem wichtigen intrazellulären Second Messenger, verantwortlich ist. Bis heute wurden 4 unterschiedliche Rezeptoren mit Guanyl-Cyclase-Aktivität identifiziert. Der prototypische Vertreter dieser Familie ist der GC-A-Rezeptor für das Atriale Natriuretische Peptid (ANP/AVP) und für *Brain natriuretic Peptide* (BNP). Ein 2. Rezeptor, der GC-B-Rezeptor, bindet Typ-C-Natriuretisches Peptid und ein weiterer Rezeptor mit Guanylyl-Cyclase-Aktivität (GC-C-Rezeptor) bindet Guanylin, ein kürzlich identifiziertes Peptid, das von Epithelzellen produziert wird.

Rezeptorähnliche Protein-Tyrosin-Phosphatasen

Die Rezeptorähnlichen Protein-Tyrosin-Phosphatasen (RPTPs) gehören zur Superfamilie der Protein-Tyrosin-Phosphatasen. Sie werden entsprechend ihrer Struktur in 8 Klassen eingeteilt und unterscheiden sich besonders in den vielfältigen extrazellulären Anteilen, die von sehr kleinen – wie z. B. beim RPTP Epsilon (27 Aminosäurereste) – bis hin zu sehr großen extrazellulären Domänen wie beim *Leukocyte common Antigen-related Protein* (LAR) variieren können.

Das Vorhandensein von 2 Protein-Tyrosin-Phosphatase (PTP)-Domänen ist das charakteristische Merkmal der Mehrzahl der RPTPs. Dabei besitzt die membranproximale PTP-Domäne D 1 die katalytische Aktivität, wohingegen die distale PTP-Domäne (RPTP-D 2) generell nicht oder nur schwach aktiv ist, jedoch die RPTP-D 1-Aktivität in positiver oder negativer Weise regulieren kann. Eine interessante Eigenschaft der funktionalen Regulation der RPTPs ist der Effekt der Dimerisierung. Im Gegensatz zu den RTKs, die durch Dimerisierung aktiviert werden, werden die RPTPs durch Dimerisierung offensichtlich negativ reguliert.

Die erste beschriebene RPTP war CD45, das für die Funktion der T-Zellen notwendig ist. Es aktiviert 2 Vertreter der Src-Familie der Protein-Tyrosin-Kinasen, $p56^{lck}$ und $p59^{fyn}$.

G-Protein-gekoppelte Rezeptoren mit 7 Transmembran-Domänen (7TMD)

Die Familie der 7TMD-Rezeptoren (7TMDR) besteht aus mehreren Hundert Vertretern und ist eine der größten und vielfältigsten Protein-Familien bei Vertebraten. Den Rezeptoren ist eine konservierte Struktur gemeinsam, die durch 7 hydrophobe Domänen charakterisiert wird, welche die Zellmembran durchspannen. Wegen ihrer zentralen Bedeutung für den Zellstoffwechsel und für die Zellaktivität stellen sie ein wichtiges therapeutisches Ziel dar. Mehr als 50 % aller derzeit zugelassenen Medikamente regulieren die Funktion von 7TMDRs und etwa 30 % dieser Substanzen wirken direkt auf diese Rezeptoren. Die 7TMDRs werden häufig auch als G-Protein-gekoppelte Rezeptoren (GPCRs) bezeichnet, da heterotrimere G-Proteinean der Induktion der intrazellulären Signalkaskade beteiligt sind. In den letzten Jahren hat sich jedoch gezeigt, dass zum einen die 7TMDRs auch alternative Signaltransduktionsmechanismen besitzen können und dass auf der anderen Seite auch Vertreter anderer Rezeptorfamilien, wie z. B. die membranständigen Steroid-Rezeptoren, G-Protein-gekoppelte Signaltransduktionswege aktivieren können. Obwohl die Bezeichnung 7TMDR die hier vorgestellte Gruppe von Rezeptoren besser charakterisiert, ist der Begriff GPCR noch weit verbreitet.

Die 7TMDRs werden in mehrere Klassen unterteilt:

- Klasse A umfasst die rhodopsinartigen Rezeptoren. Sie ist bei weitem die größte Subfamilie mit vielen hundert Vertretern.
- Klasse B beinhaltet die Secretin-Rezeptor-artigen Rezeptoren mit 53 Vertretern.
- Klasse C umfasst die GABA und metabotrope Glutamat- und Pheromon-Rezeptoren mit 19 Mitgliedern.
- Klasse D beinhaltet die Rezeptoren für Pilz-Pheromone.
- Klasse E umfasst die Familie der cAMP-Rezeptoren.
- Zur Gruppe der sog. *Frizzled*-Rezeptoren gehören elf Vertreter.

Bei vielen dieser Rezeptoren ist der natürliche Ligand unbekannt; sie werden daher als sog. *Orphan Receptors* bezeichnet. Die 7TMDRs binden eine Vielzahl unterschiedlichster Liganden, u. a. biogene Amine (z. B. Adrenalin und Noradrenalin) und viele Duftstoffe. Weiterhin binden sie Ionen wie z. B. Ca^{2+}, kleine Peptide wie Vasopressin und TRH, aber auch große Protein-Hormone wie Parathormon und die Glykoprotein-Hormone. Entsprechend der strukturellen Vielfalt der Liganden ist verständlich, dass die Bindungstasche für Liganden bei dieser Gruppe von Rezeptoren sehr unterschiedlich sein kann. Manche der Liganden binden an Regionen der extrazellulären Domäne, während andere innerhalb einer in der Transmembran-Region gebildeten Tasche in direkten Kontakt mit dem Rezeptor treten. Andere Liganden wiederum benötigen sowohl die extrazelluläre Domäne, die extrazellulären Schleifen als auch die Transmembrandomänen für eine hochaffine Bindung.

Wie bereits erwähnt sind 7TMDRs an G-Proteine gekoppelt. Letztere sind heterotrimere Proteine, die aus einer α-Untereinheit und einer kombinierten β/γ-Untereinheit bestehen. Es gibt mindestens 16 verschiedene α-Untereinheiten sowie mehrere unterschiedliche β- und γ-Untereinheiten. Diese Vielfalt von G-Protein-Untereinheiten benötigt spezifische Interaktionen mit dem Rezeptor, die von den intrazellulären Schleifen und dem C-terminalen Anteil vermittelt werden. Einige Rezeptoren sind in der Lage, verschiedene Typen von G-Proteinen zu aktivieren, wohingegen andere ihre Effekte durch die Aktivierung von nur einem G-Protein-Subtyp ausüben.

Die Funktion der G-Proteine folgt konsekutiven Aktivierungs-Deaktivierungs-Zyklen. In Abwesenheit des Liganden ist die α-Untereinheit an Guanosin-Diphosphat (GDP) gebunden und bleibt mit den β/γ-Untereinheiten verbunden. Die Bindung des Liganden an den Rezeptor induziert eine Konformationsänderung im Rezeptor, der die Bindung eines G-Proteins an den Rezeptor und den Austausch von GDP durch GTP begünstigt. Dieses führt zur Dissoziation der β/γ-Untereinheiten. Diese Schritte aktivieren das G-Protein und initiieren die Interaktion sowohl der α- als auch der β/γ-Untereinheiten mit nachgeordneten Effektor-Molekülen (z. B. Adenylatzyklasen). Die α-Untereinheit enthält eine intrinsische GTPase-Aktivität, die gebundenes GTP zu GDP und Phosphat hydrolysiert. Dieser Schritt erlaubt eine erneute Assoziation mit den β/γ-Untereinheiten und konvertiert die G-Proteine zurück in den inaktiven Zustand. Die Regulation der GTPase-Aktivität stellt daher eine wichtige Rolle bei der Kontrolle der G-Protein-Funktion dar.

Zahlreiche Zusammenhänge zwischen abnormer Funktion von G-Proteinen und endokrinen Erkrankungen sind dokumentiert. Der Albright-Osteodystrophie liegt eine variable Resistenz gegenüber einer Vielzahl von Hormonen zugrunde, die ihre Wirkung über 7TMD ausüben. Auf molekularer Ebene besitzen Patienten eine Anzahl unterschiedlicher Mutationen, welche die Menge oder Funktion der α-Untereinheiten beeinträchtigen. Die umgekehrte Situation, eine gesteigerte G-Protein-Aktivität, wurde ebenfalls in einer Reihe endokriner Syndrome nachgewiesen. Das McCune-Albright-Syndromz. B. wird durch aktivierende Mutationen der α-Untereinheiten verursacht, welche die intrinsische GTPase-Aktivität hemmen. Als Folge verbleibt das G-Protein in einem aktivierten Zustand, aus dem letztlich eine konstitutive Stimulation nachgeordneter Signalwege resultiert, die zu einer Autonomie endokriner Funktionen führt. Entsprechend reflektieren die klinischen Manifestationen des McCune-Albright-Syndroms die Aktivierung der Signalwege, die durch G-Protein-gekoppelte Rezeptoren stimuliert werden.

Das Spektrum bekannter 7TMDR-Mutationen hat sich in den letzten Jahren erheblich vergrößert, darunter aktivierende als auch inaktivierende Varianten. Letztere besitzen intrazelluläre Effekte, die denen von Mutationen der G-Protein-α-Untereinheit ähneln. Beispielsweise resultieren aktivierende Mutationen des LH-Rezeptors in vorzeitiger Pubertät, wohingegen Mutationen des Vasopressin-Rezeptors eine Form von nephrogenem Diabetes insipidus verursachen, der nicht auf die Gabe von Vasopressin reagiert. Im Hinblick auf die Vielzahl unterschiedlicher 7TMDRs, die durch Mutationen aktiviert oder inaktiviert werden können, ist es wahrscheinlich, dass zukünftig noch weitere Erkrankungen auf Mutationen G-Protein-gekoppelter Rezeptoren bzw. von G-Proteinen selber zurückgeführt werden können.

Die Aktivierung von 7TMDRs durch ihre Liganden führt zur Stimulation von komplexen Netzwerken von Signalkaskaden. Über diese wird die Rezeptorantwort an andere Rezeptoren sowie in den Zellkern weitergegeben. Die assoziierten Signalwege bestehen aus Enzymkaskaden, Gasen wie Stickstoffmonoxid (NO), Lipiden und Transkriptionsfaktoren (wie z. B. STAT-Proteine). Proteinkinasen wie die Proteinkinasen A und C sowie die MAPK-Kaskade spielen dabei eine zentrale Rolle, indem sie die Aktivierung des Hormonrezeptors mit der Regulation der Genexpression über die Modulation der Aktivität von Transkriptionsfaktoren verknüpfen. In den meisten zellulären Systemen aktivieren die 7TMDRs mehrere konvergierende und divergierende Signalwege, die Teil eines komplexen Wechselspiels sind.

Wie bei hormonellen Regelkreisen sind negatives Feedback und Adaptationsmechanismen kritisch für die Adjustierung der 7TMDR-Signaltransduktion. Einige dieser Mechanismen, die temporär spezifische Signale modulieren können, beinhalten die Phosphorylierung und Rekrutierung von Adaptormolekülen wie β-Arrestinen und die reversible Dephosphorylierung von Proteinen durch Proteinphosphatasen. Der erstgenannte Mechanismus hat auch eine wichtige Funktion bei der zellulären Signalvermittlung, da β-Arrestine aktivierte Rezeptoren mit einer wachsenden Liste von Komponenten in Verbindung treten lässt, die an der Endozytose beteiligt sind. Hierzu gehören Clathrin, Ubiquitin-Ligase MDM2 und c-Src. Dies führt zu einer zweiten, G-Protein-unabhängigen Welle der Signalvermittlung (z. B. eine Aktivierung des MAPK-Weges).

Nicht alle 7TMDRs üben ihre Funktion als Monomere aus. Es gibt verschiedene Beispiele, die als Homo- oder Heterodimere (und möglicherweise auch als Multimere) wirken. Im Fall der Klasse 4 der 7TMDRs wird die Stabilität des Rezeptordimers über Disulfid-Bindungen zwischen Cystein-Resten gewährleistet. Anders jedoch bei der Klasse 1 der 7TMDRs; hier liegen wahrscheinlich Interaktionen der Transmembranhelices vor. Die funktionelle Bedeutung der Oligomerisierung der 7TMDRs ist heute noch nicht völlig verstanden. Es existieren experimentelle Befunde, die darauf hinweisen, dass dadurch die Liganden-Bindungseigenschaften beeinflusst werden. Dies wurde z. B. für Opiod-Rezeptoren nachgewiesen. Es sind jedoch weitere Untersuchungen notwendig, um die funktionelle Bedeutung dieses Mechanismus aufzuklären.

Kapitel 2

Hypothalamus und Hypophyse

2 Hypothalamus und Hypophyse

2.1 Hormoninaktive Tumore und Inzidentalome

G. K. Stalla

2.1.1 Grundlagen/Definition

Hormoninaktive Tumore, sog. „Non-functioning pituitary Adenomas" (NFPA), sind Adenome des Hypophysenvorderlappens (HVL), die keine klinisch erkennbaren Symptome eines Hormonexzesses verursachen. Unterschieden werden Adenome, die

- Hormone produzieren, aber nicht sezernieren (Silent Adenomas),
- Hormone in unterschiedlicher Menge sezernieren, ohne klinische Symptome zu verursachen (Gonadotropinome),
- biologisch unwirksame Hormonvarianten sezernieren (α-Untereinheit, „Big" ACTH),
- gar keine Hormone produzieren (Nullzelladenome, Onkozytome).

Die hormoninaktiven Adenome machen ca. 30 % aller Hypophysentumoren aus und stellen somit nach den Prolaktinomen die zweithäufigste Gruppe der Hypophysenadenome dar [1]. NFPA werden in aller Regel durch Zeichen der HVL-Insuffizienz oder durch eine Begleithyperprolaktinämie bei Kompression des Hypophysenstiels klinisch manifest. **Makroadenome** (Tumoren > 10 mm Durchmesser) zeigen sich zudem häufig durch Gesichtsfeldeinschränkungen, **Mikroadenome** (Tumoren bis 10 mm Durchmesser) sind meist Zufallsbefunde, sog. **Inzidentalome**. Ein Inzidentalom ist definiert als eine zufällig detektierte Läsion im Bereich der Hypophyse bei Patienten, die eine radiologische Diagnostik unabhängig von einer gezielten Hypophysenabklärung erhalten haben. Die Häufigkeit zufällig entdeckter Raumforderungen im Sellabereich bei endokrinologisch asymptomatischen Patienten steigt durch die Verbesserung der bildgebenden Methoden. Laut Autopsiedaten lassen sich bei ca. 10 % der Bevölkerung Inzidentalome nachweisen [7]. Hypophysenadenome stellen hierbei mit 80 % die häufigsten Läsionen dar [4]. Jedes Inzidentalom muss einmalig diagnostisch abgeklärt werden, während das therapeutische Vorgehen abhängig von einer möglichen Hormonaktivität und der Größe der Raumforderung ist.

2.1.2 Anamnese und Klinik

Die klinischen Symptome, die durch hormoninaktive Tumoren verursacht werden, resultieren vor allem aus Veränderungen der hypophysären Hormonsekretion oder aus raumfordernden Wirkungen im Bereich der Sella und des Zwischenhirns.

Das klinische Bild einer partiellen oder kompletten **HVL-Insuffizienz** wird durch die Zeichen der jeweils ausgefallenen hypophysären Partialfunktionen bestimmt.

Merke **M!**

Hypophysenadenome führen praktisch nie zu einer Hypophysenhinterlappen-Insuffizienz; hierbei muss an andere Tumoren, wie Kraniopharyngiom, Dysgerminom oder Metastasen gedacht werden.

Grundsätzlich entspricht die Symptomatik des Ausfalls einer einzelnen hypophysären Partialfunktion bei einer Hypophyseninsuffizienz dem klinischen Bild bei Ausfall des entsprechenden jeweiligen Endorgans (▶ Tab. 2.1).

Tab. 2.1 Wichtige Symptome und Folgen einer HVL-Insuffizienz.

betroffene Hormonachse	Symptomatik
Ausfall der somatotropen Funktion	• Minderwuchs im Kindes- und Jugendalter • veränderte Körperzusammensetzung mit reduzierter Muskelmasse und vermehrter abdomineller Fetteinlagerung • Fettstoffwechselstörung: erhöhtes LDL und erniedrigtes HDL • erhöhtes Arteriosklerose-Risiko • reduzierte körperliche Leistungsfähigkeit • reduzierte Lebensqualität
Ausfall der gonadotropen Funktion	• wächserne, bleiche Haut • verminderte oder fehlende sekundäre Geschlechtsbehaarung • vermehrte periokuläre und periorale Fältelung der Haut • bei der Frau: Oligo-/Amenorrhoe, Mammaatrophie, Infertilität • beim Mann: Infertilität, Libido- und Potenzminderung, kleine weiche Testes
Ausfall der thyreotropen Funktion	• Kälteintoleranz, Frieren • Hautveränderungen: trockene raue Haut, kühle Hände, brüchige Nägel • Neigung zu Gewichtszunahme • Müdigkeit, Lethargie, Wesensveränderung • Ruhebradykardie, Erregungsrückbildungsstörungen im EKG
Ausfall der kortikotropen Funktion	• bleiche Haut • Schwäche, Müdigkeit, Apathie • Gewichtsverlust • Übelkeit, Erbrechen in Stresssituationen • Hypoglykämie
unabhängig von der Hypophysenfunktion	• bei Hypophysentumoren als Ursache: meist bitemporale Gesichtsfeldeinschränkungen und Sehstörungen in Form von Schleier- oder Nebelsehen • Kopfschmerzen

Frühsymptome hypothalamischer/hypophysärer Erkrankungen sind Zyklusstörungen und Amenorrhoe bei der Frau, Libido- und Potenzverlust beim Mann; **Spätsymptome** sind Sehstörungen mit Gesichtsfeldausfällen und schließlich Visusminderung. Das frühzeitige Auftreten einer Hypogonadismus-Symptomatik beruht auf der unterschiedlichen Sensitivität der einzelnen Achsen des HVL gegenüber einer Kompression durch einen häufig zugrunde liegenden Hypophysentumor. Dabei sind meist zunächst die somatotropen und gonadotropen Partialfunktionen beeinträchtigt, während die thyreotropen und kortikotropen Funktionen häufig weniger bzw. später geschädigt werden. Bei der Frau schließt ein normaler, ovulatorischer Zyklus eine HVL-Insuffizienz weitgehend auch für andere Teilbereiche aus. Bei begründetem Verdacht auf den Ausfall einer Hormonachse ist jedoch die Überprüfung aller anderen Achsen erforderlich.

Merke **M!**

Das gleichzeitige Vorhandensein von Symptomen eines Diabetes insipidus, d. h. einer Insuffizienz des Hypophysenhinterlappens, wird dabei immer ein möglicher Hinweis auf eine primär hypothalamische Erkrankung sein und kommt bei Hypophysentumoren in der Regel nicht vor.

Sehr häufig ergibt sich bei Patienten die Indikation zur endokrinologischen Diagnostik aufgrund des radiologischen Zufallsbefunds einer Raumforderung im Sellabereich, z. B. im Rahmen der Abklärung von Kopfschmerzen. Ein großer Teil der Patienten einer endokrinologischen oder neurochirurgischen Klinik wird aufgrund der augenärztlichen Diagnose von Gesichtsfeldausfällen bei der Abklärung anamnestisch z. T. unspezifischer Sehstörungen vom Augenarzt überwiesen. Gesichtsfeldausfälle bleiben aufgrund der häufig langsamen Progredienz dem Patienten lange Zeit unbewusst. Ein einseitiger Beginn spricht dabei nicht gegen ein Hypophysenadenom. Allgemein klagen Patienten über eine Abnahme des Sehvermögens, über Schleier- oder Nebelsehen. Der Visusverfall erfolgt meist allmählich progredient, gelegentlich aber auch mit akut einsetzenden Symptomen, wie sie bei Blutungen in den Tumor auftreten können.

2.1.3 Diagnostik

Biochemische Diagnostik

Neben einer ausführlichen Anamnese bzgl. einer Hypophysendysfunktion muss bei allen Patienten mit Inzidentalom unabhängig von der Größe der Läsion **eine hormonelle Hypersekretion** laborchemisch ausgeschlossen werden [3]. Dabei werden sowohl Prolaktin als auch IGF-1 bestimmt. Allerdings sollte bei klinischem Verdacht auf ein Cushing-Syndrom ein 1 mg-Dexamethason-Suppressionstest und die Analyse der 24h-Urin-Kortisol-Ausscheidung veranlasst werden. Bei Vorliegen einer Hyperprolaktinämie sollte zwischen einem Mikroprolaktinom und einer Begleithyperprolaktinämie bei Kompression des Hypophysenstiels durch ein Makroadenom unterschieden werden [2]. Bei jedem anamnestischen oder klinischen Verdacht sollte eine hormonanalytische Diagnostik zur Überprüfung der gonadotropen, somatotropen, thyreotropen und kortikotropen hypophysären Partialfunktionen durchgeführt werden, um eine begleitende **HVL-Insuffizienz** durch ein NFPA auszuschließen. Die Wahrscheinlichkeit einer Hypophyseninsuffizienz ist dabei abhängig von der Tumorgröße, sodass auch bei allen Patienten mit einem Makroinzidentalom sowie mit einem großen Mikroinzidentalom mit einem Durchmesser > 6 mm eine hormonanalytische Diagnostik zur Überprüfung der HVL-Funktion durchgeführt werden sollte [3]. Eine HVL-Insuffizienz muss des Weiteren bei Progredienz der Tumorgröße oder nach erfolgter therapeutischer Operation laborchemisch reevaluiert werden. Um die erhobenen Befunde zuordnen zu können, ist bei Frauen unbedingt eine genaue Anamnese mit Kenntnis der Zyklusphase erforderlich. Der Einfluss der zirkadianen Rhythmik und einer Begleitmedikation auf die Ergebnisse der Hormonanalytik ist zu beachten.

Merke **M!**

Vor einer Überprüfung der gonadotropen Partialfunktion des HVLs müssen orale Antikonzeptiva für einen Zyklus abgesetzt worden sein.

Wegweisend für die weitere laborchemische Diagnostik sind pathologisch niedrige periphere Zielhormone und gleichzeitig niedrige hypophysäre trophische Hormone. Bei der HVL-Insuffizienz ist zwischen folgenden Störungen zu unterscheiden:

- kompletter Hormonausfall
- nur z. T. eingeschränkte Sekretion der Hypophysenhormone (Partialinsuffizienz).

Im Gegensatz zur Hypophyseninsuffizienz finden sich bei einer **peripheren Insuffizienz der endokrinen Endorgane** hohe Spiegel der Hypophysenhormone aufgrund des fehlenden negativen Feedbacks. Allerdings sind in der Diagnostik basale Hormonspiegel nicht immer genügend aussagekräftig. Weiterführende Funktionsuntersuchungen sind insbesondere dann wichtig, wenn sich in den bildgebenden Verfahren (z. B. Kernspintomografie) kein oder kein eindeutig pathologischer Befund zeigt.

Ein hormonelles Defizit kann dem Hypothalamus zugeordnet werden, wenn eine Hormonreaktion in einem Test ausbleibt, der den Hypothalamus einbezieht, die Hormonreaktion aber eintritt, wenn die Hypophyse direkt stimuliert wird. Der **Insulin-Hypoglykämie-Test** ist dabei der wichtigste Test, der den Hypothalamus einbezieht (zur technischen Durchführung der endokrinen Funktionsdiagnostik siehe Kap. 21.2.7).

Bildgebende Diagnostik

Nach hormonanalytischer Sicherung der Diagnose einer Hypophysenerkrankung, insbesondere einer kompletten oder partiellen HVL-Insuffizienz, muss eine bildgebende Diagnostik erfolgen. Den mit Abstand höchsten Stellenwert bei den bildgebenden Verfahren im Bereich des Hypothalamus und der Hypophyse besitzt die **Kernspintomografie**, mit der Prozesse bis 2 mm Größe erfasst werden können; die Auflösungsgrenze liegt jedoch in der Regel darüber (3 mm). Neben der bei der Beurteilung wichtigsten koronaren Schichtung sollte eine Applikation von Kontrastmittel (Gadolinium-DTPA) erfolgen und eine T2-gewichtete Untersuchung auch in sagittaler Schichtung durchgeführt werden.

Mikroadenome der Hypophyse sind definitionsgemäß < 10 mm und stellen sich als umschriebene hypodense oder hypointense Zone dar. Indirekte Hinweise für ein kleines Mikroadenom sind die konvexe Oberfläche des Sellainhalts, die Verlagerung des Hypophysenstiels oder der Nachweis eines asymmetrischen Sellabodens.

Hypophysenmakroadenome (Tumoren > 10 mm) stellen sich in der MRT primär leicht hyperintens im Vergleich zum Hirnstamm dar. Es besteht eine deutliche Kontrastmittelaufnahme mit Verdrängung der normalen Hypophyse. Große Hypophysenadenome können sich parasellär zum Sinus cavernosus, suprasellär zum Chiasma opticum, sphenoidal zur Keilbeinhöhle bzw. zum Clivus, retrosellär zur Hirnstammzisterne, subfrontal zum Frontallappen, subtemporal zum Temporallappen, umschrieben oder invasiv ausdehnen.

Augenärztliche Diagnostik

Besteht der anamnestische oder klinische Verdacht auf das Vorliegen von Sehstörungen im Rahmen der diagnostischen Abklärung von Hypophysenerkrankungen, ist eine genaue augenärztliche Diagnostik erforderlich. Die Gesichtsfeldperimetrie bzw. die computerassistierte Perimetrie (Oktopusperimetrie) ist dabei die wichtigste Untersuchung und im Gegensatz zur Visusprüfung die sensitivste Methode. Auch bei Vorliegen eines Makroadenoms, das nahe am Chiasma liegt bzw. dieses bereits komprimiert, sollte eine Gesichtsfelduntersuchung durchgeführt werden [6].

Differenzialdiagnostik

Eine komplette oder partielle Hypophyseninsuffizienz bei vollständigem Ausfall der gesamten Funktion des HVLs bzw. Ausfall einzelner hypophysärer Funktionen entsteht entweder durch eine primär hypophysäre Störung oder sekundär durch den Ausfall des hypothalamischen Steuerungssystems.

Wichtigste Ursache einer hypophysär bedingten Hypophyseninsuffizienz sind Hypophysentumoren, die durch die Kompression normalen Hypophysengewebes die sekretorische Leistung der Hypophysenzellen beeinträchtigen. Bei den Inzidentalomen handelt es sich in erster Linie um hormoninaktive Adenome [4]. Differenzialdiagnostisch kommen auch Kraniopharyngeome, die von embryonalen Zellresten der Rathke-Tasche ausgehen in Betracht. Andere Tumoren wie Meningeome und Gliome sind eher seltene Ursachen einer HVL-Insuffizienz. Eine Vielzahl von Raumforderungen unterschiedlichster Genese kann im Bereich der Sella auftreten und sich klinisch manifestieren. Generell kann zwischen tumorösen, entzündlichen oder zystischen hypophysären Raumforderungen unterschieden werden (▶ Tab. 2.2). Auch Einblutungen nach Traumata spielen eine Rolle, während die postpartale Einblutung in die Hypophyse bzw. der postpartale Hypophysenapoplex im Rahmen eines sog. Sheehan-Syndroms seltener geworden ist.

Tab. 2.2 Klassifikation von Tumoren im Bereich der Hypophyse.

Tumoren/ Erkrankungen	Klassifikation
Hypophysen-adenome	• Prolaktinome • nicht sezernierende Hypophysenadenome (meist sekretorisch inaktive Gonadotropinome oder α-Untereinheit sezernierende Adenome) • hGH-sezernierende Adenome (Akromegalie) • ACTH-sezernierende Adenome (Morbus Cushing) • TSH-sezernierende Adenome
Hypophysen-karzinome (sehr selten!)	• nicht hormonsezernierende und hormonsezernierende Karzinome (meist ACTH, hGH, Prolaktin)
ontogenetische Zellresttumoren	• Kraniopharyngeome • Epidermoide • Chordome • Lipome
Zysten und Fehlbildungen	• Zysten der Rathke-Tasche • Kolloidzysten • sphenoidale Mukozelen • Arachnoidzysten • Pseudotumor cerebri • Empty-Sella-Syndrom
primitive Keim-zelltumoren	• Germinome • Teratome • Dysgerminome • ektope Pinealome • Dermoide
sonstige Tumoren	• Gliome (Astrozytome, Mikrogliome, Oligodendrogliome, Ependymome, Infundibulome, Chiasma-opticum-Gliome) • Meningeome • Enchondrome, Metastasen (z. B. von Melanomen)
Entzündungen und Granulome	• Hypophysenabszesse • Sarkoidose • Tuberkulome • Histiozytosis X • Echinokokkuszysten • Lymphome, Morbus Hodgkin
vaskuläre Ver-änderungen	• Aneurysmen • Blutungen • Hämangiome

2.1.4 Therapeutische Konzepte

Infolge fehlender Zeichen eines Hormonexzesses fallen hormoninaktive Adenome meist erst durch die Symptome der Raumforderung auf (Gesichtsfeldeinschränkung, Okulomotoriusparese, Kopfschmerzen, ggf. sekundäre Unterfunktion peripherer endokriner Drüsen wie Gonaden, Nebennierenrinde, Schilddrüse). Die Therapieindikation ergibt sich aus den Folgen der Raumforderung bzw. dem drohenden Eintreten dieser Schädigungen. Bei operativer Verkleinerung des Tumors kann es aber auch zu einer partiellen oder (selten) kompletten Insuffizienz einer bereits eingeschränkten Hypophysenfunktion kommen.

Medikamentöse Therapie

Eine alleinige medikamentöse Therapie steht bei klinisch hormoninaktiven Hypophysenadenomen nicht zur Verfügung, obwohl sie gelegentlich auf Dopaminagonisten (v. a. Cabergolin) oder Somatostatinanaloga ansprechen. Wird ein Inzidentalom als Prolaktinom diagnostiziert, so steht ebenfalls die medikamentöse Therapie mit Dopaminagonisten an 1. Stelle.

Chirurgische Therapie

Eine operative Therapie ist indiziert, wenn hormoninaktive Adenome durch ein Chiasma-Syndrom oder durch eine Hypophyseninsuffizienz in Erscheinung treten. Eine abwartende Haltung ist bei kleinen (< 10 mm) Inzidentalomen gerechtfertigt, falls diese nicht zu Partialfunktionseinschränkungen geführt haben und bei denen kein Bezug zum Chiasma opticum besteht. Bei Größenprogredienz, Entwicklung von Gesichtsfeldausfällen oder Nachweis einer HVL-Insuffizienz ist eine operative Therapie indiziert [3].

Merke **M!**

Eventuelle Hormondefizite, besonders eine sekundäre Nebenniereninsuffizienz, müssen vor der Operation ausgeglichen werden.

Die operative Therapie entspricht dem üblichen Vorgehen bei Hypophysenadenomen. In erster Linie handelt sich um einen minimal invasiven, transsphenoidalen Eingriff (Kap. 2.7). Im Falle großer, invasiver Tumoren ist die Operation selten kurativ. Die Rezidivrate beträgt nach vollständiger Tumorentfernung 10–25 %, weshalb eine Kombination mit einer Strahlentherapie häufig indiziert ist [5], [8].

Strahlentherapie

Die Strahlentherapie ist bei Hypophysenadenomen indiziert, wenn eine Operation (ggf. Reoperation) nicht ausreichend erfolgreich war. Dies gilt besonders, wenn bei einem endokrin aktiven Adenom keine Normalisierung bzw. ausreichende Senkung der Hormonsekretion erreicht werden konnte. Bei allen Adenomen ist die Bestrahlung dann indiziert, wenn nach einer (Re-)Operation in MRT-Kontrollen ein erneutes Wachstum festgestellt wird. Die Bestrahlung hat **Nachteile**: Die Wirkung tritt nur verzögert im Verlauf von Monaten und Jahren ein. Zudem ist eine Beeinträchtigung meist noch vorhandener normaler Hormonsekretion unvermeidbar. Es besteht in Abhängigkeit der Bestrahlungstechnik das Risiko eines **Strahlenschadens** im Gehirn (Temporallappen) oder an den Hirnnerven (Sehnerv, Okulomotorius). Im zeugungsfähigen Alter sollte eine Bestrahlung sehr differenziert erwogen werden, da mit einer Insuffizienz der Gonadotropine gerechnet werden muss. Eine primäre Strahlentherapie kann erwogen werden, wenn eine Operation abgelehnt wird oder eine Kontraindikation besteht [5].

Die **Indikation** zur **konventionellen perkutanen fraktionierten Strahlentherapie** ist in folgenden Situationen gegeben:

- Der Abstand zu Sehnerven und/oder Chiasma beträgt < 5 mm.
- Anteile des Temporallappens oder des Hirnstamms werden durch den Tumor komprimiert.
- Das Tumorvolumen kann mittels MRT nicht vollständig und eindeutig abgegrenzt werden bzw. es ist a priori diffus infiltrierendes Wachstum anzunehmen, und der Tumordurchmesser in einer der 3 Standardabbildungsebenen (transversal, frontal, sagittal) beträgt > 30 mm.

Dabei kommt die Konformationsbestrahlung als Pendelbestrahlung mit non-planaren Einstrahlrichtungen und hochenergetischen Photonen zum Einsatz (Gesamtdosis 45–54 Gy, Einzeldosis 1,8 Gy 5 × /Woche).

Alternativ stehen für die postoperative Nachbehandlung **3 stereotaktische Verfahren** zur Verfügung, die höhere Zieldosen ermöglichen:

- stereotaktische Bestrahlung mit dem Linearbeschleuniger in einer („Stereotactic Radiosurgery“) oder mehreren („Stereotactic Radiotherapy“) Sitzungen
- stereotaktische einzeitige ^{60}Kobalt-Bestrahlung nach Leksell (Gamma-Knife)
- die neuartige Cyberknife-Technologie: ein leichter, kompakter Protonen-Strahler, der an einen 6-gelenkigen Roboterarm gekoppelt ist.

Generell kann die Radiochirurgie immer dann alternativ zur Strahlentherapie diskutiert werden, wenn der Tumordurchmesser < 30 mm beträgt und das Adenom neuroradiologisch gut abgrenzbar ist. Da bisher keine prospektiv randomisierten Studien vorliegen, sollte die Indikation individuell gestellt werden.

2

Substitutionstherapie

Die Therapie der HVL-Insuffizienz entspricht der Therapie der primären Insuffizienz des jeweiligen Endorgans. Das bedeutet, dass die Zielhormone der Hypophyse Sexualhormone, Thyroxin und Kortisol (Hydrokortison) substituiert werden. Im Falle des Wachstumshormons führt man eine direkte Substitution mit dem hypophysären Hormon durch. Prolaktin wird nicht substituiert. Die Substitutionsbehandlung ist grundsätzlich möglichst genau an den physiologischen Hormonbedarf angepasst und stellt keine pharmakologische Behandlung dar (Kap. 2.8).

Therapiekontrolle und Prognose

Nach einer Operation/Bestrahlung muss eine Kontrolle der Hypophysenfunktion durchgeführt werden (bei Operation zunächst etwa 6 Wochen postoperativ). Es empfiehlt sich außerdem, 3 Monate postoperativ eine **Kontrolle des MRT-Bildes** als Grundlage für weitere Verlaufsbeobachtungen anzufertigen. Halbjährliche **endokrinologische Kontrolluntersuchungen** sollten 7 Jahre lang erfolgen. Danach können die Intervalle auf 1–2 Jahre ausgedehnt werden. Kürzere Intervalle sind sinnvoll bei der Neueinstellung einer Hypophyseninsuffizienz (z. B. Wachstumshormongabe) oder bei klinischen Problemen.

Bei hormoninaktiven Adenomen und bei Inzidentalomen ohne Chiasma-Syndrom/Kompression der Augenmuskelnerven und mit erhaltender Hormonsekretion kann eine abwartende Haltung eingenommen werden. MRT-Kontrollen sollten zunächst 6 Monate nach Diagnosestellung, danach jährlich und bei Größenkonstanz in den ersten Jahren in größeren Abständen durchgeführt werden. Eine zusätzliche endokrinologische Diagnostik (Stimulationstests, Basiswerte allein reichen bei Grenzbefunden nicht aus!) muss bei Makroadenomen durchgeführt werden [3].

Eine Hypophysenunterfunktion bessert sich gelegentlich nach Operation eines Hypophysenadenoms, wahrscheinlich durch Wegfall des Drucks und/oder durch Verbesserung der Durchblutung vorhandener Reste des gesunden Hypophysengewebes. Daher sind nach einer solchen Operation Kontrollen durch **Auslassversuche der Substitutionstherapie** nach 6, ggf. auch nach 12 Monaten durchzuführen. Nach Ablauf von 1–2 Jahren sind jedoch keine Veränderungen mehr zu erwarten. Das Gleiche gilt für ein vorbestandenes Chiasma-Syndrom. Allerdings korreliert die Zeitdauer der Kompression mit einem eher ungünstigen Verlauf.

2.1.5 Literatur

[1] Asa SL, Ezzat S. The pathogenesis of pituitary tumors. Annu Rev Pathol 2009; 4: 97–126

[2] Casanueva FF et al. Guidelines of the Pituitary Society for the diagnosis and management of prolactinomas. Clin Endocrinol (Oxf) 2006; 65 (2): 265–273

[3] Freda PU et al. Pituitary incidentaloma: an endocrine society clinical practice guideline. J Clin Endocrinol Metab 2011; 96 (4): 894–904
Kommentar: aktuelle Leitlinie der Endocrine Society zur Diagnostik und Therapie des Inzidentaloms. Angegeben werden evidenzbasierte Handlungsanweisungen zu Evaluation und Follow-Up von Patienten mit hypophysärem Inzidentalom.

[4] Lania A, Beck-Peccoz P. Pituitary incidentalomas. Best Pract Res Clin Endocrinol Metab 2012; 26 (4): 395–403
Kommentar: umfassender Übersichtsartikel zu Ätiologie, Epidemiologie und Management hypophysärer Inzidentalome. Unter anderem werden die Handlungsanweisungen der aktuellen Leitlinie der Endocrine Society (s. o.) im Hinblick auf die aktuelle Studienlage diskutiert und ergänzt.

[5] Loeffler JS, Shih HA. Radiation therapy in the management of pituitary adenomas. J Clin Endocrinol Metab 2011; 96 (7): 1992–2003

[6] Molitch ME. Management of incidentally found nonfunctional pituitary tumors. Neurosurg Clin N Am 2012; 23 (4): 543–553
Kommentar: enthält u. a. eine Zusammenstellung sämtlicher Autopsiestudien zwischen 1933 und 2011, die die Häufigkeit eines Hypophyseninzidentaloms beschreiben. Laut dieser Autopsiedaten wurde im Durchschnitt bei 10 % der Bevölkerung ein hypophysäres Inzidentalom gefunden.

[7] Molitch ME. Pituitary tumours: pituitary incidentalomas. Best Pract Res Clin Endocrinol Metab 2009; 23 (5): 667–675

[8] Murad MH et al. Outcomes of surgical treatment for nonfunctioning pituitary adenomas: a systematic review and meta-analysis. Clin Endocrinol (Oxf) 2010; 73 (6): 777–791

2.2 Akromegalie

C. J. Strasburger

2.2.1 Definition und Epidemiologie

Merke M!

Eine pathologische Überproduktion von Wachstumshormon (hGH) führt im Kindesalter vor Abschluss der Ossifikation langer Röhrenknochen zum Bild des Gigantismus. Nach Schluss der Epiphysenfugen stellt die Akromegalie eine entstellende und lebensverkürzende Erkrankung dar, die mit Weichteilschwellungen im Bereich der Akren und Organomegalie einhergehen kann.

Die Prävalenz der Akromegalie beträgt 50–70 Fälle pro 1 Mio. Einwohner, die Inzidenz neuer Erkrankungen liegt bei 3–4 Fällen pro 1 Mio. Einwohner und Jahr. Eine eindeutige Geschlechtspräferenz besteht bei der Akromegalie nicht.

2.2.2 Pathogenese

In über 99 % der Fälle liegt die Ursache der Akromegalie in einem somatotropen Hypophysenadenom. Eine seltene Ursache der Akromegalie besteht in der Überproduktion des hypothalamischen Growth Hormone releasing Hormone (GHRH). Grundlage eines solchen GHRH-Exzesses können hypothalamische Tumoren, vor allem aber periphere Tumore wie Bronchialkarzinoide, Inselzell-Tumore sowie auch Nebennierentumore sein. Extrem rar ist eine extrahypophysäre exzessive Wachstumshormon-Produktion in einem pankreatischen Inselzell-Tumor oder einem Lymphom. Bei ca. 70 % der Patienten liegt bei Diagnosestellung bereits ein Makroadenom vor (> 1 cm Durchmesser), nur bei der Minderheit der Patienten ein Mikroadenom. Familiäre Häufung von Akromegalie ist selten und kann im Rahmen der multiplen endokrinen Neoplasie Typ I, des McCune-Albright-Syndromsund des Carney-Komplexesauftreten, isolierte familiäre Akromegaliekann in über 50 % der Fälle auf eine Mutation des Aryl-Hydrocarbon-Rezeptor-interagierenden Proteins (AIP) zurückgeführtwerden. Die AIP-Mutationen finden sich gehäuft bei jungen Patienten und betreffen männliche Patienten häufiger als weibliche. Diese Adenome sind in über 90 % Makroadenome mit aggressivem Wachstumsverhalten und geringerem Ansprechen auf Somatostatin-Analoga.

2.2.3 Einteilung und klinisches Bild

Zu je einem Drittel teilen sich die somatotropen Hypophysenadenome nach histologischen Kriterien auf

- in dicht granulierte, nur wachstumshormonproduzierende Adenome, mit denen meist ein langsam schleichender klinischer Verlauf assoziiert ist,
- in spärlich granulierte Adenome, die ein schnelleres Wachstum aufweisen und eher zur Invasivität neigen,
- in solche Adenome, die sowohl Wachstumshormon als auch Prolaktin produzieren. Von diesen handelt es sich in ca. einem Viertel um tatsächliche mammosomatotrophe Adenome, bei denen Wachstumshormon und Prolaktin in den gleichen Zellen und den gleichen sekretorischen Granula gefunden werden, und bei drei Vierteln um gemischtzellige Wachstumshormon- und Prolaktinzelladenome.

2.2.4 Klinik

Die Auswirkung des Wachstumshormonexzesses auf das Wachstum von Weichgeweben und Akren sowie seine metabolischen Konsequenzen treten schleichend und im Verlauf über mehrere Jahre auf. Bei Diagnosestellung sind retrospektiv die ersten Symptome der Krankheit bei Männern 8–10 Jahre und bei Frauen 4–8 Jahre zurückliegend zu erfragen. Zyklusstörungen führen bei Frauen zu der etwas früheren Diagnose. Die bei Diagnosestellung bestehenden Symptome sind in ▸ Tab. 2.3 aufgelistet.

Das **klinische Vollbild** der Akromegalie zeigt Patienten mit großen fleischigen Lippen und prominenter Nase, tiefen Nasolabial-Falten, großen fleischigen und meist feuchten Händen sowie bei langem Verlauf supraorbitalen Stirnhöckern. Durch Vergrößerung des Unterkiefers erweitern sich die Zahnzwischenräume, es entsteht eine Progenie des Unterkiefers.

Tab. 2.3 Klinische Symptome der Akromegalie.

Symptom	Häufigkeit (%)
Vergrößerung der Akren	95–100
Kopfschmerzen	60–85
Hyperhidrose	50–90
Zyklusstörungen bei Frauen	45–85
Sehstörungen	25–60
Libidoverlust	40–60
Hypertrichose	25–55
Karpaltunnel-Syndrom	30–45
Gelenkbeschwerden	20–70
arterielle Hypertonie	35–65
Schlafapnoe-Syndrom	30–50
Schilddrüsenvergrößerung und -knoten	50–80

Die Hälfte der Patienten mit Akromegalie weist eine **pathologische Glukosetoleranz** auf, ein manifester Diabetes mellitus findet sich bei ca. 25 % der Fälle. Die häufigste Todesursache akromegaler Patienten besteht in kardialen Erkrankungen, gefolgt von respiratorischen Ursachen. Die Lebenserwartung von Patienten mit aktiver Akromegalie ist im Durchschnitt um 10 Jahre gegenüber der Referenzbevölkerung verkürzt, durch erfolgreiche Behandlung der Krankheitsaktivität kann die Mortalität jedoch normalisiert werden.

2.2.5 Diagnostik

Biochemische Diagnostik

Die Bestimmung von Wachstumshormon aus singulären Blutproben ist aufgrund der physiologischerweise pulsatilen Freisetzung von Wachstumshormon nicht sinnvoll. Der **insulinartige WachstumsfaktorI (IGF-I)**, der als Mediator die meisten Effekte des Wachstumshormons vermittelt, weist im Gegensatz dazu kaum Tagesschwankungen auf. Zur Interpretation erhobener IGF-I-Konzentrationen muss ein verlässliches Messverfahren mit Ausschluss von Störeffekten durch IGF-Bindungsproteine (IGFBP) und hinreichend definiertem altersabhängigem Normbereich herangezogen werden. Ein im altersbezogenen Normbereich liegender IGF-I-Spiegel schließt eine klinisch aktive Akromegalie aus, wenn keine hepatische Synthesestörung, Malnutrition, Maldigestion, schlecht eingestellter Diabetes mellitus oder Urämie vorliegen. Umgekehrt erhärtet ein über die Altersnorm erhöhter Spiegel des IGF-I den klinischen Verdacht auf eine Akromegalie und sichert die Diagnose bei deutlicher Erhöhung (> 50 %) über die Altersnorm.

Aufgrund der früher eingeschränkten Verfügbarkeit zuverlässiger Messmethoden für IGF-I und zur zusätzlichen Absicherung der Diagnose wird ein oraler Glukosetoleranz-Test (oGTT) durchgeführt. Während bei Gesunden die Wachstumshormon-Konzentration nach Ingestion von 75 g Glukose bei Männern unter 0,2 ng/ml und bei Frauen unter 0,4 ng/ml supprimierbar ist, zeigt sich bei Patienten mit Akromegalie eine fehlende Supprimierbarkeit oder sogar ein paradoxer Anstieg. Bei Vorliegen einer Akromegalie muss die Funktion aller übrigen Hypophysenachsen überprüft werden.

Während bei Gesunden der Wachstumshormonspiegel während der überwiegenden Zeit des Tages für ältere Wachstumshormon-Messmethoden unmessbar niedrig ist und bei Einsatz sensitiverer Methoden unter 0,2 ng/ml liegt, fällt der Wachstumshormonspiegel bei autonomer Mehrsekretion im Rahmen einer Akromegalie nicht auf entsprechend niedrige Konzentrationen ab. Patienten mit aktiver Akromegalie und deutlich erhöhtem Spiegel des IGF-I sind auch bei Wachstumshormon-Konzentrationen unterhalb von 1 ng/ml beschrieben worden.

Bei nachgewiesenem Wachstumshormon-Exzess sollte – insbesondere, wenn keine zirkumskripte morphologische Läsion im bildgebenden Verfahren als Korrelat vorliegt, sondern eher eine diffuse Hyperplasie der Hypophyse – eine einmalige Bestimmung von GHRH vorgenommen werden, um einen GHRH-Exzess als Ursache der Erkrankung auszuschließen. Diese Analysenmethode wird jedoch nur in wenigen spezialisierten Laboratorien vorgehalten.

▶ **Methodische Anmerkungen.** Die mit verschiedenen, kommerziell verfügbaren Kits messbaren Wachstumshormon-Konzentrationen unterscheiden sich erheblich. Daher sind assayspezifische Grenzwerte und Normbereiche erforderlich [3]. Der Kliniker muss sich Aufschluss über die Charakteristika der in seinem Labor verwendeten Assay-Methodik verschaffen. Eine möglichst niedrige untere Nachweisgrenze der Wachstumshormon-Assays ist erforderlich, um Normbereiche für die Talwerte des Wachstumshormons nach oraler Glukosebelastung bei gesunden Personen zu definieren. Der Wachstumshormon-Talwert (Nadir) nach oGTT stellt zur Beurteilung der Akromegalie die sensitivste und daher die diagnostisch sinnvollste Wachstumshormon-Messung dar. Auch für IGF-I gilt, dass die Normbereiche zwischen verschiedenen Messverfahren nicht vergleichbar und übertragbar sind. An hinreichend großen Referenzkollektiven definierte, methodenspezifische altersbezogene Normbereiche sind für die Interpretation unerlässlich [2].

Genetische Diagnostik

Praxis

Eine gezielte genetische Diagnostik bei Akromegalie ist dann indiziert, wenn die Erkrankung entweder in familiärer Häufung beobachtet wird (AIP) oder wenn zusätzlich ein primärer Hyperparathyreoidismus vorliegt (MEN-I).

Der Nachweis einer AIP-Mutation bei isolierter familiärer Akromegalie geht mit einem aggressiveren Wachstumsverhalten der Adenome und einem schlechteren Ansprechen auf medikamentöse Behandlung einher. Der Nachweis einer Mutation der α-Untereinheit des GS-Proteins, die bei 30 % der somatotropen Hypophysenadenome gefunden wird und eine konstitutive Aktivierung des GHRH-Rezeptors simuliert, ist zum ätiopathologischen Verständnis der Erkrankung nützlich, hat jedoch für die Behandlung keine unmittelbaren Konsequenzen.

Bildgebung

Nach biochemischem Nachweis der Akromegalie ist eine **Kernspintomografie in Dünnschicht-Technik** (2 bis max. 3 mm Schichtabstand) ohne und nach Gabe von Gadolinium-DTPA-Kontrastmittel indiziert. Nur bei Kontraindikation gegen eine kernspintomografische Untersuchung (Herzschrittmacher) sollte behelfsweise eine Dünnschicht-Computertomografie zur bildgebenden Diagnostik eingesetzt werden. Im sehr seltenen Fall eines hormonanalytisch nachgewiesenen GHRH-Exzesses muss der Tumor durch bildgebende Verfahren identifiziert werden, der für diese Überproduktion verantwortlich ist. In diesem seltenen Fall wird nach einer Suche mit einem Octreotid-Szintigramm gezielt CT oder MRT zur Darstellung der Tumoren eingesetzt werden.

Neben der Bildgebung zur Darstellung des zum Wachstumshormon-Exzess führenden Tumors sollten bei Diagnosestellung eine Sonografie des Abdomens und eine Echokardiografie zur Untersuchung im Hinblick auf eine Organomegalie vorgenommen werden; eine Koloskopie ist bei Diagnosestellung aufgrund der gehäuften Inzidenz von Polypen erforderlich.

2.2.6 Therapie

Eine aktive Akromegalie ist nicht nur eine entstellende Erkrankung, sondern sie geht mit relevanten Komorbiditäten und einer verkürzten Lebenserwartung einher. Bei adäquater Kontrolle der Krankheitsaktivität kann die Lebenserwartung der Patienten normalisiert werden und die Mehrzahl der Begleiterkrankungen geht (mit Ausnahme der Arthropathie) zurück. Daher ist neben der lokalen Tumorkontrolle und der Beschwerdefreiheit das Ziel der Behandlung eine Normalisierung der Wachstumshormon- und IGF-I-Achse (biochemische Kontrolle der Krankheitsaktivität).

Praxis

Wichtigster biochemischer Indikator der Krankheitsaktivität ist der Spiegel des IGF-I, der die hGH-Wirkung reflektiert, wohingegen der Wachstumshormonspiegel selbst nur die Sekretionsleistung des Adenoms ohne Berücksichtigung der individuell schwankenden Wachstumshormon-Sensitivität abbildet.

Patienten, die nach einer operativen Therapie zwar normale IGF-I-Spiegel, nicht jedoch eine normale Supprimierbarkeit des Wachstumshormons im oGTT erreichen (< 0,2 für Männer bzw. 0,4 ng/ml für Frauen), haben eine höhere Rezidivrate und bedürfen engmaschigerer Verlaufsuntersuchungen als Patienten, die sowohl eine Normalisierung des IGF-I als auch eine regelrechte Supprimierbarkeit des hGH im oGTT erreichen.

Operative Therapie

Die **selektive transsphenoidale Adenomektomie** durch in der Hypophysenchirurgie geübte Neurochirurgen stellt für den Patienten die einzige Chance auf Heilung dar und ist deshalb Therapie der 1. Wahl. Ein enger Zusammenhang der operativen Erfolgsrate mit der Erfahrung und Operationsfrequenz des Neurochirurgen ist nachgewiesen. Bei Makroadenomen gelingt die primäre operative Heilung selbst in erfahrenen neurochirurgischen Zentren nur bei bis zu 50 % der Patienten. Bei Mikroadenomen (< 1,0 cm Durchmesser) ist die Kontrollrate 70–95 %. Bei ausgedehnten und weit nach lateral extendierenden Makroadenomen, deren vollständige operative Entfernung a priori nicht möglich ist, ist eine Tumorverkleinerung (Debulking) sinnvoll, um mechanische Kompressionserscheinungen zu mindern sowie die Aktivität der Erkrankung zu reduzieren, wodurch der Erfolg einer anschließend vorzunehmenden medikamentösen Therapie erhöht wird. Darüber hinaus erlaubt die immunhistologische Untersuchung der Somatostatin- und Dopaminrezeptoren auf dem gewonnenen Adenomgewebe den rationalen Einsatz adjuvanter medikamentöser Therapie.

Radiotherapie

Die Indikation zur Strahlentherapie sollte aufaggressiv wachsende somatotrope Adenome beschränkt werden, da eine Strahlentherapie mit einer erhöhten Mortalität, überwiegend durch zerebrovaskuläre Komplikationen, einhergeht. Der Effekt der Strahlentherapie auf die Mehrsekretion an Wachstumshormon setzt sehr langsam ein: Nach konventioneller fraktionierter Strahlentherapie mit 40–50 Gy, fraktioniert auf Einzeldosen von 1,8 Gy an 5 Tagen der Woche, erreichten 10 % der Patienten nach 2 Jahren ein Wachstumshormon von < 1 ng/ml nach oGTT, und 52 % nach 10 Jahren, eine Normalisierung des IGF-I 8 % bzw. 42 %, wohingegen nach 2 Jahren bereits 42 % der Patienten und nach 10 Jahren 78 % der Patienten infolge der Strahlentherapie Hypophysenfunktionsausfälle entwickelt hatten.

Alternativ zu der konventionellen fraktionierten Strahlentherapie sind stereotaktische radiochirurgische Verfahren (LINAC und Gammaknife bzw Cyberknife) etabliert, bei denen die Strahlendosis üblicherweise in einer einzelnen Sitzung appliziert wird. Diese strahlentherapeutischen Verfahren werden insbesondere bei zirkumskripten, relativ kleinen, chirurgisch nicht erreichbaren Adenomresten mit Erfolg einzusetzen. Der Effekt dieser Strahlentherapie setzt schneller ein als bei der konventionellen Strahlentherapie; ein günstigeres Verhältnis erwünschter zu unerwünschten Wirkungen ist bisher nicht überzeugend nachgewiesen worden.

Medikamentöse Therapie

An Substanzklassen stehen Dopaminagonisten, Somatostatin-Analoga und ein Wachstumshormonrezeptor-Antagonist für die medikamentöse Therapie der Akromegalie zur Verfügung. Die Wirksamkeit im Hinblick auf eine Normalisierung der Krankheitsaktivität ist in der genannten Reihenfolge aufsteigend. Wenn eine immunhistochemische Untersuchung des Adenomgewebes auf Somatostatin- und Dopaminrezeptoren vorgenommen wird, kann die Auswahl der einzusetzenden Medikamente in Abhängigkeit von den vorhandenen Rezeptoren erfolgen.

▶ **Dopaminagonisten.** Dopaminagonisten sind zugelassen für die Behandlung von Hyperprolaktinämie. Eine Zulassung für isoliert GH-sezernierende Adenome besteht formal in Deutschland für **Bromocriptin**, nicht jedoch für das wirksamere **Cabergolin**. Somit handelt es sich definitionsgemäß bei dem aufgrund seiner Wirksamkeit und der relativ günstigen Kosten indizierten Gabe von Cabergolin zur Therapie der Akromegalie um einen Heilversuch außerhalb der regulären Indikation. Durch den ersten breit angewendeten Dopaminagonisten Bromocriptin konnten Wachstumshormonspiegel bei Patienten mit Akromegalie in ca. 30 % signifikant gesenkt werden, eine Normalisierung wurde jedoch in weniger als 10 % erreicht. Der lang wirksame Dopaminagonist Cabergolin zeigt eine deutlich höhere Erfolgsrate mit bis zu 40 % Normalisierung der IGF-I-Spiegel als Parameter der Krankheitsaktivität. Hierbei sprechen nicht nur gemischt Prolaktin- und hGH-sezernierende Adenome auf die dopaminagonistische Behandlung an, sondern bei isoliert somatotropen Adenomen vor allem Patienten mit auf nicht mehr als das Doppelte der Altersnorm erhöhten IGF-I Spiegeln. Vorteile der Dopaminagonisten sind ihre orale Verfügbarkeit und ihre im Vergleich zu den anderen Substanzklassen geringeren Kosten. Wenn eine Normalisierung des IGF-I-Niveaus erreicht wird, kann die Monotherapie mit Dopaminagonisten als hinreichend angesehen werden. Die länger wirksamen Dopaminagonisten Cabergolin und Quinagolid zeigen weniger Nebenwirkungen als Bromocriptin, die Dosierung sollte einschleichend mit Applikation vor dem Zubettgehen erfolgen.

▶ **Somatostatin-Analoga.** Wesentlich effektiver als Dopaminagonisten und eine etablierte medikamentöse Therapie der Akromegalie sind Somatostatin-Analoga (**Octreotid, Lanreotid**). Beide Medikamente haben eine Präferenz für die Somatostatinrezeptor (SSTR)-Subtyp 2 und mit geringerer Affinität zu Subtyp 5. Hinsichtlich der Absenkung und Normalisierung von hGH-Spiegeln und IGF-I sind die meist monatlich zu injizierenden lang wirksamen Depotformulierungen der Präparate der 3-mal täglich subkutanen Injektion überlegen, auch die Raten der Adenomverkleinerung sind unter Applikation der Depotformulierungen höher als unter subkutaner, mehrfach täglicher Therapie mit Somatostatin-Analoga. Bei ca. 90 % der Patienten zeigt sich eine Senkung der Wachstumshormon- und IGF-I-Spiegel, 5–10 % der Patienten zeigen keinen Effekt, da ihre Adenome keine entsprechenden SSTR aufweisen. Eine Normalisierung der Krankheitsaktivität kann durch Depot-Somatostatin-Analogabei ungefähr der Hälfte der Patienten erreicht werden. Nebenwirkungen dieser Therapie sind die Bildung von Gallenwegskonkrementen, gastrointestinale Beschwerden (v. a. in der Initialphase der Behandlung) und eine Inhibition der exokrinen wie auch der endokrinen Pankreassekretion. Der hemmende Effekt der Somatostatin-Analoga auf die Insulin-Sekretion ist bei gleichzeitiger Besserung des Wachstumshormon-Exzesses meist klinisch unproblematisch, kann aber in einzelnen Fällen mit einer Verschlechterung der Glukosetoleranz einhergehen.

Für das aufgrund seiner höheren Affinität zum SSTR5 für die Behandlung des Morbus Cushing zugelassene Somatostatin-Analogon **Pasireotid**, das neben SSTR2 und SSTR5 auch SSTR1 und SSTR3 bindet, zeigt eine große Studie eine höhere Ansprechrate als für Octreotid, die Zulassung für die Behandlung der Akromegaliesteht noch aus.

▶ **Wachstumshormonrezeptor-Antagonist.** Mit **Pegvisomant** ist ein Wachstumshormon-Analogon als Rezeptor-Antagonist für die Behandlung der Akromegalie zugelassen, bei dem durch gezielte Mutationen das Medikament an hGH-Rezeptoren zwar bindet und diese besetzt, jedoch keine Rezeptoraktivierung erlaubt. Der Ansatzmechanismus dieses Medikamentes liegt somit in der Körperperipherie und nicht primär am somatotropen Adenom. Bei Patienten mit Akromegalie, deren Erkrankung zuvor durch andere therapeutische Maßnahmen nicht adäquat kontrolliert werden konnte, gelang eine über 90 %ige Normalisierung der Krankheitsaktivität im Rahmen kontrollierter Studien. Breite Anwendungsbeobachtungen zeigen bei teilweise unzureichender Dosissteigerung eine adäquate Kontrolle der Krankheitsaktivität bei ca. 70 % der mit anderen Therapie-Modalitäten nicht kontrollierbaren Patienten. Bei Umstellung der medikamentösen Therapie von Somatostatin-Analoga auf den Wachstumshormonrezeptor-Antagonisten ist eine Verbesserung der Glukosetoleranz zu beobachten. Diese neueste und aus dem Spektrum der Medikamente zur Behandlung der Akromegalie auch teuerste Substanz ist bisher nur als Second-Line-Therapie für die Patienten zugelassen, deren Krankheitsaktivität durch andere Medikamente nicht hinreichend kontrolliert werden kann oder die diese nicht vertragen. Als unerwünschte **Nebenwirkung** kommt es bei 5–6 % der mit Pegvisomant behandelten Patienten überwiegend während der ersten Behandlungsmonate zu Anstiegen der Lebertransaminasen unter Führung der ALT. Von den betroffenen Patienten normalisiert sich bei der Hälfte die Transaminasenerhöhung spontan, bei anderen Patienten kann sie zum Absetzen der Therapie zwingen, wonach sich die Enzymerhöhungen regelmäßig zurückbilden. Durch den peripheren Ansatz reduziert Pegvisomant nicht die Tumorgröße. Nunmehr 10 Jahre nach Zulassung gibt es keine Hinweise auf ein vermehrtes Adenomwachstum unter GH-Rezeptorblockade im Vergleich zur Therapie mit Somatostatin-Analoga.

▶ **Kombinationstherapie.** Wenn eine Monotherapie mit Dopaminagonisten und nachfolgend eine Monotherapie mit Somatostatin-Analoga keinen hinreichenden Therapieeffekt zeigt, kann durch kombinierte Gabe beider Substanzen ein weiteres Absinken der mittleren Wachstumshormon-Konzentration und des IGF-I-Spiegels um ein Drittel erreicht werden. Dieser additive Behandlungseffekt wird durch eine Heterodimerisierung von Dopamin-D 2-Rezeptoren mit Somatostatin-Rezeptoren erklärt.

Aufgrund ihres unterschiedlichen Ansatzmechanismus mit Hemmung der Wachstumshormon-Sekretion für Somatostatin-Analoga und Blockade der peripheren hGH-Rezeptoren für Wachstumshormonrezeptor-Antagonisten ist eine Kombinationsbehandlung lang wirksamer Somatostatin-Analoga mit wöchentlich 1- bis 2-maliger Injektion von Pegvisomant in einigen Studien untersucht worden und erweist sich als erwartungsgemäß sehr wirksam. Weitere und längerfristige Untersuchungen dieser Kombinationsbehandlung sind jedoch weiterhin erforderlich.

Therapiekontrolle und Verlauf

Das Behandlungsziel einer Normalisierung der Aktivität der Wachstumshormon-/IGF-I-Achse bedarf regelmäßiger Überprüfung. Die Bestimmung von IGF-I im Vergleich zu den altersentsprechenden Normwerten stellt den besten biochemischen Indikator für das Erreichen dieses Ziels dar. Patienten mit einer Normalisierung des IGF-I, aber ohne eine regelrechte Supprimierbarkeit des Wachstumshormons im oGTT weisen eine höhere Rezidivrate auf. Auch nach vollständiger Remission können 10 Jahre später Rezidive der Akromegalie auftreten; daher sind langfristige (einmal jährliche) Kontrollen bei Patienten in Remission indiziert. Die postoperative Bestimmung von Wachstumshormon im Vergleich zu präoperativen Werten gibt Auskunft über das prozentuale Maß der Adenomresektion. Bei nicht vollständig resezierbarem Makroadenom wird postoperativ ein dem Umfang der Adenomresektion entsprechender Abfall des Wachstumshormons beobachtet, häufig jedoch keine signifikante

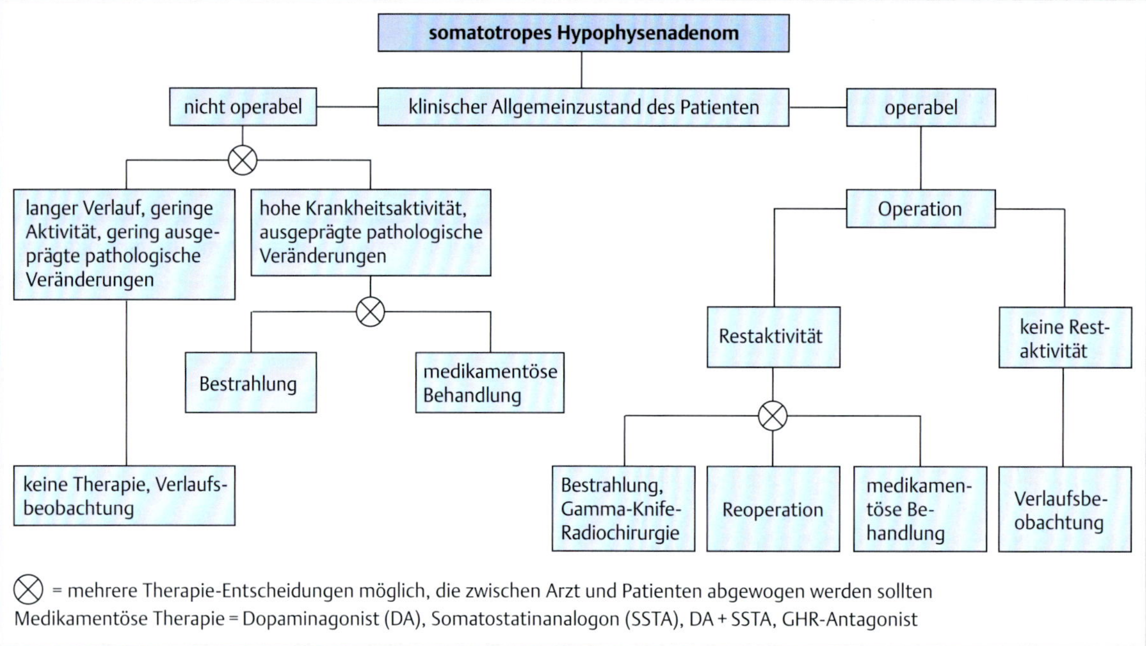

Abb. 2.1 Therapie beim somatotropen Hypophysenadenom.

Veränderung des IGF-I. Dies ist erklärt durch immer noch vollständige Aktivierung der hGH-Rezeptoren. Auch bei konstant niedrigen hGH-Spiegeln sogar unter 1 ng/ml, die jedoch nie wie bei Gesunden unmessbar niedrige Konzentrationen während des Tagesverlaufes erreichen, kann eine aktive Akromegalie bestehen.

Nach operativer Behandlung der Akromegalie sollte ca. 3 Monate später die vollständige Hypophysenfunktion überprüft und eine kernspintomografische Untersuchung der Sellaregion vorgenommen werden, die im Weiteren als Bezug für eventuelle Rezidivbildungen gilt. Zum gleichen Zeitpunkt ist ein oGTT mit Bestimmung von Wachstumshormon sinnvoll, um Aufschluss über die regelrechte Supprimierbarkeit des Wachstumshormons zu erhalten und den Glukosestoffwechsel zu beurteilen.

Zusammenfassung therapeutisches Vorgehen

Therapie der 1. Wahl ist grundsätzlich die selektive transsphenoidale Adenomektomie durch einen in Hypophysenchirurgie besonders erfahrenen Neurochirurgen. Wenn eine Operabilität primär nicht gegeben ist, sollte eine primäre medikamentöse Therapie angestrebt werden. Falls postoperativ eine Restaktivität der Akromegalie persistiert, muss diese durch medikamentöse Therapie normalisiert werden, um hinsichtlich Begleiterkrankungen und Lebenserwartung eine Normalisierung zu erreichen (▶ Abb. 2.1). Die Strahlentherapie sollte den Fällen vorbehalten bleiben, bei denen das Adenom invasiv ist oder eine Tendenz zu progredientem Wachstum aufweist. Innerhalb der medikamentösen Therapie ist eine Eskalation von Dopaminagonisten über Somatostatin-Analoga hin zum Einsatz des Wachstumshormon-Antagonisten sinnvoll, bis eine adäquate Kontrolle der Krankheitsaktivität erreicht wird (▶ Abb. 2.2). Unter laufender medikamentöser Therapie sind mindestens halbjährliche Kontrolluntersuchungen, bei Remission ohne medikamentöse Therapie jährliche Kontrolluntersuchungen sinnvoll, um das Auftreten eines Rezidivs nicht zu übersehen.

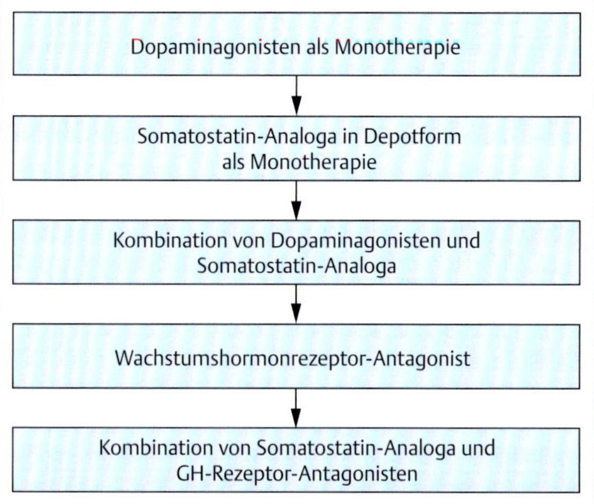

Abb. 2.2 Eskalationsschema der medikamentösen Therapie bei Akromegalie.

Prognose

Wenn eine Normalisierung des Wachstumshormon-IGF-I-Systems erreicht werden kann, bilden sich viele Begleiterkrankungen (Schlafapnoe-Syndrom, pathologische Glukosetoleranz) zurück und die Lebenserwartung der Patienten erreicht wieder die der gesunden Bevölkerung. Die nicht adäquat kontrollierte Akromegalie ist mit einer deutlich erhöhten Sterblichkeit assoziiert.

2.2.7 Literatur

[1] www.akromegalie-register.de

[2] Bidlingmaier M. et al. Reference intervals for insulin-like growth factor-1 (IGF-1) from birth to senescence: results from a multicenter study using a new automated chemiluminescence IGF-1 immunoassay conforming to recent international recommendations. J Clin Endocrinol Metab 2014

[3] Clemmons DR. Consensus statement on the standardization and evaluation of growth hormone and insulin-like growth factor assays. Clin Chem 2011; 57: 555–559
Kommentar: Konsensus zu Kriterien, nach denen Assays für Wachstumshormon und IGF-I ausgewählt werden sollen. Die Arbeit hat besondere Bedeutung, weil sie von Endokrinologen und klinischen Chemikern bzw. deren Fachgesellschaften in internationalem Rahmen erstellt wurde.

[4] Colao et al. Pasireotide versus octreotide in acromegaly: a head-to-head superiority study. J Clin Endocrinol Metab 2014; 99: 791–799

[5] Daly AF et al. Clinical characteristics and therapeutic responses in patients with germ-line AIP mutations and pituitary adenomas: an international collaborative study. J Clin Endocrinol Metab 2010; 95: E373–383

[6] Giustina A et al. Expert consensus document: A consensus on the medical treatment of acromegaly. Nat Rev Endocrinol 2014; 10: 243–248

[7] Melmed S. Acromegaly pathogenesis and treatment. J Clin Invest 2009; 119: 3 189–3 202

[8] Melmed S et al. A consensus on the diagnosis and treatment of acromegaly complications. Pituitary 2013; 16: 294–302

[9] Netzwerk Hypophysen- und Nebennierenerkrankungen e.V. www.glandula-online.de

[10] Sandret L, Maison P, Chanson P. Place of cabergoline in acromegaly: a meta-analysis. J Clin Endocrinol Metab. 2011; 96:1327–1335
Kommentar: derzeit größte Arbeit hinsichtlich des Patientenumfangs zur Wirksamkeit von Cabergolin sowohl als primäre medikamentöse Therapie, als auch als zusätzliche Kombinationstherapie zu Somatostatin-Analoga.

[11] Vilar L et al. Role of the addition of cabergoline to the management of acromegalic patients resistant to longterm treatment with octreotide LAR. Pituitary 2011; 14: 148–156
Kommentar: Diese wichtige Arbeit enthält neben der Vorstellung einer eigenen Patientenkohorte eine wertvolle Meta-Analyse und räumt mit der weit verbreiteten Annahme auf, Dopamin-Agonisten seien nur wirksam in der Behandlung der Akromegalie, wenn gleichzeitig eine Hyperprolaktinämie bestünde.

2.3 Cushing-Syndrom

M. Reincke

Vorherige Bearbeitung gemeinsam mit O.-A. Müller

2.3.1 Definition

Die Folgen einer länger anhaltenden inadäquaten Erhöhung der Plasmakortikoide werden als Cushing-Syndrom (Hyperkortisolismus) bezeichnet. Unterschieden werden die ACTH-abhängigen Formen, nämlich das zentrale Cushing-Syndrom (Morbus Cushing, s. a. ▸ Abb. 2.3), von den ACTH-unabhängigen Formen (kortisolproduzierender Nebennierentumor bzw. bilaterale noduläre Hyperplasie). Abzugrenzen sind die medikamentösbedingten Formen sowie das alkoholinduzierte Pseudo-Cushing-Syndrom (s. u.).

2.3.2 Häufigkeiten und Bedeutung

Das Cushing-Syndrom ist – sieht man von der medikamentös induzierten Form ab – eine sehr seltene Erkrankung. Man rechnet mit etwa 1–3 Neuerkrankungen pro 1 Mio. Einwohner pro Jahr, d. h. etwa 80–240 Neuerkrankungen pro Jahr in der Bundesrepublik Deutschland. Eine ähnliche Inzidenz wurde auch in anderen Ländern gefunden. Möglicherweise muss aber von einer größeren Häufigkeit ausgegangen werden, da sich milde Formen des Cushing-Syndroms bei metabolischem Syndrom, Diabetes mellitus und Osteoporose überraschend häufig nachweisen lassen. Frauen sind etwa 3-mal so häufig betroffen wie Männer.

Der Häufigkeitsgipfel liegt um das 40. Lebensjahr, aber auch Kinder und Jugendliche können bereits ein Cushing-Syndrom entwickeln.

Die häufigste Form ist das **zentrale Cushing-Syndrom** mit etwa 70–80 % der Fälle, etwa 10 % beruhen auf einer ektopen ACTH-Produktion (extrem selten ektope CRH-Produktion mit gleichzeitiger ektoper ACTH-Produktion), 10 % der Fälle beruhen auf einem ACTH-unabhängig kortisolproduzierenden Nebennierentumor (davon etwa 20–40 % Karzinome), extrem selten ist die ACTH-unabhängig kortisolproduzierende bilaterale makronoduläre oder mikronoduläre Nebennierenrindenhyperplasie (etwa 1 % der Fälle). Ob es ein sog. zyklisches Cushing-Syndrom gibt, ist weiterhin umstritten bzw. es ist extrem selten.

Praxis

Differenzialdiagnostisch von den genannten Formen abzugrenzen ist das alkoholinduzierte, sog. „Pseudo-Cushing-Syndrom".

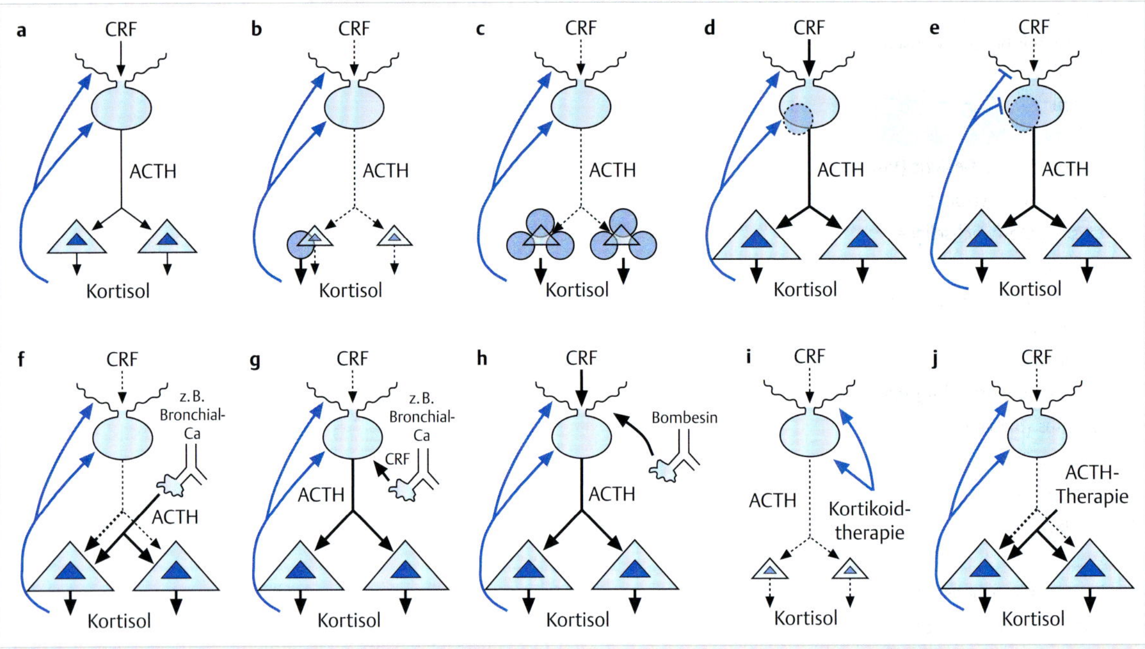

Abb. 2.3 Schematische Darstellung der verschiedenen Ursachen eines Cushing-Syndroms (Quelle: [5]).
a Normale Regulation zwischen Hypothalamus (CRF-Sekretion), Hypophyse (ACTH-Sekretion) und NNR Kortisolsekretion).
b Autonom kortisolproduzierender NNR-Tumor (Adenom oder Karzinom) mit Suppression von CRF und ACTH.
c Autonom kortisolproduzierende primäre bilaterale NNR-Hyperplasie mit CRF- und ACTH-Suppression.
d Hypothalamisch bedingte (CRF-Mehrsekretion) beidseitige Hypoplasie der NNR mit und ohne nachweisbares ACTH-produzierendes Hypophysenadenom.
e Autonom ACTH-produzierendes Hypophysenadenom mit beidseitiger Hyperplasie der NNR und CRF-Suppression.
f Paraneoplastische ACTH-Sekretion, z. B. durch ein Bronchialkarzinom, mit konsekutiver NNR-Hyperplasie.
g Paraneoplastische CRF-Sekretion, z. B. durch ein Bronchialkarzinom, mit Stimulation der hypophysären ACTH-Sekretion und konsekutiver NNR-Hyperplasie.
h Paraneoplastische Produktion einer Bombesin-ähnlichen Substanz mit Stimulation der CRF-Sekretion und konsekutiver hypophysärer ACTH-Mehrsekretion und NNR-Hyperplasie.
i Kortikoidtherapie mit Hemmung der CRF- und ACTH-Sekretion und konsekutiver NNR-Atrophie.
j ACTH-Therapie mit Hemmung der endogenen CRF- und ACTH-Sekretion.

2.3.3 Diagnostik

Anamnese und Klinik

Die wichtigsten Beschwerden und Symptome fasst ▶ Tab. 2.4 zusammen. Nicht selten wird die Diagnose eines Cushing-Syndroms um Jahre verfehlt, weil nur einzelne Symptome vorliegen bzw. dem klinischen Vollbild vorausgehen. Auf der anderen Seite wird ein Cushing-Syndrom aufgrund der sehr hohen Prävalenz von Adipositas, Hypertonus und diabetischer Stoffwechsellage viel zu häufig vermutet, sodass der Ausschlussdiagnostik große Bedeutung zukommt. Eine Cushing-Abklärung sollte vorgenommen werden bei

- Patienten mit altersuntypischen Symptomen (z. B. Osteoporose oder Hypertonie),
- Patienten mit multiplen und zunehmenden Symptomen der ▶ Tab. 2.4,
- Kindern mit abnehmender Größenperzentile und zunehmendem Gewicht,
- Patienten mit adenomtypischen Nebennierenzufallstumor.

Im Kindesalter führt ein Hyperkortisolismus zur Wachstumsretardierung bis zum Wachstumsstillstand aufgrund der Hemmung der Wachstumshormonsekretion durch den Kortisolexzess. Die Pubertätkann verzögert sein, da auch die Gonadotropinsekretion durch den Kortisolexzess gehemmt wird, andererseits kann die z. T. gleichzeitig auftretende Androgen-Mehrsekretion zur Pseudopubertas praecox mit Beschleunigung der Skelettreife führen.

Biochemische Diagnostik

Veränderungen einzelner klinischer Laborparameter (z. B. Leukozytose, Lymphopenie, Eosinopenie, Hypokaliämie) spielen eine untergeordnete Rolle, lediglich beim ektopen ACTH-Syndrom kann eine hypokaliämische Alkalose richtungsweisend sein. Die Hormonanalytik zum Ausschluss

Tab. 2.4 Symptome des Cushing-Syndroms und ihre Häufigkeit; Symptome mit hoher Trennschärfe sind fett gekennzeichnet (Quelle: [2]).

Symptom	Häufigkeit (%)
rotes, gerundetes Gesicht (Vollmond, Plethora)	**90**
stammbetonte Fettsucht	85
diabetische Stoffwechsellage	85
Hypertonie	80
Hypogonadismus (Amenorrhoe, Libido- und Potenzverlust)	75
Osteoporose	65
Striae rubrae, hämorrhagische Diathese	**60**
Hirsutismus (bei Frauen)	70
Muskelschwäche	**65**
Knöchelödeme	55
Stiernacken	55
Akne	55
Rücken- und Knochenschmerzen	50
psychische Veränderungen	45
schlechte Wundheilung (Ulcus cruris)	35
Polyurie, Polydipsie	30
Kyphose	25
Nierensteine	20
leichte Polyzythämie	20

oder Nachweis des Cushing-Syndroms ist in ▶ Tab. 2.5 zusammengefasst. Primäres Ziel ist der Ausschluss bzw. die Sicherung der Diagnose, wobei ein einzelner positiver Test nicht zur Sicherung der Diagnose Cushing-Syndrom ausreicht, sondern weitere pathologische Tests (aufgehobene Tagesrhythmik, erhöhte Ausscheidung des freien Kortisols im 24h-Urin, unzureichende Hemmung durch niedrige Dexamethasondosen) erst die Diagnose endgültig sichern. Hierbei ist zu berücksichtigen, dass kein Screeningtest eine 100%ige Akkuratheit und die in ▶ Tab. 2.5 genannten Cut-off-Werte keine absolute Wertigkeit haben.

Merke M!

Eine besondere Bedeutung hat der mitternächtliche Kortisolspiegel zum Ausschluss oder Beweis eines Cushing-Syndroms, da er hohe Sensitivität und Spezifizität aufweist und in Form des Speichelkortisols ambulant durchführbar ist.

Differenzialdiagnose

Auch die Differenzialdiagnose muss primär hormonanalytisch gestellt werden, erst dann sind bildgebende Verfahren einzusetzen zur genauen Lokalisation der biochemisch gesicherten Ursache (▶ Tab. 2.5, ▶ Tab. 2.6). Alle genannten Funktionstests weisen einzelne falsch positive bzw. falsch negative Ergebnisse auf, was insbesondere die Differenzialdiagnose zwischen eutoper und ektoper ACTH-Produktion erschweren kann. Allerdings ist der gleichzeitig falsch positive oder falsch negative Ausfall des CRH-Stimulationstests und des hochdosierten Dexamethason-Hemmtests selten.

Im Einzelfall kann die Differenzierung zwischen einem zentralen hypothalamisch-hypophysären Cushing-Syndrom und einer ektopen ACTH-Sekretion bei noch nicht bekanntem Tumor sehr schwierig sein. Patienten mit diskordantem CRH- und 8 mg-Dexamethason-Test oder suspekter Klinik sollen deshalb einer bilateralen Katheterisierung des Sinus petrosus inferior mit gleichzeitiger CRH-Gabe unterzogen werden. Im Falle eines hypothalamisch-hypophysären ACTH-Exzesses sind die stimulierten ACTH-Spiegel im Sinus petrosus inferior deutlich

Tab. 2.5 Funktionsdiagnostik und Differenzialdiagnose des Cushing-Syndroms bei klinischem Verdacht auf Cushing-Syndrom.

Ausschluss	Sicherung
• negativer Dexamethason-Kurztest (Kortisol < 1,8 µg/dl nach 1 mg Dexamethason) • niedriger mitternächtlicher Speichel-Kortisolspiegel (< 1,5 ng/ml) (2-malige Untersuchung) • normale Kortisolausscheidung im 24h-Urin (2-malige Untersuchung)	• pathologischer Dexamethason-Kurztest (Kortisol nicht supprimiert bzw. > 1,8 µg/dl) • erhöhter mitternächtlicher Speichel-Kortisolspiegel (> 1,5 ng/ml) • erhöhte Ausscheidung des freien Kortisols im 24h-Urin

Tab. 2.6 Differenzialdiagnose des Cushing-Syndroms.

Untersuchung	Ergebnis bei adrenaler Ursache	Ergebnis bei Morbus Cushing	Ergebnis bei ektoper Ursache
ACTH	niedrig normal (< 10pg/ml) oder supprimiert	normal bis hoch	hoch bis sehr hoch
CRH-Test[1]	ACTH supprimiert, kein ACTH-Anstieg	ACTH-Anstieg	ACTH erhöht, ACTH-Anstieg
Dexa-Test (8 mg)[2]	negativ	positiv	negativ
Sinus-petrosus-Katheter[3]	entfällt	positiv	negativ

[1]ACTH-Anstieg > 30 %, Kortisolanstieg > 20 % des Basalwerts; [2]Kortisolabfall > 50 % vom Ausgangswert; [3]Gradient zentral-peripher ≥ 3,0 nach CRH-Stimulation

höher (Faktor ≥ 3,0) als in der Peripherie, während bei der ektopen ACTH-Sekretion dieser Anstieg nicht auftritt. Eine Seitenlokalisation des ACTH-produzierenden Mikroadenoms ist hierdurch aber nicht möglich.

Durch **CT** erfolgt die **Seitenlokalisation** eines Nebennierentumors. Bei der extrem seltenen bilateralen mikronodulären Hyperplasie kann im Einzelfall eine Kernspintomografie die Diagnose sichern oder der Nachweis einer Kortisolsekretion aus beiden Nebennierenvenen.

Die **Kernspintomografie der Sella-Region** dient zum Nachweis des in der Regel sehr kleinen Mikroadenoms beim zentralen Cushing-Syndrom. Ein CT sollte für diese Fragestellung nicht eingesetzt werden. Ein CT der Nebennieren ist bei gesichertem zentralem Cushing-Syndrom überflüssig.

Merke **M!**

Niemals darf eine chirurgische Therapie aufgrund eines gesicherten Nebennierentumors ohne eindeutig gesicherte Ursache eines Cushing-Syndroms erfolgen, da möglicherweise bei einem ACTH-abhängigen Cushing-Syndrom zusätzlich ein Inzidentalom oder eine makromoduläre Hyperplasie der Nebennieren vorliegt.

Bei den ektopen Formen ist häufig schon das zugrunde liegende Tumorleiden bekannt. Bei neuroendokrinen Tumoren, z. B. Karzinoiden der Lunge, kann der Nachweis des für die ektope ACTH-Sekretion verantwortlichen Tumors schwierig sein oder misslingen, was eine kausale Therapie verhindert und eine symptomatische Therapie erforderlich macht (sog. okkultes ektopes Cushing-Syndrom).

Bei gesicherter ektoper ACTH-Sekretion ohne gesicherten Tumor muss daher das gesamte Spektrum der bildgebenden Verfahren zur Tumorlokalisation eingesetzt werden (CT, MRT, Somatostatinrezeptor-Szintigrafie, DOPA-PET, u. a.).

2.3.4 Therapie

Bei allen endogenen Formen des Cushing-Syndroms ist ein **operatives Vorgehen** die Therapie der 1. Wahl. Eine primäre medikamentöse Therapie gibt es nicht, sie ist lediglich im Einzelfall als Vorbehandlung einzusetzen bzw. nach unvollständiger Therapie eines kortisolproduzierenden Nebennierenrinden-Karzinoms oder einer ektopen ACTH-Produktion. Eine Strahlentherapie ist ebenfalls sehr selten indiziert, z. B. bei größeren ACTH-produzierenden Hypophysenadenomen, die nicht vollständig zu entfernen sind. Hier ist dann intermittierend eine medikamentöse Therapie einzusetzen bis zum Wirkungseintritt der Strahlentherapie.

Zentrales Cushing-Syndrom (Morbus Cushing)

Die Therapie der Wahl bei zentralem Cushing-Syndrom ist die **transsphenoidale selektive Adenomentfernung**. Eine präoperative medikamentöse Vorbehandlung ist extrem selten erforderlich. Ist der neurochirurgische Eingriff (in Einzelfällen mit Zweitoperation) nicht erfolgreich, so erfolgt eine bilaterale Adrenalektomie, die auch bei einem Rezidiv die Therapie der Wahl ist.

Die transsphenoidale Hypophysenoperation ist bei endokrinologisch gesicherter Diagnose auch dann indiziert, wenn kein sicherer Adenom-Nachweis kernspintomografisch gelingt. Bei der operativen Exploration wird insgesamt in etwa 80 % der Fälle ein Mikroadenom gefunden. Bestes Zeichen für eine primär kurative Operation ist der temporäre postoperative Hypokortisolismus. Er macht eine vorübergehende Hydrokortison-Substitutionstherapie erforderlich (Dauer im Mittel 18–24 Monate). Die primäre Heilungsrate durch transsphenoidale Adenomektomie beträgt etwa 60–90 %. Die Rezidivrate beträgt 10–30 %.

Da nur noch selten eine bilaterale Adrenalektomie zur endgültigen Therapie eines zentralen Cushing-Syndroms eingesetzt wird, ist auch das sog. Nelson-Syndrom sehr selten geworden, also die Entwicklung eines ACTH-produzierenden Hypophysenmakroadenoms nach bilateraler Adrenalektomie. Diese Tumoren, die wahrscheinlich durch den Wegfall der Glukokortikoidhemmung nach Adrenalektomie entstehen, können sehr aggressiv wachsen. Hier ist dann neben einer Hypophysenoperation auch eine anschließende Bestrahlungstherapie notwendig.

Die Therapie des zentralen Cushing-Syndroms bei Kindern und Jugendlichen entspricht der beim Erwachsenen.

ACTH-unabhängige Kortisol-Mehrsekretion der Nebennieren

Hinsichtlich der operativen Therapie von kortisolproduzierenden Nebennierenrinden-Adenomen und -karzinomen sowie der ACTH-unabhängigen bilateralen mikronodulären und makronodulären Hyperplasie wird auf Kap. 5 (Nebenniere) verwiesen.

Ektopes ACTH- und CRH-Syndrom

Die alleinige ektope Sekretion von CRH ist bisher nicht eindeutig gesichert, sondern ist in der Regel mit einer gleichzeitigen ektopen ACTH-Sekretion verbunden. In den meisten Fällen besteht ausschließlich eine ektope ACTH-Sekretion. Klinisch sind 2 Situationen zu unterscheiden:

- Hormonsekretion durch ein aggressives, schnell wachsendes Malignom (z. B. kleinzelliges Bronchialkarzinom)
- der biologisch weniger maligne Verlauf bei neuroendokrinen Tumoren (z. B. Bronchuskarzinoid)

Wenn eine operative Therapie des zugrunde liegenden Tumorleidens nicht mehr erfolgreich sein kann, ist eine bilaterale Adrenalektomie zur symptomatischen Therapie des Hyperkortisolismus indiziert. Alternativ kann eine adrenostatische Therapie zur Beseitigung des Hyperkortisolismus eingesetzt werden (Kap. 5, Nebenniere). Bei kurativ nicht angehbaren Malignomen ist entsprechend der Grunderkrankung eine Chemo-/Strahlentherapie sinnvoll. Die medikamentöse Therapie mit Adrenostatika (s. u.) ermöglicht die Korrektur der metabolischen Dekompensation (hypokaliämische Alkalose u. a.).

Ist die Quelle der pathologischen, ektopen ACTH-Sekretion bekannt (Bronchuskarzinoid, Thymuskarzinoid, endokriner Pankreastumor u. a.), so ist bei fehlender Metastasierung die Operation zur möglichst kurativen Therapie einzusetzen.

Medikamentöse Therapie mit Adrenolytika bzw. Adrenostatika

Seit 2012 ist das Somatostatinanalogon Pasireotide für die Therapie des chirurgisch nicht behandelbaren Morbus Cushing zugelassen. Es bindet an die Somatostatinrezeptoren 2 und 5. In der Zulassungsstudie erreichten 20 % der Patienten eine Normalisierung der Urin-Kortisolausscheidung. Hauptnebenwirkung ist u. a. eine diabetische Stoffwechsellage. Cabergolin wird allein oder in Kombination im Heilversuch beim Morbus Cushing eingesetzt.

Eine adrenostatische Therapie ist als ergänzende Behandlung (Heilversuch) bei nicht vollständig entfernbarem Nebennierenkarzinom und bei ektoper ACTH-Produktion bei operativ nicht angehbaren metastasierenden Tumoren indiziert, wenn eine bilaterale Adrenalektomie nicht indiziert oder durchführbar ist.

▸ Tab. 2.7 gibt eine Übersicht über die zur Verfügung stehenden Medikamente.

Substitutionstherapie

Bereits perioperativ muss bei operativer Beseitigung des Cushing-Syndroms eine hochdosierte Hydrokortisontherapie parenteral durchgeführt werden, z. B. 100 mg Hydrokortison im Dauertropf perioperativ und weitere 100 mg in den ersten 24h postoperativ und die weitere Substitution je nach Verlauf.

In der Regel ist nach erfolgreicher transsphenoidaler Hypophysenoperation beim zentralen Cushing-Syndrom eine Hydrokortison-Substitutionstherapie über Monate erforderlich, bei erfolgreicher Operation eines kortisolproduzierenden Nebennierentumors oft sogar über Jahre, bei bilateraler Adrenalektomie lebenslang (Einzelheiten in Kap. 5.6), eine Mineralokortikoidsubstitution ist regelhaft nur nach bilateraler Adrenalektomie erforderlich.

Tab. 2.7 Medikamente mit hemmender Wirkung auf die ACTH- und Kortisolsekretion, die therapeutisch zur Beeinflussung eines Cushing-Syndroms eingesetzt werden.

Substanz	Handelsname	Hauptwirkort	Hauptwirkungsmechanismus	Dosis/Tag	wichtigste Nebenwirkungen
Pasireotide	Signifor	Hypophyse	Hemmung der ACTH-Sekretion	1,2–1,8g	Gallensteine; gastrointestinale Nebenwirkungen; Hyperglykämie/Diabetes
Cabergolin	Caberseril			0,5–1,5g	Übelkeit, Erbrechen; orthostatische Symptome; Hypotonie
o,p'DDD	Lysodren	NNR	Enzymhemmung, z. B. der 3β-Hydroxydehydrogenase; Nekrose der Zona reticularis u. fasciculata	2–12g	Geschmacksstörung, Übelkeit, Erbrechen, Diarrhoe, Exanthem, zerebrale Symptome
Aminoglutethimid	Orimeten		Enzymhemmung der 3β-Hydroxydehydrogenase u. der 11β-Hydroxylase	1–2g	Übelkeit, Müdigkeit, Somnolenz, Exanthem, Myalgien
Metapyron	Metopiron		Enzymhemmung der 3β-Hydroxydehydrogenase	2–4g	Magen- und Darmbeschwerden, Schwindel, Kopfschmerzen, Exanthem, Blutdrucksenkung
Ketoconazol	Nizoral	NNR (HVL)	Hemmung Cytochrom-P-450-abhängiger Enzyme, v. a. 11β-Hydroxylase	0,6–1g	Übelkeit, Diarrhoe, Juckreiz, Kopfschmerzen, Transaminasenanstieg, Hypogonadismus
Etomidat	Hypnomidate			2,5–30 mg/h i. v.	Myoklonien, Venenschmerzen, Hypnotikum, Blutdrucksenkung
Mifepristone	Mifegyne	Glukokortikoidrezeptor	Glukokortikoidrezeptor-Antagonist	0,3–1,2g	Schwäche, Übelkeit, Erbrechen, Hypokaliämie

Verlaufskontrollen

Nach jeder erfolgreichen operativen Korrektur eines Hyperkortisolismus sind über mindestens 10 Jahre Verlaufskontrollen erforderlich, um einerseits den Therapieerfolg bzw. ein Rezidiv der Erkrankung zu erfassen, andererseits, um die Notwendigkeit einer Substitutionstherapie mit Hydrokortison zu überprüfen. Auch muss der Zeitpunkt zur Unterbrechung der Hydrokortisonsubstitution nach Hypophysenoperation bzw. einseitiger Adrenalektomie erfasst werden. Einzelheiten der Diagnostik sind den entsprechenden Kapiteln (Kap. 2.3.3, Kap. 5.6.5) zu entnehmen.

Merke M!

Patienten mit einer Nebennierenrindeninsuffizienz nach Therapie benötigen einen Ausweis über ihre Erkrankung, um bei entsprechenden Situationen (fieberhafte Erkrankung, andere Operation, Stresssituation) eine ausreichende Erhöhung der Hydrokortisonsubstitution zu gewährleisten.

2.3.5 Literatur

[1] Biller BM, Grossman AB, Stewart PM et al. Treatment of adrenocorticotropin-dependent Cushing's syndrome: a consensus statement. J Clin Endocrinol Metab 2008; 93 (7): 2454–2462

[2] Imöhl M, Stachon A, Krieg M. Diagnose und Differentialdiagnose des Cushing-Syndroms. J Lab Med 2003; 27: 43–52

[3] Nieman LK, Biller BM, Findling JW et al. The diagnosis of Cushing's syndrome: an Endocrine Society Clinical Practice Guideline. J Clin Endocrinol Metab 2008; 93(5): 1526–1540
Kommentar: wichtige Guideline zur Diagnostik des Cushing-Syndroms.

[4] Ritzel K, Beuschlein F, Mickisch A et al. Clinical review: Outcome of bilateral adrenalectomy in Cushing's syndrome: a systematic review. J Clin Endocrinol Metab 2013; 98 (10): 3 939–3 948

[5] Scriba P, Müller OA et al. Hypothalamo-hypophyseal Cushing's Syndrome. Verh. Dtsch Ges Inn Med 1980; 86: 51–59

[6] Tritos NA, Biller BM, Swearingen B. Management of Cushing disease. Nat Rev Endocrinol 2011; 7 (5): 279–289
Kommentar: aktueller Überblick über die Behandlung des Cushing-Syndroms.

2.4 Prolaktinom, Hyperprolaktinämie

J. Schopohl

2.4.1 Definition und Epidemiologie

Prolaktinome entstehen durch eine fast immer benigne Proliferation laktotroper Hypophysenzellen mit pathologischer autonomer Mehrsekretion von Prolaktin. Es handelt sich um den häufigsten hormonproduzierenden Hypophysentumor des Menschen mit einer Inzidenz von 50–60 Fällen/Mio. Einwohner und Jahr; in Sektionsuntersuchungen finden sich Mikroadenome der Hypophyse mit immunhistochemischem Nachweis von Prolaktin in einer Häufigkeit von 5 %. 90 % der Prolaktinome sind kleine intraselläre Tumoren (Durchmesser < 1 cm) mit sehr geringer Wachstumstendenz. Nur selten entstehen Makroprolaktinome (Durchmesser > 1 cm, häufig mehrere cm) mit invasivem Wachstum und Kompression von umgebenden Strukturen. Maligne Prolaktinome, die innerhalb und außerhalb des ZNS metastasieren, sind eine absolute Rarität.

2.4.2 Differenzialdiagnose der Hyperprolaktinämie

Als Hyperprolaktinämie wird zunächst jede Erhöhung des Prolaktinspiegels über den Normbereich verstanden. Erhöhungen des Prolaktinspiegels können physiologische oder pathologische Ursachen haben.

Praxis

Eine Hyperprolaktinämie ist keinesfalls immer Folge eines Prolaktinoms.

Die häufigste physiologische Ursache einer Hyperprolaktinämie ist die Schwangerschaft mit einem mittleren Anstieg der PRL-Spiegel auf das 10-Fache der Normwerte bei großer individueller Variabilität. Auch der Saugreiz beim Stillen führt zur Hyperprolaktinämie.

Alle Prozesse, die morphologisch (Kompression des Hypophysenstiels) oder funktionell die physiologisch inhibitorische Kontrolle der Prolaktinsekretion durch hypothalamisches Dopamin stören, können zu einer pathologischen Hyperprolaktinämie führen. Insbesondere Raumforderungen oder Entzündungen im Bereich des Hypophysenstiels (sog. „Entzügelungshyperprolaktinämie") sind hier zu nennen. Weitere Ursachen sind Hypothyreose, neurogene Störungen (z. B. Reizung der Thoraxnerven bei Herpes zoster) und terminale Niereninsuffizienz. Eine Reihe von Medikamenten, insbesondere Neuroleptika, aber auch andere Psychopharmaka, Kalziumantagonisten, Antiemetika, Östrogene und Opiate können eine Hyperprolaktinämie bewirken.

2.4.3 Klinik

Die klinischen Leitsymptome eines Prolaktinoms sind durch den **Hypogonadismus** bedingt, als Folge der durch die Hyperprolaktinämie gestörten hypothalamischen GnRH-Sekretion. Bei prämenopausalen Frauen stehen Zyklusstörungen in Form von Oligo- bis Amenorrhoe, gelegentlich auch nur anovulatorische Zyklen, im Vordergrund (> 95 %). Beim Mann äußert sich der Hypogonadismus in einer Verminderung von Libido und Potenz bis hin zur Impotenz und Infertilität. Eine Gynäkomastie wird insbesondere bei adipösen Patienten gelegentlich beobachtet, sie ist Folge des Hypogonadismus und nicht unmittelbar der Hyperprolaktinämie. Eine Galaktorrhoe wird nur bei etwa der Hälfte der Frauen mit Prolaktinomen und selten bei Männern beobachtet. Eine chronische Hyperprolaktinämie kann bei Frauen zu einer vermehrten adrenalen Androgenproduktion führen bei gleichzeitiger Verminderung des SHBG und damit zum Hirsutismus und weiteren klinischen Zeichen eines Androgenexzesses.

Bei **Makroprolaktinomen**, die eine beträchtliche Größe erreichen können, stehen häufig die Folgen der großen **Raumforderung** im Vordergrund der Symptomatik (Hirnnervenausfälle mit z. B. Gesichtsfeldeinschränkungen und Augenmuskelparesen, Kopfschmerzen und andere Hirndruckzeichen bis zu Foramen-Monroi-Blockade mit akutem Hydrozephalus). Bei Kompression des Hypophysenstiels und/oder einer Verdrängung des übrigen Hypophysengewebes kann eine teilweise oder komplette HVL-Insuffizienz entstehen.

Mikroprolaktinome kommen etwa 6-mal häufiger bei Frauen vor, während bei Makroprolaktinomen das Geschlechtsverhältnis ausgeglichen ist.

2.4.4 Diagnostik

Indikationen zur Diagnostik stellen Infertilität, Zyklusstörungen/Amenorrhoe bei der Frau, Libido- und Potenzverlust beim Mann, Galaktorrhoe, Gynäkomastie, Raumforderungen im Sellabereich dar.

Der wesentliche diagnostische Schritt ist die Bestimmung des basalen Prolaktinspiegels (Blutabnahme möglichst vormittags mindestens 1 h nach dem Aufwachen). Dynamische Tests zur Klärung der Differenzialdiagnose haben in der Regel keinen zusätzlichen diagnostischen Wert.

Liegt der PRL-Spiegel > 200 µg/l (assayabhängig), ist ein Prolaktinom hochwahrscheinlich, bei Werten im Normbereich ist ein Prolaktinom weitestgehend in der Regel ausgeschlossen. Bei PRL-Spiegeln zwischen 25 und 200 µg/l müssen die Differenzialdiagnosen, die Medikamentenanamnese und die sonstige klinische Präsentation berücksichtigt werden.

Merke M!

Insbesondere bei leichten PRL-Erhöhungen (bis ca. 50 µg/l) muss der physiologischerweise episodische Charakter und die Tagesrhythmik der PRL-Sekretion beachtet werden sowie der rasche Anstieg auf akuten Stress, z. B. im Rahmen einer schwierigen Blutabnahme (**cave:** Palpation der Mamma immer erst nach Blutabnahme). In diesen Situationen sollte vor einer weiteren Diagnostik die PRL-Spiegel-Bestimmung immer noch 1- bis 2-mal wiederholt werden, um das Vorliegen einer Hyperprolaktinämie zu sichern.

Nach Sicherung einer mäßigen Hyperprolaktinämie (< 200 µg/l) und Ausschluss physiologischer bzw. pharmakologischer Ursachen erfolgt die Differenzialdiagnose zwischen Prolaktinom und Entzügelungshyperprolaktinämie durch eine **Kernspintomografie** der Sellaregion in koronarer und sagittaler Schichtführung mit 2–3 mm Schichten ohne und mit Kontrastmittel. Hierbei wird dann geklärt, ob ein Mikroprolaktinom oder eine anderer Prozess, z. B. ein großes hormoninaktives Hypophysenadenom mit Kompression des Hypophysenstiels, für die Hyperprolaktinämie verantwortlich ist.

Die Kernspintomografie ist auch die Methode der Wahl zur Beurteilung der Ausdehnung eines Makroprolaktinoms mit sehr hohen PRL-Spiegeln (> 250–35 000 µg/l). Insbesondere bei Makroprolaktinomen besteht eine gute Korrelation zwischen Tumorgröße und PRL-Spiegel. Dieser Zusammenhang ist für die Verlaufsbeurteilung wichtig, da bei gutem Ansprechen auf die medikamentöse Therapie mit adäquatem Abfall der PRL-Spiegel nur gelegentliche kernspintomografische Kontrollen erforderlich sind. Gelegentlich gelingt die sichere Differenzierung zwischen einem kleinen Makroprolaktinom und einem hormoninaktiven Adenom nicht. In diesen Fällen ist eine probatorische dopaminagonistische Behandlung möglich mit kurzfristiger Kontrolle in der Bildgebung; kommt es zu einer eindeutigen Größenabnahme (> 50 %), ist ein Prolaktinom gesichert.

Im weiteren Vorgehen werden die übrigen Hypophysenachsen untersucht. Da bei Mikroprolaktinomen nur selten andere Partialfunktionen der Hypophyse betroffen sind, ist hier nur ein sehr begrenzter diagnostischer Aufwand erforderlich (siehe Kap. 2.1.3, Diagnostik der HVL-Insuffizienz). Auf jeden Fall gehört die Bestimmung des basalen TSH und der freien Schilddrüsenhormone zur Basisdiagnostik, da eine Hypothyreose zu einer leichten Hyperprolaktinämie führen kann.

Bei Vorliegen eines Makroprolaktinoms sollte zusätzlich eine augenärztliche Gesichtsfeldprüfung erfolgen.

Analytik

Die Prolaktinbestimmung erfolgt mit einem Immunoassay. Als Standard wird meist der WHO-Standard-84/500 verwendet. 1 µg/l entspricht 21,2mIU/l. Die Normwerte sind assayabhängig und können sich teilweise erheblich unterscheiden.

Praxis

In der Literatur am häufigsten genannte obere Normgrenzen für Prolaktin sind bei Frauen 25 µg/l und bei Männern 20 µg/l.

▸ **Analytische Probleme.** Bei sehr hohen Prolaktinspiegeln kann das analytische Problem des „High-Dose-Hook“-Effekts auftreten und ein falsch niedriger Wert bestimmt werden. Daher sollte in Zweifelsfällen eine Verdünnungsreihe angelegt werden.

Ein weiteres analytisches Problem stellt das sog. Makroprolaktin dar. Hierbei handelt es sich um falsch hohe Prolaktinwerte ohne klinische Relevanz, die bei einigen Immunoassays auftreten. Hieran sollte gedacht werden, wenn ein leicht bis mäßig erhöhter Prolaktinspiegel ohne klinische Symptomatik vorliegt. Durch PEG-Fällung bzw. Verwendung eines PRL-Assays ohne diese Störung kann in der Regel der richtige, im Normbereich liegende Prolaktinspiegel ermittelt werden.

2.4.5 Therapeutische Konzepte

Die **Indikation** zur Therapie stellen bei Mikroprolaktinomen am häufigsten Fertilitätsstörungen, Mangel an Sexualsteroiden, Galaktorrhoe und Störungen der Pubertätsentwicklung dar. Ein Makroprolaktinom muss wegen der potenziellen Gefahren der Raumforderung immer kausal behandelt werden.

Grundsätzlich stehen **4 Therapieoptionen** zur Verfügung:

- Abwarten und Substitution des Hypogonadismus
- medikamentöse Behandlung
- neurochirurgische Intervention
- Strahlentherapie

Da Mikroprolaktinome bei weniger als 10 % der Patienten eine Wachstumstendenz zeigen und eine leichte bis mäßige Hyperprolaktinämie im Wesentlichen nur zum Hypogonadismus führt, kann bei fehlendem Kinderwunsch und fehlender Galaktorrhoe eine tumorgerichtete Therapie unterbleiben und z. B. bei Frauen lediglich eine Östrogen-Gestagen-Substitution des Hypogonadismus erfolgen. Als Verlaufsparameter dient der PRL-Spiegel, der unter der Substitution zunächst meist um ca. 25–30 % ansteigt. Kommt es im Verlauf zu einer weiteren deutlichen Zunahme, ist eine kernspintomografische Kontrolle erforderlich, um eine unerwartete Größenzunahme nicht zu übersehen. Bei stabilem PRL-Spiegel ist nach der Erstdiagnostik in aller Regel eine einmalige Kontrolle mittels MRT nach etwa 1–2 Jahren sinnvoll, im weiteren Verlauf dann aber in aller Regel bei stabilem PRL-Spiegel nicht mehr notwendig.

Medikamentöse Therapie

Bei Kinderwunsch, störender Galaktorrhoe bzw. dem Vorliegen eines Makroprolaktinoms stellt die medikamentöse Therapie mit Dopaminagonisten(▶ Tab. 2.8) die Therapie der 1. Wahl dar. Zur Verfügung stehen die Dopaminagonisten der 1. und 2. Generation. Cabergolin führt am häufigsten zur Normalisierung der Hyperprolaktinämie und zur Reduktion des Tumorvolumens. Wird ein Dopaminagonist nicht vertragen bzw. zeigt sich eine unzureichende Senkung der PRL-Spiegels, sollte ein Therapieversuch mit einem anderen Präparat erfolgen.

▶ **Nebenwirkungen.** Unter den Nebenwirkungen einer dopaminagonistischen Therapie sind an häufigen, meist passageren, die Folgenden zu nennen:

- Übelkeit
- Erbrechen
- Kopfschmerzen
- Schwindel
- orthostatische Beschwerden
- Müdigkeit
- Oberbauchbeschwerden

An seltenen (< 5 %) Nebenwirkungen treten folgende Störungen auf:

- digitale Vasospasmen
- nasale Obstruktion
- Depression
- Hitzewallungen

Cabergolin kann bei Patienten mit Morbus Parkinson zu klinisch relevanten Veränderungen an den Herzklappen führen (insbesondere Mitralinsuffizienz), allerdings unter 10- bis 20-fach höheren Dosen als bei Patienten mit Prolaktinomen. Bei kumulativ mehr als 1400 Patienten mit Prolaktinomen, die bisher in Studien untersucht wurden, konnten keine symptomatischen Herzvitien unter Cabergolin nachgewiesen werden. Trotzdem wird vor Beginn einer Behandlung mit Cabergolin eine Echokardiografie empfohlen. Bei Patienten, die mehr als 1,5 mg Cabergolin/Woche erhalten, sollten echokardiografische Kontrollen in 1- bis 2-jährigen Abständen erfolgen.

Die Gabe von Dopaminagonisten führt bei ca. 90 % der behandelten Patienten zur Normalisierung der Prolaktinspiegel, und zwar unabhängig davon, ob es sich um Mikro- oder Makroadenome handelt. Das Erreichen einer Normoprolaktinämie beseitigt meist rasch den Hypogonadismus und die Infertilität, was insbesondere bei Frauen mit Mikroprolaktinomen schnell zum Eintritt einer Schwangerschaft führen kann (im Einzelfall noch vor Eintritt einer Regelblutung). Bei etwa 80 % der Patienten mit Makroprolaktinomen kommt es unter dopaminagonistischer Behandlung zu einer Tumorverkleinerung um > 25 %, bei etwa der Hälfte der Patienten um > 50 %.

Tab. 2.8 Dopaminagonisten zur Behandlung der Hyperprolaktinämie.

Generation	Substanz	Dosierung
1. Generation	Bromocriptin 2,5 mg	2–3 × /d (bis max. 15–30 mg/d)
	Lisurid 0,2 mg	2–3 × /d (bis max. 2 mg/d)
	Metergolin 4 mg	2–3 × /d (bis max. 24 mg/d)
2. Generation	Cabergolin	2 × 0,5 mg/Woche (bis max. 3,5 mg/Woche)
	Quinagolid	1 × 75–150 µg/d (bis zu 600 µg/d)

Sehr große Makroprolaktinome mit ausgeprägtem Chiasma-Syndrom oder anderen Hirnnervenausfällen sprechen häufig innerhalb von wenigen Stunden bis Tagen auf eine niedrig dosierte Gabe von Dopaminagonisten an.

Merke **M!**

Tritt bei solchen großen Adenomen am Anfang der Behandlung eine plötzliche rasche (innerhalb von Stunden) Visus- und Gesichtsfeldverschlechterung ein, so liegt meist eine akute Einblutung in das oft zystische Adenom vor. Dies stellt einen Notfall dar, der einer schnellen neurochirurgischen Intervention zur Entlastung der Sehnerven bedarf.

Etwa 5 % der Patienten weisen eine echte Resistenz gegen Dopaminagonisten auf. Bei etwa 5–10 % der Patienten kommt es wegen der Nebenwirkungen (s. o.) zu einem Therapieabbruch bzw. einer Dosisreduktion. Diese Nebenwirkungen treten bei vielen Patienten in geringem Umfang zu Beginn der Therapie auf. Daher sollte die dopaminagonistische Behandlung immer einschleichend, d. h. mit niedrigen Dosen begonnen werden, möglichst in den Abendstunden (z. B. 1,25 mg Bromocriptin bzw. 0,25–0,5 mg Cabergolin/Woche). Die Dosis sollte nur in kleinen Schritten gesteigert werden, beim Auftreten von Nebenwirkungen ist eine Erhöhung der Dosis erst nach Besserung der Nebenwirkungen sinnvoll.

▸ **Verlaufskontrolle.** Die Wirksamkeit der Therapie wird am Abfall der Prolaktinspiegel deutlich. Bei großen Makroadenomen wird eine Kontrolle in den ersten 24h nach Therapiebeginn vorgenommen und dann zunächst in 1- bis 2-wöchigen Abständen, bis die erforderliche Höchstdosis erreicht ist und der PRL-Spiegel normalisiert bzw. stabil gesenkt ist. Bei Mikroadenomen sind anfänglich monatliche Kontrollen sinnvoll; nach Normalisierung des Prolaktinspiegels reichen Kontrollen in 3- bis 12-monatigen Abständen aus.

Liegt ein unzureichendes Ansprechen auf die maximal mögliche dopaminagonistische Therapie vor, müssen im Einzelfall neurochirurgische und strahlentherapeutische Optionen geprüft werden.

▸ **Absetzen der dopaminagonistischen Therapie.** Ob die Behandlung mit Dopaminagonisten nach einer gewissen Zeit beendet werden kann, ohne dass es zu einem Wiederanstieg der Prolaktinspiegel und erneutem Tumorwachstum kommt, oder ob es sich um eine lebenslange Therapie handelt, ist bisher nicht endgültig geklärt. Neuere prospektive Studien und eine Metaanalyse zeigen, dass bei Patienten, die mindestens 2 Jahre behandelt wurden, normale Prolaktinspiegel erreicht haben und in der MRT keinen nachweisbaren Tumorrest mehr aufweisen, eine Wahrscheinlichkeit von ca. 30–40 % besteht, dass nach Absetzen des Dopaminagonisten (meistens Cabergolin) langfristig eine Normoprolaktinämie persistiert. Bei den meisten Patienten mit Prolaktinomen (insbesondere Makroadenomen) muss davon ausgegangen werden, dass die dopaminagonistische Behandlung langfristig erfolgen muss. Bei fast allen Patienten kann im Laufe mehrerer Jahre die Anfangsdosis deutlich reduziert werden.

Neurochirurgie

Die transsphenoidale Hypophysenoperation führt bei bis zu 75 % der Patienten mit Mikroprolaktinomen langfristig zu einer Normoprolaktinämie, wenn die Operation in einem Zentrum mit großer Erfahrung in der Hypophysenchirurgie erfolgt. Bei Patienten mit Makroprolaktinomen wird durch alleinige Operation nur ein geringer Teil dauerhaft normalisiert, hierbei handelt es sich vornehmlich um die Patienten mit kleineren Makroadenomen ohne oder mit geringer supra- und parasellärer Ausdehnung. Bei etwa 20 % der Patienten mit postoperativer Normoprolaktinämie kommt es zu einem Rezidiv. Bei 3–5 % der Patienten mit Makroadenomen entsteht durch den neurochirurgischen Eingriff eine erhebliche Morbidität (HVL-Insuffizienz, Hirnnervenausfälle).

Die **Indikationen** für ein operatives Vorgehen stellen eine nachgewiesene Resistenz des Prolaktinoms gegen Dopaminagonisten oder intolerable Nebenwirkungen der dopaminagonistischen Therapie dar. Patienten mit rasch (innerhalb von Stunden bis wenigen Tagen!) progredientem Visus- und Gesichtsfeldverlust und/oder klinischen Hirndruckzeichen weisen auch bei Vorliegen eines Makroprolaktinoms meist eine dringliche Operationsindikation auf; es sollte aber – möglichst ohne Zeitverzögerung – interdisziplinär zwischen Neurochirurgen und Endokrinologen geklärt werden, ob durch eine sofortige Gabe von Dopaminagonisten ein operativer Eingriff vermieden werden kann. Vereinzelt äußern auch Patienten den Wunsch nach primärer operativer Versorgung, eine solche Operation sollte aber nur nach ausführlicher Aufklärung erfolgen.

Strahlentherapie

Die konventionelle externe Bestrahlung erfolgt nur bei invasiv wachsenden Makroadenomen, die durch eine medikamentöse bzw. operative Therapie in Hinblick auf das Adenomwachstum und die Prolaktinsekretion nicht beherrscht werden können. Eine Normalisierung der Prolaktinspiegel tritt bei 25–50 % der bestrahlten Patienten ein. Häufig kommt der komplette Effekt der Radiatio erst nach 5–10 Jahren zum Tragen. Bei weit über der Hälfte der bestrahlten Patienten kommt es zur Hypophyseninsuffizienz. Möglicherweise führen neuere stereotaktische Bestrahlungsmethoden zu einem schnelleren Wirkungseintritt mit verminderten Nebenwirkungsraten. Die vorliegenden Daten haben für eine endgültige Klärung dieser Frage einen noch zu kurzen Follow-up.

Bei prolaktinproduzierenden Hypophysenkarzinomen oder therapieresistenten (Dopamin, Operation, Radiatio) Prolaktinomen steht mit Temozolomid eine vielversprechende Chemotherapie zur Verfügung.

Schwangerschaft und Laktation

Etwa 80 % aller Frauen mit Hyperprolaktinämie und Kinderwunsch werden unter Behandlung mit Dopaminagonisten schwanger. Bei Mikroprolaktinomen kann gleich nach Therapiebeginn eine Schwangerschaft angestrebt werden. Bei Makroprolaktinomen sollte der Tumor erst ausreichend schrumpfen, damit ganz sicher keine Operationsindikation besteht. Bei sehr großen Makroprolaktinomen muss das Vorgehen im Einzelfall interdisziplinär geklärt werden. Da keine Hinweise auf einen schädlichen Effekt der Dopaminagonisten Bromocriptin und Cabergolin in der Frühschwangerschaft vorliegen, wird die Medikation heute üblicherweise erst abgesetzt, wenn die Schwangerschaft durch einen positiven Test gesichert ist.

Bei Mikroprolaktinomen ist ein Tumorwachstum während der Schwangerschaft ein seltenes Ereignis. Bei Makroprolaktinomen wird ein Adenomwachstum in 15–30 % beobachtet, meist jedoch ohne klinische Symptomatik. Monatliche Perimetrien und Prolaktinbestimmungen sind heute nicht mehr zwingend notwendig. Erst beim Auftreten von Kopfschmerzen und Sehstörungen wird eine Diagnostik inklusive MRT empfohlen. Eine relevante Tumorexpansion in der Schwangerschaft sowie die Begleitsymptome Kopfschmerzen und Sehstörungen bilden sich unter Bromocriptin-Therapie prompt zurück. Obwohl eine Bromocriptin-Therapie die Prolaktinspiegel im mütterlichen und fetalen Blut drastisch senkt, sind keine negativen Effekte auf Schwangerschaftsverlauf oder das Neugeborene beschrieben worden, da das Prolaktin im Fruchtwasser von der Dezidua gebildet wird und diese Prolaktinproduktion nicht durch Dopamin reguliert wird.

Die Raten an Spontanaborten, Extrauteringraviditäten, Schwangerschaftskomplikationen und kongenitalen Anomalien bei Schwangerschaften, die nach Behandlung mit Bromocriptin auftreten, unterscheiden sich nicht von denen eines Normalkollektivs. Cabergolin ist für diese Indikation bisher nicht zugelassen, aus den bisher vorliegenden Daten (ca. 800 Schwangerschaften) ergeben sich aber keine Hinweise, dass Cabergolin zu erhöhten Abort- oder Fehlbildungsraten führt.

Eine normale Laktation ist möglich, ohne dass eine Stimulation des Tumorwachstums befürchtet werden muss.

Zusammenfassung: Therapie des Mikroprolaktinoms

Das zusammenfassende Vorgehen in der Therapie des Mikroprolaktinoms ist in ▸ Abb. 2.4 dargestellt.

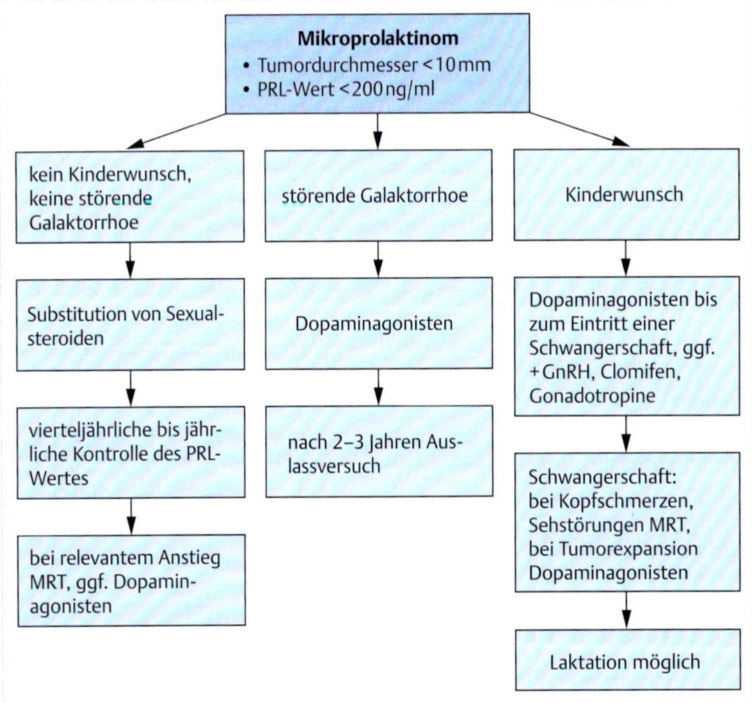

Abb. 2.4 Therapie beim Mikroprolaktinom.

Prognose

Die Behandlung mit Dopaminagonisten hat die Prognose von Patienten mit Prolaktinomen erheblich verbessert. Dies gilt insbesondere für ausgedehnte Makroprolaktinome, die nur mit unbefriedigenden Ergebnissen operiert werden können. Hier ist durch eine Dauertherapie mit meist niedrigen Erhaltungsdosen eines Dopaminagonisten eine gute Tumorkontrolle möglich. Infertilität durch Prolaktinome kann durch Dopaminagonisten in einem hohen Prozentsatz erfolgreich therapiert werden. Es gibt vermehrt Hinweise, das Makro- und Mikroprolaktinome in einem beträchtlichen Prozentsatz nach mehrjähriger Therapie mit Dopaminagonisten geheilt werden können. Bei fehlendem Kinderwunsch oder wenn keine störende Galaktorrhoe vorliegt, wird beim Mikroprolaktinom zunehmend die einfache Substitution mit Sexualsteroiden favorisiert.

2.4.6 Literatur

[1] Drake WM, Stiles CE, Howlett TA et al. A cross-sectional study of the prevalence of cardiac valvular abnormalities in hyperprolactinemic patients treated with ergot-derived dopamine agonists. JCEM 2014; 99: 90–96

Kommentar: Größte bisher durchgeführte Querschnittstudie bei Patienten mit Prolaktinomen, die den Zusammenhang zwischen Cabergolin-Dosis und Herzklappenveränderungen untersucht hat. Ein Zusammenhang wurde nicht festgestellt.

[2] Gillam MP, Molitch ME, Lombardi G et al. Advances in the treatment of prolactinomas. Endocr Rev 2006; 27: 485–534

Kommentar: sehr umfangreiche und ausführliche Übersichtsarbeit über die unterschiedlichen Behandlungsmodalitäten bei Patienten mit Prolaktinomen, insbesondere Vergleiche zwischen operativen Vorgehen und medikamentöser Therapie.

[3] Melmed S, Casanueva FF, Hoffman AR et al. Diagnosis and treatment of hyperprolactinemia: an Endocrine Society clinical practice guideline. JCEM 2011; 96: 273–288

Kommentar: Empfehlungen zur Diagnostik und Behandlung der Hyperprolaktinämie nach Kriterien der „Evidence based Medicine" mit Leitlinien-Charakter.

[4] Molitch ME. Prolactinoma in pregnancy. Best Pract Res Clin Endocrinol Metab 2011; 25: 885–896

Kommentar: Übersicht über die prä- und postkonzeptionelle Behandlung von Patientinnen mit Prolaktinomen mit Dopaminagonisten, insbesondere mit Bromocriptin und Cabergolin. Darstellung des Verhaltens der Prolaktinome während und nach einer Schwangerschaft.

[5] Sheplan Olsen LJ, Robles Irizarry L, Chao ST et al. Radiotherapy for prolactin-secreting pituitary tumors. Pituitary 2012; 15: 135–145

Kommentar: Übersicht über Indikation und Stellenwert von konventioneller und stereotaktischer Bestrahlung bei therapieresistenten Prolaktinomen. Darstellung von Studienergebnissen zwischen 1977 und 2010.

2.5 TSH-produzierende Hypophysenadenome

H. J. Schneider

2.5.1 Klinik

TSH-produzierende Hypophysenadenome sind selten. Sie stellen etwa 1 % aller Hypophysenadenome dar und haben eine Prävalenz von ca. 1–3 Erkrankungen/1 Mio. Einwohner. Die klinische Symptomatik ist variabel und oft unspezifisch. In Abhängigkeit von der Höhe der peripheren Schilddrüsenhormone kann die Hyperthyreose-Symptomatik unterschiedlich stark ausgeprägt sein. Durch das Hypophysenadenom werden lokale Kompressionszeichen mit Kopfschmerzen und/oder Gesichtsfelddefekten hervorgerufen. Teilweise treten auch Symptome durch eine begleitende Dysregulation anderer Achsen auf, z. B. Galaktorrhoe, Libido- und Menstruationsstörungen oder akromegale Zeichen. Über 90 % aller Patienten entwickeln eine **Struma**. Dies ist insbesondere relevant, da hierdurch bei einem Großteil der Patienten irrtümlicherweise eine primäre Hyperthyreose angenommen und therapiert wird. Dadurch kommt es zu z. T. jahrelangen Verzögerungen der adäquaten Diagnose und Therapie.

2.5.2 Spezielle Diagnostik

Bei erhöhten peripheren Schilddrüsenwerten und nicht adäquat supprimiertem TSH muss an ein TSH-produzierendes Adenom gedacht werden. Hier sollte eine **Dünnschicht-MRT** (bei Kontraindikationen CT) der Hypophyse zum Nachweis eines Hypophysenadenoms durchgeführt werden. Die Diagnose des TSH-produzierenden Adenoms kann nicht durch einen einzelnen Parameter, sondern nur durch die Zusammenschau mehrerer biochemischer und dynamischer Tests erfolgen.

Differenzialdiagnostisch muss bei hohem TSH und erhöhten peripheren Werten eine genetisch bedingte Schilddrüsenhormonresistenz ausgeschlossen werden. Diese Erkrankung tritt im Gegensatz zum TSH-produzierenden Adenom familiär gehäuft auf und kann auch Symptome einer Hyperthyreose hervorrufen, da sich die Schilddrüsenhormonresistenz häufig nur auf die Hypophyse, nicht aber auf periphere Gewebe erstreckt. Häufig ist bei TSH-produzierenden Adenomen im Unterschied zur Schilddrüsenhormonresistenz die α-Untereinheit im Serum und der Quotient aus α-Unterheit und TSH erhöht. Zusätzlich lässt sich hierbei TSH im TRH-Test nicht stimulieren (> 50 % des Ausgangswertes) und durch T3-Gabe nicht supprimieren.

Praxis

Nicht selten tritt bei TSH-produzierenden Adenomen eine Kosekretion von Prolaktin oder Wachstumshormon oder eine begleitende Hypophyseninsuffizienz auf.

In seltenen Fällen kann in der Bildgebung kein Hypophysenadenom nachgewiesen werden, obwohl biochemische Verfahren für ein TSH-produzierendes Adenom sprechen. Hier können weiterführende Verfahren wie Octreotid- oder Pentreotid-Scan, PET oder Sinus-petrosus-Katheter weiterhelfen.

2.5.3 Therapie

Die Therapie der Wahl ist die chirurgische Entfernung des Hypophysenadenoms. Dies führt zu Remissionsraten von etwa 50 %. Wenn die Operation nicht durchgeführt werden kann oder keine Remission erzielt wird, ist eine medikamentöse Therapie indiziert. Dopaminagonisten sind preisgünstig und führen bei einigen, aber nicht allen Patienten zur Remission. Durch Somatostatinanalogakann ein Großteil der TSH-produzierenden Adenome biochemisch kontrolliert werden. Zusätzlich lässt sich bei einigen Patienten dadurch auch eine Tumorschrumpfung erzielen. Eine weitere Therapieoption stellt die Bestrahlung des Adenoms dar. Hierbei muss allerdings neben der langen Latenz bis zum Wirkungseintritt in den meisten Fällen das Auftreten einer Hypophyseninsuffizienz in Kauf genommen werden.

2.5.4 Literatur

[1] Kienitz T, Quinkler M, Strasburger CJ et al. Long-term management in five cases of TSH-secreting pituitary adenomas: a single center study and review of the literature. Eur J Endocrinol 2007; 157: 39–46

[2] Önnestam L, Berinder K, Burman P et al. National incidence and prevalence of TSH-secreting pituitary adenomas in Sweden. J Clin Endocrinol Metab 2013; 98: 626–635

[3] Socin HV, Chanson P, Delemer B et al. The changing spectrum of TSH-secreting pituitary adenomas: diagnosis and management in 43 patients. Eur J Endocrinol 2003; 148: 433–442

2.6 Kraniopharyngeom und andere supraselläre Tumore

K. Reschke

2.6.1 Einleitung

Kraniopharyngeome sind benigne Tumoren der Hypothalamus-Hypophysen-Region, die suprasellär oder intra- und suprasellär lokalisiert sind. Aufgrund ihrer lokal invasiven Wachstumseigenschaften verursachen sie eine hohe Begleitmorbidität.

Zu den seltenen, primär suprasellär wachsenden Tumoren gehören Gliome und Keimzelltumoren (Germinome, seltener embryonale Karzinome, Chorionkarzinome oder Teratome), die sich meist im Kindesalter entwickeln. Meningeome oder Metastasen anderer Tumoren (z. B. von Mamma- oder Bronchialkarzinomen) können ebenfalls suprasellär wachsen.

Die Klinik dieser Tumoren ist von der Wachstumstendenz und -richtung und ihrer Größenausdehnung abhängig; zwischen den verschiedenen Tumoren ist sie nicht unterschiedlich. Morphologisch lassen sich die Tumoren anhand der Bildgebung mittels MRT unterscheiden, eine histologische Sicherung ist jedoch immer erforderlich.

Im Folgenden wird überwiegend auf die Kraniopharyngeome eingegangen und nur bei Besonderheiten in Diagnostik oder Therapie auf die anderen Tumorarten verwiesen.

2.6.2 Definition, Ätiologie und Pathogenese

Kraniopharyngeome sind in der Regel **gutartige epitheliale Tumoren**, die sich entlang des Ductus craniopharyngealis aus während der embryonalen Entwicklung verbliebenen Zellresten entwickeln. Sie treten sowohl bei Kindern als auch bei Erwachsenen (hier ca. 60 %) auf. Nach der WHO-Klassifikation handelt es sich um Tumoren vom Grad 1. Durch ihre lokalen Wachstumseigenschaften muss in einem hohen Prozentsatz mit Rezidiven oder einer Persistenz der Erkrankung gerechnet werden.

Merke M!

Die Gesamt-Inzidenz wird mit ca. 0,15 pro 100 000 Personen pro Jahr angenommen [6]. Die Altersgipfel werden bei Kindern mit ca. 10–15 Jahren und bei Erwachsenen meist mit 40–60 Jahren angegeben. Die Diagnosestellung ist auch im hohen Lebensalter von 75–80 Jahren möglich.

Histologischen Kriterien entsprechend werden **adamantinöse** (ca. 90 %, aus zystischen und soliden Anteilen, häufig mit Verkalkungen, meist im Kindesalter) und **papilläre Tumoren** (meist solide, fast ausschließlich im Erwachsenenalter) unterschieden. Adamantinöse Kraniopharyngeome zeigen Ähnlichkeiten zu odontogenen Tumoren oder Zysten, papilläre dagegen zu Zysten der Rathke'schen Tasche. Nach einer Hypothese entstehen Kraniopharyngeome aus neoplastisch transformierten embryonalen squamösen Zellresten des Ductus craniopharyngealis [17]. Eine zweite Hypothese geht von der Annahme aus, dass eine squamöse Metaplasie von Hypophysenvorderlappenzellen im Hypophysenstiel oder der Drüse selbst stattfindet [2]. In den letzten Jahren wird für die adamantinöse Form eher die embryogenetische Ursache, für die papilläre dagegen die metaplastische Veränderung angenommen. Chromosomale Veränderungen wurden in einem Teil der Tumoren gefunden. Aufgrund des teilweise monoklonalen Ursprungs der Tumoren wurde eine somatische Mutation einer hypophysären Progenitor- oder Stammzelle, insbesondere bei den invasiv wachsenden adamantinösen Kraniopharyngeomen, vermutet. Das invasive Wachstum könnte durch Dysregulationen im Wnt-Signalweg mit Mutationen und/oder Akkumulation von β-Catenin (bei 77 % der adamantinösen Kraniopharyngeome) begünstigt werden [7]. Die epithelialen Zellen beider Typen exprimieren VEGF (Vascular endothelial Growth Factor), das Ausmaß scheint mit dem Vorhandensein von Zysten zu korrelieren. Durch die Aufklärung der molekularen Mechanismen der Onkogenese darf zukünftig auf neue Therapieansätze beim Kraniopharyngeom gehofft werden.

Eine maligne Transformation oder primär maligne Histologie scheinen sehr selten zu sein [16], [26]. Eine Tumoraussaat entlang des operativen Zugangsweges wird beschrieben, meist nach einer transkraniellen OP [36].

Germinome sind maligne Germzelltumoren, die sich häufig supraselIär oder auch in der Pinealregion entwickeln. Bei den meisten Patienten wird der Tumor in einem Alter unter 20 Jahren entdeckt.

Selten können sich im Kindesalter große **Arachnoidalzysten** der suprasellären Region entwickeln und zu einem Hydrozephalus führen.

2.6.3 Klinik

Die klinischen Manifestationen hängen entscheidend von der Größe, Lokalisation und von der Wachstumsgeschwindigkeit des Tumors ab. Mit zunehmendem Größenwachstum kommt es zum Einwachsen in benachbarte Hirnstrukturen. Bei suprasellärem Wachstum sind es insbesondere hypothalamische Strukturen, deren Beeinträchtigung zu charakteristischen klinischen Symptomen führt. Dazu gehören Verhaltensauffälligkeiten (psychische Labilität, depressive Verstimmungen) und Störungen der kognitiven Funktionen sowie der Temperatur- und Schlafregulation.

> **Merke** M!
>
> **Hauptsymptome zum Diagnosezeitpunkt**
> - Kopfschmerzen, Übelkeit oder Erbrechen bei Hirndrucksymptomatik durch Blockade der Abflusswege des Liquors (meist Kinder)
> - Sehstörungen
> - Hirnnervenausfälle

Klinische Zeichen der Hypophyseninsuffizienz, insbesondere Leistungsinsuffizienz und Müdigkeit, Anzeichen für einen Sexualhormonmangel sowie Symptome des Diabetes insipidus mit Polyurie und Polydipsie können vorliegen. Eine Adipositas wird bereits zum Zeitpunkt der Diagnosestellung bei etwa 30 % der Patienten gefunden.

2.6.4 Diagnostik

Bildgebung

Häufig werden die Tumoren im Rahmen einer Computer- oder Kernspintomografie (MRT), z. B. zur Abklärung von Kopfschmerzen, entdeckt.

> **Praxis**
>
> Als typische MRT-Kriterien des Kraniopharyngeoms gelten eine intra- und supraselläre oder rein supraselläre Lage des Tumors mit glatter Begrenzung, zystische Veränderungen und Verkalkungen.
> Ein obstruktiver Hydrozephalus ist möglich.

Germinome stellen sich im MRT als heterogene, schlecht begrenzte Tumoren dar, die sowohl in der T 1- als auch in der T 2-Wichtung iso- oder hyperintens zur grauen Hirnsubstanz und stark kontrastmittelaufnehmend sind. Zystische Strukturen, Einblutungen oder Verkalkungen können vorkommen.

Hormonelle Diagnostik

Die Überprüfung der Hypophysenvorderlappen-Funktion zur Feststellung eventueller Hormonausfälle ist vor der OP-Planung unbedingt erforderlich. Dazu erfolgen die üblichen Funktionstests (siehe auch Kap. 2.8 und Kap. 21).

> **Merke** M!
>
> Typisch für ein Kraniopharyngeom sind multiple Hormonausfälle bei bis zu 75 % der Patienten [23].

Eine Kontrolle der Flüssigkeitsbilanz und Bestimmung des Natriums in Serum und Urin sowie der Osmolalität und des spezifischen Uringewichts liefern wichtige Hinweise für die Diagnose eines Diabetes insipidus, der präoperativ bei ca. 20 % der Patienten vorliegt.

Weitere Untersuchungen

Eine ophthalmologische Untersuchung inkl. Fundusbeurteilung und Gesichtsfelduntersuchung ist präoperativ obligat. Eine neurologische Untersuchung dient der Feststellung von Hirnnervenfunktionsstörungen. Bei erhöhter Anfallsbereitschaft wird eine antikonvulsive Therapie eingeleitet. Zeichen der Hirndrucksteigerung mit Papillenödem, Übelkeit und Erbrechen können auf eine Liquorabflussstörung mit Hydrocephalus internus hinweisen. Psychoneurologische Untersuchungen, insbesondere zur Lebensqualität, haben bei Patienten mit Kraniopharyngeom deutliche Einschränkungen gezeigt [12], [21]. Bei Kindern sind Verhaltensauffälligkeiten und verminderte intellektuelle Leistungen sowohl prä- als auch postoperativ auffällig, z. B. im Rahmen der schulischen Leistungen [34]. Bei Erwachsenen stehen Merkfähigkeits- und Konzentrationsstörungen im Vordergrund.

2.6.5 Therapie des Kraniopharyngeoms

Operation

Durch eine operative Therapie soll der Tumor möglichst entfernt und die Diagnose histologisch gesichert werden. Unter Einsatz moderner mikrochirurgischer Operationstechniken gelingt heute in Zentren mit ausgewiesener Expertise zumeist auf transnasal-transkraniellem Weg eine vollständige Tumorentfernung und die peri- und postoperative Komplikationsrate einer radikalen OP (hypothalamische Beeinträchtigung, Liquorleckage, Sehstörungen, Diabetes insipidus und neurologische Ausfallserscheinungen) wird minimiert. Eine Übersichtsarbeit von Buchfelder et al. [5] beschreibt die möglichen operativen Zugangswege in Abhängigkeit von der Tumorlage und -ausbreitung. Die komplette Tumorentfernung ist infolge der Wachstumseigenschaften des Tumors oder durch Adhärenz an benachbarte funktionell wichtige Strukturen nicht immer möglich.

Radiotherapie

Der Stellenwert der Radiotherapie liegt in der Behandlung von inkomplett resezierten oder rezidivierten Kraniopharyngeomen. Die fraktionierte stereotaktische Radiotherapie und radiochirurgische Verfahren ermöglichen eine präzisere Bestrahlung des Resttumorgewebes möglichst unter Schonung benachbarter gesunder Strukturen vor hohen Strahlungsdosen. Einzeitige stereotaktische Bestrahlungen lassen sich nur bei ausreichendem Abstand des Tumors zum Chiasma opticum einsetzen. Aggarwal et al. [1] beschreiben die modernen Bestrahlungsverfahren. Im Langzeitverlauf sind Ausfälle der Hypophysenvorderlappen-Funktion möglich. Adamantinöse Kraniopharyngeome weisen eine gewisse Strahlenresistenz auf, ursächlich werden Tumorstammzellen dafür verantwortlich gemacht [20].

Das progressionsfreie Überleben für die OP bzw. die Radiotherapieverfahren geht aus ▶ Tab. 2.9 hervor.

2.6.6 Postoperative endokrinologische Betreuung und Verlauf

Eine interdisziplinäre Zusammenarbeit der beteiligten Fachdisziplinen ist sowohl in der präoperativen Phase zur Diagnostik und individuellen Therapieplanung der Patienten entscheidend und besitzt auch in der postoperativen Betreuung einen hohen Stellenwert.

Eine Überprüfung der Hypophysenfunktion zur Bestätigung persistierender oder zum Nachweis neu aufgetretener Ausfälle hypophysärer Hormone sollte 3 Monate postoperativ erfolgen. Die Rate einer kompletten Hypophysenvorderlappen-Insuffizienz ist hoch [22], [24], [32]. Sehr selten ist bei suprasellärer Lage nach Tumorentfernung eine Erholung der Hypophysenfunktion möglich, wenn es zu einer Druckentlastung des Hypophysenstiels infolge der OP gekommen ist. Ein Diabetes insipidus wird postoperativ bis zu 80 % beobachtet [11], [21], [23] und kann Folge einer ausgedehnten Operation sein.

Hypothalamisches Syndrom

Die Entwicklung einer z. T. exzessiven Adipositas bei mehr als 50 % aller Patienten mit Kraniopharyngeom korreliert am ehesten mit einer tumor- oder therapiebedingten Läsion hypothalamischer Strukturen. Die Adipositas beim Kraniopharyngeom ist kaum therapierbar und trägt maßgeblich zur eingeschränkten Lebensqualität der Patienten bei. Ihre metabolischen Folgeerkrankungen sind Mitursache für die erhöhte Morbidität und Mortalität der Patienten. Zu den Facetten der hypothalamischen Adipositas zählen ein erhöhter Vagotonus mit Hyperinsulinämie, eine Leptinresistenz, eine verminderte Sympathikusaktivität mit reduzierter körperlicher Aktivität von adipösen Kraniopharyngeom-Patienten im Vergleich mit BMI-gematchten Kontrollen [19] sowie eine vermehrte Tagesmüdigkeit infolge einer verminderten nächtlichen Melatoninkonzentration [30]. Funktionelle MRT-Untersuchungen lassen vermuten, dass vor allem die postprandiale Verarbeitung von Nahrungsreizen im Gehirn adipöser Patienten mit Kraniopharyngeom gestört ist [35]. Medikamentöse Therapieversuche, u. a. mit Octreotide [27] oder

Tab. 2.9 Therapie-Outcome nach OP bzw. Radiotherapie beim Kraniopharyngeom.

Verfahren	progressionsfreies Überleben
Operation	
• komplette mikrochirurgische Tumorentfernung	40–75 % (27–90 %) nach 10 Jahren
• subtotale Operation	15,6–38 % (> 50 % Rezidive, [29])
Radiotherapie nach OP (Rest- oder Rezidivtumor)	
• konventionelle fraktionierte externe Bestrahlung	75–90 % [18], [33]
• fraktionierte stereotaktische Radiotherapie	77–100 % nach 5 bzw. 10 Jahren [13], [23], [28], [37]
• stereotaktische Radiochirurgie	61–87 % nach 3–5 Jahren ([10], [25]), bis zu 91 % [31]

Metformin zur Behandlung der Hyperinsulinämie waren langfristig nicht in der Lage, die Adipositas wesentlich zu bessern. In letzter Zeit wird über bariatrische OP-Verfahren berichtet, die im Einzelfall zu einer deutlichen Gewichtsreduktion führen können [3], [9]. Langzeitergebnisse und die Erfahrungen mit einer größeren Patientenanzahl bleiben abzuwarten.

In einem Rattenmodell entwickelte sich das klassische Bild der Erkrankung mit morbider Adipositas, gesteigerter Nahrungsaufnahme sowie Hyperinsulinämie und Hyperleptinämie nur nach Läsion aller an der Appetitregulation beteiligter Kerngebiete des Hypothalamus (Nucleus arcuatus sowie ventromedialer und/oder dorsomedialer Nucleus) [35]. Forschungsvorhaben lassen auf die gezielte Entwicklung von Medikamenten zur Behandlung der hypothalamischen Adipositas hoffen.

Besonderheiten der Hormonsubstitution und Behandlung von Begleiterkrankungen

Eine adäquate Substitution von Hormonen ist einzuleiten. Wegen der Neigung zu Adipositas und aufgrund der kardiovaskulären Morbidität ist eine zu hohe Hydrokortisondosis zu vermeiden, dagegen auf eine ausreichende L-Thyroxindosis zu achten (siehe Kap. 2.8). Die Patienten profitieren von einer Wachstumshormon-Substitution [40]. Bei Nachweis einer gonadotropen Insuffizienz sollten prämenopausale Frauen bis zum 50. Lebensjahr mit Östrogenen, Männer mit Testosteron substitutiert werden.

Cave ⚠

Die Therapie des Diabetes insipidus kann, sofern das Durstgefühl infolge der Schädigung hypothalamischer Strukturen fehlt, zu einer großen therapeutischen Herausforderung werden. Diese Patienten sind auf Fremdhilfe angewiesen und können an den Folgen des Diabetes insipidus hypersalaemicus mit ausgeprägter Hypernatriämie und Thermoregulationsstörungen versterben.

Verlaufsuntersuchungen sollten die Manifestation folgender Erkrankungen berücksichtigen:

- Diabetes mellitus und Hyperlipoproteinämie
- Osteoporose
- vermehrte Tagesmüdigkeit, Schlafapnoe-Syndrom
- Ausfall weiterer hypophysärer Partialfunktionen, insbesondere nach Radiotherapie
- Fettleber (Leberzirrhose und hepatopulmonales Syndrom)

Eine begleitende Ernährungsberatung und die Motivation zu körperlicher Aktivität sind frühzeitig postoperativ zu empfehlen, vor allem bei Patienten mit hypothalamischer Begleiterkrankung.

Eine langfristige bildgebende Kontrolle (jährliche MRT-Untersuchung der Sellaregion) ist erforderlich.

Prognose

Die 10-Jahres-Überlebensrate beträgt 83–93 % [24], [32]. Spätrezidive auch nach 20 Jahren sind möglich (Tumorkontrollrate ca. 68 %). Ist ein Rezidiv nachweisbar, muss eine interdisziplinäre Entscheidung getroffen werden, um die Therapiemodalitäten – erneute OP, Radiotherapie, ggf. stereotaktische Zystenentlastung – zu entscheiden. Vordringliches Ziel sollte es sein, mit der gewählten Therapie lebenswichtige benachbarte Strukturen des Tumors zu schonen, um die krankheits- und therapiebedingte Morbidität und Mortalität zu minimieren. Dies betrifft sowohl das optische System als auch hypothalamische Strukturen.

Vergleicht man Patienten mit einem Tumor der Hypophysenregion, so weisen Frauen mit einem Kraniopharyngeom eine besonders hohe Mortalitätsrate auf [8], [39]. Die langfristige Prognose wird meist durch die kardiovaskulären Begleiterkrankungen bestimmt [8], die indirekt wiederum Folge des Tumorwachstums und dessen Therapie sind. Die Mortalitätsrate ist 3- bis 19-fach höher als die der Allgemeinbevölkerung [8], [14], [32].

Die lebenslang notwendige Substitutionsbedürftigkeit von Hormonen, aber auch begleitende Sehstörungen, neurologische Ausfallserscheinungen im Bereich der Hirnnerven sowie psychoneurologische Funktionsstörungen verursachen eine mehr oder weniger ausgeprägte Beeinträchtigung der Lebensqualität und der sozialen Kompetenz. Im Einzelfall kann eine vollständige Pflegebedürftigkeit der Patienten resultieren. Ziel der Therapie muss es sein, diese Tumoren möglichst früh zu erkennen und die operative Radikalität unter Vermeidung postoperativer Komplikationen möglichst zu begrenzen. Individuelle Behandlungspläne und eine lebenslange interdisziplinäre Betreuung in spezialisierten Zentren sind daher empfehlenswert.

2.6.7 Therapie anderer supraselläre Tumoren

Germinome

Nach Diagnosesicherung mittels einer Biopsie werden intrakraniale Germinome mit einer platinbasierten Chemotherapie, kombiniert mit einer Radiotherapie, behandelt. Um Rezidive zu verhindern, wird eine Bestrahlung der Ventrikel empfohlen.

Arachnoidalzysten

Eine ventrikulo- oder zystoperitoneale Shuntanlage zur Druckentlastung ist die Therapie der Wahl bei symptomatischen Arachnoidalzysten.

2.6.8 Literatur

[1] Aggarwal A, Fersht N, Brada M. Radiotherapy for craniopharyngioma. Pituitary 2013; 16: 26–33

Kommentar: Die Autoren beschreiben verschiedene Bestrahlungstechniken und vergleichen die konventionelle Therapie mit modernen radiotherapeutischen Verfahren, von denen eine bessere lokale Wirksamkeit und weniger toxische Nebeneffekte erwartet werden.

[2] Asa SL, Kovacs K, Bilbao JM et al. Immunohistochemical localization of keratin in craniopharyngiomas and squamous cell nests of the human pituitary. Acta Neuropathol. 1981; 54: 257–60

[3] Bingham NC, Rose SR, Inge TH. Bariatric surgery in hypothalamic obesity. Front Endocrinol (Lausanne). 2012; 3: 23

[4] Bretault M, Boillot A, Muzard L et al. Clinical review: Bariatric surgery following treatment for craniopharyngioma: a systematic review and individual-level data meta-analysis. J Clin Endocrinol Metab. 2013; 98: 2239–46

[5] Buchfelder M, Schlaffer SM, Lin F et al. Surgery for craniopharyngioma. Pituitary 2013; 16: 18–25

Kommentar: Diese Arbeit gibt eine Übersicht über die verschiedenen Operationsverfahren und operativen Zugangswege, erläutert die Vor- und Nachteile der einzelnen Operationen und liefert Daten zum Outcome und Überleben im Langzeitverlauf.

[6] Bunin GR, Surawicz TS, Witman PA et al. The descriptive epidemiology of craniopharyngioma. J Neurosurg 1998; 89: 547–551

[7] Buslei R, Nolde M, Hofmann B et al. Common mutations of beta-catenin in adamantinomatous craniopharyngiomas but not in other tumours originating from the sellar region. Acta Neuropathol. 2005; 109: 589–97

[8] Bülow B, Attewell R, Hagmar L et al. Postoperative prognosis in craniopharyngioma with respect to cardiovascular mortality, survival, and tumor recurrence. J Clin Endocrinol Metab 1998; 83: 3897–3904

[9] Bretault M, Boillot A, Muzard L et al. Clinical review: Bariatric surgery following treatment for craniopharyngioma: a systematic review and individual-level data meta-analysis. J Clin Endocrinol Metab 2013; 98: 2239–2246

[10] Chung WY, Pan DH, Shiau CY et al. Gamma knife radiosurgery for craniopharyngiomas. J Neurosurg. 2000; 93 Suppl 3: 47–56

[11] [Crowley RK, Hamnvik OP, O'Sullivan EP et al. Morbidity and mortality in patients with craniopharyngioma after surgery. Clin Endocrinol (Oxf). 2010; 73: 516–21

[12] Donnet A, Schmitt A, Dufour H et al. Neuropsychological follow-up of twenty two adult patients after surgery for craniopharyngioma. Acta Neurochirurgica 1999; 141: 1049–1054

[13] Duff J, Meyer FB, Ilstrup DM et al. Long-term outcomes for surgically resected craniopharyngiomas. Neurosurgery 2000; 46: 291–302; discussion 302-5

[14] Erfurth EM, Holmer H, Fjalldal SB. Mortality and morbidity in adult craniopharyngioma. Pituitary 2013; 16: 46–55

Kommentar: Die Übersichtsarbeit fasst bisher erschienene Daten zur erhöhten Mortalitätsrate der Patientengruppe (insbesondere gilt dies für Frauen) zusammen. Es werden Ursachen der bis zu 19-fach erhöhten kardiovaskulären Mortalität diskutiert sowie die Langzeitfolgen der Erkrankung und die Lebensqualität von Patienten mit Kraniopharyngeom erläutert.

[15] [15] Fahlbusch R, Honegger J, Paulus W et al. Surgical treatment of craniopharyngiomas: experience with 168 patients. J Neurosurg. 1999; 90: 237–250

[16] Gao S, Shi X, Wang Y et al. Malignant transformation of craniopharyngioma: case report and review of the literature. J Neurooncol. 2011; 103: 719–25

[17] Goldberg GM and Eshbaugh DE. Squamous cell nests of the pituitary gland as related to the origin of craniopharyngiomas. A study of their presence in the newborn and infants up to age four. Arch Pathol. 1960; 70: 293–9

[18] Habrand JL, Ganry O, Couanet D et al. The role of radiation therapy in the management of craniopharyngioma: a 25-year experience and review of the literature. Int J Radiat Oncol Biol Phys. 1999; 44: 255–63

[19] Harz KJ, Müller HL, Waldeck E et al. Obesity in patients with craniopharyngioma: assessment of food intake and movement counts indicating physical activity. J Clin Endocrinol Metab. 2003; 88: 5227–31

[20] Hölsken A, Stache C, Schlaffer SM et al. Adamantinomatous craniopharyngiomas express tumor stem cell markers in cells with activated Wnt signaling: further evidence for the existence of a tumor stem cell niche? Pituitary 2013; Dec 20. [Epub ahead of print]

Kommentar: Beim adamantinösen Kraniopharyngeom konnten die Autoren erstmals Marker eines Tumorstammzellphänotyps nachweisen. Für die Zukunft werden von diesen Untersuchungen mögliche Therapieansätze erhofft.

[21] Honegger J, Barocka A, Sadri B et al. Neuropsychological results of craniopharyngioma surgery in adults: a prospective study. Surgical Neurology 1998; 50: 19–29

[22] Kalapurakal JA, Goldman S, Hsieh YC et al. Clinical outcome in children with recurrent craniopharyngioma after primary surgery. Cancer J 2000; 6: 388–393

[23] Karavitaki N, Brufani C, Warner JT et al. Craniopharyngiomas in children and adults: systematic analysis of 121 cases with long-term follow-up. Clin Endocrinol. 2005; 62: 397–409

[24] Karavitaki N, Warner JT, Marland A et al. GH replacement does not increase the risk of recurrence in patients with craniopharyngioma. Clin Endocrinol. 2006; 64: 556–60

[25] Kobayashi T, Kida Y, Mori Y et al. Long-term results of gamma knife surgery for the treatment of craniopharyngioma in 98 consecutive cases. J Neurosurg. 2005; 103: 482–8

[26] Lauriola L, Doglietto F, Novello M et al. De novo malignant craniopharyngioma: case report and literature review. J Neurooncol. 2011; 103: 381–6

[27] Lustig RH, Post SR, Srivannaboon K et al. Risk factors for the development of obesity in children surviving brain tumors. J Clin Endocrinol Metab. 2003; 88: 611–6

[28] Minniti G, Esposito V, Amichetti M et al. The role of fractionated radiotherapy and radiosurgery in the management of patients with craniopharyngioma. Neurosurg Rev 2009; 32: 125–132

[29] Müller HL, Handwerker G, Gebhardt U et al. Melatonin treatment in obese patients with childhood craniopharyngioma and increased daytime sleepiness. Cancer Causes Control. 2006; 17: 583–9

[30] Müller HL. Increased daytime sleepiness in patients with childhood craniopharyngioma and hypothalamic tumor involvement: review of the literature and perspectives. Int J Endocrinol. 2010; 2010: 519607

[31] Niranjan A, Kano H, Mathieu D et al. Radiosurgery for craniopharyngioma. Int J Radiat Oncol Biol Phys. 2010; 78: 64–71

[32] Pereira AM, Schmid EM, Schutte PJ et al. High prevalence of long-term cardiovascular, neurological and psychosocial morbidity after treatment for craniopharyngioma. Clin Endocrinol. 2005; 62: 197–204

[33] Rajan B, Ashley S, Gorman C et al. Craniopharyngioma–a long-term results following limited surgery and radiotherapy. Radiother Oncol. 1993; 26: 1–10

[34] Riva D, Pantaleoni C, Devoti M et al. Late neuropsychological and behavioural outcome of children surgically treated for craniopharyngioma. Childs Nerv Syst. 1998; 14: 179–84

[35] Roth CL, Aylward E, Liang O et al. Functional Neuroimaging in Craniopharyngioma: A Useful Tool to Better Understand Hypothalamic Obesity? Obes Facts. 2012; 5:243–253

[36] Schmalisch K, Beschorner R, Psaras T et al. Postoperative intracranial seeding of craniopharyngiomas–report of three cases and review of the literature. Acta Neurochir. 2010; 152: 313–9

[37] Schulz-Ertner D, Frank C, Herfarth KK et al. Fractionated stereotactic radiotherapy for craniopharyngiomas. Int J Radiat Oncol Biol Phys. 2002; 54: 1114–20

[38] Shi XE, Wu B, Fan T et al. Craniopharyngioma: surgical experience of 309 cases in China. Clin Neurol Neurosurg 2008; 110: 151–159

[39] Tomlinson JW, Holden N, Hills RK et al. Association between premature mortality and hypopituitarism. West Midlands Prospective Hypopituitary Study Group. Lancet 2001; 357: 425–431

[40] Yuen KC, Koltowska-Häggström M, Cook DM et al. Clinical characteristics and effects of GH replacement therapy in adults with childhood-onset craniopharyngioma compared with those in adults with other causes of childhood-onset hypothalamic-pituitary dysfunction. Eur J Endocrinol 2013; 169: 511–519
Kommentar: Der Nutzen einer Substitution mit Wachstumshormon war bei Patienten mit Kraniopharyngeom bisher noch nicht sicher geklärt. In dieser Untersuchung wird dargestellt, dass der Benefit einer Substitution bei im Kindesalter erworbenem GH-Mangel aufgrund eines Kraniopharyngeoms vergleichbar ist mit dem anderer Patienten mit hypothalamisch-hypophysärer Ursache eines GH-Mangels.

2.7 Operative Therapie von Hypophysentumoren

M. Buchfelder

2.7.1 Einleitung

Bei der Akromegalie, beim Morbus Cushing, bei TSH-sezernierenden und bei hormoninaktiven Hypophysenadenomen ist die operative Therapie heute generell als Primärtherapie akzeptiert. Dagegen werden Prolaktinome üblicherweise primär medikamentös mit Dopaminagonisten behandelt. Eine Operation ist bei Prolaktinomen nur dann indiziert, wenn durch die medikamentösen Maßnahmen infolge von Unverträglichkeitserscheinungen oder einem schlechten Ansprechen des Tumors auf Dopaminagonisten (Non-Responder) eine ausreichende Reduktion der Tumorgröße oder Senkung der Prolaktinspiegel nicht gelingt. Ganz wesentlich ist die Stellung der **Operationsindikation**, welche im Allgemeinen den Nachweis einer Sehstörung, einer Hypophyseninsuffizienz oder einer autonomen hormonellen Hypersekretion eines oder mehrerer Hypophysenhormone voraussetzt. Auch die deutliche Größenzunahme eines Tumors bei radiologischen Verlaufsuntersuchungen kann man als Operationsindikation werten. Zu berücksichtigen ist auch der individuelle Therapiewunsch mancher Patienten, selbst bei relativer Operationsindikation. Allerdings stellt der radiologische Nachweis einer inzidentell entdeckten, raumfordernden Läsion, selbst wenn sie größer als 1 cm ist, auch nach den Leitlinien der US Endocrine Society allein noch keine Indikation zu einer Operation dar. Der Befund ist jedoch dann zumindest kontrollbedürftig. Operative Maßnahmen können auch im Verlauf immer dann in Betracht gezogen werden, wenn eine Kontrolle des Tumorwachstums oder der Hormonsekretion durch Medikamente nicht gelingt.

2.7.2 Präoperative Diagnostik

Wegen des hohen Weichteilkontrastes wird die **Kernspintomografie** (MRT) zur morphologischen Darstellung des Tumors heute als die Methode der Wahl angesehen. T 1-gewichtete koronare und sagittale Schichten erlauben die beste Orientierung, Abschätzung der Wahl des operativen Zugangs und der Erfolgsaussichten des Eingriffs. Nur bei Kontraindikationen zur MRT (z. B. Herzschrittmacher) kann die Dünnschicht-Computertomografie als Alternative herangezogen werden. Eine differenzierte klinische und laborchemische Evaluation aller hypophysären Achsen gilt als Standard. Eine Hypophyseninsuffizienz muss bereits perioperativ substituiert werden. Wenn klinische Hinweise auf eine Sehstörung vorliegen oder die bildgebenden Verfahren einen Kontakt des Tumors zur Sehbahn dokumentieren, sollten Visus und Gesichtsfeld untersucht werden. Das Operationsrisiko muss durch eine sorgfältige klinische Evaluation abgeschätzt werden. Für die Aufklärung gelten Standards, denen zufolge die üblichen allgemeinen und speziellen Risiken erklärt und alternative Therapiemöglichkeiten erwähnt werden müssen.

2.7.3 Operative Technik

Heute werden im Wesentlichen 2 operative Verfahren in mehreren Variationen verwendet, über die die Mehrzahl der Hypophysenadenome vollständig entfernt werden können: die transsphenoidale und die transkranielle Operation.

Transsphenoidale Operation

Die transsphenoidale Operationbietet sich für alle intrasellären Tumoren an, sowie für alle diejenigen, bei denen eine breite Kommunikation zwischen den intrasellären und extrasellären Tumoranteilen besteht. Das Prinzip der Operation geht auf den Anfang des 20. Jahrhunderts zurück. In großen Serien werden über 90 % der Hypophysentumoren auf transnasalem Weg operiert. Dabei spielt es keine Rolle, welche der möglichen Varianten der transsphenoidalen Operation verwendet wird.

► **Durchführung des Eingriffs.** Man kann den Eingriff in mehreren Variationen durchführen, denen gemeinsam ist, dass die Nase als Korridor zur Sella turcica genutzt wird. Gebräuchlich ist einerseits der in Rückenlage flach positionierte Patient, wobei der Operateur hinter dem Kopf des Patienten steht, andererseits aber auch die halbsitzende Lagerung des Patienten, dessen Kopf dann in einem Halterungssystem fixiert ist. Der Operateur sitzt oder steht dabei an der Seite. Der mikrochirurgische Zugang kann mit einem Schleimhautschnitt unter dem Vestibulum oris beginnen (sublabial) oder mit einem medialen Schleimhautschnitt über dem Nasenknorpel im Cavum nasi (pernasal). Die weitere Präparation erfolgt dann üblicherweise paraseptal oder transseptal durch Schaffen eines Schleimhauttunnels in der Nasenmitte. Das Nasenseptum wird z. T. reseziert oder zur Seite geklappt, sodass man die Nase als Korridor zur Keilbeinhöhle verwendet. Der Schleimhauttunnel wird durch ein spezielles röhrenförmiges Spekulum offen gehalten, durch das mit modernen Operationsmikroskopen ein guter Einblick in die

Keilbeinhöhle und die Sellaregion möglich ist. Als Alternative bietet sich das direkt pernasale Verfahren an, bei dem das Spekulum durch die Nasenhöhle bis zum Keilbeinhöhlenboden eingeführt und mithilfe des Bildwandlers auf die ideale Trajektorie zur Sella turcica eingestellt wird. Dann wird eine mediale Sphenoidotomie durchgeführt. Dabei ist keine submuköse Präparation am Nasenseptum erforderlich. Den direkt pernasalen Zugang benutzt man auch bei der rein endoskopischen Operation, bei der auf ein Spekulum verzichtet wird.

Mit entsprechender Erfahrung kann man nach der Eröffnung des Sellabodens und Inzision der basalen Dura das weichere und farblich unterschiedliche Hypophysenadenomgewebe von der gelblicheren und festeren normalen Hypophyse, die eine typische Vaskularisierungsstruktur aufweist, unterscheiden und den Tumor dadurch selektiv entfernen. Wesentlich erscheint es, eine selektive Adenomektomie anzustreben, durch die ein Hormonexzess bei einem hormonsezernierenden Hypophysenadenom beseitigt und die Hypophysenfunktion durch Identifizierung und Schonung des normalen Hypophysengewebes erhalten werden kann. Dies ist insbesondere dann technisch besonders schwierig, wenn ein kleiner Tumor gesucht wird, der im Kernspintomogramm nicht deutlich abgebildet wird. Dann muss der gesamte Hypophysenkörper systematisch sektioniert werden.

Die absolute Größe des Tumors spielt für dessen Entfernbarkeit weniger eine Rolle als die weite Verbindung intra- und extrasellärer Tumorkomponenten. Invasive Tumoren können meist nicht vollständig reseziert werden. Als prognostisch sichere Indikatoren für einen postoperativen Tumorrest und damit auch der Persistenz eines Hormonexzesses gelten insbesondere der radiologische Nachweis von Hypophysenadenomgewebe lateral der A. carotis und eine diffuse Tumorinfiltration der Schädelbasis schon vor dem Eingriff. Die Invasionstendenz ist sowohl von der Tumorgröße als auch vom endokrinologischen Typ der Geschwulst abhängig. Die Erfahrung des Operateurs spielt eine ganz erhebliche Rolle bei der Chance auf die Normalisierung von Hormonexzessen, die Chance der vollständigen Tumorresektion, wie sie in radiologischen Kontrollen dokumentiert wird und invers auch für die Komplikationsquote.

Neuere technische Entwicklungen, die die Effektivität der chirurgischen Maßnahmen noch während der Operation überprüfen lassen, sind beispielsweise intraoperative Hormonbestimmungen oder in morphologischer Hinsicht die intraoperative Resektionskontrolle mit dem Kernspintomogramm, insbesondere bei großen suprasellären Tumoren. Beim Aufzeigen von Resttumor mit diesem Verfahren kann gezielt weiter operiert und damit in einer Reihe von Fällen eine radikalere Adenomektomie durchgeführt werden. Mit dem Endoskop werden Einblicke auch in die lateralen Bereiche der Keilbeinhöhle und gar in den Sinus cavernosus möglich. Die rein endoskopische Technik ist sowohl, was die endokrinologischen Operationsergebnisse bei hormonsezernierenden Tumoren, das Resektionsausmaß hormoninaktiver Tumoren als auch die Komplikationsrate betrifft, der mikrochirurgischen Technik ebenbürtig. Die erweiterte transsphenoidale Operation erlaubt erfahrenen Operateuren heute, von den klassischen Kontraindikationen der nasalen Operation abzuweichen und auch primär extraselläre Tumoren durch die Keilbeinhöhle anzugehen, ist aber mit einer nicht unerheblichen Rate von Komplikationen belastet.

Transkranielle Operation

Folgende Tumoren müssen der traditionellen Lehrmeinung zufolge auf transkraniellem Wege angegangen werden: Tumoren, die

- in ihrer Masse extrasellär entwickelt sind,
- eine asymmetrische Ausdehnung haben,
- keine weite Kommunikation mit einer stark erweiterten Sella turcica aufweisen.

Dies trifft heute aber für < 10 % der Hypophysenadenome zu. Wenn man die schon oben aufgeführte Möglichkeit einer „erweiterten" transsphenoidalen Operation berücksichtigt, gilt dies sogar nur noch für seltene Ausnahmen. Kraniopharyngiome, supraselläre Meningeome und Gliome des Chiasma opticum müssen dagegen prinzipiell über transkranielle Operationen angegangen werden. Der am häufigsten angewandte Zugangsweg ist dabei das **frontotemporale** oder **subfrontale Vorgehen** mit einer basalen pterionalen oder frontalen Trepanation bei fixiertem Kopf. Es wird dabei nur subfrontal präpariert oder die Fissura Sylvii mikrochirurgisch eröffnet und es werden die Sehnervenkreuzung sowie die größeren intrakraniellen Arterien des vorderen Hirnkreislaufes dargestellt. Man kann dann entweder vor dem Vorderrand des Chiasma opticum bzw. zwischen der A. carotis und dem seitlichen Rand den Tumor präparieren und entfernen. Auch hierbei lassen sich normales Hypophysengewebe und der Hypophysenstiel identifizieren und erhalten, sodass in der Mehrzahl der Fälle auch hier eine anatomisch und funktionell selektive Operation in Bezug auf die Hypophysenfunktion möglich ist.

In besonderen Fällen mit einer ausgeprägt retrosellären Tumorausdehnung bietet sich der bevorzugt bei Kraniopharyngiomen verwendete, **basale frontale Mittellinienzugang** auch für Hypophysenadenome und seltene Sellatumoren an, wobei über einen Bügelschnitt und eine kleine basale frontale bilaterale Mittellinientrepanation vorgegangen wird. Dabei müssen die Nn. olfactorii mikrochirurgisch vorsichtig aus der arachnoidalen Hülle gelöst und so entspannt werden, dass zwischen ihnen, dem Vorderrand des Chiasmas und dem Planum sphenoidale und ggf. auch durch die Lamina terminalis hindurch vorgegangen werden kann. Dies setzt eine entsprechende individuelle Erfahrung des Operateurs voraus. Der Knochendeckel wird bei beiden Verfahren kosmetisch günstig reimplantiert, sodass von außen sichtbare Folgen der Operation kaum bestehen.

Tab. 2.10 Komplikationen bei Operationen von Hypophysentumoren.

Komplikationen vonseiten des operativen Zugangs	Komplikationen im Sellabereich	intrakranielle zerebrale Komplikationen
bei transsphenoidalen Operationen • Septumperforation • Sattelnasendeformität • Mukozele der Keilbeinhöhle • Hypästhesie im Bereich der Schneidezähne • Orbitabodenfraktur • Epistaxis • Synechie • Sinusitis	Liquorfistel Sehverschlechterung HVL-Insuffizienz Diabetes insipidus vaskuläre Läsionen Doppelbilder	Meningitis Infarkte hypothalamische Störungen Subarachnoidalblutung intrazerebrale Hämatome Hydrozephalus
bei transkraniellen Operationen • Fazialis(stirnast)parese • Liquorkissen • Knochendeckelnekrose • epidurales Hämatom • Hirnkontusion • Wundheilungsstörung		

Andere Operationen

Zystische Hypophysenadenome, insbesondere aber die Zysten von Kraniopharyngiomen, lassen sich auch navigationsgesteuert rahmenlos oder klassisch stereotaktisch über ein Bohrloch punktieren und aspirieren. Damit wird der raumfordernde intrakranielle Prozess dekomprimiert, der solide Anteil des Tumors aber nicht entfernt. Insofern muss diese operative Maßnahme als palliativ aufgefasst werden. Sie ist mit einem relativ geringen Komplikationsrisiko (verglichen mit der offenen Operation) behaftet.

In der heute selten vorkommenden Situation, dass ein großer Hypophysentumor mit erheblicher suprasellärer Ausdehnung durch Blockade der Foramina Monroi einen Hydrozephalus verursacht hat, ist die Implantation eines internen liquorableitenden Systems (Shunt) indiziert.

2.7.4 Histologische Untersuchung

In jedem Fall muss das Biopsiematerial raumfordernder Prozesse der Sellaregion einer histologischen Untersuchung zugeführt werden. Diese erfolgt in aller Regel lichtmikroskopisch und auch immunohistochemisch. In speziellen Situationen ist (nach entsprechender Fixierung des Gewebes) die definitive Diagnose erst durch eine elektronenmikroskopische Untersuchung oder die Anwendung molekularbiologischer Techniken möglich.

2.7.5 Komplikationen

Die Mortalität bei derartigen Eingriffen liegtin größeren kumulativen Erhebungen deutlich < 1 %. Schwerwiegende, aber für diese Eingriffe typische Komplikationen wie Meningitis, Liquorfistel und Nachblutung werden in erfahrenen Zentren ebenfalls in jeweils weniger als 1–5 % bei selektiven Patientenserien angegeben. Verletzungen der großen hirnversorgenden Arterien und die Entwicklung einer permanenten, substitutionsbedürftigen kompletten HVL-Insuffizienz sollten heute als seltene Ereignisse gelten. Wenngleich insbesondere die transsphenoidale Operation statistisch gesehen als eine der sichersten neurochirurgischen Operationen bei intrakraniellen raumfordernden Prozessen angesehen wird, so darf man nicht darüber hinwegsehen, dass in Einzelfällen auch hierbei schwerwiegende Komplikationen möglich sind, welche die Lebensumstände in der Folge ganz wesentlich beeinflussen können (▶ Tab. 2.10). Dies ist bei der Stellung der Operationsindikation zu berücksichtigen.

2.7.6 Ergebnisse

Prognose

Bei **hormoninaktiven Hypophysenadenomen** wird der Operationserfolg in Bezug auf die Radikalität der Tumorentfernung heute am postoperativen Kernspintomogramm gemessen. Hierbei sind Kontrollaufnahmen wegen der operationsbedingten Artefakte erst 2–3 Monate nach der Operation sinnvoll. Es ist dabei ratsam, den präoperativen Befund als Vergleich mit heranzuziehen, da isolierte postoperative Aufnahmen oft schwierig zu beurteilen sind. Gelegentlich kommt es auch zu einer Erholung der präoperativ eingeschränkten Hypophysenfunktion, wobei allerdings in Fällen mit einer kompletten HVL-Insuffizienz keine Normalisierung zu erwarten ist. Lässt schon der Operationsbefund Resttumorgewebe erwarten oder zeigt sich im postoperativen Kernspintomogramm ein sicherer Tumorrest, so ist eine postoperative Radiotherapie indiziert, insbesondere wenn der Tumorrest in Kontrolluntersuchungen eine Progressionstendenz zeigt.

Eine erneute Operation ist dann sinnvoll, wenn es zu einer erneuten klinischen Symptomatik gekommen ist, oder wenn zu erwarten ist, dass durch die Re-Operation eine komplette Entfernung des Resttumors erreicht wird.

Bei **hormonaktiven Tumoren** misst man den Operationserfolg üblicherweise an der Normalisierung des Hormonexzesses, da dieser den sensitiveren Parameter im Vergleich zur postoperativen Bildgebung darstellt. Die Chance auf eine Normalisierung des Hormonexzesses ist am größten bei kleinen, auf die Sella turcica beschränkten Mikroadenomen. Sie erreicht hier in manchen Serien 90 %. Allerdings sinkt die Erfolgsquote mit zunehmender Tumorgröße und dem Maß extrasellärer Ausdehnung deutlich ab. Bei invasiven Hypophysenadenomen wird eine Normalisierung der Hormonsekretion deutlich weniger oft als bei umschriebenen Tumoren erreicht. Es scheint aber, dass die Ausgangssituation für nachfolgende Therapien auch durch die subtotale Tumorentfernung (Debulking) günstiger gestaltet wird. Dies gilt insbesondere bei Akromegalie, beim Nelson-Syndrom und bei TSH-sezernierenden Hypophysentumoren. Eine ganz wesentliche Rolle für den Operationserfolg spielt dabei auch die Erfahrung des Operateurs. Die Ergebnisse von erneuten Operationen sind, wenn schon ein Eingriff vorausgegangen ist, insgesamt deutlich weniger günstig als bei primären Eingriffen.

2.7.7 Literatur

[1] Ahmed S, Elsheikh M, Stratton IM et al. Outcome of transsphenoidal surgery for acromegaly and its relationship to surgical experience. Clin Endocrinol 1999; 50: 561–567
Kommentar: macht die Abhängigkeit des Ergebnisses transsphenoidaler Operationen von der Erfahrung des Operateurs deutlich.

[2] Barker FG, Klibanski A, Swearingen B. Transsphenoidal surgery for pituitary tumors in the United States, 1996–2000: Mortality, morbidity, and the effects of hospital and surgeon volume. J Clin Endocrinol Metab 2003; 88: 4 709–4 719
Kommentar: Gezeigt wird die Abhängigkeit der kumulativen Komplikationsquote anhand von Versicherungsdaten von der Behandlungsfrequenz der neurochirurgischen Abteilungen.

[3] Black PM, Zervas NT, Candia GL. Incidence and management of complications of transsphenoidal operation for pituitary adenomas. Neurosurgery 1987; 20: 920–924
Kommentar: Gezeigt wird die Inzidenz der unterschiedlichen Komplikationen in Relation zur Erfahrung des Operateurs.

[4] Buchfelder M, Fahlbusch R. The „classical" transsphenoidal aproach for resection of pituitary tumors. Operative Techniques in Neurosurgery 2002; 5: 210–217

[5] Buchfelder M, Schlaffer S.Surgical treatment of pituitary tumours. Best Pract Res Clin Endocrinol Metab 2009; 23: 677–692
Kommentar: ausführlicher Überblick über Indikationen zu Operationen bei allen Typen von Hypophysentumoren mit Normalisierungsquoten, prognostischen Faktoren und Komplikationen.

[6] Cappabianca P, Cavallo LM, Colao A et al. Surgical complications associated with the endoscopic endonasal transsphenoidal approach for pituitary adenomas. J Neurosurg 2002; 97: 293–298

[7] Couldwell WT. Transsphenoidal and transcranial surgery for pituitary adenomas. J Neurooncol 2004; 69: 237–256
Kommentar: stellt die Operationstechniken mit den jeweiligen Möglichkeiten und Grenzen dar.

[8] Dumont AS, Kanter AS, Jane JA et al. Extended transsphenoidal approach. Front Horm Res 2006; 34: 29–45
Kommentar: beschreibt die Möglichkeiten der erweiterten transsphenoidalen Operationen. Durch den Einsatz des Endoskops und weite Schädelbasiszugänge werden die klassischen Kontraindikationen für eine transnasale Operation relativiert.

[9] Freda PU, Beckers AM, Katznelson L et al., Endocrine Society. Pituitary incidentaloma: an endocrine society clinical practice guideline. J Clin Endocrinol Metab 2011; 96: 894–904
Kommentar: Leitlinie der US Endocrine Society zum Vorgehen bei zufällig entdeckten Hypophysentumoren.

[10] Griffith HB, Veerappen R. A direct transnasal approach to the sphenoid sinus. Technical note. J Neurosurg 1984; 66: 140–142

[11] Hardy J: Transsphenoidal microsurgery of the normal and pathological pituitary. Clin Neurosurg 1969; 16: 185–217
Kommenar: In diesem Klassiker finden sich die Grundlagen der transsphenoidalen Mikrochirurgie von Hypophysengeschwülsten, die Beschreibung der selektiven Adenomektomie und die Definitionen der Adenomgröße.

[12] Laws ER. Transsphenoidal approach to pituitary tumors. In: Schmidek HH, Sweet WH, eds. Operative neurosurgical techniques. Philadelphia: W.B. Saunders; 1995: 283–292
Kommentar: viel zitierte Operationslehre. Hier wird die technische Durchführung der Operation im Detail dargestellt.

[13] Mortini P, Losa M, Barzaghi R et al. Results of transsphenoidal surgery in a large series of patients with pituitary adenoma. Neurosurgery 2005; 56: 1222–1233
Kommentar: macht deutlich, welche ausgezeichneten Operationsergebnisse mit niedriger Komplikationsrate ein erfahrener Operateur in einem spezialisierten Zentrum und in einer selektionierten Serie erreichen kann.

[14] Starke RM, Raper DM, Payne SC et al. Endoscopic vs microsurgical transsphenoidal surgery for acromegaly: outcomes in a concurrent series of patients using modern criteria for remission. J Clin Endocrinol Metab 2013; 98: 3 190–3 198

2.8 Labordiagnostik und Therapie der Hypophysenvorderlappen-Insuffizienz

F. Beuschlein

2.8.1 Definition, Epidemiologie

Die Insuffizienz des Hypophysenvorderlappens (HVL) bezeichnet die mangelnde Produktion oder Wirkung einzelner oder mehrerer Hormone der Adenohypophyse. Inzidenz und Prävalenz der HVL-Insuffizienz in der erwachsenen Bevölkerung werden auf etwa 4 pro 100 000 Einwohner und Jahr bzw. 45 pro 100 000 Einwohner geschätzt. Die Erkrankung nimmt mit dem Alter zu und ist dabei gleichmäßig auf die Geschlechter verteilt. Etwa 20 % der Patienten mit einem Makroadenom der Hypophyse leiden an einer HVL-Insuffizienz.

2.8.2 Pathogenese

Die Pathogenese der HVL-Insuffizienz definiert sich aus der Grunderkrankung: Im Fall von Hypophysenadenomen führt die raumfordernde Wirkung des Tumors zu einer mechanischen Kompression der Portalgefäße, Druckatrophie des Hypophysenstiels und wahrscheinlich

Tab. 2.11 Ursachen einer HVL-Insuffizienz (Quelle: [7]).

Ursachen	
Hypophysentumoren	• endokrin inaktive und aktive Hypophysenadenome • andere
Schädigungen des Gehirns	• Schädel-Hirn-Traumata • Subarachnoidalblutungen • neurochirurgische Eingriffe • Radiatio • ischämischer oder hämorrhagischer Insult
nicht hypophysäre Tumoren	• Kraniopharyngeome • Meningeome • Gliome • Chordome • Ependymome • Metastasen • andere
infektiöse, entzündliche und granulomatöse Erkrankungen	• Abszesse • Tuberkulose • Meningitis • Enzephalitis • Sarkoidose • Histiozytose X • lymphozytäre Hypophysitis
Infarkte	• hypophysärer Apoplex • Sheehan-Syndrom
Empty Sella, hypophysäre Hypoplasie oder Aplasie	
genetische Formen	
idiopathische Formen	

ischämischen Nekrose von Teilen des HVL. Eine strahleninduzierte HVL-Insuffizienz ist vermutlich durch schädigende Effekte vor allem der hypophysären Gefäße bedingt, während eine Insuffizienz als Folge eines traumatischen Hirnschadens durch Hämorrhagie, Nekrose und anschließende Fibrose von hypophysären und hypothalamischen Strukturen verursacht wird. Entzündliche Erkrankungen der Hypophyse können durch die begleitende diffuse entzündliche Infiltration mit Lymphozyten und den anschließenden fibrotischen Umbau in der Akutphase ebenso mit raumfordernder Wirkung und sekundären Drucknekrosen einhergehen. Genetische Ursachen für eine komplette oder partielle HVL-Insuffizienz mit variabler klinischer Ausprägung beinhalten Mutationen von Transkriptionsfaktoren wie HESX1, LHX1, PROP1, POU1F1 und TPIT, die für eine geregelte Entwicklung des HVL unabdingbar sind. Die häufigsten Ursachen einer HVL-Insuffizienz sind in ▶ Tab. 2.11 zusammengefasst.

2.8.3 Einteilung und klinisches Bild

Das klinische Bild einer vollständigen oder partiellen HVL-Insuffizienz resultiert aus der Summe der Effekte der jeweilig ausgefallenen hypophysären Partialfunktion. Der Verdacht auf eine HVL-Insuffizienz entsteht daher oft aufgrund eines charakteristischen klinischen Symptomenkomplexes. Grundsätzlich entspricht die Symptomatik des Ausfalls einer einzelnen hypophysären Partialfunktion dem klinischen Bild bei Ausfall des jeweiligen Endorgans. In Abhängigkeit von der Genese der HVL-Insuffizienz können weitere spezifische Symptome, z. B. bedingt durch die raumfordernde Wirkung eines hypophysären Tumors, hinzutreten. Auch können erst die klinischen Zeichen eines Chiasma-Syndroms mit Gesichtsfeldausfällen und Kopfschmerzen zur Diagnose der HVL-Insuffizienz führen. Zufällig entdeckte Auffälligkeiten in der Bildgebung der Hypophysen- oder Hypothalamusregion können ebenso die Indikation zur endokrinen Diagnostik ergeben.

Eine unterschiedliche Sensitivität einzelner Achsen des HVL kann zu einem frühen Ausfall der gonadotropen und somatotropen Funktion beitragen. Frühsymptome hypophysärer Erkrankungen können damit Zyklusstörungen und Amenorrhoe bei der Frau und Libido- und Potenzverlust beim Mann sein. Auch wenn bei einer Frau ein normaler ovulatorischer Zyklus eine manifeste HVL-Insuffizienz unwahrscheinlich macht, ist bei begründetem klinischem Verdacht trotzdem die Überprüfung der übrigen Achsen erforderlich. Wichtige klinische Symptome einer HVL-Insuffizienz sind in ▶ Tab. 2.11 zusammengefasst.

Cave

Die schwerste Verlaufsform einer HVL-Insuffizienz stellt das hypophysäre Koma als Folge einer Stoffwechseldekompensation durch einen vollständigen Ausfall der Hypophysenfunktion dar. Die klinische Symptomatik mit Bradykardie, Hypoventilation, Hypothermie, Erbrechen und Bewusstseinstrübung bis hin zum Koma wird im Wesentlichen durch die kortikotrope und thyreotrope Insuffizienz bestimmt.

2.8.4 Diagnostik

Biochemische Diagnostik

In jedem Fall eines anamnestischen oder klinischen Verdachts auf das Vorliegen einer partiellen oder kompletten HVL-Insuffizienz muss eine hormonanalytische Diagnostik zur Überprüfung der gonadotropen, somatotropen, thyreotropen und kortikotropen hypophysären Partialfunktion durchgeführt werden. Der Einfluss der zirkadianen Rhythmik und einer evtl. Begleitmedikation auf die Ergebnisse der Hormonanalytik sind zu beachten. Vor einem Funktionstest der gonadotropen Partialfunktion des HVL müssen orale Antikontrazeptiva für einen Zyklus abgesetzt werden.

Wegweisend für die laborchemische Diagnostik sind pathologisch niedrige periphere Zielhormone und gleichzeitig niedrige hypophysäre Steuerhormone. Allerdings sind in der Diagnostik basale Hormonspiegel nicht immer genügend aussagekräftig, häufig ist eine Funktionsdiagnostik erforderlich. Eine Einschränkungder hypophysären Hormonsekretion kann sowohl durch hypothalamische Läsionen (z. B. durch supraselläre Extension einer hypophysären Raumforderung) als auch durch eine direkte Schädigung der Hypophyse bedingt sein. Deshalb kann der Einsatz von Funktionstests sinnvoll sein, die auf verschiedenen Ebenen die Sekretion des HVL stimulieren. Bei längerfristigem Bestehen einer HVL-Insuffizienz kann auch eine resultierende Atrophie der peripheren Drüse zur Funktionsdiagnostik genutzt werden (z. B. ACTH-Kurztest bei sekundärer Nebenniereninsuffizienz).

▸ **Überprüfung der kortikotropen Funktion.** Die Bestimmung einzelner Serum-Kortisolwerte bzw. Plasma-ACTH-Werte ist wegen der physiologischerweise großen Schwankungsbreite der gemessenen Parameter bei der Abklärung der Nebenniereninsuffizienz in < 25 % der Fälle hilfreich. Ausnahmen sind morgendliche Serum-Kortisolwerte < 80 nmol/l (3 µg/dl), bei denen eine kortikotrope Insuffizienz ohne weitere Diagnostik als gesichert gelten kann. Eine sekundäre Nebenniereninsuffizienz lässt zudem einen niedrigen DHEAS-Spiegel erwarten. Eine Nebennierenfunktionsstörung kann andererseits ausgeschlossen werden bei einem basalen Kortisolwert > 500 nmol/l (20 µg/dl). Die Bestimmung der Kortisol-Tagesproduktion im 24h-Sammelurin ist insgesamt unzuverlässig und testet nicht die Stressreserve. Bei 75 % der Patienten ist der Einsatz eines Funktionstests erforderlich. Als Goldstandard zur Erfassung einer sekundären Nebenniereninsuffizienz gilt der Insulin-Hypoglykämietest, mit dem die funktionelle Integrität der gesamten Hypothalamus-Hypophysen-Nebennieren-Achse getestet wird. Eine Alternative stellt der CRH-Test dar (siehe kombinierter Releasing-Hormon-Test), der jedoch nicht die Funktionalität der hypothalamischen CRH-Sekretion und die des Hypophysenstiels beurteilen lässt.

Bei länger bestehender kortikotroper Insuffizienz (> 3 Monate) ist als Folge einer Atrophie der Zona fasciculata auch die Kortisol-Antwort auf ACTH abgeschwächt, was einen diagnostischen Einsatz des ACTH-Tests ermöglicht. Allerdings kann dieser Test bei erst kurzfristig bestehender sekundärer Insuffizienz falsch normale Ergebnisse liefern.

▸ **Überprüfung der thyreotropen Funktion.** Eine sekundäre Hypothyreose resultiert aus einer partiellen oder kompletten Insuffizienz des HVL, TSH zu sezernieren. Da in der Mehrzahl der Patienten mit sekundärer Hypothyreose (z. B. infolge eines Hypophysenadenoms) eine Restaktivität der thyreotropen Zellen erhalten ist, ist das basal gemessene TSH bei diesen Patienten häufig im (unteren) Normbereich. Die unzureichende Stimulation der Schilddrüse manifestiert sich durch ein erniedrigtes oder niedrig normales Thyroxin(fT_4), das wahrscheinlich durch geringe Veränderungen in der pulsatilen oder zirkadianen TSH-Sekretion oder eine verringerte biologische Aktivität bedingt ist. Das Triiodthyronin (fT_3) liegt bei der sekundären Hypothyreose meist im Normbereich. Der TRH-Test(siehe kombinierter Releasing-Hormon-Test) kann bei etwa 50 % der Patienten mit sekundärer Hypothyreose einen verminderten Anstieg des TSH dokumentieren und wird wegen der damit insgesamt eingeschränkten Sensitivität nur noch selten eingesetzt.

▸ **Überprüfung der gonadotropen Funktion.** Ein Ausfall oder eine Beeinträchtigung der gonadotropen HVL-Funktion resultiert in einem kompletten oder partialen sekundären Hypogonadismus (hypogonadotroper Hypogonadismus). Beim **erwachsenen Mann** beruht die Diagnose auf dem Nachweise eines erniedrigten Serum-Testosterons. Sind auch die Gonadotropine erniedrigt, liegt ein sekundärer Hypogonadismus vor. Ein GnRH-Test ist im Regelfall zur Diagnosesicherung nicht erforderlich.

Bei **Frauen im reproduktionsfähigen Alter** erfolgt die Beurteilung der Gonadenfunktion durch die Anamnese der Periodenblutung. Ein regelmäßiger Zyklus schließt eine Gonadeninsuffizienz aus. Bei Kontrazeptiva-Einnahme ist es für die Beurteilbarkeit notwendig, diese über mindestens 2 Monate abzusetzen. Bei Amenorrhoe erfolgt die Bestimmung von LH/FSH und den Sexualsteroiden 17β-Östradiol und Progesteron, die bei sekundärem Hypogonadismus erniedrigt sind. Bei beiden Geschlechtern ist durch die basale Messung des Prolaktins eine ursächliche Hyperprolaktinämie auszuschließen.

Bei **postmenopausalen Frauen** folgt aus der primären Ovarialinsuffizienz im Rahmen der Menopause physiologischerweise ein Anstieg der Gonadotropine, der infolge einer HVL-Insuffizienz vermindert sein kann. Wegen des sehr variablen Ausmaßes und der Altersabhängigkeit der postmenopausalen Gonadotropinerhöhung ist eine gonadotrope Insuffizienz in dieser Altersgruppe allerdings nur eingeschränkt zu beurteilen und insgesamt meist ohne weitere klinische Relevanz.

▸ **Überprüfung der somatotropen Funktion.** Die Bestimmung von IGF-1 als Suchtest für einen Wachstumshormonmangel ist nur sinnvoll, wenn alters- und geschlechtsbezogene Normbereiche für den eingesetzten Assay vorliegen. Allerdings schließen niedrig normale IGF-1-Werte eine somatotrope Insuffizienz nicht aus; die Diagnose auf der Basis einer basalen GH-Messung ist nicht möglich. Diese Tests sollten vorgenommen werden, wenn für mindestens 3 Monate eine stabile und adäquate Substitution aller übrigen ausgefallenen Achsen besteht. Dies ist grundsätzlich für die Beurteilung der somatotropen Achse notwendig, da eine Hypothyreose sowie ein Androgenmangel zu niedrigen IGF-1-Spiegeln führen, während zum maximalen Resorptionszeitpunkt nach i. m.-Injektion von Testosteron-Depotpräparaten höhere IGF-1-Spiegel auftreten. Idealerweise sollte die Beurteilung daher in der 2. Hälfte eines Testosteron-Dosisintervalls erfolgen. Vor dem Einsatz einer Substitutionstherapie mit GH beim isolierten GH-Mangel ist die Durchführung zweier verschiedener Stimulationstests zum Nachweis eines Wachstumshormonmangels erforderlich. Liegen weitere Achsenausfälle vor, ist die Durchführung eines 2. Testverfahrens nicht erforderlich, da ein GH-Mangel höchst wahrscheinlich ist. Der Stimulationstest der 1. Wahl ist wegen der weltweit breitesten Validierung der Insulin-Hypoglykämie-Test. Als wesentliche Alternative wird der kombinierte GHRH-Arginin-Test empfohlen.

Siehe auch Kap. 21.2.13

Genetische Tests

Defekte der hypophysären Transkriptionsfaktoren wie Pit-1 und PROP-1 führen in der Regel zum Ausfall mehrerer Hypophysenachsen und werden zumeist bereits im Kindesalter diagnostiziert. Isolierte Insuffizienzen einzelner hypophysärer Achsen können durch Mutationen in den kodierenden Genen der HVL-Hormone (z. B. im GH- oder POMC-Gen) bedingt sein. Bei begründetem klinischen Verdacht oder positiver Familienanamnese ist eine genetische Untersuchung indiziert.

Bildgebende Verfahren

Eine Kernspindiagnostik der Hypothalamus-Hypophysen-Region sollte in allen Fällen einer erstdiagnostizierten HVL-Insuffizienz zur Frage einer hypothalamischen oder hypophysären Raumforderung, einer Hypophysitis oder einer strukturellen Anomalie der Sellaregion durchgeführt werden. Die Notwendigkeit zu bildgebenden Verlaufsbeobachtungen ergibt sich aus der Grunderkrankung.

2.8.5 Therapie

Medikamentöse Therapie

Eine spezifische medikamentöse Therapie ergibt sich in Abhängigkeit von der Grunderkrankung (z. B. dopaminerge Medikation bei Prolaktinom, tuberkulostatische Therapie bei Tbc etc.). Unabhängig hiervon leitet sich die Notwendigkeit zu einer hormonellen Substitutionstherapie aus den Ergebnissen der endokrinen Diagnostik ab (▸ Tab. 2.12).

▸ **Substitution bei kortikotroper Insuffizienz.** Die basale Hydrokortisonsubstitution erfolgt mit 15–25 mg/Tag p. o. (10 mg/m^2 KOF). Zur Abbildung der zirkadianen Rhythmik werden zwei Drittel der Tagesdosis am Morgen, ein Drittel am Nachmittag eingenommen; ggf. ist eine individuelle Anpassung dieses Schemas erforderlich. Teilretardierte Präparate, die eine einmal tägliche Einnahme am Morgen ermöglichen, sind erhältlich und können für manche Patienten vorteilhaft sein.

Eine **Anpassung der Substitutionsdosis** (auf das 2- bis 4-Fache der basalen Substitutionsdosis) ist bei fieberhaften Infekten, Traumata, operativen Eingriffen oder klinischen Zeichen, die eine Addison-Krise möglich erscheinen lassen (abdominelle Schmerzen mit Übelkeit, Diarrhoe, Myalgien, Arthralgien), zwingend notwendig. Bei unsicherer oraler Aufnahme wegen Diarrhoe oder Erbrechen ist die Substitution durch eine i. v.-Gabe (z. B. Hydrokortison 100 mg) sicherzustellen.

Merke **M!**

Da die Erhöhung der Dosis in erster Linie durch den Patienten selbst erfolgt, sind Schulungen von Patienten und Angehörigen und Aushändigen eines Notfallausweises in jedem Fall erforderlich.

Tab. 2.12 Therapie der Hypophysen-Insuffizienz im Kindes- und Erwachsenenalter.

Achse	Therapie bei Kindern	Therapie bei Erwachsenen
kortikotrop	Hydrokortison 10 mg/m^2 KOF, Dosisanpassung in Stresssituationen, Schulung der Eltern, Notfallausweis	Hydrokortison 15–25 mg/d (z. B. 10–5–0 mg), Dosisanpassung in Stresssituationen, Schulung, Notfallausweis
thyreotrop	L-Thyroxin 100 µg/m^2 KOF, Kontrollparameter: fT_4 im oberen Drittel des Normbereichs	L-Thyroxin 50–150 µg/d (1–1,6 µg/kg KG), Kontrollparameter: fT_4 im oberen Drittel des Normbereichs
gonadotrop	abhängig vom Alter (13.–14. Lebensjahr); Jungen: Testosteron i. m. initial 50 mg/Monat, steigern auf 14-tägig 100–200 mg; Mädchen: anfangs niedrig dosierte Östrogene, dann Östrogen-Gestagen-Kombination	Männer: Testosteron (Injektionen monatlich, alle 3 Monate; Gele), Kontrolle: Testosteron, Blutbild, PSA; Frauen: Östrogen-Gestagen-Kombination bis zum Menopausealter
somatotrop	rekombinantes humanes Wachstumshormon, 4 mg/m^2 KOF/Woche bzw. 25 µg/kg/d, s. c.-Injektionen abends	rekombinantes humanes Wachstumshormon, adaptiert nach alters- und geschlechtsbezogenem IGF-1-Wert, z. B. 0,5–1 mg/d s. c. abends
Diabetes insipidus	DDAVP (Minirin) 1–2 Hübe/d, Ziele: Trinkmenge 2–3 l, keine Polyurie, Natrium im Serum normal	DDAVP (Minirin) z. B. 1–2 Hübe/d (0,05–0,15 ml über Rhinyle), Ziele: Trinkmenge 2–3 l, keine Polyurie, Natrium im Serum normal

Bei Frauen mit kortikotroper Insuffizienz, die trotz optimierter Substitutionstherapie über verminderte Leistungsfähigkeit, Angespanntheit und Libidoverlust klagen, kann der Ausgleich eines nachgewiesenen DHEA-Mangels eine effiziente Behandlung darstellen. Langzeituntersuchungen zur Wirksamkeit und Sicherheit > 12 Monate liegen bisher nicht vor. Ebenso ist eine Präparation mit Medikamentenstatus nicht verfügbar, weshalb auf Nahrungsmittelergänzungsstoffe mit unsicherem DHEA-Gehalt zurückgegriffen werden muss. Eine Substitution mit einem Mineralokortikoid ist bei sekundärer Nebenniereninsuffizienz typischerweise nicht erforderlich.

Als **Verlaufsparameter** dienen im Wesentlichen klinisch-anamnestische Angaben (Körpergewicht, Blutdruck, Leistungsfähigkeit). Die Bestimmung endokriner Parameter zur Dosisanpassung ist nicht richtungsweisend (Ausnahme: DHEAS unter Substitution).

▸ **Substitution bei thyreotroper Insuffizienz.** Die Substitution erfolgt mit L-Thyroxin, in der Regel 75–150 µg/d p. o. Für die laborchemische Therapiesteuerung der sekundären Hypothyreose sind nur die peripheren Schilddrüsenhormone, nicht jedoch das TSH beurteilbar. Dabei sollten freie T_4-Werte in der oberen Hälfte des Normbereichs angestrebt werden. Als Richtgröße für den Substitutionsbedarf kann neben klinischen Parametern eine körpergewichtsadaptierte Thyroxindosis von ca. 1,6 µg/kg KG angesetzt werden. Neben einer Normalisierung der peripheren Schilddrüsenparameter ist auf klinische Zeichen einer Hypo- bzw. Hyperthyreose zu achten.

Merke **M!**

Bei kombinierter HVL-Insuffizienz ist vor dem Ausgleich einer sekundären Hypopthyreose eine evtl. vorhandene Nebenniereninsuffizienz zu therapieren, da sonst durch eine thyroxinabhängige Steigerung des Grundumsatzes die Gefahr besteht, eine Addison-Krise zu indizieren.

▸ **Substitution bei gonadotroper Insuffizienz.** Bei prämenopausalen Frauen wird mit Antikontrazeptiva oder Östrogen/Gestagen-Kombinationen in Drei-Phasen-Präparaten substituiert. Alternativ können transdermale Östradiol- und orale Progesteron-Präparate verabreicht werden. Bei postmenopausalen Frauen ist eine zeitlich begrenzte Substitution nur bei Wechseljahresbeschwerden angezeigt. Bei Männern erfolgt eine Testosteron-Substitution mit 250 mg Testosteronenanthat i. m. alle 3–4 Wochen, Testosteronundecanoat 1000 mg alle 10–14 Wochen (in Abhängigkeit vom Talspiegel) oder in täglicher transdermaler Applikation. Bei Kinderwunsch ist die Substitution auf eine hCG/hMG-Therapie bzw. rekombinantes FSH umzustellen.

▸ **Substitution bei somatotroper Insuffizienz.** Beim Erwachsenen mit nachgewiesener somatotroper Insuffizienz und klinischen Zeichen des Wachstumshormonmangels kann eine Substitution mit rekombinantem Wachstumshormonerfolgen (abendliche s. c.-Injektion in einschleichender Dosierung, beginnend mit 0,5–1 IE/d).

Laborchemische Zielgröße ist das Erreichen eines IGF-1-Werts um die 50. Perzentile der Altersnorm. Klinisch ist auf Körpergewicht, Leistungsfähigkeit und die Entwicklung von Ödemen und Arthralgien (als Zeichen einer Überdosierung) und Hyperglykämien zu achten.

Therapiekontrolle und Verlauf

Bei zugrunde liegendem Hypophysenadenom kann eine neurochirurgische Intervention durch Wegfall des lokalen Drucks und Verbesserung der Durchblutung die Funktion vorhandener Hypophysenreste verbessern. Daher sind nach solchen Eingriffen funktionsdiagnostische Verlaufskontrollen und ggf. Auslassversuche der Substitutionstherapie gerechtfertigt. Nach Ablauf von 1–2 Jahren nach neurochirurgischem Eingriff ist mit keiner weiteren Verbesserung der HVL-Funktion zu rechnen.

Eine Radiotherapie kann z. B. bei Lokalrezidiven von Hypophysenadenomen oder bei malignen Grunderkrankungen zum Einsatz kommen. Eine – auch späte – Verschlechterung der Hypophysenfunktion ist möglich; dieser Tatsache ist mit langfristigen Verlaufskontrollen Rechnung zu tragen.

Die Verlaufskontrolle der Substitutionstherapie richtet sich nach der Anamnese, dem klinischen Bild und ausgewählten Laborparametern (siehe dort).

Prognose

Die Prognose ist abhängig von der Grunderkrankung. Auch wenn durch eine moderne Substitutionstherapie eine historisch gesehen tödlich verlaufende Erkrankung gut behandelbar wurde, bleiben allgemeine Leistungsfähigkeit und Wohlbefinden der Patienten häufig eingeschränkt.

2.8.6 Literatur

[1] Arlt W, Callies F, van Vlijmen JC et al. Dehydroepiandrosterone replacement in women with adrenal insufficiency. N Engl J Med 1999; 341: 1013–1020

[2] Corneli G, Di Somma C, Baldelli R et al. The cut-off limits of the GH response to GH-releasing hormone-arginine test related to body mass index. Eur J Endocrinol 2005; 153: 257–264

[3] Kelberman D, Dattani MT. The role of transcription factors implicated in anterior pituitary development in the aetiology of congenital hypopituitarism. Ann Med 2006; 38: 560–577

[4] Molitch ME, Clemmons DR, Malozowski S et al.; Endocrine Society. Evaluation and treatment of adult growth hormone deficiency: an Endocrine Society clinical practice guideline. J Clin Endocrinol Metab 2011; 96 (6): 1587–1609

[5] Quinkler M, Beuschlein F, Hahner S et al. Adrenal cortical insufficiency – a life threatening illness with multiple etiologies. Dtsch Arztebl Int 2013; 110 (51–52): 882–888

[6] Regal M, Paramo C, Sierra SM et al. Prevalence and incidence of hypopituitarism in an adult Caucasian population in northwestern Spain. Clin Endocrinol (Oxf) 2001; 55: 735–740

[7] Schneider HJ, Aimaretti G, Kreitschmann-Andermahr I et al. Hypopituitarism. Lancet 2007; 369: 1461–1470

[8] Slawik M, Klawitter B, Meiser E et al. Thyroid hormone replacement for central hypothyroidism: a randomized controlled trial comparing two doses of thyroxine (T4) with a combination of T4 and triiodothyronine. J Clin Endocrinol Metab 2007; 92: 4115–4122

2.9 Wachstumshormonmangel im Kindes- und Jugendalter

M. B. Ranke

2.9.1 Definition und Ursachen

Der Wachstumshormonmangel im Kindesalter ist definiert als verminderte oder fehlende Sekretion des Wachstumshormons(GH) isoliert oder in Kombination mit anderen hypophysären Ausfällen. Der GH-Mangel kann angeboren oder aber erworben (Tumoren [Kraniopharyngeom], Trauma, Infektionen, Operationen, Bestrahlung) sein. Angeborene Defizite der Hypophysenfunktion können durch Fehlbildungen der Mittellinienstrukturen (z. B. septooptische Dysplasie), genetisch bedingte Entwicklungsstörungen hypophysärer Zellstrukturen (z. B. Pit-1) oder defekte hormonelle Genstrukturen (z. B. Deletion des GH-/GHRH-Gens) bedingt sein. Ein perinatales Trauma – meist durch Spontangeburten aus Beckenendlage bei Knaben – galt bisher als eine der häufigsten Ursachen des konnatalen GH-Mangels. Vermutlich ist der GH-Mangel in diesen Fällen aber durch eine primäre Fehlbildung (Hypoplasie der Adenohypophyse plus Unterbrechung des Hypophysenstiels plus ektope Neurohypophyse) bedingt.

Praxis

In der Mehrheit der Fälle ist die Ursache des isolierten GH-Mangels unbekannt (idiopathisch).

2.9.2 Klinik

Leitsymptom des GH-Mangels ist ein vermindertes Wachstum, das zu Kleinwuchs im Kindes- und Erwachsenenalter (< 150 cm) führt. Die Körpermaße bleiben dabei proportioniert. Im Säuglingsalter können rezidivierende Hypoglykämien, welche zu zerebralen Schädigungen führen können, ein prolongierter Ikterus und Mikropenis (bei Jungen) auf einen GH-Mangel hindeuten. Ferner bestehen Veränderungen der Körperzusammensetzung wie Adipositas, Sarkopenie und Osteopenie, welche bei GH-Mangel im Erwachsenenalter (siehe Kap. 21.2.5 und Kap. 21.2.6) besonders ausgeprägt sind.

2.9.3 Diagnostik

Ein GH-Mangel wird durch den Nachweis einer verminderten GH-Sekretion erbracht. Dieser gestaltet sich prinzipiell schwierig, da GH pulsatil, in einem tageszeitlichen Rhythmus (nachts vermehrt) und in Abhängigkeit von Alter, Geschlecht und Pubertätsentwicklung ausgeschüttet wird. Die spezifische Diagnostik wird in der Regel erst dann durchgeführt, wenn der GH-Mangel aufgrund der Wachstumscharakteristik, des Ausschlusses anderer Ursachen des Kleinwuchses und des Vorliegens weiterer Hypophysenhormondefizite wahrscheinlich ist. Altersnormale Serumkonzentrationen von GH-abhängigen Hormonen wie IGF-I oder IGFBP-3 und ein normales Knochenalter sind für den GH-Mangel eher unwahrscheinlich. Der GH-Mangel gilt gesichert, wenn die maximale Plasmakonzentration während Standardstimulationstests (z. B. Arginin-, Clonidin-, Glukagon-, Insulintest) untereiner prädefinierten Grenze (Cut-off) bleibt. Auch die Überprüfung der spontanen GH-Sekretion kann zur Diagnostik verwendet werden. Durch internationalen Konsensus wurde festgelegt, dass diese Grenze bei 10 µg/l liegt. Allerdings ist davon auszugehen, dass die Grenze bei Anwendung moderner Bestimmungsmethoden für GH niedriger ist. Für Tests, welche GHRH verwenden und dadurch zwischen hypophysärem und hypothalamischem GH-Mangel zu differenzieren vermögen, sind höhere Grenzwerte anzuwenden. Bestehen zusätzliche Hormonausfälle (ACTH-, TSH-Mangel) müssen entsprechende Defizite vor Testung ausgeglichen werden. GH-Tests tendieren dazu, falsch positiv zu sein, weshalb zum Nachweis des Mangels mindestens 2 Tests pathologisch sein sollten, sofern nicht andere dringende Indizien für das Vorliegen eines GH-Mangels sprechen. Bei dringendem Verdacht bzw. nachgewiesenem GH-Mangel ist ein MRI der Hypophysenregion indiziert.

2.9.4 Therapie

Die Behandlung mit GH ist beim GH-Mangel eine Ersatztherapie. Rekombinantes humanes GH (rhGH) wird täglich (meist abends) subkutan injiziert. Die Injektionen erfolgen mit praktischen Injektionshilfen (sog. Pens). Die Injektionsstellen sollen variiert werden, um Lipoatrophien zu vermeiden. Die GH-Dosis beträgt 25–35 µg/kg KG/d, kann aber während der Pubertät bei Bedarf entsprechend der physiologischen Mehrsekretion erhöht werden (z. B. 50 µg/kg KG/d). Die Behandlung richtet sich nach dem Effekt und kann durch Prediktionsalgorithmen unterstützt werden.

Die Therapie wird bis zum Ende des Wachstums (Wachstumsrate < 2 cm/Jahr; Knochenalter > 14 Jahre [weibl.] bzw. > 16 Jahre [männl.]) und der Pubertätsentwicklung durchgeführt.

Bestätigt sich ein schwerer GH-Mangel nach Ende des Wachstums, kann eine lebenslange GH-Therapie nach den in der Übergangsphase bzw. im Erwachsenenalter empfohlenen Gesichtspunkten durchgeführt werden [3], [5].

Nebenwirkungen

Die akute, mittelfristige, aber auch langfristige Sicherheit von rhGH bei idiopathischem GH-Mangel im Kindes- und Jugendalter ist ausgezeichnet. Nebenwirkungen einer, meist in der Initialphase der Behandlung auftretenden zerebralen Flüssigkeitsretention (z. B. Kopfschmerz, intrakranielle, benigne Hypertonie) sind selten und nach Therapiepause oder Dosisreduktion reversibel. Wirbelsäulenverkrümmung (Skoliose) oder jugendliche Hüftkopflösung (Epiphysiolysis capitis femoris) sind Ausdruck des unter Therapie beschleunigten Wachstumsprozesses und treten nicht gesichert häufiger auf als in der spontanen Pubertät. Typ-I Diabetes mellitus oder maligne Erkrankungen treten auch nicht gehäuft auf.

Besteht der GH-Mangel im Rahmen von organischen Ursachen oder Fehlbildungssyndromen, so sind unerwünschte Ereignisse während der GH-Behandlung nicht zwangsläufig ursächlich durch GH bedingt. Eine Therapie sollte in diesen Fällen vor dem Hintergrund einer individuellen Risikoabschätzung (z. B. Operationen, Chemotherapie, Bestrahlung) erfolgen. Nach malignen Erkrankungen wird die GH-Therapie in der Regel erst dann begonnen, wenn das Risiko eines Rezidivs der Grundkrankheit minimiert ist (nach 1–2 Jahren). Die inkomplette Entfernung eines Kraniopharyngioms stellt keine Kontraindikation für eine Ersatzbehandlung mit GH dar.

Erfolgs-/Verlaufskontrollen

Ziele der Therapie im Kindes- und Jugendalter sind ein rasches Aufholwachstum in den altersbedingten Normbereich, ein Wachstum im Normbereich während der Kindheit, ein zeitgerechter Pubertätsverlauf und schließlich eine Größe im Normbereich für die Population.

Während der Behandlung müssen Kinder und Jugendliche regelmäßig – in der Regel alle (3–)6(–12) Monate – von einem Kinderendokrinologen betreut werden. Zu den Laborparametern, die kontrolliert werden, gehören IGF-1 als potenzieller Indikator für Adhärenz, Sicherheit und Wirksamkeit. Beim Übergang zum Erwachsenenalter ist die Kooperation mit dem internistischen Endokrinologen geboten.

2.9.5 Literatur

[1] Binder G. Growth hormone deficiency: new approaches to the diagnosis. Pediatr Endocrinol Rev 2011; 9 (Suppl. 1): 535–537

Kommentar: Diskutiert wird, welche Kriterien für die Diagnosestellung zur Anwendung kommen sollten. Dies ist von besonderer Bedeutung, wenn ein isolierter idiopathischer GH-Mangel vermutet wird.

[2] Hindmarsh PC, ed. Current Indications for Growth Hormone Therapy. Ed. 2, Edocr Dev, Karger; 2010, vol. 18

[3] Ho KK. GH Deficiency consensus workshop participants. Consensus guidelines for the diagnosis and treatment of adults with GH deficiency II: a statement of the GH Research Society in association with the European Society for Pediatric Endocrinology, Lawson Wilkins Society, European Society of Endocrinology, Japan Endocrine Society, and Endocrine Society of Australia. Eur J Endocrinol 2007; 157: 695–700

[4] Ranke MB, Lindberg A, Mullis PE et al. Towards optimal treatment with growth hormone in short children and adolescents: evidence and theses. Horm Res Paediatr 2013; 79: 51–67

Kommentar: Eine Optimierung der Langzeittherapie mit GH zur Wachstumsförderung muss das Wachstum, die Sicherheit und die Therapiekosten im Auge haben. Komplexe Ansätze für eine Vorgehensweise zur Optimierung werden diskutiert.

[5] Ranke MB, Wallaschofski H. Considerations of growth hormone treatment during the transition from adolescence to adulthood. Dtsch Med Wochenschr 2009; 134: 1117–1120

Kommentar: Der schwere GH-Mangel des Kindesalters besteht lebenslang. Kriterien für die Bestätigung des GH-Mangels während des Übergangs von der Adoleszenz zum Erwachsenenalter wurden durch internationalen Konsensus empfohlen.

2.10 Diabetes insipidus centralis

J. Hensen

2.10.1 Epidemiologie

Exakte Daten zur Inzidenz und Prävalenz des Diabetes insipidus centralis liegen nicht vor. Der auch als neurogen oder hypothalamisch bezeichnete Diabetes insipidus centralis ist mit einer Prävalenz von etwa 1:25 000 selten und betrifft beide Geschlechter gleich häufig. Die familiären Formen sind sehr selten.

2.10.2 Definition

Den **Diabetes insipidus** (Di) kann man allgemein definieren als eine Störung der Regulation der Osmolalität bzw. der Natrium-Konzentration im Plasma, aufgrund eines **Mangels an antidiuretischem Hormon** (= Vasopressin, ADH) oder aufgrund einer verminderten Wirkung von ADH am renalen Sammelrohr. Beides führt primär zu einer vermehrten Ausscheidung (Polyurie) eines unkonzentrierten Urins. Dabei bleibt die Natriumkonzentration im Serum in der Regel noch normal, solange das Durstgefühl sekundär vermehrt ist (Polydipsie) und die Flüssigkeitsverluste durch Trinken kompensiert werden können. Sind hingegen auch das Durstgefühl oder die Flüssigkeitsaufnahme gestört, entsteht eine Hypernatriämie [1].

2.10.3 Pathophysiologie

Es werden zentrale und renale Formen sowie erworbene und seltene familiäre Formen unterschieden.

Der erworbenen **zentralen** Form liegt eine Erkrankung des Hypothalamus oder des Hypophysenstiels zugrunde

Tab. 2.13 Ursachen des Diabetes insipidus centralis.

Ursachen	

erworben	• Schädel-Hirn-Trauma
	• Operation im Sella-Bereich
	• Tumoren
	  ◦ Kraniopharyngeom
	  ◦ Germinom
	  ◦ Pinealom
	  ◦ Gliom
	  ◦ Lymphom
	  ◦ Metastasen
	• Autoimmunität

Mittellinien-Fehlbildungen	• septooptische Dysplasie (SOD)
familiär	• hereditär (autosomal dominant) • Assoziation von Diabetes insipidus, Diabetes mellitus, optic atrophy, nerve deafness (DIDMOAD)
Medikamente	• Temozolomid
granulozytäre oder lymphozytäre entzündliche Erkrankungen	• verschiedene Formen der Hypophysitis („Stalkitis“) • Langerhanszell-Histiozytose • Sarkoidose • Morbus Wegener (Polyangiitis)
Infektionen	• Enzephalitis • Meningitis • AIDS, Toxoplasmose, Zytomegalie, Neurobrucellose, Tuberkulose
vaskuläre Erkrankungen	• Sheehan-Syndrom • zerebrale Aneurysmen • thrombotisch thrombozytopenische Purpura
andere	• Hirntod • Dekompensation unter Gestation • idiopathisch

(▶ Tab. 2.13). Die Ursachen lassen sich einteilen in posttraumatische oder postoperative Störungen, benigne oder maligne Raumforderungen einschließlich Metastasen und Leukämien, entzündliche oder granulomatöse Erkrankungen (verschiedene Formen der Hypophysitis, Entzündungen des Hypophysenstiels [„Stalkitis“], Enzephalitis, Sarkoidose, Langerhanszell-Histiozytose oder Gefäßerkrankungen [Aneurysma, Infarkte]). Bei Patienten mit AIDS wurde ein Diabetes insipidus nach Infektionen des zentralen Nervensystems mit Toxoplasma gondii, Zytomegalie, Herpes simplex oder bei lymphozytären Infiltrationen des ZNS beschrieben. Weitere Ursachen des zentralen Diabetes insipidus sind Germinome und Pinealome. Selten ist eine medikamentöse Ursache, z. B. durch Temozolomid [3].

Insbesondere bei Kraniopharyngeomen ist der Diabetes insipidus häufig ein Frühsymptom, welches präoperativ bei etwa einem Viertel der Patienten besteht. Wenn eine komplette operative Exstirpation des hypothalamischen Tumors angestrebt wird, steigt die Prävalenz eines permanenten Diabetes insipidus selbst bei Versuch der Kontinuitätserhaltung des Hypophysenstiels postoperativ auf etwa 70 % der Patienten.

Auch der komplette Hirntod kann zu einem Untergang der vasopressinproduzierenden Neurone führen, was bei hirntoten Patienten, die zur Organspende anstehen, eine Behandlung mit Desmopressin erforderlich machen kann.

Ein partieller (kompensierter) Diabetes insipidus centralis kann in der Schwangerschaft aufgrund verstärkter ADH-Degradation durch eine Vasopressinase (Ocytocinase), die in der Placenta gebildet wird, dekompensieren.

Ein milder Diabetes insipidus bei Simmonds-Sheehan-Syndrom kann sich nach Substitution des Kortisoldefizits aufgrund der ADH-inhibitorischen Wirkung von Kortisol und aufgrund der kortisolinduzierten Verbesserung der Hämodynamik und der Nierenfunktion verschlechtern.

Diabetes insipidus unklarer Ätiologie

Bei etwa einem Drittel bis Viertel der Patienten mit Diabetes insipidus bleibt die Ätiologie zunächst unklar. Nicht selten ergibt die regelmäßige MRT-Kontrolle im Rahmen der Verlaufsbeobachtung einen pathologischen Befund, z. B. eine Verdickung des Hypophysenstiels („Stalkitis“), wobei die pathogenetische Zuordnung häufig nicht gelingt. Insgesamt ist die Ursache heute noch bei etwa einem Viertel bis einem Fünftel der Patienten nicht zu eruieren (idiopathischer Diabetes insipidus) – mit weiter abnehmender Tendenz [2].

Erst wenn mehr als 80–90 % des magnozellulären ADH-sezernierenden Systems zerstört sind, resultiert das klinische Bild des Diabetes insipidus. Je geringer die verbleibende Zellzahl unter dieser Schwelle ist, desto schwerer wird das Krankheitsbild sein. Das klinische Ausmaß der Polyurie hängt also nur von der verbleibenden Zahl der funktionstüchtigen Neurone ab. Aus diesem Grund bewirkt die operative Entfernung des Hypophysenhinterlappens allein allenfalls einen partiellen Diabetes insipidus, da mehr als 10 % der ADH-sezernierenden Neurone oberhalb des Hypophysenhinterlappens enden. Daher bewirken Hypophysenadenome, auch mit extrasellärer Ausdehnung, ebenfalls fast nie einen Diabetes insipidus.

Praxis

Wenn ein Diabetes insipidus bei einem Patienten mit „Hypophysenadenom“ auftritt, sollte man an der Diagnose zweifeln; hier könnte z. B. eine Hypophysitis vorliegen.

Nach transsphenoidaler Operation eines intrasellären oder extrasellären Hypophysenadenoms kann ein passagerer Diabetes insipidus auftreten, nach transkranieller Operation deutlich häufiger als nach transsphenoidaler Operation [5].

Die polyurische Phase nach Operation im Bereich der Sellaregion ist in etwa 5 % der Fälle durch eine „Interphase" eine Woche nach Operation unterbrochen, in der eine Oligurie besteht und sich vielfach auch passager eine euvoläme Hyponatriämie (SIADH) entwickelt. Die Interphase kommt durch ungeregelte verzögerte Freisetzung von ADH aus dem teilweise zerstörten Hypophysenhinterlappen sowie durch aufsteigende, retrograde Degeneration von vasopressinsezernierenden Neuronen zustande, deren Axone bei der Operation beschädigt worden waren. Das SIADH kann postoperativ auch isoliert, d. h. ohne vorangehende Polyurie, auftreten, mit einem Maximum am 7. Tag postoperativ [5].

Der postoperative Diabetes insipidus bildet sich im Verlauf häufig zurück. Im Erlanger Patientenkollektiv waren nach 3 Monaten 0,9 % der operierten Patienten behandlungsbedürftig, nach einem Jahr sinkt die Prävalenz des permanenten Diabetes insipidus auf 0,25 % [5].

Der **Diabetes insipidus hypersalaemicus**, auch Hypodipsie-Hypernatriämie-Syndrom genannt, wird durch eine Läsion im Bereich des Osmorezeptors bzw. der osmosensitiven Neurone verursacht. In diesem Fall versiegen sowohl die osmotisch stimulierte ADH-Sekretion als auch das schützende Durstgefühl (▶ Abb. 2.5). Ursächlich können z. B. Aneurysmablutungen im Bereich der A. cerebri communicans anterior oder neurochirurgische Eingriffe im Hypothalamusbereich sein. Die resultierenden Hypernatriämien bei diesem Krankheitsbild sind oft beträchtlich (bis 190 mmol/l). Unbehandelt scheiden die Patienten zunächst weiter einen hypotonen Urin aus, und es kommt zur Hypernatriämie. Beachte, dass bei hohem Serumnatrium und Dehydratation der Urin durch nicht osmotische ADH-Freisetzung bei Hypotonie und Hypovolämie wieder konzentriert sein kann (s. u.).

Ein definierter und bekannter pathogenetischer Hintergrund besteht dafür eindeutig bei den seltenen familiären Formen.

Ein Diabetes insipidus centralis tritt bei einem Drittel der Patienten des sehr seltenen Wolfram (DIDMOAD) Syndroms auf. Hierbei handelt es sich um eine seltene autosomal rezessiv vererbbare Erkrankung, die mit Diabetes insipidus (DI), Diabetes mellitus (DM), Nervus-opticus-Atrophie (OA) und Taubheit (D) einhergehen kann.

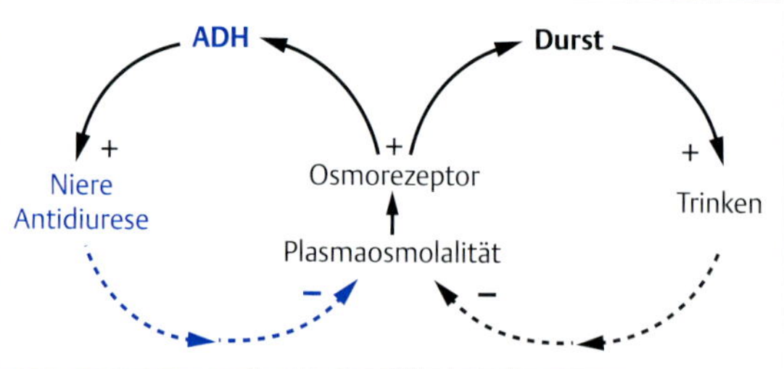

Abb. 2.5 Dual negatives Feedback-System der Regulation der Plasmaosmolalität. Osmorezeptoren finden sich in den zirkumventrikulären Organen, insbesondere im Organum vasculosum lamina terminalis (OVLT) an der Vorderwand des 3. Ventrikels. Eine Störung der Osmorezeptoren führt über den kombinierten Ausfall von osmotisch induzierter ADH-Freisetzung und des Durstgefühls zu einer schweren Hypernatriämie.

Der familiäre Diabetes insipidus centralis ist eine sehr seltene autosomal dominant vererbte Erkrankung mit 100 %iger Penetranz. Das besondere Merkmal der Erkrankung ist der verzögerte Beginn im Kleinkindesalter bzw. in früher Kindheit. In den letzten Jahren wurden zahlreiche heterozygote Mutationen im Polypeptidpräkursor-Gen für AVP-Neurophysin II (AVP-NP II) nachgewiesen. Die Mutationen stören einheitlich den Transportprozess bzw. die Faltung und Selbstassoziation des Prohormons: Fehlgefaltete Proteine können nicht weitertransportiert werden. Sie verbleiben im endoplasmatischen Retikulum, wo sie als große Aggregate akkumulieren und vermutlich den Zelluntergang auslösen. Dieser Mechanismus erklärt die Dominanz der heterozygoten Mutationen (dominant negativer Effekt), die Autopsiebefunde der Degeneration von magnozellulären Neuronen, den verzögerten Beginn des Diabetes insipidus und die Einheitlichkeit des Krankheitsbildes trotz der Vielzahl von Mutationen.

Moses und Miller [7] konnten mittels Untersuchung des Verlaufs der Urinosmolalität während Durstens 4 Formen des Diabetes insipidus centralis unterscheiden:

- Patienten mit komplettem Diabetes insipidus centralis haben einen absoluten ADH-Mangel. Auch bei sehr hohen Serumosmolalitäten steigt die Urinosmolalität nicht an. Dieser Typ ist der häufigste.
- Andere zeigen zunächst ebenfalls keinen Anstieg von Vasopressin während Kochsalzinfusion, reagieren jedoch auf die Hypovolämie nach längerem Dursten mit einem plötzlichen Anstieg der Urinosmolalität. Dies weist auf einen defekten Osmorezeptor (Diabetes insipidus hypersalaemicus) hin, da die Freisetzung von Vasopressin durch Hypovolämie bei intaktem Barorezeptormechanismus noch funktioniert. Diese Patienten sind häufig hypernatriäm.
- Bei einer weiteren Gruppe von Patienten steigt die Urinosmolalität mit steigender Serumosmolalität gering an. In diesen Fällen ist die Schwellen-Serumosmolalität deutlich angehoben. Als Ursache werden eine herabgesetzte Vasopressin-Freisetzung oder ein High-Set-Osmorezeptor („Upward Setting") angenommen.
- Schließlich lässt sich bei manchen Patienten allein eine subnormale Freisetzung von Vasopressin in Relation zur Serumosmolalität bei einer normalen osmotischen Schwellenkonzentration nachweisen, man spricht von herabgesetzter ADH-Reserve.

2.10.4 Klinik

Das Leitsymptom des Diabetes insipidus sind Polyurie und Polydipsie. Je nach Form des Diabetes insipidus können weitere Symptome und Befunde auftreten, wie Mundtrockenheit, Exsikkose, Hypernatriämie und Sehstörungen.

2.10.5 Diagnostik

Anamnese und körperliche Untersuchung

Die typische Störung des Nachtschlafs durch mehrmalige Nykturie ist zu erfragen, auch sollte nach möglichen Ursachen des Diabetes insipidus gefahndet werden: z. B. Traumata, Metastasen, vorangegangene neurochirurgische Eingriffe, entzündliche oder infiltrative Erkrankungen, Hautveränderungen bei Histiozytose.

Als Such- bzw. Ausschlussdiagnostik wird die Messung des Harnvolumens und der Trinkmenge über eine oder 2 24h-Perioden nach Absetzen diuretischer oder antidiuretischer Medikation für mindestens 2 Tage empfohlen, sowie die ein- oder zweimalige Bestimmung von Serumnatrium.

Serumnatrium und Plasmaosmolalität sind bei ausgeprägtem Diabetes insipidus morgens meist zu hochnormalen Konzentrationen verschoben. Eine Hypernatriämie weist auf einen Diabetes insipidus hypersalaemicus hin. Besteht eine hypotone Polyurie (Harnvolumen > 30 ml/kg/24h, spez. Gewicht < 1005 g/l bzw. Urinosmolalität < 150mosmol/kg) und liegen keine anderen offensichtlichen Ursachen für die Polyurie vor, wie Hyperglykämie, Hypokaliämie, Hyperkalziämie, chronisch polyurische Nierenerkrankung oder die polyurische Phase eines akuten Nierenversagens, sollte eine weiterführende Diagnostik erfolgen.

Biochemische Diagnostik

► **Durstversuch mit anschließender DDAVP-Gabe.** Führend in der Diagnostik ist der Durstversuch, mit dem ADH-Freisetzung und Wirkung über Messung der Urinosmolalität indirekt überprüft werden [6]. Üblicherweise beginnt der Durstversuch um 24:00 Uhr unter stationären Bedingungen und enger Überwachung. Ab 6:00 Uhr müssen in 2-stündigem Abstand Harnmenge, Urinosmolalität, Körpergewicht, Blutdruck und Puls gemessen werden. Um 8:00 Uhr morgens und nachdem ein Plateau der Urinosmolalität erreicht ist (i. d. R. um 16:00 Uhr), werden die Osmolalität und Natrium im Plasma bestimmt, evtl. auch Copeptin. Abbruchkriterien sind der Verlust von 3–4 % des Körpergewichts, Hypotension oder unerträglicher Durst. Um 16:00 Uhr erfolgt die Injektion von Desmopressin (4 µg DDAVP i. v.), der Patient kann maximal 200 ml Wasser trinken. Es werden dann noch 2 Portionen Urin gesammelt, z. B. um 17:00 Uhr und 19:00 Uhr. Die letzte Urinosmolalität vor DDAVP und die höchste Urinosmolalität nach DDAVP werden verglichen. Nur bei Patienten mit einem Diabetes insipidus steigt nach Gabe von DDAVP die Urinosmolalität weiter an (► Abb. 2.6). Ein Defekt der ADH-Sekretion kann angenommen werden, wenn exogenes DDAVP die Urinosmolalität um mehr als 10 % nach Erreichen eines Plateaus stimuliert [6]. Durch die Analyse von **Copeptin**, des C-terminalen Teils von Preprovasopressin, vor und nach Dursten unter Berücksichtigung des Anstiegs von Natrium i. S. lässt sich die Aussagefähigkeit des Tests weiter erhöhen [4].

► **Kochsalzinfusionstest.** Der Kochsalzinfusionstest, welcher als „Goldstandard" der Differenzialdiagnostik der Polyurie/Polydipsie angesehen wird, ist nur selten nötig und erfahrenen Zentren vorbehalten. Dabei wird durch hypertone Kochsalzlösung die Natriumkonzentration um etwa 10 mmol/l angehoben und parallel die Messung von ADH oder Copeptin im Plasma durchgeführt. Auch das Durstgefühl kann dabei registriert und quantifiziert werden.

► **Therapieversuch mit Desmopressin.** Desmopressin zur Nacht zeigt bei Patienten mit Diabetes insipidus centralis eine sofortige Wirkung. Diese verspüren sofortige Erleichterung, weil Polyurie, Nykturie, Durst und Polydipsie sofort vergehen und weil sie wieder durchschlafen können. Patienten mit primärer Polydipsie verspüren jedoch keine oder nur wenig Linderung, sie werden u. U. durch die Wasserretention hyponatriäm, entwickeln Kopfschmerzen oder schlimmstenfalls ein Hirnödem mit hyponatriämer Enzephalopathie. Deshalb muss ein Therapieversuch gut überwacht werden, am besten stationär mit täglicher Messung von Trinkmenge, Gewicht, Urinausscheidung und Serumnatrium.

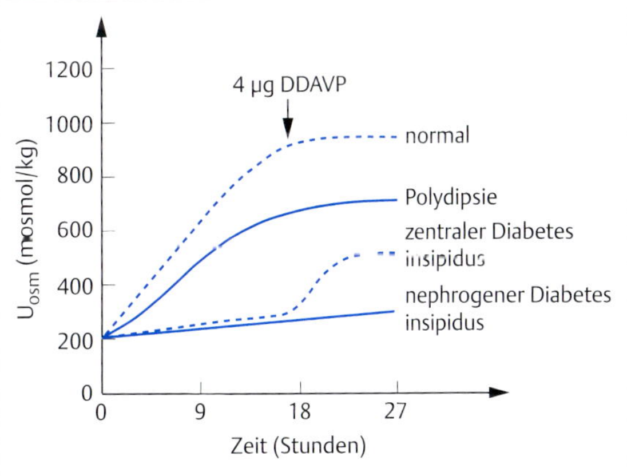

Abb. 2.6 Durstversuch. Durstversuch mit anschließender DDAVP-Gabe zur Diagnostik und Differenzialdiagnostik der Polyurie und Polydipsie. Ein signifikanter Anstieg der Urinosmolalität nach Gabe von DDAVP ist nur bei Diabetes insipidus centralis zu beobachten. Wenn die Urinosmolalität vor Gabe von DDAVP ein Plateau erreicht hat, ist eine gute Spezifizität des Testes gegeben.

Lokalisationsdiagnostik und bildgebende Verfahren

Zur Klärung der Lokalisation kommt in erster Linie die Magnetresonanztomografie (MRT) zum Einsatz. Die MRT ist wesentlich besser als die CT zur Darstellung der Hypophysen- und Hypothalamusregion geeignet. Der intakte Hypophysenhinterlappen stellt sich in der T1-gewichteten Spin-Echo-Sequenz meist hyperintens als „Hot Spot" dar. Regenerate des Hinterlappens bzw. ADH-sezernierender Neurone nach Hypophysektomie oder Hypophysenstielabriss lassen sich gelegentlich im Bereich der Eminentia mediana aufgrund ihrer Hyperintensität im T1-gewichteten Bild nachweisen.

Differenzialdiagnostik

Beim Leitsymptom Polyurie müssen unterschiedliche Differenzialdiagnosen berücksichtigt werden. In erster Linie geht es hier um die primäre (psychogene) **Polydipsie**, ferner um die Nykturie aus anderen Gründen und die osmotische Polyurie bei Diabetes mellitus. Die Differenzialdiagnostik muss auch Störungen der renalen Urinkonzentration, z. B. bei Hyperkalziämie und Hypokaliämie und bei akuten und chronischen Nierenerkrankungen umfassen. Sehr selten ist eine organische Hyperdipsie.

2.10.6 Therapie

Die Behandlung des Diabetes insipidus muss sich an dessen Ursache und Ausprägung orientieren. Ziel der Therapie ist es, die Polyurie soweit zu vermindern, dass der Patient ein normales Leben führen kann und insbesondere die Nachtruhe wenig gestört wird. Patienten mit langjährigem mildem (partiellen) Diabetes insipidus centralis benötigen nicht immer eine medikamentöse Therapie. Viele Patienten, insbesondere mit familiärem zentralem Diabetes insipidus, haben sich an die gesteigerte Trinkmenge gewöhnt. Manche Patienten tolerieren auch, dass sie u. U. ein- bis zweimal pro Nacht aufstehen müssen. Eine Behandlung mit DDAVPist absolut indiziert, wenn eine hypertone Dehydratation droht, z. B. wenn das Durstgefühl beeinträchtigt oder eine ausreichende Flüssigkeitszufuhr nicht möglich ist.

Medikamentöse Therapie

Patienten mit Diabetes insipidus centralis werden mit Desmopressinacetat (DDAVP) behandelt. DDAVP bindet nur an den antidiuretischen V_2-AVP-Vasopressinrezeptor und hat deshalb keine pressorischen Nebenwirkungen. Bedingt durch die fehlende α-Aminogruppe weist DDAVP auch im Vergleich zu AVP eine deutlich verlängerte Halbwertszeit (ca. 2–3h) auf. Zur Verfügung stehen Nasenspray, Nasentropfen mit Rhinyle, Tabletten, Schmelztabletten mit einem DDAVP-Lyophilisat [10] sowie Ampullen zur parenteralen Anwendung.

Die Bioverfügbarkeit nach intranasaler Gabe beträgt etwa 10 % und nach oraler Gabe 1 %. Die antidiuretische Wirkung einer intranasalen Gabe des Sprays (10 µg) beginnt schnell und hält ungefähr 10h an, bei manchen Patienten aber auch deutlich länger (bis 24h). Die Wirkdauer beim jeweiligen Patienten kann leicht anhand des Wiederauftretens von hypotoner Polyurie und Polydipsie festgestellt werden. Die Rhinyle, ein kleiner durchsichtiger Schlauch, mit dem eine kleine Menge der Nasentropfen aufgezogen und dann in ein Nasenloch geblasen werden kann, hat den Vorteil, genauer und geringer als ein Spray dosieren zu können (0,05 ml entsprechen 5 µg). Für den Gebrauch bei Kindern und Säuglingen kann DDAVP weiter in physiologischer Kochsalzlösung verdünnt werden.

Ein Diabetes insipidus bei parenteral ernährten Patienten oder postoperativ kann intramuskulär oder s. c. mit 2 µg Desmopressin (½ Ampulle Minirin) 2–3-mal pro Tag behandelt werden. Schwangerschaft und Laktation sind keine Kontraindikation für therapeutische „Substitutions"-Dosen von DDAVP.

Therapiekontrolle

Man beginnt bei Erwachsenen mit DDAVP-Dosierspray in einer niedrigen Dosis, z. B. 1 Hub oder 0,1 ml zur Nacht (ca. 10 µg), da es für die meisten Patienten am wichtigsten ist, nachts wieder durchschlafen zu können. Der Patient sollte vorsichtshalber darauf hingewiesen werden, in den ersten 3 Stunden nach DDAVP-Einnahme keine großen Mengen zu trinken. Je nach Wirkdauer kann morgens oder mittags eine 2. Dosis DDAVP zugegeben werden. Normalerweise gibt es bei erhaltenem Durstgefühl keinen Grund die Flüssigkeitsaufnahme zu kontrollieren, außer zu Beginn der Therapie, um eine Überwässerung zu vermeiden. In den ersten Wochen sollte das Körpergewicht täglich kontrolliert werden, auch für die Langzeittherapie ist das regelmäßige Wiegen eine gute Kontrollmöglichkeit bei unsicheren Patienten. Serumnatrium sollte im 1. Therapiemonat wöchentlich überwacht werden, später in größeren Abständen, z. B. alle 3–6 Monate. Zur Selbstkontrolle eignet sich auch die Messung des spezifischen Gewichtes im Urin.

Patienten mit Diabetes insipidus hypersalaemicus müssen zusätzlich zur DDAVP-Therapie zu regelmäßigem Trinken, evtl. mit Dokumentation von Einfuhr, Ausfuhr und Gewicht, angehalten werden. Regelmäßige, u. U. wöchentliche Kontrollen von Serumnatrium sind bei solchen Patienten unerlässlich.

Nebenwirkungen

Sehr selten kommt es unter DDAVP zu Bauchkrämpfen und lokalen Reaktionen an der Nasenschleimhaut (Perfusionssteigerung). Gewichtszunahme, Übelkeit, Schwindel, Müdigkeit, Kopfschmerzen und Krämpfe sind Hinweise auf eine Hyponatriämie, die auftreten kann, wenn ein Patient mit einer primären psychogenen oder organischen Hyperdipsie mit DDAVP behandelt wird, wenn DDAVP überdosiert wird oder wenn ein Patient nach Gabe von DDAVP zu viel trinkt.

Die Entwicklung einer Hyponatriämie kann minimiert werden, wenn die Desmopressin-Folgedosis erst bei Wiederauftreten einer hypotonen Polyurie gegeben wird.

Notfallbehandlung

Bei unbehandeltem Diabetes insipidus, insbesondere beim potenziell lebensbedrohlichen Diabetes insipidus hypersalaemicus, kann sich eine hypertone Dehydratation entwickeln. Die Hypernatriämie bewirkt ein Schrumpfen der Gehirnzellen mit neurologischer Symptomatik (Somnolenz, Verwirrtheit, Muskelkrämpfe, Kollaps, Durstfieber bei Säuglingen). Unter Rehydratation kann sich ein Hirnödem entwickeln. Deshalb ist diese vorzugsweise auf der Intensivstation durchzuführen und besteht in der vorsichtigen Zufuhr freien Wassers, z. B. durch Infusion 5 %iger Glukoselösung. Bei Volumendepletion (orthostatische Hypotension) wird zusätzlich zu 5 %iger Glukose mit physiologischer Kochsalzlösung behandelt, bis sich die hämodynamische Situation stabilisiert hat. Bei einem zentralen Diabetes insipidus wird auch vorsichtig DDAVP eingesetzt. Die Korrektur der Hypernatriämie muss langsam geschehen (max. 0,5 mmol/d; Korrektur nur bis in den oberen Normbereich).

Cave

Bei zu schneller Korrektur der extrazellulären Hypertonizität kommt es zu einem Hirnödem mit Krampfanfall, insbesondere, wenn mit DDAVP eine Antiaquarese induziert wurde.

Die Menge an freiem Wasser, die zur Korrektur erforderlich ist, kann unter der Annahme eines konstanten Gesamtkörperwassers (TBW) von 60 % nach folgender Formel abgeschätzt werden:
Wasserkorrekturbedarf =

$$\frac{\text{TBW} \times \text{aktuelles Serum} - \text{Na+}}{\text{gewünschtes Serum} - \text{Na+}} - \text{TBW}$$

Bei einem 70 kg schweren Patienten mit einem Serum-Natrium von 165 mmol/l müssen danach zur Korrektur auf 150 mmol/l etwa 4 l freies Wasser appliziert werden. Bei einer angestrebten Korrekturrate von 0,5 mmol/h dürfen 4 l in 30h infundiert werden.

2.10.7 Besondere Aspekte

Schulung von Patienten und Angehörigen

Die überwiegende Mehrzahl der Patienten mit Diabetes insipidus lässt sich problemlos behandeln. Viele Patienten haben einen enormen Wissens„durst" und fühlen sich erst sicher, wenn sie die zugrunde liegende Krankheit und die Regulationsmechanismen verstanden haben. Aber es gibt auch medizinische Gründe für eine Schulung, denn passagere Elektrolytentgleisungen treten häufiger als angenommen auf und lassen sich durch eine richtige Reaktion verhindern. Schulungsinhalte sollten sein:

- Prinzip der Regelung der Natriumkonzentration durch Wasserzufuhr und -ausscheidung
- Symptome einer Hyponatriämie und Hypernatriämie
- Wertigkeit der Kontrollparameter wie Gewicht, Serum-Natrium, Urinkonzentration (Farbe, spez. Gewicht), Durstgefühl
- Verhalten in besonderen Fällen

Ein Verweis auf Selbsthilfegruppen hilft vielen Patienten weiter. Im deutschsprachigen Raum bietet das Netzwerk Hypophysen- und Nebennierenerkrankungen [9] mit seinen regionalen Gesprächsgruppen, diagnosespezifischen Gesprächskreisen und Abhaltung von Hypophysen-Nebennieren-Tagen eine Anlaufstelle.

Verlauf und Prognose

Der idiopathische Diabetes insipidus centralis und die entzündlichen Formen bilden sich nur selten zurück. Dagegen ist ein posttraumatischer oder postoperativer Diabetes insipidus häufig transient. Die Wahrscheinlichkeit für einen permanenten Diabetes insipidus nimmt mit zunehmender Schwere des Schädel-Hirn-Traumas oder der Schädelbasisfrakturen zu. Auch gilt: Je länger ein manifester Diabetes insipidus besteht, desto weniger wahrscheinlich ist eine Remission.

2.10.8 Literatur

[1] Czernichow P, Robinson AG, eds. Diabetes insipidus in Man, Frontiers of Hormone Research. Karger; 1985

[2] Di Iorgi N, Maria Allegri AE, Napoli F et al. Central Diabetes insipidus in children and young adults: etiological diagnosis and long-term outcome of idiopathic cases. J Clin Endocrinol Metab 2014; 99: 1264–1272

[3] Faje AT, Nachtigall L, Wexler D et al. Central diabetes insipidus: a previously unreported side effect of temozolomide. J Clin Endocrinol Metab 2013; 98: 3 926–3 931

[4] Fenske W, Allolio B. Current state and future perspectives in the diagnosis of diabetes insipidus: a clinical review. J Clin Endocrinol Metab 2012; 97: 3 426–3 437

[5] Hensen J, Henig A, Fahlbusch R et al. Prevalence, predictors and patterns of postoperative polyuria and hyponatraemia in the immediate course after transsphenoidal surgery for pituitary adenomas. Clin Endocrinol (Oxf) 1999; 50: 431–439

[6] Miller M, Dalakos T, Moses AM et al. Recognition of partial defects in antidiuretic hormone secretion. Ann Intern Med 1970; 73: 721–729
[7] Moses AM, Miller M. 1972. Urine and plasma osmolality in differentiation of polyuric states. Postgrad Med 1972; 52: 187–190
[8] Mouillac B, Mendre C. Vasopressin receptors and pharmacological chaperones: from functional rescue to promising therapeutic strategies. Pharmacol Res 2014; 83: 74–78
[9] Netzwerk Hypophysen- und Nebennierenerkrankungen e.V. www.glandula-online.de (Selbsthilfegruppe)
[10] Oiso Y, Robertson GL, Norgaard JP et al. 2013. Clinical review: treatment of neurohypophyseal diabetes insipidus. J Clin Endocrinol Metab 2013; 98: 3 958–3 967

2.11 ADH-Resistenz (nephrogener Diabetes insipidus)

J. Hensen

Auch bei **Diabetes insipidus renalis** sind Polyurie und Polydipsie die Leitsymptome. Weitere Symptome können Mundtrockenheit, Exsikkose und Sehstörungen sein. Bei renalem Diabetes insipidus bedingt die unbehandelte Erkrankung bei Kindern eine Hypernatriämie und Hyperthermie. Typisch für das „Durstfieber“ ist, dass es im Gegensatz zum Fieber bei Entzündungen meist morgens am höchsten ist. Eine mentale Retardierung kann durch mehrmalige Episoden von unbemerkter Dehydratation vor Diagnosestellung in frühester Kindheit entstehen. Die Dilatation der ableitenden Harnwege kann das klinische Bild einer obstruktiven Uropathie bewirken.

2.11.1 Definition und Anmerkungen zur Pathogenese

Man unterscheidet zwischen angeborener und erworbener Endorganresistenz gegenüber ADH.

Angeborene Formen

Zwei verschiedene Ursachen des angeborenen nephrogenen Diabetes insipidus sind bekannt, die sich klinisch nicht wesentlich unterscheiden.

X-chromosomaler Diabetes insipidus renalis

Zahlreiche Mutationen im V_2-AVP-Rezeptor-Gen bewirken den X-chromosomal rezessiv vererbten Diabetes insipidus renalis (nephrogener Diabetes insipidus, NDI). Die Erkrankung betrifft nur Jungen und Männer. Konduktorinnen können gelegentlich in geringerem Ausmaß polyurisch und polydiptisch sein, was auf eine vermehrte (einseitige) X-chromosomale Inaktivation des gesunden Allels zurückgeführt wird. In den meisten Fällen kommt es zu inaktivierenden Mutationen des renalen Arginin-Vasopressin-V_2-Rezeptor Gens, was zu einer Fehlfaltung und zu einer intrazellulären Retention des ADH-Rezeptors führt.

Klinisch bewirkt die unbehandelte Erkrankung bei Kindern eine Hypernatriämie und Hyperthermie. Eine mentale Retardierung ist vermutlich durch mehrmalige Episoden von unbemerkter Dehydratation vor Diagnosestellung in frühester Kindheit bedingt. Typisch für das „Durstfieber“ ist, dass es im Gegensatz zum Fieber bei Entzündungen morgens am höchsten ist. Wenn die Erkrankung frühzeitig entdeckt und behandelt wird, ist die mentale Entwicklung normal. Ob dies gleichermaßen für die Dilatation der ableitenden Harnwege gilt, ist fraglich.

Autosomal-rezessiver Diabetes insipidus renalis

Es wurden wenige Familien mit renalem Diabetes insipidus beschrieben, die auf DDAVP mit einer normalen fibrinolytischen und vasodilatatorischen Antwort reagierten. Dies ließ an eine auf Sammelrohrzellen beschränkte Postrezeptorstörung denken. Es sind Frauen und Männer mit einem autosomal rezessiven Erbgang betroffen. Ursächlich konnten Mutationen des Aquaporin 2 (AQP2)-Gens nachgewiesen werden.

Erworbener Diabetes insipidus renalis

Weitaus häufiger als der kongenitale Diabetes insipidus renalis ist die erworbene Form. Bei der Lithium-Nephropathie bewirkt Lithium eine hypotone Polyurie über eine Abnahme der ADH-abhängigen Insertion von Wasserkanälen (Aquaporin-2) in die luminale Zellmembran der Prinzipalzellen. Dadurch wird weniger Wasser aus dem Sammelrohr reabsorbiert. Auch die Hypokaliämie- oder Hyperkalziämie-induzierte Einschränkung der renalen Konzentrationskapazität ist durch eine Abnahme von AQP-2 verursacht. Demeclocyclin bewirkt einen Diabetes insipidus renalis über Inhibition der ADH-induzierbaren Adenylatzyklase. Der ADH-Effekt an der Niere ist auch dann abgeschwächt, wenn das Nierenmark durch übermäßiges Trinken (z. B. bei primärer Polydipsie) ausgewaschen ist. Auch in der polyurischen Phase der akuten tubulären Nekrose ist die medulläre Hypertonizität herabgesetzt und damit die ADH-induzierte Rückdiffusion von Wasser vermindert.

2.11.2 Therapie des kongenitalen Diabetes insipidus renalis

Therapeutisch wirksam sind Diuretika vom Thiazidtyp oder Amilorid bzw. eine Kombination beider Substanzen. Durch die initial vermehrte Natriumausscheidung wird das Extrazellulärvolumen vermindert. Dies bedingt eine Abnahme der GFR und eine erhöhte proximale Resorption von Salz und Wasser, sodass der distale Wasserzufluss schließlich abnimmt. Somit gelangt weniger Wasser in die unter Kontrolle von ADH stehenden Sammelrohre und es wird insgesamt weniger Urin ausgeschieden.

Als therapeutisch effektiv hat sich auch der Prostaglandinsynthese-Hemmer Indomethacin in einer Dosis von 50 mg alle 8h erwiesen.

Leider führt keine der obigen therapeutischen Methoden zu einer Urinosmolalität, welche die Serumosmolalität übersteigt. Der therapeutisch induzierbare Anstieg der Urinosmolalität von z. B. 50 auf 200mosmol/kg kann aber u. U. die zur Exkretion der harnpflichtigen Substanzen benötigte obligatorische Urinmenge von z. B. 10–12 l auf tolerable 3–4 l pro Tag reduzieren und damit helfen, die Hydronephrose und Dilatation der ableitenden Harnwege zu vermeiden. Neuere Therapiekonzepte sind in Entwicklung.

2.12 SIADH und Hyponatriämie

J. Hensen

2.12.1 Epidemiologie

Eine chronische Hyponatriämie wird bei Krankenhausaufnahme bei mehr als 10 % der Patienten festgestellt, wobei etwa 2,5 % der Patienten eine Hyponatriämie unter 130 mmol/l aufweisen. In einem gemischten Patientenkollektiv liegt in mehr als einem Drittel der Fälle eine **euvoläme Hyponatriämie** vor, ein weiteres gutes Drittel ist **hypovoläm**, der verbleibende Rest ist **hypervoläm**.

Die Hyponatriämie ist mit einer erhöhten Mortalität assoziiert. Dies gilt besonders bei Patienten mit kardiovaskulären und onkologischen Erkrankungen sowie bei Patienten, die sich einem orthopädischen Eingriff unterziehen müssen. In zahlreichen Fällen trägt die Hyponatriämie selbst zur erhöhten Mortalität bei, überwiegend scheint sie jedoch ein „Biomarker" für die Schwere der zugrunde liegenden Krankheit zu sein. Neben schlechter klinischer Prognose sowie einer signifikanten Assoziation mit Morbidität und Mortalität ist auch die Verweildauer im Krankenhaus bei Hyponatriämie verlängert.

2.12.2 Definition

Das **Syndrom der inappropiaten („inadäquaten") Sekretion von Antidiuretischem Hormon (SIADH)** kann allgemein als eine Störung der Osmoregulation, die in Folge einer **Wasserintoleranz** zu einer **euvolämen Hyponatriämie** führt, definiert werden. Dabei besteht eine in Relation zur aktuellen Natriumkonzentration i. S. vermehrte Sekretion von **Antidiuretischem Hormon (ADH, = Vasopressin)** oder sehr selten eine vermehrte Wirkung von ADH am renalen Sammelrohr. Dadurch wird die Ausscheidung freien Wassers gestört, was schon bei „normaler" Trinkmenge zu einer **euvolämen Hyponatriämie** führt.

Das SIADH wurde ursprünglich als Ausschlussdiagnose definiert, um ausnahmslos alle Fälle einzuschließen, deren primäre Behandlung in einer Trinkmengenbegrenzung besteht [1]. Die wesentlich häufigeren **SIADH-ähnlichen** Fälle von Wasserintoleranz und euvolämer Hyponatriämie infolge zentralnervös wirkender Medikamente oder Thiaziddiuretika sowie der seltene sekundäre Hypokortisolismus und die Hypothyreose wurden deshalb ursprünglich per definitionem als SIADH-Ursache ausgeschlossen, da die primäre Behandlung im Absetzen von Medikamenten, wie Carbamazepin, oder der Substitution von Kortisol besteht.

Heute ist es üblich, z. B. die Carbamazepin-induzierte euvoläme Hyponatriämie zu den Ursachen des SIADH zu zählen. Bei den anderen oben erwähnten Formen empfiehlt es sich, von einem SIADH-ähnlichen Krankheitsbild zu sprechen, um zum Ausdruck zu bringen, dass eine besondere Form der euvolämen Hyponatriämie vorliegt.

Die **euvoläme Hyponatriämie** ist abzugrenzen von anderen Formen der Wasserintoleranz, insbesondere von der **hypovolämen Hyponatriämie** sowie von der **hypervolämen Hyponatriämie** bei Patienten mit dekompensierter Leberzirrhose, Herzinsuffizienz oder nephrotischem Syndrom, erkennbar an peripheren Ödemen und Aszites [12]. Primär sollte immer eine **Klassifikation der Hyponatriämie** mittels Beurteilung des venösen und arteriellen Volumenstatus nach einfachen klinischen Kriterien erfolgen. In die Beurteilung gehen die Anamnese und die klinische Beurteilung von Haut- und Schleimhaut, Ödeme, Füllung und Puls der V. jugularis sowie Blutdruck und Puls in Liegen und Orthostase ein. Serum-Kreatinin und -Harnsäure sowie die Konzentration von Natrium im Spontanurin geben weitere wichtige Hinweise (▶ Tab. 2.14).

Tab. 2.14 Klassifikation der Hyponatriämie.

Extrazelluläres Volumen	hypovoläm	hypervoläm	euvoläm
effektives arterialles Blutvolumen	EABV und damit Nierenperfusion erniedrigt		leicht erhöht
Ursache	renale Salzverluste, Hypoaldosteronismus; extrarenale Verluste; Erbrechen, Diarrhoe, Pankreatitis	Leberzirrhose, Herzinsuffizienz, nephrotisches Syndrom	SIADH SIADH-ähnlich: Hydrochlorotiazid induzierte Hyponatriämie, sek. Nebenniereninsuffizienz, Hypothyreose
Aspekt	„trocken"	Ödeme, Asziten	„normal"
Befunde	orthostatischer Blutdruckabfall; Serum-Kreatinin u. -Harnsäure hoch-normal oder erhöht		Serum-Krea u. -Harnsäure niedrig-normal, Urin-Na > 30 mmol/l

EABV: effektives arterielles Blutvolumen; EZV: Extrazellulärvolumen

2.12.3 Pathophysiologie

Patienten mit SIADH können freies Wasser nicht ausreichend ausscheiden und weisen somit ein erhöhtes Gesamtwasser auf. Auf der venösen Seite des Gefäßbaums sind diese Patienten euvoläm, sodass periphere Ödeme fehlen. Auf der arteriellen Seite des Gefäßbaums besteht hingegen eine leicht vermehrte effektive Gefäßfüllung, das effektive arterielle Blutvolumen ist leicht erhöht, ebenso wie der renale Plasmafluss und die glomeruläre Filtration. Die Natriurese ist vermehrt, das Gesamtkörpernatrium leicht vermindert.

Bei SIADH entwickelt sich eine euvoläme Hyponatriämie, sobald die Flüssigkeitsaufnahme die noch mögliche Ausscheidung freien Wassers übersteigt. Entscheidend für das Ausmaß der Hyponatriämie ist die Zufuhr (Trinken) oder Ausscheidung von Wasser und nicht primär die Zufuhr oder Ausscheidung von Kochsalz. Das wird deutlich, wenn man die Regulation der Osmolalität i. S. betrachtet, welche im Wesentlichen von der Konzentration an Natrium bestimmt wird (▶ Abb. 2.5). In diesem System messen zerebrale Osmorezeptoren die effektive Osmolalität (Tonizität), welche ganz überwiegend durch die Natriumkonzentration im Serum bestimmt wird. Ein Anstieg der Natriumkonzentration führt zur Freisetzung von ADH. Dies bewirkt an der Niere die vermehrte Rückresorption freien Wassers und damit einen ADH-induzierten Anstieg der Urinosmolalität. Parallel dazu wird über die Osmorezeptoren Durst ausgelöst. Schließlich kommt es nach Trinken zu einem Absinken der Natriumkonzentration. Die duale Regulation (ADH und Durst) ermöglicht es, dass bei einem Ausfall der ADH-Sekretion, z. B. bei einem Diabetes insipidus, die Natriumkonzentration noch über Durst und Trinken normal gehalten werden kann. Nur wenn gleichzeitig sowohl das Durstgefühl als auch die osmotisch-stimulierte ADH-Sekretion ausfallen, kann es zu einer schweren Hypernatriämie kommen (Diabetes insipidus hypersalaemicus).

ADH spielt als „Vasopressin" auch eine potente Rolle in der Volumen- und Blutdruckregulation. Die nicht osmotische ADH-Freisetzung wird z. B. über intrathorakale Volumen- und Barorezeptoren vermittelt. Wenn nun eine nicht osmotisch induzierte ADH-Stimulation die osmotisch bedingte (adäquate) ADH-Sekretion überfährt, kommt es zum SIADH. Gerade im Krankenhaus treten vielfältige Reize für eine ADH-Freisetzung in Aktion. Dazu gehören neben Hypovolämie und Hypotonie z. B. Medikamente, Schmerzen, Stress, Hypoglykämie, Übelkeit, Operationen oder Atemwegserkrankungen. Auch bei der hypovolämen und hypervolämen Hyponatriämie mit der expliziten Ausnahme der Hyponatriämie bei primärer Polydipsie (Potomanie) besteht eine Wasserintoleranz aufgrund einer relativen (= inappropriaten) Erhöhung der plasmatischen ADH Konzentration in Bezug auf die Natriumkonzentration, bedingt durch eine nicht osmotisch bedingte ADH-Stimulation durch Baro- und Volumenrezeptoren.

Kortisol hat eine tonisch-inhibierende Wirkung auf die ADH Freisetzung. Die **sekundäre Nebenniereninsuffizienz (ACTH-Insuffizienz)**, auch wenn sie nur partiell ist, führt über eine Enthemmung der ADH-Sekretion zu einem SIADH-ähnlichen Bild mit u. U. ausgeprägter euvolämer Hyponatriämie. Die endokrinologische Diagnostik bei Hyponatriämie sollte deshalb immer eine sekundäre Nebenniereninsuffizienz ausschließen. **Fehlende Axillar- und Schambehaarung bei Frauen sind ein klinischer Hinweis auf dieses Krankheitsbild.** Serum-Kortisol-Konzentrationen im unteren und mittleren „Normbereich" schließen eine partielle sekundäre Nebenniereninsuffizienz als Ursache der euvolämen Hyponatriämie nicht aus. Hingegen ist ein Kortisol-Basalwert von > 180 µg/l oder > 500 mmol/l, oder ein durch ACTH (Synacthen-Test) oder CRH deutlich stimulierbares Kortisol von mehr als 180 µg/l bei Fehlen klinischer Hinweise auf eine sekundäre Nebenniereninsuffizienz in der Regel ausreichend sensitiv [7]. Zur weiteren Erhöhung der Sensitivität kann die Konzentration an DHEAS im Serum bestimmt werden, welche auch bei partieller sekundärer Nebenniereninsuffizienz typischerweise deutlich vermindert ist.

Des Weiteren unterliegen auch das **Durstgefühl** und das **Trinken** vermehrten nicht osmotischen Einflüssen, wie Volumenmangel, sozialen Einflüssen und gut gemeinten Ratschlägen („viel trinken bei Erkältung"). Diese „habituelle" Polydipsie ist heute wesentlich häufiger als noch vor einigen Jahrzehnten.

Nicht zuletzt bestimmt auch die Nahrungsaufnahme die Fähigkeit der Niere, freies Wasser auszuscheiden. Da die minimale Urinosmolalität 50mosm/kg beträgt, benötigt die Niere mindestens die Aufnahme von 50mosmol/kg Soluta, um 1 l freies Wasser auszuscheiden. Mangelernährung und hohe Flüssigkeitszufuhr können über diesen Mechanismus eine Hyponatriämie begünstigen (Stichwort: „Tee und Zwieback").

Sehr wechselhaft können die Natriumkonzentrationen in den ersten 14 Tagen nach Operation im Bereich der Sella turcica [8] sein. Es kann sich z. B. etwa 7–10 Tage nach dem Eingriff ein verzögertes typisches SIADH mit akuter Hyponatriämie entwickeln. Manchmal geht der Hyponatriämie eine passagere Polyurie bei Diabetes insipidus voraus.

2.12.4 Klinik

Symptome der Hyponatriämie sind im Wesentlichen durch eine „hyponatriämische Enzephalopathie" bedingt. Die Patienten sind appetitlos, Kopfschmerzen können auftreten, gefolgt von Übelkeit und gelegentlich sogar Erbrechen. Eine Gewichtszunahme durch Wasserretention kann sich entwickeln; Ödeme sind typischerweise nicht vorhanden. Die Patienten wirken reizbar, später unkooperativ und verwirrt. Frühe Symptome der Hyponatriämie bessern sich unmittelbar nach Korrektur (▶ Abb. 2.7).

Eine akute Hyponatriämie kann zu einem **Hirnödem** und zu schweren Symptomen führen. Die Patienten sind

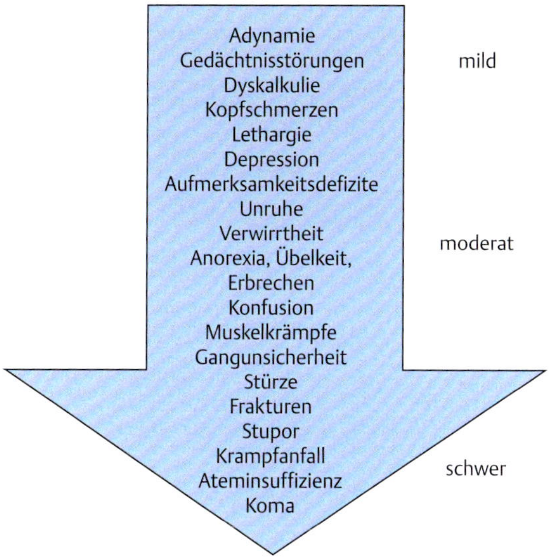

Abb. 2.7 Symptome und Befunde der akuten und chronischen Hyponatriämie. Schwere neurologische Symptome finden sich nur bei der akuten Hyponatriämie mit Hirnödem.

apathisch, auch Muskelkrämpfe und extrapyramidale Störungen können auftreten, gefolgt von Krampfanfällen bis zum Koma. Hier ist schnelles therapeutisches Handeln erforderlich. Wesentlich häufiger ist eine chronische Hyponatriämie, die sich langsam über Tage entwickelt. Diese zeigt in der Regel eine mildere neurologische Symptomatik, weil sich das Hirnödem bei langsamer Entwicklung der Hyponatriämie entweder gar nicht erst entwickeln konnte oder bereits Zeit hatte, sich im Rahmen der Volumenregulation des Gehirns wieder zurückzubilden. Die Volumenadaptation des Gehirns bei einem hyponatriämen Hirnödem nimmt 48h oder mehr in Anspruch, weshalb nach dieser Zeit eine Hyponatriämie bereits als „chronisch" bezeichnet wird. Mischbilder sind nicht selten.

Erst in den letzten Jahren sind Gangstörungen, Fallneigung sowie vermehrte Stürze mit Frakturen als Folge der chronischen Hyponatriämie in den Fokus des Interesses gerückt. Auch konnte gezeigt werden, dass bei Patienten mit chronischer Hyponatriämie eine Osteoporose besteht [10]. In diesem Zusammenhang ergaben kürzlich Untersuchungen, dass ADH, wie auch andere Hormone der Hypophyse (ACTH, TSH, FSH, Oxytocin), im Rahmen der „Hypophysen-Knochen-Achse" eine direkte Aktivierung von Osteoklasten und eine Inhibierung von Osteoblasten bewirken kann [11].

2.12.5 Diagnostik

Zur Unterscheidung der 3 Formen der Hyponatriämie liefern Anamnese und die körperliche Untersuchung wichtige Hinweise, z. B. ein orthostatischer Blutdruckabfall, der Hautturgor, die Schleimhautfeuchte (Zunge) sowie die Venenfüllung und Jugularpulsation. Fehlende Axillar- und Schambehaarung und blasse Haut sind ein klinischer Hinweis auf eine sekundäre (= hypophysäre) Nebenniereninsuffizienz.

Biochemische Diagnostik

Das Basislabor bei euvolämer Hyponatriämie zeigt bei nierengesunden Patienten Serum-Kreatinin und -Harnsäure aufgrund der guten arteriellen Nierenperfusion niedrig-normal oder sogar erniedrigt. Die fraktionelle Exkretion von Harnsäure ist bei SIADH im Gegensatz zum Nicht-SIADH deutlich erhöht [5]. Die Bestimmung der Plasmaosmolalität findet ihre Indikation bei intensivmedizinischer Behandlung und Verdacht auf Vergiftung mit unbekannten niedermolekularen Stoffen. Sie dient auch zum Ausschluss einer„Pseudohyponatriämie", eines methodischen Fehlers, welcher bei Vorliegen einer Hyperproteinämie und Hyperlipidämie auftreten kann. Dieser Fehler tritt nicht auf, wenn die Natriumkonzentration z. B. mit direkter Potentiometrie (ionenselektive Elektrode) ohne vorgeschalteten Verdünnungsschritt gemessen wird, wie es in der Regel bei BGA-Messgeräten auf der Intensivstation geschieht.

Hilfreich in der Differenzialdiagnostik der Hyponatriämie ist die Bestimmung der Natriumkonzentration in einem Spontanurin. Eine Konzentration von 30 mmol/l oder mehr weist auf eine vermehrte Natriurese hin, wie sie bei SIADH typisch auftritt.

Wenn Patienten mit SIADH jedoch natriumarm ernährt wurden oder gleichzeitig aus anderen Gründen hypovolämisch geworden sind, kann die Urin-Natrium-Exkretion auch unter 30 mmol/l liegen. Ebenso kann ein Urin-Natrium von > 30 mmol/l durch eine kürzliche Gabe von Diuretika bedingt oder auch Folge einer zugrunde liegenden renalen Störung sein.

Der Urin ist bei SIADH nie maximal verdünnt (Urinosmolalität > 100mosmol/kg). Die Urinosmolalität korreliert mit der Höhe der ADH-Konzentration. Vielfach ist die Urinosmolalität höher als die Serumosmolalität, dies ist jedoch keine Conditio sine qua non für die Diagnose des SIADH (▸ Tab. 2.15). Die Urinosmolalität ist bei Patienten mit primärer Polydipsie hingegen niedrig.

Copeptin ist für eine klinische Differenzialdiagnose heute noch nicht rasch genug verfügbar. Es ist bei primärer Polydipsie, wie zu erwarten, charakteristisch erniedrigt und bei onkogenem SIADH häufig deutlich erhöht. Möglicherweise wird es in der Differenzialdiagnose der Hyponatriämie in Kombination mit weiteren Parametern (z. B. Urin-Natrium) später einmal diagnostisch hilfreich sein, rasche Verfügbarkeit vorausgesetzt.

Tab. 2.15 Essenzielle und unterstützende Kriterien für die Diagnose eines SIADH. Für eine definitive Diagnose des SIADH müssen alle essenziellen Kriterien untersucht werden. Die Therapie sollte nach klinischer Einschätzung und Erfordernis eingeleitet werden, auch wenn noch nicht alle Befunde eingegangen sind.

essenzielle Kriterien	unterstützende Kriterien
• **Hyponatriämie** (Plasma-Natrium < 135 mmol/l	• **Plasma-Harnsäure < 4 mg/dl** (< 0,2 mmol/l)
• herabgesetzte Plasmaosmolalität (< 275mosmol/kg)	• Plasma-Harnstoff < 21,4 mg/dl (< 3,6 mmol/l)
• **Urinosmolalität > 100mosmol/kg bei vorhandener Hypoosmolalität (spez. Gewicht≈ > 1010 g/l**	• **Plasma-Kreatinin niedrig oder niedrig-normal**
• **klinische Euvolämie** ○ keine klin. Zeichen eines Volumenmangels (z. B. kein orthostatischer Blutdruckabfall[1], keine Tachykardie, kein herabgesetzter Hautturgor, keine trockenen Schleimhäute) ○ keine klin. Zeichen einer Expansion von extrazellulärer Flüssigkeit (z. B. keine peripheren Ödeme, kein Aszites)	• fraktionelle Natriumexkretion > 1[3], fraktionelle Harnstoffexkretion > 55, fraktionelle Harnsäure-exkretion > 12 %
• **Urin-Natrium > 30 mmol/l** bei normaler Salzaufnahme[2]	• fehlender Anstieg der Hyponatriämie nach 0,9 %iger Kochsalzlösung
• normale Schilddrüsen- und Nebennierenfunktion (durch klin. u. endokrinolog. Untersuchungen gesichert)	• Besserung der Hyponatriämie unter Wasserrestriktion
• keine Diuretika (insb. Hydrochlorothiazid) eine Woche vor Evaluation	

[1]Orthostatischer Blutdruckabfall: Abfall des systolischen Blutdruck von ≥ 20 mmHg und Anstieg der Herzfrequenz von ≥ 20/min nach Wechsel der Position von Liegen zum Stehen.
[2]Obwohl die Urin-Natriumexkretion bei Patienten mit SIADH allgemein erhöht ist, ist dies kein Kriterium für den Ausschluss oder die Sicherung der Diagnose, da ein erhöhtes Serum-Natrium auch unter Diuretikatherapie oder bei Morbus Addison vorkommt. Auf der anderen Seite können Patienten mit SIADH auch eine sehr niedrige Urin-Natrium-Konzentration aufweisen, wenn sie unter Wasserrestriktion hypovoläm werden oder unter Salzrestriktion gleichzeitig einen Natriummangel entwickeln.
[3]Fraktionelle Natriumexkretion = (Urin-Na/Serum-Na)/(Urin-Kreatinin/Plasma-Kreatinin) × 100

Tab. 2.16 Häufige Ursachen der euvolämen Hyponatriämie.

Tumoren	Lungenerkrankungen	ZNS-Erkrankungen	Medikamente	andere
Karzinome • Lunge (bes. kleinzelliges Bronchialkarzinom) • Oropharynx • GIT (Ösophagus, Pankreas) • Urogenitaltrakt	**Infektionen** • Pneumonie • Abszess • Aspergillose • Tuberkulose	**Infektionen** • Enzephalitis • Meningitis **Blutungen** • SAB • Kopftrauma	**Stimulation der Vasopressin-Ausschüttung oder Wirkverstärkung**, z. B. • Chlorpropamid • SSRIs • Carbamazepin • Antipsychotika	**idiopathisch** **transitorisch** • Schmerz • Nausea • Marathon • Narkose • postoperativ
Lymphome	**Asthma**		**Zytostatika**, z. B. • Vincristin • Cyclophosphamid	
Sarkome	**COPD**	**Hirntumoren**		
Mesotheliome	**Mukoviszidose**	**andere** • multiple Sklerose • Guillain-Barré-Syndrom • SLE • senile Atrophie		**AIDS**
	Pneumothorax		**nicht steroidale Antirheumatika**	**chron. Entzündung** (IL-6)
	akute respirat. Insuffizienz		**Vasopressin und -analoga** • Desmopressin • Oxytocin • Vasopressin	**hereditär** • „Gain-of-Function"-Mutation des V2-Rezeptors
	Überdruckbeatmung (PEEP)			**Interphase** • nach Hypophysen-OP
				sek. NN-Insuffizienz, Hypothyreose, HCT, Xipamid

GIT: Gastrointestinaltrakt; AIDS: erworbenes Immundefizienz-Syndrom; ZNS: zentrales Nervensystem; COPD: chronisch obstruktive Lungenerkrankung; SAB: Subarachnoidalblutung; SSRIs: selektive Serotonin-Wiederaufnahmehemmer; PEEP: positiver endexpiratorischer Druck; SLE: systemischer Lupus erythematodes

Ursachenabklärung

Das SIADH kann zahlreiche Ursachen haben (▶ Tab. 2.16). Es sollte immer versucht werden, eine Ursache zu finden. Bei „idiopathischem" SIADH wird eine Tumorsuche empfohlen. Insbesondere ist zur Abklärung eines persistierenden SIADH der CT-Thorax geeignet, kleine Bronchialkarzinome in einem frühen Stadium zu erfassen. Extrem selten kann ein SIADH durch eine aktivierende Mutation des Aquaporin-2-Gens bedingt sein. Diese Patienten weisen eine typische euvoläme Hyponatriämie mit niedriger ADH- bzw. Copeptin-Konzentration i. S. auf.

Differenzialdiagnostik

Differenzialdiagnostisch müssen die primäre Polydipsie und die beiden anderen Formen der Hyponatriämie abgegrenzt werden.

Im Gegensatz zur **euvolämen Hyponatriämie** sind bei der hypovolämen und der hypervolämen Hyponatriämie das „effektive arterielle Blutvolumen" und damit die Nierenperfusion vermindert.

Der typische Patient mit **hypovolämer Hyponatriämie** hat vorwiegend Salz durch Erbrechen, Diarrhoe, Blutung, Aldosteronmangel (z. B. bei Morbus Addison) oder durch eine Therapie mit Schleifendiuretika verloren. Das verminderte intravasale Volumen geht einher mit Zeichen der Dehydrierung und weiteren Hinweisen auf eine prärenale Niereninsuffizienz.

Bei **hypervolämer Hyponatriämie** in Folge einer dekompensierten Herzinsuffizienz oder Leberzirrhose sowie eines nephrotischen Syndroms finden sich venöse Ödeme und Aszites (▶ Tab. 2.14).

Merke **M!**

Neben Anamnese und körperlicher Untersuchung geben Serum-Kreatinin und Harnsäurewichtige Hinweise zur Beurteilung der Volumensituation.

Durch Bestimmung der fraktionierten Exkretion von Harnsäure zur Abschätzung des effektiven arteriellen Blutvolumens lässt sich die diagnostische Treffsicherheit bei Patienten mit Diuretikatherapie weiter erhöhen [4].

Pathophysiologisch und laborchemisch in der Mitte zwischen hypovolämer und euvolämer Hyponatriämie können Patienten mit Thiaziddiuretika-induzierter Hyponatriämie stehen [6]. Häufig liegt ein SIADH-ähnliches Krankheitsbild vor, das nach Absetzen von HCT und Gabe von physiologischer Kochsalzlösung schnell verschwindet.

In Zweifelsfällen, bei denen die Abgrenzung zwischen euvolämer und hypovolämer Hyponatriämie nicht gelingt, kann ein diagnostischer Therapieversuch mit physiologischer Kochsalzlösung durchgeführt werden. Kommt es nach deren Infusion innerhalb einiger Stunden zur Ausscheidung eines verdünnten Urins und zu einem Anstieg des Serum-Natriums, dann bestätigt dies, dass der Patient dehydriert war, und dass physiologische Kochsalzlösung die richtige Therapieentscheidung war. Wenn aber nach Kochsalz die Urin-Natriumexkretion ansteigt und das Serum-Natrium gleich bleibt oder sogar abnimmt, dann ist die Diagnose eines SIADH anzunehmen. Die Höhe der Urinosmolalität erlaubt die Vorhersage, ob ein Therapieversuch mit physiologischer Kochsalzlösung aussichtsreich ist. Dies ist insbesondere bei einer Urinosmolalität unter 300mosmol/kg der Fall.

Das **zerebrale Salzverlustsyndrom** wird regelmäßig in neurochirurgischen Kliniken diagnostiziert. Im Gegensatz zu Patienten mit SIADH sind Patienten mit zerebralem Salzverlustsyndrom klinisch hypovoläm und bessern sich nach Gabe von isotoner Kochsalzlösung. Bei schwerer Symptomatik ist 3 %ige Kochsalzlösung erforderlich. Ähnlich wie beim SIADH kann die Serum-Harnsäure niedrignormal sein, was eigentlich nicht zur hypovolämen Situation der Patienten passt. Pathogenetisch diskutiert werden ein erniedrigter „Sympathetic Outflow" zum proximalen renalen Tubulus sowie zirkulierende natriuretische Faktoren wie BNP.

2.12.6 Therapie

Es wird dringend empfohlen, die **Schwere der Symptomatik** der Hyponatriämie als Richtschnur für das therapeutische Vorgehen zu wählen und nicht die Ausprägung der Laborbefunde. Ob eine Hyponatriämie akut oder chronisch ist, wird häufig nicht genau festzustellen sein. Deshalb ist es aus klinischen Gründen wesentlich einfacher und sicherer, die Behandlung an der Schwere der Symptomatik auszurichten (▶ Abb. 2.8).

Unzweifelhaft erfordern schwere zerebrale Symptome wie Stupor, Koma, Krampfanfall oder Atemstörungen bei Verdacht auf Einklemmung bei der akuten Hyponatriämie mit Hirnödem ein rasches Vorgehen. Bewährt hat sich die **Gabe von hypertoner Kochsalzlösung**. 3 %ige Kochsalzlösung kann sowohl über einen zentralen als auch über einen großvolumigen peripheren Zugang gegeben werden. Als Richtschnur gilt, dass 1 ml/kg KG das Serum-Natrium um etwa 1 mmol/l ansteigen lässt. Zusätzlich kann bei Volumenüberladung Furosemid i. v. gegeben werden, welches auch die Ausscheidung von freiem Wasser fördert. Wichtig ist, dass hypertone Kochsalzlösung nur begrenzt gegeben und sofort beendet wird, wenn sich die Symptomatik des Patienten gebessert hat. Für die klinische Anwendung empfiehlt sich die Herstellung von 3 % iger Kochsalzlösung über die Apotheke in portionierten Infusionsbeuteln. Bei einem normalgewichtigen Erwachsenen wird die schnelle Kurzinfusion („Bolus") eines 100 ml-Beutels (enthält 3 g Natriumchlorid) das Serum-Natrium nur um etwa 1–2 mmol/l anheben. Bei fehlender Besserung kann nach Natrium-Kontrolle am BGA-Gerät ein weiterer Bolus gegeben werden, gefolgt von einer erneuten Kontrolle und evtl. einer 3. Gabe. Mehr als 300 ml–500 ml 3 %ige Kochsalzlösung sind selten nötig.

3 %ige Kochsalzlösung ist bei schwerer Symptomatik auch auf neurochirurgischen Intensivstationen sowohl bei SIADH als auch bei CSWS gleichermaßen geeignet. Auch bei mittelschwerer Symptomatik der Hyponatriämie, z. B. mit Verwirrtheit und Erbrechen, kann eine kontrollierte und symptomlimitierte Gabe von 3 %iger Kochsalzlösung, wie oben angeben, sinnvoll sein. Die tatsächliche Infusionsrate muss individuell an die Entwicklung der Natriumkonzentration angepasst werden, die nicht immer voraussehbar ist. Veränderungen können durch das spontane Einsetzen einer Polyurie eintreten. Deshalb

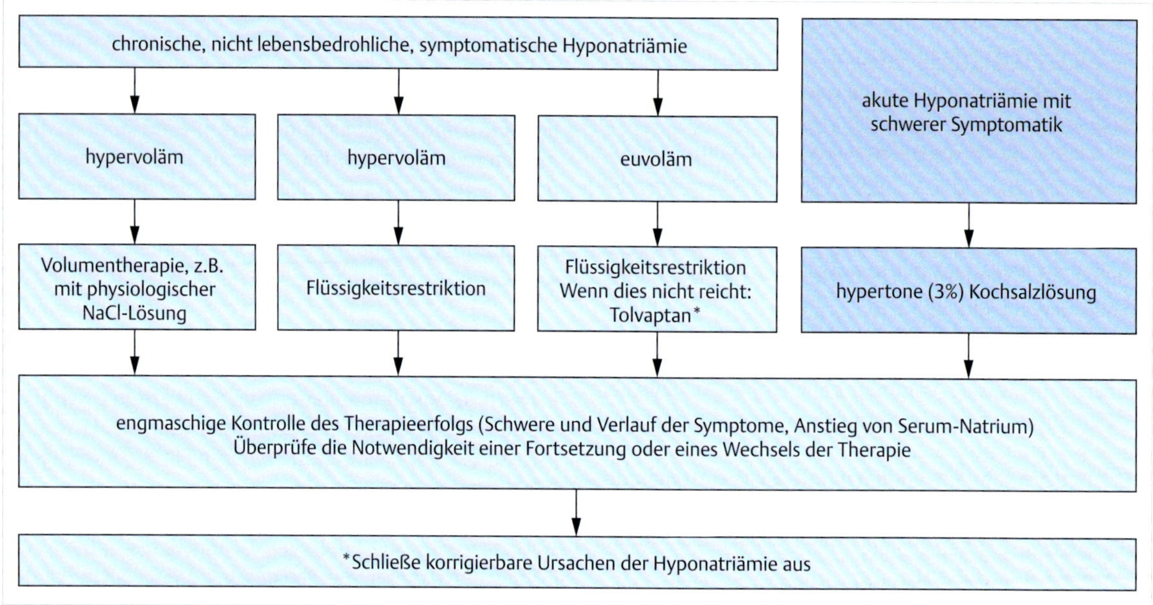

Abb. 2.8 Therapie der Hyponatriämie (vgl. Text). Richtschnur für die Therapie ist die klinische Symptomatik. 3 %ige Kochsalzlösung ist Mittel der Wahl in der Behandlung der akuten, schwer symptomatischen Hyponatriämie. Nur die chronische, mild- bis moderat-symptomatische euvoläme Hyponatriämie bei SIADH wird mit Trinkmengenreduktion und ggf. medikamentös mit Tolvaptan behandelt.

wird eine engmaschige Überwachung auf der Intensivstation empfohlen.

Die Empfehlungen für die maximale Korrekturrate (Limit) einer (chronischen) Hyponatriämie liegen bei etwa 6 mmol/l/6h, 12 mmol/l/24h oder maximal 18 mmol/l/48h.

▶ **Desmopressin und Glukose 5 % bei drohender Überkorrektur einer Hyponatriämie auf der Intensivstation.** Ein Problem in der Behandlung der Hyponatriämie kann entstehen, wenn unter der Therapie aufgrund einer spontan einsetzenden Polyurie, z. B. bei Wegfall des Stimulus für ADH, eine Überkorrektur droht. In diesem Fall muss u. U. mit Zufuhr von freiem Wasser (Glukose 5 %) und mit Desmopressin (DDAVP) gegengesteuert werden. Bei den besonders zu einer osmotischen Demyelinisierung neigenden Patienten mit hochgradiger Hyponatriämie, z. B. Alkoholiker mit einer kombinierten Hyponatriämie und Hypokaliämie, kann im Einzelfall die limitierte und kontrollierte parallele Infusion von 3 %iger Kochsalzlösung, Kalium und Desmopressin sinnvoll sein [9].

Bei Patienten mit milder Hyponatriämie-Symptomatik kann davon ausgegangen werden, dass das Hirnvolumen normal und die Hyponatriämie „chronisch" ist, d. h. länger als 48h besteht. Vor allem wenn die Ausgangs-Natriumkonzentration sehr niedrig ist, besteht die Gefahr einer osmotischen Demyelinisierung unter Einsatz von hypertoner Kochsalzlösung.

> **Cave** ⚠
>
> Besonders gefährdet für eine zentrale pontine Myelinolyse sind unterernährte hypovoläme alkoholkranke Patienten mit kombinierten Elektrolytstörungen (Hypokaliämie und Hyponatriämie) oder Frauen mit schwerer HCT-induzierter Hyponatriämie.

Bei mild- oder moderat-symptomatischer Hyponatriämie sollte ein abgestuftes Therapiekonzept auf der Basis der Klassifikation der Hyponatriämie (▶ Tab. 2.14) in die 3 Typen hypovoläm, hypervoläm und euvoläm gewählt werden (▶ Abb. 2.8).

Bei einer hypovolämen Hyponatriämie, die häufig mit einer prärenalen kompensierten Niereninsuffizienz verbunden ist, wird die Gabe von physiologischer Kochsalz- oder Ringerlösung empfohlen, parallel zur Behebung von möglichen Ursachen. Steigt die Natriumkonzentration wider Erwarten nicht an, muss die Diagnose überdacht werden, evtl. liegt doch ein SIADH vor, welches typischerweise auf physiologische Kochsalzlösung mit einem Abfall von Serum-Natrium reagiert.

Bei **kombinierten Elektrolytstörungen (Hypokaliämie und Hyponatriämie)** sollte zunächst Kalium allein substituiert werden, was Serum-Natrium ebenfalls ansteigen lässt [2].

Konservative Therapie bei chronischer euvolämer Hyponatriämie

Bei euvolämer Hyponatriämie und klassischem SIADH mit milder Symptomatik ist die Trinkmengenbegrenzung die Therapie der 1. Wahl. Das gilt auch für die Verdünnungshyponatriämie bei hypervolämer Hyponatriämie. Die Therapie ist insbesondere sinnvoll bei Patienten mit mildem SIADH und habitueller Polydipsie. Die Trinkmenge sollte auf 500 ml pro Tag unterhalb der täglichen mittleren Urinausscheidung begrenzt werden. Die Trinkmengenbegrenzung ist bei geringer Urinproduktion nicht tolerierbar, insbesondere auch nicht bei onkologischen Patienten.

Medikamentöse Therapie bei chronischer euvolämer Hyponatriämie

Bislang wurde bei Versagen der Trinkmengenbegrenzung gelegentlich Demeclocyclin oder Harnstoff p. o. (30g-60 g/d, z. B. in Orangensaft) eingesetzt. Am ehesten zeigte sich Harnstoff, der eine osmotische Harnstoffdiurese auslöst, bei euvolämer Hyponatriämie wirksam und einsetzbar, auch auf der Intensivstation [3].

ADH-Rezeptorantagonisten

In Europa ist seit 2009 in oraler Form **Tolvaptan** für das SIADH zugelassen. Hierbei handelt es sich um einen Vasopressin V_2-Rezeptorantagonisten, der nur die antidiuretische Aktivität, nicht die blutdrucksteigernde Aktivität von Vasopressin antagonisiert und dosisabhängig, konsistent und reversibel eine Aquarese auslösen kann. Die Vaptane werden auch als **Aquaretika** bezeichnet, im Gegensatz zu den Saluretika, welche primär die Natriumausscheidung erhöhen. Die durch Tolvaptan bewirkte Aquarese ist mit Furosemid vergleichbar, ohne dass es zu einer Ausscheidung von Elektrolyten, wie Natrium und Kalium, kommt. In Europa wurde, anders als in den USA, Tolvaptan nur für die **Behandlung der euvolämen Hyponatriämie (SIADH)** zugelassen, nicht für die Behandlung der hypervolämen Hyponatriämie bei Leberzirrhose und Herzinsuffizienz. Das in den USA auf Intensivstationen verfügbare Conivaptan zur intravenösen Gabe ist in Europa nicht zugelassen.

Tolvaptan zeigte sich in der SALT-Studie an Patienten mit SIADH geeignet, die mittlere Natriumkonzentration nach etwa 4h konsistent und für die Dauer der Therapie anzuheben und über 30 Tage normal zu halten. Eine Überkorrektur von Serum-Natrium trat unter der Kautele einer Aufhebung der Flüssigkeitsrestriktion bei 4 von 223 Patienten (1,8 %) in der Tolvaptan-Gruppe in den ersten 24h der Studie auf (Sollrate laut Protokoll ≤ 0,5 mmol/l/h; höchste beobachtete Korrekturrate 0,61 mmol/l/h). Insbesondere wurde jedoch eine klinisch signifikante und auf Vaptan zurückführbare zentrale pontine Demyelinisierung nicht gesehen. Trotz dieses günstigen Risikoprofils sollten unbedingt Vorsichtsmaßnahmen zur Vermeidung eines zu schnellen Natrium-Anstiegs bei Therapiebeginn ergriffen werden.

▸ **Therapiebeginn mit Tolvaptan.** Folgende Vorsichtsmaßnahmen sind bei Therapie mit Tolvaptan erforderlich:

- Therapiebeginn immer im Krankenhaus
- Beginn mit einer niedrigen Dosis
- Aufheben der Trinkmengenbeschränkung bei Beginn der Therapie (Trinken ad libitum)
- unmittelbar vor Erstgabe von Tolvaptan Natrium-Kontrolle, 4–6h nach Erstgabe erneute Kontrolle, 1 l Tee bei Natrium-Anstieg > 6 mmol/l

Empfohlen wird vom Hersteller ein Therapiebeginn im Krankenhaus mit einer Dosis von 15 mg Tolvaptan pro Tag bei freier Flüssigkeitszufuhr, welche eine zu schnelle Korrektur der chronischen Hyponatriämie verhindern soll. Darunter scheiden Patienten mit SIADH initial durchschnittlich etwa 3 l freies Wasser aus, in einzelnen Fällen jedoch mehr. Bei Patienten mit ausgeprägter Hyponatriämie bei euvolämer Hyponatriämie (SIADH), die besonders empfindlich auf Vaptane ansprechen, kann eine niedrigere initiale Startdosis (z. B. 7,5 mg) sinnvoll sein. Tolvaptan, welches in preisgleichen oralen Dosierungen von 15 und 30 mg verfügbar ist, kann hierzu nach unseren Erfahrungen trotz fehlender Bruchkerbe geteilt und auch zermörsert über eine nasogastrale Sonde verabreicht werden.

Es ist notwendig, nach der Erstgabe von Tolvaptan die Urinausscheidung und das Gewicht zu überwachen und insbesondere etwa 4–6h nach Einnahme das Serum-Natrium erstmals zu kontrollieren. Bei zu starker Negativbilanz und einem Anstieg von Serum-Natrium über 6 mmol/l in den ersten 6h, welcher einen zu schnellen Anstieg über die Grenzwerte erwarten lässt, wird die zusätzliche Gabe von freiem Wasser, z. B. 1 l Tee in der nächsten Stunde oder 1 l Glukose 5 % empfohlen.

Verlauf und Prognose

Bei idiopathischem SIADH kann die Vaptan-Behandlung nach Normalisierung von Serum-Natrium in der Regel sofort oder nach einigen Tagen wieder beendet werden. In Ausnahmefällen kann eine chronische Therapie nötig werden (z. B. bei kleinzelligem Bronchialkarzinom, unter alternativloser Therapie mit Antiepileptika). Bei mehrwöchiger Therapie sollten in regelmäßigen Abständen die Transaminasen kontrolliert werden. Auch wird bei längerer Therapiedauer mit Tolvaptan statt eines plötzlichen Absetzens ein „Ausschleichen" der Therapie unter Kontrolle von Serum-Natrium empfohlen.

2.12.7 Besonderheiten im Kindes- und Jugendalter

Im Kindesalter wird das SIADH gelegentlich bei pulmonalen Erkrankungen (Peep-Beatmung, Pneumonien) und häufiger bei zerebralen Erkrankungen (Enzephalitis, Meningitis, Schädel-Hirn-Traumen, ZNS-Operationen, nach epileptischen Anfällen) beobachtet.

2.12.8 Literatur

[1] Bartter FC, Schwartz WB. The syndrome of inappropriate secretion of antidiuretic hormone. Am J Med 1967; 42: 790–806
Kommentar: Die Erstbeschreiber des SIADH fassen in dieser Übersicht 10 Jahre nach dem Erscheinen ihrer Originalveröffentlichung die Pathogenese, die Kriterien für die Diagnose des SIADH und die damalige Therapie zusammen.

[2] Berl T, Rastegar A. A patient with severe hyponatremia and hypokalemia: osmotic demyelination following potassium repletion. Am J Kidney Dis 2010; 55: 742–748
Kommentar: Bei einer kombinierten Hyponatriämie und Hypokaliämie kann allein die Repletion von Kalium einen (überschießenden) Anstieg von Serum-Natrium bewirken.

[3] Decaux G, Andres C, Gankam Kengne F et al. Treatment of euvolemic hyponatremia in the intensive care unit by urea. Crit Care 2010; 14: R184
Kommentar: Die belgische Arbeitsgruppe von Decaux untersucht seit Jahren den Einsatz von oralem Harnstoff bei SIADH. In dieser Arbeit wird der günstige Einfluss von Urea auf die chronische euvoläme Hypovolämie bei Intensivpatienten dargestellt.

[4] Fenske W, Allolio B. The syndrome of inappropriate secretion of antidiuretic hormone: diagnostic and therapeutic advances. Horm Metab Res 2010; 42: 691–702

[5] Fenske W, Störk S, Koschker A-C et al. Value of fractional uric acid excretion in differential diagnosis of hyponatremic patients on diuretics. J Clin Endocrinol Metab 2008; 93: 2991–2997
Kommentar: Die Untersuchung reevaluiert und bestätigt die große Bedeutung einer niedrig-normalen oder erniedrigten Serum-Harnsäure und einer erhöhten fraktionierten Ausscheidung von Harnsäure in der Differenzialdiagnostik der Hyponatriämie.

[6] Gross P, Palm C. Thiazides: do they kill? Nephrol Dial Transplant 2005; 20: 2299–2301
Kommentar: Eine lesenswerte Übersicht über die häufig schwerwiegende Nebenwirkung Hyponatriämie unter Thiazid-Therapie.

[7] Hensen J. Hyponatremia. Med Klin Intensivmed Notfmed 2012; 107: 440–447

[8] Hensen J, Henig A, Fahlbusch R et al. Prevalence, predictors and patterns of postoperative polyuria and hyponatraemia in the immediate course after transsphenoidal surgery for pituitary adenomas. Clin Endocrinol (Oxf) 1999; 50: 431–439

[9] Rafat C, Schortgen F, Gaudry S et al. Use of desmopressin acetate in severe hyponatremia in the intensive care unit. Clin J Am Soc Nephrol 2014; 9: 229–237

[10] Sejling A-S, Pedersen-Bjergaard U, Eiken P. Syndrome of inappropriate ADH secretion and severe osteoporosis. J Clin Endocrinol Metab 2012; 97: 4306–4310

[11] Tamma R, Sun L, Cuscito C et al. Regulation of bone remodeling by vasopressin explains the bone loss in hyponatremia. Proc Natl Acad Sci USA 2013; 110: 18644–18649

[12] Verbalis JG, Goldsmith SR, Greenberg A et al. Diagnosis, evaluation, and treatment of hyponatremia: expert panel recommendations. Am J Med 2013; 126: S1–42

Kapitel 3

Schilddrüsenerkrankungen

3

3 Schilddrüsenerkrankungen

3.1 Diagnostik von Schilddrüsenerkrankungen

G. Brabant, M. Luster, K. W. Schmid, H. Wallaschofski, D. Führer

3.1.1 Anamnese und Klinik

Praxis

Schilddrüsenerkrankungen sind durch Störungen von Funktion und/oder Morphologie charakterisiert. Pathogenetisch liegen unterschiedliche Krankheitsbilder zugrunde. Der klinische Schweregrad einer Funktionsstörung korreliert im Einzelfall nicht streng mit den Schilddrüsenhormonparametern und ist abhängig vom Alter und von den Nebenerkrankungen des Patienten.

Die **Anamnese** berücksichtigt familiäre Struma- und Karzinomhäufigkeit, Risikofaktoren für ein Malignom, Jodexposition, Medikamente, Lokalbeschwerden, klinische Zeichen einer Schilddrüsenfunktionsstörung, Augensymptome, Rauchgewohnheiten sowie sonstige Vor- und Begleiterkrankungen.

Die **körperliche Untersuchung** beinhaltet die Inspektion und Palpation der Schilddrüse einschließlich Isthmusbereich und Jugulum, die Messung des Halsumfangs, Beurteilung von Konsistenz der Schilddrüse und von Knoten, Schluckverschieblichkeit, Stridor, Einflussstauung, Heiserkeit, Halslymphknoten und mögliche Augenbeteiligung; die **klinische Einschätzung** beurteilt die Stoffwechsellage und Begleiterkrankungen.

3.1.2 Labordiagnostik

Die Sekretion der Schilddrüsenhormone (Thyroxin T4 und Triiodthyronin T3) wird durch hypothalamisch/hypophysäre Zentren gesteuert. Durch die enge Rückkopplung der freien, ungebundenen Schilddrüsenhormone (fT3 und fT4) auf Hypothalamus und Hypophyse wird die Sekretion von Thyreotropin (TSH) aus thyreotropen Zellen des Hypophysenvorderlappens reguliert. Die TSH-Konzentration im Serum/Plasma korreliert invers und exponentiell mit der von fT4 (und fT3). Bei ungestörter hypothalamisch/hypophysärer Funktion ist somit die TSH-Konzentration ein guter Indikator der biochemischen Effekte der Schilddrüsenhormone und für die Einschätzung der Schilddrüsenfunktion allein ausreichend (▸ Abb. 3.1).

Bestimmung von TSH

Die derzeitig verwendeten TSH-Assays beruhen auf Sandwich-Immunoverfahren. Nach der funktionellen Sensitivität gegenüber TSH werden 4 TSH-Assay-Generationen unterschieden: I (< 0,5 mIU/l) bis IV (< 0,001 mIU/l. Aktuell wird empfohlen nur immunluminometrische Assays bzw. immunradiometrische Assays ab der 3. Generation mit einer funktionellen Sensitivität von < 0,01 mIU/l zu verwenden. Die Kalibration der TSH-Assays sollte an dem WHO Second IRP 80/558 erfolgen. In Deutschland erfolgt die Qualitätssicherung nach Richtlinie der Bundesärztekammer zur Qualitätssicherung laboratoriumsmedizinischer Untersuchungen (RiliBÄK).

Die derzeit verfügbaren TSH-Assays sind selbst bei TSH-Konzentrationen im Normbereich nur bedingt vergleichbar. Daher sind die zu verwendenden Referenzbereiche assayspezifisch und werden auch maßgeblich von der Jodversorgung einer Population geprägt. Deshalb sollten Referenzwerte nicht unkritisch übernommen werden. Zur Etablierung von TSH-Referenzwerten sind die Empfehlungen der AACC zu berücksichtigen. Eine Trennung von TSH-Referenzwerten und Ziel- bzw. Cut-off-Werten zur Therapieentscheidung sollte unbedingt erfolgen. Bei Grenzbefunden sollte die Diagnostik durch mehrfache Messungen abgesichert werden. Unter der Annahme, dass Präanalytik und systematische Messabweichung konstant bleiben, kann die Signifikanz der Änderung eines Laborwerts durch den Reference Change Value abgeschätzt werden. Dieser beträgt für TSH ca. 100 %. Bei der Interpretation der TSH-Werte ist die Kenntnis von In-vitro- und In-vivo-Störgrößen unerlässlich. So supprimieren Medikamente wie Dopamin, Somatostatin oder Glukokortikoide die TSH-Ausschüttung.

Grenzbefunde sollten durch mehrfache Messungen abgesichert werden.

Praxis

Der TRH-Test ist für die Beurteilung der Schilddrüsenfunktionslage entbehrlich geworden und findet gegenwärtig nur noch bei der Abklärung eines TSH-produzierenden Hypophysenadenoms Anwendung (siehe Kap. 2.5.2).

Bestimmung der Schilddrüsenhormone

Die Schilddrüsenhormone liegen in freier, überwiegend aber in proteingebundener Form (Verhältnis 1:100) in der Zirkulation vor. Prinzipiell können die Konzentrationen der Schilddrüsenhormone als „Gesamthormone" (TT3, TT4) oder als biologisch wirksame „freie Hormone" (fT3, fT4) gemessen werden. Änderungen der Konzentra-

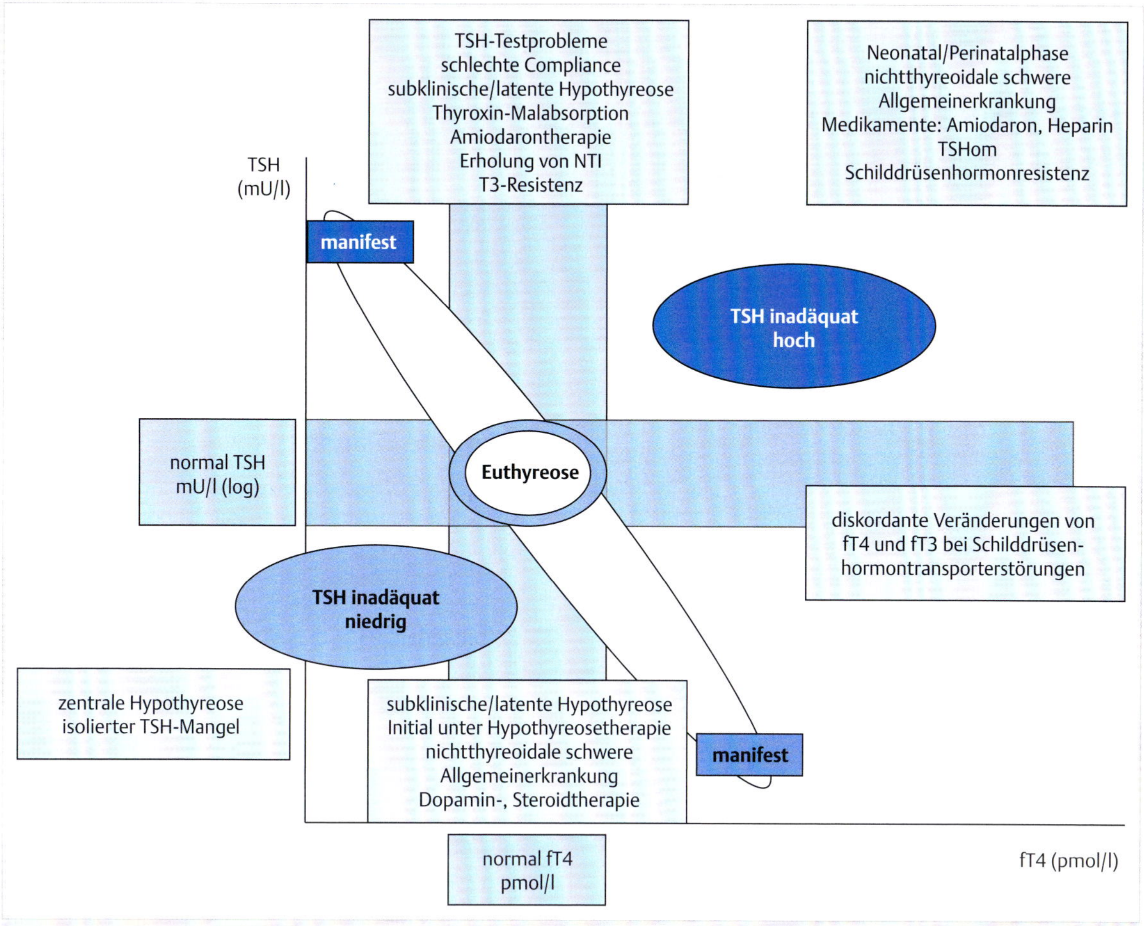

Abb. 3.1 Laborchemische Klassifikation der Schilddrüsenfunktion im Nomogramm aus logTSH und fT4.

tionen oder der Affinität der wesentlichen Transportproteine (thyroxinbindendes Globulin, Transthyretin und Albumin) bedingen Veränderungen der messbaren Konzentrationen der Gesamtschilddrüsenhormone bei gleichbleibend freien Hormonfraktionen und damit unveränderter Schilddrüsenfunktion. Häufig ist dieses Phänomen durch eine Erhöhung der TBG-Konzentration durch Östrogentherapie oder im Verlauf der Schwangerschaft zu beobachten und kann zu entsprechenden Fehlinterpretationen führen. Deshalb ist bei der Analytik den **freien Schilddrüsenhormonen** der Vorrang zu geben. Die Vergleichbarkeit der Assay-Systeme für Schilddrüsenhormone ist deutlich eingeschränkt und eine Harmonisierung ist aufgrund fehlender einheitlicher Kalibratoren erschwert; insbesondere die Messung des fT3 ist durch Interassay Drifts und Shifts limitiert. Die Qualitätssicherung erfolgt auch hier nach der Richtlinie der Bundesärztekammer zur Qualitätssicherung laboratoriumsmedizinischer Untersuchungen. Die Labordiagnostik kann sowohl in vivo als auch in vitro durch Medikamente oder heterophile Autoantikörper gestört werden. Zur Einschätzung der Funktionslage reicht in der Regel die Bestimmung von fT4 bei einem TSH außerhalb des Referenzbereichs aus.

Zukünftige Entwicklungen

Die neu entwickelten Verfahren, Schilddrüsenhormone mittels massenspektrometrischer Methoden besser zu quantifizieren, sind weniger stark von diesen Interferenzen abhängig. Allerdings sind diese Methoden noch nicht breit verfügbar. Inwieweit die erst kürzlich beschriebenen Schilddrüsenhormonderivate Dijodothyronin und Thyronamin Eingang in die Routinediagnostik finden werden, muss gegenwärtig noch offen bleiben.

Schilddrüsen-Autoantikörper

Bei Verdacht auf eine Immunthyreopathie mit Hyperthyreose wird die Bestimmung von TSH-Rezeptor-Antikörpern (TSHR-Ak) empfohlen. Bei hyperthyreoter Stoffwechsellage sollten die Schilddrüsenperoxidase-Antikörper (TPO-Ak) bestimmt werden. Sind diese negativ, wird ergänzend die Bestimmung von Thyreoglobulin-Antikörpern (TG-Ak) empfohlen. Bei subakuter Thyreoditis de Quervain sollte die BSG oder CRP untersucht werden.

Tumormarker

▸ **Thyreoglobulin (Tg).** Die präoperative Bestimmung von Tg bei Verdacht auf ein Schilddrüsenkarzinom ist nicht indiziert. Nach einer Thyreoidektomie dient der Tg-Spiegel als sensitiver und spezifischer Tumormarker für differenzierte Schilddrüsenkarzinome. Zu beachten ist bei der Messung des Tg-Spiegels die Interaktion mit evtl. vorhandenen Tg-Antikörpern, welche durch Parallelmessung ausgeschlossen werden sollten. Erst die Einführung der Massenspektrometrie nach Vorbehandlung von Tg erlaubt seit kurzem eine exaktere Messung ohne Interferenz durch möglicherweise vorhandene Tg-Autoantikörper.

Bei Patienten mit niedrigem Rezidivrisiko für ein Schilddrüsenkarzinom und negativen Tg-Spiegeln unter TSH-suppressiver Schilddrüsenhormontherapie wird nach 6–12 Monaten eine Stimulation von Tg durch eine rhTSH-Gabe empfohlen. Die Untersuchung während einer induzierten Hypothyreose, welche lange Zeit als Goldstandard galt, hat deutlich höhere Nebenwirkungen, ohne in der diagnostischen Genauigkeit überlegen zu sein, und ist daher verlassen worden. Ein stimulierter oder unstimulierter Tg-Spiegel von > 2 ng/ml weist auf eine persistierende Tumorerkrankung hin (Kap 3.7).

Darüber hinaus ist Tg bei der Diagnostik der Hyperthyreosis factitia ein sinnvoller Laborparameter.

▸ **Calcitonin (CT).** CT ist ein hochsensitiver Tumormarker sowohl in der initialen Diagnostik als auch in der Risikoabschätzung bei der Therapie des medullären Schilddrüsenkarzinoms (MTC) [4]. Bei Nachweis eines Schilddrüsenknotens ist deshalb initial ein Calcitonin-Screening zum Ausschluss/Nachweis eines medullären Schilddrüsenkarzinoms gerechtfertigt. CT-Konzentrationen > 10pg/ml bis 100pg/ml sind bislang durch einen Stimulationstest weiter abgeklärt worden. Der bisher übliche Pentagastrintest ist seit kurzem nicht mehr verfügbar. Kürzlich wurde propagiert, die Pentagastrinstimulation durch eine Kalziumstimulation der Calcitoninsekretion zu ersetzen. Da bislang allerdings ausreichende normative Daten zu diesem Test fehlen, kann seine Anwendung gegenwärtig nicht empfohlen werden. Die basalen Calcitoninspiegel können bei Patienten nach Therapie eines medullären Schilddrüsenkarzinoms für das Therapie-Monitoring herangezogen werden, da negative Calcitoninspiegel bislang nur in Einzelfällen bei diesen Karzinomen beschrieben wurden.

Bei der Präanalytik der CT-Messung muss die relative Instabilität des CT-Moleküls im Serum unbedingt Berücksichtigung finden. Lagerzeiten über 2h bei Raumtemperatur führen zu einer deutlichen Verminderung in der detektierbaren CT-Konzentration. CT ist kein RiliBÄK-pflichtiger Parameter.

Praxis

Es besteht die dringende Notwendigkeit einer umfangreicheren analytisch/klinischen Validation von CT-Tests vor der Verwendung in der Routinediagnostik. So können Nierenerkrankungen und die Therapie mit Protonenpumpenhemmern zu erhöhten CT-Werten führen. Perspektivisch sollte deshalb auch die Einbindung der Procalcitonin-Bestimmung als ergänzender Marker bei unklaren CT-Erhöhungen erwogen werden, da dieser Parameter weniger empfindlich auf derartige Einflussfaktoren reagiert.

Molekulare Diagnostik

Eine molekulare Diagnostik ist zum einen bei konnatalen Schilddrüsenerkrankungen und zum anderen bei Tumorerkrankungen der Schilddrüse von zentraler Bedeutung. Durchführung, Grenzen und Möglichkeiten werden in den entsprechenden Kapiteln (Kap. 3.2.3, Kap. 3.4, Kap. 3.7) abgehandelt.

3.1.3 Sonografie

Praxis

Mit der Sonografie lassen sich unabhängig vom Funktionszustand und einer schilddrüsenspezifischen Therapie in jedem Lebensalter die Topografie der Schilddrüse in allen 3 Raumebenen – damit auch das Volumen – und morphologische Veränderungen erfassen. Ihre zentrale Bedeutung in der Schilddrüsendiagnostik als risikolose und beliebig wiederholbare morphologische Untersuchungsmethode ist unumstritten.

Untersuchung und Beurteilung

Die Untersuchung wird am liegenden Patienten bei leicht überstrecktem Hals durchgeführt. Für eine ausreichende Auflösung ist ein Schallkopf mit einer Frequenz von ≥ 7,5MHz Voraussetzung.

Beurteilungskriterien, die formalisiert im Verlauf dokumentiert werden müssen, sind

- Größe beider Lappen,
- Echogenität im Vergleich zur angrenzenden Halsmuskulatur (echonormal, echoreich, echoarm, echokomplex, echofrei),
- Verkalkungen (Mikro-, Makrokalk),
- fokale Veränderungen (Größenbestimmung in 3 Ebenen),
- Randbegrenzung (scharf, unscharf),
- echoarmer Randsaum (Halo),
- Merkmale der Vaskularisation,
- Größe und Struktur zervikaler Lymphknoten.

Die Duplex-Sonografie ist ein wesentlicher Bestandteil der Schilddrüsensonografie geworden. Sie liefert entscheidende Zusatzinformationen über eine verstärkte Vaskularisation des Organs bei der Basedow-Hyperthyreose, der Immunthyreoiditis, der Differenzialdiagnose der amiodaroninduzierten Hyperthyreose (Typ I verstärkte Vaskularisation, Typ II verminderte Vaskularisation). Eine verstärkte zentrale Durchblutung bei Knoten erhöht die Malignomwahrscheinlichkeit signifikant.

Diagnosen sind mit der Sonografie alleine nicht möglich. Ebenso lassen sich keine Angaben zur Funktion oder Histologie treffen, jedoch kann der sonografische Befund auf bestimmte Schilddrüsenkrankheiten hinweisen.

Die **sonografische Volumetrie** ist die am besten praktikable Methode zur Größenbestimmung der Schilddrüse, auch wenn die Rekonstruktion nach Schnittbildverfahren exakter sein mag. Die Gradeinteilung der Struma nach den WHO-Kriterien hat nur noch orientierenden Charakter. Die Schilddrüsengröße lässt sich aus der Summe beider Lappenvolumina bestimmen, die sich jeweils aus dem Produkt der maximalen Dicke, Breite, Länge und des Faktors 0,5 errechnen. Der systematische Fehler der sonografischen Volumenbestimmung liegt bei etwa 10 %. Für die Intraobserver-Variabilität sind etwa 10 % und die Interobserver-Variabilität bis zu 25 % zu veranschlagen. Bei der Verlaufsbeobachtung sollten deshalb sonografische Untersuchungen möglichst immer vom gleichen Beobachter vorgenommen werden.

Differenzialdiagnostik

Je nach klinischem Befund und Schilddrüsenfunktion lassen echoreiche Schallbilder an regressive Veränderungen und diffus echoarme Bilder an immunogene Schilddrüsenerkrankungen (Morbus Basedow oder Immunthyreoiditis) denken, seltener an ein Malignom (▶ Tab. 3.1). Unscharf begrenzte echoarme Bilder weisen ebenso wie echokomplexe Bilder auf ein Malignom oder eine subakute Thyreoiditis hin. Typische Malignomkriterien sind ▶ Tab. 3.2 zu entnehmen.

Tab. 3.1 Echomuster und duplexsonografische Typisierung von Schilddrüsenveränderungen.

Krankheitsbild	typisches Echomuster	Vaskularisation
unifokale Autonomie	• echoarme Knoten (mit echoarmem Randsaum, oft auch mit zystischen Anteilen)	geringe/mäßige Randvaskularisation
multifokale Autonomie	• multiple echoarme Knoten (nicht immer scharf abgrenzbar), oft mit zystischen Veränderungen • echodichte Strukturen (Kalk)	geringe/mäßige Randvaskularisation
Morbus Basedow	• meist diffuse Echoarmut	diffuse, starke Hypervaskularisation
Immunthyreoiditis	• diffuse Echoarmut	mäßige Hypovaskularisation
subakute Thyreoiditis (de Quervain)	• umschriebene, unscharf begrenzte, echoarme bis echokomplexe Areale • seltener Echoarmut der ganzen Schilddrüse	regionale Hypovaskularisation
Malignom	• echoarme, echokomplexe Areale/Knoten • Mikrokalk • unscharfe Randbegrenzung • höher als breit	zentrale Hypervaskularisation
Zyste	• echofreies Areal	keine
Kalkherd	• echodichtes Areal • dorsaler Schallschatten	
Kolloidvesikel	• echodichte Areale	

Tab. 3.2 Charakteristische sonografische Kriterien zur Dignitätsbeurteilung von Schilddrüsenknoten (Quelle: [1]).

Kriterium	benigner Knoten	maligner Knoten
Rand	scharf, abgrenzbar	unscharf, schlecht abgrenzbar
Form	regulär	unregelmäßig konfiguriert, höher als breit
Echostruktur	solider Knoten, reine Zyste, solide und zystische Anteile	solider Knoten, solide und zystische Anteile
Echogenität	echoreich, echoarm, echokomplex oder echonormal	echoarm, seltener echokomplex
Verkalkung	Mikro- und Makroverkalkungen	Mikrokalk
Randsaum	Halozeichen	kein Halo
Durchblutung	geringe Vaskularisation, alleinige Randvaskularisation	Hypervaskularisation im Rand- und Binnenbereich
zervikale Lymphknoten	keine, < 5 mm, oval, Vaskularisation: Zentralgefäß	vergrößert, > 1 cm, rundlich, kein Zentralgefäß

Weitere Aussagemöglichkeiten der Schilddrüsensonografie sind

- Nachweis vergrößerter, zervikaler Lymphknoten,
- Restvolumenbestimmung,
- Verlaufskontrolle nach Schilddrüsenoperation und/oder Radiojodtherapie oder medikamentöser Strumatherapie.

In jüngster Zeit ist die **Elastografie** als weiteres Untersuchungsverfahren hinzugekommen, welche auf der Reflexion der Ultraschallwellen durch das untersuchte Gewebe beruht und letztlich die Härte eines Knotens beurteilt. Maligne entartete Knoten zeigen in der Elastografie ein anderes Reflexionsverhalten als benigne Knoten. In einer großen prospektiven Studie konnte der diagnostische Stellenwert dieser Methode im Vergleich zur herkömmlichen Farbdopplermethode geprüft und mit der nachfolgenden Operationshistologie verglichen werden. Während die klassische Farbdopplermethode eine Sensitivität von 85 % und einen negativen Prädiktionswert von 91 % aufwies, wurden diese Werte durch den zusätzlichen Einsatz der Elastografie auf 97 % für beide Faktoren gesteigert. Interessanterweise fanden sich diskordante Ergebnisse mit negativer Aussage sowohl in einzelnen Fällen im B-Scan wie in der Elastografie. Gegenwärtig steht das Verfahren noch nicht flächendeckend zur Verfügung und sein Stellenwert für die Routinediagnostik muss trotz der vielversprechenden Daten in weiteren prospektiven Studien abgesichert werden.

3.1.4 Szintigrafie

Beurteilung der Funktionstopografie der Schilddrüse

Für die nuklearmedizinische In-vivo-Diagnostik in der Primärdiagnostik von Schilddrüsenerkrankungen sind grundsätzlich kurzlebige, ausschließlich Gamma-Strahlung emittierende Radionuklide in Form von ^{99m}Tc-Pertechnetat oder ^{123}I-NaI anzuwenden.

- **^{99m}Tc** weist als kurzlebiges Generatornuklid (Halbwertszeit 6h) den Vorteil der allgemeinen Verfügbarkeit und der geringsten Strahlenexposition auf (effektive Dosis für 75MBq ^{99m}Tc-Pertechnetat ca. 0,9mSv).
- Bei speziellen Fragestellungen (thyreoidale Jodid-Clearance, Darstellung dystopen Schilddrüsengewebes, Perchlorat-Depletionstest) ist **^{123}I** das Radionuklid der Wahl (Halbwertszeit 13h, effektive Dosis für 10MBq ca. 2mSv). ^{131}I (Halbwertszeit 8 Tage) hat keine Bedeutung in der Primärdiagnostik von Schilddrüsenerkrankungen, sondern nur im Rahmen des Radiojodtests zur Vorbereitung einer Radiojodtherapie und in Form der Ganzkörperszintigrafie bei der Verlaufskontrolle des differenzierten Schilddrüsenkarzinoms.

Mit dem **Radiojodtest** werden der maximale Radiojod-Uptake und die effektive Halbwertszeit des Radiojods vor geplanter Radiojodtherapie für eine vorgegebene Energiedosis im Zielvolumen bei der Radiojodtherapie ermittelt. Hierzu sind niedrige Aktivitäten von 3–5 MBq ^{131}I-NaI ausreichend. Bereits diese niedrigen Aktivitäten können zu Schilddrüsendosen in der Größenordnung von 1–2 Gy führen.

Quantitative Schilddrüsenszintigrafie

Praxis

Die quantitativ ausgewertete Szintigrafie dient der Beurteilung der Funktionstopografie der Schilddrüse. Der regelhaft zu bestimmende ^{99m}Tc-Thyreoidea-Uptake (TcTU) oder der Radiojod-Thyreoidea-Uptake (RiTU) zeigen eine gute Korrelation zur Jodid-Clearance, sodass man TcTU und RiTU auch als Clearance-Äquivalente bezeichnet.

Die quantitative Szintigrafie wird mit der Gammakamera und einem Computer als Kamera-Auswertesystem durchgeführt. Ein Kollimator mit hoher Auflösung ist zu verwenden. Die thyreoidale Jodavidität wird durch den 2-stufigen Jodaufnahmeprozess bestimmt (unspezifische ionenvolumenabhängige Jodidanraffung = Jodination; spezifische organische Jodbindung = Jodisation). Sie läuft in erster Linie autoregulativ ab, wird darüber hinaus durch TSH gesteuert und kann durch TSH-stimulierende Rezeptorantikörper oder TSH-unabhängig (autonom) gesteigert sein.

Zur quantitativen Bestimmung der thyreoidalen Jodavidität ist die Messung der Jodid-Clearance die genaueste Methode, da sie beide Schritte des 2-stufigen Prozesses erfasst. Mit der Messung des TcTU wird nur die Jodination erfasst. **TcTU-Werte** sind jedoch einfacher zu bestimmen als die Jodid-Clearance. Bei normal großer Schilddrüse und Serum-TSH im Referenzbereich finden sich bei ausreichender Jodversorgung TcTU-Werte von 0,5–2,0 % (5–25 min p. i.). In Abhängigkeit von der Strumagröße und dem Ausmaß eines Jodmangels sind bei unbehandelten euthyreoten Strumapatienten TcTU-Werte von 1–8 % zu erwarten.

► **Suppressionstest.** Ein erhöhter TcTU kann also entweder durch Jodmangel oder durch eine global sowie regional gesteigerte Hormonsynthese mit erhöhtem Jodbedarf verursacht sein. Eine sichere Differenzierung zwischen diesen beiden Störungen ist bei Euthyreose nur mit dem Suppressionstest möglich. Hierfür werden unterschiedliche Suppressionsschemata benutzt:

- 60–100 µg/d Liothyronin über 7–14 Tage
- 150–250 µg/d Levothyroxin über 10–14 Tage
- 2 µg/d Levothyroxin/kg KG über 4–6 Wochen

Bei bereits endogen supprimiertem TSH (< 0,1 mU/l) ist die Gabe von Schilddrüsenhormonen zur Suppression obsolet. Grundsätzlich führt eine längerfristige Suppression mit mittleren Hormondosen (z. B. 2 µg/kg KG über 4–6 Wochen) zu verlässlicheren Ergebnissen als die kurzfristige Suppression mit hohen Dosen. Deshalb hat sich die Suppression mit einer Einzeldosis von 3 mg Levothyroxin nicht durchgesetzt.

Bei normal großen Schilddrüsen mit ungestörter Regulation finden sich unter Suppression TcTU-Werte < 1 %. Bei Strumen mit euthyreoter Funktionslage sind supprimierte TcTU-Werte bis 3 % zu beobachten. Durch die Verbesserung der alimentären Jodversorgung ist der Grenzwert des TcTU zur Diagnose einer funktionellen Autonomie auf > 1,5 % gesunken, aktuelle Daten liegen hierzu jedoch nicht vor. Kleine fokale funktionelle Autonomien gehen gelegentlich mit noch niedrigeren TcTU-Werten einher, sind jedoch bei visueller Beurteilung des Szintigramms zu erkennen.

Die Beurteilung des TcTU hat immer unter Berücksichtigung des Szintigramms und des basalen TSH zu erfolgen. Bei Patienten mit (euthyreoten) Knotenstrumen kann es sinnvoll sein, die Szintigrafie von vornherein unter Suppression durchzuführen, d. h. eine bereits eingeleitete TSH-suppressive Levothyroxintherapie muss nicht abgesetzt werden.

▶ **Depletionstest.** Eine Sonderform der quantitativen Schilddrüsenszintigrafie stellt der sog. Depletionstest unter Verwendung von ^{123}I-NaI dar, welcher zur Abklärung von Organifizierungsdefekten (z. B. im Rahmen des Pendred-Syndroms) eingesetzt wird. Bei der Jodfehlverwertung wird durch Gabe von Perchlorat (ca. 1 g oral etwa 1 h nach i. v. Injektion des ^{123}I-NaI) mehr als die Hälfte des im Maximum des gespeicherten Radiojods ausgeschwemmt (^{123}Perchloratjod-Depletionstest).

Für die Schilddrüsenszintigrafie ohne quantitative Auswertung besteht heute nur noch die Indikation zum Nachweis bzw. der Lokalisation von dystopem Schilddrüsengewebe (am besten unter Verwendung von ^{123}I).

3.1.5 Feinnadelbiopsie (FNB)

Die FNB der Schilddrüse weist eine Reihe von zytologischen Besonderheiten auf, deren Kenntnis und Akzeptanz eine maßgebliche Voraussetzung für den erfolgreichen Einsatz beim klinischen Management szintigrafisch hypofunktioneller und sonografisch auffälliger Schilddrüsenknoten darstellt. Sie dient dem Erkennen operationsbedürftiger Läsionen, aber auch der Vermeidung überflüssiger Operationen [12].

Die FNB der Schilddrüse ist eine Kombination eines Diagnoseverfahrens zum Erkennen von Kolloidknoten, Blutungszysten, unterschiedlichen Thyreoiditisformen, papillären, medullären, gering differenzierten und anaplastischen Schilddrüsenkarzinomen sowie großzelligen malignen Lymphomen und Metastasen sowie eines Screening-Tests zur Identifikation follikulärer Neoplasien. Zytologisch als follikuläre Neoplasien klassifizierte Tumoren umfassen Adenome und (gekapselte) follikuläre Karzinome; diese beiden Tumorentitäten können anhand zytologischer Kriterien nicht unterschieden werden. Im Gegensatz zur zytologischen Beurteilung anderer Organe (Vermeidung falsch positiver Befunde!) ist das Ziel der FNB der Schilddrüse das Vermeiden von „falsch negativen" Befunden, wodurch auch Operationsempfehlungen für nachfolgend histologisch als gutartig klassifizierte Läsionen unvermeidbar sind.

Die Ergebnisqualität der FNB hängt wesentlich von der Erfahrung des Punkteurs und des Pathologen sowie von der Interaktion der beiden Partner ab. Die FNB ist noch immer die beste Methode zur Differenzierung maligner und benigner Schilddrüsenknoten. Sie erfolgt heute zu einem sehr hohen Prozentsatz ultraschallgeführt, was auch zur Reduktion technisch inadäquater und falsch negativer Punktate geführt hat.

Merke **M!**

Die FNB ist die sensitivste Methode zur Differenzierung maligner und benigner Schilddrüsenknoten.

In Deutschland finden sich altersabhängig bei mindestens 25 % der Bevölkerung Knoten mit einer Größe > 0,5 cm. Im Endemiegebiet werden 10–30 % aller FNB zytologisch als follikuläre Neoplasien eingestuft und dementsprechend zur histologischen Abklärung (= Operation) empfohlen. Bei den tatsächlich Operierten dieser Patientengruppe werden allerdings „nur" 15–30 % follikuläre Karzinome gefunden.

Komplikationen

Komplikationen, wie z. B. passagere Bradykardien oder Alterationen des N. laryngeus recurrens, werden bei der FNB der Schilddrüse ebenso selten beobachtet wie die Verschleppung von Tumorzellen entlang des Stichkanals. Differenzialdiagnostische Probleme bereiten gelegentlich nach FNB auftretende Nekrosen und/oder reaktive Plattenepithelmetaplasien onkozytärer Tumoren. Insgesamt sind die Risiken der FNB der Schilddrüse als minimal einzustufen, die einzige Kontraindikation der Punktionszytologie ist eine hämorrhagische Diathese. Die Einnahme von Salizylaten stellt in der Regel jedoch keinen Hinderungsgrund zur Durchführung einer FNB der Schilddrüse dar.

Materialgewinnung und -verarbeitung

Bei der FNB der Schilddrüse gibt es prinzipiell 2 Techniken der Materialgewinnung, deren diagnostische Treffersicherheit nahezu identisch ist. Die mit Abstand am häufigsten eingesetzte Methode ist die **Feinnadelaspira-**

tion, bei der durch Erzeugung eines Unterdrucks das Material aus der Schilddrüse aspiriert wird (Kanülengröße 18, 20 ml Einmalspritze). In der Regel werden mechanische Hilfen wie Halter für die Spritze eingesetzt, es kommen aber auch spezielle Saugpumpen zur Verbesserung des Sogs zum Einsatz. Zunehmend wird auch die Technik der **Feinnadel-Nichtaspiration** eingesetzt, bei der die traumatische Schädigung sowie die Kontamination des Untersuchungsmaterials durch Blut deutlich reduziert werden. Hierbei werden Kanülen der Größe 17 langsam in den betreffenden Knoten vorgeschoben und anschließend zur Erzeugung einer Kapillarwirkung 5–10 s lang einige Millimeter eingeführt und wieder herausgezogen. Dies induziert einen Fluss von Kolloid und Zellmaterial in die Kanüle, die anschließend herausgezogen und auf eine luftgefüllte Spritze gesteckt wird. Das in der Kanüle befindliche Material kann dann entweder auf einen Objektträger aufgespritzt oder in ein geeignetes Fixans eingebracht werden. Anschließend sollte die Nadel mittels RPMI oder spezieller Lyseflüssigkeiten gespült werden, um auch das Restmaterial für die Herstellung eines Zellblocks, einer Dünnschichtzytologie oder eines Zytospin verwenden zu können.

Bei der Feinnadelaspiration wird für jede punktierte Läsion unter Aufrechterhaltung des Sogs eine fächerförmige Nadelführung empfohlen. Insbesondere nicht palpable, kleinere Läsionen werden mittels Ultraschall-Führung punktiert. Das Resultat der Materialgewinnung hängt neben der Größe und Natur der Läsion in hohem Maß von der Geschicklichkeit des die Punktion durchführenden Arztes als auch der Erfahrung des Zytopathologen ab, welche nur bei einer entsprechenden jährlichen Mindestanzahl an Fällen als auch einer ausreichenden Zahl an Korrelationen der zytologischen Fälle mit den histologischen Befunden erworben werden können.

Fehler können im Rahmen der Punktion, aber auch beim konventionellen Ausstrichverfahren bei der weiteren Verarbeitung des gewonnenen Materials auftreten. Durch **rasche Weiterverarbeitung des Materials** muss die Gerinnung des gewonnenen Materials in der Nadel verhindert werden, da sonst die vorhandenen Thyreozyten in Fibrinklumpen eingebettet und dadurch nur schwer oder gar nicht beurteilt werden können. Das Punktat muss so schonend wie möglich unter Vermeiden von zu hohem Druck der Spritze ausgestrichen werden, da dies zu Quetschartefakten führt. Durch zu wenig Druck wird das gewonnene Material zu dick aufgetragen, was insbesondere zu beträchtlich erschwerter Beurteilung von Kernstrukturen führt.

Die Problematik, dass zwar suffizientes Material aus der Schilddrüse aspiriert wurde, dieses aber im Anschluss durch mangelhafte Ausstrichtechnik (partiell) diagnostisch unbrauchbar gemacht wurde, führte zur Entwicklung von alternativen Methoden, bei denen nach umgehendem Transfer des gewonnenen Materials in entsprechende Fixier- und Lyselösungen ein automatisiertes und damit standardisiertes Aufbringen des zytologisch zu untersuchenden Materials auf Glasobjektträger erfolgt (Dünnschichtmethode).

Zytologische Beurteilung

Die zytologische Diagnosestellung erfolgt unter Einschluss der klinischen Angaben und dem makroskopischen Aspekt des Punktats. Das Untersuchungsmaterial wird als inadäquat eingestuft (= „zytologisch unverwertbar"), wenn weniger als 5 Zellverbände mit jeweils mindestens 10 Thyreozyten vorliegen (Ausnahmen: klinisches Bild eines Kolloidknotens oder einer Blutungszyste). Bei entsprechender Punktions- und Ausstrichtechnik ist mit 10–15 % inadäquaten FNB zu rechnen; dieser Befund sollte zur Repunktion führen. In den als zytologisch adäquat eingestuften Präparaten wird die Beschaffenheit der vorhandenen Thyreozyten (Zellanordnung, Zellzahl und Morphologie der Zellen) als auch der Zellhintergrund (Kolloid, Blut, Lymphozyten, Riesenzellen, Epitheloidzellen etc.) zur Beurteilung herangezogen. Die abschließende Diagnose umfasst folgende Kategorien:

- „zytologisch negativ" (= kein Hinweis für Malignität)
- „histologisch abklärungsbedürfig" (= follikuläre Neoplasie)
- „zytologisch malignitätsverdächtig"
- „zytologisch positiv" (= sichere Malignität)

Die Wertigkeit der in der sog. Bethesda-Klassifikationeingeführten Befundkategorie „Atypia of undetermined Significance (AUS) or follicular Lesion of undetermined Significance (FLUS)" kann gegenwärtig noch nicht abschließend beurteilt werden.

Weiterführende Untersuchungen

Sowohl die DNA-Zytofotometrie als auch die Durchflusszytometrie ergeben im Einzelfall keine weiterführenden Erkenntnisse zur Diskriminierung follikulärer Neoplasie. Die Durchflusszytometrie kann jedoch zur Diagnosesicherung eines niedrig malignen Lymphoms beitragen. Die **Immunzytochemie** dient im Wesentlichen der Sicherung der zytologischen Diagnose und hat durch die Einführung der Dünnschichtzytologie deutlich an Aussagekraft gewonnen, da dabei das für die konventionelle Ausstrichzytologie obligatorische Ausdecken, Entfärben und immunzytochemische Neufärben der bereits befundeten Objektträger entfällt. Zur Differenzialdiagnose der follikulären Neoplasien kann nach heutigem Kenntnisstand allerdings auch die Immunzytochemie keinen entscheidenden Beitrag leisten. Da aus mittels FNB gewonnenem Material ausreichend DNA und RNA extrahiert werden kann, stehen **molekularpathologische Methoden** prinzipiell für weiterführende Untersuchungen zur Verfügung (siehe Kapitel 3.4).

3.1.6 Literatur

[1] Dietlein M, Dressler J, Eschner W et al. Procedure guideline for radioiodine test (Version 3). Nuklearmedizin 2007; 46: 206–212

[2] Hoofnagle AN, Roth MY. Clinical review: improving the measurement of serum thyroglobulin with mass spectrometry. J Clin Endocrinol Metab 2013; 98: 1343–1352

[3] Ma C, Xie J, Liu W et al. Recombinant human thyrotropin (rhTSH) aided radioiodine treatment for residual or metastatic differentiated thyroid cancer. Cochrane Database Syst Rev 2010; ohne Seitenzahl

[4] Mian C, Perrino M, Colombo C et al. Refining calcium test for the diagnosis of medullary thyroid cancer: cutoffs, procedures, and safety. J Clin Endocrinol Metab 2014; 99 (5): 1656–1664.

[5] Pearce SHS, Brabant G, Duntas LH et al. 2013 ETA Guideline: Management of Subclinical Hypothyroidism. Eur Thyroid J 2013; 2: 215–228

Kommentar: Die neue Leitlinie der Europäischen Schilddrüsengesellschaft gibt Richtlinien für Diagnostik und Therapie der subklinischen Hypothyreose.

[6] Reiners C, Hänscheid H, Luster M et al. Radioiodine for remnant ablation and therapy of metastatic disease. Nat Rev Endocrinol 2011; 7: 589–595. Erratum: Nat Rev Endocrinol 2012; 8: 130

[7] Schäffer R, Schmid KW, Tötsch M. Bethesda-Klassifikation der Feinnadelpunktion der Schilddrüse. Viel Lärm um wenig Neues? Pathologe 2012; 33: 324–330

[8] Schmid KW, Reiners C. Wann ist die Feinnadelbiopsie (FNB) der Schilddrüse am effektivsten? Pathologe 2011; 32: 169-173

[9] Thienpont LM, Van Uytfanghe K, Beastall G et al. Report of the IFCC Working Group for Standardization of Thyroid Function Tests; part 1: thyroid-stimulating hormone. Clin Chem 2010; 56: 902–911

[10] Thienpont LM, Van Uytfanghe K, Beastall G et al. Report of the IFCC Working Group for Standardization of Thyroid Function Tests; part 2: free thyroxine and free triiodothyronine. Clin Chem 2010; 56: 912–920

[11] Thienpont LM, Van Uytfanghe K, Beastall G et al. Report of the IFCC Working Group for Standardization of Thyroid Function Tests; part 3: total thyroxine and total triiodothyronine. Clin Chem 2010; 56: 921–929

Kommentar: Die 3 Berichte von Thienpont sind das Ergebnis zur Standardisierung von Schilddrüsenfunktionstestverfahren.

[12] Ting S, Bockisch, Führer D et al. Feinnadelbiopsie (FNB) der Schilddrüse. Nuklearmediziner 2012; 35: 22–29

[13] Trimboli P, Guglielmi R, Monti S et al. Ultrasound sensitivity for thyroid malignancy is increased by real-time elastography: a prospective multicenter study. J Clin Endocrinol Metab 2012; 97: 4524–4530

3.2 Schilddrüsenerkrankungen im Kindes- und Jugendalter

H. Krude, A. Grüters-Kieslich

3.2.1 Schilddrüsenfunktion und Entwicklung

Die normale Entwicklung von Kindern hängt in hohem Maße von einer ausreichenden Schilddrüsenfunktion ab. Anders als im Erwachsenenalter führen Störungen der Schilddrüsenfunktion im Kindesalter zu bleibenden Schäden, die die Patienten ein Leben lang beeinträchtigen. Darüber hinaus sind Schilddrüsenfunktionsstörungen die häufigsten endokrinen Erkrankungen im Kindesalter. Das gilt für die Manifestation im Neugeborenenalter mit der konnatalen Hypothyreose (CH) als häufigste angeborene Endokrinopathie und für die Autoimmunthyreoiditiden im Pubertätsalter. Aufgrund der klinischen Bedeutung und der relativ hohen Inzidenz haben daher die Diagnose und Therapie von Schilddrüsenerkrankungen im Kindes- und Jugendalter in der pädiatrischen Endokrinologie einen hohen Stellenwert.

Schilddrüsenfunktion und pränatale Entwicklung

Die Entwicklung der Schilddrüse und deren hypothalamisch-hypophysäre Regulation erfolgt in den ersten 12 Schwangerschaftswochen. Die Schilddrüse entsteht dabei als medianes Derivat der Schlundbögen und ist bereits um den 25. Tag in der 4. Schwangerschaftswoche als Anlage nachweisbar. Hierbei findet sich im vorderen Pharynx das typische Genexpressionsmuster der Schilddrüsenentwicklungsgene *PAX8*, *FOXE1* und *NKX2.1*. In der 10. Woche beginnt die Schilddrüse nach Erreichen der endgültigen Position im vorderen Halsbereich mit der ersten Jodaufnahme und einer ersten Schilddrüsenhormonsynthese [12]. Hierzu bedarf es einer adäquaten Differenzierung der Schilddrüsenzellen in funktionsfähige Follikel und einer Expression der funktionalen Gene des TSH-Rezeptors, der Schilddrüsenperoxidase, des Thyreoglobulins, der Jod-Transporter NIS und Pendrin sowie der Oxidasen THOX1 und THOX2, welche gemeinsam für die Schilddrüsenhormon-Synthese erforderlich sind.

Die zentrale Regulation entwickelt sich zeitlich versetzt zur Schilddrüsenreifung und beginnt mit dem Nachweis einer TRH-Expression in hypothalamischen Kerngebieten und einer TSH-Expression in der sich entwickelnden **Hypophyse** ab der 10. Schwangerschaftswoche. Nach der 12. Schwangerschaftswoche kann eine stetig zunehmende Produktion des fT4 im Blut des Fetus parallel zu den steigenden TSH-Werten nachgewiesen werden und der Bedarf des Fetus an Schilddrüsenhormon wird durch die fetale, ausgereifte Schilddrüse selbst gedeckt.

Dagegen wird in der ersten, embryonalen Phase der Schwangerschaft der Bedarf an T4 durch die maternalen Schilddrüsenhormone gedeckt. In Embryonen mit noch nicht ausgebildeter Schilddrüse konnten signifikante, wenn auch deutlich geringere Schilddrüsenhormonspiegel, die mit dem maternalen fT4-Spiegel korrelierten, nachgewiesen werden, sodass man von einem maternalem Transfer von Schilddrüsenhormon zum Embryo ausgehen kann. Da bereits in dieser frühen Phase der Schwangerschaft die Schilddrüsenhormonrezeptoren in embryonalen Geweben exprimiert werden, scheint eine Wirkung des maternalen T4 im sich entwickelnden Embryo vorzuliegen. Die Bedeutung dieser maternalen Schilddrüsenfunktion für die Entwicklung des Embryos zeigt sich in den Entwicklungsdefiziten von Kindern, deren Mütter in der frühen Schwangerschaft z. B. aufgrund eines schweren Jodmangels hypothyreot waren.

Schilddrüsenfunktion und postnatale Entwicklung

▸ **Kongenitale Hypothyreose.** Eine angeborene Hypothyreose führt zwar zu einer messbaren Verzögerung der knöchernen Reifung und vor allem auch zu einem deutlich erhöhten TSH-Wert bei Geburt, aber insgesamt ist das Neugeborene ohne eigene Schilddrüsenfunktion überraschend unauffällig. Die geringe Symptomatik einer fetalen Hypothyreose bei Geburt kann durch einen anhaltenden maternalen Transport von Schilddrüsenhormon auch während der fetalen Entwicklung bei ausbleibender fetaler Schilddrüsenfunktion erklärt werden. Die Diagnose einer unbehandelten angeborenen Hypothyreose wird aufgrund der geringen **Symptomatik** nach der Geburt erst nach einigen Wochen und Monaten gestellt. Die Kinder fallen dann durch eine langsame motorische Entwicklung mit einem geringen Muskeltonus, durch eine schnelle Ermüdbarkeit beim Trinken und in manchen Fällen durch einen prolongierten Ikterus neonatorum auf. Bei dann weiterhin unbehandelter Hypothyreose entwickelt sich das Vollbild eines Kretinismus mit Kleinwuchs, prominentem Abdomen, schwerer Intelligenzminderung und einer depressiven Stimmungslage der Kinder. Insgesamt ist die Manifestation sehr variabel und z. T. trotz schwerer Hypothyreose auch ohne Behandlung nur gering ausgeprägt [1].

Die Symptome einer unbehandelten kongenitalen Hypothyreose sind heute kaum noch bekannt, da alle Kinder bereits in den ersten Lebenstagen im Neugeborenen-Screening diagnostiziert werden. Dennoch sollte auch heute bei Vorliegen der Symptome einer kongenitalen Hypothyreose immer die Schilddrüsenfunktion kontrolliert werden, da das TSH-Screening eine zentrale Hypothyreose mit einem niedrigen TSH nicht erkennt und ein negatives Screening-Ergebnis eine solche zentrale Hypothyreose nicht ausschließt.

▸ **Kongenitale Hyperthyreose.** Auch eine kongenitale Hyperthyreose kann die Entwicklung eines Neugeborenen ganz erheblich beeinträchtigen. Hierbei stehen zunächst die akuten Symptome wie starke Unruhe, Schreckhaftigkeit, fehlendes Gedeihen und vor allem die Beeinträchtigung der kardialen Funktion im Vordergrund. Im weiteren Verlauf führt dann die unbehandelte neonatale Hyperthyreose ebenfalls zu kognitiven Defiziten und kann eine prämature Nahtsynostosedes Schädels verursachen.

Alle geschilderten Symptome der Hypo- und Hyperthyreose sind bei einer frühzeitigen entsprechenden Behandlung reversibel und die betroffenen Kinder können bei einer adäquaten Betreuung ein normales Leben führen (Kap. 3.2.3).

Schilddrüsenfunktion und Pubertätsentwicklung

Die erworbenen Schilddrüsenfunktionsstörungen im Kindes- und Jugendalter haben einen Inzidenzgipfel parallel zur Pubertät. Dies ist bedingt durch die Autoimmunthyreoiditiden **Hashimoto-Thyreoiditis** und **Morbus Basedow**, die sich vor allem im Verlauf der Pubertät der Mädchen manifestieren (Kap. 3.2.4). Die Symptomatik beider Erkrankungen ist oft unspezifisch, und da die Beschwerden auch einem normalen Pubertätsverlauf entsprechen können, wird die Diagnose erst spät gestellt. Unbehandelt beeinflussen beide Erkrankungen die Entwicklung der Jugendlichen ganz erheblich. Die Hypothyreose führt zu einem Wachstumsstillstand, der in vielen Fällen auch nach Beginn einer Substitutionstherapie bis zum Abschluss des Wachstums nicht mehr aufgeholt werden kann. Die jungen Erwachsenen bleiben dann hinter ihrer Elternzielgröße zurück [11]. Bei der Hyperthyreose kann es zu einer Akzeleration der körperlichen Entwicklung kommen, sodass auch bei dem hyperthyreosebedingten raschen Pubertätsverlauf das Wachstumspotenzial im langfristigen Verlauf nicht mehr ausgeschöpft werden kann. Aufgrund des späten Diagnosezeitpunkts und der Bedeutung für die Entwicklung der Jugendlichen sollte bei den Jugendvorsorgeuntersuchungen J1 und J2 immer auch an das Vorliegen einer Autoimmunthyreoiditis gedacht werden.

Praxis

Bei einer frühzeitigen und konsequenten Behandlung ist der Verlauf einer angeborene Hypo- und Hyperthyreose sehr günstig. Die Kinder zeigen eine normale somatische Entwicklung mit Wachstum und Pubertätsentwicklung im Normalbereich und erreichen einen normalen IQ.

3.2.2 Definition einer normalen Schilddrüsenfunktion im Kindes- und Jugendalter

Aufgrund der Häufigkeit und der unspezifischen Symptome wird die Differenzialdiagnose einer Schilddrüsenfunktionsstörung im Kindes- und Jugendalter sehr häufig gestellt. Die Bestimmung von TSH und des fT 4 zählen daher zu den am häufigsten bestimmten Parametern in pädiatrisch-endokrinologischen Labors. Bei der großen Zahl an Untersuchungen und den vielen zu erwartenden Normalbefunden bedarf es einer sehr genauen Definition der Normalbereiche der Schilddrüsenfunktionswerte, um falsch positive bzw. falsch negative Bewertungen der Laborwerte zu vermeiden. Dies ist umso wichtiger, da TSH und T 4 deutliche Altersunterschiede aufweisen.

TSH und Schilddrüsenhormon-Normalwerte

Die fetale Schilddrüsenfunktion folgt einer sehr dynamischen Veränderung, die sich nach der Geburt fortsetzt. In den ersten Lebenswochen findet man deutlich höhere Normalwerte für TSH, T 4 und T 3. Dies muss dringend in der Differenzialdiagnose der angeborenen Funktionsstörung berücksichtigt werden, da bei einer inadäquaten Interpretation der Werte anhand von Erwachsenennormalwerten für das TSH falsch positive und für das T 4 falsch negative Ergebnisse resultieren. Sehr gute altersspezifische Normalwerte für die Neugeborenenperiode finden sich bei Elmlinger et al. [4].

Im weiteren Verlauf der Kindheit und des Jugendalters ändern sich die TSH- und T 4-Normalwerte ebenfalls, aber deutlich geringer. Sehr gute populationsbezogene Normalwerte für TSH, T 4 und T 3 im Kindes- und Jugendalter wurden im Rahmen der KIGGS-Studie des Robert-Koch-Instituts an über 15 000 Kindern ermittelt [5].

Isolierte TSH-Erhöhung (Hyperthyreotropinämie)

Per definitionem liegen 3 % der TSH-Werte oberhalb des Normalbereichs, ohne dass jeder erhöhte Wert eine Schilddrüsenfunktionsstörung anzeigt. Bei der hohen Rate an TSH-Bestimmungen resultieren daher viele erhöhte Werte, die bei normalen T 4- und T 3-Werten keine relevante Hypothyreose anzeigen. Die Frage des weiteren Vorgehens bei diesen isoliert erhöhten TSH-Werten („Hyperthyreotropinämien“) stellt daher eine sehr häufige, und bei der Gefahr einer Übertherapie eine sehr relevante Frage dar.

Oftmals findet sich diese Konstellation bei Adipositas im Jugendalter. Fast 10 % der stark übergewichtigen Kinder und Jugendlichen weisen erhöhte TSH-Werte auf, die mit signifikant höheren T 3-Werten assoziiert sind. Die höheren T 3-Werte deuten darauf hin, dass bei der Adipositas eine zentrale Stimulation der Schilddrüsenachse vorliegt, die als Gegenregulation angesehen werden kann. Entsprechend konnten Reinher et al. zeigen, dass eine signifikante Gewichtsabnahme zu einer Normalisierung der erhöhten TSH-Werte führt [10].

Praxis

Da mehrfach bestätigt werden konnte, dass die erhöhten TSH-Werte der adipösen Jugendlichen nach einer Gewichtsabnahme sinken, kann man davon ausgehen, dass die TSH-Erhöhung bei Adipositas im Jugendalter **nicht** die Ursache der Gewichtszunahme ist und keine Behandlungsindikation mit LT 4 besteht.

Weiterhin muss berücksichtigt werden, dass eine Vielzahl an genetischen Einflüssen den individuellen TSH-Wert beeinflusst. So zeigte sich in Zwillingsstudien eine deutlich höhere Konkordanz des TSH bei eineiigen Zwillingen im Vergleich zu zweieiigen. Ein erhöhtes TSH zeigt daher im Kindesalter eher eine genetische Variante der Schilddrüsenachse als eine akute, therapiebedürftige Erkrankung an.

Ebenfalls muss beachtet werden, dass – wie kürzlich in einer longitudinalen Studie an über 100 000 Kindern und Jugendlichen gezeigt werden konnte – die TSH Werte spontan schwanken und in 75 % aller Fälle von erhöhtem TSH sich in der Verlaufsuntersuchung eine spontane Normalisierung zeigt. Hier liegt keine Behandlungsindikation vor.

Vor jeder Behandlung einer Hyperthyreotropinämie mit LT 4 sollte daher zunächst immer eine Kontrolle der Werte nach ca. 3 Monaten erfolgen. Auch bei Fällen mit konstant leicht erhöhten Werten ohne erkennbare Ursache gibt es bisher keine Evidenz, dass eine Behandlung für die Jugendlichen einen Nutzen darstellen würde.

3.2.3 Angeborene Schilddrüsenfunktionsstörungen

Bei den angeborenen Schilddrüsenfunktionsstörungen werden genetische Störungen der Schilddrüsenphysiologie des Neugeborenen von sekundären, durch eine mütterliche Schilddrüsenerkrankung bedingten Störungen unterschieden. Während die genetischen Störungen des Neugeborenen ein Leben lang persistieren, sind die sekundären Formen, in der Regel bedingt durch eine mütterliche Autoimmunerkrankung, meist reversibel.

Konnatale Hypothyreose des Neugeborenen

Die CH ist mit 1:3 000–4 000 Neugeborenen die häufigste angeborene endokrine Erkrankung.

Neugeborenen-Screening

Seit mehr als 20 Jahren wird die Diagnose einer CH in den Industriestaaten und inzwischen auch in vielen Schwellenländern durch ein universelles Neugeborenen-Screening gestellt. Die Methode der Wahl für die Screening-Untersuchung zur Früherkennung der angeborenen Hypothyreose ist die **Bestimmung von TSH** in auf Filterpapier getrockneten Blutstropfen. Diese Untersuchung ist in der Bundesrepublik seit 1982 in einer Kinderrichtlinie des SGB V geregelt, die zuletzt im Jahre 2005 überarbeitet wurde. Sie erfolgt aus dem gleichen Material wie die ebenfalls vorgeschriebenen Screening-Untersuchungen zur Früherkennung anderer angeborener Stoffwechselstörungen und sollte prinzipiell nur in Screening-Zentren mit ausgewiesenen Laboratorien und einem entsprechend hohen Probendurchsatz von mindestens 50 000 pro Jahr durchgeführt werden. Die Entnahme für das TSH-Screening erfolgt in der Regel zwischen dem 2. und 5. Lebenstag, aber eine Untersuchung ist auch aus dem Nabelschnurblut möglich. Eine Blutentnahme nach dem 5. Lebenstag sollte vermieden werden, um die Behandlung nicht hinauszuzögern.

Bestätigungsdiagnostik

Der im Screening erhöhte TSH-Spiegel im Vollblut sichert die Diagnose der angeborenen primären Hypothyreose noch nicht. Dies wird erst durch die Bestimmung von TSH, T 4 (fT 4) und T 3 in einer Serumprobe möglich, die vor Einleitung der Substitutionstherapie mit Levothyroxin entnommen wird. Die im Rahmen der Bestätigungsdiagnostik pathologisch erhöhten TSH-Werte müssen entsprechend der Richtlinie für das erweiterte Neugeborenen-Screening immer in Rückkopplung mit dem Screening-Zentrum und einem Behandlungszentrum für pädiatrisch-endokrinologische Erkrankungen beurteilt werden, da hier auf Erfahrungen mit möglichen Störfaktoren in der Neugeborenenzeit zurückgegriffen werden muss. Die Durchführung eines TRH-Tests im Neugeborenenalter zur Bestätigungsdiagnostik ist nicht indiziert [6].

Behandlung

Bestätigt die Wiederholung den Verdacht einer angeborenen Hypothyreose (erhöhtes TSH und erniedrigte periphere Schilddrüsenhormonspiegel), muss die Behandlung mit Levothyroxin unverzüglich eingeleitet werden. Die Diagnose und Behandlung der Neugeborenen mit Hypothyreose sollte entsprechend der nationalen und internationalen Leitlinien erfolgen [2], [8]. Das Ziel der Behandlung von Neugeborenen mit primärer angeborener Hypothyreose, die durch das Neugeborenen-Screening entdeckt wurden, liegt in der raschen, ausreichenden Schilddrüsenhormonsubstitution. Daher sollte eine Behandlung so schnell wie möglich, möglichst innerhalb der ersten 2 Lebenswochen begonnen werden. Wenn bei reifen Neugeborenen mit einem durchschnittlichen Gewicht von 3,5–4,5 kg eine tägliche Dosis von 10–15 µg/kg Levothyroxin verabreicht wird (dies entspricht einer täglichen Dosis von 50 µg bei einem reifen Neugeborenen), normalisieren sich die T 4 (fT 4)- und auch die TSH-Spiegel innerhalb von 2 Wochen. Eine Gabe von fT 3 ist nicht notwendig.

Mit zunehmendem Alter erhöht sich die tägliche Gesamtdosis des T 4, während die Dosis bezogen auf das Körpergewicht bis auf 2–3 µg/kg/d abnimmt:

- Initialdosis: 10–15 µg/kg/d
- Reifgeborene: 50 µg/d
- Frühgeborene: 25–37,5 µg/d

Die weitere Einstellung erfolgt anhand der TSH- und T 4 (fT 4)- und T 3-Spiegel:

- TSH: 0,2–3 mU/l
- T 4/fT 4: oberer Normbereich (altersbezogen!)
- Ab dem Ende des 1. Lebensjahres ist eine Dosis von 5 µg/kg/d indiziert.

Spezielle Fälle

Besondere Situationen, die eine Diagnose und Behandlung der angeborenen Hypothyreose erschweren, sind kritisch kranke und frühgeborene Kinder. Bei Neugeborenen, bei denen eine Bluttransfusion oder gar Austauschtransfusion vorgenommen wird, muss die Blutentnahme für das Screening vor der Transfusion bzw. Austauschtransfusion erfolgen. Bei Frühgeborenen oder schwer kranken Reifgeborenen, die mit Dopamin behandelt werden, muss berücksichtigt werden, dass durch Dopamin die TSH-Sekretion gesenkt wird. Nach Beendigung der Dopamintherapie muss eine erneute Screening-Untersuchung durchgeführt werden. Bei sehr unreifen Frühgeborenen sollte ein 2. TSH-Screening erneut mit einem postkonzeptionellen Alter von mindestens 32 Schwangerschaftswochen erfolgen, da vorher die physiologische TSH-Sekretion aufgrund der noch nicht abgeschlossenen Reifungsvorgänge erniedrigt ist und eine Hypothyreose nicht mit Sicherheit diagnostiziert werden kann.

Merke **M!**

Die Diagnose und Behandlung der CH sollte in pädiatrisch-endokrinologischen Einrichtungen entsprechend der aktuellen, internationalen Leitlinien erfolgen [8].

Ursachen

Bei Bestätigung der Verdachtsdiagnose der angeborenen primären Hypothyreose wird zur Differenzierung der zugrunde liegenden Störung zunächst eine Schilddrüsen-Sonografie durchgeführt. Die **Sonografie** ermöglicht die sichere Abgrenzung, ob eine normale oder ggf. vergrößerte Schilddrüse vorhanden ist – in ca. 15 % der Fälle – oder ob eine Dysgenesie der Schilddrüse mit einer Hypoplasie, Ektopie oder Athyreose vorliegt. Die Darstellung einer Ektopie gelingt heutzutage bei erfahrenen Untersuchern ebenfalls mittels Ultraschall und bedarf nur in manchen Fällen einer Szintigrafie. Da das Ergebnis der Szintigrafie für die klinische Betreuung der Kinder nicht relevant ist, sollte diese – falls es doch nötig erachtet wird – auf den Zeitpunkt eines Auslassversuchs nach dem 2. Lebensjahr verschoben werden.

Die **Pathogenese** der Hypothyreose mit normal vorhandener Schilddrüse oder Struma ist in den meisten Fällen durch Mutationen in Funktionsgenen der Schilddrüsenhormonbiosynthese bedingt und wird meist autosomal rezessiv vererbt. Es können Mutationen in der Schilddrüsenperoxidase (TPO), im Thyreoglobulin (Tg), im Jodid-Transporter NIS und in den Oxidasen THOX1, 2 vorliegen.

Anders verhält es sich in den Fällen, die mit einer Dysgenesie der Schilddrüse einhergehen, da deren Ursache bis heute ungeklärt ist. Nur in Einzelfällen konnten Mutationen in den Genen, die für das Wachstum der Schilddrüse verantwortlich sind, nachgewiesen werden. Hierbei kommt es häufiger zu komplexen, syndromalen Erkrankungen (s. u.) und nur Mutationen im TSH-Rezeptorgen oder dem *PAX8*-Gen konnten bei einer nicht syndromalen isolierten angeborenen Hypothyreose mit Hypoplasie der Schilddrüse nachgewiesen werden. Da die Dysgenesien fast immer sporadisch auftreten und selbst monozygote Zwillinge mit Schilddrüsendysgenesie diskordant sind – also nur ein Zwilling betroffen ist –, geht man bei diesen Fällen von einem bisher nicht identifizierten, stochastischen Defekt in der epigenetischen Regulation der Schilddrüsenentwicklung aus.

Kontrolluntersuchungen und Outcome

Unabhängig von der Ursache und von der Schwere der Hypothyreose sollte eine Therapiekontrolle zu Beginn engmaschig erfolgen – zunächst nach 1 und 2 Wochen –, bis die TSH-Werte im Zielbereich sind. Dann kann in den ersten beiden Lebensjahren in 3-monatigen Intervallen kontrolliert werden. Nach dem 2. Lebensjahr sollte bei Kindern mit initial normaler Schilddrüsensonografie und fehlendem Anstieg des TSH während der ersten beiden Behandlungsjahre ein Auslassversuch gemacht werden, um eine transiente Hypothyreose zu erkennen und die Behandlung dann zu beenden [8]. Eine transiente Hypothyreose wurde insbesondere bei den THOX-Gendefekten beschrieben und kann auch bei einer autoimmunen transplazentaren Hypothyreose vorkommen (s. u.).

Neben der Therapiekontrolle muss im Verlauf eine Kontrolle des **Hörvermögens** erfolgen, da die Hypothyreose eine Innenohrschwerhörigkeit verursachen kann. Auch sollte die kognitive Entwicklung dokumentiert werden; insbesondere vor der Einschulung, um eine Stigmatisierung der Kinder zu vermeiden und um ggf. bei einzelnen Kindern Entwicklungsdefizite frühzeitig zu erkennen. Alle bisher publizierten Langzeitergebnisse haben gezeigt, dass die meisten Kinder mit einer angeborenen Hypothyreose, die im Neugeborenen-Screening diagnostiziert und frühzeitig – innerhalb der ersten beiden Lebenswochen – behandelt wurden, eine normale kognitive Entwicklung aufweisen. Bei den Kindern, die trotz adäquater Behandlung keine normale Entwicklung aufweisen, muss nach weiteren Ursachen einer ZNS-Schädigung gesucht werden, insbesondere gilt dies für die syndromalen Fälle einer Hypothyreose (s. u.).

Zentrale Hypothyreose

Die selten auftretende, isolierte zentrale Hypothyreose, die bei einem genetischen Defekt des TSH-β-Gens auftritt, ist klinisch nicht von der primären Hypothyreose zu unterscheiden, wird aber im Neugeborenen-TSH-Screening nicht erkannt. Daher muss in jedem Fall, wenn sich der klinische Verdacht einer angeborenen Hypothyreose ergibt und das Neugeborenen TSH-Screening als normal befundet wurde, eine Kontrolle der Schilddrüsenhormonwerte T 4 und T 3 erfolgen (**cave:** beim Neugeborenen gelten höhere Normalwerte). Die zentrale Hypothyreose muss ebenfalls konsequent mit Levothyroxin behandelt werden, um eine normale Entwicklung zu ermöglichen. Die Prognose der betroffenen Kinder hängt ganz wesentlich von einem möglichst frühen klinischen Diagnosezeitpunkt ab.

In einigen sehr seltenen Fällen tritt die angeborene zentrale Hypothyreose in Zusammenhang mit einer kombinierten Hypophyseninsuffizienz und klinischen Syndromen auf. Hier ist die Septo-Optische-Dysplasie zu nennen, bei der neben der Hypophyseninsuffizienz eine Mittellinienstörung und eine Sehnervenanlagestörung vorliegen können. Bei dem ebenfalls sehr seltenen Pallister-Hall-Syndom finden sich neben der zentralen Hypothyreose assoziierte Extremitäten-, Pharynx- und Nebennierenfehlbildungen und ein zentrales Hamartom.

Syndromale Varianten der angeborenen Hypothyreose

Die angeborene Hypothyreose kann in Zusammenhang mit einem syndromalen Krankheitsbild auftreten.

Eine angeborene Hypothyreose mit einer normalen Schilddrüse bzw. Struma, die in Assoziation mit einer Innenohrschwerhörigkeit auftritt, entspricht dem **Pendred-Syndrom**, das durch einen Defekt des Anionen-Transporters Pendrin verursacht wird.

Im Rahmen des **Pseudo-Hypoparathyreoidismus** (Martin-Albright-Syndrom, G-Protein-Defekt) kann eine – meist leichte – angeborene Hypothyreose mit normaler Schilddrüse auftreten. Patienten weisen dann oft die typischen Symptome wie Kleinwuchs, mentale Retardierung und Adipositas trotz einer adäquaten und frühen Behandlung der Hypothyreose auf und zeigen die typische knöcherne Veränderung der Extremitäten (kurzer 4. Strahl).

Bei Defekten des Transkriptionsfaktor-Gens *NKX2.1* kann eine Hypothyreose zusammen mit einer Bewegungsstörung und pulmonalen Symptomen auftreten. Die Ausprägung des ***NKX2.1*-Gendefekts** ist sehr variabel und die allermeisten bisher beschriebenen Fälle weisen primär eine schwere, nicht progrediente Choreoathetose auf. Die Schilddrüsenfunktion kann normal sein, einer Hypothyreose mit Dysgenesie oder aber auch einer geringen Funktionsstörung mit Hyperthyreotropinämie entsprechen. In nur einem Drittel der Patienten finden sich pulmonale Symptome, die entweder als Atemstörung bei Geburt mit Surfactantmangel – teilweise letal – oder als rezidivierende pulmonale Infektionen auftreten. Der *NKX2.1*-Defekt wird dominant vererbt.

Der **FOXE1-Defekt** (Bamforth-Syndrom) führt zu einer schweren Hypothyreose mit Aplasie der Schilddrüse, assoziiert mit einer Gaumenspalte, einer schweren mentalen Retardierung – trotz adäquater LT 4-Behandlung – und typischen krausen Haaren. Der FOXE1-Defekt wird autosomal rezessiv vererbt.

Eine genetische Klärung dieser Fälle mit syndromaler, angeborener Hypothyreose ist indiziert, da sich weitreichende Konsequenzen für die genetische Beratung ergeben [6].

Genetische nicht autoimmune Hyperthyreose des Neugeborenen

Die angeborene, genetisch verursachte Hyperthyreose des Neugeborenen ist sehr selten und wird durch eine aktivierende Mutation des TSH-Rezeptorgens verursacht (siehe auch Kap. 3.5). Die Symptome treten meist schon intrauterin in Form einer fetalen Tachykardie und mangelnden Reifung auf und es kommt oft zu einer vorzeitigen Geburt. Postnatal sind die Kinder sehr schreckhaft, unruhig und nehmen nicht an Gewicht zu. Die Diagnose ergibt sich durch die mütterliche Anamnese, die meist **keine** Schilddrüsenerkrankung aufweist. In diesen Fällen ist mit einer autochtonen, genetischen Aktivierung der Schilddrüse zu rechnen und in fast allen bisher beschriebenen Fällen lassen sich aktivierende TSH-Rezeptormutationen nachweisen. Da eine unbehandelte neonatale Hyperthyreose die Entwicklung des Kindes beeinträchtigt – es können eine Kraniosynostose und eine mentale Retardierung auftreten –, müssen die Kinder konsequent thyreostatisch behandelt werden. Hierbei ist darauf zu achten, dass keine Hypothyreose resultiert, was in diesem Alter am ehesten durch eine Kombinationstherapie aus einem Thyreostatikum und einer LT 4-Substitution gelingt (sog. Block-and-replace-Therapie). Mittelfristig müssen die Kinder thyreoidektomiert werden, da sie sonst lebenslang eine Hyperthyreose aufweisen würden.

Schilddrüsenhormonresistenz

Neben den angeborenen Funktionsstörungen der Schilddrüse kennen wir heute 4 Formen der fehlenden bzw. eingeschränkten **Schilddrüsenhormonwirkung**:

- gestörter Schilddrüsenhormontransport in die Zielzelle bei einem MCT 8-Gendefekt
- unzureichende Aktivierung von T 4 zu T 3 bei einer Deiodinasenstörung (*SBP2*-Gendefekt)
- Defekte der Schilddrüsenhormonrezeptoren TR-α- bzw. TR-β

Die Krankheitsbilder sind jeweils sehr verschieden und durch die pleiotropen Funktionen der unterschiedlichen Transporter, der verschiedenen Deiodinasen und der Rezeptorvarianten, die alle an der Schilddrüsenhormonwirkung beteiligt sind, sehr komplex und nicht mit dem Fehlen des T 4 bei einer angeborenen Hypothyreose vergleichbar.

Patienten mit einem **MCT 8-Transporterdefekt** (*SLC 16A2*-Gen) sind durch eine schwerste mental- motorische Entwicklungsstörung betroffen und fallen durch ein erhöhtes T 3 bei niedrig-normalem T 4 und hoch-normalen TSH auf. Der Defekt wird X-chromosomal vererbt, sodass fast ausschließlich Jungen betroffen sind und als klinisches Krankheitsbild einer besonderen Form der X-chromosomalen mentalen Retardierung (Allan-Herndorn-Dudley-Syndrom) beschrieben wurde. Aufgrund der unterschiedlichen Gewebeexpression des MCT 8-Transporters können einzelne Funktionen durch das hohe T 3 stimuliert sein, so vor allem der Metabolismus, sodass die Betroffenen sehr kachektisch sind und teilweise mit einer Sonde hochkalorisch ernährt werden müssen. Eine Behandlung mit LT 4 hat keine Verbesserung der Retardierung gezeigt und verschlechtert dagegen die metabole Situation.

Um eine physiologische Funktion zu erzielen, muss T 4 durch die Deiodinasen 1 und 2 zum rezeptorbindenden und aktiven T 3 metabolisiert werden. Bisher wurde ein **Defekt der T 4-Aktivierung** in nur sehr wenigen Patienten beschrieben. Hierbei handelt es sich nicht um eine Mutation in den Deiodinasen selbst, sondern um eine **Mutation im *SBP2*-Gen**, das eine Schlüsselrolle in der Synthese der Selenoproteine – zu denen die Deiodinasen zählen – innehat. Klinisch fallen die Patienten lediglich durch eine leichte Wachstumsstörung auf und zeigen eine charakteristische Laborkonstellation mit leicht erhöhten T 4- und leicht niedrigen T 3-Werten bei minimal erhöhten TSH-Werten.

Die beiden Schilddrüsenhormonrezeptoren TR-α und TR-β werden in unterschiedlichen Organen differenziell exprimiert. So wird TR-α vor allem in Herz, Knochen und Darm exprimiert, TR-β im ZNS und vor allem auch zur Regulation der TSH-Sekretion in der negativen Rückkopplungsschleife des Hypothalamus und der Hypophyse. Bei Defekten der Rezeptoren resultiert daher ein jeweils sehr unterschiedliches Krankheitsbild.

Patienten mit einem **TR-α-Defekt** sind von einer Knochendysplasie mit kurzen Röhrenknochen, Makrozephalie und Kleinwuchs, einer mentalen Retardierung, Krampfanfällen und Obstipation betroffen. Dabei findet sich eine niedrige fT 4/fT 3 Ratio.

Bei einem **TR-β-Defekt** finden sich aufgrund der gestörten zentralen Regulation erhöhte Werte des fT 4, fT 3 **und** TSH. Die hohen Schilddrüsenhormone können über den intakten TR-α wirken und verursachen im ZNS und am Herzen eher **hyper**thyreote Symptome mit Verhaltensauffälligkeiten wie ADHS, Entwicklungsstörungen und Tachykardie. In vielen Fällen ist der Defekt nur leicht ausgeprägt und die Patienten werden eher zufällig diagnostiziert. Es findet sich eine autosomal dominante Vererbung.

▶ Tab. 3.3 gibt eine Übersicht der angeborenen Schilddrüsenfunktionsstörungen.

Tab. 3.3 Übersicht der angeborenen Schilddrüsenfunktionsstörungen.

Diagnose	Unterform	TSH	T 4	T 3	Antikörper	Symptome	Gendefekt
primäre Hypothyreose	normale SD/Struma	erhöht	niedrig		–	• neonatal leicht/unspezifisch • Ikterus prolongatus • offene Fontanelle • Trinkschwäche	TPO Tg
	mit SD-Dysgenesie				–	• s. o. • PAX8-Mut.: assoziiert Nierenfehlbildung	TSHR PAX8
	autoimmun				TSH-R-blockierende	s. o.	–
primäre syndromale Hypothyreose	Pseudo-Hypoparathyreoidismus				–	Hypothyreose plus • Adipositas • Kleinwuchs • Skelettveränderungen	GSA
	Pendred-Syndrom				–	Hypothyreose plus • Innenohrschwerhörigkeit	SLC 26A4
	NKX2.1-Defekt	erhöht (ggf. normal/leicht erhöht)	niedrig (ggf. normal)		–	Hypothyreose plus • Choreoathetose • Lungenprobleme	NKX2.1
	Bamforth-Syndrom	erhöht	niedrig			Hypothyreose plus • Gaumenspalte • mentale Retardierung • krause Haare	FOXE1
zentrale Hypothyreose	isoliert	niedrig/normal			–	wie bei primärer Hypothyreose, aber keine Diagnose im Screening	TSH-β
	kombinierte Form mit anderen Hypophysenausfällen, z. B. • septo-optische Dysplasie (SOD) • Pallister-Hall-Syndrom				–	s. o., plus • Hypoglykämie bei GH- oder ACTH-Mangel • assoziierte zentrale/andere Mittellinien-Fehlbildungen	HESX1Gli3
Hyperthyreose	genetische Form	supprimiert	erhöht		–	• Tachykardie • Frühgeburt • Gedeihstörung • Unruhe	TSHR
	autoimmun (maternaler Morbus Basedow)				TSH-stimulierend		–
Resistenzen	MCT 8-Defekt (Allan-Herndon-Dudley-Syndrom)	normal/leicht erhöht	niedrig/normal	erhöht		schwere mental-motorische Retardierung	MCT 8
	SBP2-Defekt	minimal erhöht/normal	hoch-normal	niedrig-normal		geringer Kleinwuchs	SBP2
	TR-α	normal	niedrig-normal	hoch-normal		• Obstipation • Skelettdysplasie • Makrozephalie • Krampfanfälle	TR-α
	TR-β	erhöht				• Unruhe • Tachykardie • Retardierung (leicht)	TR-β

SD: Schilddrüse

Neonatale Schilddrüsenfunktionsstörung bei Schilddrüsenerkrankung der Mutter

Autoimmunerkrankungen der Mutter können durch einen transplazentaren Übergang der pathologischen Antikörper zu einer Schilddrüsenfunktionsstörung des Fetus führen. Diese bestehen meist bis in die neonatale Zeit fort und sind dann klinisch zunächst nicht von den genetischen Formen der angeborenen Schilddrüsenfunktionsstörung zu unterscheiden. Im Unterschied zu den genetischen Formen bilden sich die Symptome mit dem Abfall der mütterlichen Antikörper in der Zirkulation des Kindes nach wenigen Monaten zurück. Eine Beeinträchtigung der Entwicklung der Kinder kann aber ohne eine adäquate Behandlung genauso wie im Fall der genetischen Störungen entstehen, sodass für die ersten Lebensmonate eine Therapie dringend indiziert ist.

Bei einem Morbus Basedow der Mutter kann durch mütterliche TSH-Rezeptor-aktivierende Antikörper eine fetale und neonatale, z. T. sehr schwere Hyperthyreose entstehen. Dies kann auch viele Jahre nach erfolgreicher Thyreoidektomie oder Radiojodtherapie der Mutter auftreten, da die TSH-Rezeptorantikörper lange persistieren. Um das Risiko einer autoimmunen **fetalen oder neonatalen Hyperthyreose** abzuschätzen, wird daher empfohlen, bei einer mütterlichen Basedow-Anamnese in der 24. SSW die Höhe der TSHR-Antikörpertiter zu bestimmen.

Neben der neonatalen Hyperthyreose kann bei einer thyreostatischen Behandlung der Schwangeren auch eine **fetale oder neonatale Hypothyreose** als transplazentare „Nebenwirkung" resultieren. Zeigt sich bei einem Morbus Basedow der Mutter in der fetalen Sonografie eine Struma, kann diese entweder als Folge der aktivierenden Antikörper im Sinne einer fetalen Hyperthyreose erklärt werden oder durch eine thyreostatikabedingte Hypothyreose bedingt sein. In dieser Situation kann die fetale Herzfrequenz ggf. die Diagnose klären, da die fetale Hyperthyreose mit einer Tachykardie einhergeht; in seltenen schweren Fällen einer großen Struma muss eine fetale Blutentnahme erfolgen, um den Schilddrüsenfunktionsstatus zu ermitteln [9]. Nach der Geburt sollte in jedem Fall beim Neugeborenen einer Mutter mit einem Morbus Basedow neben dem Neugeborenen-Screening eine Blutentnahme erfolgen, die den Schilddrüsenstatus und die TSH-Rezeptor-Antikörpertiter ermittelt.

Selten können blockierende TRAK in der Schwangerschaft zu einer Hypothyreose des Fetus und Neugeborenen führen. Diese Funktionsstörung wird im Neugeborenen-Screening durch erhöhte TSH-Werte erkannt und unterscheidet sich klinisch nicht von den anderen Fällen der angeborenen nicht autoimmunen Hypothyreose. Bei allen Neugeborenen mit einer CH, bei denen in der Sonografie eine normale Schilddrüse gefunden wird und deren Mütter eine Autoimmunopathie-Anamnese aufweisen, sollte daher nach TSH-Rezeptor-blockierenden Antikörpern gesucht werden. Bei Nachweis von Antikörpern kann es sich um eine Autoimmunhypothyreose handeln, die dann, obwohl die Erkrankung selbstlimitierend ist, zunächst wie die anderen Hypothyreosen mit LT 4 substituiert werden muss, um eine mentale Retardierung zu vermeiden. Allerdings kann nach Abfall der Antikörpertiter im Blut der Kinder – meist nach 6 Monaten – ein früher Auslassversuch der LT 4-Behandlung erfolgen, und bei normalem TSH können die Kinder dann ohne Substitution verbleiben.

Merke **M!**

Insgesamt ist die autoimmunvermittelte Schilddrüsenfunktionsstörung des Neugeborenen sehr selten und die große Mehrzahl der Schwangeren, die an einem Morbus Basedow erkrankt sind, weisen nur geringe Antikörpertiter auf, sodass ihre Kinder nicht betroffen sind.

3.2.4 Erworbene Funktionsstörungen

Das Auftreten einer erworbenen Schilddrüsenstörung ist in den ersten Lebensjahren extrem selten. Erst mit Beginn der Pubertät zeigt sich ein Manifestationsgipfel der dann autoimmunen Schilddrüsenfunktionsstörungen. Hierbei sind ca. 3-mal häufiger Mädchen als Jungen betroffen. Die Autoimmunthyreoiditiden treten familiär gehäuft auf, sodass ggf. in einer Familie verschiedene Kinder an einem Morbus Basedow und an einer Hashimoto-Thyreoiditis erkrankt sein können. Insgesamt ist es bisher nicht gelungen, genetische Marker zu identifizieren, die eine Vererbung der Thyreoiditiden anzeigen. Da die Penetranz der Vererbung sehr gering ist, ist ein Screening auf das Vorliegen einer Thyreoiditis bei Kindern von betroffenen Eltern nicht indiziert.

Hashimoto-Thyreoiditis

Während positive Schilddrüsenantikörper (TPO-Ak und/oder Tg-Ak) häufig nachweisbar sind, tritt eine manifeste und klinisch relevante Hypothyreose bei Hashimoto-Thyreoiditis im Kindesalter eher selten auf. Hierbei ist im Unterschied zum Erwachsenenalter häufig eine Struma nachzuweisen. Neben den bekannten Symptomen der Hypothyreose im Erwachsenenalter ist als spezifisches Symptom im Jugendalter die Wachstumsstörung zu nennen (s. o.). Die manifeste Hypothyreose muss mit Levothyroxin in einer adäquaten, gewichtsangepassten Dosis substituiert werden; bei einer schweren, lang andauernden Hypothyreose sollte wie im Erwachsenenalter einschleichend substituiert werden. Die Behandlung der isolierten TSH-Erhöhung bei normalem T 4/fT 4 ist nicht evidenzbasiert und ein günstiger Einfluss einer Levothyroxinbehandlung auf den langfristigen Krankheitsverlauf konnte bisher nicht nachgewiesen werden. Vor Initiierung einer Behandlung sollte der TSH-Wert nochmals kontrolliert werden (ca. 6-Wochen-Intervall), da in vielen Fällen eine spontane Normalisierung auftritt.

Praxis

Die Behandlung der isolierten TSH-Erhöhung ohne erniedrigtes T 4 oder T 3 bei Hashimoto-Thyreoiditis ist im Kindes- und Jugendalter nicht evidenzbasiert. Bei nur leicht erhöhten TSH-Werten (z. B. unter 10 mU/l) kann mit der Behandlung zugewartet werden, solange kein weiterer Anstieg des TSH nachweisbar ist bzw. das Schilddrüsenvolumen im Ultraschall nicht zunimmt. Zeigt sich in der Kontrolluntersuchung ein relevanter Anstieg des TSH, sollte behandelt werden.

Ein günstiger Effekt von Selen auf den Verlauf einer Hashimoto-Thyreoiditis ist bislang nicht nachgewiesen. Die Gabe von Selenpräparaten im Jugendalter ist nicht indiziert [3].

Der langfristige Verlauf der Schilddrüsenfunktionsstörung bei Hashimoto-Thyreoiditis ist im Jugendalter sehr variabel. Während die schweren manifesten Hypothyreosen oft persistieren, zeigt sich bei den leichten Störungen in vielen Fällen eine komplette und langfristige Remission, sodass nach 2–3 Jahren Levothyroxinsubstitution ein Auslassversuch gerechtfertigt ist.

In einigen Fällen tritt zu Beginn der Erkrankung eine Hyperthyreose auf, die dann im weiteren Verlauf in eine Hypothyreose münden kann. Diese Hyperthyreose wird nicht thyreostatisch behandelt, da es sich eher um einen Zerfallsprozess als um eine gesteigerte Synthese handelt. Meist ist die hyperthyreote Phase transient, sodass eine Behandlung (z. B. symptomatisch mit Betablockern) nur selten notwendig ist.

Morbus Basedow

Zu den Besonderheiten des Morbus Basedow im Jugendalter zählt der eher späte Diagnosezeitpunkt, da die typischen Augensymptome meist fehlen und die Struma oft nicht sehr ausgeprägt ist. Oft wird die hyperthyreote Symptomatik mit Unruhe, Gereiztheit und Schlaflosigkeit als pubertätsbedingt verkannt. Eine Tachykardie und eine sekundäre Nykturie können daher eher Symptome sein, die zur Diagnose führen. Die Diagnose wird wie im Erwachsenenalter durch den Nachweis von TSH-Rezeptorantikörpern (TRAK) bestätigt. Differenzialdiagnostisch ist an die hyperthyreote Phase einer Hashimoto-Thyreoidtitis zu denken (dann kein Nachweis von TRAK). Autonome Adenome als Ursache einer Hyperthyreose treten im Jugendalter sehr selten auf.

Die Behandlung erfolgt zunächst mit einem Thyreostatikum, wobei Propylthiouracil (PTU) zu vermeiden ist, da alle schweren, hepatischen Nebenwirkungen im Kindes- und Jugendalter nur bei Verwendung von PTU, nicht aber von Thiamazol/Carbimazol aufgetreten sind. Die Behandlung sollte, anders als im Erwachsenenalter, länger durchgeführt werden, mindestens 2 Jahre. Neuere Studien haben bestätigt, dass auch nach einem 4-jährigen Verlauf noch stabile Remissionen zu erreichen sind [7]. Insgesamt ist aber eine Remission, je nach Schwere der Erkrankung, bei nur 30–50 % der Patienten zu erwarten. Falls es nach einem mehrjährigen Behandlungsverlauf zu Rezidiven kommt, sollte eine definitive Therapie angestrebt werden. Diese kann auch bereits im Jugendalter mittels Radiojod erfolgen, da Langzeitergebnisse keine höhere Fehlbildungs- oder Malignomrate ergeben haben. Bei einer Radiojodbehandlung bzw. Thyreoidektomie sollte immer eine komplette Ablation/Resektion angestrebt werden, da sonst eine hohe Rezidivrate droht.

Merke M!

Im Unterschied zum Erwachsenenalter sind bei langfristiger thyreostatischer Behandlung höhere Remissionsraten zu erzielen; die definitive Therapie mit Radiojod oder Operation sollte daher erst später im Erwachsenenalter erfolgen (mind. 2 Therapieblöcke à 2 Jahre, [7]).

3.2.5 Literatur

[1] Alm J, Hagenfeldt L, Larsson A et al. Incidence of congenital hypothyroidism: retrospective study of neonatal laboratory screening versus clinical symptoms as indicators leading to diagnosis. Br Med J (Clin Res Ed) 1984; 289 (6453): 1171–1175
Kommentar: Die Autoren zeigen den Verlauf der angeborenen Hypothyreose in der Zeit vor Einführung des Neugeborenen-Screenings; bemerkenswert ist die z. T. normale mentale Entwicklung trotz unbehandelter Hypothyreose.

[2] AWMF-Leitlinie zur angeborenen Hypothyreose: http://www.awmf.org/uploads/tx_szleitlinien/027-017l_S2k_Primaere_Angeborene_Hypothyreose_2011-02.pdf

[3] Bonfig W, Gärtner R, Schmidt H. Selenium supplementation does not decrease thyroid peroxidase antibody concentration in children and adolescents with autoimmune thyroiditis. Scientific World Journal 2010; 10: 990–996

[4] Elmlinger MW, Kühnel W, Lambrecht HG et al. Reference intervals from birth to adulthood for serum thyroxine (T4), triiodothyronine (T3), free T3, free T4, thyroxine binding globulin (TBG) and thyrotropin (TSH). Clin Chem Lab Med 2001; 39 (10): 973–979
Kommentar: Normalwerte für das TSH, T4, T3 mit den üblichsten Messmethoden zur Anwendung im Neugeborenen- und Kindesalter.

[5] KIGGS-Studie des Robert-Koch-Instituts: http://www.rki.de

[6] Grüters A, Krude H. Detection and treatment of congenital hypothyroidism. Nat Rev Endocrinol 2011; 8 (2): 104–113
Kommentar: Übersichtsarbeit aller relevanten Aspekte der angeborenen Hypothyreose.

[7] Léger J, Gelwane G, Kaguelidou F et al. Positive impact of long-term antithyroid drug treatment on the outcome of children with Graves' disease: national long-term cohort study. J Clin Endocrinol Metab 2012; 97 (1): 110–119

[8] Léger J, Olivieri A, Donaldson M et al. European society for paediatric endocrinology consensus guidelines on screening, diagnosis, and management of congenital hypothyroidism. Clin Endocrinol Metab 2014; 99 (2): 363–384
Kommentar: aktuellste und umfassendste Empfehlung zur Diagnose und Behandlung der angeborenen Hypothyreose.

3

[9] Polak M, Legac I, Vuillard E et al. Congenital hyperthyroidism: the fetus as a patient. Horm Res 2006; 65 (5): 235–242
[10] Reinehr T. Thyroid function in the nutritionally obese child and adolescent. Curr Opin Pediatr 2011; 23 (4): 415–420
Kommentar: Wichtigste Referenz für das Vorgehen bei TSH-Erhöhung bei adipösen Jugendlichen; klare Evidenz, dass eine Substitutionstherapie nicht notwendig ist.
[11] Rivkees SA, Bode HH, Crawford JD. Long-term growth in juvenile acquired hypothyroidism: the failure to achieve normal adult stature. N Engl J Med 1988; 318 (10): 599–602
[12] Trueba SS, Augé J, Mattei Get al. PAX8, TITF1, and FOXE1 gene expression patterns during human development: new insights into human thyroid development and thyroid dysgenesis-associated malformations. J Clin Endocrinol Metab 2005; 90 (1): 455–462

3.3 Autoimmunopathien

G. J. Kahaly, H. Dralle, M. Luster, S. Pitz

3.3.1 Hashimoto-Thyreoiditis (lymphozytäre Thyreoiditis)

Definition und Epidemiologie

Die chronische Thyreoiditis Typ Hashimoto ist eine Autoimmunthyreopathie (AIT), bei der es durch partielle oder vollständige Zerstörung der Schilddrüse bzw. durch antikörperabhängige Hemmung der Schilddrüsenhormonbiosynthese zu einer Hypothyreose kommt. Der Immunprozess kann so ausgeprägt sein, dass eine Atrophie der gesamten Schilddrüse entsteht. Übergänge von der hypertrophen Form mit lymphozytärer Infiltration (Erstbeschreibung als Struma lymphomatosa durch I. Hashimoto im Jahr 1912) zur atrophischen Form sind möglich. Etwa 10% der Gesamtbevölkerung weisen die für eine Hashimoto-Thyreoiditis typischen Antikörper (Ak) gegen die SD-Peroxidase(TPO) und/oder Thyreoglobulin(Tg) auf; bei Patienten über 60 Jahre sind es noch mehr. Nachfolgend wird der Begriff Hashimoto-Thyreoiditis für alle Formen der TPO-Ak- und/oder Tg-Ak-positiven, aber TRAK-negativen Formen einer AIT verwendet. Von den Umwelteinflüssen scheint die Jodversorgung in der Bevölkerung mit der Prävalenz von Schilddrüsenautoantikörpern zu korrelieren. Dennoch stehen populationsbezogene Daten, die eine Veränderung der Prävalenz von indirekten Parametern einer AIT im Verhältnis zur Änderung der Jodversorgung zeigen, aus. Die Immunthyreoiditis entwickelt sich weiterhin häufiger bei Rauchern als bei Nichtrauchern. Etwa 2–4% euthyreoter Patienten mit SD-Ak entwickeln pro Jahr eine latente/manifeste Hypothyreose.

Pathogenese

Der Hashimoto-Thyreoiditis liegt eine genetische Disposition zugrunde. Sowohl für die Hashimoto-Thyreoiditis als auch für die Post-partum-Thyreoiditiswurde eine Assoziation mit den HLA-MarkernDR3, HLA-DR4 und HLA-DR5 beschrieben. Der Entstehung einer Immunthyreoiditis liegt eine Aktivierung der zellulären und humoralen Immunantwort zugrunde. Auslöser ist möglicherweise eine durch Zytokine induzierte Präsentation eines Schilddrüsenantigens gleichzeitig mit einem HLA-Molekül und die resultierende Aktivierung von T-Zellen aufgrund einer Ähnlichkeit zwischen bakteriellen oder viralen Proteinen mit einem Schilddrüsenprotein (molekulares Mimikry).

Nach einer anderen Theorie führt die Einwanderung von fetalen Zellen in die mütterliche Schilddrüse während der Schwangerschaft zu einer durch das Fremdprotein induzierten Aktivierung von Helferzellen. Bei der Hashimoto-Thyreoiditis führt dies zu einer Aktivierung von B-Zellen, die in der Folge dann TPO-Ak und Tg-Ak produzieren. TPO-Ak binden Komplement und wirken direkt zytotoxisch auf die Thyreozyten. Im Wesentlichen scheint aber die Destruktion der Schilddrüse auf die Expression des *Fas*-Gens zurückzuführen sein. Durch eine Interaktion auf der Oberfläche der Thyreozyten kommt es zu einer Zelldestruktion und in der Folge zu einem Zelluntergang. Normale Schilddrüsenzellen exprimieren kein *Fas*-Gen.

Tg- und TPO-Ak sind nützliche Marker für den Nachweis von Autoimmunerkrankungen der Schilddrüse. Die pathogene Wirkung dieser Ak besteht vor allem darin, eine fortbestehende Autoimmunreaktion sekundär zu verstärken. Tg-Ak binden kein Komplement, sind aber an einer Ak-abhängigen, durch natürliche Killerzellen vermittelten Zytotoxizität beteiligt.

Klinisches Bild

Alle Formen der Immunthyreoiditis können passagerzu einer Hyperthyreose führen, die allerdings bei der Hashimoto-Thyreoiditis nur selten diagnostiziert wird, da hier die Symptome meist mild sind. Bei der klinischen Untersuchung imponiert im Allgemeinen eine mäßig vergrößerte, schmerzlose Struma. Bei Fortschreiten des Krankheitsprozesses schrumpft die Schilddrüse und es bleibt eine atrophierte Schilddrüse zurück.

Klinische Manifestationen der Hypothyreose sind Müdigkeit, Kälteintoleranzund Depressionen. Die Schweißneigung ist vermindert, die Stimme heiser und die Haut trocken. Der Appetit nimmt ab und es besteht eine Obstipation. Das Gewicht nimmt vor allem aufgrund von Wassereinlagerungen zu. Es kommt zu Zyklusstörungen bei der Frau. Häufig sind Arthralgien und Parästhesien zu erkennen. Weitere klinische Zeichen sind Bradykardie, Myxödem, Hyporeflexie. Die klinische Symptomatik entwickelt sich langsam, ein Vollbild entspricht einer Spätdiagnose.

Diagnostik

Bei allen Patienten mit Hypothyreose und/oder charakteristischer Morphologie in der Schilddrüsen-**Sonografie** sollte nach einer chronischen Thyreoiditis gefahndet werden. Die Schilddrüsen-Sonografie mit der Farbdoppler-

Methode ist richtungweisend. Die Schilddrüse imponiert als flächenhaft oder umschrieben echoarm/inhomogen. Die Feinnadelpunktion ist nur in differenzialdiagnostischen Problemfällen (Karzinom, malignes Lymphom, subakute Thyreoiditis) indiziert. Der zytologische Befund kann wesentlich zur Absicherung der Verdachtsdiagnose einer lymphozytären Thyreoiditis beitragen, insbesondere, wenn die Ak-Befunde negativ sind.

Merke **M!**

Hohe TPO-Ak-Konzentrationen sind bei mehr als 90 % aller Patienten mit Hashimoto-Thyreoiditis nachweisbar.

Tg-Ak finden sich dagegen nur bei bis zur Hälfte der Patienten. In der hyperthyreoten Phase der Immunthyreoiditis ist das basale TSH supprimiert bei erhöhten fT 3 und fT 4. Während subklinische/latente Formen der primären Hypothyreose nur über die Erhöhung der basalen TSH-Spiegel im Serum erfassbar sind, wird eine manifeste Hypothyreose neben den klinischen Zeichen durch die Bestimmung von fT 4 und TSH im Serum festgestellt.

Therapie

Bisher gibt es keine ursächliche Therapie der Immunthyreoiditis, Glukokortikoide sind nicht indiziert. Der Verlauf der Erkrankung ist nicht vorhersehbar, Remissionen sind selten. Bei einem hohem TPO- und Tg-Ak-Titer kommt es schließlich durch Atrophie des Organs zur Hypothyreose. Die Gabe von Selen (Natrium-Selenit 200–300 µg/d) kann den Autoimmunprozess positiv beeinflussen. Es kommt zu einem Abfall der Schilddrüsen-Ak in der Mehrzahl der mit Selen behandelten Patienten. Ob der Immunprozess gestoppt werden bzw. bei euthyreoter Hashimoto-Thyreoiditis die Entwicklung einer Hypothyreose gehemmt werden kann, ist noch unklar. Neuere Studien zum Selen liefern allerdings negative Ergebnisse, sodass eine endgültige Empfehlung nicht möglich ist.

▸ **Levothyroxin (LT 4).** In einigen Studien wurden Patienten mit Immunthyreoiditis bereits in der euthyreoten Phase mit Levothyroxin (LT 4) behandelt. Ob die Entwicklung einer Hypothyreose dadurch aufgehalten werden kann, ist nicht gesichert und daher außerhalb von Studien nicht indiziert. In der Phase der subklinischen/latenten Hypothyreose (erhöhtes TSH bei normalen fT 3 und fT 4) kann die Indikation zur Aufnahme der Schilddrüsen-Hormontherapie gegeben sein. Gesichert ist, dass bei einem TSH > 10 mU/l und einem 10-fach erhöhten TPO-Ak-Titer ca. 50 % der Patienten innerhalb von 10 Jahren eine manifeste Hypothyreose entwickeln. Daher sollte die Indikation zur Behandlung mit LT 4 von der Höhe des TSH-Spiegels und den Beschwerden der Patienten abhängig gemacht werden. Eine LT 4-Therapie ist indiziert bei subklinischer/latenter Hypothyreose, Immunthyreoiditis und Hypercholesterinämie. Bei manifester Hypothyreose ist eine Dauersubstitution mit LT 4 erforderlich. Unter Therapie ist eine euthyreote Stoffwechsellage mit im Normalbereich liegenden Serum-TSH-Wert anzustreben, eine TSH-Suppression ist zu vermeiden.

Das LT 4 wird bei Nüchterneinnahme zu ca. 90 % resorbiert. Nahrungsaufnahme sowie Kalzium, Eisen, Milch oder Koffein können die Resorption beeinträchtigen, sodass die Hormoneinnahme 60 min vor einer Mahlzeit erfolgen sollte. Die bedarfsgerechte Konversion zum stoffwechselaktiven T 3 erfolgt in extrathyreoidalen Geweben und geht bei einer biologischen Halbwertszeit des T 4 im Blut von ca. 7 Tagen langsam vonstatten. Damit lassen sich auch bei einer täglichen Einzeldosis weitgehend konstante T 3-Spiegel erreichen. Die Wirkung ist nach 2–3 Tagen nachweisbar, der maximale Effekt nach 10 Tagen erreicht, bei einer Wirkdauer von bis zu 4 Wochen. T 3 wird zu 80–100 % resorbiert, wirkt rascher, hat eine biologische Halbwertszeit von ca. 12h. Bei Störungen der Konversion bzw. der Resorption bestehen selten Indikationen für eine Therapie mit T 3. Das Therapieziel ist der Ausgleich des Hormondefizits und die Wiederherstellung der Euthyreose. Die Therapiedosis liegt bei 1,2–1,8 µg LT 4/kg KG. Die Dosis hängt von Alter, Krankheitsdauer, Schweregrad des klinischen Bildes und Begleiterkrankungen (besonders koronaren Herzerkrankungen) ab.

Bei jüngeren Patienten ohne Begleiterkrankungen, besonders bei kurzer Anamnese, kann man zügiger vorgehen. Die Initialdosis kann 50–100 µg/d LT 4 betragen. Die Dosis wird alle 2 Wochen um 50 µg/d bis zur kalkulierten Erhaltungsmenge erhöht. Bei älteren Patienten, bei lange bestehender Hypothyreose, schwerem klinischen Bild und immer bei kardialen Erkrankungen sollte die Initialdosis nur 25 µg/d LT 4 betragen. Wird die erwünschte angestrebte Dosis nicht toleriert, ist eine subklinische/latente Hypothyreose bei älteren Patienten mit koronarer Herzerkrankung vertretbar. Es sollte aber in diesen Fällen generell eine intensive koronare Diagnostik und Therapie angestrebt werden, der eine Optimierung der Hormonsubstitution folgen kann. Grund für den langsamen Dosisaufbau ist, dass ein rasch angehobener Stoffwechsel den Sauerstoffbedarf des Myokards erhöht und die koronare Perfusion damit nicht schritthalten kann.

Merke **M!**

Bis auf wenige Ausnahmen von passagerer Hypothyreose muss die Therapie lebenslang fortgeführt werden. Die Patienten sind über die Notwendigkeit der Dauertherapie aufzuklären. Lebenslange Kontrollen sind zu sichern, da es in bis zu 40 % der Fälle bei Abbruch der Therapie zum Rückfall in die Hypothyreose kommen kann.

Nebenwirkungen und Kontraindikationen

Insbesondere bei raschem Dosisaufbau können koronare Komplikationen auftreten. Überdosierungen führen zum reversiblen Bild der Thyreotoxicosis factitia und erfordern eine Dosiskorrektur nach kurzer Therapiepause. Eine physiologische Dosis hat keine negativen Auswirkungen auf den Knochenstoffwechsel. Zu beachten ist, dass sich ein Diabetes mellitus manifestieren bzw. der Insulinbedarf erhöht sein kann. Die Wirkung von Cumarin-Präparaten kann verstärkt werden. Für die Substitutionstherapie gibt es keine Kontraindikationen. Beim frischen Myokardinfarkt und anderen schweren extrathyreoidalen Erkrankungen empfiehlt sich eine vorübergehende Dosisreduktion. Wenn aufgrund einer akuten Erkrankung LT4 nicht appliziert werden kann, so ist das bis zu ca. 1 Woche ohne nachteilige Folgen, da die LT4-Wirkung (biologische Halbwertszeit 7 Tage) nur langsam (10–20%) abklingt.

Polyglanduläre Autoimmunität

Bei der Kombination einer Hypothyreose auf der Basis einer lymphozytären Thyreoiditis Typ Hashimoto mit einem Morbus Addison (Schmidt-Syndrom) ist vor Beginn der LT4-Gabe eine Glukokortikoid- und Mineralokortikoidsubstitution erforderlich. Es gilt zu beachten, dass bei einem unzureichend behandelten Morbus Addison leicht erhöhte TSH-Spiegel vorkommen können, die sich unter Glukokortikoidtherapie bereits normalisieren.

Ein polyglanduläres Autoimmunsyndrom (PAS) ist definiert als Erkrankung von mindestens 2 endokrinen Organen durch Autoimmunprozesse, wobei zwischen den Manifestationen der Einzelerkrankungen Jahre liegen können. Man unterscheidet dabei zunächst gemäß dem Alter der Erkrankungsmanifestation zwischen dem **PAS Typ I**, der als juvenile Form im Kindesalter auftritt, und der adulten Form des PAS, die folgendermaßen unterteilt wird:

- Das **PAS Typ II** umfasst den Morbus Addison (Nebenniereninsuffizienz autoimmuner Genese) in Kombination mit mindestens einer weiteren Endokrinopathie.
- Das **PAS Typ III** bezieht sich per definitionem auf die Autoimmunthyreopathie in Kombination mit mindestens einer weiteren Endokrinopathie mit Ausnahme des Morbus Addison, wobei die häufigste Erscheinungsform dieses Typus (Autoimmunthyreopathie + Diabetes mellitus Typ 1) auch als **„PAS-III-variant"** bezeichnet wird.
- Das **PAS Typ IV** umfasst alle autoimmunen Polyendokrinopathien, die nicht in die o. g. Gruppen eingeteilt werden können. Im Gegensatz zum PAS I wird bei der adulten Form des PAS von keiner Häufung der Erkrankung innerhalb bestimmter ethnischer Gruppen berichtet, wobei sich je nach Quelle verschiedene Inzidenzangaben finden lassen. Allgemein spricht man von einer Inzidenz von 1,4–4,5:100 000 und einer Prävalenz von 14–45:1 Mio. Einwohnern. Eine weitere Besonderheit des adulten PAS ist zudem das Geschlechterverhältnis von weiblichen zu männlichen Patienten von etwa 3:1.

Schwangerschaft

Die Therapie in der Schwangerschaft ist zwingend notwendig, da eine unbehandelte Hypothyreose den Schwangerschaftsverlauf und den Fetus gefährdet. Die LT4-Dosis ist dem um bis zu 50% höheren Bedarf anzupassen. Anpassung der LT4-Substitutionsdosis ist bereits in der Frühphase der Schwangerschaft erforderlich, der Mehrbedarf beginnt etwa ab der 6.–8. SSW. Mit Bekanntsein der Schwangerschaft sollte leitliniengerecht eine TSH-Kontrolle erfolgen, danach alle 4 Wochen. Ab dem 3. Trimenon ist die engmaschige TSH-Kontrolle wegen der fortgeschrittenen neurologischen Entwicklung und der sog. „Late-up-Phase" nicht mehr relevant. Bei ausreichend mit LT4 substituierten Frauen besteht kein erhöhtes Risiko für den Verlauf der Schwangerschaft und die Entwicklung des Kindes. Bei bereits bestehender Immunthyreoiditis mit hypothyreoter Stoffwechsellage steht die ausreichende Jodversorgung des Fetus im Vordergrund, die Verstärkung des Autoimmunprozesses durch die zusätzliche Jodgabe bei der Schwangeren steht dahinter zurück. Während der Gravidität und Laktation muss somit zusätzlich zur LT4-Substitution eine Jodprophylaxe für den Fetus mit 150–200 µg/d durchgeführt werden. Die Kinder sind sorgfältig zu kontrollieren (TSH, SD-Ak).

Therapiekontrolle und Verlauf

Neben der Normalisierung der Stoffwechsellage kann sich bei hypertropher Form der Immunthyreoiditis unter LT4-Therapie die Struma verkleinern. Kriterien zur Beurteilung des Behandlungseffekts sind Rückbildung der Symptomatik und Normalisierung der Hormonparameter. Am besten ist die TSH-Bestimmung geeignet. TSH soll im Normbereich liegen, supprimierte Werte sind zu vermeiden. Nach guter Einstellung der Therapie sollte der Verlauf alle 12 Monate überwacht werden. Zu diesem Zeitpunkt erfolgt die Adaptation der LT4-Dosis. Die Gabe von Jodid ist bei der Hashimoto-Thyreoiditis nicht sinnvoll. Bei Patienten mit Hinweisen auf eine Immunthyreoiditis (positive Ak, Sonografie-Bild), die euthyreot sind und daher keine Schilddrüsenhormonsubstitution benötigen, sollte lebenslang in 1-jährigen Abständen eine TSH-Bestimmung erfolgen, um die Entwicklung einer Hypothyreose nicht zu übersehen. Die Entwicklung eines Schilddrüsenlymphoms ist sehr selten, aber bei einer Hashimoto-Thyreoiditis erheblich häufiger als in einer normalen SD. Deshalb sollte ein in einer Immunthyreoiditis entstehender und wachsender Knoten durch Feinnadelbiopsie weiter zytologisch abgeklärt werden.

Prognose

Primäre Hypothyreosen sind permanente Erkrankungen. Sie können aber im Rahmen einer Immunthyreoiditis passager auftreten, sodass nicht in jedem Fall eine lebenslange Substitutionstherapie erforderlich ist. Studien zur Verlaufsbeobachtung von subklinischen/latenten Hypothyreosen zeigen, dass ca. 50 % der Patienten im Verlauf eine manifeste Hypothyreose entwickeln. Bei sachgemäßer Therapie wird eine Euthyreose erreicht. Die Patienten erlangen ihre volle Berufsfähigkeit. Bei schweren Krankheitsbildern und spät einsetzender Therapie können Restsymptome bestehen bleiben (koronare Beschwerden, Myopathie, Gelenkbeschwerden).

Subklinische/latente Hypothyreose als Folge einer Immunthyreoiditis

Als subklinische/latente Hypothyreose wird ein Zustand bezeichnet, bei dem ein erhöhter basaler TSH-Spiegel vorliegt, während die fT4-Spiegel noch im Normbereich liegen. T3-Werte sind zur Erkennung der subklinischen/latenten Hypothyreose nicht geeignet. Die Prävalenz in der Bevölkerung wird mit 5–6 % veranschlagt. Hauptursache ist die Immunthyreoiditis. Differenzierte Untersuchungsmethoden zeigen, dass die subklinische/latente Hypothyreose klinisch nachweisbare Veränderungen im Vergleich zu Normalpersonen verursacht und darüber hinaus zu signifikanten Veränderungen in verschiedenen Organstrukturen führen kann. Die Indikation zur LT4-Substitution muss vom klinischen Befund abhängig gemacht werden. Folgen der subklinischen/latenten Hypothyreose sind Veränderungen von Parametern der kardiologischen Diagnostik, Verschiebungen des Fettstoffwechsels mit der Folge eines erhöhten koronaren Risikos, Regel- und Fertilitätsstörungen sowie Störungen des Schwangerschaftsverlaufs und gehäuft auftretende depressive Verstimmungen. Unter dem Gesichtspunkt, dass die mit der subklinischen Hypothyreose zusammenhängenden Veränderungen durch eine LT4-Substitution normalisiert werden können, ist eine Schilddrüsenhormonbehandlung probatorisch für die Zeit von 3–6 Monaten zu empfehlen. Da keine absolute Behandlungsindikation besteht, ist ein Auslassversuch nach 6-monatiger LT4-Substitution notwendig, um zu entscheiden, inwieweit die LT4-Substitution dauerhaft fortgeführt werden sollte. Patienten mit einem hohen Risiko für den Übergang in eine permanente Hypothyreose (hohe Schilddrüsen-Ak, TSH > 10 mU/l, Schilddrüsenvolumen < 5 ml) sollten frühzeitig mit LT4 behandelt werden.

Die subklinische/latente Hypothyreose führt nicht zwangsläufig zur manifesten Erkrankung. Das 10-Jahres-Risiko kann bei TSH-Werten < 20 mU/l und negativem Antikörperbefund (Low Risk) mit 22 % und bei einem TSH > 20 mU/l bzw. mäßig erhöhtem TSH und positivem TPO-Ak-Nachweis (High Risk) mit 63 % veranschlagt werden.

3.3.2 Post-partum-Thyreoiditis

Definition und Epidemiologie

Bei der postpartalen Thyreoiditis handelt es sich um eine seltene Sonderform der Immunthyreoiditis, die im 1. Jahr nach einer Schwangerschaft auftritt. Bei genetischer Disposition wird sie bei bis zu 10 % der Frauen innerhalb der ersten Monate nach der Geburt beobachtet. Die Erkrankung tritt im Zusammenhang mit hohen TPO-Ak im 1. Trimenon auf. Häufiger ist sie bei Frauen mit pluriglandulären Autoimmunerkrankungen, vor allem wenn in diesem Rahmen ein Typ-1-Diabetes besteht. Ebenso häufig ist sie bei familiärer Disposition für Autoimmunerkrankungen der Schilddrüse.

Pathogenese

Ähnlich wie bei der Hashimoto-Thyreoiditis findet sich vor allem in der floriden Phase eine ausgeprägte lymphozytäre Infiltration der Schilddrüse, wobei das destruktive Potenzial der intrathyreoidalen aktivierten T-Zellen weniger ausgeprägt ist. Als Folge entwickeln weniger als ein Drittel der betroffenen Frauen eine definitive Hypothyreose. Eine genetische Disposition liegt ebenfalls vor, eine Assoziation mit dem HLA-Antigen DR4 wurde beschrieben.

Klinisches Bild

Charakteristisch ist eine mäßiggradige, transiente leichte Hyperthyreose über 2–3 Monate, gefolgt von einer hypothyreoten Phase, die im Regelfall nach 6–8 Monaten beendet ist. Eine Metaanalyse von 371 Episoden einer Post-partum-Thyreoiditis, beschrieben in 13 Studien, ergab die Prävalenz einer Hypothyreoseohne vorausgegangene Hyperthyreose in 43 % der Fälle, einer Hyperthyreose in 32 % der Fälle und in 25 % zunächst einer Hyperthyreose, gefolgt von einer Hypothyreose.

Die Symptome können in beiden Phasen sehr mild sein. Die **hyperthyreote Phase** der Post-partum-Thyreoiditis tritt im Allgemeinen zwischen dem 2. und 10. Monat post partum auf. Typisch sind Herzklopfen, Müdigkeit, Hitzeintoleranz und Nervosität. Die Häufigkeit einer asymptomatischen Hyperthyreose wird auf etwa ein Drittel geschätzt. Unbehandelt kommt es zur Rückbildung der Symptomatik im Allgemeinen innerhalb von 2–3 Monaten.

Die **hypothyreote Phase** einer Post-partum-Thyreoiditis tritt zwischen dem 2. und 12. Monat nach der Geburt auf und ist charakterisiert durch unspezifische Symptome wie mangelnde Energie, allgemeine Inappetenz, Konzentrations- und Gedächtnisstörungen sowie trockene Haut.

> **Merke** M!
>
> Eine mehr als 1 Jahr nach Geburt auftretende Hypothyreose wird nicht mehr als Post-partum-Thyreoiditis klassifiziert.

Diagnostik

Diagnostisch findet sich in der hypothyreoten Phase ein erniedrigtes TSH bei erhöhten fT3 und fT4 und signifikant erhöhten TPO-Ak. In der hypothyreoten Phase findet sich laborchemisch ein erhöhtes TSH, erniedrigte freie Schilddrüsenhormone und signifikant erhöhte TPO-Ak.

Therapie

Da meist die Symptome einer Hyperthyreose mild sind, ist im Allgemeinen eine Behandlung nicht erforderlich. Bei ausgeprägter Symptomatik ist zur Milderung der Symptome die Gabe eines Betablockers (z. B. Propranolol) indiziert. Eine thyreostatische Medikation ist nicht sinnvoll, da die Hyperthyreose durch eine destruktive Thyreoiditis und die daraus resultierende Freisetzung von Schilddrüsenhormonen bedingt ist. Während der Stillzeit ist eine niedrige Dosierung des Betablockers anzustreben. In Abhängigkeit von der klinischen Symptomatik und den Hormonparametern ist die Substitution mit LT4 indiziert. Wenn bereits Symptome vorliegen, ist auch schon in der Phase einer subklinischen/latenten Hypothyreose die Aufnahme einer LT4-Substitution in niedrigen Dosen (50 µg/d) sinnvoll. Wird eine Hypothyreose mit LT4 substituiert, sollte nach 6 Monaten ein Auslassversuch erfolgen, um zu prüfen, ob eine Dauertherapie erforderlich wird. Sollte die betroffene Frau während der hypothyreoten Phase der Post-partum-Thyreoiditis wieder schwanger werden, ist eine Erhöhung der LT4-Dosis notwendig, um die Gefahr eines Abortes und Schäden für das Kind zu verhindern.

Therapiekontrolle und Verlauf

Patientinnen mit Post-partum-Thyreoiditis sollten in der akuten Phase engmaschig (4-wöchentlich) überwacht werden. Da belegt ist, dass sich im Langzeitverlauf eine chronische Immunthyreoiditis mit Hypothyreose entwickeln kann, sind jährliche Kontrollen der Schilddrüsenfunktion sowie des sonografischen Befundes der Schilddrüse zu empfehlen.

> **Prognose**
>
> Langzeit-Follow-up-Studien zeigen eine erhöhte Prävalenz einer permanenten Hypothyreose. Prospektive Studien haben eine Prävalenz einer Hypothyreose von 23–29 % in dem Zeitraum 3,5–8,7 Jahre nach Geburt nachgewiesen.

3.3.3 Morbus Basedow

Definition und Epidemiologie

Die autoimmune Schilddrüsenerkrankung Morbus Basedow ist für 50–60 % der Hyperthyreosenin Deutschland verantwortlich. Weltweit schwankt die Prävalenz in Abhängigkeit von der Jodversorgung(eine hohe Jodaufnahme ist mit einer erhöhten Prävalenz des Morbus Basedow verknüpft). Der Morbus Basedow kommt bei bis zu 2 % der Frauen vor, bei Männern ist er 10-mal seltener. Die Erkrankung beginnt selten vor dem Jugendalter, üblicherweise tritt sie zwischen dem 20. und 50 Lebensjahr auf, wobei auch eine Entstehung beim älteren Menschen möglich ist.

Pathogenese

Pathophysiologisch entscheidend ist die biologische Aktivität von Antikörpern (Ak), die gegen den TSH-Rezeptor (TSH-R) gerichtet sind und zu einer funktionellen Stimulation führen. Der TSH-R stellt das Hauptantigen der Immunhyperthyreose dar. TSH-R-Ak können die Plazenta passieren und sind Ursache einer vorübergehenden neonatalen Hyperthyreose, welche in ca. 1 % bei Frauen mit aktivem oder früherem Morbus Basedow den Schwangerschaftsverlauf verkomplizieren können. Die gegen die TSH-R gerichtete Autoimmunreaktion kann auch zur Bildung von Ak führen, welche die TSH-Wirkung inhibieren und somit eine Hypothyreose verursachen (blockierende Ak). TPO- und Tg-Ak sind gehäuft nachweisbar, sind allerdings weder für die Pathogenese noch beim Verlauf der Erkrankung unter medikamentöser Therapie relevant.

Klinisches Bild

Zu den häufigsten Symptomen der Hyperthyreose gehören Nervosität, emotionale Labilität, Schlaflosigkeit, Tremor, exzessives Schwitzen und Hitzeintoleranz. Trotz eines gesteigerten Appetits ist ein Gewichtsverlust die Regel. Der Stuhlgang ist in der Frequenz gesteigert, es treten Diarrhoen auf. Eine proximale Muskelschwäche im Sinne einer Myopathie findet sich bei ausgeprägten Formen. Die Patienten wirken ängstlich, ruhelos, ihre Haut ist warm und feucht. Eine verstärkte Brüchigkeit von Nägeln und Haaren ist ein wichtiger Hinweis. Tachykardien, verbunden mit Vorhofflimmern, sind häufig.

Diagnostik

Die Abklärung der Schilddrüsenfunktion erfolgt durch Bestimmung von basalem TSH, fT4/fT3, TPO- und TSH-R-Ak sowie Sonografie. Initial zeigt das relativ typische Ultraschallbild eine diffuse Struma mit echoarmem, aufgelockertem Muster sowie eine erhöhte Vaskularisation. Eine Schilddrüsen-Szintigrafie ist nicht generell indiziert. Sie kann gelegentlich bei der Klärung der Differenzialdiagnose Hyperthyreose vom Typ des Morbus Basedow vs. Zerfallshyperthyreose bei Hashimoto-Thyreoiditis hilfreich sein.

Tab. 3.4 Wirkung und Dosierung von Thyreostatika.

Substanz	Wirkung	Initialdosis (mg/d)	Erhaltungsdosis (mg/d)
Methimazol	Hemmung des Jodeinbaus, der Synthese der Jodthyronine und der Dejodase	20–30	2,5–5
Carbimazol		30–40	2,5–10
Propylthiouracil		200–300	25–50
Perchlorat	Hemmung der Jodaufnahme	600–1200	keine Dauertherapie

Therapie der Immunhyperthyreose

Zur Behandlung der Immunhyperthyreose stehen 3 Verfahren zur Verfügung:

- thyreostatische Therapie
- Radiojodtherapie
- Schilddrüsenoperation

Sie unterscheiden sich in der Geschwindigkeit, in der das Therapieziel Euthyreose erreicht wird und der Dauerhaftigkeit ihrer Wirkung. Bei Immunprozessen wird initial thyreostatisch behandelt. Persistiert die Hyperthyreose unter einer üblichen Dosis an Thyreostatika, bleibt sie nach Absetzen bestehen oder kommt es zum Rezidiv, müssen ablative Verfahren angewandt werden. Die Schilddrüsenüberfunktion wird 12–18 Monate thyreostatisch behandelt. Bei ca. 50 % der Fälle tritt danach eine Remission der Erkrankung ein. Die **Wahrscheinlichkeit eines Rezidivs** ist durch folgende Faktoren wesentlich determiniert:

- Größe der Schilddrüse
- initiale fT 3 Werte
- erhöhte TSH-R-Ak-Spiegel
- Nikotinkonsum
- höheres Lebensalter
- männliches Geschlecht

Thyreostatika

Antithyreoidale Substanzen vom **Thionamid-Typ** (Methimazol, Mz; Carbimazol; Cz) und **Propylthiouracil** (PTU) hemmen dosisabhängig die durch die Thyroperoxidase katalysierte Jodination des Tyrosins (▶ Tab. 3.4). Hierdurch wird der Jodeinbau in Thyreoglobulin gehemmt und die Schilddrüsenhormonsynthese inhibiert. Bei Jodkontamination ist die erforderliche Dosis von Thyreostatika deutlich erhöht und im Einzelfall eine thyreostatische Therapie nicht mehr möglich. Carbimazol ist ein Vorläufermolekül und wird hepatisch in Mz umgewandelt. Mz ist deshalb heute das Thyreostatikum der Wahl. Mz wird rasch und vollständig resorbiert, reichert sich in Schilddrüse, Leber und Niere an und ist ca. 24h pharmakologisch wirksam (▶ Tab. 3.5). Eine einmalige Gabe pro Tag ist deshalb ausreichend. PTU hat eine kürzere Plasmahalbwertszeit (12–24h) und muss 2–3 × /d eingenommen werden. Die Initialdosis richtet sich nach dem geschätzten Grad des Jodmangels und der Schwere des Krankheitsbildes. Es muss berücksichtigt werden, dass die Nebenwirkungsrate dosisabhängig ist. Bei unbekannter Jodversorgung ist eine Initialdosis von 20 mg/d Mz ausreichend. Unter 20 mg Mz kann praktisch immer eine komplette Blockade erreicht werden. Bei höherer Jodversorgung und bei ausgeprägtem Krankheitsbild sollte initial eine höhere Dosis (30–40 mg Mz/d) gegeben werden. Nach Jodkontamination sind 40 mg und mehr täglich nötig. In diesem Fall ist eine **Kombination von Mz mit Kaliumperchlorat** sinnvoll. Kaliumperchlorat ist ein spezifischer Inhibitor des Natriumjodid-Symporters und hat gleichzeitig Wirkungen auf die Ausschleusung von Jodid aus der Schilddrüse. Übliche Dosierungen betragen 3 × 900–1200 mg/d.

Zur **symptomatischen Therapie** eignen sich Betablocker, welche in hohen Dosen gleichzeitig die Konversion von T 4 auf T 3 hemmen. Insbesondere bei Zeichen gesteigerter Adrenalinsensitivität mit Tachykardie und Rhythmusstörungen empfiehlt sich die Gabe von 80–160 mg Propranolol täglich (▶ Tab. 3.6). Die Kombination von Thionamiden und LT 4 („Block and replace") nach Erreichen einer peripheren Euthyreose ist bzgl. Rezidivrate

Tab. 3.5 Vergleich der pharmakologischen Eigenschaften von Methimazol und Propylthiouracil.

	Methimazol	Propylthiouracil
Absorption	schnell	
Bioverfügbarkeit (%)	~100	
max. Serumkonzentration (min)	60–120	60
Halbwertszeit (h)	6–8	1,5
Wirkdauer (h)	> 24	8–12
Abbau in Schilddrüse	langsam	mäßig
Wirkstärke	> 10	1
Normalisierung T 3/T 4	6 Wochen	12 Wochen
Proteinbindung (Serum) (%)	0	> 75
Plazentagängigkeit	+ +	+
Konzentration in Muttermilch	+ +	+
Ausscheidung	renal	
Leberinsuffizienz	Abbau ↓	0
Remission der Hyperthyreose (%)	40–60	40–50
Nebenwirkungen (%)	15	20
Kreuzreaktion (%)	14	15
Agranulozytose (%)	0,1–0,2	0,5–0,6

3

Tab. 3.6 Dosierung der Betablocker-Therapie bei der Basedow-Hyperthyreose.

Substanz	Dosis (mg/d)	Gabe
Propranolol	40–160	10–40 mg 4 × /d
Metoprolol	50–200	25–100 mg 2 × /d
Atenolol	50–100	25–100 mg 2 × /d
Nadolol	40–160	20–80 mg 2 × /d
Bisoprolol	2,5–10	1,25–5 mg 2 × /d

und/oder Therapieerfolg einer Monotherapie mit Mz allein nicht überlegen. Diese Kombination wird allerdings in einigen Zentren zur Vermeidung eines TSH-Anstiegs mit konsekutiver Schilddrüsenvergrößerung verabreicht. Tägliche Dosen von 50–75 µg LT4 sind in der Regel ausreichend. Insgesamt sollte die Thyreostatikadosis niedrig gewählt werden (s. u.).

Nebenwirkungen

Merke M!

Die Häufigkeit thyreostatikabedingter Nebenwirkungen ist dosisabhängig (► Tab. 3.7).

Bei 10 mg/d Mz liegt die Nebenwirkungsrate unter 10 % und steigt auf über 30 % bei 60 mg. Allergische Exantheme, Pruritus, Arzneimittelfieber, Gelenk- und/oder Muskelschmerzen, Geschmacksstörungen, Leberenzymerhöhungen, Cholestase, allergische Vaskulitis, Thrombopenie, aplastische Anämie, Leukopenie bis hin zu Agranulozytose können vorkommen, sind aber in der Regel reversibel. Eine Struma-Entwicklung findet sich bei Überdosierung von Thyreostatika. 90 % aller Nebenwirkungen treten innerhalb der ersten 3 Monate auf. Bei der Entwicklung schwerer Nebenwirkungen wird eine Umstellung der Thyreostatika vorgenommen und/oder eine definitive Therapie gewählt.

Besonderheiten in der Schwangerschaft

Die Entwicklung einer Immunhyperthyreose in der Schwangerschaft ist kein Grund zur Interruptio, erfordert aber eine prompte Therapie bei manifester Hyperthyreose. Unbehandelt kommt es gehäuft zu

- Aborten,
- Totgeburten,
- vorzeitiger Entbindung,
- untergewichtigen Säuglingen,
- einer erhöhten Missbildungsrate (Herzfehler),
- einer thyreotoxischen Krise bei Geburt.

Therapie der 1. Wahl ist die Behandlung mit **Thyreostatika**, leitliniengerecht PTU im 1., Mz ab dem 2. Trimenon bis zur Beendigung der Stillzeit. Eine Radiojodtherapie ist kontraindiziert. In seltenen Fällen (hoher Thyreostatikabedarf, allergische Reaktionen, große Struma, fehlende Compliance oder Schilddrüsenkarzinom) ist eine Operation im 2. Trimenon indiziert. Thyreostatika sollten in der Schwangerschaft mit der niedrigsten möglichen Dosierung appliziert werden. Ziel ist es, FT4 hoch-normal zu halten, bei einem TSH im unteren Normbereich (oder weiterer Suppression). Bei Applikation von 10 mg Mz oder 100 mg PTU tritt schon innerhalb einer Woche eine klinische Besserung auf. Da beide Präparate diaplazentar auf den Fetus übertreten, kann eine Überdosierung zur fetalen Struma und Hypothyreose führen. Da die Schwangerschaft selbst eine hemmende Wirkung auf den Immunprozess ausübt, kann sich während des Verlaufs der Schwangerschaft eine vorübergehende Remission einstellen. In der Post-partum-Phase muss engmaschig kontrolliert werden, um ein eventuelles Rezidiv schnell entdecken und entsprechend reagieren zu können. Eine pädiatrische Überwachung des Neugeborenen ist erforderlich, da mütterliche TSH-R-Ak die Plazenta passieren und auf die fetale Schilddrüse wirksam sein können.

Die Mutter überträgt beim Stillen kleine Thionamid-Dosen auf den Säugling. Eine Dosis von 150 mg PTU beeinflusst jedoch die kindliche Schilddrüsenfunktion in der Regel nicht und gilt als unbedenklich.

Tab. 3.7 Nebenwirkungen der Thionamide (überwiegend dosisabhängig).

	%
allgemeine Nebenwirkungen	
Exantheme mit Juckreiz	5,6
Haarausfall	4,1
Gelenkbeschwerden	1,6
gastrointestinale Beschwerden	0,9
Leberschäden	0,8
Neuropathien	
Ödeme	0,7
Schwindel	0,4
Fieber	0,3
Geschmackstörungen	
Geruchsstörungen	0,07
allergische Vaskulitis	
hämatologische Nebenwirkungen	
Leukopenie	0,4
Thrombozytopenie	0,2
Panzytopenie	0,1

Praxis

Durch die Normalisierung der Schilddrüsenfunktion wird das Missbildungsrisiko gesenkt. Allerdings gibt es Hinweise auf eine Teratogenität von Mz, wenn es im 1. Trimenon gegeben wird („Methimazol-Embryopathie“ mit Aplasia cutis, Atresie der Speiseröhre, Hepatosplenomegalie bei einer Prävalenz von ca. 1/5 000). Prospektiv sollte bei aktiver Immunhyperthyreoseund geäußertem Kinderwunsch vor geplanter Schwangerschaft eine definitive Therapie (am ehesten chirurgische Sanierung) vorzeitig angeboten werden.

Bei Schwangeren mit Morbus Basedow, auch nach vorausgegangener thyreoablativer Therapie bzw. in Remission, sollten die TSH-R-Ak im Verlauf untersucht werden, da ein hoher Titer das Risiko für die Entstehung einer fetalen bzw. neonatalen Hyperthyreose erhöht. Daher gehört die Betreuung schwangerer Frauen mit Morbus Basedow in die Hände eines Schilddrüsen-Spezialisten. Bei Neugeborenen von Müttern mit Morbus Basedow und thyreostatischer Behandlung während der Schwangerschaft muss, auch bei Fehlen einer klinischen Symptomatik, bei Geburt eine Bestimmung der TSH-R-Ak und der Schilddrüsenhormone sowie des TSH erfolgen, da auch nach einem symptomfreien Intervall ein Risiko für die Entwicklung einer kindlichen Hyperthyreose besteht.

Schilddrüsenoperation beim Morbus Basedow

Da es bei autoimmuner Hyperthyreose zu einer spontanen Remission kommen kann, sollte primär konservativ vorgegangen werden. Ist dies nicht erfolgreich bzw. durchführbar und es wird eine definitive, chirurgische Behandlungsmethode erwogen, sollte eine totale Thyreoidektomie durchgeführt werden. Insbesondere bei Kindern stellt sie die 1. Wahl einer definitiven Therapie eines Morbus Basedow dar. Ein operatives Therapieverfahren kommt vor allem bei großen Strumen (> 50 ml), bei Malignitätsverdacht oder dringlichem Kinderwunsch (< 6 Monate) infrage. Eine weitere Indikation ist eine thyreotoxische Krise bei Versagen bzw. Unverträglichkeit einer konservativen Therapie. Die Wahl der Operationstechnik (offen oder minimal invasiv) und der Resektionsform (extra- oder intrakapsulär) richtet sich nach Diagnose.

Die Operation soll in Euthyreose stattfinden, wobei eine durch thyreostatische Medikamente induzierte Hypothyreose aufgrund der Störung der primären Hämostase ebenfalls vermieden werden muss. Durch die Gabe von Betablockern und Thyreostatikakann ein symptomfreies bzw. euthyreotes Intervall für die Operation erreicht werden. Bei thyreotoxischen Krisen oder thyreostatikaresistenten Hyperthyreosen kann eine Operation auch in klinisch hyperthyreotem Zustand erforderlich sein, wobei die Patienten mit Thyreostatika, Betablockern und Glukokortikoiden vorbehandelt werden. Präoperativ sollte eine laryngoskopische Untersuchung der Stimmlippenfunktion erfolgen. Grundsätzlich sollte eine schonende Darstellung des N. laryngeus recurrenserfolgen, was eine nicht skelettierende, nervendurchblutungserhaltende Präparation erfordert. Studien zufolge verringert ein ergänzendes, intraoperatives Neuromonitoring das Rekurrenzpareserisiko bei Rezidiveingriffen signifikant. Bei Zweifel an der Unversehrtheit des N. laryngeus recurrens nach Entnahme des ersten Schilddrüsenlappens sollte die Operation der Gegenseite erst nach Funktionsprüfung des Stimmbandes am wachen Patienten erfolgen.

Die **Komplikationsrate** sinkt in Abhängigkeit von der Erfahrung und Spezialisierung des Chirurgen, sodass eine chirurgische Therapie von Schilddrüsenerkrankungen möglichst nur von entsprechenden Spezialisten durchgeführt werden sollte. Die Letalität dieses Eingriffs liegt bei 0–1 %. Die häufigste Komplikation ist die Rekurrensparese mit 1–5 %, bei der es in bis zu 50 % zu einer Regeneration der Stimmbandfunktion kommt. Als weitere Komplikationen können ein postoperativer Hypoparathyreoidismus (1–2 %), Wundinfektionen (1–2 %) und Nachblutungen (0–1 %) auftreten. Nach ausgedehnter Resektion wird mit der Schilddrüsenhormonsubstitution unmittelbar postoperativ begonnen und diese lebenslang fortgeführt. Eine postoperative Nachsorge sollte nach 1 und 6 Monaten, dann jährlich nach der Operation stattfinden. Angestrebt wird eine euthyreote Stoffwechsellage mit einem basalen TSH von 0,5–1,0 mU/l (im Allgemeinen 75–150 µg LT 4/d).

Radiojodtherapie des Morbus Basedow

Eine selektive Therapie des Schilddrüsengewebes unter größtmöglicher Schonung des Organismus stellt die Radiojodtherapie (RJT) dar. Dazu wird ein radioaktives Jodisotop (^{131}Iod) als vornehmlicher Beta-Strahler mit einer Halbwertszeit von 8 Tagen angewendet, das nach Inkorporation von den Thyreozyten mittels Natrium-Jodid-Symporter aufgenommen und gespeichert wird. Da die gewebsspezifische Eindringtiefe der Beta-Strahlen lediglich 0,5–2 mm beträgt, kann durch die perorale bzw. intravenöse Gabe des Isotops in Form von Natriumjodid eine gezielte Bestrahlung des Schilddrüsengewebes mit hoher Herddosis erfolgen.

Da eine RJT gemäß den Strahlenschutzbestimmungen in Deutschland unter stationären Bedingungen stattfinden muss, wird sie heute nur in 22 % aller Fälle als Primärtherapie in Europa eingesetzt, in Nordamerika hingegen in 69 % der Fälle. Die hier geltenden Strahlenschutzbestimmungen behindern somit ihre Attraktivität. Ziel der RJT ist die Beseitigung der Hyperthyreose möglichst in einem Therapiekurs. **Absolute Kontraindikationen** für die RJT sind Gravidität, Laktation, Kinderwunsch innerhalb der nächsten 6 Monate und schwere Hyperthyreose ohne thyreostatische Vorbehandlung. **Relative Kontraindikationen** sind große Strumen (60 ml), insbesondere mit ausgeprägter Trachealeinengung und Malignomverdacht. Beim Morbus Basedow gibt es keine sicheren Hinweise auf ein erhöhtes Krebsrisiko nach RJT. Die RJT ist weitgehend nebenwirkungsfrei, gelegentlich kommt es infolge einer Strahlenthyreoiditis zu lokalen Beschwerden. Kurzfristig können nicht-steroidale Antiphlogistika eingesetzt werden.

Vorbereitung und Durchführung der RJT richten sich nach der individuellen Zielsetzung: Die Aufnahme von Jod in der Schilddrüse ist abhängig von der Stimulation des TSH-R, sodass Radiojodeinlagerungen bei hohen TSH-R-Autoantikörpertitern unselektiv in das Drüsengewebe stattfinden, während durch iatrogene TSH-Suppression eine selektive Radiojodaufnahme in autonomes Drüsengewebe erreicht werden kann. Daher unterteilt man die Therapieverfahren in

- **funktionsorientierte Konzepte** mit dem Ziel, eine langfristige Euthyreose wiederherzustellen und
- **ablative Konzepte** mit dem primären Ziel der Beseitigung einer bestehenden Hyperthyreose, bei denen eine substitutionspflichtige Hypothyreose einkalkuliert wird (▸ Tab. 3.8).

10–20 % der Patienten bedürfen einer erneuten RJT. Die Auslösung einer thyreotoxischen Krise ist nicht zu erwarten und liegt im Promillebereich. Bewusst in Kauf genommen wird bei der genannten Dosierung eine bereits früh auftretende Hypothyreoserate (40 % der Patienten), die dosisunabhängige Hypothyreoserate liegt bei 3 % pro Jahr. Eine entsprechende Überwachung und Substitutionsbehandlung ist daher erforderlich. Beim ablativen Konzept mit ca. 300 Gy wird die Hypothyreose von vornherein angestrebt. Bei einer manifesten Hyperthyreose sollte eine thyreostatische Therapie bis zur RJT bzw. bis zu deren Wirkungseintritt (~2–3 Monate) durchgeführt werden. Dabei ist unbedingt zu beachten, diese 2–3 Tage vor der Gabe von Na-^{131}I zu pausieren, damit die Aufnahme des Radiojods nicht gehemmt wird.

Eine RJT sollte nicht bei Patienten mit aktiver und schwerer **endokriner Orbitopathie (EO)** erfolgen, da bei ca. 15–20 % dieser Patienten eine Verschlechterung bzw. ein neues Auftreten einer bisher nicht manifesten EO stattfinden kann. Wird eine RJT trotzdem durchgeführt, so ist eine prophylaktische Gabe von Prednisolon oral unabdingbar (0,5 mg/kg KG/d initial oder 40–50 mg/d, anschließend in abnehmender Dosierung, z. B. um 5 mg/Woche über einen Zeitraum von ca. 8–10 Wochen). Eine Steroidgabe reduziert die Gefahr einer Exazerbation, beseitigt sie aber nicht, sodass eine engmaschige Kontrolle des Augenbefundes und der TSH-R-Ak empfohlen ist.

Prätherapeutisch sollte ein Radiojodtest zur Messung des Uptakes und der Erfassung der effektiven Halbwertszeit mit Bestimmung des Ausgangsvolumens stattfinden. Es wird empfohlen eine RJT als 3- bis 7-tägige, stationäre Einzeltherapie durchzuführen. Der Patient sollte 4h vor und 1h nach oraler Applikation nüchtern sein. Uptake- und HWZ-Dokumentation mit täglicher Messung und Berechnung der Restkörperdosis erlauben – wenn notwendig – eine Nachtherapie noch im gleichen Aufenthalt. Sie sollte möglichst nicht später als 3 Tage nach Erstdosis stattfinden, da die Jodaufnahme des Drüsengewebes mit der Zeit abnimmt. Eine primär fraktionierte Therapie wird aber nicht empfohlen. Bei einer Dosisleistung von ≤ 3,5 Mio. Sv/h in 2 m Abstand (= 250Mbq ^{131}I-Restaktivität) kann der Patient entlassen werden.

Eine grobe Abschätzung der Drüsenrestfunktion ist nach etwa 6–18 Wochen möglich, wobei insbesondere bei Immunhyperthyreose auf transiente Exazerbationen geachtet werden muss. 3–7 Tage nach RJT kann eine (erneute) Medikation mit Betablockerndurchgeführt werden. In monatlichen Intervallen sollte eine Adjustierung der notwendigen LT 4-Substitution stattfinden, wobei TSH oftmals noch lange nach RJT vermindert bleibt und eine fT 3- und fT 4-Bestimmung erforderlich ist. Nach insgesamt 3 Monaten kann der Therapieerfolg beurteilt werden und bei weiterhin erhöhtem Hormonspiegel ggf. ein 2. Therapiezyklus angeschlossen werden.

Therapiekontrollen und Verlauf

Therapiekontrollen zielen auf die Überprüfung von Schilddrüsenstoffwechsellage, Größe der Schilddrüse und Entwicklung von Nebenwirkungen. Für die Verlaufsbeobachtung während der thyreostatischen Therapie ist die Bestimmung von fT 3 und fT 4, basalem TSH, Blutbild und Leberchemie (Transaminasen, alkalische Phosphatase, γ-GT und Bilirubin) notwendig. Nach Erreichen einer Euthyreose sind Kontrollen bis zum Absetzen einer thyreostatischen Therapie ca. 3-monatlich sinnvoll. Bei persistierender Euthyreose können die Kontrollintervalle auf 6–12 Monate erweitert werden. Über mögliche Zeichen von Nebenwirkungen müssen Patienten aufgeklärt werden.

Auf der Basis des humanen TSH-R-Ak-Zweit-Generations-Assays kann für einen Teil der Basedow-Patienten in Abhängigkeit des Abnahmezeitpunktes ein Rezidiv der Erkrankung mit hoher Wahrscheinlichkeit vorhergesagt

Tab. 3.8 Morbus Basedow: Durchführung und Ergebnis der Radiojodtherapie.

Thyreopathie	Konzept	Dosis (Gy)	Erfolgsrate/Volumenreduktion[1]	Hypothyreoserate[2]
Morbus Basedow	ablativ	~300	95 %	> 95 %

[1]Volumenreduktion ist abhängig von ursächlicher Thyreopathie und Ausgangsvolumen: bei Immunthyreopathie 10–20 %
[2]im 1. Jahr nach Radiojodtherapie; steigt im Verlauf in Abhängigkeit von der angewandten ^{131}I-Dosis an

werden. Einen praktikablen Cut-off stellt ein TSH-R-Ak-Wert von > 10 IU/l dar, bestimmt mindestens 6 Monate nach Erstdiagnose der Erkrankung. Eine absolute Therapieempfehlung zu einer vorgezogenen RJT oder Operation kann allerdings nicht ausgesprochen werden, da bisher prospektive Studien fehlen, bei denen die Entscheidung zur definitiven Therapie der Schilddrüsenüberfunktion anhand der Ak-Werte gefällt wurden.

Prognose

Die Prognose des Morbus Basedow ist individuell unterschiedlich. Als günstige Faktoren werden das Erreichen der Euthyreose mit niedrigen Thyreostatika-Dosen, rasch abfallende TSH-R-Ak-Titer, eine kleine SD und Nikotinabstinenz angesehen.

3.3.4 Endokrine Orbitopathie (EO)

Definition und Epidemiologie

Die EO ist eine Autoimmunerkrankung, deren enge Verbindung zu einer immunogen bedingten Schilddrüsenfunktionsstörung durch Nachweis eines funktionellen TSH-R im Orbitagewebe und in Tierversuchen mit Immunisierung gegen den TSH-R belegt werden konnte. Die zeitliche Sequenz des Auftretens von Schilddrüsenfunktionsstörungen und der EO zeigt, dass die Orbitamanifestation in 40 % zeitgleich, in 20 % vor und in weiteren 40 % nach der Entwicklung der Schilddrüsenerkrankung (±6 Monate) auftritt.

Pathogenese

Es findet sich eine Infiltration der extraokulären Augenmuskeln durch aktivierte T-Zellen. Die Freisetzung von Zytokinen führt zu einer Aktivierung von Fibroblasten und einer vermehrten Synthese von Glykosaminoglykanen, die Wasser binden und zu Muskelschwellung und Ödem führen. Die Fibroblasten der Orbita sind gegenüber Zytokinen einzigartig empfindlich, was die anatomische Lokalisierung der Immunantwort erklärt. Die Expression des TSH-R liefert ein wichtiges Autoantigen in der Orbita. Gestützt wird diese Vorstellung dadurch, dass die Injektion von TSH-R im Tierexperiment sowohl eine Immunhyperthyreose auslöst, als auch zu Merkmalen einer EO führt. Verschiedene Ak gegen Antigene von Orbitamuskeln und Fibroblasten sind bei Patienten mit EO nachgewiesen worden, welche in Abhängigkeit von T-Zell-vermittelten Autoimmunreaktionen auftreten. Nach dem akuten entzündlichen Prozess schließt sich ein chronisches Stadium an, welches histopathologisch durch Fibrosierung gekennzeichnet ist.

Klinisches Bild

Die Symptome und Zeichen der EO (starrer Blick, Zurückbleiben der Augenlider beim Abblick, Lidschwellung, konjunktivale Reizung, Exophthalmus, gestörte Augenbeweglichkeit als Folge der entzündlichen Beteiligung der extraokularen Augenmuskeln, Kornea-Beteiligung und Visus-Verschlechterung auf dem Boden einer Sehnervenbeteiligung) zeigen einen unterschiedlichen Verlauf. Im Einzelfall muss abgewogen werden, welche therapeutische Möglichkeit vor dem Hintergrund des Spontanverlaufs einzusetzen ist. Lidretraktion, periorbitale Ödeme und Konjunktivitis bessern sich spontan in etwa 80 % der Fälle, während Augenmuskelbeteiligungen eine Remissionsrate von 40 % und eine Protrusio bulbi von weniger als 10 % aufweisen. Schwere Formen der EO können mit Hornhautschäden und Einklemmung des Sehnervs einhergehen.

Cave

Die Gefährdung des Augenlichts stellt eine Notfallsituation dar und bedarf meist der operativen Entlastung der Augenhöhle.

Diagnostik

Die **Aktivität** der EO kann anhand eines **7-Punkte-Scores** (sog. Clinical Activity Score, CAS, ▶ Tab. 3.9) beurteilt werden. Bei einem CAS-Punktwert höher als 3 ist die EO aktiv, bei weniger oder gleich 2 ist die Erkrankung inaktiv. Klinisch aktiv ist die EO, wenn entzündliche Prozesse mit ödematöser Schwellung, Störung des venösen Abflusses und Verdickung der befallenen Muskeln dominieren (▶ Abb. 3.2). Die evidenzbasierten Empfehlungen der europäischen interdisziplinären Arbeitsgruppe (EUGOGO) zum Management der EO zeigen folgende **Schweregradeinteilung** bei der EO:

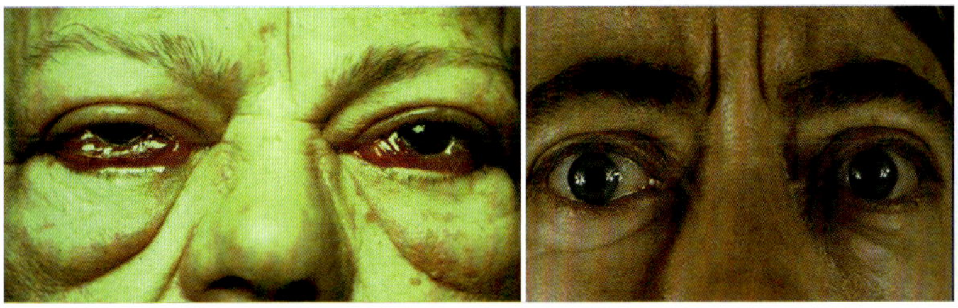

Abb. 3.2 Klinisches Bild einer aktiven und inaktiven endokrinen Orbitopathie.

3

Tab. 3.9 Klinischer Aktivitätsscore (CAS) der endokrinen Orbitopathie (EO).

Kriterium	Punkte
subjektive Aktivitätssymptome	
• Schmerzen (spontan) hinter dem Augapfel	1
• Schmerzen bei Auf-, Ab- oder Seitenblick	1
objektive Entzündungszeichen	
• Rötung der Augenlider	1
• Rötung der Bindehaut	1
• Schwellung der Augenlider	1
• Schwellung der Bindehaut (Chemosis)	1
• Schwellung der Karunkel	1
gesamt	**7**
Zeichen der Progredienz	
• Zunahme des Exophthalmus > 2 mm in den letzen 4–6 Wochen	1
• Abnahme der Augenbeweglichkeit (> 5°) in den letzten 4–6 Wochen	1
• Abnahme des Visus um > 1 Linie in den letzten 4–6 Wochen	1
Gesamtscore	**10**

Tab. 3.10 Differenzialdiagnose endokrine Orbitopathie (EO) und okuläre Myositis (M)/Pseudotumor orbitae (PT).

	endokrine Orbitopathie	Myositis/ Pseudotumor
Anamnese		
• Beginn	progredient	akut
• Schmerzen periorbital	aktive EO	immer
• systemische Erkrankung	nein	häufig (PT)
• vermehrtes Tränen	ja	nein
• Fremdkörpergefühl		
Klinik		
• Ptosis	nein	ja
• Skleritis		ja (PT)
• Schwellung der Tränendrüsen	selten	ja (PT)
• Lidretraktion	ja	nein
• Augenbefall	bilateral	unilateral
Bildgebung		
Ultraschall		
• Muster	heterogen	homogen
• Reflektion	hoch	niedrig (M)
• Muskelverdickung	birnenförmig	schlauchförmig
CT/MRT		
• Sehnenbefall	nein	ja (M)
• Muskelverdickung	spindelförmig	elliptisch (M)
Labor		
• Hyperthyreose	häufig	nein
• TSH-R-Antikörper		
• BSG	nein	erhöht
• CRP		erhöht (M)

- **sehkraftgefährdende EO:** Patienten mit Optikusneuropathie und/oder Hornhautdekompensation. Diese Kategorie erfordert ein unmittelbares Eingreifen.
- **moderate bis schwere EO:** Patienten ohne Beeinträchtigung der Sehkraft, bei denen die Auswirkungen der Erkrankung auf den Alltag eine immunsuppressive (bei aktiver EO) oder chirurgische (bei inaktiver EO) Therapie rechtfertigen. Bei Patienten dieser Kategorie liegt in der Regel eines oder mehrere der folgenden Merkmale vor:
  - Lidretraktion ≥ 2 mm
  - moderate bis schwere Weichteilbeteiligung
  - Exophthalmus ≥ 3 mm oberhalb des Normwertes nach Alter und Rasse
  - inkonstante oder konstante Doppelbildwahrnehmung
- **milde EO:** Patienten, bei denen die Zeichen und Symptome der EO keinen wesentlichen Einfluss auf den Alltag haben, sodass weder eine immunsuppressive noch eine chirurgische Therapie gerechtfertigt sind. Bei diesen Patienten liegt in der Regel eines oder mehrere der folgenden Kriterien vor:
  - unwesentliche Lidretraktion (≤ 2 mm)
  - milde Weichteilbeteiligung
  - Exophthalmus ≤ 3 mm oberhalb des Normwertes nach Alter und Rasse
  - vorübergehende oder fehlende Doppelbildwahrnehmung
  - Expositionskeratitis, die auf eine lokale Therapie mit Tränenersatzmitteln anspricht

Zur Einschätzung des Schweregrades der EO ist eine Kooperation mit einem EO-erfahrenen Augenarzt ideal. Dieser kann, durch spezifische und objektivierbare Untersuchungen, die Diagnostik der EO vervollständigen. Bildgebende Verfahren der Orbitahöhle (CT und/oder MRT) sind nur präoperativ und in unklaren bzw. einseitigen Fällen notwendig. Diesbezüglich ist die okuläre Myositis bzw. der Pseudotumor orbitae (▶ Tab. 3.10) die häufigste Differenzialdiagnose der EO.

Therapie

Ziele der Behandlung sind
- lokale Beschwerden zu lindern,
- Autoimmunphänomene innerhalb der Augenhöhle zu hemmen,
- mögliche Komplikationen zu verhindern.

Eine kausale immunmodulierende Therapie ist gegenwärtig nicht verfügbar. Basis jeglicher medikamentöser Therapie ist die Normalisierung der Schilddrüsenfehlfunktion, weil so schon häufig eine Besserung der Symptomatik erreicht wird. Studien zeigen, dass die RJT häufiger mit einer Verschlechterung der Augenbeteiligung assoziiert ist. Unstrittig ist, dass eine Euthyreose erreicht und eine hypothyreote Stoffwechsellage vermieden werden muss. Außerdem sollte das Rauchen eingestellt und psychischer Stress vermieden werden, da beides erwiesenermaßen den Autoimmunprozess verstärkt. Medikamentöse, therapeutische Interventionen sind nur im aktiven Stadium sinnvoll. Im chronischen Stadium sind chirurgische Eingriffe mit Verminderung des Retrobulbärvolumens oder Expansion der Orbita sinnvoll. Die Erkrankung fordert somit eine interdisziplinäre Betreuung.

Lokale und adjuvante Maßnahmen dienen nur der subjektiven Erleichterung der Beschwerden, haben aber keinen Einfluss auf den Krankheitsverlauf. Beim Sicca-Syndrom sind Tränenersatzmittel indiziert. Bei ungenügendem Lidschluss während des Schlafs ist ein Okklusionsaugenverband zum Schutz der Hornhaut wichtig. Prismenfolien sind bei Doppelbildern eine erleichternde und kostengünstige Maßnahme. Neuerdings hat sich die Gabe von Selen (200 µg/d) über 6 Monate bei der moderaten euthyreoten EO als günstig für Krankheitsverlauf und Lebensqualität erwiesen (▶ Tab. 3.11).

Merke M!

Voraussetzung für die Therapie sind stets Euthyreose und Nikotinabstinenz.

Immunsuppression

Der Einsatz von Glukokortikoiden in der Akutphase der Erkrankung ist sinnvoll. Vergleichende Studien zeigen, dass 70–75 % der Patienten von einer solchen Therapie profitieren. Die systemische Glukokortikoidgabe kann intravenös oder oral erfolgen, wobei eine deutliche Überlegenheit von Injektionen hinsichtlich Reduktion von Doppelbildern und Bekämpfung entzündlicher Prozesse besteht. Die bessere Wirksamkeit geht mit einer besseren Verträglichkeit einher. Unter der intravenösen Bolustherapie kommt es zu einer wesentlich geringeren Gewichtszunahme, die Patienten empfinden die Behandlung als weit weniger belastend. Bei einem Glukokortikoidschema über 3 Monate sollte in jedem Fall eine Substitutionstherapie mit Vitamin D (1000 IE) sowie eine Knochendichtemessung (idealerweise vor GC-Therapie) erfolgen. Bei Patienten, welche durch Osteoporose gefährdet sind, sollte zusätzlich eine spezifische medikamentöse Therapie flankierend durchgeführt werden.

Bei therapierefraktären Verläufen sind derzeit nicht steroidale Immunsuppressiva (z. B. Mycophenolat) in der Erprobungsphase. Die B-Zell-depletierende Substanz Rituximab wurde in 2 randomisierten prospektiven Studien bei Patienten mit schwerer und aktiver EO eingesetzt. Publikationen der widersprüchlichen Daten liegen noch nicht vor, sodass eine Rituximab-Gabe – obwohl scheinbar erfolgversprechend – noch nicht empfohlen werden kann.

Tab. 3.11 Therapeutisches Vorgehen bei der endokrinen Orbitopathie (EO).

Klinik	Therapie
aktive EO	
milde EO	symptomatisch
• geringe subjektive Beschwerden	• Tränenersatzmittel, getönte Brillengläser
• geringe entzündliche Zeichen	• Selen 200–300 µg/d/3–6 Monate
schwere EO	immunsuppressiv
• hohe entzündliche Aktivität	• Glukokortikoide intravenös ◦ 0,5 g/d/ 1 × /Woche/6 Wochen, dann ◦ 0,25 g/d/ 1 × /Woche/6 Wochen
• Motilitätsstörung und/oder Doppelbilder	• 0,75 g/d/ 1 × /Woche/10 Wochen und • retrobulbäre Bestrahlung
• Therapieversagen	• 1 g/kg KW Prednisolon + Ciclosporin (3 mg/kg KW) für 3 Monate (erfahrene Zentren) • Rituximab? (erfahrene Zentren) • knöcherne Orbitadekompression
Optikusneuropathie	Methyl-Prednisolon i. v. (0,75–1 g/d 2 × /Woche/2 Wochen)
progrediente EO mit Erblindungsgefahr	Orbitadekompression
inaktive EO (Korrektur bleibender Defekte)	
• Exophthalmus	• ossäre Dekompression
• Fettansammlung (Lider)	• Fettgewebsresektion
• dauerhafte Diplopie	• operative Augenmuskelkorrektur
• Lidretraktion	• Lidchirurgie

Retrobulbärbestrahlung

Die Bestrahlung des hinteren Augenhöhlenabschnittes erfolgt unter Einschließung der Augenmuskulatur und der hinteren zwei Drittel des Augapfels. Die lokale Bestrahlung schädigt infiltrierende Lymphozyten und wirkt damit antientzündlich. Eine Herddosis von 20 Gy (10 Fraktionen à 2 Gy/d über 2 Wochen) wurde als optimale Strahlendosis lange anerkannt. Zwischenzeitlich sind Untersuchungen mit protrahiertem Bestrahlungsschema (1–2 Gy/Woche) und niedrigerer Gesamtherddosis (10–12 Gy) durchgeführt worden, welche eine bessere Effektivität und bessere Verträglichkeit zeigen.

Die Bestrahlung der Orbita kann positive Effekte auf den Zustand der Augenmuskeln und damit auf das Schielen haben. Bei akuter Visusverschlechterung muss allerdings ein Konus-Syndrom (sog. dysthyreote Optikusneuropathie) durch Bestrahlung antizipiert werden. Eine Bestrahlung ist dann nicht indiziert, da wegen der anfänglich auftretenden ödematösen Aufschwellung die Gefahr einer Optikusschädigung als zu groß erachtet wird. Bei diabetischer Retinopathie sollte eine Bestrahlung wegen der Gefahr einer Blutung nicht durchgeführt werden. Eine Strahlen-Retinitis ist bei Fehldosierungen beschrieben. Der Erfolg der Behandlung wird durch eine Kombination von Bestrahlung und Steroidtherapie gesteigert.

Chirurgische Interventionen

Chirurgische Interventionen haben
- die Verminderung des Orbitagewebes,
- die Erweiterung des Orbitaraums,
- die Korrektur der extraorbitalen Augenmuskeln bzw. Lider

zum Ziel. Während alle operativ korrigierenden Verfahren im Allgemeinen chronischen Verläufen vorbehalten sind, muss bei akuter Visusverschlechterung, bei Gesichtsfeldausfällen oder gar Visusverlust eine notfallmäßige operative knöcherne Entlastungsoperation durchgeführt werden, wenn eine medikamentöse Therapie mit hochdosierten Steroiden nicht erfolgreich ist. Mehrere Dekompressionsverfahren stehen zur Verfügung, verlangen einen hohen Spezialisierungsgrad und werden nur in wenigen Zentren mit adäquater Frequenz durchgeführt. Bei stabilem Zustand, aber persistierenden Doppelbildern wird eine Korrektur der extraokularen Augenmuskeln mittels Schieloperation durchgeführt. Bei persistierender Lidretraktionbesteht die Möglichkeit einer Botox-Therapie und ggf. einer operativen Lidkorrektur durch Schwächung des Lidhebemuskels.

Therapiekontrolle und Verlauf

Patienten mit EO müssen im akuten Stadium engmaschig und interdisziplinär überwacht werden, um eine drohende Visusverschlechterung, Gesichtsfeldeinschränkungen oder Hornhautläsionen frühzeitig zu erkennen. Mittels einer TSH-R-Ak-Bestimmung auf der Basis des humanen Zweit-Generations-Assays kann eine Aggravation einer EO bei Patienten mit hohen Ak-Spiegeln vorhergesagt werden. Diese Information kann Therapieentscheidungen beeinflussen, die allerdings von erfahrenen Spezialisten getroffen werden sollten.

Wann muss der Patient in ein Orbitazentrum?

In den meisten Fällen erfolgt die Erstvorstellung eines EO-Patienten im niedergelassenen Sektor. Da viele EO-Patienten eher spät an ein Orbitazentrum überwiesen werden, obliegt dem Arzt eine große Verantwortung bei der Entscheidung, unter welchen Bedingungen ein Patient überwiesen werden muss. Um eine Hilfestellung bei dieser Entscheidung zu geben, wurden von der EUGOGO [7] Empfehlungen hierzu formuliert. Ärzte, die keine Erfahrungen auf diesem Gebiet haben, sollten alle EO-Patienten, bei denen die Zeichen und Symptome nicht ausschließlich sehr mild sind, zur Weiterbehandlung an ein Orbitazentrum überweisen.

Eine **Überweisung ist dringend erforderlich** beim Vorliegen eines der folgenden Symptome und/oder Zeichen an einem oder beiden Auge(n):
- **Symptome:**
  - unerklärter Visusabfall
  - Veränderung der Farbwahrnehmung und -intensität
  - Subluxation des Bulbus
- **Zeichen:**
  - nachweisbare Hornhauttrübung
  - unvollständiger Lidschluss (Hornhaut bei geschlossenen Augen sichtbar)
  - Papillenödem

Auf der EUGOGO Homepage [7] finden sich hilfreiche Hinweise zur Betreuung von EO-Patienten mit klinischen Bildern, Behandlungsprotokollen, Consensus-Statements, Ergebnisse und Berichte der zahlreichen EUGOGO-Studien sowie Adressen der EUGOGO-Zentren in Deutschland und Europa.

3.3.5 Literatur

[1] Bahn RS, Burch HB, Cooper DS et al.: Hyperthyroidism and other causes of thyrotoxicosis: management guidelines of the American Thyroid Association and American Association of Clinical Endocrinologists. Thyroid 2011; 21: 593–646
Kommentar: Wichtige und aktuelle Leitlinien zur Therapie der Hyperthyreose.

[2] Baumann GP, Jameson JL. Thyroid gland disorders. In: Longo DL et al., eds. Harrison's Manual of Medicine. 18. ed. 2013; 1116–1126

[3] Bonnema SJ, Hegedüs L. Radioiodine therapy in benign thyroid diseases: effects, side effects, and factors affecting therapeutic outcome. Endocr Rev 2012; 33: 920–980

[4] Dralle H, Lorenz K, Schabram P et al. Intraoperatives Neuromonitoring in der Schilddrüsenchirurgie. Chirurg 2013; 84: 1049–1056

[5] de Groot L, Abalovich M, Alexander EK et al. Management of thyroid dysfunction during pregnancy and post partum: An Endocrine

Society Clinical Practice Guideline. J Clin Endocrinol Metab 2012; 97: 2543–2565
Kommentar: Aktuelle und informative Leitlinie zur Behandlung der Schilddrüsendysfuntion in der Schwangerschaft und in der Postpartum-Phase.

[6] Deutsche Gesellschaft für Allgemein- und Viszeralchirurgie (DGAV), Chirurgische Arbeitsgemeinschaft Endokrinologie (CAE). Operative Therapie benigner Schilddrüsenerkrankungen. http://www.awmf.org/uploads/tx_szleitlinien/003-002l_01.pdf (abgerufen am 23.12.2013)

[7] European Group on Graves' Orbitopathy (EUGOGO). http://www.eugogo.eu

[8] Garber JR, Cobin RH, Gharib H et al. Clinical practice guidelines for hypothyroidism in adults: cosponsored by the American Association of Clinical Endocrinologists and the American Thyroid Association. Endocr Pract 2010; 18: 988–1028
Kommentar: Leitlinie der Amerikanischen Schilddrüsen-Gesellschaft zur Therapie der Hypothyreose.

[9] Musholt JT, Clerici T, Dralle H et al.: German Association of Endocrine Surgeons practice guidelines for the surgical treatment of benign thyroid disease. Langenbecks Arch Surg 2011; 396: 639–649
Kommentar: Aktuelle relevante Leitlinie zur chirurgischen Therapie der Schilddrüsenerkrankungen.

[10] Ponto KA, Pitz S, Mann WJ et al. Vorgehen bei endokriner Orbitopathie – evidenzbasierte Empfehlungen. Dtsch Med Wochenschr 2009; 134: 2521–2524
Kommentar: Consensus Statement Empfehlungen der EUGOGO-Gruppe, zusammengestellt für den praktisch tätigen Arzt.

[11] Wiersinga WM, Kahaly GJ. Graves' orbitopathy. A multidisciplinary approach. 2nd ed. Basel: Karger Publishers; 2010
Kommentar: Das komplette und aktuelle Buch zur endokrinen Orbitopathie.

3.4 Struma diffusa und Knotenstruma

R. Paschke, T. Lincke, P. Lamesch, H. Dralle, I. Ruschenburg

3.4.1 Definition und Pathogenese

Merke **M!**

Der Begriff Struma beschreibt eine vergrößerte Schilddrüse ohne Berücksichtigung von Ursache und Funktion.

Bei Abwesenheit knotiger Veränderungen wird von einer **Struma diffusa** gesprochen. Als **euthyreote Struma** bezeichnet man eine diffuse oder knotige, nicht entzündliche, nicht maligne und nicht mit einer Schilddrüsenfunktionsstörung einhergehende Schilddrüsenvergrößerung.

Die WHO-Zielkriterien für eine ausreichende Jodversorgung werden in Deutschland mittlerweile im niedrig normalen Bereich erreicht [9]. Aufgrund des früheren Jodmangels, weiterer ätiologischer Faktoren wie familiäre (genetische) Prädisposition, Selenmangel, Rauchen, Schwangerschaften (ohne ausreichende Jodsubstitution), weibliches Geschlecht liegt die kumulative Struma-Inzidenz jedoch weiterhin bei 18 % [10] (siehe Kap. 3.8). Den täglichen Jodbedarf fasst ▸ Tab. 3.12 zusammen.

Als weitere seltene Struma-Ursachen sollten ggf. neben Immunthyreopathien, Zysten, Entzündungen und Schilddrüsentumoren TSH-ome, eine Schilddrüsenhormonresistenz und eine Akromegalie ausgeschlossen werden. Die Ultraschalluntersuchung ermöglicht die genaue Definition der Schilddrüsengröße unter Berücksichtigung der geschlechts- und altersabhängigen Normalwerte sowie die Beschreibung der Morphologie.

Im Verlauf von Jahren kommt es in einer vergrößerten Schilddrüse und insbesondere bei Fortbestand der ätiologischen Faktoren häufig zur Ausbildung von knotigen Veränderungen und einer Zunahme der Prävalenz der Schilddrüsenautonomie [6]. Schilddrüsenknoten können auch in nicht vergrößerten Schilddrüsen auftreten. Angesichts der Häufigkeit der Schilddrüsenknoten (Prävalenz 20 %, [10]) sind risikoadaptierte, rationale differenzialdiagnostische Strategien und Methoden erforderlich, um unter der großen Zahl der Schilddrüsenknoten diejenigen mit einem erhöhten Karzinomrisiko oder mit einer in Jodmangelregionen häufigen Schilddrüsenautonomie zu identifizieren.

3.4.2 Diagnostik

Bei **Struma diffusa** ist eine Sonografie zum Ausschluss von Knoten, die Bestimmung der TPO-Antikörper zur Diagnostik einer Hashimoto-Thyreoiditis, BSG und Entzündungszeichen für die Diagnostik einer akuten/subakuten Thyreoiditis einschließlich der Familienanamnese bzgl. benigner Schilddrüsenerkrankungen (Struma, Immunthyreopathien) erforderlich.

Bei **Struma nodosa** oder **Schilddrüsenknoten** wird die Diagnostik in der Regel auf die Differenzialdiagnostik der Schilddrüsenknoten konzentriert. Für die Differenzialdiagnostik der Schilddrüsenknoten (benigner/maligner/heißer Schilddrüsenknoten) sind Anamnese einschließlich der Familienanamnese bzgl. benigner (Struma, Immunthyreopathien) und maligner Schilddrüsenerkrankungen (medulläres Schilddrüsenkarzinom, multiple endokrine Neoplasie Typ 2 (MEN-2), familiäre papilläre Schilddrüsenkarzinome, frühere Bestrahlungen des Halsbereichs) und Schwangerschaften, Wachstumsrate von Knoten, Hyperthyreosesymptome und die körperliche Untersuchung betr. Konsistenz, Schluckverschieblichkeit, Halslymphknoten erforderlich.

Tab. 3.12 Täglicher Jodbedarf (Empfehlungen der Deutschen Gesellschaft für Ernährung).

Alter/Personen	Bedarf (µg)
Säuglinge bis 11. Monat	50–80
Kinder 1–9 Jahre	100–140
Kinder ab 10 Jahre, Jugendliche und Erwachsene	180–200
Schwangere	230

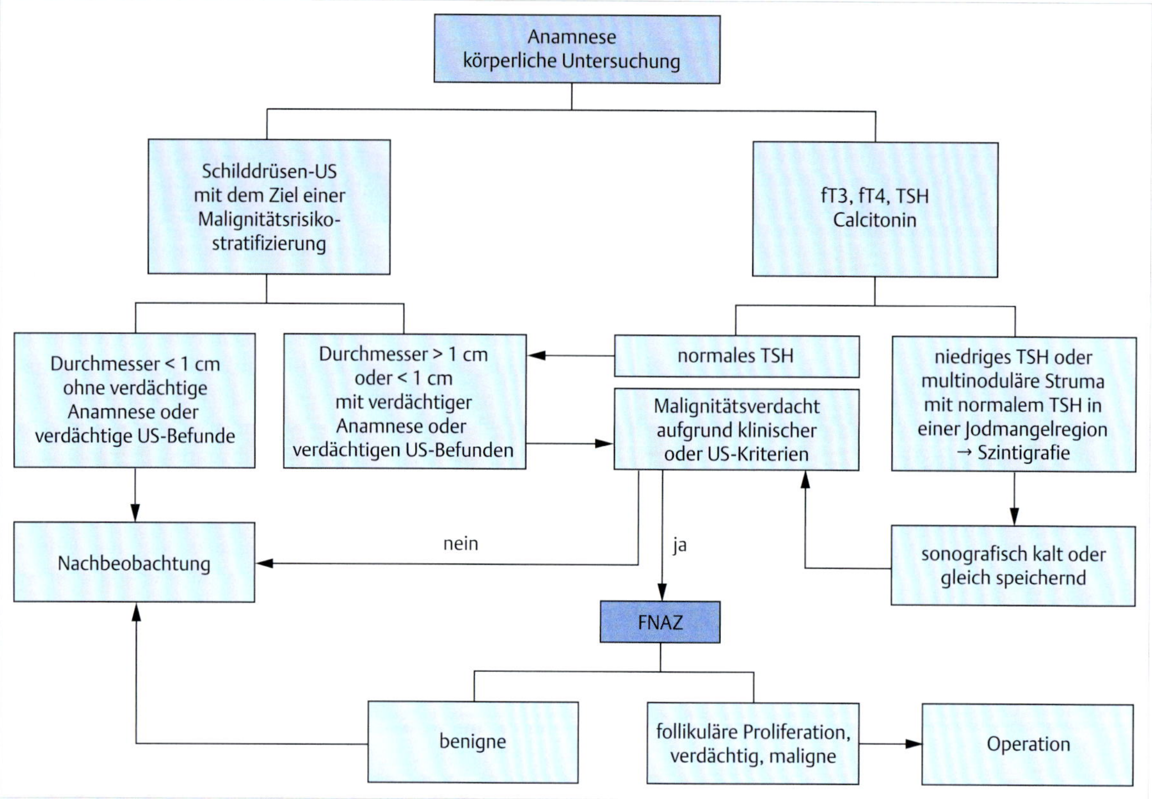

Abb. 3.3 Differenzialdiagnostik des Schilddrüsenknotens nach der AACE/AME/ETA (American Association of Clinical Endocrinologists/ Associazione Medici Endocrinologi/European Thyroid Association)-Leitlinie (Quelle: [3]).

> **Merke** **M!**
>
> Schilddrüsenkarzinome, die latente Hyperthyreose und die Hyperthyreose älterer Patienten sind jedoch meist symptomarm [3].

In ▶ Abb. 3.3 wird der derzeitige Stand der Differenzialdiagnostik des Schilddrüsenknotens nach der AACE/AME/ ETA (American Association of Clinical Endocrinologists/ Associazione Medici Endocrinologi/European Thyroid Association)-Leitlinie zusammengefasst [3]. Die Übereinstimmung zwischen dieser und anderen Leitlinien ist hoch, jedoch bestehen weiterhin erhebliche Evidenzlücken [5].

Stellenwert von Labor und Szintigrafie

Zum Screening auf ein medulläres Schilddrüsenkarzinom (MTC) und im höheren Alter oft oligosymptomatische Hyperthyreose werden die Calcitonin- und die TSH-Bestimmung eingesetzt.

Die Schilddrüsenszintigrafie mit ^{99m}Tc-Pertechnetat sollte immer bei verminderten oder niedrig normalen TSH-Werten zur Abklärung eines Schilddrüsenknotens durchgeführt werden. Wegen der hohen Autonomieprävalenz in Regionen mit grenzwertiger Jodversorgung wie in Deutschland können heiße Knoten auch bei normalem TSH-Wert szintigrafisch nachweisbar sein [3], [7]. Daher soll in Regionen mit grenzwertiger Jodversorgung für die Abklärung der multinodösen Struma (mit Knoten ab 1 cm Größe) zum sicheren Ausschluss einer **Schilddrüsenautonomie** die Szintigrafie auch bei normalem TSH-Wert eingesetzt werden [3], [7].

Für die Malignomdetektion hat die szintigrafische Identifizierung kalter oder szintigrafisch normal speichernder Knoten jedoch keinen nutzbaren positiven prädiktiven Wert (< 10 %) [3], [7]. Die Szintigrafie ist lediglich zur Diagnostik autonomer Areale und für deren Ausschluss von der weiteren Malignitätsdiagnostik geeignet, da heiße Knoten Erwachsener ein sehr niedriges Malignitätsrisiko aufweisen. Die Spezifität der Szintigrafie von ca. 5 % ist für eine über die Identifizierung heißer Knoten hinausgehende Prädiktion von Malignität nicht diagnostisch verwertbar [7] und deutlich geringer als die Sensitivität der Sonografie (mit 43–86 %) für ein einzelnes Sonografiekriterium) [3], [7]. Zudem lassen sich szintigrafisch kalte gegenüber szintigrafisch unauffälligen Knoten häufig schlecht abgrenzen [7] und es gibt keine Daten, welche ein höheres Malignitätsrisiko für szintigrafisch kalte gegenüber szintigrafisch unauffälligen Knoten zeigen. Daher wird die Szintigrafie in den Leitlinien außer zum oben genannten Ausschluss heißer Areale nicht als Malignitätskriterium empfohlen [3] und es gibt keine Evidenz für eine Priorisierung kalter Knoten als malignitätsverdächtig.

Malignitätsrisikobeurteilung durch Sonografie zur Auswahl von Patienten für Feinnadelaspirationszytologie bzw. Verlaufsuntersuchung

Das Ziel der Schilddrüsenultraschalluntersuchung ist eine Stratifizierung des Malignitätsrisikos des Schilddrüsenknotens [3], [7].

> **Praxis**
>
> Der Nachweis von vergrößerten oder verdächtigen Lymphknoten oder invasives Wachstum eines Knotens sind eindeutige Anzeichen für Malignität.

Allerdings ist die Sensitivität und Spezifität der weiteren sonografischen Malignitätskriterien wie

- Hypoechogenität,
- Mikrokalzifikationen,
- solide Struktur,
- unregelmäßige Begrenzung,
- kein Halo, intranoduläre Vaskularisierung,
- anteposteriorer/transverser Durchmesser > 1

in den verschiedenen retrospektiven Studien variabel und eindeutig vom Untersucher abhängig [7]. Nach dem „Ultraschall Consensus Statement" der Society of Radiologists in Ultrasound Conference [3] sind einzelne Ultraschallkriterien aufgrund ihrer geringen Sensitivität nicht für eine sichere Differenzierung benigner und maligner Schilddrüsenknoten geeignet. Kleinzystische Knoten sind mit einer niedrigen Malignitätsrate assoziiert [3], und vor allem die Kombination von Isoechogenität mit kleinzystischen Eigenschaften zeigt ein geringes Risiko für Malignität [3]. Insbesondere das Zusammentreffen von 2 oder mehr sonografischen Malignitätshinweisen sollte zum Verdacht auf Malignität und zur Auswahl des betreffenden Schilddrüsenknotens für die FNP führen [3].

Die zusätzliche Untersuchung der Schilddrüsenknotenelastizität und der Schilddrüsenknotenvaskularisierung (zusätzlich zu den konventionellen Ultraschallkriterien) kann nach ersten Studien in der Zukunft zu einer weiteren Zunahme der Sensitivität für Malignität und zu einer zuverlässigeren Selektion von Schilddrüsenknoten führen [7]. Bei einem Zusammentreffen mehrerer sonografischer (und klinischer) Malignitätshinweise kann von einem deutlich erhöhten Karzinomrisiko ausgegangen werden, welches z. B. für einen solitären, soliden Knoten mit Mikrokalzifizierungen beim Mann 48 % beträgt [7]. Insbesondere durch die standardisierte Dokumentation der in ▸ Tab. 3.13 gelisteten malignen bzw. benignen Bildgebungscharakteristika können 52 % aller Schilddrüsenknoten mit einem falsch negativen Risiko von 0,3 % als benigne klassifiziert werden und müssen nicht mit der FNA weiter abgeklärt werden [8].

Feinnadelpunktion (FNP)

Die FNP sollte in der Regel ultraschallgeleitet durchgeführt werden, da dies die Rate „nicht diagnostischer" und falsch negativer FNP reduziert und eine bessere Auswahl des Nadeldurchmessers und der Länge der Biopsienadel ermöglicht [7]. Die Technik wird in Kap. 3.1.5 näher erläutert. Nach den Ergebnissen erfahrener Untersucher ist die FNP die beste Methode zur Differenzierung maligner und benigner Schilddrüsenknoten (Sensitivität 83 %, Spezifität 92 %).

Insbesondere eine geringe Qualität des Punktats und die fehlende Standardisierung diagnostischer Kategorien sind (insbesondere bei fehlender Erfahrung) häufige Ursachen für falsch negative oder falsch positive FNP-Befunde. Eindeutige klinische Malignitätskriterien sollten immer einen höheren Stellenwert als (widersprüchlich) benigne FNP-Ergebnisse haben und ggf. allein zur Operation führen [3].

Tab. 3.13 Schilddrüsenknoten: Ultraschallcharakteristika (Quelle: [8]).

benigne US-Charakteristika		verdächtige US-Charakteristika	
sehr wahrscheinlich	**immer**	**sehr malignitätsverdächtig**	**malignitätsverdächtig**
• normale Form und Grenzen • keine Mikrokalzifizierungen • isoechogen oder echoarm	• einfache Zyste • schwammartiger Knoten • „weißer Ritter"[1] • isolierte Makrokalzifizierung • noduläre Hyperplasie[2]	• länger als breit • unregelmäßige Begrenzung • Mikrokalzifizierungen • sehr echoarm • sehr hart	• keine malignitätsverdächtigen Charakteristika • wenig echoarm
Konsequenz: Verlaufsuntersuchung, keine FNP (▸ Abb. 3.3)		3–4 Charakteristika und/oder verdächtige Lymphknoten	
		1–2 Charakteristika, keine verdächtigen Lymphknoten	
		Konsequenz: FNP (▸ Abb. 3.3)	

[1]zahlreiche echoreiche, runde Pseudoknoten ohne Halo oder zentrale Vaskularisierung bei autoimmuner Thyreoiditis
[2]isoechogene, kleine konfluierende Knoten inferior oder posterior in Strumen

Die **molekulare FNA-Diagnostik** durch den Nachweis somatischer Mutationen (BRAF, H, K, N-RAS, RET/PTC oder PAX8/PPARG) in Routine-FNP-Material kann zu einer weiteren diagnostischen Entscheidung für einen Teil der zytologisch als follikuläre Neoplasie oder als indeterminierbar klassifizierten FNP führen. Insbesondere der Nachweis der BRAF-Mutation ist bei zuverlässiger Methodik für ein PTC 100 % spezifisch [2]. Während für die Nachweise von Mutationen in Routine-FNP-Material bei zytologischer Diagnose follikuläre Neoplasie oder V. a. PTC von mehreren Gruppen reproduzierbare Ergebnisse publiziert wurden, bedürfen Berichte zur Identifizierung gutartiger Knoten mittels Genexpressionsprofilen bei zytologischer Diagnose follikuläre Neoplasie noch der Evaluierung durch weitere Untersucher [2].

Verlaufsuntersuchungen sonografisch oder zytologisch benigner Schilddrüsenknoten

Die Evidenz zu Zeitintervallen und evtl. erneuter FNP im Rahmen der Verlaufsuntersuchungen ist ungenügend. In den Leitlinien wird eine erneute Ultraschall- und TSH-Bestimmung in 6–18 Monaten empfohlen. Eine erneute FNP kann neben den o. g. Maßnahmen für Patienten mit initial benignem FNP-Ergebnis erwogen werden, um die niedrige Rate falsch negativer FNP-Ergebnisse weiter zu vermindern [3]. Verlaufsuntersuchungen für 11 000 FNP und an zytologisch benignen Schilddrüsenknoten von 140 Patienten über 15 Jahre zeigen, dass zytologisch benigne Schilddrüsenknoten im weiteren Verlauf in der Regel keine maligne Transformation erfahren.

> **Merke** M!
>
> Untersuchungen zur Interobserver-Variabilität bei der Bestimmung der Knotengröße zeigen, dass erst Volumenänderungen ab 50 % Knotenwachstum (bzw. -verkleinerung) als relevant betrachtet werden können [3], [7]. Dies muss bei der Ergebnisbeurteilung von Verlaufsuntersuchungen durch verschiedene Untersucher berücksichtigt werden.

Die **Röntgenuntersuchungen** der Thoraxorgane, der Trachea und des Ösophagus sind bei klinischen Hinweisen auf mechanisch wirksame Schilddrüsenvergrößerungen erforderlich. Die ganzkörperplethysmografische Bestimmung der Atemwegswiderstände ist jedoch hinsichtlich der funktionellen Auswirkung wesentlich aussagekräftiger.

3.4.3 Therapie

Die Struma ist Symptom verschiedener möglicher Erkrankungen und muss daher vor einer Therapie ursächlich abgeklärt sein. Abgegrenzt werden müssen im Wesentlichen

- eine benigne Knotenstruma,
- die thyreoidale Autonomie,
- Schilddrüsentumoren.

Eine begleitende Struma bei Autoimmunerkrankungen der Schilddrüse (Morbus Basedow, Hashimoto-Thyreoiditis) muss dem therapeutischen Konzept der Behandlung der Grunderkrankung folgen (siehe Kapitel 3.3).

Therapie der euthyreoten Struma diffusa

Eine **medikamentöse Therapie** der euthyreoten Struma mit dem Ziel einer Reduktion des Schilddrüsenvolumens kann grundsätzlich mit einer Monotherapie mit Jodid, Monotherapie mit Levothyroxin oder einer kombinierten Therapie mit Jodid und Levothyroxin durchgeführt werden.

Der intrathyreoidale Jodmangel ist jedoch der wesentliche auslösende Faktor für die Pathogenese der Jodmangelstruma. Insbesondere bei positiver Struma-Familienanamnese muss von einer genetisch bedingten, weniger effizienten Jodverwertung ausgegangen werden, welche sehr wahrscheinlich auch unter den Bedingungen der aktuell niedrig normalen Jodversorgung in Deutschland der wichtigste Faktor für die weiterhin hohe Struma-Inzidenz ist (kumulative Struma-Inzidenz 18 %). Daher muss die Therapie der euthyreoten Jodmangelstruma diesen (relativen) intrathyreoidalen Jodmangel beseitigen. Dies kann am effektivsten durch eine Therapie mit Jodid erfolgen.

▶ **Therapie mit Jodid.** Nur mit einer Jodidtherapie kann eine effektive Rückbildung der Schilddrüsenhyperplasie erreicht werden. Eine alleinige Behandlung mit Schilddrüsenhormonen führt ausschließlich zur Rückbildung der Hypertrophie; die Schilddrüsenhyperplasie und insbesondere der intrathyreoidale Jodmangel werden nicht beseitigt, sodass es nach einer Monotherapie mit Levothyroxin trotz messbarer Schilddrüsenvolumenreduktion zu einem raschen und ausgeprägten Strumarezidiv kommt.

Ein erhöhtes Schilddrüsenvolumen ist nach WHO ein Indikator für einen Jodmangel. Bei einem über dem altersabhängigen Schilddrüsenvolumen-Normalwert liegenden Schilddrüsenvolumen kann von einem (relativen) Jodmangel ausgegangen werden. In diesen Fällen muss insbesondere bei Kindern eine Jodidtherapie mit dem Ziel einer Volumenreduktion der Struma eingeleitet werden. ▶ Tab. 3.14 weist die oberen Grenzwerte für das sonografisch bestimmte Schilddrüsenvolumen aus.

Tab. 3.14 Obere altersabhängige Grenzwerte für das normale, mittels Ultraschall gemessene Schilddrüsenvolumen für ausreichend jodversorgte Kinder im Alter von 6–15 Jahren (Quelle: [11]).

Alter (Jahre)	Schilddrüsenvolumen (ml)	
	Jungen	Mädchen
6	5,4	5,0
7	5,7	5,9
8	6,1	6,9
9	6,8	8,0
10	7,8	9,2
11	9,0	10,4
12	10,4	11,7
13	12,0	13,1
14	13,9	14,6
15	16,0	16,1

Eine Monotherapie mit Jodid (150–200 µg/d Jodid) ist insbesondere bei Kindern vor der Pubertät bzw. auch in der Pubertät sowie Jugendlichen und Erwachsenen dazu geeignet, eine sehr gute Volumenreduktion und bei Kindern in der Regel eine vollständige Rückbildung einer diffusen Schilddrüsenvergrößerung zu erzielen.

Merke **M!**

Von großer Bedeutung ist, dass nach erfolgreicher Jodidtherapie bei Kindern nach Normalisierung des Strumavolumens dauerhaft auf eine effektive Jodprophylaxe geachtet wird.

Sehr seltene **Nebenwirkungen** einer Jodidtherapie sind die Verschlechterung der sehr seltenen Dermatitis herpetiformis (Duhring), die die einzige eindeutige Kontraindikation darstellt. Eine Jodidallergie ist nicht bekannt, allergische Reaktionen kommen dagegen bei jodhaltigen Medikamenten und Röntgenkontrastmitteln vor.

Mit jodinduzierten Hyperthyreosen ist bei einer Dosierung bis 200 µg/d Jodid nicht zu rechnen, da selbst bei nachgewiesener Autonomie die Dosierung hierfür nicht ausreichend hoch ist. Im Unterschied hierzu werden bei Applikation jodhaltiger Medikamente (z. B. Amiodaron), jodhaltiger Desinfektionsmittel oder Kontrastmittel (Angiografie, CT) mehr als 100-fach höhere Mengen verabreicht und um den Faktor 100–1000 höhere Serumspiegel an freiem Jodid als bei der Jodidtherapie erreicht.

Der Einsatz höherer Jodiddosen (400–500 µg/d) ist zu vermeiden, da mit höheren Jodiddosen insbesondere bei genetisch prädisponierten Individuen die Induktion bzw. Verstärkung von Autoimmunprozessen der Schilddrüse begünstigt werden kann. Höhere Jodiddosen können bei Patienten mit Disposition zu einer Autoimmunthyreoiditis oder bereits bestehender Autoimmunthyreoiditis eine Manifestation der Autoimmunthyreoiditis bzw. eine Hypothyreose auslösen. Daher sollte bei Patienten mit bestätigter Autoimmunthyreoiditis durch die Schilddrüsensonografie oder durch Bestimmung der Schilddrüsen-Antikörper auf eine Jodidtherapie verzichtet und der Therapie mit Levothyroxin der Vorzug gegeben werden. Jodsalz, Milch oder Fischverzehr ist für diese Patienten aber ohne Bedenken möglich.

Therapie der benignen euthyreoten Struma nodosa und des zytologisch benignen Knotens

▶ **Behandlung mit Jod.** Während die heißen Schilddrüsenknoten mittels Radiojod oder Chirurgie und die zytologisch malignen und suspekten Schilddrüsenknoten mittels Chirurgie therapiert werden, sind die **Ziele einer medikamentösen Therapie** der benignen euthyreoten Struma nodosa und des zytologisch benignen Schilddrüsenknotens insbesondere Folgende:

- Verhinderung weiterer Schilddrüsenknoten
- Volumenreduktion der bestehenden Knoten mit dem Ziel der Verminderung klinischer Symptome wie Druckgefühl usw.

Das Auftreten weiterer Schilddrüsenknoten lässt sich insbesondere durch die Gabe von Jod verhindern. Von einer Thyroxin-Monotherapie der Struma nodosa wird aufgrund des mangelnden Effektivitätsnachweises und aufgrund der häufigen Kontraindikationen wie niedrig normales TSH, postmenopausal, Männer älter als 60 Jahre, Osteoporose, kardiovaskuläre oder systemische Erkrankungen oder lange bestehende Struma in den Leitlinien abgeraten [3].

Die kurze Therapiedauer der meisten Schilddrüsenknoten-Therapiestudien bedeutet eine erhebliche Einschränkung der Aussagekraft, da nur je eine Studie eine Therapiedauer von 5 bzw. 2 Jahren und fast alle anderen Studien eine Therapiedauer von < 1 Jahr aufweisen. Dagegen wachsen Schilddrüsenknoten sehr langsam und Veränderungen des Knotenwachstums zeichnen sich häufig erst nach 3–5 Jahren ab.

Eine 1-jährige, nicht suppressive Kombinationstherapie mit Jod und Thyroxin hat eine signifikante Abnahme des Schilddrüsenknotenvolumens gezeigt. Die Patienten dieser Studie wiesen aufgrund einer deutlich verminderten Urinjodausscheidung (60 µg/l) einen eindeutigen Jodmangel auf. Dieser Befund spricht insbesondere für die Notwendigkeit einer dauerhaften Jodidtherapie für Patienten mit Schilddrüsenknoten.

Eine **alleinige Verlaufskontrolle** ist in folgenden Situationen gerechtfertigt:

- bei Knoten ohne Wachstumstendenz
- bei kleinen Knoten < 1 cm
- bei lange bestehenden, in der Folge unveränderten Knoten
- bei negativer Familienanamnese für Struma

Bei eindeutiger Volumenzunahme des Schilddrüsenknotens wird unter Beachtung der Inter- bzw. Intraobservervariabilität [7] eine erneute FNP und ggf. die Operation empfohlen, obwohl kein eindeutiger Zusammenhang zwischen Volumenzunahme von Schilddrüsenknoten und einem erhöhten Risiko für ein Schilddrüsenkarzinom belegt ist.

Ablative Therapieverfahren

Eine Indikation für die Anwendung eines ablativen Therapieverfahrens besteht bei der Struma diffusa oder Struma nodosa in Abhängigkeit vom klinischen Beschwerdebild und der Größe der Struma. Wichtige Gesichtspunkte sind hierbei mechanische Beeinträchtigung der Luftwege und ein unzureichender Erfolg einer medikamentösen Behandlung. Therapie der Wahl ist die **chirurgische Therapie**, meist in Form einer beidseitigen Resektion oder (nach Abklärung evtl. malignitätsverdächtiger Knoten) **die Radiojodtherapie**. Bei subjektiv empfundener Atemnot muss ein Hyperventilationssyndrom ausgeschlossen werden.

▸ **Radiojodtherapie.** Bei euthyreoter Struma nodosa kann die Radiojodtherapie zu einer Volumenreduktion von 30–50 % führen. Sie ist damit der im Vergleich untersuchten Thyroxintherapie deutlich überlegen [3]. Insbesondere bei nicht operationsfähigen Patienten, bei Kontraindikationen, bei Strumarezidiv nach früherer Operation oder auf besonderen persönlichen Wunsch (Angst vor Narben oder Rekurrensparese), sollte die Radiojodtherapie der euthyreoten Struma empfohlen werden. Der Radiojod-Uptake kann durch die Applikation von rekombinantem TSH vor der Radiojodtherapie gesteigert werden.

▸ **Operative Therapie.** Eine **absolute Indikation** zur operativen Behandlung besteht bei malignem, suspektem oder nicht eindeutig beurteilbarem zytologischem Befund (follikuläre Neoplasie).

Jeder malignitätsverdächtige Knoten sollte aspirationszytologisch abgeklärt werden. Bei karzinomzellpositivem Befund wird eine karzinomtyporientierte Thyreoidektomie mit intraoperativer Schnellschnittuntersuchung, bei unklarem Befund eine ipsilaterale Hemithyreoidektomie durchgeführt (s. „Schilddrüsenmalignome“, Kap. 3.7). Ferner empfiehlt sich die Operation auch bei zytologisch beniger FNA bei klinischen Malignomkriterien wie Wachstumstendenz, derber Konsistenz oder dem Nachweis vergrößerter bzw. sonografisch suspekter Halslymphknoten [3].

Die operative Therapie der Knotenstruma richtet sich in erster Linie nach Größe, Anzahl und Lokalisation der Knoten. Szintigrafisch außerhalb von Knotenbildungen nachweisbare Aktivitätsanreicherungen sind darüber hinaus in das Resektionsausmaß mit einzubeziehen. Solitäre autonome Adenome in einer normalen Schilddrüse werden, je nach Größe und Lage im Schilddrüsenlappen sowie Vorhandensein anderer, das Resektionsausmaß bestimmender Knoten, parenchymschonend reseziert. Bei multinodulärer autonomer Knotenstruma ist in der Regel eine totale oder fast totale Thyreoidektomie angezeigt [4].

Das Risiko einer permanenten Rekurrensparese liegt in Abhängigkeit vom Resektionsausmaß und von der Erfahrung des Operateurs beim Ersteingriff bei 1 %, das eines permanenten Hypoparathyreoidismus bei 1–3 % [1]. Nach definitiver Therapie der Struma nodosa ist eine Kontrolle nach 3, 6 und 12 Monaten, später jährlich, sinnvoll. Neben der körperlichen Untersuchung sind die Bestimmung des basalen TSH und die Schilddrüsensonografie obligat.

3.4.4 Rezidivprophylaxe nach Strumaresektion

Die Rezidivprophylaxe nach einer chirurgischen Strumabehandlung orientiert sich an der aktuellen Schilddrüsenfunktion und Größe des verbliebenen Schilddrüsenrests. Die endgültige Aussage, inwieweit nach Operation einer benignen Struma zur Verhinderung eines Strumarezidivs eine reine Jodprophylaxe ausreicht oder inwieweit eine Substitutionstherapie mit Levothyroxin dauerhaft notwendig wird, kann frühestens 3 Monate nach der Schilddrüsenoperation festgelegt werden. Eine während dieser Zeit auftretende Hypothyreose sollte jedoch durch Kontrolle von TSH nach ca. 4–6 Wochen vermieden werden. Bei einem postoperativen Schilddrüsenvolumen von > 10 ml und normalem Restgewebe ohne Knoten ist zumeist eine reine Jodprophylaxe ausreichend (Jodidtherapie mit mindestens 100 µg/d). Bei postoperativen Schilddrüsenresten, die kleiner als 8–10 ml sind, oder zusätzlicher Thyreoiditis ist von der Notwendigkeit einer Schilddrüsenhormonsubstitution auszugehen. Diese ist so zu dosieren, dass der Serum-TSH-Wert bei ca. 1,0–2,0 U/l liegt.

Eine effektive Rezidivprophylaxe nach nicht totaler Thyreoidektomie einer benignen Struma ist auch bei den Patienten, die eine postoperative Schilddrüsenhormonsubstitution benötigen, nur bei ausreichender Jodzufuhr sichergestellt, sodass in Ergänzung der Levothyroxinsubstitution 100–150 µg Jodid in freier oder fester Kombination zugeführt werden sollte, da der Jodgehalt des Thyroxins nicht 100–150 µg Jodid erreicht.

3.4.5 Alternative Behandlungsmethoden

Neben den etablierten Behandlungsverfahren wurde alternativ die lokale Injektionsbehandlung autonomer Adenome mit hochprozentiger Ethanollösung empfohlen. Eine Wirksamkeit wurde zwar wahrscheinlich gemacht, schmerzhafte Injektionen sind jedoch wiederholt nötig und das Rekurrenspareserisiko ist nicht ausreichend dokumentiert.

Eine effektive Behandlung mit Ethanolinjektionen ließ sich nur bei kleinen autonomen Schilddrüsenadenomen nachweisen. Da vergleichende Untersuchungen zu den gut etablierten Methoden ausstehen, sollte vom Einsatz von Ethanolinjektionen in der Regel abgeraten werden.

Die ultraschallgeleitete Laser- oder Radiofrequenzablation kann in Zentren mit entsprechender Erfahrung für symptomatische solide Schilddrüsenknoten eingesetzt werden. Die Mikrowellenablation und der fokussierte Hochintensitätsultraschall sind neuere Methoden, welche der weiteren klinischen Evaluierung bedürfen.

3.4.6 Schilddrüsenzysten

Liegen punktionsfähige, größere Schilddrüsenpseudozysten vor, empfehlen sich eine Punktion und Entleerung des Zysteninhalts sowie eine zytologische Untersuchung des Sediments. Enthält die Zystenwand solides Gewebe, sollte unter sonografischer Kontrolle eine Feinnadelpunktion aus der Zystenwand gesondert erfolgen, da auch ein zystisch degeneriertes Schilddrüsenkarzinom vorliegen kann. Das Malignomrisiko solitärer und multipler Zysten ist vergleichbar. Die Zystensklerosierung durch Ethanolinjektion kann effektiv Rezidive nach Punktion und Drainage verhindern, auch wenn diese Methode nicht ohne potenzielle Nebenwirkungen ist. Eine operative Sanierung ist nur selten bei Rezidiven nach Ethanolsklerosierung erforderlich.

3.4.7 Besonderheiten in der Schwangerschaft

Wie bereits bei den Empfehlungen zur Prophylaxe der Jodmangelstruma ausgeführt, ist zu empfehlen, dass über die Beratung zum Thema Jodmangel hinaus bei Schwangeren eine Jodidprophylaxe mit 150–200 µg/d Jodid in Tablettenform zur effektiven Vermeidung einer Kropfentwicklung in der Schwangerschaft verordnet wird. Ohne zusätzlich Jodidtherapie besteht bei Schwangeren und Stillenden häufig ein Jodmangel. Ohne eine effektive Strumaprophylaxe mit Jodid in der Schwangerschaft muss gehäuft mit einer Strumaentwicklung gerechnet werden. Besteht eine hypothyreote Stoffwechsellage, so ist eine zusätzliche Levothyroxintherapie erforderlich, welche während der Schwangerschaft angepasst werden muss.

3.4.8 Literatur

[1] Dralle H, Lorenz K, Machens A. State of the art: surgery for endemic goiter – a plea for individualizing the extent of resection instead of heading for routine total thyroidectomy. Langenbecks Arch Surg 2011; 396: 1137–1143

[2] Eszlinger M, Hegedus L, Paschke R. Ruling in or ruling out thyroid malignancy by molecular diagnostics of thyroid nodules. In: Hegedüs L. Nodular goiter, epidemiology, diagnosis, and therapy. Best Practice and Research Clinical endocrinology&Metabolism 2014; 28: 545–557
Kommentar: beschreibt den derzeitigen Stand der Möglichkeiten der molelularen FNA-Diagnostik für Schilddrüsenknoten.

[3] Gharib H, Papini E, Paschke R et al. for the AACE/AME/ETA Task Force on Thyroid Nodules Endocrine Practice. American Association of Clinical Endocrinologists, Associazione Medici Endocrinologi and European Thyroid Association medical guidelines for clinical practice for the diagnosis and management of thyroid nodules. 2010; 16 (Suppl 1), 1–43
Kommentar: internationale Leitlinie, welche die Erkrankungsepidemiologie in Jodmangelregionen berücksichtigt.

[4] Musholt TJ, Clerici T, Dralle H et al. „German Association of Endocrine Surgeons practice guidelines for the surgical treatment of benign thyroid disease." Langenbecks Arch Surg 2011; 396; 5: 639–649

[5] Paschke R, Hegedüs L, Alexander E et al. Review of recently revised thyroid nodule guidelines – agreement, disagreement and need for future research. Nature Reviews Endocrinology 2011; 7: 354–361

[6] Paschke R. Molecular pathogenesis of nodular goiter. Langenbecks Arch Surg 2011; 396: 1127–1136

[7] Paschke R. Schilddrüsenknoten: gutartig oder bösartig? MMW 2013; 155: 50–54

[8] Russ G, Royer B, Bigorgne C et al. Prospective evaluation of thyroid imaging reporting and datasystem on 4550 nodules with and without elastography. Eur J Endocrinology 2013; 168: 649–655
Kommentar: beschreibt die erfolgreiche Anwendung einer standardisierten Ultraschall-Klassifizierung malignitätsverdächtiger Befunde für Schilddrüsenknoten.

[9] Thamm M, Ellert U, Thierfelder W et al. Jodversorgung in Deutschland. Ergebnisse des Jodmonitorings im Kinder und Jugendgesundheitssurvey (KIGGS), Bundesgesundheitsblatt – Gesundheitsforschung – Gesundheitsschutz 2007; 50: 744–749

[10] Volzke H, Ludemann J, Robinson DM et al. The prevalence of undiagnosed thyroid disorders in a previously iodine-deficient area. Thyroid 2003; 13: 803–810
Kommentar: beschreibt die Epidemiologie der Struma und von Schilddrüsenknoten.

[11] WHO&International Council for Control of Iodine Deficiency Disorders. Recommended normative values for thyroid volume in children ages 6–15 years. Bulletin oft he WHO 1997; 75 (2): 95–97

3.5 Autonomie der Schilddrüse

A. Pfestroff, H. Hoeffken, M. Luster

3.5.1 Definition und Epidemiologie

Eine funktionelle Autonomie der Schilddrüse ist definiert durch eine Entkopplung der Schilddrüsenhormonsekretion von ihrer hypophysären TSH-Kontrolle. Diese wird u. a. über das Verhalten in einer Schilddrüsenszintigrafie definiert, wobei eine isolierte Aufnahme in eine einzelne tastbare oder sonografisch definierte Herdläsion als **„funktionelle Autonomie"** oder auch als **„heißer Knoten"** bezeichnet wird. Finden sich sonografisch multiple Läsionen, die szintigrafisch eine kräftige Speicherung zeigen, spricht man von **„multifokaler Autonomie"**. Dagegen wird eine diffuse szintigrafische Mehrspeicherung als **„disseminierte Autonomie"** bezeichnet, wenn Zeichen einer Autoimmunerkrankung der Schilddrüse fehlen und die Speicherung sonografisch keinem Knoten zugeordnet werden kann.

Eine Autonomie der Schilddrüse ist nicht notwendigerweise mit einer Überfunktion verbunden. Diese tritt erst auf, wenn die autonome Sekretion der Schilddrüsenhormone nicht mehr durch Hemmung der normal regulierten Schilddrüsenzellen kompensiert werden kann. Verlaufsuntersuchungen von Patienten mit unbehandelten, „kompensierten" Formen einer Schilddrüsenautonomie zeigen, dass eine Hyperthyreose mit einer Frequenz von ca. 4 % pro Jahr auftritt.

Die Prävalenz von Schilddrüsenautonomien hängt von der Jodversorgung ab. Im Gegensatz zu den gut mit Jod versorgten Regionen (z. B. USA) findet sich in Deutschland, einer Region mit früherem endemischem Jodmangel, eine Autonomie der Schilddrüse mit einer Häufigkeit von gut 10 %.

Das Auftreten einer Schilddrüsenautonomie ist abhängig vom Lebensalter. Sie findet sich auch in Deutschland bei Patienten unter dem 40. Lebensjahr selten.

3.5.2 Pathogenese

Die Pathogenese einer Schilddrüsenautonomie ist bislang nur teilweise verstanden. Nach derzeitigen Vorstellungen kann ein Jodmangel und/oder eine Jodverwertungsstörung zu einer Hyperplasie führen, aber auch zu einer verstärkten Proliferation der Thyreozyten, bei der möglicherweise auch lokale Wachstumsfaktoren eine Rolle spielen. Zudem ist im Jodmangel die H_2O_2-Synthese gesteigert und dies könnte zusammen mit der erhöhten Proliferationsrate die generell erhöhte Frequenz somatischer Mutationen im Schilddrüsengewebe erklären. In Schilddrüsenautonomien wurden spezifische Mutationen in Genen der cAMP-Kaskade identifiziert. In den meisten Fällen handelt es sich um somatische Mutationen im TSH-Rezeptorgen (TSH-R-Gen), seltener im Gs-α-Subunit. Die Mutationen führen zu einer konstitutiven Aktivierung der cAMP-Kaskade, die im Thyreozyten sowohl die Hormonproduktion als auch das Wachstum stimuliert. Somatische Mutationen im TSH-R oder Gs-α-Protein liegen in ca. 80 % der unifokalen Schilddrüsenautonomien sowie auch in multifokalen Schilddrüsenautonomien vor. Ferner sind aktivierende TSH-R-Mutationen schon in Frühformen (mittels Autoradiografie identifizierten mikroskopischen Schilddrüsenautonomien) nachweisbar und führen als Keimbahnmutation zum Krankheitsbild der familiären hereditären Schilddrüsenautonomie.

3.5.3 Klinisches Bild

Das klinische Bild einer Schilddrüsenautonomie unterscheidet sich nicht grundlegend von dem anderer Hyperthyreoseursachen (Kap. 3.1). Da die Autonomie der Schilddrüse bei älteren Patienten gehäuft auftritt, stehen kardiale Probleme wie Vorhofflimmern und Herzinsuffizienz oft im Vordergrund. Im Gegensatz zu Autoimmunerkrankungen der Schilddrüse findet sich bei Autonomie keine endokrine Orbitopathie. Dagegen kommt es – mechanisch bedingt – gelegentlich zu Lokalsymptomen, insbesondere bei großen Knoten/multinodösen Strumen.

Hereditäre und syndromale Schilddrüsenautonomie

Bei der Erhebung der Familienanamnese ist insbesondere auf das gehäufte Auftreten von Schilddrüsenautonomien, rekurrenten Schilddrüsenerkrankungen/Hyperthyreosen zu achten. Sind 2 oder mehr Familienangehörige von einer Schilddrüsenautonomie betroffen, ist an das Krankheitsbild der autosomal dominant vererbten hereditären Schilddrüsenautonomie zu denken und eine molekulare Diagnostik auf das Vorliegen einer TSH-R-Keimbahnmutation zu veranlassen. Die Mutation kann auch de novo auftreten und manifestiert sich dann typischerweise als nicht autoimmune Hyperthyreose im Neugeborenen- oder im Kindesalter. Bei den betroffenen Patienten ist primär eine ablative Schilddrüsentherapie durchzuführen, da es ansonsten unweigerlich zu Hyperthyreose und (ggf. auch) Strumarezidiven kommt.

Als syndromale Erkrankung tritt eine Schilddrüsenautonomie auch im Rahmen des McCune-Albright-Syndroms (Gs-α-Mutation) oder bei Carney-Komplex (PKA-Mutation) auf.

3.5.4 Diagnostik

Hinweise auf eine Autonomie der Schilddrüse ergeben sich durch die typische Symptomatik einer Hyperthyreose oder durch den Nachweis von knotigen Veränderungen in Palpation oder Sonografie. Hierbei zeigt sich in der **Sonografie**, dass autonome Knoten häufig glatt berandet imponieren und dopplersonografisch eine vermehrte intranodale Perfusion aufweisen. Die Echogenität der Läsionen kann variabel sein.

Biochemisch lässt sich zunächst ein supprimiertes **TSH** als erstes Zeichen der Fehlfunktion der Schilddrüse nachweisen (latente Hyperthyreose). Da der begleitende Jodmangel eine vollständige Synthese von Schilddrüsenhormonen zu Thyroxin häufig nicht zulässt, findet sich im Laufe der Entwicklung zu einer manifesten Hyperthyreose gehäuft eine isolierte T3-Erhöhung (sog. T3- Hyperthyreose). Schilddrüsenautonomien können allerdings auch in (noch) euthyreoter Form vorliegen und damit nur im Rahmen einer funktionellen Knotenabklärung mittels **Schilddrüsenszintigrafie** und Suppressionsszintigrafie identifiziert werden. **Differenzialdiagnostisch** fehlen typischerweise schilddrüsenspezifische Autoantikörper, allerdings können Schilddrüsenautonomien auch gemeinsam mit anderen Pathologien vorliegen.

Der Beweis oder Ausschluss einer Autonomie ist mit der Sonografie oder Dopplersonografie nicht möglich. Dies ist insofern relevant, da in einer Knotenstruma autonome neben funktionell inaktiven und somit eventuell karzinomverdächtigen Knoten vorkommen können. So ist einzig die Szintigrafie unter Suppressionsbedingungen in der Lage, eine Autonomie zu beweisen oder auszuschießen. Falls das TSH basal nicht spontan supprimiert ist,

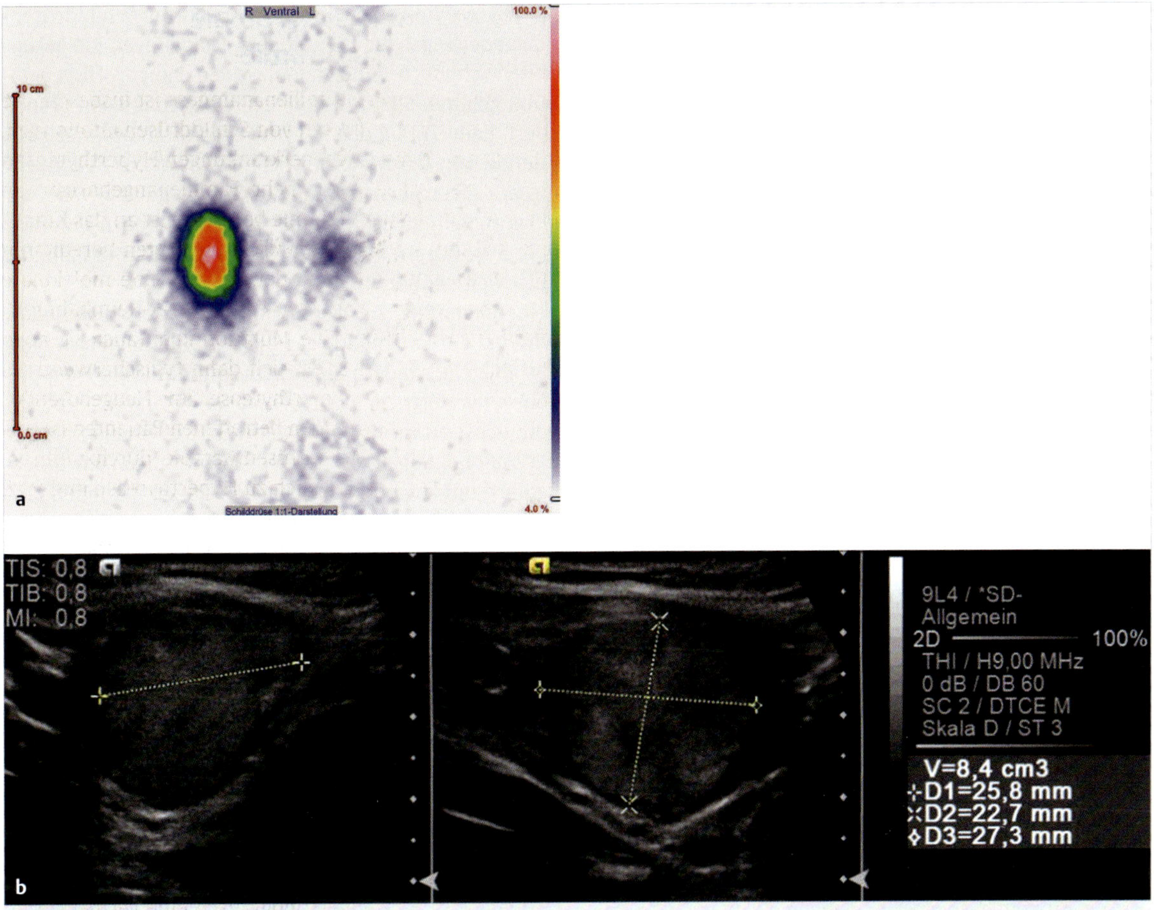

Abb. 3.4 Schilddrüsenautonomie: unifokale Autonomie rechts.
a ^{99m}Tc-Pertechnetat-Szintigrafie.
b Sonografie eines echoarmen Herdbefundes.

sollte eine Szintigrafie 4 Wochen nach exogener Suppression mit Levothyroxin durchgeführt werden. So können auch euthyreote Formen der Schilddrüsenautonomie de maskiert werden. Unter Suppressionsbedingungen imponieren dann die autonomen Anteile mit einer deutlichen Anreicherung des Radiopharmakons, während die gesunden, regelbaren Anteile nicht oder nur schwach zu erkennen sind.

Die **Szintigrafie** der Schilddrüse wird mit ^{123}I-NaI oder ^{99m}Tc-Pertechnetat durchgeführt (▶ Abb. 3.4, ▶ Abb. 3.4a, ▶ Abb. 3.4b, ▶ Abb. 3.5). ^{131}Jod wird nur zur quantitativen Messung der Jodaufnahme in die Schilddrüse zur Planung einer Radiojodtherapie eingesetzt, der diagnostische Einsatz verbietet sich wegen der beim Zerfall entstehenden Beta-Strahlung. Da das Pertechnetat-Ion einen im Vergleich zum Jodid-Ion nahezu identischen Radius aufweist, wird es vom Natrium-Jodid-Symporter wie Jodid behandelt. Pertechnetat ist im Vergleich zu ^{123}Jod kostengünstiger und in einer nuklearmedizinischen Abteilung ständig verfügbar, sodass in der diagnostischen Routine die Szintigrafie mit Pertechnetat zu bevorzugen ist. Die An-

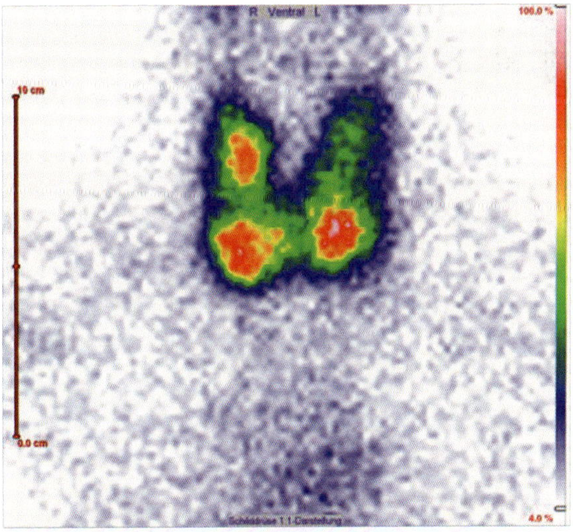

Abb. 3.5 ^{99m}T-Pertechnetat-Szintigrafie einer multifokalen Autonomie.

reicherung des Pertechnetats in der Schilddrüse wird quantitativ bestimmt: Die Aktivität in der Spritze wird zunächst gemessen. 20 min nach intravenöser Applikation wird dann die Aktivität in der Schilddrüse bestimmt. Daraus wird der TcTU (Technetium Thyroidea Uptake), d. h. der in der Schilddrüse angereicherte prozentuale Anteil der applizierten Aktivität, berechnet.

3.5.5 Therapie

Sofern eine Indikation zu einer definitiven Therapie der Autonomie besteht, ist im Einzelfall zwischen der **Operation** und der **Radiojodtherapie** abzuwägen. Beide Therapieoptionen verlangen nach Möglichkeit den euthyreoten Zustand des Patienten, sodass bei hyperthyreoter Stoffwechsellage eine Vorbehandlung mit Thyreostatika erforderlich ist.

Prinzipiell ist die **Radiojodtherapie** der Schilddrüsenautonomie die Methode der Wahl. Sie ist insbesondere bei erhöhtem Operationsrisiko, nach Voroperationen und bei Ablehnung der Operation durch den Patienten zu bevorzugen. Auch sollten Patienten, die beruflich auf ihre Stimme angewiesen sind, eher einer Radiojodtherapie zugeführt werden [5]. Unmittelbar nach einem Jodexzess (Röntgenkontrastmittel, Amiodaron, jodhaltige Wunddesinfektionsmittel, Genuss von Seealgen) ist eine Radiojodtherapie wegen der Blockade des Natrium-Jodid-Symporters meist nicht sinnvoll möglich. Je nach Umfang der Jodzufuhr kann diese Blockade mehrere Monate andauern.

Alternativ ist eine **operative Therapie** bei der Schilddrüsenautonomie angezeigt, wenn nicht abzusehen ist, ob mechanische Probleme durch eine Verkleinerungstherapie mit Radiojod effektiv behandelt werden können und wenn in einer multinodösen Struma szintigrafisch „kalte“ Areale vorhanden sind, die sonografisch und/oder in der Feinnadelpunktion malignomverdächtig sind. Bei Vorliegen großer Zysten, hochgradigen Trachealstenosen mit Stridor bzw. Tracheomalazie, intrathorakalen Strumen und bei Ablehnung der Radiojodtherapie durch den Patienten ist eher eine operative Sanierung anzustreben. Auch wenn ein schneller Therapieerfolg notwendig ist, wie bei schweren Nebenwirkungen einer thyreostatischen Behandlung oder Hyperthyreose in der Gravidität, ist die Radiojodtherapie nicht geeignet bzw. kontraindiziert.

Zwar sind auch alternative Behandlungsmethoden, wie die Injektion von Ethanol in autonome Knoten sowie die Thermo- oder Radiofrequenzablation beschrieben worden; wegen der bislang geringen Erfahrung mit diesen Techniken bleiben die Radiojodtherapie oder die Operation zur Behandlung der Autonomie jedoch die Methoden der Wahl.

Radiojodtherapie

Zur Radiojodtherapie wird ^{131}I oral verabreicht. ^{131}I ist ein Radioisotop mit einer physikalischen Halbwertszeit von 8,02 Tagen. Es wird wie das stabile, mit der Nahrung aufgenommene Jod durch den Natrium-Jodid-Symporter in die Thyreozyten aufgenommen und dort in Schilddrüsenhormone eingebaut. Die mit dem radioaktiven Jod gekoppelten Schilddrüsenhormone werden dann an Thyreoglobulin gebunden und in den Schilddrüsenfollikeln gespeichert. Beim Zerfall des ^{131}I wird Beta-Strahlung mit einer Energie von 0,6 MeV emittiert. Die mittlere Reichweite dieser Elektronenstrahlung beträgt im Gewebe ca. 0,5 mm. Bei einem Durchmesser der Schilddrüsenfollikel von 50–500 µm liegen die Thyreozyten innerhalb der Reichweite dieser Strahlung.

Im Gegensatz zur Behandlung des Morbus Basedow wird bei der Radiojodtherapie der Autonomien also nicht das ablative, sondern ein funktionsorientiertes Therapiekonzept verfolgt, mit dem Ziel eine posttherapeutische Hypothyreose zu vermeiden. Daher wird die Radiojodtherapie der Autonomien unter Suppressionsbedingungen durchgeführt, um zu verhindern, dass ^{131}I in die gesunden Thyreozyten gelangt. Thyreostatika sollten daher so niedrig wie möglich dosiert, möglichst auch abgesetzt werden, um eine Suppression der TSH-Sekretion zu gewährleisten. Falls bei euthyreoten Formen der Autonomie das TSH nicht spontan supprimiert sein sollte, ist wie bei der Diagnostik eine exogene Suppression mit Levothyroxin erforderlich.

Vorbereitung

Bei spontan supprimiertem TSH ist eine Vorbehandlung nicht erforderlich, die Planung der Radiojodtherapie kann umgehend erfolgen. Bei nicht supprimiertem TSH ist eine Vorbehandlung mit Levothyroxin erforderlich. Ein TSH $< 0{,}3$ mU/l ist anzustreben, um die Jodaufnahme in das gesunde Schilddrüsengewebe möglichst zu unterbinden. Bewährt hat sich in diesem Fall die Gabe einer gewichts-, symptom- und TSH-angepassten Dosis von Levothyroxin für eine Dauer von 2–4 Wochen. Sind diese Voraussetzungen erfüllt, wird zunächst die angestrebte Herddosis festgelegt: Sie beträgt bei fokalen Autonomien 300–400 Gy, bei disseminierten Autonomien 150 Gy [2].

Um die gewünschte Herddosis zu erreichen, sind folgende Parameter zur Berechnung der notwendigen Aktivitätsmenge zu berücksichtigen:

- autonomes Zielvolumen
- angestrebte Herddosis in Abhängigkeit von der Art der Autonomie
- maximale ^{131}I-Aufnahme (Jod-Uptake, ITU_{max}) in die Schilddrüse
- Verweildauer des ^{131}I in der Schilddrüse (effektive Halbwertzeit, HWZ_{eff})

Diese Parameter werden in der sog. Marinelli-Formel zur Berechnung der erforderlichen Therapieaktivität verwendet. Die HWZ_{eff} kann individuell empirisch durch mehrfache Messung der Aktivität in der Schilddrüse ermittelt werden. Alternativ können sog. Standardhalbwertszeiten eingesetzt werden, die an größeren Patientenzahlen für die jeweilige Form der Autonomie ermittelt wurden (▶ Tab. 3.15).

Tab. 3.15 Übersicht der effektiven Standard-Halbwertszeiten von ^{131}I, im Vergleich verschiedener Einzugsgebiete und Zeiträume.

	Nüchel et al. 1993 (Köln)	Hansmann et al. 2013 (Marburg)	Kobe et al. 2010 (Köln)
unifokale Autonomie	4,7 d	5,4 d	5,7 d
multifokale Autonomie	4,7 d	5,5 d	6,6 d
disseminierte Autonomie	5,5 d	6,4 d	6,6 d
Morbus Basedow	4,1 d	5,0 d	5,4 d

Durchführung

Zur Radiojodbehandlung sollte eine ausreichende Strahlendosis mit einer einzelnen Gabe von ^{131}I erzielt werden. In Deutschland muss die Radiojodtherapie unter stationären Bedingungen durchgeführt werden, die Mindestverweildauer beträgt 48h. Hierzu stehen entsprechend eingerichtete Therapiestationen mit speziellen baulichen Strahlenschutzmaßnahmen zur Verfügung, die es erlauben, die Exkremente aufzufangen und in einer „Abklinganlage" zu lagern, bis sie unterhalb der Grenzwerte der Radioaktivität in die Abwässer eingeleitet werden können.

Die Patienten dürfen im Hinblick auf den Schutz der Allgemeinbevölkerung bzw. ihres direkten sozialen Umfelds erst dann entlassen werden, wenn die von ihnen ausgehende Dosisleistung unterhalb von 1mSv/Jahr liegt. Daher wird während des stationären Aufenthaltes täglich die Dosisleistung bestimmt. Aus diesen Messwerten kann dann die Dosisleistung für das folgende Jahr rechnergestützt extrapoliert werden. Die Patienten sind vor Entlassung über Verhaltensmaßregeln zur Minimierung der Strahlenexposition der Umwelt zu informieren. In Einzelfällen können Patienten vorzeitig z. B. aus „sozialer Indikation" entlassen werden. Dies ist der zuständigen Aufsichtsbehörde anzuzeigen.

Nebenwirkungen, Komplikationen und Risiken

Obwohl die ^{131}I-Behandlung bereits seit mehr als 70 Jahren eine etablierte Therapiemodalität für benigne Schilddrüsenerkrankungen darstellt und millionenfach durchgeführt wurde, finden sich in der Literatur keine eindeutigen Hinweise für eine erhöhte Inzidenz von malignen Erkrankungen – weder der Schilddrüse noch von anderen Organen ausgehend [7].

Ergebnisse

Bei der Radiojodtherapie einer Schilddrüsenautonomie ist der Wirkungseintritt nach etwa 2–3 Monaten zu erwarten. Dabei kommt es in ca. 90 % zur Beseitigung der Autonomie beim o. g. Dosiskonzept (Hypothyreoserate latent/manifest 10–20 %). Als günstiger Nebeneffekt kommt es zur Volumenreduktion, die stark von der Ausgangssituation abhängt. Diese kann bei (autonomer) Struma bis zu 50 % des prätherapeutischen Volumens betragen.

3.5.6 Literatur

[1] Bahn Chair RS, Burch HB, Cooper DS et al. Hyperthyroidism and other causes of thyrotoxicosis: management guidelines of the American Thyroid Association and American Association of Clinical Endocrinologists. Thyroid 2011; 21 (6): 593–646

[2] Dietlein M, Dressler J, Grünwald F et al. Leitlinie zur Radioiodtherapie (RIT) bei benignen Schilddrüsenerkrankungen (Version 4). Nuklearmedizin 2007; 46: 220–223

Kommentar: Die hier veröffentlichte deutsche Leitlinie bietet eine ausgewogene, fundierte Darstellung der Möglichkeiten der Schilddrüsendiagnostik mit entsprechenden Empfehlungen.

[3] Georgopoulos NA, Sykiotis GP, Sgourou A et al. Autonomously functioning thyroid nodules in a former jodine-deficient area commonly harbor gain-of-function mutations in the thyrotropin signaling pathway. Eur J Endocrinol 2003; 149 (4): 287–292

[4] Gotthardt M, Stübinger M, Pfestroff A et al. Decrease of ^{99m}Tc-uptake in autonomous thyroid tissue in Germany since the 1970s: clinical implications for radioiodine therapy. Nuklearmedizin 2006; 45: 122–125

Kommentar: Die hier veröffentlichte Arbeit ist eine interessante Longitudinalstudie den Technetium-Uptake der Schilddrüse unter unterschiedlicher Jodversorgung betreffend.

[5] Stokkel MP, Dietlein M, Luster M et al. EANM procedure guidelines for therapy of benign thyroid disease. Eur J Nucl Med Mol Imaging 2010; 37 (11): 2218–2228

[6] van de Ven AC, Netea-Maier RT, Ross HA et al. Longitudinal trends in thyroid function in relation to iodine intake: ongoing changes of thyroid function despite adequate current iodine status. Eur J Endocrinol 2013; 170 (1): 49–54

[7] Verburg FA, Luster M, Lassmann M et al. I-131 therapy in patients with benign thyroid disease does not conclusively lead to a higher risk of subsequent malignancies. Nuklearmedizin 2011; 50 (3): 93–99

Kommentar: Verburg et al. zeigen in der zusammenfassenden Analyse eines Gesamt-Kollektivs von über 50 000 Patienten keine negativen Einflüsse bzgl. Karzinomentstehung nach einer Radiojodtherapie bei gutartiger Schilddrüsenerkrankung.

3.6 Andere funktionelle und morphologische Schilddrüsenerkrankungen

W. Karges, R. Gärtner, G. Brabant

3.6.1 Akute Thyreoiditis

Die akute Thyreoiditis ist eine sehr seltene mikrobielle Infektion der Schilddrüse. Zu den möglichen **Ursachen** zählen

- Sinus piriformis-Fisteln (meist linksseitig),
- Verletzungen,
- eine hämatogene bakterielle Streuung.

Der Erkrankung geht meist ein Infekt der oberen Atemwege voraus. Immunsupprimierte Patienten haben ein erhöhtes Risiko für eine akute Thyreoiditis.

Klinik und Diagnostik

Die akute Thyreoiditis ist charakterisiert durch Schmerzen im Bereich der Schilddrüse, seltener durch Zeichen der lokalen Kompression mit Dysphagie und Dysphonie. Die Schilddrüse ist umschrieben vergrößert und druckempfindlich; der Hals ist gerötet und überwärmt. Es besteht meist ein schweres Krankheitsgefühl und Fieber. Eine Abszessbildung ist erkennbar an einem tastbaren Knoten mit Fluktuation, die sich innerhalb von 1–3 Tagen entwickelt.

Zu den typischen Laborbefunden zählen Leukozytose, Erhöhung von CRP und BSG-Beschleunigung. Die Schilddrüsenfunktion ist meist normal. Die obligate Sonografie zeigt typischerweise unscharf begrenzte, echoarme Zonen im Bereich der stärksten Druckschmerzhaftigkeit. **Differenzialdiagnostisch** müssen Abszesse, eingeblutete Zysten und das anaplastische Schilddrüsenkarzinom ausgeschlossen werden. Zur Identifikation von Sinus-piriformis-Fisteln und perithyreoidaler Abszesse ist der Einsatz von MRT oder CT erforderlich.

Die Feinnadelpunktion wird zur mikrobiologischen Diagnostik durchgeführt. Sie ist nicht obligat, kann aber wesentliche Hinweise auf Erreger und Resistenzlage liefern, vor allem bei fehlendem Ansprechen oder Rezidiven. Bei Erwachsenen sind Staphylococcus aureus und Streptococcus pyogenes die häufigsten Erreger der akuten Thyreoiditis, während bei Kindern α- und β-hämolysierende Streptokokken und Anaerobier überwiegen.

Therapie

Die empirische antibiotische Therapie erfolgt typischerweise mit einem Cephalosporin (3. Generation) oder Clindamycin intravenös bzw. nach Antibiogramm. Bei Entwicklung eines Abszesses ist die perkutane Drainage oder operative Intervention erforderlich. Bei Nachweis von zervikalen Fisteln ist eine chirurgische Exzision notwendig, um eine Ausheilung zu ermöglichen und Rezidive zu verhindern.

Bei frühzeitiger und adäquater Therapie kommt es meist zur vollständigen Restitution. Bei ausgedehnter Gewebszerstörung kann eine transiente oder permanente Hypothyreose auftreten.

3.6.2 Subakute Thyreoiditis (Thyreoiditis de Quervain)

Die subakute Thyreoiditisist eine schmerzhafte abakterielle Entzündung der Schilddrüse mit einem Spontanverlauf über Wochen und Monate. Als Ursache wird eine virale Infektion vermutet, die genaue Ätiologie ist jedoch ungeklärt. Die Erkrankung ist histologisch charakterisiert durch entzündliche Infiltrate mit mehrkernigen Riesenzellen („Riesenzellthyreoiditis") undmononukleären Zellen. Die in der Initialphase häufige Hyperthyreose ist Ausdruck der follikulären Destruktion mit Freisetzung von präformiertem Schilddrüsenhormon. Frauen sind deutlich häufiger betroffen als Männer, mit einem Erkrankungsgipfel zwischen dem 30. und 50. Lebensjahr.

Klinik und Diagnostik

Charakteristisch für die subakute Thyreoiditis sind deutliche Schmerzen und Berührungsempfindlichkeit im Bereich der Schilddrüse, oft nach vorausgehendem allgemeinem Krankheitsgefühl, Myalgien und Fieber. Aufgrund der typischen Schluckbeschwerdenwird nicht selten fälschlich eine Pharyngitis oder Angina vermutet und eine antibiotische Therapie begonnen, der HNO Befund ist jedoch unauffällig. Klinische Zeichen der Hyperthyreose sind oft nachweisbar.

Die Diagnose wird aufgrund von Klinik (Anamnese, Lokalbefund), Sonografie und entzündlicher Laborkonstellation gestellt. Sonografisch finden sich unregelmäßig begrenzte echoarme Areale mit meist geringer Perfusion, die die gesamte Schilddrüse oder auch nur einzelne Regionen betreffen können.

Typischerweise kann bei der Ultraschalluntersuchung mit dem Schallkopf selektiv und reproduzierbar ein Druckschmerz im Bereich der echoarmen Areale ausgelöst werden, nicht dagegen in echoreicheren Regionen der Schilddrüse.

Bei den Laboruntersuchungen findet sich meist eine deutliche Beschleunigung der BSG (meist > 50 mm/h), auch CRP und Leukozyten sind oft erhöht. Schilddrüsenantikörper gegen TPO und Thyreoglobulin können unspezifisch erhöht sein. Der Radionuklid-Uptake ist in der Regel stark erniedrigt, eine Szintigrafie ist diagnostisch aber selten erforderlich.

Therapie

Bei milden Formen kann die Behandlung allein mit NSAR (z. B. Diclofenac 50–150 mg/d) versucht werden. Meist ist der Einsatz von Glukokortikoiden (z. B. Prednisolon) notwendig, insbesondere bei sehr schmerzhaften Verläufen. Die Initialdosis von Prednisolon liegt zwischen 40–60 mg/d, mit einer wöchentlichen Dosisreduktion von etwa 5–10 mg und einer Behandlungsdauer von bis zu 3 Monaten, in Abhängigkeit vom klinischen Verlauf. Wenn unter Steroiden innerhalb von 1–2 Tagen keine deutliche Besserung zu verzeichnen ist, muss die Diagnose kritisch überprüft werden. Bei klinischen Symptomen der Hyperthyreose werden Betarezeptorenblocker empfohlen, Thyreostatika sind nicht effektiv.

Merke M!

Ein typischer Behandlungsfehler ist die zu schnelle Reduktion der Glukokortikoiddosis, die mit einem Rückfall der klinischen Krankheitsaktivität einhergeht.

Die subakute Thyreoiditis heilt in den meisten Fällen nach 3–6 Monaten vollständig und dauerhaft aus, echte Rezidive sind selten. In Ausnahmefällen werden chronische Verläufe (Kortikosteroidbedürftigkeit > 6 Monate) beobachtet, bei denen die Indikation zur Thyreoidektomie zu prüfen ist.

Eine transiente Hypothyreose ist im Verlauf der Erkrankung je nach Ausdehnung der entzündlichen Veränderungen nicht selten, eine permanente Hypothyreose bleibt dagegen in weniger als 20 % der Fälle zurück. Routinemäßige Nachuntersuchungen sind bei allen Patienten mit subakuter Thyreoiditis sinnvoll.

3.6.3 Andere Formen der Thyreoiditis

Die sehr seltene **chronisch fibröse Thyreoiditis** (Riedel-Thyreoiditis) wird heute den IgG4-assoziierten fibroinflammatorischen Erkrankungen zugerechnet. Sie ist durch eine progressive bindegewebige Umwandlung des Schilddrüsenparenchyms, oft mit Invasion des umgebenden Weichteilgewebes, gekennzeichnet. Typische klinische Merkmale sind eine harte, schmerzlose Schilddrüse mit Zeichen der tracheoösophagealen Kompression. Innerhalb von 10 Jahren entwickeln bis zu 30 % der Patienten eine retroperitoneale oder mediastinale Fibrose. Eine spontane Regression ist möglich. Therapeutisch wurden Glukokortikoide und Tamoxifen eingesetzt. Bei lokaler Obstruktion oder Malignomverdacht ist eine chirurgische Intervention erforderlich.

Die akute Strahlenthyreoiditis kann im Rahmen einer hochdosierten Radiojodtherapie oder externen Bestrahlung der Halsregion bei etwa 10 % der Patienten auftreten. Sie ist meist durch einen milden Verlauf mit leichten Schmerzen im Bereich der Schilddrüse am 2. und 3. Tag nach Radiojodgabe gekennzeichnet und erfordert nur selten eine Therapie. In schweren Fällen werden Antiphlogistika oder Prednisolon (20–100 mg/d) eingesetzt.

Bei Patienten, die wegen onkologischer Erkrankungen mit Tyrosinkinase-Inhibitoren (TKI) therapiert werden, ist das Risiko für Schilddrüsenfunktionsstörungen deutlich erhöht. Sunitinib, Sorafenib, Imatinib, Axitinib und andere TKI führten in neueren Studien in bis zu 90 % der Patienten zur (subklinischen) Hypothyreose, seltener zu TSH-Suppression. Als mögliche Ursache der TKI-induzierten Funktionsstörungen werden eine inflammatorische destruktive Thyreoiditis und andere Mechanismen diskutiert. Neben einem regelmäßigen Schilddrüsen-Monitoring ist therapeutisch die Levothyroxinsubstitution der Hypothyreose indiziert.

3.6.4 HCG-induzierte Hyperthyreose der Schwangerschaft

Definition und Pathogenese

Die transiente hCG-induzierte Hyperthyreose der Schwangerschaft ist eine nicht autoimmune Hyperthyreose variabler Ausprägung, die bei bis zu 3 % der Schwangeren typischerweise gegen Ende des 1. Trimenons auftritt und häufig mit einer Hyperemesis gravidarum assoziiert ist.

Humanes Choriogonadotropin (hCG) besitzt als partieller TSH-Agonist eine thyroideastimulierende Wirkung, die durch die Strukturhomologie beider Peptidhormone und ihrer Rezeptoren erklärt wird. Während der 10.–12. Schwangerschaftswoche, d. h. zum Zeitpunkt maximaler hCG-Konzentrationen im Serum, können bei bis zu 18 % aller Schwangeren erniedrigte TSH-Werte und seltener ein erhöhtes fT 4 nachgewiesen werden. Bei Frauen mit Hyperemesis und hohen hCG-Werten sind diese Laborwertveränderungen und klinische Krankheitszeichen deutlicher ausgeprägt. Vereinzelt wurden genomische TSH-Rezeptor-Mutationen mit Überempfindlichkeit des Rezeptors gegenüber hCG beschrieben.

Klinik und Diagnostik

Übelkeit und Erbrechen können im 1. Trimenon etwa bis zur 15. Schwangerschaftswoche auftreten, hiervon etwa bei 0,05–0,1 % der Fälle schwer mit > 5 % Gewichtsverlust, Dehydratation und Ketonurie. Klinische Zeichen der Hyperthyreose sind je nach deren Ausprägung nachweisbar, die Abgrenzung von schwangerschaftsassoziierten Symptome ist teilweise schwierig.

Die Diagnostik umfasst neben TSH, fT 3 und fT 4 die Bestimmung von TSH-Rezeptor-Antikörpern sowie die Sonografie, um andere Ursachen der Hyperthyreose (insbesondere Morbus Basedow) auszuschließen.

Therapie

Die hCG-induzierte Hyperthyreose ist meist bis zur 14.–18. Schwangerschaftswoche selbstlimitierend und bedarf im Regelfall keiner medikamentösen Therapie. Eine thyreostatische Behandlung mit Propylthiouracil (PTU) ist nur in Ausnahmefällen indiziert und sollte dann ausschließlich von erfahrenen Therapeuten unter Berücksichtigung schwangerschaftsspezifischer Therapieprinzipien durchgeführt werden. Die symptomatische Therapie mit Betarezeptorenblockern sollte in der Frühschwangerschaft wegen der möglichen fetalen Wachstumsverzögerung zurückhaltend und niedrig dosiert eingesetzt werden. Die Behandlung der Hyperemesis durch Substitution von Flüssigkeit, Elektrolyten oder Antiemetika hat per se keinen Einfluss auf die Schilddrüsenfunktion.

3.6.5 Schilddrüsenfunktion bei Hypophysenerkrankungen (zentrale Hypo- und Hyperthyreose)

Hypothalamische und hypophysäre Erkrankungen mit inadäquat niedriger Sekretion von TSH sind die Ursache der **zentralen (sekundären) Hypothyreose**. Hierzu zählen u. a.

- Hypophysenadenome (häufigste Ursache),
- hypophysennahe Tumoren,
- Ischämien und Blutungen,
- Traumen und Infektionen,
- iatrogene Ursachen nach Strahlentherapie oder Operation,
- Medikamente (Bexaroten).

Angeborene Störungen der TSH-Synthese können durch genomische Mutationen der TSH-β-Untereinheit oder hypophysärer Transkriptionsfaktoren (z. B. PROP-1, Pit-1, HESX1) entstehen.

Die sehr seltene **zentrale Hyperthyreose** wird durch autonome Sekretion von TSH durch hormonaktive Hypophysenadenome (TSHome, Thyrotropinome) ausgelöst.

Klinik und Diagnostik

Typische klinische Zeichen der Hypothyreose sind Müdigkeit, Kälteintoleranz, Blässe, Obstipation, Bradykardie, Hypothermie sowie im Kindesalter Wachstums- und Entwicklungsstörungen. Das klinische Bild kann von anderen Folgen der Hypophyseninsuffizienz bestimmt sein.

Bei Patienten mit einem TSHom besteht eine milde bis schwere, nach Absetzen von Thyreostatika rezidivierende Hyperthyreose, die sich symptomatisch nicht von Hyperthyreosen anderer Ursache unterscheidet. Bei größeren TSHomen können Zeichen und Symptome des lokalen Tumorwachstums (Gesichtsfeldausfälle, Kopfschmerzen, Hypophyseninsuffizienz) vorherrschen.

Praxis

Bei zentralen Hypo- und Hyperthyreose ist die isolierte Bestimmung von TSH diagnostisch irreführend und zur Therapiekontrolle generell ungeeignet.

Die zentrale Hypothyreose ist gekennzeichnet durch erniedrigte Werte für T 4 und fT 4 bei niedrigem, normalem oder (selten) leicht erhöhtem TSH, das für den Schweregrad der Hypothyreose in jedem Fall inadäquat niedrig ist. Bei gesicherter Diagnose ist stets eine vollständige hormonelle und bildgebende Hypophysendiagnostik erforderlich.

Die zentrale, TSH-induzierte Hyperthyreose ist charakterisiert durch ein erhöhtes freies und totales T 4 und T 3 in Verbindung mit inadäquat hohen, d. h. nicht supprimierten, TSH-Werten. TSHome sezernieren oft signifikante Mengen der α-Untereinheit (α-Untereinheit/TSH Quotient > 1), deren Bestimmung für die Routinediagnostik jedoch oft nicht zur Verfügung steht. TSH-Rezeptor-Antikörper sind in der Regel negativ. Die Schilddrüse ist sonografisch in über 90 % der Fälle vergrößert und echoarm ähnlich wie bei Autoimmunthyreopathien. Patienten mit TSHom, bei denen nicht indiziert eine Thyreoidektomie oder Radiojodtherapie durchgeführt wurde, weisen oft sehr hohe TSH-Werte bei niedrigeren fT 3- und fT 4-Werten auf. Die Verdachtsdiagnose eines TSHoms wird durch MRT der Hypophyse gesichert. Hypophysenfunktion und Gesichtsfeld müssen in diesem Fall untersucht werden.

Eine seltene Differenzialdiagnose des TSHoms ist die familiäre Schilddrüsenhormonresistenz, die mit erhöhten Werten von TSH, fT 3 und fT 4, charakteristischen klinischen Befunden und negativem MRT einhergeht.

Therapie

Patienten mit zentraler Hypothyreose werden mit Levothyroxin (LT 4) substituiert. Die erforderliche Dosis von LT 4 orientiert sich an Gewicht, Alter und Begleiterkrankungen des Patienten, wobei die Substitutionin der Regel mit ansteigenden Thyroxin-Dosen über mehrere Wochen erfolgt („Einschleichen“). Therapieziel ist die Herstellung einer Euthyreose mit Anhebung des fT 4-Wertes in den mittleren bis oberen Normbereich. Die Bestimmung von TSH ist zur Therapiekontrolle ungeeignet.

Praxis

Bei Säuglingen und Kleinkindern werden höhere LT 4 Dosen verwendet, um eine Euthyreose innerhalb von 2 Wochen zu erzielen und eine Verzögerung von Wachstum und Entwicklung zu vermeiden.

Eine Nebenniereninsuffizienz muss mit Hydrokortison substituiert werden, bevor die Thyroxingabe erfolgt. Neben der Substitution anderer endokriner Ausfälle muss die Ursache der hypophysären oder hypothalamischen Funktionsstörung adäquat behandelt werden.

Die Therapie des TSHoms erfolgt in der Regel durch transnasale-transsphenoidale Resektion. Bei persistierender TSH-Produktion kann eine postoperative Strahlentherapie erforderlich werden. Eine medikamentöse Therapie kann bei primärer Inoperabilität oder persistierender TSH-Sekretion mit Somatostatinanaloga und Dopaminagonisten durchgeführt werden. Postoperativ kann eine Hypophyseninsuffizienz entstehen, die ggf. substituiert werden muss. Nachuntersuchungen werden im ersten postoperativen Jahr alle 3 Monate und danach jährlich empfohlen.

3.6.6 Euthyroid-sick-Syndrom (Nonthyroidal-Illness-Syndrom, Low-T 3-Syndrom)

Bei Patienten mit systemischer nicht thyroidaler Krankheit (Nonthyroidal Illness, NTI) sowie nach längerem Fasten, Operationen oder bei Anorexia nervosa treten häufig Veränderungen der Schilddrüsenfunktion auf, die als Euthyroid-Sick-Syndrom, Nonthyroidal-Illness-Syndrom (NTIS) oder Low-T 3-Syndrom bezeichnet werden. Der typische Abfall von fT 3 bei normalem TSH und andere Laborwertveränderungen werden hierbei als Adaptationsphänomene aufgefasst, deren Ausmaß mit dem Schweregrad der Grunderkrankung korreliert.

Die Entstehung des Euthyroid-Sick-Syndroms ist komplex und umfasst Störungen der Hypothalamus-Hypophysen-Schilddrüsen-Achse sowie Veränderungen der Proteinbindung und des peripheren Metabolismus von Schilddrüsenhormonen. Das Syndrom besitzt vor allem differenzialdiagnostische Bedeutung.

Klinik und Diagnostik

Charakteristisch ist eine Erniedrigung des T 3 und fT 3 bei Patienten mit schwerer Allgemeinerkrankung oder Mangelernährung, verbunden mit normalen oder leicht erhöhtem fT 4 und T 4 und normwertigem TSH. Mit zunehmender Schwere der Erkrankung wird ein Abfall von fT 4 und TSH mit schlechter Prognose beobachtet. Das reverse T 3 (rT 3) ist in der Regel erhöht, dieser Parameter wird jedoch nicht routinemäßig bestimmt. Typische Zeichen einer Schilddrüsenfunktionsstörung fehlen oder sind von der Grunderkrankung überlagert.

Die wichtigste **Differenzialdiagnose** ist die zentrale Hypothyreose im Rahmen einer Hypophyseninsuffizienz. Eine Dysproteinämie als Ursache für ein erniedrigtes totales T 3 und T 4 bei unauffälligem TSH kann durch Bestimmung von fT 3 und fT 4 ausgeschlossen werden.

Therapie

Bei kritisch kranken Patienten konnte in klinischen Studien kein Vorteil einer Behandlung mit L-Thyroxin oder Liothyronin (LT 3) nachgewiesen werden, sodass eine Schilddrüsenhormontherapie beim Euthyroid-Sick-Syndrom generell nicht empfohlen wird.

3.6.7 Literatur

[1] Adler SM, Wartofsky L. The nonthyroidal illness synrome. Endocrinol Metab Clin North Am 2007; 36: 657–672

[2] Biondi B, Wartofsky L. Treatment with thyroid hormones. Endocr Rev 2014 [Epub ahead of print]

[3] de Groot L, Abalovich M, Alexander EK et al. Management of thyroid dysfunction during pregnancy and postpartum. J Clin Endocrinol Metab 2012; 97: 2543–2565
Kommentar: Aktualisierte, klinische Praxisleitlinie der Amerikanischen Endocrine Society, die zu den wichtigsten Fragen in Diagnostik und Therapie evidenzbasiert Stellung bezieht.

[4] Farwell AP. Sporadic painless, painful subacute and acute infectious thyroiditis. In: Braverman L, Cooper D, eds. Werner and Ingbar's The Thyroid. 10th ed. Philadelphia: Lippincott; 2012

[5] Fatourechi V, Aniszewski JP, Fatourechi GZ et al. Clinical features and outcome of subacute thyroiditis in an incidence cohort: Olmsted County, Minnesota, study. J Clin Endocrinol Metab 2003; 88: 2100–2105

3.7 Schilddrüsenkarzinom

D. Führer, O. Gimm, G. Brabant, S. Rosenbaum-Krumme, K. W. Schmid

3.7.1 Epidemiologie und Pathogenese

Die bösartigen Tumoren der Schilddrüse (ca. 5 000 Neuerkrankungen/Jahr in Deutschland) sind die häufigsten endokrinen Malignome. Klinisch bedeutsame Schilddrüsenkarzinome machen aber nur ca. 1 % aller menschlichen Malignome aus und stellen damit eine sehr seltene Krebserkrankung dar. Frauen sind etwa 2- bis 3-mal häufiger betroffen als Männer. Über 99 % aller primären Schilddrüsenmalignome sind epitheliale Tumoren (Karzinome), selten finden sich nicht-epitheliale Malignome (Lymphome, Sarkome).

Die klinisch wichtigsten Schilddrüsenkarzinome sind **Karzinome mit Follikelzelldifferenzierung**:

- differenziertes Karzinom: papilläres Karzinom (PTC) und follikuläres Karzinom (FTC)
- gering differenziertes Karzinom (PDTC)
- anaplastisches/undifferenziertes Karzinom (ATC/UTC)

und das medulläre Karzinom als Tumor mit C-Zelldifferenzierung (▸ Tab. 3.16).

Die **Inzidenz** des primären Schilddrüsenkarzinoms hat in den Industrienationen in den letzten 30–40 Jahren deutlich zugenommen. Aus deutschen Krebsregistern zeigt sich eine Verdoppelung der Neuerkrankungen bei Frauen (6,3/100 000/Jahr) und Männern (3,1/100 000/Jahr). Diese Inzidenzsteigerung wird praktisch ausschließlich durch eine Zunahme des PTC verursacht, ein ganz überwiegender Teil davon durch papilläre Mikrokarzinome (PTMC). In Autopsiestudien sind klinisch inapparente papilläre Mikrokarzinome bei 6–36 % der Erwachsenen nachweisbar. Neben der Sensibilisierung der Pathologen für ein PTMC dürfte der intensive Einsatz von bildgebenden Verfahren mit erhöhter Wahrscheinlichkeit einer Detektion „inzidenteller Befunde" ebenfalls zur Steigerung der Karzinomhäufigkeit beitragen. Ungeachtet der veränderten Inzidenz ist die Mortalität des Schilddrüsenkarzinoms eher rückläufig.

Schilddrüsenkarzinome treten in allen Lebensaltern auf und zeigen ein außergewöhnlich breites prognostisches Spektrum. Während die differenzierten Karzinome eine sehr gute bis exzellente Prognose (gleiche Lebenserwartung wie Normalbevölkerung) aufweisen, ist das ATC eines der aggressivsten Malignome des Menschen überhaupt.

Ungeachtet des großen Erkenntniszuwachses zur molekularen Pathogenese sind **Risikofaktoren** für die Entstehung eines Schilddrüsenkarzinoms bislang nur unzureichend bekannt. Strahlenexposition (frühere Radiatio im Kopf-Hals-Bereich, Reaktorunfälle) ist ein wichtiger Risikofaktor für die Entstehung des papillären Karzinoms (PTC). Die Entstehung des follikulären Karzinoms (FTC) wird in Verbindung mit Jodmangel gesehen. Nur ein sehr kleiner Teil der Schilddrüsenkarzinome ist auf Keimbahnmutationen im Rahmen definierter, meist autosomal dominant vererbter Syndrome zurückzuführen. Genomweite Assoziationsstudien zeigen, dass genetische Varianten in definierten Genloci 9q22.33 und 14q13.3 (Kodierung u. a. von Transkriptionsfaktoren FOXE1 (TTF2) bzw. NKX2–1 (TTF1)) mit einem 3- bis 8-fach erhöhten Risiko für die Entwicklung eines Schilddrüsenkarzinoms einhergehen.

Die überwiegende Mehrzahl der primären Schilddrüsenkarzinome stellen sporadische monoklonale Neoplasien dar, die durch Proliferation einer durch eine somatische Mutation genetisch modifizierten Vorläuferzelle entstanden sind ▶ Abb. 3.6 und zur Aktivierung einer spezifischen Signaltransduktionskaskade führen. Nach heutigem Verständnis entstehen PTC ohne erkennbare Vorläuferläsion aus einem transformierten Thyreozyten. Für das FTC werden sowohl eine Adenom-Karzinom-Sequenz als auch eine direkte Entwicklung aus einem transformierten Thyreozyten diskutiert. Für beide Konzepte gibt es molekularpathologische Hinweise. PDTC und ATC können sowohl aus einem differenzierten Karzinom (PTC oder FTC) hervorgehen als auch de novo entstehen. Sporadische medulläre Schilddrüsenkarzinome entstehen aus den parafollikulär gelegenen C-Zellen.

3.7.2 Klassifikation und klinischer Verlauf

Die Einteilung der Schilddrüsenmalignome erfolgt histologisch nach der WHO-Klassifikation 2004 (▶ Tab. 3.16), die Ausbreitung wird anhand der TNM-Klassifikation festgelegt (▶ Tab. 3.17). Bei fast allen Schilddrüsentumoren reicht die morphologische Beurteilung für die Klassifikation aus und hat entscheidende Bedeutung für Therapie und Prognose. Immunhistochemische Untersuchungen werden routinemäßig zur Identifikation/Verifizierung von Tumoren mit Follikelzell- oder C-Zell-Differenzierung oder zur Unterscheidung schilddrüseneigener Läsionen von ortsfremden Gewebe (z. B. Metastasen) eingesetzt. Für die Diagnose des PTC kann die Molekularpathologie (BRAF-Mutationsanalyse) in Zweifelsfällen das entscheidende Untersuchungsverfahren darstellen, eine routinemäßige Molekularpathologie ist derzeit aber nicht indiziert. Bei der Beurteilung des Lymphknotenstatus sollte auch bei Nichterreichen der geforderten Anzahl von 6 Lymphknoten zur histologischen Begutachtung bindend die Anzahl der untersuchten Lymphknoten in der üblichen Form angegeben werden, z. B. pN0 (0/3). Die Verschlüsselung der Schilddrüsenmalignome erfolgt anhand der International Classification of Disease for Oncology (ICD-O).

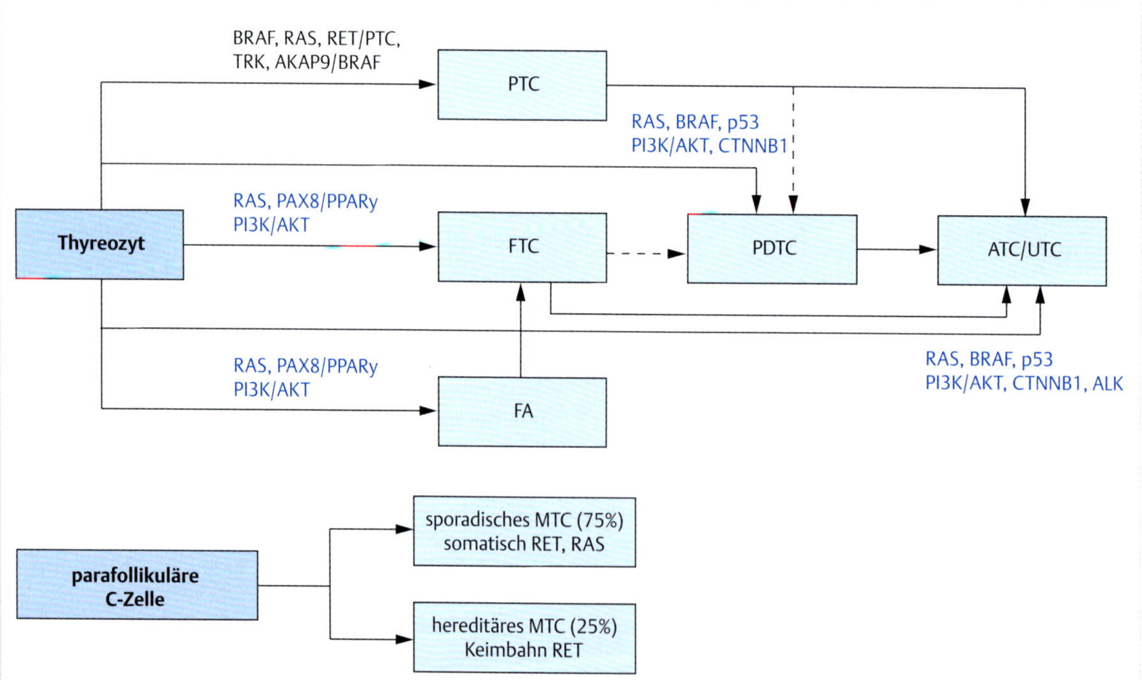

Abb. 3.6 Molekulare Pathogenese und Genmutationen in Schilddrüsenkarzinomen.

Tab. 3.16 Klassifikation der Schilddrüsenkarzinome (Quelle: [12]).

Karzinom mit Follikelepithelzell-Differenzierung	Karzinom mit C-Zell-Differenzierung	seltene primäre Schilddrüsenkarzinome

differenziertes Karzinom (DTC)
• papilläres Karzinom (PTC)
  ○ konventioneller Typ
  ○ Varianten
	medulläres Karzinom (MTC)
	• sporadisch
	• autosomal dominant vererbt (MEN-2A, MEN-2B, familiäres MTC)
		Plattenepithelkarzinom
		muzinöses Karzinom
		mukoepidermoides Karzinom
		mukoepidermoides Karzinom mit Eosinophilie
		Spindelzelltumor mit thymus-ähnlicher Differenzierung (SETTLE)
		Karzinom mit thymusähnlicher Differenzierung (CASTLE)

• follikuläres Karzinom (FTC)
  ○ minimal invasiv (gekapselt)
  ○ breit invasiv
	gemischt C-Zell-Follikelepithelzell-differenziertes Karzinom	

• differenziertes Karzinom NOS (not otherweise specified)		
gering differenziertes Karzinom (PDTC)		
anaplastisches (undifferenziertes) Karzinom (ATC/UTC)		

Tab. 3.17 TNM-Klassifikation der Schilddrüsenkarzinome (Quelle: [12]).

Stadium		Beschreibung
T (Primärtumor)	pTx	Primärtumor nicht beurteilbar
	pT 0	Primärtumor nicht nachweisbar
	pT 1a	Tumordurchmesser < 1 cm, auf die Schilddrüse begrenzt
	pT 1b	Tumordurchmesser > 1 cm bis < 2 cm, auf die Schilddrüse begrenzt
	pT 2	Tumordurchmesser > 2 cm bis < 4 cm, auf die Schilddrüse begrenzt
	pT 3	Tumordurchmesser > 4 cm, begrenzt auf die Schilddrüse, oder Tumor jeder Größe mit minimaler extrathyreoidaler Ausbreitung (d. h. Ausbreitung in den M. sternothyreoideus oder perithyreoidales Gewebe)
	• pT 3a*	Tumordurchmesser > 4 cm, begrenzt auf die Schilddrüse
	• pT 3b*	Tumor jeder Größe mit minimaler extrathyreoidaler Ausbreitung (d. h. Ausbreitung in den M. sternothyreoideus oder perithyreoidales Gewebe)
	pT 4a	Tumoren jeder Größe mit Ausdehnung über die Schilddrüsenkapsel hinaus und Invasion einer oder mehrerer der folgenden Strukturen: subkutanes Weichgewebe, Larynx, Trachea, Ösophagus, N. recurrens
	pT 4b	Tumor infiltriert die prävertebrale Faszie, mediastinale Gefäße oder umschließt die A. carotis
	pT 4a (nur ATC)	Tumor jeder Größe, auf die Schilddrüse beschränkt
	pT 4b (nur ATC)	Tumor jeder Größe mit extrathyreoidaler Infiltration
N (regionale Lymphknoten)	pNx	regionäre Lymphknoten können nicht beurteilt werden
	pN0	keine regionäre Lymphknotenmetastasen
	pN1a	Metastasen in Lymphknoten des Level VI (prätracheal und paratracheal, einschl. prälaryngeale und Delphi'scher Lymphknoten)
	pN1b	Metastasen in andere unilaterale, bilaterale oder kontralaterale zervikale (Level I, II, III, IV oder V), retropharyngeale oder oberen mediastinale Lymphknoten
M (Fernmetastasen)	pM0	keine Fernmetastasen
	pM1	Fernmetastasen

*vorgeschlagene Unterteilung der Kategorie pT 3

Karzinome mit Follikelzelldifferenzierung

Differenzierte Schilddrüsenkarzinome (PTC und FTC)

▸ **Papilläres Karzinom (PTC).** Das PTC ist der mit Abstand häufigste maligne Schilddrüsentumor (60–85 % aller Karzinome). PTC werden bei Kindern als auch bei Patienten im hohen Alter gefunden, der Altersgipfel liegt um das 40. Lebensjahr. Frauen sind 2- bis 4-mal häufiger betroffen als Männer.

Nach der WHO-Klassifikation ist der Nachweis von „charakteristischen Kernveränderungen" das einzige morphologisch ausschlaggebende Kriterium zur Diagnose eines PTC. Prinzipiell beruht somit die Diagnose des PTC ausschließlich auf einem zytologischen Merkmal, was auch die präoperative Diagnose eines PTC aus der Feinnadelpunktion erlaubt; der Nachweis invasiven Wachstums ist nicht notwendig. Morphologisch werden verschiedene Varianten des PTC unterschieden (▶ Tab. 3.16).

Genetische Veränderungen im PTC variieren mit dem auslösenden Faktor. Strahleninduzierte PTC zeigen typischerweise chromosomale Rearrangements (RET/PTC, AKAP/BRAF, NTRK), in nicht strahleninduzierten PTC liegen Punktmutationen (BRAF, RAS) vor. Beide genetischen Alterationen führen zur Aktivierung ein und derselben Signaltransduktionskaskade, des MAPK-Weges. Etwa 40–45 % der nicht strahleninduzierten PTC zeigen eine Punktmutation (V600E) des BRAF-Gens und nach heutigem Kenntnisstand ist der molekularpathologische Nachweis der BRAF-V600E-Mutation in Thyreozyten beweisend für ein PTC. Der Anteil BRAF-mutierter Fälle hängt signifikant von der morphologischen Variante des PTC ab. BRAF-Protein kann auch immunhistochemisch nachgewiesen werden, eine starke Immunreaktion korreliert mit einer V600E-Mutation. 15–20 % der nicht strahleninduzierten PTC zeigen RAS-Mutationen; diese PTC entsprechen fast ausnahmslos der follikulären Variante, sind häufig vollständig gekapselt und zeigen eine niedrige Frequenz an Lymphknotenmetastasen. Da die Kernkriterien des PTC bei diesen Tumoren weniger prominent ausgebildet sind, bestehen differenzialdiagnostische Probleme insbesondere in der Abgrenzung zum follikulären Adenom. In 10–20 % aller PTC liegen RET/PTC-Rearrangements vor, wobei diese überwiegend nach Strahlenexposition (50–80 %) und bei Kindern und Jugendlichen (40–70 %) vorkommen. Am häufigsten sind die RET/PTC 1- und RET/PTC 3-Rearrangements (zusammen > 95 %). RET/PTC 1 ist häufig bei Jugendlichen zu finden und zeigt eine hohe Rate an Lymphknotenmetastasen, während die großzellige Variante des PTC fast ausschließlich RET/PTC 3 aufweist.

Klinischer Verlauf: 90–95 % aller PTC sind nach Primärtherapie geheilt, dies gilt auch für PTC mit Lymphknotenmetastasen zum Zeitpunkt der Diagnose. 5–10 % der PTC-Patienten entwickeln eine rekurrierende Erkrankung, die gelegentlich erst nach 20–30 Jahren auftreten kann. In 80–90 % dieser Fälle handelt es sich um ein Lokalrezidiv im Bereich der regionären Lymphknoten oder des Schilddrüsenbettes. Nur ein kleiner Teil (10–20 %) der rekurrierend Erkrankten entwickelt Fernmetastasen.

▶ **Papilläres Mikrokarzinom (PTMC).** Entsprechend der WHO-Klassifikation sollte der Begriff Mikrokarzinom für inzidentelle (also nicht klinisch evidente) PTC < 1 cm Anwendung finden. In der TNM-Kategorisierung der Schilddrüsenkarzinome fallen allerdings alle auf die Schilddrüse beschränkten Karzinome < 1 cm in die Kategorie pT 1a. Die Kategorie pT 1a ist somit nicht automatisch mit einem PTMC gleichzusetzen.

Der überwiegende Anteil der PTMC wird zufällig bei der histologischen Aufarbeitung von Schilddrüsenoperationspräparaten gefunden, wobei die Rate mit dem Aufwand der Aufarbeitung korreliert. Nach heutigem Kenntnisstand entwickeln sich PTMC bis zur Pubertät, danach scheint keine Zunahme der Prävalenz mehr zu bestehen. Lediglich ein sehr geringer Anteil der PTMC (~0,01 %) geht in Progression und wird klinisch relevant, während der überwältigende Teil biologisch indolent ist und damit keine weitere Therapie benötigt. Diese Erkenntnis hat auch zum Vorschlag geführt (sog. Porto-Proposal), inzidentelle unifokale PTMC (Ausnahme großzellige Variante) ohne Infiltration der Schilddrüsenkapsel und/oder der Blutgefäße bei Patienten über 19 Jahren als „papilläre Mikrotumoren" zu bezeichnen. Dieser Vorschlag hat sich allerdings bis heute nicht durchgesetzt.

Auch in PTMC lassen sich RET/PTC-Rearrangements (bis 52 % der Fälle) und BRAF-V600E-Mutationen nachweisen. Weder RET/PTC-Rearrangement noch die BRAF-Mutation sind als einzelne Parameter signifikant mit einem aggressiveren Verhalten des PTMC korreliert.

Klinischer Verlauf: Studien haben für das inzidentelle PTMC ein tumorfreies 5- und 10-Jahres-Überleben von 99,7 bzw. 96,6 % und damit eine exzellente Prognose gezeigt. Für das 10- und 15-Jahrestumorspezifische Überleben wurden in einer fast 18 500 PTMC-Patienten umfassenden Studie 99,5 bzw. 99,3 % ermittelt.

▶ **Follikuläres Karzinom (FTC).** Das FTC ist mit 10–30 % aller Schilddrüsenkarzinome deutlich seltener als das PTC. Die höchsten Inzidenzraten finden sich in Jodmangelgebieten. Frauen sind bis zu 5-mal häufiger betroffen. Der Altersgipfel des FTC liegt um das 50., für die onkozytäre Variante des FTC um das 60. Lebensjahr. Bei Kindern treten FTC äußerst selten auf. Im Gegensatz zum PTC ist weltweit keine Inzidenzsteigerung des FTC feststellbar.

Die Abgrenzung des follikulären Karzinoms von einem Adenom beruht definitionsgemäß auf dem histologischen Nachweis eines vollständigen Kapseldurchbruchs bzw. von Gefäßeinbrüchen. Traditionell werden gekapselte (minimal invasive) FTC mit und ohne Angioinvasion (Gefäßeinbrüche ≤ 3 vs. > 3) von breit invasiv wachsenden FTC, die das umgebende Schilddrüsengewebe breit infiltrieren, unterschieden. Die Zuordnung dieser beiden Tumortypen ist in der Regel histologisch unproblematisch, prognostisch aber hochrelevant.

Bisher ist nicht geklärt, ob follikuläre Karzinome die Fähigkeit zur überwiegend hämatogenen Metastasierung erst im Laufe ihrer Progression durch zusätzliche genetische Alterationen erwerben (sog. Adenom-Karzinom-Sequenz), oder das FTC genetisch bereits von Anfang an als maligner Tumor determiniert ist. Der überwiegende Teil der FTC weist allerdings erst ab einer Größe von ca. 1–2 cm eine Angioinvasion und/oder vollständige Kapseldurchbrüche auf, was morphologisch für eine Adenom-Karzinom-Sequenz spricht. RAS-Mutationen und das PAX8/PPARγ Rearrangement sind sowohl in follikulären Adenomen als auch beim FTC nachweisbar (▶ Abb. 3.6). Die Prävalenz variiert studienabhängig teilweise erheblich, zudem bestehen Unterschiede in Abhängigkeit von der FTC-Variante. Möglicherweise erlaubt die in den letzten Jahren als weiterer, pathogenetisch relevanter Signaltransduktionsweg des FTC identifizierte PI3K/AKT-Kaskade eine bessere Charakterisierung des biologischen Verhaltes. Keine der derzeit bekannten molekularpathologischen Veränderungen erlaubt eine eindeutige Unterscheidung eines Adenoms von einem FTC.

Klinischer Verlauf: Minimal invasive FTC zeigen ein Langzeitüberleben von 95–97 %, was alters- und geschlechtskorreliert nahezu dem der „Normalbevölkerung" entspricht. Beim breit invasiven FTC ist die Prognose hingegen schlechter, ca. 50 % der Patienten versterben an ihrem Tumorleiden. Ein kleiner Anteil (7 %) der breit invasiven FTC zeigt bei Diagnosestellung eine regionäre Lymphknotenmetastasierung (insbesondere onkozytär differenzierte FTC). Häufiger sind Fernmetastasen, meist in Lunge und Knochen, die bei Erstdiagnose in bis zu 66 % der Fälle vorliegen. Definitionsgemäß handelt es sich aber auch bei breit invasiven FTC noch um „differenzierte Schilddrüsenkarzinome" ohne morphologische Zeichen der Dedifferenzierung. Ein gering differenziertes Karzinom (PDTC) sollte immer ausgeschlossen werden.

Gering differenziertes Karzinom (PDTC)

Das PDTC wurde 2004 in der WHO-Klassifikation als neue Entität aufgenommen und entspricht einer Neoplasie mit morphologisch nur angedeuteter Follikelzelldifferenzierung. Das PDTC nimmt histologisch und prognostisch eine intermediäre Position zwischen den differenzierten Karzinomen und dem undifferenzierten Karzinom (ATC/UTC) ein und macht derzeit etwa 4–7 % der Karzinome mit Follikelzelldifferenzierung aus. Frauen sind ca. 2-mal so häufig betroffen wie Männer. Die histologische Diagnose eines PDTC (Turin-Proposal 2007) beruht primär auf dem Nachweis eines soliden, trabekulären und/oder insulären Aufbaus – wobei die Tumorzellen auch partiell oder vollständig onkozytär differenziert sein können – sowie dem Vorliegen zusätzlich mindestens eines der folgenden Kriterien: Nekrosen, spezifische Kernveränderungen und/oder eine Mitoserate von > 3/10HPF.

PDTC zeigen typischerweise eine deutlich verminderte und in der Regel akzentuiert fokal nachweisbare Thyreoglobulin-Expression, während die nukleäre Expression von TTF-1 verringert oder normal sein kann. Eine vollständige Thyreoglobulin-Negativität sollte zum Verdacht auf ein ATC oder eines sekundären Schilddrüsentumors (z. B. Metastase) führen. Als klinisch relevant werden Tumoren mit einem PDTC-Anteil von mindestens 10 % angesehen, andere Autoren fordern einen Anteil von mindestens 50 %.

PDTC können durch Dedifferenzierung eines differenzierten Karzinoms (FTC, PTC) entstehen. In diesen Fällen lassen sich FTC- oder PTC-Anteile neben dem gering differenzierten Tumoranteil nachweisen. Der größere Teil der PDTC dürfte sich jedoch de novo entwickeln. Das PDTC zeigt im Gegensatz zu PTC, FTC, ATC und MTC keine eigenständigen genetischen Spezifika. Am häufigsten werden Mutationen des RAS-Gens und des p53-Tumorsuppressorgens gefunden, während BRAF-Mutationen eher selten sind. Beim Nachweis einer BRAF-Mutation kann davon ausgegangen werden, dass sich das PDTC aus einem PTC entwickelt hat. Die Dedifferenzierung beim PDTC geht mit sequenzieller Aktivierung weiterer Tyrosinkinasekaskaden einher. Die in ATC häufig gefundenen Mutationen des β-Catenin-Gens CTNNB1 finden sich in ca. 25 % der PDTC.

Klinischer Verlauf: Fast 60 % der PDTC zeigen bei Diagnosestellung ein extrathyreoidales Wachstum. Regionäre Lymphknotenmetastasen finden sich bei 16–48 %, Fernmetastasen bei 12–44 % der Patienten. Die 5-Jahres-Überlebensrate des PDTC beträgt ca. 50 %, die 10-Jahres-Überlebensrate liegt bei 25–35 % und ist damit deutlich schlechter als die der differenzierten Karzinome, aber deutlich besser als die des ATC.

Anaplastisches/undifferenziertes Karzinom (ATC/UTC)

Das ATC stellt 2–5 % aller Schilddrüsenmalignome dar und entwickelt sich oft in einer lange zuvor bestehenden Knotenstruma. Das mittlere Alter bei Diagnose beträgt 70 Jahre. Frauen sind etwas häufiger betroffen als Männer (1,5:1).

ATC sind hochmaligne Tumoren, die histologisch vollständig oder überwiegend aus undifferenzierten Zellen aufgebaut sind. Immunhistochemisch oder ultrastrukturell zeigen die Tumorzellen Merkmale der epithelialen Differenzierung. Thyreoglobulin ist im ATC definitionsgemäß negativ. Die Abgrenzung zu anderen seltenen Tumoren (u. a. Angiosarkome, Fibro- und Leiomyosarkome, spindelzellige MTC, PDTC mit ausgedehnten Nekrosen, diffuse großzellige B-Zell-Lymphome, Metastasen) gelingt in der Regel immunhistochemisch.

Das ATC stellt einen genetischen Zustand der maximalen Signaltransduktionsaktivierung dar, als dessen Auslöser eine Inaktivierung des p53-Tumorsuppressorgens gilt. Dazu besteht eine kumulative Aktivierung multipler Tyrosinkinasekaskaden, wobei hier dem PI3K/AKT-Signalweg eine Schlüsselrolle zukommen dürfte. Anteile eines differenzierteren Karzinoms werden histologisch beim ATC in unterschiedlicher Häufigkeit gefunden. Der nur fallweise Nachweis genetischer Merkmale des PTC oder FTC spricht aber eher dafür, dass das ATC häufiger de novo als durch Dedifferenzierung eines PTC oder FTC entsteht. Neuere Arbeiten zeigen genetische Alterationen des ALK-Gens in einem kleinen Teil der ATC.

Klinischer Verlauf: Die Prognose des ATC ist infaust, die mittlere Überlebenszeit liegt bei weniger als 6–8 Monaten, was es zu einem der aggressivsten Malignome macht. Das ATC hat in der Regel eine sehr kurze Anamnese und metastasiert frühzeitig hämato- und lymphogen. Die oft ausgedehnten Tumoren (> 6 cm) zeigen bei Diagnosestellung meist eine Infiltration umliegender Strukturen (perithyreoidale Weichteile, Trachea, Pharynx, Larynx, Ösophagus). Günstigere prognostische Faktoren sind ein auf die Schilddrüse begrenztes ATC (pT 4a), differenziertere Tumoranteile (entsprechend einem PTC, FTC oder PDTC) und ein jüngeres Lebensalter. Allerdings sind Langzeitverläufe und gar eine Heilung beim ATC absolute Raritäten.

▸ **Familiäres nicht medulläres Karzinom (FNMTC).** Vermutlich mehr als 5 % der differenzierten Karzinome mit Follikelepithelzell-Differenzierung (PTC, FTC) zeigen einen hereditären Hintergrund. FNMTC treten nicht syndromal (≥ 2 erstgradige Mitglieder einer Familie betroffen) oder im Rahmen definierter, meist autosomal dominant vererbter Syndrome auf (u. a. Cowden-Syndrom, Carney-Komplex Typ 1, familiäre adenomatöse Polyposis (FAP)/Gardner-Syndrom, Peutz-Jeghers-Syndrom, MEN-1 und -2, McCune-Albright-Syndrom, papilläres Nierenzellkarzinom, Ataxie-Teleangiektasie-Syndrom, Werner-Syndrom).

Karzinome mit C-Zell-Differenzierung

Medulläres Karzinom (MTC)

Etwa 3–5 % aller Schilddrüsenkarzinome sind medulläre Karzinome. MTC entstehen als neuroendokrine Tumoren aus den calcitoninproduzierenden C-Zellen der Schilddrüse (Synonym C-Zell-Karzinom). C-Zellen machen lediglich 0,1 % aller epithelialen Zellen der Schilddrüse aus und liegen hauptsächlich im dorsolateralen Anteil der Schilddrüsenlappen, während die Pole der Lappen, der Isthmus sowie der Lobus pyramidalis praktisch C-Zell-frei sind. Das MTC kann in den unterschiedlichsten histologischen Formen auftreten. Bei jedem Tumor der Schilddrüse mit ungewöhnlicher Morphologie bzw. dem geringsten Verdacht auf das Vorliegen eines MTC sollte daher immunhistochemisch (mittels Antikörper gegen Calcitonin, idealerweise gemeinsam mit Chromogranin A, Carcinoembryonales Antigen [CEA] und Thyreoglobulin) ein MTC ausgeschlossen werden. Raritäten sind ein „atypisches MTC" (fehlende Calcitoninexpression in der Immunhistochemie) oder ein „Non-secretory MTC" (ohne serologische Calcitoninerhöhung). Bisher wurde noch kein benigner C-Zelltumor identifiziert, allerdings weisen nach heutigem Kenntnisstand MTC mit einer fehlenden Stromadesmoplasie ein nur sehr geringes Metastasierungspotenzial auf.

Vom MTC ist die C-Zell-Hyperplasie (CCH; Definition: mikroskopisch bei 100-facher Vergrößerung im Bereich der größten C-Zelldichte mindestens 50 C-Zellen/Gesichtsfeld) zu unterscheiden. Diese tritt beim hereditären MTC als neoplastische CCH auf (CCH-Karzinom-Sequenz). Nicht neoplastische CCH finden sich beim sporadischen MTC, und als Ursache einer Calcitoninerhöhung auch in gesunden oder anderweitig pathologisch veränderten Schilddrüsen.

▸ **Sporadisches vs. hereditäres MTC.** Etwa 20–30 % der MTC sind hereditär (Keimbahnmutation des RET-Protoonkogens) und treten autosomal dominant vererbt als isoliertes familiäres MTC (FMTC) oder im Rahmen einer multiplen endokrinen Neoplasie (MEN) 2A oder 2B auf. 70–80 % der MTC sind sporadisch (40–60 % mit somatischer Mutation im RET-Protoonkogen). Das Durchschnittsalter der Patienten mit einem sporadischen MTC beträgt 45–50 Jahre. Bei Patienten mit hereditärem MTC variiert das Manifestationsalter mit dem Genotyp der RET-Keimbahnmutation. Bei mindestens 98 % aller MEN-2-Patienten gelingt der Nachweis einer RET-Keimbahnmutation und dieser ist gleichzusetzen mit einer fast 100 % Erkrankungswahrscheinlichkeit für ein MTC. Für die RET-Keimbahnmutationen existiert eine enge Genotyp-Phänotyp-Korrelation, welche Screening-Programme für den Patienten bzw. die Entscheidung des Zeitpunkts zur prophylaktischen Thyreoidektomie bei betroffenen Angehörigen mit RET-Keimbahnmutation erleichtert. Von der amerikanischen Schilddrüsengesellschaft (ATA) wurden 4 Risikoklassen A–D mit den betroffenen RET-Protoonkogen-Codons, dem frühesten Manifestationsalter des MTC sowie dem Phänotyp der Erkrankung (FMTC/MEN 2A/2B) definiert (siehe Kap. 16.1). Der aggressivste Verlauf besteht bei der MEN-2B-Erkrankung mit Mutationen im RET-Codon 918. Interessanterweise ist dieses Codon auch besonders häufig bei somatischen RET-Mutationen im sporadischen MTC betroffen. Etwa 6 % der MEN-2A-Erkrankungen und über > 50 % der MEN-2B-Fälle beruhen auf De-novo-Mutationen in einem Patienten mit gesunden Eltern. Morphologisch unterscheiden sich hereditäre MTC von ihren sporadischen Pendants lediglich indirekt durch bilaterales und/oder multifokales Auftreten, während histologisch keinerlei Unterschiede bestehen.

Klinischer Verlauf: Das Überleben beim sporadischen wie hereditären MTC ist maßgeblich von der Tumorausbreitung zum Zeitpunkt der Diagnose abhängig. Während beim ausschließlich auf die Schilddrüse beschränkten MTC das Langzeitüberleben bei > 95 % liegt, verschlechtert sich die Prognose mit Metastasierung in die Lymphknoten am Hals und das obere Mediastinum deutlich. Klinisch liegen bei Erstdiagnose eines MTC (sporadisch oder de novo hereditär) zum Diagnosezeitpunkt bei mindestens 50 % der Patienten zervikale LK Filiae vor. 10–20 % der Patienten weisen eine Fernmetastasierung (Leber, Lunge, Knochen, Nebennieren) auf. Als Folge des Hormonexzesses können bei ausgedehnter Fernmetastasierung eine chronische Diarrhoe, Flush oder auch ein Cushing-Syndrom vorliegen. Da das MTC generell ein langsam wachsendes Malignom ist, können auch Patienten mit Fernmetastasen Jahrzehnte überleben (10-Jahres-Überlebensrate bei Vorliegen von Fernmetastasen 25–50 %).

Nicht-epitheliale primäre Schilddrüsenmalignome

Lymphome sind die klinisch und therapeutisch wichtigsten, nicht-epithelialen primären Schilddrüsenmalignome. Primäre maligne Lymphome der Schilddrüse sind allerdings sehr selten, ihr Anteil innerhalb der extranodalen Lymphome beträgt < 3 %. Frauen sind 2,5- bis 4-mal häufiger betroffen, der Altersgipfel liegt um das 66. Lebensjahr (20–90 Jahre). Bei älteren Patienten mit rasch wachsenden Tumoren in der Halsregion und einer Obstruktionssymptomatik (Dysphagie, Luftnot etc.) sollte neben einem ATC immer auch ein malignes Lymphom (i. d. R. dann ein diffuses großzelliges B-Zell-Lymphom) differenzialdiagnostisch in Betracht gezogen werden. Marginalzonen-B-Zell-Lymphome des mukosaassoziierten lymphatischen Gewebes (MALT) sind fast immer (Zufalls-)Befunde in einer langjährig bestehenden Autoimmunthyreoiditis.

Metastasen in der Schilddrüse

Bei Obduktionen von Patienten mit disseminierter Tumorerkrankung werden Metastasen in der Schilddrüse in bis zu 25 % der Fälle gefunden, in Operationspräparaten der Schilddrüse kommen Metastasen deutlich geringer vor. Am häufigsten metastasieren Karzinome der Lunge (meist Adenokarzinome), Niere, des HNO-Trakts, der Mamma und maligne Melanome in die Schilddrüse. Immunhistochemische Marker zur Abgrenzung von einem schilddrüseneigenen Tumor sind Thyreoglobulin und TTF-1.

3.7.3 Risikostratifizierung

Zur prognostischen Einschätzung von Schilddrüsenkarzinomen existieren seit Jahren verschiedene Scoring-Systeme, deren Anwendung weltweit divergiert. Auf der Basis der verfügbaren, fast ausschließlich retrospektiven Daten wird zunehmend deutlich, dass eine Risikoeinschätzung vor allem darauf ausgerichtet sein muss, ein für den Patienten klinisch relevantes Schilddrüsenkarzinom (Überleben und tumorbedingte Morbidität) von einem für den Patienten prognostisch nicht relevanten Schilddrüsenkarzinom (100 % Heilung und womöglich Minderung der Lebensqualität durch therapiebedingte Morbidität) zu unterscheiden. Von der ATA wurde deshalb für differenzierte Schilddrüsenkarzinome eine Risikostratifizierung in Gruppen mit niedrigem, intermediärem und hohem Rezidivrisiko vorgeschlagen (▶ Tab. 3.18), auf deren Basis auch Behandlungskorridore definiert werden. Eine wichtige Erweiterung dieses Konzepts ist die Re-Stratifizierung in Abhängigkeit vom Ansprechen auf die initiale Behandlung des Schilddrüsenkarzinoms, die ebenfalls von der ATA propagiert wird (siehe Nachsorge).

3.7.4 Diagnose

Bezogen auf die hohe Knotenprävalenz in der Allgemeinbevölkerung liegt das Risiko für ein Schilddrüsenkarzinom bei sonografisch zufällig entdecktem Knoten bei < 1:1000. In einem frühen Krankheitsstadium ist der Patient meist beschwerdefrei. Liegen hingegen klinische Malignitätskriterien vor, wie ein palpatorisch harter, nicht schluckverschieblicher Knoten, Heiserkeit oder tastbare zervikale Lymphknotenvergrößerungen, handelt es sich um eine bereits über die Schilddrüse hinaus fortgeschrittene Erkrankung. Selten wird die Diagnose über Fernmetastasen wie pulmonale oder ossäre Filiae, z. B. beim FTC, gestellt. Beim metastasierten MTC können chronische Diarrhoen Initialsymptom der Erkrankung sein.

Die wichtigsten diagnostischen Schritte zur präoperativen Identifikation eines Schilddrüsenmalignoms sind die Erhebung der Anamnese und die klinische Untersuchung, die Selektion von Risikoknoten mittels Bildgebung (Ultraschall und szintigrafischer Ausschluss einer Schilddrüsenautonomie), die Feinnadelpunktion von Risikoknoten und die Bestimmung des Calcitonins. Für eine Bewertung der einzelnen Verfahren wird auf Kap. 3.4.2 verwiesen.

Wird ein Schilddrüsenkarzinom erst postoperativ diagnostiziert, ist für die weitere Therapieplanung wichtig, dass ein vollständiger chirurgischer Bericht vorliegt (Prozedur, Angaben zur ggf. erfolgten kompartmentorientierten Lymphknotendissektion), der mit dem histopathologischen Befundbericht (WHO Klassifikation, pTNM-Stadium, Anzahl/Lokalisation der untersuchten Lymphknoten) übereinstimmt. Bei Unsicherheiten wird die Einsicht des OP-Berichts und bei Unklarheit hinsichtlich der Histologie die Mitbeurteilung durch eine Referenzpathologie empfohlen. Molekularpathologische Untersuchungen im OP Material haben derzeit noch keine Bedeutung für die therapeutische Vorgehensweise.

Tab. 3.18 Risikostratifizierung für ein Rezidiv des differenzierten Schilddrüsenkarzinoms (ATA-Empfehlung 2009).

niedriges Risiko (alle Kriterien erfüllt)	intermediäres Risiko (ein Kriterium erfüllt)	hohes Risiko (ein Kriterium erfüllt)
pT 1–2, N0, M0	pT 3, N1, M0	pT 4, M1
• keine ungünstige Histologie*	• ungünstige Histologie*	• R1-Resektion
• Komplettresektion	• mikroskopisch perithyreoidale Invasion	• makroskopisch extrathyreoidales Wachstum
• bei Ablation: kein ^{131}I-Uptake außerhalb der Schilddrüse	• ^{131}I-Uptake außerhalb der Schilddrüse nach Ablation	

* ungünstige Histologie: z. B. Tall-Cell-, Column-Cell- oder insulinäre Variante, Angioinvasion

3.7.5 Therapie

Die Behandlung des Schilddrüsenkarzinoms sollte grundsätzlich interdisziplinär und in Einrichtungen mit Expertise in der Schilddrüsenkarzinomtherapie erfolgen. Die wichtigen Kerndisziplinen sind Chirurgie, Endokrinologie, Nuklearmedizin und Pathologie (in alphabetischer Reihenfolge). Ebenso sollte der Verlauf interdisziplinär reevaluiert werden, um langfristig für den Patienten eine optimale Behandlungsqualität sicherzustellen. Für die Therapieplanung stehen heute sog. „Behandlungskorridore" zur Verfügung, die risikoadaptiert ein individuelles, auf den Patienten abgestimmtes Vorgehen ermöglichen. Diese Behandlungskorridore betreffen insbesondere beim differenzierten Schilddrüsenkarzinom das Ausmaß der Schilddrüsenchirurgie, die Indikation zur adjuvanten Radiojodablation sowie die Levothyroxintherapie und werden in Leitlinien und Konsensus-Empfehlungen der nationalen (u. a. CAEK-Leitlinie Schilddrüsenkarzinomchirurgie) wie internationalen Fachgesellschaften (American Thyroid Association, ATA und European Thyroid Association, ETA) fortlaufend aktualisiert.

Nachfolgend werden unter klinischer Gewichtung die wesentlichen Behandlungsschritte für die Gruppe der von Follikelzellen ausgehenden Schilddrüsenkarzinome und für das medulläre Schilddrüsenkarzinom dargestellt. Im Anschluss sind Prinzipien des Managements von fortgeschrittenen radiojodrekfraktären Schilddrüsenkarzinomen aufgeführt.

Differenziertes Schilddrüsenkarzinom (PTC und FTC)

Chirurgie

Beim differenzierten Schilddrüsenkarzinom (DTC) erfolgt in der Regel eine totale Thyreoidektomie. Die Primärchirurgie setzt allerdings eine präoperative Feinnadelpunktion mit Malignomverdacht/-nachweis und/oder eine intraoperative Schnellschnittdiagnose voraus. Erfolgt die Diagnose hingegen nach der Operation, sollte die Komplettierungsoperation innerhalb von 4 Tagen erfolgen. Ansonsten wird der Zweiteingriff im Intervall von 3 Monaten empfohlen, aufgrund des durch Vernarbungsprozesse erhöhten Komplikationsrisikos.

Papilläre Schilddrüsenkarzinome weisen bei Erstdiagnose oft Lymphknotenmetastasen auf. Sofern Hinweise hierfür bestehen (klinisch, sonografisch, intraoperativ) ist die kompartmentorientierte therapeutische Lymphknotendissektion beim Primär- bzw. Komplettierungseingriff indiziert. Der Nutzen einer prophylaktischen, zentralen Lymphknotendissektion für das rezidivfreie Überleben ist hingegen nicht gesichert. Trotzdem befürworten viele erfahrene Chirurgen dieses Vorgehen (hohe Wahrscheinlichkeit für LK-Filiae im zentralen Kompartment; in erfahrenen Händen geringeres Risiko für operationsbedingte Komplikationen beim Ersteingriff im Vergleich zum Zweiteingriff bei Lokalrezidiv).

Sonderfall papilläres Mikrokarzinom: Aufgrund der im allgemeinen exzellenten Prognose ist mit Entfernung des Tumors keine weitere Behandlung erforderlich. In speziellen Fällen (papilläres Mikrokarzinom mit minimaler Organkapselinfiltration, Multifokalität, individuelle Risikoanamnese, Patientenwunsch) kann eine Komplettierungsthyreoidektomie und ggf. die adjuvante postoperative Radiojodablation erwogen werden.

Beim **follikulären Schilddrüsenkarzinom** ist aufgrund der weder präoperativ noch intraoperativ (Schnellschnitt) zuverlässig möglichen Diagnose ein zweizeitiger Eingriff die Regel. Das minimal invasive FTC hat eine exzellente Prognose, sodass in Abhängigkeit vom TNM-Stadium analog zum papillären Mikrokarzinom sogar der Verzicht auf eine Komplettierungsoperation und Radiojodablation diskutiert wird. Das breit invasive FTC metastasiert hingegen primär hämatogen und erfordert regelhaft die totale Thyreoidektomie. Bei makroskopisch nachweisbaren LK-Filiae wird auch beim FTC eine kompartmentorientierte therapeutische Lymphknotendissektion empfohlen.

Radiojodtherapie

Unterschieden werden die adjuvante postoperative Radiojodablation von Schilddrüsenrestgewebe und die Radiojodtherapie von Metastasen.

► **Postoperative ^{131}I-Therapie.** Ziele der adjuvanten ^{131}I-Therapie sind die Ablation von intraoperativ verbliebenem Schilddrüsenrestgewebe – einschließlich etwaiger darin verbliebener Tumorfoci, um lokoregionäre Rezidive zu verhindern –, die Detektion von (Fern-)Metastasen und schließlich die Vereinfachung der Nachsorge (siehe dort).

Die Effektivität der Radiojodtherapie beruht auf der Fähigkeit der Schilddrüsenzellen Jod, und somit auch das bei der Radiojodtherapie eingesetzte ^{131}I, anzureichern. Da Thyreozyten und Zellen eines DTC die Fähigkeit zur selektiven Jodspeicherung besitzen, und das nicht gespeicherte Jod rasch über die Nieren ausgeschieden wird, können hohe Strahlendosen im Tumorgewebe bei vergleichsweise geringer Strahlenexposition des Restkörpers erzielt werden. In DTC-Zellen ist der Jod-Uptake bedingt durch geringere Expression des Natrium-Jodid-Symporters (NIS) im Vergleich zu normalen Thyreozyten geringer ausgeprägt. Eine adäquate ^{131}I-Aufnahme in DTC-Zellen setzt deshalb eine **TSH-Stimulation** (TSH > 30 mU/l) zur Steigerung der TSH-abhängigen NIS-Expression voraus.

Hierfür stehen **2 Verfahren** zur Verfügung, für die patientenbezogene (u. a. Lebensqualität, Arbeitsfähigkeit), aber auch ökonomische (Therapiekosten, Aufenthalt, Arbeitsfähigkeit) Unterschiede bestehen:

- **endogene TSH-Stimulation:** 4-wöchige unsubstituierte Wartezeit nach Thyreoidektomie bzw. 4-wöchiges Unterbrechen der Schilddrüsenhormonmedikation. Zur Minimierung hypothyreoter Beschwerden kann in den ersten beiden Wochen überbrückend 2–3 × 20 µg Trijodthyronin eingenommen werden.

- **exogene TSH-Stimulation:** rekombinantes humanes TSH (rhTSH; Thyrogen). Als Standarddosierung werden 2 × 0,9 mg rhTSH intramuskulär verabreicht, bei Niereninsuffizienz Dosishalbierung wegen Gefahr der exzessiven TSH-Stimulation mit Erbrechen und Diarrhoe. Rekombinantes humanes TSH ist zur postoperativen Schilddrüsenablation, nicht jedoch für die Radiojodtherapie von Metastasen zugelassen.

4–8 Wochen vor Ablation muss eine höhergradige Jodzufuhr (jodhaltiges Röntgenkontrastmittel, Desinfektionsmittel, jodhaltige Medikamente einschließlich Augentropfen, Multivitamin-/Spurenelementpräparate, Seetang) unbedingt vermieden werden. Ferner sollte 4 Wochen vor der ^{131}I-Gabe eine jodarme Diät (zusätzlich Verzicht auf Seefisch und Jodsalz) eingehalten werden.

Neben der therapeutisch wirksamen Betastrahlung mit kurzer mittlerer Reichweite (0,5 mm) wird beim Zerfall von ^{131}I auch Gammastrahlung emittiert, die für die posttherapeutische 131-I-Ganzkörperszintigrafie genutzt wird. Die Szintigrafie erfolgt etwa 3–8 Tage nach Verabreichung von ^{131}I unter Ausnutzung der Reststrahlung und ermöglicht den zuverlässigen Nachweis von jodspeicherndem Schilddrüsenrest- oder Tumorgewebe bzw. von jodspeichernden Metastasen. Der zusätzliche Einsatz der SPECT/CT (Single-Photonen Emissions-Computertomografie/Computertomografie) ermöglicht eine genauere Läsionsdetektion und eine exakte anatomische Zuordnung fokaler Tracer-Anreicherungen. Anhand der Speicherintensität im Ganzkörperszintigramm kann ein ^{131}I-Therapieeffekt abgeschätzt werden. Der Effekt ist jedoch erst einige Monate später voll ausgeprägt und somit ist auch erst dann eine abschließende Beurteilung des Behandlungserfolgs möglich (siehe Nachsorge). Der Erfolg der postoperativen adjuvanten ^{131}I-Restablation wurde in Abhängigkeit von 2 Standarddosen (1 GBq vs. 3,7 GBq) und der Art der TSH-Stimulation (Thyroxinkarenz vs. rhTSH) kürzlich in 2 randomisierten Studien aus Frankreich (ESTIMABL) und Großbritannien (HiLO) verglichen. Im Beobachtungszeitraum von 8 Monaten waren beide Standardaktivitäten gleichwertig und die Art der TSH-Stimulation hatte keinen Einfluss auf den im Studienprotokoll definierten Ablationserfolg.

Die **Indikation** zur adjuvanten postoperativen ^{131}I-Therapie wird von verschiedenen Fachgesellschaften unterschiedlich bewertet. Mit der Zielsetzung, dass nach Ablation eine Nachsorge mit hochsensitiven und spezifischen Untersuchungsverfahren (Tg-Messung nach rhTSH-Stimulation, ggf. ^{131}I-Ganzkörperszintigrafie) möglich ist, wird in Deutschland die adjuvante postoperative ^{131}I-Therapie bei jedem DTC empfohlen (Ausnahme Mikrokarzinom). Demgegenüber sieht die ATA in ihrer neuen Leitlinie eine ^{131}I-Ablation nur bei DTC mit Risiko für ein Lokalrezidiv bzw. Fernmetastasen vor (▶ Tab. 3.19).

▶ **^{131}I Therapie von Metastasen.** Bei Nachweis von jodspeichernden Metastasen im ^{131}I-Ganzkörperszintigramm sind verschiedene Therapieoptionen abzuwägen. Lokoregionäre LK-Filiae sollten vorrangig operiert und danach ^{131}I zur Therapiekontrolle eingesetzt werden. Bei mikronodulären pulmonalen Metastasen erfolgt eine ^{131}I-Therapie in 6(–12)-monatigem Abstand, solange eine ausreichende Speicherung vorhanden ist (kurativer Ansatz). Makronoduläre pulmonale Metastasen sollten ebenfalls mit ^{131}I therapiert werden, wobei die kurativen Erfolgsaussichten geringer sind und alternativ oder in Kombination eine chirurgische Resektabilität zu prüfen ist. Knochenmetastasen erfordern in der Regel ebenfalls eine multimodale Therapie (ggf. ^{131}I, Operation, Strahlentherapie). Dies gilt auch für Hirnmetastasen.

Zur ^{131}I-Therapie von Metastasen werden meist Standardaktivitäten (4–11 GBq) eingesetzt, deren Höhe mit der bekannten Tumorausbreitung und individuellen Patientencharakteristika (u. a. Alter, Nierenfunktion, Knochenmarkreserve) variiert. Alternativ kann eine prätherapeutische ^{124}I-PET/CT-Dosimetrie erfolgen, um die individuell erforderliche Therapieaktivität zur Erzielung der gewünschten Strahlendosis im Tumorgewebe abzuschätzen. Dies ist insbesondere für Hochrisiko-Patienten und für Patienten mit bekannter Metastasierung sinnvoll und führt bei Hochrisiko-Patienten in mehr als 50 % zu einer Abweichung vom Standardkonzept.

Tab. 3.19 Empfehlung zur adjuvanten Radiojodablation (Vorschlag ATA 2014).

ATA-Rezidivrisiko	Besonderheiten	Indikation zur ^{131}I-Ablation
niedrig T 1a/N0–Nx/M0–Mx	T < 1 cm (uni- oder multifokal)	nein
niedrig T 1b, T 2/N0–Nx/M0–Mx	T 1–4 cm	nicht routinemäßig
intermediär T 3/N0–Nx, M0–Mx	T > 4 cm oder mikroskopisch perithyreoidale Infiltration	möglich
intermediär T 1–3/N1a/M0–Mx	LK-Filiae im zentralen Kompartiment	möglich (abhängig von Größe und Anzahl)
hoch T 4 (jedes N/jedes M)	extrathyreoidales Wachstum	ja
hoch M1 (jedes T/jedes N)	Fernmetastasen	ja

Nebenwirkungen der Radiojodtherapie sind insgesamt selten. Als frühe und passagere Nebenwirkungen können eine u. U. schmerzhafte Schwellung der Restschilddrüse, eine Sialadenitis, Gastritis und passagere Blutbildveränderungen auftreten. Späte bzw. chronische Nebenwirkungen treten insbesondere nach hochdosierter oder mehrfacher Radiojodtherapie auf. Die häufigste Nebenwirkung ist die Xerostomie (10–20 %) aufgrund chronischer Speicheldrüsenentzündungen, die mit Geschmacksstörungen und einem erhöhten Kariesrisiko einhergeht. Weitere Risiken sind eine persistierende Knochenmarksdepression, ein wahrscheinlich gering erhöhtes Risiko für Sekundärmalignome (kumulative Dosen > 22GBq), eine Azoospermie (Empfehlung zur Kryokonservierung von Sperma bei kumulativen Dosen > 15GBq) sowie die Entwicklung einer Lungenfibrose bei ausgedehnter pulmonaler Metastasierung. Einzige **absolute Kontraindikation** für die ^{131}I-Therapie ist die Gravidität. Nach Radiojodtherapie sollte eine Schwangerschaft für etwa 6–12 Monate vermieden werden (keine erhöhte Missbildungsrate, aber erhöhte Früh-/Fehlgeburtlichkeit). Bei Männern wird ein Konzeptionsschutz über 4 Monate empfohlen.

Levothyroxintherapie: TSH-Suppression vs. Levothyroxinsubstitution

Nach totaler Thyreoidektomie ist eine lebenslange Schilddrüsenhormontherapie erforderlich, die in der Regel als Levothyroxin-Monotherapie (LT 4) erfolgt. Da TSH das Wachstum von verbliebenen DTC-Zellen begünstigen könnte, ist die LT 4-Dosierung initial so zu wählen, dass eine TSH-Suppression erzielt wird. Eine fT 3-Erhöhung ist dabei zu vermeiden. Die LT 4-Medikation erfolgt gewichtsadaptiert mit einer Dosis von 2 µg/kg Körpergewicht. Die Schilddrüsenfunktion (TSH, fT 4, fT 3) sollte nach etwa 6–8-wöchiger Therapie überprüft und die Medikation angepasst werden.

Eine TSH-Suppression < 0,1 mU/l wird aktuell nur noch für Hochrisiko-Patienten bzw. für Patienten mit persistierender Erkrankung empfohlen. Bei diesen Patienten führt die TSH-Suppression zu einer Verbesserung der Prognose. Über die optimale Dauer der TSH-Suppression liegen keine evidenzbasierten Daten vor. Für Niedrigrisiko-Patienten ist der Nutzen einer TSH-Suppression hingegen nicht belegt. Bei fehlendem Nachweis einer Erkrankung im Verlauf wird bei diesen Patienten ein TSH im unteren Normbereich als ausreichend angesehen.

Eine mögliche Vorgehensweise zur TSH-Zieleinstellung nach Thyreoidektomie und Radiojodablation zeigt ▸ Tab. 3.20.

Merke **M!**

Individuelle patientenbezogene Faktoren wie eine kardiale Begleiterkrankung und das Vorliegen einer Osteopenie/-porose sollten bei der Schilddrüsenhormontherapie immer berücksichtigt und gegen das Rezidivrisiko abgewogen werden. Bei postoperativ diagnostizierten inzidentellen papillären Mikrokarzinomen gelten allgemeine Grundsätze der Schilddrüsenhormonsubstitution.

Nachsorge

Bei leitliniengerechter Therapie unterscheidet sich die Lebenserwartung der meisten DTC-Patienten (Stadien pT 1–3, pN0–1, M0) nicht von der der Allgemeinbevölkerung. Die kumulative Rezidivrate beträgt aber bis zu 30 %. Da Rezidive auch nach Jahrzehnten auftreten können, werden Nachsorgeuntersuchungen lebenslang empfohlen (mindestens 30 Jahre lang). Initial sollten Kontrollen etwa halbjährlich erfolgen (bis zu ca. 5 Jahre), bei unauffälligem Verlauf und ohne erhöhtes Risiko sind anschließend jährliche Kontrollen ausreichend.

Zentrale Elemente der Nachsorge sind

- klinische Untersuchung,
- Bestimmung des Tumormarker Thyreoglobulin (initial unter TSH-Stimulation, langfristig unter Levothyroxin) einschließlich Tg-Antikörper und Tg-Wiederfindung,
- diagnostische Ganzkörperszintigrafie (obligat 6–12 Monate nach Ersttherapie unter TSH-Stimulation, nachfolgend nur bei Verdacht auf Rezidiv),
- hochauflösende zervikale Sonografie,
- Überprüfung der Levothyroxintherapie (TSH, fT 3, fT 4), insbesondere bei Änderung der Komedikation,
- bei Vorliegen eines postoperativen Hypoparathyreoidismus die Überprüfung der Substitutionstherapie (alle 3–6 Monate auch unabhängig von der DTC-Nachsorge, siehe Kap. Primärer Hyperparathyreoidismus).

Tab. 3.20 TSH-Zieleinstellung nach Thyreoidektomie und Radiojodablation.

	T 1–2 N0 M0	**Rest**
	TSH (mlU/l)	**TSH (mU/l)**
initial	um 0,2	< 0,1
keine Erkrankung nach ^{131}I-Ablation (kein Tg, kein Verdacht in Bildgebung)	unterer Normbereich	5 Jahre um 0,1 dann unterer Normbereich
Karzinom-Persistenz/Rezidiv	< 0,1	

▸ **Tumormarker Thyreoglobulin (Tg).** Nach Schilddrüsenablation (chirurgisch und mittels ^{131}I) dient das Serum-Tg als Tumormarker und ist für die Erkennung von Tumorpersistenz sowie von Rezidiven des DTC eine hochsensitive und hochspezifische Methode. Allerdings unterscheiden sich die verfügbaren Tg-Assays erheblich, deshalb erfordern aussagekräftige Verlaufsserien immer die Messung des Tg-Spiegels mit dem gleichen Assay und im gleichen Labor. Unter dieser Prämisse ist ein Anstieg des Tg-Spiegels im Verlauf (Tg-Dynamik) in der Regel gleichbedeutend mit einem Rezidiv bzw. zunehmender Tumormasse. Die Freisetzung von Tg aus DTC-Zellen unterliegt der Kontrolle durch TSH, die Sensitivität von Tg-Assays verbessert sich somit mit steigendem TSH-Spiegel. Dies gilt insbesondere für ältere Tg-Assays (funktionelle Sensitivität bei ca. 1–2 ng/ml), bei denen unter TSH-Stimulation die Tg-Serumkonzentration 2- bis 15-fach höher liegt als unter TSH-Suppression. Moderne Tg-Assays weisen eine funktionelle Sensitivität von 0,1–0,3 ng/ml auf, ultrasensitive Assays sogar von < 0,1 ng/ml. Im letzteren Fall können Rezidive möglicherweise auch unter suppressiver Levothyroxintherapie zuverlässig frühzeitig erkannt werden. Neben Assay-Spezifikationen müssen für die Interpretation von Tg-Werten weitere Besonderheiten beachtet werden. Falsch negative Befunde können durch Tg-Antikörper entstehen, der Tg-Wiederfindungstest wird zum Ausschluss weiterer Interferenzen eingesetzt. Beide Tests (Tg-Antikörper, Tg-Wiederfindung) sollten bei jeder Serum-Tg-Bestimmung durchgeführt werden. Tg-Antikörper liegen bei etwa 20% aller Schilddrüsenkarzinom-Patienten bei Erstdiagnose des Karzinoms vor. Eine Normalisierung wird in der Regel innerhalb von 2–3 Jahren nach Ersttherapie des Karzinoms beobachtet. Persistieren die Tg-Antikörper oder treten Tg-Antikörper neu auf, ist dies ein Hinweis für eine persistierende bzw. ein Rezidiv der Erkrankung. Sehr selten hingegen beruhen falsch negative Ergebnisse auf einer geringen oder fehlenden Tg-Produktion des Schilddrüsenkarzinoms.

▸ **Hochauflösende zervikale Sonografie.** Die Hals-Sonografie ist ebenso wie die Tg-Bestimmung ein Standardverfahren der Nachsorge und dient der Detektion von lokoregionären Rezidiven. Auch für die Nachsorge sollten Schallköpfe mit hoher Frequenz (7,5–10MHz) verwendet werden. Zur Dignitätsbeurteilung zervikaler Lymphknotenläsionen werden der Solbiati-Index (Verhältnis längster/breitester Durchmesser), die Echogenität, die Echostruktur, die Randbegrenzung sowie die Perfusion herangezogen.

▸ **Diagnostische ^{131}I-Ganzkörperszintigrafie.** Etwa 6–12 Monate nach ablativer ^{131}I-Radiotherapie erfolgt erstmals eine Beurteilung des Behandlungserfolgs. Hierzu wird nach TSH-Stimulation der Tg-Spiegel bestimmt und eine diagnostische ^{131}I-Ganzkörperszintigrafie durchgeführt (▸ Abb. 3.7).

Kriterien für ein krankheitsfreies Stadium 6–12 Monate nach Ersttherapie des DTC (totale Thyreoidektomie ± postoperative Ablation) wurden von ATA und ETA wie folgt definiert:

- kein klinischer Hinweis auf ein Schilddrüsenkarzinom
- kein Hinweis in der Bildgebung (diagnostische Ganzkörperszintigrafie, Ultraschall)
- Tg-Spiegel (unter Suppression und nach TSH-Stimulation) unterhalb der Nachweisgrenze
- Fehlen von Tg-Antikörpern

Diese Patienten weisen unabhängig von ihrer initialen Risikokonstellation zum Zeitpunkt der DTC-Diagnose eine sehr geringe Wahrscheinlichkeit für ein Rezidiv auf, sodass weitere routinemäßige ^{131}I-Ganzkörperszintigrafien nicht erforderlich sind.

Indikationen zu einer erneuten ^{131}I-Ganzkörperszintigrafie sind hingegen der Verdacht auf ein Rezidiv insbesondere bei Anstieg des Tg bzw. bei Neuauftreten von Tg-Antikörpern. In diesen Fällen dient die ^{131}I-Ganzkörperszintigrafie der Lokalisation von jodavidem Tumorge-

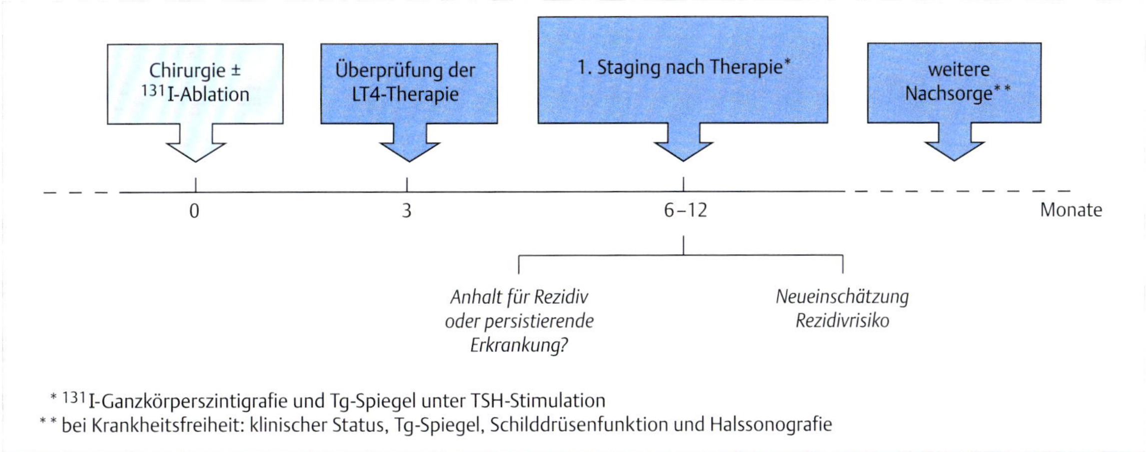

Abb. 3.7 Nachsorge des DTC nach initialer Therapie.

webe und gleichzeitig der Evaluation einer neuerlichen Radiojodtherapie. Zur exakten Planung einer Radiojodtherapie ist, sofern verfügbar, der ^{124}I-PET/CT-Dosimetrie der Vorzug zu geben. Kann bei Hinweis auf ein Rezidiv kein jodspeicherndes Tumorgewebe detektiert werden, so sollte eine Diagnostik zur Suche nach nicht jodspeicherndem Tumorgewebe angeschlossen werden.

▸ **Re-Stratifizierung nach Ersttherapie.** Die aktuellen Empfehlungen der ATA sehen eine Re-Stratifizierung der Schilddrüsenkarzinome in Abhängigkeit vom Behandlungserfolg ein Jahr nach Ersttherapie (totale Thyreoidektomie ± postoperative Ablation) vor. Das veränderte Rezidivrisiko ist in ▸ Abb. 3.8 dargestellt und soll insbesondere dazu dienen, Patienten mit problematischen SD-Karzinomen frühzeitig zu identifizieren und bei der großen Patientengruppe mit sehr geringer Rezidivwahrscheinlichkeit langfristig eine erhöhte therapiebedingte Morbidität (TSH-Suppression!) zu verhindern.

Gering differenziertes Schilddrüsenkarzinom (PDTC)

Das gering differenzierte Schilddrüsenkarzinom geht mit einer ungünstigen Prognose einher (eingeschränkte Resektabilität, initiale Fernmetastasierung, unzureichende oder fehlende Radiojodspeicherung).

Chirurgie

PDTC sollten operativ behandelt werden, wenn folgende Voraussetzungen gegeben sind: Die Läsion ist resektabel, der Patient ist in einem ausreichenden Allgemeinzustand und versteht die Konsequenzen der Operation (z. B. eventuell postoperatives Vorliegen eines permanenten Tracheostomas), es liegen keine progredienten Fernmetastasen vor.

Je nach Situation und Erfahrung können die notwendigen Operationen eine Kooperation verschiedener Subspezialitäten (endokrine Chirurgie, Gefäßchirurgie, Hals-Nasen-Ohren-Heilkunde, plastische Chirurgie, Viszeralchirurgie; in alphabet. Reihenfolge) erfordern.

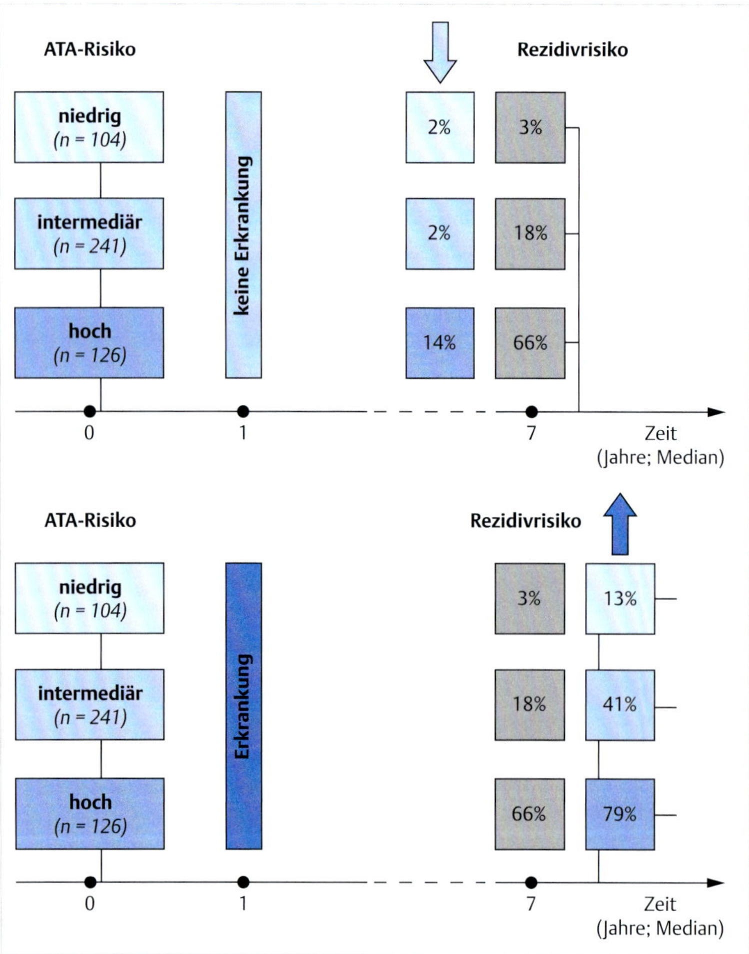

Abb. 3.8 Re-Stratifizierung des DTC nach Therapieansprechen (ATA-Vorschlag) (Quelle: [10]).

Radiojodtherapie

PDTC zeigen meist keine ausreichende Radiojodspeicherung. Dies gilt auch für einige histologische Subtypen des DTC (u. a. onkozytäres Karzinom, großzellige, kolumnärzellige oder diffus sklerosierende Variante des PTC). Bei mutmaßlich jedoch heterogenem Tumorgewebe sollte dennoch immer eine Evaluation hinsichtlich einer Radiojodtherapie erfolgen, um eine nebenwirkungsarme und effektive Behandlungsoption zu nutzen.

Weiteres Vorgehen

Bei nicht resektablem Karzinom und Radiojodrefraktärität sind die Prinzipien für das nicht kurative Schilddrüsenkarzinom zu berücksichtigen (siehe 3.7.6).

Anaplastisches/undifferenziertes Schilddrüsenkarzinom (ATC/UTC)

Das anaplastische Schilddrüsenkarzinom hat eine infauste Prognose und es gibt bislang keinen evidenzbasierten Behandlungsansatz, auch nicht für den seltenen Fall eines primär resektablen ATC. Deshalb sind Aufklärung und die Berücksichtigung des Patientenwunsches nach Therapie oder Best Supportive Care entscheidend.

Chirurgie

▶ **Intrathyreoidales ATC.** Sehr selten wird ein ATC zu einem Zeitpunkt diagnostiziert, bei dem lediglich eine intrathyreoidale Lokalisation vorliegt. In diesen seltenen Fällen wird eine radikale Tumorresektion mit frühpostoperativer Radiatio empfohlen. Bei fast immer unilateralem Befall ist eine totale Thyreoidektomie nicht obligat erforderlich.

▶ **Extrathyreoidales ATC ohne Zervikoviszeralinfiltration.** Wird ein bereits extrathyreoidal vorliegendes ATC als resektabel eingestuft (Fehlen einer (a) Infiltration der A. carotis, (b) Invasion des Aerodigestivtraktes und (c) Ausbreitung in den Substernalraum), wird entweder eine primär radikale Tumorresektion mit frühpostoperativer Radiatio oder alternativ ein neoadjuvantes Konzept (z. B. Radiochemotherapie zum „Downstaging") mit sekundärer Chirurgie empfohlen. Ein sog. „Debulking" sollte vermieden werden.

▶ **Extrathyreoidales ATC mit Zervikoviszeralinfiltration.** Patienten mit einem ATC, welches als irresektabel eingestuft wird, sollten nicht operiert werden. Auch ein „Debulking" wird nicht empfohlen. Ebenso sollte auf die Anlage einer prophylaktischen Tracheotomie verzichtet werden.

Radiochemotherapie

Aufgrund der aggressiven Tumorbiologie wird nach ausführlicher Patientenaufklärung bei Handlungswunsch sowohl nach operativ entferntem als auch bei nicht resektablem ATC eine Bestrahlung ± Chemotherapie befürwortet. Häufig verwendete Zytostatikakombinationen sind Paclitaxel + Carboplatin oder Docetaxel + Doxorubicin. Levothyroxin wird mit dem Ziel einer euthyreoten Stoffwechsellage substituiert. Ein Beispiel für ein ATC-Radiochemotherapie-Protokoll (Universitätsklinikum Essen) ist nachfolgend dargestellt:

- Paclitaxel 50 mg/m^2 + Carboplatin AUC 2 an Tag 1, 8, 15, 22, 29
- Radiatio kum. 59–65 Gy (5 Tage/Woche)
- Fortsetzung der Chemotherapie bei Ansprechen (2. Staging) mit Paclitaxel 200 mg/m^2 an Tag 1, 22, 42 + Carboplatin AUC 6 an Tag 2, 23, 43.

Weiteres Vorgehen

Beim ATC sind in besonderem Maße die Prinzipien für das nicht kurative Schilddrüsenkarzinom zu berücksichtigen (siehe dort). Unbedingt ist eine palliative Versorgung früh sicherzustellen. Wenn Staging-Untersuchungen (vorzugsweise als ^{18}F-FDG-PET/CT) erfolgen, sollten diese engmaschig durchgeführt werden.

In der bislang größten Therapiestudie bei 80 Patienten mit metastasiertem ATC wurde eine Chemotherapie mit Carboplatin und Paclitaxel mit einer Kombinationstherapie aus Carboplatin, Paclitaxel und dem Vascular disrupting Agent Fosbretabulin (nicht zugelassen) verglichen. Dabei konnte ein Benefit hinsichtlich des Gesamtüberlebens (median 5,2 Monate vs. 4,0 Monate), nicht jedoch des progressionsfreien Überlebens, besonders bei jüngeren (< 60 Jahren) und bei operierten Patienten, nachgewiesen werden.

Einzelne Fallberichte beschreiben ein Tumoransprechen durch zielgerichtete Therapien, z. B. mit dem BRAF-Inhibitor Vemurafenib bei Vorliegen einer BRAF-V600E-Mutation und mit dem ALK-Tyrosinkinaseinhibitor Crizotinib bei ALK-Aktivierung im ATC. Für Sorafenib konnte in einer Phase-II-Studie ein partielles Ansprechen bzw. eine Krankheitsstabilisierung über 3–11 Monate bei 7 von 20 Patienten gezeigt werden. Für Deutschland wird derzeit ein Evaluationsprotokoll zur Behandlung des ATC entwickelt, dass voraussichtlich mit Drucklegung des Buches zur Verfügung steht und unter Einbezug der molekularen Pathogenese des ATC neue Therapieoptionen ermöglichen soll (Kontaktadresse: Klinik für Endokrinologie und Stoffwechselerkrankungen, Universitätsklinikum Essen).

Medulläres Schilddrüsenkarzinom (MTC)

Das MTC ist ein neuroendokriner Tumor und unterscheidet sich in der Pathogenese, im Verlauf und der therapeutischen Vorgehensweise grundlegend von den anderen epithelialen Schilddrüsenkarzinomen.

Klinisch und im Behandlungskonzept werden 2 Formen des MTC unterschieden – das sporadische MTC und das hereditäre MTC, mit seinen Varianten MEN-2A, MEN-2B und FMTC.

Ein kurativer Therapieansatz beim MTC ist ausschließlich chirurgisch möglich und nur, wenn keine Fernmetastasen vorliegen. Im letzteren Fall handelt es sich um eine palliative Behandlungssituation.

Präoperative Diagnostik

Bei jedem präoperativen Verdacht auf ein MTC (basaler Calcitonin-Wert > 26 [Frauen] bzw. > 68 pg/ml [Männer]; Calcium-stimuliertes Calcitonin > 79 pg/ml [Frauen] bzw. > 544 pg/ml [Männer]; möglicherweise Procalcitonin als Alternative) ist vor dem chirurgischen Eingriff die Durchführung einer molekularen Diagnostik auf eine RET-Keimbahnmutation obligat (2–5 ml EDTA-Blut). Liegt ein hereditäres MTC vor, ist aufgrund des Risikos einer hypertensiven Krise vor der Operation immer ein Phäochromozytom auszuschließen (Bestimmung der Plasmametanephrine).

Ferner muss für die Therapieplanung (kurativ vs. palliativ; Ausmaß der Chirurgie) präoperativ eine Einschätzung des Tumorstadiums erfolgen. Hierfür ist der basale Calcitonin-Wert hilfreich. Bei basalen Calcitoninwerten < 20 pg/ml (NB < 10 pg/ml) kann von einem Fehlen von Lymphknotenmetastasen ausgegangen werden, bei Werten bis 200 pg/ml können LK-Filiae im zentralen und lateralen Kompartiment vorliegen. Das präoperative MTC-Staging beinhaltet die Halssonografie und bei basalem Calcitoninwert > 400 pg/ml eine multimodale Bildgebung (CT Hals/Thorax, 3-Phasen-CT oder MRT der Leber) zum Ausschluss bzw. Nachweis von Fernmetastasen. Bei basalen Calcitoninwerten > 1000 pg/ml ist chirurgisch selten eine Heilung möglich.

Chirurgie

Als Regeleingriff erfolgt die totale Thyreoidektomie, unabhängig davon, ob es sich um ein sporadisches oder hereditäres medulläres Schilddrüsenkarzinom handelt. Beim erst postoperativen Nachweis eines medullären Schilddrüsenkarzinoms wird in der Regel eine komplettierende totale Thyreoidektomie empfohlen (Ausnahme: sporadisches MTC mit postoperativ nicht nachweisbarem Calcitonin). Darüber hinaus wird bei präoperativen basalen Calcitoninwerten > 20–200 pg/ml (RB < 10 pg/ml) synchron die kompartimentorientierte zentrale und ipsilateral-laterale Lymphknotendissektion empfohlen. Die Indikation zur synchronen Dissektion des kontralateral-lateralen Kompartiments bei Calcitoninwerten > 200 pg/ml muss individuell und unter Berücksichtigung des Patientenwunsches festgelegt werden.

Liegen bereits Fernmetastasen vor, sollte die Indikation zu einer ausgedehnten lokalen Resektion sehr zurückhaltend gestellt werden und das operative Ziel auf die Behandlung einer lokalen Tumorproblematik ausgerichtet sein.

► **Hereditäres MTC – Screening-Patient.** Lediglich bei einem Patient, welcher aufgrund des Vorliegens einer Veranlagung (RET-Keimbahnmutation) zur multiplen endokrinen Neoplasie Typ 2 (MEN-2) operiert wird, kann das Ausmaß der Lymphknotendissektion von o. g. Empfehlungen abweichen. Da nachgewiesen wurde, dass die Wahrscheinlichkeit einer Lymphknotenmetastasierung bei einem präoperativ normalen basalen Calcitoninwert (NB < 10pg/ml) sehr unwahrscheinlich ist, kann in diesen Fällen auf eine Lymphknotendissektion verzichtet werden. Hingegen ist die totale Thyreoidektomie bei hereditärem MTC obligat.

Bei der sog. „prophylaktischen Thyreoidektomie" richtet sich der Zeitpunkt der Operation nach der RET-Keimbahnmutation und dem Alter des Patienten, ggf. auch nach dem Calcitoninwert (siehe Kap. 16.1). Die Operation sollte möglichst vor der frühesten in der Literatur beschriebenen MTC-Manifestion des jeweiligen RET-Genotyps erfolgen. Bei der häufigsten RET-Keimbahnmutation im Codon 634 wird z. B. die prophylaktische Thyreoidektomie im Vorschulalter empfohlen.

Nachsorge

Die Nachsorge sollte initial etwa 3 Monate nach chirurgischer Therapie erfolgen (► Abb. 3.9).

Zentrale Elemente der MTC-Nachsorge sind

- klinische Untersuchung,
- Bestimmung der Tumormarker Calcitonin und CEA,
- hochauflösende zervikale Sonografie,
- Einleitung und Überprüfung der Levothyroxinsubstitution (Ziel: TSH im NB),
- Therapie eines postoperativen Hypoparathyreoidismus, siehe Primärer Hyperparathyreoidismus.

Folgende Kriterien zeigen eine **biochemische Heilung** an:

- kein klinischer Hinweis auf ein MTC
- kein Hinweis in der Halssonografie
- Calcitoninspiegel wiederholt unterhalb der Nachweisgrenze des Assays (optional nicht stimulierbar)
- CEA im Normbereich

Liegt ein hereditäres MTC vor, sind Besonderheiten zu beachten. Etwa 50 % der Patienten mit MEN-2A/B entwickeln Phäochromozytome (im Verlauf bilateral und multizentrisch) und bei etwa 10–20 % der MEN-2A-Patienten treten eine Nebenschilddrüsenhyperplasie oder multiple NSD-Adenome auf. Oftmals liegt keine typische klinische Symptomatik vor. Für das Management der MEN-2-assoziierten endokrinen Neoplasien und weiterer MEN-2-Manifestationen wird auf das Kapitel 16.1.2 verwiesen. Bei allen erstgradigen Verwandten eines Patienten mit neu diagnostiziertem hereditären MTC wird ein Screening auf das Vorliegen einer RET-Keimbahnmutation empfohlen.

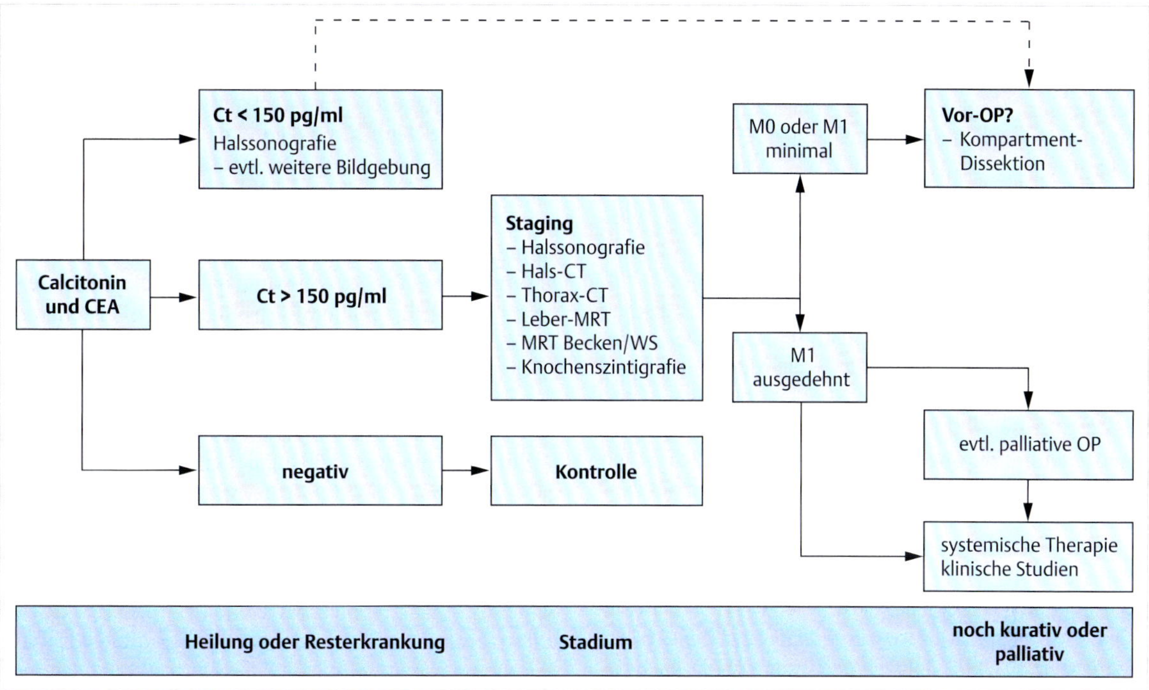

Abb. 3.9 Nachsorge des MTC nach initialer Therapie.

Vorgehen bei persistierender Erkrankung

Ist postoperativ eine residuelle Erkrankung nachweisbar (klinisch, sonografisch, erhöhte Tumormarker), erfolgt eine erneute Einschätzung des MTC-Stadiums. Hierbei kommt der Höhe der postoperativen Calcitoninspiegel erneut eine besondere Bedeutung zu. Bei postoperativen basalen Calcitoninspiegeln > 150pg/ml (NB < 10pg/ml) kann bereits eine Fernmetastasierung vorliegen. ▶ Abb. 3.9 zeigt die Entscheidungswege der calcitoninbasierten MTC-Nachsorge entsprechend der ATA-Empfehlungen. Als prognostisch wichtigste Frage ist zu verifizieren, dass zuvor eine leitliniengerechte chirurgische Therapie erfolgte. Eine Heilung des MTC ist nur chirurgisch möglich, deshalb sollten MTC-Patienten ausschließlich von in der Behandlung der Erkrankung erfahrenen Chirurgen operiert werden.

Besteht keine Indikation zu einer Komplettierungsoperation, wird bei persistierender Erkrankung zunächst die Tumorbiologie anhand der Verdopplungszeit der Tumormarker Calcitonin und CEA (Anstieg v. a. bei Dedifferenzierung) eingeschätzt. Für beide Tumormarker zeigen Verdopplungszeiten < 6 Monaten eine schlechte, Verdopplungszeiten > 2 Jahren eine günstige Prognose an. Patienten mit Calcitonin-Verdopplungszeiten > 2 Jahren und fehlendem morphologischem Tumornachweis in der Bildgebung haben eine sehr gute Prognose.

Kontrollintervalle bei persistierender Erkrankung hängen somit von der Verdopplungszeit, der Dynamik der Tumormarker im Verlauf (**cave:** schwankende Calcitoninwerte durch unterschiedliche Transportzeiten ins Labor) und bei Nachweis von Fernmetastasen von der Tumorlast ab. Demzufolge variieren Nachsorge-Intervalle beim persistierenden MTC patientenbezogen meist zwischen 3 und 12 Monaten. Die Indikation und Besonderheiten der seit 2012 zugelassenen systemischen Therapie bei aggressiven MTC-Verläufen werden weiter unten dargestellt.

3.7.6 Vorgehen beim fortgeschrittenen, nicht kurativ behandelbaren Schilddrüsenkarzinom

Patienten mit nicht kurativ behandelbarem Schilddrüsenkarzinom (radiojodrefraktäre DTC und PDTC, ATC, MTC mit Fernmetastasen) sollten unbedingt an einem Zentrum mit spezieller Expertise in der Schilddrüsenkarzinomtherapie vorgestellt werden; die weitere Therapie sollte in Absprache mit dem Zentrum erfolgen. Das interdisziplinäre Tumorboard ist in diesen Fällen unbedingt um ergänzende Fachdisziplinen (Onkologie, Palliativmedizin, Radiotherapie; in alphabet. Reihenfolge, und ggf. weitere Fächer) zu erweitern. Für kein Therapieverfahren ist bislang eine Verlängerung des Gesamtüberlebens der Patienten nachgewiesen. Gleichzeitig sind Schilddrüsenkarzinome in ihrem Verlauf sehr heterogen und oft über Jahre indolent (Ausnahme ATC).

Praxis

Zu berücksichtigen sind deshalb bei Therapieempfehlungen immer Tumorbiologie, Lebensqualität, Komorbiditäten und der individuelle Behandlungswunsch des Patienten.

Jodrefraktäres DTC und PDTC

Jodrefraktärität beschreibt einen funktionellen Zustand, bei dem ein Schilddrüsenkarzinom und/oder Metastasen keine therapeutisch nutzbare Anreicherung von ^{131}I zeigen. Eine sekundäre Jodrefraktärität tritt bei etwa 5–10 % der differenzierten Schilddrüsenkarzinome ein und zeigt eine Dedifferenzierung an, die mit einer deutlichen Verschlechterung der Prognose einhergeht. Die genaue Definition von „Jodrefraktärität" wird kontrovers diskutiert. In klinischen Studien wird „jodrefraktär" z. B. bei morphologischem Nachweis einer Läsion ohne Radiojodspeicherung in der Radiojoddiagnostik (jodarme Diät, ausreichende TSH-Stimulation vorausgesetzt) bzw. bei Größenprogredienz (CT/MRT-Bildgebung) einer Läsion nach Radiojodtherapie in den letzten 12 Monaten bzw. bei persistierender Erkrankung nach Radiojodtherapie mit einer Gesamtdosis > 22GBq verwendet.

Liegt ein radiojodrefraktäres DTC oder PDTC vor, muss für die weitere Therapieplanung

- die Tumorausbreitung ([lokal] fortgeschrittener Tumor mit drohenden Lokalkomplikationen bzw. organspezifischen Komplikationen),
- die Tumorbiologie (Metastasenwachstum, Auftretung neuer Metastasen)

eingeschätzt werden. Hierfür ist der Einsatz multimodaler Bildgebung (insbesondere CT Hals/Thorax, 3-Phasen-CT oder MRT Leber, MRT der Wirbelsäule) erforderlich. Eine besondere Bedeutung spielt dabei das ^{18}F-FDG-PET/CT, über dessen funktionelle Komponente auch eine prognostisch aussagekräftige Einschätzung der Tumorlast möglich ist (ungünstige Prognose bei erhöhtem Glukose-Uptake). Analog zu anderen Karzinomen wird die Tumorbiologie anhand von RECIST im Verlauf eingeschätzt.

Nach derzeitigem Kenntnisstand und Design medikamentöser Therapiestudien werden folgende Situationen als **Behandlungsindikation** gesehen:

- bestehende oder drohende Lokalsymptomatik (Trachealinfiltration, Ösophagus-/Trachealkompression) und organspezifische Komplikationen bei Fernmetastasen (Leber, Lunge, Knochen, ZNS)
- klinische Beschwerden bei großer Tumorlast
- aggressive Tumorbiologie (Progress nach RECIST)

Therapeutisch können lokale Therapieverfahren (z. B. Bestrahlung, Kyphoplastie, lokal ablative Verfahren, Chirurgie) und/oder systemische Therapieverfahren (medikamentös, optional Radiopeptidrezeptortherapie bei SSTR-Expression z. B. im DOTATOC-PET/CT) zur Anwendung kommen.

Für die systemische medikamentöse Therapie des nichtmedullären Schilddrüsenkarzinoms war in Deutschland bis vor kurzem nur die Chemotherapie mit Doxorubicin zugelassen. Aufgrund des schlechten Therapieansprechens sollte diese nicht mehr verordnet werden. Seit Sommer 2014 steht mit Sorafenib ein erster **Thyrosinkinaseinhibitor** (TKI) zur Therapie des radiojodrefraktären nicht-medullären Schilddrüsenkarzinoms zur Verfügung. Die Zulassung erfolgte auf der Basis der DECISION-Studie, in der Sorafenib bei 417 Patienten mit progredientem radiojodrefraktärem Schilddrüsenkarzinom untersucht wurde. Das mediane progressionsfreie Überleben (PFS) lag im Sorafenib-Arm (800 mg/d) bei 10,8 Monaten versus 5,8 Monaten im Placebo-Arm. Aktuell liegen Ergebnisse einer weiteren Phase III-Studie mit dem TKI Lenvatinib vor: In der SELECT-Studie wurde Levatinib (24 mg/d) bei 392 Patienten mit progredientem radiojodrefraktärem Schilddrüsenkarzinom untersucht. Das mediane PFS lag unter Levatinib bei 18,3 Monaten vs. 3,6 Monaten unter Placebo. Auch hier wird eine Zulassung erwartet. Für verschiedene, teils unter anderen onkologischen Indikationen in Deutschland zugelassene TKI (u. a. Axitinib, Cabozantinib, Pazopanib, Sunitinib, Vandetanib; in alphabetischer Reihenfolge) liegen Daten aus Phase I- und II-Studien für das radiojodrefraktäre Schilddrüsenkarzinom (▸ Tab. 3.21) vor. Die molekular zielgerichteten Therapien sind darauf ausgerichtet, spezifisch aktivierte Signalwege (MAPK und/oder PI3K/AKT Kaskade) im Tumor zu antagonisieren. Die meisten TKI inhibieren auch die VEGF-Signaltransduktion, so dass zusätzlich eine antiangiogenetische Behandlungskomponente besteht (= Multikinaseinhibitoren).

Perspektive

Zusätzlich zeichnet sich für die **Redifferenzierungstherapie** bei jodrefraktären differenzierten Schilddrüsenkarzinomen eine vorsichtige Renaissance ab, nachdem sich die frühere Retinsäuretherapie als nicht zuverlässig wirksam erweisen hat. In einer „Proof-of-Concept"-Studie wurde bei 12 von 20 Patienten mit radiojodrefraktärem PTC oder PDTC nach Vorbehandlung mit dem MEK1/2-Inhibitor Selumetinib (2 × 75 mg/d über 4 Wochen) wieder ein Radiojod-Uptake erreicht, der in 8 Patienten für die Durchführung einer Radiojodtherapie ausreichend war. Prinzipiell sollte eine Redifferenzierungstherapie auch unter anderen BRAF- oder MEK-Inhibitoren möglich sein, sodass sich durch die molekulargenetisch determinierte Behandlung wahrscheinlich interessante Therapieoptionen in der Zukunft ergeben werden.

Tab. 3.21 Studien und Wirksamkeit (progressionsfreies Überleben, Median) von Tyrosinkinaseinhibitoren beim DTC (Quelle: [1], [9]).

	Ziele	Patienten (n)	PR (%)	SD > 6 Monate (%)	medianes PFS (Monate)	medianes OS (Monate)	Dosisreduktion wegen Nebenwirkungen (%)
Vandetanib							
Leboulleux et al. 2012	KDR, FLT 4, RET, EGFR	145	< 5	56	11 (Vandetanib) vs. 5,9 (Placebo)	> 27	38
Sorafenib							
Gupta-Abramson et al. 2008	KDR, FLT 4, RET, BRAF	30	23	53	20	NE	47
Kloos et al. 2009		41	15	56	15	23	52
Hoftijzer et al. 2009		32	25	34	13,5	NE	66
Ahmed et al. 2011		19	18	82	> 24	NE	79
Brose et al. 2014		417	12	42	10,8 (Sorafaib) vs. 5,8 (Placebo)	NE	64 (vs. 9 unter Placebo)
Motesanib							
Sherman et al. 2008	FTL 1, KDR, FLT 4, PDGFR, KIT	93	14	35	9	NE	–
Axitinib							
Cohen et al. 2008	FTL 1, KDR, FLT 4	45	31	46	18,1	> 36	38
Sunitinib							
Carr et al. 2010	FTL 1, KDR, FLT 4, RET	28	29	50	12,8	> 24	60
Pazopanib							
Bible et al. 2010	FTL 1, KDR, FLT 4, PDGFR, KIT	37	49		11,7	> 24	43
Lenvatinib[1]							
Schlumberger et al. 2014	FTL 1, KDR, FLT 4, PDGFR, FGFR	392	63	23	18,3 (Lenvatinib) vs. 3,6 (Placebo)	NE	68 (vs. 5 unter Placebo)
Cabozantinib							
Cabanillas et al. 2012	KDR, MET, RET	15	53	40	not reached		–

PR: partial response (= partielles Ansprechen); SD: stable disease (= stabile Erkrankung); PFS: progression-free survival (= progressionsfreies Überleben); OS: overall survival (= Gesamtüberleben); NE: not estimated (= nicht berechnet)
[1]Die Phase-3-Studie zu Lenvatinib ist abgeschlossen.

Vorgehen beim aggressiven medullären Schilddrüsenkarzinom

Indikationen für eine lokale und/oder systemische Behandlung des metastasierten MTC werden analog zur Situation in radiojodrefraktären DTC und PDTC gesehen. Ein früher Indikator für einen aggressiven Verlauf ist eine kurze Calcitonin- und/oder CEA-Verdopplungszeit.

Eine klassische Chemotherapie wird bei MTC heute nicht mehr empfohlen. Auf der Basis von Phase-III-Studien sind inzwischen 2 **Tyrosinkinaseinhibitoren** Vandetanib (seit 2012) und Cabozantinib (seit 2014) in Deutschland zugelassen. Beide antagonisieren die RET-Signaltransduktion im MTC und inhibieren u. a. den VEGF-Rezeptor. In der ZETA-Studie wurden insgesamt 331 Patienten mit lokal fortgeschrittenem und/oder metastasiertem medullärem Schilddrüsenkarzinom mit Vandetanib (300 mg/d) oder Placebo behandelt. Das kalkulierte mediane PFS lag in der Vandetanib-Gruppe bei 30,5 Monaten vs. 19,9 Monaten im Placebo-Arm. In der EXAM-Studie wurden insgesamt 330 Patienten randomisiert und entweder mit Cabozantinib (140 mg/d) oder Placebo therapiert. Es wurden nur Patienten mit einem radiologischen Progress nach RECIST eingeschlossen, ein Cross-Over in den Verumarm war nicht möglich. Unter Cabozantinib lag das mediane PFS bei 11,2 Monaten vs. 4,0 Monaten in der Placebo-Gruppe. Aufgrund der unterschiedlichen Patientenpopulationen und Einschlusskriterien sind die Daten in Bezug auf mögliche Unterschiede in der Therapiewirksamkeit beider TKI nicht vergleichbar. Als Alternative zur medikamentösen Therapie kann bei Nachweis einer ausreichenden SSTR-Expression auch beim MTC eine Radiopeptidrezeptortherapie erwogen werden.

Besonderheiten der molekular-zielgerichteten Therapie beim fortgeschrittenen Schilddrüsenkarzinom

Nach heutigem Kenntnisstand wird als wesentliches Ergebnis der TKI-Therapie eine Krankheitsstabilisierung erreicht, die sich im Median über Monate erstreckt. Es handelt sich somit immer um ein palliatives Therapiekonzept und für keine Substanz ist bislang eine Verlängerung des Gesamtüberlebens nachgewiesen. Im Falle des Progresses wird derzeit am ehesten ein Wechsel des TKI empfohlen. Bei fehlenden Zulassungen und oft langwierigen und variablen Genehmigungsverfahren durch die Kostenträger ist dies u. U. problematisch.

Unter TKI-Therapie ist bei einem hohen Prozentsatz der Schilddrüsenkarzinom-Patienten (10–97 %) mit **Nebenwirkungen** zu rechnen. Diese betreffen insbesondere die Haut (Lichtempfindlichkeit, Exantheme, Akne, Hand-Fuß-Syndrom) und den Gastrointestinaltrakt (Diarrhoe, Nausea). Weitere häufige, substanzabhängige Nebenwirkungen sind u. a. arterielle Hypertonie, Fatigue und QT-Zeitverlängerung. Darüber hinaus muss die Levothyroxindosis überprüft und ggf. angepasst werden (Inhibition der LT4-Resorption und veränderter LT4-Metabolismus unter TKI).

Die Behandlung des fortgeschrittenen Schilddrüsenkarzinoms mit molekular-zielgerichteten Substanzen erfordert besondere Rahmenbedingungen, u. a.

- Erfahrung in der Schilddrüsenkarzinom-Therapie,
- ein Betreuungsteam mit Erfahrungen des Nebenwirkungsmanagements,
- ein zuverlässiger, aufgeklärter Patient in ausreichendem Allgemeinzustand mit Therapiewunsch,
- eine regelmäßige Überprüfung des Therapieansprechens.

Da es sich um eine palliative Behandlungssituation handelt, ist die Beachtung dieser Rahmenbedingungen besonders wichtig.

> **Merke** **M!**
>
> Ungeachtet neuer Zulassungsverfahren sollten Patienten unbedingt in spezialisierten Zentren betreut werden und der Einschluss in neue Therapiestudien angeboten werden (weitere Informationen: http://clinicaltrials.gov/).

3.7.7 Literatur

[1] Brose MS, Nutting CM, Jarzab B et al. Sorafenib in radioactive iodine-refractory, locally advanced or metastatic differentiated thyroid cancer: a randomised, double-blind, phase 3 trial. Lancet 2014; 384: 319–328

[2] Cooper DS, Doherty GM, Haugen BR et al. Revised American Thyroid Association management guidelines for patients with thyroid nodules and differentiated thyroid cancer. American Thyroid Association (ATA) Guidelines Taskforce on Thyroid Nodules and differentiated Thyroid Cancer. Thyroid 2009; 19 (11): 1167–1214

Kommentar: Ein Update wurde in 2014 fertiggestellt. Die Publikation wird für 2014/2015 erwartet.

[3] Dietlein M, Luster M, Reiners C. Differenziertes Schilddrüsenkarzinom: Behandlungskorridore und interdisziplinäre Konzepte. Thieme Refresher Onkologie 2013; 5: R1–R32

Kommentar: sehr empfehlenswerter nuklearmedizinischer Übersichtsartikel zum DTC.

[4] Dralle H, Musholt TJ, Schabram J et al. German Societies of General and Visceral Surgery; Endocrinology; Nuclear Medicine; Pathology; Radiooncology; Oncological Hematology; and the German Thyroid Cancer Patient Support Organization. German Association of Endocrine Surgeons practice guideline for the surgical management of malignant thyroid tumors. Ohne Schilddrüse leben e. V. Langenbecks Arch Surg 2013; 398 (3): 347–375

Kommentar: aktuelle S2-Leitlinie zur chirurgischen Therapie von Schilddrüsenmalignomen; sehr konzise, ausgewogene und interdisziplinäre Betrachtung der chirurgischen Therapieverfahren.

[5] Elisei R, Alevizaki M, Conte-Devolx B et al. 2012 European Thyroid Association Guidelines for genetic testing and its clinical consequences in medullary thyroid cancer. Eur Thyroid J 2012; 1: 216–231

[6] Kloos RT, Eng C, Evans DB et al.; American Thyroid Association Guidelines Task Force. Medullary thyroid cancer: management guidelines of the American Thyroid Association. Thyroid 2009; 19 (6): 565–612

Kommentar: Ein Update wird derzeit fertiggestellt. Die Publikation wird für 2014/2015 erwartet.

[7] McLeod DS, Sawka AM, Cooper DS. Controversies in primary treatment of low-risk papillary thyroid cancer. Lancet 2013; 381 (9871): 1046–1057

Kommentar: hochaktuelle, sehr empfehlenswerte Übersicht zu den Herausforderungen in der Behandlung des häufigsten Schilddrüsenkarzinoms.

[8] Schlumberger M, Dralle H, Jarzab B et al.; European Task Force. 2012 European Association guidelines for metastatic medullary thyroid cancer. Eur Thyroid J 2012; 1: 5–14

Kommentar: Expertenkonsortien der Europäischen Schilddrüsengesellschaft (ETA), welche die besondere Rolle der Genetik beim MTC definieren und die Behandlungspfade bei metastasiertem MTC aufzeigen.

[9] Schlumberger M, Tahara M, Wirth LJ et al. A phase 3, multicenter, double-blind, placebo-controlled trial of lenvatinib (E7080) in patients with ^{131}I-refractory differentiated thyroid cancer (SELECT). J Clin Oncol 32: 5s

[10] Schmid KW. Pathogenese, Klassifikation undd Histologie von Schilddrüsenkarzinomen. Onkologe 2010; 16: 644–656

[11] Smallridge RC, Ain KB, Asa SL et al.; American Thyroid Association Anaplastic Thyroid Cancer Guidelines Taskforce. American Thyroid Association guidelines for management of patients with anaplastic thyroid cancer. Thyroid 2012; 22 (11): 1104–1139

[12] Tuttle RM, Tala H, Shah J et al. Estimating risk of recurrence in differentiated thyroid cancer after total thyroidectomy and radioactive iodine remnant ablation: using response to therapy variables to modify the initial risk estimates predicted by the new American Thyroid Association staging system. Thyroid 2010; 20: 1341–1349

[13] Wells SA Jr, Santoro M. Update: the status of clinical trials with kinase inhibitors in thyroid cancer. J Clin Endocrinol Metab 2014; 99 (5): 1543–1555

Kommentar: herausragende Übersichten zur molekularen Pathogenese und zu molekular-zielgerichteten Therapien beim Schilddrüsenkarzinom.

[14] Xing M, Haugen BR, Schlumberger M. Progress in molecular-based management of differentiated thyroid cancer. Lancet 2013; 381 (9871): 1058–1069

3.8 Schilddrüse – physiologische Regulation und Umweltfaktoren

J. Köhrle

3.8.1 Physiologische Regulation der Schilddrüse

Die Hypothalamus-Hypophysen-Schilddrüsen-Peripherie (HPTP)-Achse wird vorwiegend durch negatives Feedback der Schilddrüsenhormone (Thyroid Hormones, TH) T4 und T3 reguliert. T4 und T3 steuern die Entwicklung des Gehirns, die normale Zelldifferenzierung und das Wachstum des Körpers sowie die meisten anabolen und katabolen Reaktionen des Energie- und Strukturstoffwechsels im kindlichen, erwachsenen und alternden Menschen. Die lokale Wirkung der systemisch zirkulierenden, im Blut an Verteilungsproteine gebundenen TH wird zellspezifisch durch TH-Transmembrantransporter, intrazelluläre Deiodasen, TH-metabolisierende Enzyme und TH-Rezeptoren vermittelt.

Synthese, Stoffwechsel und zelluläre Wirkung der TH werden nachhaltig durch verschiedene Umweltfaktoren beeinflusst. Die Verfügbarkeit einer ausreichenden Menge der essenziellen Spurenelemente Jod, Selen und Eisen ist eine erste Grundvoraussetzung für eine adäquate Biosynthese und Speicherung von TH in den funktionellen angiofollikulären Einheiten der größten endokrinen Drüse des Menschen. TH werden durch Verteilungs- und Bindungsproteine im Blut an ihre Zielzellen gebracht und dort von spezifischen Membrantransportern zu ihren intrazellulären Rezeptoren und Stoffwechselenzymen geliefert.

TH sind als jodierte Derivate der aromatischen Aminosäure Tyrosin bei physiologischem pH geladene Moleküle und benötigen deshalb für ihren Transport durch zelluläre Membranen wie alle anderen Ionen, Säuren, Basen und Aminosäuren Transmembrantransporter, von denen einige in der letzten Dekade identifiziert wurden. Zu diesen **TH-Transmembrantransportern** (**THTT**) zählen

- der T3 und T4-Transporter MCT8,
- der T3 und T4-Transporter MCT10,
- der endotheliale T4-Transporter OATP1c1,
- LAT1 und LAT2.

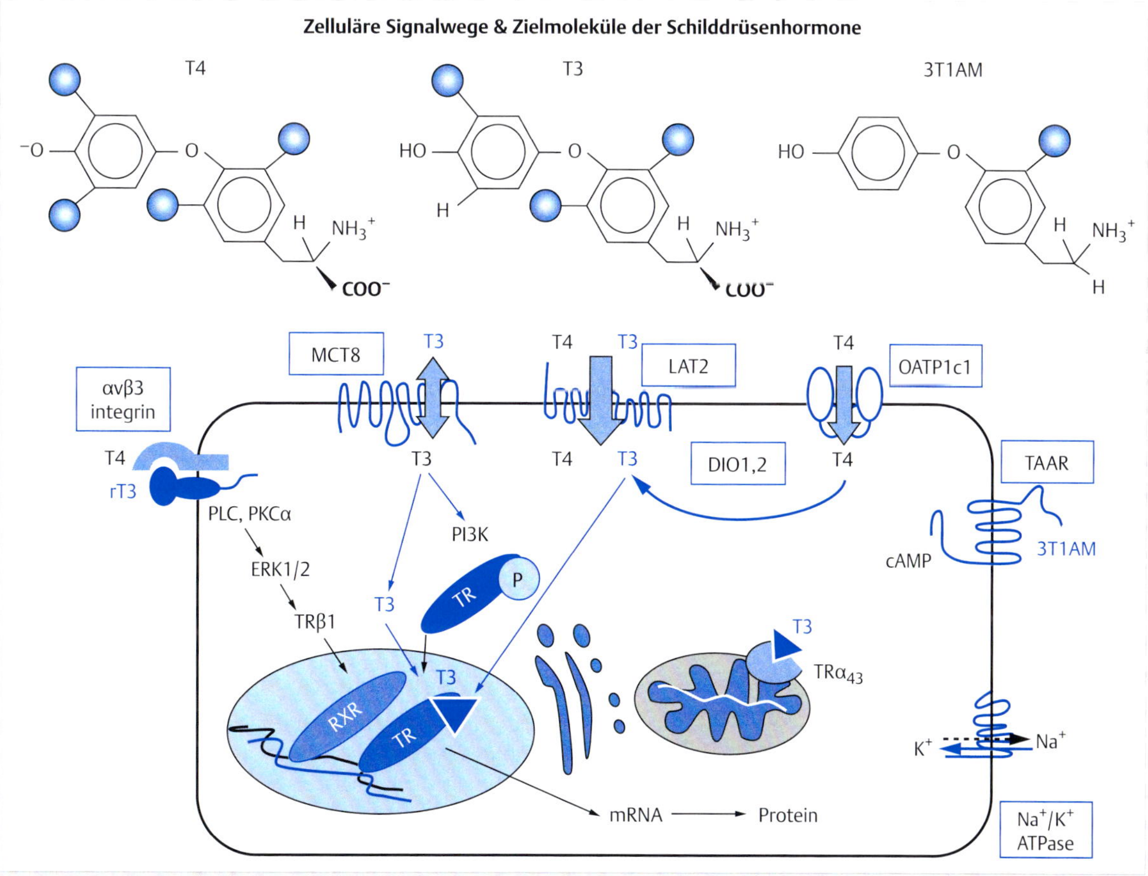

Abb. 3.10 Zelluläre Signalwege und Zielmoleküle der Schilddrüsenhormone.

3

Diese THTT weisen unterschiedliche Substratpräferenzen für T 4, T 3, rT 3 und TH-Metabolite auf, zeigen entwicklungs- und zellspezifische Expressionsmuster, sind am Export und Import von TH beteiligt und die meisten von ihnen transportieren auch andere strukturverwandte Ionen. X-chromosomal lokalisierte Mutationen des wichtigsten T 3-Transporters MCT 8 wurden 2004 erstmals beschrieben und mittlerweile in mehr als 100 Familien gefunden, in denen die männlichen Betroffenen komplexe phänotypische Merkmale des **Allan-Herndon-Dudley-Syndroms (AHDS)** in unterschiedlich schwerer Manifestation aufweisen – z. B. neurologische Entwicklungsstörungen, psychomotorische Retardierung und Muskelhypotonie. Auffällig sind die Serum-TH-Parameter dieser Patienten mit erhöhten T 3-Konzentrationen sowie normalen bis erniedrigten TSH- und T 4-Werten. Symptomatische Behandlung mit dem T 3-Analogon DITPA, das von anderen THTT transportiert wird, lindert manche der Symptome, die eine Mischung von Zeichen einer Hypothyreose (ZNS) als auch Hyperthyreose (Leber, Skelettmuskel) darstellen. Vermutlich werden die (irreversiblen) Entwicklungsstörungen der MCT 8-Patienten durch beeinträchtigten T 3-Transport in bestimmte Neurone während der Embryonalentwicklung des Gehirns in utero hervorgerufen, die während der ersten 4 Schwangerschaftsmonate von der intakten maternalen Schilddrüsenfunktion abhängig ist, bis die fetale TH-Achse ihre Funktion aufnimmt. In diesem Zeitfenster ist das fetale Gehirn auch sehr sensitiv für andere Störfaktoren, welche die Synthese, Freisetzung, Transport, Verstoffwechselung, Wirkung und Homöostase der TH beeinflussen können, z. B. endokrine Disruptoren (ED). Auch medikamentös induzierte Schilddrüsenfunktionsänderungen können durch Beeinflussung der Funktion der THTT verursacht werden, wie für die adverse Wirkung von Tyrosinkinaseinhibitoren und Antidepressiva gezeigt wurde, die den T 3-Transport durch MCT 8 hemmen. Ob der TH-Status direkt die Expression und Funktion einzelner THTT verändert, muss ebenso noch geklärt werden wie die Frage, welche Umweltfaktoren die MCT 8-vermittelte T 3-Freisetzung aus der Schilddrüse selbst oder die TH-Aufnahme in Zielzellen durch verschiedene THTT stören.

Die aufgrund der TH-Struktur naheliegende Entdeckung der THTT für Freisetzung und Aufnahme der TH hat in der letzten Dekade das Konzept der systemischen und zellulären TH-Wirkung revolutioniert und gleichzeitig die enorme lokale Adaptionsfähigkeit des TH-abhängigen Organ- und Zellsystems in den Vordergrund gerückt. Systemisch im Blut oder anderen Körperflüssigkeiten gemessene Schilddrüsenhormonkonzentrationen, totale oder freie T 4- und T 3-Werte haben wohl nur begrenzte Aussagekraft über lokale Bioverfügbarkeit und Wirkung insbesondere des thyromimetisch aktiven T 3, dessen Konzentration an T 3-Rezeptoren in Zielzellen zellspezifisch von der Funktion dort exprimierter THTT, Deiodasen und anderer metabolisierender Enzyme abhängig ist.

Praxis

Trotzdem bleiben Serum-TSH – als bester integraler Biomarker des Status der TH-Achse durch negatives TH-Feedback reguliert – zusammen mit dem totalen Serum-T 4 die wichtigsten Parameter zur Diagnose und Therapie von Störungen der TH-Achse, solange keine gewebespezifischen „Biomarker“ der zellulären Wirkung von T 3 und der anderen TH-Metabolite verfügbar sind.

Der intrazelluläre TH-Stoffwechsel erfolgt vorwiegend durch selenocysteinhaltige **Deiodasen** (Dio), redoxregulierte Enzyme in Zielzellen der TH-Wirkung, welche durch lokale Aktivierung oder Inaktivierung von TH die Verfügbarkeit des wichtigsten Liganden, d. h. T 3, für die TH-Rezeptoren (TR) kontrollieren [3]. Ein adäquater Selenstatus ist nur in wenigen Fällen (z. B. total parenterale Ernährung, PKU-Diät, Sepsis) ein limitierender Faktor der lokalen Deiodaseaktivitäten, hat jedoch eine bedeutende Schutzfunktion für eine adäquate TH-Hormonsynthese und Aufrechterhaltung der Integrität der Schilddrüsenfunktion, z. B. bei Autoimmunerkrankungen (Morbus Basedow und Autoimmunthyreoidits).

Neben der **TH-Dejodierung** stellen **Konjugationsreaktionen** durch Sulfatierung oder Glucuronidierung der phenolischen OH-Gruppe der TH weitere wichtige Eliminations- und Abbauwege der TH dar. Konjugierte TH sind besser wasserlösliche Metabolite und unterliegen einer enterohepatischen Zirkulation, da intestinale Mikrobiota TH-Konjugate wieder hydrolysieren und für die intestinale Resorption verfügbar machen können. Störungen der enterohepatischen Zirkulation konjugierter TH durch pharmakainduzierte Veränderung der Aktivität von Sulfatasen und Glucuronidasen der Mikrobiota oder des Wirts sind häufig (z. B. antiinflammatorische Substanzen, Schlafmittel, Antibiotika oder Psychopharmaka). Neben direkten Kompetitionen bzw. Enzyminduktionen ist auch die Beeinflussung des Cytochrome P450 Drug metabolising Systems relevant, das über den von Schilddrüsenhormonen beeinflussten Transkriptionsfaktor CAR (Constitutive Androstane Receptor) kontrolliert wird.

Deiodasen und die anderen TH-metabolisierenden Enzyme ermöglichen ein zellspezifisches intrazelluläres „Feintuning“ zwischen dem klassischen thyromimetisch aktiven T 3, biologisch inaktivem rT 3 und weiteren hormonell aktiven TH-Metaboliten wie 3,5-T 2 oder dem seit kurzem genauer untersuchten „coolen TH-Metaboliten“ 3-T 1-Amin. 3-T 1-Amin ist ein aus T 4 entstehendes biogenes Amin, das weitgehend T 3-antagonistisch über Trace Amine-associated Rezeptoren (TAAR) der Zellmembran wirkt und in nanomolaren Konzentration im Blut zirkuliert. Bildungsorte (z. B. Schilddrüse und Darm) und an der Biosynthese von 3-T 1-Amin beteiligte Enzyme (vermutlich eine Kombination von Deiodasen und Decarboxylasen) müssen noch identifiziert werden.

Das aktive Schilddrüsenhormon T 3 entfaltet seine Wirkungen überwiegend durch Bindung an intrazelluläre TR, woraus entweder eine genspezifische Hemmung oder Steigerung der Aktivität dieser ligandenaktivierten Transkriptionsfaktoren im Zellkern und in Mitochondrien resultiert (langsame Effekte) oder an der Zellmembran sowie im Zytosol verschiedene Signaltransduktionskaskaden durch T 3-TR-Komplexe beeinflusst werden (schnelle Effekte). Viele Gene weisen in ihren Promotor- oder Enhancer-Regionen T 3-reponsive Elemente (TRE) auf, an die die verschiedenen TR-Isoformen und Isotypen mit oder ohne T 3 als Ligand binden und deren transkriptionelle Aktivität beeinflussen können. TR werden auf 2 Genen beim Menschen kodiert (TRα und TRβ) und kommen durch zell- und entwicklungsspezifische Nutzung verschiedener Startsequenzen und Spleißung in mehreren T 3- und/oder DNA-bindenden Formen vor. Mehrere aktivierende und inaktivierende TR-Mutationen sind beschrieben worden, wobei Letztere zur „Schilddrüsenhormonresistenz" führen. Aktuell werden TR-selektive Liganden zur Behandlung metabolischer Erkrankungen (z. B. Hyperlipidämien) entwickelt, die möglichst nicht die TH-Achse beeinflussen und keine kardialen Nebenwirkungen aufweisen.

Praxis

Da TH aromatische, hydrophobe, geladene Moleküle sind, zeigen viele natürliche und synthetische Substanzen einschließlich häufig verwendeter Pharmaka Wechselwirkungen mit den verschiedenen Komponenten der TH-Achse, insbesondere den Verteilungs- und Bindungsproteinen im Blut, den zellulären THTT, intrazellulären metabolisierenden Enzymen und Rezeptoren, und können somit die zelluläre Wirkung von TH verstärken, hemmen oder gar während der Entwicklung die Einstellung des „Setpoint" der Regulation des negativen Feedbacks der TH-Achse verändern.

Neben der klassischen „langsamen" TR-vermittelten T 3-Wirkung gibt es schnelle Signaltransduktion durch das bisher als Prohormon angesehene T 4 sowie den nicht an TR bindenden „inaktiven" T 4-Metaboliten rT 3, vermittelt über membranständige Integrin-Rezeptoren. Diese Metabolite verändern die Aktivität intrazellulärer Kinasen, z. B. der Inositol-Phosphat-(PI3-K) oder der MAPK-Kaskaden. Diese neuen „schnellen" Effekte – teils durch T 4 und seine nicht klassischen TH-Metabolite vermittelt – sind bedeutsam während der TH-abhängigen Embryonalentwicklung, Differenzierung von Progenitorzellen, Regeneration von Geweben und im Kontext tumorassoziierter Neoangiogenese.

Umwelt- und Substanzeffekte auf diese neuen TH-Signalwege und -Wirkungen sind noch wenig untersucht. Es gibt jedoch aus aquatischen und terrestrischen Modellorganismen (Amphibienmetamorphose, Zebrafisch- oder Hühnchenentwicklung aus dem Ei, Nagetiermodelle) sowie In-vitro-Experimenten in Zell- und Gewebekulturen überzeugende Daten, dass Exposition mit natürlichen und synthetischen Substanzen der Umwelt sowohl die klassischen als auch die neuen schnellen TH-Wirkungen beeinträchtigt und damit relevant für Entwicklung und Gesundheit auch des Menschen werden kann.

Wirkungen der „permissiven" TH betreffen im Prinzip alle Stoffwechselprozesse, Organe und Zellen, zumindest in bestimmten Lebensphasen. Am bekanntesten sind TH-Wirkungen auf die normale Entwicklung des zentralen Nervensystems durch die Untersuchungen der Konsequenzen der weltweit leider immer noch unzureichenden Versorgung mit dem Spurenelement Jod sowie der Folgen der kongenitalen Hyperthyreose, die durch rechtzeitige postnatale T 4-Substitution verhindert werden können. Die prominente stimulierende T 3-Wirkung auf die Expression und Funktion der β-adrenergen Rezeptoren sowie die TH-Wirkungen auf das kardiovaskuläre System sind ebenso gut untersucht, und durch Einsatz von Betablockern können viele Symptome der Hyperthyreose akut behandelt werden, bevor langwierige Thyreostase effektiv wird. Der Herzmuskel und die gastrointestinale Mukosa werden z. B. als überwiegend TRα-regulierte Organe betrachtet, Leber und Adenohypophyse werden vor allem durch TRβ-Wirkung beeinflusst, ZNS, Sinnesorgane, Knochen, Fettgewebe und viele andere Organe werden durch beide Rezeptorklassen reguliert. Diese Unterschiede sind relevant für das Verständnis der entwicklungs- und gewebespezifischen TH-Wirkung sowie für die TH-Rezeptor-selektiven Interaktionen von Umweltsubstanzen und Pharmaka.

Hohes Interesse finden TH-Effekte auf Energie- und Fettstoffwechsel, da T 3, 3,5-T 2 und auch 3-T 1-Amin über unterschiedliche Mechanismen konzentrationsabhängig sowohl Liponeogenese als auch Lipolyse beeinflussen und mit anderen stoffwechselaktiven Hormonsystemen modulierend interagieren.

Merke M!

Herzmuskel und gastrointestinale Mukosa werden überwiegend TRα-reguliert, Leber und Adenohypophyse vor allem durch TRβ beeinflusst, ZNS, Sinnesorgane, Knochen, Fettgewebe und viele andere Organe werden durch beide Rezeptorklassen reguliert.

Die Häufigkeit von benignen und malignen Schilddrüsenfunktionsstörungen in der Bevölkerung in allen Lebensphasen und deren höhere Prävalenz beim weiblichen Geschlecht erfordern umfangreiche Diagnostik, Therapie und Kontrollen. Da TH-Effekte wie beschrieben viele permissiven Wirkungen beim Menschen aufweisen und deshalb sowohl die häufigen mit T 4 behandelbaren Hypo-

als auch seltenere, aber schwerer therapierbare Hyperthyreosen ausgeprägte Konsequenzen für die normale menschliche Entwicklung und die Gesundheit im Erwachsenenalter haben, ist mit weitreichenden Auswirkungen auf direkt und indirekt durch TH beeinflusste Erkrankungen zu rechnen. Dazu zählen außer den bereits Genannten psychiatrische Krankheitsbilder (z. B. bipolare Störungen, Depression, Demenz, Agitiertheit, Nervosität) und vegetative Störungen (verändertes Temperaturempfinden, Schwitzen, Tremor). Verändertes Wachstum in der Adoleszenz, gestörte Chondrozytendifferenzierung, Änderungen des Wachstums und Umbaus des Skeletts sowie Osteoporose werden durch veränderten Schilddrüsenhormonstatus beeinflusst.

Bei vielen schweren Allgemeinerkrankungen, die mit Aktivierung des Immunsystems und erhöhten Konzentrationen proinflammatorischer Zytokine einhergehen, nach schweren chirurgischen Eingriffen, Traumata oder Verbrennungen wird eine Konstellation der Serum-Schilddrüsenhormone beobachtet, die als **„Non-thyroidal Illness"** oder **„Low-T 3-Syndrom"** beschrieben wird und durch normales bis niedriges T 4, sehr niedriges T 3 und erhöhtes rT 3 bei nicht adäquat angestiegenem oder gar niedrigem Serum-TSH charakterisiert ist. Mittlerweile wird diese Konstellation durch eine Beeinträchtigung des normalen hypothalamischen negativen Feedbacks erklärt, wo proinflammatorische Zytokine die TRH-Bildung hemmen, die eigentlich durch niedrige T 4/T 3-Werte stimuliert sein sollte. Auch die thyroidale TH-Freisetzung ist beeinträchtigt, die hepatische T 3-Bildung durch die Typ 1 5'-Deiodase blockiert und der T 4-Abbau zu rT 3 sowie der T 3-Abbau zu 3,3'-T 2 durch die Typ 3 5-Deiodase gesteigert. Zusätzlich kommt es zu einer verringerten Synthese und Freisetzung der hepatisch gebildeten wichtigsten TH-Bindungs- und Verteilungsproteine im Serum (TBG, Transthyretin, Albumin und Apolipoprotein B100), was die Versorgung der Zielzellen mit TH und die TH-Elimination verändert und insbesondere die Hormonanalytik massiv stört, da viele der kommerziellen Tests, insbesondere für freie TH-Konzentrationen, für solche Seren fehlerhafte Werte liefern.

Diese Low-T 3-Konstellation wird als protektive Reaktion des Körpers auf schwere Allgemeinerkrankungen interpretiert, um durch T 3 stimulierte Stoffwechselprozesse zu bremsen. Versuche, das erniedrigte Serum-T 3 durch Substitution zu normalisieren und den Heilungsprozess dadurch zu beschleunigen, haben überwiegend zu negativen Resultaten, teils mit katabolen Nebenwirkungen geführt. Bisher ist noch wenig untersucht, ob und wie die lokalen THTT in ihrer Funktion auch beeinträchtigt sind und ob neben veränderter TR-Aktivität auch die „schnellen" TH-Effekte beim Low-T 3-Syndrom verändert sind. Aus der Konstellation der Serumparameter der TH und ihrer Persistenz unter diesen Bedingungen lassen sich prognostische Hinweise ableiten und auch therapierelevante nutritive und unterstützende pharmakologische Interventionen für die häufig damit einhergehende kardiorenale Symptomatik begründen [5].

3.8.2 Diagnostik

Für die Bestimmung des Funktionszustandes der HPTP-Achse werden Schilddrüsenhormonkonzentrationen im Blut (Serum oder Plasma), selten im Liquor oder Urin, überwiegend noch mit kommerziellen immunologischen Methoden (z. B. ELISA, LIA, FIA, selten RIA) gemessen. Multiplexmethoden und massenspektroskopische Verfahren sind noch in der Erprobung und Validierung, ermöglichen aber die gleichzeitige exakte Bestimmung mehrerer TH und ihrer Metabolite aus einer einzelnen Probe. Basal wird zunächst TSH, und zur Differenzialdiagnostik T 4 teils zusammen mit T 3 bestimmt. In der klinischen Routine werden häufig die freien Konzentrationen von T 4 (fT 4) und T 3 (fT 3) bestimmt, wobei letzterer Serumparameter im typischen klinischen Setting verschiedener Komorbiditäten und Interferenzen vieler Pharmaka allenfalls orientierende Werte liefern mag (siehe Low-T 3-Syndrom), die angesichts der lokalen Regulationsprozesse der zellulären TH-Verfügbarkeit wenig Aussagen über den gewebespezifischen T 3-Status liefern können.

Merke **M!**

Die Schilddrüsenhormonachse wird durch die Verfügbarkeit der essenziellen Spurenelemente Jod, Selen und Eisen beeinflusst. Sie kann durch verschiedene Substanzen unserer Nahrung und Umwelt von Industriechemikalien bis zu Körperpflegeprodukten, Arzneimitteln, Diagnostika sowie Nikotin und endokrin aktiven Inhaltsstoffen des Tabakrauchs gestört werden.

3.8.3 Einflüsse von Nahrung und Umwelt auf die Schilddrüsenfunktion und -proliferation

Der am längsten bekannte Vorgang, über den Nahrung und Umwelt die HPTP-Achse beeinflussen, ist der Prozess der Jodidaufnahme durch einen natriumabhängigen Jodid-Symporter (NIS) der basolateralen Thyreozytenmembran in der Schilddrüse. Ebenso werden die vom Hämoprotein Thyroperoxidase (TPO) katalysierten Schritte der Jodidoxidation zu reaktiven Jodspezies (Jodoniumion) beeinflusst. TPO katalysiert die Jodierung der aromatischen Tyrosinreste des Thyreoglobulins (Tg) und koppelt Jodtyrosinreste zu Jodthyroninen. All diese Prozesse sind Ziele von Umweltfaktoren, die als sog. „Endocrine Disruptors" (oder Endocrine Active Compounds, EAC) wirken und in die Physiologie der Schilddrüsenfunktion eingreifen.

Jod

Jodmangel ist in Deutschland, Mitteleuropa und weltweit noch immer ein weit verbreitetes Problem – trotz Änderung der Speisesalzverordnung 1992 und der verbreiteten Verwendung jodierten Speisesalzes in privaten Haushalten, in zentralen Versorgungsanlagen, aber auch für die Herstellung von Nahrungsmitteln in der semiindustriellen oder industriellen Produktion. Bedauerlicherweise nimmt die Verwendung jodierten Speisesalzes in vielen Ländern wie Deutschland, Europa und USA in der letzten Dekade wieder ab, sodass zwischenzeitlich erzielte Erfolge der Verbesserung der Versorgung mit essenziellem Jod gefährdet sind. Gründe dafür sind nicht etwa relevante Preisunterschiede, sondern Marktüberlegungen zur universellen Verkäuflichkeit von Produkten, die mit jodiertem Speisesalz hergestellt wurden, in unterschiedlichen Märkten sowie nicht einheitliche Deklarationspflichten in der EU. Aktuelle Daten deuten zwar auf eine signifikante Verbesserung der Jodversorgung bei Kindern und Jugendlichen in Deutschland hin, sichtbar auch durch Abnahme der Strumen bei Neugeborenen und Kindern. Jedoch ergeben Querschnittsuntersuchungen zur sonografischen Strumainzidenz, dass bis zu 30 % der erwachsenen, berufstätigen Bevölkerung vergrößerte Schilddrüsen mit erfassbaren Veränderungen haben, die z. T. klinisch relevant sind. Noch immer liegen Schilddrüsenoperationen unter den führenden chirurgischen Eingriffen in Deutschland, und L-Thyroxin zählt weiterhin zu den am meisten verschriebenen Medikamenten in Deutschland, was vor allem auf die T4-Substitution bei Autoimmunthyreoiditis (AITD) bei Frauen zurückzuführen ist, deren Ursachen bisher nicht geklärt sind.

Real ermittelt wurden bei Frauen in der Nationalen Verzehrstudie II 2005–2006 eine Jodidaufnahme von durchschnittlich 92 µg/d, bei Männern 99 µg/d, also weniger als die Hälfte des theoretischen Wertes und keine höheren Werte als 1996 beim Jod-Monitoring, wo eine durchschnittliche Aufnahme bei Erwachsenen von 119 µg/d festgestellt wurde. Auch Daten zur Jodausscheidung in Deutschland aus den großen epidemiologischen oder longitudinalen Studien KIGGS, DONALD, SHIP, KORA bestätigen diese unzureichende Situation. Die WHO empfiehlt eine Spanne von 100–200 µg/l bzw. eine wohl zu niedrig angesetzte Recommended Dietary Allowance (RDA) von 90 µg/d. Während SHIP-Daten bei Erwachsenen 2013 eine leichte Verbesserung andeuteten, ergab sich aus DONALD-Daten 2013 eher eine Verschlechterung der Versorgung bei Jugendlichen, wobei Milch(produkte) und Eier > 80 % der Jodzufuhr beitragen, gefolgt von anderen Jodidquellen der Nahrung.

Diagnostik

Der analytische Nachweis des Spurenelements Jod für die Versorgung des Menschen wird in der Regel über Urinanalytik durchgeführt (▶ Tab. 3.22). Für die **Jodanalytik** wird die klassische Cer-Arsenit-Methode eingesetzt, mittlerweile auch in kleinen Volumina fotometrisch in 96 Well-Mikrotiterplatten, oder die ICP-MS-Analyse (Inductively Coupled Plasma Mass Spectrometry), seltener die klassische Atomabsorptionsspektrometrie (AAS) mit Graphitrohr oder ionenselektiven Elektroden. Semiquantitative Farbreaktionen mit jodidkatalysierter Oxidation von 3,3',5,5'-Tetramethylbenzidin durch Peressigsäure-H_2O_2-Gemische ermöglichen eine qualitative Abschätzung des Jodidgehalts adäquater bzw. jodkontaminierter Urine.

Jodbestimmungen im Urin sollen auf Kreatinin standardisiert werden, um Variationen der Urinproduktion und Einflüsse der (gestörten) Nierenfunktion zu berücksichtigen. Für epidemiologische Studien wurde auch eine einfache und kostengünstige Urinjodidanalyse auf getrocknetem Filterpapier mit guter Qualitätsvalidierung beschrieben.

Jodmangel bewirkt durch die stärkere TSH-Stimulation eine höhere Freisetzung von Tg aus der Schilddrüse, was zusammen mit der Messung von erniedrigten Serum-TH- und erhöhten TSH-Werten diagnostisch genutzt wird.

Selen

Um eine adäquate Schilddrüsenhormonsynthese und Schilddrüsenhormonwerte im Referenzbereich sicherzustellen, sind nur relativ niedrige Selenzufuhren erforderlich – im Bereich von 55 µg/d (RDA). Das liegt einerseits daran, dass die Schilddrüse sehr stark Selenverbindungen anreichert und andererseits, dass die selenocysteinhaltigen Deiodasen bereits bei niedriger Selenzufuhr adäquat aktiv sind. Deiodasen sind niedrig abundante Membranproteine, die intrazelluläre TH metabolisieren.

Positive Berichte adäquater Selenversorgung weisen darauf hin, dass eine ausreichende Selenversorgung sich positiv auf die Vermeidung bzw. den günstigeren Verlauf von AITD und auch auf milde Formen von Morbus Basedow auswirkt, die Schilddrüsenvergrößerung und Strumabildung bei Frauen verhindern und auch möglicherweise die Inzidenz von Schilddrüsentumoren reduzieren kann. Eine inverse Korrelation zwischen Serumselenstatus und Schilddrüsenvolumen sowie knotigen Veränderungen wurde in mehreren Studien, zuletzt auch in Dänemark beobachtet.

Bei Patienten mit neu diagnostiziertem Morbus Basedow (nicht aber AITD) werden signifikant niedrigere Selenspiegel gemessen, was erklären könnte, dass Selensupplementation zu einer Verbesserung dieses Krankheitsbildes führt, zumindest in der milden Form.

Tab. 3.22 Analytische Verfahren in der Diagnostik von umweltrelevanten Einflüssen auf die Schilddrüsenfunktion.

Faktor	Matrix	Methoden	Aussagekraft	Limitierung
Jod	Urin	• Cer-Arsenit-Methode in Mikrotiterplatten • getrocknetes Filterpapier • ICP-MS • AAS • ionenselektive Elektroden	Jodversorgung von Individuen und Populationen	• nutritive Einflüsse • Kontaminationen • Normierung auf Kreatinin
	Serum, Plasma	totale oder freie Schilddrüsenhormone	valider Biomarker	• variable Qualität kommerzieller Assays • Störungen durch andere Erkrankungen
Selen	Urin, Serum, Plasma, Vollblut, Erythrozyten	• fluorimetrische Analyse mit DAN • ICP-MS • AAS • TXRF	Gesamtselengehalt	• aufwendige Präanalytik • keine Speziation
	Serum	Selenoprotein P	guter Biomarker des Selenstatus	Lebererkrankungen
	Serum, Plasma, Vollblut, Erythrozyten	GPx-Aktivität	• Langzeitmarker in Erythrozyten • renale Sekretion von pGPx	• limitierte Aussagekraft • instabile Enzymaktivität
Eisen	Blut	• Hämatokrit • Transferrin • Ferritin • Gesamteisen • Transferrinsättigung • löslicher Transferrinrezeptor oder Erythrozyten-Protoporphyrin	abhängig vom gemessenen Parameter	transferringebundenes Fe^{3+} und nicht das Fe^{2+} des Hämoglobins der Erythrozyten
EAC	Körperflüssigkeiten; Biopsien	• HPLC • GC- oder LC-MS/MS • stabile Isotopenverdünnungsmethoden	Momentaufnahme	• aufwendige Präanalytik • Probenanreicherung • limitierte Referenzmethoden und Standards • Langzeitexposition?

AAS: Atomabsorptionsspektrometrie; ICP-MS: Inductively Coupled Plasma Mass Spectrometry; TXRF: Totalreflektionsröntgenfluoreszenz

Praxis

Wichtig ist in diesem Zusammenhang darauf hinzuweisen, dass es bisher noch nicht gut verstandene Interaktionen zwischen Jod- und Selenversorgung gibt. Hier muss darauf geachtet werden, dass zunächst die Jodversorgung im Falle eines Mangels sichergestellt wird, bevor eine Selensupplementation erfolgt. Offensichtlich steigert eine bessere Selenversorgungden Jod- und TH-Stoffwechsel und möglicherweise demaskiert eine adäquate Selenversorgung einen bestehenden (latenten) Jodmangel, so wie auch umgekehrt eine verbesserte Jodversorgung (latenten) Selenmangel offenbart.

Inadäquate Spurenelementversorgung wurde auch im Zusammenhang mit vermehrt auftretenden Schilddrüsentumoren beschrieben. So tritt die Form des follikulären Schilddrüsenkarzinoms wesentlich häufiger in Jodmangelregionen als in adäquat versorgten Gebieten auf, und inadäquate Selenversorgung wurde in einer epidemiologischen und Interventionsstudie im frankophonen Gebiet Westeuropas als assoziiert mit erhöhter Strumainzidenz und volumen bei Frauen beschrieben.

Diagnostik

Die Bestimmung von Selen und von den Selenstatus anzeigenden Selenoproteinen ist nur an wenigen Stellen mit ausreichend verlässlicher Methodik verfügbar; ▶ Tab. 3.22 gibt eine Übersicht dieser Methoden.

Eisen

Umfangreiche Interventionsstudien in Risikogruppen mit Eisenmangel oder unzureichender Versorgung weisen darauf hin, dass eine adäquate Eisenzufuhr die Effizienz der Schilddrüsenhormonbiosynthese und -speicherung signifikant verbessert und die Verwertung von Jod optimieren kann [9]. Mechanistisch ist diese Beobachtung plausibel, weil die Funktionalität des Hämoproteins TPO die geschwindigkeitsbestimmende Enzymreaktion der TH-Biosynthese ist und von der adäquaten Eisenversorgung abhängt. Diese ist bei Männern wegen des höheren Fleischverzehrs meist besser als bei Frauen, die häufiger einen menstruationsbedingten Eisenmangel haben. Ob das signifikant häufigere Auftreten von benignen und malignen Schilddrüsenfunktionsstörungen bei Frauen zum Eisenstatus korreliert oder zu geschlechtsunterschiedlichen Konstellationen des Immunsystems, bleibt zu klären.

Diagnostik

Für die Analyse der adäquaten Eisenversorgung und Bestimmung des Eisenstatus werden die üblichen klinischen Routineparameter verwendet (▸ Tab. 3.22).

3.8.4 Endokrin aktive Substanzen (EAC)/Endocrine Disruptors, ED)

Merke M!

Endokrin aktive Substanzen (EAC) bzw. Endocrine Disruptors (ED) sind Substanzen und Mischungen, welche die Funktion des endokrinen Systems verändern und dadurch die Gesundheit eines intakten Organismus, der Nachkommenschaft oder bestimmter Risikopopulationen beeinträchtigen können.

Angeborene Schilddrüsenfunktionsstörungen und kongenitale Hypothyreose wurden bisher nicht in einen direkten Zusammenhang mit Umweltfaktoren gebracht. Jedoch gibt es Berichte über Diskordanz der kongenitalen Hypothyreose in eineiigen Zwillingen, die stark darauf hindeuten, dass frühe modulierende Faktoren die Entwicklung, Migration und Programmierung der Schilddrüse in utero vermutlich über epigenetische Effekte beeinflussen.

Schilddrüsenhormone üben zentrale Kontroll- und Steuerfunktionen in der Entwicklung des Gehirns und des gesamten menschlichen Organismus aus. Epidemiologische, meist retrospektive, aber bisher nur wenige prospektive Studien zeigen Assoziationen zwischen Exposition mit verschiedenen EAC während der Schwangerschaft oder Stillperiode und Adoleszenz zur Beeinträchtigung kognitiver Funktionen, Körpergewichtsentwicklung und verschiedenen Störungen von Entwicklungsparametern. Die überwiegende Anzahl dieser Studien ist jedoch durch kleine Fallzahlen, kurze Beobachtungszeiten, „eindimensionale Blickweise" auf die Schilddrüsenachse und auch methodische Schwächen der Präanalytik und Analytik der EAC und des Schilddrüsenhormonstatus charakterisiert, sodass bisher nur vorläufige Schlussfolgerungen gezogen werden können. So sollte die Analytik für EAC bisher nur in Speziallabors erfolgen, da nur HPLC-basierte und/oder aufwendige LC-MS/MS-Verfahren mit aufwendiger spezieller Präanalytik (▸ Tab. 3.22) geeignet sind, eine „State-of-the-Art"-Qualität der Analyse zu gewährleisten.

Klassen und Wirkungsmechanismen von EAC werden in ▸ Tab. 3.23 und ▸ Tab. 3.24 dargestellt.

Ob EAC-Exposition zur bisher unklaren Pathogenese von AITD beiträgt, wird kontrovers diskutiert, aber Umweltfaktoren wie Jodstatus, Medikamente, Infektionen, Rauchen, Stress sowie EAC-Belastung werden neben genetischen Prädispositionen als Auslöser diskutiert [8].

Im Folgenden werden einige dieser Substanzen im Detail dargestellt.

Tab. 3.23 Klassen von EAC (und Beispiele) mit Relevanz für die Schilddrüsenhormonachse.

Klasse	Beispiele
Schwermetalle	Cadmium, Quecksilber, Blei
polychlorierte Biphenyle (PCB) und Pestizide	DDT, HCB (Pestizide)
Weichmacher	DEHP, DBP, BPA
Flammschutzmittel	PBDE, TBBPA
Detergenzien	Nonylphenol
Verbrennungsnebenprodukte	PAH
Goitrogene	Goitrin, Isothiocyanat, Cyanat
Obesogene	Tributylzinn
Pharmaka und Diagnostika	Amiodaron, Lithium, jodierte Kontrastmittel
Radioisotope	Jod- und Cäsiumisotope
„Lifestyle"-Produkte/-Gewohnheiten	z. B. Rauchen (Nikotin vs. Produkte des Verbrennungsprozesses), Körperpflegemittel (UV-Sonnenschutzmittel), Kosmetika (Stabilisatoren und Antioxidanzien), OTC (Hormonanaloga, „grüne Hormone")

PCB: polychlorierte Biphenyle; DDT: Dichlordiphenyltrichlorethan; HCB: Hexachlorobenzol; DEHP: Diethylhexylphthalat; DBP: Di-n-butylphthalat; BPA: Bisphenol A; PBDE: polybromierte Diphenylether; PAH: polyzyklische aromatische Kohlenwasserstoffe; OTC: Over-the-Counter Drugs

3

Tab. 3.24 Wirkungsmechanismen von EAC auf die HPTP-Achse und relevante Expositionskonzentrationen.

Mechanismus oder Zielmoleküle	relevante EAC	relevante Konzentrationen in Blut, Urin oder Körperflüssigkeiten bei beruflich nicht exponierten Personen
Jodidtransport-Hemmer	Perchlorat, Nitrat, Thiocyanate	• Perchlorat: 5–20nM • Nitrat: 50–100nM • Thiocyanat bei Rauchern: 15–300nM
TH-Synthesehemmer	Propylthiouracil, Methimazol, Soja(iso-)flavone, Benzophenon-2, PFAA	Serum-Isoflavone: < 2 µM
Bindungs- und Verteilungsblocker	hydroxylpolychlorierte Biphenyle, Pentachlorophenol, PFAA, TBBPA, PBDE, Phthalate	• Serum-PFAA: 0,3–8 200 ng/ml • Serum-TBBPA: 0,2–93 ng/g Lipid • Serum-Phthalate: 0,01–60 µMol/l
erhöhter hepatischer Metabolismus	Acetochlor, Phenobarbital, polychlorierte Biphenyle	Serum-PCB: 0,5–5 ng/g oder 19–49 ng/g Lipid
erhöhter zellulärer Transport	Rifampin, Oltipraz, 1,4-Bis[2-(3,5-dicholoropyridyloxy)]benzene	Serum-Rifampin: < 10 mg/l
Sulfotransferasen	Triclosan, hydroxylpolychlorierte Biphenyle, PFAA	Serum-Triclosan: 0,01–354 µg/l
Deiodasen	FD&C Red Dye No. 3, Octylmethoxycinnamate (OMC)	Serum-OMC: < 20 ng/ml
T 3-Rezeptorliganden Agonisten/Antagonisten	Tetrabromobisphenol, Bisphenol A; PFAA	Urin BPA: 0,03–56 µg/l

EAC, Goitrogene und Interferenzen zwischen antithyreoidal aktiven Substanzen

Bisher wurden vor allem der Natrium-Jodid-Symporter und das in Thyreozyten exprimierte Hämoprotein TPO, das Schlüsselenzym der TH-Biosynthese, als die relevanten Zielmoleküle für antithyreoidal aktive nutritive Substanzen und EAC identifiziert. Für die Bewertung möglicher Interferenzen additiver oder synergistischer Effekte von Goitrogenen, die die Jodidaufnahme durch NIS oder TH-Synthese durch TPO hemmen, müssen Halbwertszeit der Substanzen, Affinität zu NIS oder TPO sowie verfügbare Serumkonzentration und mögliche Akkumulation im Organismus berücksichtigt werden.

Perchlorat (6–9h) und Nitrat haben relativ kurze Halbwertszeiten, Thiocyanat, welches aus Cyanid des Tabakrauchs entsteht, aber hat eine Verweilzeit von 1–2 Wochen. Nitrat ist durch die endogene Reduktion im Speichel relativ kurzlebig. Die relative Affinität für NIS bezogen auf Jodid liegt bei 0,34 für Thiocyanat und 0,04 für Nitrat, sodass relative Konzentrationen für vergleichbare NIS-Hemmung in der Serie Perchlorat – Nitrat – Thiocyanat (1 ≤ 10–20 ≤ 240–550) ansteigen [7]. Jodid-Blutkonzentrationen liegen bei 20nM. Bei Rauchern sowie bei hoher Nitratbelastung des Trinkwassers gibt es adverse Veränderungen der Schilddrüsenfunktion. Nitrat und Thiocyanat interagieren nicht nur mit NIS, sondern wie Jodid auch mit der TPO als Substrate und weisen verglichen mit Perchlorat einen dualen Wirkmechanismus auf. Nitratzufuhr erfolgt in der Regel über Gemüse, gepökelte Fleisch- und Wurstwaren, belastetes Trinkwasser und Tabakrauch. Bei empfindlichen Populationen (z. B. Schulkindern) wurde vermehrte Strumainzidenz bei inadäquater Jodidzufuhr in Kombination mit Nitratbelastung beschrieben.

Störung der HPTP-Achse durch NIS-Liganden bei Schwangeren?

Akute Belastungen durch nicht exzessive Dosen von NIS-Kompetitoren in Trinkwasser und Nahrung dürften sich auf die Schilddrüsenfunktion wenig auswirken, im Gegensatz zu chronischer Belastung mit höherer Exposition. Die Schilddrüse speichert bei adäquater Jodversorgung einen Vorrat von 10–20 mg Jod als jodiertes Tg im Kolloidlumen der angiofollikulären Einheiten. Auch während der (frühen) Schwangerschaft dürften Umgebungs- und Nahrungsbelastungen mit NIS-Kompetitoren nur wenig die HPTP-Achse von Mutter und Kind beeinträchtigen, da bei Menschen die Schilddrüsenfunktion über den TSH-Rezeptor zusätzlich durch hohes hCG, insbesondere im 1. Trimenon, stimuliert wird, unabhängig vom Feedback durch Serum-Schilddrüsenhormone. Deshalb dürfte auch bei relevanter Exposition mit NIS-Inhibitoren eine Beeinträchtigung des Fetus im 1. Trimenon durch diese Substanzgruppe begrenzt sein, vorausgesetzt, eine adäquate Jodidversorgung ist gewährleistet. Allerdings gibt es neue Hinweise, dass auch bei guter Jodversorgung eine Perchloratbelastung im 1. Trimenon mit erhöhtem TSH und niedrigem fT 4 assoziiert ist.

Diese Einschätzung bzgl. NIS-Interferenz gilt nicht für solche EAC, welche die Biosynthese, Aktivierung und T 3-Rezeptorbindung blockieren sowie die Hormonbindung im Blut beeinflussen. Hier muss, abhängig von Plazentagängigkeit der EAC und Erreichen des fetalen ZNS durch

TH, durchaus mit adversen Effekten gerechnet werden. Einzelne Arbeiten aus Querschnittsanalysen deuten auf Beeinträchtigungen der HPTP-Achse und der kindlichen Entwicklung hin.

Nutritive pflanzliche Goitrogene

Manche Nahrungsmittel und stärkereiche Pflanzenteile (Kreuzblütler, bestimmte Kohl- und Rübenarten, Raps, Cassava oder Maniok) enthalten cyanogene Glykoside oder Glucosinolate (z. B. Goitrin, Linamarin), die Thiocyanate freisetzen, welche NIS und TPO hemmen. Soja und Hirse sind reich an (Iso-)Flavonoiden, die mit Synthese, Serumbindung, zellulärem Transport, Metabolismus sowie Ausscheidung der Schilddrüsenhormone interferieren. Ordnungsgemäße Zubereitung zerstört oder reduziert den Goitrogengehalt und bei ausreichender Jodidzufuhr, die leider in vielen Regionen nicht gewährleistet ist, ist nicht mit Strumabildung zu rechnen. Kontroverse Daten liegen auch zur möglichen Beeinträchtigung der Schilddrüsenfunktion durch hohe und chronische Zufuhr von Isoflavonoiden vor. Relevant sind hier z. B. die Substanzen Genistein und Daidzein sowie konzentrierte Soja- oder Rotkleeextrakte, denen positive Wirkungen als „grüne" pflanzliche Phytosteroide in der (postmenopausalen) Steroidhormonersatz- oder Osteoporosetherapie zugesprochen werden. Während einzelne Studien keine nachteiligen Effekte auf die HPTP-Achse, Serumschilddrüsenhormone oder Strumabildung ergaben, liegt auch eine randomisierte, doppelt blinde Cross-over-Studie vor, bei der es nach Gabe von Sojaphytoestrogenen zu manifesten Hypothyreosen kam [6]. Da solche Präparate auch häufig ohne ärztliche Kontrolle als OTC-Produkte konsumiert werden, muss mit derartigen adversen Wirkungen auf die HPTP-Achse gerechnet werden.

Bisphenol A (BPA) und weitere POP (Persistent organic Pollutants)

BPA ist nach den Dioxinen die wohl am kontroversesten diskutierte EAC-Verbindung, welche seit wenigen Jahren aufgrund des Drucks der Öffentlichkeit von Herstellern nicht mehr bei der Produktion von unzerbrechlichen Babyflaschen und anderen haltbaren Plastikprodukten zugesetzt wird. BPA und seine Metabolite sind im Tierversuch und in vitro als EAC mit Wirkung auf die TH-Achse und als TR-Antagonist aktiv. Untersuchungen zur Auswirkung der BPA-Exposition beim Menschen gestalten sich schwierig:

- Für BPA und viele andere EAC gibt es keine nicht exponierten Kontrollpopulationen mehr.
- Es liegt überwiegend die Exposition mit mehr als einer EAC vor.
- Eine valide Analytik ist extrem aufwendig.
- Kontaminationsfreie Präanalytik und Analytik stellen eine noch ungelöste Herausforderung dar, da BPA und viele EAC ubiquitär in ansteigenden Konzentrationen in unserer Umwelt, in Labormaterialen und in humanen Proben gemessen werden.

Beschrieben wurden Assoziationen zwischen humanen peri- und postnatalen BPA-Expositionen und verändertem BMI, metabolischen Erkrankungen sowie Veränderungen der Reproduktionsfunktion – Effekte, die auch nach tierexperimenteller BPA-Exposition beobachtet wurden, jedoch noch nicht als Ursache-Wirkungs-Beziehung interpretiert werden sollten.

Perfluoroalkylsäuren (PFAA), Organochlorpestizide (OCP) und bromierte Flammschutzmittel

Perfluoroalkylsäuren einschließlich der **Perfluorosulfonate** (PFAA) umfassen tausende Chemikalien und ihre Metabolite, die in Gebrauchsgegenständen des täglichen Lebens (z. B. Teflon) und vielen technischen Produkten verwendet werden. Insbesondere die langkettigen Derivate PFOS (Kettenlänge n = 8) und PFOA (n = 7) haben Halbwertszeiten im Bereich von 5–8 Jahren und akkumulieren im Gewebe einschließlich Fettgewebe. Obwohl diese Verbindungen schon seit mehreren Jahren aus dem Verkehr gezogen wurden, zirkulieren sie noch im Blut (PFOS: 10–20 ng/ml, PFOA: 3–4 ng/ml) und werden über die Nahrungskette oder kontaminiertes Trinkwasser weiterhin zugeführt. Epidemiologischen Studien (NHANES) und Untersuchungen in der Nähe von Produktionsorten ergaben signifikante Assoziationen der Wirkspiegel mit Störungen der HPTP-Achse. PFOS kompetieren mit T3 bei der TR-Bindung, hemmen TPO, interferieren mit der TH-Verteilung im Blut und mit der TH-Elimination durch Konjugation. Beobachtet wurden TSH-Erhöhung, niedrigere T4-Werte und Veränderungen der T3-Homoostase. Da PFOS plazentagängig sind, wird auch die fetale HPTP-Achse negativ beeinflusst.

Auch für **Organochlorpestizide (OCP)** wurden Störungen der HPTP-Achse berichtet, die mit erhöhtem TSH, niedrigerem T4 und auch T3-Veränderungen einhergehen, allerdings ist die Datenlage auch hier kontrovers. Für mehrere dieser Persistent Organic Pollutants (POP) ist ein Transfer pränatal über die Plazenta auf den Fetus oder über die Milch zum Säugling beschrieben. Da es keine unbelasteten Kontrollgruppen mehr geben wird, stellt sich nicht mehr die Frage ob, sondern ab welchen Konzentrationen sich Belastungen mit POP und EAC advers für Gesundheit und Nachkommenschaft auswirken.

Für eine weitere Produktgruppe, bromierte **Flammschutzmittel**, zeichnen sich relevante ansteigende humane Expositionen und Akkumulation mit noch unklarer biologischer Konsequenz ab. Ein besonderes Charakteristikum einiger Vertreter der schwer abbaubaren bromierten Flammschutzmittel ist ihre ausgeprägte Interferenz mit der TH-Bindung an die Verteilungsproteine des Bluts, was zur Veränderung der freien Hormonkonzentration, Gewebeverfügbarkeit und Ausscheidung führt. Im menschlichen Blut wurden signifikante Wirkspiegel gemessen, die im Tierversuch Störungen der HPTP-Achse hervorrufen. Mehrere Metabolite (TBBPA, PBDE und PBB) hemmen die TH-Konjugation und Elimination. Kürzerkettige BDE werden in vielen Ländern nicht mehr produziert, sind jedoch noch immer im Blut nachweisbar, insbesondere bei Kindern, die höhere Kontaminationen durch Kontakt mit Haustextilien und Teppichen aufweisen. In Mutter-Kind-Paaren wurden höhere TSH-Spiegel und niedrige oder unveränderte TH-Werte gemessen. Die Untersuchungen umfassen meist noch niedrige Fallzahlen, sodass eindeutige Schlussfolgerungen noch nicht möglich sind.

Kosmetika und Körperpflegemittel (Triclosan, 4-MBC, BP-2 und andere UV-Screens)

EAC aus Kosmetika, Körperpflegemitteln und Produkten des täglichen Bedarfs werden auch im menschlichen Körper gefunden und im Fettgewebe angereichert, woraus sich Fragen nach adversen Effekten ergeben. Für **Triclosan**, welches in Tiermodellen die HPTP-Achse mit Wachstums- und Entwicklungsstörungen beeinträchtigt, legen kontroverse Publikationen Interferenzen mit der Feedback-Regulation und Steigerung des extrathyreoidalen Metabolismus von Schilddrüsenhormonen beim Menschen nahe [4]. Parabene und manche Phthalate verstärkten den peripheren Schilddrüsenhormonmetabolismus, und die in manchen Sonnenschutzmitteln hoch konzentrierten UV-Filter **4-MBC** und **BP-2** zeigen in Tierversuchen goitrogene Wirkung bzw. Störung des Schilddrüsenhormonstoffwechsels mit Auswirkungen auf die Feedback-Regulation. Im menschlichen Blut wurden nach bestimmungsgemäßer Anwendung dieser Sonnenschutzmittel relevante Wirkspiegel für resorbiertes 4-MBC und BP-2 in Konzentrationen gemessen, welche im Tierversuch bereits zu Störungen der HPTP-Achse führten.

Einfluss von Pharmaka und Diagnostika auf Schilddrüsenhormonparameter

Viele Pharmaka beeinflussen die HPTP-Achse auf allen Ebenen der Schilddrüsenhormonhomöostase und des negativen Feedbacks. Hierzu zählen zentral aktive Pharmaka, welche die TRH- oder TSH-Synthese und Freisetzung supprimieren. **Lithium** beeinträchtigt die TH-Freisetzung und hemmt bei höheren Wirkspiegeln Jodidaufnahme und TPO-katalysierte Organifizierung. Die Lithiumtherapie erfordert regelmäßige Schilddrüsenfunktionskontrolle. Lithium verlängert die Halbwertszeit radioaktiver Jodisotope in der Schilddrüse und kann zu einer lokalen Dosiserhöhung bei der Radiojodtherapie beitragen. Mehrere Pharmaka hemmen die Funktion und/oder Expression des Natrium-Jodid-Symporters und einzelner Komponenten der TH-Biosynthese.

Jodhaltige Medikamente und Diagnostika

Relevante und teils schwer zu kontrollierende Störungen der HPTP-Achse treten durch jodhaltige Medikamente auf, z. B. jodierte **Galle-Röntgenkontrastmittel** oder jodhaltige Aromaten wie das Antiarrhythmikum **Amiodaron**. Da von diesen Substanzen hohe Dosierungen verabreicht werden, die zu massiver Jodzufuhr in organisch gebundener Form bis zu 5 g/d führen, muss mit Störungen der HPTP-Achse auf mehreren Ebenen gerechnet werden. Bei der Produktion und Lagerung dieser Substanzen sowie durch unspezifische Dehalogenierung im Körper werden signifikante Mengen Jodid freigesetzt. Nach Verabreichung dieser Verbindungen kommt es zu einer transienten Blockade der Jodidaufnahme im Sinne des Wolff-Chaikoff-Effektes. Sowohl für jodierte Gallen-Röntgenkontrastmittel als auch für Amiodaron und seine Metabolite wurden zusätzliche hemmende Effekte auf die Deiodasen beschrieben, welche sowohl zur unvorhersehbaren Beeinträchtigung der T3-Bildung als auch zu einer Stabilisierung von T3 durch Blockade des Abbaus führen können. Ein Amiodaronmetabolit blockiert gewebespezifisch die T3-Rezeptorbindung. Amiodaron interferiert direkt mit dem Immunsystem, was hyperthyreote Konstellationen mit erhöhter, inflammatorisch stimulierter Schilddrüsenhormonfreisetzung bewirken kann (Typ-2-Amiodaron induzierte Hyperthyreose). Immunsuppression durch Steroide kann erforderlich werden.

Merke **M!**

Unabdingbar ist vor der Verabreichung jodhaltiger Diagnostika oder Medikation (insbesondere bei älteren Patienten mit Jodmangelvergangenheit und Knotenstruma) eine adäquate Prüfung der Schilddrüsenfunktion – sowohl vor als auch regelmäßig unter der Therapie mit jodhaltigen Substanzen.

Im Gegensatz zu dieser Konstellation der Anwendung hochdosierter jodhaltiger Pharmaka gibt es keine überzeugenden Studiendaten, die davon abraten würden, auch Patienten mit AITD die Verwendung jodierten Speisesalzes oder den mäßigen Verzehr von Seafood und Meeresfisch zu empfehlen, etwa wegen nicht erwiesener Risiken der Verschlechterung der AITD oder Auslösung einer Hyperthyreose.

Immunmodulatorische Behandlung und HPT-Achse

Der zunehmende Einsatz neuer monoklonaler Antikörper, rekombinanter Zytokine, therapeutisch verwendeter Wachstumsfaktoren und neuer Antitumorpharmaka zeigte, dass eine therapeutisch induzierte Veränderung des Immunsystems (immunmodulatorische Behandlung) oft einhergeht mit der Entstehung von AITD, Morbus Basedow oder Schilddrüsenfunktionsstörungen. Solche Protokolle nach Transplantation von Knochenmark, hämatopoetischen Stammzellen, Anwendung verschiedener monoklonaler Antikörper sowie hochaktiver antiretroviraler Therapie (HAART) bei HIV-Infektionen kann zu solchen Nebenwirkungen auf die HPTP-Achse führen. Manche davon sind reversibel und sollten nach vorliegenden Empfehlungen konventionell mit antithyreoidaler Therapie behandelt werden.

3.8.5 Literatur

[1] Boas M, Feldt-Rasmussen U, Main KM. Thyroid effects of endocrine disrupting chemicals. Mol Cell Endocrinol 2012; 355: 240–248

Kommentar: aktueller Review zu relevanten EAC-Substanzen, die in Mensch und Tier die Funktion der HPTP-Achse beeinflussen.

[2] Diamanti-Kandarakis E, Bourguignon JP, Giudice LC et al. Endocrine-disrupting chemicals: an Endocrine Society scientific statement. Endocr Rev 2009; 30: 293–342

Kommentar: wegweisendes Positionspapier der American Endocrine Society zur wissenschaftlichen Erforschung, Einschätzung und Bewertung von EAC, Testmethoden, Modellen sowie ökologischer, endokriner, medizinischer und gesellschaftlicher Relevanz von EAC einschließlich der Anwendung des Vorsorgeprinzips (Precautionary Principle) durch regulatorische Behörden.

[3] Köhrle J. Selenium and the thyroid. Curr Opin Endocrinol Diabetes Obes 2013; 20: 441–448

Kommentar: aktueller Review zur Rolle des essenziellen Spurenelements Selen in der menschlichen Physiologie, verschiedenen Erkrankungen und therapeutischen Anwendungen.

[4] Koeppe ES, Ferguson KK, Colacino JA et al. Relationship between urinary triclosan and paraben concentrations and serum thyroid measures in NHANES 2007–2008. Sci Total Environ 2013; 445–446: 299–305

Kommentar: epidemiologische Analyse der Belastung mit EAC aus Körperpflegemitteln, Kosmetika und Alltagsprodukten und deren Auswirkung auf Schilddrüsenhormonprofile der US-Bevölkerung.

[5] Meuwese CL, Dekkers OM, Stenvinkel P et al. Nonthyroidal illness and the cardiorenal syndrome. Nat Rev Nephrol 2013; 9 (10): 599–609

Kommentar: aktuelle Zusammenfassung der Veränderungen der Schilddrüsenhomöostase beim Nieder-T3 Syndrom, Auswirkungen auf das kardiorenale System und die beteiligten Mechanismen.

[6] Sathyapalan T, Manuchehri AM, Thatcher NJ et al. The effect of soy phytoestrogen supplementation on thyroid status and cardiovascular risk markers in patients with subclinical hypothyroidism: a randomized, double-blind, crossover study. J Clin Endocrinol Metab 2011; 96: 1442–1449

Kommentar: Diese sorgfältige Studie beschreibt die Manifestation von Hypothyreosen bei Anwendung von Sojaphytosteroiden.

[7] Suh M, Abraham L, Hixon JG et al. The effects of perchlorate, nitrate, and thiocyanate on free thyroxine for potentially sensitive subpopulations of the 2001–2002 and 2007–2008 National Health and Nutrition Examination Surveys. J Expo Sci Environ Epidemiol 2013

Kommentar: umfangreiche longitudinale Übersicht der Belastung mit goitrogenen Substanzen und deren Assoziation mit Schilddrüsenfunktionsstörungen aus der epidemiologischen NHANES-Studie der USA.

[8] Tomer Y, Huber A. The etiology of autoimmune thyroid disease: a story of genes and environment. J Autoimmun 2009; 32 (3–4): 231–239

Kommentar: Genetik (HLA-DR Genlocus und non-MHC schilddrüsentypische Gene) und Faktoren der Umwelt (z. B. Jod, Pharmaka, Infektionen, Rauchen, Stress) sind an der Pathogenese der AITD beteiligt.

[9] Zimmermann MB, Burgi H, Hurrell RF. Iron deficiency predicts poor maternal thyroid status during pregnancy. J Clin Endocrinol Metab 2007; 92: 3 436–3 440. PMID: 17 566 085

Kommentar: negative Auswirkungen des Eisenmangels bei Schwangeren auf die Schilddrüsenfunktion bei leichtem Jodmangel durch beeinträchtigte Effizienz der TPO-katalysierten Hormonsynthese.

[10] Zoeller RT, Brown TR, Doan LL et al. Endocrine-disrupting chemicals and public health protection: a statement of principles from The Endocrine Society. Endocrinology 2012; 153: 4 097–4 110

Kommentar: Stellungnahme von Experten zu EAC, zu den besonderen Eigenschaften relevanter EAC, der Analyse ihrer Wirkungsmechanismen und Effekte sowie Unterschieden der Risikobewertung von EAC aus der Sicht der Endokrinologen im Vergleich zu klassischen toxikologischen Verfahren.

3

Kapitel 4

Metabolische Erkrankungen des Knochenstoffwechsels; Kalzium- und Phosphatstoffwechsel

4 Metabolische Erkrankungen des Knochenstoffwechsels; Kalzium- und Phosphatstoffwechsel

4.1 Primäre und sekundäre Osteoporoseformen

L. C. Hofbauer, F. J. Jakob, E. Tsourdi

4.1.1 Definition

Die Osteoporose stellt eine systemische Skeletterkrankung dar, die über eine inadäquate Knochenfestigkeit ein erhöhtes Frakturrisiko bedingt. Die Knochenfestigkeit ergibt sich aus dem Zusammenspiel von Knochendichte und Knochenqualität.

Eines dieser beiden Charakteristika einer Osteoporose – die **Verminderung der Knochendichte** – lässt sich gut quantitativ erfassen. Nach einer Definition der WHO aus dem Jahr 1994 liegt eine Osteoporose bei einer postmenopausalen Frau vor, wenn der mittels einer „Dual-X-Ray Absorptiometrie" (DXA) gemessene Mineralgehalt der Lendenwirbelsäule oder des proximalen Femurs („Total Hip") um mehr als **–2,5 Standardabweichungen** vom Mittelwert einer 30-jährigen Frau abweicht, ohne dass eine andere Ursachen für einen niedrigen Knochenmineralgehalt, wie eine Osteomalazie, vorliegt. Als sog. T-Wert wird die in Standardabweichungen angegebene Abweichung der Knochendichte von der einer 30 jährigen Frau bezeichnet. Diese Definition lässt sich auch auf Männer ab dem 50. Lebensjahr übertragen.

Umfangreiche epidemiologische Studien belegen, dass viele osteoporotische Frakturen bereits bei T-Werten unter –2,0 auftreten, sodass auch T-Werte in diesem Bereich bei älteren Frauen und Männern die Diagnose einer Osteoporose rechtfertigen, wenn sie mit klinischen Risikofaktoren, die kumulativ gewichtet werden, verknüpft sind. Bei prämenopausalen Frauen oder jüngeren Männern ohne Frakturen und ohne sonstige klinische Risikofaktoren sollte hingegen auch bei T-Werten niedriger als –2,5 lediglich der Begriff einer „erniedrigten Knochendichte" verwendet werden und nicht der einer Osteoporose.

Die **Verminderung der Knochenqualität** als 2. Charakteristikum einer Osteoporose ist in der klinischen Routine messtechnisch bislang nicht ausreichend erfassbar. Eine vermehrte kortikale Porosität stellt ein strukturelles Merkmal dar. Klinisch deutet ein junges Lebensalter verbunden mit einer frühen individuellen Frakturkarriere darauf hin.

Diagnosestellung einer Osteoporose

Die Diagnose einer Osteoporose beruht auf einer reduzierten Knochenquantität und Knochenqualität. Sie kann auch unabhängig vom Frakturstatus gestellt werden, wenn die DXA-Knochendichte-Messwerte verbunden mit klinischen Risikofaktoren bei einer postmenopausalen Frau oder einem Mann ab dem 50. Lebensjahr entweder an der Lendenwirbelsäule (Mittelwert aus mindestens 2 von 4 mess- und auswertbaren Wirbelkörpern L1–L4) **oder** am proximalen Gesamtfemur einen T-Wert von –2,5 unterschreiten. Bei typischen osteoporotischen Wirbelkörperfrakturen ohne adäquates Trauma und ohne Hinweise für eine anderweitige Knochenerkrankung kann auch ein T-Wert unter –2,0 an der Lendenwirbelsäule oder am Gesamtfemur die Kriterien einer Osteoporose erfüllen. Die Diagnosestellung einer Osteoporose bei Patienten mit Sinterungsfrakturen der Wirbelsäule und T-Werten oberhalb von –2,0 ist eine Einzelfallentscheidung oder sie ist mit spezifischen Risikokonstellationen verbunden, wie einem Typ 2 Diabetes mellitus [12]. Hier korreliert das Frakturrisiko weniger gut mit der Knochendichte. Zudem sollten immer Artefakte, die zu falsch hohen DXA-Messwerten führen, ausgeschlossen werden, und eine traumatische oder maligne Genese der Frakturen bedacht werden.

Unabhängig von der Diagnose einer Osteoporose sollte auch das jeweilige 10-Jahres-Frakturrisiko angegeben werden. Dieses fällt je nach Lebensalter, Begleitrisiken und Frakturstatus sehr unterschiedlich aus, bestimmt jedoch ganz wesentlich die Prognose der Erkrankung.

4.1.2 Epidemiologie

Praxis

Die Buchstabenkodierung (A–D) im Text spiegelt den Empfehlungsgrad in Bezug auf eine nachgewiesene Frakturvorhersage bzw. Fraktursenkung nach den SIGN-Kriterien (Therapie) und Oxford-Kriterien (Diagnostik) wider. A = sehr gute Evidenz, z. B. konsistente Ergebnisse randomisierter, kontrollierter Studien, D = geringe Evidenz, z. B. Fallserien oder Konsensusmeinung. Die dem Empfehlungsgrad zugrunde liegenden Einzelbewertungen und Literaturquellen sind der Langfassung der DVO-Leitlinie 2014 zu Prophylaxe, Diagnostik und Therapie der Osteoporose zu entnehmen (www.dv-osteologie.org). Diese ist zum Zeitpunkt der Drucklegung konsentiert und befindet sich im Ratifizierungsprozess der beteiligten Gesellschaften.

Die Osteoporose gehört zu den häufigen Erkrankungen der 2. Lebenshälfte. Epidemiologische Daten der BEST-Studie zeigen eine Prävalenz einer Osteoporose bei über 50-Jährigen von 14 % mit einer Prävalenz von 24 % bei Frauen und 6 % bei Männern [11]. Die Inzidenz lag in dieser Studie bei 2,1 %. Bei Extrapolation auf die Gesamtbevölkerung weisen somit 6,3 Mio. Menschen in Deutschland eine Osteoporose auf, und es ist pro Jahr mit 885 000 neuen osteoporotischen Frakturen zu rechnen.

4.1.3 Pathogenese

Primäre Osteoporose

Osteoporose entsteht multifaktoriell. Zentrale Determinanten der Knochenstabilität umfassen Knochengröße, Knochendichte, Makro-, Mikro- und Nano-Architektur des Knochens inklusive der Qualität der Strukturproteine sowie die mechanische Krafteinwirkung auf den Knochen. Ergebnissen von Zwillingsstudien zufolge sind **50–70 % der Variabilität** der Knochendichte und der Knochenqualität **genetisch** bedingt. Verschiedene Polymorphismen werden als Ursache für die genetische Variabilität diskutiert, darunter in Genen, die für Kollagen-Typ-I, Zytokine (RANKL, OPG), Komponenten des Wnt-Signalwegs (Wnts, Sklerostin) oder Steroidhormon-Rezeptoren (Östrogen- und Vitamin-D-Rezeptor) kodieren. Zu den wichtigsten **modifizierbaren** Risikofaktoren der Knochenmasse zählen die Sexualhormone und die auf den Knochen einwirkende Muskelkraft. Ein dauerhafter Kalzium- und Vitamin-D-Mangel führt im höheren Lebensalter häufig zu einem sekundären Hyperparathyreoidismus als begünstigendem Faktor einer erhöhten Knochenfragilität. Welche Faktoren sich über die genannten altersabhängigen Risiken hinaus hinter der Verschlechterung der Knochenqualität im Alter verbergen, ist Gegenstand aktueller Untersuchungen.

Praxis

Die im wahrsten Wortsinn hohe Gebrechlichkeit im Alter infolge einer Osteoporose ergibt sich aufgrund einer gleichzeitig abnehmenden kognitiven Funktion und Muskelleistung sowie einer daraus resultierenden zunehmenden Sturzneigung. Osteoporotische Frakturen und Stürze im Alter erfordern daher ein gemeinsames Konzept hinsichtlich der Diagnostik und Therapie.

Sekundäre Osteoporoseformen

Es gibt eine Vielzahl von Erkrankungen bzw. Medikationen, die mit einer verminderten Knochenfestigkeit und einem erhöhten relativen Risiko für osteoporotische Frakturen assoziiert sind (▸ Tab. 4.1). Bei einigen dieser sekundären Osteoporoseformen besteht ein selektiv erhöhtes Frakturrisiko überwiegend für eine spezielle Frakturart, z. B. für Hüftfrakturen beim Diabetes mellitus Typ 1 [12] oder Wirbelkörperfrakturen unter Therapie mit Glukokortikoiden oder Aromataseinhibitoren. Bei Zöliakie und chronischer Niereninsuffizienz sowie nach Gastrektomie kommt es gelegentlich zu Mischbildern zwischen einer Osteoporose und einer Osteomalazie.

Tab. 4.1 Typische Ursachen sekundärer Osteoporoseformen.

Ursachen	Literatur
Endokrinologische Erkrankungen	
Cushing-Syndrom	Szappanos et al. 2011
subklinischer Hyperkortisolismus	Morelli et al. 2011
primärer Hyperparathyreoidismus	Koumakis et al. 2013
subklinische oder manifeste Hyperthyreose	Svare at al. 2009
Diabetes mellitus Typ 1 > 70 Jahre	Armas et al. 2012
Wachstumshormonmangel	White et al. 2011
Rheumatologische Erkrankungen	
rheumatoide Arthritis	Amin et al. 2013
Spondylitis ankylosans	Davey-Ranasinghe und Deodhar 2013
Intestinale Erkrankungen	
Zöliakie	Bianchi und Bardella, 2008
Gastrektomie, Billroth-II-Resektion	Iwamoto et al. 2010
Weitere Risikofaktoren	
Herzinsuffizienz	Aluoch et al. 2012
Rauchen und/oder COPD	Romme et al. 2013
Hyponatriämie	Kinsella et al. 2010
Medikamente	
Hormon-ablative antiandrogene Therapie	Shao et al. 2013
Antidepressiva, Sedativa, Neuroleptika	Graham et al. 2011
Antiepileptika	Lazzari et al. 2013
Aromatasehemmer	Rinaldi 2013
dopaminerge Medikamente	Bhuvaneswar et al. 2009
Glitazone	Bone et al. 2013
Glukokortikoide oral > 7,5 mg Prednisolon/d	Vestergaard et al. 2008
Glukokortikoide inhalativ	Mortimer et al. 2005
Protonenpumpeninhibitoren	Abrahamsen et al. 2013
Schleifendiuretika	Ruiter et al. 2013

Schwere Risikofaktoren mit einem relativen Risiko (RR) > 3 sind fett gesetzt, **sehr schwere** (RR > 6) zudem unterstrichen.

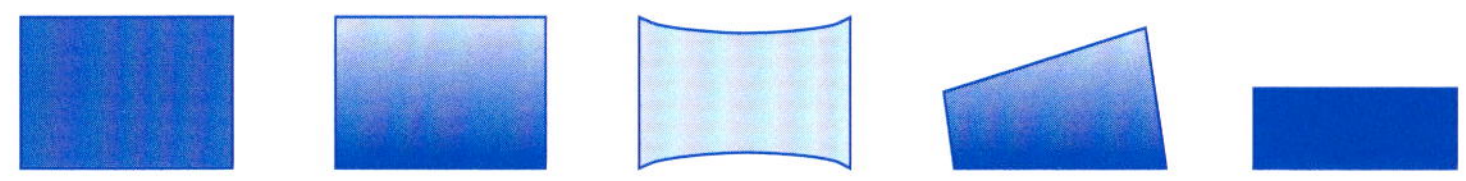

Abb. 4.1 Beispiele osteoporotischer Frakturen.

4.1.4 Einteilung und klinisches Bild

Klinische Leitsymptome der Osteoporose sind Frakturen ohne ein adäquates Trauma (▶ Abb. 4.1), die zu typischen Folgekomplikationen führen. Das Auftreten von Frakturen markiert den Beginn einer „manifesten Osteoporose". **Sinterungsfrakturen der Wirbelsäule** stellen die charakteristischste Manifestation einer Osteoporose dar und können oft klinisch zunächst stumm bleiben. Im weiteren Verlauf oder bei wiederholten Frakturen verformt sich die Vorderkante der Wirbelkörper mit der Folge der Ausbildung von Keilwirbeln und ggf. einer zunehmenden Kyphosierung der Brustwirbelsäule oder Steilstellung der Lendenwirbelsäule. Kombinationen mit seitlichen Wirbelkörper-Einbrüchen verursachen oder verschlimmern häufig Torsionsskoliosen, was zu schwer therapierbaren chronischen Schmerzzuständen führt. Die Verformung der Deck- und Grundplatten der Wirbelkörper führt zur Ausbildung von Fischwirbeln, die Einbeziehung der Vorderkante und seltener der Hinterkante führt zu Plattwirbeln und symmetrischer Höhenminderung mit der Folge eines z. T. erheblichen Körperlängenverlustes.

Zu den häufigsten peripheren Frakturen bei Osteoporose zählen Frakturen des Unterarms, insbesondere des distalen Radius, und des proximalen Humerus, Frakturen der Hüfte, des Beckens und der Tibia, sowie Rippen- und Klavikulafrakturen. Isolierte Knöchelfrakturen, Frakturen der Finger und Zehen sowie Frakturen im Kopfbereich gehören nicht zu den osteoporosetypischen Frakturen. Ausschlaggebend für die Klassifizierung als osteoporotische Fragilitätsfraktur ist letztlich die Trauma-Anamnese. Wichtig ist es, die Fragilitätsfraktur von der pathologischen Fraktur im Rahmen maligner Erkrankungen zu differenzieren.

Eine niedrige Knochendichte ohne Frakturen ist klinisch symptomlos. Gleichzeitig vorhandene degenerative Wirbelsäulenveränderungen verursachen im Alter dagegen vergleichsweise oft Rückenschmerzen. Im Gegensatz dazu können Sinterungsfrakturen der Wirbelsäule sehr starke und über Monate anhaltende **Schmerzen und Bewegungseinschränkungen** hervorrufen. Jedoch ist ein Teil frischer Sinterungsfrakturen zunächst radiologisch nicht nachweisbar. In diesen Fällen kann bei hochgradigem Verdacht eine radiologische Verlaufskontrolle oder eine MRT-Untersuchung sinnvoll sein.

Durch Sinterungsfrakturen der Wirbelkörper kann es zu variablen **Verformungen und Verkürzungen des Oberkörpers** kommen. Klinische Zeichen einer ausgeprägten Osteoporose mit Sinterungsfrakturen sind Folgende:

- deutliche Abnahme der Körpergröße
- Verringerung des Rippen-Becken-Abstands
- Einengung des Brustkorbes und Reduktion der Vitalkapazität der Lunge
- Kyphosierung der Brustwirbelsäule
- Vorwölbung des Abdomens

Merke **M!**

Bei niedrig traumatischen osteoporotischen Sinterungsfrakturen bleibt die Wirbelkörperhinterkante typischerweise erhalten, neurologische Komplikationen sind daher sehr selten. Treten diese hingegen auf, sollte die Diagnose „primäre Osteoporose" hinterfragt werden.

Einschränkungen der Lebensqualität, der Mobilität und der sozialen Funktionen durch Wirbelkörper- und periphere Frakturen sind in verschiedenen Studien gut belegt. Gerade frische Sinterungsfrakturen sind häufig mit massiven Schmerzen und erheblichen funktionellen Einschränkungen verbunden. In der FIT-Studie waren die Patientinnen mit frischen Frakturen der Lendenwirbelsäule im Mittel 26 Tage bettlägerig und litten etwa 5 Monate an einer eingeschränkten Aktivität. Proximale Femurfrakturen führen vor allem im 1. Jahr zu einem erheblichen Verlust an Funktionsfähigkeit und auch in den Folgejahren kommt es häufig nicht mehr zu einer vollständigen Wiederherstellung der Funktionsfähigkeit. Für die meist älteren Patienten bedeutet das oft abrupt den Verlust ihrer Selbstständigkeit. In einer norwegischen Umfrage bei Patienten mit proximaler Femurfraktur wurden 30 % nach dem Ereignis in ein Pflegeheim aufgenommen, darunter vor allem Patienten im Alter von > 85 Jahren. Der Prozentsatz der Patienten, die ohne Gehhilfe gehen konnten, verminderte sich von 76 % auf 36 %. Insgesamt 43 % der Patienten waren nach der Fraktur nicht mehr in der Lage, das Haus ohne fremde Hilfe zu verlassen [21]. Ähnliche Daten existieren auch für andere europäische Länder.

Auch ältere Wirbelkörperfrakturen können die Lebensqualität beeinträchtigen. Vor allem multiple und schwere Wirbelkörperfrakturen mit daraus resultierenden Deformitäten mindern mit zunehmendem Lebensalter die Mobilität und Lebensqualität.

Differenzialdiagnostisch sind neuromuskuläre und degenerative Folgeerscheinungen von Frakturen gegenüber rezidivierenden akuten Sinterungen abzugrenzen, was anamnestisch, bildgebend und durch die unterschiedliche klinische Symptomatik meist möglich ist.

Osteoporoseassoziierte Frakturen führen zu einem **Mortalitätsanstieg**, der im 1. Jahr nach der Fraktur am höchsten ist (A). Hüftgelenksnahe Frakturen weisen in den ersten 6 Monaten nach der Fraktur eine um 20–25 % erhöhte Mortalität auf. Auch andere periphere Frakturen und Wirbelkörperfrakturen sind unmittelbar im Anschluss an die Fraktur mit einer erhöhten Mortalität assoziiert. Als Ursache wird ein Zusammenspiel verschiedener Faktoren wie die Immobilität sowie ein gehäuftes Auftreten von Pneumonien, kardiovaskulären Ereignissen und thromboembolischen Komplikationen angenommen.

4.1.5 Diagnostik

Eine Sinterungsfraktur ist die typische Manifestationsform einer Osteoporose. Auch periphere Frakturen bei einer inadäquaten Krafteinwirkung, wie nach einem Sturz aus dem Stand, sollten bei postmenopausalen Frauen, älteren Männern und Risikopersonen für eine sekundäre Osteoporose an eine Osteoporose als Mitursache der Frakturen denken lassen. Anhand des klinischen Risikoprofils lassen sich mittlerweile spezifisch diejenigen Personen identifizieren, bei denen eine Osteoporose-Diagnostik schon vor dem Auftreten einer Fraktur durchgeführt werden sollte (▶ Tab. 4.2).

Zeichen und Symptome einer akuten osteoporotischen Wirbelkörperfraktur

Bei entsprechender Risikokonstellation sind folgende **Zeichen und Symptome** charakteristisch für einen akuten Wirbelkörperbruch: ein plötzlich einsetzender Vernichtungsschmerz in der betroffenen Wirbelregion, der z. B. bei Positionswechseln (Aufrichten, Drehbewegung) oder beim Anheben einer Last in voller Intensität unvermittelt auftritt und danach in unverminderter Intensität anhält. Die Schmerzen werden durch Bewegung verstärkt und bessern sich im Liegen oder verschwinden ganz. Bei Sinterungen der Vorderkante oder des gesamten Wirbelkörpers im thorakolumbalen Übergang ist der Positionswechsel vom Liegen zum Sitzen initial oft unerträglich. Deck- und Grundplattenfrakturen verursachen häufig einen dumpfen, konstanten Schmerz von variabler Intensität.

Bei der **körperlichen Untersuchung** ist das betroffene Rückenareal im Gegensatz zu einer entzündlichen Genese, außer in der Akutsituation, oft wenig klopfschmerzhaft. Durch den Erhalt der Wirbelkörperhinterkante sind neurologische Defizite sehr selten.

Merke **M!**

Schmerzen vorwiegend zur Nacht sowie deutlich radikuläre Symptome und Symptome einer Rückenmarkkompression sprechen eher für eine andere (z. B. infektiöse oder maligne) Genese der Fraktur als eine Osteoporose.

Abklärung einer Osteoporose ohne Wirbelkörperfraktur

Angesichts der unterschiedlichen Genese peripherer Frakturen nach einem Bagatelltrauma ist die Indikation zur Diagnostik bis zum 60. Lebensjahr bei Frauen und bis zum 70. Lebensjahr bei Männern eine Einzelfallentscheidung (D). Entscheidend ist der **klinische Gesamtkontext**.

Eine Basisdiagnostik **sollte** bei allen Personen erfolgen, bei denen das **geschätzte 10-Jahres-Risiko** für osteoporotisch bedingte **Wirbelkörperfrakturen** und **proximale Femurfrakturen 20 %** überschreitet. Bei einem **geschätzten 10-Jahres-Risiko** von 10–20 % kann eine Basisdiagnostik erfolgen (D). Dieses Risiko wird wesentlich vom **Lebensalter** bestimmt (A). Männer haben ein 50 % niedrigeres Risiko, osteoporotische Wirbelkörperfrakturen zu erleiden, als Frauen (A). Bei 50- bis 60-jährigen Frauen und 60- bis 70-jährigen Männern ist die Wahrscheinlichkeit für ein hohes 10-Jahres-Frakturrisiko trotz Vorliegen eines oder mehrerer Risikofaktoren so gering, dass eine Diagnostik ohne prävalente Frakturen in der Regel nicht empfohlen wird. Bei 60- bis 70-jährigen Frauen und 70- bis 80-jährigen Männern wird eine Abklärung auch ohne prävalente Frakturen dann empfohlen, wenn zusätzlich als klinischer Risikofaktor entweder eine proximale Femurfraktur eines Elternteils, Immobilität, Nikotinkonsum, multiple Stürze mit mehreren niedrig traumatischen peripheren Frakturen oder Untergewicht vorliegen (A). Immobilität beschreibt dabei eine Person, die in ihrer Mobilität so stark eingeschränkt ist, dass sie nicht mehr die eigene Wohnung verlassen oder Hausarbeiten nachgehen kann. Multiple Stürze sind Stürze, die ohne externe Einwirkung mehr als einmal in den letzten 12 Monaten vor der Anamneseerhebung aufgetreten sind.

Tab. 4.2 Empfehlung für die Durchführung einer Basisdiagnostik.

Generell	Speziell bei folgender Risikokonstellation
• Risiko für Wirbelkörper- und proximale Femurfrakturen ≥ 20 % über 10 Jahre; dies ist in der Regel bei Frauen > 70 Jahren und Männern > 80 Jahren der Fall	• laufende/geplante orale Glukokortikoidtherapie mit ≥ 7,5 mg/d Prednisolonäquivalent ≥ 3 Monate/Jahr
	• niedrig traumatische Wirbelkörperfrakturen singulär ≥ 2. Grades bzw. multipel ≥ 1. Grades
	• niedrig traumatische multiple periphere Frakturen außer Knöchel-, Hand-, Finger- und Gesichtsfrakturen nach dem 50. Lebensjahr
	• Diabetes mellitus Typ1 ≥ 70 Jahre
„Kann“-Empfehlung	
bei Vorliegen eines oder mehrerer nicht modifizierbarer Risikofaktoren der ▶ Tab. 4.1.	

Eine Basisdiagnostik sollte auch bei über 70-jährigen Patienten mit **Diabetes mellitus Typ 1** sowie unabhängig vom Alter bei Patienten mit bestehender oder geplanter oraler Glukokortikoidtherapie mit einem **Prednisolonäquivalent ≥ 7,5 mg/d** für mehr als 3 Monate erfolgen.

Praxis

Bei Frauen > 70 Jahre und Männern > 80 Jahre ist das Lebensalter als Risikofaktor so dominant, dass die 10-Jahres-Wahrscheinlichkeit für eine Fraktur auch ohne weitere Risikofaktoren hoch ist. In dieser Altersgruppe wird deshalb generell eine Basisdiagnostik empfohlen, sofern dies für die betreffende Person eine therapeutische Konsequenz hat (▸ Tab. 4.2).

Bestandteile der Basisdiagnostik

Die Basisdiagnostik besteht aus Anamnese, klinischem Befund, einem Basislabor, einer DXA-Knochendichtemessung und ggf. einer Röntgenuntersuchung der Brust- und Lendenwirbelsäule.

Anamnese und klinische Untersuchung

Die Anamnese und die klinische Untersuchung dienen der Erfassung von Schmerzen und funktionellen Einschränkungen. Erkrankungen mit einem Einfluss auf das Skelett oder Stürze und Frakturrisiken sollten explizit erfragt werden. Bei der körperlichen Untersuchung sollte gezielt auf Zeichen einer sekundären Osteoporose geachtet werden, und Körpergewicht sowie Körpergröße bestimmt werden. Der „Timed-up-and-go-Test" und der „Chair-rising-Test" (s. u.) dienen der raschen Beurteilung von Muskelkraft und Koordination (A). Im Einzelfall sollte ein umfangreicheres geriatrisches Assessment erfolgen.

▸ **Durchführung des „Timed-up-and-go-Tests".** Ausrüstung: Stuhl mit Armlehne, Streckenmarkierung (auf dem Fußboden) 3 m, Stoppuhr.

Die Versuchsperson sitzt auf einem Stuhl mit Armlehne. Die Aufforderung ist: „Stehen Sie bitte von diesem Stuhl auf, gehen Sie bis zu dieser Markierung (3 m), drehen Sie sich um und setzen Sie sich wieder genauso hin (im Alltag verwendete Gehhilfen dürfen benutzt werden). Ich werde die Zeit messen."

Auswertung:

- ≤ 10 s: keine Mobilitätsstörung anzunehmen
- 11–29 s: Interpretation nur in der Zusammenschau mit anderen Parametern möglich
- ≥ 30 s: Mobilitätsstörung und Sturzgefährdung anzunehmen

▸ **Durchführung des „Chair-rising-Tests".** Dieser Test prüft die Kraft der unteren Extremität. Ausrüstung: Stuhl (ohne Armlehne), Stoppuhr.

Die Versuchsperson sitzt aufrecht auf einem Stuhl ohne Armlehne. Die Aufforderung ist: „Stehen Sie bitte 5-mal hintereinander so schnell Sie können ganz auf, die Beine sollen gestreckt sein! Sie sollen die Arme nicht zu Hilfe nehmen! (wenn aus Sicherheitsgründen vertretbar: „Bitte kreuzen Sie die Arme vor der Brust!"). Ich werde die Zeit messen, die Sie dafür brauchen."

Auswertung:

- < 10 s: keine Gangunsicherheit aufgrund eingeschränkter Muskelkraft anzunehmen
- > 11 s: Gangunsicherheit wegen eingeschränkter Muskelkraft anzunehmen

Osteodensitometrie

Bei der Osteodensitometrie wird als Standardverfahren eine Messung der T-Werte an der LWS (L 1–L 4) und am proximalen Gesamtfemur („Total Hip") mithilfe der DXA-Technik empfohlen (A–D). Die Schätzungen des 10-Jahresfrakturrisikos in ▸ Abb. 4.3 legen den minimalen T-Wert dieser beiden Messungen zugrunde. Bestehen radiologisch wenig Zweifel an einer manifesten Osteoporose mit Sinterungsfrakturen, kann vor einer medikamentösen Therapieeinleitung auf eine Knochendichtemessung verzichtet werden, wenn dies logistisch schwierig ist (B). Bei der DXA-Messung wird aus dem Mineralgehalt pro Fläche auf die Knochendichte zurückgeschlossen. Diese Methode kann daher nicht zwischen einer Osteomalazie und einer niedrigen Knochendichte unterscheiden. Die Diagnose einer niedrigen Knochendichte kann somit erst nach Ausschluss einer Osteomalazie sicher gestellt werden. Hierzu reichen die Bestimmung von Kalzium, Phosphat und der alkalischen Phosphatase im Serum aus (Ausnahme bei Hypophosphatasie).

Als Referenz der Frakturrisikoberechnung in ▸ Abb. 4.3 wurden für den proximalen Femur die T-Werte der NHANES-Datenbasis zugrunde gelegt. Als Referenz für die Lendenwirbelsäule wurden die T-Werte der Datenbasen der DXA-Herstellerfirmen zugrunde gelegt. Andere Methoden, Normwerte oder Vorgehensweisen der Knochendichtemessung sind nicht auf die Risikoabschätzung übertragbar.

Einige **quantitative Ultraschallmethoden** an der Ferse haben eine ähnliche prognostische Wertigkeit in der Vorhersage osteoporotischer Frakturen wie eine DXA-Knochendichtemessung (A). Während die Messung der Knochendichte mit DXA aber auch zur Beurteilung der medikamentösen Risikoreduktion Aussagen trifft, ist dies für den Ultraschall nicht belegt. Zur Frage der Therapierbarkeit einer Osteoporose ist die Messung der Knochendichte mit der DXA-Methode weiterhin nicht ersetzbar.

Die **quantitative Computertomografie** an der Wirbelsäule und am Unterarm erlaubt ebenfalls Aussagen zum Wirbelkörperfrakturrisiko und liefert für wissenschaftliche Fragestellungen im Vergleich zur DXA-Messung bessere Details zu den unterschiedlichen Knochenarealen, wie dem kortikalen und dem trabekulären Kompartiment. Diese Methoden sind hinsichtlich der Frakturvorhersage aber wesentlich schlechter evaluiert als die DXA-Methode.

Merke **M!**

Zwischen den T-Werten der Ultraschallmessungen oder der Computertomografie und den Befunden der DXA-Messung besteht keine Übereinstimmung. Die **Risikotabelle** der DVO-Leitlinien (▶ Abb. 4.3) beruht ausschließlich auf **DXA-Messungen**.

Basislabor

Das Basislabor dient in Synopsis mit der Anamnese und der Klinik vor allem dem Ausschluss häufiger sekundärer Osteoporose-Ursachen und vor allem einer Osteomalazie (B–D). ▶ Tab. 4.3 stellt die wichtigsten Laborwerte und die damit erfassbaren Differenzialdiagnosen dar.

Bei pathologischen Befunden dieser Parameter sollte eine weitere gezielte Diagnostik erfolgen. Die nachfolgenden Empfehlungen zur Therapie gelten dann häufig nur eingeschränkt.

Biochemische Umbaumarker des Knochenstoffwechsels

Ein hoher Knochenumbau stellt einen unabhängigen Risikofaktor für eine osteoporotische Fraktur dar. Verschiedene biochemische Marker, die im Urin oder im Serum gemessen werden, erlauben Aussagen über die Höhe des Knochenumsatzes und werden vor allem in klinischen Studien **zur Kontrolle der therapeutischen Wirkung** von Osteoporosemedikamenten herangezogen. Knochenanabole Therapieverfahren steigern dabei Knochenformationsmarker, wie Osteokalzin oder Prokollagen Typ 1 N-terminales Propeptid (P1NP), während antiresorptive Medikamente die Resorptionsmarker (C- und N-terminale Telopeptide von Typ-1-Kollagen, CTX bzw. NTX) senken. Aufgrund präanalytischer Besonderheiten (zirkadiane Schwankungen, Nüchtern-Blutentnahme, Thermolabilität) und der z. T. fehlenden Standardisierung sollten diese Parameter vorzugsweise in Spezialeinrichtungen bestimmt werden.

Genetische Marker

Genetische Untersuchungen sind als unabhängiger Risikofaktor für Frakturen nicht ausreichend evaluiert (D). Neuere Untersuchungen ergaben Mutationen in Genen, die für Wnt1 und LRP-5 kodieren, als Ursachen für osteoporotische Frakturen in jungem Lebensalter [16].

Tab. 4.3 Basislabor.

Laborparameter	wichtige damit verbundene Fragestellungen
Serum-Kalzium (B)	↑ primärer Hyperparathyreoidismus oder andere Ursachen einer Hyperkalzämie wie Osteolysen oder ein multiples Myelom ↓ sekundärer Hyperparathyreoidismus, Malabsorption
Serum-Phosphat (D)	↓ primärer Hyperparathyreoidismus, Malabsorption, tumorinduzierte Osteomalazie, hereditärer Phosphat-Diabetes
Serum-Natrium (C)	↓ Hyponatriämie, z. B. bei Herzinsuffizienz und/oder chronischer Diuretikatherapie oder SIADH
alkalische Phosphatase (AP) (Serum) (B)	↑ sekundärer Hyperparathyreoidismus, Osteomalazie, Morbus Paget, Knochenmetastasen, Frakturen, Hyperthyreose, erhöhter Knochenumsatz bei Verlust der Sexualhormonproduktion ↓ Hypophosphatasie
Blutbild (D)	Anämie, myelodysplastisches Syndrom, Leukozytose, evtl. Hinweis auf hämatologische Erkrankung
γ-GT (D)	↑ Hepatopathie, insbes. Alkoholabusus und Medikamente
Kreatinin-Clearance (C)	↓ renale Osteopathie
Blutsenkungsgeschwindigkeit (BSG)/C-reaktives Protein (D)	↑ Differenzialdiagnose entzündlicher Ursachen von Wirbelkörperdeformitäten
Serum- bzw. Urinelektrophorese/Immunfixation (D)	Hinweise für multiples Myelom oder monoklonale Gammopathie unklarer Signifikanz
TSH (B)	< 0,3 mU/l als Hinweis auf Hyperthyreose
Einzelfallentscheidungen	
25-Hydroxy-Vitamin D_3 (D)	↓ Vitamin-D-Mangel
freies Testosteron bei Männern (B)	↓ Hypogonadismus
Kadmium im Urin (D)	↑ Kadmiumintoxikation

Röntgenuntersuchungen

Röntgenuntersuchungen der Brust- und Lendenwirbelsäule in 2 Ebenen dienen vor allem dem Nachweis prävalenter Wirbelkörperfrakturen. Eine Wirbelkörperfraktur ist außer durch morphologische Kriterien durch eine mehr als 20%ige Höhenminderung der Vorder-, Mittel-, oder Hinterkante eines Wirbelkörpers definiert. Neben differenzialdiagnostischen Erwägungen bei Rückenschmerzen und der Diagnosestellung ist die Erfassung prävalenter Wirbelkörperfrakturen vor allem für die Abschätzung der Frakturgefährdung bei einer Osteoporose von großer Bedeutung, da der Nachweis von Wirbelkörpersinterungen je nach Grad der Verformung und Zahl der Deformitäten unabhängig von der Knochendichtemessung mit einem hohen Folgerisiko für osteoporotische Frakturen verknüpft ist.

Seitliche Darstellungen der Wirbelsäule mit hochauflösenden DXA-Messgeräten (vertebrales Fraktur-Assessment mit DXA) erlauben die Darstellung mittel- und schwergradiger Sinterungsfrakturen der LWS und BWS unterhalb von BWK 7 mit einer guten Sensitivität und Spezifität, sodass mit diesem Verfahren eine strahlungsarme Alternative zum Nachweis von Wirbelkörperdeformitäten zur Verfügung steht. **Indikationen für eine Röntgendiagnostik** sind

- klinische Frakturhinweise,
- die Notwendigkeit des Ausschlusses differenzialdiagnostisch möglicher Erkrankungen,
- eine hohe Wahrscheinlichkeit für das Vorliegen von Sinterungen.

Angesichts der hohen Inzidenz unentdeckter prävalenter Sinterungsfrakturen auf Röntgenaufnahmen der Wirbelsäule ist eine Röntgendiagnostik bei der Abklärung eines Patienten mit einem hohen Frakturrisiko indiziert.

Merke **M!**

Röntgenaufnahmen der Wirbelsäule weisen eine mäßige Sensitivität und Spezifität in der Erfassung frischer Sinterungsfrakturen auf. Bei hochgradigem klinischem Verdacht sollte daher im Verlauf von einigen Wochen erneut geröntgt oder ggf. eine MRT durchgeführt werden.

Knochenbiopsie

Die Knochenbiopsie erlaubt in Ergänzung von Klinik und Laboruntersuchungen die Diagnose seltener sekundärer Osteporoseformen (z. B. Mastozytose, asekretorisches multiples Myelom) und eine genaue Beurteilung von Mineralisationsstörungen bei unentkalkten Biopsien. In der Primärdiagnostik der Osteoporose hat sie keinen festen Stellenwert. Bei unplausiblen Befunden oder schweren Verläufen sind Knochenbiopsien überlegenswert (D).

4.1.6 Therapie

Je nach Höhe des geschätzten 10-Jahresfrakturrisikos besteht die Therapie aus einem Spektrum aus knochengesunder Lebensweise über eine konsequente Implementierung nicht medikamentöser Maßnahmen zur Frakturssenkung bis hin zu einer Kombination mit einer spezifischen medikamentösen Langzeittherapie (▶ Abb. 4.2).

Basismaßnahmen zur Osteoporose- und Frakturprophylaxe

Allgemeine Maßnahmen zur Verhütung von sturzbedingten peripheren Frakturen und zur Verbesserung der Knochenstabilität werden generell und unabhängig von diagnostischen Ergebnissen zur Senkung von osteoporotischen Frakturen empfohlen. Sie sind kostengünstig, nebenwirkungsarm und wirken oft positiv auf Komorbiditäten. Empfohlen wird eine **regelmäßige risikobewusste und dem funktionellen Zustand angemessene körperliche Aktivität** mit der Zielsetzung, Muskelkraft und Koordination zu fördern (B–D). Längere Phasen der Immobilisation sind zu vermeiden (C). Ab einem Lebensalter von 70 Jahren wird eine jährliche Sturzanamnese empfohlen (D). Bei einem hohen Sturzrisiko sollten eine Abklärung der Ursachen und eine Therapie vermeidbarer Sturzursachen erfolgen. Medikamente, die Stürze begünstigen, wie Sedativa, orthostaseauslösende Medikamente oder Antidepressiva sollten regelmäßig in Bezug auf korrekte Indikation überprüft werden. Adaptierte Hilfsmittel sind ebenfalls sinnvoll (A–D). Ein **Vitamin-D-Mangel** fördert das Auftreten von Stürzen (A) und sollte vermieden bzw. korrigiert werden.

Untergewicht (Body Mass Index < 20 kg/m^2) ist ein starker Risikofaktor für osteoporotische Frakturen (A). Eine Abklärung eines unklaren Untergewichts und eine ausreichende Kalorienzufuhr werden deshalb empfohlen (A–D). Insgesamt sollten 1000 mg an **Kalzium** pro Tag über die Nahrung aufgenommen werden, bei einer Obergrenze von 1500 mg pro Tag (D). Nur bei einer Unterschreitung der empfohlenen Kalziumzufuhr oder bekannter Aufnahmestörung wie bei Achlorhydrie sollte eine Supplementierung erfolgen. Eine mindestens 30-minütige Sonnenlichtexposition dient in der Sommerzeit der Vermeidung eines schweren Vitamin-D-Mangels (C). Bei geringeren Expositionszeiten und im Winter sollte auch hier eine medikamentöse Supplementierung mit 1000 Einheiten Vitamin D_3 täglich erfolgen (B). Bei alten Patienten mit einer Osteoporose wird generell entweder eine Supplementierung mit 1000 Einheiten Vitamin D_3 empfohlen oder eine Messung von 25-Hydroxyvitamin D_3 im Serum mit nachfolgend gezielter Supplementierung bei Serumwerten < 20 ng/ml (50 nmol/l). Neuere Daten [22] deuten auf einen Wert von > 30 ng/ml als optimalen Zielspiegel auf histologischer Ebene hin, allerdings existieren bislang keine Hinweise auf eine zusätzliche

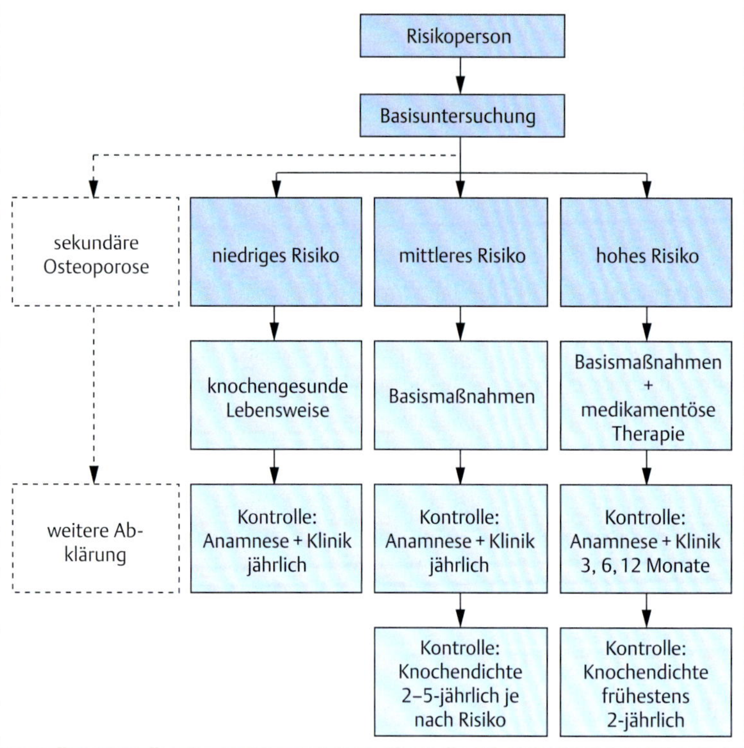

Abb. 4.2 Algorithmus der Diagnostik und Therapie der Osteoporose.

Fraktur- oder Sturzsenkung durch höhere Konzentrationen. Ferner sollte auf eine ausreichende Zufuhr von Vitamin B_{12} und Folsäure mit der Nahrung geachtet werden (B). Aktives Zigarettenrauchen und/oder eine chronisch-obstruktive Lungenerkrankung (COPD) sind unabhängige Risikofaktoren für Frakturen und sollten vermieden oder beendet werden (A–D).

Medikamente, die eine Osteoporose oder Stürze begünstigen können, müssen bzgl. ihres Nutzen-Risiko-Verhältnisses regelmäßig auf ihre Indikation bzw. therapeutische Alternativen sowie ihre minimal effektivste Dosis überprüft werden (▶ Tab. 4.1). Dazu zählen vor allem Antiepileptika (B), Antidepressiva (A), sedierende (C) bzw. orthostatisch wirkende Medikamente (D), Neuroleptika (D), Glitazone (A), Protonenpumpeninhibitoren (B) sowie orale oder inhalative Glukokortikoide (A). Eine L-Thyroxin-Medikation, die zu einer Erniedrigung des TSH führt (< 0,3 m U/l) sollte außer in der Nachsorge differenzierter Schilddrüsenkarzinome vermieden werden (B–D).

Die wichtigsten Basismaßnahmen im Überblick:

- Muskelkraft und Koordination fördern durch risikoadaptierte körperliche Aktivität
- Stürze vermeiden (Katarakt?, Schuhwerk?, sturzfördernde Medikamente?, „Sturzhygiene")
- bei Bedarf Hilfsmittel verwenden (Gehstock, Rollator, Hüftprotektor)
- Indikation und Dosierung für sturz- und/oder osteoporosefördernde Medikamente überprüfen
- Vitamin-D-Versorgung optimieren (25-OH-Vitamin-Spiegel > 20 ng/ml)
- ausreichende Vitamin B_{12}- und Folsäure-Zufuhr mit der Nahrung sicherstellen
- Untergewicht vermeiden bzw. Ursachen abklären
- Schilddrüsenhormone korrekt dosieren (TSH sollte > 0,3mU/l sein)
- Kalziumzufuhr optimieren (1,0 bis maximal 1,5 g/d über die Nahrung, ansonsten Supplement)
- Rauchen einstellen

Diese allgemeinen Maßnahmen der Osteoporose- und Frakturprophylaxe wirken sich innerhalb von wenigen Monaten günstig auf die Sturzrate (A) sowie die Rate proximaler Femurfrakturen und behandlungspflichtiger Folgen (C) aus. Sie sind vor allem auch im hohen Lebensalter effektiv, solange sie aktiv praktiziert werden. Bei Osteoporose ist die Senkung eines aktuell vorhandenen hohen Risikos durch kontinuierliche Einhaltung dieser Maßnahmen gut belegt (C). Nach Beendigung dieser Maßnahmen besteht allerdings kein Langzeitschutz gegen Stürze oder Frakturen (B–D).

Schmerztherapie bei akuten osteoporotischen Wirbelkörperbrüchen

Die Angst vor den möglichen Nebenwirkungen einer Schmerztherapie ist bei vielen Patienten und auch Ärzten groß. Metamizol (3 × 500 mg/d) oder Paracetamol (3 × 500 mg/d) werden meist gut vertragen. Für viele Patienten stellt dies adäquat dosiert bereits eine ausreichende medikamentöse Basistherapie dar. Nicht steroidale Antiphlogistika (z. B. Ibuprofen 2–3 × 600 mg/d) sind zwar potenter, aber gerade bei den meist multimorbiden älteren Patienten mit einer höheren gastrointestinalen und renalen Nebenwirkungsrate verbunden. Bei unzureichender Schmerzlinderung sollte eine Kombination mit niedrig potenten bis hoch potenten Opiaten begonnen werden. Hier kann es initial bei einigen Patienten zu erheblichen Nebenwirkungen (Übelkeit, Erbrechen, Schwindel, Müdigkeit) kommen, mit der Folge eines höheren Sturz- und Frakturrisikos. Hier sind präparatespezifische Unterschiede im Kontext der Begleiterkrankungen und vorhandenen Risikofaktoren zu berücksichtigen. Bei multimorbiden älteren Patienten mit starken Frakturschmerzen kann daher eine stationäre Therapie sinnvoll sein. Kurzwirksame Analgetika bieten sich ergänzend für Zeitintervalle an, bei denen die Schmerzen besonders stark sind, z. B. beim morgendlichen Aufstehen.

In der ersten Phase des Frakturschmerzes bewirken auch physikalische Anwendungen und Entlastungsorthesen eine zusätzliche Linderung der Schmerzen. Später sollte dann ggf. eine Aufrichtungsorthese (B) benutzt werden. Die begleitende psychosoziale Unterstützung der Patienten ist gerade bei Einschränkungen der alltäglichen Verrichtungen von entscheidender Bedeutung. Ziel der Schmerztherapie ist die rasche Wiederherstellung der normalen Aktivitäten des täglichen Lebens und die Vermeidung einer Immobilisation, die eine hohe Gefährdung für Pneumonien und Thrombosen birgt.

Kyphoplastie und Vertebroplastie

Der akute Frakturschmerz lässt nach einigen Tagen deutlich und nach 6–12 Wochen zumeist komplett nach. Die Schmerzmedikation kann danach oft sogar vollständig beendet werden. Bei unter konservativer Therapie persistierenden Schmerzen kann in Einzelfällen bei lokalisierten Schmerzen und kondordanten Befunden von Klinik und MRT-Befund eine rasch schmerzlindernde, minimal invasive Einbringung von Knochenzement in den gebrochenen Wirbelkörper durch eine Kyphoplastie oder eine Vertebroplastie erwogen werden (D). Neben seltenen Nebenwirkungen durch den Austritt von Zement in die Venen oder das Rückenmark sind es die fehlenden Erfahrungen zur langfristigen Schmerzkontrolle (B), zur zukünftigen Stabilität der Wirbelsäule und zu Anschlussfrakturen benachbarter Wirbelkörper (C), die derzeit noch die größte Limitation beider Verfahren darstellen. Allerdings berichtet eine Metaanalyse [28], dass auch nach über 180 Tagen eine adäquat durchgeführte Kyphoplastie gegenüber der konservativen Schmerztherapie überlegen ist, was zumindest für einen gewissen Stellenwert der Methode bei schwer therapierbaren Schmerzen spricht. Diese Eingriffe sollten vorwiegend in dafür spezialisierten Wirbelsäulenzentren erfolgen, die auch die Therapie möglicher Nebenwirkungen beherrschen.

Chronische Schmerzen nach Wirbelkörperbrüchen

Nach etwa einem Jahr ist die Fraktur in der Regel konsolidiert. Die Ursache der bei einem Teil der Patienten vorhandenen residualen Schmerzen ist dann meistens eine chronische Überbeanspruchung der paravertebralen Muskulatur, der Bänder und/oder der kleinen Wirbelkörpergelenke durch die veränderte Statik und mechanische Belastung. Mit der Zahl und dem Schweregrad der Wirbelkörperfrakturen nimmt auch die Wahrscheinlichkeit für solche chronischen Beschwerden zu. Auch koinzidente, osteoporoseunabhängige Schädigungen von Muskulatur, Bändern und Gelenken bestimmen die Ausprägung chronischer Schmerzen bei einer manifesten Osteoporose entscheidend mit. Wie bei anderen Formen des chronischen Rückenschmerzes ist auch eine Depression ein wichtiger Modulator der Schmerzsymptomatik und sollte therapiert werden.

Die Schmerztherapie sollte multimodal sein und medikamentöse und nicht medikamentöse Therapieansätze einbeziehen. Es sind verschiedene, speziell für Osteoporose-Patienten entwickelte Aufrichtungsorthesen verfügbar, die vor allem bei längerem Gehen und Stehen zu einer Schmerzlinderung beitragen können und im Gegensatz zu Entlastungsorthesen nicht zu einer Muskelatrophie führen.

Spezifische medikamentöse Therapie der Osteoporose

Medikamentös behandelte Osteoporose-Patienten haben seltener Schmerzen als nicht behandelte Patienten, bestehende Schmerzen bei Osteoporose lassen sich durch die spezifische Therapie um etwa 30 % reduzieren. Der Grund dafür liegt nicht in der schmerzlindernden Wirkung der Osteoporosemedikamente, sondern in der Vermeidung weiterer schmerzhafter Brüche. Die beste Schmerztherapie bei einer Osteoporose ist daher kausal die spezifische Osteoporosetherapie zur Vermeidung weiterer Frakturen. Die medikamentöse Therapie liefert bei Hochrisikopersonen auch einen entscheidenden Beitrag zur Vermeidung funktioneller Einschränkungen durch periphere Frakturen und Wirbelkörperfrakturen.

► **Indikation.** Eine spezifische medikamentöse Therapie zur Sekundärprophylaxe weiterer Frakturen wird aufgrund des hohen Folgerisikos für Frakturen bei postmenopausalen Frauen und bei Männern mit niedrig traumatischer Wirbelfraktur (singulär ≥ 2. Grades, multipel ≥ 1. Grades) und mit DXA-T-Werten ≤ –2,0 an der LWS und/oder am Femurhals und/oder am proximalen Gesamtfemur empfohlen. Dafür ist eine therapeutische Effizienz der Osteoporosetherapeutika belegt. Analog wird verfahren beim Vorliegen niedrig traumatischer, multipler peripherer Frakturen (Ausnahme Knöchel, Finger, Hand- und Gesichtsfrakturen) bei postmenopausalen

Frauen und bei Männern mit DXA-T-Werten ≤ –2,0 an der LWS und/oder am Femurhals und/oder am proximalen Gesamtfemur. Das Folgerisiko für Wirbelkörperfrakturen ist vermutlich aufgrund der veränderten Wirbelsäulenstatik in den ersten Monaten bis Jahren nach einer frischen osteoporotischen Wirbelkörperfraktur besonders hoch, sodass eine rasche Therapieeinleitung wichtig ist (C). Nach Wirbelkörperfrakturen ist daher individuell auch bei DXA-T-Werten > –2,0 eine medikamentöse Therapie indiziert, wenn andere Ursachen einer Fraktur nicht wahrscheinlicher sind.

Die DVO-Leitlinien empfehlen eine spezifische medikamentöse Therapie auch dann, wenn das geschätzte 10-Jahres-Risiko für Wirbelkörper- und proximale Femurfrakturen > 30 % beträgt und die T-Werte der DXA-Knochendichtemessung an der LWS oder am proximalen Gesamtfemur < –2,0 betragen. Für diese Situation ist eine therapeutische Effizienz der Osteoporosetherapeutika belegt. Die Number-needed-to-treat (NNT) pro Jahr zur Vermeidung einer Wirbelkörper- oder proximalen Femurfraktur liegt bei einer Bisphosphonattherapie bei unter 50. Bei postmenopausalen Frauen und bei Männern kann eine Therapie auch bei einem 10-Jahres-Risiko unter 30 % erfolgen, wenn der DXA-T-Wert an der LWS und oder am Femur < –2,0 beträgt, sofern der Nutzen der Therapie die Risiken überwiegt. Eine spezifische Therapie ist auch indiziert nach einer pertrochantären Femurfraktur bzw. 2 oder mehr typischen osteoporotischen Wirbelkörperfrakturen.

Bei prämenopausalen Frauen mit Therapieindikation gelten die Kriterien einer „Off-label"-Therapie.

▸ **Wirksamkeit.** Die medikamentöse Therapie ist rasch wirksam und gerade beim älteren Patienten mit seinem hohen Frakturrisiko wichtig. Eine schnelle Mobilisation ist bei älteren Patienten besonders bedeutsam, da sie einen Verlust von Knochen- und Muskelmasse durch Immobilisation nur sehr langsam wieder aufholen können. Es gibt derzeit keinen Beleg für eine persistierende Langzeitwirkung von medikamentösen Maßnahmen zur Frakturprophylaxe (C). Lediglich für Bisphosphonate wurde anhand von Knochendichtewerten und Knochenresorptionsmarkern als Surrogatparameter eine gewisse Nachhaltigkeit nach einer Therapiepause gezeigt. Ob eine vorbeugende Therapie im Sinne einer „Therapie auf Vorrat" mit medikamentösen oder nicht medikamentösen Maßnahmen das Risiko für Folgeschäden bei Osteoporose nachhaltig vermindern kann, ist nicht belegt. Dies unterstreicht die Bedeutung eines langfristigen Therapiekonzepts.

▸ **Risikofaktoren.** Wenn einer der unterschiedlich gewichteten Risikofaktoren (▸ Tab. 4.1, ▸ Tab. 4.2) vorliegt, ist das Gesamtfrakturrisiko um das bis zu 6-Fache erhöht, sodass eine 30 %ige Frakturwahrscheinlichkeit schon bei einem um 0,5–1,5 höheren T-Wert erreicht wird (B–D). Entsprechend verschiebt sich die Empfehlung für eine medikamentöse Therapie bei Vorliegen eines oder mehrerer dieser Risikofaktoren nach oben (▸ Abb. 4.3).

Faktoren, die das Frakturrisiko unabhängig vom Lebensalter und der Knochendichte erhöhen, sind zusätzlich zu den in ▸ Tab. 4.2 aufgelisteten Konditionen:

- proximale Femurfraktur eines Elternteils,
- Nikotinkonsum,
- multiple Stürze,
- Immobilität.

Es gibt Umstände, wie eine Multimorbidität, eine kurze Lebenszeit oder der Wunsch des Patienten, unter denen im klinischen Kontext eine andere Zielvereinbarung des zu vermeidenden 10-Jahresfrakturrisikos getroffen werden kann. Hier kann eine tiefere Therapieschwelle gewählt werden (D).

Merke **M!**

Nach gegenwärtiger Datenlage ist lediglich die medikamentöse Behandlung eines aktuell hohen Frakturrisikos belegt, nicht jedoch eine prophylaktische medikamentöse Behandlung zur Vorbeugung eines in späteren Jahren erhöhten Frakturrisikos bei aktuell niedrigem Frakturrisiko.

▸ **Wirkungsmechanismen.** Der menschliche Knochen ist zeitlebens einem Umbauprozess unterworfen, bei dem alte Knochenmatrix durch Osteoklasten abgebaut wird und neue Knochenmatrix durch Osteoblasten gebildet wird. Basis der medikamentösen Verbesserung der Knochenfestigkeit bei einer Osteoporose ist zum einen eine **Hemmung der osteoklastären Knochenresorption**, zum anderen die **Stimulation der osteoblastären Knochenneubildung** [23]. Zu den Medikamenten, die die osteoklastäre Knochenresorption hemmen (Antiresorptiva), gehören die Bisphosphonate (Alendronat, Ibandronat, Risedronat, Zoledronat), Denosumab, die selektiven Estrogenrezeptormodulatoren (SERM) Raloxifen und Bazedoxifen, Östrogenpräparate und Strontiumranelat. Durch eine Verminderung der Knochenresorption kommt es vor allem zu einer Verminderung der Zahl der Umbaueinheiten pro Knochenvolumen und damit zu einer verbesserten Knochenarchitektur. Möglicherweise trägt auch die stärkere Mineralisation des sich langsamer umbauenden Knochens zur Knochenfestigkeit bei. Die Auswirkungen dieser Medikamente auf die Knochenmasse sind gering bis mäßig. Anstiege der Knochendichte lassen sich z. T. über eine höhere Knochenmineralisation erklären.

Zu den Medikamenten, die als wesentlichen Wirkmechanismus den Knochenanbau stimulieren (knochenanabole Medikamente), gehören Parathormon 1–34 und 1–84, welche täglich s. c. verabreicht werden [23]. Beim Parathormon erfolgt die Verbesserung der Knochenstabi-

Lebensalter in Jahren		Die Wirksamkeit einer medikamentösen Therapie ist für periphere Frakturen bei einem T-Score > -2,0 nicht belegt				
Frau	Mann	−2,0 bis −2,5	−2,5 bis −3,0	−3,0 bis −3,5	−3,5 bis −4,0	< −4,0
50–60	60–70	Nein	Nein	Nein	Nein	Ja
60–65	70–75	Nein	Nein	Nein	Ja	Ja
65–70	75–80	Nein	Nein	Ja	Ja	Ja
70–75	80–85	Nein	Ja	Ja	Ja	Ja
> 75	> 85	Ja	Ja	Ja	Ja	Ja

Anhebung der Therapiegrenze um +1,0

– Glukokortikoide oral ≥ 7,5 mg Prednisolonäquivalent tgl. (Ausnahme rheumatoide Arthritis: Hier nur +0,5)

Anhebung der Therapiegrenze um +0,5	
– Singuläre Wirbelkörperfraktur 1. Grades	– Diabetes mellitus Typ 1
– nichtvertrebrale Frakturen > 50. Lj	– Primärer Hyperparathyreoidismus
– Hüftfraktur bei Vater oder Mutter	– Antiandrogene Therapie, Hypogonadismus
– Multiple intrinsische Stürze	– Aromatasehemmer
– Immobilität	– Wachstumshormonmangel
– Rauchen, COPD, und/oder hohe Dosen inhalativer Glukokortikoide	– Hyperthyreose, subklische Hyperthyreose, sofern persistent
– Herzinsuffizienz	– Subklinischer Hypercortisolismus
– Protonenpumpeninhibitoren bei chronischer Einnahme	– Glitazone
– Epilepsie/Antiepileptika	
– Zöliakie	
– Spondylosis ankylosans	
– Rheumatoide Arthritis	

Abb. 4.3 Indikation für eine spezifische medikamentöse Therapie in Abhängigkeit von Geschlecht, Lebensalter, DXA-basierter Knochendichte und zusätzlichen Risikofaktoren.

lität überwiegend durch eine Zunahme der Knochenmasse sowie eine dadurch verbesserte Knochenarchitektur. Die Stimulation der Knochenformation durch Strontiumranelat beruht überwiegend auf zell- und tierexperimentellen Daten, beim Menschen wird dies kontrovers diskutiert.

▶ **Indikationen.** Die in Bezug auf eine Fraktursenkung am besten belegten medikamentösen Therapieoptionen bei der postmenopausalen Frau sind die Bisphosphonate Alendronat, Ibandronat, Risedronat und Zoledronat, die SERMs Raloxifen und Bazedoxifen, Östrogene sowie Strontiumranelat, Denosumab, PTH 1–34 und 1–84 (▶ Tab. 4.4). Für alle genannten Präparate ist eine Verminderung von Wirbelkörperfrakturen nachgewiesen (A). Für Alendronat, Risedronat, Zoledronat, Östrogene und Denosumab ist zudem auch eine Verminderung von Hüftfrakturen (A) nachgewiesen (Strontiumranelat B). Die Zulassung von PTH 1–34 und PTH 1–84 ist auf eine maximale Zeitdauer von 24 Monaten beschränkt.

Bei **postmenopausalen Frauen**, die primär wegen vasomotorischer Symptome mit Östrogenen therapiert werden, ist mit Ausnahme sehr niedrig dosierter Präparate in der Regel keine weitere spezifische Osteoporosetherapie erforderlich (D).

Außerhalb der Indikation der vasomotorischen Symptome kann eine Kombinationstherapie mit Östrogenen und Gestagenen bei postmenopausalen Frauen mit hohem Frakturrisiko aufgrund des individuell unterschiedlichen, gesamt gesehen jedoch ungünstigen Nutzen-Risiko-Verhältnisses nur ausnahmsweise zur Frakturprävention empfohlen werden. Das Nutzen-Risiko-Verhältnis einer Östrogen-Monotherapie ist ausgeglichen. Beide Therapieprinzipien sind derzeit aber nur bei Unverträglichkeit oder Kontraindikationen gegenüber den anderen o. g. Osteoporosetherapeutika unter sorgfältiger individueller Abwägung von Nutzen und Risiken gemeinsam mit der Patientin im Rahmen der Sekundärprävention einzusetzen (A). Außer nach Hysterektomie ist eine Zusatzbehandlung mit einem Gestagen obligatorisch.

Tab. 4.4 Medikamentöse Therapie der Osteoporose.

Wirkstoff (Handelsnamen)	Dosierung
Alendronat (Fosamax, Generika)	• 10 mg 1 × /d p. o. • 70 mg 1 × /Woche p. o.
Alendronat + Vitamin D (Fosavance)	• 70 mg 1 × /Woche p. o. + 2800 IE Vitamin D_3 1 × /Woche p. o.
Bazedoxifen (Conbriza)	• 20 mg 1 × /d p. o.
Denosumab (Prolia)	• 60 mg 1 × /6 Monate s. c.
Ibandronat (Bonviva, Generika)	• 150 mg 1 × /Monat p. o. • 3 mg 1 × /3 Monate i. v.
Raloxifen (Evista)	• 60 mg 1 × /d p. o.
Risedronat (Actonel, Generika)	• 5 mg 1 × /d p. o. • 35 mg 1 × /Woche p. o.
Risedronat + Kalzium (Actonel Plus)	• 35 mg 1 × /Woche p. o. + 500 mg Kalzium täglich Tag 1–6
Strontiumranelat (Protelos)	• 2 g/d p. o.
Parathormon 1–34 (Teriparatid) (Forsteo)	• 20 µg/d s. c. (die maximale zugelassene Therapiedauer beträgt 24 Monate)
Parathomon 1–84 (Preotact)	• 100 µg/d s. c. (die maximale zugelassene Therapiedauer beträgt 24 Monate)
Zoledronat (Aclasta)	• 5 mg 1 × jährlich i. v.

Für **Männer** mit einer Osteoporose ist eine Therapie mit Alendronat, Risedronat, Zoledronat, Denosumab, Strontiumranelat und PTH 1–34 zugelassen.

Außer den in ▶ Tab. 4.4 genannten Präparaten gibt es mehrere zusätzliche Osteoporosetherapeutika, die zur Therapie der postmenopausalen Osteoporose zugelassen sind, deren Wirkung in Bezug auf eine Senkung von Wirbelkörperfrakturen aber mit einem niedrigeren **Evidenzgrad** (B–D) belegt ist, als dies bei den Medikamenten in ▶ Tab. 4.4 der Fall ist. Zu diesen Präparaten zählen Alfacalcidol (B), Calcitonin (B, aktuell nicht mehr verfügbar), Etidronat (B), Fluoride (B) und Nandrolon-Decanoat (D). Eine periphere Fraktursenkung ist für diese Präparate mit Ausnahme von Alfacalcidol nicht belegt. Diese Präparate spielen daher eine untergeordnete Rolle.

▶ **Therapieerfolg.** Mit den derzeit zur Verfügung stehenden Osteoporosemedikamenten lässt sich die Inzidenz klinischer vertebraler Frakturen um 50–68 % und die Inzidenz aller osteoporotischen Frakturen in typischen Kollektiven älterer osteoporotischer Patienten um 20–40 % reduzieren. Es gibt keine Belege für eine präferenzielle fraktursenkende Wirkung der o. g. Substanzen bei bestimmten Patientenuntergruppen. Die bisherigen Untergruppenanalysen deuten an, dass die therapeutische Effizienz unabhängig vom Alter, der Höhe des Knochenumbaus und vom Ausmaß der Osteoporose ist (B). Eine kombinierte Therapie mit Osteoporosetherapeutika kann aufgrund der vorhandenen Datenbasis derzeit nicht empfohlen werden. In einem längerfristigen Therapiekonzept kann bei hohem Frakturrisiko eine Sequenztherapie bestehend aus einer anabolen Therapie mit PTH, gefolgt von einer antiresorptiven Therapie zur Konsolidierung erwogen werden, auch wenn hierzu bislang keine Frakturdaten aus kontrollierten Studien vorliegen.

▶ **Wahl des Wirkstoffs.** Die einzelnen Präparate zeigen Unterschiede bzgl. der Art der Wirkung und der Pharmakokinetik. Sie sind auch unterschiedlich gut hinsichtlich der Wirkung auf verschiedene Frakturarten und der langfristigen Fraktursenkung bei kontinuierlicher oder diskontinuierlicher Einnahme belegt (▶ Tab. 4.5). Eine generelle

Tab. 4.5 Effekte von Osteoporosemedikamenten auf Frakturen und Mortalität.

	↓ Mortalität	↓ Wirbelkörperfrakturen	↓ periphere Frakturen	↓ proximale Femurfrakturen
Alendronat	B	A	A	A
Bazedoxifen		A	B	
Denosumab		A	A	A
Ibandronat		A	B	
Östrogene		A	A	A
PTH 1–34		A	B	
PTH 1–84		A		
Raloxifen	C	A		
Risedronat	B	A	A	A
Strontiumranelat		A	A	B
Zoledronat	B	A	A	A

Tab. 4.6 Nebenwirkungen von Medikamenten bei der Indikation Osteoporose.

Medikament/ Wirkstoffklasse	Nebenwirkungen
Bisphosphonate (oral)	• gastrointestinale Beschwerden (häufig) • Osteonekrose des Kiefers (sehr selten) • subtrochantäre Femurfraktur (sehr selten)
Bisphosphonate (parenteral)	• Akute Phase-Reaktion (häufig) • Hypokalzämie (selten) • Nephrotoxizität (selten) • Osteonekrose des Kiefers (sehr selten) • subtrochantäre Femurfraktur (sehr selten)
Denosumab	• Hypokalzämie (selten) • Ekzem (selten) • Osteonekrose des Kiefers (sehr selten) • atypische Femurfraktur (sehr selten)
Parathormon 1–34 und 1–84	• gastrointestinale Beschwerden (selten) • Hyperkalzämie (selten)
Raloxifen und Bazedoxifen	• thromboembolische Erkrankungen (selten)
Strontiumranelat	• gastrointestinale Beschwerden (häufig) • thromboembolische Erkrankungen (sehr selten) • kardiovaskuläre Ereignisse (sehr selten) • DRESS-Syndrom (sehr selten)

oder bei bestimmten Patientenuntergruppen vorhandene Überlegenheit eines bestimmten Medikaments in Hinblick auf eine Fraktursenkung ist aber nicht belegt (B). Der Grund dafür liegt in Unterschieden der Studienkollektive und Studienendpunkte sowie dem weitgehenden Fehlen unmittelbarer Vergleichsstudien auf Frakturbasis. Die einzige Ausnahme stellt eine direkte Vergleichsstudie zwischen Risedronat und Teriparatid bei glukokortikoid-induzierter Osteoporose dar, der zufolge Letzteres Wirbelkörperfrakturen effektiver senkte (C). Bei einigen Medikamenten ist auch eine reduzierte Mortalität (B–C) belegt (▸ Tab. 4.5).

Für die individuelle Auswahl der Medikamente sollten die möglichen Neben- und Zusatzwirkungen, Begleiterkrankungen (v. a. gastrointestinale und renale), Einnahmemodalitäten und der Patientenkomfort in die Überlegungen einbezogen werden (▸ Tab. 4.6).

4.1.7 Therapiekontrolle und Verlauf

Kontrollen

Die Chronizität der Osteoporose erfordert ein langfristiges Therapiekonzept. Patienten mit einem in der Basisuntersuchung gering bis mäßig erhöhten Risiko sollten bzgl. der Umsetzung der Basismaßnahmen, der Risikofaktoren und der zukünftigen Entwicklung des Frakturrisikos in risikoadaptierten Intervallen, z. B. alle 2–3 Jahre, reevaluiert werden. Da über die Messfehlergrenze hinausgehende Abnahmen der Knochendichte vor Ablauf von 2 Jahren selten sind, sollten Kontrolluntersuchungen der Knochendichte in der Regel nicht vor Ablauf eines Zeitraums von 2 Jahren erfolgen (B). Bei Patienten ohne medikamentöse Therapie und einem unverändert geringen bis mäßigen Risiko gelten folgende Messintervalle als Orientierung:

- **T-Wert zwischen –1,5 bis –1,9: alle 12 Monate**
- **T-Wert von –1,0 bis –1,5: alle 2–3 Jahre**
- **T-Wert > –1,0 bis < 1,0: alle 5–10 Jahre**

Im Falle von zu erwartenden rapiden Knochendichteverlusten sollten, vom individuellen Risikoprofil des Patienten abweichend, angepasste Knochendichtekontrollen vorgenommen werden. Dies ist beispielsweise bei hochdosierter Glukokortikoidtherapie und Sexualhormon-ablativer Therapie der Fall. Eine dokumentierte Größenabnahme seit der letzten Untersuchung von > 2 cm oder akute Rückenschmerzen können Hinweise für neue Frakturen sein und sollten radiologisch abgeklärt werden (D). Bei pathologischen Befunden oder Auffälligkeiten im Basislabor sollten entsprechende Laborkontrollen erfolgen (D).

Nach Einleitung einer spezifischen medikamentösen Therapie werden klinische Untersuchungen zunächst alle 3–6 Monate und später alle 6–12 Monate empfohlen. Ziel ist die Erfassung von Schmerzen, Funktionalität, Risikofaktoren, Umsetzung der Basismaßnahmen, Therapieverträglichkeit und -adhärenz, Gewicht und Größe (D). Knochendichtemessungen sollten in der Regel nicht vor einem Zeitraum von 2 Jahren wiederholt werden. Sie sind in Kombination mit klinischen Risikofaktoren sinnvoll zur fortlaufenden Orientierung über das Gesamtfrakturrisiko.

Merke **M!**

Zur Abschätzung des medikamentösen Therapieerfolgs sind Knochendichtemessungen nur bedingt tauglich (B). Ein Nichtanstieg der Knochendichte unter einer antiresorptiven Medikation ist kein Hinweis für eine verminderte fraktursenkende Wirkung (B).

Therapiedauer

Die primäre Osteoporose ist eine chronische Erkrankung. Veränderungen einzelner Surrogatparameter wie der biochemischen Marker oder der Knochendichte durch eine medikamentöse Therapie suggerieren keinesfalls eine „Heilung". Die medikamentöse Therapie sollte deshalb mindestens für einen Zeitraum erfolgen, über den eine fraktursenkende Wirkung der Medikamente bei einer kontinuierlichen Einnahme belegt ist (A). Dies ist zum jetzigen Zeitpunkt je nach Präparat für 3–10 Jahre der Fall. Danach sollte der Patient erneut evaluiert werden. Prinzipiell ist bei dauerhaft hohem Frakturrisiko eine Dauertherapie unter Beachtung von Nutzen und Risiko der Therapie gerechtfertigt. Die derzeitigen Konzepte der Langzeittherapie reichen von vorübergehenden Therapiepausen bis hin zur kontinuierlichen Therapie (D). Durch Frakturdaten gestützte Kriterien für die Wiederaufnahme der Therapie nach Therapiepause oder einen weiteren Therapieverzicht existieren jedoch nicht (D).

Verschiedene Bisphosphonate und auch Strontiumranelat haben eine sehr lange Verweildauer im Knochengewebe, sodass auch Jahre nach Therapieende noch biologische Wirkungen beobachtet werden können. Bei anderen Osteoporosemedikamenten ist mit einem rascheren Wirkungsverlust innerhalb weniger Monate zu rechnen. Weitgehend unklar bleibt die Frage, wie schnell die fraktursenkende Wirkung nach Auslassen der Medikation nachlässt. Prinzipiell ist nach Beendigung der Therapie ein Wirkungsverlust der Fraktursenkung bei jeder medikamentösen Therapie der Osteoporose mittelfristig zu erwarten.

Bei den **sekundären Formen der Osteoporose**, bei denen eine spezifische hormonelle Störung oder Noxe eine wesentliche Mitursache der Osteoporose darstellt, kommt es nach Beseitigung der Störung häufig zu einer weitgehenden und möglicherweise sogar vollständigen Beseitigung der zusätzlichen Frakturgefährdung. Dies lässt sich aus Studien zu einem Hyperkortisolismus, zum primären Hyperparathyreoidismus und zu einer Osteoporose nach Immobilisierung ableiten.

Wechsel der Medikation bei schlechtem Ansprechen der Therapie

Es gibt derzeit keine fundierten Kriterien für ein medikamentöses Therapieversagen. Ein Therapieversagen ist aber anzunehmen bei folgenden Befunden:

- deutlicher Abfall der Knochendichte ≥ 5 % unter Therapie mit Bisphosphonaten, Denosumab, Strontiumranelat oder Raloxifen (D)
- ≥ 2 osteoporotische Frakturen in 3 Jahren unter Therapie (D)

In diesen Fällen sollten die möglichen Gründe evaluiert werden, wie schlechte Adhärenz oder Resorption oder geänderte Risikokonstellation, um auf dieser Basis einen Therapiewechsel vorzunehmen, z. B. Umstellung von oraler auf parenterale Therapie. Eine fehlende Zunahme der Knochendichte bei einer Therapie mit einem Antiresorptivum (B) oder das Neuauftreten einer Fraktur bei einem Patienten mit einem trotz Therapie hohen Frakturrisiko sind hingegen nicht per se als Therapieversagen zu werten. Der Nutzen eines Therapiewechsels ist ohne die o. g. Hinweise nicht belegt.

Biochemische Parameter des Knochenumbaus bieten in Studien prognostische Hinweise für das Ausmaß der fraktursenkenden Wirkung einer antiresorptiven Medikation (B). Für den Einsatz im Praxisalltag sind diese Parameter noch nicht ausreichend standardisiert und evaluiert. In Einzelfällen können sie – bei unverändert hohen Werten unter einer antiresorptiven Therapie – einen Hinweis auf eine niedrige Compliance und Adhärenz unter antiresorptiver Therapie geben.

Prognose

Bei Patienten mit hohem Frakturrisiko wird das Frakturrisiko im weiteren Verlauf bei einer primären Osteoporose ohne Beseitigung modifizierbarer Risikofaktoren und konsequente medikamentöse und nicht medikamentöse Therapie weiterhin hoch sein und im Verlauf sogar weiter ansteigen. Das Risiko lässt sich durch eine optimale kombinierte Therapie um 50–68 % für Wirbelkörperfrakturen und um 20–40 % für periphere Frakturen senken. Dass auch unter dieser Therapie aufgrund des hohen absoluten Frakturrisikos in den Folgejahren mehr Frakturen auftreten als bei gesunden Personen, ist kein Zeichen eines Therapieversagens, sondern Ausdruck der Chronizität der Erkrankung.

4.1.8 Diagnostik und Therapie der sekundären Osteoporoseformen

Neben allgemeinen Frakturrisiken gibt es Krankheiten mit spezifischen Frakturrisiken (sekundäre Osteoporosen), bei denen die Abklärung und Therapie des Frakturrisikos wichtiger Bestandteil der Betreuung der Grundkrankheit ist. Die Empfehlungen zur Diagnostik und Therapie der postmenopausalen Osteoporose und der Osteoporose des älteren Mannes sind nicht direkt auf diese Erkrankungen übertragbar. Hier ist eine Risikobeurteilung und ggf. Therapie durch den Spezialisten sinnvoll.

Glukokortikoidinduzierte Osteoporose

Bei einer ≥ 3 Monate geplanten oder bereits laufenden Glukokortikoidtherapie ist bei einer Dosis ≥ 7,5 mg Prednisolonäquivalent ein deutlich erhöhtes Frakturrisiko nachgewiesen (A), sodass in diesen Fällen eine Diagnostik empfohlen wird (B).

Die Therapieschwelle orientiert sich an ▶ Tab. 4.1 und ▶ Abb. 4.3, wobei eine hochdosierte Glukokortikoidtherapie als sehr schwerer Risikofaktor gewichtet wird. Somit ergibt sich beispielsweise für eine 67-jährige Frau unter einer Therapie mit 10 mg Prednisolon pro Tag bereits bei einem T-Wert von –2,1 eine Therapieindikation, ohne eine derartige Therapie aber erst bei einem T-Wert von –3,1 (B). Unabhängig vom T-Wert besteht auch eine Therapieindikation beim Vorliegen einer niedrig traumatischen Wirbelkörperfraktur oder multiplen peripheren Frakturen. Für postmenopausale Frauen und den Mann sind Bisphosphonate die 1. Wahl (Empfehlungsgrad A/B). Diese Therapie ist zunächst für 2–3 Jahre zu planen. Anschließend sollten eine Reevaluation und eine Entscheidung über eine weitere Therapie aufgrund des vorhandenen Risikos erfolgen (D).

Merke M!

Für prämenopausale Frauen liegt für kein Bisphosphonat bisher eine Zulassung vor. Die Anwendung bei dieser Personengruppe erfolgt unter den Modalitäten des „Off-Label"-Gebrauchs.

Das Frakturrisiko bei chronischer Anwendung inhalativer Glukokortikoide ist bei einer hohen Dosis ebenfalls erhöht. Das Frakturrisiko ist aber geringer als bei einer oralen Glukokortikoidtherapie. Großflächige chronische dermale Glukokortikoidapplikationen können ebenfalls eine Osteoporose auslösen. Die Höhe des Frakturrisikos bei lokalen Glukokortikoidinjektionen ist nicht geklärt.

Andere Formen einer sekundären Osteoporose

Die adäquate Diagnostik und Therapie der diese Krankheiten/Konditionen begleitenden Knochenstoffwechselstörungen ist individuell sehr verschieden und wenig standardisiert. Für einige dieser Krankheiten bzw. Konditionen sollte das Frakturrisiko gezielt unter Einschluss der Knochendichtemessung bei den betroffenen Personen evaluiert werden. Voraussetzungen dafür sind, dass
- diese Erkrankungen/Konditionen ein mäßiges bis starkes Frakturrisiko bedingen,
- sich aus der Abschätzung des Frakturrisikos inklusive DXA-Messung in einem relevanten Prozentsatz eine unmittelbare therapeutische Konsequenz ergibt.

Für diese sehr diversen und vergleichsweise seltenen Krankheiten oder Konditionen existieren deutlich weniger Studien als für die **Osteoporose nach der Menopause und im Alter**. Einige der nachfolgenden Konditionen/Erkrankungen werden aber als Risikofaktoren bzw. schwere Risikofaktoren für osteoporotische Frakturen eingestuft:
- Therapie mit Aromatase-Inhibitoren
- antiandrogene Therapie bei Männern mit einem Prostatakarzinom
- Hypogonadismus bei Mann aus anderen Ursachen
- Cushing-Syndrom (manifest und subklinisch)
- Zustand nach einem apoplektischen Insult mit Paresen
- Zustand nach Gastrektomie und Billroth-II-Operation
- primärer Hyperparathyreoidismus
- Zustand nach Organtransplantation
- Einnahme von Antiepileptika
- monoklonale Gammopathie unklarer Signifikanz (MGUS)
- rheumatoide Arthritis
- Therapie mit Glitazonen
- Diabetes mellitus Typ 1
- TSH-Werte < 0,3 mU/l
- sturzbegünstigende Medikamente

Die fraktursenkende Effizienz ist bei diesen sekundären Osteoporosen unterschiedlich gut belegt. Für den apoplektischen Insult (Risedronat), nach allogener Organtransplantation (verschiedene Bisphosphonate) und für Männer, die nach Prostatakarzinom eine Androgen-ablative Therapie erhielten (Denosumab) sowie Männer mit Hypogonadismus (Zoledronsäure) gibt es randomisierte Studien, die eine Senkung der Frakturrate unter spezifischer Therapie belegen. Für den primären Hyperparathyreoidismus lässt sich durch operative Sanierung der Nebenschilddrüsen das Frakturrisiko senken. Für die anderen aufgeführten Krankheiten/Konditionen stehen keine Daten zur therapeutischen Effizienz in Bezug auf eine Fraktursenkung zur Verfügung. Es liegen jedoch Daten zu der therapeutischen Veränderung von Surrogatparametern wie der Knochendichte im Verlauf vor, wie beispielsweise unter Therapie mit Aromatase-Inhibitoren (Denosumab, Zoledronsäure) oder bei MGUS (Zoledronsäure). Hier kann aber plausibel von den Daten der medikamentösen Therapie der Osteoporose nach der Menopause und im Alter auf die zu erwartende fraktursenkende Wirkung bei diesen sekundären Osteoporosen extrapoliert werden.

4.1.9 Literatur

[1] Abrahamsen B, Vestergaard P. Proton pump inhibitor use and fracture risk – effect modification by histamine H1 receptor blockade. Observational case-control study using national prescription data. Bone 2013; 57: 269–2671

[2] Aluoch AO, Jessee R, Habal H et al. Heart failure as a risk factor for osteoporosis and fractures. Curr Osteoporos Rep 2012; 10: 258–269

[3] Amin S, Gabriel SE, Achenbach SJ et al. Are young women and men with rheumatoid arthritis at risk for fragility fractures? A population-based study. J Rheumatol 2013; 40: 1669–1676

[4] Armas LA, Akhter MP, Drincic A et al. Trabecular bone histomorphometry in humans with Type 1 diabetes mellitus. Bone 2012; 50: 91–96

[5] Bhuvaneswar CG, Baldessarini RJ, Harsh VL et al. Adverse endocrine and metabolic effects of psychotropic drugs: selective clinical review. CNS Drugs 2009; 23: 1003–1021

[6] Bianchi ML, Bardella MT. Bone in celiac disease. Osteoporos Int 2008; 19: 1705–1716

[7] Bone HG, Lindsay R, McClung MR et al. Effects of pioglitazone on bone in postmenopausal women with impaired fasting glucose or impaired glucose tolerance: a randomized, double-blind, placebo-controlled study. J Clin Endocrinol Metab 2013; 98: 4691–4701

[8] Davey-Ranasinghe N, Deodhar A. Osteoporosis and vertebral fractures in ankylosing spondylitis. Curr Opin Rheumatol 2013; 25: 509–516

[9] Ebeling PR. Clinical practice. Osteoporosis in men. N Engl J Med 2008; 358: 1474–1482
Kommentar: Übersicht mit praktischen Hinweisen zum Management der männlichen Osteoporose.

[10] Graham SM, Howgate D, Anderson W et al. Risk of osteoporosis and fracture incidence in patients on antipsychotic medication. Expert Opin Drug Saf 2011; 10: 575–602

[11] Hadji P, Klein S, Gothe H et al. The epidemiology of osteoporosis – Bone Evaluation Study (BEST): an analysis of routine health insurance data. Dtsch Arztebl Int 2013; 110: 52–57
Kommentar: aktuelle Analyse zur Epidemiologie der Osteoporose in Deutschland.

[12] Hamann C, Kirschner S, Günther KP et al. Bone, sweet bone – osteoporotic fractures in diabetes mellitus. Nat Rev Endocrinol 2012; 8: 297–305
Kommentar: Übersicht zur Pathogenese und Therapie der Osteoporose bei Typ 1 und Typ 2 Diabetes mellitus.
[13] Iwamoto J, Uzawa M, Sato Y et al. Effect of alendronate on bone mineral density and bone turnover markers in post-gastrectomy osteoporotic patients. J Bone Miner Metab 2010; 28: 202–208
[14] Kinsella S, Moran S, Sullivan MO et al. Hyponatremia independent of osteoporosis is associated with fracture occurrence. Clin J Am Soc Nephrol 2010; 5: 275–280
[15] Koumakis E, Souberbielle JC, Sarfati E et al. Bone mineral density evolution after successful parathyroidectomy in patients with normocalcemic primary hyperparathyroidism. J Clin Endocrinol Metab 2013; 98: 3213–3220
[16] Laine CM, Joeng KS, Campeau PM et al. WNT1 mutations in early-onset osteoporosis and osteogenesis imperfecta. N Engl J Med 2013; 368: 1809–1816
[17] Lazzari AA, Dussault PM, Thakore-James M et al. Prevention of bone loss and vertebral fractures in patients with chronic epilepsy-Antiepileptic drug and osteoporosis prevention trial. Epilepsia 2013; 54: 1997–2004
[18] Lock CA, Lecouturier J, Mason JM et al. Lifestyle interventions to prevent osteoporotic fractures: a systematic review. Osteoporos Int 2006; 17: 20–28
[19] Morelli V, Eller-Vainicher C, Salcuni AS et al. Risk of new vertebral fractures in patients with adrenal incidentaloma with and without subclinical hypercortisolism: a multicenter longitudinal study. J Bone Miner Res 2011; 26: 1816–1821
[20] Mortimer KJ, Harrison TW, Tattersfield AE. Effects of inhaled corticosteroids on bone. Ann Allergy Asthma Immunol 2005; 94: 15–21
[21] Osnes EK, Lofthus CM, Meyer HE et al. Consequences of hip fracture on activities of daily life and residential needs. Osteoporos Int 2004; 15: 567–574
[22] Priemel M, von Domarus C, Klatte TO et al. Bone mineralization defects and vitamin D deficiency: histomorphometric analysis of iliac crest bone biopsies and circulating 25-hydroxyvitamin D in 675 patients. J Bone Miner Res 2010; 25: 305–312
Kommentar: exzellente histologische Untersuchung zu den Auswirkungen eines Vitamin-D-Mangels.
[23] Rachner TD, Khosla S, Hofbauer LC. Osteoporosis: now and the future. Lancet 2011; 377: 1276–1287
Kommentar: Diskussion neuer und etablierter Osteoporosemedikamente und ihrer Wirkmechanismen.
[24] Rinaldi RZ. Aromatase inhibitor adjuvant chemotherapy of breast cancer results in cancer therapy induced bone loss. Curr Osteoporos Rep 2013; 11: 61–64
[25] Romme EA, Smeenk FW, Rutten EP et al. Osteoporosis in chronic obstructive pulmonary disease. Expert Rev Respir Med 2013; 7: 397–410
[26] Ruiter R, Oei L, Visser LE et al. The effect of thiazide and loop diuretics on urinary levels of free deoxypyridinoline: an osteoclastic bone-resorption marker. J Clin Pharm Ther 2013; 38: 225–229
[27] Shao YH, Moore DF, Shih W et al. Fracture after androgen deprivation therapy among men with a high baseline risk of skeletal complications. BJU Int 2013; 111: 745–752
[28] Shi MM, Cai XZ, Lin T et al. Is there really no benefit of vertebroplasty for osteoporotic vertebral fractures? A meta-analysis. Clin Orthop Relat Res 2012; 470: 2785–2799
[29] Svare A, Nilsen TI, Bjøro T et al. Hyperthyroid levels of TSH correlate with low bone mineral density: the HUNT2 study. Eur J Endocrinol 2009; 161: 779–786
[30] Szappanos A, Toke J, Lippai D et al. Bone turnover in patients with endogenous Cushing's syndrome before and after successful treatment. Osteoporos Int 2010; 21: 637–645
[31] Vestergaard P, Rejnmark L, Mosekilde L. Fracture risk associated with different types of oral corticosteroids and effect of termination of corticosteroids on the risk of fractures. Calcif Tissue Int 2008; 82: 249–257
[32] White HD, Ahmad AM, Durham BH et al. Effect of oral phosphate and alendronate on bone mineral density when given as adjunctive therapy to growth hormone replacement in adult growth hormone deficiency. J Clin Endocrinol Metab 2011; 96: 726–736

4.2 Osteomalazie und sonstige Formen der Mineralisationsstörung

S. H. Scharla

4.2.1 Definition und Epidemiologie

Die Osteomalazie ist eine Knochenstoffwechselerkrankung, die durch eine gestörte Mineralisierung der durch Osteoblasten gebildeten organischen Knochenmatrix und durch eine reduzierte Knochenneubildung gekennzeichnet ist. Es kommt zu einer Anhäufung von nicht mineralisiertem Knochengewebe. Das Krankheitsbild ist nicht einheitlich, da eine Vielzahl von Ursachen zur Osteomalazie führen kann, wobei Vitamin-D-Mangel oder Vitamin-D-Stoffwechselstörungen als Ursache dominieren. Typische klinische Zeichen sind Muskelschwäche, Skelettschmerzen, Verbiegungen von Knochen sowie Frakturen.

Genaue Zahlen zu Inzidenz und Prävalenz der Osteomalazie sind für Deutschland nicht erhältlich. Epidemiologische Daten gibt es zur **Häufigkeit von Vitamin-D-Mangel** als Prädisposition zur Osteomalazie: In einer randomisierten Bevölkerungsstichprobe hatte mehr als die Hälfte der Bevölkerung in Deutschland mit einem Alter > 50 Jahre im Winter einen Vitamin-D-Mangel mit 25-Hydroxyvitamin-D-Konzentrationen < 15 ng/ml [39].

Auch neuere Studien zeigen, dass etwa die Hälfte der Bevölkerung in Deutschland den Zielwert einer guten Vitamin-D-Versorgung mit einer Serumkonzentration von 25-Hydroxyvitamin D > 50 nmol/l (> 20 ng/ml) nicht erreicht [14], [29].

Bei **älteren, immobilen Menschen**, insbesondere Altenheimbewohnern, beträgt die Prävalenz von Vitamin-D-Mangel fast 100 %, in dieser Gruppe finden sich auch häufiger schwere Vitamin-D-Mangelsyndrome mit Osteomalazie. Bei älteren Patienten mit proximaler Femurfraktur fanden histologische Untersuchungen in mehr als einem Drittel der Fälle eine Osteomalazie [1]. In einer eigenen Untersuchung bei über 100 konsekutiven Patienten mit proximaler Femurfraktur hatten 67 % einen erniedrigten Vitamin-D-Status [40]. Eine neuere Arbeit fand eine inverse Beziehung zwischen dem Serum-25-Hydroxyitamin D und dem Risiko für proximale Femurfrakturen, allerdings nur bei Konzentrationen unterhalb 28 ng/ml (< 70 nmol/l). Höhere 25-Hydroxyvitamin-D-Konzentrationen waren tendenziell wieder mit einem höheren Risiko assoziiert [5].

Tab. 4.7 25-Hydroxyvitamin-D-Konzentrationen im Serum und ihr Einfluss auf die Knochengesundheit (Quelle: [27], [28]).

Definition	Serum-25-Hydroxyvitamin-D-Konzentration	Einfluss auf die Knochengesundheit
Vitamin-D-Mangel (Insuffizienz)	< 25 nmol/l (< 10 ng/ml)	Mineralisationsdefekt
Vitamin-D-Insuffizienz	< 50 nmol/l (< 20 ng/ml)	erhöhter Knochenumbau und/oder erhöhtes Parathormon
physiologische Vitamin-D-Versorgung (Suffizienz)	50–75 nmol/l (20–30 ng/ml)	neutraler Effekt auf den Knochen, wünschenswerte Effekte auf Frakturrate, Stürze, und Mortalität
	≥ 75 nmol/l (≥ 30 ng/ml)	wünschenswertes Ziel bei gebrechlichen Älteren, um optimale Effekte auf Frakturrate, Stürze und Mortalität zu erreichen
obere physiologische Grenze	125 nmol/l (50 ng/ml)	Möglichkeit von negativen Effekten/Nebenwirkungen oberhalb dieses Spiegels

Bei Säuglingen und Kleinkindern ist der schwere Vitamin-D-Mangel bzw. die Rachitis infolge der Präventionsmaßnahmen (Vitamin-D-Supplementation) nur noch selten. Einige Berichte geben Zahlen von 100 Rachitisfällen pro Jahr in Deutschland an, aber da die Vitamin-D-Mangelrachitis in Deutschland nicht erfasst wird, sind genaue Zahlen zur Häufigkeit nicht bekannt. Dabei scheint der klassische Vitamin-D-Mangel nur in einem Teil der Fälle bedeutsam zu sein, während chronische Erkrankungen, Lebensgewohnheiten und genetisch determinierte Störungen zu beachten sind [16].

Einwanderer mit dunkler Hautfarbe sind aufgrund der Absorption von UV-Licht durch das Melanin in der Haut besonders für Vitamin-D-Mangel gefährdet. Auch kulturelle Besonderheiten mit Tragen von verhüllender Kleidung führen zu Vitamin-D-Mangel. So betrifft die sog. **Immigrantenosteomalazie** bis zu 10 % der türkischen Einwanderer auch in jüngeren Altersgruppen, wobei Frauen besonders betroffen sind. Prädisponierende Faktoren sind Tragen von Kopftuch, hoher Breitengrad, Körpermassenindex, mangelnde Sonnenexposition und Kinderzahl [8], [15], [23], [24].

Es ist darauf hinzuweisen, dass einige Fachgesellschaften, z. B. die amerikanische Gesellschaft für Endokrinologie (Endocrine Society), erst 25-Hydroxyvitamin-D-Konzentrationen oberhalb 75 nmol/l (30 ng/ml) als ausreichend (physiologisch) ansehen [17]. Dies wird durch histomorphometrische Untersuchungen unterstützt, die oberhalb dieser Schwelle keine Osteoidvermehrung mehr gesehen haben [26].

▸ Tab. 4.7 mit der Schwelle von 50 nmol/l (20 ng/ml) bei Normalpersonen reflektiert aber auch gut die Leitlinie des Dachverbandes deutschsprachiger osteologischer Fachgesellschaften (DVO).

Letztendlich gibt es keinen einheitlichen Konsens über den „optimalen“ 25-Hydroxyvitamin-D-Spiegel – dies reflektiert die unterschiedlichen Studien, unterschiedliche Messmethoden und unterschiedliche Zielparameter (Osteoid in der Histologie, sekundärer Hyperparathyreoidismus, Sturzrisiko, intestinale Kalziumabsorption u. a.).

4.2.2 Pathogenese

Vitamin-D-Stoffwechsel und -Funktionen

Die Mineralisierung der organischen Knochenmatrix hängt von der Verfügbarkeit der mineralischen Bestandteile (v. a. Kalzium und Phosphat), von der Aktivität der Osteoblasten und von der Funktion der Enzyme wie der alkalischen Phosphatase ab. Dabei haben Vitamin D bzw. seine biologisch aktiven Metabolite eine besonders wichtige Funktion. Der biologisch aktivste Metabolit 1,25-Dihydroxyvitamin D (Synonym: **Calcitriol**) stimuliert

- die intestinale Kalzium- und Phosphatabsorption,
- die Differenzierung von osteoblastären Zellen,
- die Knochenmatrixsynthese,
- die Mineralisierung der Knochenmatrix,
- die FGF-23-Bildung in Osteozyten (Regulation Phosphatstoffwechsel).

Vitamin-D-Mangel und Störungen des Vitamin-D-Stoffwechsels sind die häufigsten Ursachen von Osteomalazie. Vitamin D wird in der Haut unter Einfluss von UV-Licht (295–305 nm) aus 7-Dehydrocholesterol synthetisiert oder es wird aus der Nahrung aufgenommen. Über die Blutbahn gelangt Vitamin D in die Leber, wo es substratabhängig zum 25-Hydroxyvitamin-D hydroxyliert wird, welches die Speicherform von Vitamin D darstellt. Dabei ist das 25-Hydroxyvitamin D zu 85–90 % an das Vitamin-D-Bindungsprotein (DBP) gebunden, zu einem Teil auch an Albumin. Nur ca. 1 % des 25-Hydroxyvitamin D liegt in freier Form vor [25]. In der Niere (zu einem geringen Teil auch in anderen Geweben, so auch in Knochenzellen) findet dann eine weitere Hydroxylierung zum 1,25-Dihydroxyvitamin D (Calcitriol) statt. Das zuständige Enzym, die 1α-Hydroxylase, ist streng reguliert und wird in ihrer Aktivität durch die Konzentrationen von Kalzium, Phosphat und anderen Hormonen (insbesondere Parathormon) sowie auch FGF-23 reguliert. Alternativ kann in der Niere auch 24,25-Dihydroxyvitamin D entstehen, welches als kataboles Stoffwechselprodukt angesehen wird, dem aber auch eigene spezifische Wirkungen auf den Knochenstoffwechsel zugeschrieben werden.

Obwohl das 1,25-Dihydroxyvitamin D die Hormonform und somit biologisch wirksamste Form von Vitamin D darstellt, hat auch die Vorstufe 25-Hydroxyvitamin D bereits biologische Aktivität. Da die Serumkonzentration von 25-Hydroxyvitamin D normalerweise 1000-fach höher ist (im Vergleich zur Hormonform), hat auch dieser Metabolit im Stoffwechsel bereits Effekte. So ist z. B. die enterale Kalziumabsorption, die über die Aktivierung des Vitamin-D-Rezeptors gesteigert wird, besser mit dem 25-Hydroxyvitamin D als mit dem 1,25-Dihydroxyvitamin D korreliert.

Ein **Absinken der 25-Hydroxyvitamin-D-Konzentration** bei Vitamin-D-Mangel führt frühzeitig über eine verminderte enterale Kalziumabsorption und über ein (geringes) Absinken der Serum-Kalziumkonzentration zu einer gesteigerten Parathormonsekretion. Dieser **sekundäre Hyperparathyreoidismus** wiederum aktiviert die renale 1α-Hydroxylase, sodass auch bei zunehmendem Vitamin-D-Mangel noch lange Zeit der Spiegel von 1,25-Dihydroxyvitamin D im Normbereich bleibt. Dies ist auch der Grund, weshalb es bei Vitamin-D-Mangel über den sekundären Parathormonanstieg und die dadurch gesteigerte Knochenresorption zunächst zu einer Osteoporose (Knochenmassenminderung) kommt. Erst bei ausgeprägtem Vitamin-D-Mangel, wenn auch die Konzentration von 1,25-Dihydroxyvitamin D absinkt, treten Mineralisationsstörungen und verminderte Knochenmatrixsynthese hinzu, die Zeichen der Osteomalazie.

Merke **M!**

Bei Kindern wird die Vitamin-D-Mangelerkrankung Rachitis genannt, die zusätzlich durch Skelettdeformierungen und Wachstumsstörungen gekennzeichnet ist.

Ursachen von Vitamin-D-Mangel bzw. Osteomalazie

Die häufigste Ursache von Vitamin-D-Mangel ist die verminderte kutane Vitamin-D-Bildung im Alter aufgrund verminderter Syntheseleistung der älteren Haut. Auch dunkle Hautpigmentierung oder verhüllende Bekleidung bedingen eine verminderte Hautsynthese von Vitamin D. Bei jüngeren Erwachsenen stellen Dünndarmerkrankungen (z. B. einheimische Sprue/Zöliakie) aufgrund verminderter enteraler Vitamin-D-Resorption und Unterbrechung des enterohepatischen Kreislaufs eine wichtige Ursache für Vitamin-D-Mangel dar. Auch Gastrektomie und chronisch entzündliche Darmerkrankungen (Morbus Crohn) bedingen Vitamin-D-Mangel.

Eine gestörte Metabolisierung von Vitamin D führt ebenfalls zur Osteomalazie. Lebererkrankungen und Medikamente (Antiepileptika) bedingen eine verminderte Bildung von 25-Hydroxyvitamin D und/oder eine vermehrte Katabolisierung [21]. Theophyllin und Rifampicin führen durch P450-Enzym-Induktion zu einem rascheren Abbau des Vitamin D. Eiseninfusionen können ebenfalls eine Osteomalazie hervorrufen, wahrscheinlich durch eine Steigerung der FGF-23-Bildung [46]. Eine Niereninsuffizienz resultiert in einer verminderten Aktivität der 1α-Hydroxylase der Niere, weshalb Nierenerkrankungen zu Osteopathien mit osteomalazischer Komponente führen. Wegen der Komplexität des Krankheitsbildes (Mischbild aus Osteomalazie, Osteoporose, Hyperparathyreoidismus und Urämie) wird die sog. renale Osteopathie jedoch als eigenständiges Krankheitsbild aufgefasst (Kap. 4.3).

Sehr selten sind genetische Defekte der 1α-Hydroxylase, die zu einem Mangel an 1,25-Dihydroxyvitamin D führen. Ebenso ist die Endorganresistenz aufgrund genetischer Defekte des Vitamin-D-Rezeptors selten.

Ein **extremer Kalziummangel** kann auch ohne Vorliegen eines Vitamin-D-Defizits zur Osteomalazie führen [22].

Häufiger ist **Phosphatmangel** eine Ursache der Osteomalazie. Dieser tritt im Rahmen von Nierenerkrankungen, renalen Tubulusfunktionsstörungen mit Phosphatverlust auf, oft begleitet von Veränderungen des Vitamin-D-Stoffwechsels (Kap. 4.8). Ursachen sind u. a. Mutationen im Gen für FGF-23 (Fibroblastenwachstumsfaktor 23) und im PHEX-Gen (phosphatregulierendes Gen).

Tumoren können ebenfalls, durch die Sekretion von humoralen Faktoren wie FGF-23, zu einem renalen Phosphatverlust und zu einer verminderten Bildung von 1,25-Dihydroxyvitamin D führen (weitere Faktoren sind Frizzled-related Protein 4 und Matrix extracellular Phosphoglycoprotein) [3]. Die für diese „onkogene Osteomalazie“ verantwortlichen Tumoren sind meist benigne und mesenchymalen Ursprungs und oft schwierig zu lokalisieren.

Mineralisierungsstörungen können auch durch **Medikamente** hervorgerufen werden, wie Antiepileptika, Aluminium in Dialyseflüssigkeit oder in Phosphatbindern, Antazida, Fluor und Etidronat.

Ein eigenes Krankheitsbild stellt die **Hypophosphatasie** dar, die auf einem Mangel oder einem Defekt des in Leber, Knochen, Knorpel und Niere gebildeten Isoenzyms der alkalischen Phosphatase beruht (nicht gewebespezifische alkalische Phosphatase). Verschiedene Formen der Hypophosphatasie (aufgrund unterschiedlicher Mutationen) sind bekannt, die sich schon im Säuglingsalter oder erst im Erwachsenenalter durch Mineralisierungsstörungen von Knochen und Zähnen, Skelettdeformierungen, Ermüdungsbrüche oder Krampfanfälle manifestieren. Verschiedene Vererbungsmodi sind beschrieben [2].

4.2.3 Einteilung

Die Osteomalazie wird aufgrund der unterschiedlichen Pathogenese in verschiedene Gruppen eingeteilt:

- Osteomalazie bei Vitamin-D-Mangel:
  - nutritiv, mangelnde Sonnenexposition, Alter, Lebensstil
  - gastrointestinale Erkrankungen
    - Zustand nach Gastrektomie
    - einheimische Sprue (Zöliakie)
    - chronisch-entzündliche Darmerkrankungen (Morbus Crohn)
  - Lebererkrankungen
    - primär biliäre Zirrhose
    - chronisch aktive Hepatitis
    - alkoholische Leberzirrhose
  - totale parenterale Ernährung
  - Antiepileptika-Dauertherapie (Phenytoin, Phenobarbital, Carbamazepin), Isoniazid, Theophyllin, Rifampicin (P450-Enzym-Induktion, rascherer Abbau von Vitamin D)
- renale Tubulusfunktionsstörungen (Vitamin-D-resistente Rachitis):
  - Phosphatdiabetes
    - X-chromosomal vererbte hypophosphatämische Rachitis
    - hereditäre hypophosphatämische Rachitis mit Hyperkalziurie
    - adulte Form der hypohosphatämischen Rachitis
    - autosomal dominant vererbte hypophosphatämische Rachitis
  - Fanconi-Syndrom
  - renal tubuläre Azidose
- Defekt der 1α-Hydroxylase (Vitamin-D-abhängige Rachitis Typ I)
- Endorganresistenz für Vitamin D (Vitamin-D-abhängige Rachitis Typ II)
- Hypophosphatasie
- medikamentöse/toxische Effekte:
  - Fluor
  - Aluminium
  - Etidronat
  - Antazida
  - Eiseninfusionen
- onkogene Osteomalazie

4.2.4 Klinik

Müdigkeit, Myalgien und neuromuskuläre Koordinationsstörungen können schon bei leichtem Vitamin-D-Mangel auftreten, sind aber oft noch nicht klinisch auffällig. Bei ausgeprägtem, schwerem Vitamin-D-Mangel kommt es zu den klassischen Zeichen wie Muskelschwäche (Gangstörungen, Watschelgang, Hängebauch)und generalisierten, diffusen Skelettschmerzen, die sich beim Anspannen der Muskeln, bei Tragen von Gewichten oder durch Druck verstärken. Man interpretiert diese Symptomatik als **Periostdehnungsschmerz** durch die Deformierung des Knochens bei Krafteinwirkung. Bei der klinischen Untersuchung kann man diesen Schmerz durch seitlichen Druck auf den Thorax oder durch Druck auf die Symphyse auslösen. Der Skelettschmerz bei Osteomalazie tritt auch ohne das Vorhandensein von eigentlichen Frakturen auf. Tragischerweise wird diese Symptomatik teilweise auch als psychogen fehldiagnostiziert. Ursache für den generalisierten Knochenschmerz ist möglicherweise die Aufquellung der hydrierten demineralisierten Matrix unter dem Periost [17].

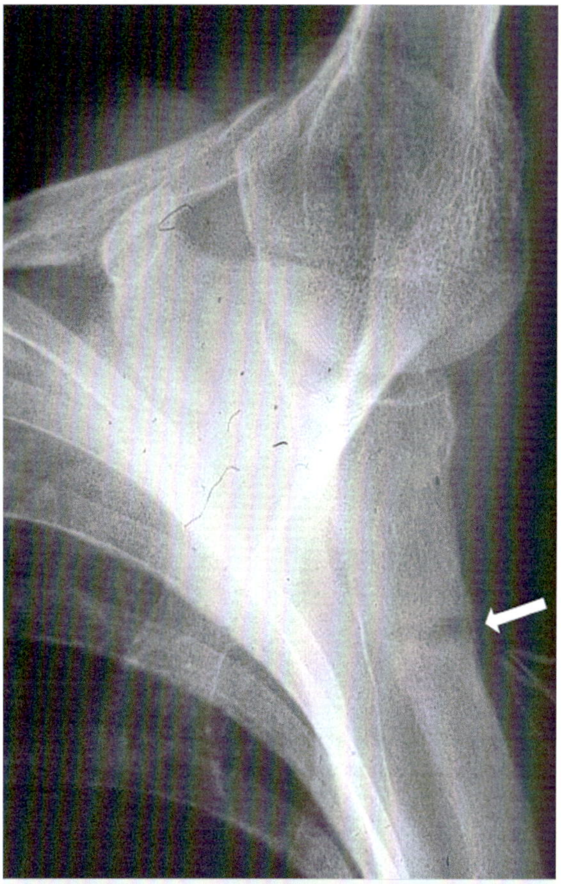

Abb. 4.4 Looser-Umbauzone; Schulterblatt.

Bei ca. 5–10 % der Patienten kommt es zu sog. Pseudofrakturen (**Looser-Umbauzonen**), die sich im Röntgenbild als band- oder spaltförmige Aufhellungen oder Unschärfen darstellen (▶ Abb. 4.4).

Psychische Symptome wie Leistungsschwäche und depressive Verstimmungen können mit Vitamin-D-Mangel assoziiert sein.

Ausgeprägte Hypokalziämien mit Tetanien und Konvulsionen treten bei der Osteomalazie des Erwachsenen selten auf. Bei Kindern mit Vitamin-D-Mangel kommt es aufgrund der Wachstumsstörungen zu Knorpelauftreibungen an den Rippen (rachitischer Rosenkranz) und Verbiegungen der langen Röhrenknochen.

Tab. 4.8 Laborchemische Leitbefunde des Vitamin-D-Mangels (Quelle: [34]).

Parameter	Kommentar
Urin-Kalziumausscheidung (24h-Sammelurin) erniedrigt	frühes Zeichen
Urin-Pphosphatausscheidung niedrig	bei Vitamin-D-Mangel niedrig, bei Phosphatverlust-Syndromen erhöht!
Serum-Kalzium erniedrigt	bei leichtem, subklinischem Vitamin-D-Mangel liegt das Kalzium noch im untersten Normbereich
Serum-Phospat im unteren Normbereich oder erniedrigt	
Alkalische Phosphatase-Aktivität erhöht	kann bei leichtem Vitamin-D-Mangel noch im oberen Normbereich liegen
25-Hydroxyvitamin D im Serum erniedrigt	Die Bestimmung von 25-(OH)-D ist zum Nachweis eines Vitamin-D-Mangels besser geeignet als die Messung von 1,25-$(OH)_2$-D, weil Letzteres infolge der parathormoninduzierten Enzymstimulation oft noch im Normbereich liegt.
Parathormon (intakt) erhöht	steigt bereits bei leichtem Vitamin-D-Mangel frühzeitig an
biochemische Knochenumbaumarker erhöht (z. B. Osteocalcin [6])	nicht spezifisch für Vitamin-D-Mangel, i. d. R. nicht erforderlich

Die Hypophosphatasie als Sonderform der Osteomalazie ist bei Auftreten im Kindesalter durch Skelettmissbildungen, Hyperkalzämie, Nephrokalzinose, Nierenfunktionsstörungen und Krampfanfälle gekennzeichnet. Bei Erwachsenen mit Hypophosphatasie treten zu den Symptomen der Osteomalazie gehäuft schlecht heilende Stressfrakturen, atypische Femurfrakturen, Zahnverlust und Chondrokalzinose hinzu. Auch Osteomyelitis wurde beschrieben [2], [47].

Die Endorganresistenz für Vitamin D (Vitamin-D-Rezeptordefekt) geht oft mit einer Alopezie einher.

4.2.5 Diagnostik

In der **Anamnese** ist gezielt nach Skelettbeschwerden, Skelettschmerzen, Muskelschwäche, Muskelschmerzen, Zahnstatus, Gelenkbeschwerden, psychischem Befinden, abdominellen Beschwerden und vor allem auch nach Medikamenten zu fragen. Wegen der hereditären Formen ist auch die Familienanamnese wichtig.

Die **körperliche Untersuchung** sollte Statur, Gangbild, Muskelkraft und evtl. Periostschmerz (Symphysendruckschmerz, Thoraxkompressionsschmerz) umfassen. Die Osteomalazie ist häufig durch typische Laborveränderungen gekennzeichnet, die bei den einzelnen Osteomalazieformen unterschiedlich ausfallen können. Die charakteristischen Laborbefunde bei Vitamin-D-Mangel sind in ▸ Tab. 4.8 aufgeführt.

Für den direkten Nachweis eines Mangels eignet sich die **Bestimmung von 25-Hydroxyvitamin D** (Speicherform des Vitamin D). Die Nachweismethoden sind jedoch immer noch recht aufwendig, auch wenn inzwischen nicht radioaktive Messmethoden wie Enzymbindungsproteinassays zur Verfügung stehen [11]. Mittlerweile kann die Bestimmung von 25-Hydroxyvitamin D auch mittels Analyse-Automaten erfolgen – entsprechende Methoden werden von verschiedenen Herstellern angeboten. Allerdings bestehen zwischen den Methoden teilweise große Differenzen hinsichtlich der Messergebnisse [9], [33], sodass die gemessene Serumkonzentration unbedingt auch klinisch bewertet werden muss. Ein niedriger Wert für 25-Hydroxyvitamin D bedeutet noch nicht das Vorliegen einer Osteomalazie. Nur wenn andere biochemische Veränderungen und klinische Befunde hinzukommen, kann die Diagnose gestellt werden.

Bei der klinischen Bewertung der gemessen 25-Hydroxyvitamin-D-Konzentration muss auch berücksichtigt werden, dass die klinisch verwendeten Methoden nur die Gesamtkonzentration messen, die jedoch erheblich durch das Vitamin-D-Bindungsprotein (DBP) beeinflusst wird. Das DBP wird durch Erkrankungen (z. B. Niere) und durch Medikamente/Hormone (z. B. Östrogene) beeinflusst sowie auch durch genetische Polymorphismen. So haben Afroamerikaner niedrigere DBP-Konzentrationen und damit auch ein niedrigeres 25-OH-Vitamin D als weiße Amerikaner, ohne dass sie deshalb häufiger an Skeletterkrankungen leiden würden – die Knochendichte ist im Gegenteil sogar höher [25].

Bei hinreichendem klinischem Verdacht auf Vitamin-D-Mangel (z. B. ältere Menschen mit Osteoporose) wird man deshalb eine Vitamin-D-Supplementation auch ohne Messung des 25-Hydroxyvitamin D durchführen können.

Bei jüngeren Erwachsenen mit Vitamin-D-Mangel sollte eine Suchdiagnostik hinsichtlich Zöliakie erfolgen, geeignet sind hierfür die Antikörper gegen Gewebstransglutaminase (Sensitivität und Spezifität > 90 %) [35], [37].

Bei typischer Konstellation für Osteomalazie, aber normalem 25-Hydroxyvitamin D sollte die Bestimmung von 1,25-Dihydroxyvitamin D angeschlossen werden: Bei niedrigem 1,25-Dihydroxyvitamin D trotz niedrigem Kalzium und hohem Parathormon kann von einem Defekt der 1α-Hydroxylase der Niere ausgegangen werden (auch Nierenfunktionswerte zum Ausschluss einer renalen Osteopathie messen!). Bei hohen Werten für 1,25-Dihydroxyvitamin D muss ein Defekt des Vitamin-D-Rezeptors vermutet werden.

Tab. 4.9 Differenzialdiagnostik der Osteomalazie-Laborparameter.

Basis-Laborparameter bei Verdacht auf Osteomalazie	erweitertes Labor	Krankheitsbild
Serum-Kalzium ↓↔ Serum-Phosphat ↓ alkalische Phosphatase ↑ Urin-Kalziumausscheidung ↓ Urin-Phosphatausscheidung ↓	Parathormon ↑ 25-OH-Vitamin D ↓	Vitamin-D-Mangel An gastroenterologische Ursachen denken: Antikörper gegen Gewebstransglutaminase (Sprue), Leberfunktionswerte, Stuhlfett, Pankreaselastase im Stuhl, Laktosetoleranztest
Serum-Kalzium ↔ Serum-Phosphat ↓ alkalische Phosphatase ↑ Urin- Kalziumausscheidung ↓↑ Urin-Phosphatausscheidung ↑	Parathormon ↔↓ 25-OH-Vitamin D ↔ 1,25-Dihydroxyvitamin D ↓	Osteomalazie mit Phosphatverlust (renale Tubulusfunktionsstörung) Bei Manifestation im Erwachsenalter: an onkogene Osteomalazie denken, Bestimmung von FGF-23
Serum-Kalzium ↑↔ Serum-Phosphat ↑↔ alkalische Phosphatase ↓ Urin-Kalziumausscheidung ↑ Urin-Phosphatausscheidung ↓	Parathormon ↔↓ 25-OH-Vitamin D ↔ Knochenisoenzym AP ↓ Phosphoethanolamin im Urin ↑ Pyridoxal-5-Phosphat im Plasma ↑	Hypophosphatasie (DD: an primären Hyperparathyreoidismus denken, dort jedoch AP erhöht und Parathormon zumindest leicht erhöht)
Serum-Kalzium ↓ Serum-Phosphat ↓ alkalische Phosphatase ↑ Urin-Kalziumausscheidung ↓ Urin-Phosphatausscheidung ↓↔	Parathormon ↑ 25-OH-Vitamin D ↔ 1,25-Dihydroxyvitamin D ↓	Vitamin-D-abhängige Rachitis Typ 1 (Defekt 1α-Hydroxylase)
Serum-Kalzium ↓ Serum-Phosphat ↓ alkalische Phosphatase ↑ Urin-Kalziumausscheidung ↓ Urin-Phosphatausscheidung ↓↔	Parathormon ↑ 25-OH-Vitamin D ↔ 1,25-Dihydroxyvitamin D ↑	Vitamin-D-abhängige Rachitis Typ 2 (Endorganresistenz, Rezeptordefekt Vitamin D)

Bei den Osteomalazieformen mit Phosphatverlust fällt der sehr niedrige Phosphatspiegel im Serum bei hoher Urinphosphatausscheidung auf. Die alkalische Phosphatase kann leicht erhöht sein, und das 1,25-Dihydroxyvitamin D ist inadäquat niedrig. Ein charakteristischer Marker für die hypophosphatämischen Rachitisformen ist der FGF-23([20]; weitere Diagnostik siehe Kap. 4.8).

Die Hypophosphatasie geht mit leicht erhöhten Kalziumkonzentrationen im Serum einher. Wegweisend ist hier die niedrige Aktivität der alkalischen Phosphatase (bei gleichzeitigen gastrointestinalen Erkrankungen ist die Isoenzymauftrennung der alkalischen Phosphatase sinnvoll). Charakteristische Laborveränderungen sind bei der Hypophosphatasie der erhöhte Vitamin-B_6-Spiegel im Blut (Pyridoxal-5-Phosphat) und die vermehrte Urinausscheidung von Phosphoethanolamin.

Praxis

Hohe Werte für Vitamin-B_6-Spiegel im Blut (Pyridoxal-5-Phosphat) können auch Folge der Einnahme von Multivitaminpräparaten o. Ä. sein. Ebenso sind Zink- und Magnesium-Mangel auszuschließen.

Differenzialdiagnostik

Die Differenzialdiagnostik verschiedener Osteomalazieformen erfolgt anhand der **Laborparameter** (▸ Tab. 4.9).

Genetische Tests und molekularbiologische Analysen spielen in der Regel bei der Diagnostik der Osteomalazie nur eine geringe Rolle. Genanalysen können bei der Diagnostik seltener und hereditärer Osteomalazieformen hilfreich sein, sind aber bisher nicht allgemein verfügbar (Hypophosphatasie: http://www.sesep.uvsq.fr/index-anglais.html).

Histologisch ist eine Osteoidvermehrung kennzeichnend. Bis 6 % Osteoid in Relation zum Gesamtvolumen an Knochenmatrix wird noch als normal angesehen, gestützt auf die Korrelation histologischer und biochemischer Befunde [1]. Zu beachten ist, dass auch ein gesteigerter Knochenumbau, z. B. bei Hyperthyreose, mit vermehrtem Osteoid einhergeht. Eine klare Differenzierung kann nur mittels Tetrazyklin-Markierung erfolgen, die die Messung der Mineralisierungszeit ermöglicht.

Bildgebende Verfahren dienen der Erkennung von Frakturen und Skelettdeformationen. Allgemein ist die apparente Knochendichte sowohl des kortikalen als auch des spongiösen Knochens vermindert, und die vermehrte Osteoidmenge resultiert im typischen Befund des verwaschenen, milchglasartigen Knochens. Pathognomonisch für Vitamin-D-Mangel sind Pseudofrakturen (auch Looser-Umbauzonen genannt), die allerdings nur in einem geringen Prozentsatz (5–10 %) auftreten. Typische

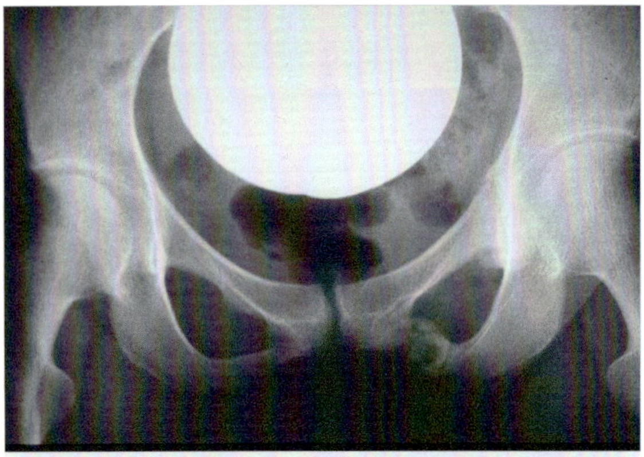

Abb. 4.5 Schambeinfraktur.

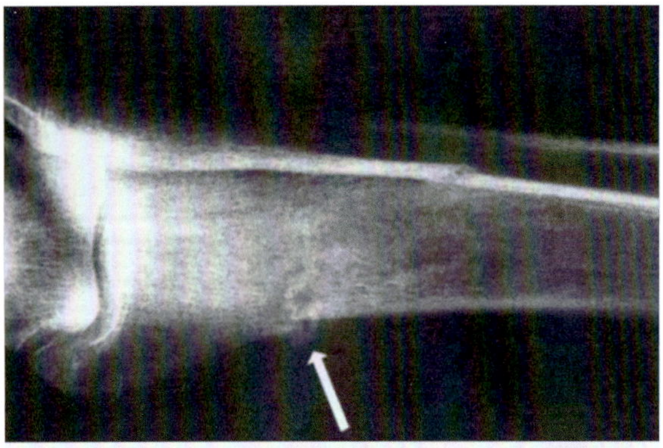

Abb. 4.6 Fraktur bei Hypophosphatasie.

Lokalisationen sind der laterale Skapularand (▶ Abb. 4.4), das Becken (v. a. Schambeinäste, ▶ Abb. 4.5), die Metatarsalien und die langen Röhrenknochen. In schweren Fällen kommt es zu Deformierungen stark belasteter Knochenabschnitte, z. B. zur Kartenherzform des Beckens, zu einer Protrusio acetabuli oder Platybasie (Abplattung der Schädelbasis).

Bei der **Hypophosphatasie** treten Ermüdungsfrakturen vor allem im Bereich der unteren Extremitäten auf (▶ Abb. 4.6). Neuere Untersuchungen zeigen, dass bei sonst wenig symptomatischen heterozygoten Genträgern für Hypophosphatasie im Erwachsenenalter atypische Femurfrakturen auftreten können, die denjenigen unter Bisphosphonattherapie als Nebenwirkung beobachteten Frakturen ähneln [42].

In der Osteodensitometrie mittels DXA-Methode findet man deutliche verminderte Werte. Die Szintigrafie zeigt eine vermehrte Nuklidspeicherung im gesamten Skelettsystem und kann der Aufspürung von Frakturen dienen.

Für die Suche nach Tumoren bei onkogener Osteomalazie können Positronemissionstomografie (PET) und gleichzeitige Computertomografie eingesetzt werden [7], [12], [30].

4.2.6 Therapie

Konservative Therapie

Vitamin-D-Mangel kann **nicht medikamentös** durch Bestrahlung der Haut mit ultraviolettem Licht (UV-B-Strahlung 295–305 nm) behandelt werden, eine mit Erfolg bereits Anfang des 20. Jahrhunderts bei Kindern angewandte Methode [18]. Bei älteren Menschen ist die Vitamin-D-Synthese in der Haut jedoch vermindert, sodass Bestrahlung mit UV-Licht hier keinen Erfolg verspricht [36].

Nahrungsmittel enthalten nur relativ wenig Vitamin D. Es müssten 3- bis 4-mal in der Woche Seefisch (Lachs, Makrele, Hering) oder jeden Tag 10 Eier gegessen werden, um den Vitamin-D-Bedarf zu decken. Dies dürfte kaum durchführbar sein und hätte u. U. auch unerwünschte Nebeneffekte.

Kalziumreiche Ernährung (Milch/-produkte, bestimmte Gemüse, z. B. Broccoli, Mineralwässer) ist zur Verbesserung der durch Vitamin induzierten Mineralisierung notwendig.

In der Regel wird Vitamin-D-Mangel heute mit **Medikamenten** behandelt. Dabei wird man in den meisten Fällen mit einer oralen Vitamin-D-Supplementation oder -Medikation auskommen (▶ Tab. 4.10). Bei den leichteren Formen des Vitamin-D-Mangels, z. B. im Rahmen der Osteoporoseprävention oder -therapie, sollten mindestens 400 IE Vitamin D_3 (= 10 µg) täglich gegeben werden (geringere Dosierungen hatten in Therapiestudien keinen Effekt). Um eine möglichst ausreichende Versorgung zu gewährleisten, können ohne weiteres 1000 IE Vitamin D_3 täglich gegeben werden. Als fettlösliches Vitamin ist eine Einnahme des Vitamin D mit Mahlzeiten sinnvoll. Wegen der Speicherung von Vitamin D im Körper ist es prinzipiell auch möglich, höhere Einzeldosen auch wochenweise oder monatsweise zu verabreichen. Vitamin-D_3-Präparate sind in der roten Liste unter der Substanzbezeichnung Cholecalciferol aufgeführt.

Bei gastrointestinalen Erkrankungen mit Malabsorption können höhere orale Dosierungen bis 10 000 IE täglich notwendig sein – alternativ kann Vitamin D parenteral auch i. m. gegeben werden (z. B. 100 000 IE i. m. 3- bis 4-mal im Jahr).

Auch bei antikonvulsiver Therapie sind Dosierungen von bis zu 4 000 IE Vitamin D_3 tgl. notwendig.

Bei klinisch manifester Osteomalazie ist bei Beginn der Therapie ein Auffüllen der Speicher notwendig und es sollte mit höheren Anfangsdosen begonnen werden: je nach Schwere der Erkrankung zunächst 5 000–7 000 IE/d oder 40 000 IE pro Woche, über die Dauer von 4–6 Wochen.

Sehr hohe Einzeldosen (z. B. 500 000 IE einmal pro Jahr) sollten vermieden werden, da es hierunter in einer Studie zu mehr Stürzen und Frakturen gekommen ist [31].

Tab. 4.10 Vitamin-D-Therapie (Quelle: [27]).

Dosierung	
800 IE/d oral	Osteoporoseprävention
bis 2000 IE/d oder 20 000 IE/Woche	leichter bis mäßiger Vitamin-D-Mangel bei Osteoporose
für 4–6 Wochen 5 000–7 000 IE/d oder 40 000 IE/Woche; nach 4–6 Wochen 20 000 IE/Woche	Osteomalazie
10 000 IE/alle 4 Wochen i. m.	Malabsorption
0,5–1,0 µg 1,25 $(OH)_2$ D/d	eingeschränkte Nierenfunktion

Merke **M!**

Bei einer Vitamin-D-Medikation muss auf eine gleichzeitige ausreichende Kalziumversorgung mit der Nahrung (1000–1500 mg Gesamtkalziumzufuhr pro Tag) geachtet werden.

Wenn eine ausgeprägte Osteomalazie vorliegt, kann bei Behandlungsbeginn eine noch höhere Kalziumzufuhr von 2000 mg/d notwendig sein, da unter der Vitamin-D-Behandlung das vorher unverkalkte Osteoid schnell mineralisiert und dadurch die Serum-Kalziumkonzentration absinken kann („Hungry-Bone"-Phänomen). Kontrollen des Serum-Kalziums sind in der Anfangsphase der Therapie deshalb sinnvoll.

Der Therapieerfolg kann bei Osteomalazie durch die Normalisierung der alkalischen Phosphatase und das Absinken des Parathormons dokumentiert werden [37]. Klinisch sollten Knochenschmerzen und Muskelschmerzen gebessert werden, und Frakturen sollten abheilen.

► **Kontraindikationen und Nebenwirkungen.** Unterhalb der Dosierung von 10 000 IE/d ist eine Akkumulation bzw. Intoxikation mit Vitamin D selten [43], eine Hyperkalzämie kann jedoch bei einzelnen Patienten auch schon unter 20 000 IE alle 2 Wochen (entsprechend ca. 1400 IE/d) auftreten, möglicherweise auf dem Boden einer schon bestehenden Autonomie der Nebenschilddrüsen [32]. Hyperkalzämie ist eine Kontraindikation für eine Kalziumsupplementation (vor Behandlung Serum-Kalzium messen!). Eine vermehrte Nierensteinbildung ist unter Kalzium-/Vitamin-D-Supplementation beschrieben worden [19], allerdings im Rahmen einer präventiven allgemeinen Behandlung, nicht im Rahmen der gezielten Therapie bei Osteomalazie.

Bei Patienten mit Sarkoidose sollte vor Vitamin-D-Supplementation eine Hyperkalzämie ausgeschlossen werden. Das Arteriosklerosersiko wird durch übliche Dosen von Vitamin D nicht erhöht. Langfristig sollte die Gesamtkalziumzufuhr nicht höher als 1500 mg/d liegen, da bei höher dosierter medikamentöser Kalziumzufuhr eine Assoziation mit erhöhtem Myokardinfarktrisiko beschrieben wurde.

► **Sonderformen.** Im Falle eines Defekts der 1α-Hydroxylase der Niere (Vitamin-D-abhängige Rachitis Typ 1) ist eine Therapie mit 1,25-Dihydroxyvitamin D (Calcitriol) notwendig (meist 1 µg/d). Bei einem Defekt des Vitamin-D-Rezeptors im Sinne einer Endorganresistenz (Vitamin-D-abhängige Rachitis Typ 2) kann eine hochdosierte Calcitrioltherapie (5–60 µg/d) den Rezeptordefekt in einem Teil der Fälle kompensieren. Alternativ müsste eine hochdosierte orale oder zentralnervöse Kalziumgabe versucht werden.

Bisher ist keine etablierte Therapie bei Hypophosphatasie bekannt. Kalzium und Vitamin D sind nicht indiziert (da ohnehin das Hyperkalzämierisiko erhöht ist). Einzelne kasuistische Behandlungen mit Teriparatid (humanes Parathormon 1–34) zeigten unterschiedlich erfolgreiche Ergebnisse [38], [45]. Bei Kindern wurde auch schon eine Enzymersatztherapie mit Erfolg angewendet [44], weitere Studien werden an universitäre Zentren durchgeführt. Eine begleitende Osteomyelitis kann mit nicht steroidalen Antirheumatika (NSAR) behandelt werden (http://www.hypophosphatasie.net).

Bei Osteomalazie mit Phosphatverlust muss der Phosphatverlust durch orale Phosphatsupplementationersetzt werden (1–2 g Phosphat/d in 4–5 geteilten Dosierungen, z. B. „Redukto"). Zusätzlich sollte bei zusätzlicher Störung der 1α-Hydroxylierung Calcitriol 1–2 µg/d gegeben werden. Unter Therapie müssen die Kalzium- und Phosphatkonzentrationen regelmäßig überwacht werden.

Bei onkogener Osteomalazie kann eine Behandlung mit Octreotide erfolgreich sein [41].

Operative und radiologische Therapiemöglichkeiten

Die onkogene Osteomalazie kann durch die Entfernung des verantwortlichen Tumors geheilt werden. Bei Deformierungen des Skeletts mit daraus resultierenden Behinderungen oder der Gefahr von Sekundärarthrosen sind korrigierende orthopädische Verfahren indiziert.

Eine strahlentherapeutische Zerstörung des verantwortlichen Tumors bei onkogener Osteomalazie ist in Einzelfällen möglich [13].

Skelettdeformierungen und Kieferanomalien bei Hypophosphatasie können durch prothetische Maßnahmen korrigiert werden [10]. Frakturen können osteosynthetisch versorgt werden [47].

4.2.7 Literatur

[1] Aaron JE, Gallagher JC, Anderson J et al. Frequency of osteomalacia and osteoporosis in fractures of the proximal femur. Lancet 1974;1:229–233

[2] Belachew D, Kazmerski T, Libman I et al. Infantile hypophosphatasia secondary to a novel compound heterozygous mutation presenting with pyridoxine-responsive seizures. JIMD Reports 2013; 11:17–24

[3] Carpenter TO. Oncogenic osteomalacia – a complex dance of factors. N Engl J Med 2003; 348: 1705–1708

[4] Chalmers J, Barclay A, Davison AM et al. Quantitative measurement of osteoid in health and disease. Clinical Orthopaedics and Related Research 1969; 63: 196–209

[5] de Koning L, Henne D, Hemmelgarn BR et al. Non-linear relationship between serum 25-hydroxyvitamin D concentration and subsequent hip fracture. Osteoporos Int 2013; 24: 2061–2065

[6] Demiaux B, Arlot ME, Chapuy M-C et al. Serum osteocalcin is increased in patients with osteomalacia: correlations with biochemical and histomorphometric findings. J Clin Endocrinol Metab 1992; 74: 1146–1151

[7] Dupond JL, Mahammedi H, Prié D et al. Oncogenic osteomalacia: Diagnostic importance of fibroblast growth factor 23 and F-18 fluorodeoxyglucose PET/CT SCAN fort the diagnosis and follow up in one case. Bone 2005; 36; 375–378

[8] Erkal MZ, Wilde J, Bilgin Y et al. High prevalence of vitamin D deficiency, secondary hyperparathyroidism an generalized bone pain in Turkish immigrants in Germany: identtification of risk factors. Osteoporos Int 2006; 17: 1133–1140

Kommentar: Dieser Artikel setzt sich sehr gut mit der Problematik des Vitamin-D-Mangels bei Migranten auseinander. Aufgrund der zunehmenden ethnischen Diversifizierung sollte die Häufigkeit von Vitamin-D-Mangel bei Migranten in der Medizin mehr berücksichtigt werden.

[9] Farrell C-J, Martin S, McWhinney B et al. State-of-the-art Vitamin D assays: comparison of automated immunoassays with liquid chromatography-tandem mass spectrometry methods. Clinical Chemistry 2012; 58: 531–542

Kommentar: Dieser Artikel stellt sehr gut die verschiedenen Bestimmungsmethoden von 25-Hydroxyvitamin dar und zeigt auf, dass die Labordiagnostik des Vitamin-D-Mangels immer noch mit großen Unsicherheiten behaftet ist.

[10] Grewal PS, Gupta KP. Prosthetic rehabilitation of a young patient with hypohosphatasia. A review and case report. Contemp Clin Dent 2012; 3: 74–77

[11] Hawa G, Eichinger B, Friedl S et al. Enzyme binding protein assay for 25-hydroxyvitamin D. Clin Lab 1999; 45: 611–615

[12] Hesse E, Moessinger E, Rosenthal H et al. Oncogenic osteomalacia: exact tumor localization by co-registration of positron emission and computed tomography. J Bone Miner Res 2007; 22: 158–162

[13] Hesse E, Rosenthal H, Bastian L. Radiofrequency ablation of a tumor causing oncogenic osteomalacia. N Engl J Med 2007; 357: 422–424

[14] Hintzpeter B, Mensink GBM, Thierfelder W et al. Vitamin D status and health correlates among German adults. Eur J Clin Nutrition 2008; 62: 1079–1089

Kommentar: Dieser Artikel zeigt die aktuellen Daten über Vitamin-D-Mangel in Deutschland.

[15] Hintzpeter B, Scheidt-Nave C, Müller MJ et al. Higher prevalence of vitamin D deficiency is associated with immigrant background among children and adolescents in Germany. J Nutr 138; 2008: 1482–1490

[16] Hiort O. Rachitis – ein aktuelles Thema. Pädiatrie hautnah 2007; 1: 20–24

[17] Holick MF. Vitamin D deficiency. Review article. N Engl J Med 2007; 357: 266–281

Kommentar: eine sehr gute Übersicht über die Wirkungen von Vitamin D auch auf extraskelettäre Organe.

[18] Huldschinsky K. Heilung der Rachitis durch künstliche Höhensonne. DMW 1919; 26: 712–713

[19] Jackson RD, LaCroix AZ, Gass M et al. Calcium plus vitamin D supplementation and the risk of fractures. N Engl J Med 2006; 354; 669–683

[20] Jonsson KB, Zahradnik R, Larsson T et al. Fibroblast growth factor 23 in oncogenic osteomalacia and X-linked hypophosphatemia. N Engl J Med 2003; 348: 1656–1663

[21] Krause KH, Berlit P, Bonjour JP et al. Vitamin status in patients on chronic anticonvulsant therapy. Internat J Vit Nutr Res 1982; 52: 375–385

[22] Marie PJ, Pettifor JM, Ross FP et al. Histological osteomalacia due to dietary calcium deficiency in children. N Engl J Med 1982; 307: 584–588

[23] Offermann G, Manhold C. Osteomalazie bei türkischen Gastarbeitern in Deutschland. Inn Med 1978; 5: 103–111

[24] Offermann G. Immigrantenosteomalazie in Deutschland. DMW 1978; 103: 1387–1388

[25] Powe CE, Evans MK, Wenger J et al. Vitamin D-binding protein and vitamin D status of black Americans and white Americans. N Engl J Med 2013; 369: 1991–2000

Kommentar: Dieser Artikel beleuchtet sehr gut die Rolle des Vitamin-D-Bindungsproteins.

[26] Priemel M, von Domarus C, Klatte TO et al. Bone mineralization defects and vitamin D deficiency: histomorphometric analysis of iliac crest bone biopsies and circulating 25-Hydroxyvitamin D in 675 patients. J Bone Miner Res 2010; 25: 305–312

[27] Raue F. Therapie mit Vitamin D in der Praxis. J Miner Stoffwechs 2013; 20: 91–94

[28] Rizzoli R, Boonen S, Brandi ML et al. Review. Vitamin D supplementation in elderly or postmenopausal women: a 2013 update of the 2008 recommendations from the European Society for Clinical and Economic Aspects of Osteoporosis and Osteoarthritis (ESCEO). Current Medical Research&Opinion 2013; 29: 1–9

Kommentar: Dieser Artikel gibt die aktuellen internationalen Empfehlungen zur Vitamin-D-Versorgung wieder.

[29] Robert-Koch-Institut 2012, www.rki.de/DE/Content/Gesundheitsmonitoring

[30] Ruppe MD, Jan de Beur SM. Disorders of Phosphate Homeostasis. In: Rosen CJ, Hrsg. Primer on the Metabolic Bone Diseases and Disorders of Mineral Metabolism. 8. Aufl. Washington: Wiley-Blackwell; 2013: 601–612

[31] Sanders KM, Stuart AL, Williamson EJ et al. Annual high-dose oral vitamin D and falls and fractures in older women: a randomized controlled trial. JAMA 2010; 303: 1815–1822

Kommentar: Ein sehr wichtiger Artikel, der die Schädlichkeit von hohen Vitamin-Dosierungen aufzeigt, auch ohne dass eine Hyperkalzämie auftritt.

[32] Scharla S, Lempert U. Case report: Hypercalcemia after vitamin D supplementation with 20,000 IU every two weeks. Osteoporos Int 2013; 24 (Suppl 1):S 322

[33] Scharla S, Lempert U. Variabilität der 25-Hydroxyvitamin-D-Bestimmung in Abhängigkeit der Methodik. Osteologie 2012; 21: A48–A49

[34] Scharla S. Diagnostik und Therapie von Vitamin-D-Mangel: Schon der klinische Verdacht rechtfertigt die Behandlung. MMW-Fortschr Med 2007; 149: 37–40

[35] Scharla S. Ursachen der Osteoporose: Zöliakie nicht vergessen. DMW 2003; 128: 916–919

[36] Scharla SH, Barth D, Lempert UG. Untersuchung zur Verbesserung des Vitamin-D-Stoffwechsels bei Altersheimbewohnern mittels einer Bestrahlung mit ultraviolettem Licht. Journal für Mineralstoffwechsel 2006; 13: 47–51

[37] Scharla SH, Fliser D, Delling G et al. Knochenschmerzen als Hauptsymptom eines Malabsorptionssyndroms bei einheimischer Sprue. Osteologie 1994; 3: 134–137

[38] Scharla SH, Mayer KH, Lempert UG. Treatment of hypophosphatasia with teriparatide (human parathyroid hormone 1–34). Exp Clin Endocrinol Diabetes 2007; 115 (Suppl. 1): S 41

[39] Scharla SH, Scheidt-Nave C. Reference range of 25-hydroxyvitamin D serum concentration in Germany. Clin Lab 1996; 42:475–7

[40] Scharla SH, Wolf S, Düll R et al. Prevalence of low bone mass and endocrine disorders in hip fracture patients in southern Germany. Exp Clin Endocrinol Diabetes 1999; 107: 547–554

[41] Seufert J, Ebert K, Müller J et al. Octreotide therapy for tumor-induced osteomalacia. N Engl J Med 2001; 345: 1883–1888

[42] Sutton RAL, Mumm S, Coburn SP et al. „Atypical femoral fractures" during bisphosphonate exposure in adult hypophosphatasia. J Bone Min Res 2012; 27: 987–994

[43] Vieth R, Chan PC, MacFarlane GD. Efficacy and safety of vitamin D3 intake exceeding the lowest observed adverse effect level. Am J Clin Nutr 2001; 73: 288–294

Kommentar: Dieser Artikel reflektiert die Effekte der Vitamin-D-Dosierung auf Serum-Spiegel und mögliche Nebenwirkungen. Allerdings ist der Artikel älter und berücksichtigt nicht die neueren Ergebnisse.

[44] Whyte MP, Greenberg CR, Salman NJ et al. Enzyme-replacement therapy in life-threatening hypophosphatasia. N Engl J Med 2012; 366: 904–913

[45] Whyte MP, Mumm S, Deal C. Adult hypophosphatasia treated with teriparatide. J Clin Endocrinol Metab 2007

[46] Yamamoto S, Okada Y, Mori H et al. Iatrogenic osteomalacia: report of two cases. J UOEH 2013; 35: 25–31

[47] Yavuz U, Sökücü S, Demir B et al. An unusual stress fracture in an archer with hypophosphatasia. Case Reports in Orthopedics 2013; 2013: 350 236

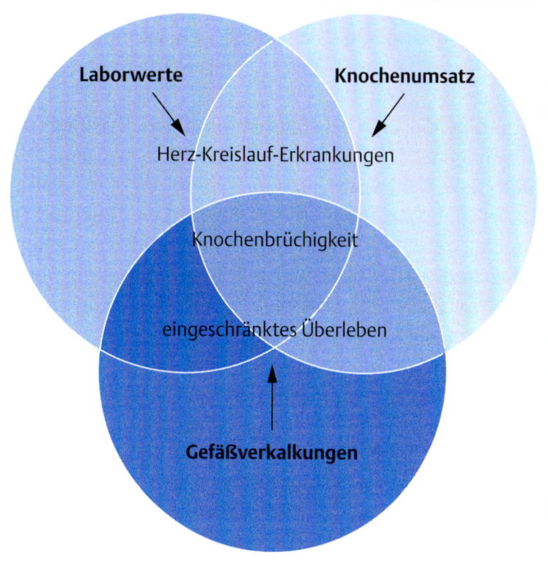

Abb. 4.7 Inoffizielles Logo zur Darstellung der Störungen des Mineral- und Knochenhaushalts bei chronischer Nierenerkrankung (CKD-MBD).

4.3 Renale Erkrankungen des Knochenstoffwechsels/ Störungen des Mineral- und Knochenhaushalts bei chronischen Nierenerkrankungen (CKD-MBD)

M. Ketteler

4.3.1 Definition und Pathogenese

Die renale Osteopathie bzw. renale Osteodystrophie ist ein unscharf definierter Begriff, welcher im weitesten Sinne skelettale Komplikationen, die durch eine chronische Nierenerkrankung verursacht werden, beinhaltet. Die Akkumulation urämischer Toxine, aber auch insbesondere der Verlust der metabolischen und endokrinen Funktion der Niere, führen zu Störungen des normalen Knochenumbaus, der Kopplung des Knochenauf- und -abbaus, der Mineralisation und Zusammensetzung des Knochens. Auch die Behandlungsstrategien, die den Funktionsverlust der Niere ersetzen sollen, können bestimmte histologische Erscheinungsbilder einer renalen Osteopathie fördern.

Im Rahmen einer „Controversies Conference" der KDIGO („Kidney Disease – Improving Global Outcomes") Initiative im Jahr 2005 war festgelegt worden, dass der Begriff renale Osteodystrophie nicht mehr als klinischer Oberbegriff, sondern lediglich noch als deskriptiver Begriff zur Beschreibung der konkreten histomorphologischen Knochenveränderungenm zu benutzen sei, was an anderer Stelle dieser Übersicht noch einmal weiter konkretisiert wird [31]. Stattdessen wurde das Akronym „CKD-MBD" (Chronic Kidney Disease – Mineral and Bone Disorders; ▸ Abb. 4.7) geprägt, übersetzt also die „Störungen des Mineral- und Knochenhaushalts bei chronischer Nierenerkrankung". Damit wurde die knochenzentrierte Sichtweise relativiert, und viel mehr die Auswirkungen der knochenmetabolisch relevanten Pathologie auch auf andere Organsysteme im Sinne eines Syndroms dargestellt. Im Vordergrund dieser Wahrnehmung standen natürlich die Konsequenzen auf das Herz-Kreislauf-System und in erster Linie die Pathophysiologie kardiovaskulärer Kalzifikationen. Diese Betrachtungsweise fand anschließend auch klaren Niederschlag in den 2009 veröffentlichten KDIGO-Leitlinien [23].

Regulation des Kalzium-Phosphat-Stoffwechsels bei Niereninsuffizienz

Durch die Identifikation des Fibroblast Growth Factor-23 (FGF23)/klotho-Systems entwickelt sich derzeit eine neue und korrigierte Sichtweise bzgl. der Pathogenese der CKD-MBD und vor allem auch des sekundären Hyperparathyreoidismus (sHPT) [16]. Die klassische Betrachtungsweise war davon ausgegangen, dass der chronisch-progressive Verlust von Nierenmasse primär zu einer proportional fortschreitenden Herunterregulation der 1-α-Hydroxylierung von 25-Hydroxyvitamin D_3 führt und somit eine systemische Calcitrioldefizienz entsteht. Letztere bedingt in zunehmendem Maße passagere bzw. anhaltende Hypokalzämien, sodass beide Mechanismen parallel zu einer Stimulation der Parathormonsekretion führen. In diesem Bild spielte der basale Vitamin-D-Status (25-Hydroxyvitamin-D-Werte) eine untergeordnete Rolle, Phosphat als zusätzlicher Trigger des sHPT war erst in späten Stadien und bei deutlich erhöhten Serumwerten als pathogenetisch bedeutsam eingeschätzt worden.

Die neue Sichtweise zur Entstehung des sHPT könnte nun als „phosphozentrisch" beschrieben werden [16]. Die Tatsache, dass messbare Hyperphosphatämien erst in sehr späten Stadien chronischer Nierenerkrankungen auftreten, ist zwar schon lange bekannt, die dafür verantwortlichen Regulationssysteme sind aber erst in den vergangenen 5–8 Jahren beschrieben und einigermaßen verstanden worden. Aktuell wird davon ausgegangen, dass es bereits früh zu einer Art „unsichtbarer" Phosphatretention kommt, welche aber durch Phosphatonine permanent korrigiert und ausgeglichen wird. Das paradigmatischste Phosphatonin ist dabei das FGF23, welches über bislang noch nicht bekannte Mechanismen vor allem in Osteozyten synthetisiert und schließlich aus dem Knochen heraus sezerniert wird. Je höher die FGF23-Serumspiegel sind, desto höher ist die relative renale Kompetenz, Phosphat auszuscheiden. Diesem Umstand liegt die FGF23-abhängige Hemmung der Natrium-Phosphat-Kotransporter NaPi-2a und NaPi-2c zugrunde, wodurch die Phosphatrückresorption im Tubulus blockiert wird [32]. Dieser Effekt wird rezeptorseitig über einen dimeren Rezeptor verursacht, welcher aus dem FGF-Rezeptor und dem Transmembranprotein klotho, einer β-Glucoronidase, besteht. In diesem Konzept ist es besonders interessant, dass das Parathormon (PTH) über differente Signaltransduktionssysteme eben auch genau diese beiden Transporter hemmt, sodass der Organismus offenbar 2 hochpotente Hormonsysteme einsetzt, um den Körper so lange wie möglich vor einer Hyperphosphatämie zu schützen.

FGF23 ist aber nicht nur ein phosphatregulierendes, sondern auch ein Calcitriol- und PTH-regulierendes Hormon [32]. FGF23 hemmt spezifisch die renale 1-α-Hydroxylase, d. h. dass eine Calcitrioldefizienz schon relativ früh und unabhängig von einem profunden Verlust an Nierenmasse auftreten kann, sofern FGF23 stimuliert ist und dementsprechend erhöhte Serumkonzentrationen zirkulieren. Hierbei handelt es sich im Übrigen um ein klassisches endokrines Feedback-System, da umgekehrt Calcitriol die FGF23-Expression und -Synthese stimuliert. Indirekt trägt FGF23 damit aber auch zur sHPT-Entstehung bei, da die Calcitrioldefizienz den sHPT begünstigt. Direkt supprimiert FGF23, ebenfalls vermittelt durch den dimeren FGF-Rezeptor/klotho-Komplex, zwar die PTH-Synthese und -Sekretion, eine zunehmende klotho-Herunterregulation im Rahmen der fortschreitenden chronischen Niereninsuffizienz und Urämie relativiert diesen Effekt jedoch deutlich.

Schließlich wird zunehmend ein ausgeglichener basaler Vitamin-D-Status, orientiert an den 25-Hydroxyvitamin-D-Serumkonzentrationen, für wirksam in der Prävention von Entgleisungen des Mineral- und Knochenhaushalts bei chronischen Nierenerkrankungen eingeschätzt. ▸ Abb. 4.8, ▸ Abb. 4.8a, ▸ Abb. 4.8b illustriert die derzeitigen Sichtweisen und Konzepte der Phosphat-, Vitamin-D- und PTH-Regulation bei Niereninsuffizienz.

Konsequenzen der gestörten Kalzium-Phosphat-Homöostase

Die gegenwärtige Diskussion beschäftigt sich in ganz zentraler Weise mit der Frage, welche der beobachteten Abweichungen von Laborparametern (Biomarkern) im Bereich des Mineralhaushalts bei Niereninsuffizienz als adaptiv oder als maladaptiv beurteilt werden müssen und ab wann eine korrigierende Therapie eingesetzt werden muss. Ein moderat erhöhtes PTH bei chronischer Niereninsuffizienz trägt aktiv zur Phosphatelimination bei und überwindet eine sich in der Urämie zunehmend entwickelnde Resistenz der ossären PTH-Rezeptoren. Ein deutlich erhöhtes PTH verursacht jedoch in vielen Fällen eine High-Turnover-Osteopathie im Sinne einer Osteitis fibrosa mit erhöhter Vulnerabilität des Knochens und erhöhter Frakturneigung. Die zu frühe Korrektur eines Calcitriolmangels mag zu einer Übersuppression von PTH und einer positiven Kalzium- und Phosphatbilanz mit potenziell negativen Auswirkungen auf Gefäß- und Weichteilverkalkungen führen, eine unzureichende Behandlung aber zu Mineralisationsdefekten des Knochens. Früher war man davon ausgegangen, dass in den Prädialysestadien chronischer Nierenerkrankungen im Zuge der Calcitrioldefizienz eine latent negative Kalziumbilanz vorliegt, eine kürzlich erschienene Arbeit unter den Bedingungen einer Stoffwechselstation zeigte jedoch, dass in den CKD-Stadien 3b–4 (glomeruläre Filtrationsrate, GFR 15–45 ml/min) bei einer täglichen Zufuhr von 1000 mg Kalzium eine neutrale, bei zusätzlicher Kalziumsubstitution (1500 mg Kalziumkarbonat täglich) eine eindeutig positive Kalziumbilanz vorliegt [14]. Sichere orientierende Vorgaben anhand von Laborgrenzwerten existieren hier derzeit nicht. Als basal sinnvolle und risikoarme Interventionen gelten lediglich eine moderate Phosphatrestriktion und der Ausgleich eines Vitamin-D-Mangels anhand der Empfehlungen für die Normalbevölkerung (z. B. anhand der Leitlinien des Dachverbands Osteologie, DVO) [9]. Die 2009 veröffentlichten KDIGO-Leitlinien zum Themenkomplex CKD-MBD befinden sich derzeit in Vorbereitung auf eine Revision, gerade in Bezug auf diejenigen Empfehlungen, welche die Prädialysestadien betreffen.

Im Dialysestadium der chronischen Niereninsuffizienz exarzerbieren diese Systeme unbehandelt aber regelmäßig, und tragen nur noch unwesentlich zur Körperhomöostase bei, da das Zielorgan Niere praktisch ausgeschaltet ist. Bei steigenden PTH-Werten gibt die (knochenspezifische) alkalische Phosphatase mitunter zusätzlich verwertbare Hinweise, ob ein therapiepflichtiger

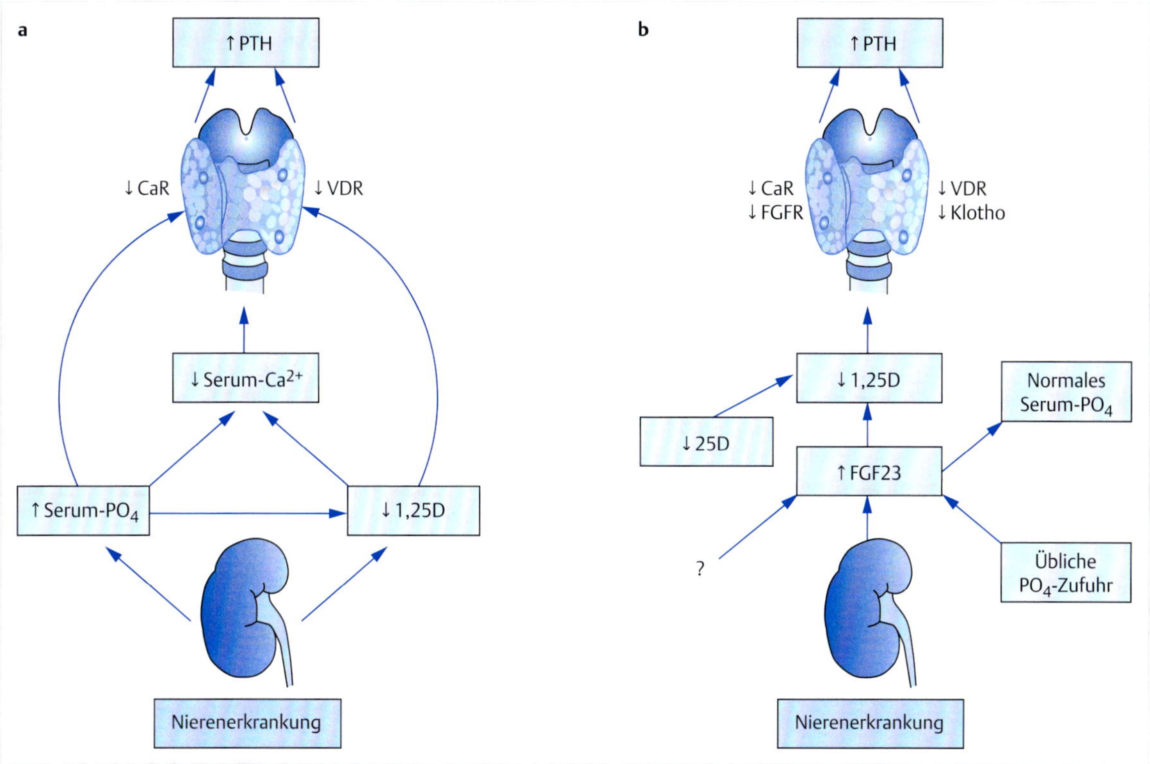

Abb. 4.8 Konzepte zur Pathophysiologie des sekundären Hyperparathyreoidismus bei chronischer Niereninsuffizienz [16].
a Die reduzierte Nierenmasse führt zu einer progressiven Reduktion der Calcitriolsynthese und konsekutiv zu transienten bzw. anhaltenden Hypokalzämien. Diese beiden Faktoren stimulieren die PTH-Sekretion, gefolgt von der Hyperphosphatämie in den Spätstadien.
b Um bei der chronischen Niereninsuffizienz eine positive Phosphatbilanz zu verhindern, wird FGF23 aus dem Knochen sezerniert, welches die renale Phosphatrückresorption und die renale 1-α-Hydroxylase hemmt, wodurch unmittelbar ein Calcitriolmangel verursacht wird. Der basale 25-OH-Vitamin-D-Status spielt in den Prädialysestadien vermutlich eine zusätzliche Rolle in der Stabilisierung der PTH-Sekretion.

sHPT vorliegt, die Hyperphosphatämie bedarf zumeist einer Korrektur mittels Phosphatbindern. Das FGF23 ist noch nicht als Routinelaborparameter etabliert, da hier noch keinerlei Aussagen zu Ziel- und Grenzwerten gemacht werden können; zudem sind noch Assayprobleme zu lösen und Messungen sind derzeit noch sehr kostenintensiv. Bemerkenswert ist aber, dass FGF23-Serumkonzentrationen von Normalwerten um 50 RU/ml auf bis zu 100 000 RU/ml ansteigen können und erhöhte Werte mit deutlich erhöhter Mortalität assoziiert sind [41]. Pathophysiologisch konnte zudem in diesem Kontext gezeigt werden, dass FGF23 eine Myokardtoxizität besitzt, indem es linksventrikuläre Hypertrophie verursacht und dieser Effekt zumindest experimentell durch FGF-Antagonismus blockiert werden kann [10]. Diese pathophysiologischen Einsichten dürften in den kommenden Jahren daher vermutlich klinische Relevanz entwickeln.

4.3.2 Epidemiologie

Bei einer Nierenfunktionsabnahme um ca. 50 % (glomeruläre Filtrationsrate, GFR < 60 ml/min/1,75m²) beginnen im Vergleich zu den Normwertebereichen die Serumkonzentrationen für das PTH zu steigen und für das Calcitriol zu fallen, wobei hier interindividuell natürlich eine große Schwankungsbreite festzustellen ist [26]. Die erste messbare Veränderung im Kontext CKD-MBD scheint jedoch in der Tat der Anstieg der FGF23-Serumkonzentrationen zu sein [15]. Diese Labortwertveränderungen, zusammen mit einer zunehmenden ossären Rezeptorresistenz vor allem bzgl. des PTH, sind von zentraler Bedeutung für die Entwicklung der renal bedingten Knochenveränderungen. Es ist daher anzunehmen, dass die für eine renale Osteopathie typischen histomorphologischen Knochenveränderungen bei einigen Patienten bereits bei einer GFR von 60 ml/min/1,75m² aufzutreten beginnen. Zunächst stehen zumeist die hyperparathyroiden Knochenveränderungen (High-Turnover-Osteopathie) im Vordergrund. Mit zunehmendem Nierenfunktionsverlust und

Intensivierung der medikamentösen Behandlung werden vermehrt auch andere Erscheinungsformen (adyname Knochenerkrankung, Osteomalazie, gemischte Formen) diagnostiziert, sodass mit terminaler Niereninsuffizienz ein normaler Knochenumsatz mit unauffälliger Histologie eine seltene Ausnahme bedeuten dürfte.

Über die letzten 3 Jahrzehnte hat sich das histologische Erscheinungsbild der renal bedingten Knochenveränderungen stark verändert. Bei Dialysepatienten, bei denen die hyperparathyroiden Knochenveränderungen (erhöhter Knochenumbau, Osteitis fibrosa cystica) im Vordergrund standen, werden nun die adynamen Knochenerkrankungen (stark verminderter Knochenumbau) vermehrt beobachtet [28]. Mögliche Gründe dafür sind die Einführung neuer medikamentöser Therapien der renalen Osteopathie, neuer Dialysetechniken und auch die sich ändernden Patientenpopulationen. Die adynamen Knochenerkrankungen werden häufiger bei älteren und diabetischen Patienten beobachtet.

Zur Vereinheitlichung der histomorphologischen Befundung von Knochenbiopsien im Kontext der renalen Osteodystrophie ist im Jahr 2006 die **TMV-Klassifikation** eingeführt worden [31]: T = Knochenumsatz („Turnover"); M = Mineralisierungsgrad („Mineralisation"); V = Knochenvolumen („Volume"). Die repräsentativste Publikation, die auf der Basis dieser Klassifikation Knochenbiopsien von Dialysepatienten befundet hat, stammt aus dem Jahre 2011 [29]. Bei dieser US-amerikanischen Untersuchung zeigten sich insbesondere Unterschiede zwischen kaukasischen und afroamerikanischen Patienten (▶ Abb. 4.9): Zwei Drittel der weißen Patienten wiesen einen adynamen Knochenumsatz und ein erniedrigtes Volumen auf, während zwei Drittel der Afroamerikaner einen hoch normalen bis erhöhten Knochenumsatz zeigten, bei ebenso eher hohem Knochenvolumen. Die kortikale Knochendicke war bei Afroamerikanern ebenfalls durchschnittlich deutlich höher, während sich Mineralisationsdefekte in beiden Gruppen nur noch in seltenen Ausnahmen zeigten.

In diesem Kontext ist historisch zu bemerken, dass um 1990, nach der Beschreibung der **Aluminiumtoxizität** (stark verminderter Knochenumbau, Enzephalopathie, mikrozytäre Anämie), der Gebrauch aluminiumhaltiger Phosphatbinder stark abnahm. Dies führte vorübergehend zur Abnahme der dadurch verursachten adynamen Knochenerkrankung und Osteomalazie. Seit der zusätzlichen deutlichen Reduktion des Aluminiumgehalts im Dialysat (< 10 µg/l) und der kontrollierten und stark limitierten Einnahme aluminiumhaltiger Phosphatbinder wurden nur noch selten Nierenpatienten mit Aluminiumtoxizität beobachtet. Ersatzweise kam es dann zur **Einführung kalziumhaltiger Phosphatbinder** um 1995, welche insbesondere mit der gleichzeitigen Einnahme von aktiven Vitamin-D-Derivaten wiederum zu erhöhten Serum-Kalziumwerten, konsekutiv zu einer vermehrten Suppression des PTH und erneut zur Zunahme der Inzidenz und Prävalenz einer adynamen Osteopathie führten. Global betrachtet stehen heute daher bei Dialysepatienten die adyname und die hyperparathyreoide Knochenerkrankung (Osteitis fibrosa cystica) im Vordergrund, welche mehr als 90 % der renalen Osteodystrophie-Manifestationen ausmachen dürften und sich proportional etwa die Waage halten.

4.3.3 Einteilung und klinisches Bild

Einteilung

Die Knochenstärke wird durch die Knochenqualität und durch die Knochendichte (= quantitatives Knochenvolumen) bestimmt. Bei der renalen Osteodystrophie sind sowohl die qualitativen als auch die quantitativen Veränderungen des Knochens betroffen. Die der histomorphometrischen Beurteilung zugrunde liegenden **TMV-Kriterien** für die Einteilung sind Knochenumsatz, -mineralisation und -volumen und bereits in Kap. 4.3.2 beschrieben worden; ▶ Abb. 4.10 zeigt die entsprechende Zuordnung zu den klinischen Manifestationen auf [31]. Unbefriedigend

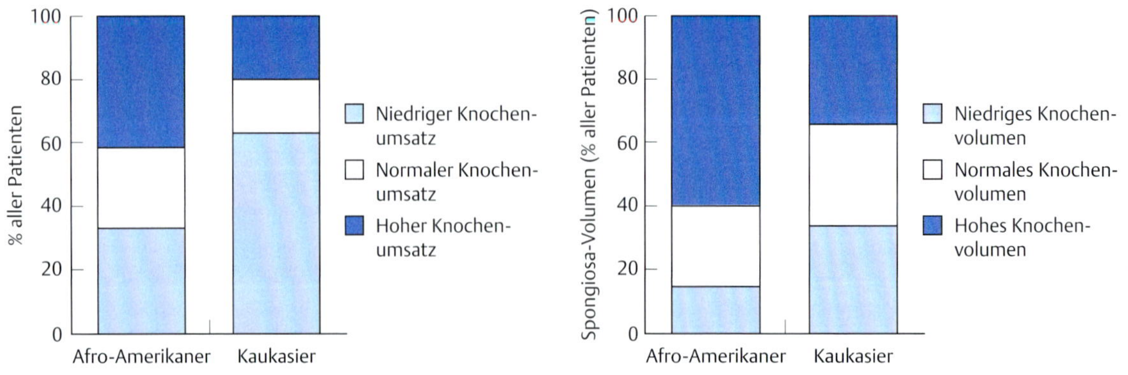

Abb. 4.9 Retrospektive Analyse von 630 Knochenbiopsaten von US-amerikanischen Hämodialysepatienten: Kaukasische Patienten neigen zu niedrigerem Knochenumsatz und zu einem reduzierten Knochenvolumen im Vergleich zu afroamerikanischen Patienten. Insgesamt scheint die adyname Knochenerkrankung bei kaukasischen Patienten häufiger zu sein.

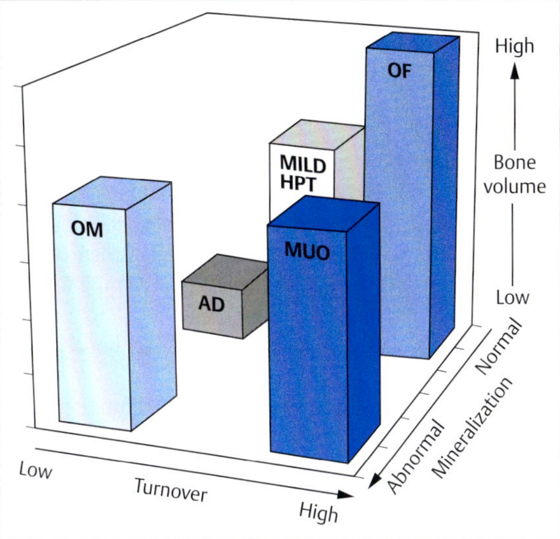

Abb. 4.10 Zuordnung der klinischen Manifestationsformen einer renalen Osteopathie gemäß TMV-Klassifikation [31].

ist allerdings die Prädiktion der renalen Osteodystrophie durch entsprechende Biomarker: Beispielsweise lassen Serumkonzentrationen für das intakte PTH (iPTH) zwischen ca. 120–600pg/ml keine zuverlässigen Rückschlüsse auf den Knochenumsatz bei Dialysepatienten zu [27].

Frakturen und Risikofaktoren

Knochenfrakturen sind eine wichtige Komplikation der verminderten Knochenqualität bei renal bedingten Knochenerkrankungen. Die Frakturen treten bei chronischer Niereninsuffizienz nicht nur häufiger, sondern auch viel früher auf. Terminal niereninsuffiziente Patienten beider Geschlechter erfahren eine Frakturhäufigkeit, die ähnlich hoch ist wie die von 10–20 Jahre älteren Personen ohne Niereninsuffizienz. Die Hüftfrakturhäufigkeit von 0,89 % und die Häufigkeit irgendeiner Fraktur von 2,6 % [17] stehen im Gegensatz zur Allgemeinbevölkerung mit einer jährlichen Hüftfrakturhäufigkeit von 0,07–0,22 % [21]. Bei männlichen Patienten im Stadium CKD 4 (GFR 15–29 ml/min) konnte kürzlich ein etwa 4-fach erhöhtes Hüftfrakturrisiko befundet werden [8]. Neben den für eine Osteoporose allgemein bekannten Risikofaktoren, wie Alter, Geschlecht, frühere Hüftfraktur und sedierende Medikamente, bestehen niereninsuffizienzspezifische Risikofaktoren. Vor allem verminderte Albuminspiegel, als Charakteristikum einer relativen oder absoluten Malnutrition, eine Vitamin-D-Defizienz oder frühere Nierentransplantation bzw. immunologische Nierengrunderkrankung mit Knochenschädigung durch Kortikosteroide erhöhen die durch eine renale Osteopathie bedingte Frakturhäufigkeit. Die Dialyse selbst und der schwere sHPT scheinen eher nur einen Einfluss auf andere Frakturen, nicht aber auf die Hüftfrakturen zu haben [17]. Das Ereignis einer Fraktur, insbesondere einer Hüftfraktur, ist für Dialysepatienten insofern wichtig, da die 1-Jahresmortalität nach einer Hüftfraktur mit 50 % doppelt so hoch wie für Dialysepatienten ohne Fraktur ist [30].

Lebenserwartung

Die Lebenserwartung chronisch niereninsuffizienter Patienten ist im Vergleich zur Allgemeinbevölkerung multifaktoriell bedingt hochsignifikant vermindert [12], [13]. Beinahe 50 % der Dialysepatienten sterben direkt in Folge kardiovaskulärer Ereignisse, wobei im Gegensatz zur Allgemeinbevölkerung nicht der Myokardinfarkt, sondern der sog. plötzliche Herztod, gefolgt von der Herzinsuffizienz, im Vordergrund stehen [13]. Eine wichtige pathophysiologische Ursache für die extrem hohe kardiovaskuläre Mortalität sind vermutlich die mit der renalen Osteopathie im Zusammenhang stehenden **extraskelettalen Komplikationen**, insbesondere **Gefäß- und Herzklappenverkalkungen** [25]. Die vaskulären Verkalkungen finden sich im Bereich der Intima und vor allem der Media der Arterienwand. Intimaverkalkungen treten oft früh und vermehrt im Verlauf der Nierenerkrankung im Bereich von atherosklerotischen Läsionen auf. Die Mediaverkalkungen (Mönckeberg-Sklerose) sind meist diffus und haben das Erscheinungsbild einer aktiven und regulierten extraskelettalen Knochenformation, welche zum Verlust der Elastizität und somit der Windkesselfunktion der Arterien führt. Damit erhöht sich die Pulswellengeschwindigkeit, wodurch die rückreflektierte Pulswelle noch in der Endsystole auf den linken Ventrikel (LV) trifft, was zu einer permanenten LV-Druckbelastung führt. Möglicherweise führen zudem noch intramyokardiale Verkalkungen zu Störungen des Reizleitungssystems.

Sind Hautarterien okkludierend betroffen, spricht man von einer urämischen kalzifizierenden Arteriolopathie (**Kalziphylaxie**; ▸ Abb. 4.11), insbesondere wenn diese seltene Komplikation mit äußerst schmerzhaften Nekrosen der Haut, des subkutanen Fettgewebes und der Muskulatur einhergeht [4]. Septische Superinfektionen und kardiale Ereignisse tragen zu der mehr als 50 %igen Mortalität einer manifesten Kalziphylaxie bei. Neben der durch die renale Osteopathie und deren Behandlung bedingten positiven Kalzium- und Phosphatbilanz sind Übergewicht und Diabetes mellitus weitere wichtige Risikofaktoren dieser schwerwiegenden Komplikation. Bemerkenswerterweise zeigen präliminäre Daten aus dem deutschen Kalziphylaxie-Register ([5], n = > 200 erfasste Patienten), dass ein sHPT keineswegs der typische Prädiktor einer Kalziphylaxie ist, sondern dass vielmehr überwiegend niedrig normale bzw. erniedrigte PTH-Werte mit dem Auftreten einer Kalziphylaxie assoziiert sind. Möglicherweise stellt die adyname Knochenerkrankung – im Rahmen der Inkompetenz überschüssiges Kalzium und Phosphat „abzupuffern“ – einen signifkanteren Risikofaktor dar.

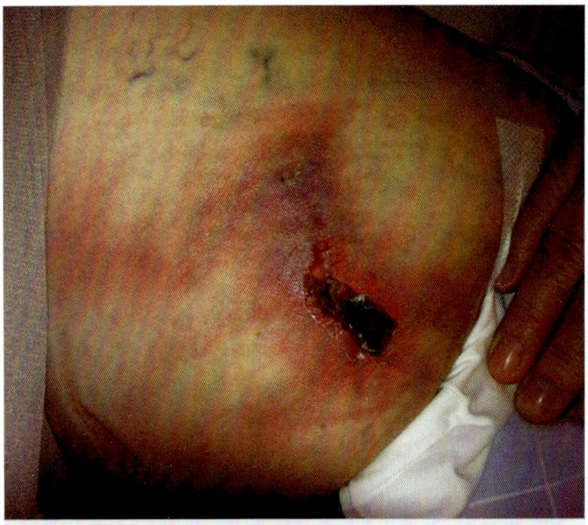

Abb. 4.11 Typisches Bild einer stammbetonten Kalziphylaxie: Zentral zeigt sich eine trockene und sehr schmerzhafte Nekrose, umgeben von einer ausgedehnten, plaque-artig indurierten Livedo reticularis.

4.3.4 Diagnostik

Da die verschiedenen Untergruppen der renalen Osteodystrophie histomorphometrisch definiert sind, ist für die Diagnose eine Knochenbiopsie mit deren histologischer Aufarbeitung prinzipiell eigentlich notwendig. Diese ist im klinischen Alltag jedoch oft schwierig durchführbar, da die Gewinnung eines repräsentativen Knochenzylinders eine gewisse Übung erfordert, nur noch wenige pathologische Institute über eine ausreichende Befundungskompetenz verfügen und der Eingriff patientenseitig als unangenehm empfunden wird. Seit mehreren Jahren wurden daher einfach zu messende **biochemische Marker** gesucht, welche indirekt eine Aussage über die Knochenqualität bei niereninsuffizienten Patienten erlauben. PTH ist maßgeblich an der Regulation des Knochenumbaus und der skelettalen zellulären Aktivität beteiligt. Messungen des iPTH im Serum zusammen mit Serum-Kalzium und -Phosphat sind daher die am meisten gebrauchten Marker, jedoch mit erheblichen Einschränkungen in der klinischen Beurteilbarkeit versehen. Einerseits existieren multiple iPTH-Assays, welche im standardisierten Vergleich gepoolter Seren mitunter bis zu 4-fache Unterschiede in der Höhe der Messergebnisse generieren [37]. Andererseits zeigten kleinere Serien knochenbioptischer Evaluationen bei Dialysepatienten keinen prädiktiven Zusammenhang zwischen Knochenumsatz und iPTH-Werten in einem Bereich des etwa 2- bis 9-Fachen der Normalwerte – erst oberhalb bzw. unterhalb dieser Grenzen war einigermaßen sicher mit einer Osteitis fibrosa bzw. einem adynamen Knochen zu rechnen [27]. Ein ergänzend hilfreicher, aber nicht unbedingt für sich alleine spezifischer Marker des Knochenumbaus ist die gesamte oder knochenspezifische alkalische Phosphatase (AP) [35]. Die gemeinsame Betrachtung von iPTH und AP (mit der Einschränkung der Berücksichtigung anderer Cholestaseparameter), erlaubt mitunter eine verhältnismäßig sichere nicht invasive Diagnose des tatsächlichen Knochenumsatzes.

In folgenden Situationen sind jedoch **Knochenbiopsien** bei Patienten mit chronischer Niereninsuffizienz zur weiteren Abklärung der renalen Osteopathie empfohlen:

- Inkonsistenz zwischen biochemischen Parametern, welche eine definitive Interpretation nicht möglich machen
- nicht erklärbare Knochenbrüche oder Knochenschmerzen
- schwere und fortschreitende Gefäßverkalkungen
- unerklärbare Hyperkalzämie oder Hypophosphatämie
- Verdacht auf Toxizität durch Aluminium oder möglicherweise durch andere Metalle
- vor einer operativen Entfernung der Nebenschilddrüsen, wenn zuvor viel Aluminium verabreicht wurde, oder die biochemischen Werte nicht mit der Diagnose eines sHPT vereinbar sind
- vor der Behandlung mit Bisphosphonaten und anderen antiresorptiven oder knochenanabolen Osteoporosemedikationen

Andere biochemische Marker, wie TRAP5b, Kollagenabbauprodukte oder Osteokalzin, sind bislang ohne relevanten Nutzen, da diese einerseits teilweise durch die Niere ausgeschieden werden und mit fortschreitendem Nierenfunktionsverlust akkumulieren, und andererseits an niereninsuffizienten Patientenkollektiven generell unzureichend validiert sind.

Die DXA-Osteodensitometrie und andere Techniken zur **Quantifizierung der Knochendichte** waren noch in den KDIGO CKD-MBD Leitlinien 2009 zur Charakterisierung bei renaler Osteopathie als nicht geeignet dokumentiert, da sie zwar die quantitative Dichte, jedoch die Qualität des Knochens und die eigentlich Ursache der Osteopathie nur ungenügend beschreiben. Als Ausnahme galt mit Vorbehalt in Expertenkreisen die Messung der Knochendichte des distalen Radius, wo eine Korrelation mit Frakturen gefunden wurde [42], aber auch nur eine sehr eingeschränkte Datenlage zu Buche stand. Hier hat sich aktuell die Datenlage insofern verändert, als dass auch die konventionelle Knochendichtemessung sehr wohl bei weit fortgeschrittener Niereninsuffizienz das Frakturrisiko recht zuverlässig vorhersagt, sodass diese Techniken für die longitudinale Beobachtung niereninsuffizienter Patienten hilfreich sein könnten [18]. Eine entsprechende KDIGO-Leitlinienrevision wird an dieser Stelle erwartet [22]. Es muss jedoch der Fehler vermieden werden, aus einer erniedrigten Knochendichte bei niereninsuffizienten Patienten automatisch die Äquivalenzdiagnose „Osteoporose" zu stellen und standardisiert zu behandeln – die erniedrigte Knochendichte beruht bei CKD-Patienten auf den in ▸ Abb. 4.10 dargestellten Manifestationen einer renalen Osteodystrophie und nur in seltenen Ausnahmen auf einer klassischen High-Turnover-Osteoporose (welche vor antiresorptiver Behandlung wie oben erwähnt dann definitv knochenbioptisch gesichert werden sollte).

4.3.5 Therapie

Die Therapie der Manifestationsformen der renal bedingten Störungen des Knochenhaushalts hat im Wesentlichen die Ziele,

- die Knochenqualität zu normalisieren, um damit Frakturen und Knochenschmerzen vorzubeugen,
- die Entstehung und Progression extraskelettaler Verkalkungen zu verhindern oder wenigstens zu vermindern und damit die assoziierte Morbidität und Mortalität zu verbessern.

Die im Jahr 2009 von der globalen KDIGO-Initiative veröffentlichten Leitlinien („Clinical Practice Guidelines") für die Störungen des Mineral- und Knochenhaushalts bei chronischen Nierenerkrankungen sind derzeit die international am besten akzeptierte Grundlage für die therapeutische Beeinflussung des Kalzium-Phosphat-Stoffwechsels bei Patienten mit Niereninsuffizienz.

Aufgrund der erhöhten PTH-Resistenz des Knochens beim Dialysepatienten und aufgrund der weiter oben bereits geschilderten Daten zur Korrelation zwischen Knochenumsatz und iPTH-Werten entspricht der Zielwertebereich dem 2- bis 9-Fachen des Normalwerts beim Gesunden. Die KDIGO-Leitlinien weisen aber darüber hinaus darauf hin, dass klare Trends, sowohl in Richtung erhöhter als auch in Richtung zu niedriger Werte, auch schon innerhalb dieser Marge mit einer Therapieadaptation begegnet werden sollten, möglichst ohne die Kalzium- und Phosphatspiegel zu erhöhen. Die empfohlenen Zielwerte für Kalzium- (Normwertebereich) und Phosphatspiegel (in Richtung Normwertebereich) beruhen insbesondere auf zahlreichen epidemiologischen Studien, die eine erhöhte Mortalität bei Werten außerhalb der Referenzbereiche dokumentierten [1], [2], [20], [24], sowie einer hohen pathobiologischen Plausibilität aus präklinischen Studien (Verkalkungsinduktion durch Kalzium- und Phosphatbeladung, osteochondrogene Transdifferenzierung in der Gefäßwand) [11], [25].

Die **therapeutischen Optionen** sind in ▸ Tab. 4.11 aufgelistet. Die Hauptansatzpunkte der Behandlung sind Folgende:

- Verminderung der Phosphatzufuhr und -resorption, bzw. Phosphatelimination mittels Dialyse/Hämodiafiltration
- Vermeidung einer positiven Kalziumbilanz
- Verringerung eines pathologisch erhöhten bzw. Optimierung des Knochenumsatzes

Die **Hyperphosphatämie** gilt als einer der stärksten Risikofaktoren für das Überleben von Patienten mit chronischer Niereninsuffizienz, als wesentlichster Induktor für progressive Gefäß- und Weichteilverkalkungen sowie als bedeutender additiver Trigger des sHPT [1], [2], [11], [20], [24]. Eine effektive Phosphatsenkung alleine ist zumeist schon mit einer signifikanten Redultion der Serum-iPTH-Konzentrationen verbunden. Der Phosphatretention wird zuerst mit diätetischen Maßnahmen entgegengewirkt, durch Restriktion des Phosphatgehalts in der Nahrung. Hier muss allerdings eine Proteinmalnutrition vermieden werden [36]. Als effektiver neuer Ansatz in diesem Kontext gilt der Versuch, so gezielt wie möglich Nahrungsmittel zu vermeiden, die dysproportional große Mengen anorganischer Phosphatzusätze enthalten (Schmelzkäse, Coca-Cola, bestimmte Wurstwaren etc.) [34].

Tab. 4.11 Derzeitige Behandlungsmöglichkeiten der renalen Osteopathie mit der therapeutischen Rationale und Sekundäreffekten.

Medikament	Rationale	Bemerkungen
Cholecalciferol (Vitamin D_3)	PTH-Suppression	ggf. weitere pleiotrope Wirkungen
Calcitriol	Therapie des sHPT	cave: Ca ↑, P ↑
1-α-Calcidiol		
Paricalcitol		cave: Ca (↑), P (↑)
Cinacalcet		Ca ↓; GI-NW; (Überlebensvorteil?)
Kalziumacetat/Kalziumcarbonat	Phosphatbinder	cave: Ca ↑
Magnesiumcarbonat		(↓ Verkalkungsprogression[1])
Sevelamer-HCl/-carbonat		↓ Verkalkungsprogression[1]
Lanthanumcarbonat		
Colestilan		(↓ Verkalkungsprogression[1])
Aluminiumhydroxid		Aluminiumtoxizität (Knochen, Gehirn)
Phosphatrestriktion (Diät)	Phosphatsenkung	cave: Proteinmalnutrition
Dialysemodus ([Ca], Dauer, Frequenz)		ggf. logistische Probleme

Ca: Kalzium; P: Phosphat; GI-NW: gastrointestinale Nebenwirkungen; [Ca]: Dialysat-Kalziumkonzentration;
[1]im Vergleich zu Kalziumhaltigen Phosphatbindern

Phosphatbinder bilden das Rückgrat der phosphatsenkenden Therapie, binden das in der Nahrung befindliche Phosphat und vermindern dadurch dessen intestinale Resorption. Bei kalziumhaltigen Phosphatbindern, die preiswert sind und daher gerne eingesetzt werden, wird jedoch im Darm in nicht unerheblichem Maße der Kalziumanteil resorbiert. Dadurch kann eine positive Kalziumbilanz und u. U. eine Hyperkalzämie verursacht werden, insbesondere wenn sie zusammen mit aktiven Vitamin-D-Derivaten verabreicht werden. Ein vielversprechender Ansatz sind Kombinationspräparate aus kalzium- und magnesiumhaltigen Phosphatbindern, da auf diesem Weg bei vergleichbarer Wirksamkeit der Kalziumanteil reduziert wird und Magnesium potenziell verkalkungsinhibitorische Wirkungen besitzt [7]. Neuere Produkte wie die kalziumfreie „seltene Erde" Lanthanum und die nicht absorbierten Polymere Sevelamer und Colestilan helfen diese vermehrte intestinale, potenziell schädliche Kalziumabsorption effektiv zu vermindern. Die damit einhergehende verminderte vaskuläre Kalzifikation ist mit einer Verringerung der hohen kardiovaskulären Mortalität bei Dialysepatienten verbunden [3]. Eine aktuelle Metaanalyse, die Daten aus insgesamt 11 randomisierten, kontrollierten Studien (n = 4,622 CKD-Patienten) analysierte, zeigte eine Reduktion der Gesamtmortalität von 22 % unter der Therapie mit kalziumfreien gegenüber kalziumhaltigen Phosphatbindern [19].

Die Korrektur der erhöhten Freisetzung von Kalzium und Phosphat aus dem Knochen und damit die direkte Therapie der renalen High-Turnover-Osteopathie wird durch die Behandlung des sHPT und der Korrektur der häufig auftretenden alimentären Vitamin-D-Defizienz bzw. des endogenen Calcitriol-Mangels, häufig in Kombinationstherapien, erreicht. Aktive Vitamin-D-Derivate bewirken dabei eine signifikante Abnahme der iPTH-Spiegel, gleichzeitig nimmt jedoch die Kalzium- und Phosphatabsorption im Darm zu. In retrospektiven Studien wurde jedoch, trotz dieser Nebenwirkung und unabhängig von den Kalzium-, Phosphat- und PTH-Spiegeln eine Mortalitätsreduktion beobachtet [38], [39], [41]. Paricalcitol, ein synthetisches, aktives Vitamin D, zeigte die günstigsten Überlebensassoziationen [38]. Die prospektive PRIMO-Studie hatte in diesem Kontext den Effekt von Paricalcitol auf die LV-Hypertrophie von Prädialysepatienten untersucht, konnte diesbezüglich aber im Vergleich mit Placebo keinen Vorteil dokumentieren [40].

Seit inzwischen 8 Jahren steht eine weitere spezifische Behandlungsmöglichkeit des sHPT zur Verfügung, die **medikamentöse Parathyroidektomie** mit dem Kalzimimetikum **Cinacalcet**. Cinacalcet erhöht die Sensitivität der auf der Oberfläche der Hauptzellen der Nebenschilddrüse vorhandenen kalziummessenden Rezeptoren (CaSR; Calcium-sensing Receptor). Diese Rezeptoren spielen eine zentrale Rolle bei der Kontrolle der PTH-Sekretion. In Studien an Dialysepatienten hat sich Cinacalcet in der Kontrolle des sHPT als sehr effektiv erwiesen, und führt gleichzeitig im Gegensatz zu Calcitriol und anderen aktiven Vitamin-D-Derivaten zu einer Absenkung der Serumkonzentrationen von Kalzium und Phosphat [2].

Mittlerweile stehen die Resultate zweier Phase-IV-Endpunktstudien zur Verfügung, die den Einsatz von Cinacalcet prospektiv und placebo-kontrolliert gegenüber einer Standardtherapie des sHPT bei Hämodialysepatienten untersucht haben. Die ADVANCE-Studie (n = 360) hatte als primären Endpunkt die koronararterielle Verkalkungsprogression gemäß Agatston-Score definiert, welcher knapp verfehlt wurde [33]. Bei den sekundären Endpunkten der koronararteriellen Verkalkungsprogression gemäß Volumen-Score und valvulärer Verkalkungsprogression war Cinacalcet der Standardtherapie jedoch signifikant überlegen. Die EVOLVE-Studie war mit 3 883 Patienten die größte prospektive Studie, die jemals im Hämodialysebereich durchgeführt wurde [6]. Der primäre Endpunkt war hier zusammengesetzt aus Gesamtmortalität und kardiovaskulären Ereignissen, welcher unadjustiert und als Intention-to-treat (ITT)-Analyse ausgewertet wurde. Auch hier zeigte sich kein signifikanter Vorteil der Cinacalcet-Therapie, die jeweils präspezifizierten altersadjustierten Analysen der Daten und ein sog. 6-Monats-Lag-Censoring (bei Patienten, die aus den randomisierten Therapiearmen ausgeschieden waren, wurden nur diejenigen Ereignisse berücksichtigt, die innerhalb von 6 Monaten nach dem Therapieabbruch auftraten) zeigten aber einen Überlebensvorteil pro Cinacalcet. Die letztere Auswertung erschien insofern durchaus sinnvoll, da im Laufe der Studie zahlreiche Patienten auch aus dem Placebo-Arm mit kommerziellem Cinacalcet behandelt worden waren.

Seit der Verfügbarkeit von Kalzimimetika ist die **operative Parathyreoidektomie** weiter in den Hintergrund getreten, dazu scheint der frühzeitige Ausgleich eines basalen Vitamin-D-Mangels (25-Hydroxyvitamin-D-Defizienz) in Prädialysestadien der Niereninsuffizienz einen frühzeitig exazerbierten sHPT wirksam zu unterdrücken. Gemäß KDIGO-Leitlinen 2009 soll eine Parathyreoidektomie erst bei Versagen einer konservativen Therapie des sHPT erwogen werden, wobei diese Begrifflichkeit nicht wirklich definiert ist. Unklar ist zudem, unter welchen Bedingungen Patienten auf der Transplantationsliste parathyreoidektomiert werden sollten, um einen Posttransplantations-Hyperparathyreoidismus zu vermeiden, der mitunter durch eine schwere Hyperkalzämie, Hypophosphatämie und Hyperphosphaturie gekennzeichnet sein kann. Cinacalcet gilt derzeit für den Einsatz nach Nierentransplantation noch als Off-Label-Medikation, auch wenn hier mittlerweile umfangreiche Behandlungsdaten vorliegen. Schließlich besteht auch kein abschließender Konsens darüber, ob eine Parathyreoidektomie bei sHPT subtotal, total mit oder total ohne Autotransplantation von Nebenschilddrüsengewebe stattfinden sollte. Bei totaler Parathyreoidektomie besteht theoretisch die Gefahr einer irreversiblen adynamen Knochenerkrankung, welche zumindest auf dem Boden epidemiologischer Daten in ganz besonderer Weise mit ausgeprägten Gefäßverkalkungen und der Kalziphylaxie assoziiert ist.

Eine Überlappung einer renalen Osteopathie mit der Osteoporose ist in fortgeschrittenen Stadien (GFR < 30 ml/min) einer chronischen Niereninsuffizienz gemäß der verfügbaren knochenbioptischen Daten eher eine Ausnahme. Hier mag sich aber in Zukunft ein gewisser Wandel ergeben, da heutzutage immer mehr ältere Patienten durch schwere Erkrankungen, Eingriffe und Interventionen relativ plötzlich und ohne den langen Vorlauf einer protrahiert progressiven Nierenisuffizienz terminal dialysepflichtig werden. Bis in das CKD-Stadium 3 gelten allerdings mittlerweile ganz ähnlich Ansichten zur Diagnostik und Therapie einer Osteoporose wie für die Allgemeinbevölkerung, solange die ganz spezifischen Stigmata und Laborwerte der CKD-MBD ausgeschlossen sind. Die Risiko-Nutzen-Abwägung hinsichtlich des Einsatzes von Bisphosphonaten ist aber nicht unproblematisch, da Bisposphonate renal eliminiert werden, sodass bei deutlich eingeschränkter Nierenfunktion und insbesondere bei Dialysepatienten ein mehr oder weniger irreversibler Einbau dieser Substanzen in das Knochengerüst möglich erscheint, mit der wahrscheinlichen Induktion einer anhaltenden Adynamie. Dennoch ist nicht ausgeschlossen, dass Bisphosphonate auch in diesem Patientenkollektiv Frakturen verhindern mögen, sofern ein pathologischer Knochenabbau wirksam gebremst werden kann.

Möglicherweise ergibt sich hier ein Potenzial für Denosumab, dessen Therapieeffekt auch bei fortgeschrittener Niereninsuffizienz immer wieder reversibel sein dürfte. Die Rolle von synthetischen PTH-Analoga wir Teriparatid bei Patienten mit bioptisch gesicherter adynamer Knochenerkrankung (z. B. nach totaler Parathyreoidektomie) ist nur in Fallberichten, aber noch nicht systematisch untersucht worden.

4.3.6 Zusammenfassung

Der Begriff renale Osteopathie bzw. renale Osteodystrophie sollte gegenwärtig und zukünftig nur noch im Zusammenhang mit der deskriptiven Nomenklatur der typischen histologischen Knochenveränderungen bei Patienten mit chronischen Nierenerkrankungen verwendet werden und hier entsprechend der TMV-Klassifikation. Die Störungen des Mineral- und Knochenhaushalts bei chronischen Nierenerkrankungen umfassen klinisch vielmehr ein Syndrom aus Labor- und Knochenabnormalitäten sowie kardiovaskulären Verkalkungen, das mit einer ungünstigen Prognose vergesellschaftet ist. Vitamin-D-Mangel und Calcitriol-Defizienz, sHPT, FGF23-Exzess, Hyperphosphatämie und positive Kalziumbilanz erscheinen hier als die pathophysiologisch relevanten Stigmata, die allerdings in den frühen Stadien der Niereninsuffizienz u. U. sogar teilweise als adaptiv zu bewerten sind. Therapieziele sind in der Quintessenz die Normalisierung eines pathologischen Knochenstoffwechsels und die Verhütung von Weichteil- und Gefäßverkalkungen, wobei leider die derzeitige Steuerbarkeit über nicht invasive Biomarker limitiert erscheint. Therapeutisch kommen hier in erster Linie Phosphatbinder (und diätetische Phosphatrestriktion), Vitamin-D-Derivate, Kalzimimetika und die Einflussnahme über den jeweiligen Dialysemodus zum Einsatz, während die Parathyreoidektomie mehr in den Hintergrund getreten ist. Generell wäre vermutlich zur Optimierung der Therapiesteuerung eine Renaissance der Knochenbiopsie wünschenswert, dessen Invasivität deren breiteren Einsatz jedoch relativiert.

4.3.7 Literatur

[1] Block GA, Klassen PS, Lazarus JM et al. Mineral metabolism, mortality, and morbidity in maintenance hemodialysis. J Am Soc Nephrol 2004; 15: 2208–2218

[2] Block GA, Martin KJ, de Francisco AL et al. Cinacalcet for secondary hyperparathyroidism in patients receiving hemodialysis. N Engl J Med 2004; 350: 1516–1525

[3] Block GA, Raggi P, Bellasi A et al. Mortality effect of coronary calcification and phosphate binder choice in incident hemodialysis patients. Kidney Int 2007; 71: 438–441

[4] Brandenburg VM, Kramann R, Specht P et al. Calciphylaxis in CKD and beyond. Nephrol Dial Transplant 2012; 27: 1314–1318

[5] http://www.calciphylaxie.de

[6] Chertow GM, Block GA, Correa-Rotter R et al. Effect of cinacalcet on cardiovascular disease in patients undergoing dialysis. N Engl J Med 2012; 367: 2482–2494

Kommentar: größte prospektive Outcome-Studie zum Mineral- und Knochenstoffwechsel bei Dialysepatienten.

[7] de Francisco AL, Leidig M, Covic AC et al. Evaluation of calcium acetate/magnesium carbonate as a phosphate binder compared with sevelamer hydrochloride in haemodialysis patients: a controlled randomized study (CALMAG study) assessing efficacy and tolerability. Nephrol Dial Transplant 2010; 25: 3 707–3 717

[8] Dooley AC, Weiss NS, Kestenbaum B. Increased risk of hip fracture among men with CKD. Am J Kidney Dis 2008; 51: 38–44

[9] http://www.dv-osteologie.org/uploads/Leitlinie%202 009/DVO-Leitlinie%202 009 %20Langfassung_Druck.pdf

[10] Faul C, Amaral AP, Oskouei B et al. FGF23 induces left ventricular hypertrophy. J Clin Invest 2011; 121: 4 393–4 408
Translationale Studie zu kardiovaskulären „Nebenwirkungen" des phosphatregulierenden Hormons FGF23

[11] Giachelli CM. The emerging role of phosphate in vascular calcification. Kidney Int 2009; 75 (9): 890–897

[12] Go AS, Chertow GM, Fan D et al. Chronic kidney disease and the risks of death, cardiovascular events, and hospitalization. N Engl J Med 2004;351:1296–1305

[13] Herzog CA, Asinger RW, Berger AK et al. Cardiovascular disease in chronic kidney disease. A clinical update from Kidney Disease: Improving Global Outcomes (KDIGO). Kidney Int 2011; 80: 572–586

[14] Hill KM, Martin BR, Wastney ME et al. Oral calcium carbonate affects calcium but not phosphorus balance in stage 3–4 chronic kidney disease. Kidney Int 2013; 83: 959–966

Kommentar: Stoffwechselstudie mit neuen Erkenntnissen zur Kalzium- und Phosphatbilanz bei chronischer Niereninsuffizienz.

[15] Isakova T, Wahl P, Vargas GS et al. Fibroblast growth factor 23 is elevated before parathyroid hormone and phosphate in chronic kidney disease. Kidney Int 2011; 79: 1370–1378

[16] Isakova T, Wolf MS. FGF23 or PTH: which comes first in CKD? Kidney Int 2010;78:947–949

Kommentar: grundlegend neues Konzept zur Pathophysiologie des sekundären Hyperparathyreoidismus bei Niereninsuffizienz.

[17] Jadoul M, Albert JM, Akiba T et al. Incidence and risk factors for hip or other bone fractures among hemodialysis patients in the Dialysis Outcomes and Practice Patterns Study. Kidney Int 2006; 70: 1358–1366
[18] Jamal S, Cheung AM, West S et al. Bone mineral density by DXA and HR pQCT can discriminate fracture status in men and women with stages 3 to 5 chronic kidney disease. Osteoporos Int 2012; 23: 2805–2813
[19] Jamal SA, Vandermeer B, Raggi P et al. Effect of calcium-based versus non-calcium-based phosphate binders on mortality in patients with chronic kidney disease: an updated systematic review and meta-analysis. Lancet 2013; 382: 1268–1277
Kommentar: Diese Metaanalyse belegt einen Überlebensvorteil von kalziumfreien gegenüber kalziumhaltigen Phosphatbindern bei niereninsuffizienten Patienten mit Hyperphosphatämie.
[20] Kalantar-Zadeh K, Kuwae N, Regidor DL et al. Survival predictability of time-varying indicators of bone disease in maintenance hemodialysis patients. Kidney Int 2006; 70: 771–780
[21] Kanis JA, Johnell O, De Laet C et al. International variations in hip fracture probabilities: implications for risk assessment. J Bone Miner Res 2002; 17: 1237–1244
[22] http://kdigo.org/home/conferences/ckd-mbd-2013/
[23] http://www.kdigo.org/clinical_practice_guidelines/pdf/CKD/KDIGO%20CKD-MBD%20GL%20KI%20Suppl%20 113.pdf
[24] Kestenbaum B, Sampson JN, Rudser KD et al. Serum phosphate levels and mortality risk among people with chronic kidney disease. J Am Soc Nephrol 2005; 16: 520–528
[25] Ketteler M, Rothe H, Krüger T et al. Mechanisms and treatment of extraosseous calcification in chronic kidney disease. Nat Rev Nephrol 2011; 7: 509–516
[26] Levin A, Bakris GL, Molitch M et al. Prevalence of abnormal serum vitamin D, PTH, calcium, and phosphorus in patients with chronic kidney disease: results of the study to evaluate early kidney disease. Kidney Int 2007; 71: 31–38
[27] London GM, Marchais SJ, Guérin AP et al. Association of bone activity, calcium load, aortic stiffness, and calcifications in ESRD. J Am Soc Nephrol 2008; 19: 1827–1835
[28] Malluche HH, Mawad H, Monier-Faugere MC. The importance of bone health in end-stage renal disease: out of the frying pan, into the fire? Nephrol Dial Transplant 2004; 19 (Suppl 1): i9–13
[29] Malluche HH, Mawad HW, Monier-Faugere MC. Renal osteodystrophy in the first decade of the new millennium: analysis of 630 bone biopsies in black and white patients. J Bone Miner Res 2011; 26: 1368–1376
[30] Mittalhenkle A, Gillen DL, Stehman-Breen CO. Increased risk of mortality associated with hip fracture in the dialysis population. Am J Kidney Dis 2004; 44: 672–679
[31] Moe S, Drueke T, Cunningham J et al. Definition, evaluation, and classification of renal osteodystrophy: a position statement from Kidney Disease: Improving Global Outcomes (KDIGO). Kidney Int 2006; 69: 1945–1953
[32] Prié D, Ureña Torres P, Friedlander G. Latest findings in phosphate homeostasis. Kidney Int 2009; 75: 882–889
[33] Raggi P, Chertow GM, Torres PU et al. The ADVANCE study: a randomized study to evaluate the effects of cinacalcet plus low-dose vitamin D on vascular calcification in patients on hemodialysis. Nephrol Dial Transplant 2011; 26: 1327–1339
[34] Ritz E, Hahn K, Ketteler M et al. Gesundheitsrisiko durch Phosphatzusätze in Nahrungsmitteln. Dtsch Arztebl Int 2012; 109: 49–55
[35] Sardiwal S, Magnusson P, Goldsmith DJ et al. Bone alkaline phosphatase in CKD-mineral bone disorder. Am J Kidney Dis 2013; 62: 810–822
[36] Shinaberger CS, Greenland S, Kopple JD et al. Is controlling phosphorus by decreasing dietary protein intake beneficial or harmful in persons with chronic kidney disease? Clin J Am Soc Nephrol 2008; 3: 1769–1776
[37] Souberbielle JC, Boutten A, Carlier MC et al. Inter-method variability in PTH measurement: implication for the care of CKD patients. Kidney Int 2006; 70: 345–350
[38] Teng M, Wolf M, Lowrie E et al. Survival of patients undergoing hemodialysis with paricalcitol or calcitriol therapy. N Engl J Med 2003; 349: 446–456
[39] Teng M, Wolf M, Ofsthun MN et al. Activated injectable vitamin D and hemodialysis survival: a historical cohort study. J Am Soc Nephrol 2005; 16: 1115–1125
[40] Thadhani R, Appelbaum E, Pritchett Y et al. Vitamin D therapy and cardiac structure and function in patients with chronic kidney disease: the PRIMO randomized controlled trial. JAMA 2012; 307: 674–684
[41] Wolf M. Update on fibroblast growth factor 23 in chronic kidney disease. Kidney Int 2012; 82: 737–747
[42] Yamaguchi T, Kanno E, Tsubota J et al. Retrospective study on the usefulness of radius and lumbar bone density in the separation of hemodialysis patients with fractures from those without fractures. Bone 1996; 19: 549–555

4.4 Primärer Hyperparathyreoidismus

C. Kasperk

4.4.1 Definition

Die autonome Mehrsekretion von Parathormon (PTH) einhergehend mit einer Hyperkalzämie und Hyperkalziurie wird als primärer Hyperparathyreoidismus (pHPT) bezeichnet [2].

4.4.2 Pathophysiologie

Die autonome Mehrsekretion von PTH wird in 80 % der Fälle von einem Epithelkörperchenadenom bzw. in 20 % der Fälle von einer alle Epithelkörperchen betreffenden Epithelkörperchenhyperplasieverursacht, wobei selbst pathohistologisch diese Unterschiede nicht immer sicher differenzierbar sind. In allen Fällen bleibt die Hemmung der PTH-Sekretion bei ansteigenden Serum-Kalziumspiegeln aus. Der pHPT beruht auf einer somatischen Mutation, die zu einer Proliferation von Nebenschilddrüsenzellen, somit zu einem Adenom und zu der ungeregelten Sekretion von PTH führt. Der Calcium-sensing Rezeptor der Nebenschilddrüsenzellen ist beim pHPT nicht gestört. Bei den familiären Formen des pHPT kommt es durch Keimbahnmutationen im MEN-1-Gen oder im RET-Protoonkogen zu der Hyperplasie aller 4 Drüsen. Eine Mutation im HRPT 2-Gen kann das sehr seltene Epithelkörperchenkarzinom verursachen (< 0,5 % aller Patienten mit pHPT).

Die unregulierte PTH-Sekretion stimuliert die osteoklastäre Knochenresorption und durch den konsekutiv ebenfalls gesteigerten Knochenanbau wird der Knochenumbau beschleunigt. Histologisch sind vermehrt Osteoklasten und entsprechende Resorptionslakunen an der Knochenoberfläche, eine Vergrößerung der osteozytären Lakunen durch Zunahme der osteozytären Osteolyse und eine unterschiedlich ausgeprägte Knochenmarksfibrose erkennbar.

Der beschleunigte Knochenumbau verursacht einen gesteigerten Einstrom von Kalzium aus dem Knochengewebe in die Zirkulation sowie einen Anstieg der Knochenumbaumarker im Blut (knochenspezifische alkalische Phosphatase, Knochenkollagenabbauprodukte) bzw. im Urin (Pyridinoline). Die renale Kalziumrückresorption aus dem distalen Tubulus wird durch PTH gefördert, was die Serum-Kalziumspiegel weiter ansteigen lässt. Allerdings übersteigen die ansteigenden Serum-Kalziumspiegel die renale Kalziumrückresorptionskapazität, was zu der für den pHPT charakteristischen Hyperkalziurie führt. Die erhöhten PTH Serumspiegel steigern auch die Phosphaturie mit der Folge einer mehr oder minder variabel ausgeprägten Hypophosphatämie. Da PTH auch die renale 1-α-Hydroxylase stimuliert, steigen die $1{,}25(OH)_2$-Vitamin-D-Spiegel an, was durch eine vermehrte intestinale Kalziumaufnahme die Hyperkalzämie verstärkt. Dadurch kann es zur Abnahme der 25-OH-Vitamin-D-Spiegels in den Geweben kommen, was zu einem Vitamin-D-Mangel und einer osteomalazischen Veränderung des Knochengewebes trotz der Hyperkalzämie führen kann.

Wird in den Weichgeweben das Löslichkeitsprodukt von Ca^{2+} und PO_4^{3-} überschritten, können Verkalkungen in den Weichgeweben auftreten (z. B. Nephrokalzinose, kalzifizierende Tendinitis, Chondrokalzinose, Konjunktivitis durch Kalziumphosphatkristalle).

4.4.3 Epidemiologie

Der pHPT ist nach dem Diabetes mellitus und den Schilddrüsenerkrankungen die dritthäufigste endokrinologische Erkrankung mit einer Prävalenz von 1:1000 und einer Inzidenz von 25–40 pro 100 000 Personen. Die Inzidenz steigt mit dem Lebensalter über 50 und der pHPT ist bei Frauen etwa 3-mal häufiger als bei Männern. Das Auftreten eines pHPT bei Kindern ist selten und sollte an das Vorliegen einer genetischen Endokrinopathie, z. B. der multiplen endokrinen Neoplasie Typ I oder II, denken lassen.

4.4.4 Klinik

Aufgrund der frühzeitigen Diagnose des pHPT im Rahmen der differenzialdiagnostischen Abklärung einer Hyperkalzämie werden die klinischen Langzeitfolgen des unbehandelten pHPT – Nierensteine, Nephrokalzinose, Osteodystrophia fibrosa cystica („braune Tumore"), Osteoporose mit pathologischen Frakturen – nur noch selten beobachtet. In den meisten Fällen sind Patienten mit einem neu diagnostizierten pHPT daher asymptomatisch.

Eine Abnahme der Knochendichte bis hin zur osteodensitometrischen Osteoporose nach WHO-Definition, eine hyperkalzämiebedingtePolyurie und Polydipsie, Herzrhythmusstörungen, Oberbauchbeschwerden durch eine Pankreatitis oder eine Depression können mit einem pHPT assoziiert sein.

Typische radiologische Veränderungen bei pHPT sind subperiostale Resorption an den radialseitigen Phalangen, eine sog. röntgenologische „Pfeffer-und-Salz-Darstellung" des Schädels, Knochenzysten, periapikale Resorptionszonen an den Zahnalveolen mit Zahnlockerung, Chondrokalzinose der Gelenke und sklerosierende Grund- und Deckplattenveränderungen der Wirbelkörper.

An neurologisch-psychiatrischen Symptomen können bei einem pHPT Müdigkeit, Abgeschlagenheit, Stimmungsschwankungen, Gedächtnisstörungen bis hin zu depressiven Symptomen und auch myopathische Beschwerdebilder durch Muskelfaseratrophie von Typ-I- und -II-Muskelfasern einhergehend mit Schwäche und einem erhöhten Sturzrisiko auftreten.

Oberbauchbeschwerden können bei einem pHPT im Rahmen eines Ulkusleidens oder einer Pankreatitis auftreten, wobei dann an das Vorliegen einer MEN I gedacht werden sollte.

Gelenkbeschwerden infolge einer Chondrokalzinose, durch Pyrophosphatausfälle im Gelenkspalt oder eine schmerzhafte kalzifizierende Tendinitis werden beim pHPT seltener beobachtet.

4.4.5 Diagnostik

Die Diagnose des pHPT beruht auf einer eindeutigen **laborchemischen Konstellation** mit erhöhten oder hochnormalen Serum-Kalzium- und Parathormonspiegeln; in 30 % der Fälle zusammen mit einer Hyperkalziurie und eher leicht verminderten Serum-Phosphatspiegeln. Dabei sollte diese Laborkonstellation reproduzierbar feststellbar sein. Die alkalische Phosphatase kann leicht erhöht sein. Es wird vermutet, dass der normokalziämische pHPT die 1. Phase des klinischen Verlaufs eines pHPT darstellt, bevor schließlich auch die Serum-Kalziumspiegel ansteigen [4]. Ein solches normokalziämisches und klinisch asymptomatisches Stadium eines pHPT kann vermutet werden bei Patienten mit leicht erhöhten Parathormonspiegeln ohne einen Hinweis auf eine Niereninsuffizienz oder einen Vitamin-D-Mangel. Asymptomatische Patienten mit einem normokalziämischen Hyperparathyreoidismus sollten 1- bis 2-mal im Jahr laborchemisch und alle 1–2 Jahre osteodensitometrisch verlaufskontrolliert werden [4].

Die Messung der 1,25 Dihydroxycholecalciferol-Spiegel ist in der Regel weder hilfreich noch erforderlich, da diese systemisch allenfalls leicht erhöht sind und auch bei chronisch granulomatösen Erkrankungen (z. B. Sarkoidose) erhöht sein können. Ein 25-OH-Vitamin-D-Mangel kann die Parathormonspiegel zusätzlich steigern, weshalb gerade ein initialer pHPT durch eine Vitamin-D-Substitutionstherapie hinsichtlich der erhöhten Parathormonspiegel über einige Zeit abgemildert werden kann; in jedem Fall ist bei Patienten mit einem pHPT ein Vitamin-D-Mangel zu vermeiden [11], [12].

4

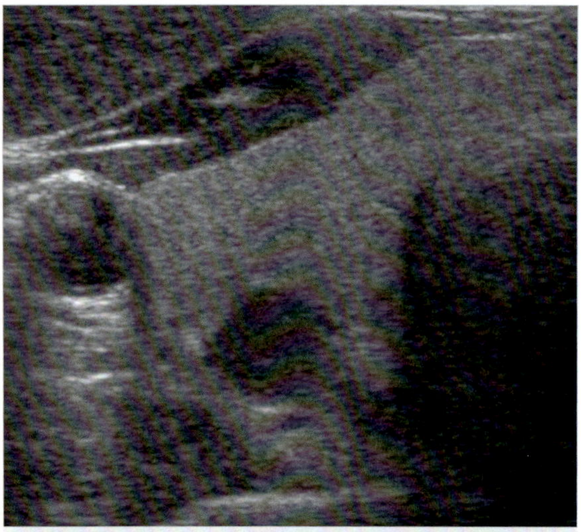

Abb. 4.12 Epithelkörperchenadenom dorsal des rechten Schilddrüsenlappens; charakteristisch ist die echoarme Binnenstruktur.

Weder eine röntgenologische Untersuchung oder sonstige Bildgebung (Sonografie, MRT oder CT) ist für die Diagnosestellung eines pHPT erforderlich. Typische, radiologisch gelegentlich erkennbare Veränderungen bei einem fortgeschrittenen pHPT sind subperiostale Resorptionen an den Radialseiten der Phalangen, Resorptionen der Zahnalveolarwände mit Zahnlockerung und der „Salz-und-Pfeffer-Aspekt" der Schädelkalotte in einer seitlichen Röntgenaufnahme des Schädels.

Eine **sonografische Lokalisation** des Epithelkörperchenadenoms ist für die Planung der anzustrebenden ablativen chirurgischen Therapie sehr hilfreich, insbesondere wenn die häufig nicht ganz eindeutige sonografische Lokalisation eines Nebenschilddrüsenadenoms durch eine Nebenschilddrüsenszintigrafie bestätigt wird (▶ Abb. 4.12, ▶ Abb. 4.13). Andere bildgebende (MRT, CT) oder kombinierte radiologisch-nuklearmedizinische Verfahren (FDG-PET-CT, DOPA-PET-CT) können in Einzelfällen durchaus hilfreich sein, wenn es gilt, dem Verdacht auf ein ektopes (z. B. mediastinal oder im Thymus gelegenes) oder zusätzlichen akzessorischen Epithelkörperchenadenomen nachzugehen, sind in der Routinediagnostik aber entbehrlich.

Die Sonografie ist auch die adäquate Technik, um Nierensteine ohne Strahlenbelastung erkennen zu können, welche häufig sonst auch in einer Abdomenübersichtsaufnahme erkennbar wären.

Eine **Knochendichtemessung** im Rahmen der pHPT-Diagnostik erscheint sinnvoll zur Einschätzung der Therapiebedürftigkeit nach Diagnosestellung eines pHPT. Da sich nach der chirurgischen Beseitigung eines Epithelkörperchenadenoms die durch den pHPT häufig osteoporotisch reduzierte Knochendichte mit einer postoperativ zumindest vorübergehend erforderlichen Kalzium- und Vitamin-D-Supplementierung sehr schnell wieder völlig normalisieren kann, kann dies ein beruhigender Hinweis sein, dass eine sekundäre Osteoporose durch den pHPT vorgelegen hat, die nach der Normalisierung der Knochendichte postoperativ keiner spezifischen weiteren Behandlung mehr bedarf.

Differenzialdiagnostik

Die zweithäufigste Ursache für eine Hyperkalzämie nach dem pHPT ist die Tumorhyperkalzämie, die sich schnell durch supprimierte Parathormonspiegel erkennen lässt [7]. Verantwortlich für die Tumorhyperkalzämie sind häufig Knochenmetastasen solider Tumoren (z. B. Mamma-, Prostata-, Bronchial-, Nierenzell-, Plattenepithelkarzinome) oder maligne hämatologische Erkrankungen (z. B. Myelom, Lymphom, Leukämie). PTH und das PTH-ähnliche Peptid (PTHrP), welches z. B. beim Mammakarzinom erhöht sein kann, werden nicht von den gleichen Bestimmungsmethoden erfasst, sodass hier keine Fehlinterpretation bei der Messung des Serum-Parathormonspiegels auftreten kann.

Akute endokrinologische Notfallsituation wie eine thyreotoxische, hypothyreote oder Addison-Krise können seltener auch mit einer Hyperkalzämie einhergehen. Seltenere Differenzialdiagnosen einer Hyperkalzämie sind eine chronisch granulomatöse Erkrankung (z. B. Tuberkulose, Sarkoidose, Berylliose), eine Immobilisations-, Thiazid- oder Vitamin-A-Säure-bedingte Hyperkalzämie, Hy-

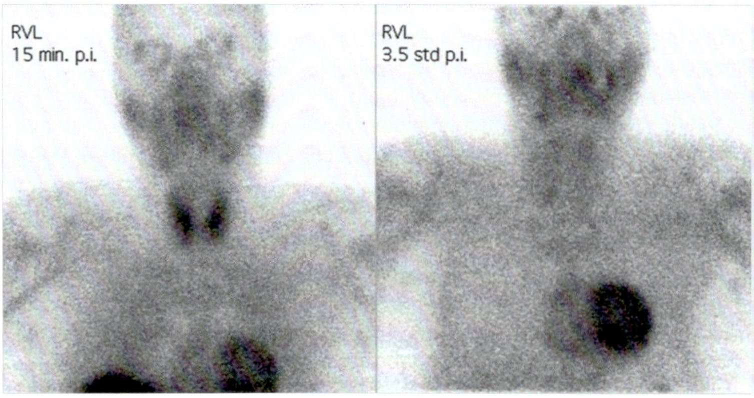

Abb. 4.13 MIBI-Nebenschilddrüsenszintigrafie: Das Epithelkörperchen zeichnet sich in guter Korrelation zum sonografischen Befund rechts dorsal ab.

perkalzämien durch Intoxikationen mit Lithium, Kalzium und/oder Vitamin D, wobei in allen diesen Fällen supprimierte Parathormonspiegel vorliegen. Viele dieser möglichen Ursachen für eine Hyperkalzämie lassen sich am einfachsten belegen, indem das angeschuldigte Medikament – sofern möglich – abgesetzt wird, woraufhin sich die Laborkonstellation in 2–3 Monaten normalisieren sollte.

► **Familiäre hypokalziurische Hyperkalzämie (FHH).** Die wichtigste Differenzialdiagnose des pHPT mit einer ähnlichen laborchemischen Konstellation (erhöhte oder hochnormale Serum-Kalzium- und PTH-Spiegel) ist die familiäre hypokalziurische Hyperkalzämie (FHH) mit einer Prävalenz von ca. 2 % aller asymptomatischen Hyperkalzämien [3].

Merke **M!**

Individuen mit einer FHH sind beschwerdefrei und bedürfen keinerlei Therapie, weshalb diese Differenzialdiagnose unbedingt bei der Abklärung von Patienten mit einer Hyperkalzämie erkannt werden muss.

Osteoporose und Nierensteine treten bei FHH-Patienten genauso häufig wie in der Normalbevölkerung auf, wobei Chondrokalzinosen und vaskuläre Verkalkungen etwas häufiger als in der Normalbevölkerung mit einer FHH vergesellschaftet sein sollen. Die Ursache für die FHH ist eine inaktivierende Mutation des Calcium-sensing Rezeptors der Epithelzellen, was eine Sollwertverstellung in Richtung hoch normaler oder leicht erhöhter PTH-Spiegel bedingt [6]. Die FHH wird autosomal dominant vererbt. Sehr selten kann eine FHH auch im Rahmen eines autoimmunologischen Krankheitsbildes mit Antikörpern gegen den Calcium-sensing Rezeptor auftreten. Richtungsweisend für die Diagnose ist neben der Hyperkalzämie eine Hypokalziurie. Eine manchmal noch normale Kalziurie bei der immer FHH-assoziierten Hyperkalzämie erklärt sich durch eine gesteigerte tubuläre Kalziumrückresorption und wird als relative Hypokalziurie interpretiert. Da die Kalziumausscheidung von der Nierenfunktion abhängt, ist die Bestimmung des Verhältnisses von Kalzium-Clearance zur Kreatinin-Clearancehilfreich, welches im Falle einer FHH typischerweise unter 0,01 liegen sollte. Die Kreatinin-Clearance ist bei der FHH normal. Aufgrund der hohen Penetranz der FHH ist die Diagnosestellung für die Familie des Betroffenen wichtig, um nicht indizierte Nebenschilddrüsenoperationen zu verhindern.

Praxis

Diagnostischer Hinweis

Die Diagnosestellung eines pHPT sollte immer auch an den erforderlichen Ausschluss einer möglicherweise zugrunde liegenden familiären Variante des pHPT denken lassen. Das Nebenschilddrüsenadenom bei einem primären Hyperparathyreoidismus ist der Leittumor bei der MEN-1, tritt aber auch bei der MEN-2 mit dem Leittumor eines medullären Schilddrüsenkarzinoms auf. Etwa 2 % aller pHPT-Fälle entstehen auf dem Boden einer vorliegenden MEN-1, zeigen eine gleiche Häufigkeit bei Männern und Frauen und werden meist bereits in einem früheren Lebensalter zwischen dem 20. und 30. Lebensjahr diagnostiziert [1]. Zudem sind bei einer MEN meistens alle Nebenschilddrüsen von der adenomatösen Veränderung betroffen, weshalb hier in der Regel eine 7/8-Parathyreoidektomie indiziert ist mit intramuskulärer Reimplantation eines Epithelkörperchengewebeteils in der Hoffnung, einen postoperativen Hypoparathyreoidismus zu vermeiden.

Die beiden weiteren familiären Varianten des pHPT mit autosomal dominantem Erbgang, das Hyperparathyreoidismus-Kiefertumor-Syndrom (HKT-Syndrom) und die FHH (s. o.) sind sehr selten. In etwa 20 % der HKT-Syndrom-Fälle ist der Hyperparathyreoidismus auf ein Nebenschilddrüsenkarzinom zurückführbar. Das HKT-Syndrom kann mit einer großen Zahl weiterer Neoplasien vergesellschaftet sein; ossifizierende Fibrome in Ober- und Unterkiefer, Hamartome und Wilms-Tumore wurden bei diesem Syndrom beobachtet [14].

4.4.6 Therapie

Die kausale Therapie des pHPT besteht in der **operativen Entfernung** des häufig nur leicht vergrößerten Epithelkörperchenadenoms, wenn eine Symptomatik mit gravierender Hyperkalzämie > 3,0 mmol/l, Nierensteinen, Niereninsuffizienz mit einer Kreatinin-Clearance < 60 ml/min, osteodensitometrischer Osteoporose nach WHO-Definition (mit einem T-Wert < –2,5 Standardabweichungen) oder sogar mit den typischen radiologisch erkennbaren Veränderungen (siehe Kap. 4.4.4) besteht [5], [15].

Wird bei der chirurgischen Exploration der Epithelkörperchen bei der familiären Form des pHPT festgestellt, dass mehr als ein Epithelkörperchen vergrößert ist, werden alle 4 Epithelkörperchen entfernt und ein Teil eines Epithelkörperchens zum Erhalt einer PTH-Restsekretion in einen Unterarmmuskel oder in den M. sternocleidomastoideus reimplantiert [5]. Die intraoperative Parathormonmessung im Serum zeigt aufgrund der Halbwertszeit von PTH von 5 min einige Minuten nach der Epithelkörperchenextirpation bei vollständig erfolgreicher Entfernung der autonomen Parathormon-Sekretionsquelle einen deutlichen Abfall des Parathormonspiegels und gibt dem Chirurgen einen ersten Hinweis auf den Erfolg der Operation.

Die Therapie einer Hyperkalzämie erfolgt durch **Volumenzufuhr** kalziumarmen Mineralwassers oder durch einen intravenösen Volumenausgleich der häufig exsikkierten Patienten, ggf. durch eine forcierte Diurese mit Furosemid, aber auch durch intravenös verabreichte Bisphosphonate oder durch vorübergehend verabreichtes Calcitonin. Calcitonin kann subkutan, intramuskulär oder intravenös appliziert werden, geht aber häufig mit einer ausgeprägten Flush-Symtomatik einher und ist nach wenigen Tagen nur noch wenig wirksam zur Beherrschung der Hyperkalzämie. Bei Serum-Kalziumspiegeln über 3,5 mmol/l und Niereninsuffizienz ist die Hämodialyse die schnellste Möglichkeit, eine hyperkalziämische Krise zu beenden.

Merke **M!**

Digitalispräparate, Thiaziddiuretika und Lithiumpräparate müssen bei allen Patienten mit einer Hyperkalzämie abgesetzt werden.

Glukokortikoide haben sich bei der Hyperkalzämie infolge einer chronisch granulomatösen Erkrankung auch in diagnostischer Hinsicht bewährt.

Cinacalcet sollte nur nicht operablen Ausnahmesituationen, z. B. im Rahmen eines Nebenschilddrüsenkarzinoms, vorbehalten bleiben (s. auch Kap. 4.4.7). Gelegentlich kann es auch als kurzfristige überbrückende therapeutische Maßnahme zur Beherrschung einer gravierenden Hyperkalzämie (> 3,0 mmol/l) beim pHPT bis zum Operationstermin eingesetzt werden.

Auch bei dem sog. asymptomatischen pHPT kann eine allerdings relative Indikation zu der operativen Entfernung des adenomatösen Epithelkörperchengewebes bestehen, da dies ein Zustand ist, bei dem auf die Manifestation eines gravierenden klinischen Endpunktes (z. B. Nephrolithiasis, Osteoporose) gewartet wird. In vielen Fällen scheinen Patienten mit dem asymptomatischen pHPT aber tatsächlich viele Jahre asymptomatisch zu bleiben [13], sodass in diesen Fällen Kontrolluntersuchungen 1- bis 2-mal jährlich ausreichen. Argumente für die operative Sanierung eines sog. asymptomatischen pHPT sind eine erhöhte Kalziumausscheidung im 24h-Urin, Serum-Kalziumspiegel > 0,25 mmol/l über dem oberen Normwert, eine eingeschränkte Nierenfunktion (> 30 % reduzierte Kreatinin-Clearance im Vergleich zum Altersnormkollektiv), das Vorliegen einer osteodensitometrischen Osteoporose und ein Alter unter 50 Jahren wegen der größeren Progressionswahrscheinlichkeit des Epithelkörperchenadenoms [8], [9], [13].

Bei Patienten mit bereits erfolgten Schilddrüsenoperationen ist die genaue Lokalisation eines Nebenschilddrüsenadenoms häufig sonografisch und auch durch eine Nebenschilddrüsenszintigrafie, durch ein CT oder MRT nicht exakt möglich; in dieser Situation kann dann ein selektiver Halsvenenkatheter (sHVK) sehr hilfreich sein. Beim sHVK werden nach Einführen des Katheters durch eine Leistenvene in die V. cava kranial des Abgangs der V. thyreoidea superior absteigend mehrere Blutproben aus beiden Jugularvenen genommen und auf die Parathormonkonzentrationen hin analysiert. In der Region mit der höchsten Parathormonkonzentration sollte dann das Epithelkörperchenadenom bei der chirurgischen Exploration gesucht werden. In jedem Fall ist die Nebenschilddrüsenchirurgie eine Domäne des erfahrenen endokrinen Chirurgen.

4.4.7 Verlauf und Prognose

Nach einer erfolgreichen Entfernung des Epithelkörperchenadenoms oder des gesamten hyperplastischen Nebenschilddrüsengewebes bei der familiären Form des pHPT ist der Patient mit einem pHPT geheilt [11], [12]. Postoperativ können wegen des Einstroms von Kalzium in das demineralisierte Knochengewebe Hypokalzämien auftreten, weshalb eine zumindest vorübergehende postoperative Kalzium- und Vitamin-D-Supplementierung empfehlenswert ist. In fast allen Fällen wird bei operierten pHPT-Patienten ein deutlicher Anstieg der Knochendichte innerhalb des 1. Jahres nach einer erfolgreichen Epithelkörperchenadenom-Entfernung beobachtet.

Kommt es postoperativ zu einem Rezidiv des Hyperparathyreoidismus, liegt möglicherweise eine familiäre Form des isoliertenHyperparathyreoidismus vor, wobei man dann wie auch bei einem nicht erfolgreich extirpierten Epithelkörperchenadenom von einem persistierenden Hyperparathyreoidismus spricht. Ein familiärer isolierter Hyperparathyreoidismus ist bereits anamnestisch anzunehmen, wenn die Diagnose pHPT ohne andere Endokrinopathien häufiger in der Blutsverwandschaft gestellt wurde.

Patienten mit einem asymptomatischen pHPT sollten 2- bis 3-mal im Jahr laborchemisch (Serum-Kalzium, PTH, Kreatinin-Clearance) und alle 1–2 Jahre osteodensitometrisch verlaufskontrolliert werden. Thiaziddiuretika und Lithium können eine Hyperkalzämie weiter aggravieren und sollten vermieden werden. Eine kalziumarme Ernährung erscheint nicht sinnvoll, da dies die erhöhten Parathormonspiegel eher weiter steigern könnte.

Inoperable Patienten mit einem eindeutigen pHPT oder mit einem Nebenschilddrüsenkarzinom müssen eine Trinkmenge von 2–3 l kalziumarmen Mineralwassers einhalten, Schleifendiuretika und Bisphosphonate können die Hyperkalzämie zumindest vorübergehend kontrollieren. Eine Kontrolle der Hyperkalzämie beim inoperablen pHPT oder Nebenschilddrüsenkarzinom ist durch das Kalzimimetikum Cinacalcet allerdings mit hohen Kosten möglich. Cinacalcet erhöht die Affinität des Calcium-sensing Rezeptors der Nebenschilddrüsenzellen für extrazelluläres Kalzium und reduziert so die Parathormonsekretion der Nebenschilddrüsenzellen [10].

4.4.8 Literatur

[1] Arnold A, Marx SJ. Familial hyperparathyroidism. In: American Society for Bone and mineral Metabolism, ed. Primer on the metabolic bone diseases and disorders of mineral metabolism. Washington: The Sheridan Press; 2008: 361–366

[2] Bilezikian JP, Potts JT, El-Hajj G, et al. Summary statement from a workshop on asymptomatic primary hyperparathyroidism: a perspective for the 21. century. J Bone Min Res 2002; 17: N2–N11
Kommentar: praktikable Übersicht über das Vorgehen bei asymptomatischem primären Hyperparathyreoidismus.

[3] Brown EM. Mutant extracellular calcium-sensing receptors and severity of disease. J Clin Endocrinol Metab 2005; 90: 1246–1248

[4] Cusano NE, Silverberg SJ, Bilezikian JP. Normocalcemic primary hyperparathyroidism. J Clin Densitometry 2013; 16: 33–39

[5] Davies M, Fraser WD, Hosking DJ. The management of primary hyperparathyroidism. Clin Endocrinol 2002; 57: 145–155

[6] Raue F, Haag C, Frank-Raue K. The role of extracellular calcium sensing receptor in health and disease. Exp Clin Endocrinol Diabetes 2006; 114: 397–405

[7] Silverberg SJ, Bilezikian JP. Primary hyperparathyroidism. In: Primer on the metabolic Bone Diseases and Disorders of mineral Metabolism. 7th ed. Sheridan Press; 2008: 302–306
Kommentar: aktuelle Übersicht über alle klinischen und pathophysiologischen Aspekte des pHPT.

[8] Silverberg SJ, Brown I, Bilezikian JP. Youthfulness as a criterion for surgery in primary hyperparathyroidism. Am J Med 2002; 113: 681–684

[9] Silverberg SJ, McMahon DJ, Udesky J et al. Natural history of untreated mild primary hyperparathyroidism: bone density after 15 years. J Bone Min Res 2006; 21: S 118

[10] Silverberg SJ, Rubin MR, Faiman C et al. Cinacalcet HCL effectively reduces the serum calcium concentration in parathyroid carcinoma. J Clin Endocrinol Metab 2007; 92: 3 803–3 808

[11] Silverberg SJ, Shane E, Dempster DW et al. Vitamin D deficiency in primary hyperparathyroidism. Am J Med 1999; 107: 561–567

[12] Silverberg SJ, Shane E, Jacobs TP et al. The natural history of treated and untreated asymptomatic primary hyperparathyroidism: a ten year prospective study. N Engl J Med 1999; 41: 1249–1255
Kommentar: Darstellung der Veränderungen des Krankheitsbildes pHPT durch die frühere Diagnosestellung.

[13] Silverberg SJ, Walker MD, Bilezikian JP Asymptomatic primary hyperparathyroidism. J Clin Densitometry 16:14–21,2013

[14] Simonds WF, Robbins CM, Agarwal SK et al. Familial isolated hyperparathyroidism is rarely caused by germline mutation in HRPT 2, the gene for the hyperparathyroidism-jaw tumor-syndrome. J Clin Endocrinol Metab 2004; 89: 96–102

[15] Udelsman R. Surgery in primary hyperparathyroidism: the patient without previous neck surgery. J Bone Min Res 2002; 17: N126–N132

4.5 Sonstige Formen der Hyperkalzämie

H. Siggelkow

Eine Hyperkalzämie kann sich als milde asymptomatische, biochemische Veränderung während einer Routineuntersuchung oder auch als eine lebensbedrohliche Notfallsituation darstellen. Die häufigste Diagnose neben dem primären Hyperparathyreoidismus ist die Tumorhyperkalzämie. In 10 % der Fälle gibt es seltene Gründe einer Hyperkalzämie, an die dann gedacht werden sollte, wenn weder ein primärer Hyperparathyreoidismus noch eine Tumorhyperkalzämie infrage kommt.

4.5.1 Tumorhyperkalzämie

Definition/Epidemiologie

Die Tumorkalzämie ist der häufigste Grund für eine Kalziumerhöhung bei stationären Patienten und eine häufige Todesursache bei Patienten mit Tumorerkrankungen. Sie ist eine ernsthafte, lebensbedrohliche Komplikation und spiegelt eine schlechte Prognose wider. Das Krankheitsbild ist nicht homogen, es wird in eine **lokal osteolytische Hyperkalzämie** und eine **humorale Tumorhyperkalzämie** unterschieden. Maligne Formen der Hyperkalzämie können, wenn auch selten, durch erhöhte Freisetzungvon Calcitriol aus z. B. Lymphomen oder ovariellen Dysgerminomen entstehen. Dabei kommt es aus unklarer Ursache zu einer erhöhten Aktivität der 1-α-Hydroxylase und dabei bei normalem 25(OH)-Vitamin-D-Spiegel zu erhöhten Konzentrationen von Calcitriol. Auch eine authentische ektope Sekretion von Parathormon aus Tumoren ist beschrieben.

Pathogenese

Die **lokal osteolytische Tumorhyperkalzämie** betrifft ca. 20 % der Patienten mit Tumorhyperkalzämie und tritt vor allem bei Mammakarzinom, multiplem Myelom, Lymphomen und Leukämie auf. Mammakarzinomzellen haben eine besondere Affinität zum Knochen und produzieren lokal PTH-ähnliches Peptid (PTHrP). Diese lokale PTHrP-Produktion durch Mammakarzinomzellen wird durch die resultierende Freisetzung von knochenspezifischen Zytokinen, wie z. B. TGF-β, stimuliert. Es entwickelt sich ein Teufelskreis, der zu einer erhöhten Knochenresorption mit Freisetzung von Kalzium führt. Die multiplen Myelomzellen produzieren lokal spezifische Zytokine, z. B. Interleukine 1 und 6, PTHrP, Makrophagen, Entzündungsprotein-1α, Receptor Activator of NFκB-Ligand (RANKL) u. a., die die Osteoklasten stimulieren und damit zur Hyperkalzämie führen. Typischerweise haben diese Patienten eine ausgeprägte Knochenbeteiligung im Sinne skelettaler Metastasen oder einer Knochenmarkinfiltration. Die Knochenszintigrafie ist positiv im Rahmen von Metatasen solider Tumoren, beim multiplen Myelom aber komplett negativ durch Suppression der Knochenformation. Die Häufigkeit dieser Form der Tumorhyperkalzämie nimmt ab durch die zunehmende Verwendung von Bisphosphonaten im Zusammenhang mit Mamma-Ca und multiplem Myelom. Die lokal osteolytische Tumorhyperkalzämie kann als eine primär resorptiv bedingte Form der Hyperkalzämie betrachtet werden. Die massive Freisetzung von Kalzium aus dem Knochen über-

4

schreitet die von der Niere auszuscheidende Menge. Die gleichzeitig auftretende Dehydratation führt zu einer Zunahme der Hyperkalzämie durch weitere Belastung mit folgender Funktionseinschränkung der Niere.

Bei der **humoralen Tumorhyperkalzämie** besteht als Ursache die Überproduktion von PTHrP. Die kontinuierliche Sekretion von PTHrP durch den Tumor führt zu einer dramatischen Entkopplung von Knochenresorption und -formation durch Aktivierung der osteoklastischen Aktivität und Hemmung der Osteoblastenfunktion. Als Konsequenz werden 700–1000 mg/d Kalzium aus dem Knochen freigesetzt, was zu einer ausgeprägten Hyperkalzämie führt. Der antikalziurische Effekt von PTHrP verhindert zusätzlich eine effektive Kalziumausscheidung. Die Aufnahme von Kalzium aus dem Darm ist durch Abfall der 1,25-Vitamin-D_3-Spiegel niedrig. Typischerweise haben die Patienten keine oder sehr wenig Knochenbeteiligung der Tumorerkrankung. Die humorale Tumorhyperkalzämie ist für ca. 80 % der Fälle mit Tumorhyperkalzämie verantwortlich. Die Tumorerkrankung ist üblicherweise fortgeschritten, klinisch evident und hat eine begrenzte Prognose. Im Gegensatz zur Hyperkalzämie durch lokal osteolytische Tumoren haben diese Patienten häufig Plattenepithelkarzinome (z. B. Lunge, Ösophagus, HNO, Zervix, Vulva und Haut). Weiterhin kommt diese Art der Hyperkalzämie bei Karzinomen der Niere, der ableitenden Harnwege oder bei ovariellen Karzinomen vor. Das Mammakarzinom kann typischerweise beide Arten der Hyperkalzämie auslösen.

Einteilung und klinisches Bild

Das klinische Bild des hyperkalzämischen Patienten kann mehrere Organsysteme betreffen. Die Symptome sind ähnlich und unabhängig von der Ätiologie der Hyperkalzämie. Da eine optimale extrazelluläre Kalziumkonzentration für eine normale neurologische Funktion notwendig ist, dominieren oft neurologische Symptome. Es können Konzentrationsstörungen oder Schlafstörungen auftreten, der erhöhte Kalziumspiegel kann sich aber auch als Depression, Verwirrung bis hin zum Koma manifestieren. Eine Muskelschwäche ist häufig. Gastrointestinale Symptome mit Obstipation, Anorexie, Übelkeit und Erbrechen sind üblich, Pankreatitis oder Gastritis eher selten. Eine Polyurie, insbesondere in einer frühen Phase, stellt ein typisches Symptom dar. Eine Kombination einer Polyurie mit einer verminderten Flüssigkeitsaufnahme führt zu einer ernsthaften Dehydratation. Die meisten Patienten zeigen keine klinischen Symptome unterhalb eines Kalziumspiegels von 12 mg/dl (3 mmol/l) und sind symptomatisch bei Werten > 14 mg/dl (3,5 mmol/l). Die Symptomatik variiert jedoch, einige Patienten sind auch bei höheren Werten asymptomatisch, während andere bereits bei niedrigeren Werten Symptome zeigen. Patienten mit einer Tumorhyperkalzämie sind üblicherweise schwer symptomatisch und zeigen die ausgeprägten Symptome einer Hyperkalzämie.

Diagnostik

Biochemisch: Typisch sind eine Hyperkalzämie, eine Hypophosphatämie sowie ein Phosphatverlust über die Niere. Bei Patienten mit Tumorhyperkalzämie ist der Parathormonspiegel supprimiert. PTHrP dagegen ist bei der Tumorhyperkalzämie erhöht, bei Patienten mit primärem Hyperparathyreoidismus normal (▶ Tab. 4.12).

Tab. 4.12 Ähnlichkeiten und Unterschiede bei Patienten mit primärem Hyperparathyreoidismus und Tumorhyperkalzämie.

	primärer Hyperparathyreoidismus	humorale Tumorhyperkalzämie	lokalosteolytische Hyperkalzämie
humorale Tumorhyperkalzämie	+	+	–
erhöhte osteoklastäre Knochenresorption	+	+	+
erhöhte renale Kalzium-Reabsorption	+	+	–
Hypophosphatämie	+	+	–
Phosphaturie	+	+	–
nephrogene cAMP-Erhöhung	+	+	–
erhöhter Calcitriol-Spiegel	+	–	–
erhöhte osteoblastäre Knochenformation	+	–	±
erhöhtes zirkulierendes immunreaktives PTH	+	–	–
erhöhtes zirkulierendes PTHrP	–	+	
Hyperkalzämie durch renale und gastrointestinale Veränderungen	+	–	–
Hyperkalzämie durch kombinierte Effekte auf Niere und Knochen	–	+	–
Hyperkalzämie hauptsächlich durch Knochenveränderungen	–	–	+

Therapie

Patienten mit einer milden Hyperkalzämie (< 12 mg/dl, < 3 mmol/l), die keine Symptome haben, profitieren nicht von der Normalisierung des Kalziumspiegels. Diese Patienten sollten viel trinken, sich kalziumarm ernähren und Medikamente absetzen, die zur Hyperkalzämie beitragen können (z. B. Thiazide). Bei Serum-Kalziumwerten > 14 mg/dl muss eine medikamentöse Therapie unabhängig von den Symptomen eingeleitet werden (▶ Tab. 4.13). Werte zwischen 12 und 14 mg/dl (3–3,5 mmol/l) sollten dann intensiv behandelt werden, wenn Symptome der Hyperkalzämie vorliegen.

Die Therapie besteht in der Behandlung der Ursache, Verhinderung einer oralen Dehydratation, Mobilisation und Absetzen von Medikamenten, die eine Hyperkalzämie mit bedingen können. Häufig eingesetzte medikamentöse Therapien sind in ▶ Tab. 4.13 dargestellt. Patienten mit einer metastatischen Erkrankung, denen eine weitere Antitumor-Chemotherapie jedoch nicht gegeben werden soll, profitieren langfristig nicht von der Senkung der Hyperkalzämie. In diesen Fällen ist im Interesse des Betroffenen evtl. ein Therapieverzicht zu überlegen.

Prognose

Für die Diagnose der Tumorhyperkalzämie ist die Grunderkrankung entscheidend. Die symptomatische Kalziumsenkung durch Bisphosphonate kann zur Verbesserung der Lebensqualität über Monate beitragen. Bei bestehender Hyperkalzämie ist eine Lebensverlängerung durch Bisphosphonate nicht belegt.

4.5.2 Seltene Formen der Hyperkalzämien

In 10 % der Formen der Hyperkalzämie ist eine seltene Erkrankung ursächlich. Möglichkeiten, die in die Differenzialdiagnose mit einbezogen werden sollten, werden im Folgenden dargestellt.

Familiäre hypokalziurische Hyperkalzämie (FHH)

Definition

Bei der familiären hypokalziurischen Hyperkalzämie handelt es sich um eine autosomal dominante Erkrankung mit Hyperkalzämie und relativer Hypokalziurie. Die Prävalenz beträgt ca. 2–3/100 000 Personen; die FHH verursacht ca. 2 % der Fälle einer asymptomatischen Hyperkalzämie.

Pathogenese

Es handelt sich um eine Keimbahnmutation im Calcium-sensing Rezeptor (CASR). Je nach Inhibition oder Aktivierung des Rezeptors kann es zu Hyperkalzämie bzw. Hypokalzämie kommen. Ursache ist eine „Setpoint"-Verstellung der physiologischerseits bestehenden inversen Regulation von Kalzium und Parathormon. Erst durch einen höheren Kalziumspiegel kommt es zu einer Suppression von Parathormon.

Tab. 4.13 Akuttherapie der Hyperkalzämie.

Medikament	Wirkungsbeginn	Wirkungsdauer	Vorteile	Risiken
NaCl 3–6 l i. v. täglich für 1–3 Tage	Stunden	während der Infusion	Rehydratation, erhöhte Filtration und Ausscheidung von Kalzium	Volumenüberlastung, Herzinsuffizienz
Furosemid 10–20 mg i. v. (nur in Notfällen und nur nach Volumensubstitution)		während der Behandlung	verhindert Volumenbelastung, fördert die renale Kalzium-Ausscheidung	Hypokaliämie und Dehydratation (Intensivüberwachung)
Calcitonin 4–8 i.U./kg i. m. Injektion alle 6–8h		2–3 Tage	schnelle Wirkung	limitierter Effekt, kurze Wirkungsdauer, Flush, Übelkeit, Wirkungsverlust
Zoledronsäure 4 mg i. v. über 15 min	1–3 Tage	Wochen	wirkungsvollstes Bisphosphonat, lang dauernde Aktion	renale Insuffizienz, grippeähnliche Symptome, Hypophosphatämie, asymptomatische Hypokalzämie
Pamidronat 60–90 mg i. v. über 2–4h			wirkungsvoll, billiger als Zoledronsäure	
Glukokortikoide 200–300 mg i. v. (z. B. Hydrokortison täglich für 3–5 Tage	Tage	Tage bis Wochen	insbesondere bei hämatologischen Erkrankungen, Sarkoidose, Calcitriolüberdosierung	nicht effektiv bei Hyperkalzämie durch solide Tumoren
Dialyse	Stunden	ca. 2 Tage während der Dialyse	schnell wirksam, insbesondere bei Patienten mit Niereninsuffizienz	invasiv, komplizierte Methode

Klinisches Bild

Betroffene Individuen sind häufig asymptomatisch. Sehr selten wird Müdigkeit, Schwäche, eingeschränkte Konzentrationsfähigkeit und Polydipsie beschrieben. Es scheint eine erhöhte Inzidenz für wiederkehrende Pankreatitiden zu bestehen. Die Inzidenz von Magenerkrankungen, Nephrolithiasis oder idiopathischer Hyperkalziurie ist nicht erhöht. Eine Operation der Nebenschilddrüsen führt nicht zu einer Normalisierung des Serum-Kalziumspiegels.

Diagnostik

Biochemisch: Neben der Hyperkalzämie findet sich oft ein leichter Hyperparathyreoidismus. Schlüsselbefund ist eine relative Hypokalziurie gemessen an der Hyperkalzämie. Hierbei ist das Verhältnis von Kalzium zur Kreatinin-Clearance entscheidend, dieses liegt unter 0,01. Eine normale Kalziumausscheidung bei einer Hyperkalzämie zeigt eine relative Hypokalziurie. Das Serum-Magnesium ist hoch normal oder diskret erhöht, das Serum-Phosphat diskret erniedrigt, die Kreatinin-Clearance ist normal. Parathormon und Calcitriol sind typischerweise normal, in 5–10 % der Fälle erhöht. Eine Bestimmung des Serum-Kalziumspiegels bei Angehörigen und eine molekulargenetische Untersuchung sichern die Diagnose.

Genetisch: Hierbei werden Mutationen im Calcium-sensing Rezeptor nachgewiesen. Diese Untersuchung ist in molekulargenetischen Laboren erhältlich. Zahlreiche verschiedene Mutationen sind bekannt, ständig werden neue Mutationen beschrieben. Ein negativer Mutationsnachweis kann bedeuten, dass eine bisher nicht beschriebene Mutation vorliegt. Differenzialdiagnostisch muss an eine Autoimmun-FHH durch Autoantikörper gedacht werden, andere FHH-Mutationen ähneln dem primären Hyperparathyreoidismus und profitieren von einer Operation.

Therapie

Eine Therapie ist üblicherweise nicht erforderlich. Der benigne Verlauf und der fehlende Profit von einer subtotalen Parathyreoidektomie sprechen gegen diese Operation. Medikamentöse Versuche mit Diuretika, Bisphosponaten und Östrogenen waren nicht erfolgreich. Kalzimimetika könnten ggf. Einfluss nehmen.

Praxis

Bei allen Patienten mit Verdacht auf primären Hyperparathyreoidismus sollte die Kalziumausscheidung überprüft werden. Bei einer Kalzium/Kreatinin-Clearance < 0,01 sollte eine molekulargenetische Untersuchung des Calcium-sensing Rezeptorgens (CASR-Gen) vorgenommen werden. Eine subtotale Parathyreoidektomie führt zu einer persistierenden Hyperkalzämie und sollte nicht durchgeführt werden. Auch wenn diskrete Symptome möglich sind, ist nur selten eine Intervention erforderlich.

Weitere endokrine Ursachen einer Hyperkalzämie

Hyperthyreose

Eine Hyperkalzämie ist in 50 % der Fälle mit Thyreotoxikose beschrieben, der Kalziumwert scheint aber bei jeder Form einer Hyperthyreose anzusteigen. Für diesen Effekt wird sowohl der direkte Effekt der Schilddrüsenhormone am Knochen mit Induktion von RANKL als auch der Wegfall eines suppressiven Effektes von TSH auf die Knochenresorption verantwortlich gemacht. Typischerweise sollten PTH und Calcitriol reaktiv auf die Hyperkalzämie niedrig sein, die Kalziumausscheidung erhöht.

▸ **Therapie.** Betablocker scheinen effektiv zu sein, die Therapie der Hyperthyreose beseitigt auch die Hyperkalzämie.

Phäochromozytom

Bei Phäochromozytomen kann eine Hyperkalzämie durch den primären Hyperparathyreoidismus im Rahmen einer multiplen endokrinen Neoplasie auftreten. Weiterhin scheinen Katecholamine direkt den Knochenumbau zu beeinflussen. Phäochromozytome sezernieren in einigen Fällen auch PTHrP und die resultierende Hyperkalzämie ähnelt der humoralen Tumorhyperkalzämie.

▸ **Therapie.** Symptomatisch, Grunderkrankung behandeln.

Nebenniereninsuffizienz

Die Ursache der Hyperkalzämie bei akuter primärer und sekundärer Nebenniereninsuffizienz ist unbekannt. Eine Hämokonzentration und Hypovolämie mit folgender Hyperalbuminämie mögen zur Erhöhung des Gesamtkalziums beitragen. Es wurden aber auch Fälle mit erhöhten ionisierten Kalziumwerten beschrieben.

▸ **Therapie.** Glukokortikoidsubstitution, intravenöse Volumengabe.

Endokrine Pankreastumoren

Inselzelltumoren des Pankreas können auch PTHrP sezernieren und über diesen Mechanismus zur Hyperkalzämie führen. In 90 % der Patienten mit Vasopressinproduktion kommt es zur Hyperkalzämie, der Mechanismus ist allerdings unklar, er scheint aber unabhängig von PTH zu sein. Vermutet werden direkte Effekte des Vasopressin.

▸ **Therapie.** Symptomatisch, Grunderkrankung behandeln.

Calcitriolinduzierte Hyperkalzämie

Bei granulomatösen Erkrankungen führt die gesteigerte Konversion von 25-Hydroxyvitamin D zu erhöhten Calcitriol-Spiegeln. Bei der Sarkoidose konnte nachgewiesen werden, dass dafür eine erhöhte Aktivität der 1-α-Hydroxylase in den Zellen verantwortlich ist. Diese Art der Hyperkalzämie wurde bei Sarkoidose, Tuberkulose und einigen Pilzinfektionen beschrieben. Weitere Erkrankungen sind eine granulomatöse Pneumonie und hepatische Granulome. Auch granulomatöse Veränderungen durch Fremdkörperreaktionen (Talg, Silikon) können in einer Hyperkalzämie resultieren.

▶ **Therapie.** Symptomatisch bei hohen Spiegeln. Die Therapie der zugrunde liegenden Erkrankung führt zur Verringerung der Calcitriol-Spiegel und zur Normalisierung der Hyperkalzämie.

Milch-Alkali-Syndrom

Üblicherweise ist anamnestisch die Aufnahme von Kalzium und alkalischer Substanzen bekannt. Beispiele sind eine Betelnussaufnahme in Kombination mit Austernschalenpuder, die Aufnahme großer Mengen von gepufferten Aspirin-Tabletten, eine Hyperkalzämie durch massive Käseaufnahme bei metabolischer Alkalose und Dehydratation durch wiederholtes Erbrechen und den Gebrauch von Thiaziddiuretika (Essstörung). Auch die Kombination von Kalziumkarbonat mit Thiaziddiuretika kommt als Ursache infrage. Die Aufnahme von > 4 000 mg kann bei Gesunden zur Hyperkalzämie führen, in Fallberichten wird eine Aufnahme von 10–20 g Kalzium/Tag beschrieben.

▶ **Therapie.** Symptomatisch. Absetzen der verursachenden Medikamente.

Immobilisation

Im Rahmen von Bettlägerigkeit oder Schwerelosigkeit kommt es durch die fehlende mechanische Belastung des Knochens zu einer Entkopplung des Knochen-Turnovers mit einem erhöhten Knochenabbau. Die resultierende Kalziumfreisetzung führt zu einer Suppression von PTH und Calcitriol und zur Hyperkalziurie. Eine präexistente Nierenfunktionseinschränkung oder ein bereits zuvor erhöhter Knochenumsatz scheinen die Entstehung der Immobilisationshyperkalzämie zu begünstigen. Da Sklerostin bei Immobilisation erhöht ist, geht man von einer Suppression der Knochenformation als beteiligtem Pathomechanismus aus.

▶ **Therapie.** Die Wiederherstellung mechanischer Belastung steht im Vordergrund. Falls dies nicht möglich ist, kommen Hydratation, forcierte Diurese und Bisphosphonate infrage.

PTHrP bei gutartigen Erkrankungen

Auch bei gutartigen Erkrankungen wird eine Sekretion von PTHrP als Ursache der Hyperkalzämie beschrieben. Ein Patient mit systemischen Lupus erythematodes mit renaler und zentralnervöser Beteiligung sowie pleuraler Infiltration zeigt erhöhte PTHrP-Werte als Ursache der Hyperkalzämie. Bei einer HIV-assoziierten Lymphadenopathie konnte ebenfalls PTHrP als Ursache nachgewiesen werden. Auch eine Hyperkalzämie mit niedrigen Parathormon-Werten, aber erhöhtem PTHrP als Ursache während der Schwangerschaft wurde beschrieben. Bei einigen Patienten mit bestehendem Hypoparathyreoidismus kam es postpartal während der Stillzeit zu einer Hyperkalzämie, die zum Absetzen der Kalzium- und Calcitriol-Medikation führte. Patientinnen mit Hypoparathyreoidismus, die pharmakologische Dosen von Vitamin D einnehmen, scheinen ein höheres Risiko für eine Hyperkalzämie während der Laktation zu haben. Hier kann evtl. eine Dosisreduktion erforderlich sein. Gutartige ovarielle Tumoren, renale Adenome und Phäochromozytome wurden mit Hyperkalzämie und erhöhten PTHrP-Werten beschrieben.

▶ **Therapie.** Therapie der Grunderkrankung. Symptomatisch ggf. Reduktion der Substitutionstherapie.

Hyperkalzämie durch Medikamente

Die häufigste Ursache für eine Hyperkalzämie durch Medikamente sind Vitamin-A- und Vitamin-D-Präparate, Teriparatid, Lithium und Thiaziddiuretika, sowie die Verwendung von Antiöstrogenen bei Patienten mit Mammakarzinommetastasen. Aber auch andere Medikamente sind in seltenen Fällen mit einer Hyperkalzämie assoziiert:

- Omeprazol bei akuter interstitieller Nephritis
- Theophyllin-Überdosierung
- Wachstumshormon-Therapie auf Intensivstation
- parenterale Ernährung
- Foskarnet
- Hepatitis B-Impfung
- 8-CL-cAMP-Chemotherapie
- Mangan-Vergiftung
- Fibrinkleber bei Neugeborenen mit Pneumothorax

▶ **Therapie.** Absetzen der Medikation, ggf. symptomatisch.

Hyperkalzämie unklarer Ursache

Für einige beschriebene Hyperkalzämien konnte keine Ursache gefunden werden; hier sind Hyperkalzämien bei folgenden Erkrankungen zu nennen:

- eosinophiles Granulom
- Lepra
- Tuberkulose bei AIDS

- Zytomegalie-Virusinfektion bei AIDS
- chronische Berylliose
- Perikarditis durch Nocardia asteroides
- diffuse Osteoklastose
- Paraffingranulomatose
- Brucellose
- isolierte ACTH-Defizienz
- Glukokortikoidentzug (z. B. nach Cushing-Syndrom)
- hypokalorische Diät bei Hypoparathyreoidismus
- fortgeschrittene chronische Lebererkrankung
- Typ-I-Morbus Gaucher mit akuter Pneumonie
- Lymphödem bei systemischen Lupus erythematodes
- juvenile rheumatoide Arthritis
- Lymphadenopathie mit hohen IL 6-Werten

▶ **Therapie.** Therapie der Grunderkrankung, ggf. symptomatisch.

Erbliche Erkrankungen im Kindesalter

Eine Anzahl erblicher Erkrankungen wird durch eine Hyperkalzämie kompliziert (▶ Tab. 4.14). Die Pathogenese der Hyperkalzämie ist je nach Erkrankung sehr unterschiedlich, eine etablierte Therapie existiert nicht.

Pseudohyperkalzämie

Erhöhtes Serum-Kalzium bei normalen ionisierten Serum-Kalziumwerten ist selten und wird als Pseudohyperkalzämie beschrieben. Unter normalen Bedingungen ist die Hälfte des Serum-Kalziums an Albumin gebunden. Bei Patienten mit Erhöhung von Serum-Albumin kann somit eine milde Hyperkalzämie bei normalem freiem Serum-Kalzium beobachtet werden. Als seltene Ursache wird dieses Phänomen bei einer essenziellen Thrombozythämie beschrieben oder bei IgM- und IgG-Plasmozytom. Als Ursache wird eine abnormale Kalziumbindung durch die Paraproteine oder ein Messproblem mit den Kalzium-Messungen angenommen.

Tab. 4.14 Seltene Gründe einer Hyperkalzämie im Kinder- und Jugendalter.

erbliche Erkrankungen	erworbene Erkrankungen
Jansen's Osteodystrophie	renal-tubuläre Azidose
Hypophosphatasie	Phosphatverlust bei Frühgeborenen
Williams-Beuren-Syndrom	subkutane Fettnekrose des Neugeborenen
primäre Oxalose	infantile Hypothyreose
kongenitale Laktasedefizienz	
Down-Syndrom	

Praxis

Sonstige Hyperkalzämien

90 % aller Hyperkalzämien sind durch den primären Hyperparathyreoidismus oder die Tumorhyperkalzämie bedingt. Typischerweise kann die Tumorhyperkalzämie durch eine Tumorerkrankung in der Vorgeschichte bereits vermutet werden. Ergeben sich klinisch und laborchemisch keine Hinweise für einen primären Hyperparathyreoidismus oder eine Tumorhyperkalzämie und bestehen keine typischen Medikamentennebenwirkungen, muss an eine der seltenen Ursachen einer Hyperkalzämie gedacht werden.

4.5.3 Literatur

[1] Albert K. Evaluating bone metastases. Clin J Oncol Nurs 2007; 11: 193–197

[2] Beall DP, Henslee HB, Webb HR et al. Milk-alkali syndrome: a historical review and description of the modern version of the syndrome. Am J Med Sci 2006; 331: 233–242

Kommentar: Bedeutung und Beispiele für das Milch-Alkali-Syndrom.

[3] Body JJ, Coleman R, Clezardin P et al. International Society of Geriatric Oncology (SIOG) clinical practice recommendations for the use of bisphosphonates in elderly patients. Eur J Cancer 2007; 43: 852–858

[4] Body JJ. Breast cancer: bisphosphonate therapy for metastatic bone disease. Clin Cancer Res 2006; 12: 6 258s–6 263s

[5] Grill V, Ho P, Body JJ et al. Parathyroid hormone-related protein: elevated levels in both humoral hypercalcemia of malignancy and hypercalcemia complicating metastatic breast cancer. J Clin Endocrinol Metab 1991; 73: 1309–1315

Kommentar: Bedeutung von PTH-ähnlichem Peptid für die Hyperkalzämie bei malignen Erkrankungen.

[6] Horwitz MJ, Hodak SP, Stewart AF. Non-parathyroid Hypercalcemia. Primer on the metabolic bone diseases and disorders of mineral metabolism. Rosen CJ. Washington: American Society of Bone and Mineral Research; 2013: 562–571

Kommentar: Übersicht über nicht parathormonabhängige Hyperkalzämie.

[7] Horwitz MJ, Stewart AF. Malignancy-associated hypercalcemia and medical management. In: DeGroot L, Jameson L, eds. Endocrinology. 6th ed. Philadelphia, PA: Saunders Elsevier 2010: 1198–1211

Kommentar: Behandlungsvorschlag für die Therapie bei maligner Hyperkalzämie.

[8] Jacobs TP, Bilezikian JP. Clinical review: Rare causes of hypercalcemia. J Clin Endocrinol Metab 2005; 90: 6 316–6 322

[9] Marx SJ (2006). Familial hypocalciuric hypercalcemia. In: Favus MJ, Hrsg. Primer on the metabolic bone diseases and disorders of mineral metabolism. 5. Aufl. Washington: American Society of Bone and Mineral Research; 2006: 188–190

[10] Orwoll E. The milk-alkali syndrome: current concepts. Annals of Internal Medicine 1982; 97: 242–248

[11] Potts J. Diseases of the parathyroid gland and other hyper- and hypocalcemic disorders. Harrison's principles of internal medicine. Kasper D, Braunwald E, Fauci A et al. New York: McGraw-Hill; 2005: 2249–2268

[12] Raue F, Haag C, Schulze E et al. The role of the extracellular calcium-sensing receptor in health and disease. Exp Clin Endocrinol Diabetes 2006; 114: 397–405

Kommentar: klinische Bedeutung des extrazellulären Calcium-sensing Rezeptors.

[13] Shane E, Dinaz I. Hypercalcemia: Pathogenesis, clinical manifestations, differential diagnosis, and management. Primer on the meta-

bolic bone diseases and disorders of mineral metabolism. Favus MJ. Washington: American Society of Bone and Mineral Research 2006; 176–180
Kommentar: Übersicht und Differenzialdiagnose der Hyperkalzämie.

[14] Stewart AF. Hypercalcemia associated with cancer. N Engl J Med 2005; 352: 373–379

[15] Strewler GJ. The physiology of parathyroid hormone-related protein. N Engl J Med 2000; 342: 177–185
Kommentar: Übersicht über Physiologie und Bedeutung des PTH-ähnlichen Peptides.

[16] Wysolmerski JJ. Miscellaneous causes of hypercalcemia. Primer on the metabolic bone diseases and disorders of mineral metabolism. Favus MJ. Washington: American Society of Bone and Mineral Research; 2006: 203–208
Kommentar: Übersicht seltener Hyperkalzämieformen.

4.6 Morbus Paget, fibröse Dysplasie

S. H. Scharla

4.6.1 Definition und Epidemiologie

► **Morbus Paget.** Der Morbus Paget des Knochens (Synonym: **Osteitis deformans Paget**) ist eine **mono- oder polyostotische, progrediente Skeletterkrankung** vor dem Hintergrund einer genetischen Prädisposition, charakterisiert durch lokal erhöhte Knochenumbauvorgänge mit dem Risiko von Verformungen, chronischen Schmerzen und Frakturen sowie artikulären, neurologischen und kardialen Komplikationen [16].

Nur bis etwa 10 % der Patienten mit einem Morbus Paget leiden an klinischen Symptomen im Sinne von lokalen Schmerzen in dem betroffenen Skelettareal, während 90 % der Patienten mit einem Morbus Paget über Jahre symptomlos bleiben. Zahlen zur Prävalenz und Inzidenz des Morbus Paget sind deshalb mit einer hohen Unsicherheit behaftet. Am häufigsten scheint der Morbus Paget in Populationen mit britischen bzw. englischen Vorfahren zu sein. Für Großbritannien wurde in einer Studie in den 1970er Jahren eine Prävalenz von 5,4 % in der Bevölkerung mit einem Alter > 55 Jahre angegeben [3]. Dabei war die Prävalenz mit dem Alter deutlich zunehmend. Verschiedene Studien aus unterschiedlichen Ländern legen nahe, dass in neuerer Zeit (innerhalb der letzten 20–30 Jahre) die Prävalenz und Inzidenz des Morbus Paget geringer wird [8], [9], [24].

Für Deutschland fand eine ältere Sektionsstudie aus Dresden bei nicht selektierten Personen (Alter > 40 Jahre) eine Prävalenz von 3 % [28]. Heute dürfte die Prävalenz des Morbus Paget in Deutschland bei > 50-jährigen Personen bei 1–2 % liegen [11]. Daneben gibt es ein gehäuftes Auftreten in prädisponierten Familien.

► **Fibröse Dysplasie.** Die fibröse Dysplasie des Knochens ist eine seltene Skeletterkrankung mit einem breiten Spektrum klinischer Symptome, die von asymptomatischen Röntgenbefunden bis zu schweren Behinderungen reichen. Ursache ist eine somatische Mutation im Gen für die α-Untereinheit des stimulatorischen G-Proteins des cAMP-Signalweges. Sie kann einen (monostotisch) oder mehrere Knochen betreffen (polyostotische Form). Bei den betroffenen Knochenarealen liegen fibröse Läsionen vor, mit abnormalem fibrösem Gewebe, das auch irregulären trabekulären Knochen enthalten kann. Wenn zusätzlich variable Endokrinopathien (vorzeitige Pubertät, Hyperthyreose, Wachstumshormonexzess, Cushing-Syndrom) und Hautläsionen (Café-au-lait-Flecken) auftreten, wird das Krankheitsbild als **McCune-Albright-Syndrom** bezeichnet [14]. Die fibröse Dysplasie kann auch mit einer renalen Tubulopathie mit Phosphatverlust assoziiert sein.

4.6.2 Pathogenese

► **Morbus Paget.** Der Morbus Paget des Knochens kann sporadisch auftreten (häufigere Form) oder familiär gehäuft. Der lokal erhöhte Umbau des Knochens wird durch pathologische Riesenosteoklasten mit stark erhöhter Resorptionsaktivität ausgelöst. Kompensatorisch besteht eine überstürzte Knochenformationsaktivität der Osteoblasten mit Bildung eines unzureichend strukturierten Knochens. Dieser ist hypervaskularisiert und weist eine verminderte mechanische Stabilität auf. Bei ca. 30–60 % der Fälle ist ein einziges Skelettareal betroffen (monostotischer Verlauf), bei den anderen Patienten sind mehrere Knochen betroffen (polyostotisch). Die Ursache der gesteigerten Osteoklastenaktivität ist nicht vollständig aufgeklärt. Nach derzeitigem Kenntnisstand spielen genetische Faktoren eine zentrale Rolle. Bei hereditären Formen des Morbus Paget und verwandter syndromaler Erkrankungen wurden Mutationen in unterschiedlichen Genen identifiziert, die überwiegend mit dem RANK-Rezeptor assoziierten NFκB-Signalweg verbunden sind, wie z. B. Mutationen im für Sequestosom 1 (p62) codierenden Gen auf Chromosom 5q35 [21], [30]. Genetische Marker Allele und Sequestosom-1-Mutationen können anhand einer neueren Untersuchung das Krankheitsausmaß und den Schweregrad vorhersagen [1]. Daneben spielen Umweltfaktoren eine wichtige Rolle, wie durch die geografischen Unterschiede und die abnehmenden Inzidenzraten nahegelegt wird. Neben mechanischen und chemischen Noxen werden chronische Virusinfektionen (Paramyxoviren) als Ursache diskutiert [30].

► **Fibröse Dysplasie und McCune-Albright-Syndrom.** Die fibröse Dysplasie und das McCune-Albright-Syndrom sind Folge von somatischen Mutationen der aktivierenden Gsα-Untereinheit des G-Proteins, die zu einer gesteigerten Aktivierung der Adenylatcyclase und zu einer vermehrten intrazellulären cAMP-Produktion führen. Diese Mutationen werden nicht vererbt. Die Mutationen treten in einem frühen Entwicklungsstadium auf und resultieren aus einem Mosaik von normalen und die Mutation tragenden Zellen. Dies erklärt das variable klinische Bild. Die Aktivierung der Gsα-Untereinheit führt zu einer Aktivierung des Rezeptors auch bei geringer Hormonkonzentration und erklärt die variablen Endokrinopathien und die Hautläsionen. In den betroffenen Knochenarealen kommt es zu einer Anhäufung von unreifen mesenchymalen osteoblastären Vorläuferzellen [36]. Normales Knochengewebe wird durch fibroossäre Läsionen ersetzt mit typischen histologischen Befunden. Die veränderten osteoblastären Zellen produzieren auch FGF-23, was den Phosphatverlust erklärt. Weiterhin kommt es auch zur vermehrten Bildung von RANKL und Interleukin 6, was eine vermehrte Osteoklastengenese bedingt. Die Expression der 2 Gsα-Allele in den Osteoprogenitor-Zellen ist zufällig und asymmetrisch. Dies erklärt ebenfalls die unterschiedliche Ausprägung der Krankheit in den Läsionen und evtl. spontane klinische Besserungen im Zeitverlauf.

4.6.3 Einteilung und Klinik

▸ **Morbus Paget.** Man unterscheidet spontan auftretende Erkrankungen und familiär gehäuft auftretende Formen (häufig genetisch definierbar). Die klinische Symptomatik ist grundsätzlich ähnlich. Vor allem an Knochen, die direkt unter der Hautoberfläche liegen, kommt es durch Hypervaskularisation, Gefäßerweiterung und Inflammation zu einer Überwärmung und Rötung der Haut (▸ Abb. 4.14). Die verminderte mechanische Stabilität der Knochen führt, besonders in Bereichen statischer Belastung (Femur, Tibia), zur Deformierung. Folgen sind

- Schmerzen in den betroffenen Knochen,
- vermehrter mechanischer Stress (Ursache für kortikale Fissuren und auch manifeste Frakturen),
- Sekundärarthrosen der angrenzenden Gelenke,
- Muskelfehlbelastungen mit Verkrampfungen und hartnäckigen Muskelschmerzen.

Durch die Verformung/Vergrößerung des Paget-Knochens kann insbesondere bei Befall der Wirbelkörper und der Schädelbasis eine Einengung der Nervenkanäle und Durchtrittsstellen mit Nervenkompression auftreten. Bei Schädelbefall tritt häufig (in 30–50 %) eine Hypakusis auf infolge von Schallempfindungsstörungen und seltener Schallleitungsstörungen durch ankylosierte Ohrknöchelchen oder eine Kompression des Hörnervs [27]. Bei Zunahme des Schädelumfangs kommt es zum klassischen Zeichen der Zunahme der Hutgröße.

Oft berichten symptomatische Patienten chronische Rückenschmerzen (30 %), und die Hälfte der Patienten hat Gelenkschmerzen. Die von den Patienten angegebenen Skelettareale weisen eine gute Übereinstimmung mit den radiologischen Befunden auf [32].

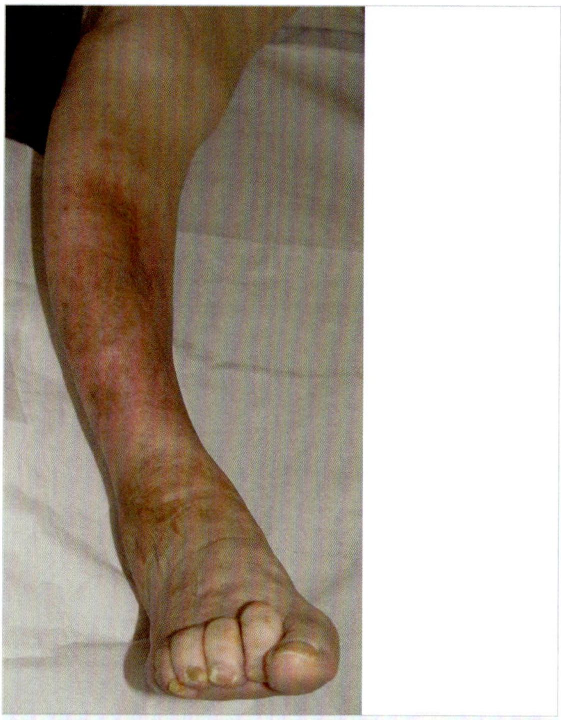

Abb. 4.14 Überwärmung und Rötung der Haut durch Hypervaskularisation bei Morbus Paget.

Merke M!

Durch den z. T. erheblich gesteigerten Blutfluss in hypervaskularisierten Knochen kann es bei ausgedehntem Befall zu einer erhöhten kardialen Volumenbelastung kommen.

Neurologische Symptome resultieren aber nicht nur aus der mechanischen Kompression von Nerven, sondern sind auch Folge von vaskulärer Minderversorgung (vaskuläres Steal-Phänomen bei Hyperperfusion von Knochen). Solche Symptome bessern sich unter medikamentöser Therapie. Neurologische Symptome kommen immerhin bei 70–80 % der Patienten vor.

Weitere Symptome des Morbus Paget können Zahnprobleme und auch psychische Veränderungen (Depressionen) sein. Der Zusammenhang zwischen Psyche und Knochenerkrankung ist unklar und nicht abhängig vom Befall des Schädels [32].

Eine **maligne Entartung** (histologisch meist Osteosarkom) tritt bei deutlich < 1 % der symptomatischen Fälle auf (klinische Zeichen sind plötzliche Zunahme des Beschwerdebildes, rapid progrediente Osteolysen oder auch eine vermehrte Formation, labordiagnostisch ist eine rasch steigende alkalische Phosphatase verdächtig). Befallen werden vor allem Becken, Femur und Humerus.

▸ **Fibröse Dysplasie und McCune-Albright-Syndrom.** Die Knochenläsionen führen zu Knochendeformierungen, Frakturen, Knochenschmerzen, bei Läsionen im Bereich des Schädels auch zu neurologischen Symptomen. Entsprechende Behinderungen mit Verlust der Mobilität sind die Folgen. Die monostotische Form manifestiert sich meist in der 2. oder 3. Lebensdekade, die polyostotische Form meist schon in der 1. Dekade. Die pathologischen Effekte der Mutationen in Knochenzellen kommen besonders in der Phase schnellen Knochenwachstums zum Ausdruck, weshalb die klinischen Symptome und die meisten Frakturen in der Kindheit und Adoleszenz auftreten. Frakturen treten meist im Bereich der gewichttragenden Extremitäten auf. Die proximalen Metaphysen der Femora sind häufig betroffen, was infolge der verminderten mechanischen Stabilität zu Verformungen (Coxa vara, Hirtenstabdeformität) führt. Die Progression der Erkrankung kann unterschiedlich schnell verlaufen, mit auch stabilen Stadien, spontane Rückbildungen treten nicht auf. Beim McCune-Albright-Syndrom treten zusätzlich Endokrinopathien (meist Pubertas praecox, Thyreopathien, Wachstumshormonüberschuss, Cushing-Syndrom), Hautsymptome (Café-au-lait-Flecken) und auch renaler Phosphatverlust auf. Die seltene Kombination einer polyostotischen fibrösen Dysplasie mit intramuskulären Myxödemen wird als Mazabraud-Syndrom bezeichnet [17], [35].

4.6.4 Diagnostik

Morbus Paget

Laboruntersuchungen

Die Aktivität der alkalischen Phosphatase (AP) im Serum, insbesondere die knochenspezifische Isoform, hat den höchsten Stellenwert bei der Diagnose und Verlaufsbeobachtung und ist in über 85 % der Fälle mit unbehandeltem Morbus Paget erhöht [10]. Zwischen Ausmaß und Schweregrad der Erkrankung und der Höhe der AP gibt es bei unbehandelten Patienten eine gute Übereinstimmung [22]. Andere Knochenumbaumarker sind zwar auch erhöht, bieten aber meist keine Vorteile gegenüber der AP und spielen klinisch kaum eine Rolle.

Praxis

Die obere Grenze des statistischen Normbereichs kann für den einzelnen Patienten bereits eine deutliche Erhöhung der AP bedeuten, wenn seine individuelle AP vor Manifestation der Paget-Erkrankung niedriger war. Sind nur sehr begrenzte Knochenareale vom Morbus Paget befallen, kann die AP auch bei aktiver Erkrankung noch im statistischen Normbereich liegen.

Jede isolierte Erhöhung der AP sollte nach Ausschluss eines Vitamin-D-Mangels oder nach Persistenz trotz Vitamin-D-Behandlung mittels Knochenszintigrafie weiter abgeklärt werden (Leitlinien des DVO, [16]. Bei gleichzeitig vorliegenden gastrointestinalen Erkrankungen wird die Bestimmung der knochenspezifischen Isoform der AP empfohlen [2].

Eine z.T. massive Erhöhung der alkalischen Phosphatase kann auch bei der fibrösen Dysplasie auftreten.

Bei älteren Männern kann in Hinblick auf die Differenzialdiagnose skelettärer Affektionen, z.B. im Beckenbereich, die Bestimmung des PSA (prostataspezifisches Antigen) Anhaltspunkte geben.

Bei Morbus Paget sind genetische Untersuchungen nur bei familiären Formen sinnvoll [6].

Bildgebende Verfahren

Die Diagnose des Morbus Paget ist in der Regel **radiologisch** zu stellen. Dabei sollten jedoch nur knöcherne Areale mit Beschwerden, nicht aber ein „Ganzkörperröntgen“ durchgeführt werden.

Die Frühmanifestationen sind osteolytischer Natur (Osteolysis circumscripta cranii, V-förmige Osteolyse im Bereich des medioanterioren Schafts von langen Röhrenknochen). In der zweiten, häufigsten Phase liegt ein Mischbild aus lytischen und sklerotischen Bezirken vor. Die dritte Phase ist vorwiegend durch Sklerosierungen gekennzeichnet. Hier sind dann regelhaft Auftreibungen und Deformierungen der befallenen Knochen zu sehen. Die Kompakta der Konkavseite ist verdickt, die der Konvexseite aufgeblättert und streifig. Die Spongiosa zeigt sich verplumpt und vergröbert, von einzelnen osteolytischen Herden durchsetzt. Auf der Konvexseite können quer verlaufende Infrakturen auftreten [12], [19], [33].

Bei jedem Patienten mit Morbus Paget sollte im Rahmen der Erstdiagnostik eine Szintigrafie mit einem radioaktiv markierten Bisphosphonat (^{99m}Technetium) zum Aufspüren weiterer Herde durchgeführt werden. Fokale Mehrspeicherungen müssen dann allerdings röntgenologisch als Paget-Befall identifiziert werden.

Zur Abklärung spinaler oder neurologischer Komplikationen, bei unklarer Differenzialdiagnose (auch bei V.a. maligne Entartung) und zum Ausschluss anderer Läsionen können Computertomografie oder Magnetresonanztomografie hilfreich sein.

▸ Abb. 4.15, ▸ Abb. 4.16 und ▸ Abb. 4.17 zeigen typische Knochenverformungen bei Morbus Paget.

Biopsie

Eine Biopsie aus dem betroffenen Areal wird in Zweifelsfällen empfohlen, um eine Diagnose zu sichern (z.B. Ausschluss ossärer Metastasen).

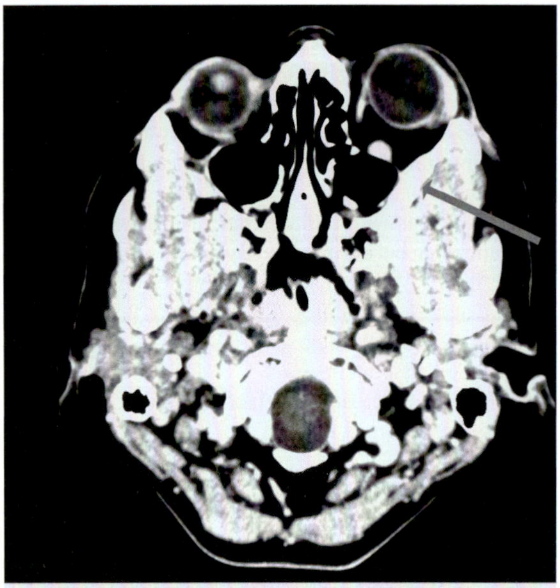

Abb. 4.15 Befall des Schädels bei Morbus Paget. Verdickung des Knochens mit Protrusion des Auges (Pfeil).

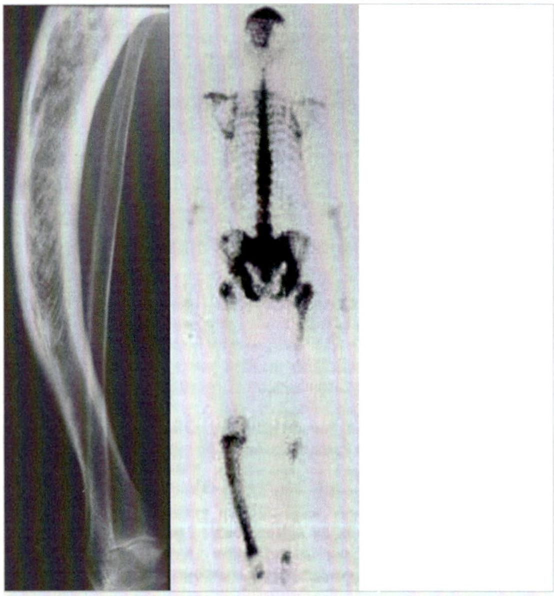

Abb. 4.16 Befall der Tibia: Röntgen und Szintigramm.

Fibröse Dysplasie

Bildgebende Verfahren

Im Röntgenbild treten lytische und zystische Läsionen auf. Zusätzlich liegt eine Reduktion der kortikalen Dicke und manchmal eine Aufweitung der Diaphyse vor. Die Läsionen können durchscheinend oder milchglasartig sein. Mit dem Alter treten auch Sklerosierungen auf.

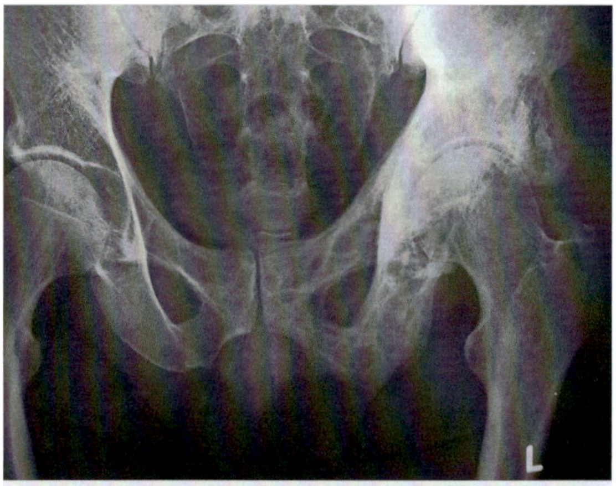

Abb. 4.17 Röntgenbild des linken Beckens mit typischen Läsionen.

Das Ausmaß der skelettalen Läsionen kann am besten mittels Ganzkörper-Skelettszintigrafie erfasst werden.

Labordiagnostik

Knochenumbaumarker sind meist erhöht. Es sollte gezielt nach Stoffwechselveränderungen (Hypophosphatämie, Wachstumshormonerhöhung) gesucht werden, da diese den klinischen Verlauf verschlechtern können und behandelt werden sollten.

4.6.5 Therapie

Morbus Paget

Ziele der Behandlung des Morbus Paget sind die Linderung der Schmerzen im betroffenen Skelettareal und die Verminderung des chronisch-progredienten, lokal gesteigerten Knochenumbaus. Dadurch sollen die weitere Ausbreitung der Paget-Erkrankung in dem betroffenen Knochen und damit die ggf. auftretenden Sekundärkomplikationen (s. o. unter Symptomatik) verhindert werden. Daraus ergeben sich folgende **Therapieindikationen** gemäß der Leitlinie des DVO [16] in Übereinstimmung mit Leitlinien anderer Länder [34] und mit neueren Übersichtsarbeiten [25]:

- Schmerzen im Paget-Areal oder anderen beeinträchtigten Arealen
- Befall von Skelettanteilen, die mechanisch belastet sind und deformiert werden können (z. B. Becken, Femur, Tibia) oder bei Gefahr von funktionellen Störungen an Nerven, ZNS, Gehör, Gelenken
- alle klinischen Situationen, die nicht in den vorher genannten Punkten beschrieben sind, stellen trotz gesicherter Diagnose eines Morbus Paget grundsätzlich keine Indikation zur medikamentösen Therapie dar. Einzelfallentscheidungen mit spezieller Begründung sind möglich.

Tab. 4.15 In Deutschland zugelassene Medikamente zur Behandlung des Morbus Paget des Knochens.

Wirkstoff	Dosis	Dauer
Kalzitonin vom Lachs	100 E/d s. c. gefolgt von bis zu 300 E/Woche s. c.	1 Monat weiter für 6 Monate
Etidronat	5 mg/kg KG (max. 20 mg/kg KG)/d oral	3 Monate
Pamidronat	30 mg/Woche i. v. über 4h	6 Wochen
Tiludronat	400 mg/d oral	3 Monate
Risedronat	30 mg/d oral	2 Monate
Zoledronsäure	5 mg Kurzinfusion 15 min	einmalig

In der PRISM-Studie war eine intensivierte medikamentöse Therapie des Morbus Paget einer an Symptomen orientierten Therapie hinsichtlich klinischer Endpunkte nicht überlegen [20].

Medikamentöse Therapie

Die medikamentöse Behandlung des Morbus Paget setzt an der gesteigerten Osteoklastenaktivität an und erfolgt deshalb antiresorptiv mit Bisphosphonaten oder in einigen Fällen auch mit Kalzitonin. Für die Behandlung des Morbus Paget sind in Deutschland die in ▶ Tab. 4.15 aufgeführten Medikamente zugelassen. In der Regel handelt es sich nicht um eine Dauertherapie, sondern stets um einen einmaligen Behandlungszyklus, der je nach Verträglichkeit und Effekt auf die klinischen Beschwerden und auf den AP-Verlauf ggf. wiederholt werden kann.

Eine offene, unkontrollierte Studie mit dem Bisphosphonat Risedronat hatte unter Therapie eine Verbesserung der Knochenläsionen, insbesondere an gewichttragenden Knochen, anhand röntgenologischer Kriterien zeigen können [4]. Für die meisten medikamentösen Prinzipien wurde die Wirksamkeit anhand des Surrogatparameters alkalische Phosphatase belegt. Die in Deutschland für die Behandlung des Morbus Paget zugelassenen Bisphosphonate Pamidronat, Risedronat und Zoledronsäure haben dabei eine stärkere Wirkung auf die Normalisierung der bei vielen Patienten erhöhten Aktivität der alkalischen Phosphatase im Serum als die Bisphosphonate Etidronat und Tiludronat.

Wenn mit einem der Präparate in einem vertretbaren Zeitraum kein ausreichender Therapieeffekt erreicht wird, ist entweder die Dosis zu erhöhen, sind die Applikationsintervalle zu verkürzen oder es sollte auf ein anderes Präparat gewechselt werden. Es hat sich gezeigt, dass es keine allgemeine Bisphosphonatresistenz als Klasseneffekt gibt, sondern dass ein Nichtansprechen vielmehr substanzspezifisch zu sein scheint [18].

5 mg Zoledronsäure einmalig bei 177 Patienten im Vergleich zu 172 Patienten mit Risedronat 30 mg/d über 60 Tage zeigte nach 6 Monaten eine AP-Normalisierung bei 89 % in der Zoledronsäuregruppe und bei 58 % der Patienten in der Risedronatgruppe [26]. Die Schmerzreduktion war in der mit Zoledronat behandelten Gruppe größer. Zoledronsäure zeigte in der offenen Verlängerung der Studie über 6 Monate eine länger anhaltende Wirksamkeit als Risedronat [15].

In Zukunft könnte evtl. auch Denosumab (ein Antikörper gegen RANKL) eine Rolle in der Therapie spielen, da es eine starke antiresorptive Wirkung hat (Osteoklastenhemmung) und auch bei eingeschränkter Nierenfunktion eingesetzt werden kann [29].

▶ **Nebenwirkungen.** Orale Bisphosphonate können gastrointestinale Beschwerden und Übelkeit verursachen, bis in etwa 10 % der Fälle. Etidronat kann auch bereits bei kurzzeitiger Behandlung zu einer Osteomalazie führen [13].

Bisphosphonatinfusionen können in etwa 15 % der Fälle grippeähnliche Symptome (Akute-Phase-Reaktion) wie Temperaturanstieg, Gelenk- und Gliederschmerzen, geringe Flushsymptomatik und leichte Knochenschmerzen auslösen. Diese Symptomatik hält in der Regel nur 1–2 Tage an. Bei der Wiederholung einer Bisphosphonatinfusion ist die Symptomatik meist deutlich geringer ausgeprägt oder tritt nicht mehr auf. Diese Symptomatik kann durch Aspirin, Paracetamol oder NSAR gemildert werden.

Im Einzelfall wurde bei Langzeitanwendung von Pamidronat mit für Morbus Paget ungewöhnlich hoher kumulativer Gesamtdosis eine Kieferknochennekrose beobachtet [5].

Subkutane Injektionen von Kalzitonin führen in 30–50 % der Fälle zu einer milden Flushsymptomatik oder können leichte Übelkeit bis hin zu Blutdruckanstiegen und Kopfschmerzen verursachen.

▶ **Kontraindikationen.** Kontraindikationen bestehen für Bisphosphonate in der Schwangerschaft und bei einer gravierend eingeschränkten Nierenfunktion mit einer Kreatinin-Clearance < 30 ml/min.

Unter Denosumab-Therapie (**cave:** derzeitig off-label) kann es bei Morbus Paget zu Hypokalzämie kommen.

Operative Therapie

Anhaltende Schmerzzustände infolge zunehmender Knochendeformierungen, pathologische Frakturen und Arthrosen sekundär zum Morbus Paget (vornehmlich der unteren Extremitäten) machen häufig die orthopädisch-chirurgische Mitbehandlung der Patienten erforderlich. Beispiel: dekomprimierende Eingriffe an der Wirbelsäule bei neurologischen Symptomen aufgrund von Kompressionen durch Knochendeformierungen im Bereich des Spinalkanals. Vor operativen Eingriffen erscheint nach derzeitigem Konsens eine präoperative medikamentöse Therapie indiziert. Mögliche Komplikationen sind ein erhöhtes Risiko von Endoprothesenlockerung (Literatur nicht einheitlich, s. Leitlinie des DVO, [16]), heterotope Ossifikationen, gesteigerter perioperativer Blutverlust, Pseudarthrosen.

Physikalische Therapie

Mit konservativ physikalischen Maßnahmen, wie Krankengymnastik, Massage, Elektro- und Balneotherapie, sowie mit lokalen Injektionen kann eine Verbesserung der Symptomatik bei den meisten Patienten erreicht werden.

Fibröse Dysplasie

Medikamentöse Therapie

Es gibt keine kontrollierten Studien zur medikamentösen Therapie. Fallberichte legen jedoch einen therapeutischen Effekt von Bisphosphonaten nahe, die die Ausbreitung der Läsionen begrenzen und vor allem auch den Knochenschmerz verringern. Pamidronat ist das am besten untersuchte Bisphosphonat (60 mg/d i. v., über 3 Tage in einem Zyklus, Wiederholung alle 6 Monate) [23].

In Zukunft kommen evtl. Tocilizumab (ein Antagonist des Interleukin-6-Rezeptors, derzeit zugelassen für rheumatoide Arthritis) und Denosumab(anti-RANKL-Antikörper, zugelassen bei Osteoporose und Knochenmetastasen) zur Therapie infrage.

Chirurgische Intervention

Bereits in der Kindheit werden korrigierende orthopädische Operationen zur Verbesserung der Mobilität empfohlen. Die Implantation von metallischen Implantaten (Marknagel) kann die Stabilität verbessern und die Schmerzen reduzieren. Korrigierende Operationen im Bereich Gesicht/Schädel sollten nur mit Zurückhaltung erwogen werden, da insbesondere bei Kindern die Ergebnisse häufig unbefriedigend sind.

4.6.6 Therapiekontrolle und Verlauf

Morbus Paget

Messung der alkalischen Phosphatase erfolgt 3 Monate nach Therapiebeginn, danach alle 6 Monate. Damit soll der Nadir der alkalischen Phosphatase erfasst werden. Bei einem erneuten Anstieg der S-AP über mindestens ca. 25 % des minimalen S-AP-Werts hinaus mit Lage oberhalb des Normbereichs wird empfohlen, eine erneute medikamentöse Behandlung durchzuführen.

Weitere Therapieindikationen nach erfolgter erster medikamentöser Therapie sind erneut auftretende Schmerzen in einem Pagetareal oder eine radiologische Progredienz, die benachbarte Strukturen bedrohen könnte (z. B. Gelenke, Rückenmark, Nervenaustrittsstellen am Schädel). Bei fortbestehenden klinischen Beschwerden sollte ggf. auch erneut geröntgt werden, um andere Ursachen der Beschwerden (z. B. Malignom) nicht zu übersehen.

Fibröse Dysplasie

Beobachtet werden Verlauf der alkalischen Phosphatase, klinischer Befund/Schmerzen, Röntgenkontrolle. Es gibt keine generellen Empfehlungen.

Prognose

Mit der modernen Bisphosphonattherapie erscheint die Prognose des Morbus Paget günstig. Langzeitstudien fehlen jedoch noch.

4.6.7 Literatur

[1] Albagha OME, Visconti MR, Alonso N et al. Common susceptibility alleles and SQSTM1 mutations predict disease extent and severity in a multinational study of patients with Paget's disease. J Bone Miner Res 2013; 28: 2338–2346

[2] Alvarez L, Guanabens N, Peris P et al. Discriminative value of biochemical markers of bone turnover in assessing the activity of Paget's disease. J Bone Miner Res 1995; 10: 458–465

[3] Barker DJ, Clough PW, Guyer PB et al. Paget's disease of bone in 14 British towns. Br Med J 1977; 1: 1181–1183

[4] Brown JP, Chines AA, Myers WR et al. Improvement of pagetic bone lesions with risedronate treatment: a radiologic study. Bone 2000; 26: 263–267

[5] Carter G, Goss AN, Doecke C. Bisphosphonates and avascular necrosis of the jaw. A possible association. MJA 2005; 182: 413–415

[6] Collet C, Michou L, Audran M et al. Paget's disease of bone in the French population: Novel SQSTM1 mutations, functional analysis, and genotype-phenotype correlations. J Bone Miner Res 2007; 22: 310–317

[7] Collins MT, Riminucci M, Bianco P. Fibrous Dysplasia. Primer on the Metabolic Bone Diseases and Disorders of Mineral Metabolism. 8th ed. The American Society for Bone and Mineral Research, Clifford J. Rosen, Ed.-in-chief. Wiley-Blackwell; 2013: 786–793
Kommentar: aktuelle Übersichtsarbeit.

[8] Cooper C, Schafheutle K, Dennison E et al. The epidemiology of Paget's disease in Britain: Is the prevalence decreasing? J Bone Miner Res 1999;14: 192–197

[9] Cundy T, McAnulty K, Wattie D et al. Evidence for secular change in Paget's disease. Bone 1997; 20: 69–71

[10] Eastell R. Biochemical markers of bone turnover in Paget's disease of bone. Bone 1999; 24 (Suppl. 5): 49–50

[11] Farahmand P, Ringe JD. Epidemiologie des Morbus Paget. Osteologie 2011; 20: 114–118
Kommentar: aktuelle Daten zur Epidemiologie.

[12] Freyschmidt J. Ostitis deformans Paget. In: Freyschmidt J, Hrsg. Röntgenatlas. Stuttgart, New York: Springer; 1990: 387–422

[13] Gibbs CJ, Aaron JE, Peacock M. Osteomalacia in Paget's disease treated with short term high dose sodium etidronate. BMJ 1986; 292: 1227–1229

[14] Glorieux FH, Rauch F. Medical therapy of children with fibrous dysplasia. J Bone Miner Res 2006; 21 (Suppl 2): P110–P113

[15] Hosking D, Lyles K, Brown JP et al. Long-term control of bone turnover in Paget's disease with zoledronic acid and risedronate. J Bone Miner Res 2007; 22: 142–148

[16] Jakob F, Kasperk C, Kurth AA et al. Leitlinien zur Diagnostik und Behandlung des Morbus Paget des Knochens. Osteol 2006; 15: 1–8
Kommentar: Deutsche Leitlinie, die immer noch inhaltlich recht aktuell ist.

[17] John AM, Behera KK, Mathai T et al. Mazabraud syndrome. Indian J Endocrinol Metab 2013; 17: 740–742

[18] Joshua F, Epstein M, Major G. Bisphosphonate resistance in Paget's disease of bone. Arthritis&Rheumatism 2003; 48 (8): 2321–2323

[19] Khairi MR, Robb JA, Wellman HN et al. Radiographs and scans in diagnosing symptomatic lesions of Paget's disease of bone (osteitis deformans). Geriatrics 1974; 29: 49–54

[20] Langston AL, Campbell MK, Fraser WD et al. Randomized trial of intensive bisphosphonate treatment versus symptomatic managment in Paget's disease of bone. J Bone Miner Res 2010; 25: 20–31
Kommentar: Sehr wichtige Arbeit, die für die Therapieindikation eine wichtige Basis der Entscheidungsfindung ist.

[21] Laurin N, Brown JP, Morissette J et al. Recurrent mutation of the gene encoding sequestosome 1 (SQSTM1/p62) in Paget's disease of bone. Am J Hum Genet 2002; 70: 1582–1588

[22] Meunier PJ, Salson C, Mathieu L et al. Skeletal distribution and biochemical parameters of Paget's disease. Clin Orthop Rel Res 1987; 217: 37–44

[23] Pfeilschifter J, Ziegler R. Effect of pamidronate on clinical symptoms and bone metabolism in fibrous dyplasia and Mc-Cune-Albright syndrome. Med Klin 1998; 93: 352–359

[24] Poór G, Donáth J, Fornet B et al. Epidemiology of Paget's disease in Europe: the prevalence is decreasing. J Bone Miner Res 2006; 21: 1545–1549

[25] Ralston SH. Paget's disease of bone. N Engl J Med 2013; 368: 644–650
Kommentar: sehr gute aktuelle Übersicht.

[26] Reid IR, Miller P, Lyles K et al. Comparison of a single infusion of zoledronic acid with risedronate for Paget's disease. N Engl J Med 2005; 353: 898–908

[27] Scharla S. Morbus Paget des Knochens. Klinische Symptomatik und Laborveränderungen. Osteologie 2011; 20: 109–113

[28] Schmorl G. Über Ostitis deformans Paget. Virchow Arch path Anat 1932; 283: 694

[29] Schwarz P, Rasmussen AQ, Kvist TM. Paget's disease of the bone after treatment with Denosumab: A case report. Bone 2012; 50: 1023–1025

[30] Seefried L, Ebert R, Baron G et al. Pathogenese des Morbus Paget. Osteologie 2011; 20: 119–127
Kommentar: sehr gute Übersicht über die Pathogenese.

[31] Selby PL, Davie MW, Ralston SH et al. Guidelines on the management of Paget's disease of bone. Bone 2002; 31: 366–373 (Erratum, Bone 2002; 31: 437)

[32] Seton M, Moses AM, Bode RK et al. Paget's disease of bone: The skeletal distribution, complications and quality of life as perceived by patients. Bone 2011; 48: 281–285

[33] Steinbach HL. Some roentgen features of Paget's disease. Am J Radiol 1961; 86: 950–964

[34] Takata S et al. Guidelines for diagnosis and management of Paget's dieseas of bone in Japan. J Bone Miner Metab 2006; 24: 359–367

[35] Tsourdi E, Hamann C, Hofbauer LC. Skeletal and soft tissue involvement in Mazabraud syndrome. J Clin Endocrinol Metab 2013; 98: E1381–2

[36] Weinstein LS. Gsa-Mutations in fibrous dysplasia and McCune-Albright Syndrome. J Bone Miner Res 2006; 21 (Suppl.2): P120–P124

4.7 Störungen des Phosphatstoffwechsels

W. J. Fassbender

4.7.1 Physiologie des Phosphatstoffwechsels

Phosphat findet sich in Nukleinsäuren, bioaktiven Proteinen, phosphorylierten Enzymen und Zellmembranen sowie als wesentliche Komponente des Hydroxylapatit. Es spielt damit eine bedeutende Rolle für viele biologische Prozesse und die Skelettentwicklung. Sowohl für Knochenwachstum als auch für physiologische Knochenumbauvorgänge (Remodeling) werden Kalzium und Phosphat zur Bildung von Hydroxylapatit und weiteren mineralischen Komponenten benötigt; die Mineralisationsrate hängt dabei von der Verfügbarkeit von Phosphor und Kalzium ab. Die komplexe hormonelle Regulation des Kalzium- und Phosphatstoffwechsels erfolgt über eine enge Verknüpfung der Funktionen des Dünndarms, des Skeletts, der Nieren und des endokrinen Systems. Hierbei gewährleisten speziell die Nebenschilddrüsen das hochsensible Gleichgewicht von Kalzium und Phosphat.

Ein prolongiertes pathologisches Defizit von anorganischem Phosphat führt zu einer gestörten Mineralisation des Knochens (Osteomalazie/Rachitis), veränderten Integrität von Zellmembranen, hämatologischen Dysfunktionen und einer verminderten kardialen Auswurfleistung. Die Phosphathomöostase ist also essenziell für das physiologische Gleichgewicht des Organismus.

4.7.2 Verteilung von Phosphat im Organismus

Im Körper des Erwachsenen befinden sich etwa 17 500 mmol (ca. 550g) Phosphat, wovon 85 % ossär an Hydroxylapatit-Kristalle gebunden sind und etwa 15 % als Phosphatester im Weichteilgewebe. Bei einem geringen Zellmembrangradienten von ca. 10^{-4}mol extrazellulär gegenüber 2×10^{-4}mol intrazellulär lässt sich etwa 0,1 % des im Körper befindlichen Phosphats in extrazellulären Flüssigkeiten nachweisen. Im Serum liegt es meist in der anorganischen Form als PO_4 vor und wird in 3 Fraktionen – ionisiertes Phosphat (55 %), proteingebundenes Phosphat (10 %) und mit Natrium-/Kalzium- und Magnesium-komplexiertes Phosphat (35 %) – unterschieden. Der Serum-Phosphatwert variiert nicht nur in Abhängigkeit von Alter, Geschlecht, Phosphataufnahme mit der Nahrung, Wachstum und Hormonen, sondern unterliegt in seiner Regulation einerseits der Effizienz der Reabsorption des renal filtrierten Phosphats sowie andererseits einem insulinvermittelten zellulären Phosphattransportmechanismus, welcher postprandial oder auch nach intravenöser Glukosegabe zum Absinken des Phosphatspiegels führt.

Merke **M!**

Die Phosphatspiegel zeigen eine zirkadiane Variation mit einem Punctum minimum um die Mittagszeit, sodass aufgrund des ständigen Phosphataustausches zwischen dem zellulären und extrazellulären Kompartiment die aktuellen Serumkonzentrationen nicht den Phosphat-Speicherstatus widerspiegeln.

Tab. 4.16 Wichtige Laboruntersuchungen zur Überprüfung des Phosphatmetabolismus.

Basisuntersuchungen	weiterführende Untersuchungen
Kalzium	intaktes Parathormon (PTH)
Phosphat	Urin-Kalziumausscheidung
Gesamteiweiß	Urin-Phosphatausscheidung
Albumin	cAMP im Urin
Kreatinin	25-Hydroxyvitamin D
Chlorid	1,25-Dihydroxyvitamin D
alkalische Phosphatase	FGF-23
Natrium, Kalium, Magnesium	

Da eine adäquate Phosphatkonzentration und damit ein entsprechendes Kalzium-Phosphat-Ionenprodukt im Serum zur ossären Mineralisierung benötigt wird, führt ein erniedrigtes Phosphat zu einer ossären Untermineralisation, während ein pathologisch erhöhtes Phosphat im Serum die Entstehung ektoper oder extraskelettaler Kalzifikationen im Weichteilgewebe nach sich zieht.

4.7.3 Basisdiagnostik

Die Diagnose eines gestörten Kalzium- und Phosphatmetabolismus ist häufig ein Zufallsbefund bei Routineuntersuchungen und bei Vorliegen sekundärer Veränderungen aufgrund von Nieren- oder metabolischen Skeletterkrankungen. Die Bestimmung der Serumwerte von Kalzium und Phosphat ist zur Frühdiagnose und Differenzierung von Störungen des Kalzium- und Phosphatmetabolismus empfohlen, die Bestimmung des intakten Parathormons zur weiteren Differenzialdiagnostik. Weitere wesentliche Laboruntersuchungen sind in ▶ Tab. 4.16 dargestellt.

4.7.4 Hyperphosphatämie

Der normale Serum-Phosphatspiegel beträgt 2,5–4,5 mg/dl (Erwachsene) und bei Kindern bis zum 2. Lebensjahr 6–7 mg/dl. Eine Hyperphosphatämie kann Folge einer erhöhten Phosphataufnahme, erniedrigten Phosphatausscheidung oder auch Resultat eines vermehrten Einstroms in die Extrazellulärflüssigkeit sein. Da Phosphat über einen weiten Konzentrationsbereich ausreichend renal ausgeschieden wird, ist eine Hyperphosphatämie meist Folge einer Niereninsuffizienz.

Pathogenese

Vermehrte Phosphataufnahme

Eine Hyperphosphatämie kann durch eine erhöhte nutritive Phosphataufnahme oder die therapeutische Gabe bedingt sein. Die intravenöse Gabe von Phosphat während einer parenteralen Ernährung, aber auch die Behandlung einer Phosphatverminderung oder Hyperkalzämie können, besonders bei niereninsuffizienten Patienten, zur Hyperphosphatämie führen. Orale Phosphatgaben oder phosphathaltige Einläufe können eine Rolle spielen, da Phosphat substanziell passiv von der Kolonschleimhaut resorbiert wird. Auch die therapeutische Gabe von Vitamin D und seinen Metaboliten kann für die Entwicklung einer Hyperphosphatämie bedeutend sein; hier können auch die Suppression von PTH und das hyperkalzämieinduzierte Nierenversagen eine Rolle spielen.

Verminderte Phosphatexkretion

Die Hyperphosphatämie ist zumeist Folge einer eingeschränkten Nierenfunktion. Auf diesen Aspekt der Niereninsuffizienz wird in einem anderen Kapitel eingegangen.

Störungen der Phosphatexkretion, unabhängig von der Nierenfunktion, können beim **primären Hypoparathyreoidismus** wie auch beim **Pseudo-Hypoparathyreoidismus** (PHP) auftreten. Bei beiden besteht eine Hypokalzämie in Verbindung mit einer Phosphaterhöhung. Beim PHP begründet sich diese durch eine Resistenz der renalen Tubuli gegenüber Parathormon. Unterschieden wird der Pseudo-Hypoparathyreoidismus Typ 1a (PHP-1a), welcher durch eine Mutation in dem heterotrimären G-Protein GS-α verursacht wird, vom PHP-1b, bei dem Abnormalitäten im epigenetischen Imprinting maternaler GS-α-Allele bestehen. Die Genese von PHP-2 ist derzeit noch nicht bekannt. Diese molekularen Veränderungen führen dazu, dass das Parathormon nicht den proximalen renalen tubulären Phosphattransport verhindern kann, sodass es zur Hyperphosphatämie kommt.

Eine weitere sekundäre Störung der Phosphatausscheidung ist die **Tumorkalzinose**. Während eine Form mit ektoper gelenknaher Kalzifikation und einer vermehrten tubulären Reabsorption von Kalzium und Phosphat bei normaler Parathormonfunktion einhergeht, sind weitere familiäre Formen der Tumorkalzinose durch Mutationen des Gens einer Galakto-Aminyl-Transferase 3 (GALNT3) bedingt oder durch **Missense-Mutationen** von Fibroblast Growth Factor (FGF 23). Das vom Knochen produzierte FGF-23 stimuliert die Ausscheidung von Phosphat über die Niere und ermöglicht damit eine Konstanthaltung des Phosphatspiegels unabhängig von der enteralen Zufuhr. Zusätzlich führt FGF-23 in synergistischer Wirkung über die Verminderung der Calcitriolbildung auch zu einer Verminderung der intestinalen Kalzium- und Phosphatrückresorption. Neben Parathormon stellt FGF-23 also einen sekundären hormonellen Regulator des renalen Phosphattransportes dar.

Weitere pathophysiologische Konditionen stellen sekundäre tubuläre Defekte des Phosphattransportes dar, wie sie beim Hypoparathyreoidismus und bei hohen Wachstumshormon-Serumwerten bei Akromegalie gefunden werden.

Auch die therapeutische Gabe von Bisphosphonaten kann zu einer Hyperphosphatämie führen.

Zelluläre Verschiebungen von Phosphat

Erhöhter Katabolismus oder große Zerstörungen von Gewebe (wie z. B. systemische Infektionen, schwere Hyperthermie, Polytraumata, traumatische Rhabdomyolyse oder Chemotherapien) können zu einer Verschiebung von Phosphat aus dem zellulären in den extrazellulären Raum führen. Dies ist besonders bei der zytostatikainduzierten Tumorlyse anhand höherer Serumphosphatspiegel 10–12 Tage nach dem Therapiebeginn zu beobachten.

Die diabetische Ketoazidose ist häufig mit einer Hyperphosphatämie vergesellschaftet, obwohl die Phosphatspeicher entleert sein können. Bei der Laktatazidoseresultiert die Hyperphosphatämie aus einer Gewebehypoxie mit einer Spaltung von ATP zu AMP und Phosphat. Eine Hyperphosphatämie kann auch artifiziell durch unterschiedliche präanalytische Handhabung des Asservates verursacht sein.

Die unterschiedlichen Ursachen der Hyperphosphatämie sind zusammenfassend in ▶ Tab. 4.17 dargestellt.

Klinik

Die häufigsten klinischen Symptome der endogen wie exogen verursachten Hyperphosphatämie (Serum-Phosphatspiegel >6 mg/dl) sind Hypokalzämie und Tetanie. Im Gegensatz zu diesen akuten Symptomen stellen die ektope und die Weichteilkalzifizierung sowie der sekundäre Hyperparathyreoidismus langfristige Folgen der Hyperphosphatämie dar, welche zumeist bei niereninsuffizienten Patienten mit verminderter renaler Phosphatausscheidung auftreten.

Tab. 4.17 Ursachen der Hyperphosphatämie.

Pathogenese	Ursache
vermehrte Aufnahme	• i. v.-Gabe von Natrium- oder Kalium-phosphat • orale Zufuhr • rektal: phosphathaltige Einläufe
verminderte renale Exkretion	• chronische oder akute Niereninsuffizienz • Pseudo-Hypoparathyreoidismus • Tumorkalzinose • Hypoparathyreoidismus • Akromegalie • Bisphosphonattherapie • Kleinkindesalter
vermehrte Resorption aus dem Knochen	• zelluläre Verschiebung von intra- nach extrazellulär • katabole Zustände • Hyperthermie • Rhabdomyolyse (traumatisch, nicht traumatisch) • Chemotherapie – Tumorzerfall • akute Leukämie • diabetische Ketoazidose • hämolytische Anämie • Azidose, metabolisch oder respiratorisch
artifiziell	

Die Hyperphosphatämie führt zu einer Veränderung des Kalzium-Phosphat-Ionenproduktes mit einer konsekutiven Kalziumablagerung in den Weichteilgeweben und einer Inhibition der 1α-Hydroxylase in der Niere. Dies führt zu niedrigeren Spiegeln von 1,25-Dihydroxyvitamin D_3, was die Hypokalzämie verstärkt, da die intestinale Absorption von Kalzium vermindert wird. Die phosphatinduzierte Hypokalzämie bei niereninsuffizienten Patienten entwickelt sich langsam und asymptomatisch. Ausnahme ist die Tetanie nach akuter Steigerung des Plasma-pH und Erniedrigung von ionisiertem zirkulierendem Kalzium.

Häufig werden die Hypokalzämie und Tetanie in der frühen Phase einer Tumorlyse oder **Rhabdomyolyse** beobachtet.

Heterotope/extraossäre Kalzifikationen

Extraskelettale Kalzifikationen, die mit einer Hyperphosphatämie einhergehen, werden auch bei Patienten mit Diabetes, schwerer Arteriosklerose und im Alter beobachtet. Es gibt zahlreiche Inhibitoren vaskulärer heterotoper Kalzifizierungen, wie Osteoprotegerin (OPG), Osteopontin, Matrix-GLA-Protein sowie das Genprodukt von klotho und smad 6. Aber vaskuläre Zellen sind in der Lage, unter dem Einfluss der osteoblastenspezifischen Transkriptionsfaktoren RUNX 2/Cbfa 1, Osterix, MSX 2 und D 1X5 osteogen zu differenzieren. Experimentelle Modelle konnten zeigen, dass die erhöhten Serum-Phosphatspiegel einen direkten Stimulus dieser Transformation darstellen.

Die Kalzifizierung der Neointima oder der **Tunica media** der großen Blutgefäße, der Koronararterien, auch der Herzklappen bei Niereninsuffizienz und Diabetes sind assoziiert mit einer hohen Morbidität und Mortalität im Hinblick auf kardiovaskuläre Endpunkte. Die vaskuläre Kalzifikation und Hyperphosphatämie sind unabhängige Risikofaktoren für kardio- und zerebrovaskuläre Erkrankungen und Mortalität.

Der sekundäre Hyperparathyreodismus bei renaler Osteodystrophie wird in Kap. 4.3 beschrieben.

Therapie

Behandlungsziel sollte die Korrektur des pathogenetischen Defekts sein. Wird eine Hyperphosphatämie aufgrund vermehrter Phosphataufnahme diagnostiziert, sollte die Phosphatsupplementierung sistieren und auf ein adäquates Diuresevolumen zur Ausscheidung geachtet werden. Die suffizient arbeitende Niere wird den Phosphatüberschuss ausscheiden. Auch die Hyperphosphatämie, die durch eine transzelluläre Verschiebung von Phosphat verursacht wurde, sollte ursächlich behandelt werden: Am Beispiel der Hypophosphatämie bei Ketoazidose ist eine Insulintherapie Mittel der Wahl, da Insulin die zelluläre Aufnahme von Phosphat stimuliert.

Die Hyperphosphatämie, die mit einer Tumorzell-Lyse oder einer **Rhabdomyolyse** einhergeht, sollte durch Limitierung der Phosphataufnahme und Verstärkung der Diurese behandelt werden; bei intakter Nierenfunktion wird das überschüssige Phosphat ausgeschieden.

Die chronischen Hyperphosphatämien bei niereninsuffizienten Patienten werden in Kap. 4.3 behandelt; hier sei erwähnt, dass neben dem routinemäßigen Einsatz von Phosphatbindern auch neue therapeutische Optionen, wie z. B. Kalzimimetika, erfolgreich eingesetzt werden können.

4.7.5 Hypophosphatämie

Da nur 1 % des gesamten Körperphosphats in der Extrazellulärflüssigkeit zirkuliert, bedeuten erniedrigte Serum-Phosphatspiegel nicht unbedingt eine Entleerung der Phosphatspeicher. Während eine milde Hypophosphatämie (Serum-Phosphatkonzentrationen von 1,0–2,5 mg/dl) häufig asymptomatisch verläuft, ist die schwere Hypophosphatämie (Serum-Phosphatspiegel < 1 mg/dl) dringend therapiebedürftig. Eine Hypophosphatämie wird bei bis zu 5 % aller stationären Patienten beobachtet und ist häufig mit chronischem Alkoholkonsumassoziiert, findet sich aber auch bei Patienten mit septischem Krankheitsverlauf. So wird bei bis zu 10 % der Patienten, die wegen eines chronischen Alkoholabusus stationär aufgenommen werden, eine Hypophosphatämie nachgewiesen, insgesamt bei 30–50 % aller Patienten, die wegen eines septischen Krankheitsverlaufes und oder chronischen Alkoholmissbrauchs behandelt werden.

Daneben führen weitere Erkrankungen, bei denen Phosphatonine wie z. B. FGF-23 eine dominante Rolle spielen, zu einem verstärkten renalen Phosphatverlust. Hierzu zählen der primäre Hyperparathyreoidismus, eine Vielzahl renal tubulärer Defekte, die X-chromosomal vererbte hypophosphatämische Rachitis, die autosomal dominante hypophosphatämische Rachitis, das McCune-Albright-Syndrom (fibröse Dysplasie), die diabetische Ketoazidose und die onkogene Osteomalazie.

Pathogenese

Eine verminderte intestinale Absorption, ein vermehrter renaler Verlust oder eine Umverteilung vom extrazellulären in das intrazelluläre Kompartiment sind die pathophysiologischen Mechanismen, die sowohl zur Hypophosphatämie als auch zur Depletierung an Phosphat führen und auch in Kombination auftreten können. Die Ursachen und Mechanismen der schweren Hypophosphatämie sind in ▶ Tab. 4.18 dargestellt.

Verminderte intestinale Absorption und vermehrter renaler Verlust

Während ein Antazida-Abusus zu einer Phosphatbindung und Depletierung für Phosphat führt, kommt es beim chronischen Alkoholkonsum einerseits durch verminderte Phosphataufnahme und andererseits gesteigerten Phosphatverlust bei häufig defektem renal tubulären System mit reversibler Verminderung der Ausscheidungsschwelle für Phosphat zur Hypophosphatämie. Die Phosphaturie wird dabei besonders im katabolen Status durch die Ketonurie begünstigt.

Beim Vitamin-D-Mangel mit der Folge der klassischen Rachitis kann eine milde Hypokalzämie und auch eine Hypophosphatämie auftreten, welche bereits durch die Gabe geringer Mengen Vitamin D normalisiert werden können, anders als bei der Vitamin-D-resistenten Rachitis. Hierbei handelt es sich um eine X-chromosomal vererbte Erkrankung mit der klassischen Trias Hypophosphatämie, Deformitäten der unteren Extremitäten und vermindertem Wachstum. Ein erniedrigter Serum-Phosphatspiegel ist bereits nach der Geburt nachweisbar, die Deformität von Ober- und Unterschenkeln mit Ausbildung des typischen Watschelgangs sowie Wachstumsverzögerung stellen sich erst im Verlauf ein, sind aber bei einer frühzeitigen Behandlung im Kindesalter häufig rückbildungsfähig. Neben der Hypophosphatämie und Hypokalzämie fallen oft auch erhöhte Serumspiegel für die alkalische Phosphatase und gelegentlich auch eine generalisierte Aminoazidurie und ausgeprägte Knochenbeteiligung auf. Hierbei werden 2 Typen unterschieden: Typ 1 ist durch eine Mutation im Gen der 1α-Hydroxylase begründet, weshalb diese Erkrankung mit hohen Dosen von Vitamin D_2 und D_3 behandelbar wird. Dem Typ 2 dagegen liegt, wie zahlreiche Studien belegen konnten, ein genetischer Defekt den Vitamin-D-Rezeptor betreffend zugrunde, sodass die Endorganresistenz gegenüber 1,25-Dihydoxy-Cholecalciferol zu erhöhten Plasmaspiegeln von 1,25-Dihydroxy-Cholecalciferol führt. Im Falle dieser Erkrankung ist eine Therapie mit hohen Dosen von Kalzium möglich und sinnvoll.

▶ **Tumorinduzierte Osteomalazie (TIO).** In diesem Zusammenhang gewinnt auch die onkogene oder tumorinduzierte Osteomalazie zunehmend an Bedeutung. Dieses 1947 erstmals beschriebene, paraneoplastische Syndrom, bei dem vom Tumor humorale Faktoren gebildet werden, ist durch renalen Phosphatverlust gekennzeichnet und den erblichen Formen der Rachitis sehr ähnlich.

Tab. 4.18 Risikofaktoren für eine ausgeprägte Hypophosphatämie.

Ursache	Krankheitsbild
Alkoholentzug	
ernährungsbedingt bei Risikopatienten	• Anorexia nervosa, Essstörungen • Marasmus bei Malabsorption, Alkoholismus, Kriegsgefangenschaft • AIDS oder chronische Infektionen • massiver Gewichtsverlust bei morbider Adipositas
Behandlung der diabetischen Ketoazidose	
Patienten auf Intensivstation	• Sepsis • Polytrauma • ausgedehnte Verbrennungen

Zur Erstmanifestation einer TIO kommt es in der Regel ab der 6. Lebensdekade, sie kann jedoch grundsätzlich in jedem Lebensalter auftreten. Symptome sind lang dauernder Muskel- und Knochenschmerz, insbesondere bei Kindern kommt es zu einem rachitischen Erscheinungsbild. Da sich die TIO im Verborgenen entwickelt, dauert es vom Zeitpunkt des Auftretens erster Symptome bis zur korrekten Diagnosestellung nicht selten zweieinhalb Jahre und länger, bis zur Lokalisation des Tumors dann meist weitere 5 Jahre. Bis zur Identifizierung des Tumors ist es daher zwingend notwendig differenzialdiagnostisch alle weiteren nephrologischen Erkrankungen, die mit einem Phosphatverlust einhergehen, auszuschließen. Laborchemisch imponiert die TIO neben einer Phosphaturie durch erniedrigte Serum-Phosphatspiegel, normwertiges Kalzium und PTH bei niedrig normalem bis leicht erniedrigtem Vitamin D, welches bei einer Hypophosphatämie eigentlich erhöht sein müsste. Histomorphologisch fällt die Osteomalazie durch lokale Knochendefekte bei erheblichen Knochenmineralisationsstörungen auf und bedeutet in Kombination dieser Pathomechanismen auch ein erhöhtes Frakturrisiko. Mit der TIO sind auch mesenchymale Tumoren assoziiert, welche ihrerseits FGF-23 und weitere phosphaturische Proteine exprimieren und sezernieren. Durch die Erkennung, Lokalisation und vollständige chirurgische Resektion des Tumors ist eine kurative Behandlung sichergestellt, diese gestaltet sich jedoch insbesondere bei den mesenchymalen Tumoren häufig schwierig.

Transzelluläre Verschiebung von Phosphat

Bei der transzellulären Verschiebung von Phosphat spielt die respiratorische Alkalose eine pathogenetische Rolle, eine stark anhaltende Hyperventilation kann Serum-Phosphatwerte auf unter 1 mg/dl erniedrigen. Dies kann bei Patienten mit Alkoholentzug und Phosphatdepletion wie auch bei exogener Bicarbonatgabe beobachtet werden. Eine Kompensation von respiratorischer und metabolischer Alkalose kann diese Effekte noch verstärken. Des Weiteren finden sich schwere Hypophosphatämien bei ausgedehnten Verbrennungen oder bei Patienten mit einer Blastenkrise bei Leukämie.

Klinische Erscheinungsbilder der schweren Hypophosphatämie

Die klinischen Konsequenzen einer schweren Hypophosphatämie schließen eine zentralnervöse Dysfunktion (Enzephalopathie, Anfälle, Koma, Parästhesien), eine Dysfunktion der roten Blutzellen (Hämolyse, Gewebehypoxie), eine Leukozyten- und Thrombozytendysfunktion bis hin zur Thrombozytopenie und Hämorrhagien als auch eine Dysfunktion des Skelettmuskels mit Muskelschwäche, respiratorischem Versagen und Rhabdomyolyse ein. Weitere Folgen der prolongierten Hypophosphatämie können eine Kardiomyopathie oder kongestive Herzinsuffizienz wie auch die metabolische Azidose und im Bereich des muskuloskelettalen Systems die Osteomalazie/Rachitis darstellen.

Therapie

Die adäquate Behandlung der Hypophosphatämie und des Phosphatverlustes beinhaltet die Erkennung der zugrunde liegenden Ursache und die Behandlung der Grunderkrankung. Wenn notwendig, sollte eine Phosphatsupplementierung durchgeführt werden. Aufgrund der Variabilität der klinischen Befunde sollte bei Patienten mit multiplen Organproblemen eine symptomatische Hypophosphatämie mit in Erwägung gezogen werden. Bei multimorbiden Patienten, die eine Intensivbehandlung erfordern, wird die klinische Manifestation der Hypophosphatämie und Phosphatdepletion häufig zu wenig beachtet. Während eine milde Hypophosphatämie mit Plasmaphosphatspiegeln über 2 mg/dl häufig transient ist und keiner Behandlung bedarf, sollte bei Patienten mit einer Hypophosphatämie und Serumspiegeln unter 1,0 mg/dl (Erwachsene) oder 2,0 mg/dl (Kinder) neben der Behandlung der Grunderkrankung eine Supplementierung mit Phosphat durchgeführt werden. Milch ist beispielsweise eine gute Phosphatquelle, die pro Liter 1 g (33 mmol) anorganischen Phosphats enthält. Bei Kindern und unterernährten Patienten wie auch bei begleitenden Laktose- und Fettintoleranzen wird häufig eine Magermilch besser toleriert. Als Alternative kommen zahlreiche Präparate in oraler Darreichungsform zur Anwendung. Bei Patienten mit schwerer Symptomatik und Unmöglichkeit der enteralen Phosphataufnahme ist die parenterale Gabe von jeweils 1 g Phosphat/l Infusionsflüssigkeit über 8–12h eine sichere und effektive Methode der Supplementierung. Hiermit kann der Serum-Phosphatspiegel auf über 1 mg/dl gehoben werden. Unter regredienter Symptomatik muss keine volle parenterale Ausgleichstherapie angestrebt werden.

Merke M!

Eine Phosphattherapie kann zur Hyperphosphatämie, zu Diarrhoen, zu Hypokalzämie und Hyperkaliämie führen. Im Hinblick auf diese potenziellen Nebeneffekte ist der Patient klinisch sorgfältig zu überwachen.

Präventiv kann bei Patienten mit parenteraler Ernährung einer Hypophosphatämie vorgebeugt werden, indem eine tägliche Erhaltungsdosis (ca. 1000 mg/24h) entsprechend der klinischen und metabolischen Situation angepasst appliziert wird.

4.7.6 Literatur

[1] Amanzadeh J, Reilly RF, Jr. Hypophosphatemia: an evidence-based approach to its clinical consequences and management. Nat Clin Pract Nephrol 2006; 2: 136–148

[2] Beck L, Karaplis AC, Amizuka N et al. Targeted inactivation of Npt2 in mice leads to severe renal phosphate wasting, hypercalciuria, and skeletal abnormalities. Proc Natl Acad Sci USA 1998; 95: 5 372–5 377

[3] Berndt T, Kumar R. Phosphatonins and the regulation of phosphate homeostasis. Annu Rev Physiol 2007; 69: 341–359

[4] Berndt TJ, Schiavi S, Kumar R. „Phosphatonins“ and the regulation of phosphorus homeostasis. Am J Physiol Renal Physiol 2005; 289: F1170–F1182

[5] Favus MJ, Bushinsky DG, Lehmann J. Mineral homeostasis: Regulation of Calcium, Magnesium and Phosphate Metabolism. Primer on the Metabolic Bone Diseases and Disorders of Mineral Metabolism. ASBMR; 2006: 76–83

[6] Hubbard SR, Till JH. Protein tyrosine kinase structure and function. Annu Rev Biochem 2000; 69: 373–398

[7] Ketteler M, Giachelli C. Novel insights into vascular calcification. Kidney Int Suppl 2006; S 5–S 9

[8] Ketteler M, Westenfeld R, Schlieper G et al. Pathogenesis of vascular calcification in dialysis patients. Clin Exp Nephrol 2005; 9: 265–270

[9] Krebs EG, Beavo JA. Phosphorylation-dephosphorylation of enzymes. Annu Rev Biochem 1979; 48: 923–959

[10] Neumann W. Bone material and calcification mechanisms. In: Urist MR, ed. Fundamental and Clinical Bone Physiology. Philadelphia: Lippincott; 1980: 83–107

[11] Ruppe MD, Jan de Beur SM. Disorders of Phosphate Homeostasis. Primer on the Metabolic Bone Disease and Disorders of Mineral Metabolism. ASBMR; 2013: 601–603

[12] Schiavi SC, Kumar R. The phosphatonin pathway: new insights in phosphate homeostasis. Kidney Int 2004; 65: 1–14

[13] Thomas L, ed. Clinical Laboratory Diagnosis: Use and Assessment of Clinical Laboratory Results. 1. ed. Frankfurt/Main: TH-Books-Verlagsges.; 1998

4.8 Seltene sonstige erbliche und erworbene metabolische Erkrankungen des Knochenstoffwechsels

H. Siggelkow

4.8.1 Osteogenesis imperfecta (Glasknochenkrankheit)

Definition/Epidemiologie

Bei der Osteogenesis imperfecta (OI) handeltes sich um eine genetische Erkrankung des Bindegewebes, die durch eine erhöhte Frakturrate schon bei normaler Belastung charakterisiert ist. Es werden aktuell (2014) 14 verschiedene Formen beschrieben, von einer nahezu asymptomatischen Form bis hin zu einer bereits intrauterin letalen Erkrankung.

Die Häufigkeit wird für alle Formen auf ca. 4–7 Fälle pro 100 000 Einwohner geschätzt, sodass man in der Bundesrepublik Deutschland von ca. 2500–4 500 Betroffenen ausgehen muss.

Pathogenese

Es liegt ein Defekt im Typ-1-Kollagen vor, welches die Hauptkomponente der extrazellulären Matrix von Knochen, Haut und Sehnen darstellt. Der Erkrankung liegen in der Regel Veränderungen in den Typ-1-Kollagen Genen COL 1A1 und COLA2 zugrunde. Kollagen 1 lagert sich aus 3 linksgängigen α-Tropokollagenketten zu einer rechtsgängigen Helix zusammen. Bei der OI Typ I kommt es durch die verminderte Produktion von Typ-1-Kollagen (COL-1A1-Allel) zu einem relativen Anstieg von Kollagen 3. Außerdem wird die richtige „Verdrillung“ der Kollagentripelhelix behindert, wodurch es zum Verlust der Stabilität kommt. Quantitative Defekte im Typ-1-Kollagen verursachen eine milde OI, während strukturelle Defekte in einer der 2 Ketten die schwereren Formen verursachen. Die OI wird autosomal dominant vererbt. Ein Wiederauftreten einer OI bei Kindern von klinisch gesunden Eltern wird durch ein genetisches Mosaik bei den Eltern verursacht. Neuerdings werden auch seltene rezessive Formen der OI beschrieben, die zu letalen bzw. schweren Formen führen, aber auch einige moderate Verläufe sind beschrieben. Die genauen genetischen Defekte sind bekannt und betreffen die Funktionalität der Kollagenketten. Alle rezessiven Formen führen zu weißen Skleren, während dominante Formen meist blaue und nur selten weiße Skleren zeigen. Bei Zweifel an der Diagnose können biochemische Analysen des Kollagens und ggf. auch die DNA-Sequenzierung des Kollagen 1 bzw. der Expressionslevel der rezessiven Gene Hinweise für eine Mutation liefern. Mittlerweile sind 800 verschiedene Mutationen beschrieben, die auf Ebene der Osteoblasten, der Matrix, der Mineralisation, aber auch auf Ebene der Osteoklasten Effekte bewirken.

Einteilung und klinisches Bild

Betroffene Individuen haben je nach Typ der OI eine unterschiedliche Kombination von Symptomen. Obwohl sich sowohl die klinische als auch die laborchemische Diagnostik weiterentwickelt hat, ist die klinische Einteilung anhand der Klassifikation von Sillence in etwas modifizierter Form immer noch üblich und hilfreich (▶ Tab. 4.19).

Diagnostik

Biochemisch: Kalzium- und Knochenstoffwechselparameter sind häufig normal. Die alkalische Phosphatase kann nach einer Fraktur erhöht sein. In der Knochenhistomorphometrie sind Veränderungen im kompakten und spongiösen Teil des Knochens beschrieben.

Genetisch: Die DNA-Sequenzierung vom COL 1A1- und COL 1A2-Gen ist in spezialisierten Laboratorien möglich und hilfreich bei entsprechendem Verdacht.

Tab. 4.19 Klassifikation der OI nach Sillence.

Typ der OI	klinisches Bild	Vererbung	OMIM
I	Normale Statur, wenig oder nur geringe Deformierung. Blaue Skleren. Hörverlust in 50 % der Familien. Zahnbildungsstörungen selten, evtl. in Untergruppen	autosomal dominant	166 200
II	Letal in der perinatalen Periode. Minimale Mineralisation des Schädels, perlschnurartige Rippen, Kompressionsfrakturen des Femurs, ausgeprägte Deformität der Röhrenknochen und Plattwirbel	autosomal dominant (neue Mutationen), elterliches Mosaik	166 210
III	Progressiv verformende Knochen, nur eingeschränkte Deformität bei Geburt. Variabler Farbton der Skleren, oft mit dem Alter heller werdend. Häufig Zahnentwicklungsstörungen und Hörverlust. Minderwuchs	autosomal dominant, selten autosomal rezessiv, elterliches Mosaik	259 420
IV	Milde bis moderate Knochendeformitäten und variabler Minderwuchs. Zahnentwicklungsstörungen häufig. Hörverlust in einigen Familien. Weiße oder blaue Skleren	autosomal dominant, elterliches Mosaik	66 220
nicht kollagene Typen der OI			
V	Phänotypisch, identisch zu Typ IV. Histologisch unterschiedlich. Hypertrophe Kallusformation, dichte metaphysäre Linien. Ossifikation der interossären Membran des Unterarms. Normales Typ-I-Kollagen, keine Mutation identifiziert	unbekannt	610 967
VI	Phänotypisch, nicht unterscheidbar von Typ IV. Histologisch diagnostizierbar. Erhöhte alkalische Phosphatase-Aktivität. Fischschuppenähnliche Erscheinung des Knochens im Mikroskop		610 968
VII	Moderate bis ernsthafte Knochenerkrankung. Blaue Skleren. Verkürzung der Oberarme und Oberschenkel. Isolierte Erkrankung bei indianischen Ureinwohnern Kanadas.	autosomal rezessiv	610 682
VIII	Phänotypisch ähnlich zu VII. Weiße Skleren. Wachstumsstörung. Mineralisationsstörung		610 915
IX	Letal, ähnlich Typ VII und VIII		259 440
X	Schwere Form, letal. Dentinogenesis imperfecta. Hautveränderungen. Pylorusstenose		613 848
XI	Schwere Form. Frakturen der langen Röhrenknochen. Skoliose. Normale Zähne und weiße Skleren		610 968
XII	Häufige Frakturen. Milde Deformitäten, generalisierte Osteoporose. Normales Gehör. Weiße Skleren. Keine Dentinogenesis imperfecta		613 849
XIII	Grenzwertige Osteoporose mit 10–15 Frakturen/Jahr. Normale Zähne. Blaue Skleren. Schwere Wachstumsstörung, Knochendeformitäten		614 856
XIV	Osteopenie, multiple Frakturen. Normale Zähne. Weiße Skleren. Keine Hörstörung		615 066

OMIM: Datenbank der menschlichen Gene und genetischen Störungen

Bildgebung: Im Röntgenbild erscheint der Knochen osteopenisch. Die radiologischen Veränderungen korrelieren zum Typ der OI und zum Z-Wert in der Knochendichtemessung. Die Osteodensitometrie hilft bei der Diagnose leichter Fälle und ermöglicht eine Verlaufsbeurteilung. Individuen mit OI Typ I liegen meist im Bereich des z-Scores –1,0 bis –2,0, Individuen mit OI Typ IV bei –2,0 bis –4,0 und Typ III bei –3,0 bis –6,0.

Therapie

Kombination aus operativer Versorgung, Physiotherapie und Bisphosphonattherapie. Eine allogene Knochenmarktransplantation führte zu neuem Knochenaufbau und klinischer Verbesserung, der Effekt war jedoch nicht von Dauer. Eine Gentherapie wurde bei dieser Erkrankung ebenfalls mit vorläufigem Erfolg versucht. Empfohlen werden: Wachstumshormon bei Minderwuchs (50 % effektiv bei Typ IV und Typ I), Bisphosphonate über 2–3 Jahre. Sekundäre Folgen der OI, wie z. B. Lungenfunktionseinschränkung, Schwerhörigkeit und andere Komplikationen, symptomatisch.

4.8.2 Osteonekrose des Kiefers

Definition, Epidemiologie

Bei der Osteonekrose des Kiefers handelt es sich um avaskuläre, aber auch vaskuläre Nekrosen mit oder ohne bakterielle Infektion des Kieferknochens. Das Auftreten einer Osteonekrose wird bei 2–11 % verschiedener Tumorerkrankungen beschrieben. Neuere prospektive Untersuchungen gehen von 3–6 % aus. Die Prävalenz bei Osteoporose-Patienten beträgt deutlich unter 1/1000 und die Inzidenz steigt nach 3,5 Jahren Therapie.

Pathogenese

Die Osteonekrose des Kiefers tritt vorwiegend im Zusammenhang mit einer hochdosierten intravenösen Applikation von stickstoffhaltigen Bisphosphonaten bei Tumorpatienten auf. Allerdings wurden mittlerweile auch Fälle unter dem Receptor Activator of nuclear Factor-κB Ligand (RANKL)-Antikörper Denosumab und den antiangiogenen Substanzen Bevacizumab, Sunitinib und Sorafenib beschrieben. Vermutet wird eine Koinzidenz verschiedener Faktoren, wie die Tumorerkrankung, eine vorausgehende Chemotherapie mit einer antiangiogenen Wirkung im betroffenen Bereich und eine reduzierte Immunabwehr in Kombination mit einem Zahneingriff.

Einteilung und klinisches Bild

Klinisch werden Zahnschmerzen, Halitose, Abszesse mit Fistelbildung, Schwellung und Rötung des Zahnfleisches, rezidivierende und schlecht heilende Zahnfleischgeschwüre, Taubheits- und Schweregefühl im Kiefer, gefühlte Größenzunahme des Kiefers, schmerzhafter, freiliegender Kieferknochen, Schwierigkeiten beim Essen und Sprechen, Kiefersperre, Parästhesien der Unterlippe und Zahnlockerungen beschrieben.

Diagnostik

Röntgen- bzw. spezielle CT-Untersuchungen, ein FDG-PET, bakteriologische Untersuchungen und eine Histologie helfen bei der Diagnose bei entsprechender Anamnese. Knochenmarker haben sich bisher nicht als hilfreich erwiesen.

Therapie

Die Behandlung erfolgt konservativ durch lokale und systemische Antibiotikabehandlung sowie lokale Spülungen. Wegen der hohen Komplikationsrate wird die chirurgische Therapie sehr zurückhaltend gesehen, ggf. wird das Areal schonend ausgeräumt und lokal gedeckt. Wichtig sind eine oft monatelange Antibiose und die sorgfältige lokale Kontrolle bis zur vollständigen Abheilung der Läsion.

Prophylaxeempfehlung

Bei Tumorpatienten ist die Zahnsanierung vor einer Bisphosphonattherapie ohnehin obligat. Bei Interventionen im Zahnbereich während eine laufenden Bisphosphonattherapie sollte diese bis 8 Wochen nach der Intervention ausgesetzt werden. Für Patienten mit Bisphosphonattherapie wegen Osteoporose besteht kein nennenswertes Risiko für eine Osteonekrose (< 1:1000). Eine prophylaktische Zahnsanierung wird zum jetzigen Zeitpunkt von ärztlicher Seite nicht empfohlen. Eine Zahnextraktion sollte ggf. antibiotisch begleitet und die Läsion sorgfältig im Verlauf kontrolliert werden. Betroffene sollten bzgl. einer sorgfältigen Mundhygiene und regelmäßiger Kontrollen beraten werden.

4.8.3 Hypophosphatasie

Definition, Epidemiologie

Bei der Hypophosphatasie handelt es sich um eine seltene erbliche Erkrankung einer Osteomalazie. Die Inzidenz der ernsten Form ist 1:100 000 Geburten, milde Formen sind häufiger.

Pathogenese

Mehrere genetische Defekte auf dem ALPL-Gen resultieren in einer subnormalen Aktivität der gewebsunspezifischen gesamtalkalischen Phosphatase. Das durch den Enzymdefekt vermindert abgebaute anorganische Pyrophosphat hemmt aktiv die Knochenmineralisation und führt zur Ausschüttung von Prostaglandinen und damit zu Entzündungsreaktionen in Knochen und Muskeln. Als zusätzliche Folge können sich Pyrophosphatkalziumkristalle außerhalb des Knochens im Organismus ansammeln und zu Veränderungen in Gelenken, den Nieren oder auch in Blutgefäßen führen. Die schweren Formen werden autosomal rezessiv vererbt, die milderen Formen autosomal dominant oder rezessiv.

Einteilung und klinisches Bild

Es werden 6 Formen der Hypophosphatasie unterschieden, und zwar abhängig davon, zu welchem Zeitpunkt die Knochenveränderungen entdeckt werden. Je früher die Symptome anfangen, umso ernsthafter ist der klinische Verlauf. Vor allem die Zähne und das Skelett sind betroffen, das klinische Bild ist jedoch sehr uneinheitlich. Die Symptome reichen von asymptomatischen Verläufen bis zu intrauterinem Tod.

Diagnostik

Biochemisch: Die Diagnose ist wahrscheinlich, wenn eine erniedrigte Serumaktivität der alkalischen Phosphatase in Kombination mit klinischen oder radiologischen Zeichen einer Osteomalazie bestehen. Die Kalzium- und

Phosphatwerte sind normal, eine Hyperkalzämie, Hyperkalziurie und Hyperphosphatämie kommen vor. Die Vitamin-D-Metabolite sind normal, PTH kann erniedrigt sein. Als spezifischere Untersuchungen können Phosphoethanol (erhöhte Werte in Blut und Urin), anorganisches Pyrophosphat (erhöht in Blut und Urin) und Pyridoxal-5-Phosphat (erhöhte Werte im Blut) bestimmt werden. Letzteres ist ein guter klinischer Nachweis, wenn keine Vitamin-B_6-Supplementation erfolgt.

Genetisch: in spezialisierten Forschungseinrichtungen und kommerziell verfügbar

Bildgebung: Je nach Ausprägung der Erkrankung kommt es nur zu einem sehr gering ossifizierten Skelett. Die Hypophosphatasie des Erwachsenen ist assoziiert mit Osteopenie, metatarsalen Stressfrakturen, Chondrokalzinose und proximalen Femur-Pseudofrakturen. Die Krankheitslast der heterozygoten Träger ist aktuell unklar. Das Hypophosphatasie-Zentrum in Würzburg ist zentraler Ansprechpartner in Deutschland.

Therapie

Es existiert keine etablierte Therapieform, Teriparatid ist in Einzelfällen erfolgreich, die Knochenmarktransplantation bei der infantilen Form erfolgversprechend. Eine knochenspezifische Enzymersatztherapie zeigt vielversprechende Erfolge in schwer betroffenen Kindern. Eine Phosphatrestriktion ist bei Hyperphosphatämie indiziert, Vitamin-D-Derivate sind nicht sinnvoll. Bei Hyperkalzämie Reduktion von Kalzium in der Nahrung oder Glukokortikoide. Die Frakturheilung kann beeinträchtigt sein, die Frakturversorgung erfolgt mit intramedullären Prothesen. Es ist eine regelmäßige Zahnversorgung erforderlich. Für die medikamentöse Schmerztherapie scheinen Prostaglandinsyntheseblocker, wie z. B. nicht steroidale antientzündliche Medikamente (NSAIDs), Acetylsalicylsäure, Diclofenac, Ibuprofen oder Naproxen (Letztere beide v. a. im Kindesalter) am besten geeignet. Neben der symptomatischen Therapie scheinen sie auch Effekte auf den Krankheitsverlauf zu haben.

4.8.4 Sklerosierende Knochenerkrankungen

Osteopetrose

Definition

Die Osteopetrose (Synonym: Marmorknochenkrankheit, Albers-Schönberg-Erkrankung, generalisierte kongenitale Osteosklerose) gehört zu den osteosklerotischen Knochenerkrankungen. Etwa 300 Fälle sind weltweit beschrieben.

Pathogenese

Eine genetische Veränderung in verschiedenen Genen führt zu einer verminderten osteoklastenmediierten Knochenresorption. Als Konsequenz bleibt der kalzifizierte Knorpel bei der enchondralen Knochenformation als histopathologischer Marker erhalten. Es gibt autosomale dominante und rezessive Formen. Die Albers-Schönberg-Erkrankung beruht auf einer heterozygoten Mutation im CLCN7-Chloridkanal. Meist sind Gene betroffen, die die Ansäuerungsfunktion des Osteoklasten beeinflussen. Aber auch Deaktivierungen von Receptor Activator of nuclear Factor-κB-Ligand (RANKL) oder RANK sind bekannt.

Einteilung und klinisches Bild

Die autosomal dominante adulte Form macht relativ wenig Symptome, die autosomal rezessive infantile Form verläuft unbehandelt häufig bereits in der Kindheit tödlich. Frühe Symptome sind schnupfenähnliche Beschwerden, Seh- und Hörstörungen, oftmals gefolgt von Wachstumsstörungen, Blindheit, Hydrozephalus und Schlafapnoe. Infektionen und Blutungsstörungen sind Komplikationen des fehlenden Markraumes. Der Knochen erscheint radiologisch dicht, ist aber brüchig. Betroffene Erwachsene können bei der leichten Form asymptomatisch sein, aber auch eine erhöhte Frakturrate wird beschrieben.

Diagnostik

Biochemisch: oft unauffällig, evtl. PTH erhöht. Hypokalzämie bei der infantilen Form, rachitische Veränderungen, sekundärer Hyperparathyreoidismus mit erhöhten Calcitriolwerten, erhöhte saure Phosphatase, Isoenzyme der Kreatinkinase mit erhöhter BB-CK

Genetisch: bisher in spezialisierten Forschungseinrichtungen

Bildgebung: Eine symmetrische Steigerung der Knochenmasse ist der radiologische Befund bei Osteopetrose. Der trabekuläre und kortikale Knochen erscheint verdickt. Die Skelettszintigrafie kann Frakturen und Osteomyelitis nachweisen. Das typische radiologische Zeichen sind alternierende sklerotische und luzide Linien.

Therapie

Eine Spontanheilung ist möglich. Die Knochenmarktransplantation ist bei infantiler Osteopetrose erfolgreich, Calcitriol und Teriparatid in Einzelfällen (Aktivierung der Osteoklasten). Interferon-γ1ist eine Option für die schwere Form der Osteopetrose (Zulassung in den USA). Prednison in Kombination mit phosphatreicher und kalziumarmer Diät ist als Alternative zur Knochenmarktransplantation möglich. Symptomatische Therapie bei Komplikationen.

Weitere osteosklerotische Erkrankungen

Osteosklerosen und Hyperostosen werden durch Verdickung von trabekulärem und kortikalem Knochen verursacht. Hierfür sind viele seltene erbliche Erkrankungen verantwortlich, aber auch endokrine, metabolische, hämatologische, infektiöse und neoplastische Erkrankungen können diese lokalisierten oder systemischen Knochenveränderungen verursachen. Unter den über 50 beschriebenen Erkrankungsformen haben bestimmte Mutationen des LRP5-Gens, die für das Low Density Lipoprotein Receptor related Protein 5 kodieren, große Aufmerksamkeit erregt. Diese Veränderung führt zu einem Phänotyp mit erhöhter Knochenmasse, die Erkrankung scheint gutartig zu sein, allerdings treten Hirnnervenbeeinträchtigungen oder oropharyngeale Exostosen auf. Eine aktivierende Mutation führt zu einer kontinuierlichen Stimulation des sog. Wnt-Signalweges und damit zur Stimulation der Knochenformation. Weiterhin gewinnen aktuell die Van-Buchem-Erkrankung und die Sklerostose vermehrte Aufmerksamkeit. Hierbei handelt es sich um autosomal rezessive Erkrankungen, die zu einer endostalen Hyperostose führen. Der vermehrte Knochen ist von weitgehend normaler Qualität. Hier ist genetisch die Synthese des Gens für Sklerostin (SOST) verändert, was zu einer Zunahme der Knochenbildung über den Wnt-Signalweg führt. Das Verständnis dieser Erkrankungen führte zur Entwicklung verschiedener Medikamente für die Osteoporosetherapie, wie Antikörpern gegen Sklerostin.

4.8.5 Osteochondrodysplasien

Bei diesen Erkrankungen handelt es sich um eine Gruppe von über 80 verschiedenen Formen skelettaler Dysplasien. Diese sind charakterisiert durch ein abnormes Wachstum von Knochen und/oder Knorpel. Die Unterteilung erfolgt nach der Region der Röhrenknochen, die hauptsächlich betroffen ist, z. B. Epiphysen, Metaphysen oder Diaphysen. Auch die Wirbelkörper können verändert sein. Durch die Möglichkeiten der DNA-basierten Technologien konnten zahlreiche Gene und deren Mutationen als Ursache für skelettale Dysplasien gefunden werden, z. B. bei der metaphysären Dysplasie Jansen-Typ ist eine Mutation im PTHR-Gen ursächlich. Für die kleidokraniale Dysplasie konnte ein Defekt im Core Binding Faktor α1 (CBFA 1) nachgewiesen werden. Zahlreiche Proteine, die für die Entwicklung des Knochens relevant sind, sind hierbei betroffen.

4.8.6 Literatur

[1] Beck C, Morbach H, Richl P et al. How can calcium pyrophosphate crystals induce inflammation in hypophosphatasia or chronic inflammatory joint diseases? Rheumatol Int 2009; 29 (3): 229–238
Kommentar: pathophysiologische Klärung der Symptomatik bei der Hypophosphatasie.

[2] Boyden LM, Mao J, Belsky J et al. High bone density due to a mutation in LDL-receptor-related protein 5. N Engl J Med 2002; 346: 1513–1521
Kommentar: Erstbeschreibung der wegweisenden Mutation im LRP5-Gen für den Phänotyp mit hoher Knochendichte.

[3] Cahill RA, Wenkert D, Perlman SA et al. Infantile hypophosphatasia: transplantation therapy trial using bone fragments and cultured osteoblasts. J Clin Endocrinol Metab 2007; 92: 2923–2930

[4] Chamberlain JR, Schwarze U, Wang PR et al. Gene targeting in stem cells from individuals with osteogenesis imperfecta. Science 2004; 303: 1198–1201

[5] Girschick HJ, Schneider P, Haubitz I et al. Effective NSAID treatment indicates that hyperprostaglandinism is affecting the clinical severity of childhood hypophosphatasia. Orphanet J Rare Dis 2006; 1: 24
Kommentar: erfolgreicher Therapieansatz bzgl. der Schmerzsymptomatik bei Kindern mit Hypophosphatasie.

[6] Horwitz EM, Gordon PL, Koo WK et al. Isolated allogeneic bone marrow-derived mesenchymal cells engraft and stimulate growth in children with osteogenesis imperfecta: Implications for cell therapy of bone. Proc Natl Acad Sci USA 2002; 99: 8 932–8 937
Kommentar: wegweisende Arbeit zu den Möglichkeiten der Stammzelltherapie zur Behandlung der Osteogenesis imperfecta.

[7] Hypophosphatasie Deutschland e. V. http://www.hypophosphatasie.net/

[8] Hypophosphatasie Europa: http://www.hypophosphatasie.com/

[9] Hypophosphatasie Netzwerk Deutschland: http://www.hypophosphatasie.medizin.uni-wuerzburg.de/

[10] Hypophosphatasie Selbsthilfegruppe Deutschland: http://www.hpp-ev.de/index.php

[11] Juppner H. Role of parathyroid hormone-related peptide and Indian hedgehog in skeletal development. Pediatr Nephrol 2000; 14: 606–611

[12] Khosla S, Burr D, Cauley J et al. Bisphosphonate-associated osteonecrosis of the jaw: Report of a Task Force of the American Society for Bone and Mineral Research. J Bone Miner Res 2007; 1479–1491
Kommentar: internationale Stellungnahme zu Ursachen und Therapie der Osteonekrose des Kiefers durch Antiresorptiva.

[13] Lapunzina P, Aglan M, Temtamy S et al. Identification of a frameshift mutation in Osterix in a patient with recessive osteogenesis imperfecta. Am J Hum Genet 2010; 87 (1): 110–114

[14] Little RD, Carulli JP, Del Mastro RG et al. A mutation in the LDL receptor-related protein 5 gene results in the autosomal dominant high-bone-mass trait. Am J Hum Genet 2002; 70: 11–19

[15] Marini JM. Osteogenesis Imperfecta. Primer on the metabolic bone diseases and disorders of mineral metabolism. Rosen CJ. Washington: American Society of Bone and Mineral Research 2013; 822–829
Kommentar: aktuelle Übersicht über die verschiedene Formen der Osteogenesis imperfecta ergänzend zu der Klassifikation durch Sillence.

[16] Martinez-Glez V, Valencia M, Caparros-Martin JA et al. Identification of a mutation causing deficient BMP1/mTLD proteolytic activity in autosomal recessive osteogenesis imperfecta. Hum Mutat 2012; 33 (2): 343–350

[17] Mawardi HH, Treister NS (2013). Bisphosphonate-associated osteonecrosis of the jaws. Primer on the metabolic bone diseases and disorders of mineral metabolism. Rosen CJ. Washington: American Society of Bone and Mineral Research 2013; 929–940

[18] Mundlos S, Otto F, Mundlos C et al. Mutations involving the transcription factor CBFA1 cause cleidocranial dysplasia. Cell 1997; 89: 773–779
Kommentar: Ursachenklärung der kleidokranialen Dysplasie.

[19] Osteogenesis imperfecta http://www.oi-gesellschaft.de

[20] Osteonekrose des Kiefers – Zentralregister http://www.charite.de/zmk/termine.htm

[21] Osteopetrose – international: http://www.rarediseases.org/search/rdbdetail_abstract.html?disname=Osteopetrosis

[22] Schipani E, Kruse K, Juppner H. A constitutively active mutant PTH-PTHrP receptor in Jansen-type metaphyseal chondrodysplasia. Science 1995; 268: 98–100
Kommentar: Ursachenklärung der metaphysealen Chondrodysplasie Typ Jansen.

[23] Shaheen R, Alazami AM, Alshammari MJ et al. Study of autosomal recessive osteogenesis imperfecta in Arabia reveals a novel locus defined by TMEM38B mutation. J Med Genet 2012; 49 (10): 630–635

[24] Sillence DO, Senn A, Danks DM. Genetic heterogeneity in osteogenesis imperfecta. J Med Genet 1979; 16: 101–116

Kommentar: aktuell noch gültige klinische Klassifikation der bis dahin bekannten Osteogenesis-imperfecta-Formen.

[25] Sobacchi C, Frattini A, Guerrini MM et al. Osteoclast-poor human osteopetrosis due to mutations in the gene encoding RANKL. Nat Genet 2007; 39: 960–962

[26] Whyte MP. Enzyme defects and the skeleton. Primer on the metabolic bone diseases and disorders of mineral metabolism. Rosen CJ. Washington: American Society of Bone and Mineral Research 2013; 838–842

Kommentar: Übersicht über Bedeutung von Enzymdefekten für Knochenerkrankungen.

[27] Whyte MP. Sclerosing bone disorders. Primer on the metabolic bone diseases and disorders of mineral metabolism. Rosen CJ. Washington: American Society of Bone and Mineral Research 2013; 769–786

Kommentar: Übersicht über die bekanntesten Knochenerkrankungen, die zur sklerosierenden Veränderungen führen.

[28] Whyte MP, Kurtzberg J, McAlister WH et al. Marrow cell transplantation for infantile hypophosphatasia. J Bone Miner Res 2003; 18: 624–636

Kommentar: Stammzelltransplantationsversuch bei schwer betroffenen Kindern mit Hypophosphatasie.

[29] Whyte MP, Mumm S, Deal C. Adult hypophosphatasia treated with teriparatide. J Clin Endocrinol Metab 2007; 92: 1203–1208

[30] Woo SB, Hande K, Richardson PG. Osteonecrosis of the jaw and bisphosphonates. N Engl J Med 2005; 353: 99–102

Kapitel 5

Nebenniere

5 Nebenniere

5.1 Mineralokortikoid-hypertonie

M. Quinkler

5.1.1 Definition und Klassifikation

Merke M!

Die Mineralokortikoidhypertonie ist definiert als Bluthochdruck durch eine überschießende Aktivierung des Mineralokortikoidrezeptors oder andere seltene pathophysiologische Mechanismen mit einem ähnlichen Phänotyp.

Die Aktivierung des Mineralokortikoidrezeptors bewirkt eine erhöhte renale Natriumrückresorption und Kaliumexkretion und in Folge eine Volumenexpansion. Dies bewirkt im Rahmen der negativen Rückkopplung eine Suppression von Renin (gemessen als Renin-Aktivität oder Renin-Konzentration). Nicht alle Patienten haben aber einen Mineralokortikoidüberschuss (z. B. Aldosteron) als Ursache. Die meisten Patienten haben ein niedriges Serum-Kalium, aber einige Formen des Mineralokortikoidhypertonus zeigen dies nicht.

Die Mineralokortikoidhypertonie kann in **4 Hauptprinzipien** unterteilt werden:

- grundlegende Aktivierung von Zielgenen des Mineralokortikoidrezeptors (Liddle-Syndrom, Gordon-Syndrom)
- Veränderung des Mineralokortikoidrezeptors
- anomale Liganden am Mineralokortikoidrezeptor (Deoxycorticosteron, Kortisol)
- Exzess des physiologische Liganden Aldosteron (primärer Hyperaldosteronismus)

5.1.2 Konstitutive Aktivierung von Zielgenen des Mineralokortikoidrezeptors

Liddle-Syndrom

Epidemiologie

Diese Erkrankung wird als selten angesehen. In einer Studie wurde die Häufigkeit von 6 % der hypertensiven Bevölkerung beschrieben; dies bedarf allerdings einer weiteren Überprüfung [31].

Definition

Das Liddle-Syndrom ist eine autosomal dominant vererbte Hochdruckform, bei der es zur grundlegenden Aktivierung des epithelialen Natriumkanals (ENaC) kommt [19].

Klinik

Das Liddle-Syndrom kann schon im Kindesalter für eine schwere Hypertonie mit Hypokaliämie und metabolischer Alkalose sowie Muskelschwäche verantwortlich sein.

Pathogenese und Pathophysiologie

Der epitheliale Natriumkanal (ENaC) wird in den Mineralokortikoidzielzellen des distalen Tubulus und des Sammelrohres der Niere durch eine MR-Aktivierung vermehrt produziert und in die luminale Zellwand (Urinseite) eingebaut. Er bewirkt einen vermehrten Einstrom von Natrium aus dem Primärharn in die Zelle. Das für den Ausbau von ENaC aus der Zellmembran verantwortliche Protein NEDD-4 bindet an sog. „PY" („Proline-rich Sequence")-Motive der Untereinheiten des ENaCs, wodurch dieser endozytiert und abgebaut wird. Durch Mutationen in den ENaC-Untereinheiten-Genen SCNN1B und SCNN1G, die für die ENaC-Untereinheiten β und γ kodieren [3], kommt es zum verminderten Abbau und längerer Aktivierung der ENaCs („Gain-of-Function"-Mutation) mit einer verstärkten Natriumresorption und einem Kaliumverlust.

Diagnostik

In der Labordiagnostik zeigt sich eine Hypokaliämie, metabolische Alkalose, ein supprimiertes Renin und ein niedriges Aldosteron. Die klinische Diagnose des Liddle-Syndroms erfolgt durch Vergleich der therapeutischen Wirkung von Spironolacton und Amilorid oder Triamteren. Da es sich hier um eine Post-Rezeptor-Störung handelt, hat Spironolacton keine Wirkung, wohingegen Amilorid und Triamteren zur Normalisierung von Blutdruck, Serum-Kalium, Renin und Aldosteron führen. Die definitive Diagnose erfolgt durch die molekulargenetische Untersuchung mittels PCR und DNA-Sequenzierung der für die Komponenten des Natriumkanals kodierenden Gene.

Therapie

Die Dauertherapie des Liddle-Syndroms besteht in der Gabe von Amilorid oder Triamteren, die spezifische Antagonisten des ENaC sind. Ferner sollte auf eine salzarme Kost geachtet werden.

Gordon-Syndrom

Epidemiologie

Bisher sind einzelne Familien in Australien und den USA mit diesem Krankheitsbild beschrieben.

Definition

Der Pseudo-Hypoaldosteronismus Typ II, auch Gordon-Syndrom genannt, ist eine seltene Nierentubulus-Erkrankung, die aufgrund von Veränderungen im thiazidsensitiven NaCl-Kotransporter NCC zu einer salzabhängigen Hypertonie führt [16].

Klinik

Die Patienten haben oft schon im Kindesalter einen Kleinwuchs, eine hyperkaliämische, hyperchlorämische metabolische Azidose und einen erhöhten Blutdruck.

Pathogenese und Pathophysiologie

Das Gordon-Syndrom wird autosomal dominant vererbt und durch eine Aktivierung des thiazidsensitiven NaCl-Kotransporters NCC verursacht, die zu einer verstärkten NaCl-Resorption und einem Hypertonus führt. Ursprünglich wurden Mutationen in den „With no Lysine"-Kinasen (WNK1, WNK4) gefunden, die den thiazidsensitiven NCC im distalen Tubulus regulieren. Aber nicht bei allen Patienten mit diesem Krankheitsbild liegt diese genetische Veränderung mit einer Loss-of-Function-Mutation in WNK4 oder einer Gain-of-Function-Mutation in WNK1 vor [33]. 2012 konnten Mutationen in den Genen, die für KeLcH-Like3 (KLHL 3) (rezessiv oder dominant) und CULlin3 (CUL 3) kodieren, gefunden werden [6]. Das CUL 3-Protein formt einen Komplex mit den KLHL 3-Proteinen, die dann als Ubiquitin-Ligasen funktionieren und WNK4 reduzieren. Der genaue Pathomechanismus beim Gordon-Syndrom ist aber noch nicht bekannt.

Diagnostik

Es liegt eine Hyperkaliämie, eine hyperchlorämische metabolische Azidose und ein normales Serum-Kreatinin vor. Aldosteron und Renin sind durch die vermehrte Natriumresorption erniedrigt oder auch normal. Gelegentlich findet sich eine Hyperkalziurie.

Therapie

Die Erkrankung kann effektiv mit Thiaziddiuretika und Salzrestriktion behandelt werden.

5.1.3 Veränderung des Mineralokortikoidrezeptors

Epidemiologie

Diese Erkrankung wurde bisher nur in einer Familie beschrieben.

Definition

Autosomal dominant vererbte Hochdruckform, bei der es zur konstitutiven Aktivierung des Mineralokortikoidrezeptors kommt [15].

Klinik

Es kommt zu einem Auftreten des Hochdruckes vor dem 20. Lebensjahr und zu einer Verschlechterung der Hypertonie in der Schwangerschaft.

Pathogenese und Pathophysiologie

Es liegt eine Mutation in der ligandenbindenden Domäne des Mineralokortikoidrezeptors vor, die eine mäßige bis starke Aktivierung des Rezeptors auch ohne Liganden bewirkt. Weiterhin zeigen die Mineralokortikoidantagonisten Progesteron und Spironolacton an dem veränderten Rezeptor eine starke agonistische Wirkung. Dies erklärt, warum es durch die ansteigenden Progesteronkonzentrationen während der Schwangerschaft zu einer hypertensiven Entgleisung kommt.

Diagnostik

Renin und Aldosteron sind supprimiert, Kalium meist normal. Die 24h-Urinausscheidung von Tetrahydroaldosteron ist ebenfalls vermindert.

Therapie

Eine Therapie bestand in der vorzeitigen Beendigung der Schwangerschaft.

5.1.4 Anomale Liganden am Mineralokortikoidrezeptor

Deoxycorticosteron (DOC)

Epidemiologie

a) **Nebennierenrindenkarzinom:** Dieses Karzinom ist mit einer Prävalenz von 4–12/1 Mio. Erwachsener selten. Die meisten Nebennierenkarzinome werden inzidentell oder durch ihren Kortisol- und oder Androgenexzess entdeckt. Nur ca. 1 % der Nebennierenrindenkarzinome weisen eine Mineralokortikoidüberproduktion durch DOC (und/oder Aldosteron) auf.

b) **Kongenitale adrenale Hyperplasie (AGS):** Hier handelt es sich um eine der häufigsten vererbten metabolischen Erkrankungen. Ca. 5–8 % aller Fälle werden durch einen Enzymdefekt der 11β-Hydroxylase verursacht. Dieser tritt bei ca. 1:100 000 bis 1:200 000 Lebendgeborenen in der nicht blutsverwandten Bevölkerung auf. Der komplette 17α-Hydroxylase-Defekt ist seltener, aber in manchen ethnischen Gruppierungen wie den Mennoniten und in Brasilien recht häufig und macht dort ca. 5–7 % der AGS-Fälle aus.
c) **Glukokortikoidrezeptor-Resistenz:** Diese Erkrankung ist selten.

Definition

DOC besitzt eine geringere mineralokortikoide Wirkung als Aldosteron. In der normalen Physiologie spielt diese Aldosteron-Synthesevorstufe keine Rolle. Erhöht sich jedoch die DOC-Konzentration erheblich, so kann dadurch ein Mineralokortikoidhochdruck entstehen.

Klinik

a) Die seltenen DOC-produzierenden NNR-Karzinome fallen durch eine schwere Hypertonie mit deutlicher Hypokaliämie (< 3 mmol/l) und auch durch kardiovaskuläre Ereignisse wie Schlaganfälle auf [28].
b) Der 11β-Hydroxylase-Defekt und der komplette 17α-Hydroxylase-Defekt weisen eine Nebenniereninsuffizienz mit verminderter Kortisolproduktion auf. Beim 11β-Hydroxylase-Defekt kommt es durch die adrenale Androgenproduktion zur Virilisierung der weiblichen äußeren Genitalien (46,XX Disordered Sex Development [DSD]; früher weiblicher Pseudohermaphroditismus). Der postnatale Androgenexzess führt zu Pseudopubertas praecox, schnellem Körperwachstum und verstärkter Knochenreifung in beiden Geschlechtern. Ca. zwei Drittel der Patienten weisen schon im Kindesalter einen Hypertonus auf. Generell können mildere Formen auch erst im Erwachsenenalter auffällig werden [22]. Beim 17α-Hydroxylase-Defekt fehlt die Sexualsteroidsynthese und männliche Patienten weisen eine fehlende Maskulinisierung (46,XY DSD), Jungen und Mädchen eine fehlende oder gestörte Pubertätsentwicklung und einen Hypertonus auf [32]. Der Phänotyp der Erkrankung ist sehr variabel und reicht von milden bis zu schweren Formen.
c) Viele Patienten mit Glukokortikoidrezeptor-Resistenz sind asymptomatisch, einige suchen aber wegen einer hypokaliämen Hypertonie, einer Pubertas praecox, Akne, Hirsutismus, Menstruationsstörungen oder Infertilität einen Arzt auf.

Pathogenese und Pathophysiologie

a) Einige Patienten mit einem Nebennierenrindenkarzinom weisen eine verstärkte Produktion von DOC auf.
b) Durch den Kortisolmangel kommt es zur verstärkten ACTH-Ausschüttung und Stimulation der Nebennieren mit Anstieg der Steroidhormonvorstufen vor dem Enzymblock. Beim autosomal rezessiv vererbten 11β-Hydroxylase-Defekt werden die vor dem Enzymblock anfallenden Steroidvorstufen sowohl in den Syntheseweg der adrenalen Androgene geleitet als auch in Richtung der Mineralokortikoidvorstufen, vor allem des DOC. Beim 17α-Hydroxylase-Defektkommt es durch den Enzymblock zu keiner oder verminderten Sexualsteroidproduktion und zu einem vermehrten Abstrom der Steroidvorstufen in den Mineralokortikoid-Syntheseweg.
c) Vererbte Defekte des Glukokortikoidrezeptors in der hormonbindenden oder der DNA-bindenden Domäne können eine Glukokortikoidrezeptor-Resistenz verursachen [9]. Diese Patienten haben hohe Kortisolkonzentrationen, weisen aber keine Zeichen des Hyperkortisolismus auf. Durch die erhöhten ACTH-Spiegel wird neben der adrenalen Androgen- auch die DOC-Synthese stimuliert.

Diagnostik

a) Renin und Aldosteron sind supprimiert; im Urin lassen sich DOC und seine Metabolite vermehrt nachweisen [1]. Eine Bildgebung mittels CT oder MRT stellt den malignen Tumor dar (siehe Kap. Kap. 5.5.4).
b) Das Renin ist supprimiert und Aldosteron niedrig. Der Kortisolmangel kann mittels ACTH-Test nachgewiesen werden. Beim kompletten 17α-Hydroxylase-Mangel lassen sich erhöhte LH-, FSH- und Progesteronwerte nachweisen, sowie niedrige bis nicht nachweisbare Sexualhormone (insbesondere ein niedriges 17-OH-Progesteron und 11-Deoxykortisol). Beim 11α-Hydroxylase-Mangel finden sich ein erhöhtes 17-OH-Progesteron und ein erhöhtes 11-Deoxykortisol. Eine Urindiagnostik mittels GCMS kann die atypischen Abbauprodukte der Steroidvorstufen nachweisen; die Diagnose wird durch eine genetische Untersuchung gesichert.
c) ACTH ist normal oder erhöht, die 24h-Urinausscheidung von Kortisol ist erhöht. DHEA und Androstendion sind erhöht und im Dexamethason-Hemmtest zeigt sich eine fehlende Supprimierbarkeit von Kortisol. Renin ist supprimiert und Aldosteron oft niedrig, DOC erhöht.

Therapie

a) Die Primärtherapie des resektablen NNR-Karzinoms besteht in einer Tumorentfernung inklusive Lymphadenektomie. In Abhängigkeit des Resektionsstatus, der Metastasierung und des Ki67-Index besteht die weitere Therapie in der Gabe von Mitotane und/oder Chemotherapien (siehe Kap. 5.5.5) [11].

b) Die Therapie des 11β-Hydroxylase-Defekts und des 17α-Hydroxylase-Defekts besteht primär in der Behandlung des Kortisolmangels mit Hydrokortison (siehe Kap. 5.8). Durch die Behandlung sinken der ACTH-Spiegel und dadurch die Steroidvorstufen vor dem Enzymblock. Beim 17α-Hydroxylase-Mangel benötigen die Mädchen auch häufig eine Östrogentherapie, Jungen eine Testosterontherapie, in Abhängigkeit ihrer Geschlechteridentifikation.
c) Einige Patienten benötigen eine Behandlung mit Dexamethason, um die adrenale Androgenproduktion zu reduzieren.

Kortisol

Epidemiologie

Das vererbte apparente Mineralokortikoid-Exzess-Syndrom (AME-Syndrom) ist eine seltene Form der monogenetischen Hypertonieformen (ca. 100 Fälle weltweit). Das erworbene AME-Syndrom ist häufiger, aber genaue Zahlen sind nicht bekannt.

Definition

Das AME-Syndrom gibt es als vererbte Form, die durch ein inaktives Enzym 11β-Hydroxysteroid-Dehydrogenase Typ 2 (11β-HSD-2) verursacht wird. Die erworbene Form des 11β-HSD-2-Mangels wird durch Hemmsubstanzen des Enzyms bewirkt.

Klinik

Klinisch äußert sich das AME-Syndrom durch eine bereits im frühen Kindesalter manifeste Hypertonie mit Hypokaliämie, Wachstumsretardierung, häufig auch einem Diabetes insipidus renalis und einer Nephrokalzinose [23]. Das erworbene AME-Syndrom tritt als hypokaliämische Hypertonieform auf.

Pathogenese und Pathophysiologie

Das AME-Syndrom wird autosomal rezessiv vererbt. Ursache ist eine inaktivierende Mutation im Gen, das für die 11β-Hydroxysteroid-Dehydrogenase Typ 2 (11β-HSD-2) kodiert. Die 11β-HSD-2 ist für die Selektivität des Mineralokortikoidrezeptors gegenüber Aldosteron in Aldosteron-Zielgeweben (Niere, Kolon, Speicheldrüsen) verantwortlich, indem es Kortisol zu Kortison inaktiviert [24]. Kortisol bindet bei nicht vorhandener oder inaktiver 11β-HSD-2 mit der gleichen Aktivität an den Mineralokortikoidrezeptor wie Aldosteron, ist aber in ca. 100–1000-fach höherer Konzentration vorhanden. Kortison dagegen kann nicht an den Mineralokortikoidrezeptor binden. Bei Mangel oder Hemmung der 11β-HSD-2 wirkt dann Kortisol als potentes Mineralokortikoid am unselektiven Mineralokortikoidrezeptor [29]. Es wird vermutet, dass bei einem Teil der Patienten mit essenzieller Hypertonie genetische Varianten, z. B. Polymorphismen in der regulatorischen Region des 11β-HSD-2-Gens vorhanden sind.

Ein erworbener Defekt der 11β-HSD-2 kann durch die in der Lakritzpflanze (Glycyrrhiza glabra) enthaltene Glycyrrhetinsäure und deren Succinatester, Carbenoxolon, verursacht werden. Diese Substanzen führen zu einer Hemmung der 11β-HSD-2 und damit ebenfalls zu einer verminderten renalen Inaktivierung des Kortisols. Leichte mineralokortikoide Effekte sind ab einem täglichen Konsum von ca. 200 g der in Deutschland handelsüblichen Lakritze zu erwarten. Auch andere Substanzen wie Grapefruitsaft oder Medikamente wie Furosemid können das Enzym hemmen. Treten sehr hohe Kortisolspiegel auf, z. B. im Rahmen eines ektopen ACTH-Syndroms oder eines kortisolproduzierenden NNR-Karzinoms, wird die Inaktivierungspotenz des Enzyms überschritten und Kortisol bindet an den Mineralokortikoidrezeptor und verursacht eine hypokaliäme Hypertonie.

Diagnostik

Bei Patienten mit vererbter und erworbener Form des AME-Syndroms sind Renin und Aldosteron supprimiert und es liegt eine Hypokaliämie mit metabolischer Alkalose vor. Der vererbte 11β-HSD-2-Mangel kann am einfachsten durch die Bestimmung des freien Kortisols und des freien Kortisons im 24h-Urin, aber auch durch die Messung der Ring-A-reduzierten Steroide, diagnostiziert werden (HPLC oder Gas-Chromatografie). Als Ausdruck der verminderten Inaktivierung des Kortisols steigt der Kortisol/Kortison-Quotient an (normal: 0,2–1,0).

Therapie

Patienten mit AME-Syndrom sollten eine salzarme Diät einhalten. Medikamentös werden Spironolacton und andere kaliumsparende Diuretika wie Triamteren und Amilorid eingesetzt. Alternativ ist bei der vererbten Form auch Dexamethason durch die Hemmung der endogenen Kortisolsekretion wirksam, kommt aber wegen der Nebenwirkungen kaum zum Einsatz. Bei einigen Patienten mit vererbtem AME-Syndrom wurde erfolgreich eine Nierentransplantation durchgeführt.

5.1.5 Exzess des physiologischen Liganden Aldosteron

Epidemiologie

Bis ca. 1998 lag die Prävalenz des primären Hyperaldosteronismus (PHA) bei Hypertonikern zwischen 1 und 2 %. Durch die Entdeckung der normokaliämischen Variante des PHA stieg die Prävalenzrate des PHA danach auf 5–13 % an [17]. Bei Patienten mit therapierefraktärer Hypertonie (≥ 3Blutdruck-Medikamente) ist der PHA mit einer Prävalenz von ca. 20 % besonders häufig.

Definition

Der PHA ist die einzige Entität der Mineralokortikoidhypertonien mit einem hohen Plasma-Aldosteron und einem supprimierten Renin und ist differenzialdiagnostisch eindeutig durch einen erhöhten Aldosteron/Renin-Quotienten(ARQ) von den anderen Formen der Mineralokortikoidhypertonie abzugrenzen. Die Formen des PHA sind

- aldosteronproduzierendes Adenom (APA) (ca. 30–50 %),
- bilateraler Hyperaldosteronismus durch mikro- oder makronoduläre Hyperplasie (ca. 40–60 %),
- einseitige mikro- oder makronoduläre Hyperplasie (1–5 %),
- aldosteronproduzierendes Nebennierenrindenkarzinom (1 %),
- familiärer Hyperaldosteronismus (FH) (1–5 %), Typ I (Glukokortikoid-supprimierbarer Hyperaldosteronismus, GSH), Typ II, Typ III.

Klinik

Patienten mit der hypokaliämischen Variante des PHA haben eine hypokaliämische Hypertonie mit einer metabolischen Alkalose. Durch Hypokaliämie und Hypertonus können folgende Beschwerden vorliegen [10]: EKG-Veränderungen (80 %), Muskelschwäche (73 %), Polyurie (72 %), Hypernatriämie (65 %), Kopfschmerzen (51 %), Retinopathie (50 %), Polydipsie (46 %), Kardiomegalie (41 %), Parästhesien (24 %), intermittierende Paralyse (21 %), intermittierende Tetanie (21 %), Müdigkeit (16 %), Ödeme (3 %).

Bei der normokaliämischen Variante des PHA liegt nur ein Hypertonus vor.

Pathogenese und Pathophysiologie

Die Kombination des Aldosteronexzesses mit unserem erhöhten Salzkonsum führt zu entzündlichen Prozessen, Fibrose und Gewebeveränderungen in Gefäßen und Organen [14]. Daher weisen Patienten mit PHA unabhängig vom Blutdruck mehr kardiovaskuläre Komorbiditäten auf als Patienten mit essenzieller Hypertonie [4], [21]. Dies legt nahe, dass Patienten mit PHA identifiziert und gezielt behandelt werden sollten.

Der familiäre Hyperaldosteronismus Typ I (FH-I) ist selten, wird autosomal dominant vererbt, tritt meist im jungen Alter auf und wird durch ein chimäres Gen verursacht, welches durch ein ungleiches Crossing-over zwischen Cyp11B1 (11β-Hydroxylase) und Cyp11B2 (Aldosteron-Synthase) entstanden ist. Dadurch steht die Aldosteron-Synthese unter ACTH-Regulation [20]. ACTH kann durch Dexamethason unterdrückt werden, was der FH-I den Namen „Glukokortikoid-supprimierbarer Hyperaldosteronismus (GSH)“ eingetragen hat.

Die FH-II ist eine autosomal dominant vererbte familiäre Form, die sich im Erwachsenenalter durch ein APA manifestiert. Sie wird mit genetischen Veränderungen im Chromosom 7p22 assoziiert, ohne dass bisher ein veränderter Genort eindeutig zugeordnet werden konnte [30]. Die Therapie ist der des APA vergleichbar.

Der familiäre Hyperaldosteronismus Typ III (FH-III) wird durch eine Keimbahn-Mutation im KCNJ5-Kaliumkanal verursacht [8].

Kürzlich konnten als Ursachen des sporadischen APA mehrere somatische Mutationen identifiziert werden, die sowohl für eine Aldosteron-Überproduktion als auch für eine Proliferation der Glomerulosa-Zelle verantwortlich sind. Im Gen, das für den Kaliumkanal KCNJ5 kodiert, konnten verschiedene Mutationen nachgewiesen werden [8], die für ca. 34–65 % der APA verantwortlich sind. Durch diese Mutationen ändert sich die Kaliumkanaleigenschaft/-selektivität und Natrium kann in die Zelle einströmen mit daraus folgender Aktivierung des spannungsabhängigen Kalziumkanals. Die KCNJ5-Mutationen kommen in APA bei Frauen häufiger vor als bei Männern [5]. Auch im CACNA1D-Gen, das für den spannungsabhängigen Kalziumkanal kodiert, konnten Mutationen (somatische wie auch Keimbahn-Mutationen) gefunden werden [27]. Andere genetische Ursachen für APA finden sich in 2 Genen: ATP1A1, das für die α-Untereinheit der Na-K-ATPase kodiert, und ATP2B3, das für die Plasmamembran-Ca-Transporter-ATPase 3 (PMCA3) kodiert [2]; diese beiden Mutationen kommen bei Männern mit APA häufiger vor als bei Frauen mit APA. Grundsätzlich finden sich diese somatischen Mutationen nicht im angrenzenden gesunden Nebennierengewebe.

Diagnostik

Beim diagnostischen Vorgehen sollte man sich an die endokrinologische Stufendiagnostik halten:

1. Screening-Test
2. Bestätigungstest
3. differenzialdiagnostische Abklärung

Screening-Tests

Ein PHA-Screening mittels Bestimmung des ARQ ist heute Mittel der Wahl. Zu beachten ist, dass zahlreiche Antihypertensiva den ARQ beeinflussen und zu falschen Ergebnissen führen können. Daher sollten Antihypertensiva mit deutlichem Einfluss auf den ARQ vor dem Screening möglichst pausiert und auf Präparate mit geringerem Einfluss umgestellt werden, wenn dies von den Blutdruckwerten vertretbar ist. Antihypertensiva, die den geringsten Einfluss auf den ARQ haben, sind Kalziumantagonisten und periphere Alphablocker. Betablocker und zentrale Alpha-Antagonisten supprimieren Renin, täuschen einen falsch hohen ARQ vor und sollten eine Woche vor Diagnostik pausiert werden. Mineralokortikoidrezeptor-Antagonisten wie Spironolacton, Eplerenon und Drospirenon müssen 6 Wochen vor Testung abgesetzt werden. Antihypertensiva wie AT-1-Rezeptorantagonisten, ACE-Hemmer und Diuretika erniedrigen den ARQ und sollten ebenfalls eine Woche pausiert werden. Da eine Hypokaliämie zu falsch negativen Befunden führt, muss diese unbedingt vorher durch Kalium-Supplementation ausgeglichen werden. Nach positivem Screening muss die Diagnose PHA mit einem Bestätigungstest gesichert werden.

Bestätigungstest

Die Bestätigungstests sollten unter der gleichen erlaubten Medikation wie der Screening-Test durchgeführt werden. Aufgrund der guten ambulanten Durchführbarkeit und Evaluation wird der Kochsalzbelastungstest empfohlen (siehe Kap. 21.5.3).

Der zeitaufwendigere Fludrokortison-Suppressionstest, welcher als Goldstandard gilt, oder der Captopril-Test werden in Deutschland seltener verwendet. Der Lasix-Renin-Test weist eine geringe Sensitivität und Spezifität auf und wird daher nicht mehr empfohlen. Nur bei Kontraindikationen/Undurchführbarkeit des Kochsalzinfusionstests oder des Fludrokortison-Suppressionstest ist alternativ die Bestimmung des Aldosteron-18-Glucuronids oder von Tetrahydroaldosteron im 24h-Urin unter oraler Kochsalzbelastung (3 × 2 g NaCl/Tag) durchzuführen.

Differenzialdiagnostische Abklärung

Nach Diagnosesicherung ist eine Bildgebung der Nebennieren erforderlich, wobei die Aussagekraft von MRT/CT insbesondere bei Patienten über 40 Jahren eingeschränkt ist: Einerseits werden mit zunehmendem Lebensalter vermehrt endokrin-inaktive Nebennierenraumforderungen nachgewiesen, andererseits können APA sehr klein sein (< 5 mm) und sich damit einem bildgebenden Nachweis entziehen [18]. Der früher durchgeführte Orthostase-Test wird nicht mehr empfohlen, da auch APA teilweise noch auf einen Reninanstieg reagieren.

> **Merke** M!
>
> Ein **Nebennierenvenenkatheter** mit selektiver Blutabnahme gilt als Goldstandard in der Differenzialdiagnostik zur Unterscheidung eines uni- von einem bilateralen Aldosteron-Exzess.

Ein Nebennierenvenenkatheter ist eine invasive und kostenintensive Prozedur. Er sollte nicht in Erwägung gezogen werden, wenn ein Patient eine Adrenalektomie ablehnt und eine lebenslange Therapie mit Mineralokortikoidrezeptor-Antagonisten bevorzugt, oder der Arzt das OP-Risiko höher einschätzt als den Benefit durch eine Operation, z. B. aufgrund des Patientenalters. Ein Nebennierenvenenkatheter sollte auch nicht durchgeführt werden, wenn eine Operation schon durch die Adenomgröße indiziert ist (> 5 cm) oder in der Bildgebung Merkmale eines Nebennierenkarzinoms vorhanden sind. Da hormoninaktive Nebennierenadenome (sog. Inzidentalome) bei jungen Patienten (< 40 Jahre) selten sind, kann bei jungen Patienten mit einem hypokaliämischen PHA, einem eindeutigen einseitigen Nebennierenadenom und einer komplett unauffälligen kontralateralen Nebenniere auf einen Nebennierenvenenkatheter verzichtet und eine Operation direkt empfohlen werden. Junge Patienten mit einem nachgewiesenen PHA und einer Familienanamnese von Bluthochdruck und Schlaganfall vor dem 50. Lebensjahr sollten eine PCR-Testung auf den familiären Hyperaldosteronismus Typ I (FH-I; Glukokortikoid-supprimierbarer Hyperaldosteronismus, GSH) erhalten. Bei Patienten mit nachgewiesenen FH-I und FH-III ist ebenfalls keine Nebennierenvenenkatheterisierung notwendig.

Der Nebennierenvenenkatheter sollte nur an einem Zentrum mit entsprechender Expertise (mindestens 10 Nebennierenvenenkatheter pro Jahr) durchgeführt werden. Die Patienten müssen weiter die umgestellte Medikation nehmen (s. o.). Die Untersuchung sollte morgens/vormittags durchgeführt werden und erfolgt in Deutschland meist ohne eine gleichzeitige ACTH-Stimulation. Es werden jeweils 5–10 ml Blut aus der linken und der rechten Nebenniere und aus der V. cava unterhalb und oberhalb der Einmündung der Nebennierenvenen entnommen. Im Serum dieser Blutproben werden sowohl Kortisol als auch Aldosteron bestimmt. Die Kortisolbestimmung erfolgt zur Bestätigung der richtigen Katheterlage in den Nebennierenvenen: die Kortisolkonzentrationen müssen in beiden Nebennierenvenen mindestens 2-mal höher als die gleichzeitig bestimmten peripheren Kortisolspiegel sein. Wenn dieses Kriterium nicht erfüllt ist, macht die Bildung des Aldosteron/Kortisol-Quotienten keinen Sinn. Ist eine schnelle Kortisolbestimmung verfügbar, kann die richtige Katheterlage während der Untersuchung überprüft und ggf. korrigiert werden. Zur Bewertung der Seitenpräferenz erfolgt dann die Bestimmung des Aldosteron/Kortisol-Quotienten: Bei Vorliegen einer einseitigen Mehrsekretion muss dieser Quotient mindestens 4-mal höher sein als auf der kontralateralen gesunden Seite. Dabei ist der Quotient auf der kontralateralen, nicht betroffenen Seite charakteristischerweise kleiner als im peripheren, zur gleichen Zeit entnommenen Blut. Bei der bilateralen Mehrsekretion findet sich ein Seitenunterschied der Quotienten von < 4 (andere Autoren nehmen auch < 2) [26].

Therapie

Generell ist bei allen Formen der Mineralokortikoidhypertonie eine **Kochsalzrestriktion** (< 2 g/d) zur Minimierung des Kaliumverlustes und zur Blutdrucksenkung sinnvoll.

Für das APA und die nachgewiesene unilaterale Mehrsekretion bei einseitiger Hyperplasie ist die laparoskopische unilaterale Adrenalektomie Methode der 1. Wahl. Zur Vermeidung eines postoperativen Hypoaldosteronismus (durch Suppression der kontralateralen gesunden Zona glomerulosa) und zur präoperativen Normalisierung von Serum-Kalium und Blutdruck wird eine präoperative Behandlung mit Spironolacton (bis ca. 100 mg/d für 4 Wochen) durchgeführt. Ansonsten kann es postoperativ zu einem Hypoaldosteronismus mit Hypotension und Hyperkaliämie kommen, der mit einer vorübergehende Gabe von 50–150 µg 9α-Fluor-Kortisol (Fludrokortison) pro Tag zu behandeln ist. Ein persistierender Hypoaldosteronismus mit Hyperkaliämie tritt bei ca. 5 % der adrenalektomierten Patienten auf. Prädiktoren für das Auftreten eines persistierenden Hypoaldosteronismus sind eine präoperativ verminderte glomeruläre Filtrationsrate, ein erhöhtes Serum-Kreatinin und eine Mikroalbuminurie [12].

Patienten mit einer bilateralen Mehrsekretion oder einer OP-Kontraindikation werden gezielt mit dem Mineralokortikoidrezeptor-Antagonisten **Spironolacton** behandelt. Da die unerwünschten Nebenwirkungen (Gynäkomastie, Libido-Abnahme, Zyklusstörungen, Mastodynie, gastrointestinale Beschwerden) dosisabhängig auftreten, sollte mit niedrigen Dosierungen (12,5–25 mg/d) begonnen werden. Der Dosis-Zielbereich für eine ausreichende Rezeptorblockierung liegt bei ca. 75 mg Spironolacton/d [13]. Zeitlich tritt zuerst die Normalisierung des Serum-Kaliums ein, der Effekt auf den Blutdruck meist erst nach einigen Wochen. Ist diese Dosierung nicht ausreichend, empfiehlt sich die zusätzliche Gabe der kaliumsparenden Diuretika Amilorid (5–40 mg/d) oder Triamteren (50–200 mg/d) (in Deutschland nur in Kombinationspräparaten). Im nächsten Schritt wird der zusätzliche Einsatz von Kalzium-Antagonisten empfohlen.

Der Mineralokortikoidrezeptor-Antagonist **Eplerenon** zeigt in vivo ca. 25–75 % der Potenz des Spironolactons, verursacht aber deutlich weniger antiandrogene Nebenwirkungen. Die wirkäquivalente Dosis von 75 mg Spironolacton scheint daher 100–150 mg Eplerenon zu sein [13]. In Deutschland ist Eplerenon aber nur für Patienten nach Herzinfarkt und bei einer Herzinsuffizienz zugelassen, damit beim Hyperaldosteronismus derzeit „Off-Label".

Grundsätzlich ist der Behandlungserfolg, z. B. gemessen an der Rückbildung der linksventrikulären Hypertrophie und der diastolischen Funktionsstörung, durch Operation oder ausreichende Mineralokortikoidrezeptor-Blockade gleich [7]. Durch beide Therapieformen fällt die durch Aldosteron verursachte glomeruläre Hyperfiltration weg und es kommt nach Therapiebeginn zum Kreatininanstieg und zur Demaskierung der „wahren" Nierenfunktion [25].

Patienten mit FH-I werden mit Spironolacton behandelt oder mit niedrigen Dosen Dexamethason zur Suppression des ACTH.

5.1.6 Literatur

[1] Arlt W, Biehl M, Taylor AE et al. Urine steroid metabolomics as a biomarker tool for detecting malignancy in adrenal tumors. J Clin Endocrinol Metab 2011; 96 (12): 3 775–3 784

[2] Beuschlein F, Boulkroun S, Osswald A et al. Somatic mutations in ATP1A1 and ATP2B3 lead to aldosterone-producing adenomas and secondary hypertension. Nat Genet 2013; 45 (4): 440–442
Kommentar: Diese Studie beschreibt weitere genetische Ursachen der Conn-Adenom-Entstehung.

[3] Bogdanovic R, Kuburovic V, Stajic N et al. Liddle syndrome in a Serbian family and literature review of underlying mutations. Eur J Pediatr 2012; 171 (3): 471–478

[4] Born-Frontsberg E, Reincke M, Rump LC et al. Cardio- and cerebrovascular comorbidites of hypo- and normokalemic primary aldosteronism: results of the German Conn's Registry. J Clin Endocrinol Metab 2009; 94 (4): 1125–1130
Kommentar: Diese Studie zeigt, dass deutsche Patienten mit Hyperaldosteronismus eine erhöhte Morbidität und Mortalität haben.

[5] Boulkroun S, Beuschlein F, Rossi GP et al. Prevalence, clinical, and molecular correlates of KCNJ5 mutations in primary aldosteronism. Hypertension 2012; 59 (3): 592–598
Kommentar: Diese Studie zeigt, dass vor allem Frauen mit einem Conn-Adenom eine KCNJ5-Mutation im Nebennierenadenom als Ursache des Hyperaldosteronismus haben.

[6] Boyden L M, Choi M, Choate KA et al. Mutations in kelch-like 3 and cullin 3 cause hypertension and electrolyte abnormalities. Nature 2012; 482 (7 383): 98–102

[7] Catena C, Colussi G, Lapenna R et al. Long-term cardiac effects of adrenalectomy or mineralocorticoid antagonists in patients with primary aldosteronism. Hypertension 2007; 50 (5): 911–918

[8] Choi M, Scholl UI, Yue P et al. K^+ channel mutations in adrenal aldosterone-producing adenomas and hereditary hypertension. Science 2011; 331 (6 018): 768–772

[9] Chrousos G P, Vingerhoeds A, Brandon D et al. Primary cortisol resistance in man. A glucocorticoid receptor-mediated disease. J Clin Invest 1982; 69 (6): 1261–1269

[10] Conn JW, Knopf RF. Clinical characteristics of primary aldosteronism from analysis of 145 cases. Am J Surg 1964; 107: 159–172
Kommentar: Erstbeschreibung des Conn-Syndroms.

[11] Fassnacht M, Kroiss M, Allolio B. Update in adrenocortical carcinoma. J Clin Endocrinol Metab 2013; 98 (12): 4 551–4 564

[12] Fischer E, Hanslik G, Pallauf A et al. Prolonged zona glomerulosa insufficiency causing hyperkalemia in primary aldosteronism after adrenalectomy. J Clin Endocrinol Metab 2012; 97 (11): 3 965–3 973
Kommentar: Diese Arbeit belegt, dass vor allem eine eingeschränkte Nierenfunktion der maßgebliche Risikofaktor für eine Hypokaliämie postoperativ bei einem Hyperaldosteronismus ist.

[13] Fourkiotis V, Vonend O, Diederich S et al. Effectiveness of eplerenone or spironolactone treatment in preserving renal function in primary aldosteronism. Eur J Endocrinol 2012a; 168 (1): 75–81

[14] Fourkiotis VG, Hanslik G, Hanusch F et al. Aldosterone and the kidney. Horm Metab Res 2012b; 44 (3): 194–201

[15] Geller DS, Farhi A, Pinkerton N et al. Activating mineralocorticoid receptor mutation in hypertension exacerbated by pregnancy. Science 2000; 289: 119–123

[16] Gordon RD, Geddes RA, Pawsey CG et al. Hypertension and severe hyperkalaemia associated with suppression of renin and aldosterone and completely reversed by dietary sodium restriction. Australas Ann Med 1970; 19 (4): 287–294

[17] Hannemann A, Bidlingmaier M, Friedrich N et al. Screening for primary aldosteronism in hypertensive subjects: results from two German epidemiological studies. Eur J Endocrinol 2012; 167 (1): 7–15
Kommentar: Diese Studie zeigt, dass auch in der ambulanten Praxis die Häufigkeit des Conn-Syndroms deutlich höher ist als früher angenommen.

[18] Kempers MJ, Lenders JW, van Outheusden L et al. Systematic review: diagnostic procedures to differentiate unilateral from bilateral adre-

nal abnormality in primary aldosteronism. Ann Intern Med 2009; 151 (5): 329–337

[19] Liddle G W, Bledsoe T, Coppage W S, Jr. A familial renal disorder simulating primary aldosteronism but with negligible aldosterone secretion. Trans Assoc Am Phys 1963; 76: 199–213

[20] Lifton RP, Dluhy RG, Powers M et al. A chimaeric 11 beta-hydroxylase/aldosterone synthase gene causes glucocorticoid-remediable aldosteronism and human hypertension. Nature 1992; 355: 262–265

[21] Milliez P, Girerd X, Plouin PF et al. Evidence for an increased rate of cardiovascular events in patients with primary aldosteronism. J Am Coll Cardiol 2005; 45 (8): 1243–1248

Kommentar: Diese Studie zeigt, dass französische Patienten mit Hyperaldosteronismus eine erhöhte kardiovaskuläre Morbidität im Vergleich zu essenziellen Hypertonikern haben.

[22] Parajes S, Loidi L, Reisch N et al. Functional consequences of seven novel mutations in the CYP11B1 gene: four mutations associated with nonclassic and three mutations causing classic 11beta-hydroxylase deficiency. J Clin Endocrinol Metab 2010; 95 (2): 779–788

[23] Quinkler M, Bappal B, Draper N et al. Molecular basis for the apparent mineralocorticoid excess syndrome in the Oman population. Mol Cell Endocrinol 2004; 217 (1–2): 143–149

[24] Quinkler M, Stewart PM. Hypertension and the cortisol-cortisone shuttle. J Clin Endocrinol Metab 2003; 88 (6): 2384–2392

[25] Reincke M, Rump LC, Quinkler M et al. Risk factors associated with a low glomerular filtration rate in primary aldosteronism. J Clin Endocrinol Metab 2009; 94 (3): 869–875

[26] Rossi GP, Auchus RJ, Brown M et al. An expert consensus statement on use of adrenal vein sampling for the subtyping of primary aldosteronism. Hypertension 2014; 63 (1): 151–160

[27] Scholl UI, Goh G, Stolting G et al. Somatic and germline CACNA1D calcium channel mutations in aldosterone-producing adenomas and primary aldosteronism. Nat Genet 2013; 45 (9): 1050–1054

[28] Seccia T M, Fassina A, Nussdorfer GG et al. Aldosterone-producing adrenocortical carcinoma: an unusual cause of Conn's syndrome with an ominous clinical course. Endocr Relat Cancer 2005; 12 (1): 149–159

[29] Stewart PM, Krozowski ZS, Gupta A et al. Hypertension in the syndrome of apparent mineralocorticoid excess due to mutation of the 11β-hydroxysteroid dehydrogenase type 2 gene. Lancet 1996; 347: 88–91

[30] Stowasser M, Gordon RD, Tunny TJ et al. Familial hyperaldosteronism type II: five families with a new variety of primary aldosteronism. Clin Exp Pharmacol Physiol 1992; 19 (5): 319–322

[31] Tapolyai M, Uysal A, Dossabhoy NR et al. High prevalence of liddle syndrome phenotype among hypertensive US veterans in northwest Louisiana. J Clin Hypertens (Greenwich) 2010; 12 (11): 856–860

[32] White PC, Speiser PW. Congenital adrenal hyperplasia due to 21-hydroxylase deficiency. Endocr Rev 2000; 21 (3): 245–291

Kommentar: Ein guter Übersichtsartikel über das adrenogenitale Syndrom.

[33] Wilson FH, Disse-Nicodeme S, Choate KA et al. Human hypertension caused by mutations in WNK kinases. Science 2001; 293 (5532): 1107–1112

5.2 Phäochromozytom und Paragangliom

S. Fliedner, G. Eisenhofer, H. Lehnert

5.2.1 Einleitung

Das Paragangliom ist ein meist katecholaminproduzierender Tumor, der von chromaffinen Zellen ausgeht. Paragangliome, die den chromaffinen Zellen des Nebennierenmarks entstammen, werden als Phäochromozytome bezeichnet. Sofern nicht näher spezifiziert, umfasst der Begriff Paragangliom im Folgenden auch Phäochromozytome.

Cave

Paragangliome müssen unbedingt behandelt werden, da aufgrund unkontrollierter Katecholaminabgabe lebensgefährliche hypertensive Krisen auftreten können.

Die unterschiedlichen Lokalisationen, aber auch die biochemische und klinische Heterogenität des Paraganglioms erklären sich embryologisch. Chromaffine Zellen kommen bei Feten in vielen Organen vor; nach der Geburt degenerieren die meisten dieser Zellen und bleiben lediglich noch im Nebennierenmark und in den sympathischen Paraganglien erhalten.

Wichtig sind klinisch vor allem die Erkennung von malignen Paragangliomen sowie die einer möglicherweise zugrunde liegenden Genmutation und eines familiären Hintergrundes. Diese pathogenetische und morphologische Vielfalt ist Grundlage unterschiedlicher diagnostischer und therapeutischer Konzepte.

5.2.2 Epidemiologie

Exakte Daten zur Inzidenz und Prävalenz des Paraganglioms liegen nicht vor. Bei Patienten mit Dauerhochdruck wird die Prävalenz auf 0,05–0,1 % geschätzt [6]. Die Inzidenz für Paragangliome unabhängig von anderen Erkrankungen wird auf 2–8 Fälle/1 Mio. Einwohner im Jahr geschätzt [10]. Regional können aufgrund von „Founder Effects“ deutlich häufiger Paragangliome auftreten. Das Paragangliom kann in jedem Lebensalter auftreten, eine Geschlechtspräferenz besteht nicht. Ein Häufigkeitsgipfel scheint zwischen dem 30. und 40. Lebensjahr zu bestehen. Die Abklärung eines zufällig gefundenen Nebennierentumors ist außerordentlich bedeutsam, da ca. 5 % aller Inzidentalome Phäochromozytome sind. Bis zu 85 % aller Paragangliome zeigen eine intraadrenale Lage. Die übrigen 15 % entfallen auf Paragangliome des Kopf-Hals-Bereiches und extraadrenale, sympathische Paraganglien [9]. Die sympathischen Paragangliome verteilen sich überwiegend auf intraabdominelle Paraganglien. Raritäten sind mediastinale und andere intrathorakale Lokalisationen sowie Befall der Prostata, Blase oder des Rektums.

Das **Risiko einer Malignität** des Paraganglioms liegt bei ca. 15 %, allerdings gibt es in Abhängigkeit von zugrunde liegender Mutation und Tumorlokus erhebliche Unterschiede. Das Malignitätsrisiko bei abdominalen und thorakalen Paragangliomen liegt bei ca. 35 % [9], und wenn eine Mutation der Succinat-Dehydrogenase Untereinheit B vorliegt, sogar bei 40–70 % [1], [4].

Tab. 5.1 Klassifikation des familiären Paraganglioms.

Syndrom	Gen	häufige weitere Manifestation
Morbus Hippel-Lindau, Typ 2A, B, C	VHL	• A: Hämangioblastome/Angiome der Retina und des ZNS, Zysten in Niere und/oder Pankreas • B: wie A und klarzelliges Nierenkarzinom
multiple endokrine Neoplasie, Typ 2A und B	RET	• 2A: medulläres Schilddrüsenkarzinom, primärer Hyperparathyreoidismus, Lichen amyloidosus • 2B: medulläres Schilddrüsenkarzinom, mukokutanes Neurom, Skelettdeformität, Gelenküberdehnung, intestinales Ganglioneurom (Morbus Hirschsprung)
Neurofibromatose Typ 1 (Morbus Recklinghausen)	NF1	Neurofibrome, Café-au-lait-Flecken, kleinfleckige Hyperpigmentierung im Bereich der Achseln oder Leistengegend, Iris-Hamartom (Lisch-Knoten), Knochendeformitäten, Gliome des ZNS, Makrozephalie, kognitive Defizite, medulläres Schilddrüsenkarzinom, Nebenschilddrüsentumor, periphere Nervenscheidentumor
familiäres Paragangliom Typ 1	SDHD	klarzelliges Nierenkarzinom, Schilddrüsenadenom, gastrointestinaler Stromatumor[1], Lungenchondrom[1]
familiäres Paragangliom Typ 2	SDHAF2	unbekannt
familiäres Paragangliom Typ 3	SDHB	klarzelliges Nierenkarzinom, Schilddrüsenadenom, Neuroblastom, evtl. Brust- und Schilddrüsenkrebs, gastrointestinaler Stromatumor[1], Lungenchondrom[1]
familiäres Paragangliom Typ 4	SDHC	klarzelliges Nierenkarzinom
familiäres Paragangliom Typ 5	SDHA	klarzelliges Nierenkarzinom, Schilddrüsenadenom, gastrointestinaler Stromatumor[1], Lungenchondrom[1]
familiäres Paragangliom	TMEM127, MAX, FH	nicht bekannt
Erythrozytose und/oder Paragangliom	VHL, PHD2, HIF2A	Erythrozytose (bei HIF2A auch Somatostatinome, i. d. R. somatische Mutation)

[1]Gemeinsames Auftreten von Paragangliom, gastrointestinalem Stromatumor und Lungenchondrom kennzeichnen das Carney-Stratakis-Syndrom.

5.2.3 Definition und Klassifikation

Wie eingangs erwähnt, sprechen wir von einem Phäochromozytom, wenn dieser Tumor von den chromaffinen Zellen des Nebennierenmarks ausgeht. Bei Tumoren, die aus den extraadrenalen chromaffinen Zellen stammen, kann zwischen sympathischen Paragangliomen des Rumpfes und parasympathischen Paragangliomen des Kopf-Hals-Bereiches unterschieden werden. Die Produktion von Katecholaminen ist keine notwendige Voraussetzung für das Vorliegen eines Paraganglioms; insbesondere bei Paragangliomen des Kopf-Hals-Bereiches und bei bestimmten familiären Formen kommen auch asekretorische Tumoren vor.

Neben der Lokalisation wird unterschieden in benigne und maligne Paragangliome; die Einteilung richtet sich ausschließlich nach dem Vorhandensein von Metastasen in Organen, die normalerweise kein chromaffines Gewebe enthalten. Histologische Kriterien, z. B. Gefäßinvasionen, sind kein zuverlässiges Kriterium der Malignität.

Weiterhin ist von wesentlicher Bedeutung die Einteilung des Paraganglioms in sporadische und familiäre Formen. Familiäre Paragangliome stehen im Zusammenhang mit Keimbahnmutationen in einer Reihe von Suszeptibilitätsgenen (siehe Kap. 5.2.6). Für einige dieser familiären Paragangliome sind weitere Manifestationen typisch. Die besser bekannten Syndrome, mutierten Gene und übliche weitere Manifestationen sind in ▶ Tab. 5.1 zusammengefasst.

5.2.4 Pathogenese und Pathophysiologie

Die Pathogenese des Paraganglioms lässt sich in über 30 % der Fälle auf definierte Keimbahnmutationen zurückführen [17]. Bis zu 25 % der übrigen Fälle können auf gewebsspezifische Mutationen der entsprechenden Gene zurückgeführt werden [5]. Die übrigen Fälle werden als sporadisch klassifiziert.

Basierend auf ihrem globalen Expressionsmuster lassen sich Paragangliome in 2 Hauptcluster unterteilen, die sich mutationsspezifisch in weitere Subcluster unterteilen lassen:

- **Cluster-1-Paragangliome** zeichnen sich durch vermehrte Expression von Genen aus, die üblicherweise durch Hypoxie induziert werden. Daher werden sie auch als pseudohypoxisch bezeichnet. Zu ihnen gehören Paragangliome mit inaktivierenden Mutationen der Succinat-Dehydrogenase (SDH) A, B, C, D, dem SDH-assoziierten Faktor 2 (SDHAF2), der Fumarat-Hydratase (FH), dem von-Hippel-Lindau-Gen (VHL), und möglicherweise der Isocitrat-Dehydrogenase (IDH) und Prolyl-Hydroxylase 2 (PHD2), sowie Überaktivierung vom Hypoxie-induzierten Faktor 2α (HIF2α).

- **Cluster 2-Paragangliome** sind durch eine erhöhte Aktivierung von Kinase-Signalwegen gekennzeichnet und beinhalten Paragangliome mit Mutationen in der Rezeptor-Tyrosinkinase (RET), dem Neurofibromatose-1-Gen (NF1), Transmembranprotein 127 (TMEM127), Kinesin-Family-Member 1B (KIF1B) und Myc-assoziierten Faktor (MAX), sowie möglicherweise K-RAS- und H-RAS-Mutationshintergrund.

Sporadische Paragangliome entfallen auf beide Cluster.

Für beide Cluster konnten klare Genotyp-Phänotyp-Zusammenhänge identifiziert werden, die schematisch in ▶ Abb. 5.1 gezeigt sind. Cluster-1-Paragangliome produzieren im Allgemeinen kein Adrenalin. Sie entstehen überwiegend extraadrenal, und multiple Tumoren sind keine Seltenheit. Die Tendenz zur Malignität ist insbesondere im Fall von SDHB-Mutationen hoch.

Cluster 2-Tumoren zeichnen sich durch Produktion von Adrenalin aus und entstehen in erster Linie im Nebennierenmark. Sie treten häufig bilateral auf und zeigen nur eine geringe Metastasierungstendenz.

Die Anzahl an bekannten Suszeptibilitätsgenen für Paragangliome hat sich in den letzten 5 Jahren fast verdreifacht. Weitreichende Übereinstimmungen im Expressions- und Sekretionsmuster sporadischer Paragangliome mit Cluster-1- oder -2-Tumoren legen nahe, dass auch in den bisher als sporadisch klassifizierten Tumoren die entsprechenden Signalkaskaden verändert sind.

5.2.5 Klinik

Das **Leitsymptom** des Paraganglioms ist die **schwere, praktisch immer therapierefraktäre Hypertonie** als Ausdruck der Katecholamin-Mehrsekretion. In etwa jeweils der Hälfte der Fälle liegt ein Dauerhochdruck bzw. ein intermittierender Hochdruck vor. Typisch ist auch die Beschwerde-Trias von **Kopfschmerzen, Schwitzen und Tachykardien**. Die wesentlichen Begleitsymptome des Paraganglioms sind in ▶ Tab. 5.2 genannt.

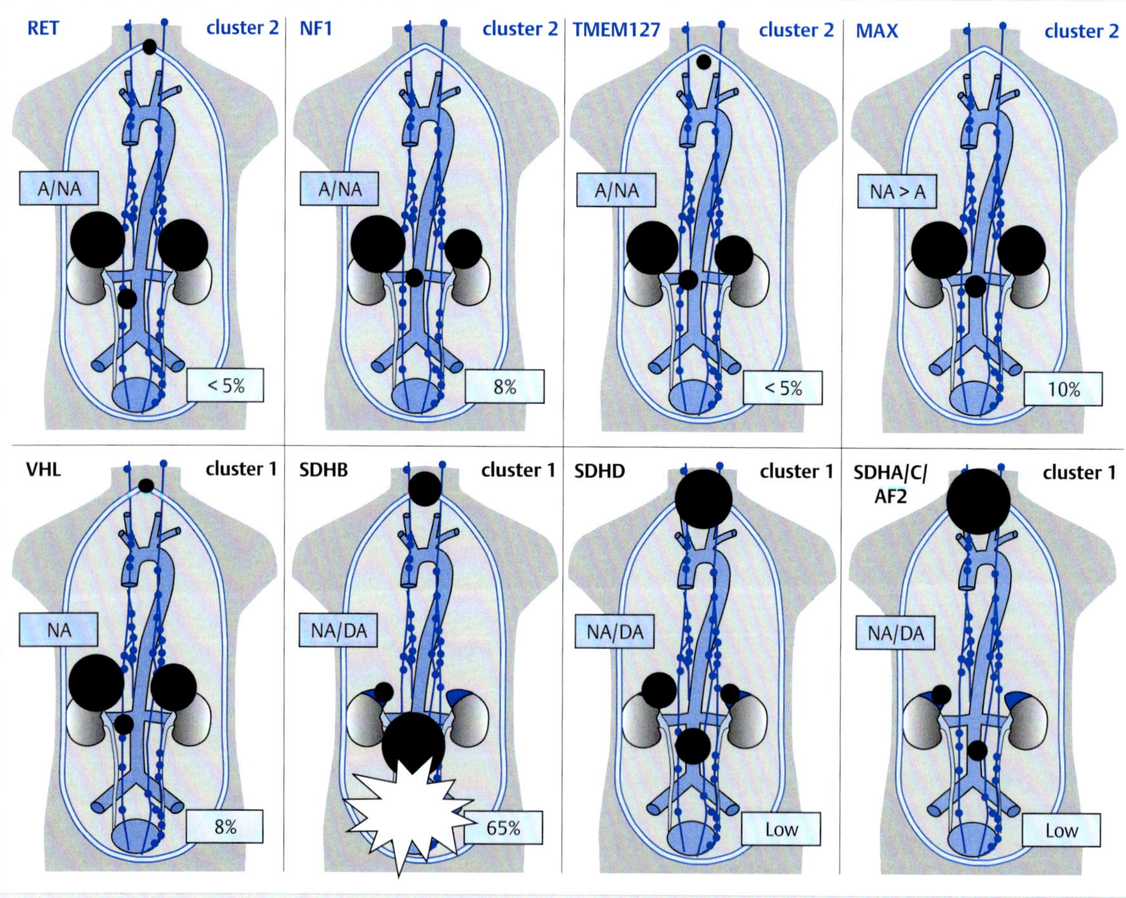

Abb. 5.1 Schematische Darstellung der Genotyp-Phänotyp-Korrelation bei Paragangliomen. Die schwarzen Kreise zeigen an, in welcher Körperregion bei den jeweiligen Mutationen bevorzugt Paragangliome auftreten; je größer der Durchmesser, desto höher die Tumorfrequenz in der entsprechenden Körperregion. Die angegebene Prozentzahl zeigt das Malignitätsrisiko an. DA: Dopamin; A: Adrenalin; NA: Noradrenalin.

Tab. 5.2 Wichtigste Begleitsymptome beim Paragangliom (Quelle: [18]).

Symptom	Häufigkeit (%)
Kopfschmerzen	60–80
Tachykardie/Palpitationen	50–70
dauerhafte Hypertonie	50–60
paroxysmale Hypertonie	40–60
Schwitzen	
Glukoseintoleranz/Diabetes	40–50
Blässe	35–45
Angstgefühle	20–40
Gewichtsverlust	
Übelkeit	20–25
orthostatische Hypertonie	10–20
Flush	
Dyspnoe	
Schwindel	

Aufgrund verbesserter bildgebender Verfahren und vermehrten Screenings bei Familienmitgliedern von Betroffenen werden Paragangliome auch immer häufiger bei beschwerdefreien und normotensiven Patienten diagnostiziert.

Merke M!

Es werden immer wieder Fälle von klinisch sehr untypischen Paragangliomen beobachtet, sodass bei den meisten, unbedingt aber den klinisch auffälligen und therapieresistenten Hypertonie-Patienten eine gründliche Abklärung möglicher Ursachen erfolgen muss.

Klinisch findet sich im Rahmen einer multiplen endokrinen Neoplasie 2a/b mit dem Leitsymptom des medullären Schilddrüsenkarzinoms bei der MEN-2a zusätzlich ein primärer Hyperparathyreoidismus, bei der MEN-2b auch nicht endokrine Zeichen, wie insbesondere knöcherne Veränderungen und eine Ganglioneuromatose des Gastrointestinaltrakts. Beim von-Hippel-Lindau-Syndrom finden sich je nach zugrunde liegender Mutation besonders Hämangiome im ZNS, der Retina sowie auch Tumoren des Pankreas, der Nieren, Hoden und Nebenhoden (▶ Tab. 5.1).

Bei Mutationen der SDH-Gene bilden sich typischerweise Paragangliome, Tumoren der Nieren, gastrointestinale Stromatumoren und Lungenchondrome sowie möglicherweise Brust- und Schilddrüsentumoren. Gemeinsames Auftreten von Paragangliom, gastrointestinalem Stromatumor und Lungenchondrom kennzeichnen das **Carney-Stratakis-Syndrom**. Bei Mutationen des SDHD-Gens treten vor allem Paragangliome im Kopf-Hals-Bereich auf, die in weniger als 30 % der Fälle eine Hypersekretion von Katecholaminen und ihren Metaboliten zeigen. Bei einer Mutation des SDHB-Gens treten meist sympathische, extraadrenale Paragangliome auf, und das Risiko maligner Erkrankungen ist besonders hoch.

Mutationen des VHL-, HIF2α- und PHD2-Gens können auch zu Polyzythämie führen.

Die familiären Formen von Paragangliomen mit üblichen weiteren Manifestationen sind in ▶ Tab. 5.1 dargestellt.

Prinzipiell ähneln bei malignen Paragangliomen die klinischen Zeichen denen des benignen Tumors; sie sind auch hier meist Folge der erhöhten Hormonsekretion. Das Risiko maligner Erkrankung ist bei einem Tumordurchmesser > 5 cm, extraadrenaler Lage und SDHB-Mutationen erhöht. Die häufigsten Metastasierungsorte sind das Skelett, die Lymphknoten, Lunge und Leber. Selten treten retroperitoneale Metastasen auf. In einzelnen Fällen wurden auch Metastasen in ZNS, Pleura und Niere beschrieben.

5.2.6 Diagnostik

Biochemische Diagnostik

In der biochemischen Diagnostik hat sich ein eindeutiger Wechsel von der Bestimmung der freien Katecholamine Adrenalin und Noradrenalin im 24h-Urin als Screening-Verfahren hin zur Bestimmung der Metanephrine in Plasma oder Urin ergeben. Gemäß aktueller Studien werden dabei im Mittel Sensitivitäten und Spezifitäten von 97,5 % und 98,0 % (Plasma) und 89,0 % und 74,5 % (Urin) erreicht.

Die Bestimmung des Metanephrins (Metabolit des Adrenalins) und Normetanephrins in Plasma und Urin sowie des Methoxytyramins (Metabolit des Dopamins) im Plasma hat sich durchgesetzt, weil diese Substanzen kontinuierlich gebildet und ins Blut abgegeben werden. Darüber hinaus zeigen Metanephrine im Vergleich zu Katecholaminen eine deutlich verlängerte Halbwertszeit im Blut. Damit liegt die große Bedeutung der Metanephrine darin, dass sie unabhängig von der regulierten, oft intermittierend auftretenden Katecholaminsekretion pathologische und damit diagnostisch verwertbare Befunde reflektieren (▶ Abb. 5.2). Die Bestimmung von Dopamin oder Metoxytyramin ist aufgrund ihrer physiologisch hohen Konzentration im Urin nicht sensitiv. Obsolet ist die Bestimmung der Vanillin-Mandelsäure.

Von ausschlaggebender Bedeutung für eine korrekte Diagnose ist das analytische Verfahren und die Wahl geeigneter, insbesondere beim Plasma-Normetanephrin altersangepasster oberer Referenzwerte [8]. Die Blutabnahme durch einen Venenverweilkathether nach mindestens 20-minütiger Ruhelage ist notwendige Voraussetzung für hohe diagnostische Sensitivität für Plasma-Metanephrine [7]. Im Fall eines positiven Befundes nach Blutabnahme im Sitzen sollte dieser zunächst nach Blutentnahme in Ruhelage bestätigt werden, da die Rate falsch positiver Ergebnisse nach Blutentnahme im Sitzen im nicht nüchternen Zustand fast 6-fach erhöht ist. Beim 24h-Urin ist es

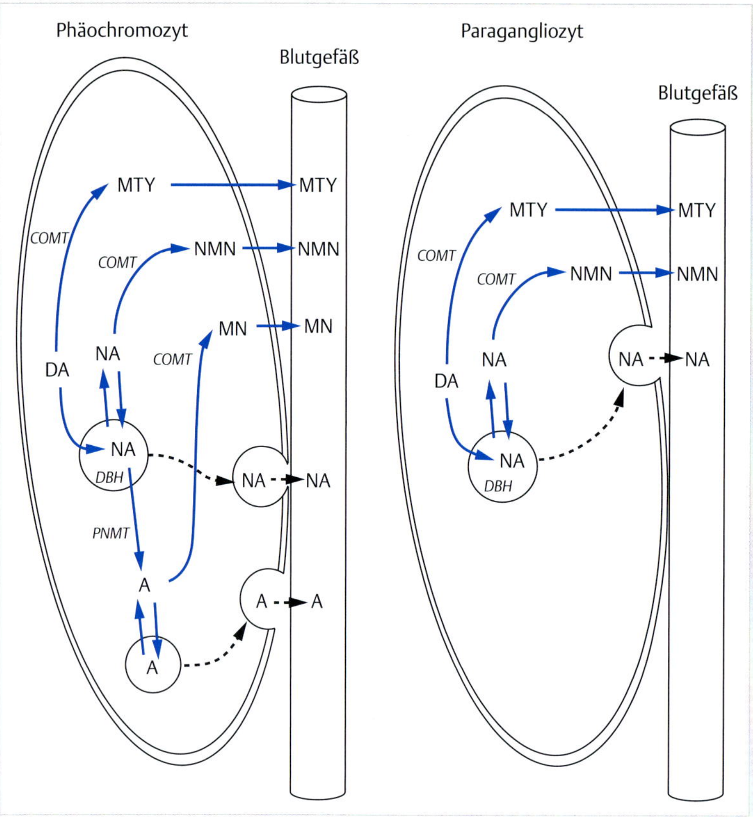

Abb. 5.2 Schematische Darstellung der Abgabe von Katecholaminen und Metanephrinen aus Phäochromozyten und Paragangliozyten. Adrenalin (A) und Noradrenalin (NA) werden in Vesikeln gespeichert und über kontrollierte Exozytose sezerniert (blaue Pfeile). Die Catechol-O-Methyltransferase (COMT) metabolisiert die Katecholamine zu Metanephrin (MN), Normetanephrin (NMN) und Metoxytyramin (MTY), welche kontinuierlich ans Blut abgegeben werden. In Phäochromozyten können oft sowohl Noradrenalin als auch Adrenalin und deren Metabolite gebildet werden. In Paragangliozyten hingegen kommt keine Phenylethanolamin-N-Methyltransferase (PNMT) vor; daher produzieren sie kein Adrenalin und Metanephrin.

dringend erforderlich, dass der Patient zuverlässig sämtliche im entsprechenden Zeitraum erfolgenden Blasenentlehrungen vollständig sammelt.

Die Bestimmung der Metanephrine sollte in spezialisierten Labors mittels Massenspektrometrie erfolgen. Immunoassays können insbesondere beim Normetanephrin zu falsch negativen Befunden führen.

Übersteigen die Metanephrine den oberen Referenzwert, liegt mit hoher Sicherheit ein Paragangliom vor. Differenzierte Betrachtung der erhöhten Katecholamin-Metaboliten erlaubt Rückschlüsse über Tumorlokalisation, Mutationshintergrund und sogar Dignität (s. u.).

So sind Cluster-2-Paragangliome durch Produktion von Metanephrin (Adrenalin) gekennzeichnet. Bei ausschließlich Metanephrin (Adrenalin)-produzierenden Tumoren ist von einer Lokalisation im Nebennierenmark auszugehen. Mutationen im NF1- oder RET-Gen sind wahrscheinlich. Bei TMEM127-Mutationen sind üblicherweise Metanephrin und Normetanephrin erhöht, die Tumoren können auch außerhalb des Nebennierenmarks lokalisiert sein (▶ Abb. 5.1). Bei Paragangliomen mit MAX-Mutationen ist ein intermediäres Sekretionsverhalten typisch; die Normetanephrinwerte sind üblicherweise erhöht, während Metanephrin nicht notwendigerweise erhöht sein muss.

Ausschließlich Normetanephrin produzierende Tumoren gehören prinzipiell zum Cluster 1. Bei Tumorlokalisation im Nebennierenmark ist eine VHL-Mutation wahrscheinlich. Erhöhte Werte für Methoxytyramin können auf extraadrenale Paragangliome, auch im Kopf-Hals-Bereich, hinweisen. Darüber hinaus konnte auch ein Zusammenhang zwischen erhöhtem Methoxytyramin und Metastasen gezeigt werden. Methoxytyramin-Werte oberhalb von 0,2 nmol/l können ebenso wie ein Tumordurchmesser von über 5 cm ein Anzeichen für Metastasen sein [20].

Bei grenzwertigen Befunden müssen zunächst mögliche interferierende Substanzen ausgeschlossen werden, und die Untersuchung muss wiederholt werden. Bei wiederholt grenzwertigen Befunden wird zur Bestätigung der **Clonidin-Suppressionstest** angewandt. Clonidin ist ein zentral wirksamer präsynaptischer α_2-Agonist, der die Freisetzung von Noradrenalin aus sympathischen Nervenendigungen supprimiert. Ein pathologisches Ergebnis liegt mit hoher Spezifität vor, wenn das Normetanephrin weder in den Normbereich noch um mindestens 40 % des Ausgangswerts abfällt.

Ein weiterer diagnostischer Marker kann Chromogranin A sein, das mit einer Sensitivität von bis zu 90 % bei Paragangliom-Patienten erhöht ist. Allerdings ist die Spezifität gering, sodass hier die diagnostische Bedeutung überschaubar ist.

Aufgrund deutlich verbesserter Möglichkeiten der nicht invasiven Tumorlokalisation und mit spezifischen funktionellen bildgebenden Verfahren hat die Anwendung von immer unter α-Blockade durchzuführenden Venenkathetern mit seitengetrennter Blutentnahme aus den Nebennierenvenen zur selektiven Katecholaminbestimmung kaum noch Bedeutung; eine der äußerst seltenen Indikationen wäre der Ausschluss eines kontralateralen Adenoms bei bilateraler Raumforderung in den Nebennieren und uneindeutigem Befund funktioneller Bildgebung (MIBG und Somatostatinrezeptor-Imaging, s. u.).

Merke **M!**

Bei der Bestimmung der Katecholamine und deren Metabolite ist darauf zu achten, dass einige Medikamente mit den Testergebnissen interferieren. Falsch positive Werte können aus der Einnahme von α-Blockern (z. B. Phenoxybenzamin, Doxazosin), trizyklischen Antidepressiva, SSRI, Methyldopa, Levodopa, Koffein, Nikotin, Kalziumkanal-Blockern, Sympathomimetika (z. B. Amphetamine, Ephedrin) und MAO-Inhibitoren resultieren. Darüber hinaus können Labetolol und Sympathomimetika die spektrofotometrische Analytik stören. Die HPLC-Analytik kann durch Kaffee (auch entkoffeiniert), Sotalol, Buspiron, Paracetamol, Levodopa und Metyldopa beeinflusst werden [14].

Da auch einige Nahrungsmittel für Interferenz sorgen, sollte die Blutabnahme nüchtern erfolgen. Insbesondere Koffein sollte dringend gemieden werden.

Lokalisationsdiagnostik und bildgebende Verfahren

Nach Sicherung der klinischen Diagnose eines Paraganglioms ist die Lokalisierung des Tumors notwendig. Dabei ist zu berücksichtigen, dass multifokale Paragangliome und Metastasen vorliegen können. Insbesondere bei einem Diagnosealter unter 25 Jahren treten vermehrt multifokale Tumore auf. Bei Kindern treten in 19–38 % der Fälle bilateral adrenale Tumoren auf, und in etwa 8–43 % extraadrenale Paragangliome [12]. Bei Erwachsenen sind die Tumoren in ca. 85 % Phäochromozytome (intraadrenal), bis zu 20 % davon treten bilateral auf und nur etwa 15 % sind extraadrenale, sympathische Paragangliome oder parasympathische Paragangliome des Kopf-Hals-Bereiches [9]. Der Ausschluss von Metastasen ist insbesondere bei Patienten mit einem Primärtumor von über 5 cm Durchmesser, abdominalen Paragangliomen und SDHB-Mutationen wichtig.

Zunächst sollte also die anatomische Lokalisierung per Magnetresonanz- oder Computertomografie (MRT oder CT) erfolgen [14]. Die Sensitivität von kontrastmittelverstärkter CT liegt zwischen 88 und 100 %.

Paragangliome lassen sich oft hochspezifisch anhand von funktionellen Bildgebungsmethoden darstellen. Die Sensitivität dieser Methoden variiert jedoch abhängig von Tumorlokalisation und Mutationshintergrund.

Weit verbreitet für die Lokalisationsdiagnostik von Paragangliomen ist die **Szintigrafie mit ^{123}Metaiodobenzylguanidin** (^{123}I-MIBG). Diese Substanz ist ein Guanethidin- und Noradrenalinanalog mit hoher intrinsischer Affinität für chromaffine Zellen und wird über einen energie- und natriumabhängigen spezifischen Transportmechanismus in die Zellen aufgenommen; zu einem geringeren Teil erfolgt die Aufnahme unspezifisch, also per Diffusion. MIBG kann mit ^{123}I und ^{131}I markiert werden, wobei heute für die Diagnostik nur ^{123}I-MIBG verwendet wird. Gründe hierfür sind vor allem die zur Abbildung notwendige nahezu optimale Photonenenergie (159keV), die kürzere Halbwertszeit von 13,2h und ein besseres Verhältnis von Strahlungsdosimetrie pro MBq. Die empfohlene Dosis beträgt für Erwachsene 200–400MBq, für Kinder je nach Gewicht zwischen 80 und 400MBq [21]. Eine Reihe von Medikamenten kann mit der MIBG-Szintigrafie interferieren und sollte nach Möglichkeit vorher abgesetzt werden [3].

Die MIBG-Szintigrafie erreicht eine Sensitivität von 83–100 % bei einer Spezifität von 95–100 %. Die Sensitivität verringert sich beträchtlich für Paragangliome (52–75 %), insbesondere im Kopf-Hals-Bereich (18–50 %). Im Fall von SDH oder VHL mutationsbedingten Tumoren kann die Sensitivität verringert sein. MIBG-Szintigrafie empfiehlt sich nicht zur Abschätzung des Ausmaßes maligner Erkrankungen, da Metastasen nicht immer komplett abgebildet werden [21].

Die **Somatostatinrezeptor-Szintigrafie** (^{111}In-Octreotid-Szintigrafie) ist eine sehr wertvolle Ergänzung der Lokalisationsdiagnostik, insbesondere bei Verdacht auf maligne Paragangliome. Somatostatinrezeptoren finden sich im Paragangliomgewebe, insbesondere SST 2- und SST 4-Rezeptoren sind beschrieben worden, kürzlich aber auch SST 3-Rezeptoren. Die Sensitivität und Spezifität ist insbesondere bei Kopf-Hals-Paragangliomen hoch (89–100 %). Für abdominale Paragangliome ist sie jedoch niedriger als die der MIBG-Szintigrafie. Allerdings lassen sich MIBG-negative Tumoren und Metastasen gegebenenfalls mithilfe von Somatostatinanaloga darstellen. Diese Technik sollte daher beim malignen Paragangliom ergänzend eingesetzt werden.

Die empfohlene Dosis beträgt 185–222MBq bei Erwachsenen und 5MBq/kg bei Kindern [21].

Als **Indikationen für den Einsatz der Szintigrafie** sind hauptsächlich

- die diagnostische Bestätigung eines biochemisch inaktiven Paraganglioms,
- die Abklärung der Eignung zu gezielter Radiotherapie bei malignem Paragangliom

zu nennen.

Weitere Lokalisationsmethoden, die in vielen Fällen der Szintigrafie weit überlegen sind, sind die Fluorodeoxyglukose (FDG)-Positronenemissionstomografie (PET) und Fluorodihydroxyphenylalanin (FDOPA)-PET. Fluorodeoxyglukose wird in Zellen mit hoher metabolischer Aktivität angereichert, und ist somit nicht spezifisch für chromaffine Zellen. Nichtsdestotrotz hat sich die FDG-PET als besonders sensitiv in der Darstellung von Paragangliomen und Metastasen bei SDH-Patienten erwiesen. Ein weiterer Vorzug der FDG-PET ist, dass sie auch andere Tumoren, die im Rahmen eines der familiären Syndrome häufig vorkommen, zuverlässig detektieren kann (gastrointestinale Stromatumoren, Nierenkarzinome, Pankreastumoren, medulläre Schilddrüsenkarzinome, Tumoren der Hypophyse) [21].

Empfohlene Dosis sind 2–5MBq/kg [21].

Im Gegensatz zu der FDG-PET ist die FDOPA-PET spezifisch für Gewebe mit Aminosäuretransportern. FDOPA bindet an diese Rezeptoren und wird in FDopamin metabolisiert, welches sich in Katecholamin-Speichervesikeln anreichert. Die empfohlene Dosis beträgt 4MBq/kg. Die Sensitivität liegt zwischen 81 und 100 %, wobei sie für Phäochromozytome und Kopf-Hals-Paragangliome besonders hoch (~100 %), für SDHB-mutationsbedingte Tumoren jedoch sehr gering ist (20 %). Die Spezifität ist mit der der MIBG-Szintigrafie vergleichbar [21].

Ein weiterer Tracer, der eine hochspezifische Abbildung von Paragangliomen in der PET erlaubt, ist das Fluorodopamin (FDA). Bisher wird die FDA-PET allerdings nur experimentell und erst an wenigen Zentren eingesetzt.

Darüber hinaus gibt es Tracer, die in der PET eine Darstellung der Somatostatinrezeptoren ermöglichen (DOTATOC, DOTANOC und DOTATE). Die empfohlene Dosis beträgt hier zwischen 100 und 200MBq [21]. Umfangreiche Studien zu Sensitivität und Spezifität bei Paragangliomen stehen noch aus, allerdings gibt es Hinweise darauf, dass insbesondere bei aggressiven Paragangliomen die Somatostatinrezeptor-PET der MIBG-Szintigrafie überlegen ist. Wie bei der Somatostatinrezeptor-Szintigrafie sollten Somatostatinanaloga vorher abgesetzt werden, um eine kompetitive Bindung an die Rezeptoren zu vermeiden. Depotpräparate sollten 3–4 Wochen vor der Untersuchung gegen Kurzzeitpräparate ersetzt werden, die dann einen Tag vor der Untersuchung abgesetzt werden.

Die sonografische Lokalisation zeigt je nach Größe des untersuchten Kollektivs und natürlich auch in Abhängigkeit von der Erfahrung des Untersuchers eine Sensitivität zwischen 75 und 95 %. Die Sonografie bietet gegenüber den anderen Verfahren keine zusätzliche diagnostische Präzision und ist daher nicht zu empfehlen. Bei Kindern, Schwangeren oder Patienten, die bereits hohen Strahlendosen ausgesetzt waren, sollten strahlungsintensive Verfahren vermieden werden. Hier ist in erster Linie die MRT, aber möglicherweise auch die Sonografie hilfreich. Sofern bei stillenden Müttern eine radiologische Untersuchung durchgeführt wird, ist darauf zu achten, dass eine Stillpause entsprechend der Abklingzeit des eingesetzten Tracers eingehalten wird.

Merke **M!**

Es muss dringend darauf hingewiesen werden, dass anatomische und funktionelle Bildgebung als komplementäre Verfahren zu sehen sind; vor allem angesichts der Möglichkeit einer multiplen Tumorbildung und malignen Entartung ist dies zu fordern. Dabei sollte aufgrund der hohen räumlichen Auflösung primär eine CT durchgeführt werden. Wenn Minimierung der Strahlenbelastung erforderlich ist (Schwangere, Kinder, Patienten mit Keimbahnmutation in einem der Suszeptibilitätsgene), sollte ersatzweise eine MRT durchgeführt werden.

▶ Abb. 5.3 fasst das diagnostische Vorgehen bei Paragangliomen zusammen. Weitere Informationen bietet [14].

Genetische Diagnostik

Die genetische Diagnostik beim Paragangliom ist unverzichtbar, da bis zu 40 % aller Patienten mit Paragangliomen Keimbahnmutationen in einem der Suszeptibilitätsgene tragen. Dabei ist eine syndromische Präsentation nicht immer gegeben, und bei rund einem Viertel aller Patienten mit vermeintlich sporadischen Paragangliomen liegt eine Mutation vor. Am häufigsten sind SDHB-, SDHD-, VHL- und RET-Mutationen. NF1- und SDHC-Mutationen sind selten (ca. je 5 % der mutationsbedingten Paragangliome). Mutationen in den übrigen genannten Suszeptibilitätsgenen machen einen sehr geringen Anteil der mutationsbedingten Paragangliome aus.

Die genetische Diagnostik umfasst die sichere und rechtzeitige Identifizierung von Mutationsträgern bei familiären Paragangliomerkrankungen, also insbesondere bei der MEN-2a/b, von-Hippel-Lindau-Syndrom und den Succinat-Dehydrogenase-Genmutationen (SDH). Eine genetische Diagnostik der Neurofibromatose Typ 1 ist aufgrund der typischen klinischen Symptomatik verzichtbar.

Bei einem Teil der tumorbedingenden Mutationen liegt eine monoallelische Überaktivierung des entsprechenden Gens vor (RET, HIF2A, vermutlich H-RAS, K-RAS). Bei den übrigen liegt ein Funktionsverlust vor. Dieser wird durch Mutation des entsprechenden Gens auf einem Allel bei gleichzeitiger Unterdrückung der Expression vom zweiten Allel bedingt (SDHA, B, C, D, SDHAF2, FH, VHL, PHD2, MAX, TMEM127, NF1, IDH, KIF1β).

Patienten mit Mutationen des NF1-, RET-, MAX- und TMEM127-Gens sind in der Regel bei Diagnose 10–15 Jahre älter als Patienten mit Cluster-2-Tumoren. Der häufigste Tumorort für MEN-, NF1-, TMEM127- und MAX-Patienten sind die Nebennieren. Bei MAX-Mutationen kommen auch extraadrenale Paragangliome vor. Im Fall von TMEM127-Mutationen können sowohl extraadrenale Paragangliome im Rumpf als auch im Kopf-Hals-Bereich auftreten.

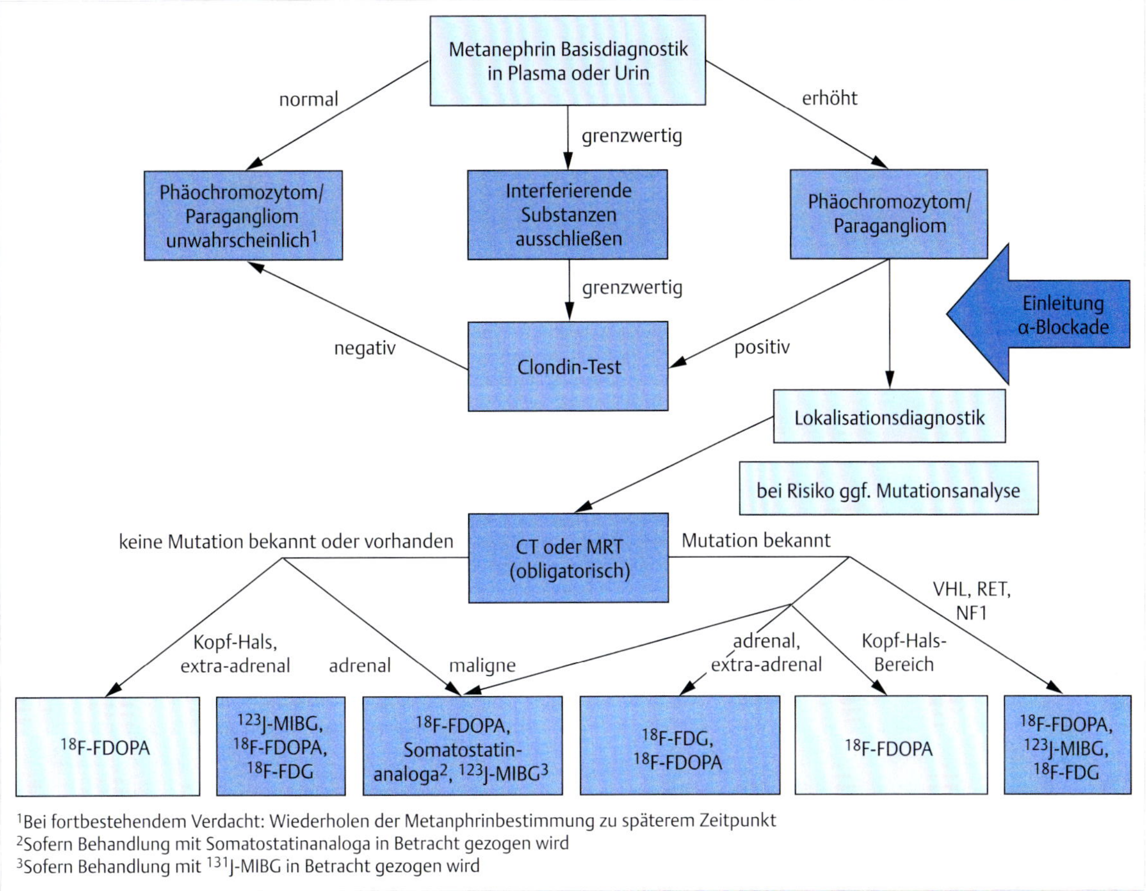

Abb. 5.3 Zusammenfassung des diagnostischen Vorgehens bei Paragangliom (Mit freundlicher Genehmigung von Glandula, Netzwerk Hypophysen- und Nebennierenerkrankungen e. V.).

Genomische VHL-Mutationen werden in nahezu 100 % der VHL-Familien gefunden, mehr als 96 % der Patienten weisen Missense-Mutationen auf. Klinisch werden VHL-Familien nach Abwesenheit (Typ 1) oder Anwesenheit des Paraganglioms (Typ 2) klassifiziert. Die häufigste Lokalisation eines Paraganglioms bei VHL-Mutation ist die Nebenniere. Es kommen häufig bilaterale Phäochromozytome, aber auch extraadrenale Tumore vor.

Mutationen der SDH-Untereinheiten, die die mitochondrialen Komplex-2-Untereinheiten konstituieren, sind in erster Linie für die Entwicklung familiärer Paragangliome verantwortlich. Mutationen der SDHA, SDHC, und SDHAF2 führen vor allem zu Paragangliomen im Kopf-Hals-Bereich (familiäres Paragangliom Typ 5, 4, und 2), Mutationen der SDHB zu extraadrenalen Paragangliomen mit hohem Malignitätsrisiko (familiäres Paragangliom Typ 3), Mutationen der SDHD ebenfalls zu Paragangliomen im Kopf-Hals-Bereich, oft multifokal mit und ohne assoziiertes Phäochromozytom (familiäres Paragangliom Typ 1).

Der Erbgang bei MAX, SDHD und SDHAF2 erfolgt über maternales Imprinting, der der anderen Suszeptibilitätsgene über maternale oder paternale Vererbung.

Insbesondere bei Mutationen der Succinat-Dehydrogenase-Untereinheiten und MAX ist eine familiäre Vorbelastung nicht notwendigerweise zu erkennen. Hinweise auf eine Keimbahnmutation können dann ein Diagnosealter unter 45 Jahre, synchron oder asynchron multifokale Paragangliome, bilaterale Phäochromozytome, rezidive oder maligne Paragangliome sein.

Sofern Tumormaterial vorhanden ist, kann eine immunohistochemische Färbung für SDHB und SDHA Hinweise auf Mutationen in diesen Genen liefern. Dabei ist im Tumorgewebe im Fall von Mutationen aller SDH-Untereinheiten keine SDHB-Färbung vorhanden, im Fall von SDHA-Mutation sind SDHB- und SDHA-Färbung negativ.

Insbesondere bei extraadrenalen und malignen Paragangliomen ist das genetische Screening auf eine SDH-Mutation unverzichtbar. Ein Entscheidungsbaum für das diagnostische Vorgehen ist in ▶ Abb. 5.4 dargestellt.

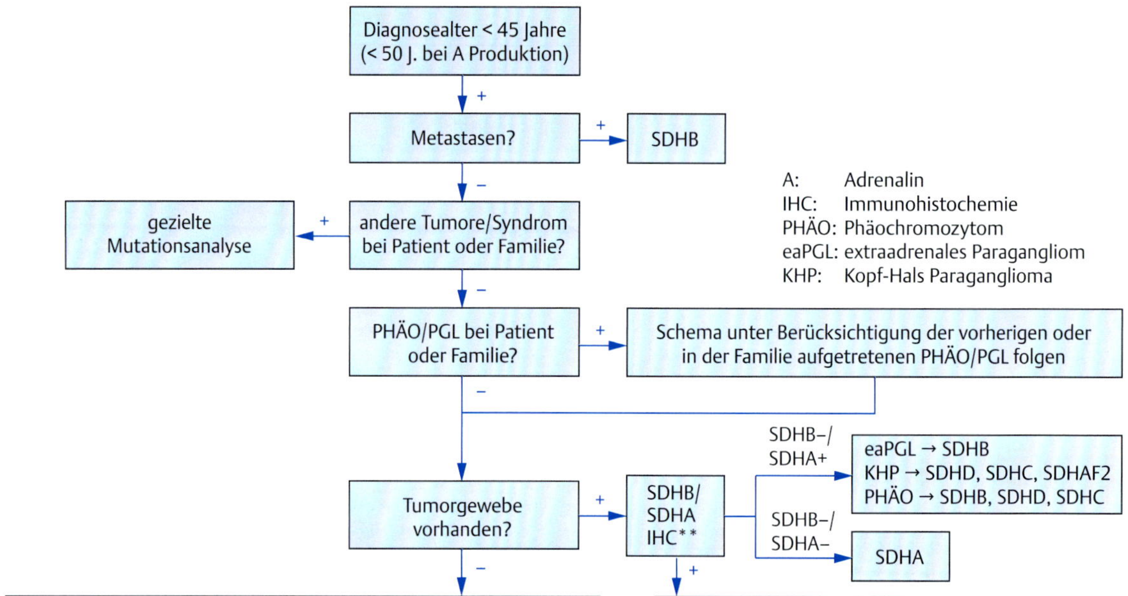

	adrenerg	noradrenerg	dopaminerg
PHÄO	RET, NF1, TMEM127	VHL, SDHB, MAX, KIF18β	SDHB, SDHD, SDHC, SDHA
eaPGL	RET, NF1, TMEM127	VHL, SDHB, MAX,	SDHB, SDHD, SDHC, SDHA
KHP	TMEM127	VHL, SDHB, SDHD, SDHC	SDHD, SDHB, SDHC, SDHA, SDHAF2

	adrenerg	noradrenerg
PHÄO	RET, TMEM127	VHL, MAX, KIF18β
eaPGL	RET, NF1, TMEM127	VHL, MAX,
KHP	TMEM127	

Abb. 5.4 Genetischer Screening-Algorithmus bei Phäochromoztyom.

Differenzialdiagnostik

Bei Auftreten typischer Anzeichen für Paragangliome müssen unterschiedliche Differenzialdiagnosen berücksichtigt werden. Häufig muss natürlich die essenzielle Hypertonie abgegrenzt werden. Hier ist in den meisten Fällen der Clonidintest zur Differenzierung hilfreich. Die Abgrenzung weiterer endokriner Hochdruckformen wird in den entsprechenden Kapiteln diskutiert. Zusammenfassend muss vor allem an die in ▶ Tab. 5.3 genannten Differenzialdiagnosen gedacht werden. Weitere Informationen bietet [14].

▶ **Prä- und perioperative internistische Therapie.** Ziel der präoperativen Behandlung ist es, die biologische Wirkung der sezernierten Katecholamine aufzuheben. Ohne medikamentöse Vorbereitung besteht die Gefahr lebensbedrohlicher perioperativer Komplikationen, da Paragangliome durch Anästhesie, Tumormanipulation und andere Faktoren plötzlich hohe Mengen von Katecholaminen freisetzen können.

Tab. 5.3 Paragangliome: Differenzialdiagnosen (Quelle: [15]).

endokrin	kardiovaskulär	neurologisch	andere
Hyperthyreose	Arrythmien	Migräne	Porphyrie
Karzinoid-Syndrom	ischämische Herzkrankheit	Apoplex	Panikattacken oder Angstgefühle
Hypoglykämie	Versagen des Baroreflexes	Epilepsie	Factitious Disease (z. B. durch Sympathomimetika wie Ephedrin)
medulläres Schilddrüsenkarzinom		posturales orthostatisches Tachykardie-Syndrom (POTS)	medikamentöse Behandlung (z. B. Monoamin-Oxidase-Inhibitoren, Sympathomimetika, Entzug von Clonidin)
Mastozytose			illegale Drogen (z. B. Kokain)

5.2.7 Therapie

Benignes Paragangliom

Verschiedene Behandlungsstrategien haben in retrospektiven Studien gute Ergebnisse erzielt; umfassende, vergleichende Studien stehen zurzeit noch aus. Daher gibt es gegenwärtig keine standardisierte Leitlinie, sondern verschiedene etablierte Optionen [19]. Mit der Therapie wird 10–14 Tage vor der Operation begonnen, um eine ausreichende Normalisierung des Blutdrucks und Blutvolumens und damit eine Senkung des intraoperativen Risikos zu erreichen.

Erste Wahl ist üblicherweise die Verwendung von α-Blockern. Dabei kann zwischen dem unspezifischen α-Rezeptor-Antagonisten Phenoxybenzamin und den kompetitiv bindenden spezifischen α_1-Antagonisten Prazosin, Terazosin und Doxazosin gewählt werden. Phenoxybenzamin bindet unspezifisch, aber irreversibel an α-Rezeptoren, daher kann nur Rezeptorneubildung den Effekt verringern. Prazosin, Terazosin und Doxazosin haben wegen ihres kompetitiven Charakters deutlich geringere Halbwertszeiten und sollten daher auch am Morgen vor der Operation noch eingenommen werden. Durch die kürzere Wirksamkeit besteht ein erhöhtes Risiko intraoperativer hypertensiver Krisen im Vergleich zum Phenoxybenzamin, demgegenüber ist das Risiko postoperativer Hypotension insbesondere bei Prazosin und Terazosin geringer.

Die Dosierung aller α-Blocker sollte langsam gesteigert werden, um orthostatische Hypotonie und andere Nebenwirkungen zu minimieren (▶ Tab. 5.4). Einleitung einer salzreichen Diät nach erfolgreicher Blutdruckeinstellung vermindert üblicherweise die orthostatische Hypotonie. Unmittelbar nach Tumorentfernung kann es aufgrund der α-Blockade zu Hypotonie kommen. Risiko und Schwere lassen sich durch kontinuierliche Gabe von 1–2 l Kochsalzlösung, beginnend am Vorabend der Operation, reduzieren.

Unerwünschte Wirkungen der α-Blockade, z. B. Tachykardien, können mit einem β-Blocker behandelt werden. Die Gabe eines β-Blockers ohne vorherige Einleitung einer α-Blockade ist kontraindiziert.

Wenn unter α-Blockade keine adäquate Blutdruckkontrolle erreicht werden kann, schwere Nebenwirkungen auftreten oder bei Patienten mit paroxysmaler Hypertonie ein dauerhafter Blutdruckabfall auftritt, können auch Kalziumantagonisten eingesetzt werden. Diese verhindern den noradrenalinvermittelten Kalziumeinstrom in die glatte Muskulatur des Gefäßsystems und kontrollieren so Hypertonus und Tachykardie. Folgende Kalziumantagonisten finden Verwendung: Amlodipin (10–20 mg), Nicardipin (60–90 mg/d), Nifedipine (30–90 mg) und Verapamil (180–540 mg/d) [19].

Eine optimale präoperative Einstellung wird mit folgenden Kriterien erreicht:

- Blutdruckwerte konstant < 130/80 mmHg sitzend bei einer Herzfrequenz von 60–70
- kein Nachweis von pathologischen ST-Streckensenkungen oder T-Wellen im Langzeit-EKG
- maximal eine ventrikuläre Extrasystole im EKG pro 5 min

Tab. 5.4 Behandlung des prä- und intraoperativ auftretenden Bluthochdrucks (Quelle: [19]).

Wirkstoff	Wirkung	Dosierung	Nebenwirkungen
Phenoxybenzamin	irreversible, nicht kompetitive Blockade von α_1- und α_2-Rezeptoren	beginnend 2 × 10 mg/d Üblicherweise ist 1 mg/kg ausreichend, in Einzelfällen sind auch höhere Dosen notwendig. Dosiserhöhung von 10–20 mg alle 2–3 Tage, bis Blutdruck unter Kontrolle oder Nebenwirkungen auftreten. Letzte Einnahme um Mitternacht vor der OP.	• orthostatische Hypotonie • Reflextachykardie • Schwindel • Synkope • Schwellung der Nasenschleimhaut (guter Hinweis auf eine effektive Blockade) • Risiko postoperativer Hypotension
Doxazosin	kompetitive Blockade von α_1-Rezeptoren	2–8 mg/d, erste Einnahme direkt vor dem Schlafengehen. Wg. kurzer $t_{1/2}$ Einnahme auch am Morgen vor OP	• ausgeprägte orthostatische Hypotonie • Schwindel • Synkope • Schwellung der Nasenschleimhaut (guter Hinweis auf eine effektive Blockade)
Terazosin		2–5 mg/d, erste Einnahme direkt vor dem Schlafengehen. Wg. kurzer $t_{1/2}$ Einnahme auch am Morgen vor OP	• ausgeprägte orthostatische Hypotonie • Synkope • Schwellung der Nasenschleimhaut (guter Hinweis auf eine effektive Blockade)
Prazosin		2–5 mg, 2–3 × /d, erste Einnahme direkt vor dem Schlafengehen. Wg. kurzer $t_{1/2}$ Einnahme auch am Morgen vor OP	• ausgeprägte orthostatische Hypotonie • synkopale Zustände etwa 30–90 min nach Einnahme der Initialdosis • Synkope • Schwellung der Nasenschleimhaut (guter Hinweis auf eine effektive Blockade)

Vermieden werden sollten Atropinderivate (aufgrund der Tachykardien bzw. der Freisetzung von Katecholaminen). Die Narkoseeinleitung erfolgt zumeist mit Propofol oder Thiopental, die Aufrechterhaltung mit einem Halogenäther (Desfluran oder Sevofluran).

Praxis

Intraoperativ auftretende Hochdruckspitzen werden mit Nitroprussid-Natrium (s. o.), Nitroglyzerin oder Urapidil beherrscht, Arrhythmien durch Gabe von Lidocain oder Esmolol behandelt.

5

► **Operative Therapie.** Operatives Verfahren der Wahl ist bei unilateralen Phäochromozytomen die einseitige, minimal invasive, videoassistierte endoskopische Adrenalektomie. Es stehen dabei prinzipiell retroperitoneale (dorsal oder lateral) und transperitoneale (anteriore und laterale) Zugangswege zur Auswahl. Kontraindikationen für die minimal invasive Vorgehensweise sind
- Voroperationen im ipsilateralen Oberbauch,
- eine Tumorgröße von > 5 cm,
- Malignomverdacht.

Hauptvorteil der minimal invasiven Verfahren gegenüber den konventionell offenen Verfahren sind schnellere Rekonvaleszenz und ein niedrigerer Bedarf an perioperativen Analgetika. Bei abdominellen Voroperationen wird beim Phäochromozytom abweichend zu den Nebennierenadenomen der transperitoneale Zugangsweg über eine quere Oberbauchlaparotomie gewählt, da bei dieser Technik die Nebennierengefäße wesentlich einfacher vor ausgiebiger Manipulation am tumortragenden Organ dargestellt und ligiert werden können.

Merke M!

Beim sporadischen unilateralen Phäochromozytom sollte aufgrund der häufigeren Malignominzidenz (5–10 %) die unilaterale totale Adrenalektomie erfolgen.

Bei hereditären Formen sollten kortexsparende Operationsverfahren zur Anwendung kommen. Grundsätzlich sollte im Rahmen der operativen Strategien beim Phäochromozytom vor jeder Operation geklärt sein, ob ein sporadischer oder familiärer Tumor vorliegt. Dann gilt (Adx: Adrenalektomie):
- sporadisch und unilateral → totale Adx
- MEN-2/VHL und unilateral → subtotale Adx (Rezidiv in ca. 25 % der Fälle möglich)
- sporadisch und bilateral → subtotale Adx
- familiär und bilateral → unilateral totale Adx, kontralateral subtotal

Die früher oft durchgeführte bilaterale Adrenalektomie erfordert notwendigerweise eine lebenslange Substitutionstherapie mit Hydrokortison oder Kortisonacetat und Mineralokortikoiden (Nebenniereninsuffizienz, Kap. 5.6.6) und bedingt damit auch eine Einschränkung der Lebensqualität. Die partielle Adrenalektomie kann die Notwendigkeit einer Hormonsubstitution und das Risiko einer Addison-Krise vermeiden. Natürlich ist grundsätzlich ein Rezidivrisiko gegeben, die langen Intervalle des Auftretens von metachronen Paragangliomen sprechen aber eindeutig gegen die „prophylaktische Entfernung" nicht betroffenen normalen Nebennierengewebes. Bei bilateralem Befall sollte zumindest auf einer Seite parenchymerhaltend operiert werden. Bislang hat sich die totale Adrenalektomie und heterotope Transplantation von medullafreiem Kortexgewebe gegenüber der subtotalen Adrenalektomie noch nicht als erfolgreiche Alternative erwiesen. Bei simultaner Diagnose eines medullären Schilddrüsenkarzinoms und eines Phäochromozytoms im Rahmen einer MEN-2 sollte zunächst der katecholaminproduzierende Tumor entfernt werden.

Bei Invasion in benachbarte Organe (Zwerchfell, Milz, Magen, Kolon, Pankreas, Leber oder Niere) und fehlenden Fernmetastasen besteht die Indikation zu multiviszeralen En-Bloc-Resektionen.

Durch den plötzlichen Verlust der Katecholaminausschüttung durch den Tumor bei noch wirksamer α-Blockade kann es zu einer postoperativen Hypertonie kommen. Die Behandlung der Wahl besteht hier in der Repletion des Plasmavolumens durch physiologische Kochsalzlösung und kolloidhaltige Lösungen für 24–48 Stunden postoperativ.

Malignes Paragangliom

► **Prä- und perioperative internistische Therapie.** Die medikamentösen Strategien zur präoperativen und perioperativen Behandlung sind identisch mit denen, die bei der Behandlung des benignen Paraganglioms genannt wurden.

► **Operative Therapie.** Die chirurgische Resektion ist die Behandlung der Wahl, wann immer sie möglich ist. Auch wenn eine komplette Entfernung des Tumors nicht möglich ist, können „Debulking"-Operationen indiziert sein, um die Voraussetzung für nachfolgende radioablative oder medikamentöse Verfahren zu verbessern und um die hormonelle Symptomatik besser beherrschen zu können. Bei Malignomverdacht erfolgt der Eingriff immer transperitoneal, ggf. auch abdominothorakal als Zweihöhleneingriff. Wesentlich ist die Vermeidung der intraoperativen Tumoreröffnung mit Zellaussaat. Die radikale R0-Resektion des Primärtumors ist hinsichtlich der palliativen Symptomlinderung und möglicher prognostischer Vorteile anzustreben. Die paraaortale und parakavale En-Bloc-Lymphadenektomie ist obligater Bestandteil der Operation. Die Resektion von isolierten Fernmetastasen kann im Einzelfall sinnvoll sein. Häufig treten Fernmetastasen allerdings multifokal und disseminiert auf.

Bei Patienten mit schmerzhaften Knochenmetastasen oder inoperablen Lebermetastasen können Radiofrequenz- oder Kryoablation hilfreich sein. In jedem Fall muss vor Manipulation an Primärtumoren und Metastasen eine medikamentöse Blockade der Katecholaminrezeptoren erfolgen.

▸ **Radiotherapie.** Die Behandlung mit ^{131}I-MIBG ist eine gut dokumentierte therapeutische Option und die Behandlung der Wahl für alle nicht resezierbaren, MIBG-positiven Paragangliome. Die mittlere Einzeldosis beträgt 5,8MBq, die über 2–3h gegeben werden; kumulative Dosen liegen zwischen 3,6 und maximal 85,9MBq [16]. Bei der Hochdosistherapie wurden Einzeldosen von 18–43MBq bei einer kumulativen Dosis von maximal 118MBq berichtet [11]. Behandlungsintervalle liegen zwischen 3 und 6 Monaten, anschließend erfolgt eine Reevaluation und Festlegung der Notwendigkeit der erneuten Gabe. Die MIBG-Behandlung ist insbesondere in der palliativen Behandlung effektiv. Bei der Hochdosisgabe ist vor allem auf eine Knochenmarksuppression zu achten. Entnahme und Lagerung hämatopoetischer Stammzellen vor Therapiebeginn können in Betracht gezogen werden.

In einer Metaanalyse von 243 Patienten mit malignem Paragangliom, die mit MIBG behandelt wurden, zeigte sich bei etwa 3 % ein kompletter Response, bei 27 % ein partieller Response und bei 52 % eine Stabilisierung in Bezug auf das Tumorvolumen [22]. Bei Hochdosistherapie stellte sich innerhalb des ersten Behandlungsjahres bei 8 % der Patienten ein kompletter Response, bei 14 % ein partieller Response, bei 35 % ein geringfügiger Response und bei 8 % Stabilisierung ein. Die beste Responserate insgesamt lag bei 63 % [11].

Da aufgrund MIBG-negativer Läsionen nicht alle Patienten ansprechen, sollte auch die Gabe von markierten Somatostatinanaloga exploriert werden.

▸ **Medikamentöse Therapie.** Eine begleitende medikamentöse Therapie hat die Blutdruck- und symptomatische Kontrolle zum Ziel. Auch hier ist die Gabe von Phenoxybenzamin Therapie der Wahl. Die Langzeitdosierung benötigt niedrigere Dosen als die präoperative Therapie, etwa 30–50 mg/d, auf 4 Dosen verteilt. Unterstützend kann hier Metyrosin in Dosen von bis zu 4 g/d gegeben werden. Kalziumantagonisten sind effektiv in der begleitenden Hochdrucktherapie.

Die chemotherapeutischen Therapieoptionen beruhen leider nach wie vor auf sehr spärlichen Studiendaten. Das etablierteste Therapieregime wurde von Averbuch vorgeschlagen (KOF: Körperoberfläche):

- Cyclophosphamid (750 mg/m^2 KOF an Tag 1),
- Vincristin (1,4 mg/m^2 KOF an Tag 1),
- Dacarbazin (600 mg/m^2 KOF an den Tagen 1 und 2).

Kürzlich veröffentlichte Langzeitdaten [13] zeigten ein komplettes Ansprechen bei 11 %, partielles Ansprechen bei 44 %, minimalen Response bei 16 % und keinen Response bei 28 %. Eine retrospektive Studie zu systemischer Chemotherapie bei malignem Paragangliom zeigte, dass während des ersten Behandlungzyklus ein positiver Effekt auf Tumorgröße oder Blutdruck bei 33 % der Patienten erzielt werden konnte [2]. Alle Patienten, bei denen Besserung eintrat, erhielten Cyclophosphamid (600–750 mg/m^2) und Dacarbazin (750–1000 mg/m^2), ein Großteil von ihnen erhielt zusätzlich auch Vincristin (1–2 mg/m^2) und/oder Doxorubicin (60–75 mg/m^2). Für diese Patienten lag die Überlebensdauer bei 6,4 Jahren; Patienten, bei denen keine Besserung eintrat, hatten hingegen eine durchschnittliche Überlebensdauer von nur 3,7 Jahren. Eine Kombination von Resektion des Primärtumors mit anschließender Chemotherapie führte zu längerem Überleben als Chemotherapie alleine (6,5 vs. 3,0 Jahre).

Wenngleich das Averbuch-Schema oder dessen Modifikationen nach wie vor den Goldstandard darstellen und andere Protokolle bestenfalls in Einzelfallberichten mitgeteilt wurden, besteht ein sehr hoher Bedarf an der **Entwicklung neuer Substanzen** zur Behandlung des malignen Paraganglioms. Diese umfassen vor allem

- Tyrosin-Kinase-Inhibitoren mit Modifizierungen des Imatinib-Moleküls,
- Multikinase-Inhibitoren für folgende molekulare Ziele:
  - KIT
  - PDGF-R
  - VEGF
  - andere Kinasen
- mTOR-Inhibitoren (möglicherweise in Kombination mit Kinase-Inhibitoren),
- HSP90-Inhibitoren.

Ein Vorschlag zum Vorgehen bei metastasiertem Paragangliom ist in ▸ Abb. 5.5 dargestellt.

Die **Therapiekontrolle und Nachsorge** ist von größter Bedeutung, vor allem wegen der Rezidivgefahr, der Entwicklung eines malignen Paraganglioms, des familiär gehäuften Auftretens dieser Tumoren und weiterhin erhöhter Blutdruckwerte.

5.2.8 Literatur

[1] Amar L, Bertherat J, Baudin E et al. Genetic testing in pheochromocytoma or functional paraganglioma. J Clin Oncol 2005; 23: 8812–8818

[2] Ayala-Ramirez M, Feng L, Habra MA et al. Clinical benefits of systemic chemotherapy for patients with metastatic pheochromocytomas or sympathetic extra-adrenal paragangliomas: Insights from the largest single-institutional experience. Cancer 2012; 118: 2804–2812

Kommentar: Die beiden obigen Literaturangaben [1] und [2] sind Übersichtsartikel mit Empfehlungen und Leitlinien zur Diagnose und Therapie bei Parangliom.

[3] Bombardieri E, Giammarile F, Aktolun C et al. 131i/123i-metaiodobenzylguanidine (mibg) scintigraphy: Procedure guidelines for tumour imaging. Eur J Nucl Med Mol Imaging 2010; 37: 2436–2446

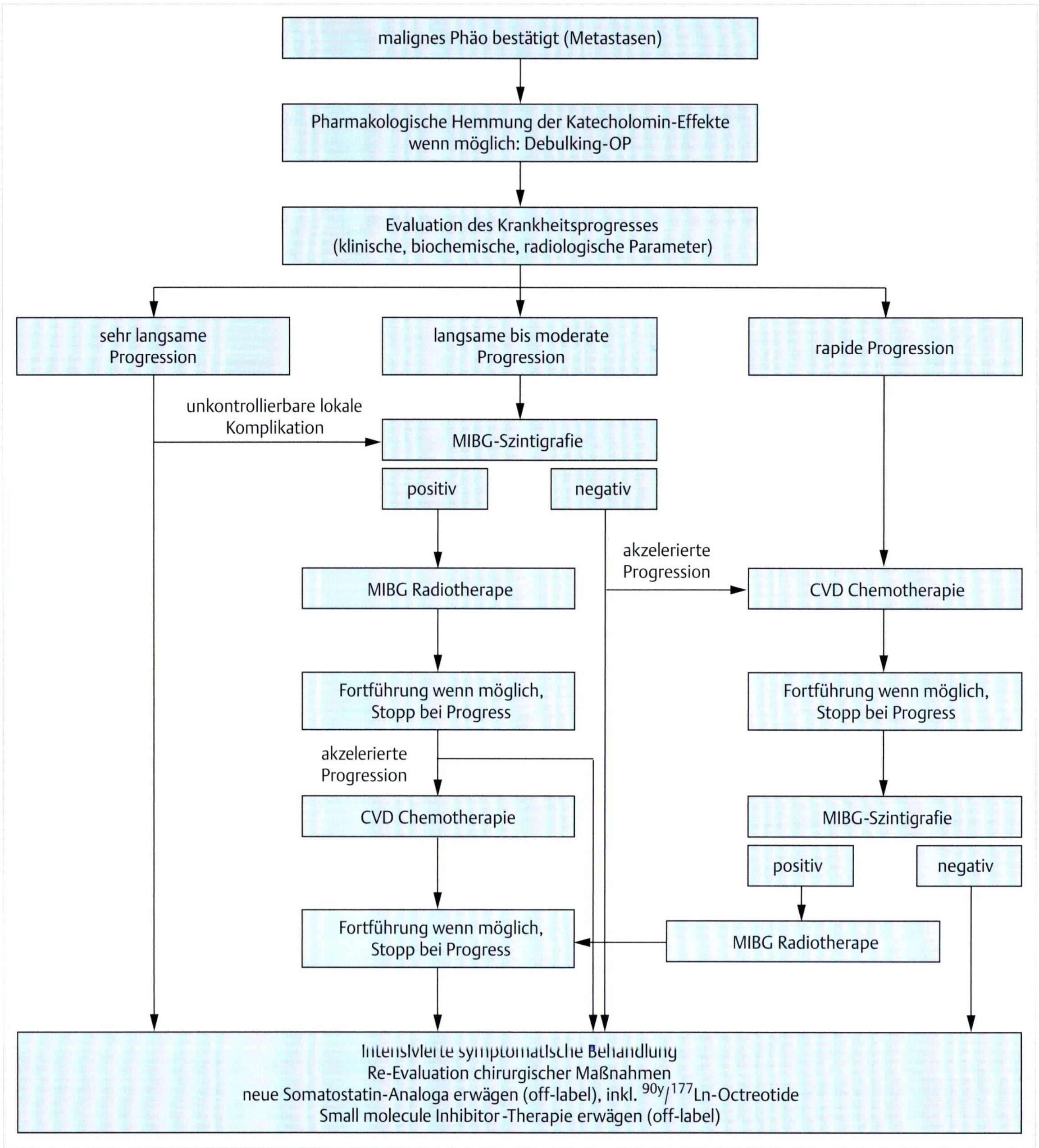

Abb. 5.5 Algorithmus für die Behandlung des metastasierten Paraganglioms.

[4] Burnichon N, Rohmer V, Amar L et al. The succinate dehydrogenase genetic testing in a large prospective series of patients with paragangliomas. Journal of clinical endocrinology and metabolism 2009; 94: 2817–2827

[5] Burnichon N, Vescovo L, Amar L et al. Integrative genomic analysis reveals somatic mutations in pheochromocytoma and paraganglioma. Human molecular genetics 2011; 20: 3974–3985

[6] Chen H, Sippel RS, O'Dorisio MS et al. The north american neuroendocrine tumor society consensus guideline for the diagnosis and management of neuroendocrine tumors: Pheochromocytoma, paraganglioma, and medullary thyroid cancer. Pancreas 2010; 39: 775–783

[7] Darr R, Pamporaki C, Peitzsch M et al. Biochemical diagnosis of phaeochromocytoma using plasma-free normetanephrine, metanephrine and methoxytyramine: Importance of supine sampling under fasting conditions. Clinical endocrinology (Oxf) 2014; 80: 478–486

[8] Eisenhofer G, Lattke P, Herberg M et al. Reference intervals for plasma free metanephrines with an age adjustment for normetanephrine for optimized laboratory testing of phaeochromocytoma. Annals of clinical biochemistry 2013; 50: 62–69

[9] Eisenhofer G, Lenders JW, Siegert G et al. Plasma methoxytyramine: A novel biomarker of metastatic pheochromocytoma and paraganglioma in relation to established risk factors of tumour size, location and sdhb mutation status. Eur J Cancer 2012; 48: 1739–1749

[10] Eisenhofer G, Pacak K, Maher ER et al. Pheochromocytoma. Clin Chem 2013; 59: 466–472

[11] Gonias S, Goldsby R, Matthay KK et al. Phase ii study of high-dose [131i]metaiodobenzylguanidine therapy for patients with metastatic pheochromocytoma and paraganglioma. J Clin Oncol 2009; 27: 4162–4168

Kommentar: Die beiden obigen Arbeiten [10] und [11] zeigen, dass korrekte Probenahme und Datenauswertung essentiell zur Empfindlichkeit der biochemischen Diagnose beitragen.

[12] Havekes B, Romijn JA, Eisenhofer G et al. Update on pediatric pheochromocytoma. Pediatr Nephrol 2009; 24: 943–950

[13] Huang H, Abraham J, Hung E et al. Treatment of malignant pheochromocytoma/paraganglioma with cyclophosphamide, vincristine, and dacarbazine: Recommendation from a 22-year follow-up of 18 patients. Cancer 2008; 113: 2020–2028

[14] Lenders JW, Duh QY, Eisenhofer G et al. Pheochromocytoma and paranglioma: an endocrine society clinical practice guideline. J Clin Endocrinol Metab 2014; 99: 1915–1942

Kommentar: Ein weiterer Übersichtsartikel mit Empfehlungen und Leitlinien zur Diagnose und Therapie bei Paragliom.

[15] Lenders JW, Eisenhofer G, Mannelli M et al. Phaeochromocytoma. Lancet 2005; 366: 665–675

Die beiden Literaturstellen [14] und [15] beinhalten Leitlinien zur Lokalisation und Dignitätsbestimmung von Paragliomen mit verschiedenen funktionellen Bildgebungsverfahren.

[16] Loh KC, Fitzgerald PA, Matthay KK et al. The treatment of malignant pheochromocytoma with iodine-131 metaiodobenzylguanidine (131i-mibg): A comprehensive review of 116 reported patients. J Endocrinol Invest 1997; 20: 648–658

[17] Mannelli M, Castellano M, Schiavi F et al. Clinically guided genetic screening in a large cohort of italian patients with pheochromocytomas and/or functional or nonfunctional paragangliomas. Journal of clinical endocrinology and metabolism 2009; 94: 1541–1547

[18] Mannelli M, Lenders JW, Pacak K et al. Subclinical phaeochromocytoma. Best practice&research. Clinical endocrinology&metabolism 2012; 26: 507–515

[19] Pacak K. Preoperative management of the pheochromocytoma patient. Journal of clinical endocrinology and metabolism 2007; 92: 4069–4079

[20] Peitzsch M, Prejbisz A, Kroiss M et al. Analysis of plasma 3-methoxytyramine, normetanephrine and metanephrine by ultraperformance liquid chromatography-tandem mass spectrometry: Utility for diagnosis of dopamine-producing metastatic phaeochromocytoma. Annals of clinical biochemistry 2013; 50: 147–155

[21] Taieb D, Timmers HJ, Hindie E et al.lo D. Eanm 2012 guidelines for radionuclide imaging of phaeochromocytoma and paraganglioma. Eur J Nucl Med Mol Imaging 2012; 39: 1977–1995

[22] van Hulsteijn LT, Niemeijer ND, Dekkers OM et al. (131)I-MIBG therapy for malignant paraganglioma and pheochromocytoma: Systematic review and meta-analysis. Clinical endocrinology (Oxf) 2014; 80: 487–501

5.3 Androgen-/Östrogenproduzierende Nebennierentumoren

F. Machleidt, H. Lehnert

5.3.1 Einleitung und Epidemiologie

Androgen- und östrogenproduzierende Tumoren sind seltene endokrin aktive Tumoren der Nebenniere, die zu einer distinkten, von der Hormonproduktion abhängenden Symptomatik führen. Aufgrund der Seltenheit und nur weniger vorliegender Fallberichte lassen sich keine validen Angaben zur Inzidenz oder Prävalenz machen; die Schätzungen zur Inzidenz liegen bei 1:1 Mio. Einwohner. Sie werden ohne Bevorzugung eines bestimmten Lebensalters gefunden.

5.3.2 Definition, Klassifikation und Klinik

Die Tumoren werden über ihre dominante Hormonproduktion definiert. Bei Jungen können die androgenproduzierenden Tumoren zur Pseudopubertas praecox, bei Mädchen zur verfrühten Pubarche, Virilisierung, Klitorishypertrophie und beschleunigtem Längenwachstum führen.

In einer Studie, in der 11 weibliche Patientinnen mit androgensezernierenden Tumoren untersucht wurden, zeigten sich bei den im Durchschnitt 23 Jahre alten Frauen klinisch vor allem ein Hirsutismus, Akne und eine Vergrößerung der Klitoris [2]. Etwa 50 % dieser Tumoren waren maligne. Die malignen Tumoren waren im Mittel mehr als doppelt so groß wie die benignen Tumoren (9,8 vs. 4,2 cm Durchmesser). Die Unterscheidung zwischen benignen und malignen Tumoren ist oftmals schwierig, da beide Dignitäten hinsichtlich des Sekretionsprofils und der Bildmorphologie häufig Ähnlichkeiten zeigen. Größere Tumoren (> 7 cm Durchmesser) sind aber eher malignitätsverdächtig. Als zuverlässigstes Kriterium für einen malignen Prozess gilt die Metastasierung. In einer Studie, in der mehrere Fallberichte verglichen wurden, fand sich bei androgenproduzierenden Adenomen vor allem eine Hypersekretion des Androstendions (> 600 ng/ml) und des Testosterons (> 200 ng/dl), während Karzinome vor allem DHEA (> 1200 ng/dl) und DHEAS (> 700 µg/dl) sezernierten [3]. Bei diesen Tumoren können durch eine periphere Androgenkonversion oder direkte Sekretion auch erhöhte Östrogenwerte gefunden werden. Außerdem ist eine Kosekretion von Kortisol häufig. Bei Männern werden diese androgenproduzierenden Tumoren äußerst selten diagnostiziert, da hier auch die phänotypischen Veränderungen (Virilisierung) weniger auffallen.

Östrogenproduzierende Tumoren sind noch seltener als androgenproduzierende Tumoren. Bei Männern führen sie zu Gynäkomastie, bei Mädchen zur isosexuellen Pseudopubertas praecox. Bei Männern werden sie aufgrund von Beschwerden, wie z. B. Gynäkomastie, Potenzstörungen und Verkleinerung der Hoden festgestellt.

5.3.3 Diagnostik

Anamnese und einige wesentliche klinische Symptome sind oben dargestellt, die biochemische Diagnostik beruht auf der Bestimmung zirkulierender Androgene und Östrogene. Als Marker des adrenalen Androgenexzesses und zur Verlaufskontrolle sollte immer DHEAS bestimmt werden. Bei Kosekretion von Kortisol muss an die Durchführung des Dexamethason-Kurztests gedacht werden.

Die Lokalisationsdiagnostik umfasst in erster Linie die Dünnschicht-CT der Nebennieren; bei den extrem seltenen Formen eines ektop gelegenen HCG-produzierenden Tumors sollte auch eine Octreotide-Szintigrafie durchgeführt werden.

In extrem seltenen Fällen kann ein androgenproduzierender Tumor ebenfalls ektop auftreten. Auch das gleichzeitige Auftreten eines ektopen und eines adrenalen androgensezernierenden Adenoms ist in der Literatur beschrieben [1]. In solchen Fällen mit unklarer Lokalisation der Androgenhypersekretion kann eine Szintigrafie mit ^{131}I-Iodomethyl-Norcholesterol durchgeführt werden.

5.3.4 Therapie und Prognose

Die Therapie entspricht prinzipiell der anderer Nebennierentumoren und damit schließlich der Tumorentfernung (Adrenalektomie). Bei metastasierten Tumoren der Nebennieren kommt als palliative Therapieoption die Gabe des adrenotoxischen Mitotane in Betracht. Bei hormonproduzierenden Tumoren muss ebenso wie beim kortisolsezernierenden Nebennierenadenom präoperativ Hydrokortison infundiert und postoperativ Hydrokortison oral appliziert werden.

Prognose

Die Prognose nicht metastasierter Tumoren ist nach kompletter chirurgischer Resektion hervorragend und geht mit einer vollständigen laborchemischen Normalisation einher.

5.3.5 Literatur

[1] Choukair D, Beuschlein F, Zwermann O et al. Virilization of a young girl caused by concomitant ectopic and intra-adrenal adenomas of the adrenal cortex. Horm Res Paediatr 2013; 79 (5): 318–322

[2] Cordera F, Grant C, van Heerden J et al. Androgen-secreting adrenal tumors. Surgery 2003; 134 (6): 874–880

[3] Sciarra F, Tosti-Croce C, Toscano V. Androgen-secreting adrenal tumors. Minerva Endocrinol 1995; 20 (1): 63–68

5.4 Inzidentalome

M. Gruber, S. R. Bornstein

5.4.1 Einleitung

Die universelle Verfügbarkeit und die stetig steigenden Untersuchungszahlen von Computertomografie (CT) und Magnetresonanztomografie (MRT) zur Diagnostik abdomineller und thorakaler Erkrankungen haben dazu geführt, das sich immer häufiger die Problematik des Zufallsbefundes von Raumforderungen an den Nebennieren ergibt.

Merke **M!**

Definitionsgemäß wird eine mindestens 1 cm messende Nebennierenraumforderung, die im CT oder MRT zufällig (inzidentell) entdeckt wird, als **Inzidentalom** bezeichnet, wenn die Untersuchung nicht aufgrund einer bekannten oder vermuteten Nebennierenerkrankung erfolgte.

Tumore an den Nebennieren, die im Rahmen von Staging-Untersuchungen bei malignen Erkrankungen auffallen, werden nicht als Inzidentalome bezeichnet.

5.4.2 Epidemiologie

Raumforderungen an den Nebennieren sind häufig. In den meisten Fällen handelt es sich dabei um gutartige Erkrankungen.

Die Prävalenz von Inzidentalomen der Nebenniere wird in CT-Studien mit ca. 0,4–4,4 % angegeben [1], [5].

Bei den über 70-jährigen Patienten steigt diese Zahl bis auf ca. 7 % an, bei den unter 30-Jährigen liegt die Prävalenz mit 0,2 % wieder sehr niedrig [15]. Die ansteigende Zahl im Alter ist dabei unabhängig vom Geschlecht.

Bei Patienten mit Adipositas, Diabetes mellitus und arterieller Hypertonie werden Nebenniereninzidentalome im Vergleich zur Normalbevölkerung häufiger beobachtet.

In autoptischen Untersuchungen wird die Prävalenz im Mittel mit ungefähr 6 % beschrieben [7], [15], andere Autoren beschreiben diese mit 1–8,7 % [13].

Bösartige Erkrankungen der Nebennieren sind selten. Im Falle einer Tumorerkrankung in der Anamnese werden Nebennierenmetastasen jedoch bei bis 50 % der Betroffenen beobachtet [13].

5.4.3 Pathophysiologie

Hinter Inzidentalomen können sich von den Nebennieren selbst ausgehende Raumforderungen oder auch adrenale Manifestationen anderer Erkrankungen verbergen (▸ Tab. 5.5). Benigne Nebennierenadenome kommen weitaus am häufigsten vor und sind in 90 % der Fälle hormoninaktiv [2]. Bei Hormonaktivität wird ein subklinisches Cushing-Syndrom mit 6,4 % am häufigsten beobachtet, ein Phäochromozytom mit 3,1 % und ein Aldosteronom mit 0,6 %. Ein Nebennierenkarzinom wird bei ca. 2 % der Inzidentalome angegeben und Nebennierenmetastasen nur mit 0,7 %.

Als subklinisches Cushing bezeichnet man einen biochemischen Hyperkortisolismus bei fehlenden typischen klinischen Cushing-Stigmata wie Facies lunata, Striae rubrae distensae oder proximaler Muskelatrophie, aber unter dem Bild eines metabolischen Syndroms mit den typischen Komponenten wie Insulinresistenz oder Diabetes mellitus, therapierefraktäre arterielle Hypertonie und generalisierte Adipositas.

Tab. 5.5 Ursachen von Inzidentalomen.

Ursache	
Nebennierenadenom	• hormoninaktiv
	• hormonaktiv ○ Nebennierenrinde: (subklinisches) Cushing-Syndrom, Aldosteronom ○ Nebennierenmark: Phäochromozytom
Angiomyolipom	
zystische Raumforderung	
beidseitige knotige Nebennierenrindenhyperplasie	
adrenogenitales Syndrom (oft bilterale NN-Raumforderung)	
maligne Erkrankungen	• Nebennierenmetastasierung (insb. Bronchial-, Mamma-, Nierenzellkarzinom) • Nebennierenkarzinom • Lymphome
verschiedene andere Erkrankungen	• Einblutung • Tuberkulose • Sarkoidose • Mykosen • Hamartom

5.4.4 Klinik

Hormoninaktive Nebennierentumore sind normalerweise asymptomatisch und werden daher zufällig in bildgebenden Verfahren entdeckt. Sehr große Nebennierentumore können in seltenen Fällen abdominelle oder retroperitoneale Beschwerden aufgrund der raumfordernden Wirkung verursachen. Hormonaktive Nebennierentumore sind durch die Klinik der jeweiligen Hormonsekretion gekennzeichnet. Bedeutsam ist dabei, dass ein Phäochromozytom nicht immer mit der typischen klinischen Symptomatik, d. h. mit anfallsartigen Kopfschmerzen, Schwitzen und Tachykardie im Rahmen einer Blutdruckentgleisung auftreten muss.

Ein Nebennierenkarzinom kann zu Hirsuitismus, Haarausfall oder anderen Hyperandrogenisierungserscheinungen führen; laborchemisch kann sich eine Erhöhung der Androgene zeigen, insbesondere des DHEAS.

Bei bilateraler Nebennierenmetastasierung oder Einblutung besteht das Risiko einer Nebenniereninsuffizienz, welche sich mit typischer Symptomatik wie starker Müdigkeit, Adynamie, Hypotonie und Gewichtsverlust zeigt (siehe auch Kap. 5.6.3).

5.4.5 Diagnostik

In einer internationalen Expertenkonferenz im Jahr 2002 am NIH (NIH: National Institute of Health; NIH State-of-the-Science-Statement on Management of the clinically inapparent adrenal Mass) wurden Empfehlungen für das klinische Management beim Nebenniereninzidentalom zusammengefasst, welche bis heute grundlegend weiter Bestand haben und mittlerweile durch neue Erkenntnisse ergänzt werden können.

Bei der Abklärung einer Nebennierenraumforderung ergeben sich 2 wesentliche Fragen:

- Vorliegen von Malignität (Nebennierenkarzinom oder Metastasierung)?
- hormonelle Aktivität?

Biochemische Diagnostik

Bei jedem Inzidentalom sollte unbedingt aufgrund der damit verbundenen erhöhten Morbidität und Mortalität eine biochemische Diagnostik hinsichtlich eines Phäochromozytoms erfolgen. Die beste Methode ist die Bestimmung der Metanephrine (Metanephrin und Normetanephrin) im Plasma mit chromatografischen Methoden oder alternativ bei Nichtverfügbarkeit die Bestimmung der fraktionierten Metanephrine im 24h-Sammelurin.

Der empfohlene Screeningtest zur Frage des Vorliegens eines Cushing-Syndroms ist der 1 mg-Dexamethason-Hemmtest über Nacht. Eine Kortisolsuppression < 50 nmol/l (1,8 µg/dl) nach Dexamethason schließt ein Cushing-Syndrom sicher aus. Der Cut-off für ein subklinisches Cushing-Syndrom liegt bei 138 nmol/l (5 µg/dl), wobei hier der Grenzwert nicht eindeutig definiert ist.

Bei Vorliegen einer arteriellen Hypertonie ist ein primärer Hyperaldosteronismus durch Bestimmung des Aldosteron/Renin-Quotienten auszuschließen.

Für die ausführliche biochemische Diagnostik hormonaktiver Nebennierentumore wird an dieser Stelle auf die entsprechenden Kapitel in diesem Buch verwiesen.

Radiologische Verfahren

Computertomografie (CT) und Magnetresonanztomografie (MRT) sind prinzipiell gleichwertige Verfahren zur morphologischen Diagnostik von Nebennierentumoren. Bei der Auswahl der Methode spielen eher das Alter des Patienten (wie auch Vermeidung von Strahlenexposition für Frauen in der Reproduktionsphase), mögliche Begleiterkrankungen und auch Kostenfragen eine Rolle.

Zur Charakterisierung von Inzidentalomen der Nebennieren werden folgende Kriterien herangezogen (siehe auch ▶ Tab. 5.6):

- Größe
- CT- oder MRT-Densitometrie
- Verhalten nach Kontrastmittelapplikation

▶ **Größe.** Mit zunehmender Größe des Inzidentaloms steigt auch das Risiko für Malignität. Bei einem Nebennierentumor ab 6 cm wird das Risiko für ein Nebennierenkarzinom im Allgemeinen mit 25 % angegeben, unter 4 cm mit 2 % und zwischen 4 und 6 cm mit 6 %. In einer großen monozentrischen Untersuchung fanden sich bösartige Nebennierentumore erst ab einer Größe von 8 cm [14]. Unregelmäßige Begrenzung, Umgebungsinfiltration, zys-

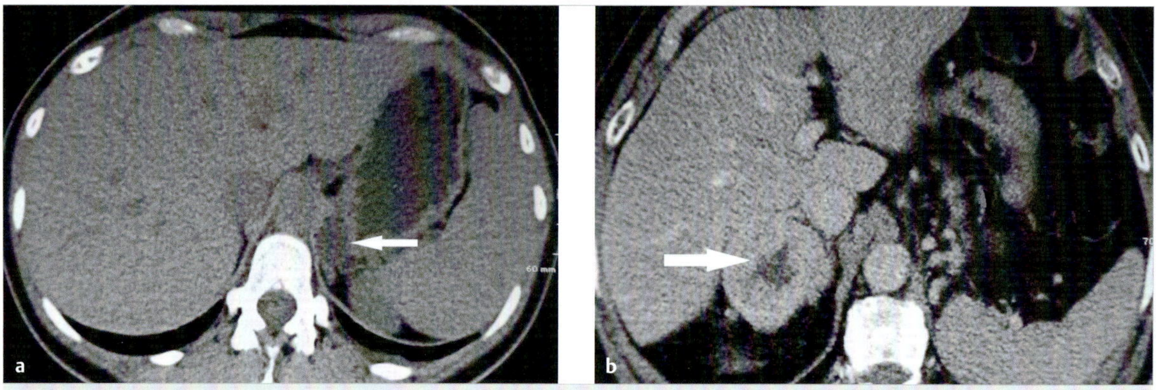

Abb. 5.6
a Nebennierenadenom links (Pfeil) mit HU-Wert von 5 – biochemisch Conn-Adenom.
b Nebennierenmetastase rechts (Pfeil) – Metastase eines klarzelligen Nierenzellkarzinoms.

tische Anteile, Einblutungen und Verkalkungen sprechen gegen ein benignes Adenom.

▶ **CT-Densitometrie.** Im 2. Schritt erfolgt im CT die Beurteilung nach der Densitometrie in der Nativuntersuchung sowie nach Kontrastmittelapplikation. Aufgrund des hohen Lipidanteils von Nebennierenadenomen lassen sich diese im Nativ CT in der Densitometrie anhand der Hounsfield Units (HU) gut identifizieren. Ein HU-Wert < 10 spricht mit einer Sensitivität von 71 % und einer Spezifität von 98 % für ein benignes Adenom [9]. HU > 10 kommen bei malignen Raumforderungen, aber auch bei Phäochromozytomen vor. Manche Adenome können jedoch auch einen verminderten Fettgehalt aufweisen und zeigen dann ebenso Dichtewerte von > 10 HU.

▶ **Verhalten nach Kontrastmittelapplikation.** Zur weiteren Charakterisierung kann der Kontrastmittel-Wash-out nach 15 min in einer Spätaufnahme bestimmt werden. Für benigne Adenome spricht dabei ein Kontrastmittel-Wash-out von mindestens 60 % absolut $[(HU_{max}-HU_{15\,min})/(HU_{max}-HU_{nativ}) \times 100]$ bzw. ein relativer Kontrastmittel-Wash-out $[(HU_{max}-HU_{15\,min})/(HU_{max}) \times 100]$ von mindestens 40 % (Sensitivität 96 %, Spezifität 100 %) [9].

Mit diesen Kriterien lassen sich die meisten Adenome gut erkennen. Maligne Raumforderungen stellen sich durch Hounsfield Units > 10 und einen verzögerten Kontrastmittel-Wash-out dar. Phäochromozytome weisen ebenso Hounsfield Units > 10 und einen verminderten Kontrastmittel-Wash-out auf.

In der Praxis liegt die Spätaufnahme mit Bestimmung des Kontrastmittel-Wash-out nach 15 min aber meist leider nicht vor, auch werden die nativen Hounsfield Units im Befund nicht immer angegeben. Da benigne Raumforderungen Kontrastmittel generell geringer aufnehmen, kann anhand des Kontrastmittel-Aufnahmeverhaltens im Vergleich mit anderen Organen wie Milz und Leber eine ungefähre Einschätzung erfolgen.

In der MRT-Untersuchung kann neben der Größenbeurteilung wiederum der Lipidgehalt zur Differenzialdiagnostik des Nebennierentumors helfen. Adenome stellen sich aufgrund des hohen Fettgehaltes in der T2-Darstellung isointens zur Leber dar, maligne Prozesse hingegen hyperintens, aber auch Phäochromozytome kommen in der T2-Wichtung hyperintens zur Darstellung. In der Chemical-Shift-Analyse zeigen Adenome aufgrund des Fettgehalts einen Signalverlust in der Out-of-Phase Darstellung [9]. Maligne Tumore weisen diesen Signalverlust nicht auf.

Tab. 5.6 Unterscheidungskriterien für benigne und maligne Prozesse in der Bildgebung.

Nebennierenadenom	Nebennierenkarzinom	Nebennierenmetastasierung
unilateral, selten bilateral	primär unilateral	meist bilateral
glatt begrenzt	unregelmäßig begrenzt, Umgebungsinfiltration	glatt oder unregelmäßig begrenzt
homogen	inhomogen, zystisch, Einblutungen, Verkalkungen	
< 5 cm	> 5 cm	variabel
nativ CT HU < 10	HU > 10	HU > 10
abs. KM-Wash-out im CT > 60 % nach 15 min	abs. KM-Wash-out im CT < 60 % nach 15 min	abs. KM-Wash-out im CT < 60 % nach 15 min
isointens zu Leber in T2 im MRT	hyperintens zu Leber in T2 im MRT	hyperintens zu Leber in T2 im MRT
Signalverlust in Out-of-Phase im MRT	kein Signalverlust in Out-of-Phase im MRT	kein Signalverlust in Out-of-Phase im MRT
hormoninaktiv/hormonaktiv	evtl. Androgensekretion (Testosteron, DHEAS)	hormoninaktiv/hormonaktiv

abs.: absolut; CT: Computertomografie; DHEAS: Dehydroepiandrosteron-Sulfat; HU: Hounsfield Units

Nuklearmedizinische Verfahren

Nuklearmedizinische Verfahren haben in der primären Charakterisierung von Inzidentalomen eher eine geringe Bedeutung. Die zur Diagnostik von aldosteron- oder kortisolsezernierenden Adenomen in der Vergangenheit verwendete ^{131}I-Methyl-Norcholesterol-Szintigrafie wird aufgrund aufwendiger Herstellung des Radiopharmakons und langer Untersuchungszeiten im klinischen Alltag kaum mehr eingesetzt.

Beim Phäochromozytom kann die ^{123}I-Metaiodobenzylguanidin (MIBG)-Szintigrafie zur Lokalisation des Primärtumors und evtl. Metastasierung verwendet werden. Die ^{18}F-Fluorodeoxyglucose-Positronenemissionstomografie in Verbindung mit einer CT-Untersuchung (FDG-PET/CT) hat einen wichtigen Stellenwert in der Detektion maligner Erkrankungen. Bei unklaren Befunden im CT oder MRT mit hohem Malignitätsverdacht kann diese Untersuchung zur weiteren Differenzierung hilfreich sein. Dabei kann aber nicht zwischen einem Nebennierenkarzinom oder einer Metastasierung eines anderen Primärtumors unterschieden werden.

In jüngster Zeit konnte mit Metomidate ein neuer Radiotracer etabliert werden, welcher aufgrund seiner Bindung an der 11β-Hydroxylase (CYP 11b) der Nebennierenrinde [4] eine sehr gute Spezifität für Nebennierengewebe aufweist und insbesondere hochspezifisch für ein Nebennierenkarzinom und dessen Metastasen ist. Derzeit ist diese Untersuchung in Deutschland aber noch schlecht verfügbar.

Nebennierenpunktion

Die CT-gestützte Nebennierenpunktion ist selten notwendig und verliert weiter an Bedeutung. Da in der Punktionszytologie ein Adenom nicht von einem Nebennierenkarzinom unterschieden werden kann, ist die Methode zu dieser Differenzialdiagnostik nicht geeignet. Zusätzlich besteht im Rahmen der Punktion ein Risiko für Verschleppung von Tumorzellen.

Bei Verdacht auf Nebennierenmetastasierung im Rahmen einer bekannten Tumorerkrankung kann die Punktion erwogen werden, wenn es sich um einen isolierten Herd an einer Nebenniere handelt. Beidseitige Nebennierenraumforderungen bei einer metastasierten Tumorerkrankung sind meist Metastasen und die Punktion ist hier nicht sinnvoll.

Unbedingt ist vor Punktion einer Nebennierenraumforderung ein Phäochromozytom auszuschließen, da durch die Manipulation die Gefahr einer schweren hypertensiven Krise bei Vorliegen dieser Erkrankung besteht.

5.4.6 Therapie

Nebennierentumore mit Hormonaktivität stellen eine Operationsindikationdar, da mit dieser Maßnahme der Hormonexzess beseitigt werden kann. Beim Phäochromozytom ist eine entsprechende medikamentöse Vorbehandlung mit Phenoxybenzamin oder einem anderen α-Blocker erforderlich, ebenso wird beim Aldosteronom eine präoperative Einstellung auf einen Aldosteronantagonisten vorgenommen.

Nach Entfernung eines kortisolproduzierenden Nebennierentumors muss postoperativ eine vorübergehende Substitution mit Hydrokortison aufgrund der Suppression der kontralateralen Nebennierenrinde bzw. der hypothalamo-hypophysär-adrenalen Achse durch die autonome Kortisolsekretion erfolgen. Die Zeitdauer ist sehr variabel und kann ein Jahr oder länger andauern.

Beim subklinischen Cushing-Syndrom ist die Datenlage momentan noch unzureichend, um generell eine Operation des Nebennierenadenoms zu empfehlen. Erfahrungsgemäß kann die Operation auf die Komponenten des metabolischen Syndroms positive Auswirkungen haben. Aktuell stellt dies noch eine individuelle Entscheidung dar, die besonders bei jüngeren Patienten mit therapierefraktärer arterieller Hypertonie, Diabetes mellitus und Adipositas erwogen werden kann.

Die Empfehlungen, ab welcher Größe ein Nebennierentumor operiert werden sollte, sind nicht einheitlich. Die Expertenkonferenz am NIH 2002 empfiehlt eine Operation ab 6 cm Größe, bei einer Größe von 4–6 cm zunächst Monitoring bzw. eine OP bei anderweitig suspekter Morphologie. Die meisten Zentren in Deutschland empfehlen eine Operation ab einer Größe von 5 cm. Ab 4 cm Größe beginnt ein Graubereich mit individueller Abwägung einer Operation. Nebennierentumore mit einer Wachstumstendenz von 1 cm in einem Jahr sollten ebenfalls operativ entfernt werden.

Natürlich ist auch bei kleineren, bildmorphologisch malignitätsverdächtigen Tumoren wie bei Verdacht auf Metastasierung eine operative Therapie gerechtfertigt. Andererseits kann auch bei eindeutigen Kriterien für Zysten oder Einblutungen bei größeren Raumforderungen auf eine Operation verzichtet werden.

Die Operation sollte nach Möglichkeit vordergründig laporoskopisch oder auch retroperitoneoskopisch in einem erfahrenen Zentrum erfolgen.

5.4.7 Verlauf

Hinsichtlich der Häufigkeit von Verlaufskontrollen bei Nebennierentumoren ohne primäre Operationsindikation besteht insgesamt Unsicherheit und es existieren keine einheitlichen und allgemeingültigen Empfehlungen. Die Expertenkonferenz am NIH 2002 empfiehlt eine Verlaufskontrolle mittels CT oder MRT in 6 Monaten und bei stabilem Befund ohne Größenzunahme keine weiteren bildmorphologischen Kontrollen. Die Hormonbefunde werden in jährlicher Kontrolle empfohlen, wobei aufgrund der sehr geringen Wahrscheinlichkeit für die Entwicklung eines Phäochromozytoms und Aldosteronoms diesbezügliche Verlaufskontrollen im Gegensatz zum (subklinischen) Cushing-Syndrom zurückhaltender gesehen werden.

Andere Experten empfehlen eine jährliche Kontrolle der Hormondiagnostik für 2–4 Jahre und eine CT nach 6, 12 und 24 Monaten [10], [15].

Bei kritischer Betrachtung der Datenlage konnte jedoch gezeigt werden, dass letztlich das Risiko für die Entwicklung eines Nebennierenkarzinoms bei bekanntem Nebennierentumor mit initial eindeutig für Benignität sprechender Bildgebung im Verlauf < 1 % ist und vom Karzinomrisiko durch die Strahlenbelastung durch wiederholte radiologische Kontrollen übertroffen wird. Cawood et al. [2] empfehlen daher bei Tumoren < 4 cm und eindeutigen Benignitätskriterien keine regulären bildmorphologischen Kontrollen (im Bereich 4–6 cm oder anderweitig suspektem Verhalten eine Verlaufskontrolle in 3–6 Monaten) und aufgrund der geringen Wahrscheinlichkeit der Entwicklung einer Hormonaktivität im Verlauf auch hier keine weiteren Kontrollen [2].

Zusammenfassend kann derzeit empfohlen werden, zumindest eine weitere Verlaufskontrolle mit CT oder MRT in 6 Monaten durchzuführen und bei fehlendem Wachstum und eindeutigen Benignitätskriterien keine weiteren routinemäßigen bildmorphologischen Kontrollen vorzunehmen. Möglicherweise kann bei initial eindeutiger Benignität in der Bildgebung in Zukunft auch auf die Kontrolle verzichtet werden. Hinsichtlich der biochemischen Aktivität sollte eine sorgfältige klinische Evaluation erfolgen, um danach über ggf. erneute Diagnostik für ein (subklinisches) Cushing-Syndrom zu entscheiden. Wiederholte Kontrollen bei primärem Ausschluss eines Phäochromozytoms oder eines primären Hyperaldosteronismus können in der Regel unterbleiben (▶ Abb. 5.7).

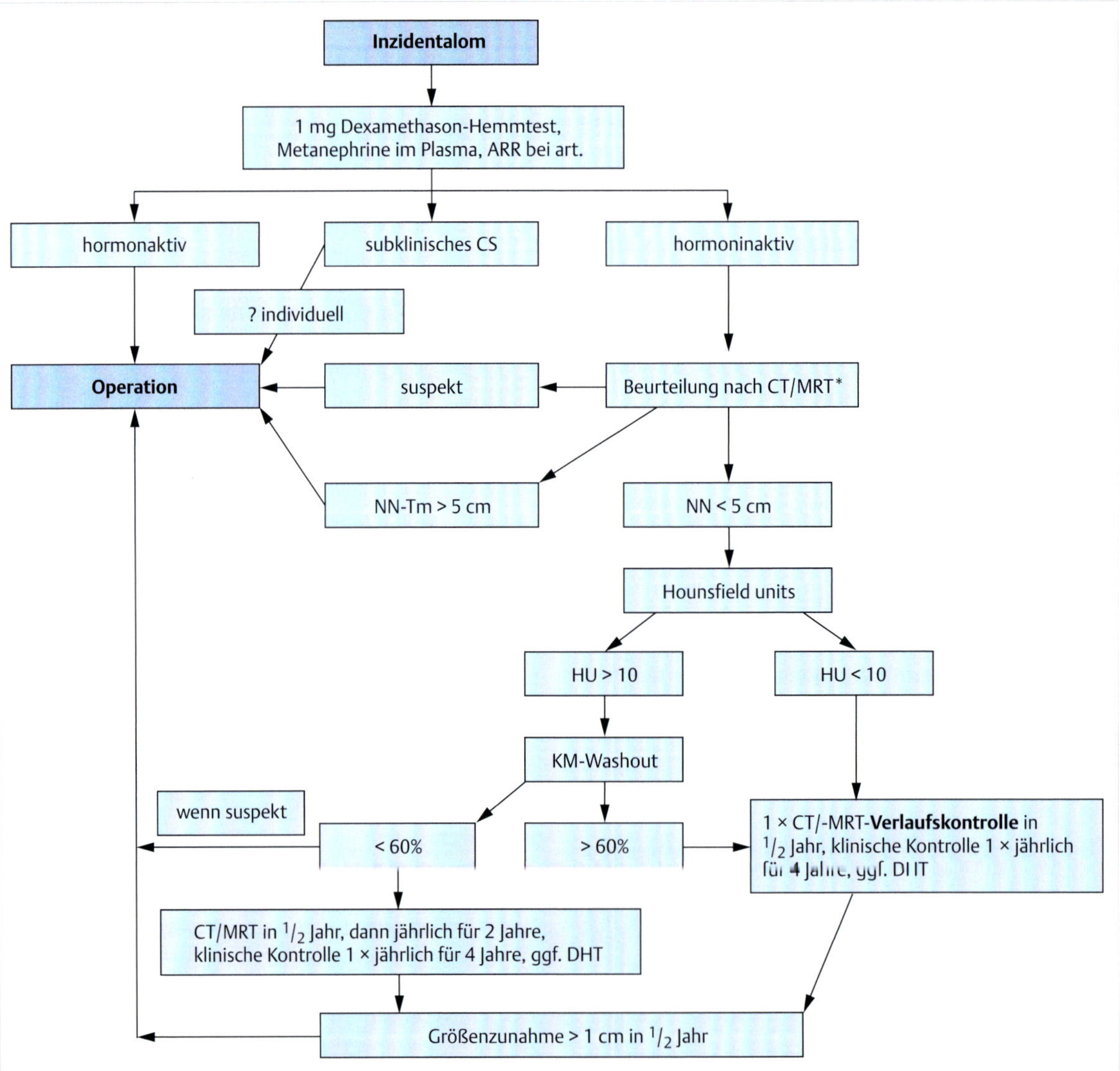

Abb. 5.7 Fluss-Diagramm zur Diagnostik und Therapie beim adrenalen Inzidentalom. ARR: Aldosteron/Renin-Ratio, CT: Computertomografie, CS: Cushing-Syndrom, DHT: Dexamethasonhemmtest, HU: Hounsfield Units, KM: Kontrastmittel, MRT: Magnetresonanztomografie, NN-Tm: Nebennierentumor. *alternativ Bildgebung mit MRT, hier keine Hounsfiel Units, Anwendung KM Chemical Shift.

5.4.8 Literatur

[1] Bovio S, Cataldi A, Reimondo G et al. Prevalence of adrenal incidentaloma in a contemporary computerized tomography series. J Endocrinol Invest 2006; 29: 298–302

[2] Cawood TJ, Hunt PJ, O'Shea D et al. Recommended evaluation of adrenal incidentalomas is costly, has high false positive rates and confers a risk of fatal cancer that is similiar to the risk of the adrenal lesion becoming malignant; time for a rethink? Eur J Endocrinol 2009; 161: 513–527

Kommentar: kritische Bewertung der Empfehlungen vorangegangener Publikationen zur Verlaufskontrolle von Inzidentalomen. In dieser Arbeit wird die Notwendigkeit von bildmorphologischen Kontrollen bei eindeutigen Benignitätskriterien in der initialen Bildgebung infrage gestellt. Es wird herausgestellt, dass das Malignitätsrisiko durch wiederholte radiologische Strahlenbelastung bei der Computertomografie das Risiko für die Entwicklung von Malignität in diesen Fällen übertrifft. Ebenso wird der Nutzen wiederholter biochemischer Kontrollen kritisch bewertet.

[3] Gruber M, Eisenhofer G, Fassnacht M et al. Neue Entwicklungen bei Nebennierenerkrankungen. Deutsch Med Wochenschr 2011; 136: 1998–2001

[4] Hahner S, Sundin A. Metomidate based imaging in adrenal diseases. Horm Cancer 2011; 2: 348–353

Kommentar: Publikation über den Einsatz von Metomidate in der Diagnostik von Nebennierenerkrankungen, insbesondere über die Bedeutung dieses innovativen Prinzips in der Diagnostik des Nebennierenkarzinoms.

[5] Herrera MF, Grant CS, van Heerden JA et al. Incidentally discovered adrenal tumors: an institutional perspective. Surgery 1991; 110: 1014–1021

[6] Kannan S, Remer EM, Hamrahian AH. Evaluation of patients with adrenal incidentalomas. Curr Opin Endocrinol Diabetes Obes 2013; 20: 161–169

[7] Kloos RT, Gross MD, Francis IR et al. Incidentally discovered adrenal mass. Endocrine Reviews 1995;16: 460–484

[8] Mansmann G, Lau J, Balk E et al. The clinically inapparent adrenal mass: update in diagnosis and management. Endocr Rev 2004; 25: 309–340

[9] Mc Dermott S, O'Connor OJ, Blake MA. Update on imaging of the adrenal cortex. Curr Opin Endocrinol Diabetes Obes 2011; 18: 186–192

Kommentar: umfassende Übersichtsarbeit zur bildgebenden Diagnostik der Nebennieren mit CT, MRT und PET.

[10] Nieman LK. Approach to the patient with an adrenal incidentaloma. JCEM 2010; 95: 4106–4113

[11] NIH State-of-the-Science-Statement on Management of the clinically inapparent adrenal Mass („Incidentaloma“). NIH Consens State Sci Statement 2002; 19: 1–20

Kommentar: internationale Expertenkonferenz am NIH 2002 zur Publikation von Empfehlungen für die klinische Praxis im Management von Inzidentalomen. Erste umfassende Darstellung des „State of the Art“ mit Leitliniencharakter.

[12] Quinkler M. Differentialdiagnostik der Nebennieren-Raumforderung. In: Seißler J, Fassnacht M, Führer, D, Hrsg. Im Auftrag der DGE: XV. Intensivkurs für Klinische Endokrinologie. Syllabus. Darmstadt: Merck Serono GmbH; 2012: 119–123

[13] Terzolo M, Stigliano A, Chiodini I et al. AME Position Statement on adrenal incidentaloma. Eur J Endocrinol 2011; 164: 851–870

Kommentar: Bewertung bis dato relevanter Studien für Inzidentalome hinsichtlich der Evidenz und Erstellung von Empfehlungen für die klinische Praxis durch eine Expertenkonferenz unter Leitung der Italian Association of Endocrinologists (AME).

[14] Walz MK. Adrenal tumors. Chirurg 2008; 79: 1087–1094

[15] Young WF Jr. The incidentally discovered adrenal mass. NEJM 2007; 356: 601–610

Kommentar: umfassende Übersichtsarbeit zur Diagnostik und Therapie von Inzidentalomen.

5.5 Nebennierenkarzinom

M. Fassnacht

5.5.1 Definition und Epidemiologie

Das Nebennierenkarzinom ist ein seltener hochmaligner Tumor, der von den adrenokortikalen Zellen der Nebenniere ausgeht und eine jährliche Inzidenz von 1–2 pro 1 Mio. Einwohner hat. Er kann grundsätzlich in jedem Lebensalter auftreten, wobei Frauen häufiger betroffen sind (1,5:1) [4]. Zur Einteilung der Tumorstadien hat sich in den letzten Jahren die Klassifikation nach dem ENSAT-System (ENSAT: European Network for the Study of adrenal Tumours) bewährt (▸ Tab. 5.7).

5.5.2 Klinik

Bei knapp zwei Dritteln der Patienten führen klinische Symptome eines Hormonexzesses die Patienten zum Arzt. Am häufigsten ist hierbei ein Cushing-Syndrom. Trotz autonomer Kortisolsekretion liegt bei vielen Patienten nicht das Vollbild eines Cushing-Syndroms vor. Bei Frauen kommt es relativ häufig zum Androgen-Exzess mit Virilisierungserscheinungen, während ein Östrogenexzess bei Männern sehr selten ist. Letzterer ist aber bei gleichzeitig bestehendem Nebennierentumor fast immer als Hinweis auf ein Nebennierenkarzinom zu werten. Generell ist die **Kombination von autonomem Kortisol- und Sexualhormonexzess nahezu pathognomonisch für das Nebennierenkarzinom.** Rein aldosteronsezernierende Nebennierenkarzinome sind eine Ausnahme und verursachen regelhaft eine ausgeprägte Hypokaliämie; diese ist häufiger Ausdruck einer massiv gesteigerten Kortisolsekretion mit konsekutiver Überlastung der 11β-Hydroxysteroid-Dehydrogenase II und Aktivierung des Mineralokortikoidrezeptors.

Bei den vermeintlich hormoninaktiven Nebennierenkarzinomen äußert sich die Krankheit häufig durch unspezifische abdominelle Beschwerden bzw. Rückenschmerzen, die durch die Tumormasse verursacht werden. Selten

Tab. 5.7 ENSAT-Stadieneinteilung des Nebennierenkarzinoms[1] (Quelle: [3]).

Stadium	TNM-Klassifikation	Kommentar
I	T1, N0, M0	T1: ≤5 cm
II	T2, N0, M0	T2: >5 cm
III	T1–2, N1, M0 T3–4, N0–1, M0	T3: Invasion ins Nachbargewebe T4: Invasion in Nachbarorgane oder Tumorthrombus in V. renalis oder V. cava N1: positive Lymphknoten
IV	T1–4, N0–1, M1	M1: Fernmetastasen

[1]Empfehlung des European Network for the Study of adrenal Tumors (ENSAT)

führen Symptome wie Fieber und Gewichtsverlust zur Diagnostik. Aufgrund der zunehmend häufigeren Durchführung bildgebender Verfahren wird nach unserer Erfahrung aktuell bei mindestens 10 % der Patienten mit Nebennierenkarzinom die Erkrankung zufällig im Rahmen einer aus anderen Gründen durchgeführten Bildgebung des Abdomens festgestellt (als sog. Nebennieren-Inzidentalom).

5.5.3 Pathogenese und Pathophysiologie

Trotz deutlicher Fortschritte in den letzten Jahren ist die genaue molekulare Pathogenese des Nebennierenkarzinoms immer noch nicht vollständig aufgeklärt [2]. Ob es – wie bei anderen Tumoren – eine Adenom-Karzinom-Sequenz gibt, ist umstritten. Die Epidemiologie mit den sehr häufigen Nebennierenadenomen bei nur sehr wenigen Nebennierenkarzinomen spricht zumindest dagegen, dass dies ein häufiges Ereignis ist. Im Vergleich zur normalen Nebenniere bzw. den Adenomen findet sich bei den meisten Karzinomen eine Überexpression von IGF-II. Bei einem kleinen Teil der Patienten sind Keimbahnmutationen im p53-Gen nachweisbar (Li-Fraumeni-Syndrom), während somatische Mutationen des p53-Tumorsuppressorgens bzw. von β-Catenin im Tumor häufiger sind.

5.5.4 Diagnostik

Endokrine Diagnostik

Die **gründliche Hormondiagnostik bei Patienten mit vermutetem Nebennierenkarzinom ist essenziell** [2], [4]. Hierzu liegen Empfehlungen des europäischen Netzwerkes ENSAT vor (siehe Tabelle 5.5–2). Ziele dieser Diagnostik sind der Nachweis des adrenalen Ursprungs der Raumforderung, die Beurteilung des Risikos einer postoperativen Nebennierenrinden-Insuffizienz, der Ausschluss eines Phäochromozytoms und die Etablierung von Tumormarkern zur Nachsorge.

Die sorgfältige Steroidanalytik unter Einbeziehung von Steroidvorstufen beweist bei über 80 % der Patienten eine pathologische Hormonsekretion, sodass hierdurch eine sichere Zuordnung der adrenalen Raumforderung gelingt.

Bildgebende Verfahren

Bei Erstdiagnose beträgt die mittlere Tumorgröße ca. 11 cm (Streuung 2,5–40 cm), sodass die Darstellung der Raumforderung unproblematisch ist. Der Nachweis der Malignität bei kleineren Nebennierentumoren (Durchmesser < 5 cm) ist schwierig, aber von großem Interesse, da hierdurch möglicherweise eine frühzeitige Operation zur Heilung führen kann.

Computertomografie (CT) und Magnetresonanztomografie (MRT) eignen sich zur Primärdiagnostik ähnlich gut. Im CT sieht man typischerweise eine inhomogene Raumforderung mit Nekrosen und Kalzifizierungen. Ohne Kontrastmittel liegen die Hounsfield-Units regelhaft über 25. Bei Gabe von Kontrastmittel ist der Wash-out nach 10–15 min eigentlich immer geringer als 50 %. Im MRT zeigt sich in den T 1-gewichteten Bildern die Raumforderung meist isointens zur Leber mit gesteigerter Signalintensität in den T 2-gewichteten Sequenzen. Nach Gadolinium kommt es zur Signalsteigerung mit langsamem Wash-out. Die Chemical-Shift-Analyse zeigt eine fettarme Raumforderung.

Wird die Nebennierenraumforderung unter der Diagnose Nebennierenkarzinom operativ angegangen, wird zuvor ein komplettes Tumorstaging (CT Thorax + CT Abdomen bzw. MRT Abdomen) durchgeführt, um eine Metastasierung auszuschließen. Eine Knochenszintigrafie bzw. zerebrale Bildgebung wird nur bei klinischem Verdacht ergänzt. Die Metastasierung erfolgt neben den regionalen Lymphknoten am häufigsten in Leber und Lunge.

Die aktuell am häufigsten zur Anwendung kommende nuklearmedizinische Methode ist die Fluor-18-Fluordeoxyglukose-Positronenemissionstomografie (FDG-PET), da das Nebennierenkarzinom einen starken Tracer-Uptake zeigt. Im Rahmen des Tumorstagings kann das FDG-PET/CT zusätzlich wertvolle Informationen über mögliche Fernmetastasierung liefern.

Tab. 5.8 Präoperative Diagnostik bei V. a. Nebennierenkarzinom[1].

Hormondiagnostik Glukokortikoide (mindestens 3 von 4 Tests)	• Dexamethason-Hemmtest (1 mg Dexa p. o. um 23:00, Kortisol i. S. am nächsten Morgen) • 24h-Sammelurin auf freies Kortisol • basales Kortisol (Serum) • basales ACTH (Plasma)
Mineralokortikoide	• Serum-Kalium • Aldosteron/Renin-Quotient (nur bei Hypertonie und/oder Hypokaliämie)
Sexualsteroide und -präkursoren	• DHEAS (Serum) • 17-Hydroxyprogesteron (Serum) • Androstendion (Serum) • Testosteron (Serum) • Östradiol (bei Männern und postmenopausalen Frauen)
Ausschluss Phäochromozytom	• 24h-Sammelurin auf Metanephrine/Katecholamine *oder* • Meta- und Normetanephrine im Plasma
Bildgebung	• CT Thorax und Abdomen, alternativ MRT • Knochenszintigrafie bei V. a. ossäre Metastasen • fakultativ FDG-PET

[1]Empfehlung des European Network for the Study of adrenal Tumors (ENSAT)

Weitere Diagnostik, Histopathologie

Eine **Feinnadelpunktion des Tumors ist fast nie indiziert**, da eine Diagnosestellung im Biopsat häufig nicht gelingt und Tumorzellverschleppungen wiederholt beschrieben wurden. Auch am gesamten Tumorpräparat ist die histopathologische Diagnose nicht einfach und in über 10% der Fälle kommt es zu Fehldiagnosen. Deshalb wird eine Diagnosebestätigung durch den **Referenzpathologen** der deutschen Nebennierenkarzinom-Studiengruppe angestrebt (Prof. Saeger, Hamburg). Differenzialdiagnostisch müssen klinisch und histopathologisch große Nebennierenadenome, Phäochromozytome, Metastasen anderer solider Tumoren, retroperitoneale Sarkome, Nierenzellkarzinome und adrenale Lymphome bedacht werden. Die Expression von Steroidogenic Factor 1 (SF1) hilft bei der Sicherung des adrenokortikalen Ursprungs des Tumors und hat prognostischen Wert.

Merke M!

Im endgültigen Befund sind der sog. Weiss-Score, der Proliferationsmarker Ki67 und der Resektionsstatus aufzuführen, da dies für die weitere Prognose und Therapie von großer Bedeutung ist.

5.5.5 Therapie

Operative Therapie

In frühen Tumorstadien besteht durch eine komplette chirurgische Resektion die Chance auf Heilung. Deshalb ist die **Therapie der Wahl in den Tumorstadien I–III die Operation durch einen erfahrenen Nebennierenchirurgen** [1]. In der Kontroverse um Mindestmengen bei chirurgischen Eingriffen empfehlen wir aufgrund unserer klinischen Erfahrung, dass alle Patienten mit Verdacht auf ein Nebennierenkarzinom (und hier sollte eher großzügig interpretiert werden) an einem Zentrum mit mindestens 20 Adrenalektomien pro Jahr operiert werden.

Die offene Resektion ist nach wie vor die Behandlung der Wahl. Mehrere retrospektive Studien legen zwar nahe, dass eine minimal invasive Tumorentfernung dem offenen Zugangsweg nicht unterlegen ist, wenn der Tumor klein ist und die Operation in einem spezialisierten Zentrum durchgeführt wird, allerdings sind diese Ergebnisse nicht unumstritten. Eine weitere retrospektive Arbeit suggeriert klar, dass eine lokoregionäre Lymphadenektomie im Rahmen der Primärtumorresektion einen günstigen Einfluss auf das rezidivfreie und das Gesamtüberleben R0-resezierter Patienten hat.

Tumorrezidive sind häufig, sodass meist eine adjuvante Therapie (s. u.) sinnvoll ist.

Ob eine Reduktion des Tumorvolumens bei nicht vollständig entfernbarer Krankheitsmanifestation von Nutzen ist, ist aktuell unklar.

Im Falle eines Rezidivs ist eine erneute chirurgische Intervention meist dann indiziert, wenn das rezidivfreie Intervall > 1 Jahr lag und die Resektion komplett erfolgen kann. Im Einzelfall kann als Alternative zur Metastasenchirurgie ein lokal ablatives Verfahren gewählt werden.

Strahlentherapie

Obwohl es beim Nebennierenkarzinom auch nach vollständiger Tumorentfernung häufig zu einem Lokalrezidiv kommt, ist der Stellenwert einer postoperativen Strahlentherapie weiterhin umstritten. Gerade bei R1- oder R2-Resektion sollte sie unbedingt erwogen werden.

In fortgeschrittenem Tumorstadium ist eine Strahlentherapie zur symptomatischen Behandlung von Knochen-, ZNS-, aber auch anderer Weichteilmetastasen indiziert.

Medikamentöse Therapie

Bei der systemischen Behandlung des Nebennierenkarzinoms stellt **Mitotane** (o,p'-DDD, Lysodren) die wichtigste Substanz dar. Dies ist eine vom DDT abgeleitete adrenolytische Verbindung, die relativ selektiv Zellen, die von der Nebennierenrinde ausgehen, zerstört.

Mitotane ist sowohl in der adjuvanten als auch bei fortgeschrittener Erkrankung wirkungsvoll (Details zur Therapie: ▶ Tab. 5.9). Die vielfältigen Nebenwirkungen und insbesondere die Gefahr der Nebennierenrinden-Insuffizienz erfordern die Überwachung durch einen erfahrenen Arzt.

In einer großen retrospektiven Studie ließ sich durch Mitotane das Rezidivrisiko im adjuvanten Setting ungefähr halbieren [6]. Ob dies auch bei Patienten mit vermeintlich niedrigem Risiko indiziert ist, wird aktuell in einer prospektiven Studie (ADIUVO) untersucht.

Bei metastasierter Erkrankung kann bei einer Mitotane-Monotherapie mit einer objektiven Ansprechrate von ca. 20–25% gerechnet werden. Bei rasch progredienten Tumoren wird direkt die Kombination aus **Etoposid, Doxorubicin, Cisplatin und Mitotane** (EDP-M, ▶ Tab. 5.9) eingesetzt. In der weltweit ersten randomisierten Studie beim Nebennierenkarzinom konnte gezeigt werden, dass das mediane progressionsfreie Überleben unter EDP-M signifikant gegenüber der Kombination von Streptozotocin + Mitotane verlängert war (5,0 vs. 2,1 Monate, HR 0,55, 95% CI 0,43–0,69, P < 0,001) [5]. Das Gesamtüberleben hingegen unterschied sich – möglicherweise aufgrund des Cross-over-Designs der Studie – nicht statistisch signifikant (14,8 vs. 12,0 Monate, HR 0,79, 95% CI 0,61–1,02; P = 0,071).

Die Datengrundlage für medikamentöse Zweitlinientherapien ist schwach. Wir empfehlen aktuell Gemcitabin + Capecitabin in Kombination mit Mitotane oder Streptozotocin und Mitotane. Die ersten Ergebnisse zu molekular zielgerichteten Therapien sind bislang enttäuschend.

Tab. 5.9 Systemische Therapie beim Nebennierenkarzinom.

Mitotane	EDP + Mitotane (Quelle: [5])
typisches Dosierschema in Monotherapie • Beginn mit 1,5 g/d → Steigerung der Dosis innerhalb von 1 Woche auf 6 g/d • Anpassung der Dosis nach Blutspiegel (maximale Dosis 10 g/d)	Tag 1: 40 mg/m² Doxorubicin
regelmäßige Mitotane-Blutspiegelbestimmung (alle 3–4 Wochen)	Tag 2: 100 mg/m² Etoposid
Zielbereich des Mitotane-Blutspiegels: 14–20 mg/l	Tag 3 + 4: 100 mg/m² Etoposid + 40 mg/m² Cisplatin
typische Nebenwirkungen: Übelkeit, Erbrechen, Müdigkeit, Anorexie, Schwindel, Nebenniereninsuffizienz, deutlicher Anstieg der γ-GT, Gynäkomastie	Zykluswiederholungen alle 28 Tage
Aufgrund einer starken CYP3A4-Induktion ist mit multiplen Medikamenteninteraktionen zu rechnen, und es ist eine hochdosierte Substitution mit Hydrokortison notwendig (auf Dauer mind. 20–20–10 mg/d); bei einigen Patienten zusätzlich Fludrokortison	Staging alle 8 Wochen/vor dem 3. Zyklus zusätzlich täglich oral Mitotane mit Zielblutspiegel 14–20 mg/l

Liegt trotz der Therapie mit Mitotane immer noch ein klinisch relevantes Cushing-Syndrom vor, ist dieses aktiv anzugehen. Hierfür kommen u. a. folgende Medikamente infrage: Ketoconazol, Metyrapone, Aminoglutethimid oder Mifepristone.

5.5.6 Literatur

[1] Berruti A, Baudin E, Gelderblom H et al. ESMO Guidelines Working Group. Adrenal cancer: ESMO Clinical Practice Guidelines for diagnosis, treatment and follow-up. Ann Oncol 2012; 23 (7):vii131–138
Kommentar: einzige aktuell verfügbare Leitlinien zum Nebennierenkarzinom. Sie entsprechen aber mehr einer Expertenmeinung.

[2] Else T, Kim A, Sabolch A et al. Adrenocortical carcinoma. Endocr Rev 2013; 35: 282–326

[3] Fassnacht M, Johanssen S, Quinkler M et al. for the German Adrenocortical Carcinoma Registry Group and the European Network for the Study of Adrenal Tumors. Limited prognostic value of the 2004 UICC staging classification for adrenocortical carcinoma – proposal for a revised TNM classification. Cancer 2009; 115 (2): 243–250

[4] Fassnacht M, Kroiss M, Allolio B. Update in adrenocortical carcinoma. J Clin Endocrinol Metab 2013; 98 (12): 4 551–4 564

[5] Fassnacht M, Terzolo M, Allolio B et al.; the FIRM-ACT Study Group. Combination chemotherapy in advanced adrenocortical carcinoma. N Engl J Med 2012; 366 (23): 2189–2197
Kommentar: erste und bisher einzige randomisierte Studie beim Nebennierenkarzinom. Die Studie etablierte EDP-Mitotane als Standard-Chemotherapie beim Nebennierenkarzinom.

[6] Terzolo M, Angeli A, Fassnacht M et al. Adjvant Mitotane treatment in patients with adrenocortical carcinoma. N Engl J Med 2007; 356: 2372
Kommentar: Große, aber retrospektive Studie, die erstmals einen Nutzen einer adjuvanten Mitotane-Therapie zeigte.

5.6 Primäre Nebennierenrinden-Insuffizienz (Morbus Addison)

S. Hahner, S. R. Bornstein

5.6.1 Epidemiologie

Die primäre Nebennierenrinden-Insuffizienz (NNRI) ist charakterisiert durch ein Defizit adrenaler Hormone. Dieses kann verursacht sein durch

- einen Verlust funktionellen Nebennierengewebes, meistens infolge einer Autoimmunadrenalitis (Morbus Addison),
- eine Infektion
- eine angeborene Störung der Steroidbiosynthese im Rahmen eines adrenogenitalen Syndroms (Kap. 5.8) [11].

Der Morbus Addison auf dem Boden einer Autoimmunadrenalitis gehört zu den seltenen Erkrankungen mit einer Prävalenz von 10–14 Patienten pro 1 Mio. Einwohner [23], [24]. Bei zwei Dritteln der Fälle liegen neben einer primären NNRI weitere Autoimmunerkrankungen im Rahmen eines polyglandulären Autoimmunsyndroms vor. Eine positive Familienanamnese bzgl. Autoimmunerkrankungen lässt sich bei mindestens 30 % der Fälle dokumentieren. Registeranalysen ergaben, dass 10 % der Patienten mit einem Morbus Addison weitere Familienmitglieder mit dieser Erkrankung aufweisen [8], [15], [26], [27], [29]. Am häufigsten besteht ein polyglanduläres Autoimmunsyndrom Typ 2, bei dem eine primäre NNRI u. a. mit Autoimmunthyreoiditiden, primärer Gonadeninsuffizienz, Diabetes mellitus Typ 1, Vitiligo und/oder einer chronisch atrophischen Gastritis assoziiert sein kann. Es findet sich hier eine polygenetische Disposition, die in Verbindung mit weiteren Auslösefaktoren zur Manifestation eines Autoimmunprozesses führt. Eine Assoziation mit HLA (Human Leukocyte Antigen) DR3-DQ 2, DR4-DQ 8, DRB1 0301 und 0404 besteht, weiterhin mit CTLA4,

Tab. 5.10 Ursachen einer primären Nebennierenrinden-Insuffizienz (NNRI).

Ursachen	
autoimmun	• isolierter Morbus Addison (30–40 %) • polyglanduläres Autoimmun-Syndrom Typ 1 (APECED; 5 %): Mutation im Autoimmun-regulator-Gen (*AIRE*). Morbus Addison in Kombination mit Hypoparathyroidismus, mukokutaner Candidiasis, weitere Autoimmunerkrankungen können assoziiert sein. • polyglanduläres Autoimmun-Syndrom Typ 2 (ca. 60 %): Morbus Addison in Kombination mit weiteren Endokrinopathien: u. a. Autoimmun-Thyreoiditis, prämature Ovarialinsuffizienz, Diabetes mellitus Typ 1, Typ-A-Gastritis, Vitiligo, Alopezie, Autoimmunhepatitis, Zöliakie
Infektion	• Tuberkulose, Zytomegalie, HIV, Pilzinfektionen
Infiltration/Verdrängung der Nebennieren	• bilaterale Metastasen, Sarkoidose, Hämochromatose, Histiozytose, Lymphom
Hämorrhagie	• Waterhouse-Friderichsen Syndrom, Antiphospholipid-Syndrom, Antikoagulanzientherapie
operative Entfernung	• bilaterale Adrenalektomie
kongenital monogenetisch	• kongenitale Nebennierenhyperplasie (adrenogenitales Syndrom): Defektevon Proteinen der Steroidbiosynthese, häufigste Form 21-Hydroxylase (>95 % der Fälle) • Adrenoleukodystrophie oder Adrenomyeloneuropathie
Medikamente	• Mitotan, Aminoglutethimid, Etomidat, Ketokonazol

PTPN22, MICA. Ein polyglanduläres Autoimmunsyndrom Typ 1 liegt bei ca. 5 % der Patienten mit Morbus Addison vor. Es handelt sich in diesem Fall um eine autosomal rezessive Erkrankung, die verursacht ist durch aMutation im *AIRE* (Autoimmune Regulator)-Gen. Die Erkrankung manifestiert sich im Kindesalter mit kombiniertem Auftreten eines Morbus Addison, eines Autoimmun-Hypoparathyreoidismus, einer Candidiasis und einer ektodermalen Dystrophie.

Ursachen einer primären NNRI sind zusammenfassend in ▶ Tab. 5.10 aufgeführt.

5.6.2 Definition

Bei der primären NNRI besteht ein Defizit an Glukokortikoiden (Kortisol), Mineralokortikoiden (Aldosteron) sowie an Dehydroepiandrosteron (DHEA) als Sexualhormon-Vorläufersteroid. Das adrenokortikale Glukokortikoid-Defizit ist zudem assoziiert mit einer verminderten Adrenalinsynthese im Nebennierenmark, da das für den finalen Schritt der Adrenalinsynthese relevante Enzym Phenylethanolamin-N-Methyltransferase hoher lokaler Glukokortikoidkonzentrationen bedarf. Ein Adrenalindefizit konnte bei Patienten mit Morbus Addison und bei Patienten mit adrenogenitalem Syndrom dokumentiert werden [25].

5.6.3 Klinik

Die klinische Präsentation ist weitgehend unspezifisch, sodass die korrekte Diagnosestellung häufig erst nach Monaten bis Jahren erfolgt [10], [19]. Im Vordergrund stehen eine ausgeprägte Müdigkeit und ein Leistungsdefizit. Weitere Symptome sind u. a. verminderter Appetit, Gewichtsverlust, Dehydratation, Hypotonie mit orthostatischer Dysregulation, abdominale Schmerzen, Gelenk- und Muskelschmerzen sowie eine Hypoglykämieneigung. Etwas spezifischere Zeichen einer primären NNRI sind eine Zunahme der Hautpigmentierung und Salzhunger [5], [11], [16], [24], [29].

Eine Auflistung klinischer Zeichen findet sich in ▶ Tab. 5.11.

Laborchemisch ist in ca. 70–80 % der Fälle eine Hyponatriämie auffällig, die sowohl durch das Mineralokortikoid-Defizit bedingt ist als auch infolge des fehlenden inhibitorischen Effekts von Kortisol auf die Freisetzung von ADH (antidiuretisches Hormon) entsteht. Die Hyponatriämie ist häufig begleitet durch eine Hyperkaliämie infolge des Aldosteronmangels. Im Blutbild fallen oft eine leichte normochrome Anämie, Lymphozytose und Eosinophilie auf, seltener besteht eine milde Erhöhung des Serumkalziums [5].

Tab. 5.11 Symptome und Laborauffälligkeiten bei primärer NNRI.

	Symptome
Glukokortikoiddefizit	• Müdigkeit, Leistungsmangel • Anorexie, Gewichtsverlust • Übelkeit, Erbrechen, abdominale Beschwerden • Myalgien, Gelenkschmerzen • Anämie, Lymphozytose, Eosinophilie • TSH-Anstieg • Hyperkalzämie • Hyponatriämie • Hypoglykämie
Mineralokortikoiddefizit	• Hypotonie • Hyponatriämie • Hyperkaliämie • Salzhunger
Androgendefizit (bei Frauen)	• Verlust der Sekundärbehaarung • Hauttrockenheit • Libidoverlust
gesteigerte Produktion von POMC (Proopiomelanocortin)	• Hyperpigmentation auch an untypischen Stellen wie Handlinien, Schleimhäuten, Mamille, Narben

5.6.4 Pathogenese und Pathophysiologie

Im Rahmen der Autoimmunadrenalitis bei Morbus Addison kommt es vor dem Hintergrund einer genetischen Suszeptibilität und unter dem Einfluss weiterer Auslösefaktoren zu einer lymphozytären Infiltration mit fortschreitender Zerstörung adrenokortikalen Gewebes [8]. Dieser Prozess verläuft meist über einen längeren Zeitraum. Der Wegfall des negativen Feedbacks in Hypothalamus und Hypophyse durch Kortisol bewirkt eine Steigerung der hypophysären Proopiomelanocortin (POMC)-Synthese mit entsprechender Freisetzung seiner Spaltprodukte, darunter adrenokortikotropes Hormon (ACTH), melanozytenstimulierendes Hormon (MSH) und β-Endorphin. Die erniedrigten Serumkonzentrationen von Aldosteron gehen mit einer konsekutiven Erhöhung der Plasma-Renin-Konzentration einher.

5.6.5 Diagnostik

Die dynamische Testung mittels ACTH-Stimulations-Test (synonym auch ACTH-Kurz-Test, Synacthen- oder Cosyntropin-Test) ist die derzeitige Standard-Diagnostik bei vermuteter Nebenniereninsuffizienz. Es erfolgt die Bestimmung von Serum-Kortisol vor und 30 bzw. 60 min nach intravenöser Verabreichung einer supraphysiologischen Menge von 1–24 ACTH (250 µg Synacthen). Bei einem Anstieg des Serum-Kortisols nach Stimulation auf > 20 µg/dl (> 550 nmol/l) kann mit hoher Wahrscheinlichkeit von einer regelrechten Nebennierenfunktion ausgegangen werden [5]. Die Durchführung des Tests kann zu jeder Tageszeit erfolgen (▶ Abb. 5.8).

Die Bestimmung basaler Werte für Kortisol, DHEAS und ACTH kann insbesondere bei primärer NNRI im Einzelfall bereits eine eindeutige Diagnosestellung ermöglichen, ist jedoch aufgrund der im Rahmen der zirkadianen Rhythmik stark variierenden Kortisolwerte für den sicheren Ausschluss einer NNRI alleinig nicht geeignet. Ein Kortisolwert < 3 µg/dl (< 80 nmol/l) bei gleichzeitig erniedrigtem Serum-DHEAS hat dabei einen hohen prädiktiven Wert für das Vorliegen einer NNRI, während bei einem basalen Kortisolwert > 20 µg/dl von einer normalen Nebennierenrindenfunktion ausgegangen werden kann [14].

Für die Differenzierung zwischen primärer und sekundärer NNRI erfolgt als nächster diagnostischer Schritt die Bestimmung des Plasma-ACTH-Spiegels. Aufgrund des raschen Abbaus ist hierbei auf die Präanalytik mit rascher Probenverarbeitung zu achten. Bei einer primären NNRI finden sich erhöhte Plasma-ACTH Spiegel > 100pg/ml/22pmol/l, während sich bei sekundärer/tertiärer NNRI er-

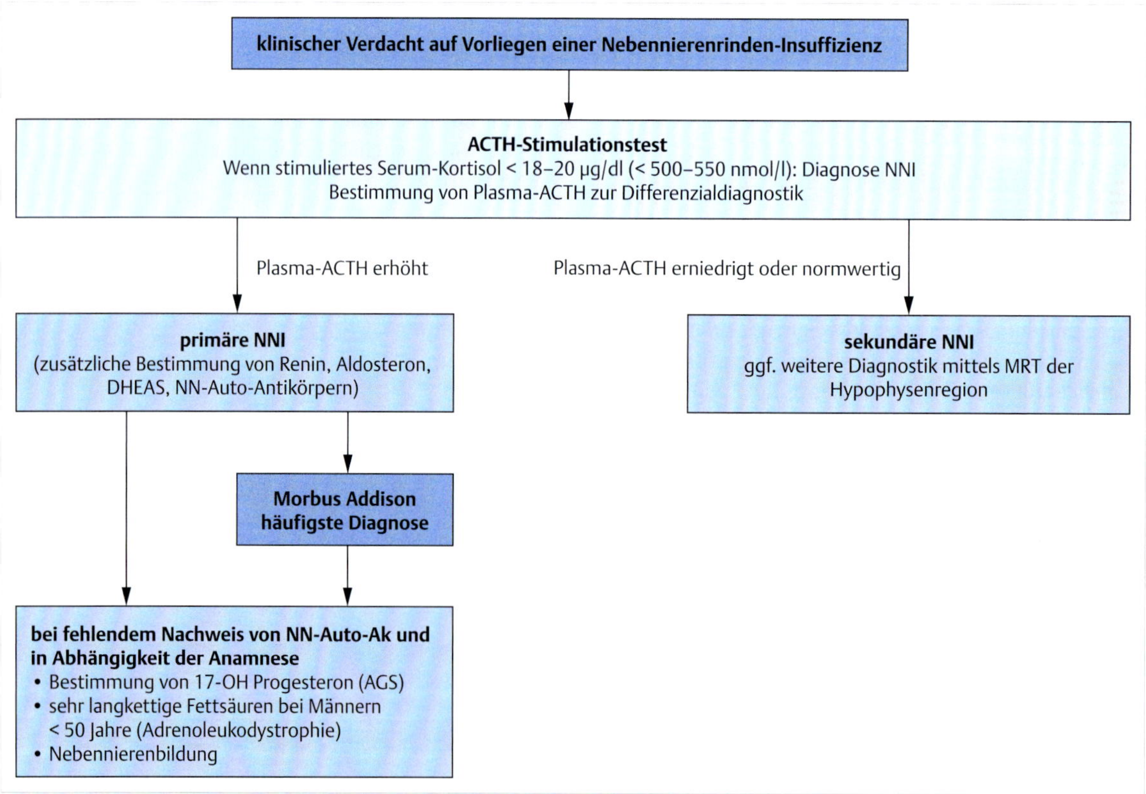

Abb. 5.8 Fluss-Schema: diagnostische Evaluation der Nebennierenrindenfunktion.

niedrigte oder niedrig normale Werte nachweisen lassen [28]. Bei primärer NNRI findet sich das Serumaldosteron erniedrigt bei gegenregulatorisch erhöhter Plasma-Renin-Konzentration bzw. Plasma-Renin-Aktivität.

Autoantikörper gegen Nebennierenrindengewebe, meistens gegen die 21-Hydroxylase, lassen sich bei ca. 65–85 % der Patienten mit primärer NNRI nachweisen [30].

Bei Nachweis eines autoimmun bedingten Morbus Addison empfehlen sich aufgrund des erhöhten Risikos weiterer Autoimmunopathien die ergänzende Bestimmung von TSH, Nüchtern-Glukose, Blutbild und Leberwerten sowie die Evaluation der Gonadenfunktion. Bei Jungen und Männern bis zum Alter von 50 Jahren mit primärer NNRi ohne Hinweis auf eine Autoimmungenese werden die Konzentrationen der überlangkettigen Fettsäuren im Serum zum Ausschluss einer Adrenoleukodystrophie/Adrenomyeloneuropathie bestimmt. Weiterhin sollte bei fehlendem Nachweis einer Autoimmungenese eine infektiöse, insbesondere eine tuberkulöse Adrenalitis ausgeschlossen werden.

Merke **M!**

Die Diagnostik bei hochgradigem Verdacht einer zuvor nicht bekannten NNRI darf die Einleitung einer Substitutionstherapie bei akuter Situation keinesfalls verzögern. Die Evaluation der kortikotropen Funktion kann in diesem Fall auch nach klinischer Stabilisierung des Patienten erfolgen.

5.6.6 Therapie

Glukokortidoid-Substitution

Das für die Substitutionstherapie bevorzugte Glukokortikoid ist **Hydrokortison**. Es entspricht chemisch dem körpereigenen Kortisol. Die tägliche Kortisolproduktion beträgt 5–6 mg/m^2 KOF [18]. Orientiert daran liegt die aktuell empfohlene Hydrokortison-Tagesdosis bei 20–25 mg/d und wird individuell angepasst. Für die orale Substitutionsbehandlung steht Hydrokortison derzeit in 2 verschiedenen galenischen Aufbereitungen zur Verfügung:

- Das seit Jahrzehnten verfügbare Standardpräparat findet bislang den breitesten Einsatz. Die Tagesdosis wird hier auf 2–3 Einzeldosen aufgeteilt, wobei zur Nachahmung der zirkadianen Rhythmik ca. 50–60 % der Dosis morgens eingenommen werden. Mit der Standardtherapie lässt sich nur sehr grob das zirkadiane Kortisolprofil nachahmen. Untersuchungen an größeren Patientenkohorten dokumentieren, dass auch unter etablierter Substitutionstherapie eine Beschwerdelast bei den Patienten besteht. Neuere Therapieansätze zielen daher darauf hin, dem physiologischen Profil näher zu kommen.
- Seit 2012 ist ein Hydrokortisonpräparat in Deutschland verfügbar, das eine duale Wirkstoff-Freisetzung aufweist und dadurch ein konstanteres Wirkprofil im Tagesverlauf nach einmaliger morgendlicher Einnahme aufweist [22]. Daten an kleinen Patientengruppen deuten auf ein verbessertes metabolisches Profil und eine verbesserte Lebensqualität hin, größere Studien stehen derzeit noch aus [21]. Ein weiteres Präparat, das nach einmaliger abendlicher Einnahme Kortisolprofile bewirkt, die der zirkadianen Rhythmik näher kommen, befindet sich in der klinischen Testung [12].

Ebenfalls in Form einer einmaligen morgendlichen Einnahme findet nach wie vor Prednison/Prednisolon Anwendung.

Die Anpassung erfolgt individuell. Neben der Festlegung einer basalen Tagesdosis werden die Patienten darin geschult, einen eventuell auftretenden zusätzlichen Bedarf (z. B. intensive sportliche Betätigung, anstrengende Ereignisse) selbstständig anzupassen. Zudem muss die Begleitmedikation berücksichtigt werden im Hinblick auf einen veränderten Kortisolmetabolismus (z. B. Induktion von CYP3A4 durch Johanniskrautpräparate oder Carbamazepin mit entsprechend erhöhtem Substitutionsbedarf). Da die verfügbaren Substitutionstherapien nur grob die physiologische Situation nachahmen, ist die Bestimmung von Laborparametern zur Beurteilung der Substitutionstherapie wenig hilfreich.

Die Überwachung erfolgt anhand klinischer Gesichtspunkte mit Überprüfung von Zeichen einer Übersubstitution (z. B. Gewichtszunahme, Schlafstörungen) oder einer Untersubstitution (z. B. Appetitlosigkeit, Leistungsabfall, Müdigkeit) [4], [20]. Viele Patienten geben auch unter etablierter Substitutionstherapie Beschwerden wie Leistungsdefizite an. Eine Erhöhung der Substitutionsdosis bedarf im Verlauf stets einer Reevaluation.

Mineralokortikoid-Substitution

Zum Ausgleich des Aldosterondefizits wird Fludrokortison (9α-Fluor-Kortisol) als morgendliche Einzeldosis eingesetzt. Die übliche Dosis beträgt 0,05–0,3 mg. Zielparameter sind ein Serum-Natrium und ein Serum-Kalium im Normbereich bei normotensiven Blutdruckwerten ohne orthostatische Hypotonie. Hydrokortison bindet an den Mineralokortikoid-Rezeptor (40 mg Hydrokortison weisen eine ähnliche mineralokortikoide Wirkung auf wie 100 µg Fludrokortison) [28]. Veränderungen der Hydrokortisondosis können sich somit auch geringfügig auf den Mineralokortikoidbedarf auswirken. Die Plasma-Renin-Konzentration findet sich dabei meist an der oberen Grenze des Normbereiches. Der Fludrokortison-Bedarf ist meist relativ konstant. In bestimmten Situationen kann eine Dosiserhöhung jedoch notwendig werden, beispielsweise bei heißen Außentemperaturen oder in der Schwangerschaft. Symptome wie Salzhunger und orthostatische Hypotonie können auf eine Untersubstitution hinweisen, während das Auftreten peripherer Ödeme durch eine Übersubstitution bedingt sein kann.

5

5

DHEA-Substitution

Patienten mit einer NNRI weisen einen DHEA-Mangel auf. Die klinische Relevanz eines DHEA-Mangels ist nur unvollständig verstanden. Während bei Männern die Hoden die Hauptandrogenquelle darstellen, stammt bei Frauen der überwiegende Teil der Androgene aus der Nebennierenrinde. Der DHEA-Mangel ist klinisch daher insbesondere bei Frauen sichtbar durch Hauttrockenheit, Verlust der Sekundärbehaarung und eine oftmals verminderte Libido. Eine DHEA-Substitution kann die Symptomatik positiv beeinflussen [3]. Die Effekte sind jedoch meist nur moderat [1], [3]. Ein probatorischer Einsatz von DHEA kann erwogen werden, wenn eine Beschwerdesymptomatik trotz Optimierung der Glukokortikoid- und Mineralokortikoid-Substitution persistiert. Eine initiale morgendliche Einzeldosis von 25 mg DHEA ist in der Regel ausreichend. Die Überwachung der Substitution erfolgt durch klinische Evaluation von Zeichen einer Androgen-Wirkung (Akne, Hirsutismus, Alopezie) und der laborchemischen Bestimmung von DHEAS, Androstendion und des freien Androgenindex (Ziel altersentsprechender Normbereich). Effekte sind oftmals erst nach mehreren Monaten zu beobachten, sodass sich eine Reevaluation erst nach 4–6 Monaten empfiehlt. Ein offiziell zugelassenes Präparat existiert nicht. Die Entscheidung zur Therapie erfolgt als Einzelfallentscheidung und muss mit den Patienten individuell besprochen werden.

Prävention und Therapie der Nebennierenkrise

Bei Patienten mit primärer NNRI besteht sowohl ein Kortisol- als auch ein Adrenalindefizit und somit ein ausgeprägter Mangel an Hormonen, die für die Anpassung des Organismus an Stresssituationen essenziell sind [11], [25]. Trotz etablierter Substitutionstherapie ist die Mortalität bei Patienten mit Morbus Addison erhöht und ein signifikanter Anteil verstirbt im Rahmen einer Nebennierenkrise, häufig infolge eines Infekts [6], [7]. Die Nebennierenkrise stellt eine lebensbedrohliche Komplikation dar, sodass deren Prävention und optimale Therapie eine hohe Bedeutung hat. Je nach analysiertem Kollektiv erleiden ca. 6–15 % der Patienten pro Jahr eine Nebennierenkrise. Zugrunde liegend ist ein Ungleichgewicht aus Glukokortikoidbedarf und -angebot. Hauptauslöser sind gastrointestinale Infekte, andere fieberhafte Infekte, aber auch andere physische und auch psychische Stresssituationen [19]. Da der Morbus Addison eine seltene Erkrankung ist, sind viele Ärzte im Umgang mit einer Nebennierenkrise wenig geschult. Eine wesentliche Säule der Prävention von Nebennierenkrisen stellt daher die **wiederholte Schulung von Patienten** und deren **Angehöriger** im Umgang mit potenziellen Auslösern von Nebennierenkrisen dar. Die Schulung beinhaltet Informationen zur generellen Notwendigkeit der Substitutionstherapie, zur Dosisanpassung in verschiedenen Situationen und eine Schulung in der parenteralen Eigenmedikation mit Hydrokortison in Notfallsituationen zur Überbrückung der Zeit bis zur Gewährleistung professioneller Hilfe.

> **Praxis**
>
> Wichtig ist der Hinweis, dass im Fall von Erbrechen und Diarrhoe eine rasche parenterale Glukokortikoidgabe initiiert werden muss (▶ Tab. 5.12). Ausführliche Informationen hierzu sind auch auf der Internetseite der Deutschen Gesellschaft für Endokrinologie zu finden [13].

Patienten mit primärer NNRI, Frauen, Patienten mit Komorbiditäten und bei sekundärer Nebenniereninsuffizienz das gleichzeitige Vorliegen eines Diabetes insipidus erscheinen mit einer höheren Krisenhäufigkeit assoziiert zu sein [19]. Ein klassisches prädisponierendes Risikoprofil für das Auftreten von Nebennierenkrisen existiert jedoch nicht, sodass Schulungsmaßnahmen für alle Patienten von Bedeutung sind.

Tab. 5.12 Prävention der Nebennierenkrise.

Maßnahmen	
Schulung von Patient und Umfeld	• vitale Notwendigkeit einer konsequenten Einnahme der Substitutionstherapie • Klarstellung der Unterschiede zwischen vorliegender Substitutionstherapie und einer Pharmakotherapie • Diskussion der Situationen, die eine Dosisanpassung der Glukokortikoidtherapie erfordern • Information über die Zeichen einer beginnenden Nebennierenkrise • Schulung in der Eigeninjektion von Hydrokortison in Notfallsituationen, der regelhaft eine ärztliche Kontaktaufnahme folgen muss
Patientenausstattung	• Notfallausweis • großzügige Versorgung mit Hydrokortison, die im Bedarfsfall eine Dosiserhöhung bei Krankheit suffizient abdeckt • Ein Notfall-Kit im eigentlichen Sinne ist nicht verfügbar. Die Patienten sollten für den Notfall mit Hydrokortison-Ampullen (100 mg) und passenden Nadeln und Spritzen ausgestattet sein. Ergänzend kann auch die Ausstattung mit Prednisolon-Suppositorien erfolgen. • schriftliche Information zur Dosisanpassung und Handlungsanweisung im Krisenfall
Verlaufskontrollen	• regelmäßige Überprüfung und Auffrischen des Kenntnisstandes zur Hydrokortison-Dosisanpassung sowie der Aktualität des Notfallausweises und der Ausstattung mit Hydrokortison

Die **Symptomatik** der Nebennierenkrise umfasst eine ausgeprägte Müdigkeit, Übelkeit, Erbrechen, Hypoglykämie, abdominale Schmerzen, Muskelkrämpfe und Hypotonie bis hin zum hypovolämischen Schock. Die Behandlung der Nebennierenkrise beinhaltet die rasche **Rehydratation** durch großzügige Volumensubstitution und die sofortige parenterale Verabreichung von 100 mg Hydrokortison im Bolus, gefolgt von einer kontinuierlichen Hydrokortisoninfusion (100–150 mg/24h), alternativ Gabe von 50 mg Hydrokortison in etwa 8-stündigen Zeitintervallen. Sobald eine klinische Stabilisierung erreicht wurde, kann die Dosis innerhalb von 24–72h rasch wieder reduziert und je nach Zustand oralisiert werden. Eine zusätzliche Mineralokortikoidgabe ist bei Hydrokortison-Tagesdosen über 50 mg aufgrund der mineralokortikoiden Wirkung des Hydrokortisons nicht notwendig.

Therapie in der Schwangerschaft

Frauen mit Morbus Addison haben eine geringere Schwangerschaftsrate als nebennierengesunde Frauen. Ein erhöhtes Risiko für Spontanaborte und Frühgeburtlichkeit wurde ebenfalls berichtet [9], [17]. Die Serum-Kortisolkonzentrationen steigen während der Schwangerschaft, beginnend im 1. Trimester, auf das 2- bis 3-Fache der normalen Werte an. Dies ist auf einen Anstieg des kortisolbindenden Globulins (CBG) und eine plazentare Produktion von CRH (Corticotropin releasing Hormon) zurückzuführen. Auf dieser Basis und angesichts berichteter Nebennierenkrisen bei fehlender Dosiserhöhung wird eine Erhöhung der Hydrokortisondosis um ca. 50 % ab dem 3. Trimester empfohlen.

Die Plasma-Renin-Konzentration ist aufgrund der antimineralokortikoiden Wirkung des Progesterons während der Schwangerschaft für die Beurteilung der Fludrokortisondosis wenig geeignet. In der Regel ist eine milde Dosiserhöhung vonnöten, orientiert an Blutdruck und Serumelektrolyten. Während der Entbindung ist eine parenterale Hydrokortison-Substitution erforderlich (100–150 mg Hydrokortison i. v. während der ersten 24–48h mit rascher Dosisreduktion und Oralisierung im Verlauf) [2].

5.6.7 Literatur

[1] Alkatib AA et al. A systematic review and meta-analysis of randomized placebo-controlled trials of DHEA treatment effects on quality of life in women with adrenal insufficiency. J Clin Endocrinol Metab 2009; 94 (10): 3 676–3 681

[2] Ambrosi B et al. Diagnosis and management of Addison's disease during pregnancy. J Endocrinol Invest 2003; 26 (7): 698–702

[3] Arlt W et al. Dehydroepiandrosterone replacement in women with adrenal insufficiency. N Engl J Med 1999; 341 (14): 1013–1020

Kommentar: In dieser Studie wird die positive Wirkung von DHEA auf Wohlbefinden, Ängstlichkeitsniveau, Depressivität und Sexualität bei Frauen mit NNRI gezeigt.

[4] Arlt W et al. Quality of glucocorticoid replacement in adrenal insufficiency: clinical assessment vs. timed serum cortisol measurements. Clin Endocrinol (Oxf) 2006; 64 (4): 384–389

[5] Arlt W, Allolio B. Adrenal insufficiency. Lancet 2003; 361 (9 372): 1881–1893

[6] Bensing S et al. Increased death risk and altered cancer incidence pattern in patients with isolated or combined autoimmune primary adrenocortical insufficiency. Clin Endocrinol (Oxf) 2008; 69 (5): 697–704

[7] Bergthorsdottir R et al. Premature mortality in patients with Addison's disease: a population-based study. J Clin Endocrinol Metab 2006; 91 (12): 4 849–4 853

Kommentar: Eine der ersten Arbeiten, die eine erhöhte Mortalität bei Patienten mit Morbus Addison zeigt, mit Risikoerhöhung insbesondere für die infektassoziierte Mortalität.

[8] Betterle C et al. Autoimmune adrenal insufficiency and autoimmune polyendocrine syndromes: autoantibodies, autoantigens, and their applicability in diagnosis and disease prediction. Endocr Rev 2002; 23 (3): 327–364

Kommentar: umfassende Übersichtsarbeit zum Morbus Addison und zu dessen immunologischen Aspekten.

[9] Bjornsdottir S et al. Addison's disease in women is a risk factor for an adverse pregnancy outcome. J Clin Endocrinol Metab 2010; 95 (12): 5 249–5 257

[10] Bleicken B et al. Delayed diagnosis of adrenal insufficiency is common: a cross-sectional study in 216 patients. Am J Med Sci 2010; 339 (6): 525–531

[11] Bornstein SR. Predisposing factors for adrenal insufficiency. N Engl J Med 2009; 360 (22): 2328–2339

[12] Debono M et al. Modified-release hydrocortisone to provide circadian cortisol profiles. J Clin Endocrinol Metab 2009; 94 (5): 1548–1554

[13] Deutsche Gesellschaft für Endokrinologie; www.endokrinologie.net/krankheiten-nebenniereninsuffizienz.php

[14] Dorin RI et al. Diagnosis of adrenal insufficiency. Ann Intern Med 2003; 139 (3): 194–204

[15] Eisenbarth GS et al. The polyglandular failure syndrome: disease inheritance, HLA type, and immune function. Ann Intern Med 1979; 91 (4): 528–533

[16] Erichsen MM et al. Clinical, immunological, and genetic features of autoimmune primary adrenal insufficiency: observations from a Norwegian registry. J Clin Endocrinol Metab 2009; 94 (12): 4 882–4 890

[17] Erichsen MM et al. Sexuality and fertility in women with Addison's disease. J Clin Endocrinol Metab 2010; 95 (9): 4 354–4 360

[18] Esteban NV et al. Daily cortisol production rate in man determined by stable isotope dilution/mass spectrometry. J Clin Endocrinol Metab 1991 72 (1): 39–45

[19] Hahner S et al. Epidemiology of adrenal crisis in chronic adrenal insufficiency: the need for new prevention strategies. Eur J Endocrinol 2010; 162 (3): 597–602

[20] Howlett TA. An assessment of optimal hydrocortisone replacement therapy. Clin Endocrinol (Oxf) 1997; 46 (3): 263–268

[21] Johannsson G et al. Improved cortisol exposure-time profile and outcome in patients with adrenal insufficiency: a prospective randomized trial of a novel hydrocortisone dual-release formulation. J Clin Endocrinol Metab 2012; 97 (2): 473–481

[22] Johannsson G et al. Improving glucocorticoid replacement therapy using a novel modified-release hydrocortisone tablet: a pharmacokinetic study. Eur J Endocrinol 2009; 161 (1): 119–130

[23] Laureti S et al. Is the prevalence of Addison's disease underestimated? J Clin Endocrinol Metab 1999; 84 (5): 1762

[24] Lovas K, Husebye ES. High prevalence and increasing incidence of Addison's disease in western Norway. Clin Endocrinol (Oxf) 2002; 56 (6): 787–791

[25] Merke DP et al. Adrenomedullary dysplasia and hypofunction in patients with classic 21-hydroxylase deficiency. N Engl J Med 2000; 343 (19): 1362–1368

Kommentar: Diese Arbeit dokumentiert, dass bei Patienten mit NNRI im Rahmen eines AGS neben einer insuffizienten adrenokortikalen Kortisolsynthese auch eine adrenomedulläre Dysfunktion mit einem Adrenalindefizit besteht.

5

[26] Mitchell AL, Pearce SH. Autoimmune Addison disease: pathophysiology and genetic complexity. Nat Rev Endocrinol 2012; 8 (5): 306–316
[27] Myhre AG et al. Autoimmune adrenocortical failure in Norway autoantibodies and human leukocyte antigen class II associations related to clinical features. J Clin Endocrinol Metab 2002; 87 (2): 618–623
[28] Oelkers W et al. Diagnosis and therapy surveillance in Addison's disease: rapid adrenocorticotropin (ACTH) test and measurement of plasma ACTH, renin activity, and aldosterone. J Clin Endocrinol Metab 1992; 75 (1): 259–264
[29] Ross I et al. Autoimmunity predominates in a large South African cohort with Addison's disease of mainly European descent despite long-standing disease and is associated with HLA DQB*0201. Clin Endocrinol (Oxf) 2010; 73 (3): 291–298
[30] Winqvist O et al. 21-Hydroxylase, a major autoantigen in idiopathic Addison's disease. Lancet 1992; 339 (8 809): 1559–1562

5.7 Isolierter Hypoaldosteronismus

M. Haase, H. Lehnert, H. S. Willenberg

5.7.1 Definition und Klassifikation

Merke **M!**

Beim isolierten Hypoaldosteronismus wird (relativ) zuwenig Aldosteron aus der Zona glomerulosa der Nebennierenrinde freigesetzt, während die Synthese der Glukokortikoide und ihrer Vorstufen erhalten ist und eine regelrechte Funktion der Hypophysen-Nebennierenrinden-Achse (ACTH-Kortisol-Sekretion) vorliegt. Man unterscheidet angeborene von erworbenen sowie primäre (hyperreninämische) von sekundären (hyporeninämische) Formen.

Labordiagnostisch ist der Hypoaldosteronismus durch eine Hyperkaliämie mit metabolischer Azidose und dafür inadäquat niedrige Aldosteronspiegel definiert.

Die Aldosteronsynthase, Protein des CYP11B2-Gens, katalysiert die letzten Schritte der Aldosteronsynthese. Ihr Ausfall bzw. eine ausbleibende Expression resultieren in einer verminderten 18-Hydroxylase- und 18-Methyl-Oxidase-Aktivität [2] sowie relativ niedrigen bzw. absolut erniedrigten Aldosteronspiegeln (▸ Abb. 5.9).

Erworbener Hypoaldosteronismus

Am häufigsten liegt dem Hypoaldosteronismus eine Pharmakotherapie zugrunde (▸ Tab. 5.13). Ein temporärer Hypoaldosteronismus kann auch nach Entfernung eines aldosteronproduzierenden Nebennierenrindenadenoms eintreten, wenn präoperativ keine spezifische Pharmakotherapie erfolgte, obwohl ein ausgeprägter Mineralokortikoidexzess mit Suppression von Renin vorlag.

Eine auch als „Schambelan-Syndrom" bezeichnete Form des sekundären Hypoaldosteronismus wird bei langjährigem Diabetes mellitus beobachtet und betrifft in der Regel ältere Patienten. Hierbei können folgende Faktoren im Zusammenspiel diskutiert werden: diabetische Nephropathie mit Schädigung des juxtaglomerulären Apparates, Flüssigkeitsretention mit Suppression von Renin, eine Pharmakotherapie mit entsprechenden Medikamenten (▸ Tab. 5.13), rezidivierende Episoden eines prärenalen Nierenversagens bei Exsikkose mit fehlender Reninsynthese, wenn z. B. die Rückresorptionsschwelle für Glukose ständig überschritten wird und eine Polyurie resultiert, eine autonome Neuropathie mit ausbleibender Stimulation von Renin, u. a.

Hereditärer Hypoaldosteronismus

Ein isolierter genetisch bedingter Aldosteronmangel ist selten und betrifft in der Regel das CYP11B2-Gen und damit die Aktivität der Aldosteronsynthase. Eine familiäre Häufung wurde bei iranischen Juden beobachtet, wobei aber unabhängig davon immer wieder Fälle in Europa und Nordamerika auftraten. In der Regel manifestiert sich die Erkrankung bereits bei Neugeborenen bzw. im Kindesalter im Sinne eines Salzverlust-Syndroms, da zunächst die Syntheserate von anderen mineralokortikoiden Steroiden (z. B. 11-Desoxykortikosteron) nicht ausreicht, um den Mangel zu kompensieren. Durch eine steigende Empfindlichkeit des Mineralokortikoidrezeptors und der Möglichkeit zu einer gesteigerten Salzaufnahme können die Patienten den Aldosteronmangel mit steigendem Alter zunehmend ausgleichen. Dies spiegelt sich auch in den Reninkonzentrationen wider, die bei Erwachsenen vergleichsweise niedrig oder normal sein können. Man unterscheidet 2 Formen des Aldosteronsynthasemangels [3]:

- Bei Typ 1 findet sich ein vollständiger Mangel der Aldosteronsynthaseaktivität, einschließlich der 18-Hydroxylase- und 18-Methyl-Oxidase-Aktivität.
- Bei Typ 2 ist vorrangig die 18-Methyl-Oxidase-Aktivtät beeinträchtigt, sodass vergleichsweise hohe Konzentrationen von 18-OH-Kortikosteron resultieren (▸ Abb. 5.9).

Tab. 5.13 Medikamente, die zu einem (inadäquat) niedrigen Aldosteronspiegel führen können.

mit niedriger Reninaktivität assoziiert	mit hoher Reninaktivität assoziiert
Clonidin	Angiotensin-Converting-Enzyme-Hemmer
Betablocker	Angiotensin 1-Rezeptor-Antagonisten
Prostaglandinsynthesehemmer/ NSAR	Heparin
Aliskiren (hohe Reninproteinkonzentration)	

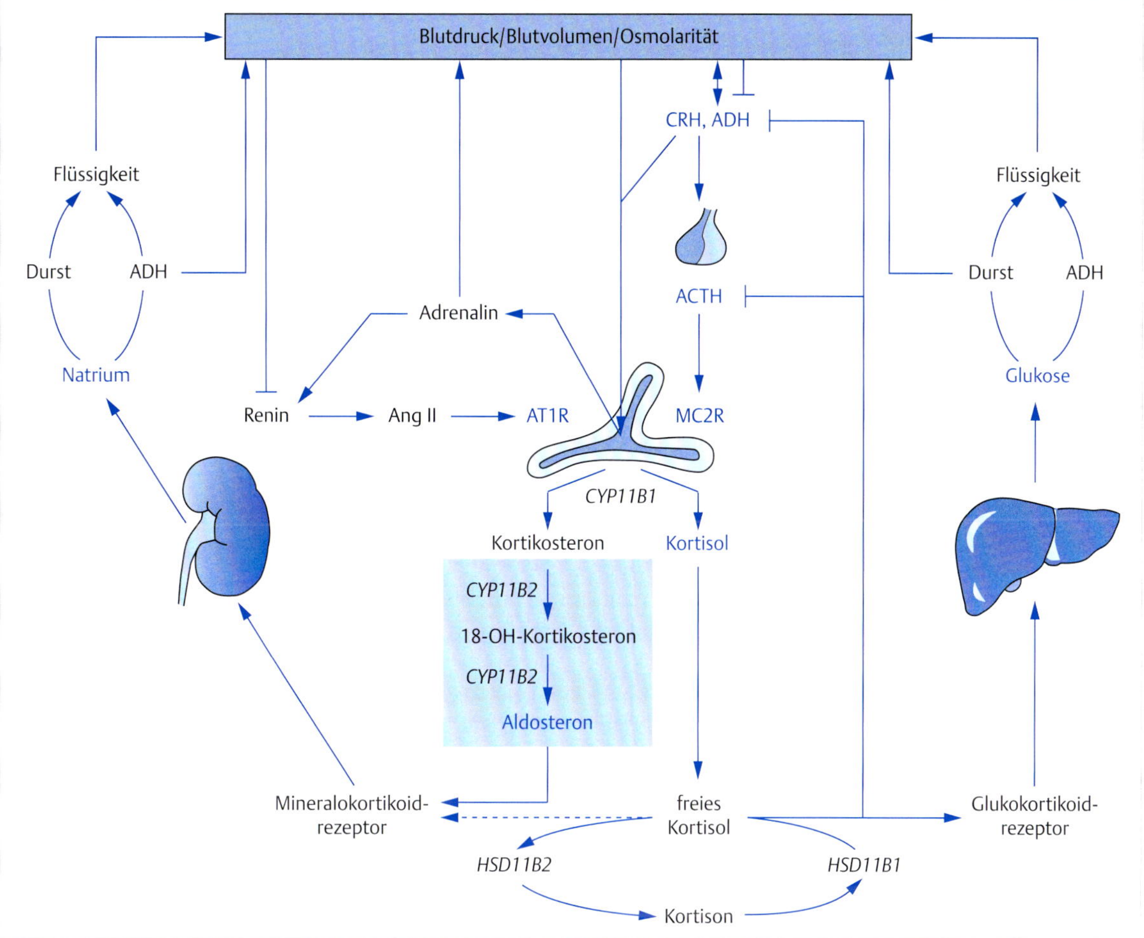

Abb. 5.9 Diese vereinfachte Skizze zeigt, dass das Renin-Angiotensin-Aldosteron-System (Natriumretention) wie auch die Hypothalamus-Hypophysen-Nebennierenrinden-Achse (Glukosespiegel) Einfluss auf die Serumosmolalität und das extrazelluläre Volumen nehmen können. ACTH: Corticotropin, ADH: antidiuretisches Hormon (Vasopressin), Ang II: Angiotensin II, AT 1R: Angiotensin 1-Rezeptor, CRH: Corticotropin-releasing Hormone, CYP11B1: 11β-Hydroxylase, CYP11B2: Aldosteronsynthase, HSD11B1/2: 11β-Hydroxysteroiddehydrogenase Typ 1/2.

Unabhängig von den beschriebenen Defekten der Aldosteronsynthase kann ein Aldosteronmangel auch bei anderen Steroidbiosynthesedefekten auftreten, die jedoch vom isolierten Aldosteronmangel abgegrenzt werden müssen, da diese in der Regel auch gleichzeitig die Glukokortikoid- und Androgensynthese betreffen (s. Kap. 5.8).

5.7.2 Klinik

Der Hypoaldosteronismus kann zur Hypovolämie mit orthostatischer Dysregulation und Schwindelsymptomatik bei (relativer) Hypotonie führen. Die Patienten fühlen sich oft müde und matt, kraftlos, zeigen aber z. B. keine Kälteintoleranz. Während solche Symptome bei Kindern und bei Patienten dominieren, die eine Adrenalektomie bei Conn-Syndrom durchlaufen haben, sind es bei betroffenen Diabetikern eher die Laborwertveränderungen, insbesondere die Hyperkaliämie, die zum Handeln zwingen.

Oft findet sich auch eine Hyponatriämie (Salzverlust), ansonsten vor allem eine Hyperkaliämie, eine milde hyperchlorämische-metabolische Azidose mit normaler Anionenlücke sowie ein Urin-pH <6 bei verminderter Ammoniumsekretion. Typisch sind die Konstellation einer bekannten diabetischen Nephropathie und die Neigung zur Hyperkaliämie, wobei Letzteres durch den Grad der Einschränkung der Nierenfunktion nicht in dieser Form zu erwarten wäre.

5.7.3 Diagnostik

Der Schlüssel zur Diagnostik liegt in der guten **Anamnese** und einer aufmerksamen **körperlichen Untersuchung**, die darauf abzielen, Gründe und Wahrscheinlichkeiten für die Entstehung des Hypoaldosteronismus zu ermitteln, eventuell beteiligte Medikamente zu identifizieren und unten genannte Differenzialdiagnosen sicher abzugrenzen.

Hohe Priorität hat die Beurteilung der **Nebennierenrindenfunktion** insgesamt (großzügige Indikationsstellung für Funktionstests). Bei regelrechter adrenaler Glukokortikoid- und Androgensynthese kann die Diagnose eines isolierten Hypoaldosteronismus dann durch die Bestimmung weniger Laborparameter bestätigt werden.

Laborchemische Diagnostik

Die laborchemische Diagnostik beinhaltet die Bestimmung der Serum- bzw. Plasmakonzentrationen von Natrium, Kalium, Aldosteron und Renin sowie eine Blutgasanalyse (pH-Wert, Bikarbonatkonzentration, Basenüberschuss, Chlorid, Anionenlücke/Laktat). Die Blutentnahme sollte ungestaut, im Sitzen und nach einer 15-minütigen Ruhephase erfolgen. Typisch für einen Hypoaldosteronismus sind relativ niedrige Aldosteron- und Natriumspiegel sowie eine metabolische Azidose bei vergleichsweise hohen Kaliumspiegeln. Verschiedene Ausprägungsgrade der Laborveränderungen sind denkbar. Durch die gleichzeitige Bestimmung von Renin kann der primäre hyperreninämische Hypoaldosteronismus (Renin erhöht) vom sekundären hyporeninämischen Hypoaldosteronismus (Renin erniedrigt oder niedrig normal) abgegrenzt werden. Beim Aldosteronsynthasemangel ermöglicht die zusätzliche Bestimmung des Verhältnisses von Kortikosteron zu 18-OH-Kortikosteron im Blut (oder Urin) die Subtypdifferenzierung [3].

Hilfreich ist auch die Untersuchung eines 24h-Sammelurins hinsichtlich Kreatinin-Clearance, Proteinurie/Albuminurie. Auch die Bestimmung der Natrium- und Kaliumausscheidung ist hilfreich. In Abhängigkeit von der Verdachtsdiagnose sollte auch die Diurese von Aldosteron, (Allo-/Tetrahydro-)Kortisol und ggf. (Tetrahydro-)Kortison ermittelt werden. Beim Hypoaldosteronismus findet sich erwartungsgemäß eine niedrige Aldosteron(metaboliten)ausscheidung bei gleichzeitig hoher Natrium- und niedriger Kaliumdiurese (Verhältnis > 3).

Sollten (relativ) niedrige Aldosteron- und Reninwerte ohne die für einen Hypoaldosteronismus typischen oder gar mit gegensätzlichen Veränderungen der Elektrolyte und des pH-Wertes im Serum bzw. Urin gemessen werden, so muss auch die Differenzialdiagnose eines Mineralokortikoidexzesses durch andere Steroidhormone in Betracht gezogen werden.

Genetische Diagnostik

Im Hinblick auf eine entsprechende Beratung bei autosomal rezessivem Erbgang des Aldosteronsynthasemangels bietet sich eine genetische Analyse des CYP11B2-Gens an. Allerdings eignet sich ein fehlender Mutationsnachweis im CYP11B2-Gen nicht zum Ausschluss eines isolierten primären Hypoaldosteronismus, da selten auch unbekannte bzw. vom CYP11B2-Gen unabhängige Defekte zugrunde liegen können.

Differenzialdiagnostik

Pseudo-Hypoaldosteronismus

Dem Pseudo-Hypoaldosteronismus Typ 1 liegen inaktivierende Mutationen im Mineralokortikoidrezeptor (dominante Variante) oder im epithelialen Natriumkanal (ENaC, rezessive Variante) zugrunde, die beide einen Aldosteronmangel imitieren. Das gleiche Problem entsteht, wenn mit Spironolacton, Eplerenon oder Drospirenon bzw. mit Triamteren, Amilorid oder Co-Trimoxazol behandelt wird. Die biochemischen Veränderungen sind dieselben, allerdings findet sich ein sekundärer Hyperaldosteronismus.

Beim Pseudo-Hypoaldosteronismus Typ 2 (Gordon-Syndrom) findet sich ebenfalls eine hyperkaliämische Azidose, allerdings auch eine charakteristische Hypertonie, die gut auf hohe Thiaziddosen anspricht [1].

Andere Erkrankungen mit Hyponatriämie und/oder Hypovolämie

Differenzialdiagnostisch muss bei einer Hyponatriämie ein SIADH bedacht werden, wobei dieses bei klinisch eurolämem Erscheinungsbild an der Verdünnung von Harnstoff und Harnsäure und oft auch von Kalium bei niedriger Serumosmolalität im Blut sichtbar wird und mit einer inadäquat hohen Natriumkonzentration und Osmolalität im Urin assoziiert ist (Kap. 2.12).

Eine Nebennierenrinden-Insuffizienz manifestiert sich oft auch durch eine Hyponatriämie und führt bei schwereren Formen schließlich auch zu einer Hyperkaliämie. Sie ist an der typischen Klinik, der Hypotension sowie dem gleichzeitigen Glukokortikoidmangel erkennbar (Kap. 5.6).

Tubuläre Salzverlusterkrankungen werden durch die typische Klinik erkennbar. Das Gitelman-Syndrom kann durch eine Dauerbehandlung mit Thiaziden imitiert werden und zeichnet sich durch die Hypotonie und neurologische sowie muskuläre Nebenwirkungen der Hypokaliämie und Hypomagnesiämie aus, die durch den sekundären Hyperaldosteronismus entstehen. Die Behandlung, die auf die Suppression des kompensatorischen Hyperaldosteronismus abzielt (und in einem relativen Hypoaldosterismus mündet), verstärkt oft die Neigung zur Hyponatriämie und Hypotonie. Labordiagnostisch findet sich initial neben niedrigen Kalium- und Magnesiumspiegeln eine metabolische Alkalose mit hohem Renin.

Niedrige Renin- und Aldosteronspiegel

Diese Konstellation findet sich auch in Situationen, in denen andere mineralokortikoide Steroidhormone wirksam sind:

- schwerer Hyperkortisolismus (Übersubstiution mit Hydrokortison, Morbus Cushing, ektopes ACTH-Syndrom, kortisol- oder kortikosteronproduzierende Nebennierenrindentumoren)

- Lakritzgenuss oder apparenter Mineralokortikoidexzess (erniedrigte Aktivität der 11β-Hydroxy-Steroiddehydrogenase Typ 2 mit fehlender Metabolisierung von Kortisol zu Kortison)
- vermehrte Synthese und Diurese anderer mineralokortikoider Steroidhormone (11-Desoxykortikosteron beim 11β-Hydroxylase-Mangel, Kortikosteron beim 17α-Hydroxylase-Mangel)

Eine gesteigerte Natriumretention ohne Mineralokortikoidexzess führt auch zur Suppression von Renin und Aldosteron, z. B. aktivierende Mutationen im Mineralokortikoidrezeptor (Geller-Syndrom) bzw. Mutationen im epithelialen Natriumkanal (ENaC, Liddle-Syndrom). Bei diesen Formen liegt jedoch in der Regel eine Hypertonie, eine Suppression von Renin und eine Hypokaliämie vor (Pseudo-Hyperaldosteronismus).

5.7.4 Therapie

Zunächst ist zu überprüfen, ob Medikamente pausiert oder abgesetzt werden können. Neben einer salzreichen Ernährung (ca. 2 g/d) und einer entsprechenden Flüssigkeitszufuhr kann auch Astonin H gegeben werden. Die Dosis richtet sich dann nach dem Kaliumwert im ungestauten Blut sowie nach dem Blutdruck und dem Volumenstatus (0,05–0,2 mg Fludrokortison/d). Die Effektivität einer Therapie kann ca. 1 Woche nach Medikamentenumstellung schon abgeschätzt werden, ist aber vollumfänglich erst viel später beurteilbar. Vor der operativen Entfernung eines aldosteronproduzierenden Tumors ist eine antimineralokortikoide Therapie durchaus sinnvoll und könnte durchgeführt werden, bis Hypokaliämie und Alkalose beseitigt sind und das Renin sicher messbar ist.

5.7.5 Literatur

[1] Furgeson SB. Linas S. Mechanisms of type I and type II pseudohypoaldosteronism. J Am Soc Nephrol 2010; 21: 1842–1845

[2] Lisurek M. Bernhardt R. Modulation of aldosterone and cortisol synthesis on the molecular level. Mol Cell Endocrinol 2004; 215: 149–159

[3] White PC. Aldosterone synthase deficiency and related disorders. Mol Cell Endorinol 2004; 217: 81–87

5.8 Adrenogenitales Syndrom

F. G. Riepe, O. Hiort

5.8.1 Definition und Pathogenese

Der Begriff adrenogenitales Syndrom (AGS) beschreibt autosomal rezessiv vererbte Störungen der Steroidbiosynthese in der Nebennierenrinde (NNR). Folgen des AGS sind veränderte Syntheseraten von Glukokortikoiden, Mineralokortikoiden und Androgenen, welche in ihrer Ausprägung abhängig von der Art des Enzymdefekts sind. Unter dem AGS sind heute also verschiedene adrenale Erkrankungen zusammengefasst.

Synthesewege der adrenalen Steroide

Um die **Entstehung** der unterschiedlichen AGS-Formen zu erfassen und die hieraus erwachsenden Folgen abschätzen zu können, ist die Kenntnis der Synthesewege der adrenalen Steroide essenziell (▶ Abb. 5.10). Ausgangssubstanz der adrenalen Steroidsynthese ist Cholesterin. Dieses wird mithilfe des StAR-Proteins zur inneren Mitochondrienmembran transportiert, an der die ersten Syntheseschritte stattfinden. Durch Abspaltung der Choleste-

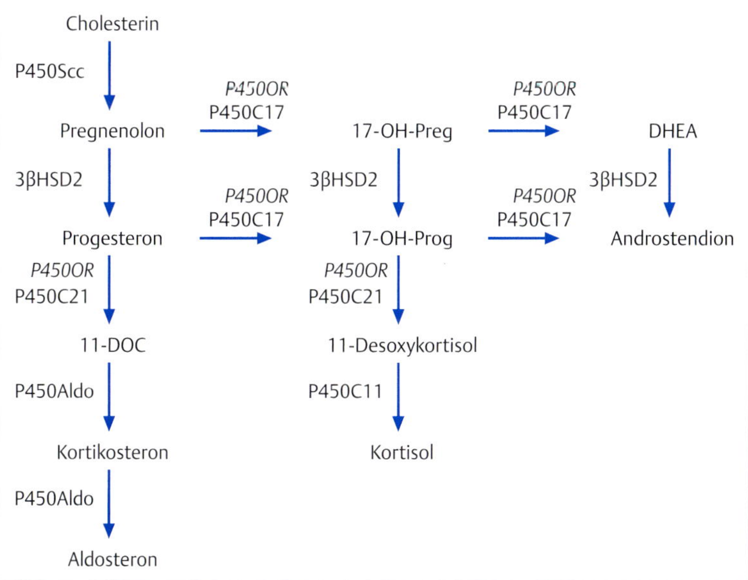

Abb. 5.10 Schematische Darstellung der Steroidbiosynthese der Nebennierenrinde. Steroide: 11-DOC: 11-Desoxykortikosteron, 17-OH-Preg: 17-Hydroxypregnenolon, 17-OH-Prog: 17-Hydroxyprogesteron, DHEA = Dehydroepiandrosteron. Trivialnamen der Enzyme: P450Scc: 20,22 Desmolase, 3β-HSD 2: 3β-Hydroxysteroid-Dehydrogenase Typ 2, P450C 17: 17-Hydroxylase/17,20-Lyase, P450C 21: 21-Hydroxylase, P450Aldo: Aldosteronsynthase, P450C 11: 11-Hydroxlyase, P450OR: Oxidoreduktase (Elektronendonator für P450C 21 und P450C 17).

rinseitenkette durch das Cytochrom-P450-Enzym 20,22-Desmolase (Side Chain Cleavage Enzym) entsteht Pregnenolon, welches Grundsubstanz der Mineralokortikoidsynthese mit deren Endprodukt Aldosteron ist. Pregnenolon wird durch die 17-Hydroxylase am Kohlenstoffatom 17 hydroxyliert und wird so als 17-Hydroxypregnenolon Ausgangssubstanz der Glukokortikoidsynthese mit Kortisol als aktiver Substanz. Die 17,20-Lyase-Aktivität des gleichen Enzyms erzeugt mit Dehydroepiandrosteron (DHEA) die Grundsubstanz der adrenalen Androgensynthese. Für die adrenale Steroidbiosynthese werden als Redoxpartner Adrenodoxin und Adrenodoxin-Reduktase für die mitochondrialen Enzyme (20,22-Desmolase, 11-Hydroxylase), und P450-Oxidoreduktase für die mikrosomalen Enzyme (21-Hydroxylase, 17-Hydroxylase/17,20-Lyase) benötigt.

Im Falle einer insuffizienten Kortisolbiosynthese resultiert eine dauerhafte Aktivierung des Hypothalamus-Hypophysen-Nebennieren-Regelkreises(HHN-Regelkreis) mit erhöhten ACTH-Konzentrationen. Diese führt zu einer gesteigerten Synthese verschiedener Steroidvorstufen in der NNR, welche in den intakten adrenalen Synthesewegen weiter verstoffwechselt werden.

AGS-Formen

Abhängig von der Lokalisation eines Enzymdefekts unterscheidet man **2 große AGS-Gruppen:**

- solche mit erhöhter Androgenproduktion und Virilisierung
- solche mit unzureichender Androgensynthese und konsekutivem Virilisierungsdefizit

Virilisierende AGS-Formen sind der 21-Hydroxylasemangel und der 11-Hydroxylasemangel. **AGS-Formen mit unzureichender Androgensynthese** sind der 20,22-Desmolase-Mangel, der 17-Hydroxylase/17,20-Lyase-Mangel sowie der 3β-Hydroxysteroid-Dehydrogenase-Typ-2-Mangel.

▸ **21-Hydroxylase-Mangel.** Das Enzym 21-Hydroxylase katalysiert sowohl die Synthese von 11-Desoxykortisol aus 17-Hydroxyprogesteron (17-OHP) in der Glukokortikoidsynthese als auch die Bildung von 11-Desoxykortikosteron aus Progesteron in der Mineralokortikoidsynthese. Somit ist bei einem 21-Hydroxylase-Mangel sowohl die Bildung von Kortisol als auch die Synthese von Aldosteron beeinträchtigt. Durch die Aktivierung der HHN-Achse kommt es zum vermehrten Anfall der Steroidpräkursoren Progesteron und 17-OHP, die durch die 17-Hydroxylase/17,20-Lyase in Androstendion verstoffwechselt werden, welches direkt und durch eine weitere periphere Konversion in Testosteron bereits pränatal zur Virilisierung führen kann. Ob ein signifikanter Aldosteronmangel besteht, hängt von der verbleibenden Restaktivität der mutierten 21-Hydroxylase ab. Hierdurch erklären sich die klinischen Varianten des 21-Hydroxylasemangels.

Klinisch teilt man den 21-Hydroxylase-Mangel wie folgt ein:

- klassisches AGS mit Salzverlust
- klassisches einfach virilisierendes AGS
- nicht klassisches (Late-Onset) AGS

Das Cytochrom-P450-Enzym 21-Hydroxylase wird durch das Gen CYP21A2 kodiert, und ist in Serie mit einem inaktiven Pseudogen (CYP21A1) auf Chromosom 6p21.3 zu finden (▸ Tab. 5.14). Ebenfalls benachbart liegt das Humane Leukozytenantigen-System (HLA-System). Der Bereich des HLA-Systems unterliegt zur Erzeugung der genetischen Individualität einer hohen Rekombinations- und Mutationsrate in der Meiose. Nach der heutigen Vorstellung kommt es deshalb auch zum gehäuften Austausch von genetischem Material zwischen aktivem und inaktivem 21-Hydroxylasegen. Durch die Übertragung von inaktivierenden Punktmutationen aus dem Pseudogen in das aktive Gen oder durch einen vollständigen Verlust des aktiven Gens kommt es dann zum 21-Hydroxylase-Mangel. Dieser Mechanismus erklärt die Häufigkeit der einzelnen CYP21A2-Mutationen, da das Pseudogen innerhalb einer Population die gleichen inaktivierenden Mutationen trägt. Wesentlich seltener sind neue Punktmutationen des aktiven Gens, die dann familiär auftreten.

Der 21-Hydroxylase-Mangel zeigt eine recht gute Übereinstimmung von Genotyp und Salzverlust-Phänotyp, welcher durch den Mangel an Aldosteron verursacht wird. Somit erlaubt die genetische Diagnostik mit gewisser Sicherheit eine Vorhersage, ob ein manifester Salzverlust zu erwarten ist. Mutierte Enzyme ohne relevante Restaktivität führen zu einem klassischen AGS mit Salzverlust. Genkonversionen, Deletionen und Punktmutationen (z. B. F306 + t, Q318X oder R356W) gehören in diese Gruppe. Die Mutation I172N hingegen führt aufgrund der verbleibenden Restaktivität zu einem einfach virilisierenden klassischen AGS. Die Punktmutationen P30L, V281L und P453S besitzen noch 20–50 % der Wildtyp-Aktivität, sodass es zu einem nicht klassischen AGS kommt. Meistens findet man Mutationen nicht in homozygoter Form, sondern in Form einer sog. **Compound-Heterozygotie.** Das bedeutet, dass die beiden Allele durch 2 unterschiedliche Mutationen inaktiviert sind. Über den klinischen Schweregrad des AGS entscheidet dann die Mutation mit der höheren Restaktivität.

▸ **11-Hydroxylase-Mangel.** Der 11-Hydroxylase-Mangel verursacht eine insuffiziente Kortisolbiosynthese (▸ Tab. 5.14). Ein Salzverlust wird aufgrund der mineralokortikoiden Wirkung verschiedener Steroidvorstufen (v. a. 11-Desoxykortikosteron und 19-Nor-Desoxykortikosteron) in aller Regel nicht beobachtet. Diese Steroide führen allerdings nicht selten zu einem arteriellen Hypertonus. Der stimulierte HHN-Regelkreis verursacht eine überschießende adrenale Androgensynthese. Ursache des 11-Hydroxylase-Mangels sind inaktivierende Punktmutationen

Tab. 5.14 AGS-Formen und Charakteristika.

AGS-Form	Gen	Markersteroide im Plasma	Glukokortikoid-mangel	Salzverlust	genitale Fehlbildung	
					XX	XY
21-Hydroxylase-Mangel	*CYP21A2*	17-Hydroxyprogesteron +	+	+/–	+/–	–
11-Hydroxylase-Mangel	*CYP11B1*	11-Desoxykortisol +	+	–	+/–	–
17-Hydroxylase/ 17,20-Lyase-Mangel	*CYP17A1*	Pregnenolon + Progesteron +	+	–	–	+
17,20-Lyase-Mangel	*CYP17A1*	17-Hydroxypregnenolon + 17-Hydroxyprogesteron +	–	–	–	+
3β-Hydroxysteroid-Dehydrogenase-Mangel	*HSD 3B2*	17-Hydroxypregnenolon + DHEA(-S) +	+	+/–	+/–	+
20,22-Desmolase-Mangel	*CYP11A1*	adrenale Steroide insgesamt –	+	+	–	+
Oxidoreduktase-Mangel	*POR*	Pregnenolon + Progesteron + 17-Hydroxyprogesteron +	+	–	+/–	+/–

+ erhöht bzw. vorhanden, – erniedrigt bzw. nicht vorhanden

und Deletionen des kodierenden *CYP11B1*-Gens auf Chromosom 8q21. In Abhängigkeit der Restaktivität des mutierten Enzyms sind auch beim 11-Hydroxylase-Mangel nicht klassische Formen beschrieben worden. Aufgrund der großen Homologie und chromosomalen Nähe zu dem die Aldosteronsynthase kodierenden *CYP11B2*-Gen kann es durch ungleiches Crossing-over zu chimären *CYP11B1/B2*-Genen kommen, die das Krankheitsbild des glukokortikoidsensiblen Hyperaldosteronismus verursachen.

▸ **20,22-Desmolase- und 17-Hydroxylase/17,20-Lyase-Mangel.** Sowohl der Mangel an 20,22-Desmolase als auch die Insuffizienz der 17-Hydroxylase/17,20-Lyase führen zu seltenen AGS-Formen mit **unzureichender Virilisierung**. Die 20,22-Desmolase-Insuffizienz führt weiter zu einer insuffizienten Mineralokortikoid- und Glukokortikoidsynthese. Aufgrund des weit proximal gelegenen Enzyms 20,22-Desmolase werden keine relevanten Steroidvorstufen synthetisiert und es fehlen somit sämtliche adrenalen und auch gonadalen Steroide. Das Enzym 20,22-Desmolase wird durch das Gen *CYP11A1* auf Chromosom 15q23–24 kodiert. Der 17-Hydroxylase/17,20-Lyase-Mangel führt meist zu einem klinisch kompensierten Kortisolmangel. Da die Mineralokortikoidsynthese intakt ist, entsteht aufgrund der HHN-Stimulation dieses Synthesewegs häufig ein Hypertonus. Die Blockade der adrenalen und gonadalen Androgensynthese führt zur unzureichenden oder fehlenden Virilisierung des Jungen. Sporadisch sind Fälle eines isolierten 17,20-Lyase-Mangels beschrieben worden, die zu einem Virilisierungsdefizit bei intakter Mineralokortikoid- und Glukokortikoidbiosynthese führen. Das bifunktionale Enzym 17-Hydroxylase/17,20-Lyase wird durch das *CYP17A1*-Gen auf Chromosom 10q24.3 kodiert.

▸ **3β-Hydroxysteroid-Dehydrogenase-Typ-2-Mangel.** Der 3β-Hydroxysteroid-Dehydrogenase-Typ-2-Mangel führt beim männlichen Geschlecht zu einem **Virilisierungsdefizit.** Beim weiblichen Geschlecht kann es zu einer Klitorishyperplasie und im Kleinkindalter zur Pseudopubertas kommen. Ursache für die Virilisierung ist eine periphere Konversion von 17-Hydroxypregnenolon durch Isoenzyme der 3β-Hydroxysteroid-Dehydrogenase. Der klassische 3β-Hydroxysteroid-Dehydrogenase-Mangel führt weiterhin zur unzureichenden Synthese von Mineralokortikoiden und Glukokortikoiden. Die 3β-Hydroxysteroid-Dehydrogenase Typ 2 wird vom *HSD3B2*-Gen auf Chromosom 1p13.1 kodiert.

▸ **Oxidoreduktase-Mangel.** Der Oxidoreduktase-Mangel führt beim männlichen Geschlecht zu einem Virilisierungsdefizit und beim weiblichen Geschlecht in variablem Schweregrad zur Virilisierung. Ursache für die Virilisierung ist ein alternativer, nur pränatal aktiver Syntheseweg für Dihydrotestosteron. Hierbei wird das vermehrt anfallende 17-Hydroxyprogesteron über 17-Hydroxydihydroprogesteron, 17-Hydroxy-Allopregnanolon, Androsteron und Androstandiol zu Dihydrotestosteron umgewandelt. Hierbei sind 5α-Reduktase Typ 1 und 3α-Hydroxysteroid-Dehydrogenase Typ 1, 2 und 3 Enzyme beteiligt. Der Syntheseort ist am wahrscheinlichsten die fetale Nebenniere und/oder der fetale Hoden. Der Oxidoreduktase-Mangel zeigt eine große klinische Variabilität und führt neben einer häufig kompensierten Kortisoldefizienz unter Umständen zu Fehlbildungen des Skelettsystems (Antley-Bixler Syndrom). Das Oxidoreduktasegen *POR* ist auf Chromosom 7q11.2 kodiert.

> **Merke** M!
>
> Der isolierte Hypoaldosteronismus wird ebenfalls durch eine enzymatische Störung der adrenalen Steroidbiosynthese auf Höhe der Aldosteronsynthase ausgelöst, welche durch das Gen *CYP11B2* kodiert wird. Aufgrund der fehlenden genitalen Störungen wird dieser Defekt jedoch nicht unter der Begrifflichkeit adrenogenitales Syndrom subsummiert (Kap. 5.7).

5.8.2 Epidemiologie

Die Häufigkeit des klassischen 21-Hydroxylase-Mangels lässt sich aufgrund des flächendeckenden Neugeborenen-Screenings recht genau einschätzen. Die Inzidenz liegt in westlichen Ländern zwischen 1:13 000 und 1:15 000. Hieraus lässt sich eine Heterozygotenfrequenz von ca. 1:55 errechnen, was bedeutet, dass ca. 2 % der Bevölkerung Überträger des klassischen 21-Hydroxylase-Mangels sind. Da im Neugeborenen-Screening die nicht klassischen Fälle nicht verlässlich erkannt werden können, muss insgesamt von einer noch höheren Frequenz von Betroffenen und Heterozygoten ausgegangen werden.

Die übrigen AGS-Formen werden ebenfalls nicht im Neugeborenen-Screening erfasst, weswegen Inzidenzen nur geschätzt werden können. Beim 11-Hydroxylase-Mangel geht man von einer Häufigkeit von 1:100 000 aus, während die Häufigkeit eines 20,22-Desmolase-, 3β-Hydroxysteroid-Dehydrogenase-Typ-2- oder 17-Hydroxylase/17,20-Lyase-Mangel weit darunter liegt.

5.8.3 Klinik

Bei allen **klassischen virilisierenden AGS-Formen** (21-Hydroxylase-Mangel, 11-Hydroxylase-Mangel) hat der hochgradige adrenale Enzymdefekt bereits intrauterin während der Schwangerschaft Folgen. Die gesteigerte Synthese adrenaler Androgene zum Zeitpunkt der Differenzierung des äußeren Genitales führt in der Frühschwangerschaft zur **Virilisierung der äußeren Geschlechtsorgane des Mädchens**. Der Schweregrad der Veränderungen wird nach der Klassifikation von Prader eingeteilt (▶ Abb. 5.11). Die Bandbreite erstreckt sich von einer leichten Klitorishypertrophie (Prader Stadium 1) bis hin zur kompletten Fusion der Labioskrotalfaltenmit Ausbildung einer phallusartigenKlitoris, auf deren Glans die Urethra mündet (Prader Stadium 5). Die inneren Genitalorgane sind bei AGS-Mädchen selbst bei einem Prader Stadium 5 komplett weiblich, da für die Involution der Uterus- und Tubenstrukturen Anti-Müller-Hormon erforderlich wäre, welches pränatal nur von der männlichen Gonade gebildet wird. Inwiefern die pränatal einwirkenden Androgene zu einer Prägung des ZNS führen, ist ungeklärt, wobei die Geschlechtsidentität in den meisten Fällen als weiblich beschrieben wird.

> **Merke** M!
>
> Der Schweregrad der antenatalen Virilisierung korreliert nur gering mit dem vorliegenden Genotyp. Wahrscheinlich spielt hier die lokale Wirkungsvermittlung der Androgene als Modulator eine nicht unerhebliche Rolle. Beim 3β-Hydroxysteroid-Dehydrogenase- und Oxidoreduktase-Mangel ist die pränatale Virilisierung sehr variabel und kann auch komplett fehlen.

Männliche Neugeborene mit klassischen virilisierenden AGS-Formen sind bei Geburt in der Regel klinisch unauffällig. Sie weisen allenfalls ein hyperpigmentiertes und relativ großes äußeres Genitale auf.

Beim klassischen **17-Hydroxylase-Mangel** und dem **20,22-Desmolase-Mangel** führt die fehlende Androgen-

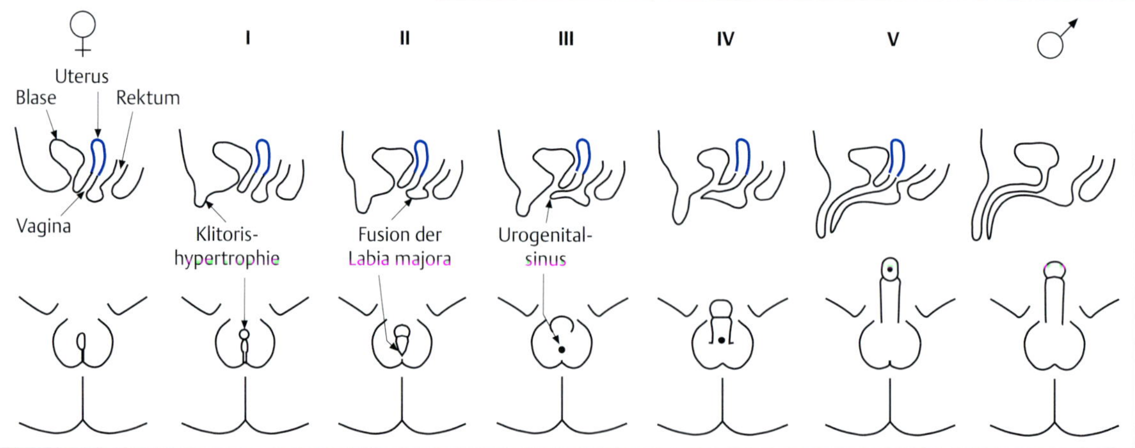

Abb. 5.11 Schematische Darstellung des normalen weiblichen und männlichen Genitales und Schweregrade der Virilisierung nach Prader 1–5.

produktion beim männlichen Kerngeschlecht meist zu einem normalen weiblichen äußeren Genitale. Die inneren Genitalorgane sind aufgrund der Anwesenheit von Anti-Müller-Hormon männlich differenziert. Beim 17-Hydroxylase-Mangel fällt diese Konstellation postnatal bis zur Pubertät nicht auf, da weder ein Salzverlust-Syndrom noch ein relevanter Kortisolmangel besteht. Sowohl beim 46,XY- als auch beim 46,XX-Patienten manifestiert sich ein 17-Hydroxylase-Mangel mit einer Pubertas tarda mit primärer Amenorrhoe und z. T. mit einer arteriellen Hypertonie. Beim Jungen mit klassischem 3β-Hydroxysteroid-Dehydrogenase- und Oxidoreduktase-Mangel ist das Virilisierungsdefizit meist geringer ausgeprägt. Man beobachtet Hypospadien unterschiedlichen Schweregrades, ein Scrotum bipartitum mit Hodenhochstand, aber auch komplett weibliche Genitale.

Bei Jungen bzw. bei einer fehlenden antenatalen Virilisierung beim Mädchen ist ein **Salzverlust-Syndrom** meist die erste klinische Manifestation eines AGS. Ein AGS mit Salzverlust-Syndrom aufgrund eines Mineralokortikoidmangels (21-Hydroxylase-Mangel, 3β-Hydroxysteroid-Dehydrogenase-Mangel, 20,22-Desmolase-Mangel) zeigt sich klinisch ab der 2. Lebenswoche. Vorher scheinen Steroide mit mineralokortikoider Wirkung, z. B. aus der fetalen Nebennierenrinde, einen klinisch manifesten Salzverlust zu verhindern. Die Neugeborenen zeigen zunächst unspezifische Symptome wie Trinkschwäche, Erbrechen und zunehmende Apathie. Laborchemisch findet sich eine Hyponatriämie, Hyperkaliämie, metabolische Azidose und arterielle Hypotonie. Erfolgt keine umgehende, suffiziente Therapie, verläuft die Salzverlustkrise letal. Neugeborene und Säuglinge sind besonders gefährdet Salzverlustkrisen zu erleiden, da die renalen Mechanismen zur Salzretention in den ersten Lebensmonaten noch ausreifen müssen, die Ernährung der Kinder mit Muttermilch salzarm ist und sie nicht selbstständig zusätzliches Kochsalz aufnehmen können.

Merke **M!**

Patienten mit salzverlierendem AGS sind lebenslang von einer Salzverlustkrise bedroht.

Sämtliche **klassischen AGS-Formen** können aufgrund der inadäquaten Glukokortikoidproduktion zu **Addison-Krisen** führen, wenn ihre Substitutionstherapie nicht adäquat ist oder einem erhöhten Bedarf nicht angepasst wird. Zur Addison-Krise gehören Müdigkeit, Apathie, verminderte Stresstoleranz, Hypoglykämien und arterielle Hypotonie. Neben den klassischen AGS-Formen sind sog. **nicht klassische Formen** beim 21-Hydroxylase-Mangel, 11-Hydroxylase-Mangel und 3β-Hydroxysteroid-Dehydrogenase-Mangel beschrieben, die sich im Schulkindalter, in der Adoleszenz oder im Erwachsenenalter durch eine **vermehrte Androgenproduktion** manifestieren. Diese führt zu einer Entwicklungsbeschleunigung mit Großwuchs, akzeleriertem Knochenalter, prämaturer Pubarche oder Klitorishypertrophie beim Mädchen. Eine Pseudopubertas praecox des Jungen mit Hochwuchs, akzeleriertem Knochenalter und prämaturer Pubarche bei kleinen Hodenvolumina wird meistens nur bei ausgeprägten Varianten zur Diagnostik führen, da die klinische Manifestation eines nicht klassischen AGS beim Jungen nicht selten mit dem Pubertätsbeginn zusammenfällt. Im Erwachsenenalter beobachtet man beim weiblichen Geschlecht z. B. Hirsutismus, Akne, Seborrhoe, Haarausfall, Oligomenorrhoe, ggf. Klitorishypertrophie und Stimmbruch. Typisch ist bei beiden Geschlechtern ein relativer Kleinwuchs im Erwachsenenalter.

5.8.4 Diagnostik

Eine AGS-Diagnostik ist indiziert bei jedem **Neugeborenen** mit intersexuellem Genitale. Im weiteren **Verlauf der Entwicklung** sollte beim Mädchen eine Entwicklungsbeschleunigung mit Großwuchs, akzeleriertem Knochenalter, prämaturer Pubarche oder Klitorishypertrophie zur weiteren Diagnostik führen. Beim Jungen sind eine Pseudopubertas praecox mit Hochwuchs, akzeleriertem Knochenalter und prämaturer Pubarche mit kleinen Hodenvolumina vereinbar mit einem AGS.

Im **Erwachsenenalter** sind Hirsutismus, Akne, Seborrhoe, Haarausfall, Oligomenorrhoe, Klitorishypertrophie oder Stimmbruch Auffälligkeiten, die eine Diagnostik erfordern. Sämtliche Symptome sind Zeichen einer vermehrten Androgensynthese.

AGS-Formen ohne erhöhte Androgenproduktion können sich beim adoleszenten Mädchen als Pubertas tarda manifestieren. Eine neonatale Salzverlustkrise beider Geschlechter muss eine AGS-Diagnostik nach sich ziehen. Sie ist Ausdruck des Mangels an Mineralokortikoiden.

Hormonelle und genetische Diagnostik

Im Rahmen des **Neugeborenen-Screenings** wird bei jedem Neugeborenen 17-OHP als Markersteroid des 21-Hydroxylase-Mangels aus Trockenblut bestimmt. Die Messung erfolgt derzeit über einen Fluoreszenz-Immunoassay, der den Nachteil hat, relativ viele falsch positive Ergebnisse zu generieren. Ursächlich ist die Kreuzreaktivität des benutzten Antikörpers mit Steroiden, die ihren Ursprung in der fetalen Nebennierenrinde haben. Mit dem Neugeborenen-Screening können alle klassischen Formen des 21-Hydroxylase-Mangels erfasst werden. Sehr selten kommt es zu falsch negativen Resultaten. Nicht klassische Formen werden in der Regel nicht detektiert.

Der Goldstandard der weiterführenden AGS-Diagnostik ist die **Messung der adrenalen Steroide im Plasma bzw. ihrer Abbauprodukte im Urin.** Vor allem in der Neugeborenenperiode ist eine möglichst spezifische Messmethode zu wählen (Flüssigkeitschromatografie-Tandem-Massenspektrometrie bzw. Gaschromatografie-Massenspektrometrie), da es aufgrund der noch aktiven fetalen Nebennierenrinde ansonsten zu falschen Ergebnissen kommen kann. Für die Diagnose des klassischen 21-Hydroxylase-Mangels, 11-Hydroxylase-Mangels und 3β-Hydroxysteroid-Dehydrogenase-Mangels reicht die Messung der Markersteroide (17-OHP bzw. 11-Desoxykortisol bzw. 17-Pregnenolon) in einer basalen Plasmaprobe. Es ist sinnvoll eine Bestimmung der adrenalen Androgene (Androstendion) vorzunehmen, um weitere Sicherheit in der Diagnostik zu erhalten. Im Idealfall werden sämtliche Steroidvorstufen bestimmt. Beim 17-Hydroxylase-Mangel finden sich eine erhöhte Konzentrationen von Pregnenolon und Progesteron. Nur beim 20,22-Desmolase-Mangel kann auf keinen spezifischen Steroidpräkursor zurückgegriffen werden.

Für den Nachweis nicht klassischer Störungen ist ein **ACTH-Test** erforderlich. Dieser empfiehlt sich auch immer dann, wenn die Kapazität der Glukokortikoidbiosynthese eingeschätzt werden soll. Die Messung der **Urinsteroide** erlaubt zusätzlich die Einschätzung der basalen Glukokortikoidsynthese, falls ein 24h-Sammelurin untersucht wird. Jede AGS-Form kann anhand typischer Steroidspektren im Urin detektiert werden.

Die **genetische Verifizierung** des Defekts ist zur Diagnosestellung nicht erforderlich. Es ist jedoch aus verschiedenen Gründen empfehlenswert, eine genetische Diagnosesicherung anzustreben. So kann der Schweregrad der Erkrankung aufgrund der guten Genotyp-Phänotyp-Korrelation eingeschätzt werden und es stehen Daten für eine dezidierte genetische Beratung zur Verfügung. Dieses ist vor allem beim nicht klassischen 21-Hydroxylase-Mangel wichtig, da – falls es sich um einen Compoundheterozygoten Status mit einer klassischen und einer nicht klassischen Mutation handelt – bei den Nachkommen klassische AGS-Fälle auftreten könnten. Essenziell ist die Kenntnis des Genotyps des Index für die Überprüfung des Genotyps eines Ungeborenen in Schwangerschaften von AGS-Anlageträgern. Die genetische Ursache sämtlicher AGS-Formen kann in spezialisierten Laboratorien analysiert werden.

Differenzialdiagnostik

Die Diagnose AGS lässt sich anhand spezifischer Steroidprofile zweifelsfrei stellen. Die molekulargenetische Analyse verifiziert die Diagnose und bietet die Grundlage für die genetische Beratung der Familien. Klinisch kommen differenzialdiagnostisch virilisierende Tumoren der Nebennierenrinde, androgensynthetisierende Gonadentumoren, die Pubertas praecox des Knaben und die isolierte prämature Pubarche des Mädchens (z. B. gehäuft bei ehemaligen SGA-Neugeborenen) sowie eine exogene Androgenzufuhr (z. B. Anabolika) infrage.

Salzverlust-Syndrome beobachtet man auch bei anderen angeborenen oder erworbenen NNR-Störungen, beim Aldosteron-Synthasemangel (Hypoaldosteronismus) oder bei genetischen Defekten des Mineralokortikoidrezeptors (Pseudo-Hypoaldosteronismus).

5.8.5 Therapeutische Situation und Indikation zur Therapie

Die therapeutische Situation und Indikation zur Therapie sind von der AGS-Form und dem Schweregrad der Erkrankung abhängig. Der **klassische 21-Hydroxylase-Mangel** zeigt sich beim Mädchen in Form eines virilisierten Genitales mit oder ohne Salzverlust, während beim Jungen nur der Salzverlust klinisch auffällig ist. Ziel des Neugeborenen-Screenings ist, einen Salzverlust zu vermeiden, indem die Diagnose vorher gestellt und eine Therapie eingeleitet wird. Langfristig sind alle Patienten mit klassischem 21-Hydroxylase-Mangel von einer Addison-Krise bedroht oder können bei entsprechendem Genotyp einen Salzverlust erleiden, wenn die langfristige Therapie nicht an akute Stressoren angepasst wird. Ein unbehandelter klassischer 21-Hydroxylase-Mangel führt im Kleinkindalter zur Pseudopubertas praecox mit fortschreitender Virilisierung, Hochwuchs und Skelettalterakzeleration. Bereits im Grundschulalter kommt es zum Epiphysenschluss, woraus ein Kleinwuchs im Erwachsenenalter resultiert. Folge der hohen Androgenspiegel bei Frauen ist eine Suppression der Hypothalamus-Hypophysen-Gonaden (HHG)-Achse mit einer primären Amenorrhoe. Männer haben aufgrund des gestörten testikulären Androgenniveaus häufig eine Oligoazoospermie. Eine verspätete Therapieeinleitung im Kindesalter, welche eine lange bestehende Suppression der HHG-Achse aufhebt, kann zu einer echten Pubertas praecox führen. Langfristige Folgen eines 21-Hydroxylase-Mangels können autonome Adenome der Nebennierenrinde und testikulär-adrenale Resttumore sein, wobei Letztere ohne Abhängigkeit der langfristigen therapeutischen Einstellung entstehen.

Der **klassische 11-Hydroxlase-Mangel** führt zu einem Glukokortikoidmangel. Ein klinischer Salzverlust wird nur in extrem seltenen Fällen beobachtet, da 11-Desoxykortikosteron und andere Metaboliten eine mineralokortikoide Potenz besitzen. Somit besteht das klinische Problem beim 11-Hydroxylase-Mangel vor allem im Androgenexzess. Ähnlich dem 21-Hydroxylase-Mangel kommt es zur fortschreitenden Virilisierung mit ihren Folgen. Hinzu kommt ein im Kindesalter manifestierender Hypertonus, der unbehandelt zu Linksherzbelastung und Arteriosklerose führt. Viele Jungen mit 11-Hydroxylase-Mangel entwickeln peripubertär eine Gynäkomastie.

Ein **20,22-Desmolase-Mangel** und ein **klassischer 3β-Hydroxysteroid-Dehydrogenase-Mangel** manifestieren sich früh mit einer Salzverlustkrise. Der 20,22-Desmolase-Mangel entspricht einem steroidfreien Zustand, sodass sowohl die weibliche als auch die männliche Pubertätsentwicklung ausbleibt. Es besteht aus dem gleichem Grund ein hohes Risiko für Addison- und Salzverlustkrisen. Beim 3β-Hydroxysteroid-Dehydrogenase-Mangel besteht meist ein intersexuelles Genitale. Unbehandelt kann er in der Adoleszenz zur Virilisierung beim Mädchen führen.

Beim **17-Hydroxylase/17,20-Lyase-Mangel** findet sich meist ein rein weibliches äußeres Genitale. Eine Pubertätsentwicklung findet aufgrund der fehlenden Androgen- bzw. Östrogenbiosynthese nicht statt. Beim 17-Hydroxylase/17,20-Lyase-Mangel kann erschwerend ein arterieller Hypertonus hinzukommen.

5.8.6 Therapie

Klassisches AGS

Ziele der AGS-Therapie:

- Vermeidung von Addison- und Salzverlustkrisen
- Sicherstellung eines normalen Längenwachstums, einer normalen Pubertätsentwicklung und die Entwicklung und Aufrechterhaltung einer normalen Sexualität und Fertilität

Grundpfeiler der Therapie ist die **lebenslange Substitution** mit einem Glukokortikoid und bei 21-Hydroxylasemangel, 3β-Hydroxysteroid-Dehydrogenase-Mangel und 20,22-Desmolase-Mangel zusätzlich mit einem Mineralokortikoid. AGS-Formen mit verminderter Synthese von Sexualsteroiden bedürfen einer altersgerechter Substitution mit Androgenen bzw. Östrogenen und Gestagenen.

Basistherapie

Vor Abschluss des Längenwachstums ist das physiologische **Hydrokortison** (= Kortisol) das Glukokortikoid der Wahl. Als Richtdosis kann man bei 21-Hydroxylase-Mangel 10–15 mg/m² KOF und Tag annehmen, die auf 3 Einzeldosen verteilt werden sollten. Beim 11-Hydroxylase-Mangel sind eher Dosen von 15–20 mg/m² KOF und Tag notwendig. AGS-Formen ohne Virilisierung sollten mit 7,5–10 mg/m² KOF und Tag ausreichend eingestellt sein. Die individuelle Dosierung muss für jeden Patienten titriert werden.

Momentan gibt es noch keinen internationalen Konsens bzgl. der Dosisverteilung über den Tag. In Anlehnung an den zirkadianen Rhythmus erscheint eine Dosisverteilung von 50 % - 25 % - 25 % sinnvoll, wobei die morgendliche Dosis möglichst früh gegeben werden sollte. Zukünftig haben Präparate mit retardierter Hydrokortisonfreisetzung das Potenzial die Therapie grundlegend zu verbessern.

Nach Abschluss des Längenwachstums kann die Glukokortikoidtherapie auf das länger und stärker wirksame **Prednisolon** (2–4 mg/m² KOF und Tag) oder auch **Dexamethason** (0,125–0,375 mg/m² KOF und Tag) umgestellt werden. Eine Feindosierung während der Kindheit ist aufgrund der im Handel verfügbaren Tablettenzubereitungen sehr schwierig.

Als **Mineralokortikoid** stehen 9α-Fluorkortison oder sein Acetat zur Verfügung. In klinischen Studien konnte nachgewiesen werden, dass jede Form des 21-Hydroxylase-Mangels mit einem subklinischen Salzverlust einhergeht. Deshalb sollten auch Patienten mit einfach virilisierendem AGS vom Typ des 21-Hydroxylase-Mangels mit Fluorkortison behandelt werden, da hierdurch Glukokortikoide eingespart werden können. Die Mineralokortikoiddosis ist altersabhängig. Als Dosisbereich im späteren Kindesalter, der Adoleszenz und Erwachsenenalter gelten 50–200 µg/d. Neugeborene, Säuglinge und Kleinkinder benötigen höhere Dosierungen als ältere Kinder und Jugendliche. Gelegentlich ist die zusätzliche Gabe von Kochsalz in den ersten 6 Lebensmonaten erforderlich (Richtdosis 0,5–1 g/d).

Therapiemonitoring

Eine gute Einstellung mit Glukokortikoiden und Mineralokortikoiden sollte zu keinen Nebenwirkungen führen. Überdosierungen und Unterdosierungen verursachen allerdings Nebenwirkungen, die vermieden werden müssen. Jeder Patient bedarf einer individualisierten Einstellung und Therapieführung. Eine regelmäßige klinische Untersuchung der betroffenen Patienten ist extrem wichtig. Wachstum, Gewicht und Entwicklung stellen die besten Parameter der Therapiekontrolle dar. Es gilt die Regel: je jünger das Kind, desto häufiger die Kontrollen. Wir sehen Neugeborene und Säuglinge 6-mal jährlich, im weiteren Verlauf dann 4-mal jährlich, bei Problemen wie z. B. verlangsamtem oder beschleunigtem Wachstum, Knochalterakzeleration, Adipositas, Zyklusstörungen oder eingeschränkter Compliance häufiger. Bei den Vorstellungen müssen Gewicht, Körperlänge, Blutdruck und Reifestatus nach Tanner dokumentiert werden. Weiterhin sollten einmal jährlich eine Bestimmung der Skelettreife und eine Sonografie der Nebennieren erfolgen. Ab der Adoleszenz sollte bei Jungen auch eine regelmäßige Sonografie der Hoden erfolgen, um hier testikulär-adrenale Resttumoren aus versprengtem NNR-Gewebe aufzuspüren. Eine unnötige Kontrolle eines bekannten Genitalstatus sollte bei Mädchen vermieden werden.

Neben den klinischen Parametern der Entwicklung kann man für die medikamentöse Einstellungskontrolle auf verschiedene Methoden zurückgreifen, als beste erscheint die Bestimmung spezifischer Steroidabbauprodukte im **24h-Sammelurin**. Für den 21-Hydroxylase-Mangel sind dies Pregnantriol, 17-Hydroxy-Pregnanolon und Pregnantriolon. Ein Sammelurin kann unter häuslichen Alltagsbedingungen stressfrei gewonnen werden und erlaubt auch eine gute Kontrolle der Compliance. Bei kleineren Kindern können auch Spontanurinproben benutzt werden. Fast vergleichbar gute Ergebnisse liefern Bestimmungen von **17-OHP-Tagesprofilen im Speichel**. Auch hier gelingt eine stressfreie häusliche Gewinnung der Proben. Die Bestimmung von Plasmasteroiden wie 17-OHP, Androstendion oder Dehydroepiandrosteron-Sulfat und des ACTH kann nur als punktueller Therapieparameter herangezogen werden, wobei die Blutprobe morgens gewonnen und der Stress der Blutentnahme bei der Beurteilung mit einbezogen werden muss.

> **Merke** M!
>
> Für alle Methoden gilt, dass das AGS immer im Sinne leicht erhöhter Werte erkennbar bleiben soll. Normale oder gar supprimierte Pregnantriol- oder 17-OHP-Spiegel sprechen für eine Überdosierung.

Die Dosierung der Mineralokortikoidsubstitution lässt sich anhand des Blutdrucks, der Elektrolyte und der Plasma-Reninaktivität oder des direkten Renins steuern. Ebenso kann man ergänzend den Na/K-Quotienten im Urin bestimmen (Norm 0,5–6,5). Plasma-Reninaktivität oder direktes Renin sollen bei AGS-Patienten im Normbereich liegen. Überdosierungen führen zur Hypertension, wahrscheinlich aber nicht zur Beeinträchtigung des Längenwachstums. Beim 11-Hydroxylase-Mangel und 17-Hydroxylase-/17,20-Lyase-Mangel spricht eine supprimierte Plasma-Reninaktivität bzw. ein supprimiertes direktes Renin für eine unzureichende Glukokortikoidsubstitution.

Stressdosierung und Akuttherapie bei Salzverlust- und Addisonkrise

Kortisol ist ein lebenswichtiges Stresshormon. Aus diesem Grunde sind Patienten mit klassischem AGS in Phasen psychischen und körperlichen Stresses immer von einer Addison- und/oder Salzverlustkrise bedroht. Im Kindesalter zählen zu den bekannten Stresssituationen z. B. Infekte, Fieber oder Operationen.

> **Merke** M!
>
> Die Eltern bzw. die Patienten müssen regelmäßig und wiederholt geschult werden, dass unter solchen Umständen die Hydrokortison- bzw. Glukokortikoiddosis eigenständig und kurzfristig auf das 3- bis 5-Fache erhöht werden muss.

Wichtig ist weiterhin die regelmäßige **Zufuhr von gut resorbierbaren Kohlenhydraten**, um einer Hypoglykämieneigung im Stress zu begegnen. Weiterhin müssen die Patienten wissen, dass eine umgehende parenterale Glukokortikoidgabe erforderlich ist, falls eine orale Aufnahme oder Resorption (z. B. bei Gastroenteritis) nicht möglich ist. Bei körperlichen Anstrengungen oder Erkrankungen, die zu einem deutlich erhöhten Flüssigkeits- und Salzverlust führen, ist auch eine kurzfristige Erhöhung der Mineralokortikoidtherapie sinnvoll. Regelhaft erhalten die Patienten einen **Notfallausweis** sowie Notfallmedikamente (Prednison-Suppositorien, Dexamethason-Sirup, Hydrokortison-Ampullen etc.). Die AGS-Therapie darf niemals unterbrochen werden!

Eine **manifeste Salzverlustkrise und/oder Addisonkrise** bedarf der intensivmedizinischen Therapie auf spezialisierten pädiatrischen bzw. internistischen Stationen. Neben allgemeinen Maßnahmen wie Volumenexpansion und Glukosetherapie ist die Zufuhr von Hydrokortison essenziell. Ist kein Hydrokortison vorhanden, sollte Prednisolon verwendet werden, bei welchem jedoch eine höhere Natriumsubstitution nötig ist. Um eine ausreichende mineralokortikoide Wirkung zu erzielen, hat sich das folgende Schema bewährt:

- **initialer Hydrokortison-Bolus** i. v.
  - bei Alter < 6 Monaten 25 mg
  - bei 6 Monaten bis 6 Jahren 50 mg
  - bei > 6 Jahren 100 mg
- Darauf folgt eine **Hydrokortison-Dauerinfusion** mit 150 mg/m^2 KOF/d.

Schwere Hyperkaliämien müssen ggf. mit Glukose/Insulin oder Ionenaustauschern behandelt werden.

Operative Therapie

Erkenntnisse zum Geschlechtsrollenverhalten, zur Geschlechtsidentität und zur sexuellen Orientierung und deren Störungen bei klassischen AGS-Formen sind nur begrenzt vorhanden. Mädchen mit 21-Hydroxylase-Mangel zeigen bereits als Kinder ein eher männliches Spielverhalten, woraus sich jedoch keine Abweichung der Geschlechtsidentität ableiten lässt. Es scheint keine Korrelation zwischen dem Schweregrad des genitalen Phänotyps und dem Vorhandensein von Problemen der Geschlechtsidentität zu geben. Studien zeigen jedoch, dass bis zu 5 % der 46,XX-Frauen und bis zu 12 % der 46,XX-Männer mit 21-Hydroxylase-Mangel Probleme mit der Geschlechtsidentität berichten. Für die selteneren AGS-Formen sind keine Zahlen bekannt. Insgesamt sollte man sich einer möglichen psychologischen Problematik bei AGS bewusst sein. Für die Bearbeitung sollte ein interdisziplinäres Team in einem Zentrum für DSD mit einem hierin erfahrenen Psychologen zur Verfügung stehen.

Unter Berücksichtigung der Datenlage zum psychischen Geschlecht (Kap. 9.1) und weil die inneren Geschlechtsorgane beim **Mädchen mit virilisierendem AGS** (21-Hydroxylase-Mangel, 11-Hydroxylase-Mangel) weiblich sind und betroffene Frauen unter entsprechender Therapie fertil sind, ist es derzeit noch häufig geübte Praxis, dass bei pränatal virilisierten Mädchen eine korrigierende, feminisierende Operation des äußeren Genitale durchgeführt wird. Ob diese Praxis in der Diskussion der Genitaloperationen bei DSD allgemein hinterfragt wird, sollte Gegenstand zukünftiger Studien sein. Diese Operationen gehören jedenfalls in die Hände eines hierin speziell erfahrenen Kinderchirurgen bzw. -urologen, der Teil des multidisziplinären Teams im Zentrum für DSD sein sollte. Leider gibt es bislang keine Studien, die erlauben, ein optimales operatives Vorgehen zu propagieren. Momentan wird eine frühe, einzeitige Korrektur mit Klitorisreduktionsplastik und Vaginaleingangsplastik im 1. Lebensjahr favorisiert, wobei es erst beschränkte Langzeitergebnisse hierzu gibt. Ein gefürchtetes Problem ist das Auftreten von Narben, die eine regelmäßige Bougierung des Introitus erfordern können. Dieses sollte unbedingt vermieden werden, da ein solches Vorgehen zu erheblicher psychischer Traumatisierung führt. Bei dem im frühen Säuglingsalter noch physiologisch östrogenisierten Genitalgewebe scheint die postoperative Vernarbungstendenz geringer zu sein. Konsens besteht darüber, dass Klitorektomien heutzutage obsolet sind.

Geschlechtsanpassende Operationen bei **feminisierenden AGS-Formen** (3β-Hydroxysteroid-Dehydrogenase-Mangel, 17-Hydroxylase/17,20-Lyase-Mangel) bedürfen als definitive Maßnahmen einer dezidierten Abwägung im erfahrenen Therapeutenteam, da es bisher keine validen Erfahrungen bzgl. der Geschlechtsidentität für diese AGS-Gruppe gibt und die Fertilität in keiner Geschlechtsrolle erreicht werden wird. Gleiches gilt für die Entfernung der männlichen Gonaden bei weiblicher Geschlechtszuweisung von 46,XY-Kindern. Hier muss die Entartungstendenz diskutiert werden und eine Gonadektomie bei 46,XY-Karyotyp erwogen werden. Änderungen der Geschlechtszuweisung sollten möglichst vermieden werden. Die Betreuung sollte in einem Kompetenzzentrum erfolgen, wobei die Entscheidungsgrundlagen mit einer klinischen Ethikkommission diskutiert werden sollten bzw. ggf. auch das Familiengericht angerufen werden sollte. Dies entspricht den Empfehlungen des Deutschen Ethikrats aus dem Jahr 2012.

Pränatale Therapie

Der **klassische 21-Hydroxylase-Mangel** ist eine der wenigen genetischen Erkrankungen, bei der eine pränatale Therapie zur Vermeidung der Virilisierung bei genetisch gesichertem Indexfall oder gesichertem Konduktorenstatus der Eltern möglich ist. Durch eine pränatale Therapie mit dem plazentagängigen Glukokortikoid **Dexamethason** wird die HHN-Achse supprimiert und die pränatale Virilisierung vermindert oder sogar vermieden. Die Behandlung wurde in verschiedenen Beobachtungsstudien erprobt. Aufgrund der frühen Differenzierung der äußeren Genitalorgane im 1. Trimenon ist allerdings ein Therapiestart zu einem Zeitpunkt notwendig, zu dem noch keine Diagnosesicherung erfolgen kann. Somit werden zwangsläufig auch gesunde Kinder anfänglich mitbehandelt. Aus retrospektiven Erhebungen wurde bekannt, dass es bei diesen gesunden Nachkommen Assoziationen mit Lippen-Kiefer-Gaumen-Spalten, reduziertem Geburtsgewicht, schlechterer Wortverarbeitung und -Erinnerung, vermindertem Selbstbewusstsein und reduzierter Sozialkompetenz gibt. Diese Erkenntnisse führten dazu, dass die Therapie momentan umstritten ist und Expertengruppen diese allenfalls im Rahmen von kontrollierten Studien empfehlen. Theoretisch wäre eine pränatale Therapie bei sämtlichen virilisierenden AGS-Formen denkbar, wurde bisher aber nur in Einzelfällen durchgeführt, sodass die Erfahrungen hier noch begrenzter sind.

Nicht klassiches AGS

Die Indikation zur Therapie einer nicht klassischen Form muss gestellt werden, wenn klinische Zeichen wie Virilisierung, drohender Kleinwuchs oder Zyklusstörungen erkenntlich sind. Da bei den nicht klassischen AGS-Formen der Glukokortikoidmangel nicht im Vordergrund steht, sollten nur Patienten mit **klinischen Problemen** behandelt werden. Andernfalls besteht das Risiko, dass man aufgrund einer Glukokortikoidtherapie iatrogen eine Nebenniereninsuffizienz herbeiführt. Unter dieser Vorstellung ist es pragmatisch, behandelten Patienten mit nicht klassischen AGS-Formen die Einnahme einer Stressdosis zu empfehlen. Die Basistherapie besteht aus einem niedrig dosierten Glukokortikoid. Mittel der Wahl ist im Wachstumsalter Hydrokortison in einer Dosis von 7,5–10 mg/m^2 KOF/d, wobei eine morgendliche Einmalgabe in der Regel ausreicht. Erwachsene Frauen können auch Prednisolon oder Dexamethason erhalten. Stehen Zyklusprobleme im Vordergrund, ist auch die Gabe eines Antiandrogens wie Cyproteronacetat (10–50 mg/d) in Kombination mit einer Gestagen-Östrogen-Medikation erfolgreich. Erwachsene Männer mit nicht klassischem AGS werden in der Regel nicht behandelt.

Prognose

Die Prognose des AGS ist heute bei adäquater Therapie quo ad vitam gut. Die Mortalitätsrate im Kleinkindalter liegt in westlichen Ländern bei ca. 1,5–4 %. Meist sind Todesfälle durch Organisations- und Therapiefehler zu erklären. Aus diesem Grund ist eine detaillierte Schulung der Eltern und später dann der Kinder bzw. Erwachsenen im Umgang mit dem AGS dringend erforderlich. Im Vorschulalter ist eine Überwachung durch im AGS geschulte Erwachsene unabdingbar, um beginnende Entgleisungen oder Stresssituationen zu erkennen. Besonderer Beratungsaufwand ist auch im Pubertätsalter vonnöten. Die Längen- und die Pubertätsentwicklung sollten bei früh diagnostiziertem und optimal behandeltem AGS heute im Bereich der Bevölkerungsnorm liegen. Die Fertilität ist vor allem beim klassischen AGS mit Salzverlust reduziert. Dies liegt an mehreren Faktoren. Zu nennen sind hier zum einen der Genitalstatus nach operativer Korrektur, die Entwicklung eines polyzystischen Ovar-Syndroms oder die Einschränkung der Spermiogenese beim Mann, z. B. durch adrenale Resttumoren im Hoden.

5.8.7 Literatur

[1] Auchus RJ, Arlt W. Approach to the patient: the adult with congenital adrenal hyperplasia. J Clin Endocrinol Metab 2013; 98 (7): 2645–2655

[2] Clayton PE, Miller WL, Oberfield SE et al. Consensus statement on 21-hydroxylase deficiency from the European Society for Paediatric Endocrinology and the Lawson Wilkins Pediatric Endocrine Society. Horm Res 2002; 58: 188–195

Kommentar: Erste internationale Consensus Guideline, welche die etablierten Verfahren zur Diagnose und Therapie des 21-Hydroxylasemangels darstellt und wertet.

[3] Creighton SM, Michala L, Mushtaq I et al. Childhood surgery for ambiguous genitalia: glimpses of practice changes or more of the same? Psychology&Sexuality 2014; 5: 34–43

[4] Fukami M, Homma K, Hasegawa T et al. Backdoor pathway for dihydrotestosterone biosynthesis: Implications for normal and abnormal human sex development. Dev Dyn 2013; 242: 320–329

[5] Han TS, Krone N, Willis DS et al.; United Kingdom Congenital adrenal Hyperplasia Adult Study Executive (CaHASE). Quality of life in adults with congenital adrenal hyperplasia relates to glucocorticoid treatment, adiposity and insulin resistance. Eur J Endocrinol 2013;168 (6): 887–893

Kommentar: Erhebung des gegenwärtigen Behandlungsstandards von erwachsenen AGS-Patienten in Großbritannien. Die Studie zeigt eine unzureichende Betreuung und Therapieführung bei Erwachsenen mit AGS, die eine deutliche Einschränkung der Lebensqualität nach sich zieht.

[6] Krone N, Dhir V, Ivison HEet al. Congenital adrenal hyperplasia and P450 oxidoreductase deficiency. Clin Endocrinol (Oxf) 2007; 66: 162–172

[7] Merke DP, Bornstein SR. Congenital adrenal hyperplasia. Lancet 2005; 365: 2125–2136

[8] Miller WL, Witchel SF. Prenatal treatment of congenital adrenal hyperplasia: risks outweigh benefits. Am J Obstet Gynecol 2013; 208: 354–359

Kommentar: kritische Metaanalyse der vorliegenden Daten zur pränatalen Therapie bei Schwangerschaften mit AGS-Risiko. Die Autoren kommen aufgrund der Risiken zu dem Schluss, dass diese Therapie allenfalls in klinischen Studien durchgeführt werden sollte.

[9] New MI. Extensive clinical experience: nonclassical 21-hydroxylase deficiency. J Clin Endocrinol Metab 2006; 91: 4205–4214

[10] Reisch N, Rottenkolber M, Greifenstein A et al. Testicular adrenal rest tumors develop independently of long-term disease control: A longitudinal analysis of 50 adult men with congenital adrenal hyperplasia due to classic 21-hydroxylase deficiency. J Clin Endocrinol Metab 2013; 98: E1820–1826

[11] Riepe FG, Sippell WG. Recent advances in diagnosis, treatment, and outcome of congenital adrenal hyperplasia due to 21-hydroxylase deficiency. Rev Endocr Metab Disord 2007; 8: 349–363

[12] Stikkelbroeck NM, Hermus AR, Braat DD et al. Fertility in women with congenital adrenal hyperplasia due to 21-hydroxylase deficiency. Obstet Gynecol Surv 2003; 58: 275–284

[13] White PC, Speiser PW. Congenital adrenal hyperplasia due to 21-hydroxylase deficiency. Endocr Rev 2000; 21: 245–291

[14] Whitaker MJ, Debono M, Huatan H et al. An oral multiparticulate, modified-release, hydrocortisone replacement therapy that provides physiological cortisol exposure. Clin Endocrinol (Oxf) 2014; 80: 554–561

Kommentar: Die Imitierung der physiologischen Glukokortikoidsekretion mit oralen Hydrokortisonpräparaten stellt nach wie vor ein Problem dar. In dieser Studie wird eine retardierte Freisetzung von Kortisol beschrieben, die zukünftig die Therapie einer Nebenniereninsuffizienz deutlich verbessern könnte.

[15] Yankovic F, Cherian A, Steven L et al. Current practice in feminizing surgery for congenital adrenal hyperplasia; a specialist survey. J Pediatr Urol 2013; 9: 1103–1107

5.9 Therapie mit Glukokortikoiden

A. Barthel, S. R. Bornstein

Bei der Therapie mit Glukokortikoiden ist aus praktischen Gründen die Unterscheidung zwischen einer **Substitutionstherapie** und einer **pharmakologischen Therapie** üblich. Das Ziel einer Substitutionstherapie mit Glukokortikoiden besteht darin, ein Defizit der endogenen Hydrokortisonproduktion bei Patienten mit Erkrankungen der adrenokortikotropen Achse auszugleichen. Im Gegensatz dazu werden bei der pharmakologischen Anwendung von Glukokortikoiden die antiinflammatorischen und immunsuppressiven Effekte dieser Substanzen zu therapeutischen Zwecken genutzt.

Die wesentlichen Charakteristika häufig eingesetzter Glukokortikoide sind in Kap. 5.9.3 und ▶ Tab. 5.15 dargestellt.

5.9.1 Substitutionstherapie

Ein Defizit der endogenen Glukokortikoidproduktion ist das zentrale Charakteristikum bei Patienten mit einer Nebennierenrinden-Insuffizienz. Die Unterscheidung zwischen primärer und sekundärer Nebennierenrinden-Insuffizienz ist von praktischer Relevanz, weil bei einer primären Nebennierenrinden-Insuffizienz eine generelle Einschränkung der adrenalen Steroidproduktion besteht. Aus diesem Grund ist bei der primären Nebennierenrinden-Insuffizienz zusätzlich zur Substitution mit Glukokortikoiden meist auch eine Substitution mit Mineralokortikoiden (z. B. Fludrokortison 0,1–0,2 mg/d) erforderlich (vgl. Kap. 5.6). Bei einer sekundären Nebennierenrinden-

Tab. 5.15 Zusammenfassung der Charakteristika einzelner Glukokortikoide.

Substanz	biologische $t_{1/2}$ (h)	Serum $t_{1/2}$ (h)	rel. glukokort. Potenz	rel. mineralokort. Aktivität
Hydrokortison	8–12	1,5	ca. 1	1
Prednisolon	12–36	3	ca. 4	0,6
Methylprednisolon		2–3		0
Dexamethason	36–72	4–5	ca. 30–40	
Fluocortolon	12–36	1,5	ca. 5	
Triamcinolon		5		

Insuffizienz besteht hingegen aufgrund der eingeschränkten ACTH-Produktion ausschließlich eine Einschränkung der Glukokortikoidproduktion, eine Mineralokortikoidsubstitution ist deshalb hier nicht erforderlich. Eine besondere Therapiesituation besteht beim adrenogenitalen Syndrom.

Nebennierenrinden-Insuffizienz

Leitsubstanz bei der Glukokortikoidsubstitution einer Nebennierenrinden-Insuffizienz ist das natürlicherweise synthetisierte **Hydrokortison** (Kortisol). Bei einer kompletten Nebennierenrinden-Insuffizienz entspricht die Hydrokortisondosis beim Erwachsenen meist etwa 20–25 mg/d. Angestrebt wird dabei eine möglichst gute Annäherung der Dosisverteilung an das physiologische zirkadiane Hydrokortisonsekretionsprofil der intakten Nebenniere mit einem frühmorgendlichen Gipfel. Wegen der kurzen Serumhalbwertszeit wird die Hydrokortisongesamtdosis meist auf 2–3 Einzelgaben (z. B. morgens 10–15 mg, mittags 5–10 mg und ggf. abends 0–5 mg Hydrokortison) verteilt. Die Dosis wird in besonderen Stresssituationen der Belastung angepasst (▶ Tab. 5.16). Vor chirurgischen Eingriffen kann es bei bestimmten Patienten (z. B. bei chronischer oder häufiger Behandlung mit Glukokortikoiden oder bei Patienten mit Hypophysenläsionen) erforderlich sein, zunächst eine adrenokortikotrope Insuffizienz (z. B. mittels eines CRH-Tests oder ACTH-Tests) auszuschließen, bei bekannter oder zu erwartender Nebennierenrinden-Insuffizienz muss eine entsprechende Substitution erfolgen (▶ Tab. 5.17). Bei einer akuten Nebennierenrinden-Insuffizienz werden initial 100 mg meist Hydrokortisonäquivalent als Bolus i. v. appliziert, anschließend erfolgt eine Substitution mit 10 mg/h i. v. über Perfusor.

Der Effekt der Therapie wird vorwiegend anhand der Klinik des Patienten (insb. körperliche Leistungsfähigkeit, RR) beurteilt. Laborparameter wie ACTH, Kortisol i. S., Differenzialblutbild, Blutglukose, Na^+; K^+ und ggf. Renin i. S. sind in erster Linie diagnostisch relevant, aber auch hilfreiche Parameter zur Beurteilung der Therapie.

Tab. 5.16 Therapieschema: Anpassung der Glukokortikoiddosis an besondere Situationen.

Art der Belastung	Glukokortikoiddosis
leichte Belastung (z. B. Fieber, Sport)	Dosis verdoppeln (30–50 mg Hydrokortison)
mäßige Belastung (z. B. lokaler Eingriff)	3–4-fache Dosis (50–100 mg Hydrokortison)
schwere Belastung (z. B. OP, Geburt)	siehe ▶ Tab. 5.17
Schwangerschaft	ab 7. Monat um ca. 50 % erhöhen
Nachtschichtdienst	evtl. abendlich 5–10 mg
Gastroenteritis (> 12h Erbrechen)	ggf. Suppositorium (z. B. Prednison 100 mg) oder i. v. Gabe (z. B. Prednisolon 50 mg)

Tab. 5.17 Therapieschema: perioperative Glukokortikoidsubstitution.

Tag	Glukokortikoidsubstitution
OP-Tag	• Hydrokortison 100 mg intraoperativ i. v. als Kurzinfusion • anschl. 100–240 mg/24h i. v. über Perfusor
1. Tag post-OP	Hydrokortison 100 mg (wenn i. v. über Perfusor, wenn oral 50–30–20 mg*)
2. Tag post-OP	Hydrokortison 60 mg (30–20–10 mg*) p. o.
3.–6. Tag post-OP	Hydrokortison 50 mg (30–15–5 mg*) p. o.
danach	• Hydrokortison 15–10–(0–5)mg* für 1 Woche • Hydrokortison 10–5–0 mg* für 1 Woche
anschließend	zurück auf präoperative Dosis Hydrokortisonäquivalent

*Morgendosis–Mittagsdosis–Abenddosis

Adrenogenitales Syndrom (AGS)

Siehe Kap. 5.8.

5.9.2 Pharmakologische Therapie mit Glukokortikoiden

Dies betrifft die lokale oder systemische Anwendung von Glukokortikoiden im Rahmen einer Vielzahl von Erkrankungen mit meist entzündlich-immunologischem oder neoplastischem Hintergrund. Die Auswahl des Glukokortikoidpräparates und der Dosis wird im Wesentlichen von den Eigenschaften der Grunderkrankung bestimmt. Der häufigste Einsatz von Glukokortikoiden in der Pharmakotherapie endokriner Erkrankungen erfolgt in der Behandlung der **subakuten Thyreoiditis (de Quervain)**, der **endokrinen Orbitopathie (EO)** (vgl. auch Kap. 3.3) und der **thyreotoxischen Krise**. Eine Glukokortikoidtherapie der subakuten Thyreoiditis erfolgt über einige Monate in absteigender Dosierung (Beginn meist mit Prednisolon 30–50 mg p. o.) entsprechend der klinischen Wirksamkeit (Abnahme der Schmerzsymptomatik und der meist stark erhöhten BSG) (vgl. auch Kap. 3.6). Übliche Glukokortikoidschemata zur Behandlung einer endokrinen Orbitopathie empfehlen in jüngster Zeit die orale Gabe von Glukokorticoiden in Kombination mit einer intravenösen Stoßtherapie über mehrere Wochen. Bei der Therapie der thyreotoxischen Krise werden Glukokortikoide aufgrund ihrer konversionshemmenden Wirkung (Blockade der Dejodierung und damit der Umwandlung T4 → T3) eingesetzt, übliche Dosen sind ca. 200 mg Hydrokortison über 24h (kontinuierlich mittels Perfusor). Ein Beleg für die Wirksamkeit dieser Therapie ist allerdings bisher nicht erbracht.

5.9.3 Praktische Glukokortikoidpharmakologie

Die für die klinische Auswahl eines Glukokortikoidpräparates entscheidenden Charakteristika sind die **relative gluko- und mineralokortikoide Aktivität**, die **Wirkdauer** (reflektiert den Einfluss von Parametern wie Bioverfügbarkeit, Metabolismus, Rezeptoraffinität und von Post-Rezeptoreffekten) sowie auch **Kostenaspekte**. Insbesondere bei längerfristiger Glukokortikoidanwendung ist mit häufigen **unerwünschten Wirkungen** zu rechnen; deshalb sind diesbezüglich **ggf. präventive Maßnahmen** erforderlich.

Standardpräparat in der **Substitutionstherapie** ist aufgrund seiner kurzen Wirkdauer und guten Steuerbarkeit das gluko- und mineralokortikoidwirksame **Hydrokortison** (Kortisol). In der **Pharmakotherapie** wird meist das im Vergleich zu Hydrokortison stärker glukokortikoid- und schwächer mineralokortikoidwirksame **Prednisolon** verwendet. Prednison ist eine inaktive Prodrug des Prednisolon, es bietet deshalb in der Regel keine besonderen Vorteile und ist teurer als Prednisolon. Methylprednisolon zeigt wie fluorierte Glukokortikoide (Standardsubstanz Dexamethason) keine mineralokortikoide Wirkung mehr. Die Wirkdauer von Dexamethason ist wesentlich länger als die von Hydrokortison und Prednisolon. Triamcinolonderivate (meist Acetonid) werden häufig als Depotglukokortikoide (z. B. in der Orthopädie) eingesetzt oder intraartikulär injiziert und haben eine wesentlich längere Freisetzungsdauer (> 2 Wochen) als die angegebene biologische Wirkdauer. Deshalb ist hier mit einer adrenokortikotropen Suppression über einen deutlich längeren Zeitraum (10–30 Tage) zu rechnen. Auch bei Glukokortikoidderivaten mit hohem First-pass-Metabolismus wie Beclometason, Budesonid, Fluticason, Flunisolid, die inhalativ oder als Klysma verabreicht werden, sind bei chronischer Anwendung in höheren Dosen systemische Wirkungen zu erwarten. Seit kurzer Zeit werden ein retardiertes Hydrokortisonpräparat und ein retardiertes Prednisonpräparat angeboten. Das retardierte Hydrokortison verspricht bei einmal morgendlicher Einnahme ein physiologischeres Glukokortikoidprofil in der Substitutionstherapie, während abendlich eingenommenes retardiertes Prednison in der Pharmakotherapie der rheumatoiden Arthritis die Dauer und Stärke der Morgensteifigkeit günstig zu beeinflussen scheint. Beide Präparate sind deutlich teurer als nicht retardierte Vergleichspräparate.

Praktisch wichtig für die Bewertung therapeutischer und unerwünschter Effekte (z. B. adrenokortikotrope Suppression) ist die **Wirkdauer** (definiert über die **biologische Halbwertszeit**). Diese ergibt sich aus den spezifischen physikalisch-chemischen Substanzeigenschaften (Struktur, Lipophilie), welche die Pharmakokinetik (Adsorption, Distribution, Metabolismus, Exkretion) und Pharmakodynamik (Rezeptorbindungsaffinität und -spezifität) bestimmen. Weil die Glukokortikoidwirkung durch komplexe genomische und postgenomische Effekte vermittelt wird, ist die oftmals angegebene **Serumhalbwertszeit** für pharmakotherapeutische Gesichtspunkte wenig hilfreich. Bei der Interpretation einer gemessenen Serumkortisolkonzentration unter Glukokortikoideinnahme hat die Kenntnis der Serumhalbwertszeit eines Glukokortikoidderivates aber dennoch ihren Nutzen. So sind unter der Therapie mit Prednisolon aufgrund der üblichen immunologischen Kreuzreaktivität (meist um 30 %) im Kortisolassay hohe gemessene Serumkortisolkonzentrationen zu erwarten. 24 Stunden nach der letzten Einnahme von beispielsweise 50 mg Prednisolon würde aufgrund der kurzen Serumhalbwertszeit des Prednisolon (ca. 3 h) im Assay aber praktisch ausschließlich Kortisol erfasst. Hier würde dann eine ausreichend hohe gemessene Serumkortisolkonzentration (> 20 µg/dl) eine adrenokortikotrope Insuffizienz ausschließen.

Unerwünschte Glukokortikoidwirkungen

Bis auf die sog. Cushing-Schwellendosis (ca. 5–7,5 mg Prednisolonäquivalent/d) sind keine klaren Schwellendosen definiert, weil sich gezeigt hat, dass auch geringere Glukokortikoidmengen zu unerwünschten Wirkungen führen können. Allgemeine Regeln zur Minimierung unerwünschter Glukokortikoidwirkungen beinhalten z. B. Bewegungsübungen zur Prävention des Risikos einer **Osteoporose** und **Myopathie** und die Anwendung von Glukokortikoidpräparaten mit kurzer Serumhalbwertszeit wegen des geringeren Akkumulationsrisikos. Alternierende Schemata (Glukokortikoidgabe nur jeden 2. Tag) zur Vermeidung von unerwünschten Wirkungen haben sich bei erwachsenen Patienten wegen mangelhafter therapeutischer Effekte nicht bewährt. Bei pädiatrischen Patienten sind bei einer Glukokortikoidtherapie noch weitere Besonderheiten (z. B. potenzielle Wachstumsretardierung) zu beachten.

Glukokortikoide erhöhen dosisabhängig das **Risiko einer Osteoporose** und bereits bei einer pharmakologischen Glukokortikoidtherapie von < 2,5 mg Prednisolonäquivalent/d oral über > 3 Monate ist das Wirbelkörperfrakturrisiko signifikant erhöht. Deshalb wird zeitgleich zu jeder Glukokortikoidtherapie > 3 Monate die alimentäre Zufuhr von Kalzium 1000–1500 mg/d und Vitamin D_3 800–1000 IU/d empfohlen. Eine medikamentöse Therapie ist bei mehr als 7,5 mg Prednisolonäquivalent/d oral über > 3 Monate und einem T-Wert < –1,5 (DXA) indiziert, bei pathologischen Frakturen unabhängig vom T-Wert.

Bei einer pharmakologischen Glukokortikoidtherapie allein besteht ein **leichtgradig erhöhtes relatives Risiko für die Entwicklung einer Gastritis, von gastrointestinalen Ulzera und Blutungen**. Deshalb wird unter Glukokortikoidtherapie bei weiteren fehlenden Risikofaktoren nicht generell die Gabe von Protonenpumpeninhibitoren empfohlen. Das relative Risiko für die Entwicklung dieser unerwünschten Wirkungen ist aber bei gleichzeitiger

Therapie mit NSAID (z. B. bei rheumatoider Arthritis) deutlich erhöht (ca. 4–10-fach). Bei einer Ulkusanamnese oder bei gleichzeitiger Einnahme von ulkusfördernden Medikamenten, wie z. B. NSAID, wird deshalb die prophylaktische Gabe von Protonenpumpeninhibitoren generell empfohlen.

Aufgrund von Fall-Kontroll-Studien ist von einer dosisabhängig signifikant höheren Prävalenz und Mortalität für Myokardinfarkt, dekompensierte Herzinsuffizienz, TIA und Apoplex bei Patienten unter chronischer Glukokortikoidmedikation (> 7,5 mg Prednisolonäquivalent) auszugehen. Dies dürfte auf **ungünstige Effekte von Glukokortikoiden auf das kardiovaskuläre Risikoprofil (Blutdruckerhöhung, Glukose- und Lipidprofil)** zurückzuführen sein. Die Entwicklung eines **Steroiddiabetes** ist allerdings bei chronischer Einnahme von < 10 mg Prednisolon-Äquivalent und zuvor normaler Glukosetoleranz unwahrscheinlich; meist sind dann diätetische Maßnahmen ausreichend.

Praxis

Vor dem Beginn einer chronischen Glukokortikoidtherapie ist es sinnvoll, die Patienten auf die häufig zu beobachtende Appetitsteigerung und Gewichtszunahme unter der Therapie hinzuweisen.

Wegen der zu erwartenden Immunsuppression ist es erforderlich, vor Beginn einer längerfristigen und höher dosierten systemischen Glukokortikoidtherapie relevante **Infektionen (z. B. Tuberkulose)** auszuschließen; während der Therapie muss mit entsprechenden Infektionen gerechnet werden. Der Patient ist hierüber aufzuklären. Selten, aber relevant sind **Steroidpsychosen** sowie Osteonekrosen (meist **akute Hüftgelenksnekrosen**) – Letztere insbesondere nach hochdosierten Steroidstoßtherapien. Nach hochdosierten Methylprednisolon-Stoßtherapien wurden vermehrt akute kardiale Todesfälle beschrieben.

Absetzen/Ausschleichen einer Glukokortikoidtherapie

Das Vorgehen bei der Dosisreduktion und Beendigung einer Glukokortikoidtherapie wird im Wesentlichen von den Eigenschaften der Grundkrankheit bestimmt. Ein erneutes „Aufflammen" der zugrunde liegenden Erkrankung muss genauso vermieden werden wie ein Steroidentzugssyndrom, welches sich z. B. durch Adynamie, Gewichtsverlust oder diffuse muskuloskelettale Beschwerden äußert. Die Abgrenzung zwischen einer im Stimulationstest nachweisbaren adrenokortikotropen Suppression und einer klinisch relevanten Nebennierenrinden-Insuffizienz ist allerdings fließend.

In der Praxis haben sich folgende Anhaltspunkte bewährt:

- Eine **adrenokortikotrope Suppression ist wahrscheinlich oder sicher zu erwarten** bei einem Prednisolonäquivalent von mehr als 20 mg oder bei abendlicher Einnahme eines Glukokortikoids jeweils über mehr als 3 Wochen sowie bei jedem Patienten mit klinischem Cushing-Syndrom.
- Eine **adrenokortikotrope Suppression ist unwahrscheinlich** bei jeder Glukokortikoidtherapie von weniger als 3 Wochen Dauer sowie bei alternierender Anwendung eines Prednisolonäquivalentes von 7,5 mg oder weniger.

Bei Unsicherheit kann eine mögliche adrenokortikotrope Suppression mittels eines Stimulationstests (z. B. CRH-Test) ausgeschlossen werden. Bei sicherer oder zu erwartender adrenokortikotroper Suppression muss das Glukokortikoid langsam ausgeschlichen werden. Hierzu sind viele Vorgehensweisen beschrieben worden, ein in der Praxis bewährtes Schema ist dargestellt (▶ Tab. 5.18). Beim individuellen Patienten kann eine Anpassung der Glukokortikoiddosis nach der klinischen Situation erforderlich sein. So ist bei Patienten, die langfristig hohen Glukokortikoidmengen ausgesetzt waren, bei einer zu raschen Dosisreduktion mit entsprechender Symptomatik im Sinne eines Steroidentzugssyndroms zu rechnen. Dies ist z. B. ein sehr häufiges Problem nach erfolgreicher Operation von Patienten mit einem Morbus Cushing.

Tab. 5.18 Beendigung einer Glukokortikoidtherapie.

Prednisolonäquivalent/d	Maßnahme
> 20 mg	um 5–10 mg alle 1–2 Wochen reduzieren
> 10 und ≤ 20 mg	um 2,5 mg alle 1–2 Wochen reduzieren
> 5 und ≤ 10 mg	um 1 mg alle 2–4 Wochen reduzieren
≤ 5 mg	um 0,5 mg alle 2–4 Wochen reduzieren; ggf. Einsatz alternierender Glukokortikoiddosen
≤ 7,5 mg	ggf. Umstellung auf Hydrokortison (z. B. 15–5–0 mg)

Eine morgendliche Serum-Kortisolkonzentration von < 10 µg/dl 24h nach Einnahme der letzten Glukokortikoiddosis vor ≥ 24 h spricht für eine adrenokortikotrope Insuffizienz.

5.9.4 Literatur

[1] Bornstein SR. Predisposing factors for adrenal insufficiency. N Engl J Med 2009; 360: 2328–2339
Kommentar: Umfassender praxisorientierter Übersichtsartikel zu aktuellen diagnostischen und therapeutischen Aspekten der Nebennierenrindeninsuffizienz.

[2] Buttgereit F, Doering G, Schaeffler A et al. Efficacy of modified-release versus standard prednisone to reduce duration of morning stiffness of the joints in rheumatoid arthritis (CAPRA-1): a double-blind, randomised controlled trial. Lancet 2008; 371: 205–214

[3] Cino M, Greenberg GR. Bone mineral density in Crohn's disease: a longitudinal study of budesonide, prednisone, and nonsteroid therapy. Am J Gastroenterol 2002; 97: 915–921

[4] Fauci AS. Alternate-day corticosteroid therapy. Am J Med 1978; 64: 729–731

[5] Gurwitz JH, Bohn RL, Glynn RJ et al. Glucocorticoids and the risk for initiation of hypoglycemic therapy. Arch Intern Med 1994; 154: 97–101

[6] Hahner S, Allolio B. Substitution mit Nebennierensteroiden. Internist 2008; 49: 545–552
Kommentar: In diesem Übersichtsartikel erfolgt eine klare Darstellung und kritische Diskussion neuartiger und etablierter Ansätze zur Substitutionstherapie der Nebennierenrindeninsuffizienz mit Steroidhormonen.

[7] Kahaly GJ, Pitz S, Hommel G et al. Randomized, single blind trial of intravenous versus oral steroid monotherapy in Graves' orbitopathy. J Clin Endocrinol Metab 2005; 90: 5 234–5 240

[8] Piper JM, Ray WA, Daugherty JR et al. Corticosteroid use and peptic ulcer disease: role of nonsteroidal anti-inflammatory drugs. Ann Intern Med 1991; 114: 735–740

[9] Richter B, Neises G, Clar C. Glucocorticoid withdrawal schemes in chronic medical disorders. A systematic review. Endocrinol Metab Clin North Am 2002; 31: 751–778
Kommentar: Anhand dieses Artikels wird sehr gut illustriert, dass die Beendigung einer Glukortikoidtherapie am individuellen Patienten orientiert erfolgen muss und dass es deswegen eine Vielzahl von möglichen Therapieschemata gibt.

[10] Souverein PC, Berard A, van Staa TP et al. Use of oral glucocorticoids and risk of cardiovascular and cerebrovascular disease in a population based case-control study. Heart 2004; 90: 859–865

[11] van Staa TP, Leufkens HGM, Abenhaim L et al. Use of oral corticosteroids and risk of fractures. J Bone Miner Res 2000; 15: 993–1000

[12] Vestergaard P, Olsen ML, Paaske Johnsen S et al. Corticosteroid use and risk of hip fracture: a population-based case-control study in Denmark. J Intern Med 2003; 254: 486–493

[13] Wei L, MacDonald TM, Walker BR. Taking glucocorticoids by prescription is associated with subsequent cardiovascular disease. Ann Intern Med 2004; 141: 764–770

5.10 Autonome Dysfunktion

F. Sayk, H. Lehnert

5.10.1 Definition, Klassifikation und Pathogenese

Zu den Erkrankungen, die durch eine Unterfunktion des katecholaminergen Systems charakterisiert sind, zählen definitionsgemäß Störungen, die entweder auf einer verminderten Produktion der Katecholamine oder einem verminderten Ansprechen auf ihre Wirkung beruhen. Hierbei können diese Störungen das sympathische Nervensystem entweder allein oder in Kombination mit Störungen weiterer Systeme betreffen. Zudem kann die Unterfunktion Ausdruck einer Dysfunktion des zentralen wie auch des peripheren Nervensystems sein. Genetische Störungen einzelner Rezeptoren, z. B. hypothalamischer Signalkaskaden, können den zentralnervösen Sympathikotonus vermindern.

Zur Entstehung wie auch zur Einteilung ist bedeutsam, dass von **primären und sekundären autonomen Dysfunktionen** gesprochen werden kann. Die sekundären autonomen Dysfunktionen sind dabei Konsequenz definierter Grunderkrankungen (z. B. Diabetes mellitus, multiple Sklerose, Morbus Parkinson oder Amyloidose) und deutlich häufiger. Unter pathogenetischen Aspekten ist eine Einteilung sinnvoll, die Entwicklungsdefekte sowie degenerative und erworbene Erkrankungen unterscheidet (▶ Tab. 5.19).

5.10.2 Epidemiologie

Valide Angaben zur Epidemiologie können kaum gemacht werden, da die Erkrankungen (mit Ausnahme der Dysfunktion im Rahmen eines Diabetes mellitus und eines Morbus Parkinson) mit einer geschätzten Inzidenz von 1:100 000–200 000 außerordentlich selten sind. In diesem Zusammenhang sollen nur die Erkrankungen besprochen werden, die als Leitsymptom eine (orthostatische) Hypotonie aufweisen.

Tab. 5.19 Einteilung der autonomen Dysfunktion unter pathogenetischen Aspekten.

Entwicklungsdefekte des autonomen Nervensystems	genetische Rezeptordefekte hypothalamischer sympathoexzitatorischer Signalpfade	degenerative Erkrankungen des autonomen Nervensystems	erworbene Störungen des autonomen Nervensystems (Auswahl)
kongenitale Schmerzunempfindlichkeit	„Loss-of-function"-MC 4-Rezeptormutationen	autonome Dysfunktion bei multipler Systematrophie (inkl. Shy-Drager-Syndrom)	diabetische autonome Neuropathie
kongenitale Schmerzunempfindlichkeit mit Anhidrosis		Degeneration des peripheren sympathischen Nervensystems (Pure autonomic Failure)	akute Pandysautonomie (z. B. Guillain-Barré-Syndrom)
familiäre autonome Dysfunktion(Rily-Day-Syndrom)		orthostatische Hypotonie mit Endorganresistenz	Lambert-Eaton-Syndrom, Holmes-Adie-Syndrom
Dopamin-Hydroxylase-Mangel			Neuropathie bei Amyloidose
multiple mukosale Neurome			

5.10.3 Klinik

Das autonome Nervensystem ist ein Super-System, das sich in zahlreiche, fein regulierte Subsysteme untergliedert, die wiederum eng mit neuroendokrinen Regelkreisen interagieren. Nahezu alle homöostatischen Prozesse werden autonom (ko-)reguliert (u. a. systemischer Blutdruck und regionale Perfusion, Wärmehaushalt, Verdauung, Sexualfunktionen). Daher ergibt sich in Abhängigkeit vom Muster der Dysfunktion ein buntes klinisches Bild. Klinisches Leitsymptom ist in der Regel eine orthostatische Dysregulation, die die Lebensqualität der Patienten erheblich einschränken kann. Der Verdacht auf eine autonome Dysfunktion liegt nahe, wenn unter orthostatischer Belastung (3 min Stehen oder Kipptisch) ein Abfall des systolischen Blutdrucks von über 20 mmHg bei einem euvolämen symptomatischen Patienten besteht. Häufig besteht hingegen in liegender Position eine Blutdruckerhöhung.

Die physiologische Orthostasereaktion wird über einen intakten Baroreflexregelkreis gewährleistet: Orthostase führt zu venösem Pooling mit vermindertem kardialen Schlagvolumen und systemischem arteriellen Blutdruckabfall. Dies bewirkt eine veränderte Dehnung der Barorezeptoren (u. a. Karotissinus). Diese Information wird über den N. glossopharyngeus an den Ncl. tractus solitarii in der Medulla oblongata weitergeleitet, integriert und mit erhöhtem efferenten Sympathikotonus zu Herz (Reflextachykardie) und Muskelgefäßsystem beantwortet. Der Blutdrucksollwert wird durch hypothalamische, limbische und kortikale Signale kontinuierlich moduliert. Im Hypothalamus spielen melanokortinerge Signalwege eine herausragende Rolle. Einer autonomen Kreislaufdysregulation können demnach Störungen auf den unterschiedlichen Ebenen dieses kybernetischen Systems zugrunde liegen. Zusätzlich zu den neurologischen Pathomechanismen spielen auch zahlreiche Medikamenteneffekte eine Rolle.

Eine kardiale autonome Dysfunktion kann in eine bedrohliche Rhythmusinstabilität münden. Eine gastrointestinal autonome Neuropathie führt zu gestörter Ösophagusmotilität, Gastroparese, Diarrhoe oder Obstipation. Genito-urologische Störungen zeigen sich als Harnblasenentleerungsstörung, erektile Dysfunktion und Dyspareunie. Eine Neuropathie der Hautanhangsorgane führt zu Anhidrose.

Zu den **wichtigsten Entitäten** zählen Folgende:

- Individuen mit **dysfunktionalen Mutationen des hypothalamischen Melanocortin-4-Rezeptors** (MC 4-R) zeigen häufig einen morbid-adipösen Phänotyp. Trotz Hyperleptinämie besteht bei diesen Patienten ein reduzierter Sympathikotonus zu den blutdruckrelevanten Widerstandsgefäßen. Sie entwickeln in der Regel keinen adipositasassoziierten Hypertonus. Über weitere autonome Störungen liegen bislang keine Erkenntnisse vor.
- Bei der **kongenitalen Schmerzunempfindlichkeit** findet sich neben einer ausgeprägt verminderten Schmerzwahrnehmung eine verlangsamte Reflexvasodilatation und fehlende Reflexbradykardie. Die Hypotonie ist eher mäßig ausgeprägt. Zusätzlich besteht eine Subform mit Anhidrosis (aufgehobene Schweißbildung).
- Bei der **familiären autonomen Dysfunktion** findet sich häufig eine paradoxe Blutdruckreaktion mit orthostatischer Hypotonie und belastungsinduzierter Hypertonie. Eine Abnahme der Nierenfunktion tritt mit fortgeschrittenem Lebensalter auf. Diese Patienten sind außerordentlich gefährdet durch eine gestörte Schlafarchitektur und Schlafapnoe. Plötzlicher Herztod wird hier beobachtet.
- Beim **Dopamin-Hydroxylase-Mangel** findet sich klinisch eine z. T. schwerste orthostatische Hypotonie, während die sympathischen cholinergen Funktionen (z. B. Schwitzen) erhalten sind.
- Die **multiplen mukosalen Neurinome** stellen eine sehr seltene Sonderform der multiplen endokrinen Neoplasie Typ 2b dar. Es liegen eine ausgeprägte Hautpigmentierung, multiple Neurinome, ein medulläres Schilddrüsenkarzinom und ein Phäochromozytom vor. Symptomatisch sind die Patienten hinsichtlich ihrer autonomen Dysfunktion durch eine verminderte Tränenproduktion und eine ausgeprägte orthostatische Hypotonie.
- Unter den **degenerativen Erkrankungen** des autonomen Nervensystems ist die häufigste die autonome Dysfunktion im Rahmen eines Morbus Parkinson, wenngleich diese Problematik nur bei einer kleineren Zahl der Patienten mit dieser Grunderkrankung auftritt. Klinisch stehen eine orthostatische Hypotonie, Impotenz, Hitzeintoleranz, exzessives Schwitzen und Sphinkterstörungen im Vordergrund. Ebenso besteht bei diesen Patienten eine erhöhte Inzidenz des Schlafapnoe-Syndroms.
- Die **multiple Systematrophie** weist klinisch zahlreiche Beschwerden und Unterfunktionsstörungen des autonomen Nervensystems auf. Auch hier stehen eine schwere orthostatische Hypotonie und ein gestörter Muskeltonus im Vordergrund. Zusätzlich wurden Impotenz, Inkontinenz, Anisokorie, Muskelatrophie, Reflexverlust und Tachykardien beschrieben. Unter diesen Formenkreis fällt auch das früher sog. Shy-Drager-Syndrom.
- Bei der **Degeneration des peripheren sympathischen Nervensystems** stehen die Hypotonie und weiterhin ein ähnlicher Symptomkomplex wie bei der multiplen Systematrophie im Vordergrund. Bei diesen Patienten fehlen allerdings in aller Regel Hinweise für Störungen der zentralnervösen Neurotransmission.
- Bei der **orthostatischen Hypotonie mit Endorganresistenz** handelt es sich um eine seltene Erkrankung, deren Symptomatik im Wesentlichen der der Degeneration

des peripheren sympathischen Nervensystems entspricht.

- Die klinischen Symptome **der erworbenen Störungen des autonomen Nervensystems** sind Ausdruck der jeweiligen Grunderkrankung und sollen daher hier im Detail nicht besprochen werden. Am häufigsten ist die **diabetische autonome Neuropathie**. Zu den autoimmunologisch vermittelten Krankheitsbildern gehören das akute **Guillain-Barré-Syndrom** und die chronische inflammatorische demyelinisierende Polyneuropathie. Paraneoplastisch treten das **Lambert-Eaton-Syndrom** beim Bronchialkarzinom sowie die **(AL-)Amyloidose** bei monoklonaler Gammopathie auf. Das **posturale Tachykardie-Syndrom** wird teils als sekundäre, teils als primäre Neuropathie angesehen. Des Weiteren können Langzeit-Dialysepatienten eine autonome Dysfunktion entwickeln.

Insbesondere die entwicklungsbedingten und die erworbenen Erkrankungen lassen sich aufgrund der häufig sehr typischen o. g. neurologischen Symptome abgrenzen. Die körperliche Untersuchung umfasst daher ein sehr ausführliches Fahnden nach einer Störung der Schweißsekretion, Sphinkterstörungen, Muskelatrophien, Anisokorie und Erfassung einer möglicherweise gestörten Schlafarchitektur. Die degenerativen Erkrankungen des autonomen Nervensystems (autonome Dysfunktion des Morbus Parkinson, multiple Systematrophie, „Pure autonomic Failure" und Endorganresistenz) lassen sich durch laborchemischen Verfahren voneinander abgrenzen.

5.10.4 Diagnostik

Biochemische Diagnostik

▸ **Dopamin-Hydroxylase-Mangel.** Bei Patienten mit einem Dopamin-Hydroxylase-Mangel finden sich deutlich erniedrigte basale Noradrenalinwerte im Plasma sowie entsprechend hohe Dopaminwerte und nicht messbare Konzentrationen der Dopamin-Hydroxylase.

▸ **Multiple Systematrophie.** Bei der multiplen Systematrophie sind die Basalwerte für Noradrenalin im Plasma erhöht, und die Sensitivität der glatten Gefäßmuskulatur gegenüber exogen appliziertem Noradrenalin ist normal. Eine normale Reaktion ist hierbei definiert als Anstieg des systolischen Blutdrucks um etwa 20 mmHg nach Infusion einer Dosis von 25–50 ng/kg KG/min Noradrenalin. Als Ausdruck einer zentralnervösen Beteiligung ist der Anstieg des Wachstumshormons nach Gabe von Clonidin (1,5 g/kg KG) aufgehoben. Der Clonidintest mit der Bestimmung von Wachstumshormon ist ein relevanter Test für die Integrität des zentralen adrenergen Systems. Schließlich werden bei den Patienten mit einer multiplen Systematrophie auch ACTH und Endorphin nach einer Insulinhypoglykämie vermindert sezerniert.

▸ **Degeneration des peripheren sympathischen Nervensystems.** Im Rahmen einer Degeneration des peripheren sympathischen Nervensystems („Pure autonomic Failure") finden sich erniedrigte Werte für Noradrenalin im Plasma, die Tests für die zentralnervöse adrenerge Funktion (Clonidintest) sind intakt. Von wissenschaftlichem Interesse ist der Nachweis einer erhöhten Dichte von Rezeptoren auf Lymphozyten bei dieser Erkrankung.

▸ **Orthostatische Hypotonie mit Endorganresistenz.** Bei einer orthostatischen Hypotonie mit Endorganresistenz finden sich normale Werte für Noradrenalin im Plasma, nach Infusion von Noradrenalin bleibt der Blutdruckanstieg aus.

Bildgebende Verfahren

In einigen Fällen sind ergänzend bildgebende Untersuchungen sinnvoll. Eine Szintigrafie mit ^{123}I-Methyliodbenzylguanidin (MIBG) kann zum Nachweis der Intaktheit adrenerger Neurotransmission durchgeführt werden. So wurde für Patienten mit einer autonomen Dysfunktion ein verminderter MIBG-Uptake beschrieben; allerdings kann mithilfe dieser Methode nicht zwischen den einzelnen Formen, beispielsweise einer degenerativen Erkrankung, unterschieden werden.

Eine zerebrales CT oder besser noch eine MRT ist für die Diagnose einer multiplen Systematrophie hilfreich, um hiermit assoziierte Veränderungen im Striatum nachzuweisen.

Differenzialdiagnostik

Die Differenzialdiagnostik ist grundsätzlich bei der Einteilung der unterschiedlichen Störungen genannt worden. Wesentlich ist, dass insbesondere an die genannten zugrunde liegenden Erkrankungen im Rahmen einer erworbenen Störung des autonomen Nervensystems gedacht wird. Hier stehen folgende Erkrankungen ganz im Vordergrund:

- Diabetes mellitus
- die akute Störung im Rahmen eines Guillain-Barré-Syndroms
- eine Paraneoplasie, z. B. bei Bronchialkarzinom im Rahmen eines Lambert-Eaton-Syndroms
- Morbus Parkinson
- Amyloidose

Die oben getroffene Definition des Blutdruckabfalls in Orthostase über 20 mmHg in Verbindung mit einer klinischen Symptomatik ist hilfreich, um die Patienten mit diesen spezifischen Dysfunktionen von der großen Gruppe der Patienten mit nicht pathologischer Hypotonie abzugrenzen.

5.10.5 Therapie

Prinzipiell stehen nicht medikamentöse und medikamentöse Verfahren zur Behandlung dieser Probleme zur Verfügung.

▸ **Nicht medikamentöse Maßnahmen.** An nicht medikamentösen Maßnahmen sind diätetische Intervention (eher salzreiche Kost, hochnormaler Volumenstatus) und Schlafen in – soweit vertretbar – aufrechter Körperhaltung zu nennen. Lagewechsel sollten langsam und graduell erfolgen. Die Anlage von Kompressionsstrümpfen erscheint sinnvoll.

▸ **Medikamentöse Therapie.** Der Einsatz von Medikamenten ist im Wesentlichen empirisch und aufgrund der geringen Fallzahl von Patienten nicht studienbegründet. So gibt es eine Reihe von vasokonstriktorischen Substanzen, die zur Blutdruckerhöhung eingesetzt werden können: Pharmaka, die Ephedrin und Phenylephrin enthalten. Midodrin, ein α1-Agonist, kann nach Ausschöpfen aller nicht medikamentösen Maßnahmen angewendet werden. Die Substanzen DL-Dehydroxyphenylserin und L-Dehydroxyphenylserin (DL-DOPS bzw. L-DOPS) werden bei Patienten mit einem DBH-Mangel eingesetzt. Hier handelt es sich um die Präkursorsubstanzen, die über eine DOPA-Decarboxylase zu Noradrenalin metabolisiert werden und damit den enzymatischen Block überbrücken. Weiterhin ist Fludrokortison in einer Dosis von 1–2 × 0,1 mg zu nennen, das einen Mineralokortikoideffekt auf das Plasmavolumen ausübt und Adrenorezeptoren gegenüber endogenem Noradrenalin sensitivieren kann; weitere Optionen sind Substanzen wie Metoclopramid (blockiert Dopaminrezeptoren) in einer Dosis von etwa 3 × 10 mg, Indomethacin als Hemmer der Prostaglandinsynthese in einer Dosis von 1–3 × 50 mg, Yohimbin als präsynaptischer α_2-Adrenorezeptor-Antagonist und Erythropoetin. Grundsätzlich soll aber bei diesen seltenen Erkrankungen Kontakt zu einem erfahrenen endokrinologischen Zentrum aufgenommen werden.

5.10.6 Literatur

[1] Garland EM, Hooper WB, Robertson D. Pure autonomic failure. Handb Clin Neurol 2013; 117: 243–257

[2] Metzler M, Duerr S, Granata R et al. Neurogenic orthostatic hypothension: pathophysiology, evaluation, and management. J Neurol 2013; 260: 2212–2219

Kommentar: aktueller Review zur orthostatischen Dysregulation als Leitbefund zentraler und peripherer autonomer Neuropathien. Sowohl primäre als auch sekundäre Formen werden beleuchtet.

[3] Sayk F, Heutling D, Dodt C et al. Sympathetic function in human carriers of melanocortin-4 receptor gene mutations. J Clin Endocrinol Metab 2010; 95: 1998–2002

5

Kapitel 6

Neuroendokrine Tumoren des Gastrointestinaltrakts

6 Neuroendokrine Tumoren des Gastrointestinaltrakts

6.1 Klassifikation und Pathologie

M. Anlauf, M. Pavel

6.1.1 Grundlagen und Leitlinien

Neuroendokrine Neoplasien (NEN) bilden eine morphologisch einheitlich erscheinende, biologisch und klinisch jedoch sehr heterogene Tumorgruppe. Mehr als 50, teils sehr seltene NEN-Entitäten können heutzutage im Verdauungstrakt und in weiteren inneren Organen abgegrenzt werden [17], [27]. Das Spektrum der NEN reicht von hoch differenzierten, häufig inzidentell diagnostizierten Tumoren mit benignem Verhalten, die nach lokaler Exzision geheilt sind, bis hin zu gering differenzierten, klinisch hoch aggressiven Tumoren mit sehr ungünstiger Prognose.

Die Klassifikation, Diagnostik und Therapie von NEN ist in den letzten 8 Jahren durch neu erarbeitete Leitlinien der Weltgesundheitsorganisation (WHO 2010), der Union for International Cancer Control (UICC 2009) und der European Neuroendocrine Tumor Society (ENETS) erheblich standardisiert worden [8], [9], [14], [19], [20], [24], [27], [30], [33].

6.1.2 Basisdiagnostik

Die Basisdiagnostik muss zu folgenden Fragen Stellung nehmen:

- Liegt eine neuroendokrine Neoplasie vor?
- Wie ist die histologische Differenzierung?
- Welche proliferative Aktivität liegt vor?
- Wie ist die Stadieneinteilung nach TNM?

NEN sind definiert durch die Akkumulation und Speicherung von biogenen Aminen und/oder Peptidhormonen in neurosekretorischen Vesikeln. Den ENETS-Leitlinien und der WHO-Klassifikation entsprechend wird neben der konventionellen Morphologie für die Basisdiagnostik der GEP-NEN die kombinierte Anwendung der neurosekretorischen Markerproteine Chromogranin A (CgA) und Synaptophysin empfohlen [17], [20], [27], [30].

Klassifikation nach WHO 2010

Die WHO-Klassifikation 2010 geht von der Annahme aus, dass alle NEN potenziell maligne sind, sich jedoch hinsichtlich der Wahrscheinlichkeit zu metastasieren deutlich unterscheiden [27]. Es wird demzufolge nicht mehr der (benigne) hoch differenzierte neuroendokrine Tumor vom (niedrig malignen) hoch differenzierten neuroendokrinen Karzinom abgegrenzt. Diese beiden Gruppen der gut differenzierten NEN werden jetzt unter dem Begriff neuroendokriner Tumor (NET) zusammengefasst, der anhand des proliferationsbasierten Grading (G1 oder G2) und der Stadieneinteilung nach TNM weiter unterteilt [27] (▸ Tab. 6.1).

Der Terminus neuroendokrines Karzinom (NEC) bezeichnet, im Gegensatz zum NET, alle niedrig differenzierten NEN. Diese werden – in Anlehnung an die Klassifikation der pulmonalen niedrig differenzierten NEN – weiter unterteilt in eine kleinzellige und großzellige Variante. Hinsichtlich der Proliferation sind alle NEC proliferationsaktive G3-Tumore [27].

Eine besondere Gruppe bilden die gemischten adeno-neuroendokrinen Karzinome (MANEC). Es handelt sich um ein breites Spektrum an Tumoren, die eine bidirektionale Differenzierung aufweisen. Häufig handelt es sich um die Kombination eines (proliferationsaktiven) neuroendokrinen Karzinoms mit einem mäßig differenzierten Adenokarzinom. Beide Komponenten werden bzgl. Differenzierung und Tumoranteil gesondert befundet [27]. Per definitionem ist für die Diagnose einer MANEC erforderlich, dass jeweils mindestens 30 % beider Tumorkomponenten nachweisbar sind. Wenn die neuroendokrine Komponente unter 30 % liegt, handelt es sich um ein Adenokarzinom mit partieller neuroendokriner Differenzierung [27].

Tab. 6.1 Klassifikation der neuroendokrinen Neoplasien im Wandel der Zeit.

WHO 1980	WHO 2000	WHO 2010
Karzinoid	hoch differenzierter neuroendokriner Tumor hoch differenziertes neuroendokrines Karzinom	neuroendokriner Tumor G1 (Karzinoid) G2
	gering differenziertes (kleinzelliges) neuroendokrines Karzinom	(klein- oder großzelliges) neuroendokrines Karzinom G3
Mukokarzinoid gemischtes Karzinoid Adenokarzinom	gemischtes endokrin-exokrines Karzinom	gemischtes adeno-neuroendokrines Karzinom
pseudotumoröse Läsion	tumorähnliche Läsion	hyperplastische und präneoplastische Läsion

Tab. 6.2 Proliferationsbasiertes Grading für neuroendokrine Neoplasien.

Grad	Mitosen (10 HPF)[1]	Ki67/MIB-1 Index (%)[2]
G1	<2	≤2
G2	2–20	3–20
G3	>20	>20

[1]HPF: High Power Field: 2 cm², mind. 40 Felder (40 × Vergrößerung, Gebiete mit höchster mitotischer Dichte)
[2]Ki67/MIB-1-Antikörper; in % von 500–2000 Tumorzellen in „Hot-Spot"-Arealen

Zusätzlich konnten in den letzten Jahren durch intensive Forschungsarbeiten an Patienten mit multipler endokriner Neoplasie Typ 1 Vorläuferläsionen von GEP-NEN morphologisch und molekular charakterisiert werden, welche nach der neuen WHO als hyperplastische und präneoplastische Läsionen bezeichnet werden [4], [5] [6], [7], [26] (▶ Tab. 6.1). Außerhalb bekannter hereditärer Syndrome gehören in diese Gruppe auch die beiden neu identifizierten Krankheitsbilder der Glukagon-Zell-Adenomatose und der Insulinomatose. Bei beiden Tumorentitäten sind als multifokale monohormonale (glukagon- oder insulinbildende) NEN innerhalb des Pankreas nachweisbar, die sich aus mikroskopisch kleinen Vorläuferläsionen entwickeln.

6

Proliferationsbasiertes Grading

Für die Risikostratifizierung und die Therapie der GEP-NEN ist die Analyse der Proliferation ein entscheidender Faktor [27], [28], [29] [33]. Die proliferative Aktivität einer GEP-NEN wird durch die Bestimmung des Ki67/ MIB-1-Index im Schnittpräparat ermittelt. Alternativ können Mitosen ausgezählt werden [27], [28], [29] [33].

Unterschieden werden 3 Gruppen (▶ Tab. 6.2):

- G1 ≤2 %
- G2 von 3–20 %
- G3 > 20 %

Das proliferationsbasierte Grading ist die Grundlage für die Risikostratifizierung, die Auswahl der funktionellen Bildgebung und die Therapie und ermöglicht eine standardisierte Auswertung von größeren Patientenkollektiven in nationalen und internationalen NEN-Registern [1], [8], [9], [14], [19], [20], [24], [25], [27], [31].

TNM-Stadieneinteilung

Die neue TNM-Stadieneinteilung für GEP-NEN ermöglicht im Zusammenhang mit der WHO-Klassifikation eine standardisierte Diagnostik an Operationspräparaten und somit eine weitere Spezifizierung der Prognose.

Die 2009 erschienene 7. Auflage der UICC-TNM-Klassifikation folgt in großen Teilen der von der ENETS 2006 und 2007 vorgeschlagenen TNM-Klassifikation für die NEN des Verdauungstraktes [28], [29], [33], jedoch sind wichtige Abweichungen bei den TNM-Klassifikationen der Appendix- und der Pankreas-NEN gegeben. Bei diesen Lokalisationen wurde daher eine parallele Anwendung von der ENETS- und UICC-TNM-Klassifikation empfohlen.

6.1.3 Klinisch orientierte Diagnostik

Die klinisch orientierte Diagnostik hält sich eng an spezifische klinische Fragestellungen. Sie ist damit stark interdisziplinär angelegt. Hierzu gehören insbesondere

- Untersuchungen zur Identifizierung des Primärtumors bei Metastasen unklarer Herkunft (neuroendokrines CUP),
- der Nachweis der Hormonproduktion eines Tumors bei Vorliegen eines hormonellen Syndroms oder zur biochemischen Verlaufskontrolle,
- die Analyse des Somatostatinrezeptors 2 (SSTR 2A) als Grundlage für die nuklearmedizinische Bildgebung und Therapie mit Somatostatinanaloga [20].

Hormone

Zur Subtypisierung von NEN und deren Metastasen können als spezifische Marker die biogenen Amine und Hormone der normalen NE-Zellen des Verdauungstrakts eingesetzt werden.

Für den **Magen** sind Hyperplasien und NEN der histaminproduzierenden Enterochromaffin-like (ECL) Zellen charakteristisch, insbesondere im Zusammenhang mit der Typ-A-Gastritis. Das von den ECL-Zellen im Magenfundus und Corpus gebildete Histamin wird durch den vesikulären Monoamintransporter 2 (VMAT 2) in hoher Konzentration in neurosekretorischen Vesikeln akkumuliert [11], [20]. VMAT 2 ist daher ein spezifischer Marker für die ECL-Zellen des Magens und ihrer Tumoren.

Im **Duodenum** handelt es sich überwiegend um gastrin- und somatostatinbildende NEN, seltener um serotoninproduzierende NEN [3], [9], [15]. Sehr selten sind gangliozytische Paragangliome. Der immunhistochemische Befund einer Gastrin-Expression kann klinisch mit der Messung des Gastrin-Spiegels im Serum und der Klinik eines Zollinger-Ellison-Syndroms korreliert werden [3], [9]. Bei einer Assoziation mit der multiplen endokrinen Neoplasie Typ 1 handelt es sich – im Gegensatz zu sporadischen Gastrinomen – regelhaft um multifokale, meist winzige duodenale Gastrinome mit assoziierten Gastrin-Zellvorläuferläsionen [4], [6].

Im Bereich des **Ileums** und der **Appendix** dominieren serotoninbildende NEN [24]. Selten treten gemischte adeno-neuroendokrine Neoplasien auf (sog. Becherzellkarzinoide) [24]. Eine ausgedehnte hepatische Metastasierung serotoninbildender NEN geht häufig mit einer erhöhten Ausscheidung des Serotoninabbauproduktes 5-Hydroxyindolacetat im Urin einher [23], [24]. Serotoninbildende NEN des Ileums sind häufig zum Zeitpunkt der

Erstdiagnose metastasiert, während sich serotoninbildende NEN der Appendix meist benigne verhalten [24].

NEN des **Rektums** sind in der Regel nicht mit einer spezifischen endokrinologischen Symptomatik assoziiert. Es handelt sich entweder um prognostisch ungünstige, meist großzellige neuroendokrine Karzinome, neben dem Rektums auch bevorzugt im Coecum und Colon ascendens, oder um prognostisch sehr günstige neuroendokrine Tumore des Rektums. Letztere sind meist Chromogranin A negativ [8].

Pankreatische NEN bilden vornehmlich Hormone des Inselapparates wie Insulin, Glukagon, pankreatisches Polypeptid (PP) oder Somatostatin [14], [19]. Es handelt sich hier um ortsständige (eutope) Hormone. Darüber hinaus können ektope Hormone wie Kalzitonin, adrenocorticotropes Hormon (ACTH) oder vasoaktives intestinales Polypeptid (VIP) produziert werden [14], [19]. Tumoren ohne hormonelles Syndrom werden als nicht funktionelle NEN bezeichnet. Häufig sind in solchen NEN durchaus immunhistochemisch Peptidhormone nachweisbar. Der immunhistochemische Nachweis von Peptidhormonen korreliert jedoch häufig nicht mit einer spezifischen endokrinologischen Symptomatik. Zu den Tumoren mit einem hormonellen Syndrom gehören Insulinom, Glukagonom, Gastrinom, VIPom u. a. Insulinome besitzen eine deutlich bessere Prognose als alle anderen NEN des Pankreas [14], [19].

Transkriptionsfaktoren

Bei metastasierten GEP-NEN ohne bekannten Primärtumor (neuroendokrines CUP) spielt außer den Hormonen der Nachweis von zellspezifischen Transkriptionsfaktoren (TF) eine Rolle. In großen NEN-Registern liegt ein neuroendokrines CUP bei bis zu 15 % der Patienten vor [16], [25]. Aussagen zur möglichen Primariuslokalisation sind jedoch entscheidend für die Wahl der Bildgebung, die laborchemische Verlaufskontrolle sowie die konservative und operative Therapie [25]. Die Expressionsanalyse von TF ermöglicht in Zusammenschau mit der Analyse von biogenen Aminen/Peptidhormonen zuverlässige Aussagen zum Sitz des Primarius. So ist CDX-2 in über 90 % in NEN des Ileum und der Appendix positiv, jedoch nicht in pulmonalen NEN. Islet-1 ist ein hoch spezifischer Marker für NEN des Pankreas. TTF-1 wird in etwa 50 % der bronchopulmonalen NEN, dagegen nur in < 2 % der GEP-NEN exprimiert [32].

Somatostatinrezeptor 2A

Der Somatostatinrezeptor 2A (SSTR2A) weist die höchste Bindungsaffinität gegenüber Somatostatinanaloga auf. Antikörper gegen SSTR2A sind in der Routinediagnostik gut etabliert. Die immunhistochemisch nachweisbare membranäre Expression des SSTR2A korreliert in über 90 % mit der nuklearmedizinischen Somatostatinrezeptor-Bildgebung und mit dem Ansprechen auf eine Behandlung mit Somatostatinanaloga oder eine peptidrezeptorvermittelte Radionuklid-Therapie [21]. Die Analyse von SSTR2A wird als optionale klinisch orientierte Diagnostik von der ENETS empfohlen bei Erstdiagnose einer NEN, um eine Grundaussage über den Rezeptorbesatz zu erhalten, die zugleich in die Interpretation der nuklearmedizinischen Bildgebung mit einfließen kann [20]. Für die weiteren SSTR-Subtypen konnte – außer für SSTR5 bei Verwendung von DOTANOC – eine entsprechende Korrelation bislang noch nicht belegt werden.

6.1.4 Zusammenfassung

Für die Diagnose und Klassifikation einer NEN müssen folgende Parameter berücksichtigt werden:

- funktionelle (endokrinologische) Aktivität
- hereditärer (familiärer) Hintergrund
- Lokalisation im Verdauungstrakt
- Klassifizierung des histologischen Tumortyp in gut oder schlecht differenzierte NEN
- proliferationsbasiertes Grading
- Klassifikation nach TNM entsprechend ENETS/UICC
- Angaben zur Angioinvasion und zum Resektionsrandstatus
- orientiert an der klinischen Fragestellung der Nachweis von Hormonen und biogenen Aminen
- optional, insbesondere bei Erstdiagnose einer NEN, die Expression des Somatostatinrezeptors 2A

Eine enge interdisziplinäre Zusammenarbeit ist die Voraussetzung für die Diagnostik und Klassifikation von NEN.

6.1.5 Literatur

[1] Adams S, Baum RP, Hertel A et al. Metabolic(PET) and receptor (SPET) imaging of well- and less well-differentiated tumours: comparison with the expression of the Ki-67 antigen. Nucl Med Commun 1998; 19: 641–647

[2] Anlauf M, Bauersfeld J, Raffel A et al. Insulinomatosis: a multicentric insulinoma disease that frequently causes early recurrent hyperinsulinemic hypoglycemia. Am J Surg Pathol 2009; 33: 339–346

[3] Anlauf M, Garbrecht N, Henopp T et al. Sporadic versus hereditary gastrinomas of the duodenum and pancreas: distinct clinico-pathological and epidemiological features. World J Gastroenterol 2006; 12: 5 440–5 446

[4] Anlauf M, Perren A, Henopp T et al. Allelic deletion of the MEN1 gene in duodenal gastrin and somatostatin cell neoplasms and their precursor lesions. Gut 2007; 56: 637–644

[5] Anlauf M, Perren A, Klöppel G. Endocrine precursor lesions and microadenomas of the duodenum and pancreas with and without MEN1: criteria, molecular concepts and clinical significance. Pathobiology 2007; 74: 279–284

[6] Anlauf M, Perren A, Meyer CL et al. Precursor lesions in patients with multiple endocrine neoplasia type 1-associated duodenal gastrinomas. Gastroenterology 2005; 128: 1187–1198

[7] Anlauf M, Schlenger R, Perren A et al. Microadenomatosis of the endocrine pancreas in patients with and without the multiple endocrine neoplasia type 1 syndrome. Am J Surg Pathol 2006; 30: 560–574

[8] Caplin M, Sundin A, Nillson O et al.; Barcelona Consensus Conference participants. ENETS Consensus Guidelines for the management of pa-

6

tients with digestive neuroendocrine neoplasms: colorectal neuroendocrine neoplasms. Neuroendocrinology 2012; 95: 88–97
[9] Delle Fave G, Kwekkeboom DJ, van Cutsem E et al.; Barcelona Consensus Conference participants. ENETS Consensus Guidelines for the management of patients with gastroduodenal neoplasms. Neuroendocrinology 2012; 95: 74–87
[10] Deutsche Register für Neuroendokrine Tumoren: http://www.net-register.org
[11] Eissele R, Anlauf M, Schäfer MKH et al. Expression of vesicular monoamine transporters in endocrine hyperplasia and endocrine tumors of the oxyntic stomach. Digestion 1999; 60: 428–439
[12] ENETS: http://www.enets.org; publications
[13] European Neuroendocrine Tumor Society: http://www.enets.org
[14] Falconi M, Bartsch DK, Eriksson B et al.; Barcelona Consensus Conference participants. ENETS Consensus Guidelines for the management of patients with digestive neuroendocrine neoplasms of the digestive system: well-differentiated pancreatic non-functioning tumors. Neuroendocrinology 2012; 95: 120–134
[15] Garbrecht N, Anlauf M, Schmitt A et al. Somatostatin-producing neuroendocrine tumors of the duodenum and pancreas: incidence, types, biological behavior, association with inherited syndromes, and functional activity. Endocr Relat Cancer 2008; 15: 229–241
[16] Garcia-Carbonero R, Capdevila J, Crespo-Herrero G et al. Incidence, patterns of care and prognostic factors for outcome of gastroenteropancreatic neuroendocrine tumors (GEP-NETs): results from the National Cancer Registry of Spain (RGETNE). Ann Oncol 2010; 21: 1794–1803
[17] Heitz PU, Komminoth P, Perren A et al. Pancreatic endocrine tumours: introduction. In: DeLellis RA, Lloyd RV, Heitz PU, Eng C, eds. Pathology and Genetics: Tumours of endocrine Organs. WHO Classification of Tumors. Lyon: IARC Press; 2004: 177–182
[18] Henopp T, Anlauf M, Schmitt A et al. Glucagon cell adenomatosis: a newly recognised disease of the endocrine pancreas. J Clin Endocrinol Metab 2009; 94: 213–217
[19] Jensen RT, Cadiot G, Brandi ML et al.; Barcelona Consensus Conference participants. ENETS Consensus Guidelines for the management of patients with digestive neuroendocrine neoplasms: functional pancreatic endocrine tumor syndromes. Neuroendocrinology 2012; 95: 98–119
[20] Klöppel G, Couvelard A, Perren A et al.; Mallorca Consensus Conference participants; European Neuroendocrine Tumor Society. ENETS Consensus Guidelines for the Standards of Care in Neuroendocrine Tumors: towards a standardized approach to the diagnosis of gastroenteropancreatic neuroendocrine tumors and their prognostic stratification. Neuroendocrinology 2009; 90:162–166
[21] Miederer M, Seidl S, Buck A et al. Correlation of immunohistopathological expression of somatostatin receptor 2 with standardised uptake values in 68Ga-DOTATOC PET/CT. Eur J Nucl Med Mol Imaging 2009; 36: 48–52
[22] Netzwerk Neuroendokrine Tumoren e. V. http://www.netzwerk-net.de
[23] O'Toole D, Grossman A, Gross D et al.; Mallorca Consensus Conference participants; European Neuroendocrine Tumor Society. ENETS Consensus Guidelines for the Standards of Care in Neuroendocrine Tumors: biochemical markers. Neuroendocrinology 2009; 90: 194–202
[24] Pape UF, Perren A, Niederle B et al.; Barcelona Consensus Conference participants. ENETS Consensus Guidelines for the management of patients with neuroendocrine neoplasms from the jejuno-ileum and the appendix including goblet cell carcinomas. Neuroendocrinology 2012; 95: 135–156
[25] Pavel M, Baudin E, Couvelard A et al.; Barcelona Consensus Conference participants. ENETS Consensus Guidelines for the management of patients with liver and other distant metastases from neuroendocrine neoplasms of foregut, midgut, hindgut, and unknown primary. Neuroendocrinology 2012; 95: 157–176
[26] Perren A, Anlauf M, Henopp T et al. Multiple endocrine neoplasia type 1 (MEN1): loss of one MEN1 allele in tumors and monohormonal endocrine cell clusters but not in islet hyperplasia of the pancreas. J Clin Endocrinol Metab 2007; 92: 1118–1128
[27] Rindi G, Arnold R, Bosman FT et al. Nomenclature and classification of neuroendocrine neoplasms of the digestive system. In: Bosman FT, Carneiro F, Hruban RH, Theise ND, eds. WHO Classification of Tumors of the digestive System. Lyon: IARC Press; 2010: 13–14
[28] Rindi G, Klöppel G, Ahlman H et al. and all other Frascati Consensus Conference participants; European Neuroendocrine Tumor Society. TNM staging of foregut (neuro)endocrine tumors: a consensus proposal including a grading system. Virchows Arch 2006; 449: 395–401
[29] Rindi G, Klöppel G, Couvelard A et al. TNM staging of midgut and hindgut (neuro) endocrine tumors: a consensus proposal including a grading system. Virchows Arch. 2007;451:757–762
[30] Salazar R, Wiedenmann B, Rindi G et al. ENETS Consensus Guidelines for the Management of Patients with Digestive Neuroendocrine Tumors: an update. Neuroendocrinology 2012; 95: 71–73
[31] Scarpa A, Mantovani W, Capelli P et al. Pancreatic endocrine tumors: improved TNM staging and histopathological grading permit a clinically efficient prognostic stratification of patients. Mod Pathol 2010; 23: 824–833
[32] Schmitt AM, Riniker F, Anlauf M et al. Islet 1 (Isl1) expression is a reliable marker for pancreatic endocrine tumors and their metastases. Am J Surg Pathol 2008; 32: 420–425
[33] Sobin LH, Gospodarowicz MK, Wittekind C, eds. TNM Classification of malignant Tumours. 7th ed. John Wiley&Sons; 2009

6.2 Neuroendokrine Neoplasien des Bronchialsystems

K. B. Luley, H. Lehnert

6.2.1 Einleitung

Neben dem gastroenteropankreatischen System ist das Bronchialsystem häufigste Primärlokalisation neuroendokriner Neoplasien (NEN). In einzelnen amerikanischen Studien wird es bereits als häufigste Primärlokalisation beschrieben. Dies ist jedoch auch vor dem Hintergrund der erhöhten Lungenkarzinomrate in den USA zu sehen. NEN des Bronchialsystems stellen insgesamt eine sehr **heterogene Tumorgruppe** dar.

Generell lassen sich **typische Karzinoide (TC)** und **atypische Karzinoide (AC)** als histologisch gut differenzierte NEN von den schlecht differenzierten **großzelligen neuroendokrinen Karzinomen (LCNEC)** sowie **kleinzelligen neuroendokrinen Karzinomen (SCLC)** abgrenzen. LCNEC zeigen im Vergleich zu nicht kleinzelligen Bronchialkarzinomen (NSCLC) ein aggressiveres Verhalten [19].

Eine weitere Entität sind die **diffus idiopathischen neuroendokrinen Zellhyperplasien (DIPNECH)**. Diese seltenen Neoplasien nehmen eine Sonderstellung als präinvasive Läsionen typischer Karzinoide ein [5].

6.2.2 Epidemiologie

Die Inzidenz bronchopulmonaler NEN hat in den letzten 30 Jahren deutlich zugenommen [15]. Dies ist sicher auch Ausdruck der verbesserten Diagnostik. Nikotinkonsum ist ein Risikofaktor für SCLC und LCNEC, nicht jedoch für die typischen und atypischen Karzinoide der Lunge [21].

Etwa 20 % aller NEN sind bronchialen Ursprungs. Bezogen auf alle Bronchialkarzinome machen die NEN ca. 1–2 % aus. Etwa 1–2 % aller Bronchialkarzinome sind damit typische (TC), 0,1–0,2 % atypische Karzinoide (AC) [4]. Großzellige neuroendokrine Karzinome (LCNEC) machen ca. 10 % aus. Somit stellt die Gruppe der kleinzelligen Karzinome (SCLC) die mit Abstand häufigste Entität dar. In ca. 10 % der Fälle kommen Lungen-NEN im Rahmen eines MEN-1-Syndroms vor [10].

In einer aktuellen amerikanischen Studie wurden von 6 225 bronchopulmonalen Karzinoiden 4 235 (68 %) bei Frauen und 1990 (32 %) bei Männern diagnostiziert [18]; dies entspricht einem Geschlechtsverhältnis weiblich: männlich von 2:1.

6.2.3 Pathogenese

Sogenannte **Pulmonary neuroendocrine Cells (PNEC)** bilden möglicherweise den Ursprung der bronchialen NEN. Typischerweise kommen sie als Einzelzellen vor, sie können jedoch auch in Zellverbänden – als **Neuroepithelial Bodies (NEB)** bezeichnet – organisiert sein. PNEC exprimieren Serotonin und neuronenspezifische Enolase (NSE) sowie Gastrin releasing Peptide (GRP) [14]. LCNEC und SCLC können histologisch sehr heterogen sein und unterscheiden sich wesentlich von AC- und TC-Neoplasien. In ca. 5 % der Fälle kommt es histologisch zu Überschneidungen von LCNEC und SCLC und zu Adeno- oder Plattenepithelkarzinomen [1].

TC, AC und SCLC sind histologisch meist relativ gut zu identifizieren. LCNEC stellen hingegen oftmals eine diagnostische Herausforderung dar [20]. So sind LCNEC häufig negativ für die 3 wichtigsten immunhistochemischen Marker neuroendokriner Neoplasien (**CD56, Chromogranin A [CGA]** und **Synaptophysin [SYN]**).

Vice versa lassen sich bei einigen nicht neuroendokrinen Bronchialkarzinomen diese Marker dennoch immunhistochemisch nachweisen [19].

TC und AC, nicht jedoch LCNEC oder SCLC kommen im Rahmen der multiplen endokrinen Neoplasie Typ I (MEN-1) vor.

6.2.4 Klinik

Zentrale Bronchial-NEN sind in **bis zu 90 % symptomatisch** mit Husten, Hämoptysen, rezidivierenden bronchopulmonalen Infekten oder Thoraxschmerzen. **Peripher** gelegene NEN sind in frühen Stadien hingegen oftmals **Zufallsbefunde** [22]. Typische **Karzinoidsymptome** sind eine Seltenheit, können aber z. B. im Rahmen einer Behandlung zu einer Karzinoidkrise führen und sollten nicht gänzlich außer Acht gelassen werden.

6.2.5 Diagnostik

70 % aller bronchialen NEN sind im **Hauptbronchus** lokalisiert. Periphere NEN des Bronchialsystems sind in 60 % der Fälle im rechten Lungenflügel und hier vorwiegend im Mittellappen lokalisiert [1].

Als bildgebendes Verfahren ist in der Primärdiagnostik eine **Computertomografie des Thorax** anzustreben. Dies ist auch im Hinblick auf ein operatives Angehen des Primarius das am besten geeignete Verfahren.

Eine **Somatostatinrezeptor-Szintigrafie (SSRS)** sollte vor allem bei typischen Karzinoiden veranlasst werden; 80 % dieser NEN exprimieren Somatostatinrezeptoren. Auch eine Positronenemissionstomografie (PET) mittels **^{68}Gallium-DOTATATE/TOC** ist zum Staging geeignet [8].

Ein **Fluordeoxyglukose (FDG)-PET** ist bei schnell wachsenden neuroendokrinen Neoplasien (LCNEC und SCLC) den anderen Verfahren vorzuziehen [11].

Zur **histologischen Sicherung** des Tumors sollten eine Bronchoskopie und ggf. zusätzlich ein endoskopischer Ultraschall (EUS) zur Verfügung stehen.

Zur **Ausbreitungsdiagnostik** sollte bei Verzicht auf die o. g. Verfahren ein anderes adäquates Verfahren gewählt werden (CT des Abdomens oder MRT/Sonografie).

Zur **biochemischen Diagnostik** sollten die Tumormarker neuronenspezifische Enolase (NSE) und Chromogranin A bestimmt werden.

6.2.6 Therapie

Der Therapie der Wahl und einziger kurative Ansatz ist die **Operation** unter onkologischen Gesichtspunkten. In bis zu 25 % bei TC und > 50 % bei AC sind histologisch positive Lymphknoten nachzuweisen. Eine Lymphadenektomie ist in jedem Fall anzustreben [12].

Das **krankheitsfreie 5-Jahres-Überleben** liegt nach stadiengerechter chirurgischer Therapie bei 35,7 % für SCLC und 40,3 % für LCNEC [1].

SCLC-Patienten, die sich einer adjuvanten Chemotherapie unterzogen, zeigen in retrospektiven Studien bereits ab Stadium I ein verbessertes Outcome [2]. Die **adjuvante Therapie** mit **Cisplatin plus Etoposid** gilt bei dieser Entität als Standard.

Das LCNEC wird in Analogie zum SCLC behandelt, auch wenn hier die Datenlage limitiert ist.

AC und TC zeigen ein geringeres Chemotherapie-Ansprechen, sodass in limitierten Stadien allein die Operation die Therapie der Wahl darstellt.

García-Yuste und Mitarbeiter zeigten in einer Studie an 661 Patienten ein 5-Jahres-Überleben von 97 % für typische vs. 78 % für atypische Karzinoide [9].

Ähnliche Ergebnisse erbrachte eine retrospektive Studie von Machuca und Kollegen. Bei 126 primär operierten Patienten mit einem Karzinoid konnte ein 10-Jahres-Überleben von 79,8 % dokumentiert werden. Prognostisch relevant war neben histologischen Kriterien des Primari-

6

us zudem der Lymphknoten- und Metastasierungsstatus [13].

Die Langzeitprognose typischer Karzinoide ist nach alleiniger Operation sehr gut und liegt bei 92–100 % [6]. Im Vergleich dazu liegt das 5-Jahres-Überleben bei atypischen Karzinoiden bei 61–88 % [1].

In **metastasierten Stadien** sind die 4 Tumoreinheiten therapeutisch nicht einheitlich zu sehen. Die Therapie richtet sich nach

- Wachstumsverhalten (schnell, langsam, intermediär),
- Histologie (typisch bzw. atypisches Karzinoid),
- Art der Metastasierung (hepatisch, extrahepatisch, oligo-, diffus),
- dem Allgemeinzustand bzw. der Operabilität des Patienten [16].

Kombinationstherapien aus chirurgischen systemtherapeutischen und lokalen Verfahren sollten im Sinne eines multimodalen Vorgehens in Abhängigkit vom Befund in metastasierten Stadien diskutiert werden.

6

Hochproliferative NEN sprechen initial gut auf Chemotherapie an und werden anlog den aktuellen Leitlinien für Bronchialkarzinome behandelt.

Die Ansprechraten bei Karzinoiden sind hingegen gering. Chemotherapie-Regime für Karzinoide basieren meist auf Streptozotocin und 5-FU sowie Doxorubicin. Alternativ stehen Temozolomid allein oder in Kombination mit Capecitabin (und Bevacizumab) zur Verfügung [3].

Unter einer Therapie mit Temozolomid zeigten Patienten mit Karzinoid in 62 % ein klinisches Ansprechen oder eine Stabilisierung [7].

Ein **multimodales Vorgehen** ist zu erwägen. In Abhängigkeit vom Befund ist die Kombination aus Chirurgie und Systemtherapie sowie Lokalverfahren (z. B. Radiofrequenzablation) interdisziplinär zu diskutieren.

Symptomatische Karzinoide mit niedriger Proliferation werden mit Somatostatin-Analoga oder alternativ mit α-Interferon behandelt. Ein partielles Ansprechen (PR) ist in 5–10 %, Krankheitsstabilisierung (SD) in 30–50 % und Symptomkontrolle in 40–60 % zu erwarten.

Auch bei nicht funktionalen Tumoren mit niedriger Proliferation ist die Therapie mit Somatostatin-Analoga nach den Ergebnissen der PROMID-Studie zur Progressionshemmung gerechtfertigt.

Neuere Therapieoptionen bieten Tyrosinkinase- und mTOR-Inhibitoren. Studien mit diesen Substanzen sind aber nicht explizit für bronchiale NEN durchgeführt worden und somit nicht generell übertragbar.

Eine weitere Option ist die Peptid-Rezeptor-Radiotherapie (PRRT).

Hoch proliferative Neoplasien, vor allem SLSC, sind im Gegensatz zu niedrig proliferativen Neoplasien strahlensensibel. Bei den SLSC ist die **Radiatio** daher analog den Leitlinien für Bronchialkarzinome stadiengerecht als Standard zu sehen. Dies gilt auch für die prophylaktische Ganzhirnbestrahlung. Für LCNEC ist die Datenlage zur Radiato nicht einheitlich. Oftmals wird jedoch in Analogie zu SLSC behandelt, eine prophylaktische Ganzhirnbestrahlung sollte jedoch nicht erfolgen.

6.2.7 Nachsorge und Prognose

Patienten mit AT und AC sollten bis zu 15 Jahre nach primärer Operation jährlich kontrolliert werden. Neben der klinischen Untersuchung wird empfohlen, bei initial erhöhten biochemischen Markern (Chromogranin A und NSE) diese alle 3–6 Monate zu kontrollieren. Eine Computertomografie sollte jährlich bei atypischem und alle 2–3 Jahre bei typischem Karzinoid durchgeführt werden. Im metastasierten Stadium bzw. im Rezidiv sollte die Effektivität der Therapie alle 3–6 Jahre reevaluiert werden [17].

Prognose

In der aktuellen Studie von Ravipati und Mitarbeitern lag die 5-Jahres-Überlebensrate bei bronchopulmonalen Karzinoiden bei 80,2 % bzw. 90,2 % (Afroamerikaner bzw. Kaukasier). Die Ergebnisse für das relative 5-Jahres-Überleben lagen für Bronchial-, Oberlappen-, Mittel- und Unterlappenkarzinoide bei jeweils 89,0 %, 88,9 %, 96,0 % und 91,2 %. Atypische Karzinoide wiesen ein relatives 5-Jahres-Überleben von 62,8 % auf. 66,1 % wurden im lokalisierten Stadium diagnostiziert, 17,6 % hatten lokale/regionale und 11,7 % Fernmetastasen. Das relative Überleben lag bezogen auf die Stadien bei 97,9 %, 84,2 % und 54,1 %. Überlebensraten bei konservativer Therapie waren 56,8 % im Vergleich zu 96,8 % bei chirurgischer Intervention [18].

6.2.8 Literatur

[1] Asamura H, Kameya T, Matsuno Y et al. Neuroendocrine neoplasms of the lung: a prognostic spectrum. J Clin Oncol 2006; 24: 70–76
Kommentar: Japanische retrospektive Multicenterstudie zur Evaluation von klinisch-pathologischen Profilen und Malignität. Ergebnis: Malignität zunehmend: TC > AC > LCNEC > SCLC. Prognostisch kein Unterschied zwischen LCNEC und SCLC. Ein Kritikpunkt ist, dass SLSC selten resektabel sind und somit nicht repräsentative Fälle untersucht wurden.

[2] Badzio A, Kurowski K, Karnicka-Mlodkowska H et al. A retrospective comparative study of surgery followed by chemotherapy vs. non-surgical management in limited-disease small cell lung cancer. Eur J Cardiothorac Surg 2004; 26: 183–188

[3] Chan JA, Stuart K, Earle CC et al. Prospective study of Bevacizumab plus Temozolomide in patients with advanced neuroendocrine tumors. J Clin Oncol 2012; 30: 2963–2968

[4] Chen LC, Travis WD, Krug LM. Pulmonary neuroendocrine tumors: what (little) do we know? J Natl Compr Canc Netw 2006; 4: 623–630

[5] Davies SJ, Gosney JR, Hansell DM et al. Diffuse idiopathic pulmonary neuroendocrine cell hyperplasia: an under-recognised spectrum of disease. Thorax 2007; 62: 248–252

[6] Ducrocq X, Thomas P, Massard G et al. Operative risk and prognostic factors of typical bronchial carcinoid tumors. Ann Thorac Surg 1998; 65 (5): 1410–1414

[7] Ekeblad S, Sundin A, Janson ET et al. Temozolomide as monotherapy is effective in treatment of advanced malignant neuroendocrine tumors. Clin Cancer Res 2007; 13 (10): 2986–2991
Kommentar: Wichtige kleinere Studie, von 36 Patienten hatten 13 eine bronchiale NEN.

[8] Gabriel M, Decristoforo C, Kendler D et al. ^{68}Ga-DOTA-Tyr3-octreotide PET in neuroendocrine tumors: comparison with somatostatin receptor scintigraphy and CT. J Nucl Med 2007; 48 (4): 508–518
[9] García-Yuste M, Matilla JM, Cueto A et al. Spanish Multi-centric Study of Neuroendocrine Tumours of the Lung for the Spanish Society of Pneumonology and Thoracic Surgery (EMETNE-SEPAR). Typical and atypical carcinoid tumours: analysis of the experience of the Spanish multi-centric study of neuroendocrine tumours of the lung. Eur J Cardiothorac Surg 2007; 31 (2): 192–197
[10] Giusti F, Marini F, Brandi ML. Multiple Endocrine Neoplasia Type 1. GeneReviews [Internet]. Seattle (WA): University of Washington 2005; 199: 3–2014 [updated 2012]
[11] Lim E, Goldstraw P, Nicholson AG et al. Proceedings of the IASLC International Workshop on Advances in pulmonary neuroendocrine Tumors 2007. J Thorac Oncol 2008; 3 (10): 1194–1201
[12] Lim E, Yap YK, de Stavola BL et al. The impact of stage and cell type on the prognosis of pulmonary neuroendocrine tumors. J Thorac Cardiovasc Surg 2005; 130 (4): 969–972
[13] Machuca TN, Cardoso PF, Camargo SM. Surgical treatment of bronchial carcinoid tumors: a single-center experience. Lung Cancer 2010; 70 (2): 158–162
[14] McCaughan BC, Martini N, Bains MS. Bronchial carcinoids. Review of 124 cases. J Thorac Cardiovasc Surg 1985; 89: 8–17
[15] Modlin IM, Lye KD, Kidd M. A 5-decade analysis of 13,715 carcinoid tumors. Cancer 2003; 97: 934–959
[16] Noel-Savina E, Descourt R. Focus on treatment of lung carcinoid tumor. Review. Onco Targets Ther 2013; 6:1533–1537
[17] Öberg K, Hellman P, Ferolla P et al. Neuroendocrine bronchial and thymic tumours: ESMO clinical practice guidelines. Ann Oncol 2012; 23 (Suppl 7): vii120–vii123
Kommentar: Aktuelle ESMO Leitlinie, lohnenswerter, kurzgefasster Überblick.
[18] Ravipati HP, Annangi S, Nutakki S et al. Epidemiological and survival analysis of bronchopulmonary carcinoids, 2000–2010. Chest 2014; 145 (3 Suppl): 336A
[19] Takei H, Asamura H, Maeshima A et al. Large cell neuroendocrine carcinoma of the lung: a clinicopathologic study of eighty-seven cases. J Thorac Cardiovasc Surg 2002; 124: 285–292
[20] Travis WD, Colby TV, Corrin B et al. World Health Organization International Histological Classification of Tumors. Histological Typing of Lung and pleural Tumors. 3 rd ed. Berlin: Springer; 1999
[21] Travis WD, Linnoila RI, Tsokos MG et al. Neuroendocrine tumors of the lung with proposed criteria for large-cell neuroendocrine carcinoma. An ultrastructural, immunohistochemical, and flow cytometric study of 35 cases. Am J Surg Pathol 1991; 15: 529–553
[22] Travis WD, Rush W, Flieder DB et al. Survival analysis of 200 pulmonary neuroendocrine tumors with clarification of criteria for atypical carcinoid and its separation from typical carcinoid. Am J Surg Pathol 1998; 22 (8). 934–944

6.3 Neuroendokrine Neoplasien des Magens

K. B. Luley

6.3.1 Einleitung

Etwa 9 % aller gastrointestinalen neuroendokrinen Neoplasien sind primär gastrale Neoplasien (gNEN). Bezogen auf alle Neoplasien des Magens sind 0,3–1,8 % neuroendokrine Neoplasien. Mit 1–2 Erkrankungen pro 1 Mio. Einwohner pro Jahr stellen sie damit eine seltene Tumorentität dar [4].

Die Hauptlokalisation der gNEN sind Fundus und Magenkorpus. Die Mehrzahl aller Tumore ist dabei hormoninaktiv.

GNEN entstehen aus enterochromaffinähnlichen Zellen (ECL) (stark Chromogranin-A-positiv). Immunhistochemisch kommt dem Nachweis vesikulären Monoamintransporters 2 (VMAT 2) bei gNEN besondere Bedeutung zu, da dieser spezifisch für histaminproduzierende Zellen ist, und somit eine Differenzierung zu anderen GEP-NEN ermöglicht.

6.3.2 Einteilung

gNEN werden in 3 bzw. 4 Subtypen unterteilt:

- **Typ 1** ist der häufigste Typ und macht 70–80 % aller gNEN aus. Er tritt in der Regel multifokal auf und ist ein im Magenkorpus gelegener, polypös wachsender Tumor mit einem Durchmesser < 1 cm. Es gibt eine deutliche Assoziation zur chronischen Typ-A-Gastritis. Er metastasiert selten (2–5 %) und meist erst ab einer Tumorgröße > 2 cm. Die Proliferation ist niedrig, es handelt sich meist um einen G1/G2-Tumor mit gutartigem Verlauf [8].
  Es wird bisweilen diskutiert, ob der Typ-1-gNEN in der Häufigkeit bezogen auf alle gastro-intestinalen NEN an 1. Stelle steht [3].
- Im Rahmen einer multiplen endokrinen Neoplasie Typ 1 (MEN-1) kommen **Typ-2-gNEN** als Zollinger-Ellison-Syndrom (ZES) vor. Auch diese Tumore treten gehäuft multifokal auf. Mit 5–6 % stehen sie an 3. Stelle aller gNEN. Es handelt sich hierbei um gut differenzierte Tumore (G1/G2), die jedoch in bis zu 15 % der Fälle metastasieren.

Typ-1- und Typ-2-gNEN werden aufgrund ihres Ursprungs aus den enterochromaffinen Zellen (ECL) auch als **ECL-Ome** bezeichnet.

- **Typ 3** und **Typ 4** treten im Gegensatz zu den beiden ersten Typen sporadisch und unifokal auf. Sie werden anhand des Differenzierungsgrades unterteilt. **Typ 3** ist mit 10–20 % die zweithäufigste gNEN-Entität. Oft sind die Tumore > 2 cm groß, und in 30–80 % liegen Metastasen vor. Die Proliferation liegt meist unter 20 % und entspricht damit einer G2-NEN. **Typ 4** ist mit < 5 % der seltenste gNEN-Typ, aber mit einer 50–100 % Metastasenrisiko mit der schlechtesten Prognose assoziiert. Es handelt sich um undifferenzierte hochproliferative Tumore (G3-NEC).

6.3.3 Pathophysiologie

Als Ursprung von gNEN gelten **enterochromaffine Zellen (ECL-Zellen)**. ECL-Zellen sind neuroendokrinen Ursprungs und kommen ubiquitär im GI-Trakt vor (bis zu 2 % aller mukosalen Zellen des Magens). Sie sind für die Produktion der Hormone Gastrin (Zollinger-Ellison-Syndrom), Histamin (atypisches Karzinoid) und Serotonin (typisches Karzinoid) verantwortlich.

Eine verminderte Säureproduktion im Rahmen der Typ-A-Gastritis bedingt dabei eine vermehrte Hormonfreisetzung. Gastrinproduzierende Zellen im Antrum bleiben intakt, während säureproduzierenden Parietalzellen im Korpusbereich atrophieren. In der Folge entsteht eine Achlorhydrie mit sekundärer Hypergastrinämie, die eine Hyperplasie der ECL-Zellen und die Entstehung einer gNEN Typ 1 begünstigt.

Eine gNEN Typ 2 tritt nur im Rahmen einer multiplen endokrinen Neoplasie Typ 1 (MEN-I) auf. Auch hier kommt der erhöhten Gastrinproduktion eine wesentliche Rolle zu. Säurebedingt kommt es zu multiplen Ulzerationen und wie bei gNEN Typ 1 zur Hyperplasie von ECL-Zellen.

Eine gNEN Typ 3 tritt sporadisch und damit unabhängig von Gastrinproduktion und/oder MEN-1-Mutationsstatus auf.

6.3.4 Klinik

Typ-1-gNEN werden oftmals als Zufallsbefund diagnostiziert. Patienten mit Typ-2-gNEN sind aufgrund multipler Magen-Ulzera überwiegend symptomatisch. Typ 3/4 präsentiert sich meist im fortgeschrittenen Stadium und imponiert dann klinisch wie ein Magenkarzinom.

Hormonbedingte Symptome im Rahmen einer gesteigerten Histamin- oder Serotoninfreisetzung durch den Tumor treten eher bei Typ 3 auf, sind aber selten.

6.3.5 Diagnostik

Die Erstdiagnose einer gNEN wird in der Regel endoskopisch gestellt. Neben Biopsien aus dem Hauptbefund sollten zudem 2 Biopsien aus dem Antrum und 4 Biopsien aus dem Fundus gewonnen werden.

Bildgebende Diagnostik

Bei kleinen Typ-1- und Typ-2-gNEN mit einer Größe < 1 cm ist eine Endoskopie zum Staging ausreichend. Bei Typ-1- und Typ-2-Tumoren mit einem Durchmesser > 1–2 cm sollte vor der endoskopischen Resektion eine Endosonografie zur Erfassung der Infiltrationstiefe erfolgen. Bildgebende Verfahren wie CT, MRT oder Somatostatinrezeptor-Szintigrafie (SSRS) sind bei Typ-1-gNEN nicht notwendig, können in der weiterführenden Diagnostik bei Typ-2-gNEN aber erwogen werden.

Bei Typ-3- und Typ-4-gNEN besteht ein erhöhtes Metastasierungsrisiko. Zur Ausbreitungsdiagnostik sollte hier stets eine Bildgebung mittels CT oder MRT erfolgen. Bei G2-Tumoren kann zudem eine DOTATE/-TOC-PET-CT hilfreich sein. Die ^{18}FDG-PET ist bei G3-Tumoren, also hochproliferativen Neoplasien, diagnostisch empfehlenswert. Eine SSRS ist ebenfalls empfehlenswert.

Biochemische Diagnostik

Chromogranin A und Gastrin sollten als biochemische Marker bei gNEN bestimmt werden. Bei Typ-A-Gastritis ist zudem der Helicobacter-pylori-Status zu untersuchen. Aufgrund der gehäuften Assoziation mit anderen Autoimmunerkrankungen sollten Parietalzellantikörper zum Ausschluss einer Sprue sowie Schilddrüsenantikörper zum Ausschluss einer Autoimmunthyreoiditis bestimmt werden.

Die 24h-pH-Metrie ist vor allem bei Typ-2-gNEN diagnostisch von Bedeutung (pH < 2,5 bei gleichzeitiger Hypergastrinämie von > 1000pg/ml beweisend für Gastrinom). Der Sekretin-Test ist bei klinischem Verdacht auf ein Gastrinom mit nur mäßig erhöhtem Gastrin indiziert. Ein Anstieg des Serum-Gastrins um mehr als 200 ng/l nach Sekretin-Applikation gilt als beweisend für ein Zollinger-Ellison-Syndrom.

6.3.6 Therapie

Aufgrund der Seltenheit gastraler NEN ist die Evidenzlage gering. Die Empfehlungen der ENETS und ESMO von 2012 sollten jedoch als Entscheidungsgrundlage dienen.

Das therapeutische Vorgehen hängt vom Subtyp (Typ 1–4) der gNEN, dem Stadium, Differenzierungsgrad, ECOG-Performance-Status und der Komorbidität des Patienten ab.

Resektion/Exzision

Eine rein endoskopische Therapie ist bei Typ-1- und Typ-2-gNEN mit einer Größe ≤ 2 cm meist ausreichend. Auch eine Active-Surveillance-Strategie kann bei < 1 cm großen Tumoren gerechtfertigt sein. Bei lokalen Rezidiven gut differenzierter gNEN sollte ebenfalls endoskopisch reseziert werden.

Bei schlecht differenzierten, metastasierten oder großen (T2) Tumoren muss stadiengerecht nach onkologischen Leitlinien operiert werden. Typ-2-gNEN werden lokal exzidiert. Zu beachten ist bei beiden Subtypen die Gefahr einer intraoperativen Karzinoidkrise, sowie gehäuftes Vorkommen multipler kleiner Tumore.

NEN des Magens vom Typ 3 und Typ 4 werden analog zu Adenokarzinomen des Magens unter onkologischen Gesichtspunkten operiert.

Systemtherapie

▸ **Biotherapie.** Hormonaktive gNEN werden – wie andere GEP-NEN auch – zur Symptomkontrolle mit Somatostatin-Analoga behandelt. Zudem können Somatostatin-Analoga nach aktuellen Daten der PROMID- und CLARINET-Studie zur Progressionshemmung bei niedrig proliferativen gNEN eingesetzt werden [10].

► **Chemotherapie.** Bei schlecht differenzierten, fortgeschrittenen gNEN sollte analog zu anderen neuroendokrinen Neoplasien als Erstlinientherapie eine Kombinationschemotherapie mit Cisplatin (Carboplatin) und Etoposid initiiert werden [2], [5], [11].

Die Zweitlinientherapie bei schlecht differenzierten, fortgeschrittenen gNEN ist nicht standardisiert. Bei einem Proliferationsindex (Ki67) von unter 60 % konnte ein positiver Effekt von Temozolomid±Capecitabin gezeigt werden [12].

In Analogie zu kleinzelligen Bronchialkarzinomen (SCLC) bzw. GI-Karzinomen wird zudem nach dem ACO-Schema (Adriamycin + Cyclophosphamid + Vincristin) (Ki 67 > 60 %) bzw. mit 5-FU-/Capecitabin-basierten Schemata FOLFOX/CAPOX(Leukovorin + 5-Fluorouracil/Capecitabin + Oxaliplatin), FOLFIRI/XILIRI (Leukovorin + 5-Fluorouracil/Capecitaib + Irinotecan) (Ki 67 < 60 %) behandelt.

Eine neoadjuvante Chemotherapie kann im Stadium IIIa bei G3-gNEN erwogen werden. Eine adjuvante Therapie wird hingegen nicht generell empfohlen.

In metastasierten Stadien von G2-Tumoren kann eine Chemotherapie diskutiert werden, G1-Tumore sollten grundsätzlich nicht chemotherapiert werden.

► **Tyrosinkinase- und mTOR-Inhibitoren.** Hierzu liegen aktuell noch keine Daten vor (RAMSETE-Studie). Everolimus könnte zukünftig eine Option sein [7].

► **PRRT.** Für gut differenzierte G1- und G2-gNEN sollte die Option einer PRRT abgeklärt werden [6].

► **Lokale Verfahren.** Lokal ablative Verfahren können in metastasierten Stadien ergänzend eingesetzt werden, dies gilt auch für die Strahlentherapie bei Tumoren mit schlechter Differenzierung (> G2-gNEN).

6.3.7 Nachsorge und Prognose

Das Rezidivrisiko für Typ-1-gNEN ist hoch. Bei Erstmanifestation ist es ausreichend, alle 2 Jahre eine Endoskopie durchzuführen. Endoskopische Verlaufskontrollen sollten nach dem ersten Rezidiv jedoch jährlich erfolgen. Es ist zu beachten, dass ausreichende Mengen an Biopsien gewonnen werden (siehe Diagnostik gNEN Typ 1). Neben der klinischen Untersuchung sollten zudem Biomarker je nach Ausgangsbefund kontrolliert werden.

Typ-2-gNEN sollten jährlich endoskopisch kontrolliert werden.

Die Nachsorge bei Typ-3-gNEN wird analog zu den Adenokarzinomen des Magens durchgeführt. Hierbei sollten zusätzlich die o. g. bildgebenden Verfahren eingesetzt werden.

Prognose

Prognostisch bestehen erhebliche Unterschiede zwischen den einzelnen gNEN-Subtypen.

- Das Gesamtüberleben für Typ-1-gNEN wird mit bis zu 100 % angegeben, wobei die Lebenserwartung der Patienten mit der Lebenserwartung der Normalbevölkerung vergleichbar ist. Das mittlere rezidivfreie Überleben liegt jedoch bei nur 24 Monaten. In 3 % entwickeln die Patienten zudem ein G3-NEC [1]. Eine regelmäßige endoskopische Verlaufskontrolle ist daher unbedingt notwendig.
- Das Metastasierungsrisiko bei Typ-2-gNEN wird mit 10–30 % angeben, die Mortalitätsrate mit 10 %. G2- und G3-Tumore haben in einer italienischen Studie von Rindi und Mitarbeitern [9] ein 100 %iges Metastasierungsrisiko gezeigt, die 3-Jahres-Überlebensrate lag für G2-Tumore bei 20 % und für G3 Tumore bei 7 %.
- Die schlechteste Prognose weisen gNEN vom Typ 3 und Typ 4 auf. Das Metastasierungsrisiko liegt bei 50–100 %, die Mortalität bei 25–30 % [8].

6.3.8 Literatur

[1] Bordi C. Gastric carcinoids. Ital J Gastroenterol Hepatol 1999; 31 (suppl 2): S 94–S 97

[2] du Bois A, Lück HJ, Meier W et al. A randomized clinical trial of cisplatin/paclitaxel versus carboplatin/paclitaxel as first-line treatment of ovarian cancer. J Natl Cancer Inst 2003; 95: 1320–1329

[3] Klöppel G. Vom Karzinoid zum neuroendokrinen Tumor – Klassifizierung im Magen-Darm-Trakt und Pankreas. Dtsch Arztebl 2003; 100 (28–29): A-1932/B-1605/C-1513

[4] Modlin IM, Lye KD, Kidd M. A 5-decade analysis of 13,715 carcinoid tumors. Cancer 2003; 97: 934–959

[5] Moertel CG, Kvols LK, O'Connell MJ et al. Treatment of neuroendocrine carcinomas with combined etoposide and cisplatin: evidence of major therapeutic activity in the anaplastic variants of these neoplasms. Cancer 1991; 68: 227–232

[6] Pavel M, Baudin E, Couvelard A et al. ENETS consensus guidelines for the management of patients with liver and other distant metastases from neuroendocrine neoplasms of foregut, midgut, hindgut, and unknown primary. Neuroendocrinology 2012; 95: 157–176

Kommentar: Aktuellste Revision der ENETS-Leitlinien aus dem Jahr 2012. Da die Datenlage insgesamt begrenzt ist, beruht ein Teil der Therapieempfehlungen der Konsensusleitlinien auf Expertenmeinungen. http://www.enets.org/

[7] RAMSETE RAD001 in Advanced and Metastatic Silent Neuro-endocrine Tumors in Europe (RAMSETE/CDE16)

[8] Rappel S, Altendorf-Hofmann A, Stolte M. Prognosis of gastric carcinoid tumours. Digestion 1995; 56(6): 455–462

[9] Rindi G, Azzoni C, La Rosa S, et al. ECL cell tumor and poorly differentiated endocrine carcinoma of the stomach: Prognostic evaluation by pathological analysis. Gastroenterology 1999;116:532–542

[10] Rinke A, Muller HH, Schade-Brittinger C et al. Placebo-controlled, double-blind, prospective, randomized study on the effect of octreotide LAR in the control of tumor growth in patients with metastatic neuroendocrine midgut tumors: A report from the PROMID Study Group. J Clin Oncol 2009; 27: 4 656–4 663

Kommentar: Phase-III- Studie, 85 Patienten mit neu diagnostiziertem NET des Mitteldarms (lokal inoperabel oder metastasiert). Primärer Endpunkt: TTP: 15,6 vs. 5,9 Monate, CI 19-0,55, p = 0,000 017: Profitiert haben Patienten mit sowohl hormonell aktiven, als auch inak-

tiven NET. Die besten Ergebnisse konnten bei hepatischer Tumorlast unter 10 % erzielt werden. Erste placebo-kontrollierte Studie, die einen antiproliferativen Effekt von LAR-Analoga bei Midgut-NET nachweisen konnte.

[11] Strosberg J, Coppola D, Klimstra DS et al. The NANETS consensus guidelines for the diagnosis and management of poorly differentiated (high-grade) extrapulmonary neuroendocrine carcinomas. Pancreas 2010; 39: 799–800

Kommentar. Weitere Informationen: http://www.nanets.net/research/nanets-guidelines

[12] Welin S, Sorbye H, Sebjornsen S et al. Clinical effect of temozolomide-based chemotherapy in poorly differentiated endocrine carcinoma after progression on first-line chemotherapy. Cancer 2011; 11: 4617–4622

6.4 Neuroendokrine Neoplasien des Pankreas

K. B. Luley, H. Lehnert

6

6.4.1 Epidemiologie

Neuroendokrine Tumore des Pankreas wurden vormals auch als „Karzinoid" und „Inselzelltumor" bezeichnet; diese Nomenklatur sollte jedoch zugunsten des Oberbegriffs der pankreatischen neuroendokrinen Neoplasien (pNEN) verlassen werden.

Bezogen auf alle Pankreastumoren sind bis zu 5 % neuroendokrinen Ursprungs. Das Pankreas als Primärsitz wird in den europäischen NET-Registern in ca. 30 % aller neureondokrinen Neoplasien (NEN) genannt. Bis zu 70 % aller pNEN sind bei Erstdiagnose metastasiert.

PNEN treten sowohl sporadisch als auch in ca. 10 % im Rahmen hereditärer Syndrome auf [2]. Dies sind z. B. MEN-1, von-Hippel-Lindau-Syndrom, Neurofibromatose Typ 1 (NF-1) und tuberöse Sklerose (TSC).

Es besteht für die sporadischen pNEN ein Häufigkeitsgipfel zwischen 30 und 60 Jahren, hereditäre treten typischerweise früher auf.

Neben der Einteilung nach Differenzierungsgrad und Proliferation ist die Einteilung nach funktionell aktiven und funktionell nicht aktiven NEN (NF-pNEN) für die Diagnostik und Therapie entscheidend. 30–50 % der pNEN sind funktionell nicht aktiv. Wichtigste funktionelle pNEN sind Insulinom und Gastrinom (Inzidenz von ca. 1–4/1 Mio./Jahr bzw. bis zu 1,5/1 Mio./Jahr). Dabei sind 30–50 % der Gastrinome extrapankreatischen Ursprungs. Weitere funktionelle pNEN wie Vipom, Glukagonom, Somatostatinom und VIPom sind weitaus seltener.

6.4.2 Klinik

Die Klinik der funktionellen pNEN ist abhängig von der jeweiligen Hormonsekretion. Funktionell inaktive pNEN sind in frühen Stadien oftmals asymptomatisch und fallen meist erst im metastasierten Stadium auf. Hochproliferative nicht funktionelle pNEN sind klinisch nicht von Adenokarzinomen des Pankreas zu unterscheiden.

6.4.3 Pathogenese

Neuroendokrine Neoplasien des Pankreas umfassen eine sehr heterogene Gruppe von Tumoren. Gemeinsam ist ihnen die Abstammung von neuroendokrinen Zellen des GEP-Systems [13]. Die präzise molekulare Pathogenese der sporadischen Tumore ist weitgehend ungeklärt.

6.4.4 Diagnostik

Allgemeines

Zur Abklärung pankreatischer Tumore sollte eine Endosonografie erfolgen.

Die Dünnschichtphasenkontrast-CT gilt als weiterer Standard in der Erstdiagnose pankreatischer Tumore, alternativ ist eine MRT durchzuführen. Zu bedenken ist, dass es sich bei pNEN oftmals um sehr kleine Tumore handelt, die sich einer Bildgebung und vor allem dem konventionellen transabdominellen Ultraschall entziehen.

Da pNEN in einer hohen Zahl Somatostatinrezeptoren vom Typ 2 exprimieren, stellt die Octreotid-Szintigrafie (Octreoscan) ein Standardverfahren dar [24].

Auf ^{68}Gallium basierende Somatostatinrezeptor-Positronen-Emissionsverfahren (PET) zeigen eine deutlich höhere Sensitivität und Spezifität als der Octreoscan [16]. Als Tracer werden ^{68}Gallium-DOTATOC, ^{68}Gallium-DOTATATE und ^{68}Gallium-DOTANOC eingesetzt. Wie auch der Octreoscan werden diese Verfahren bei gut differenzierten NEN eingesetzt.

Die schlecht differenzierten NEN sind durch ihre hohe Proliferationsrate und somit erhöhten Glukoseumsatz in der ^{18}F-2-Deoxy-2-Fluor-D-Glukose (FDG)-PET gut zu detektieren. Gut differenzierte NEN, also mit geringer Proliferation, werden mit diesem Verfahren in der Regel nicht gut dargestellt.

Die Bestimmung von Chromogranin A sollte unabhängig von der Funktionalität und Differenzierung erfolgen. Die wesentliche Bedeutung liegt in der Verlaufsbeobachtung. Falsch positive Befunde treten vor allem bei Niereninsuffizienz und PPI-Einnahme auf (Gastrinompatienten).

Differenzialdiagnostik

In erster Linie ist das Adenokarzinom des Pankreas zu nennen, weiterhin intraduktale papillär muzinöse Neoplasien (IPMNs) und Adenome.

6.4.5 Therapie im Allgemeinen

Therapie der Wahl ist die chirurgische Tumorentfernung. Je nach Ausmaß ist auch eine Metastasenchirurgie zu diskutieren. Neben der chirurgischen Intervention sollten in metastasierten Stadien auch lokal ablative Verfahren erwogen werden.

NEN werden nur in Abhängigkeit des Stadiums, der Differenzierung und der Proliferationsaktivität mit einer

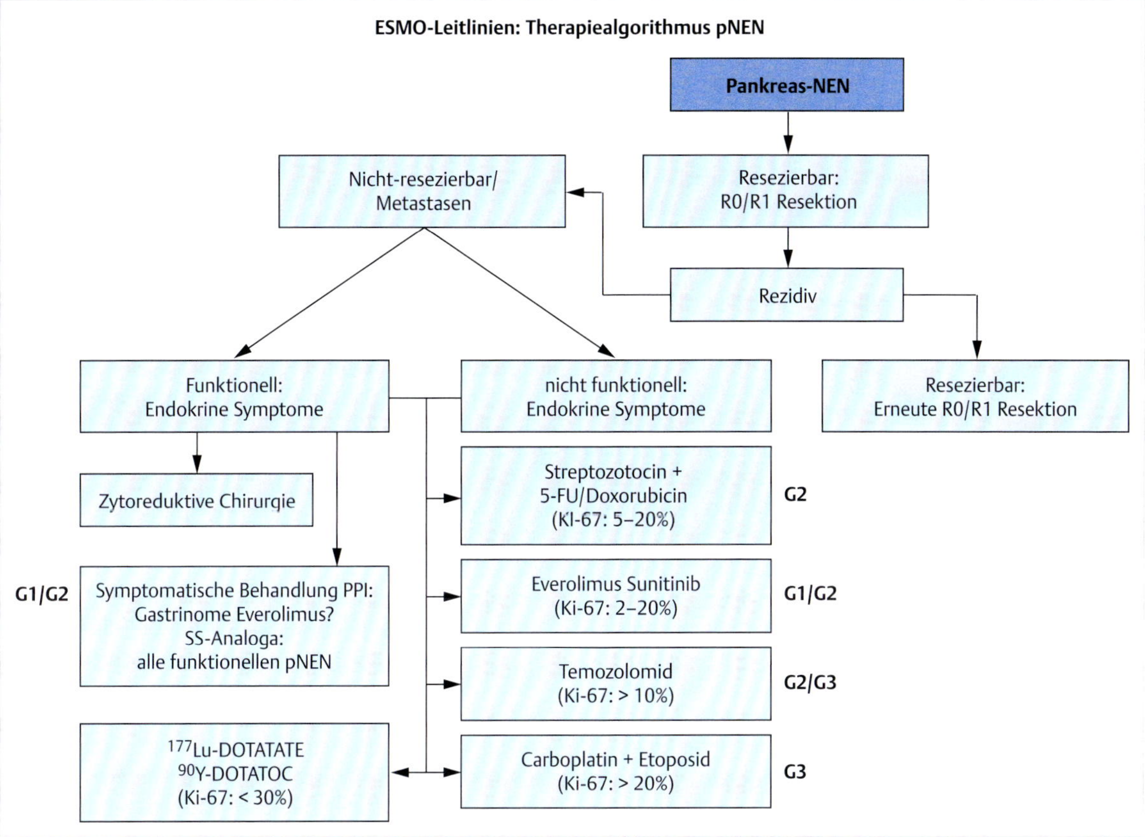

Abb. 6.1 Neuroendokrine Neoplasien des Pankreas: Therapie-Algorithmus nach den ESMO-Leitlinien (Quelle: [21]).

Chemotherapie behandelt. Funktionell inaktive pNEN werden im Gegensatz zu anderen NEN in metastasierten oder progredienten Stadien auch bei einem Grading G2 (und G1) zytostatisch behandelt. Weitere Therapieoptionen sind Sunitinib und Everolimus sowie Somatostatinanaloga und die peptidrezeptorvermittelte Radiotherapie (PRRT) (▸ Abb. 6.1).

Prognose

Die Prognose richtet sich nach dem Grad der Proliferation und Metastasierung.

Mit Ausnahme sog. neuroendokriner Mikroadenome sind alle pNEN als potenziell maligne einzustufen. 65–80 % dieser Tumoren zeigen eindeutige Malignitätskriterien (invasives Tumorwachstum und/oder Metastasierung). Fernmetastasen sind in bis zu 50 % bereits bei Erstdiagnose vorhanden. Primäre Metastasierungsorgane sind Leber und Lymphknoten. Insulinome nehmen hier eine Sonderstellung ein, sie zeigen in unter 10 % der Fälle ein malignes Wachstumsmuster.

Fernmetastasierte pNEN sind selten kurativ behandelbar. Aber auch diese Patienten haben eine 5-Jahres-Überlebensrate von 60 % und eine 10-Jahres-Überlebensrate von immerhin 45 % [30].

Im Folgenden werden die einzelnen Entitäten getrennt abgehandelt. Der Fokus liegt bei den bedeutsamen funktionellen pNEN Insulinom und Gastrinom.

6.4.6 Entitäten im Einzelnen

Insulinom

Epidemiologie

Insulinproduzierende Tumore sind die häufigsten funktionellen pNEN. Ursprung ist die α-Zelle der Langerhans-Inseln. Nur 5–10 % dieser Tumore zeigen ein aggressives Verhalten, wie invasives Tumorwachstum und/oder Metastasierung. Die Prognose dieser Patienten ist schlecht, das 5-Jahres-Gesamtüberleben wird zwischen 10 und 50 % angegeben [14].

Insulinome treten typischerweise zwischen dem 40. und 45. Lebensjahr auf. Frauen sind etwas häufiger betroffen als Männer (60 %/40 %).

Etwa 90 % der Insulinome treten solitär auf, meist handelt es sich um kleine Tumore. 82 % sind < 2 cm, 47 % sogar < 1 cm. Nahezu 100 % liegen intrapankreatisch und hier in Kopf, Korpus und Schwanz gleichermaßen verteilt. Extrapankreatische Insulinome finden sich im Duodenum [20]. Bei multiplen Tumoren (synchron oder metachron) sollte eine MEN-1 ausgeschlossen werden. Etwa 4–5 % der Tumoren sind MEN-1-assoziiert.

Klinik

Klinisch stehen neuroglukopenische und adrenerge Symptome im Vordergrund. Neuroglukopenische Symptome umfassen beispielsweise Schwindel, Konfusion, Kopfschmerzen und Bewusstseinsverlust. Zu den adrenergen Symptomen zählen vor allem Tachykardien, Palpitationen, Tremor, Schwitzen und Angstgefühle. Schließlich können zahlreiche psychische Symptome auftreten, hier insbesondere auch aggressives Verhalten. Bedeutsam ist, dass oft eine Latenz von Jahren zwischen dem Auftreten erster Symptome und der Diagnose besteht. Die häufig zitierte Gewichtszunahme als Teil der Whipple-Trias wird seltener beobachtet, nämlich in ca. 40 %. Eine Gewichtsabnahme schließt ein Insulinom damit keineswegs aus.

Grundsätzliches Leitsymptom des Insulinoms ist damit die Hypoglykämie, die die o. g. sehr komplexe Symptomatik bedingt. Die A-priori-Wahrscheinlichkeit des Insulinoms erhöht sich bei den folgenden Zeichen und Symptomen der sog. Whipple-Trias:

- Auftreten von neuroglukopenischen Beschwerden
- Mindestens einmalig muss eine niedrige Blutzuckerkonzentration gemessen worden sein (vorzugsweise als Nüchternblutzucker).
- Die Symptome sollten nach Gabe von Glukose reversibel sein.

Diagnostik

Zunächst sollte eine reaktive Hypoglykämie durch einen oralen Glukosetoleranztest ausgeschlossen werden. Ein stationär durchgeführter Fastentest (48 bzw. 72h) mit in regelmäßigen Abständen bestimmter Blutglukose, Insulin und C-Peptid ist im Weiteren zu veranlassen. Zusätzlich sollte der Sulfonylharnstoffspiegel im Blut oder Urin bestimmt werden, um eine artifizielle Hypoglykämie auszuschließen.

Typisch für ein Insulinom ist ein schneller Abfall der Blutglukose mit erhöhtem Insulin/Glukose-Quotienten im Fastentest. Dieser Test ist ausführlich in Kap. 21.7.3 beschrieben. Ein Quotient von > 0,3 ist dringend verdächtig auf ein Insulinom. C-Peptid und Proinsulin sind ebenfalls erhöht und können als Verlaufsparameter dienen.

Kalzium- oder Glukagon-Stimulationstestung sowie C-Peptid-Suppressionstest sollten nicht mehr durchgeführt werden. Eine Ausnahme ist ein in der präoperativen Lokalisationsdiagnostik durchzuführender arterieller Kalzium-Stimulationstest mit venöser Blutentnahme (ASVS) bei fehlender Darstellung des Tumors in der Lokalisationsdiagnostik.

Wie auch bei anderen neuroendokrinen Tumoren des Pankreas sollte bei klinischen und biochemischen Hinweisen für eine multiple endokrine Neoplasie die Mutationsanalyse des Menin-Gens erfolgen.

Für die transabdominelle Sonografie ist für die Insulinomdetektion nur eine unzureichende Sensitivität von 9–64 % beschrieben [29].

Neben der Endosonografie mit einer Sensitivität von 89,5 % stehen CT und MRT mit Sensitivitäten von 33–64 % bzw. 40–90 % zur Verfügung [11], [15], [27]. Die MRT ist der CT bzgl. Sensitivität und Spezifität in der Diagnostik vor allem hinsichtlich einer organübergreifenden Ausdehnung hierbei überlegen [17].

Die Somatostatinrezeptor-Szintigrafie kann nur 50 % der Insulinome nachweisen. Dies wird auf die geringe Dichte bzw. das Fehlen einer SST 2- bzw. SST 5-Rezeptorexpression zurückgeführt [7]. 2–10 % lassen sich mit herkömmlichen Verfahren nicht darstellen. In diesen Fällen sollte eine DOTATOC/DOTATATE-PET-CT veranlasst werden. Die ^{18}F-FDG-PET ist aufgrund der geringen Proliferation weniger geeignet.

Therapie

Therapie der Wahl ist eine **operative Entfernung** der gesamten Tumormasse. Dies ist aufgrund der oftmals kleinen Tumore und seltenen Metastasierung zumeist durchführbar.

Laparoskopische Resektionen sollten bei präoperativer genauer Lokalisierbarkeit durchgeführt werden. Andernfalls wird intraoperativ das gesamte Pankreas palpiert und intraoperativ sonografiert. Je nach Lokalisation sollte enukleiert oder teilreseziert werden. Eine Lymphadenektomie ist nicht erforderlich. Eine Ausnahme bilden die sehr seltenen aggressiv wachsenden Insulinome. Hier wird unter onkologischen Gesichtspunkten operiert [9], [35].

Eine **medikamentöse Therapie** ist meist nur präoperativ notwendig bzw. bei fehlender Möglichkeit einer kompletten Resektion oder Ablehnung der OP seitens des Patienten. Mittel der Wahl ist Diazoxid in einer Dosis von 250 bis zu 600 mg/d. Limitierend für die Gabe von Diazoxid sind problematische Nebenwirkungen. Hier sind insbesondere eine Natriumretention mit nachfolgender Ödembildung und Gewichtszunahme zu nennen, zudem auch Hirsutismus, Hyperurikämie und Hypokaliämie. Rhythmusstörungen sind beschrieben. Thiaziddiuretika müssen wegen der Ödembildung gleichzeitig gegeben werden; allerdings ist darauf zu achten, dass sie die Hypokaliämie verstärken können.

Die akute Hypoglykämie wird analog zur Hypoglykämie des insulinbehandelten diabetischen Patienten therapiert: bei Bewusstseinsklarheit Gabe von zuckerhaltiger Süßigkeit (Cola, Apfelsaft), Zwieback, Weißbrot; bei Bewusstseinsstörung Gabe von i. v. Glukose (z. B. 50 ml 50 %ige Glukoselösung gefolgt von 5 %iger Glukose i. v. und oraler Zufuhr von Kohlenhydraten), ggf. Gabe von Glukagon (i. v., i. m., subkutan in einer Dosis von 1–2 mg, ggf. mehrfach wiederholt).

Der mTOR-Inhibitor Everolimus konnte in einigen Studien ebenfalls einen Effekt auf die Hypoglykämie zeigen [10].

Somatostatinanaloga (SSA) kommen für Patienten mit SST 2-Rezeptor-positiven Tumoren infrage. Dies kann zur Hemmung der Insulinausschüttung führen [31]. Auf eine durch SSA-bedingte Glukagonhemmung, die eine verstärkte Hypoglykämie bewirken kann, ist zwingend zu achten.

In metastasierten Stadien kommt auch der Einsatz einer **Chemotherapie** mit 5-FU (oder Doxorubicin) in Kombination mit Streptozotocin in Betracht. Eine partielle Remission ist in 60 % zu erreichen. Eine Symptomkontrolle über 5 Jahre ist beschrieben. Die systemische Chemotherapie stellt bei Patienten mit Insulinomen eine Ausnahme dar und ist vorwiegend bei inoperablen Fällen indiziert, in denen ein Remissionsdruck besteht.

Gastrinom

Gastrinome sind definiert als Tumore mit autonomer Gastrinproduktion bei gastraler Hyperazidität. Als **Zollinger-Ellison-Syndrom (ZES)** wird das klinische Erscheinungsbild mit der Trias aus peptischen Ulzera, gastrinbildendem Tumor und gleichzeitiger Hypergastrinämie bezeichnet.

Epidemiologie

Die Inzidenz beträgt 1–5/1 Mio. Einwohner pro Jahr. 25 % der Gastrinome sind Teil einer MEN-1. Sporadische Gastrinome treten in der Regel zwischen dem 20. und 60. Lebensjahr auf, etwas gehäuft bei Männern (60 %/40 %).

Bis zu 50 % aller sporadischen Gastrinome sind intrapankreatisch gelegen, und hier vorwiegend im Pankreaskopf [8]. Da sich 80–90 % aller Gastrinome rechts von der A. superior zwischen Gallenblase, Duodenum und Pankreas befinden, wird dies als **„Gastrinom-Dreieck"** bezeichnet.

Extrapankreatisch sind sie vorwiegend in der Duodenalwand, im Rahmen einer MEN-1 sind sogar 70–100 % im Duodenum lokalisiert [1].

Bei den pankreatischen Gastrinomen handelt es sich in der Mehrzahl um größere Tumore (durchschnittlich 3,8 cm, nur 6 % < 1 cm) und gut differenzierte pNEN (G1–G2).

Duodenale Gastrinome sind in der Regel kleinere Tumore. Etwa 60 % der sporadischen Gastrinome sind gut differenziert mit einer Proliferation von ca. 10 %, zeigen jedoch ein malignes Verhalten mit invasivem Wachstum und lymphogener Metastasierung. Etwa 25 % der Gastrinome sind zwar hoch proliferative, aber lediglich 1–3 % schlecht bis entdifferenzierte Neoplasien.

Bei Erstdiagnose sind bereits 25–30 % der pankreatischen Gastrinome hepatisch metastasiert, duodenale Gastrinome nur in unter 10 %.

Lymphknoten sind in 30–40 % befallen und stellen nach dem ENETS-Konsensuspapier den wichtigsten negativ prognostischen Faktor dar. Das 10-Jahres-Überleben liegt bei nodal negativen Gastrinomen bei 90–100 %, bei nodal positiven nur noch bei 10–20 %. In anderen Studien wird der Nodalstatus nicht als prognostisch relevant angeben.

Weitere negativ prognostische Faktoren sind pankreatische Lokalisation, Tumorgröße ≥ 25 mm, Ki-67 > 5 %, präoperatives Gastrin > 3 000pg/ml und Lebermetastasen [4].

Klinik

Klinisch imponiert das ZES mit einer auch für sporadische Ulcera duodeni typischen Ulkussymptomatik. Im Vordergrund stehen epigastrische Beschwerden (> 75 % der Patienten), welche durch die rezidivierenden peptischen Ulcera hervorgerufen werden. Die **gastroösophageale Refluxerkrankung (GERD)** ist bei fast der Hälfte der Patienten Erstsymptom.

Des Weiteren zählen Diarrhoe (20–40 % der Patienten) und Malabsorption zu den typischen Symptomen des ZES, diese sind aber weitaus seltener klinisch relevant. Erwähnenswert ist hier, dass die Diarrhoe bei ca. 20 % der Patienten auch als Erstsymptom der Erkrankung auftreten kann. Diese Diarrhoen sind in erster Linie Ursache der vermehrten Säuresekretion (das hierdurch erhöhte Flüssigkeitsvolumen überschreitet die Rückresorptionskapazität der durch den niedrigen pH geschädigten Darmschleimhaut). Zusätzlich handelt es sich um eine sekretorische Diarrhoe, da hohe Gastrinkonzentrationen die Resorption von Natrium und Wasser im Dünndarm zusätzlich inhibieren.

Rezidivierende Ulzerationen des oberen GI-Traktes, multiple Ulcera duodeni oder Ulzera an untypischer Stelle, therapierefraktäre GERD, HP-negative Gastritis, gleichzeitiges Auftreten einer GERD und von Diarrhoen sowie eine positive Familienanamnese für MEN-1 sollten an ein Gastrinom denken lassen.

Zur Problematik des Gastrinoms im Rahmen der multiplen endokrinen Neoplasien (MEN-1) siehe Kap. 6.4.6. Erwähnt werden soll an dieser Stelle, dass bei 75 % der Patienten mit einer MEN-1 Pankreastumore nachweisbar sind; etwa die Hälfte dieser Tumoren sind Gastrinome (30 % maligne, 20 % benigne). Diese Gastrinome sind häufig multipel, mit bevorzugter Lokalisation im Duodenum.

Diagnostik

Praxis

Über 90 % der ZES-Patienten weisen einen Nüchterngastrin-Wert von > 1000pg/ml (475pmol/l) auf. Die Kombination dieses Wertes mit einem Magen-pH-Wert von < 2,5 gilt als beweisend für ein Gastrinom.

Liegt der Nüchterngastrinwert bei bewiesener Hyperazidität zwar über 150pg/ml, jedoch unter 1000pg/ml, so ist die basale Magensäuresekretion zu bestimmen und ein Sekretintest durchzuführen.

Differenzialdiagnostisch sollte bei Hypergastrinämie nach der Einnahme von Protonenpumpenhemmern und H2-Antagonisten gefragt werden. PPI müssen mindestens 5 Tage und H2-Antagonisten 1 Tag vor der Gastrinbestimmung abgesetzt werden. Eine atrophische Gastritis (Typ A), perniziöse Anämie, Z. n. Vagotomie oder Billroth-II-Operation, ein Kurzdarm-Syndrom, Niereninsuffizienz sowie eine Helicobacter-pylori-Infektion sollten ebenfalls ausgeschlossen werden.

Der **Sekretintest** gilt als pathognomonisch für ein ZES bei einer Differenz von > 200pg/nl (basale zu stimulierter Gastrinkonzentration).

Zu bedenken ist, dass die basale Magensäuresekretion bei Z. n. Vagotomie > 5mval/h, bei nicht operierten ZES > 15mval/l (in 70 % der Fälle) liegt.

Konnte der V. a. ein ZES laborchemisch bestätigt werden, schließt sich die Lokalisations- und Ausbreitungsdiagnostik an. Der Octreoscan hat einen positiven bzw. negativen prädiktiven Wert von 85 % bzw. 52 %.

Dieses Verfahren, wenn möglich in Kombination mit SPECT, sollte daher an 1. Stelle stehen. Zur genaueren Lokalisation ist dann eine Endosonografie oder MRT des Oberbauchs anzufertigen, zur Ausbreitungsdiagnostik Sonografie und/oder CT. Intraoperativer Ultraschall bzw. transduodenale Illumination sind Standardverfahren.

Da 20–25 % aller ZES mit einer MEN-1 assoziiert und von diesen > 40 % eine leere Familienanamese aufweisen, ist bei jedem diagnostiziertem ZES auch einer MEN-1 nachzugehen [12]. Ist eine MEN-1 vordiagnostiziert, kann der Nachweis eines Gastrinoms durch Normalisierung des Gastrin- und Sekretintests nach Parathyreoidektomie erschwert sein [18].

Therapie

An 1. Stelle steht zur Symptomkontrolle die Hemmung der Säureproduktion durch Protonenpumpeninhibitoren. Ein Progress der Erkrankung wird hierdurch jedoch nicht beeinflusst.

Die Operation ist wie bei anderen pNEN aus kurativer Sicht Therapie der 1. Wahl; sie dient aber ebenso der weiteren Symptomkontrolle und Verzögerung der Progression. Da vor allem duodenale Gastrinome sehr klein sein können, werden sie in 60–90 % erst intraoperativ gesehen. Eine explorative Laparatomie erscheint somit gerechtfertigt. Präoperativ ist eine diffuse Fernmetastasierung auszuschließen.

Es sollte eine komplette Tumorresektion inkl. befallener Lymphknoten erfolgen, da ein positiver Einfluss einer Lymphadenektomie auf das krankheitsfreie Überleben und auch das Gesamtüberleben gezeigt werden konnte [4]. Die Indikation zur Operation besteht sowohl für sporadische als auch hereditäre Gastrinome, auch wenn sie bei MEN-1-Patienten selten zur Heilung des ZES führt. Nach organerhaltender Operation gelten 20–45 % der sporadischen und lediglich 0–1 % der hereditären Gastrinome als geheilt, das Gesamtüberleben wird aber verbessert [19]. Postoperativ müssen regelmäßige Kontrollen der Gastrinwerte erfolgen.

Besteht keine Möglichkeit der operativen Sanierung, sind neben der konsequenten Säureblockade die chemotherapeutischen Ansätze wie oben genannt indiziert.

Erwähnt sei hier, dass bei Progression und Therapiedruck eine Kombinationschemotherapie mit Streptozotocin und 5-FU oder Doxorubicin das Mittel der Wahl sein sollte. Hierunter kommt es bei ca. 50 % der Patienten zu einer Verlängerung der Überlebenszeit.

Prognose

40–60 % der sporadischen Gastrinome rezidivieren bzw. persistieren nach initialer Resektion.

Die Langzeitprognose ist dennoch gut, hängt jedoch sehr vom Metastasierungsgrad ab [34]:

- Sporadische Gastrinome haben nach kurativer Resektion eine 10-Jahres-Überlebensrate von ca. 95 %.
- Limitiert metastasierte Stadien haben eine gute Prognose mit einer 10-Jahres-Überlebensrate von 78–80 %.
- Diffus metastasierte Stadien sind nur noch mit einem 10-Jahres-Überleben von 16 % assoziiert.

Seltene funktionelle pNEN

In ▶ Tab. 6.3 sind seltene funktionelle pNEN und ihre Kennzeichen dargestellt.

Funktionell inaktive pNEN (NF-pNEN)

NF-pNEN repräsentieren ca. 35–50 % der neuroendokrinen Neoplasien des Pankreas.

Da sie erst in fortgeschrittenen Stadien klinisch in Erscheinung treten, sind 35 % Zufallsdiagnosen, sog. „Inzidentalome des Pankreas“ [6]. Auch funktionell inaktive pNEN zeigen immunhistochemisch Positivität für hormonelle Marker. Diese werden teilweise sezerniert, jedoch entweder gar nicht oder nicht in Maßen, die zu Symptomen führen könnten.

NF-pNEN sind meist gut differenzierte Tumore, G3-Neoplasien (Ki-67 > 20 %) sind selten. Bei den schlecht differenzierten G3-pNEN werden klein- und großzellige Tumore unterschieden.

Epidemiologie

Die Inzidenz für Frauen wird mit 1,8/100 000 Einwohner/Jahr und 2,6 für Männer angegeben. Der Erkrankungsgipfel liegt in der 6. und 7. Lebensdekade.

Tab. 6.3 Seltene funktionelle pNEN.

	VIPom	Glukagonom	Somatostatinom	PPom
Hormonsekretion	vasoaktives Polypeptid (VIP)	Glukagon	Somatostatin	pankreatisches Polypeptid (PP)
Klinik	• Diarrhoen • Hypokaliämie • Achlorhydrie	• Diabetes • Erythema necrolytica migrans • katabole Stoffwechsellage	selten ausgeprägte Symptomatik (Diabetes, Steatorrhoe, Gallensteine, Anämie)	keine funktionellen Symptome
Diagnostik	• typische Klinik • VIP im Plasma > 200pg/ml nüchtern	Glukagon im Serum deutlich erhöht (> 50pmol/l)	erhöhtes Somatostatin im Serum	erhöhte Nüchternkonzentration von PP (> 60pg/ml)
	übliche Lokalisationsdiagnostik mit Ultraschall, Endosonografie, CT und MRT			
Therapie	• chirurgisch • Somatostatinanaloga • Substitution von Flüssigkeit und Elektrolyten	• chirurgisch • Somatostatinanaloga • ggf. Gabe von Glukokortikoiden bei Erythema	• chirurgisch • symptomorientiert (s. Klinik)	chirurgisch

Klinik

In frühen Stadien sind inaktive pNEN klinisch inapparent. In fortgeschrittenen Stadien kommt es zu abdominellen Beschwerden und Gewichtsverlust. Gelegentlich ist der Tumor auch tastbar.

Diagnostik

Oftmals stellen die NF-pNEN einen Zufallsbefund dar. In der Primärdiagnostik stehen der transabdominelle und endoskopische Ultraschall im Vordergrund. Da die wichtigste Differenzialdiagnose das Adenokarzinom des Pankreas ist, sollte möglichst zeitnah eine histologische Sicherung erfolgen. Ist eine gut differenzierte pNEN histologisch gesichert, schließt sich eine Somatostatinrezeptor-Szintigrafie oder besser eine ^{68}Gallium-DOTATOC-PET-CT an. Weiteres Vorgehen: Abschnitt Diagnostik allgemein (s. o.).

Therapie

Wie bei anderen pNEN auch ist bei gegebener Operabilität die **chirurgische Resektion** die Therapie der Wahl. Sie ist auch dann anzustreben, wenn der Primarius R0-reseziert und die verbleibende hepatische Tumormasse auf unter 10 % reduziert werden kann.

Die Indikation zu einer radikalen Operation sollte jedoch bei diffuser Metastasierung und G3-Tumoren zurückhaltender gestellt werden.

Bei limitiert metastasierten NF-pNEN sollten auch lokal-ablative Verfahren wie RFA und TACE erwogen werden.

Pankreatische NEN stellen eine therapeutische Besonderheit dar, da auch bei inoperablen G2- und bei Progress auch bei G1-Tumoren eine **Chemotherapie** empfohlen wird.

Die typische Kombination besteht aus Streptozotocin und 5-FU (oder seltener Doxorubicin); dabei können Response-Raten von ca. 40 % und eine Time-to-Progression von 9–18 Monaten erwartet werden. Alternativ kann bei Kontraindikationen zum o. g. Schema oder in der Zweitlinientherapie Dacarbazin (DTIC) gegeben werden. Hierunter werden Response-Raten von 35 % beschrieben [3].

Ein neuerer Ansatz ist eine Temozolomid-basierte Therapie. Diese Substanz kann als Monosubstanz oder in Kombination mit Capecitabine gegeben werden. In allerdings retrospektiven Studien hat sich diese Substanz mit einem medianen PFS von 18 Monaten als effektiv erwiesen [28].

Auch 5-FU-basierte Schemata wie FOLFOX und FOLFIRI haben sich bewährt, ebenso wie die auf einer Capecitabine-Basis beruhenden Schemata CAPOX und XELIRI.

Diese Kombinationschemotherapien haben ihren Stellenwert aber grundsätzlich eher bei nicht hochproliferativen G1POX (Ki-67 < 60 %).

G3-NF-pNEN mit schlechter Differenzierung sind wie andere G3-NEN nach einem Standardprotokoll mit einer Kombination aus Etoposid und Cis(Carbo-)platin zu behandeln.

Die Therapie mit Everolimus ist für progrediente pNEN zugelassen, relevant sind hier die RADIANT-2- und -3-Studie. In diesen Studien konnte eine Verlängerung des PFS von 4,6 Monaten (Placebo) auf 11,04 Monate (Verum) gezeigt werden [22], [33].

Auch der Multikinaseinhibitor Sunitinib ist bei Progress zu gelassen. Unter Sunitinib konnte das PFS von 5,5 Monate (Placebo) auf 11,4 Monate (Verum) verlängert werden [23].

Gut differenzierte NF-pNEN können nach den Ergebnissen der CLARINET-Studie zur Verlängerung des PFS mit SSA behandelt werden. Das 2-Jahres-PFS (bei NF-GEP-NEN) war in der Verumgruppe mit 62 % im Vergleich zur Placebogruppe 22 % verbessert. Für pNEN zeichnete sich zumindest ein Trend ab [25].

Eine PRRT kommt nur für G1/2-NF-pNEN bei SSTR-Typ-2-Positivität in Betracht.

Eine weitere wichtige Studie wurde unlängst von Caplin et al. publiziert [5]. Es handelt sich um eine randomisierte, doppel-blind, Placebo-kontrollierte, multinationale Studie, die das SSA Lanreotide im Progress bei fortgeschrittenen, gut bis mäßig differenzierten (G1 und 2 < 10 % Ki-67), NF-NEN untersuchte. Eingeschlossen waren Pankreas, Midgut, Hindgut und CUP, primärer Endpunkt PFS, sekundäre Endpunkt OS und Therapiesicherheit.

Es konnte ein signifikant verlängertes PFS in der Gruppe der metastasierten GEP NEN gezeigt werden. (Median nicht erreicht vs. median von 18.0 Monaten, P < 0.001., estimated rates of PFS nach 24 Monaten 65.1 % (95 % CI, 54.0 - 74.1) in der Verum- und 33.0 % (95 % CI, 23.0 to 43.3) in der Placebogruppe. Im OS konnte jedoch kein signifikanter Unterschied gezeigt werden.

Prognose

Die Prognose ist sowohl von dem Grad der Differenzierung als auch der Metastasierung abhängig. So wird das mittlere Überleben

- bei lokalisierter Erkrankung mit 124 Monaten,
- in lokal fortgeschrittenem Stadium mit 70 Monaten,
- in der metastasierten Situation mit nur noch 23 Monaten

angegeben [32]. Das 5-Jahres-PFS war in einer aktuellen Studie von Crippa et al. 83 % bei Inizidentalomen und 32 % bei symptomatischen NF-pNET. G2- und G3-pNEN haben ein signifikant schlechteres Überleben als G1-pNEN [26].

6.4.7 Literatur

[1] Anlauf M, Garbrecht N, Henopp T et al: Sporadic versus hereditary gastrinomas of the duodenum and pancreas: Distinct clinico-pathological and epidemiological features. World J Gastroenterol 2006; 14: 5 440–5 446

[2] Antonello D, Gobbo S, Corbo V et al. Update on the molecular pathogenesis of pancreatic tumors other than common ductal adenocarcinoma. Pancreatology. 2009; 9: 25–33

[3] Auernhammer CJ, Göke B. Therapeutic strategies for advanced neuroendocrine carcinomas of jejunum/ileum and pancreatic origin. Gut 2011; 60: 1009–1021

[4] Bartsch DK, Waldmann J, Fendrich V et al. Impact of lymphadenectomy on survival after surgery for sporadic gastrinoma. Br J Surg 2012; 99: 1234–1240

[5] Caplin ME, Pavel M, Ćwikła JB, et al. Lanreotide in metastatic enteropancreatic neuroendocrine tumors. [Clinical Trial, Phase III, Journal Article, Multicenter Study, Randomized Controlled Trial, Research Support, Non-U.S. Gov't] N Engl J Med 2014; 371: 224–233

[6] Crippa S, Partelli S, Zamboni G et al. Incidental diagnosis as prognostic factor in different tumor stages of nonfunctioning pancreatic endocrine tumors. Surgery 2014; 155 (1): 145–153

[7] de Herder WW, Niederle B, Scoazec JY et al. Well-differentiated pancreatic tumor/carcinoma: insulinoma. Neuroendocrinology 2006; 84: 183–188

[8] Donow C, Pipeleers-Marichal M, Schröder S et al. Surgical pathology of gastrinoma. Site, size, multicentricity, association with multiple endocrine neoplasia type 1, and malignancy. Cancer 1991; 68: 1329–1334

[9] ENETS 2012. http://www.enets.org

[10] Fiebrich H-B, Siemerink EJM, Brouwers AH et al. Everolimus induces rapid plasma glucose normalization in insulinoma patients by effects on tumor as well as normal tissues. Oncologist 2011; 16: 783–787

[11] Gouya H, Vignaux O, Augui J et al. CT, endoscopic sonography, and a combined protocol for preoperative evaluation of pancreatic insulinomas. Am J Roentgenol 2003; 181 (4): 987–992

[12] Jensen RT, Berna MJ, Bingham MD et al. Inherited pancreatic endocrine tumor syndromes: advances in molecular pathogenesis, diagnosis, management and controversies. Cancer 2008; 113 (suppl): 1807–1843

[13] Jensen RT. Carcinoid tumors and the carcinoid syndrome. In: de Vita VTJ, Lawrence T, Rosenberg, SA, eds. Cancer: Principles and Practice of Oncology. Philadelphia: Lippincott, Williams&Wilkins; 2008

[14] Lepage C, Ciccolallo L, de Angelis R et al. European disparities in malignant digestive endocrine tumours survival. Int J Cancer 2010; 126: 2928–2934

[15] McAuley G, Delaney H, Colville J et al. Multimodality preoperative imaging of pancreatic insulinomas. Clin Radiol 2005; 60 (10): 1039–1050

[16] Modlin IM, Oberg K, Chung DC et al. Gastroenteropancreatic neuroendocrine tumours. Lancet Oncol 2008; 9: 61–72

[17] Noone TC, Hosey J, Firat Z et al. Imaging and localization of islet-cell tumours of the pancreas on CT and MRI. Best Pract Res Clin Endocrinol etab 2005; 19: 195–211

[18] Norton JA, Cornelius MJ, Doppman JL et al: Effect of parathyroidectomy in patients with hyperparathyroidism, Zollinger-Ellison syndrome and multiple endocrine neoplasia type I: a prospective study. Surgery 1987; 102: 958–966

[19] Norton JA, Jensen RT: Resolved and unresolved controversies in the surgical management of patients with Zollinger-Ellison syndrome. Ann Surg 2004; 240: 757–773

[20] Oberg K, Eriksson B. Endocrine tumours of the pancreas. Best Pract Res Clin Gastroenterol 2005; 19: 753–781

[21] Öberg K et al. Neuroendocrine Gastro-entero-pancreatic tumors: Es 110 Clinical Practice Guidelines for diagnosis, treatment and follow-up. Ann Oncol 2012; 23: Suppl 7, 124–130

[22] Pavel, ME et al. Everolimus plus octreotide long-acting repeatable for the treatment of advanced neuroendocrine tumours associated with carcinoid syndrome (RADIANT-2): a randomised, placebo-controlled, phase 3 study. Lancet 2011; 378.9 808: 2005–2012. PMID: 22 119 496
Kommentar: Placebokontrollierte, doppelblinde, multizentrische Phase-III-Studie bei fortgeschrittenem, gut bzw. mässig differenzierten, nicht pankreatischen NET mit Karzinoidsyndrom. Everolimus bzw. Placebo + Octreotid LAR. Primärer Endpunkt PFS knapp verfehlt (16,4 vs. 11,3 Monate, p = 0,026 ausgewertet vs. p = 0,0246 vordefiniert). Möglicherweise ein statistisches Problem, bzw. aufgrund nicht gut ausbalancierter Therapiearme. Nach dem IPCW-COX-Model konnte jedoch die Krankheitsprogression statistisch signifikant um 40 % im Verumarm reduziert werden.

[23] Raymond E, Dahan L, Raoul JL et al. Sunitinib malate for the treatment of pancreatic neuroendocrine tumors. N Engl J Med 2011; 364 (6): 501–513
Kommentar: Placebokontrollierte Phase-III-Studie. Nach 171 Patienten wurde die Studie vorzeitigt beendet, da sich in der Interimsanalyse ein signifikant besseres PFS von 11,4 vs. 5,5 Monaten in der Verumgruppe zeigte (HR 0,418; p = 0,0001).

[24] Reubi JC, Laissue J, Waser B et al. Expression of somatostatin receptors in normal, inflamed, and neoplastic human gastrointestinal tissues. Annals of the New York Academy of Sciences 1994; 733: 122–137

[25] Ruszniewski P et al.: A randomized, double-blind, placebo-controlled study of lanreotide antiproliferative response in patients with gastroenteropancreatic neuroendocrine tumors (CLARINET). Abstract LB-3 beim European Cancer Congress 2013, Amsterdam, 27.9.–1.10.2013
Kommentar: In der endgültigen Auswertung nach 2 Jahren (Follow-up) ist der primäre Endpunkt PFS in der Verumgruppe noch nicht erreicht. In der Placebogruppe liegt das mediane PFS bei 18 Monaten (HR 0,47; 95 %;CI 0,30 - 0.73; p = 0.0002).

[26] Scarpa A, Mantovani W, Capelli P et al: Pancreatic endocrine tumors: improved TNM staging and histopathological grading permit a linically efficient prognostic stratification of patients. Mod Pathol 2010; 23: 824–833

[27] Sotoudehmanesh R, Hedayat A, Shirazian N et al. Endoscopic ultrasonography (EUS) in the localization of insulinoma. Endocrine 2007; 31 (3): 238–234

[28] Strosberg JR, Fine RL, Choi J et al. First-line chemotherapy with capecitabine and temozolomide in patients with metastatic pancreatic endocrine carcinomas. Cancer 2011; 117 (2): 268–275

[29] Tucker ON, Crotty PL, Conlon KC. The management of insulinoma. Br J Surg 2006; 93 (3): 264–275

[30] Tumorregister München. Überleben P-NET: Neuroendokr. Pankreastu. [Internet]. 2014 http://www.tumorregistermuenchen.de/facts/surv/surv_hPNETG.pdf

[31] Vezzosi D, Bennet A, Rochaix P et al: Octreotide in insulinoma patients: efficacy on hypoglycemia, relationships with octreoscan scintigraphy and immunostaining with anti-sst2A and anti-sst5 antibodies. Eur J Endocrinol 2005; 152: 757–767

[32] Yao JC, Hassan M, Phan A et al: One hundred years after „carcinoid": epidemiology of and prognostic factors for neuroendocrine tumors in 35,825 cases in the United States. J Clin Oncol 2008; 26: 3 063–3 072

[33] Yao JC, Shah MH, Ito T et al. Everolimus for advanced pancreatic neuroendocrine tumors. N Engl J Med 2011; 364 (6): 514–523

[34] Yu F, Venzon DJ, Serrano J et al. Prospective study of the clinical course, prognostic factors and survival in patients with longstanding Zollinger-Ellison syndrome. J Clin Oncol 1999; 17: 615–630

[35] Zhao YP, Zhan HX, Zhang TP et al: Surgical management of patients with insulinomas: result of 292 cases in a single institution. J Surg Oncol 2011; 103: 169–174

6.5 Neuroendokrine Tumoren des Mitteldarms

A. Rinke

6.5.1 Definition

Der embryologische Mitteldarm (Midgut) umfasst Jejunum, Ileum, Appendix, Coecum, Colon ascendens und den Anfangsteil des Colon transversum. Die auf Williams und Sandler zurückgehende Klassifikation der neuroendokrinen Tumore in Vorderdarm (Foregut)-, Mitteldarm (Midgut)- und Hinterdarm (Hindgut)-Tumoren von 1963 [29] gilt heute als überholt. Dennoch verhalten sich die in aller Regel gut differenzierten Tumore des unteren Jejunum, Ileum und Coecum biologisch ähnlich und werden deswegen weiterhin unter klinischen, diagnostischen, therapeutischen wie auch prognostischen Gesichtspunkten in einer Gruppe zusammengefasst. Sie leiten sich von den enterochromaffinen Zellen („EC-Zellen") der Schleimhäute ab, welche Serotonin und eine Reihe vasoaktiver Substanzen produzieren. Bei übermäßiger Ausschüttung dieser Sekretionsprodukte kommt es zu einem Karzinoid-Syndrom (s. u.).

Hingegen treten im Kolon häufiger schlecht differenzierte neuroendokrine Karzinome mit ungünstiger Prognose auf, die in aller Regel nicht mit einem Hormonsyndrom assoziiert sind.

6.5.2 Epidemiologie

Die Inzidenz der jejunoilealen neuroendokrinen Tumore (NET) wird mit 0,3–0,8/100 000 Einwohner und Jahr angegeben [18], häufigste Lokalisation ist hierbei das terminale Ileum. Die Zahl hat sich über 3 Jahrzehnte etwa vervierfacht [30], wobei neben einer möglichen tatsächlichen Zunahme eine häufigere Diagnosestellung wahrscheinlich ist. Das mittlere Diagnosealter liegt in den meisten Registern zwischen 60 und 70 Jahren, Männer sind dezent häufiger betroffen als Frauen.

Die neuroendokrinen Tumore der Appendix gehören mit den kleinen NET des Magens zu den häufigsten NET [16]. Aufgrund ihres geringen malignen Potenzials sind sie in Zentren unterrepräsentiert. Sie treten meist deutlich früher auf (im Median 40–50 Jahre, doch auch schon im Kindesalter) [30]; Frauen sind häufiger betroffen als Männer.

NET des Kolons sind mit einer Inzidenz von 0,1–0,2/100 000 seltener, das mediane Alter bei Diagnosestellung liegt um 60 Jahre [6].

6.5.3 Klinik

Jejunoileale NET können komplett asymptomatisch sein und dann als Zufallsbefund bei einer Vorsorgekoloskopie (bei Lokalisation im terminalen Ileum) oder Sonografie (Lebermetastasen) entdeckt werden. NET des Jejunum oder Ileum führen nicht selten zu intermittierenden, häufig postprandialen Bauchschmerzen. Diese Symptome sind entweder Folge einer Obstruktion des Darmlumens durch den Tumor (seltener) oder Folge der sog. „desmoplastischen Reaktion" des Mesenteriums. Darunter versteht man eine mesenteriale Bindegewebsvermehrung, bedingt durch Sekretionsprodukte des Tumors (u. a. vermutlich Fibroblast Growth Factor) oder dessen Lymphknotenmetastasen. Durch diese Bindegewebsvermehrung kann es zur Abknickung des Darms kommen oder durch Einbeziehung der Gefäße, die den Darm versorgen, zu einer postprandialen Minderdurchblutung und damit zu ischämischen Schmerzen. Die Symptomatik entwickelt sich häufig langsam, sodass diese Patienten manchmal bei Fehlen eines Korrelates im Ultraschall und der Koloskopie über Jahre als Reizdarmpatienten behandelt werden. Bei anderen Patienten ist die Schmerzanamnese kurz und sie werden primär mit dem Bild eines mechanischen Ileus vorstellig. Insgesamt berichten mehr als die Hälfte aller Patienten mit neuroendokrinen Dünndarmtumoren abdominelle Schmerzen. Eine intestinale Blutung als Erstsymptom ist selten.

Karzinoid-Syndrom

Etwa 20 % der jejunoilealen Tumore werden durch ein Karzinoid-Syndrom auffällig. Dieses Hypersekretionssyndrom ist durch die Leitsymptome **Flush** (anfallsartige Rötung und Hitzegefühl im Bereich von Gesicht, Hals und oberem Thorax) und **Diarrhoe** gekennzeichnet. Ursächlich ist eine vermehrte Produktion und Ausschüttung von Serotonin (Markerhormon des Karzinoid-Syndroms) und einer Reihe weiterer Peptidhormone und/oder Neurotransmitter. Bei lokalisierter Erkrankung werden die Sekretionsprodukte über die V. mesenterica superior in die Pfortader drainiert und in der Leber metabolisiert, sodass sie nicht im Kreislauf wirksam werden können. Erst bei Vorhandensein von Lebermetastasen (oder seltener ausgedehnten retroperitonealen Lymphknotenmetastasen) kommt es zum Auftreten eines Karzinoid-Syndroms.

Zwar kann ein Karzinoid-Syndrom auch selten bei einem NET des Magens, der Bronchien, des Duodenum, des Pankreas, der Appendix oder des Kolon auftreten, da aber in ca. 80 % ein jejunoilealer Tumor zugrunde liegt, ist dies die wahrscheinlichste Primärtumorlokalisation.

Merke **M!**

Ein Karzinoid-Syndrom mit den Leitsymptomen Flush und Diarrhoe legt die Verdachtsdiagnose eines hepatisch metastasierten neuroendokrinen Dünndarmtumors nahe.

► **Flush.** Bei der Flush-Symptomatik im Rahmen des Karzinoid-Syndroms handelt es sich um eine plötzlich auftretende Hautrötung im Gesicht, am Hals und im Bereich der oberen Thoraxhälfte, selten darüber hinausgehend. Sie ist mit einem Hitzegefühl assoziiert, seltener werden auch brennende Beschwerden oder gravierende Symptome wie Angst/Beklemmung, Tremor, Tachykardie, Blutdruckabfall, Luftnot (Bronchokonstriktion) oder Kollapszustände beschrieben. Von der Mehrzahl der Betroffenen wird die Flush-Symptomatik nicht als sehr belastend empfunden, nicht selten wird sie durch Partner berichtet und vom Betroffenen selbst nicht oder nur gelegentlich wahrgenommen. Typischerweise dauert ein Flush einige Sekunden bis Minuten, aber auch eine länger anhaltende Symptomatik bis zum sehr seltenen Dauerflush kann vorkommen. Bei langer Krankheitsdauer treten zusätzlich häufig an Nase und Wangen venöse Teleangiektasien auf. Ein Flush kann spontan auftreten, häufig lassen sich typische auslösende Faktoren wie psychische Anspannungssituation, Alkoholgenuss, Nahrungsaufnahme, Defäkation oder starke körperliche Anstrengung erfragen. Auch die abdominelle Palpation oder die Narkoseeinleitung und die Manipulation an Primärtumor oder Leber kann eine Flush-Symptomatik provozieren.

► **Diarrhoe.** Die Diarrhoe ist das zweithäufigste Symptom des Karzinoid-Syndroms (ca. 75 % der Patienten). Die Symptomatik reicht von intermittierender, teilweise auch nahrungsabhängiger breiiger Diarrhoe bis hin zu profusen wässrigen Stühlen in einer Frequenz von über 10/d. Dann können auch Elektrolytstörungen (v. a. Hypokaliämie) und Zeichen der Malabsorption bestehen. Gleichzeitig treten häufig krampfartige Abdominalschmerzen auf.

Unter therapeutischen Gesichtspunkten ist dabei eine Differenzierung dieser hormonell bedingten Diarrhoe von anderen – bei Patienten mit Karzinoid-Syndrom häufig bestehenden – Ursachen wichtig (► Tab. 6.4).

Tab. 6.4 Häufige Ursachen der Diarrhoe bei Patienten mit neuroendokrinem Dünndarmtumor; diagnostische und therapeutische Maßnahmen.

Ursache	Mechanismus	Diagnostik	Therapie
Karzinoid-Syndrom	Serotonin-Hypersekretion	5HIES ↑	• Somatostatinanaloga • (Interferon α) • ($5HT_3$-Antagonisten) • (Methysergid) • (Loperamid)
chologene Diarrhoe	Gallensäureverlust nach Ileum-Resektion	Anamnese: Diarrhoe nach Resektion term. Ileum; häufig auch Vit.-B_{12}-Mangel	• Cholestyramin • (evtl. MCT-Fette; Vit.-B_{12}-Substitution)
Kurzdarm-Syndrom	Malabsorption nach Dünndarmresektion	Anamnese: ausgedehnte Dünndarmresektion; Mangelerscheinungen, postoperativer Gewichtsverlust	• Loperamid • ggf. Tinctura opii • Substitutionen • ggf. parenterale Zusatzernährung
Nebenwirkung SSA	Hemmung der exokrinen Pankreasfunktion durch SSA	zeitlich Zusammenhang zur SSA-Injektion	• Pankreasenzymsubstitution • ggf. Dosisreduktion • manchmal passager (Rückbildung ohne Therapie)
bakterielle Fehlbesiedlung	Keimbesiedlung Dünndarm (postoperatives Fehlen der Bauhin'schen Klappe)	Glukose-Atemtest (Keimdiagnostik Dünndarmaspirat)	Antibiotika

5HIES: 5-Hydroxy-Indolessigsäure; $5HT_3$: Serotonin; $5HT_3$-Antagonisten: Medikamente, die an die $5HT_3$-Rezeptoren – also spezifischen Serotonin-Rezeptoren – binden, MCT: mittelkettige Triglyzeride; SSA: Somatostatinanaloga

Karzinoid-Herzerkrankung (Hedinger-Syndrom)

25–50 % der Patienten mit Karzinoid-Syndrom entwickeln eine Karzinoid-Herzerkrankung. Dabei handelt es sich um eine **Endokardfibrose** insbesondere des rechten Herzens. Das Risiko dieser prognostisch relevanten Komplikation ist mit der Höhe der Hormonspiegel assoziiert. Entsprechend wird ursächlich eine serotoninbedingte oder gleichzeitig auftretende Ausschüttung fibrogener Faktoren wie z. B. Connective Tissue Growth Factor und Transforming Growth Factor-β angenommen [18]. Die Endokardfibrose des Klappenapparates führt zur plaqueartigen Verdickung und Immobilität der Klappen, am häufigsten resultiert eine Trikuspidalklappeninsuffizienz. Es treten aber auch kombinierte Trikuspidalklappenvitien, Pulmonalklappenstenosen und Pulmonalklappeninsuffizienzen auf. Im weiteren Verlauf kommt es zur Dilatation des rechten Ventrikels und zur eingeschränkten rechtsventrikulären Pumpfunktion. Klinisch fällt eine Belastungsdyspnoe, allgemeine Leistungsschwäche und Ödemneigung auf. Eine verminderte Herzfrequenzmodulation und Herzrhythmusstörungen können auftreten. Eine Manifestation am linken Herzens ist selten und kann bei persistierendem Foramen ovale oder aber bei Bronchuskarzinoiden mit Karzinoid-Syndrom vorkommen.

In aller Regel tritt eine Karzinoid-Herzerkrankung spät im Krankheitsverlauf auf, es gab aber auch Einzelfälle, bei denen die Leistungsschwäche aufgrund der Herzbeteiligung erst bei weiterer Abklärung die Diagnose des metastasierten Leidens erbrachte.

Merke **M!**

Nur bei hormonaktiven neuroendokrinen Tumoren mit Karzinoid-Syndrom kommt es zur prognostisch ungünstigen Karzinoid-Herzerkrankung mit Endokardfibrose des rechten Herzens.

Weitere Symptome

Hautveränderungen treten bei ca. 5 % der Betroffenen auf. Durch die verstärkte Metabolisierung von Tryptophan in Serotonin kann es zu einem Nikotinsäuremangel kommen, der sich in pellagraähnlichen Hautveränderungen manifestieren kann.

Ebenfalls selten finden sich auch retroperitoneale Fibrosen, die zu Ureterstrikturen und damit zum Harnstau führen können.

Gewichtsverlust und andere typische Tumorsymptome (Nachtschweiß, Fatigue) treten erst spät auf.

Zweitmalignome

Etwa 20 % der Patienten mit neuroendokrinen Dünndarmtumoren entwickeln Zweitmalignome [25]. Am häufigsten sind kolorektale Adenokarzinome, gefolgt von gynäkologischen Tumoren und Tumoren der Haut. Auch die Inzidenz des Prostatakarzinoms scheint leicht erhöht.

Neuroendokrine Tumore der Appendix (Appendix-Karzinoide)

In aller Regel sind neuroendokrine Tumore der Appendix Zufallsbefunde bei Appendektomie aufgrund einer akuten Appendizitis. Die Lokalisation der meisten Appendix-Karzinoide in der Spitze der Appendix lässt vermuten, dass sie eher nicht für die Auslösung der akuten Appendizitis verantwortlich sind. Die seltenere Sonderform des Becherzellkarzinoids ist öfter im mittleren Drittel gelegen und könnte durch Lumenobstruktion eine akute Appendizitis auslösen.

Die klassischen Appendix-Karzinoide besitzen nur ein geringes malignes Potenzial, sodass eine abdominelle Schmerzsymptomatik bei lokal fortgeschrittener Erkrankung oder ein Karzinoid-Syndrom bei hepatischer Metastasierung rar sind.

Neuroendokrine Neoplasien des Kolons

Sofern die Erkrankung nicht als Zufallsbefund bei einer Koloskopie diagnostiziert wird, ähnelt die Symptomatik der eines Adenokarzinomes des Kolons, von dem es häufig auch erst histologisch differenziert werden kann: Veränderungen des Stuhlverhaltens, Abdominalschmerz, Zeichen der gastrointestinalen Blutung, Anämiesymptome, Gewichtsverlust. Selten sind Darmverschluss oder Spannungsschmerz im Oberbauch bei Metastasenleber Erstmanifestation. Die Mehrzahl der neuroendokrinen Neoplasien des Kolons ist funktionell inaktiv, d. h. auch bei Metastasierung ist ein Karzinoid-Syndrom sehr selten.

6.5.4 Diagnostik

Biochemische Diagnostik

Die biochemische Diagnostik dient dem Nachweis bzw. Ausschluss eines Karzinoid-Syndroms, der Überprüfung, ob es einen erhöhten Plasmamarker als Verlaufs- und prognostischen Marker gibt und – weniger etabliert – auch der Suche nach einem biochemischen Hinweis auf das Vorliegen einer Karzinoid-Herzerkrankung.

Das Markerhormon des **Karzinoid-Syndroms** ist **Serotonin**. Da die Bestimmung von Serotonin im Serum störanfällig ist und auch intraindividuell deutliche Schwankungen der Serumspiegel bestehen, wird statt der Messung der Serumspiegel die Messung des Abbauproduktes 5-Hydroxy-Indolessigsäure (5HIES) im angesäuerten 24h Sammelurin empfohlen [17]. Da eine serotoninreiche

Tab. 6.5 Nahrungsmittel und Medikamente (Auswahl), die die Höhe der 5HIES-Werte im Sammelurin beeinflussen können [17].

	Erhöhung der Werte	Erniedrigung der Werte
Nahrungsmittel	Ananas, Bananen, Kiwi, Melonen, Nüsse, Avocados, Artischocken, Pflaumen, Tomaten, Auberginen	
Medikamente	Paracetamol, Cumarin, Phenacetin, Reserpin, Barbiturate	Octreotid, Lanreotid, Antidepressiva, Heparin, Methyldopa, Ranitidin, Isoniazid
Genussmittel	Nikotin, Koffein	Alkohol

Ernährung zu falsch positiven Werten führen kann, sollten entsprechende Nahrungsmittel 3 Tage vor der Sammelperiode gemieden werden (▶ Tab. 6.5), auch der Einfluss von Medikamenten und Genussmitteln sollte berücksichtigt werden. Falsch positive Werte können auch bei Malabsorptionssyndromen wie der einheimischen Sprue auftreten.

In Abhängigkeit vom gewählten Cut-off-Wert besitzt die 5HIES eine Sensitivität von 60–80 % bei einer Spezifität von 90–100 % für jejunoileale neuroendokrine Tumore mit Karzinoid-Syndrom.

Die Höhe der 5HIES-Werte korreliert mit der Tumorlast und zumindest in einigen Serien mit der Prognose. Zudem sind hohe 5HIES-Werte mit einem erhöhten Risiko des Auftretens einer Karzinoid-Herzerkrankung assoziiert [31].

Chromogranin A (CgA) ist der bestetablierte generelle Tumormarker bei neuroendokrinen Tumoren. Er gilt insbesondere in der metastasierten Situation als sensitiver Marker sowohl hormonaktiver als auch inaktiver neuroendokriner Tumoren. Mehrere Studien haben die Eignung als Verlaufsparameter und auch eine Bedeutung als prognostischer Marker belegt [2].

Die Spezifität des Markers ist allerdings begrenzt, zahlreiche medizinische Konditionen können mit (meist leicht) erhöhten Werten einhergehen. Besonders erwähnenswert erscheinen hier falsch positive Werte unter Einnahme von Protonenpumpeninhibitoren (Kontrolle nach 14-tägiger Pausierung empfohlen), bei Niereninsuffizienz und bei chronisch-atrophischer Gastritis.

Zudem muss bei einer Bestimmung zur Verlaufskontrolle stets derselbe Assay verwendet werden, da eine erhebliche Interassay-Variabilität besteht.

Die **neuronenspezifische Enolase (NSE)** ist ein zweiter genereller Tumormarker, der aber bei gut differenzierten neuroendokrinen Tumoren dem CgA in Sensitivität und Spezifität unterlegen ist. Bei den schlecht differenzierten neuroendokrinen Karzinomen, bei denen der Chromogranin-A-Plasmaspiegel des Öfteren nicht erhöht ist, findet der NSE-Wert als Verlaufsparameter Anwendung.

Als mögliche biochemische Marker einer Karzinoid-Herzerkrankung sind die Bestimmung natriuretischer Peptide, insbesondere von Pro-Brain natriuretic Peptide (pro-BNP) vorgeschlagen worden. Pro-BNP besitzt einen hohen negativen prädiktiven Wert und könnte deswegen zum Screening Verwendung finden [3].

Endoskopische Diagnostik

Eine **Koloskopie**, die aufgrund abdomineller Beschwerden oder als Vorsorgekoloskopie durchgeführt wurde, zeigt gelegentlich einen neuroendokrinen Tumor im distalen Ileum oder Kolon, wohingegen sich die NET der Appendix aufgrund ihrer überwiegenden Lokalisation an der Spitze ebenso wie NET des Jejunum, proximalen und mittleren Ileum der koloskopischen Diagnostik entziehen. Eine Koloskopie ist auch bei Nachweis einer Lebermetastasierung bei unbekanntem Primärtumor indiziert. In dieser Situation wird auch eine **Gastroduodenoskopie** zum Ausschluss eines Primärtumors im oberen Gastrointestinalbereich empfohlen.

Weniger klar ist die Rolle der **Doppelballonenteroskopie** und der **Kapselendoskopie** zum direkten Nachweis eines nicht ganz distal gelegenen jejunoilealen Primärtumors. Weisen die klinischen (postprandiale Abdominalschmerzen, Karzinoid-Syndrom), biochemischen (Erhöhung von 5HIES), histopathologischen (immunhistochemischer Nachweis von Serotonin/CDX2) und bildmorphologischen (vergrößerte mesenteriale Lymphknoten) Befunde auf einen Primärtumor im Dünndarm hin, scheint die direkte Visualisierung verzichtbar, da intraoperativ der Dünndarm palpiert wird und so eine Lokalisation in aller Regel gelingt. Bei rezidivierenden Subileuszuständen ist eine Kapselendoskopie kontraindiziert. Als Alternative zu endoskopischen Verfahren steht in Zentren auch das **CT-** oder **MRT-Enteroklysma** bei der Suche nach einem Dünndarmprimärtumor zur Verfügung.

Bildgebende Diagnostik

Meist wird der Ultraschall des Abdomens als erste Übersichtsmethode bei Abdominalbeschwerden und/oder Diarrhoe eingesetzt. Er kann Lebermetastasen sowie deren Hypervaskularisation in der **Kontrastmittelsonografie** mit guter Sensitivität nachweisen. In der Hand des erfahrenen Untersuchers ist auch die mesenteriale Lympknotenmetastasierung und gelegentlich in der Darmsonografie mit Hochfrequenzschallkopf (10–12MHz) auch der Primärtumor nachweisbar. Die langfristige Verlaufsdiagnostik basiert meist auf einer **kontrastmittelverstärkten Computertomografie** oder auf einer **Kernspintomografie (MRT)**. Beide Verfahren sind grundsätzlich zum initialen Staging wie zur Verlaufsbeurteilung geeignet, wobei ein Methodenwechsel die Vergleichbarkeit einschränkt und deswegen vermieden werden sollte. Die MRT ist aufwendiger, hat aber den Vorteil der fehlenden Strahlenbelastung. Spezielle Diffusionssequenzen bzw. die MRT mit leberspezifischem Kontrastmittel weisen eine hohe Sensitivität im Nachweis kleiner Lebermetastasen auf und haben hier ihren Stellenwert, z. B. vor geplanter Lebermetastasenchirurgie.

Bei Zufallsbefund eines kleinen Appendix-Karzinoides < 1 cm ohne Risikofaktoren (Risikofaktoren: erhöhte Proliferationrate, Lage an der Basis, R1-Situation, Infiltration in die Mesoappendix > 3 mm Infiltrationstiefe) kann auf ein komplettes Staging verzichtet werden.

Nuklearmedizinische Untersuchungen

▸ **Octreotidszintigrafie und spezifische PET-CT-Untersuchungen.** 80–90 % der gut differenzierten neuroendokrinen Tumore weisen auf ihren Zelloberflächen Somatostatinrezeptoren auf. Seit den 1990er Jahren macht man sich diese Tatsache in der Octreotidszintigrafie (Octreoscan) zur Visualisierung der Tumormanifestationen im ganzen Körper zunutze. Dabei wird mit ^{111}Indium markiertes Octreotid injiziert und nach 4h und 24h planare Ganzkörperszintigramme angefertigt. Die Methode ist im Primärstaging zur Detektion seltener Metastasierungslokalisationen oder auch eines unbekannten Primärtumors geeignet. Auch in Verlaufskontrollen, z. B. vor geplanter Lebermetastasenchirurgie zum Ausschluss extrahepatischer Metastasierung, ist diese Untersuchung empfohlen. Die Dokumentation eines ausreichenden Rezeptorbesatzes ist die Voraussetzung für die Durchführung einer Peptid-Rezeptor-Radiotherapie (PRRT; s. u.).

Für kleine Tumorläsionen (< 1 cm) ist die Sensitivität der Methode ungenügend, zudem ist sie naturgemäß für rezeptornegative Tumoren nicht geeignet.

Das ^{68}Gallium DOTATOC-, DOTANOC- oder DOTATATE-PET ersetzt zunehmend die Somatostatinrezeptor-Szintigrafie. Diese spezifischen PETs sind wesentlich sensitiver als die Szintigrafie [28] und erlauben durch die Kombination mit der CT die genaue Lokalisation einer Mehranreicherung (▸ Abb. 6.2). Die Möglichkeit von spezifischen PET-MRT-Untersuchungen wird derzeit in klinischen Studien überprüft.

Die in der Onkologie breiter angewendete FDG-PET spielt in der Routinediagnostik gut differenzierter neuroendokriner Tumore keine Rolle. Eine Positivität im FDG-PET ist mit einer erhöhten Proliferationsrate und schlechter Prognose assoziiert [4]. Die FDG-PET-CT kann zum Staging der hochproliferativen neuroendokrinen Karzinome eingesetzt werden.

Histopathologische Diagnostik

Die Diagnose der neuroendokrinen Neoplasie (NEN) wird histologisch gesichert. Dabei wird als Basisdiagnostik neben der konventionellen Morphologie die immunhistochemische Analyse der neurosekretorischen Marker Chromogranin A (CgA) und Synaptophysin durchgeführt. Für die Risikostratifizierung und die Therapie ist die Analyse der Proliferation ein entscheidender Faktor. Die pro-

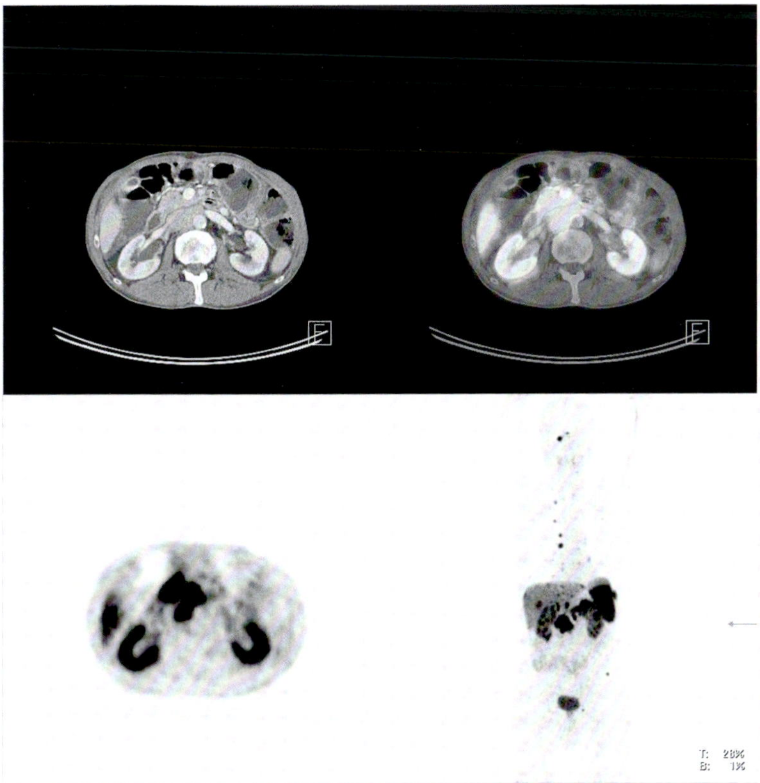

Abb. 6.2 Das ^{68}Ga-DOTATOC-PET-CT zeigt neben der bekannten hepatischen und mesenterialen Metastasierung multiple weitere Lymphknotenmetastasen und eine rechtsseitige Orbitametastase bei einem 75-jährigen Patienten mit gut differenziertem NET des Ileum und Z. n. Primärtumorresektion vor Jahren (Mit freundlicher Genehmigung von Dr. A. Pfestroff, Philipps-Universität Marburg).

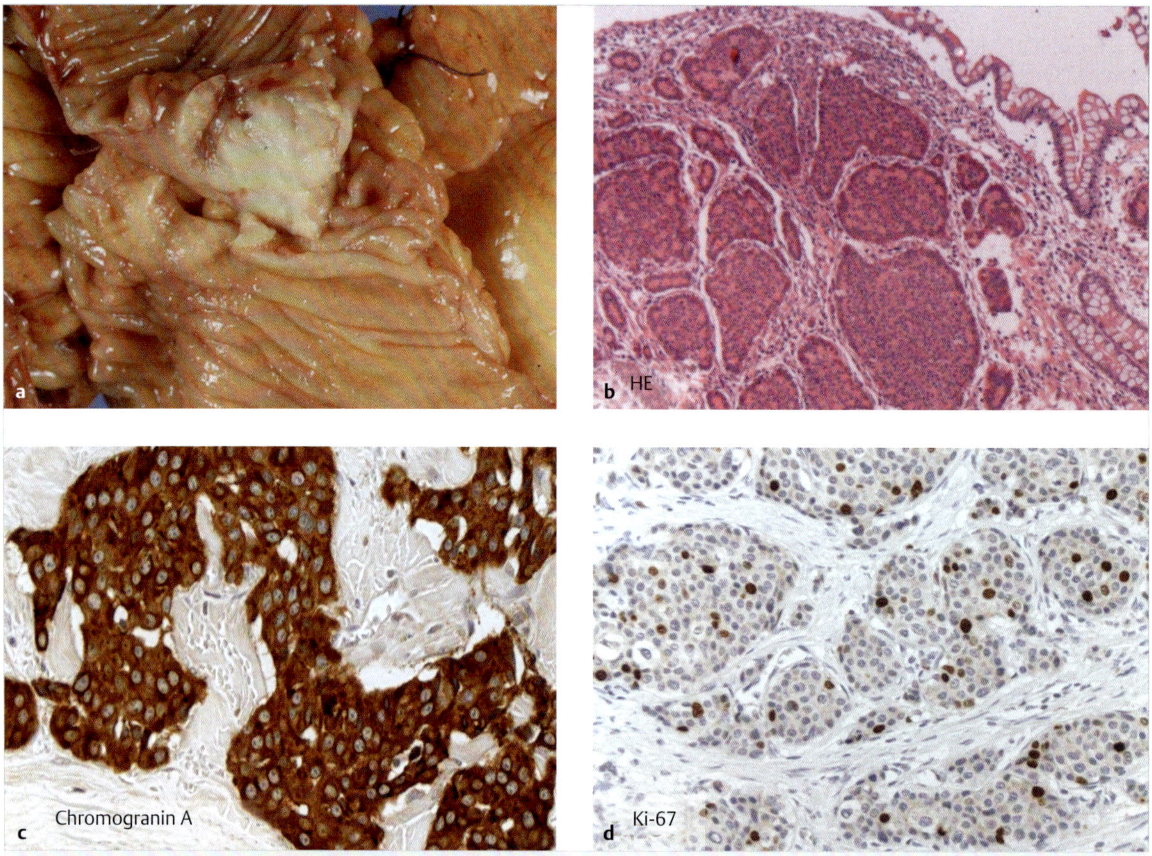

Abb. 6.3 Makroskopische und mikroskopische Bilder eines Ileum-NET (Mit freundlicher Genehmigung von Prof. R. Moll, Universitätsklinikum Gießen und Marburg, Standort Marburg).
a Hellgelbe Schnittfläche eines knapp 1 cm messenden, aber bereits metastasierten (nicht gezeigt) Ileum-NET.
b Hämatoxylin-Eosin-Färbung.
c Kräftige zytoplasmatische Färbung für Chromogranin A.
d Markierung von 12 % der Tumorzellkerne für Ki-67 (G2).

liferative Aktivität einer NEN wird durch die Bestimmung des Ki67-Index im Schnittpräparat ermittelt. Alternativ können Mitosen ausgezählt werden. Unterschieden werden 3 Gruppen: G1 < 2 %, G2 3–20 % und G3 > 20 % (▶ Abb. 6.3, ▶ Tab. 6.6). Optional ist die Bestimmung von Sekretionsprodukten wie Serotonin und der immunhistologische Nachweis von Somatostatinrezeptoren.

Am Operationspräparat müssen zudem die Resektionsränder beurteilt, die Tumorgröße und ggf. Tiefeninfiltration dokumentiert und die Zahl der betroffenen Lymphknoten angegeben werden, um eine korrekte Stadienzuteilung zu ermöglichen (▶ Tab. 6.7, ▶ Tab. 6.8). Auch das Vorhandensein oder Fehlen einer Lymph- und Hämangioinvasion sollte dokumentiert werden.

Kardiologische Diagnostik

Bei Patienten mit Karzinoid-Syndrom ist ein jährliches Screening mittels Echokardiografie auf das Vorliegen einer Karzinoid-Herzerkrankung empfohlen. Inwiefern ein biochemisches Screening (s. o.) ein morphologisches Screening ersetzen kann, bedarf weiterer Untersuchungen. Auch ein Kardio-MRT ist für die Diagnostik einer Karzinoid-Herzerkrankung geeignet, wird in den meisten Zentren aber nicht routinemäßig durchgeführt. Bei symptomatischer Karzinoid-Herzerkrankung sollte vor ggf. kardiochirurgischer Therapie eine invasive Diagnostik zur genauen Quantifizierung der Vitien, aber auch zum Ausschluss einer zusätzlich vorliegenden koronaren Herzerkrankung durchgeführt werden.

Tab. 6.6 Grading neuroendokriner Tumore des Gastrointestinaltrakts [23].

G1	G2	G3
Ki-67 ≤ 2 %	Ki-67 > 3–20 %	Ki-67 > 20 %
< 2 Mitosen/ 10 HPF	2–20 Mitosen/ 10 HPF	> 20 Mitosen/ 10 HPF

HPF: High Power Field = 2 mm^2

Tab. 6.7 TNM-Einteilung der ileojejunalen NET [23].

T: Primärtumor	N: regionale Lymphknoten	M: Fernmetastasierung
Tx: T-Stadium kann nicht beurteilt werden	Nx: regionale Lymphknoten nicht beurteilbar	Mx: Fernmetastasierung kann nicht beurteilt werden
T 0: kein Nachweis eines Primärtumors	N0: keine regionalen Lymphknotenmetastasen	M0: keine Fernmetastasen
T 1: Infiltration von Mukosa/Submukosa und Größe ≤ 1 cm	N1: regionale Lymphknotenmetastasen	M1: Fernmetastasen
T 2: Infiltration der Muscularis oder Größe > 1 cm		
T 3: Infiltration der Subserosa		
T 4: Infiltration des Peritoneum oder anderer Organe		
mT: multizentrischer Tumor		

Tab. 6.8 Stadieneinteilung der ileojejunalen NET [23].

Stadium	T	N	M
I	T 1	N0	M0
IIa	T 2	N0	M0
IIb	T 3	N0	M0
IIIa	T 4	N0	M0
IIIb	jedes T	N1	M0
IV	jedes T	jedes N	M1

Differenzialdiagnostik

Die häufigsten Differenzialdiagnosen einer Flush-Symptomatik sind emotionaler Stress und Hitzewallungen perimenopausal. Eine genaue Medikamentenanamnese kann einen medikamentös induzierten Flush, z. B. durch Diltiazem, Nicotinsäure, Levo-Dopa oder Bromocriptin nahelegen bzw. ausschließen. Auch neuroendokrine Tumore des Magens und der Lunge können mit einer Flush-Symptomatik einhergehen. Zudem ist an das Phäochromozytom, das medulläre Schilddrüsenkarzinom und das VIPom, aber auch die systemische Mastozytose differenzialdiagnostisch zu denken.

Die Differenzialdiagnose der chronischen Diarrhoe umfasst eine Palette verschiedenster Erkrankungen wie diarrhoe-prädominantes Reizdarmsyndrom, infektiöse Diarrhoe, Medikamentennebenwirkungen, Malabsorptionssyndrome, chronisch-entzündliche Darmerkrankungen, Hyperthyreose und vieles mehr. Bei Vorliegen eines metastasierten Leidens und Diarrhoe sollte zum einen an die paradoxe Diarrhoe bei stenosierendem Kolonkarzinom gedacht werden, zum anderen an andere funktionell aktive neuroendokrine Tumore wie das Zollinger-Ellison-Syndrom (Gastrinom) und das VIPom.

6.5.5 Therapie

Die Therapie der neuroendokrinen Dünn- und Dickdarmtumoren ist multimodal und sollte grundsätzlich in einem interdisziplinären Gremium eines erfahrenen Zentrums abgestimmt werden.

Operative Therapie

Siehe auch Kap. 6.6.

Da die komplette Resektion die einzige potenziell kurative Therapie darstellt, sollte stets zuerst überprüft werden, ob diese möglich erscheint.

Während bei kleinen Appendix-Karzinoiden in Abwesenheit von Risikofaktoren (s. o.) eine einfache Appendektomie eine kurative Operation darstellt, muss bei jejunoilealen neuroendokrinen Tumoren stets eine radikale Lymphadenektomie angestrebt werden, da diese Tumoren selbst bei Tumorgröße von < 1 cm ein relevantes Metastasierungsrisiko aufweisen. Etwa ein Drittel der Patienten weist multiple Primärtumoren im Dünndarm auf, sodass stets der Darm palpiert werden muss, um diese multizentrischen Tumoren nicht zu übersehen und komplett zu resezieren.

Die neuroendokrinen Tumore des Kolons sind selten, häufig sind diese bei Diagnosestellung bereits metastasiert. Findet sich ein gut differenzierter neuroendokriner Tumor < 2 cm als Zufallsbefund bei einer Koloskopie, kann eine endoskopische Therapie – vorzugsweise als endoskopische Mukosaresektion – erfolgen. Häufiger sind die Primärtumoren jedoch größer oder weisen eine schlechte Differenzierung auf. In diesen Fällen ist in Abwesenheit einer nicht resektablen Metastasierung eine onkologische Resektion mit Lymphknotendissektion wie bei Adenokarzinom des Kolons indiziert.

Primärtumorresektion im metastasierten Stadium

Es gibt bislang keine prospektiv randomisierten Studien, die den prognostischen Vorteil einer Primärtumorresektion bei Vorhandensein nicht resektabler Metastasen belegen würden. Mehrere retrospektive Studien legen einen prognostischen Vorteil nahe. Da die NET des Jejunum und Ileum aufgrund der häufigen desmoplastischen Reaktion zu Schmerzproblematik und Ileus neigen, erscheint in den meisten Fällen (Ausnahmen: hohes Operationsrisiko bei deutlicher Komorbidität oder sehr ausgedehnte, auch extrahepatische Metastasierung bei fehlender Abdominalsymptomatik) eine Primärtumorresektion mit Lymph-

adenektomie im Sinne einer Schmerz- und Ileusprophylaxe sinnvoll.

Bei schlecht differenzierten neuroendokrinen Karzinomen ist eine Primärtumorresektion im metastasierten Stadium in der Regel nicht indiziert. Ausnahmen stellen der manifeste oder drohende Ileus oder als Einzelfallentscheidung eine umschriebene resektable Metastasierung dar.

Lebermetastasenresektion

Bei Patienten mit gut differenzierten neuroendokrinen Tumoren ist bei Vorhandensein einer resektablen Lebermetastasierung die operative Therapie in kurativer Intention indiziert. Hierbei sollte präoperativ ein umfassendes Staging zur genauen Einschätzung des Ausmaßes der Lebermetastasierung (z. B. MRT mit leberspezifischem Kontrastmittel und Diffusionssequenzen) als auch zum Ausschluss einer extrahepatischen Metastasierung (z. B. mittels spezifischen PET-CT-Untersuchungen) durchgeführt werden. Die Operation kann je nach Ausmaß ein- oder zweizeitig erfolgen. Eine Kombination aus Resektion und Radiofrequenzablation kann sinnvoll sein. Eine gleichzeitige Entfernung der Gallenblase kann in Erwägung gezogen werden (zur Prophylaxe möglicher späterer Komplikationen bei Chemoembolisationen oder längerfristiger Therapie mit Somatostatinanaloga mit erhöhtem Risiko für Cholezystolithiasis).

6

Eine palliative Lebermetastasenchirurgie im Sinne des Tumordebulkings kann sinnvoll sein, wenn bei vertretbarem Risiko 90 % der Tumormasse reseziert werden kann. Dies gilt insbesondere bei funktionell aktiven Tumoren, die symptomatisch von einer Tumormassenreduktion profitieren. Der Stellenwert der palliativen Lebermetastasenchirurgie sollte in prospektiven Studien evaluiert werden [19].

Lebertransplantation

Die Indikation zur Lebertransplantation bei hepatisch metastasierten NET wird kontrovers diskutiert. Die berichteten Ergebnisse aus einzelnen Zentren mit jeweils kleinen Fallzahlen variieren erheblich mit 5-Jahres-Überlebensraten zwischen 33 % und 90 % und sind sicherlich von der Patientenselektion abhängig. In der bislang größten publizierten Kohorte mit 213 Patienten aus 35 europäischen Zentren lag die 5-Jahresrate des Gesamtüberlebens bei 52 % und die des rezidivfreien Überlebens bei 30 % [12]. Als negative Prädiktoren fanden sich eine Hepatomegalie, ein Alter > 45 Jahre, eine schlechte Tumordifferenzierung und eine gleichzeitig zur Lebertransplantation durchgeführte zusätzliche Resektion. Junge Patienten mit ausschließlich hepatisch metastasierten, gut differenzierten NET des Dünndarms ohne Hepatomegalie haben aber auch ohne Lebertransplantation eine relativ günstige Prognose, sodass hier auch in Hinblick auf die Organknappheit sorgfältig abgewogen werden muss.

Bei Notwendigkeit zur strikten Selektion beschränkt sich die Indikation zur Lebertransplantation auf Einzelfälle.

Operative Therapie der Karzinoid-Herzerkrankung

Die Prognose der Karzinoid-Herzerkrankung hat sich in den letzten Jahrzehnten gebessert, was auf erfolgreiche kardiochirurgische Eingriffe (überwiegend Herzklappenersatz mit Bioprothese) zurückgeführt wird [15]. Die Indikation zum Herzklappenersatz muss in enger interdisziplinärer Abstimmung zwischen behandelndem Gastroenterologen/Endokrinologen/Onkologen einerseits und erfahrenen Kardiologen und Kardiochirurgen andererseits erfolgen.

Medikamentöse Therapie

Die medikamentöse Therapie zielt zum einen auf die Kontrolle des Karzinoid-Syndroms (Symptomkontrolle), zum anderen auf die Wachstumshemmung bei metastasierter Erkrankung (Wachstumskontrolle).

Somatostatinanaloga (SSA)

Somatostatin ist ein köpereigener Stoff, der über spezifische Bindung an die Somatostatinrezeptoren eine Hemmung der Hormonsekretion bewirkt. Die Halbwertszeit dieser Substanz liegt im Bereich von wenigen Minuten, sodass sie für eine Dauertherapie nicht infrage kommt. Durch Modifikation sind SSA mit längerer Halbwertszeit entwickelt worden, die seit den 1980er Jahren die Basis der antisekretorischen Therapie bei Patienten mit Karzinoid-Syndrom darstellen. Die auf dem Markt verfügbaren Präparate **Octreotid** und **Lanreotid** binden überwiegend an die Somatostatinrezeptor-Subtypen 2 und 5 und führen über eine G-Protein-gekoppelte Signaltransduktion zu einer Hemmung des Kalziumeinstromes und zur Reduktion der Hormonsekretion. Beide Medikamente stehen als Depotpräparate zur Verfügung, die nur alle 4 Wochen intramuskulär (Octreotid-LAR) bzw. tief subkutan (Lanreotid-Autogel) verabreicht werden müssen.

SSA sind die wirksamsten Medikamente bei Karzinoid-Syndrom und anderen Hormonhypersekretionssyndromen. Die Flush-Symptomatik kann bei etwa 80 % (50–100 % in verschieden Studien) der Betroffenen, die Diarrhoe bei ca. 60 % der Betroffenen (40–90 % in verschiedenen Studien) hiermit ausreichend behandelt werden [14]. Hierbei ist zu berücksichtigen, dass der Diarrhoe häufig verschiedene Ursachen zugrunde liegen, nicht ausschließlich das Hypersekretionssyndrom. ▶ Tab. 6.4 fasst mögliche Ursachen und therapeutische Maßnahmen bei Patienten mit neuroendokrinen Dünndarmtumoren und Diarrhoe zusammen. Nicht selten lässt die Wirksamkeit der SSA nach 1–2 Jahren nach, lässt sich aber durch Dosiserhöhung häufig wieder herstellen. Mit dem symptomati-

schen Ansprechen korreliert ein biochemisches Ansprechen bei etwa der Hälfte der behandelten Patienten (30–75 %) [14]. Octreotid und Lanreotid weisen vergleichbare Wirksamkeit bzgl. symptomatischem und biochemischem Ansprechen auf.

Merke **M!**

Somatostatinanaloga sind die Medikamente der Wahl zur Behandlung von Patienten mit Karzinoid-Syndrom.

Pasireotid (SOM230) ist ein weiteres SSA, welches an 4 der 5 bekannten Somatostatinrezeptor-Subtypen bindet. In einer Studie mit Patienten mit therapierefraktärem Karzinoid-Syndrom trotz Octreotidtherapie konnte bei 27 % der Betroffenen eine erneute Symptomkontrolle erzielt werden [11]. In einer randomisierten Vergleichsstudie bei unter 30 mg Octreotid-LAR nicht (mehr) ausreichend kontrolliertem Karzinoid-Syndrom war die Dosiserhöhung auf 40 mg gleich effektiv in der Symptomkontrolle wie die Gabe von Pasireotid [7].

Ob SSA auch eine antiproliferative Wirkung aufweisen, war lange umstritten. Experimentelle Ansätze haben wachstumshemmende Effekte durch Apoptoseinduktion, Zellzyklushemmung und Hemmung von Signalkaskaden beschrieben, zusätzlich wurde eine mögliche antiproliferative Wirksamkeit durch Hemmung der Freisetzung von Wachstumsfaktoren und eine antiangiogenetische Wirkung postuliert. In klinischen Phase-II-Studien mit meist gemischten Kollektiven wurden Tumorremissionen aber nur selten beobachtet, allerdings Stabilisierungen bei etwa der Hälfte der Betroffenen.

Die PROMID-Studie (prospektive, randomisierte, placebokontrollierte Studie zur antiproliferativen Wirksamkeit von Octreotid-LAR bei Patienten mit Midgut-NET) konnte erstmals sicher einen wachstumshemmenden Effekt bei Patienten mit therapienaiven, gut differenzierten Midgut-Tumoren belegen: Die mediane Zeit zum Tumorprogress war in der Octreotidgruppe mit 14,3 Monaten signifikant länger als in der Placebogruppe mit 6 Monaten. Der Effekt war insbesondere bei niedriger hepatischer Tumorlast nachweisbar und sowohl bei Patienten mit mildem Karzinoid Syndrom als auch bei funktionell inaktiven Tumoren vorhanden [24]. Kürzlich wurden die Ergebnisse der sog. CLARINET-Studie, einer zweiten placebokontrollierten Studie, vorgestellt: Bei Patienten mit funktionell nicht aktiven, enteropankreatischen, gut differenzierten NET (Ki67 < 10 %) war das mediane progressionsfreie Überleben in der Lanreotid Gruppe (120 mg alle 4 Wochen) nach 2-jähriger Behandlung noch nicht erreicht, in der Placebogruppe betrug es 18 Monate [5]. Somit ist für beide verfügbaren SSA ein antiproliferativer Effekt im Sinne der Wachstumshemmung, nicht aber der Remissionsinduktion, belegt. Eine formale Zulassung zur Wachstumshemmung bei fehlendem Karzinoid-Syndrom liegt jedoch bislang nicht vor. Der Einsatz in dieser Indikation erscheint aber bei Wirksamkeitsnachweis und guter Verträglichkeit der SSA (s. u.) als Erstlinientherapie bei metastasierten, gut differenzierten Dünndarmtumoren gerechtfertigt und ist auch leitlinienkonform [25].

Merke **M!**

Sowohl für Octreotid als auch für Lanreotid ist eine wachstumshemmende Wirkung bei gut differenzierten NET belegt.

Die Datenlage zur antiproliferativen Wirksamkeit von Pasireotid ist noch begrenzt, in der randomisierten Vergleichsstudie bei Patienten mit refraktärem Karzinoid-Syndrom war das progressionsfreie Überleben im Pasireotidarm 5 Monate länger als im Octreotid-LAR 40 mg-Arm [7].

6

▸ **Dosierungen.** Das kurz wirksame Octreotid wird in Dosierungen zwischen 3 × 50 µg/d s. c. und 3 × 500 µg/d eingesetzt. Es spielt in der initialen Therapie-Einleitung, periinterventionell und perioperativ (hier auch i. v. Gabe) zur Verhinderung einer Karzinoid-Krise und zur Überbrückung vor Rezeptorbildgebung oder Radiorezeptortherapie (s. u.) eine Rolle. Für die Dauertherapie werden in der Regel die Depotpräparate bevorzugt, die jeweils in 3 Dosisstufen verfügbar sind (Octreotid-LAR 10 mg, 20 mg und 30 mg alle 28 Tage i. m. bzw. Lanreotid Autogel 60 mg, 90 mg und 120 mg alle 28–42 Tage tief s. c.). Zur Symptomkontrolle sind häufig die niedrigen oder mittleren Dosen ausreichend. Die Wachstumshemmung wurde jeweils mit den hohen Dosisstufen belegt; ob ein gleicher Effekt auch mit niedrigeren Dosen zu erzielen wäre, ist unklar.

▸ **Nebenwirkungen.** Insgesamt handelt es sich bei dieser Medikamentengruppe um gut verträgliche Substanzen. Zu den häufigen Nebenwirkungen zählen Schmerzen oder Knötchenbildung an der Injektionsstelle, Meteorismus, Diarrhoe und Übelkeit. Bei längerer Therapiedauer wird das Auftreten von Gallensteinen begünstigt. Seltener kommt es zu einer Steatorrhoe durch Hemmung der exokrinen Pankreasfunktion, entsprechend kann hier eine Pankreasenzymsubstitution hilfreich sein. SSA haben Einfluss auf den Glukosemetabolismus und begünstigen eine diabetische Stoffwechsellage (seltener Hypoglykämien). Die Hyperglykämie-Neigung ist unter Pasireotid ausgeprägter als unter Octreotid oder Lanreotid. Zu den seltenen Nebenwirkungen zählen Transaminasenanstieg, Pankreatitis, verstärkter Haarverlust, Hypothyreose und Bradykardie.

α-Interferon (IFN)

IFN ist sowohl antisekretorisch als auch antiproliferativ wirksam. Dementsprechend kann es sowohl zur Symptomkontrolle als auch zur Wachstumskontrolle eingesetzt werden, wobei eine Zulassung zur Behandlung im Rahmen des Karzinoid-Syndroms besteht. Die Wirkung wird über Bindung an spezifische Typ-I-IFN-Rezeptoren vermittelt. Als mögliche Mechanismen der wachstumshemmenden Wirkung werden der Abbau von mRNA von Wachstumsfaktoren, hemmende Effekte auf den Zellzyklus, Induktion von Apoptose, Immunmodulation und antiangiogenetische Effekte beschrieben.

In teils prospektiven, teils retrospektiven Studien wurden objektive Ansprechraten von 10–15 % berichtet, zudem Stabilisierungsraten um 50 %. Es existieren keine placebokontrollierten Studien.

Zwei randomisierte Studien mit Einschluss von progredienten gastroenteropankreatischen NET konnten keinen signifikanten Vorteil einer primären Kombinationstherapie mit SSA + IFN gegenüber der alleinigen SSA-Gabe nachweisen [1], [8]. Entsprechend ist die primäre Kombinationstherapie – auch in Hinblick auf die Nebenwirkungen (s. u.) – nicht gerechtfertigt.

IFN kann als zusätzliche Therapie bei unter SSA ungenügend kontrolliertem Karzinoid-Syndrom, bei Somatostatinrezeptor-negativen Tumoren, bei der seltenen Unverträglichkeit von SSA oder bei Fortschreiten eines gut differenzierten NET trotz SSA-Gabe indiziert sein. Dabei ist bei Patienten mit hoher hepatischer Tumorlast oder hämodynamisch relevanter Karzinoid-Herzerkrankung Zurückhaltung geboten.

► **Dosierungen.** Die eingesetzte Dosis liegt in der Regel zwischen 3 und 5 Mio. IU pro Woche. Pegyliertes IFN in einer Dosis von 80–150 µg pro Woche ist in einer kleinen Studie ebenfalls erfolgreich verwendet worden [20], die Tolerabilität ist gegenüber der kurz wirksamen Applikationsform möglicherweise besser, eine Zulassung für pegyliertes IFN besteht allerdings nicht.

► **Nebenwirkungen.** IFN hat ein Nebenwirkungsspektrum, das deutlich ungünstiger ist als das der SSA. Während bei den SSA nebenwirkungsbedingte Therapieabbrüche sehr selten sind, müssen beim IFN 15–20 % der behandelten Patienten die Therapie wegen Nebenwirkungen beenden. Fast alle Patienten leiden zu Therapiebeginn unter grippeartigen Nebenwirkungen, die sich durch Gabe von Paracetamol vor den Injektionen abmildern lassen und nicht selten im Verlauf rückläufig sind. Weitere häufige Nebenwirkungen sind Appetitmangel und Gewichtsverlust, Hämatotoxizität, Schilddrüsendysfunktion, Müdigkeit, Transaminasenanstieg. Besonderer Beachtung bedürfen auch die psychiatrischen Nebenwirkungen, insbesondere die Depression.

Merke **M!**

Aufgrund des ungünstigeren Nebenwirkungsprofils kommt IFN nur zum Einsatz, wenn trotz SSA-Therapie das Karzinoid-Syndrom oder das Tumorwachstum ungenügend kontrolliert sind oder SSA nicht vertragen werden. Eine primäre Kombinationstherapie von SSA und IFN ist nicht indiziert.

Everolimus

Die Serin-/Threoninkinase mTor (Mammalian Target of Rapamycin) hat eine wichtige und zentrale Rolle im Stoffwechsel einer Zelle. Sie integriert verschiedene Signalkaskaden, die durch Wachstumsfaktoren aktiviert werden. Aktivierung von mTor resultiert in gesteigerter Proliferation, vermehrter Angiogenese, intensiviertem Stoffwechsel und längerem Überleben der Zelle. Der mTOR-Signalweg ist bei einer Reihe von Tumoren, so auch NET, aktiviert.

Die mTOR-Inhibitoren Temsirolimus und Everolimus wurden therapeutisch bei NET eingesetzt, wobei für Everolimus die beste Datenlage existiert. In der bislang größten Phase-III-Studie bei Patienten mit Karzinoid-Syndrom (429 progredient metastasierte Patienten) wurde Octreotid-LAR + Placebo randomisiert mit Octreotid-LAR + Everolimus verglichen. In der zentralen Bildauswertung war das progressionsfreie Überleben als primärer Endpunkt dieser Studie in der Everolimuskombination mit 16,4 Monaten länger als im Kontrollarm mit 11,3 Monaten. Allerdings wurde das präspezifizierte Signifikanzniveau knapp verfehlt. Das biochemische Ansprechen (Reduktion von Chromogranin A und/oder 5HIES) war mit der Kombinationsbehandlung Octreotid und Everolimus besser als mit Octreotid und Placebo [21]. Everolimus wurde nicht für die Behandlung von Patienten mit Karzinoid-Syndrom zugelassen, dennoch stellt es bei progredienten NET des Dünndarms nach Ausschöpfung anderer Therapien eine Option dar.

► **Nebenwirkungen.** Zu den häufigsten Nebenwirkungen von Everolimus zählen Stomatitis, Hautausschlag, Diarrhoe und Fatigue. Die Ausprägung ist überwiegend mild. Auch Auswirkungen auf den Stoffwechsel im Sinne von diabetischer Stoffwechsellage und Fettstoffwechselstörung sind häufig. Besonderer Aufmerksamkeit bedarf auch die immunsuppressive Wirkung mit der Gefahr von Infektionen und die nicht infektiöse Pneumonitis, die in ca. 12 % der Patienten beobachtet wurde und in schwereren Fällen zum Therapieabbruch zwingt.

Chemotherapie

Bei metastasierten schlecht differenzierten neuroendokrinen Karzinomen besteht die Indikation zur systemischen Chemotherapie. Als Standardtherapie gilt Cispla-

tin + Etoposid, alternativ kann Carboplatin in Kombination mit Etoposid eingesetzt werden. Die Ansprechraten sind hoch (42–67 %), die Dauer des Ansprechens ist jedoch kurz (8–9 Monate) und die Gesamtprognose schlecht. Eine Standard-Zweitlinientherapie ist nicht etabliert; skandinavische Kollegen haben Temozolomid alleine oder in Kombination mit Capecitabine und/oder Bevacizumab vorgeschlagen [27].

Bei gut differenzierten NET des Dünndarms sind die Ergebnisse der Chemotherapie jedoch enttäuschend, sodass hier eine Chemotherapie nur in Ausnahmefällen nach Ausschöpfung anderer Möglichkeiten infrage kommt. Ein Standardregime für fortgeschrittene Midgut-NET ist nicht etabliert. Kürzlich wurden Kombinationen von Capecitabine mit Bevacizumab bzw. Temozolomid als Optionen vorgeschlagen.

Merke **M!**

Bei gut differenzierten NET des Jejunum und Ileum besteht in der Regel keine Indikation zur Chemotherapie.

Interventionelle Therapien

Die Leber ist der häufigste Fernmetastasierungsort bei intestinalen NETs. Das Vorhandensein und das Ausmaß der Lebermetastasierung sind prognostisch relevant. Somit erscheint eine spezifische interventionelle Behandlung von Lebermetastasen als sinnvoller Therapieansatz, insbesondere bei Fehlen einer extrahepatischen Tumormanifestation. Bei funktionell aktiven Tumoren kann zudem durch die Tumormassenreduktion eine Symptomkontrolle erzielt werden. Zunächst sollte überprüft werden, ob eine chirurgische Resektion – ggf. in Kombination mit einer Radiofrequenzablation – infrage kommt. Als Methoden der interventionellen Therapie von Lebermetastasen sind zum einen lokal ablative Maßnahmen, bei denen durch Hitze (Radiofrequenzablation; laserinduzierte Thermotherapie), Kälte (Kryotherapie) oder toxisch (Ethanolinjektion) eine Nekroseinduktion erzielt wird, zum anderen lokoregionäre, vaskuläre Therapieverfahren wie die Embolisation, Chemoembolisation und die selektive interne Radiotherapie (SIRT) zu nennen.

Radiofrequenzablation

Unter den lokal ablativen Therapieformen kommt der Radiofrequenzablation (RFA) die größte Bedeutung zu. Erfolgt sie nicht im Rahmen einer operativen Therapie, wird sie meist transkutan durchgeführt. Bei palliativer Intention wird eine Symptomkontrolle bei 70 bis > 90 % der therapierten Patienten, ein biochemisches Ansprechen (Senkung der 5HIES-Ausscheidung um mind. 50 %) bei 75 % berichtet [13]. Die Komplikationsrate ist mit einer berichteten Morbidität von 5 % gering. Das Verfahren kann auch wiederholt eingesetzt werden. Für die Tumorkontrolle spielt neben der Expertise des Therapeuten die Patientenselektion eine große Rolle: Die Größe der Läsion(en) (gute Langzeitergebnisse bis 3 cm, bis 5 cm anwendbar), die Zahl der Läsionen, ihre Lage (z. B. ungünstig in der Nähe von großen Gefäßen wegen der abkühlenden Wirkung des Blutstroms) und ihre Proliferationsrate bestimmen die Rezidivrate. In der größten berichteten Serie mit laparoskopischer RFA lag das mediane Überleben nach erster RFA bei 3,9 Jahren [13]. Vergleichsstudien zwischen den verschiedenen interventionellen Therapieverfahren oder zwischen chirurgischer Resektion und interventioneller Therapie oder auch im Vergleich zu medikamentösen Therapien sind nicht verfügbar.

Embolisation und Chemoembolisation

Bei der selektiven hepatischen arteriellen Embolisation (TAE) oder Chemoembolisation(TACE) nutzt man die Tatsache, dass Lebermetastasen neuroendokriner Tumoren sehr gut vaskularisiert sind und ihre Blutversorgung vorwiegend (> 90 %) aus der A. hepatica beziehen, wohingegen das übrige Lebergewebe überwiegend durch die Pfortader versorgt wird.

Die Embolisation der Äste der A. hepatica mit Lipiodol, Gelfoam-Partikeln, Polyvinylalkohol (PVA), Histoacryl oder Stärke-Mikrosphären führt zu einer kompletten, aber meist transienten Ischämie. Bei der TACE wird vor der eigentlichen Embolisation selektiv intraarteriell ein Chemotherapeutikum gegeben. Dies führt zu einer deutlich höheren Konzentration des Chemotherapeutikums als bei systemischer Applikation. Es kommen verschiedene Substanzen zum Einsatz, am häufigsten Doxorubicin (in Lokalanästhesie mit Analgetikagabe nach Bedarf) oder Streptozotocin (in Vollnarkose, da Induktion starker Schmerzen bei der Applikation). Möglicherweise ist die kostenintensivere Embolisation mit Doxorubicin beladenen Mikrosphären wirksamer als die einfache Doxorubicinapplikation, vergleichende Studien fehlen jedoch [9].

Dies gilt auch für die Frage, ob die TACE der alleinigen TAE überlegen ist. In einem retrospektiven Vergleich waren beide Verfahren gleichwertig [22].

Bei Patienten mit Karzinoid-Syndrom kann in der überwiegenden Mehrheit ein symptomatisches Ansprechen erzielt werden, einhergehend mit einem biochemischen Ansprechen in der Mehrzahl der Fälle. Bei Einschluss von verschiedenen und häufig gemischten Patientenkollektiven wurde ein morphologisches Ansprechen in unterschiedlichen Raten beschrieben, insgesamt etwa bei der Hälfte der behandelten Patienten. ▸ Abb. 6.4 zeigt ein Therapieansprechen nach TACE. Das Verfahren kann wiederholt angewendet werden. Ein sicherer Effekt auf das Gesamtüberleben ist nicht bewiesen.

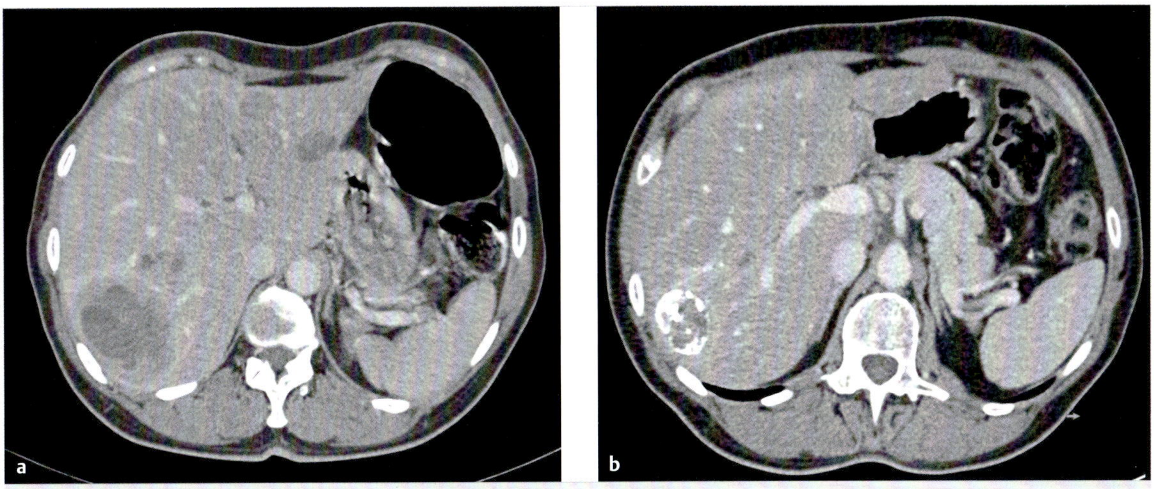

Abb. 6.4 54-jährige Patientin mit Karzinoid-Syndrom (Mit freundlicher Genehmigung von Dr. J. Figiel, Universitätsklinikum Gießen und Marburg, Standort Marburg).
a Computertomografie vor Chemoembolisation.
b Verlauf in der Computertomografie 5 Monate nach Chemoembolisation. Es wurde ein klinisches, biochemisches und morphologisches Ansprechen erzielt.

Merke M!

(Chemo-)Embolisationen können zur Symptom- und Wachstumskontrolle bei überwiegend hepatisch metastasierten, gut differenzierten NET erfolgreich eingesetzt werden.

Die Mortalität von TACE bzw. TAE ist in der Hand des erfahrenen interventionellen Radiologen niedrig (< 3 %), allerdings sind **Nebenwirkungen** in den meisten Fällen zu erwarten. Die Mehrzahl der Patienten leiden an einem sog. Postchemoembolisationssyndrom mit Übelkeit und Erbrechen, Oberbauchschmerz und (sub-)febrilen Temperaturen. Die Rate an ernsthafteren Komplikationen liegt um 5 % und umfasst anhaltende Leberfunktionseinschränkungen, Leberabszesse, Cholezystitis, Pankreatitis, Magen- und Duodenalulzera, Nierenversagen und Komplikationen durch die Punktion wie Aneurysmen oder Hämatome.

Als **Kontraindikationen** gelten eine komplette Pfortaderthrombose, ein Tumorbefall von > 50–75 % der Leber, ein schlechter Allgemeinzustand (Karnofsky-Index < 50 %) und eine höhergradig eingeschränkte Leber- oder Nierenfunktion, als relative Kontraindikation das Vorhandensein einer biliodigestiven Anastomose, welche mit erhöhtem Leberabszess-Risiko assoziiert ist.

Radioembolisation oder selektive interne Radiotherapie (SIRT)

Auch dieses Verfahren, für das es noch wenig Langzeitergebnisse gibt, beruht auf der Hypervaskularisation der Lebermetastasen aus den Ästen der A. hepatica. Hierbei werden nach Katheterisierung der A. hepatica bzw. deren Äste mit ^{90}Yttrium beladene Mikrosphären appliziert, die sich vor allem in der hypervaskularisierten Tumorstrombahn stark anreichern und letztlich eine Devaskularisation kombiniert mit einer hohen Strahlenintensität in der Lebermetastase bewirken. Hierdurch lassen sich objektive Ansprechraten bei ca. 50–60 % der behandelten Patienten erzielen [19].

Die Kontraindikationen entsprechen denen der TACE.

Cave ⚠

Zusätzlich müssen vor der SIRT relevante arteriovenöse Shunts ausgeschlossen werden, die zu einer Verschleppung der strahlenden Mikrosphären in die Lunge und damit zur radiogenen Pneumonitis führen könnten.

Vorsicht ist auch bei sehr diffuser Lebermetastasierung und sehr hoher Tumorlast geboten, da es hier in Einzelfällen zu einer radiogenen Leberfibrose mit Leberversagen gekommen ist.

Peptidrezeptor-Radiotherapie (PRRT)

Die Überexpression von Somatostatinrezeptoren an der Zelloberfläche der meisten neuroendokrinen Tumore ist die Basis der PRRT. Hierbei wird ein β-strahlendes Radionuklid (^{90}Yttrium oder ^{177}Lutetium) über einen Chelator (DOTA) an ein SSA gekoppelt und intravenös injiziert. Das Radiopharmakon bindet spezifisch an die Tumorzelle, wird in diese aufgenommen und verstrahlt sie. Entsprechend sind die Erfolgsaussichten der Behandlungsmethode vom Rezeptorbesatz abhängig, der zeitnah vor der Durchführung einer PRRT mittels Somatostatinrezeptor-Szinti-

grafie oder spezifischem PET-CT überprüft werden muss. Kritische Organe für die PRRT sind die Nieren und das Knochenmark. Da ^{177}Lutetium weniger nephrotoxisch ist als ^{90}Yttrium, sollte insbesondere bei Nierenvorschädigung oder erhöhtem Risiko für Nephrotoxizität (langjähriger Diabetes mellitus, arterielle Hypertonie) dieses Radionuklid bevorzugt werden.

Es gibt bislang keine prospektiven randomisierten Studien zur PRRT (derzeit läuft eine erste Vergleichsstudie von hochdosiertem Octreotid versus PRRT), es finden in verschiedenen Zentren verschiedene Therapieschemata Anwendung. Meist werden 2–4 Zyklen im Abstand von 8–12 Wochen verabreicht.

Die publizierten Ansprechraten liegen zwischen 4 und 37 % bei insgesamt hoher Stabilisierungsrate und langem medianem progressionsfreiem Intervall. Die Ergebnisse der PRRT fasst ▶ Tab. 6.9 zusammen. Die Ansprechraten sind bei pankreatischen NET etwas höher als bei den Dünndarm-NET. Da aber – anders als bei pankreatischen NET – die therapeutischen Optionen bei metastasierten Dünndarm-NET sehr begrenzt sind, spielt die PRRT bei Progress unter Therapie mit SSA eine wichtige Rolle.

Tab. 6.9 Übersicht über die publizierten Ergebnisse der PRRT.

Erstautor und Jahr	Therapie	Studiendesign	n	Kollektiv	Ansprechrate	Toxizität ≥ Grad3
Otte 1999	^{90}Y-DOTATOC	monozentrisch, Dosiseskalation	29	gemischt	PR: 7 % MR: 14 % SD: 69 % PD: 10 %	nephrotox: 14 % Anämie: 7 % Thrombopenie: 3 %
Waldherr 2001		monozentrisch	41	gemischt, 82 % Progress bei Einschluss	CR: 2 % PR: 22 % MR: 12 % SD: 49 % PD: 15 %	Panzytopenie 5 %
Waldherr 2002		monozentrisch, prospektiv	39	gemischt, Progress bei Einschluss	CR: 5 % PR: 18 % SD: 69 % PD: 8 % ORR nur PNET: 38 %	Lymphopenie 23 % Anämie 3 %
Virgolini 2002	^{90}Y-lanreotide	prospektiv	154, 39 GEP-NET		nur GEPNET: CR: 0 % PR: 20 % SD: 44 % PD: 36 %	keine
Valkema 2002	^{111}In-DTPA-Octreotid	monozentrisch, Dosiseskalation	50	gemischt, 76 % Progress bei Einschluss	PR: 2 % MR:12 % SD: 32 % PD: 32 % NA: 22 %	6 % MDS/ Leukämie
Paganelli 2002	^{90}Y-DOTATOC	monozentrisch, retrospektiv	87	gemischt	CR: 5 % PR: 23 % SD: 48 % PD: 24 %	dosislimitierend: Hämatotoxizität
Kwekkeboom 2008	^{177}Lu-DOTATATE	monozentrisch, retrospektiv	504/310*	GEP-NET, 43 % Progress bei Einschluss	CR: 2 % PR: 28 % MR: 16 % SD: 35 % PD: 20 %; nur „Karzinoide": CR: 1 % PR: 22 % MR: 17 % SD: 42 % PD: 20 %	Nephrotoxizität: 10 % MDS 0,8 %
Bushnell 2010	^{90}Y-DOTATOC	multizentrisch, prospektiv	90	Karzinoid-Syndrom	PR: 4 % SD: 63 % PD: 12 %	Nephrotoxizität 4,4 %

6

Tab. 6.9 Fortsetzung

Erstautor und Jahr	Therapie	Studiendesign	n	Kollektiv	Ansprechrate	Toxizität ≥ Grad3
Bodei 2011	^{177}Lu-DOTATATE	monozentrisch, Phase I/II	51	gemischt, 76 % Progress bei Einschluss	CR: 2 % PR: 27 % SD: 53 % PD: 18 % Ileum-NET: PR: 11 % SD: 68 % PD: 21 %	2 % Thrombopenie 2 % Leukozytopenie
Imhof 2011	^{90}Y-DOTATOC	monozentrisch, Phase II	1109	gemischt, Progress bei Einschluss, 269 midgut NET	CR: 0,6 % PR: 33,5 % SD: 5,2 % PD: 60,7 % nur midgut ORR: 27 %	Nephrotoxizität: 9,2 % (Grad 4 + 5) Hämatotoxizität: 12,8 % inkl. 1 × MDS, 1 × AML
Sabet 2013	^{177}Lu-DOTATATE	monozentrisch, retrospektiv	68	GEP-NET mit Knochenmetastasen	CR: 2,9 % PR: 33,8 % MR: 11,8 % SD: 38,2 % PD: 13,2 %	Hämatotoxizität 10,2 % keine Nephrotoxizität

CR: komplette Remission, PR: partielle Remission, MR: minor regression, SD: stable disease; PD: progressive disease; MDS: myelodysplastisches Syndrom; AML: akute myeloische Leukämie; ORR: objective response rate (= objektive Ansprechrate); NA: not assessed (= nicht bewertet)

6

6.5.6 Verlaufskontrollen und Nachsorge

Die Frequenz der Verlaufskontrollen richtet sich nach der zu erwartenden oder bereits beobachteten Dynamik der Tumorerkrankung, d. h. bei Patienten mit gut differenzierten NET sind in der Regel 6-monatige Verlaufskontrollen sinnvoll. Bei langer Stabilität können die Kontrollintervalle auf jährlich gestreckt werden. Hingegen sind bei schlecht differenzierten neuroendokrinen Karzinomen Verlaufskontrollen in 3-monatigen Intervallen sinnvoll.

Basis der Verlaufsdiagnostik ist die Schnittbildgebung mittels CT oder MRT, ggf. auch der Ultraschall durch einen erfahrenen Untersucher. Zusätzlich werden initial erhöhte Marker (Chromogranin A, 5HIES) als Verlaufsparameter bestimmt.

Ein „Ganzkörperstaging" mittels Somatostatinszintigrafie oder – wo verfügbar – spezifischem PET-CT sollte im initialen Staging sowie ca. alle 2 Jahre oder bei Progress zur weiteren Therapieplanung erfolgen.

Bei Patienten mit Karzinoid-Syndrom ist ein jährliches Screening auf die Entwicklung einer Karzinoid-Herzerkrankung empfohlen.

Bei Patienten nach kurativ intendierter Resektion sollte eine regelmäßige Nachsorge erfolgen. Ausnahmen stellen lediglich Patienten mit Appendix-Karzinoiden bis 1 cm Größe und ohne Risikofaktoren dar, bei denen eine Nachsorge verzichtbar erscheint. Nachsorgeuntersuchungen sollten alle 6–12 Monate durchgeführt werden, die optimale Dauer ist unklar. Da es aufgrund des langsamen Tumorwachstums zu späten Rezidiven kommen kann, sollte die Nachsorge 10 Jahre nicht unterschreiten, in den europäischen Leitlinien wird sogar eine lebenslange Nachsorge empfohlen [18].

Prognose

Wie für alle gastroenteropankreatischen neuroendokrinen Neoplasien sind das Stadium der Erkrankung bei Diagnosestellung und das Ki67-basierte Grading wesentliche Prognosefaktoren.

Die Prognose der Appendix-Karzinoide ist günstig mit einer 5-Jahres-Überlebensrate im lokalisierten Stadium von beinahe 100 %. Im seltenen metastasierten Stadium ist die Prognose sogar ungünstiger als die der jejunoilealen neuroendokrinen Tumore (wobei in den Registern hier die prognostisch ungünstige Untergruppe der Becherzellkarzinoide eingeschlossen ist), die 5-Jahres-Überlebensrate für die Gesamtkohorte wird mit 80–85 % angegeben [18].

Die jejunoilealen NEN metastasieren früh, auch nach kurativ intendierter Resektion sind nach 25 Jahren nur ca. 20 % der Patienten tumorfrei [18]. Die Wachstumsdynamik ist bei der Mehrzahl der Erkrankten langsam, sodass die Prognose im metastasierten Stadium verglichen zu anderen Primärtumorlokalisationen günstig ist. Die 5-Jahres-Überlebensrate im metastasierten Stadium beträgt zwischen knapp 50 % und 85 % [10], [26], [30]. Anders als im lokalisierten Stadium hat sich die Prognose im metastasierten Stadium in den letzten Jahrzehnten verbessert, möglicherweise durch den Einsatz der SSA [30].

Als ungünstige prognostische Faktoren im metastasierten Stadium gelten ein hohes Alter bei Diagnosestellung, eine hohe Tumorlast, das Vorliegen einer Karzinoid-Herzerkrankung und Vorhandensein von Knochenmetastasen [19]. Zwar hat sich die Prognose der Karzinoid-Herzerkrankung vermutlich auch durch kardiochi-

rurgische Therapien ebenfalls über die letzten Dekaden von median 1,5 Jahre auf 4,4 Jahre verbessert [15], dennoch leben Betroffene mit dieser Komplikation nur etwa halb so lange wie Patienten ohne Karzinoid-Herzerkrankung.

Die Prognose der NEN des Kolons ist vergleichsweise ungünstig mit einer 5-Jahres-Überlebensrate von nur ca. 50 %. Dies lässt sich durch eine relativ hohe Rate von fernmetastasierten Patienten bei Diagnosestellung und einen hohen Anteil von G3-Tumoren erklären. Im großen amerikanischen Tumorregister SEER (Surveillance, Epidemiology, and End Results) war die Prognose im metastasierten Stadium mit median nur 5 Monaten die ungünstigste aller Primärtumorlokalisationen [30].

6.5.7 Literatur

[1] Arnold R, Rinke A, Klose K et al. Octreotide versus octreotide plus interferon-alpha in endocrine gastroenteropancreatic tumors: a randomized trial. Clin Gastroenterol Hepatol 2005; 3 (8): 761–771

[2] Arnold R, Wilke A, Rinke A et al. Plasma chromogranin A as marker for survival in patients with metastatic endocrine gastroenteropancreatic tumors. Clin Gastroenterol Hepatol 2008; 6 (7): 820–827

[3] Bhattacharyya S, Toumpanakis C, Caplin ME et al. Usefulness of N-terminal pro-brain natriuretic peptide as a biomarker of the presence of carcinoid heart disease. Am J Cardiol 2008; 102 (7): 938–942

[4] Binderup T, Knigge U, Loft A et al. 18F-fluorodeoxyglucose positron emission tomography predicts survival of patients with neuroendocrine tumors. Clin Cancer Res 2010; 16 (3): 978–985

[5] Caplin ME, Pavel M, Ćwikła JB et al. Lanreotide in metastatic enteropancreatic neuroendocrine tumors. N Engl J Med 2014 17; 371: 224–233

[6] Caplin M, Sundin A, Nillson O et al.&participants, B.C.C. ENETS Consensus Guidelines for the management of patients with digestive neuroendocrine neoplasms: colorectal neuroendocrine neoplasms. Neuroendocrinology 2012; 95 (2): 88–97

[7] Edward M, Wolin EM, Jarzab B et al. A multicenter, randomized, blinded, phase III study of pasireotide LAR versus octreotide LAR in patients with metastatic neuroendocrine tumors (NET) with disease-related symptoms inadequately controlled by somatostatin analogs. JCO 2013; 31: Suppl; abstract 4 031

[8] Faiss S, Pape UF, Böhmig M et al. Prospective, randomized, multicenter trial on the antiproliferative effect of lanreotide, interferon alfa, and their combination for therapy of metastatic neuroendocrine gastroenteropancreatic tumors – the International Lanreotide and Interferon Alfa Study Group. J Clin Oncol 2003; 21 (14): 2689–2696

[9] Gaur SK, Friese JL, Sadow CA et al.. Hepatic arterial chemoembolization using drug-eluting beads in gastrointestinal neuroendocrine tumor metastatic to the liver. Cardiovasc Intervent Radiol 2011; 34 (3): 566–572

[10] Jann H, Roll S, Couvelard A et al. Neuroendocrine tumors of midgut and hindgut origin: tumor-node-metastasis classification determines clinical outcome. Cancer 2011; 117 (15): 3 332–3 341

[11] Kvols LK, Oberg KE, O'Dorisio TM et al. Pasireotide (SOM230) shows efficacy and tolerability in the treatment of patients with advanced neuroendocrine tumors refractory or resistant to octreotide LAR: results from a phase II study. Endocr Relat Cancer 2012; 19 (5): 657–666

[12] Le Treut YP, Grégoire E, Klempnauer J et al. Liver transplantation for neuroendocrine tumors in Europe-results and trends in patient selection: a 213-case European liver transplant registry study. Ann Surg 2013; 257 (5): 807–815

[13] Mazzaglia PJ, Berber E, Milas M et al. Laparoscopic radiofrequency ablation of neuroendocrine liver metastases: a 10-year experience evaluating predictors of survival. Surgery 2007; 142 (1): 10–19

[14] Modlin IM, Pavel M, Kidd M et al. Review article: somatostatin analogues in the treatment of gastroenteropancreatic neuroendocrine (carcinoid) tumours. Aliment Pharmacol Ther 2010; 31 (2): 169–188

[15] Møller JE, Pellikka PA, Bernheim AM et al. Prognosis of carcinoid heart disease: analysis of 200 cases over two decades. Circulation 2005; 112 (21): 3 320–3 327

[16] Niederle MB, Hackl M, Kaserer K et al. Gastroenteropancreatic neuroendocrine tumours: the current incidence and staging based on the WHO and European Neuroendocrine Tumour Society classification: an analysis based on prospectively collected parameters. Endocr Relat Cancer 2010; 17 (4): 909–918

[17] O'Toole D, Grossman A, Gross D et al. ENETS Consensus Guidelines for the Standards of Care in Neuroendocrine Tumors: biochemical markers. Neuroendocrinology 2009; 90 (2): 194–202

[18] Pape UF, Perren A, Niederle B et al.&participants, B.C.C. ENETS Consensus Guidelines for the management of patients with neuroendocrine neoplasms from the jejuno-ileum and the appendix including goblet cell carcinomas. Neuroendocrinology 2012; 95 (2): 135–156

[19] Pavel M, Baudin E, Couvelard A et al.&participants, B.C.C. ENETS Consensus Guidelines for the management of patients with liver and other distant metastases from neuroendocrine neoplasms of foregut, midgut, hindgut, and unknown primary. Neuroendocrinology 2012; 95 (2): 157–176

[20] Pavel ME, Baum U, Hahn EG et al. Efficacy and tolerability of pegylated IFN-alpha in patients with neuroendocrine gastroenteropancreatic carcinomas. J Interferon Cytokine Res 2006; 26 (1): 8–13

[21] Pavel ME, Hainsworth JD, Baudin E et al.&Group, R.-S. Everolimus plus octreotide long-acting repeatable for the treatment of advanced neuroendocrine tumours associated with carcinoid syndrome (RADIANT-2): a randomised, placebo-controlled, phase 3 study. Lancet 2011; 378 (9 808): 2005–2012

[22] Pitt SC, Knuth J, Keily JM et al. Hepatic neuroendocrine metastases: chemo- or bland embolization? J Gastrointest Surg 2008; 12 (11): 1951–1960

[23] Rindi G, Klöppel G, Couvelard A et al. TNM staging of midgut and hindgut (neuro) endocrine tumors: a consensus proposal including a grading system. Virchows Arch 2007; 451 (4): 757–762

[24] Rinke A, Müller HH, Schade-Brittinger C et al.&Group, P. S. Placebo-controlled, double-blind, prospective, randomized study on the effect of octreotide LAR in the control of tumor growth in patients with metastatic neuroendocrine midgut tumors: a report from the PROMID Study Group. J Clin Oncol 2009; 27 (28): 4 656–4 663

[25] Scherübl H, Streller B, Stabenow R et al. Clinically detected gastroenteropancreatic neuroendocrine tumors are on the rise: Epidemiological changes in Germany. World J Gastroenterol 2013; 19 (47): 9 012–9 019

[26] Strosberg J, Gardner N, Kvols L. Survival and prognostic factor analysis of 146 metastatic neuroendocrine tumors of the mid-gut. Neuroendocrinology 2009; 89 (4): 471–476

[27] Welin S, Sorbye H, Sebjornsen S et al. Clinical effect of temozolomide-based chemotherapy in poorly differentiated endocrine carcinoma after progression on first-line chemotherapy. Cancer 2011; 117(20): 4 617–4 622

[28] Wild D, Bomanji JB, Benkert P et al. Comparison of 68Ga-DOTANOC and 68Ga-DOTATATE PET/CT within patients with gastroenteropancreatic neuroendocrine tumors. J Nucl Med 2013; 54 (3): 364–372

[29] Williams ED, Sandler M. The classification of carcinoid tumours. Lancet 1963; 1 (7 275): 238–239

[30] Yao JC, Hassan M, Phan A et al. One hundred years after „carcinoid": epidemiology of and prognostic factors for neuroendocrine tumors in 35.825 cases in the United States. J Clin Oncol 2008; 26 (18): 3 063–3 072

[31] Zuetenhorst JM, Bonfrer JM, Korse CM et al. Carcinoid heart disease: the role of urinary 5-hydroxyindoleacetic acid excretion and plasma levels of atrial natriuretic peptide, transforming growth factor-beta and fibroblast growth factor. Cancer 2003; 97 (7): 1609–1615

6

6.6 Chirurgische Therapie neuroendokriner Neoplasien des GI-Traktes

V. Fendrich, D. K. Bartsch

6.6.1 Einleitung

Neuroendokrine Neoplasien (NEN) werden in den letzten 20 Jahren zunehmend häufiger diagnostiziert. In Abhängigkeit von der Lokalisation des Primärtumors, seiner Größe und Proliferationsrate, sowie der Präsenz bei Diagnosestellung häufig vorhandener Fernmetastasierung sollte die Indikation zu einer chirurgischen Therapie immer interdisziplinär für den individuellen Patienten festgelegt werden. Der Chirurg braucht ein profundes Wissen der Pathologie, Anatomie und Prognose der jeweiligen gastrointestinalen NEN, um den optimalen Operationszeitpunkt und das adäquate Resektionsausmaß festzulegen. Der Evidenzgrad bzgl. des chirurgischen Therapieansatzes ist häufig gering, sodass die Erfahrung eines Chirurgen/Zentrums für den Therapieerfolg von entscheidender Bedeutung ist. Im Folgenden werden die wichtigsten chirurgischen Therapieprinzipien bei der Behandlung von gastrointestinalen NEN dargestellt.

6.6.2 Neuroendokrine Neoplasien des Magens

Bei den Magen-NEN muss zunächst durch entsprechende Diagnostik festgelegt werden, um welchen NEN-Typ es sich handelt, da dies für das therapeutische Vorgehen von großer Bedeutung ist.

Nach den ENETS-Leitlinien unterscheidet man

- die mit einer chronisch atrophischen Gastritis assoziierten Magen-NEN Typ 1,
- die mit einem Zollinger-Ellison-Syndrom (ZES) im Rahmen eines MEN-1-Syndroms assoziierten NEN Typ 2,
- die meist solitären malignen NEN Typ 3,
- das undifferenzierte neuroendokrine Karzinom Typ 4.

Gut differenzierte Magen-NEN Typ 1 und Typ 2 ohne Risikofaktoren

Patienten mit gut differenzierten (G1) NEN des Magens vom Typ 1 oder Typ 2, die auf die Mukosa/Submukosa beschränkt und nicht größer als 10–20 mm sind, nicht metastasiert haben und nicht angioinvasiv wachsen, werden endoskopisch abgetragen und anschließend gastroskopisch überwacht. Am häufigsten wird heutzutage die **endoskopische Mukosaresektion** durchgeführt. Andererseits wurden nach Polypektomie/Mukosektomie von kleinen (≤ 20 mm), gut differenzierten Typ-1-Magen-NET, die keine Lymphknotenmetastasen, keine Angioinvasion und keine Infiltration der Muscularis propria aufwiesen, bislang keine Lokalrezidive beobachtet, die die Prognose des Patienten beeinflusst hätten [10], [15].

Gut differenzierte Magen-NEN mit Risikofaktoren

Während in den USA gut differenzierte, nicht metastasierte Typ-1- und Typ-2-Magen-NEN bis zu einem Durchmesser von 3 cm meist konservativ oder minimal invasiv behandelt wurden, wurde in Japan bei gut differenzierten Magen-NEN, die größer als 1 cm waren, generell die Operation in Betracht gezogen oder gar empfohlen. Heutzutage besteht in Europa ein weitgehender Konsens, dass bei NEN > 2–3 cm ein primär chirurgisches Vorgehen indiziert ist. Allerdings sind viele Patienten mit Typ-1-Magen-NEN bei Diagnosestellung schon recht alt und leiden an signifikanten Komorbiditäten. Deshalb kann im Einzelfall selbst bei Vorliegen von Risikofaktoren das konservative oder minimal invasive Vorgehen der onkologischen Resektion vorzuziehen sein [10], [15].

Typ-2-Magen-NEN

Empfehlungen für die medikamentöse oder chirurgische Therapie von Typ-2-NEN des Magens stützen sich nur auf Kasuistiken oder kleine Fallserien; es fehlen bislang Studien an größeren Kollektiven von MEN-1-Patienten. Wird aber die Indikation zur Operation gestellt, dann wird die **Antrektomie** zur Reduzierung der gastralen G-Zellen empfohlen, ggf. kommt auch eine totale **Gastrektomie** in Betracht.

Typ-3-Magen-NEN

Typ-3-Magen-NEN sind bei Diagnosestellung nahezu immer größer als 1 cm und weisen in über 50 % bereits Lymphknotenmetastasen auf. Daher sollte nach Ausschluss einer nicht resektablen Fernmetastasierung immer primär operiert werden. Die Leitlinien empfehlen eine onkologische Magenresektion im Sinne einer totalen **Gastrektomie** oder subtotalen Gastrektomie mit D2-Lymphadenektomie analog zum Adenokarzinom des Magens (► Abb. 6.5). Liegt eine begrenzte Metastasierung in die Leber vor, ist eine Metastasenresektion ein- oder zweizeitig in Abhängigkeit vom Allgemeinzustand des Patienten häufig sinnvoll.

Typ-4-Magen-NEN

Typ-4-Magen-NEN sind schlecht differenzierte (G3) neuroendokrine, meist kleinzellige Karzinome, die zum Diagnosezeitpunkt meist diffus metastasiert haben. Sollte keine Fernmetastasierung vorliegen, sollte der Tumor unabhängig von seiner Größe im Sinne einer onkologischen **Gastrektomie** reseziert werden. Beim Vorhandensein von Fernmetastasen, auch wenn diese R0-resektabel erscheinen, ist aus Sicht der Autoren aufgrund der extrem

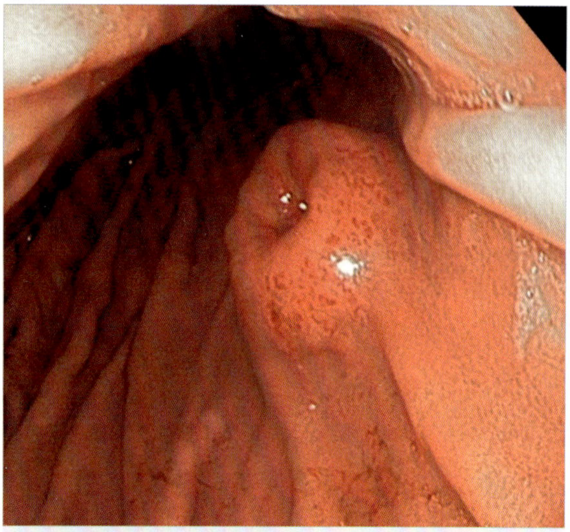

Abb. 6.5 NEN des Magens Typ 3.

schlechten Prognose und der potenziellen operationsbedingten Morbidität keine Resektion indiziert [10], [11].

6.6.3 Neuroendokrine Neoplasien des Duodenums

Die häufigsten duodenalen NEN sind Gastrinome, Somatostatinome und nicht funktionelle NEN. Die Indikation zur Operation sowie das Operationsverfahren hängen im Wesentlichen davon ab, um welche duodenale NEN es sich handelt. Es ist Aufgabe der diagnostischen Aufarbeitung, dies klar festzulegen.

Sporadisches duodenales Gastrinom

Die Indikation zur Operation sollte immer gestellt werden – vorausgesetzt, eine diffuse Fernmetastasierung wurde ausgeschlossen [6]. Standardtherapie duodenaler Gastrinome ist die **Duodenotomie**, **bidigitale Palpation der Duodenalwand** und die **submuköse Exzision** des Tumors aus der Duodenalwand (▸ Abb. 6.6). Zudem sollte immer eine systematische **Lymphknotendissektion** im Ligamentum hepatoduodenale, peri- und retropankreatisch und am Truncus coeliacus vorgenommen werden, auch wenn kein Primärtumor im Duodenum (< 10 %) gefunden wurde. Hierdurch werden Lymphknotenmetastasen makroskopisch nicht detektierbarer duodenaler Mikrogastrinome reseziert und die Prognose der Patienten verbessert [2]. Die Autoren halten ein laparoskopisches Vorgehen beim duodenalen Gastrinom für nicht indiziert, da die Möglichkeit der bidigitalen Palpation essenzieller Bestandteil für den Erfolg der Operation ist. Nach negativer Exploration sollte das Zollinger-Ellison-Syndrom (ZES) zunächst mit PPI konservativ behandelt werden. Nach 12 Monaten sollte eine erneute Lokalisationsdiagnostik mit Endosonografie und ^{68}Ga-DOTATOC-PET/CT erfolgen. Bei positivem Befund würden die Autoren eine Reexploration für indiziert halten.

MEN-1-assoziiertes ZES

Beim MEN-1-assoziierten ZES besteht auch heute noch eine erhebliche Kontroverse bzgl. der Operationsindikation [6]. Das Spektrum der Meinungen reicht von der Empfehlung, nur Gastrinome ab einer Größe von 2–3 cm zu operieren, bis hin zur Empfehlung der Operation bei biochemisch nachgewiesenem ZES ohne Lokalisationsnachweis. Unserer Meinung nach verkennen Autoren, die eine sehr konservative Einstellung vertreten, dass die Gastrinome eine bedeutende maligne Potenz haben und dass deren Prognose schlechter wird, sobald Lebermetastasen entstehen. Dies gilt insbesondere für die beim MEN-1 in bis zu 90 % multiple im Duodenum auftretenden Gastrinome, die im Gegensatz zu den pankreatischen Gastrinomen bereits bei einer Größe deutlich unter 2 cm in die Leber metastasieren können. Daher empfehlen die Autoren bei nachgewiesenem MEN-1-ZES, nach Ausschluss einer diffusen Fernmetastasierung mittels ^{Ga}68-DOTATOC-PET/CT die **Operation** mit der Absicht die Primärtumoren und Lymphknotenmetastasen zu entfernen, um eine Lebermetastasierung zu verhindern und die Prognose zu verbessern [9].

▸ **Operative Verfahrenswahl beim MEN-1-ZES.** Auch bzgl. des adäquaten Operationsverfahrens besteht beim MEN-1-ZES eine erhebliche Kontroverse. Am weitesten verbreitet ist derzeit noch das von Thompson 1989 proklamierte Operationsverfahren. Dies umfasst die komplette Pankreasfreilegung mit bidigitaler Palpation und intraoperativem Ultraschall, eine Duodenotomie mit Exzision von NEN aus der Duodenalwand, eine subtotale Pankreaslinksresektion unter Erhalt der Milz bis auf Höhe der Pfortader, die Enukleation von neuroendokrinen Tu-

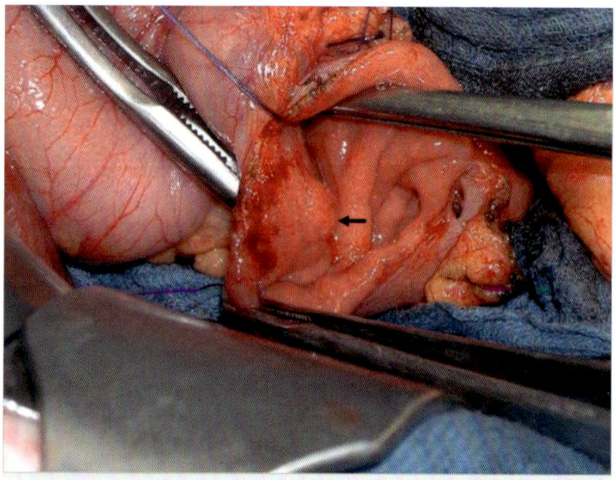

Abb. 6.6 Identifizierung eines duodenalen Gastrinoms nach Längsduodenotomie und Palpation.

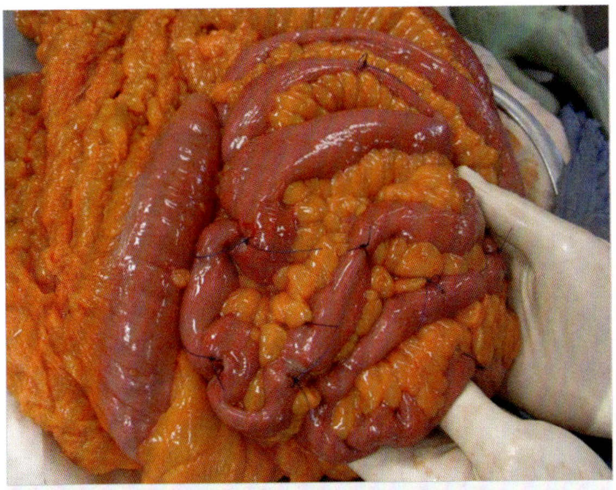

Abb. 6.7 Patient mit multifokalen NEN des Dünndarms (Tumoren vor Resektion fadenmarkiert).

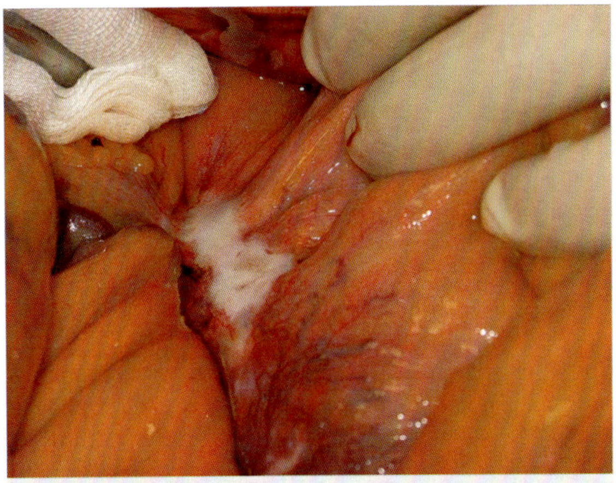

Abb. 6.8 Zentrale lymphogene Metastasierung bei Patienten mit Ileum-NEN.

moren aus dem Pankreaskopf sowie die systematische peripankreatische Lymphadenektomie. Die Ergebnisse nach dieser Operation sind bzgl. der biochemischen Heilung allerdings ernüchternd. In mehreren Studien konnten nach einem Jahr maximale biochemische Heilungsraten, d. h. ein negativer Sekretintest, von maximal 33 % erzielt werden. Bemerkenswert ist jedoch, dass bei höchstens 16 % der Patienten Lebermetastasen als entscheidende Determinante für Langzeitüberleben bei einer maximalen Nachbeobachtung von bis zu 18 Jahren auftraten. Seit kurzem kristallisiert sich die pyloruserhaltende partielle Duodenopankreatektomie (PPPD) als alternatives Operationsverfahren beim MEN-1-ZES heraus [9]. Die ersten Daten hierzu sind vielversprechend, da bis zu 92 % der MEN-1-ZES-Patienten nach PPPD 5 Jahre postoperativ biochemisch geheilt waren [9].

Somatostatinome und nicht funktionelle duodenale NEN

Aufgrund der sehr kleinen vorliegenden Fallzahlen und fehlender Langzeit-Nachbeobachtungsdaten ist die optimale Behandlung der duodenalen Somatostatinome bis heute nicht definiert. Kleine (< 2 cm) duodenale Somatostatinome ohne Hinweis auf Infiltration der Lamina propria oder Lymphknotenmetastasen können durch **lokale Exzision** oder eine **Wedge-Resektion** adäquat behandelt werden. Duodenale Somatostatinome > 2 cm bzw. Tumoren mit Lymphknotenmetastasen sollten durch ein onkologische partielle **Duodenopankreatektomie** mit **Lymphadenektomie** therapiert werden. Undifferenzierte NEN des Duodenums sollten ebenfalls onkologisch radikal operiert werden [8].

Ileojejunale NEN

Die einzige kurative Behandlungsmöglichkeit der ileojejunalen NEN ist die onkologisch **vollständige chirurgische Resektion**. Daher besteht bei jedem Patienten mit einem lokalisierten ileojejunalen NET die Operationsindikation. Die Operation beginnt mit der Exploration, um das Vorhandensein kleiner Lebermetastasen und einer Peritonealkarzinose zu prüfen. Dann sollte der Dünndarm vom Treitz'schen Band bis zum Coecum von 2 Operateuren sorgfältig bidigital palpiert werden, um den Primärtumor bzw. multilfokale NEN, die bei bis zu 35 % der Patienten vorkommen, zu detektieren (▶ Abb. 6.7). Danach sollte die Resektion des tumortragenden Dünndarmabschnittes unter Mitnahme des zugehörigen Lymphabflussgebietes bis zumindest auf Level 3 erfolgen [1], [13]. Diese Operationen können insbesondere bei bestehender Lymphknotenmetastasierung bis an die Mesenterialwurzel technisch sehr anspruchsvoll sein (▶ Abb. 6.8).

Bei Patienten mit resektablen Lebermetastasen können diese, abhängig davon, ob eine Major- oder Minor-Leberresektion erfolgen muss, synchron oder zweizeitig erfolgen. Die Autoren bevorzugen ein einzeitiges Vorgehen, wenn der Lebereingriff eine Segmentresektion bzw. multiple Keilresektionen nicht überschreitet. Patienten mit einem Karzinoid-Syndrom sollten bereits ab dem Vorabend der Operation bis zumindest 48 Stunden postoperativ zur Vermeidung einer Karzinoidkrise mit Octreotid oder Somatostatin behandelt werden.

Bei Patienten mit diffuser intra- oder extrahepatischer Fernmetastasierung besteht häufig eine palliative Operationsindikation. Hierbei dient die Resektion des Primärtumors mit Lymphabflussgebiet der Beseitigung/Verhinderung von Schmerzen, eines Tumorileus, einer Darmischämie durch Umscheidung der mesenterialen Gefäßachse sowie Reduktion des Proliferationsreizes.

Neuroendokrine Neoplasien der Appendix

Das chirurgische Vorgehen der NEN der Appendix orientiert sich an der größenabhängigen Metastasierungswahrscheinlichkeit dieser Tumore [13]. Die einfache **Appendektomie** ist bei NEN der Appendix mit einem Durchmesser < 1 cm als ausreichend anzusehen. Sollte das in der Appendektomie entfernte NEN ≥ 2 cm sein, wird die **Hemikolektomie** rechts von den meisten Experten als das Verfahren der Wahl angesehen. Diese sollte gegenüber einer Ileozökalresektion bevorzugt werden, um die entsprechenden Lymphabflusswege adäquat zu resezieren. Bei NEN der Appendix mit einem Tumordurchmesser von 1–2 cm müssen weitere Kriterien, insbesondere histopathologischer Art, zur Entscheidungsfindung mit einbezogen werden. Liegt der Tumor dicht an der Basis oder liegt nach histologischer Aufarbeitung eine Invasion der Lymphgefäße vor, ist die Serosa beteiligt oder gar die Mesoappendix infiltriert, so sollte aufgrund des Metastasierungsrisikos bis zu 10 % die Indikation zur Hemikolektomie recht großzügig erfolgen [13].

Neuroendokrine Neoplasien des Kolons

Die chirurgische Therapie der NEN des Kolon sollte nach den gleichen Prinzipien wie bei den Adenokarzinomen des Kolons erfolgen [14]. Als Eingriffe kommen somit **Hemikolektomie** rechts/links, **Transversumresektion** und **Sigmaresektion** mit entsprechender Lymphadenektomie infrage, da nur diese Eingriffe ein exaktes Staging ermöglichen. Beim diffus metastasierten Kolon-NEN sollte abgesehen von einer Ileussituation und einer HB-relevanten Blutung von der Resektion des Primärtumors abgesehen werden [14].

Neuroendokrine Neoplasien des Rektums

Die Strategie bei der Behandlung der Rektum-NEN orientiert sich an der Größe der Primärtumore und der damit vorhandenen Metastasierungswahrscheinlichkeit [14]. 90 % der Rektum-NEN fallen heutzutage bei der Vorsorgeendoskopie auf und sind < 1 cm. Bei diesen Läsionen ist die **endoskopische Abtragung im Gesunden** ausreichend. Für die Rektum-NEN von 1–2 cm Größe wie auch bei Läsionen > 2 cm gibt es keine einheitlichen Empfehlungen. Läsionen von 1–2 cm sollten vollständig exzidiert werden, um eine umfassende histologische Aufarbeitung zu ermöglichen. Läsionen > 2 cm erfordern eine **Rektumresektion** nach den gleichen Prinzipien wie bei Adenokarzinomen des Rektums und richten sich nach der Höhe des Primärtumors. Aufgrund der schlechten Prognose der Rektum-NEN dieser Größe mit einer 5-Jahres-Überlebensrate unter 10 % ist eine individuelle Abwägung bei der Indikationsstellung insbesondere bei multimorbiden Patienten dringend angeraten [14].

6.6.4 Neuroendokrine Neoplasien des Pankreas (pNEN)

Sporadisches Insulinom

► **Operationsindikation.** Nach biochemischer Sicherung des Insulinoms ist die Operationsindikation immer gegeben – vorausgesetzt, der Patient/in ist operabel und es liegt keine diffuse Fernmetastasierung vor [3], [6]. Die einzig kurative Behandlungsmethode eines Insulinoms ist dessen **komplette Resektion.** Dies gelingt in erfahrener Hand in über 95 % durch den Ersteingriff.

Praxis

Die unmittelbar präoperative Phase bedarf einer besonderen Aufmerksamkeit. Hier gilt es durch ausreichende Nahrungszufuhr bzw. bei Nahrungskarenz durch i. v. Glukosezufuhr das Auftreten von Hypoglykämien zu vermeiden. Zwei Stunden vor Narkosebeginn wird die Glukoseinfusion gestoppt, sodass durch engmaschiges intraoperatives Blutzuckermonitoring nach Entfernung des Insulinoms der Therapieerfolg anhand des Blutzuckeranstiegs, sog. reaktive Hyperglykämie, bestätigt werden kann.

► **Operatives Vorgehen.** Das operative Vorgehen beim solitären sporadischen Insulinom hängt heute im Wesentlichen von der Operationsmethode ab. Prinzipiell können solitäre Insulinome konventionell chirurgisch oder minimal invasiv laparoskopisch operiert werden [6]. Das laparoskopische Vorgehen erfordert neben ausreichender Erfahrung in der endokrinen Pankreaschirurgie auch eine ausgereifte laparoskopische Expertise. Nach Ansicht der meisten Experten eignet sich das laparoskopische Vorgehen für Tumoren im Pankreaskorpus und -schwanz bzw. ventral im Pankreaskopf gelegene Tumoren.

- **konventionell chirurgisches Vorgehen:** Nach Eröffnung des Abdomens über einen Oberbauchquerschnitt werden zunächst die Leber und das übrige Abdomen im Hinblick auf Metastasen exploriert. Anschließend wird ein ausgedehntes Kocher-Manöver vorgenommen. Anschließend werden Pankreaskorpus und -schwanz aus dem Retroperitoneum mobilisiert. Danach erfolgt die bidigitale Palpation des gesamten Pankreas, die bei solitärem Befund in über 95 % der Fälle erfolgreich ist. Typischerweise sind Insulinome bedeckt von einem variabel dicken Saum normalen Pankreasgewebes, selten erkennt man den reddish-purple bzw. weißlichen Tumor direkt an der Oberfläche. Im Anschluss erfolgt auch bei bereits identifiziertem Tumor eine intraoperative Sonografie (IOUS). Neben der Tumordetektion ist der vielleicht noch größere Nutzen der IOUS die Darstellung des Tumors und sein Verhältnis zum Ductus wirsungianus und zu den Gefäßen.

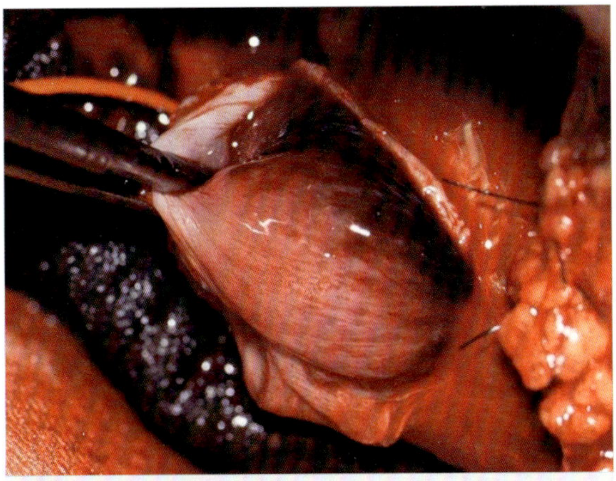

Abb. 6.9 Enukleation eines Insulinoms.

Angestrebtes Verfahren beim benignen Insulinom ist die parenchymsparende Enukleation (▶ Abb. 6.9). Bei oberflächlicher Lage gelingt dies in der Regel gut, da die Tumoren meist eine Pseudokapsel haben, wodurch sich eine klare Dissektionsebene zwischen Tumor und normalem Pankreas etablieren lässt. Liegt der Tumor tief im Parenchym oder in unmittelbarer Nähe zum Pankreasgang, ist ein Resektionsverfahren entsprechend der Lokalisation vorzuziehen. Dies bedeutet in der Mehrzahl der Fälle eine milzerhaltende Pankreaslinksresektion. In sehr seltenen Fällen kann bei großen Tumoren oder tiefer Lokalisation im Pankreaskopf auch eine pyloruserhaltende partielle Duodenopankreatektomie erforderlich sein. Besteht der Verdacht oder Nachweis der Malignität, so ist aus Radikalitätsgründen eine onkologische Pankreasresektion mit Lymphadenektomie vorzunehmen.

- **laparoskopisches Vorgehen:** Die laparoskopische Pankreaslinksresektion und Enukleation bei Insulinomen ist mittlerweile fest etabliert [16]. Wichtige Voraussetzung für die erfolgreiche laparoskopische Insulinomentfernung scheint die korrekte präoperative Lokalisation zu sein, wobei die Endosonografie das sensitivste Verfahren darstellt.

MEN-1-assoziiertes Insulinom

Im Gegensatz zum MEN-1-ZES gibt es beim Insulinom keine medikamentöse Therapieoption. Daher ist die **Operationsindikation** bei biochemischem Nachweis eines organischen Hyperinsulinismus gegeben, sofern keine diffuse Lebermetastasierung vorliegt [6]. Im Gegensatz zum MEN-1-ZES sind die Heilungsraten beim MEN-1-Insulinom nach oben genannter Therapie als durchaus gut zu bezeichnen. In den vorliegenden kleinen Serien von 6–18 Patienten beträgt die biochemische Heilungsrate 66–100 % bei einem Follow-up von 1–18 Jahren.

Sporadisches pankreatisches Gastrinom

Neben den oben bereits erwähnten duodenalen Gastrinomen kommen auch pankreatische Gastrinome vor. Standardvorgehen beim sporadischen Gastrinom ist die komplette Freilegung des Pankreas mit bidigitaler Palpation und IOUS. Standardtherapie ist die Enukleation von pankreatischen Gastrinomen im Kopf oder die Linksresektion bei Tumoren im Korpus-Schwanz-Bereich [6].

MEN-1-assoziiertes Gastrinom

Für das MEN-1-assoziierte pankreatische Gastrinom gelten die bereits beim duodenalen Gastrinom getroffenen Aussagen.

Seltene sporadische funktionelle pNEN (Glukagonome, VIPome, Somatostatinome)

Da diese pNEN bei Diagnosestellung fast immer maligne sind, sollten sie durch eine formale onkologische Pankreasresektion mit Lymphadenektomie behandelt werden. Aufgrund der sehr kleinen vorliegenden Fallzahlen und fehlender Langzeit-Nachbeobachtungsdaten ist die optimale Behandlung der Somatostatinome bis heute nicht definiert. Aufgrund des Fehlens entsprechender Daten kann nur aus Einzelberichten von einer verbesserten Prognose für den Patienten geschlossen werden [12].

Sporadische NF-pNEN

▶ **Operationsindikation.** Die chirurgische Therapie spielt unter den Optionen bei NF-pNEN die entscheidende Rolle. Das Hauptziel ist die potenziell kurative R0-Resektion des Primärtumors und seiner Metastasen, da dies die einzige Heilungschance für die Patienten darstellt, Symptome lindert und die Überlebensrate steigert [4]. Im Gegensatz zum duktalen Adenokarzinom des Pankreas sind NF-pNEN sehr langsam wachsende Tumoren. Viele Patienten überleben 5 Jahre und länger, selbst wenn Metastasen vorliegen [5]. Daher ist die Indikation zur Operation bei Patienten mit NF-pNEN ohne diffuse Fernmetastasierung immer gegeben. Kurative Resektionen sind in bis zu 80 % der Fälle möglich mit 5-/10-Jahres-Überlebensraten von etwa 65 bzw. 50 % [5]. Auch wiederholte Resektion wegen Lokalrezidivs und/oder Metastasen sind indiziert, um die Überlebenszeit zu verlängern. Eine Ausnahme stellen zufällig diagnostizierte, asymptomatische NF-pNEN < 2 cm Größe da. Gerade bei älteren, multimorbiden Patienten können hier auch eine Verlaufskontrolle und ein konservatives Vorgehen indiziert sein.

▶ **Operatives Vorgehen.** Kleine sporadische NF-pNEN (< 2 cm) ohne Hinweise auf Metastasierung sollten parenchymsparend enukleiert werden, sofern dies ohne Verletzung des Pankreasganges durchgeführt werden kann. Bei

Patienten mit größeren NF-pNEN im Bereich des Pankreaskopfes sollte dagegen immer eine partielle Pankreatikoduodenektomie mit onkologisch gerechter Lymphadenektomie durchgeführt werden. Bei großen sporadischen NF-pNEN im linksseitigen Pankreas ist eine Pankreaslinksresektion mit Splenektomie indiziert. Eine milzerhaltende Pankreaslinksresektion ist zwar theoretisch möglich, sollte aber aufgrund der hohen Rate peripankreatischer Lymphknotenmetastasen aus onkologischen Gründen nicht vorgenommen werden.

MEN-1-assoziierte NF-pNEN

Möglicherweise wird zukünftig die Wachstumsrate der MEN-1-NF-pNEN entscheidend für die OP-Indikation bzw. den OP-Zeitpunkt sein. So wird z. B. vorgeschlagen, NF-pNEN < 2 cm ohne Metastasen engmaschig endosonografisch zu kontrollieren und nur dann zu operieren, wenn die Tumoren > 2 cm werden oder ein Tumor in einem Jahr 0,5 cm an Größe zunimmt und/oder metastasiert [17].

Die Operation beginnt mit einer kompletten Pankreasfreilegung mit bidigitaler Palpation und intraoperativem Ultraschall, wodurch sich Tumoren ab 3 mm Größe darstellen lassen. Als Standardtherapie gilt eine Pankreaslinksresektion bis auf Höhe der mesentericoportalen Gefäßachse mit Enukleation von Tumoren aus dem Pankreaskopf. Auf eine Lymphadenektomie und Splenektomie kann bei Patienten mit ausschließlich sehr kleinen Tumoren ohne Malignitätsverdacht verzichtet werden. Bei Patienten mit einem oder 2 dominanten pNEN < 2 cm kann aus Sicht der Autoren auch eine Enukleation ggf. laparoskopisch erwogen werden.

6.6.5 Chirurgisches Vorgehen bei Lebermetastasen von gastrointestinalen NEN

Auch bei Lebermetastasen kann oft kurativ reseziert werden. Bei Patienten, die nicht für eine kurative Resektion der Lebermetastasen infrage kommen, kann eine chirurgische Tumorreduktion in Betracht gezogen werden, wenn die Haupttumorlast sicher entfernt werden kann und somit durch eine zytoreduktive Resektion hormonelle Syndrome gelindert werden können.

Es ist derzeit sehr fraglich, ob Patienten mit NEN von einer Lebertransplantation gegenüber lokalen Ablationsverfahren wie Chemoembolisation und RFA im Hinblick auf Symptomfreiheit und Überlebenszeit profitieren (siehe auch Kap. 6.5.5).

6.6.6 Literatur

[1] Akerström G, Hellman P, Hessman O. Midgut carcinoid tumours: surgical treatment and prognosis. Best Pract Res Clin Gastroenterol 2005; 19: 717–728

[2] Bartsch DK, Waldmann J, Fendrich V et al. Impact of lymphadenectomy on survival after surgery for sporadic gastrinoma. Br J Surg 2012; 99: 1234–1240

[3] de Herder WW, Niederle B, Scoazec JY et al. Well-differentiated pancreatic tumor/carcinoma: insulinoma. Neuroendocrinology 2006; 84: 183–188
Kommentar: Leitlinie der ENETS zur Behandlung von Patienten mit Insulinomen.

[4] Falconi M, Bartsch DK, Eriksson B et al. ENETS Consensus Guidelines for the management of patients with digestive neuroendocrine neoplasms of the digestive system: well-differentiated pancreatic non-functioning tumors. Neuroendocrinology 2012; 95: 120–134
Kommentar: Leitlinie der ENETS zur Behandlung von Patienten mit gut differenzierten pNEN.

[5] Fendrich V, Langer P, Celik I et al. An aggressive surgical approach leads to long-term survival in patients with pancreatic endocrine tumors. Ann Surg 2006; 244: 845–851

[6] Fendrich V, Waldmann J, Bartsch DK et al. Surgical management of pancreatic endocrine tumors. Nat Rev Clin Oncol 2009; 6: 419–428
Kommentar: Übersichtsarbeit zur chirurgischen Therapie von pNEN.

[7] Fendrich V, Merz MK, Waldmann J et al. Neuroendocrine pancreatic tumors are risk factors for pancreatic fistula after pancreatic surgery. Dig Surg 2011; 28: 263–269

[8] Jensen RT, Rindi G, Arnold R et al. Well-differentiated duodenal tumor/carcinoma (excluding gastrinomas). Neuroendocrinology 2006; 84: 165–172

[9] Lopez CL, Falconi M, Waldmann J et al. Partial pancreaticoduodenectomy can provide cure for duodenal gastrinoma associated with multiple endocrine neoplasia type 1. Ann Surg 2013; 257: 308–314
Kommentar: Erste Studie, die nachweist, dass die systematische Lymphadenektomie beim MEN-1-assoziierten Gastrinom zur biochemischen Heilung führen kann.

[10] Modlin I, Oberg K, Chung D et al. Gastroenteropancreatic neuroendocrine tumours. Lancet Oncol 2008; 9: 61–72

[11] Nilsson O, van Cutsem E, Delle Fave G et al. Poorly differentiated carcinomas of the foregut (gastric, duodenal and pancreatic). Neuroendocrinology 2006; 84: 212–215
Kommentar: Leitlinie der ENETS zur Behandlung von Patienten mit schlecht differenzierten NEN.

[12] O'Toole D, Salazar R, Falconi M et al. Rare functioning pancreatic endocrine tumors. Neuroendocrinology 2006; 84: 189–195
Kommentar: Leitlinie der ENETS zur Behandlung von Patienten mit seltenen pNEN.

[13] Pape UF, Perren A, Niederle B et al. ENETS Consensus Guidelines for the management of patients with neuroendocrine neoplasms from the jejuno-ileum and the appendix including goblet cell carcinomas. Neuroendocrinology 2012; 95: 135–156
Kommentar: Leitlinie der ENETS zur Behandlung von Patienten mit NEN der Appendix und des Dünndarms.

[14] Ramage JK, Goretzki PE, Manfredi R et al. Consensus guidelines for the management of patients with digestive neuroendocrine tumours: well-differentiated colon and rectum tumour/carcinoma. Neuroendocrinology 2008; 87: 31–39
Kommentar: Leitlinie der ENETS zur Behandlung von Patienten mit NEN des Kolons und Rektums.

[15] Ruszniewski P, Fave G, Cadiot G et al. Well-differentiated NE gastric tumors/ carcinomas. Neuroendocrinology 2006; 84: 158–164
Kommentar: Leitlinie der ENETS zur Behandlung von Patienten mit gastralen NEN.

[16] Siech M, Bartsch DK, Beger HG et al. Indications for laparoscopic pancreas operations: results of a consensus conference and the previous laparoscopic pancreas register. Chirurg 2012; 83: 247–253

[17] Triponez F, Dosseh D, Goudet P et al. Epidemiology data on 108 MEN 1 patients from the GTE with isolated nonfunctioning tumors of the pancreas. Ann Surg 2006; 243: 265–272
Kommentar: Gezeigt wird hier das endosonografisch kontrollierte Wachstumsverhalten von pNEN bei MEN-1-Patienten und den Einfluss auf die OP-Indikation.

Kapitel 7

Männliche Gonaden

7 Männliche Gonaden

7.1 Hypogonadismus und Infertilität

J. Rohayem, M. Zitzmann, E. Nieschlag

7.1.1 Definition und Anmerkungen zur Pathogenese

Jede Beeinträchtigung der Hodenfunktion wird als Hypogonadismus bezeichnet. Der Begriff Hypogonadismus umfasst sowohl die Störung der testikulären Hormon- als auch der Spermienproduktion, deren klinischer Ausdruck ein Testosteronmangel und/oder eine beeinträchtigte Fertilität sind. Die endokrine Funktion des Hodens und die spermatogenetische Funktion sind eng miteinander verknüpft; eine endokrine Dysfunktion des Hodens zieht fast regelhaft eine Beeinträchtigung der Spermatogenese nach sich, eine Störung der Spermatogenese hingegen kann auch bei unbeeinträchtigter testikulärer Testosteronsekretion vorliegen.

Liegt die Ursache des Hypogonadismus in den Testes selbst, spricht man vom **hyper**gonadotropen oder **primären Hypogonadismus.** Hypothalamisch oder hypophysär bedingte Hodenfunktionsstörungen werden zum hypogonadotropen Hypogonadismus zusammengefasst, wobei ein tertiärer Hypogonadismus die Störung der hypothalamischen GnRH-Sekretion beschreibt und ein **sekundärer Hypogonadismus** die Beeinträchtigung der hypophysären LH und FSH-Sekretion. Der mit zunehmendem Alter häufiger auftretende Altershypogonadismus („Late-onset Hypogonadism") stellt eine Mischform aus primärem und sekundär/tertiärem Hypogonadismus dar; hier liegt eine inadäquat niedrige Gonadotropinsekretion in Antwort auf einen Testosteronmangel vor.

Eine Fertilitätsstörung liegt vor, wenn bei einem Paar trotz regelmäßigen ungeschützten Geschlechtsverkehrs über ein Jahr keine Schwangerschaft eintritt.

Eine Übersicht über die verschiedenen Krankheitsbilder, ihre Ursachen und ihre Charakterisierung durch Symptome des Androgenmangels und/oder Infertilität liefert ▸ Tab. 7.1.

Tab. 7.1 Krankheitsbilder mit Hypogonadismus.

Lokalisation der Störung	Krankheitsbild	Ursache	Androgenmangel	Infertilität
Hypothalamus: tertiärer Hypogonadismus	isolierter/kongenitaler hypogonadotroper Hypogonadismus (IHH/CHH)	Mutationen im *FGFR1*- (= *KAL 2*), *PROK2*- (= *KAL 3*), *PROKR2*- (= *KAL 4*), *FGF8*-, *GnRHR*-, *KISS1R*-, *NROB1*-*LEPR*-, *TAC 3*-, *TACR3*-Gen	+	+
	Kallmann-Syndrom hypogonadotroper Hypogonadismus und Anosmie	Mutationen im *KAL 1*- (X-chromosomal), *KAL 2(= FGFR1)*- (autosomal-dominant), *PROK2*- (= *KAL 3*), *PROKR2*- (= *KAL 4*), *FGF8*- und *NELF*-Gen	+	+
	kongenitale NNR-Hyperplasie	Mutationen im *DAX1*-Gen	+	+
	Prader-Labhart-Willi-Syndrom	Chromosom 15, imprinting Defekt	+	+
	Bardet-Biedl-Syndrom (BBS) familiäre Kleinhirnataxie	Mutationen in *BBS (1–15)*-Genen	+	+
	sek. GnRH-Sekretionsstörungen	Raumforderung (Tumorinfiltration), Trauma, Infektion, Z. n. Bestrahlung, Unterernährung, Medikamente, Drogen, Doping, Ischämie	+	+
Hypophyse: sekundärer Hypogonadismus	Hypopituitarismus	Adenom, Kraniopharyngeom, Infiltration bei Sarkoidose, Histiozytose, Z. n. Bestrahlung, Z. n. Hypophysenresektion *PROP1*-Gen-Mutation mit Hypophysenentwicklungsstörung, Mittelliniendefekte (*z. B. HESX1*-Mutation)	+	+
	Hyperprolaktinämie	Adenom, Nebenwirkung von Psychopharmaka mit Dopamin-antagonistischer Wirkung	+	+
	biologisch inaktives LH	Mutationen im LH-Gen	+	+
	biologisch inaktives FSH	Mutationen im FSH-Gen	+	+
Testes:	angeborene Anorchie	fetaler Hodenverlust („vanishing testes")	+	+

Tab. 7.1 Fortsetzung

Lokalisation der Störung	Krankheitsbild	Ursache	Androgenmangel	Infertilität
primärer Hypogonadismus	erworbene Anorchie	Trauma, Torsion, Operation (z. B. bei Maldeszensus testis)	+	+
	reine Gonadendysgenesie	Defekt des *SRY*-Gen	+	+
	gemischte Gonadendysgenesie	gonosomales Mosaik	+	+
	partielle Gonadendysgenesie	Gendefekt mit Folge einer Differenzierungsstörung des fetalen Hodens (z. B. WT 1-, SOX9-Gen-Mutation)	+	+
	Oviduktpersistenz	Mutation im *AMH/MIS*-Gen oder im *AMH/MISR*-Gen	(–)	
	Germinalzellaplasie (Sertoli-Cell-only-Syndrom)	anlagebedingt oder erworben (Z. n. Bestrahlung, Medikamente, Infektionen)	–	+
	Leydig-Zellhypoplasie	Mutation im LH-Rezeptor-Gen	+	(+)
	46,XY DSD bei Störungen der Androgenbiosynthese	Enzymdefekte i.R. der Testosteronbiosynthese	+	+
	Klinefelter-Syndrom (47,XXY)	numerische Chromosomenaberration	+	+
	XYY-Syndrom	numerische Chromosomenaberration	(+)	(+)
	„XX-Mann“-Syndrom	unvollständige Translokation eines Y-Chromosomenstücks, das das *SRY*-Gen enthält	+	+
	Noonan-Syndrom	Gendefekt auf Chromosom 12q	+	+
	strukturelle Chromosomenanomalien	Deletionen, Translokationen etc.	–	+
	Lageanomalien der Testes	fetaler Testosteronmangel, unbekannte Ursachen	(+)	+
	Hodentumoren	unbekannt	+	+
	Varikozele	Durchblutungsstörung des Hodens infolge venöser Insuffizienz	(–)	+
	Orchitis	Infektion (viral, bateriell)	(–)	+
	Globozoospermie	Spermatogenesestörung	–	+
	primäre Ziliendyskinesie/Kathagener-Syndrom	Gendefekt, autosomal rezessiv	–	+
	Oligoasthenoteratozoospermie, Azoospermie	Gendefekte (u. a. Mikrodeletionen des Y-Chromosoms im Bereich der AZF-Region)	–	+
	idiopathische Infertilität	unbekannt	–	+
	Allgemeinerkrankungen	z. B. Niereninsuffizienz, Hämochromatose, Leberzirrhose, HIV-Infektion	+	+
	exogene Noxen	Medikamente, Z. n. Bestrahlung, Umweltgifte, Drogen	+	+
gemischt: primärer und sekundär/tertiärer Hypogonadismus	Altershypogonadimus	multifaktoriell	+	+
ableitende Samenwege und akzessorische Geschlechtsdrüsen	Infektionen	Bakterien, Chlamydien, Viren	–	+
	Obstruktionen	angeborene Fehlbildung, Infektion, Vasektomie	–	+
	zystische Fibrose u. CBAVD	Mutationen im *CFTR*-Gen	–	+
	Liquifizierungsstörung	unbekannt	–	+
	immunologisch bedingte Infertilität	Bildung von Spermien-Auto-Antikörpern durch Störungen im Bereich der Blut-Hoden-Schranke	–	+
Samendeposition	Penisdeformation	angeboren, erworben (z. B. Induratio penis plastica)	–	+
	Hypo-, Epispadie	angeboren, embryonaler Testosteronmangel	(+)	(+)

Tab. 7.1 Fortsetzung

Lokalisation der Störung	Krankheitsbild	Ursache	Androgen-mangel	Infertilität
	Ejakulationsstörungen	angeboren/erworben	–	+
	Phimose	angeboren	–	(+)
	erektile Dysfunktion	Durchblutungsstörungen, Testosteronmangel, neurogen, psychogen	(–)	(+)
Androgen-Zielorgane	komplette Androgenresistenz (engl.: CAIS)	Defekt des Androgenrezeptor-Gens mit komplettem Funktionsverlust	+	+
	partielle Androgenresistenz (engl. PAIS)	Defekt des Androgenrezeptor-Gens mit weitgehendem Funktionsverlust Defekt des Androgenrezeptor-Gens mit mäßigem Funktionsverlust	+	+
	minimale Androgenresistenz (engl.: MAIS)	Defekt des Androgenrezeptor-Gens mit geringem Funktionsverlust	–	+
	5α-Reduktasemangel	Mutation im Gen der 5α-Reduktase	+	+
	Aromatasemangel	Defekt im Gen der Aromatase	–	(+)
	Östrogenresistenz	Defekt des Östrogenrezeptor-Gens	–	(+)
Gynäkomastie		multifaktoriell	(+)	(+)

7.1.2 Häufigkeit und Bedeutung

In Deutschland weisen etwa 5–7 % aller Männer Fertilitätsstörungen der verschiedensten Ursachen auf. Bei < 10 % der Betroffenen besteht gleichzeitig ein Androgenmangel.

Die häufigste Ursache des (primären) Hypogonadismus ist das Klinefelter-Syndrom (1:500 männlichen Neugeborenen).

Häufigste Ursache des sekundären Hypogonadismus im Erwachsenenalter sind Störungen der gonadotropen Achse durch Hypophysenadenome. Im Kindesalter dominieren Kraniopharygeome oder angeborene Hypophysenentwicklungsstörungen gegenüber anderen Ursachen.

Der tertiäre Hyogonadismus ist in der Regel angeboren; wenn keine zusätzliche Störung des Riechsinns vorliegt, spricht man vom „isolierten/konnatalen“ hypogonadotropen Hypogonadismus (CHH), bei einer begleitenden Hypoosmie oder Anosmie liegt ein Kallmann-Syndrom vor. Sowohl im Kindes- als auch Erwachsenenalter sind erworbene tertiäre Hypogonadismus-Formen in aller Regel durch Tumoren in der suprasellären Region bedingt.

7.1.3 Indikation zur Diagnostik

Die Indikation zur Diagnostik ergibt sich im Jugendalter aus einer entweder ausbleibenden oder nicht regelrecht voranschreitenden Pubertätsentwicklung. Beim Erwachsenen führen entweder der unerfüllte Kinderwunsch oder Androgenmangelsymptome zur Vorstellung des Patienten. Die Folgen des Testosteronmangels sind abhängig vom Zeitpunkt des Auftretens und vom Ausmaß des Hormondefizits (▶ Tab. 7.2).

Tab. 7.2 Störungen i. R. eines Hypogonadismus in Abhängigkeit vom Manifestationsalter.

Organ/Funktion	Testosteronmangel-Symptome in der Adoleszenz	Testosteronmangel-Symptome nach Beendigung der Pubertät
Knochen	nach dem 14. LJ ggf. eunuchoider Hochwuchs	Osteoporose
Kehlkopf	ausbleibender Stimmbruch	keine Änderung
Behaarung	horizontale Pubeshaargrenze, gerade Stirnhaargrenze, ausbleibender Bartwuchs	nachlassende sekundäre Geschlechtsbehaarung
Haut	ausbleibende Akne	Atrophie, Blässe, Hautfältelung
Knochenmark	ggf. leichte Anämie	leichte Anämie
Muskulatur	kindlich	atrophisch
Penis	von infantiler Größe	keine Größenänderung
Prostata	von infantiler Größe	atrophisch
Hoden	evtl. (Z. n.) Maldeszensus testis, Hodenvolumen < 4 ml	Hodenvolumenabnahme
Spermatogenese	nicht initiiert	sistiert
Ejakulat	Anejakulation	abnehmendes Ejakulatvolumen
Libido	nicht entwickelt	Verlust
Potenz	nicht entwickelt	erektile Dysfunktion
Lipidstoffwechsel		HDL ↑, LDL ↓, VLDL ↑

Folgen eines Testosteronmangels in der Embryonal- und Fetalperiode

Fehlende Androgenwirkung bei einem genetisch männlichen Embryo führt während der Phase der sexuellen Differenzierung (9.–14. Schwangerschaftswoche) zu unzureichender oder fehlender Maskulinisierung der äußeren Genitalien. Es resultiert ein 46,XY DSD („Disorder of sexual Development") (Kap. 9.1).

Folgen einer unzureichenden testikulären Testosteronsekretion in der Pubertät

Die Pubertät ist ein komplexer Vorgang, bei dem der hypothalamische GnRH-Pulsgenerator dauerhaft aktiviert wird und eine erst nächtliche, später ganztägige hypophysäre pulsatile LH- und FSH-Sekretion resultiert. Durch die Stimulation der testikulären Leydigzellen steigt der Testosteronspiegel innerhalb von ca. 2–3 Jahren kontinuierlich an, bis ein stabiler adulter Spiegel erreicht ist. Die normale männliche Pubertät wird frühestens im Alter von 9 Jahren und spätestens 14 Jahren mit der Zunahme des Hodenvolumens auf je ≥ 4 ml und dem Eintritt in das Genitalstadium G2 nach Tanner evident. Die Pubertas tarda wird klinisch definiert durch ein Hodenvolumen von je < 4 ml zum 14. Geburtstag. Hierbei ist die Normvariante einer konstitutionellen Entwicklungsverzögerung (KEV), die auch bei einem späterem Pubertätseintritt vorliegen kann, von einer permanent ausbleibenden Pubertätsentwicklung abzugrenzen. Die Virilisierung und das pubertäre Hodenwachstum bleiben beim CHH, Kallmann-Syndrom, bei Z. n. tumorbedingter Hypophysenresektion oder anderen seltenen sekundär/tertiären Ursachen, dauerhaft aus. Die beidseitige Anorchie stellt eine Ursache für eine ausbleibende Pubertät aus dem Kreis des primären Hypogonadismus dar. Nicht typisch ist eine Pubertas tarda beim Klinefelter-Syndrom. Hier ist jedoch ein Arrest der Pubertätsentwicklung möglich.

Unterbleibt eine hormonelle Substitutionstherapie bei ausbleibender Pubertät, so resultiert das Bild des **eunuchoiden Hochwuchses** aus dem verzögerten Schluss der Epiphysenfugen. Aufgrund der Tatsache, dass die langen Röhrenknochen im Gegensatz zu den Knochen der Wirbelsäule zunächst weiter wachsen, wird die Unterlänge (= Höhe Symphysenoberkante über dem Boden) größer als die Oberlänge. Es resultiert ein sog. „Stehriese"/„Sitzzwerg", Normbereich OL : UL für 18 Jahre: 0,84–1,02). Die Armspannweite übertrifft meist die Rumpflänge um > 5 cm. Die subkutane Fettverteilung weist als Folge des Testosterondefizits eine Betonung von Hüften, Nates und des Unterbauches auf, was zu weiblichen Zügen führt. Die Muskulatur bleibt unterentwickelt/kindlich, die Haut infolge fehlender Sebumproduktion trocken; die Pubertätsakne bleibt aus. Ein Stimmbruch tritt nicht ein; Bartwuchs und Körperbehaarung bleiben aus. Eine Pubesbehaarung ist lediglich Zeichen der gonadotropinunabhängigen adrenalen Aktivierung im Rahmen der sog. „Adrenarche" und somit kein Zeichen für einen Pubertätsbeginn. Die Schambehaarung weist bei ausgebliebener Pubertät eine horizontale Begrenzung auf. Das Hodenvolumen, die Penis-, und Prostatagröße bleiben infantil. Die Spermatogenese wird nicht initiiert und Erektionen fehlen. Die psychosexuelle Reifung mit Erwachen der Libido und männlicher Verhaltensweisen bleibt aus oder ist nur gering entwickelt. Mitunter besteht eine milde normochrome Anämie.

Erwachsenenalter

Beginnt der Hypogonadismus erst nach der Pubertät, so ändern sich Körperproportionen, Penisgröße und Stimmlage nicht mehr, wohingegen Körperbehaarung und Bartwuchs schwinden. Erektile Beschwerden und ein Libidomangel oder ein unerfüllt bleibender Kinderwunsch (infolge sistierender Spermatogenese) sind die führenden klinischen Symptome. Die Hodengröße und -konsistenz nehmen geringfügig ab. Ein lang währender Androgenmangel kann eine schwere Osteoporose mit erhöhter Frakturneigung verursachen; auch kann eine eine normochrome, normozytäre Anämie mit Blässe, Müdigkeit und Leistungsschwäche aus dem Androgenmangel resultieren. Eine Minderung der Kraft und eine Leistungseinbuße sind auch Folge der sich zurückbildenden Muskelmasse, da die anabole Wirkung der Androgene fehlt. Die Haut wird trocken und periorbital und -oral fein gefältelt (▶ Tab. 7.2).

Häufigste Ursachen des testikulären endokrinen Versagens sind Formen des primären Hypogonadismus oder ein Hypopituitarismus infolge eines Prolaktinoms oder anderer hypophysärer Raumforderungen. Die Inzidenz des Altershypogonadismus (LOH) nimmt mit zunehmendem Alter zu.

Ob die Ursache einer Fertilitätsstörung aufseiten des Mannes liegt, wird durch Untersuchung des Ejakulats erklärbar. Es ist jedoch zu berücksichtigen, dass eingeschränkte Ejakulatparameter durch eine optimale weibliche reproduktive Funktion kompensiert werden können und daher auch bei Subfertilität eine Schwangerschaft induziert werden kann. Auf der anderen Seite kann sich eine leichte Fertilitätseinschränkung des Mannes bei leichter, aber gleichzeitig auftretender Störung auf weiblicher Seite zum Infertilitätsproblem potenzieren.

Eine offizielle Leitlinie der Europäischen Urologischen Gesellschaft zur Behandlung des männlichen Hypogonadismus ist online über deren Homepage (www.uroweb.org/guidelines/) einsehbar und deckt sich nach Sichtung der gegenwärtigen Literatur durch ein Expertenkomittee mit den hier im Buch dargestellten Empfehlungen.

Merke **M!**

Fertilitätsdiagnostik sollte immer beide Partner berücksichtigen. Auch eindeutig erscheinende männliche Ursachen für einen unerfüllten Kinderwunsch dürfen nicht zu einer Vernachlässigung der Untersuchung der Partnerin führen und vice versa.

Primärer Hypogonadismus

► **Lageanomalien der Hoden.** Der Hodenhochstand, der in der Regel nach der Geburt diagnostiziert wird, ist wegen der drohenden Beeinträchtigung der späteren Fertilität und seiner Häufigkeit die bedeutsamste Ursache des primären Hypogonadismus. Der Deszensus testiculorum erfolgt pränatal unter dem Einfluss des plazentar gebildeten hCG im 1. Trimester, später unter dem Einfluss des in der fetalen Hypophyse gebildeten LH. Die fetalen Leydigzellprodukte INSL3 (Insulin-like Factor 3: transabdominelle und inguino-skrotale Phase des Deszensus) und Testosteron (Involution des Gubernaculum testis) sind LH-abhängig. Bei etwa 5% der reifen Neugeborenen sind die Hoden noch nicht deszendiert, bei einem kleinen Teil findet im 1. Lebenshalbjahr noch ein spontaner Deszensus statt. Eine erhöhte Maldeszensus-Rate findet sich bei Patienten mit konnatalem hypogonadotropen Hypogonadismus. Es ist nicht abschließend geklärt, ob deszendierte Hoden primär dysplastisch sind und damit auch bei früher Orchidopexie im Skrotum eine Fertilitätseinschränkung resultiert. Es wurde nachgewiesen, dass beim retinierten Hoden, teilweise sogar im kontralateralen deszendierten Hoden nach dem 2. Lebensjahr die Zahl der Spermatogonien stark abfällt. Die Rate an Hodenmalignomen bleibt auch nach Behandlung des Hodenhochstands deutlich erhöht.

Folgende Formen des Maldeszensus sind möglich:

- **Leistenhoden (Retentio testis inguinalis):** Hierbei lässt sich der Hoden im Bereich des Leistenkanals palpieren, jedoch höchstens bis zum Skrotalansatz verlagern. Eine Abgrenzung gegenüber einer suprafaszialen Hodenektopie ist klinisch nicht sicher möglich.
- **Kryptorchismus:** Hier ist ein- oder beidseitig ein Hoden palpatorisch nicht nachweisbar. Es kann sich dabei um eine Retentio testis abdominalis (Bauchhoden) oder aber um eine Anorchie handeln. Auch Fälle echter Störungen der Geschlechtsentwicklung können sich dahinter verbergen, z. B. ein vollständig virilisiertes chromosomal weibliches Individuum mit AGS (Prader-Typ 5). Die bilaterale Anorchie wird durch den fehlenden Testosteronanstieg im hCG-Test und durch nicht nachweisbare Sertolizellmarker (AMH, Inhibin B) diagnostisch gesichert. Eine laparaskopische Exploration ist bei nachweisbaren Sertolizellmarkern im Serum indiziert.
- **Hodenektopie:** Hier liegt der Hoden außerhalb der physiologischen Deszensuswege, z. B. perineal. Bei der häufigen suprafaszialen Ektopie ist der Hoden um den äußeren Leistenring nach oben geschlagen und dort bindegewebig fixiert.
- Eine Differenzialdiagnose des Maldeszensus ist die Normvariante des **Pendelhodens** („retractile testis"). Dieser liegt spontan in Ruhe und warmer Umgebung (Bad) skrotal und steigt durch Cremasterzug, ausgelöst durch mechanischen Reiz oder Kälte, bis in den Leistenkanal auf. Er lässt sich ohne Spannung bleibend ins Skrotum verlagern und ist nicht behandlungsdürftig. Wegen der Möglichkeit eines sekundären Hodenhochstands sollten Pendelhoden nachuntersucht werden. Hingegen stellt der Gleithoden eine behandlungsbedürftige Minimalvariante des Maldeszensus dar. Der Gleithoden liegt spontan nie im Skrotum, sondern präskrotal oder inguinal und lässt sich nur unter Anspannung der Samenstranggebilde kurzfristig ins obere/mittlere Skrotalfach verlagern, gleitet dann aber rasch wieder in seine Ausgangslage zurück.

7.1.4 Anamnese, klinische, laborchemische und apparative Diagnostik

Anamnese im Jugendalter bei Pubertas tarda oder Pubertätsarrest

Folgende Fragen sind bei der Ursachenforschung bedeutsam:

- Pubertätsalter eines oder beider Elternteile (als Hinweis für die Normvariante einer konstitutionellen Entwicklungsverzögerung [KEV])
- habituelle oder krankhafte Einschränkungen der Nahrungsaufnahme (Anorexia nervosa, Kachexie im Rahmen konsumierender Erkrankungen)
- Einschränkungen der Nahrungsverwertung (Mukoviszidose mit unzureichend substituierter Pankreasinsuffizienz oder chronisch-entzündliche Darmerkrankung)
- Einschränkung des Riechvermögens (**Cave:** Da die Anosmie beim Kallmann-Syndrom von Geburt an besteht, ist dem Patient die Geruchseinschränkung nicht immer bewusst, sodass ein Riechtest zur Objektivierung des Befundes vonnöten ist)
- Kopfschmerzen oder Sehstörungen (z. B. Scheuklappensehen bei bitemporaler Hemianopsie)
- weitere Hormonstörungen (z. B. Wachstumshormonmangel, Schilddrüsenhormonmangel, sekundäre Nebennierenrindeninsuffizienz (ACTH-Mangel) oder vollständiger Hypophysenvorderlappenausfall)
- chronische Erkrankungen (vorausgegangene multiple Transfusionen, Prader-Willi-Syndrom, Bardet-Biedl-Syndrom, Wolfram-Syndrom, Klinefelter-Syndrom)

Anamnese bei Hypogonadismus im Erwachsenenalter

- Sexualanamnese: Libido, Potenz, unerfüllter Kinderwunsch?
- Maldeszensus im Säuglingsalter, Zeitpunkt der operativen Orchidopexie?
- vorausgegangene genitale Infektion?
- Kopfschmerzen, Sehstörungen?
- Vorerkrankungen (▶ Tab. 7.1)?

Körperliche Untersuchung bei Hypogonadismus

- **anthropometrische Datenerhebung:** Körperlänge, Armspannweite, Sitzhöhe (Bestimmung des Verhältnisses Ober- zu Unterlänge und Spannweite zu Körperlänge), Bauch- und Taillenumfang (Waist/Hip-Ratio)
- **Fettverteilung:** gynoid („Birnenform") oder android („Apfelform")
  Muskulatur (eutroph/hypotroph)
- **Brustdrüse:** Gynäkomastie, Lipomastie?
- **Behaarung/Haut:** Bartwuchs (Ausdehnung, Dichte, Häufigkeit der Rasur), Stirnhaargrenze („Geheimratsecken"), Achsel-, Thorax-, Extremitäten- und Pubesbehaarung sowie Pubeshaargrenze PH („pubic hair") nach Tanner, Hautfältelung periorbital, perioral, Akne/Trockenheit
- **Larynx und Stimmlage:** Adamsapfel, Stimmbruch?
- **Geschlechtsorgane:** Bestimmung des Tanner-Stadiums der Pubertät (Penisgröße: G1–5, Pubesbehaarung: PH 1–5, Axillarbehaarung: A 1–2); Untersuchung im Stehen (Inspektion und Palpation): Hodenlage (skrotal, hochskrotal, inguinal), Hodenvolumen (mittels Orchiometer nach Prader und/oder Sonografie), Konsistenz der Testes und Nebenhoden, Vorhandensein/Verdickungen von Ductus deferentes, Plexus pampiniformis mit Valsalva-Versuch (Varikozele?), Penis (Länge, Deformationen, Urethramündung, Phimose), Prostata (transrektale Palpation: Größe, Konsistenz)
- **Blutdruck**- und **Herzfrequenz**-Messung

7.1.5 Laborchemische und apparative Diagnostik

Basale Hormonuntersuchungen und endokrinologische Funktionstests bei Pubertas tarda im Jugendalter:

- LH, FSH, Testosteron, fTestosteron
- bei niedrigen/infantilen Gonadotropinspiegeln: Funktionstests: LH-RH-Test, Buserelin-Test, hCG-Test (Details siehe Kap. 21.9.2) zur differenzialdiagnostischen Abgrenzung von konstitutioneller Entwicklungsverzögerung (KEV) und hypogonadotropem Hypogonadismus (HH)
- E2, TSH, T 3, fT 4, Kortisol, IGF-1, IGFBP3, Prolaktin, (ggf. AMH und Inhibin)

Endokrinologische Untersuchungen bei Hypogonadismus-Verdacht im Erwachsenenalter:

- LH, FSH, Testosteron; fTestosteron
- E2, TSH, T 3, fT 4, Kortisol, IGF-1, IGFBP3, Prolaktin

Sonstige klinisch-chemische Labordiagnostik:

- BB, Transaminasen, LDH, Triglyzeride nüchtern; Nüchtern-BZ und Nüchtern-Insulin (Berechnung des HOMA-IR); PSA (ab dem 45. LJ)

Sonografie:

- Hoden, Nebenhoden; Duplexsonografie der Gefäße des Plexus pampiniformis: Varikozele?
- Prostata (transrektal): Erfassung der Prostatagröße (Testosteroneffekt)

Apparative Diagnostik:

- MRT von Hypothalamus und/oder Hypophysenregion zum Ausschluss einer Raumforderung bei Pubertas tarda, Sehstörungen, Kopfschmerzen, Hyperprolaktinämie oder anderen Hormonstörungen

Knochendichtemessung:

- DEXA-Scan

Ejakulatanalyse:

- bei Kinderwunsch und zur Analyse der Hodenfunktion

Genetische Diagnostik:

- bei V. a. Klinefelter-Syndrom: Karyotypisierung (Chromosomenanalyse)
- bei V. a. Kallmann-Syndrom (hypogonadotroper Hypogonadismus mit Anosmie): molekulargenetische Untersuchung auf Mutationen im *KAL 1*-, *FGFR1*- (= *KAL 2*), *PROK2*- (= *KAL 3*), *PROKR2*- (= *KAL 4*), *FGF8*- und *NELF*-Gen
- bei V. a. kongenitalen hypogonadotropen Hypogonadismus (mit Normosmie): molekulargenetische Untersuchung auf Mutationen im *FGFR1*- (= *KAL 2*), *PROK2*- (= *KAL 3*), *PROKR2*- (= *KAL 4*), *FGF8*-, *GnRHR*-, *KISS 1R*-, *NROB1*-, *LEPR*-, *TAC 3*-, *TACR3*-Gen

Endokrinologische Labor-Diagnostik

Testosteron

Testosteron im Serum ist der wichtigste Parameter zur Überprüfung der endokrinen Aktivität der Hoden.

Standardisiert sollte die Blutabnahme am Vormittag zwischen 7.00 und 11.00 Uhr erfolgen, da entsprechend der zirkadianen Rhythmik in diesem Zeitraum die höchsten Werte gemessen werden. Diese Rhythmik ist auch bei älteren Männern erhalten, wenn auch auf einem niedrigeren Niveau. Morgendliche Werte liegen im Schnitt 20 % höher als abendliche. Kurze intensive körperliche Anstrengung kann zu einer Erhöhung, längerfristige, erschöpfende körperliche Arbeit zu einem Abfall der Konzentration führen. Schwere Erkrankungen (z. B. Niereninsuffizienz, Herzinfarkt, Leberzirrhose), Stress, Operationen, übermäßiger Alkoholkonsum und zahlreiche Medikamente (u. a. Glukokortikoide) können zu einem Abfall des Testosterons führen. Nikotin beeinflusst im Gegensatz zu Rauschdrogen den Testosteronspiegel nicht.

Ältere Männer weisen im Vergleich zu jungen Männern häufig erniedrigte Werte auf. Dies ist auf den physiologischen, altersassoziierten Abfall wie auch durch die Häufung von verschiedenen Krankheiten (Multimorbidität) bedingt, die die Hodenfunktionen beeinträchtigen. Unter Berücksichtigung dieser Einflüsse genügt für die Routinediagnostik meist eine einzige Testosteronbestimmung.

Beim erwachsenen gesunden Mann sind **morgendliche Werte von 12–30 nmol/l normal**, wiederholte Werte darunter sind pathologisch, sofern auch Androgenmangelsymptome vorliegen. Bei Kastraten und Jungen vor der Pubertät finden sich Serum-Testosteronwerte < 4 nmol/l. Es ist zu berücksichtigen, dass die Testosteronspiegel durch die Adrenarche peripubertär ansteigen können, ohne dass eine Aktivierung der gonadotropen Achse vorliegt. Während der Pubertät sollten die Testosteronwerte in Bezug zum klinischen Pubertätsstadium gesetzt und die Dynamik der Werte bei fortschreitender Pubertät beurteilt werden. Bei grenzwertig normalen oder pathologischen Befunden ist die Bestimmung eines einzelnen Testosteronwertes nicht ausreichend. Eine zweite frühmorgendliche Testosteronspiegelbestimmung zu einem späteren Zeitpunkt ist in diesem Fall erforderlich. Die Grenze zwischen normalen und pathologischen Testosteronwerten ist nicht starr, sondern fließend und es existieren symptomspezifische Schwellenwerte. So kann Libidoverlust bereits im untersten Normbereich beobachtet werden, während erektile Beschwerden erst bei Werten um 8 nmol/l eintreten können.

Praxis

Die seit 1972 eingesetzten immunologischen Verfahren zur Testosteronbestimmung weisen nach wie vor eine hohe Schwankungsbreite für in verschiedenen Laboratorien ermittelte Werte auf. Lediglich die in der Routine noch nicht etablierte „Gas Liquid Chromatography/Mass Spectrometry (GLC/MS)" ermittelt exakte und reproduzierbare Ergebnisse.

Freies Testosteron, Testosteron im Speichel, sexualhormonbindendes Globulin (SHBG)

Testosteron ist in wässriger Lösung kaum löslich und wird daher im Serum an Proteine gebunden transportiert (60 % mit hoher Affinität an SHBG, 38 % mit niedriger Affinität an Albumin). Nur etwa 2 % des freien Testosterons stehen unmittelbar für die biologische Wirkung zur Verfügung. Die Testosteronwerte im Speichel (Normalwert 200–500pmol/l) korrelieren mit dem freien Testosteron; die Fehlerbreite der Messverfahren ist jedoch so hoch, dass sie für die klinische Anwendung unbrauchbar sind. Das freie Testosteron korreliert mit dem Gesamttestosteron; es wird nur in Grenzfällen zur Diagnostik herangezogen. Es wird aus dem Gesamttestosteron und dem SHBG berechnet. Dabei ist zu berücksichtigen, dass die hepatische SHBG-Produktion durch verschiedene Faktoren beeinflusst werden kann (▶ Tab. 7.3). Das so berechnete freie Testosteron sollte > 250pmol/l betragen. Die Berechnung des sog. freien Androgenindex (FAI) aus Gesamt-Testosteron und SHBG ist beim Mann zu ungenau.

Tab. 7.3 Ursachen veränderter SHBG-Serumkonzentrationen.

SHBG-Serumkonzentrationen	
Stimulation	**Hemmung**
Östrogeneinnahme	Androgentherapie
Androgenmangel	ausgeprägte Adipositas
Wachstumshormonmangel	Akromegalie
Hyperthyreose	Hypothyreose
Hepatitis	nephrotisches Syndrom
Leberzirrhose	Glukokortikoide
Phenytoin	Hyperinsulinämie
	Gestagene

Androgenrezeptor

Die Transaktivierungsaktivität des Androgenrezeptors wird durch die Anzahl der Trinukleotid-Repeats, insbesondere der CAG-Repeats im Exon 1 des Rezeptors bestimmt. Bei Europäern beträgt die mittlere Anzahl der Repeats 21–22, bei Ostasiaten ist die Zahl höher, bei Afrikanern niedriger. Je niedriger die Zahl der CAG-Repeats, desto höher die Testosteron-Sensitivität des Organismus. Bedeutsam ist die Bestimmung der CAG Repeats für den Fall, dass ein normaler Testosteronspiegel vorliegt und dennoch Androgenmangelsymptome beklagt werden. Eine hohe Zahl an CAG-Repeats kann in diesen Fällen erklärend sein.

Sertolizellprodukte Inhibin B, AMH

Inhibin B ist ein Glykoproteohormon aus der Familie der Wachstums- und Differenzierungsfaktoren, das von den testikulären Sertolizellen sezerniert wird und im Sinne einer negativen Rückkopplung auf die hypophysäre FSH-Sekretion wirkt. Basale Inhibin-B-Spiegel korrelieren mit der Sertolizellproliferation und mit der Spermatogenese beim gesunden Mann. Inhibin B steigt passager in der Neugeborenen-Periode an und korreliert mit dem Anstieg der Gonadotropine im Rahmen der sog. „Minipubertät" im 2.–4. Lebensmonat. Nach einem Abfall im Kleinkind- und Vorschulalter steigt Inhibin B erneut in der Pubertät an. Anti-Müller-Hormon (AMH) ist ebenfalls ein von den Sertolizellen sezerniertes Glykoproteohormon. Es induziert während der Embryonalentwicklung die Regression der Müller'schen Gänge, sodass sich weder Tuben noch ein Uterus ausbilden. Nach einem kurzen Abfall zum Zeitpunkt der Geburt steigen die AMH-Spiegel an und bleiben auf einem hohen Niveau bis zur Pubertät. Während der Pubertät fällt der AMH-Spiegel kontinuierlich ab. AMH wird durch FSH stimuliert und durch Testosteron gehemmt, wobei der Testosteron-Effekt auf die AMH-Sekretion in der Pubertät überwiegt. Die Bestimmung beider Sertolizellmarker kann hilfreich sein, um zu klären, ob funktionell aktives testikuläres Gewebe z. B. bei präpubertären Jungen mit Kryptorchismus oder bei V. a. gemischte Gonadendysgynesie vorliegt.

Gonadotropine: luteinisierendes Hormon (LH) und follikelstimulierendes Hormon (FSH)

Gemeinsam mit niedrigen basalen Testosteronwerten geben LH und FSH im Serum Aufschluss über den Ursprung des Hypogonadismus. Hohe Werte weisen auf eine testikuläre (primärer Hypogonadismus), niedrige auf eine zentrale Ursache (sekundärer oder tertiärer Hypogonadismus) hin. Die Bestimmung von FSH ist ferner bei pathologischen Ejakulatbefunden indiziert, um Aufschluss über die Störung der Spermatogenese zu erhalten.

Zur Interpretation der **basalen LH-Werte** müssen die starken spontanen LH-Schwankungen berücksichtigt werden. Beim gesunden Mann weist LH bis zu 20 Pulse pro 24h mit hohen Sekretionsspitzen und dazwischen liegenden tiefen Minima auf. Beim Mann mit primärem Hypogonadismus steigt nicht nur die mittlere LH-Konzentration, sondern auch die Pulsfrequenz an, während bei einem Ausfall der hypothalamischen GnRH-Sekretion LH keine oder nur ganz vereinzelte Pulse aufweist.

FSH im Serum weist nur geringe Schwankungen auf und reagiert empfindlich auf Störungen der Gametogenese, sodass auch einer Einzelbestimmung hohe Aussagekraft zukommt. FSH unterliegt der negativen Rückkopplung durch Testosteron und Inhibin B. Schwere Beeinträchtigungen der Sertolizellfunktion bedingen regelmäßig eine Spermatogenesestörung mit Infertilität, die durch erhöhtes Serum-FSH angezeigt wird.

Höchste FSH-Werte werden bei der Anorchie, beim „Sertoli-Cell-only"-Syndrom (SCO-Syndrom) und beim Klinefelter-Patienten gemessen. Daher lassen hohe FSH-Werte in Gegenwart kleiner, fester Testes (< 6 ml Volumen) und eine Azoospermie ein Klinefelter-Syndrom vermuten. Liegt bei Azoospermie oder sehr schlechten Ejakulatparametern das Hodenvolumen > 6 ml und ist das FSH erhöht, so handelt es sich eher um eine primäre Störung der Spermatogenese.

Bei Azoospermie in Verbindung mit normalen FSH-Werten, normaler Hodengröße und Erniedrigung des im Seminalplasma sezernierten Nebenhodenmarkers α-Glucosidase besteht der Verdacht auf eine Obstruktion der ableitenden Samenwege.

Patienten mit subnormalen Ejakulatparametern in Gegenwart normaler oder erhöhter FSH-Werte machen den größten Teil der fertilitätsgestörten Patienten aus (idiopathische Infertilität). Die Pathogenese bleibt meist unklar. Genetische Ursachen werden in den meisten Fällen vermutet, konnten aber bisher nur in wenigen Fällen nachgewiesen werden (genetische Diagnostik, s. u.).

Prolaktin

Die Bestimmung von Prolaktin ist bei jedem Verdacht auf eine Hyperprolaktinämie indiziert. Wegen der Häufigkeit der Hyperprolaktinämie und Mikroadenomen der Hypophyse gehört die Prolaktinbestimmung zur Routinediagnostik jedes Hypogonadismus.

Endokrinologische Funktionstests

LHRH-Test

s. Kap. 21.2.16

Buserelin (GnRH-Agonisten)-Test

s. Kap. 21.9.3

HCG-Test

s. Kap. 21.9.2

Tab. 7.4 Typische Konstellationen der Hormondiagnostik beim Hypogonadismus des Mannes.

Konstellation	(Verdachts-)Diagnose
T ↓, LH ↑, FSH ↑	V. a. primären Hypogonadismus (z. B. Klinefelter-Syndrom, Anorchie)
T ↓, LH ↓, FSH ↓	V. a. sekundären oder tertiären Hypogonadismus
T n., LH ↑, FSH ↑	kompensierte Leydigzellinsuffizienz (z. B. Z. n. Maldeszensus; Z. n. Radiatio, Chemotherapie, viraler Orchitis); V. a. Störung der Spermatogenese
T n., LH n., FSH ↑	V. a. Störung der Spermatogenese (z. B. „Sertoli-Cell-only"-Syndrom, Zustand nach Radiatio, Chemotherapie, viraler Orchitis, Hodenhochstand), ohne endokrine testikuläre Insuffizienz
T n., LH n., FSH n.	keine endokrine testikuläre Insuffizienz, Störungen der Spermatogenese mit Infertilität nicht ausgeschlossen (z. B. idiopathische Infertilität, Globozoospermie, Syndrom der immotilen Zilien), bei hochgradiger Oligozoospermie oder Azoospermie auch V. a. Obstruktion der ableitenden Samenwege
T ↑, LH ↑, FSH ↑	V. a. Androgenresistenz

T: Testosteron, ↓: erniedrigt, ↑: erhöht, n.: normal

Weitere klinisch-chemische Labordiagnostik

Testosteronmangel kann eine Anämie verursachen, sodass bei Hypogonadismus immer eine Blutbildbestimmung erfolgen sollte. Obwohl die empfohlenen Testosteronpräparate zur Substitutionstherapie keine hepatotoxische Wirkung aufweisen, empfiehlt es sich, vor Therapieeinleitung die Leberwerte (Transaminasen, Bilirubin) zu bestimmen, um vorbestehende Lebererkrankungen zu dokumentieren. Vor Beginn einer Testosteronsubstitution sollte beim Patienten > 45 Jahre eine rektale Untersuchung der Prostata und die Bestimmung des prostataspezifischen Antigens (PSA) zum Ausschluss eines Prostatakarzinoms (absolute Kontraindikation) und als Basiswert erfolgen. Bei Patienten unter Testosteronsubstitution sollte ab dem 50. Lebensjahr jährlich das prostataspezifische Antigen (PSA) gemessen werden.

Genetische Diagnostik

Numerische Chromosomenaberrationen sind schon seit langem der Untersuchung zugänglich (Klinefelter-Syndrom; [47, XXY]; XYY-Mann; XX-Mann). Zur schnellen Orientierung beim Klinefelter-Syndrom kann auch eine Darstellung der Barr-Körperchen vom Mundepithel oder eine Anfärbung der X-Chromosomen durch Fluoreszenz-in-situ-Hybridisierung (FISH) vorgenommen werden. Aufgrund von Ungenauigkeiten dieser Methoden bleibt die Karyotypisierung der Goldstandard. Auch strukturelle Chromosomenstörungen (Translokationen, Inversionen u. a.) können zu einer Fertilitätseinschränkung führen.

Molekulargenetische Untersuchungen sollten zum Nachweis von Mutationen bei **definierten monogenen Störungsbildern** eingesetzt werden. Eine Vielzahl von entsprechenden Genloci sind in den letzten Jahren identifiziert worden. Generell sollten molekulargenetische Untersuchungen nur gezielt nach genauer klinischer und laborchemischer Einordnung und entsprechender genetischer Beratung erfolgen. Beim hypogonadotropen Hypogonadismus sind die Gene der Gonadotropine bekannt und deren Untersuchung ist sinnvoll bei Verdacht auf biologisch inaktives FSH bzw. LH (Mutation im FSH- bzw. LH-Gen). Ebenso können inaktive Gonadotropinrezeptoren (Mutation im FSH- bzw. LH-Rezeptor-Gen) molekularbiologisch abgeklärt werden. Ferner sind verschiedene Gendefekte der Androgenbiosynthese-Enzyme und Mutationen des Androgenrezeptors nachweisbar, sodass beim Verdacht auf minimale Störungen der Geschlechtsentwicklung eine entsprechende Abklärung erfolgen kann. Deletionen im AZF-Bereich des langen Arms des Y-Chromosoms können zu Azoospermie und schwerer Oligozoospermie führen. Bei Patienten mit Kallmann-Syndrom kann die Untersuchung des *KAL 1*-, *FGFR1*- (= *KAL 2*), *PROK2*- (= *KAL 3*), *PROKR2*- (= *KAL 4*), *FGF8*- und *NELF*-Gens sinnvoll sein. Beim CHH mit Normosmie ist eine Untersuchung auf *KAL 1*- und *NELF*-Mutationen nicht sinnvoll, da bei diesen Mutationen immer eine Riechstörung resultiert. Über die genannten Gene hinaus sind Veränderungen im *GnRHR*, *KISS 1R*, *NROB1*-, *LEPR*, *TAC 3*, *TACR3* möglich. Diese Untersuchungen sollten zur Zeit noch speziellen wissenschaftlichen Fragestellungen vorbehalten bleiben. In Kinderwunsch-Zentren ist eine entsprechende Diagnostik sinnvoll, da bei der Beratung der Paare eine evtl. Vererbbarkeit genetischer Veränderungen bei assistierter Fertilisation bedacht werden sollte.

In der Gruppe der Patienten mit **idiopathischer Infertilität** werden ebenfalls zahlreiche verschiedene Gendefekte vermutet. Auf dem langem Arm des Y-Chromosoms wurden 4 Regionen (Azoospermie-Faktor a–d) mit mehr als 20 verschiedenen Genen besonders detailliert untersucht, und 4 mit Kandidatengenen (*RBM*, *DAZ*, *DFFRY*, *CDY*) für die Ursache von Spermatogenesestörungen identifiziert. Bei Patienten mit Azoospermie oder Oligozoospermie mit Spermienkonzentrationen < 1 Mio./ml finden sich in ca. 2 % Mikrodeletionen im AZF-Bereich des Y-Chromosoms (AZF a, b oder c).

Bei isolierter kongenitaler beidseitiger Aplasie der Samenleiter (CBAVD) liegt eine Minimalform der Mukoviszidose/**zystischen Fibrose** (CF) vor; daher ist die molekulargenetische Untersuchung des *CFTR*-Gens sinnvoll. Neben dem palpatorischen Befund (nicht palpable Ductus deferentes) und einer Verschluss-Azoospermie finden sich ein niedriges Ejakulatvolumen, ein niedriger pH-Wert (Fehlen der alkalisierenden Wirkung der Fruktose) und deutlich erniedrigte Fruktose- und Glukosidase-Werte. Tastbare Ductus deferentes schließen jedoch *CFTR*-mutationsbedingte Obstruktionen im Bereich der Samenblasen nicht aus.

> **Praxis**
>
> Aufgrund der hohen heterozygoten Frequenz für *CFTR*-Mutationen sollte bei geplanter assistierter reproduktiver Maßnahme (TESE/ICSI-Behandlung) eines Patienten mit CBAVD auch die Partnerin auf (heterozygote) *CFTR*-Mutationen untersucht werden, um das Risiko einer zystischen Fibrose (bei autosomal rezessivem Erbgang) für das Kind abschätzen zu können.

Ejakulatuntersuchung

Die Untersuchung des Ejakulats dient der Abklärung von Fertilitätsstörungen mit oder ohne Symptome des Androgenmangels. Die Ejakulatuntersuchung ist zentraler Bestandteil der Abklärung jeden Paares mit unerfülltem Kinderwunsch und sollte auch dann erfolgen, wenn bereits bei der Frau eine mögliche Ursache der Infertilität aufgedeckt wurde, da bei etwa der Hälfte der infertilen Paare Störungen bei beiden Partnern gefunden werden.

Die Interpretation des Ejakulatbefundes sollte stets in Kombination mit der Bestimmung von Testosteron, FSH, LH und Prolaktin erfolgen. Die hier gegebenen Empfehlungen orientieren sich am „WHO Laboratory Manual for the Examination and Processing of Human Semen" (5th ed., 2010, 2012), das detaillierte Beschreibungen zur Durchführung aller Untersuchungen enthält. Zur Standardisierung, Qualitätskontrolle und Vergleichbarkeit der Untersuchungen sollten Analysen nur nach diesen Richtlinien der WHO durchgeführt werden. Das durchführende Labor sollte an ein externes Qualitätsprogramm angeschlossen sein, z. B. QuaDeGA, das Programm der Deutschen Gesellschaft für Andrologie [8].

Die zuerst 1971 aufgelegten Richtlinien der WHO haben in ihrer 5. Auflage (2010) eine wesentliche Änderung im Hinblick auf die **Referenzwerte** erfahren. Während die Grenzwerte des Normalen bisher weitgehend Erfahrungswerte waren, sind sie jetzt evidenzbasiert, d. h. es wurden erstmalig ausreichend große Kohorten von Männern mit erwiesener Fertilität ausgewertet.

Die **Gewinnung des Ejakulats** erfolgt nach einer **Karenzzeit** von 48h bis 7 Tagen. Wegen erheblicher spontaner Schwankungen sollten mindestens 2–3 Ejakulatuntersuchungen im Verlauf von 3 Monaten erfolgen, um eine Diagnose zu etablieren.

Die physikalische Untersuchung beurteilt Aussehen, Farbe, pH-Wert, Liquefizierungszeit (normal 20–45 min), Ejakulatvolumen und Viskosität der Probe.

Die mikroskopische Untersuchung erfasst die Spermienkonzentration unter Hinzuziehung des Ejakulatvolumens, Spermienzahl, -motilität und -morphologie sowie evtl. Agglutinationen von Spermien und die Anzahl der Leukozyten (▶ Tab. 7.5). Die Konzentration der Spermien wird in einer Neugebauer-improved Hämozytometerkammer bestimmt. Die **Spermienmotilität** unterscheidet 3 Kategorien:

- PR = progressive Motilität
- NP = nicht progressive Motilität (Bewegung auf der Stelle oder in kleinen Kreisen)
- IM = keine Beweglichkeit

Wenn der Anteil der unbeweglichen Spermatozoen 40 % übersteigt, erfolgt eine Vitalfärbung mit Eosin, die vitale von toten Spermatozoen unterscheidet. Während tote Zellen den Farbstoff aufnehmen, verhindern intakte Membranen das Eintreten des Farbstoffs.

Die Morphologie der Spermien wird in einem nach Papanicolaou gefärbten frischen Ausstrich untersucht, wobei vor allem der Anteil der normal geformten Spermatozoen erfasst wird. Durch Spezialfärbung werden andere Zellen, z. B. Spermatogenesezellen und Leukozyten, identifiziert. Der Befund wird entsprechend ▶ Tab. 7.5 und ▶ Tab. 7.6 beurteilt und beschrieben.

Die Verfahren der **computerassistierten Spermienanalyse** (CASA) versuchen, mittels per Mikroskopkamera erfasster bewegter und unbewegter Bilder computergestützt die Spermienzahl, Spermienmorphologie und insbesondere die Spermienmotilitätsmessungen zu objektivieren, haben sich in der Routine bisher nicht bewährt.

Tab. 7.5 Untere Konfidenzgrenzen (95 %) (SF Perzentilen) des Ejakulats fertiler Männer oder Konsensuswerte (in Klammern) bei Untersuchung entsprechend WHO-Richtlinien (2010/2012).

Parameter	unterer Grenzwert
Ejakulatvolumen	1,5 ml (1,4–1,7)
Spermienkonzentration	15×10^6/ml (12–16)
Gesamtspermienzahl	39×10^6/Ejakulat (33–46)
Gesamtmotilität (progressive u. nicht progressive)	40 % (38–42)
Progressivmotiliät (PR) (a- und b-mobile Spermien)	32 % (31–34)
Morphologie	4 % (3–4) normale Formen
Vitalität	59 % (55–63)
Leukozyten	1×10^6/ml Seminalplasma
MAR-Test (Mixed-Antiglobulin-Reaction-Test)	50 % der Spermatozoen mit gebundenen Partikeln
α-1,4-Glukosidase	20 mU/Ejakulat
Zink	2,4 mol/Ejakulat
Fruktose	13 mol/Ejakulat

Tab. 7.6 Beschreibende Terminologie der Ejakulatbefunde.

Terminus	Beschreibung
Normozoospermie	alle Parameter oberhalb der unteren Grenzwerte in ▶ Tab. 7.5
Oligozoospermie	Gesamtspermienzahl unterhalb der Untergrenze
Teratozoospermie	< 4 % normal geformter Spermien
Asthenozoospermie	Progressivmotilität < 32 %
Oligoasthenoterato-zoospermie	gleichzeitiges Vorliegen der 3 vorher genannten Befunde
Kryptozoospermie	keine Spermien im nativen Präparat, jedoch ≤ 100 000 Spermien im Zentrifugat (3 000 g für 15 min)
Azoospermie	keine Spermien im Ejakulat (unter Angabe der Sensitivität der benutzten Methode)
Aspermie	kein Ejakulat

Mit **biochemischen Methoden** werden Markersubstanzen für die akzessorischen Geschlechtsdrüsen bestimmt. Zitrat, Zink oder saure Phosphatase dienen als Marker für die Prostatafunktion, Fruktose als Marker für die Samenbläschen und α-1,4-Glukosidase als Marker für die Nebenhodenfunktion.

Zur Untersuchung auf **Spermienantikörper** im Ejakulat hat sich vor allem der „Mixed-Antiglobulin-Reaction-Test" (MAR-Test) bewährt. Da eine Korrelation zwischen dem Auftreten von Spermienantikörpern im Blut und Fertilitätsstörungen noch nicht eindeutig gesichert ist, sind Ergebnisse derartiger Untersuchungen mit Vorsicht zu interpretieren. Ein Antikörperanteil von ≥ 50 % mit Agglutinationen wird als klinisch relevant eingestuft.

Bei einer Leukozytenkonzentration $> 10^6$/ml Seminalplasma oder bei begründetem Verdacht auf eine Infektion des männlichen Genitaltrakts werden Kulturen zum

Nachweis aerober Bakterien oder Spezialverfahren zum Nachweis von Chlamydia trachomatis, Ureaplasma urealyticum und Mycoplasma hominis eingesetzt.

Die Spermienfunktionstests (Hamster-Ovum-Penetrationstest [HOP-Test], hyperosmotischer Schwelltest [HOS-Test], Hemi-Zona-Bindungsassay) sowie der Postkoitaltest und In-vitro-Spermien-Mukus-Penetrationstest haben ihren Wert in der Routinediagnostik verloren; neuere Funktionstests werden noch evaluiert.

Apparative Diagnostik/bildgebende Verfahren

Sonografie

► **Hoden, Nebenhoden, Plexus pampiniformis.** Die Sonografie der Skrotalorgane ergänzt die körperliche Untersuchung des Patienten:

- Erfassung des Hodenvolumens und der Echogenität und Textur des Hodenparenchyms (Mikrolithiasis? Echoreiche und -arme Areale? Tumorverdacht?)
- Beurteilung des Nebenhodens (Größe des Nebenhodenkopfes, Echogenitätsveränderungen als Hinweis auf eine abgelaufene Epididymitis mit evtl. Obstruktion)
- Beurteilung des Plexus pampiniformis mit und ohne Valsalva-Pressversuch (refluxive Gefäßerweiterung im Sinne einer Varikozele?)

► **Prostata.** Die transrektale Sonografie erfolgt zur Beurteilung der Prostata (Binnenstrukturen und Volumen) in Ergänzung zum Palpationsbefund und zur Bestimmung des prostataspezifischen Antigens (PSA).

MRT

Bei Patienten mit sekundärem Hypogonadismus ist die Darstellung der Hypothalamus- und Hypophysenregion notwendig, um eine Fehlbildung, eine Raumforderung oder einen infiltrativen Prozess auszuschließen.

Bei Kryptorchismus ist die Hodensuche mittels MRT keine geeignete Methode, um Hodenrudimente sicher ausfindig zu machen. Daher ist stattdessen primär eine laparoskopische Abklärung indiziert.

Hodenbiopsie

Eine Hodenbiopsie ist bei Verdacht auf Hodentumor mit Schnellschnittbeurteilung und in Bereitschaft auf Erweiterung des Eingriffs (Orchiektomie) angezeigt. Bei Kinderwunsch und sehr schlechten Ejakulatparametern oder Azoospermie wird die Hodenbiopsie als mikrochirurgisches kombiniertes diagnostisch/therapeutisches Verfahren vorgenommen. Dabei wird ein Teil des Biopsats histologisch untersucht, und aus weiteren Teilen wird versucht, Spermien zu extrahieren (sog. TESE), die zur Tetrazytoplasmatischen Spermien Injektion (ICSI) verwendet werden können. Das Gewebe kann auch bis zum Einsatz in der assistierten Fertilisation kryokonserviert werden.

DEXA-Scan

Testosteronmangel kann eine Osteopenie/Osteoporose verursachen. Daher ist bei Männern mit prolongiertem, nicht substituiertem Androgendefizit eine Knochendichteuntersuchung sinnvoll. Wegen des bevorzugten Verlusts von Knochenmasse an Wirbelsäule und Oberschenkelhals erfolgt die Knochendichtemessung mittels Dual-X-Röntgen-Absorptiometrie mit dem Osteodensitometer im Bereich der LWS und des proximalen Femurs. Die Methode beruht auf einer Berechnung der Knochenmineralmasse aus der Abschwächung der Röntgenstrahlung. Die Strahlenbelastung ist bei hoher Präzision und guter räumlicher Auflösung sehr gering. Die Gerätesoftware liefert für alle Ergebnisse Z- und T-Werte. Die angegebenen Z-Werte erlauben einen Vergleich der gemessenen Knochendichte mit der altersentsprechenden Normalbevölkerung. Die Knochendichte ist in der Bevölkerung normal verteilt. Ein Z-Wert von 0 entspricht einer durchschnittlichen Knochendichte in der entsprechenden Altersgruppe; ein negativer Z-Wert beschreibt eine Knochendichte unter dem Durchschnitt der altersentsprechenden Normalbevölkerung, ein positiver Z-Wert eine überdurchschnittliche Knochendichte. Mithilfe der T-Werte ist eine Einordnung der Patienten in die Gruppen normale Knochendichte, Osteopenie oder Osteoporose möglich. Basierend auf der Definition der World Health Organization wird bei einem T-Wert von < –2,5 vom Vorliegen einer Osteoporose ausgegangen, bei einem T-Wert < –1,0 von einer Osteopenie.

Merke **M!**

Die Bewertung des Ergebnisses einer Knochendichtemessung mittels DEXA-Scan erfolgt mittels alters- und geschlechtsadaptierter T- und Z-Scores.

7.1.6 Indikation zur Therapie

Endokrine Störungen der Hodenfunktion sind durch hormonelle Substitutionstherapien gut behandelbar; diese vermitteln den Patienten eine hohe Lebensqualität. Viele Fertilitätsstörungen sind dagegen nicht kausal behandelbar. Ein Stufenkonzept der assistierten Befruchtung, bei dem geprüft wird, ob einfache Verfahren der künstlichen Befruchtung (Verkehr zum optimalen Zeitpunkt; intrauterine Insemination) erfolgversprechend sind und erst bei negativer Antwort auf ein komplizierteres Verfahren (IVF → ICSI) übergangen wird, ermöglicht den fertilitätsgestörten Paaren in 15–40 % die Erfüllung des Kinderwunsches.

Tab. 7.7 Verfügbare Testosteronpräparate und Dosierung bei Erwachsenen.

Applikationsmodus	Handelsname	Substanz	Dosierung
oral	Andriol Testocaps 40 mg	Testosteronundecanoat	2–4 Kps./d mit fetthaltiger Mahlzeit
bukkal	Striant (30 mg)	Testosteron	1 Bukkal-Tbl. alle 12h
Transdermal-Pflaster	Testopatch (1,2/1,8/2,4 mg)		2 Pflaster alle 2 Tage
Transdermal-Gel	• Androtop (25 od. 50 mg) • Testim (50 mg Tube) • Testogel (25 oder 50 mg) • Tostran (Mehrdosenbehälter)		1 × /d auf Rumpf oder Arme auftragen
intramuskulär	• Testosteron-Depot 250 mg • Nebido 1000 mg	• Testosteronenanthat • Testosteronundecanoat	• alle 2–3 Wochen • Aufsättigung 0–6–18, dann alle 12 (10–14) Wochen

7.1.7 Therapeutische Konzepte

Testosteronsubstitution

Alle Formen des Hypogonadismus bedürfen langfristig der Substitution mit Testosteron, die i. m., transdermal, oral oder bukkal durchgeführt werden kann (▶ Tab. 7.7). Zur Substitution sollte ausschließlich das „natürliche" Testosteron verwendet und physiologische Serumwerte angestrebt werden. 17α-Methyltestosteron und andere 17α-alkylierte Androgene sind wegen der Lebertoxizität obsolet. Weitere synthetische Androgene und anabole Steroide haben nicht das volle Wirkspektrum des Testosterons und sind deshalb für die Behandlung des Hypogonadismus nicht geeignet. Selektive Androgenrezeptor-Modulatoren (SARMs) befinden sich erst in der Entwicklung und ihre Bedeutung für die Behandlung des Hypogonadismus ist nicht abzusehen.

▶ **Testosteronenanthat.** Über 5 Dekaden war die i. m. Verabreichung von Testosteronenanthat die am häufigsten praktizierte und lange Zeit ausschließlich zur Verfügung stehende Form der Testosteronsubstitution. Auch heute ist für die Substitutionstherapie von Jugendlichen < 18 Jahren nur diese Form der Testosteronapplikation zugelassen. Während die Pubertätsinduktion nach einem über 2 Jahre einschleichenden Dosierungsschema erfolgt (50 mg → 125 mg → 250 mg alle 4 Wochen i. m.), sind zur vollen Substitution intragluteale Injektionen von 250 mg alle 2–3 Wochen erforderlich. Kurz nach Injektion steigen die Werte auf supraphysiologisches Niveau an, um dann innerhalb der nächsten Tage wieder abzufallen. Der Patient registriert dieses Auf und Ab als unangenehme Schwankungen in Libido, Stimmung und Aktivität.

▶ **Testosteronimplantate.** Testosteronimplantate, die unter die Bauchhaut eingesetzt werden, können eine Depotwirkung über mehrere Monate entfalten, sind in Deutschland aber nicht handelsüblich. Der Einsatz der Implantate unter die Bauchhaut erfordert einen kleinen operativen Eingriff, und die Implantate können gelegentlich extruieren.

▶ **Intramuskuläres Testosteronundecanoat.** Das i. m. verabreichte Testosteronundecanoat (Nebido) ist ein Depotpräparat mit 3-monatiger Wirkung. Nach einer initialen Injektion von 1000 mg in 4 ml öliger Lösung wird eine sog. Aufsättigungsdosis erneut nach 6 Wochen verabreicht, danach erfolgen die Injektionen in 3-monatlichen Abständen. Die gelegentlichen Messungen des Serum-Testosterons unmittelbar vor der nächsten Injektion zeigen, ob die Injektionsintervalle bis auf 10 Wochen verkürzt oder bis auf 14 Wochen verlängert werden können. Die Injektionen sollten wegen des relativ großen Volumens langsam erfolgen. Durch Abstrom der öligen Flüssigkeit über die Lymphgefäße in das venöse System sind kleinere, jedoch nicht bedrohliche Fettembolien während der i. m. Injektionen (mit passagerem Hustenreiz des Patienten) als Komplikation beschrieben. Ein Erwärmen der Ampulle auf Körpertemperatur und die Wahl einer nicht zu großlumigen Injektionskanüle verringert das Risiko für diese Komplikation.

▶ **Transdermales Testosteron.** Die transdermale Testosteronapplikation hat den Vorteil, dass sie durch den Patienten im häuslichen Milieu durchgeführt werden kann. Das tägliche Auftragen eines Gels hat die Verwendung von Pflastern verdrängt, da die Nebenwirkung von Hautirritationen deutlich seltener auftritt.

Je 2 Pflaster (Testopatch) müssen, um gleichmäßige Spiegel für 2 Tage zu erhalten, simultan auf die Haut geklebt werden; eine individuelle Dosierung ist aufgrund verschiedener Pflaster-Stärken möglich.

Hautirritationen sind auch bei den jetzt führenden transdermalen Testosteron-Gelen (Testogel, Androtop, Testogel, Tostran, Testim) sehr selten. Die 1–2 %igen Testosteron-Gele werden auf die möglichst wenig behaarte Haut des Rumpfs oder der Oberarme aufgetragen. Nach Eintrocknen und evtl. Abwaschen der Hautpartien ist die Gefahr der Kontamination (Partnerin, Kinder) gering.

▶ **Orales Testosteronundecanoat.** Eine orale Substitution kann mit Testosteronundecanoat (Andriol) 2–3 × 40 mg/d durchgeführt werden. Zur besseren Resorbierbarkeit müssen die Kapseln mit einer fetthaltigen Mahlzeit eingenommen werden. Nachteile dieser Therapie sind die sehr stark schwankenden, intra- und interindividuell variablen Testosteron-Serumspiegel. Die orale Substitution empfiehlt sich vor allem, wenn vorübergehend (z. B. wegen einer Antikoagulation mit Phenprocoumon) auf Injektionen verzichtet werden muss oder wenn die Gel- oder Patch-Applikationen zu ekzematösen Hautveränderungen führten.

▸ **Bukkale Anwendung** (nur über die Auslandsapotheke zu beziehen). Eine weitere Form der Testosteronsubstitution bieten mukoadhäsive testosteronhaltige Tabletten (Striant), die auf die Gingiva oberhalb der Inzisoren appliziert werden und dort über 12 h Testosteron in den Kreislauf vor Inaktivierung in der Leber abgeben. Um eine volle Substitution zu erreichen, müssen die Tabletten 2 × /d angewendet werden.

Wahl des Präparats

Mit den genannten Vor- und Nachteilen sind grundsätzlich alle erwähnten Präparate für eine Substitution geeignet. Dies gilt insbesondere für den Mann im jüngeren und mittleren Alter. Beim Patienten > 50 Jahre sollte eher eine transdermale Applikationsform gewählt werden, da diese keinen unphysiologisch hohen Testosteronspiegel hervorruft und daher die Nebenwirkungen einer Polyzythämie seltener auftreten. Auch kann bei interkurrenten Ereignissen (z. B. Auftreten eines Prostatakarzinoms) unmittelbar mit dem Absetzen der Substitutionstherapie reagiert werden [16].

Überwachung der Testosteronsubstitution

Die Dosierung der einzelnen Testosteronpräparate orientiert sich am allgemeinen Wohlbefinden und den Aktivitäten des Patienten, an Informationen über Libido, Erektionsfähigkeit, Koitusfrequenz, an phänotypischen Symptomen (sekundäre Geschlechtsbehaarung, Rasurfrequenz, Sebumproduktion, Muskelkraft) sowie an gelegentlichen Testosteronmessungen im Serum am Ende eines Therapieintervalls (▸ Tab. 7.8).

Eine effektive Testosteronsubstitution führt zu einer **Steigerung der Erythropoese** und lässt sich durch das rote Blutbild dokumentieren. Während eine niedrige Dosierung die für den Hypogonadismus charakteristische leichte Anämie nicht behebt, kann eine Überdosierung zu mäßiger Polyglobulie und erhöhtem Hämatokrit führen. Die Überprüfung des roten Blutbildes gehört daher zu den regelmäßigen Kontrollparametern (mindestens einmal pro Jahr). Ein **Ejakulatvolumen** im Normalbereich (2 ml) gibt Aufschluss über eine ausreichende Stimulation der akzessorischen Geschlechtsdrüsen.

Unter der Testosterontherapie steigt das bei Androgenmangel kleine **Prostatavolumen** in wenigen Monaten in den altersentsprechenden Normalbereich an, ohne diesen jedoch zu übersteigen, wie Volumenmessungen mittels transrektaler Sonografie zeigen. Das prostataspezifische Antigen (PSA) ist beim hypogonadalen Mann sehr niedrig, oft nicht messbar, und steigt mit der Substitution in den physiologischen Bereich an.

Tab. 7.8 Zielparameter und Überwachungsmodalitäten einer Androgensubstitution.

Zielparameter	Messgröße	Kontrollintervall 1. Jahr	Intervalle folgende Jahre[1]	Grenzwert/notwendige Aktion
rotes Blutbild	Hämoglobin/Hämatokrit	alle 3 Monate	1 × oder 2 × pro Jahr	≥ 18,0 g/dl oder ≥ 52 % (Dosisreduktion)
Prostata	Größe (TRUS[2])	alle 6 Monate		Symptome des Harnverhalts (Dosisreduktion oder urolog.-med. Therapie)
	Palpation			pathologisches Ergebnis (Absetzen/Biopsie)
	PSA			4 ng/ml oder „PSA Velocity“ > 0,4 ng/ml/Jahr nach dem 1. Jahr und absoluter PSA-Wert > 1 ng/ml (Absetzen/Biopsie)
Haar	Beobachtung		jährlich	unerwünschter Haarausfall (Dosisreduktion oder anderes Präparat)
Schlaf	Nachfrage oder Schlaf-Apnoe-Monitoring			Schlafapnoe (Dosisreduktion oder anderes Präparat, adäquate Therapie)
Haut	Beobachtung	alle 3 Monate		Akne/Rötung (Dosisreduktion oder anderes Präparat)
Lipidprofil	Gesamtcholesterin, Triglyzeride, HDL-C, LDL-C	alle 6 Monate		Bei diesen Parametern sind keine negativen Änderungen bekannt.
Knochen	Densitometrie	nach 1 Jahr	alle 2 Jahre	
Sexualität	Nachfrage	alle 3 Monate	1 × oder 2 × pro Jahr	
Stimmung				

[1] nur im Falle normaler Zielparameter, sonst Intervalle des 1. Behandlungsjahrs
[2] TRUS: transrektale Ultraschalluntersuchung der Prostata

Merke M!

Digitale Prostata-Untersuchung und PSA-Messung sollten bei jedem Mann und müssen bei jedem Mann >45 Jahre vor jeder Testosteronsubstitution durchgeführt werden. Jährliche Wiederholungen gehören zur Überwachung.

Zusätzlich werden diese Untersuchungen – zusammen mit dem roten Blutbild – beim Mann >45 Jahre 6 Monate nach Initiierung der Testosteronsubstitution – vorgenommen.

Da Testosteronmangel zur Osteoporose führt, die durch Testosteronsubstitution verhindert oder behoben werden kann, ist die Bestimmung der **Knochendichte** ein weiterer entscheidender Parameter in der Therapieüberwachung. Es zeigt sich unter einer adäquaten Androgentherapie eine Zunahme der bei hypogonadalen Patienten verminderten Knochendichte.

Therapie der ausgebliebenen Pubertät bei hypogonadotropem Hypogonadismus

Obwohl eine Testosteronsubstitution beim Adoleszenten mit hypogonadotropem Hypogonadismus die unzureichende Virilisierung vollständig (wieder-)herstellen kann, erfolgt bei dieser Form der Therapie keine Stimulation der testikulären Leydigzellen und keine Stimulation der Sertolizellen. Daher resultiert keinerlei Hodenwachstum und keine Aktivierung der Spermatogenese. Um beim Adoleszenten mit ausgebliebener Pubertät eine vollständig „normale“ Pubertätsentwicklung mit einem pubertären Hodenwachstum und einer Aktivierung der Spermatogenese zu erzielen, ist eine Substitution der zentralen Hormone (GnRH oder LH [hCG] + FSH) erforderlich. Gleiches gilt für den Erwachsenen mit Kinderwunsch.

Gegenwärtig wird diskutiert, ob eine der Gonadotropin-Stimulationstherapie vorausgehende Testosteronsubstitution die Entwicklung der Spermatogenese beeinträchtigen könnte und deshalb möglichst direkt mit der Gonadotropin-Stimulation begonnen werden sollte. Ferner sprechen experimentelle Daten dafür, dass die Therapie mit der FSH-Substitution eingeleitet werden sollte, um die Zahl der Sertolizellen zu erhöhen, da diese für eine quantitativ vollständige Spermatogenese verantwortlich sind. Solange diese Fragen nicht geklärt sind, sollte das oben aufgeführte konventionelle Testosteron-Substitutions-Verfahren eingehalten werden.

Merke M!

Um beim adoleszenten Patienten mit hypogonadotropem Hypogonadismus Fertilität und Hodenwachstum zu erzielen, ist eine Substitution der zentralen Steuerungshormone (GnRH oder LH [hCG] + FSH) erforderlich. Mit der Testosteronsubstitution wird lediglich die Virilisierung und psychosexuelle Reifung erreicht.

Behandlungsmöglichkeit des sekundären Hypogonadismus: Gonadotropin-Substitution

Beim sekundären Hypogonadismus kann zur Fertilisierung bei Kinderwunsch oder zur Induktion der Pubertät die Behandlung durch eine Gonadotropin-Substitution erfolgen. Die Verwendung einer GnRH-Pumpe ist nicht möglich, weil diese eine intakte Funktion der LH- und FSH-produzierenden gonadotropen Zellen der Adenohypophyse voraussetzt.

Das aus Schwangerenurin gewonnene und hochgereinigte hCG (das LH-Aktivität besitzt, da es am selben Rezeptor [LHCG-Rezeptor] der Leydigzellen wirkt) wird in Kombination mit rekombinant gewonnenem FSH (rFSH) verwendet.

Bei der Gonadotropin-Substitutionstherapie werden zunächst 500–1500 IE hCG 2-mal wöchentlich s. c. über 12 Wochen verabreicht (▶ Tab. 7.9). Die Dosis sollte erst bei unzureichendem Anstieg des Serum-Testosteronspiegels nach frühestens 3 Monaten gesteigert werden. Wenn pubertäre oder adulte Testosteronspiegel erreicht sind, werden unter Fortsetzung der hCG-Injektionen 3-mal wöchentlich 150 IE rFSH s. c. injiziert; hMG enthält FSH; die Injektion dieser Substanz ist jedoch für die beschriebene Indikation aktuell nicht zugelassen (▶ Tab. 7.9). Es hat sich ein Schema bewährt, bei dem rFSH-Injektionen montags, mittwochs und freitags und die hCG-Injektionen zusätzlich montags und freitags verabreicht werden. Sowohl die Injektionen von hCG als auch rFSH können s. c. und daher vom Patienten selber vorgenommen werden. Der Therapieerfolg wird anhand der Serum-Testosteronspiegel überprüft. Bei zu hohen Estradiolspiegeln aufgrund einer zu hohen hCG-Dosis kann eine Gynäkomastie als Therapienebenwirkung beobachtet werden. Ferner wird der Therapieerfolg anhand der Zunahme des Hodenvolumens und durch das Auftreten von Spermien im Ejakulat überprüft.

Ob eine Ejakulatuntersuchung gelingt, ist abhängig von dem Zeitraum, dem der Organismus des Jugendlichen oder Mannes mit hypogonadotropem Hypogonadismus bereits der Testosteronwirkung ausgesetzt war. Beim unbehandelten Patienten mit angeborenem tertiären Hypogonadismus ist die ausreichende psychosexuelle Reife für die Abgabe einer Samenprobe in einer Sprechstunden-Situation erst nach ca. 2 Jahren gegeben. Wurde der Patient bereits mit Testosteron vorbehandelt oder war er vor Eintritt des Hypogonadismus bereits voll virilisiert, so ist eine Ejakulatabgabe bereits mit Beginn der Gonadotropin-Substitutionstherapie möglich.

Bis auf das gelegentliche Auftreten einer Gynäkomastie werden keine schwerwiegenden **Nebenwirkungen** nach s. c. Applikation von hCG/rFSH beobachtet. In sehr seltenen Fällen kann eine Antikörperbildung gegen hCG und somit ein Wirkungsverlust auftreten. Wenn eine ausreichende Spermienzahl im Ejakulat erreicht ist, kann für einige Monate auch mit einer hCG-Monotherapie die Spermienproduktion aufrechterhalten werden.

Behandlungsmöglichkeiten des tertiären Hypogonadismus: GnRH- oder Gonadotropin-Substitution

Bei tertiären Störungen ist neben der Gonadotropin-Substitution auch eine GnRH-Substitution möglich, die aufgrund der hochfrequenten pulsatilen Ausschüttung dieses Hormons mithilfe einer Pumpe erfolgt. Da die Pumpe über 24 h täglich ohne Unterbrechung über 2–4 Jahre getragen werden muss, wird diese Therapieform in der klinischen Praxis nicht standardmäßig angewendet. Über die Infusionspumpe wird GnRH alle 2 h als Puls subkutan injiziert. Die Anfangsdosis von 4–5 µg kann entsprechend der erreichten LH-, FSH- und Testosteronspiegel bis auf 20 µg gesteigert werden (▸ Tab. 7.9). Die s. c. Injektionsnadel muss vom Patienten alle 2 Tage gewechselt werden, um Infektionen und Verstopfungen des Injektionssystems vorzubeugen.

Aufgrund der langen Spermatogenesedauer und anschließender Nebenhodenpassage sind Effekte im Ejakulat frühestens 12 Wochen nach Beginn der GnRH-Therapie nachweisbar. Die Therapie kann sich über 12–36 Monate erstrecken. Als Hinweis für ein Ansprechen der Therapie dient die Zunahme der Hodenvolumina, die dem Erscheinen von Spermien im Ejakulat vorausgeht. Die Hodenvolumenbestimmung erfolgt mit einem Orchidometer oder sonografisch. Ernste **Nebenwirkungen** neben lokaler Rötung, Schwellung oder Druckschmerz an der Injektionsstelle treten bei der pulsatilen GnRH-Therapie nicht auf. Selten kann es zur Antikörperbildung gegen GnRH mit nachfolgendem Wirkungsverlust der Substanz kommen.

Weder ein Hodenhochstand in der Vorgeschichte noch ein initial sehr geringes Hodenvolumen von 1 ml stellen eine Kontraindikation für diese Therapien dar. Es zeigt sich jedoch, dass es umso schneller zur Entwicklung der Spermatogenese kommt, je größer das Ausgangsvolumen des Hodens ist.

Die Therapie ist in den meisten Fällen trotz subnormaler Ejakulatparameter erfolgreich, und der Eintritt einer Gravidität wird auch bereits bei Spermienkonzentrationen von 1–5 Mio./ml gesehen, wenn die reproduktiven Funktionen der Frau optimal sind.

Nach erfolgreichem Abschluss der Pubertätsinduktion oder Eintritt einer Schwangerschaft wird aus Kostengründen wieder auf Testosteron umgestellt. Die Behandlung kann bei erneutem Kinderwunsch wiederholt werden. Danach schließt sich wieder eine lebenslange Testosteronsubstitution an.

Am Ende eines Behandlungszyklus kann eine Kryokonservierung des Ejakulates erfolgen. Die Spermien können dann später bei erneutem Kinderwunsch für Verfahren der assistierten Fertilisation verwendet werden.

Therapie der Infektionen der Samenwege

Klassische Geschlechtskrankheiten wie die Gonorrhoe können zu Verschlüssen der Samenwege und damit zu Infertilität führen, wenn sie nicht frühzeitig behandelt werden. Da die frühzeitige Therapie heutzutage meist üblich ist, kommen sie als Ursache von Fertilitätsstörungen seltener in Betracht. Vielmehr bestimmen heute E. coli, Chlamydien, Ureaplasmen und Mykoplasmen das Erregerspektrum Infertilität verursachender Urogenitalinfektionen. Bei Keimnachweis aus der Seminalflüssigkeit erfolgt eine gezielte antibiotische Behandlung nach Resistogramm.

Viren können akute Orchitiden mit Infertilität und seltener auch Androgenmangel als Spätfolgen hervorrufen. Klinisch bedeutsam ist die postpubertäre Mumpsorchitis, für die es keine spezifische Therapie gibt. Die Prophylaxe durch die MMR-Impfung sollte daher bereits im frühen Kindesalter durchgeführt werden.

Tab. 7.9 Therapieoptionen zur Stimulation der Spermatogenese bei sekundärem und tertiärem Hypogonadismus.

Substanz	Applikationsform	Dosierung	Handelsname
Therapieoptionen beim sekundären Hypogonadismus			
humanes Chorion-Gonadotropin (hCG)	s. c. oder i. m.	500–1500(–3 000) IE 2 × pro Woche	Brevactid
in Kombination mit rekombinantem FSH (rFSH)	s. c.	75–150 IE 3 × pro Woche	Gonal f, Puregon
Therapieoptionen beim tertiären Hypoonadismus			
GnRH pulsatil	s. c. über Pumpe (zykl. Pulse-Set)	5–20 g/Puls alle 2h	Lutrelef

Therapie der Obstruktionen der Samenwege

Obstruktionen im Bereich der Nebenhoden und Samenleiter können als Folgen von Infektionen, Vasektomien und akzidenteller Durchtrennung (z. B. bei Herniotomien) sowie bei CBAVD vorkommen. Es resultiert eine Verschluss-Azoospermie. Zur Behebung des Verschlusses kann mikrochirurgisch der Versuch einer Vasovasostomie oder Epididymovasostomie erfolgen. Die Aussichten für eine erfolgreiche Rekanalisation liegen je nach Erfahrung des chirurgischen Zentrums bei max. 80–90 %. Wenn der zu überbrückende Defekt zu lang und eine Anastomose nicht durchführbar ist, kann eine Hodenbiopsie mit testikulärer Spermienextraktion (TESE) und anschließender intrazytoplasmatischer Spermieninjektion (ICSI) vorgenommen werden. Dieses Verfahren wird von manchen Patienten auch primär bevorzugt, hat aber den Nachteil, dass eine Hormonstimulation der Partnerin im Rahmen der assistierten Fertilisation notwendig ist.

Präventive Therapie

▶ **Lageanomalien der Testes.** Gleithoden, Leistenhoden und kryptorche (= abdominelle) Hoden sind, auch wenn im Kleinkind- oder Schulalter eine Korrektur vorgenommen wurde, oft mit Fertilitätsstörungen assoziiert und weisen ein höheres Risiko der malignen Entartung auf. Deshalb wird gefordert, dass Lageanomalien möglichst bis zum Ende des 1. Lebensjahres korrigiert werden sollten [1]. Im 2. Lebenshalbjahr wird in Deutschland eine sequenzielle GnRH/hCG-Therapie empfohlen. Zunächst wird ein GnRH-Analogon in einer Dosis von 3 × 400 µg/d intranasal über 3 Wochen gegeben, gefolgt von hCG 500 IE pro Woche i. m. über 3 Wochen. Eine wiederholte hormonelle Therapie bei ausbleibendem Erfolg ist nicht vorgesehen. Vielmehr sollte vor Ende des 1. Lebensjahres operiert werden. Für ältere Kinder wird primär eine Operation vorgesehen. Eine Verbesserung der Ejakulatparameter beim erwachsenen Patienten mit Lageanomalien der Testes ist nicht möglich. Hier kommen lediglich Verfahren der assistierten Fertilisation infrage.

Allerdings bedürfen dystope Hoden der **regelmäßigen Überwachung** mittels Palpation und Ultrasonografie, da sich Hodentumoren entwickeln können, die frühzeitig erkannt werden sollten. Die sonografische Kontrolle sollte einmal jährlich erfolgen. Bei Verdacht sollte eine Hodenbiopsie erfolgen und bei Bestätigung des Verdachts der Tumor entfernt werden. Bei intraabdominaler Lage eines oder beider Hoden sollte wegen der schlechten diagnostischen Zugänglichkeit eine operative Entfernung mit evtl. nachfolgender Testosteronsubstitution erwogen werden.

▶ **Kryokonservierung von Spermien.** Durch verbesserte Therapieverfahren haben Patienten mit Malignomen heute bessere Überlebenschancen. Chemotherapie und Bestrahlung können jedoch gonadotoxisch sein und spätere Infertilität bedingen. Die Entfernung beider Testes (z. B. aufgrund von Hodentumoren oder nach bilateraler Hodentorsion/-kontusion) führt sicher zur Infertilität. Daher sollte vor derartigen Maßnahmen die Kryokonservierung von Spermien zur Zeugungsreserve angeboten werden. Dies gilt auch für adoleszente Patienten. Die so asservierten Spermien können später bei Verfahren der assistierten Fertilisation eingesetzt werden und den Patienten Vaterschaft ermöglichen. Gegenwärtig werden die Kosten für die initiale Konservierung und die Dauerlagerung in einer Kryobank nicht von Kassen und Beihilfen übernommen.

Empirische und umstrittene Therapien

▶ **Varikozele.** Die Varikozele kommt durch Insuffizienz der Venenklappen zustande und führt über venösen Rückstau, Hypoxämie und gestörte Temperaturregulation zu Beeinträchtigungen der Spermatogenese. Diese Situation kann durch Unterbrechung des venösen Rückstroms chirurgisch korrigiert werden. Neben der chirurgischen Ligatur wurde die angiografische Embolisation (mit Kunststoffen, Spiralen oder Ballons) und die retrograde Sklerosierung der V. spermatica erprobt. Der Erfolg dieser Maßnahmen wird bisher in der Literatur kontrovers diskutiert [5].

▶ **Immunologische Infertilität.** Infektionen, Traumen und Obstruktionen können zur Entstehung von Spermienantikörpern im Seminalplasma und Infertilität führen. Wenn möglich, sollten die Ursachen behoben werden. Häufig bleibt die Ursache der Antikörper unklar. Durch eine immunsuppressive Therapie mit Glukokortikoiden ist keine Erhöhung der Schwangerschaftsraten erreichbar. Da bei Agglutinationen im MAR-Test > 50 % mit Spermienagglutinationen eine Schwangerschaft unwahrscheinlich und bei > 90 % nahezu ausgeschlossen ist, sollte bei dieser Konstellation zur ICSI-Behandlung geraten werden.

▶ **Idiopathische Infertilität.** Bei Einsatz einer supraphysiologischen Substitutionstherapie mit hCG und hMG (oder rFSH) bei Patienten mit idiopathischer Fertilitätsstörung ließ sich in kontrollierten Studien keine Verbesserung der Schwangerschaftsraten nachweisen. Auch die Verabreichung von FSH alleine führte zu keiner signifikanten Erhöhung der Schwangerschaftsraten. Dasselbe gilt für die pulsatile GnRH-Therapie bei Patienten mit erhöhten FSH-Werten. Auch für Androgene (Mesterolon, orales Testosteronundecanoat, Testosteron-rebound-Therapie) konnte kein Effektivitätsnachweis erbracht werden. Kallikrein ist ebenfalls nicht wirksam. Gegenwärtig werden Antiöstrogene (Tamoxifen), Carnitin und Vitaminkombinationen (z. B. Orthomol) sowie Zink vielfach in der Praxis eingesetzt, ohne dass Metaanalysen einen sicheren Wirksamkeitsnachweis in Hinblick auf Schwangerschaftsraten liefern können.

Symptomatische Therapie: assistierte Fertilisation

Die bisher beschriebenen Therapieverfahren zielen darauf ab, die Spermatogenese zu stimulieren oder die Ejakulatparameter zu verbessern, um so eine Schwangerschaft zu erzielen. Da dies jedoch nur in den wenigsten Fällen rational begründbar und effektiv gelingt, liegt der Versuch nahe, Spermien und Eizelle einander näher bzw. in unmittelbaren Kontakt zu bringen. Hierzu dienen die Verfahren der assistierten Fertilisation. Bei der Durchführung dieser Verfahren sind die berufsrechtlich bindenden Richtlinien der BÄK (2006) und der LÄKs sowie das zum Strafrecht gehörende Embryonenschutzgesetz von 1991 zu beachten.

▸ **Homologe Insemination.** Am längsten praktiziert wird die homologe Insemination. Diese erfolgt mit aufbereiteten Spermien (z. B. Swim-up-Präparation) und in stimulierten und überwachten Zyklen (zur Erhöhung der Eizellzahl und Terminierung des Inseminationszeitpunkts am Follikelsprung). Überstimulation der Partnerin und Mehrlingsschwangerschaften sind möglich.

▸ **In-vitro-Fertilisation.** Die Domäne der In-vitro-Fertilisation (IVF) ist die tubare Sterilität der Frau. Die IVF wird alternativ zur intrazytoplasmatischen Spermien-Injektion (ICSI) auch bei männlichen Fertilitätsstörungen eingesetzt. Eine ausreichende Anzahl progressiv motiler Spermien im Ejakulat ist hierbei Voraussetzung. Die Fertilisations- und Schwangerschaftsraten bei aus männlicher Indikation durchgeführter IVF sind geringer als die bei tubarer Sterilität und normalen Ejakulat-Parametern. Als Nebenwirkungen bzw. Komplikationen sind bei der Frau ein Überstimulationssyndrom durch die Gonadotropintherapie, Komplikationen beim sog. Ovum-pick-up sowie ektope und multiple Schwangerschaften zu berücksichtigen.

▸ **Intrazytoplasmatische Spermieninjektion.** Bei der intrazytoplasmatischen Spermieninjektion (ISCI) werden morpholgisch ausgesuchte Spermien direkt in die Eizelle injiziert. Mit diesem Verfahren gelingt es, auch noch mit einer ganz geringen Spermienanzahl (bei Oligozoospermie oder Kryptozoospermie aus dem Ejakulat oder bei obstruktiver Azoospermie aus Nebenhodenpunktaten gewonnen) Schwangerschaften zu erzielen. Bei nicht obstruktiver Azoospermie können in ca. 50 % der Fälle Spermien aus in Hodenbiopsaten extrahiert werden. Dieses Verfahren der testikulären Spermienextraktion (TESE) wird in Kombination mit einer anschließenden ICSI zur Herbeiführung einer Schwangerschaft eingesetzt. Auch bei Klinefelter-Patienten, bei denen eine Azoospermie in > 99 % obligat zum Krankheitsbild gehört, können auf diese Weise Spermien asserviert und Vaterschaften induziert werden. Die Sorge wegen einer eventuell erhöhten Fehlbildungsrate ist laut bisheriger Datenlage nicht begründet.

Merke **M!**

In größeren Nachuntersuchungsserien liegen die Fehlbildungsraten bei durch ICSI gezeugten Kindern leicht über denen auf natürlichem Wege konzipierter Kinder. Dies wird weniger auf das Verfahren selbst, als auf den genetischen Hintergrund der Eltern zurückgeführt, für deren Störung die Infertilität nur ein Symptom ist.

▸ **Heterologe Insemination.** Die heterologe Insemination, bei der der Samenspender zunächst anonym bleibt, jedoch nach neuerer Rechtsprechung auf späteres Ersuchen des Kindes bekannt gegeben werden muss, bleibt die Ultima Ratio zur Erfüllung des Kinderwunsches für Paare, bei denen auch durch eine testikuläre Spermienextraktion (TESE) keine Spermien asserviert werden konnten.

7.1.8 Literatur

[1] AWMF-Leitlinie 006–022 Hodenhochstand – Maldeszensus testis. www.leitlinien.net/ Stand: 30.04.2013, gültig bis 31.12.2015

[2] Baazeem A, Belzile E, Ciampi A et al. Varicocele and male factor infertility treatment: a new meta-analysis and review of the role of varicocele repair. Eur Urol 2011; 60: 796–808

[3] Bhasin S, Pencina M, Jasuja GK et al. Reference ranges for testosterone in men generated using liquid chromatography tandem mass spectrometry in a community-based sample ofhealthy nonobese young men in the Framingham Heart Study and applied to three geographically distinct cohorts. J Clin Endocrinol Metab 2011; 96: 2430–2439

Kommentar: Dieser Originalartikel bildet die Grundlage für die Grenzwerte von Testosteronkonzentrationen im Serum im Hinblick auf eine validierte Diagnostik des Hypogonadismus und wurde auch bei der Schaffung der Richtlinien der Europäischen Gesellschaft für Urologie zur Behandlung des männlichen Hypogonadismus herangezogen.

[4] Büchter D, Behre HM, Kliesch S et al. Pulsatile GnRH or human chorionic gonadotropin/human menopausal gonadotropin as effective treatment for men with hypogonadotropic hypogonadism: a review of 42 cases. Eur J Endocrinol 1998; 139: 298–303

[5] Evers JH, Collins J, Clarke J. Surgery or embolisation for varicoceles in subfertile men. Cochrane Database Syst Rev 2009: CD000 479; ohne Seitenzahl

[6] Frost M, Wraae K, Nielsen TL et al. Similar reference intervals for total testosterone in healthy young and elderly men: results from the Odense Androgen Study. Clin Endocrinol (Oxf) 2013; 78: 743–751

[7] Mallidis C, Cooper TG, Hellenkemper B, Lablans M, Ückert F, Nieschlag E. Ten years experience with an external quality control program for semen analysis. Fertil Steril e-pub 24.5.2012

[8] Mallidis C, Cooper TG, Hellenkemper B. Ten years experience with an external quality control program for semen analysis. Fertil Steril 2012; 98: 611–616

[9] Nieschlag E, Behre HM, Nieschlag S, eds. Testosterone: Action, Deficiency, Substitution. 4th ed. Cambridge: Cambridge University Press; 2012

Kommentar: Dieses Standardwerk in englischer Sprache ist für Spezialisten auf dem Gebiet der Sexualsteroide gedacht. Ausführliche experimentelle und molekularbiologische Grundlagen bilden den Übergang zu den klinischen Aspekten des Buches.

[10] Nieschlag E, Behre HM, Nieschlag S, Hrsg. Andrologie: Grundlagen und Klinik der reproduktiven Gesundheit des Mannes. 3. Aufl. Heidelberg: Springer; 2010

Kommentar: Dieses Standardlehrbuch der Andrologie vermittelt das umfassende Wissen, das innerhalb dies Fachgebietes in der Praxis gebraucht wird. Die pathophysiologischen Hintergründe werden dabei ausführlich erläutert.

[11] Nieschlag E, Schlatt S, Behre HM, Kliesch S, Hrsg. WHO Laborhandbuch zur Untersuchung und Aufarbeitung des menschlichen Ejakulates. 5. Aufl. Heidelberg: Springer; 2012

Kommentar: Hierbei handelt es sich um das von der Weltgesundheitsorganisation autorisierte Standardwerk zur Ejakulatanalyse, an dem sich weltweit Praktiker und Forscher orientieren.

[12] Nieschlag E. Infertilität bei Männern – aktuelle Entwicklungen. Bundesgesundheitsblatt 2013; 56: 1619–1627

[13] Pasqualotto FF, Braga DP, Figueira RC et al. Varicocelectomy does not impact pregnancy outcomes following intracytoplasmic sperm injection procedures. J Androl 2012; 33: 239–243

[14] Rosner W, Auchus RJ, Azziz R et al. Position statement: Utility, limitations, and pitfalls in measuring testosterone: an Endocrine Society position statement. J Clin Endocrinol Metab 2007; 92: 405–413

[15] Sartorius G, Spasevska S, Idan A et al. Serum testosterone, dihydrotestosterone and estradiol concentrations in older men self-reporting very good health: the healthy man study. Clin Endocrinol (Oxf) 2012; 77: 755–763

[16] Wang C, Nieschlag E, Swerdloff R et al. Untersuchung, Behandlung und Überwachung des Altershypogonadismus (Late-onset hypogonadism) des Mannes: ISA-, ISSAM-, EAU-, EAA- und ASA-Empfehlungen. J Repromed Endokrinol 2010; 7: 60–66

[17] Zitzmann M, Faber S, Nieschlag E. Association of specific symptoms and metabolic risks with serum testosterone in older men. J Clin Endocrinol Metab 2006; 91: 4335–4343

Kommentar: Diese Originalarbeit beschreibt erstmals die Symptomspezifität von Testosteronkonzentrationen im Serum und stellt einen der meistzitierten Artikel im Bereich der Diagnostik des Hypogonadismus dar.

[18] Zitzmann M, Nieschlag E. Androgen receptor gene CAG repeat length and body mass index modulate the safety of long-term intramuscular testosterone undecanoate therapy in hypogonadal men. J Clin Endocrinol Metab 2007; 92: 3844–3853

7.2 Störungen der Pubertätsentwicklung

O. Hiort, P.-M. Holterhus

7.2.1 Pubertas tarda

Definition und Anmerkungen zur Pathogenese

Ist der Pubertätsbeginn (Gonadarche) um mehr als 2,5 Standardabweichungen (SD) gegenüber dem Mittelwert der Norm verzögert, spricht man von einer Pubertas tarda. Dies liegt derzeit dann vor, wenn bei einem Jungen mit dem 14. Geburtstag noch keine Pubertätszeichen vorhanden sind. Eine Pubertas tarda kommt bei Jungen weitaus häufiger vor als bei Mädchen. Abzugrenzen von der echten Pubertas tarda und dem pathologischen Hypogonadismus ist die konstitutionelle Verzögerung von Wachstum und Entwicklung (KEV), bei der ein temporärer hypogonadotroper Hypogonadismus besteht und die eine Normvariante darstellt.

Indikation zur Diagnostik

Zur klinischen Einschätzung des Pubertätsbeginns beim Jungen gehört obligat die Bestimmung des Hodenvolumens, das beim Pubertätsbeginn > 3,0 ml liegt. Dieser Entwicklungsschritt wird auch als Gonadarche bezeichnet. Für die Messung der Hodengröße wird ein Orchidometer verwendet. Die Epididymis wird bei der Volumenschätzung nicht berücksichtigt. Alternativ kann auch eine sonografische Größenbestimmung erfolgen, dabei beträgt die Länge des Hodens bei Pubertätsbeginn > 2,5 cm. Die klinische Entwicklung entspricht dann Stadium G2 nach Tanner. Das Ausbleiben der Pubertät ist häufig mit einer Verzögerung des Längenwachstums (gekennzeichnet durch eine verminderte Wachstumsgeschwindigkeit < 25. Perzentile, manchmal auch Kleinwuchs) kombiniert. Das liegt daran, dass die normalerweise vorhandene pubertäre Sekretion der Sexualsteroide, die zu einer Steigerung der Amplitude und Menge der Wachstumshormonausschüttung, zu konsekutiver Erhöhung der IGF-1-Spiegel im Serum und schließlich zum Wachstumsschub führt, ausbleibt. Eine erweiterte Diagnostik ist zunächst nur dann notwendig, wenn die typische Familienanamnese des verzögerten Pubertätsbeginns (spätes Menarchealter der Mutter, später Wachstumsschub des Vaters) fehlt oder klinische Zeichen für weitere Hormonausfälle (Diabetes insipidus, Schilddrüsenfunktionsstörung, Nebennierenrindeninsuffizienz) oder assoziierte Krankheitszeichen bestehen.

Diagnostik der zugrunde liegenden Erkrankung und Differenzialdiagnostik

▸ **Ausschlussdiagnostik.** Sie erfolgt durch exakte Erhebung des pubertären Reifestatus bzw. die Anamnese bei Unterschreiten der oben genannten Altersgrenzen. Bei der konstitutionellen Verzögerung von Wachstum und Entwicklung (KEV) zeigt sich im Verlauf eine mit normaler Zeitdauer ablaufende, jedoch verzögert einsetzende Pubertät, sodass die KEV letztendlich erst mit dem Abschluss der Pubertät ohne Handlungsmaßnahmen sicher diagnostiziert werden kann.

▸ **Nachweisdiagnostik.** Diese kommt bei Überschreiten der oben genannten Altersgrenzen infrage. Die weitaus häufigste Störung ist die konstitutionelle Entwicklungsverzögerung (KEV), der transitorische hypothalamische Hypogonadismus. Besonders häufig tritt dieser bei Jungen auf. Es findet sich die gleiche Anamnese bei Vater und/oder Mutter; dabei zeigt sich eine Wachstumsverzögerung (in Bezug auf familiäre Zielgröße) sowie ein Skelettreiferückstand um > 1 Jahr. Die Anamnese sollte unbedingt assoziierte Fehlbildungen und Ausfallerscheinungen mit erfassen, um eine genetische oder erworbene Störung mit Hypogonadismus zu erkennen.

Nach genauer Aufnahme der körperlichen Reife kann die Bestimmung der Skelettreife mithilfe eines Röntgenbildes der linken Hand hilfreich sein, das Ausmaß der allgemeinen Entwicklungsverzögerung abzuschätzen. In diesem Kontext ist die basale Analyse der endokrinen Parameter LH, FSH und Testosteron nur mit Einschränkungen hilfreich, da diese sowohl bei der KEV als auch bei der Pubertas tarda niedrig sind.

Der einfache GnRH-Test eignet sich zur prognostischen und therapeutisch wichtigen Unterscheidung zwischen KEV und permanentem idiopathischem hypogonadotropem Hypogonadismus (IHH) nur bei positivem Ausfall (= deutlicher Anstieg der Gonadotropine). Bei negativem Ausfall hilft der GnRH-Agonisten-Test, z. B. mittels Buserelin. Dabei erfolgt 4h und 24h nach subkutaner Injektion von 10 µg/kg bzw. 100 µg Buserelin die Bestimmung von LH und Testosteron. Ein LH-Anstieg unter 5 IU/l spricht für einen hypogonadotropen Hypogonadismus [1]. Alternativ ist die Durchführung des GnRH-Tests nach „Hypophysentraining" (Vorbehandlung mit pulsatiler GnRH-Stimulation [Zyklomatminipumpe] über 36h). Bei erneutem negativem Ausfall (LH-Anstieg < 2,5 IE/l) ist ein hypogonadotroper Hypogonadismus gesichert. Eine Differenzierung einer gonadalen (= hypergonadotropen) von einer hypothalamischen/hypophysären (= hypogonadotropen) Störung gelingt mithilfe des GnRH-Tests.

Merke **M!**

Eine umfassende Diagnostik der Hypophysenfunktion muss bei hypogonadotropem Hypogonadismus erfolgen, um weitere Ausfälle oder auch einen verdrängenden hormonproduzierenden Tumor (Prolaktinom) zu erkennen. Eine bildgebende Diagnostik ist obligat, um einen zerebralen Tumor und eine Fehlbildung abzugrenzen.

Bei Verdacht auf hypergonadotropen Hypogonadismus kann die Durchführung eines hCG-Tests (Dosis im Kindes- und Jugendalter: 5 000 IE/m^2 KOF, maximal 5 000 IE i. m.) mit Testosteronbestimmungen vorher und 3 Tage später sinnvoll sein, um die Reserve der Testosteronbiosynthese zu erfassen. Inhibin B und Anti-Müller-Hormon (AMH) sind als Marker der Sertolizellfunktion auch im Kindes- und Jugendalter geeignet.

Eine erweiterte Diagnostik ist bei hypogonadotropem Hypogonadismus mit Olfaktoriusprüfung, ggf. molekulargenetischer Diagnostik angezeigt, eine Chromosomenanalyse bei Verdacht auf Klinefelter-Syndrom als Ursache eines hypergonadotropen Hypogonadismus.

▶ **Lokalisationsdiagnostik.** Diese kommt je nach vermuteter Grunderkrankung in Betracht, z. B. bei Verdacht auf Hypophysentumor, MRT der Sellaregion unter Einschluss des Hypothalamus.

▶ **Verlaufskontrollen.** Wichtig sind hier Untersuchungen/Tests der Pubertätsentwicklung (Tanner-Stadien, Orchidometer), Wachstumskurve, Knochenreifung und ggf. Testosteron und LH/FSH, später Spermiogramm.

Therapeutische Konzepte

Testosteron hat sich auch bei der Behandlung der häufigsten Form der Pubertas tarda, der **konstitutionellen Entwicklungsverzögerung**, bewährt. Nach Sicherung der Diagnose und Ausschluss anderer Ursachen wird eine initiale Testosterontherapie mit 3 i. m. Injektionen von Testosteronenanthat 100 mg (allerdings sind nur noch Ampullen mit 250 mg im Handel) im Abstand von je 4 Wochen durchgeführt. Nach diesem Therapiezyklus wird der Spontanverlauf nach weiteren 3–6 Monaten überprüft. Die Behandlung kann bei Bedarf 1- bis 2-mal wiederholt werden. Die Testosteroninjektionen führen zu einer deutlichen Virilisierung und induzieren oft den Beginn der Pubertät. Eine negative Beeinflussung der zu erwartenden Endgröße ist bei Behandlungsbeginn ab einem chronologischen Alter von 14 Jahren und bei dieser Dosierung nicht zu erwarten. Wird eine spontane Weiterentwicklung der Pubertät nach der Therapie bei Verdacht auf schwere KEV nicht beobachtet, muss die Diagnose überprüft und die Therapie evtl. angepasst und in eine Dauerbehandlung überführt werden. Besteht ein bekannter hypogonadotroper Hypogonadismus, z. B. bei Panhypopituitarismus, so beginnt die hormonelle Pubertätsinduktion beim Jungen etwa im Alter von 13 Jahren mit zunächst 50 mg Testosteronenanthat i. m. einmal alle 4 Wochen. Nach 6 Monaten wird die Dosis auf 100 mg gesteigert, sodass ab dem 2. Behandlungsjahr eine monatliche Dosis von 250 mg i. m. erreicht wird.

Alternativ kann auch Testosteron transkutan (Testogel, Testim) zur Pubertätsinduktion verabreicht werden, allerdings sind bislang weder kontrollierte Studien zur Dosisfindung der Pubertätsinduktion erfolgt noch sind die entsprechenden Präparate für das Jugendalter zugelassen. Erfahrungsgemäß hat sich die Verabreichung von 25 mg Testosteron alle 2 Tage transkutan initial bewährt. Je nach Klinik sollte die Dosis nach 3 Monaten erhöht werden. Auch Testosteronundecanoat oral kann zur Pubertätsinduktion verwendet werden. Hier kann zunächst mit 40 mg täglich begonnen werden und dann nach Klinik eine Dosissteigerung erfolgen.

Alternativen sind hCG (1000 IE, 2-mal wöchentlich über 3 Monate) oder GnRH als pulsatile Gabe. Diese Therapieverfahren bieten den Vorteil, dass das Gonadenwachstum und die Keimzellreifung induziert werden. Für eine endgültige Bewertung der klinischen Indikation bleibt jedoch der Abschluss derzeit laufender Studien abzuwarten.

7.2.2 Pubertas praecox

Definition und Anmerkungen zur Pathogenese

Erstes Auftreten sekundärer Geschlechtsmerkmale bzw. der Gonadarche um >2,5 Standardabweichungen vor der mittleren Altersnorm bezeichnet man als Pubertas praecox. Diese liegt derzeit dann vor, wenn beim Jungen erste Pubertätszeichen vor dem 9. Lebensjahr auftreten. Eine Pubertas praecox tritt bei Knaben etwa 5-mal seltener als bei Mädchen auf (Kap. 8.2.1).

Indikation zur Diagnostik

Eine diagnostische Klärung ist indiziert bei beschleunigter Wachstumsgeschwindigkeit (Knick der Wachstumskurve nach oben), Knochenalterakzeleration, Pubarche = Stadium P2 nach Tanner und/oder Gonadarche (Stadium G2) = Testisvolumen über 3,0 ml (Orchidometer!) vor dem 9. Geburtstag.

Diagnostik

► **Zentrale (hypothalamische) Pubertas praecox vera (immer isosexuell).** Pubertär finden sich erhöhte LH- (und FSH-) Serumspiegel im GnRH-Test (LH >5 IU/l) und ein stimulierter LH/FSH-Quotient über 1,0. Das Serum-Testosteron liegt im pubertären Bereich (>30 ng/dl bzw. 1 nmol/l). Gegebenenfalls sind mehrere morgens gewonnene Proben erforderlich. Es besteht eine Testisvergrößerung (über 3,0 ml), eine beschleunigte Wachstumsgeschwindigkeit (>75. Perzentile) und eine beschleunigte Knochenreifung. Bei hormonell nachgewiesener zentraler Pubertas praecox des Jungen muss immer eine Bildgebung des Gehirns mittels MRT zum Nachweis einer kausalen Entität (z. B. Hamartom) erfolgen.

► **Periphere Pseudopubertas praecox (gonadal, adrenal oder exogen, z. B. durch Anabolika induziert).** Präpubertär liegen niedrige, durch GnRH nicht oder nur subnormal stimulierbare LH- und FSH-Serumspiegel vor, meist deutlich über der präpubertären Norm liegende Androgene (Testosteron, Androstendion, DHEA-Sulfat im Blut), die Testes sind im Allgemeinen nicht vergrößert (außer bei einem Tumor/bzw. bei familiärer Leydigzell-Hyperplasie). Weiterhin finden sich eine beschleunigte Wachstumsrate (>75. Perzentile) und beschleunigte Knochenreifung. Angezeigt ist die Bildgebung von Testes und Nebennieren, zunächst per Sonografie, bei Verdacht auf Nebennierenrindentumor ist auch die MRT oder bei Kleinkindern die CT notwendig. Bei testikulären Adenomen muss ggf. ein seitengetrenntes venöses Sampling zur Testosteronbestimmung erfolgen.

Diagnostik der zugrunde liegenden Erkrankung

Zur Diagnostik gehören Anamnese (z. B. früher abgelaufene Meningitis, bekannter Hydrozephalus) inklusive Familienanamnese (z. B. autosomal dominante familiäre Leydigzell-Hyperplasie („Testotoxikose"), familiäre männliche Pseudopubertas praecox, FMPP) klinische Untersuchung mit exaktem Reifestatus (Tanner) einschließlich Testispalpation und -volumenbestimmung, Beurteilung assoziierter Fehlbildungen oder Besonderheiten, z. B. flächenhafte, unregelmäßig begrenzte, zumeist asymmetrische Hautpigmentierung und Skelettveränderungen (fibröse Dysplasie bei McCune-Albright-Syndrom, oftmals klinisch spät zu entdecken). Zur Beurteilung der Dauer und Intensität des Prozesses sollte ein Röntgenbild der linken Hand zur Festlegung der Skelettreife angefertigt werden.

Bei Verdacht auf zentrale Pubertas praecox, die im Verlauf aus einer Pseudopubertas praecox hervorgehen kann, bzw. aus differenzialdiagnostischen Erwägungen sollte ein GnRH-Test durchgeführt werden (s. o.). Ein LH >5 IE/ml bzw. ein LH/FSH-Quotient >1 gilt als Hinweis auf den Pubertätseintritt.

> **Merke** M!
>
> Eine zentrale Pubertas praecox kann auch sekundär durch periphere Sexualsteroide und schnelles Voranschreiten der körperlichen Reife induziert werden.

Bei Verdacht auf Pseudopubertas praecox sollten basale Hormonprofile sowohl die testikulären Steroide inklusive Vorstufen als auch Östradiol enthalten, wie auch die Nebennierenrinden-Androgene (17-OH-Progesteron, DHEA-S, Androstendion). Hilfreich kann auch ein Urinsteroidprofil sein, insbesondere bei Nebennierenrinden-Störungen. Ein ACTH-Test sollte bei Verdacht auf Nebennierenstörungen, z. B. (Late Onset) adrenogenitales Syndrom, erfolgen. Bei Verdacht auf Tumoren sollten Tumormarker (hCG, α-Fetoprotein, CEA) mit beurteilt werden. Bei FMPP ist die molekulargenetische Analyse des LH-Rezeptorgens indiziert. Der molekulargenetische Nachweis der zugrunde liegenden Mutation ist beim McCune-Albright-Syndrom (GNAS-Gen) und auch bei Leydigzell-Adenomen (LH-Rezeptorgen) durch den somatischen Charakter der Mutation sehr viel schwieriger und bedarf der Untersuchung betroffener Gewebe in einem Speziallabor.

Weitere Lokalisationsdiagnostik

Zwecks Tumorausschluss sind insbesondere bei Jungen immer folgende Verfahren erforderlich:
- MRT des Schädels
- Sonografie der Nebennieren bzw. Hoden und des Abdomens (Leber)

- ggf. abdominales MRT bzw. CT
- Gesichtsfeld und Augenfundus
- EEG

Differenzialdiagnostik

Präpubertär niedrige, aber normal stimulierbare (nicht supprimierte) LH-Serumspiegel im GnRH-Test, normale Wachstumsrate und normales Knochenreifungstempo sprechen gegen eine Pubertas praecox, sind jedoch mit einer isolierten prämaturen Pubarche vereinbar. Häufig findet sich ein erhöhtes DHEAS als Korrelat einer prämaturen Adrenarche. Genauso wie die KEV eine Normvariante der Pubertas tarda darstellt, ist eine konstitutionelle Beschleunigung von Wachstum und Entwicklung (KEB) als Normvariante möglich.

7.2.3 Therapie

Therapie der Pubertas praecox vera

Indikation zur Therapie ist neben den psychologischen Problemen der gerade bei Jungen oft rasant fortschreitenden vorzeitigen Pubertätsentwicklung der durch den vorzeitigen Epiphysenschluss bedingte, im Erwachsenenalter drohende Kleinwuchs (meist deutlich unter der 3. Perzentile, d. h. Körperhöhe < 165 cm).

Die Therapie erfolgt mit GnRH-Agonisten als Depotpräparate, die die pubertär gesteigerte Aktivität der Hypophysen-Gonaden-Achse vollständig und selektiv supprimieren, das Fortschreiten der Reifezeichen und der Knochenreifung verlangsamen bzw. anhalten, die pathologisch erhöhte Wachstumsrate normalisieren und – bei entsprechend langer Therapiedauer – eine normale Endgröße innerhalb des jeweiligen genetischen Zielgrößenbereichs ermöglichen. Zudem normalisieren sich unter dieser Therapie die erheblichen psychischen Probleme betroffener Kinder eindrucksvoll und es treten weder ernste Nebenwirkungen noch Antikörper auf, auch nach über 10-jähriger Therapiedauer.

Cave ⚠

Die empfohlenen Injektionsintervalle von 28–30 Tagen sollten **keinesfalls überschritten** werden, da der GnRH-Agonist sonst immer wieder zur schädlichen Stimulation der Gonadotropin- und Testosteronsekretion führt!

Verfügbare Präparate sind: Triptorelin (Decapeptyl N Depot) oder Leuprorelin (Enantone Monats-Depot), jeweils s. c.; Dosierung: 1 Amp. (3,75 mg) bei ≥ 20 kg Körpergewicht bzw. ½ Amp. bei < 20 kg Körpergewicht.

Die **Effektivität der Therapie** sollte durch den speziell erfahrenen pädiatrischen Endokrinologen alle 3–6 Monate kontrolliert werden (Reifestatus nach Tanner, Testesvolumina, Wachstumsgeschwindigkeit, Tempo der Knochenreifung, Plasma-Testosteron sowie LH und FSH im GnRH-Test). Der Zeitpunkt des Therapieendes richtet sich nach der erreichten Wachstumsprognose sowie der psychosozialen Situation des Jungen. Da die wenigsten Patienten nach Therapieende einen (zweiten) Pubertätswachstumsschub aufweisen, liegt die tatsächliche Endgröße fast immer um einige Zentimeter unterhalb der letzten, während der Therapie errechneten Prognose.

Operative Maßnahmen sind bei zentraler Pubertas praecox vera in der Regel nicht indiziert. Die Hamartome im Bereich des posterioren Hypothalamus (Tuber cinereum) sind operativ nur schwer zugänglich, darüber hinaus nicht strahlensensibel, wachsen aber nur selten expansiv.

Auch nach prolongierter Therapie ist die hypophysär-gonadale Suppression voll reversibel: Anhaltspunkte für eingeschränkte Fertilität (z. B. erhöhte FSH-Anstiege im GnRH-Test) ergaben sich nach Therapieende bisher nicht. Körperproportionen, Körperzusammensetzung und Knochendichte sind normal.

Therapie der Pseudopubertas praecox

Die Behandlung der Pseudopubertas praecox orientiert sich am jeweiligen Grundleiden: operative Exstirpation beim Hoden- bzw. NNR-Tumor; bei malignen Tumoren (z. B. hCG-produzierende, extragonadale Keimzelltumoren, Dysgerminome, Pinealome) ist zusätzlich eine Chemo- und/oder Radiotherapie entsprechend den pädiatrisch-onkologischen Therapieprotokollen erforderlich. Bei der familiären Leydigzell-Hyperplasie („Testotoxikose“) kann die autonom gesteigerte testikuläre Androgenproduktion durch einen Aromatase-Inhibitor normalisiert werden. Die häufigste Ursache der Pseudopubertas praecox beim Jungen, ein adrenogenitales Syndrom ohne neonatalen Salzverlust, wird durch lebenslange Substitution mit Hydrokortison behandelt. Auf die Suppression bzw. Elimination der vorzeitig vorhandenen Androgenquelle kann der hypothalamische GnRH-Pulsgenerator nach einigen Monaten mit einer zentralen Pubertas praecox vera antworten: dann ist die zusätzliche Behandlung mit einem GnRH-Depot-Agonisten erforderlich.

Therapiekontrolle

Zur Therapiekontrolle gehören Wachstums- und Knochenreifungskurve (Perzentilen), Dokumentation der Reifeentwicklung (Tanner-Stadien), Sonografie, MRT und/oder CT, Sexualsteroide und Gonadotropine (ggf. GnRH-Test) im Plasma bzw. bei AGS 17-OH-Progesteron im Speichel-Tagesprofil bzw. Pregnantriol im Sammelurin.

Für die hormonelle Diagnostik und Therapieüberwachung sind für Kinder geeignete, ausreichend spezifische und sensitive Hormonbestimmungsmethoden einschließlich eigener methodenspezifischer Normbereiche für alle Altersklassen, auch für das frühe Säuglingsalter sowie für die einzelnen Pubertätsstadien (z. B. LH und

FSH im GnRH-Test) durch das beauftragte Hormonlabor vorzuhalten.

7.2.4 Literatur

[1] Wilson DA, Hofmann PL, Miles HL et al. Evaluation of the buserelin stimulation test in diagnosing gonadotropin deficiency in males with delayed puberty. J Pedriatr 2006; 148: 89–94

7.3 Gynäkomastie

E. Nieschlag, J. Rohayem

7.3.1 Definition und Anmerkungen zur Pathogenese

Unter „Gynäkomastie" versteht man die Ausbildung einer Brustdrüsenschwellung beim männlichen Geschlecht. Im Gegensatz zur „Lipomastie", bei der lediglich eine Fettsammlung im Brustbereich besteht, liegt bei der Gynäkomastie eine Hypertrophie des Brustdrüsengewebes vor.

7

Merke M!

Eine Gynäkomastie stellt kein eigenständiges Krankheitsbild dar, sondern ist das Symptom einer Störung, die in einer Östrogen-Androgen-Imbalance des Organismus resultiert. Die möglichen Ursachen für diese endokrine Veränderung sind vielfältig.

Bei der Differenzialdiagnostik ist die physiologische Gynäkomastie von der pathologischen Gynäkomastie abzugrenzen (▸ Tab. 7.10).

Physiologischerweise kann eine transitorische Gynäkomastie bei **Neugeborenen** („Hexenbrust") auftreten, gelegentlich auch mit geringer Milchsekretion („Hexenmilch"). Diese entsteht unter dem Einfluss der mütterlichen Östrogene in der Schwangerschaft und bildet sich nach der Geburt spontan zurück.

Häufig bildet sich beim Adoleszenten eine Gynäkomastie im Rahmen der Pubertätsentwicklung aus. Die Brustdrüsenschwellung verschwindet in der Regel innerhalb von 2–3 Jahren wieder, sofern kein Übergewicht besteht. Diese **Pubertätsgynäkomastie** geht meist nicht über das Stadium 2 oder 3 hinaus. Eine begleitende Adipositas verstärkt die Symptomatik durch Einlagerung von perimammärem Fettgewebe („Pseudogynäkomastie" oder Lipomastie). In wenigen Fällen persistiert die pubertätsinduzierte Gynäkomastie zeitlebens, ohne dass ihr Krankheitswert zukommt. Die Pubertätsgynäkomastie bedarf keiner weiteren Labor- oder radiologischen Diagnostik.

Selten wird eine Gynäkomastie in der **Seneszenz** beobachtet, ohne dass eine eindeutige Ursache festgestellt werden kann.

Bei einem **Klinefelter-Syndrom** tritt während der Pubertät in bis zu 40 % der Fälle eine Gynäkomastie auf; ein begleitender Wachstumsstillstand der Hoden kann auf die Chromosomenanomalie hinweisen. Auch bei anderen Formen des **primären Hypogonadismus** kann es zur Ausbildung einer Gynäkomastie kommen.

Bei Störungen der sexuellen Differenzierung (DSD) mit kompletter oder partieller Androgeninsensibilität (CAIS, PAIS) und spinobulbärer Muskelatrophie (Kennedy-Syndrom) bestehen Defekte in den Androgenzielorganen; hierdurch bildet sich eine Brustdrüsenschwellung aus.

Tab. 7.10 Differenzialdiagnose der Gynäkomastie.

Form der Gynäkomastie	Ursachen/Pathogenese
Pseudogynäkomastie	Lipomastie, Mammatumor
physiologische Gynäkomastie	Gynäkomastie bei Neugeborenen, Pubertätsgynäkomastie, Gynäkomastie in der Seneszenz
pathologische Gynäkomastie	
• Überwiegen von Östrogenen	
• gesteigerte Sekretion von Östrogenen	• Hodentumoren, hCG-produzierende Tumoren, DSD (gemischte Gonadendysgenesie)
• gesteigerte periphere Aromatisierung	• Lebererkrankungen, adrenogenitales Syndrom, Hyperthyreose, Unterernährung
• verminderte Testosteronproduktion oder -wirkung	• Klinefelter-Syndrom, idiopathischer hypogonadotroper Hypogonadismus, Kallmann-Syndrom, Anorchie, Defekte des Androgenrezeptors, Defekte der Androgensynthese
• erworbener Androgenmangel	• Hypophysentumor, Orchitis, Traumata, Orchidektomie, Niereninsuffizienz
• Nebenwirkung von Medikamenten/Drogen	• ACE-Hemmer, Amphetamine, Anabolika, Antiandrogene, Chemotherapeutika, Kalziumantagonisten, Cimetidin, Diazepam, Digitalis, Östrogene, hCG, Isoniacid, Ketokonazol, Marihuana, Methyldopa, Metronidazol, Omeprazol, Opiate, Penicillamin, Reserpin, Spironolacton, trizyklische Antidepressiva
• idiopathische Gynäkomastie	

Tritt eine Brustdrüsenschwellung nach der Pubertät auf, muss ein **Hodentumor** ausgeschlossen werden. Die Symptom-Trias Gynäkomastie, Libidoverlust und Hodentumor ist charakteristisch für den Leydigzell-Tumor. Auch hCG-bildende Tumore führen charakteristischerweise zur Brustdrüsenschwellung, wie z. B. das embryonale Karzinom, das Teratokarzinom, das Chorionkarzinom oder gonadale Mischtumore. Neben der hCG-Bildung kann eine paraneoplastishe Östrogenproduktion der Leydigzellen des Hodentumors ursächlich sein. Auch **andere Karzinomerkrankungen mit paraneoplastischer Hormonproduktion** (z. B. das kleinzellige Bronchialkarzinom oder das Nebennierenrinden-Karzinom) können durch die plötzliche Entstehung einer Gynäkomastie symptomatisch werden. Im Rahmen einer ausgeprägten **Hyperprolaktinämie** kann es zu einer Gynäkomastie und selten zur Galaktorrhoe kommen.

Chronischen Systemerkrankungen können zur Ausbildung einer Gynäkomastie führen. Besonders häufig erfolgt dies durch eine vermehrte Östrogenbildung bei **Leberzirrhose**. Ferner kann bei Patienten mit **terminaler Niereninsuffizienz** unter Hämodialysebehandlung eine Brustdrüsenhypertrophie beobachtet werden. Auch die Hyperthyreose kann von einer Brustdrüsenschwellung begleitet sein. Bei **Hungerdystrophien in der Erholungsphase** kann ebenfalls eine Brustdrüsenschwellung entstehen.

In sehr seltenen Fällen verbirgt sich hinter einer Gynäkomastie ein **Mammakarzinom**. Etwa 1 % aller Mammakarzinome treten beim Mann auf.

Eine Sonderform der Gynäkomastie stellt die **Gynäkothelie** als isolierte Vergrößerung der Mammillen dar (z. B. im Rahmen einer Lepraerkrankung).

Eine große Anzahl von **Medikamenten** mit den verschiedensten Wirkungsmechanismen können Gynäkomastien bedingen.

Die **Östrogen**-Einnahme oder die anderweitige Exposition (z. B. bei der industriellen Herstellung von Pillen-Präparaten) führt beim Mann regelhaft zur Brustdrüsenhypertrophie. Auch unter einer hochdosierten **Testosteron**-Substitution kann sich durch die Aromatisierung des Testosterons im Fettgewebe zu Östrogenen eine Gynäkomastie ausbilden. Gleiches gilt für die Einnahme extrem hoher Dosen an anabolen **androgenen Steroiden** (AAS) durch Bodybuilder. Auch unter einer Therapie mit **hCG** (im Rahmen der Behandlung eines sekundären oder tertiären Hypogonadismus) kann sich durch eine Überstimulation der Leydigzellen eine Gynäkomastie ausbilden. Medikamente wie **Ketokonazol** können durch Hemmung der Testosteronbiosynthese eine Gynäkomastie hervorrufen. Gleiches gilt für eine Schädigung der Leydigzellen durch **Zytostatika**. **Digitalis, Marihuana** und **Heroin** lassen durch direkte Stimulation der Östrogenrezeptoren häufig eine Brust entstehen. **Cyproteronacetat, Cimetidin** und **Spironolacton** entfalten eine antiandrogene Wirkung und kommen damit als Ursache für eine Gynäkomastie infrage. Über eine Prolaktinerhöhung und Störung der Gonadotropinsekretion führen Medikamente wie **Methyldopa, Reserpin, Isoniacid, Phenotiazin, trizyklische Antidepressiva** und **Amphetamine** zu einer Gynäkomastie. Unbekannt ist der Wirkungsmechanismus bei **Kalziumantagonisten, Phenytoin, Amiodaron, Metronidazol, ACE-Hemmern, Penicillamin** und **Diazepam**. Bei der Behandlung eines Prostatakarzinoms mittels einer **Androgenentzugstherapie** (z. B. GnRH-Agonisten) bildet sich häufig eine Gynäkomastie aus.

7.3.2 Indikation zur Diagnostik

Die vielfältigen Ursachen unterstreichen die Wichtigkeit einer sorgfältigen und ausführlichen Diagnostik und Anamnese, die nach sämtlichen Medikamenten und möglichen Erkrankungen fahndet. Die Einnahme von Anabolika und anderen Dopingsubstanzen wird meist verschwiegen und sollte daher gezielt erfragt werden. Eine Familienanamnese mit Mammakarzinom (insbesondere mit *BRCA2*-Mutationen) sollte den Untersucher für diese Möglichkeit beim Patienten sensibilisieren. Der häufig erhebliche psychische Leidensdruck vor allem bei jungen Männern verdeutlicht ebenfalls die Notwendigkeit zu einer zielgerichteten Diagnostik.

7.3.3 Diagnostik

Anamnese und Klinik

Die Palpation mit sorgfältiger Abgrenzung von Fett- und Drüsengewebe sowie einer exakten **Größen- und Konsistenzbestimmung** schließt sich an die Anamnese an. Eine Gynäkomastie tritt meist beidseitig, seltener einseitig ohne Seitenpräferenz auf. Die Brustdrüsenschwellung kann zu einem Spannungsgefühl der Brüste und einer Berührungsempfindlichkeit der Mamillen führen, ist jedoch oft asymptomatisch. Bei einer Hyperprolaktinämie kann es zu einer geringen Milchsekretion (Galaktorrhoe) kommen. Falls die Sekretion sanguilent ist, besteht Malignitätsverdacht. Subjektive Beschwerden treten vor allem bei sehr schnell wachsenden Gynäkomastien auf. Gleichzeitiger Verlust der Erektionsfähigkeit ist ein wichtiger Hinweis auf einen Hodentumor oder auf Nebenwirkungen von Medikamenten.

Größe und Erscheinungsbild können entsprechend der Entwicklung der weiblichen Brust in Stadien nach Tanner B1–B5 klassifiziert werden. Im Stadium B1 ist kein Drüsenkörper vorhanden. Im Stadium B2 besteht lediglich eine Brustknospe, der Warzenhof (Areala) ist vergrößert und die Drüse im Bereich des Warzenhofs vorgewölbt. Im Stadium B3 überschreitet das Drüsenparenchym die Areala deutlich, im Stadium B4 grenzt sich die Mamma als eigenes Organ vom übrigen Integument ab. Das Stadium B5 entspricht einer reifen weiblichen Brust.

Die Palpation der axillären Lymphknoten ist erforderlich, um eine Entzündung oder eine maligne Entartung mit lymphogener Metastasierung auszuschließen. Eine Palpation beider Hoden ist erforderlich, jedoch nicht ausreichend, um einen Hodentumor auszuschließen.

Biochemische Diagnostik

Die Bestimmung von Testosteron, Estradiol, LH, FSH und Prolaktin SHBG, α-Fetoprotein, β-hCG, Estradiol, GOT, GPT, γ-GT, Kreatinin und Harnstoff erleichtert die differenzialdiagnostische Zuordnung. Bei klinischem Verdacht auf ein Klinefelter-Syndrom empfiehlt sich die Durchführung einer Chromosomenanalyse; bei klinischem Verdacht auf eine Hyperthyreose sollten TSH, T3 und T4 bestimmt werden.

Bildgebende Verfahren

Um Hodentumoren zu entdecken, muss die klinische Untersuchung durch die **Sonografie der Testes** ergänzt werden. Die **Sonografie des Brustdrüsenkörpers** dient der Größenbestimmung. Bei sehr großen Gynäkomastien und verdächtigen Tastbefunden sollte eine Mammografie veranlasst werden, um ein Mammakarzinom auszuschließen. Eine Röntgenaufnahme, CT oder ein MRT des Thorax sollte ergänzend bei Tumorverdacht veranlasst werden.

7.3.4 Therapeutische Konzepte

Die Therapie richtet sich nach der Ursache der Gynäkomastie. Ein medikamentöser Therapieversuch mit dem Antiöstrogen Tamoxifen (20 mg/d) sollte in Abhängigkeit des Ausprägungsgrades, des Leidensdrucks des Patienten und des zu erwartenden Spontanverlaufs angeboten werden. Die Korrektur eines Östrogenüberschusses oder des Testosteronmangels führt nur bei geringer Brustdrüsenschwellung ohne begleitende Lipomastie zum Rückgang der mammären Vorwölbung. Insbesondere findet bei einer schon längerfristig bestehenden Gynäkomastie ein fibröser Umbau statt, der eine Reversibilität der Brustdrüsenschwellung verhindert. Im Frühstadium jedoch kann die medikamentöse Therapie zu einem Rückgang der Schwellung führen; auch bessert sich in der Regel die Druckschmerzhaftigkeit der Gynäkomastie. Die Tamoxifen-Therapie erfolgt beim Mann außerhalb der Zulassung. Bei Therapieversagen oder in ausgeprägten Fällen kann nach Abschluss der Pubertät und bei entsprechendem Leidensdruck des Patienten die operative Maßnahme der Gynäkomastektomie erwogen werden. Diese sollte von einem erfahrenen Chirurgen vorgenommen werden, da das Resultat sonst häufig kosmetisch ungünstiger als der Ausgangszustand ist.

Vor einem operativen Eingriff sollte die Ursache der Gynäkomastie abgeklärt werden.

7.3.5 Literatur

[1] Bowman JD, Kim H, Bustamante JJ. Drug-induced gynecomastia. Pharmacotherapy 2012; 32:1123–1140

[2] Braunstein GC. Clinical practice. Gynecomastia. N Engl J Med 2007; 357: 1229–1237

[3] Deepinder F, Braunstein. GD Drug-induced gynecomastia: an evidence-based review. Expert Opin Drug Saf 2012; 11: 779–795

[4] Deutsche Gesellschaft für Kinderheilkunde und Jugendmedizin (DGKJ). AWMF-Leitlinie Gynäkomastie, Ulm: DGKJ, 2011 (nächste Überprüfung 01/2016). Im Internet: http://www.awmf.org/leitlinien/detail/ll/027-028.html (Stand: 15.09.2014)

[5] Jacobeit JW, Kliesch S. Gynäkomastie: Diagnostik und Therapie. Dtsch Med Wschr 2008; 133:2567–2571

[6] Nieschlag E, Behre HM, Nieschlag S, Hrsg. Andrologie: Grundlagen und Klinik der reproduktiven Gesundheit des Mannes. 3. Aufl. Heidelberg: Springer; 2010

Kommentar: Dieses Standardlehrbuch der Andrologie vermittelt das umfassende Wissen, das innerhalb dies Fachgebietes in der Praxis gebraucht wird. Die pathophysiologischen Hintergründe werden dabei ausführlich erläutert.

[7] Ruddy KJ, Winer EP. Male breast cancer: risk factors, biology, diagnosis, treatment, and survivorship. Ann Oncol 2013; 24: 1434–1443

Kapitel 8

Gynäkologische Endokrinologie

8 Gynäkologische Endokrinologie

8.1 Regulation des menstruellen Zyklus

L. Wildt

8.1.1 Einleitung

Die Kenntnis der Regulationsmechanismen, welche den Ablauf des menstruellen Zyklus der Frau steuern, ist Voraussetzung für die rationale und rationelle Diagnostik und Therapie von Ovarialfunktionsstörungen. Im Folgenden soll ein kurzer Überblick über unsere heutigen Kenntnisse zur Regulation der Gonadotropinsekretion und der Follikelreifung während des Zyklus gegeben werden. Auf frühere Übersichten sei hingewiesen [35], [36], [53], [104], [159], [160].

8.1.2 Menstrueller Zyklus: hormonelle und sonografische Verlaufsparameter

8

Der ovarielle Zyklus des Menschen und der höheren Primaten ist durch die spontan und zyklisch erfolgende Follikelreifung, Ovulation und Lutealfunktion sowie durch die Abstoßung des Endometriums in Form der menstruellen Blutung am Ende eines nicht fertilen Zyklus gekennzeichnet. Die Gesamtdauer dieser Vorgänge beträgt im Mittel 28 Tage. Der typische, auf den Tag des LH-Gipfels als Tag 0 bezogene Verlauf der Gonadotropine und Sexualsteroide während des Zyklus ist in ▶ Abb. 8.1 dargestellt.

Die frühe Follikelphase des Zyklus ist charakterisiert durch einen vorübergehenden Anstieg von FSH, der bereits am Ende der vorhergehenden Lutealphase begonnen hat, im Ovar die Follikelreifung stimuliert und die Selektion des zur Ovulation bestimmten Follikels einleitet. Der dominante Follikel ist ultrasonografisch in der mittleren Follikelphase zu identifizieren; sein Durchmesser nimmt im Mittel 2 mm pro Tag zu, präovulatorisch erreicht er einen Durchmesser von 20–24 mm. Als Ausdruck der Ausreifung des präovulatorischen Follikels erfolgt ein rapider Anstieg der Östradiolkonzentrationen im Plasma, der parallel zur Zunahme des Follikeldurchmessers verläuft und unmittelbar präovulatorisch sein Maximum erreicht. Die FSH-Konzentrationen fallen während dieser Phase der Follikelreifung abrupt ab, während die LH-Spiegel auf dem Niveau der mittleren Follikelphase verbleiben, bis der abrupte Anstieg zum präovulatorischen Mittzyklusgipfel einsetzt (▶ Abb. 8.2).

Die etwa 48 Stunden anhaltende, massiv gesteigerte Freisetzung von LH in Zyklusmitte induziert die endgültige Ausreifung der Eizelle, löst die Ovulation aus und induziert die Bildung des Corpus luteum, was im Anstieg von Progesteron zum Ausdruck kommt. Die Lutealphase ist durch niedrige LH- und FSH-Konzentrationen und durch den Anstieg der Konzentrationen von Progesteron und Östradiol im Serum gekennzeichnet. Die Progesteronproduktion des Corpus luteum wird für 14 Tage aufrechterhalten. Im fertilen Zyklus stimuliert zu diesem Zeitpunkt bereits das vom Trophoblasten gebildete HCG das Corpus luteum und verhindert damit die Luteolyse und den Progesteronabfall am Ende der Lutealphase. Wenn keine Schwangerschaft eingetreten ist, kommt es durch den Abfall der Progesteronspiegel zur Menstruation und zum Beginn eines neuen Zyklus.

Dieser charakteristische Verlauf der Hormonkonzentrationen während des menstruellen Zyklus ist Ausdruck der Aktivität eines Kontrollsystems, welches das Ovar,

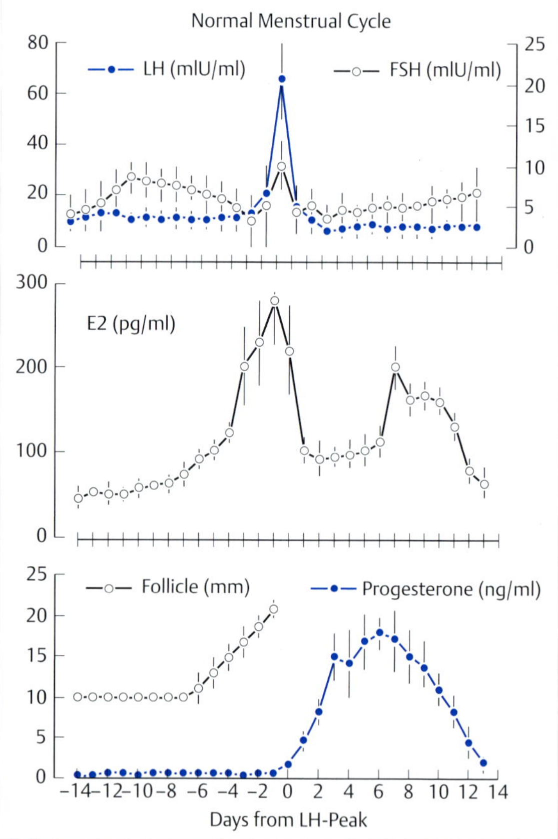

Abb. 8.1 Verlauf der Serumkonzentrationen von LH, FSH, Östradiol und Progesteron und des Wachstums des dominanten Follikels während des menstruellen Zyklus der Frau. Die Werte sind auf den Tag des LH-Gipfels als Tag 0 normalisiert. Der dominante Follikel kann ultrasonografisch etwa 5–6 Tage vor der Ovulation identifiziert werden. Angegeben sind Mittelwert und SEM der Resultate von 15 Probandinnen (Quelle: [160]).

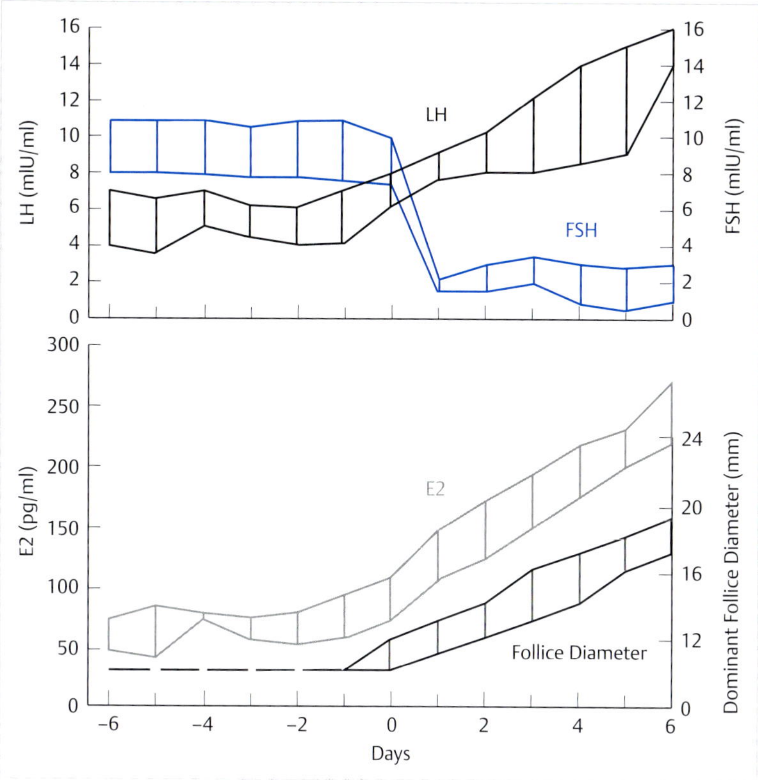

Abb. 8.2 Darstellung des Konzentrationsverlaufs von LH, FSH und Östradiol und des Wachstums des dominanten Follikels, normalisiert auf den Tag des Erscheinens des dominanten Follikels als Tag 0. Der dominante Follikel kann bei einem Durchmesser von 1 cm eindeutig identifiziert werden. Zu diesem Zeitpunkt fallen die FSH-Konzentrationen im Serum dramatisch ab, während sich die LH-Konzentrationen nicht ändern. Östradiol steigt bereits einige Tage vorher leicht an, der steile Östradiolanstieg beginnt mit dem Nachweis des dominanten Follikels.

den Hypophysenvorderlappen und das Zentralnervensystem als Hauptkomponenten enthält, die in enger funktioneller Wechselwirkung miteinander verbunden sind. Die Regel- und Kontrollmechanismen, die innerhalb dieses Systems wirksam werden, sollen im Folgenden dargestellt werden.

8.1.3 Ovar

Der reifende präovulatorische Follikel und das nach der Ovulation aus Granulosa und Theka entstehende Corpus luteum stellen die zyklischen endokrinen Strukturen des Ovars dar. Das ovarielle Stroma bildet das dritte, in geringerem Umfang an den zyklischen Veränderungen beteiligte endokrine Kompartiment. Das Wachstum des Follikels, die Ovulation und die Funktion des Corpus luteum unterliegen der Regulation durch hypophysäre Gonadotropine, deren Wirkung auf zellulärer Ebene durch Steroidhormone, Peptide und andere im Ovar selbst gebildete Signalsubstanzen vermittelt und moduliert wird [26], [28], [30], [52], [59].

Follikelwachstum, Steroidbiosynthese

Der wachsende Follikel durchläuft, wie in ▶ Abb. 8.3 dargestellt, verschiedene Stadien. Nach einer allgemein akzeptierten, einfachen Klassifizierung verläuft das Follikelwachstum vom Primordial- über den Primärfollikel zum antralen und präovulatorischen Graaf'schen Follikel. Das Follikelwachstum stellt einen kontinuierlich ablaufenden, irreversiblen Prozess dar, der entweder mit der Ovulation oder der Atresie endet. Die Zeitdauer vom Beginn des Wachstums bis zum Beginn des Zyklus, in dem ein Follikel ovuliert, beträgt etwa 85 Tage, die endgültige Ausreifung erfolgt innerhalb von 10–14 Tagen in der Follikelphase des Zyklus [2], [66], [77], [155].

Der Übergang vom Primordial- zum Primärfollikel ist unabhängig von Gonadotropinen und wird durch bisher unbekannte, intraovarielle Faktoren gesteuert. Erst mit dem Übergang des Primärfollikels zum antralen Follikel wird sein Wachstum ab einem Durchmesser von 6–8 mm abhängig von LH und FSH. Bis zu diesem Durchmesser bilden Follikel das Anti-Müller-Hormon (AMH), welches in das Blut übergeht und intraovariell das Wachstum kleinerer Follikel hemmt [77], [152].

Das weitere Wachstum des Follikels steht unter der Kontrolle der hypophysären Gonadotropine LH und FSH. LH-Rezeptoren finden sich zunächst an den Thekazellen, später auch an der Oberfläche der Granulosazellen des präovulatorischen Follikels. Im Gegensatz dazu lassen sich FSH-Rezeptoren ausschließlich an Granulosazellen nachweisen. LH stimuliert die Produktion von Androgenen durch die Thekazellen, FSH ein Enzymsystem in den Granulosazellen, welches als Aromatase bezeichnet wird und die Umwandlung von Androgenen zu Östrogenen katalysiert (Zwei-Zell-Hypothese). Darüber hinaus stimuliert FSH zusammen mit Östrogenen die Teilung von Granulosazellen und die Expression von LH-Rezeptoren an

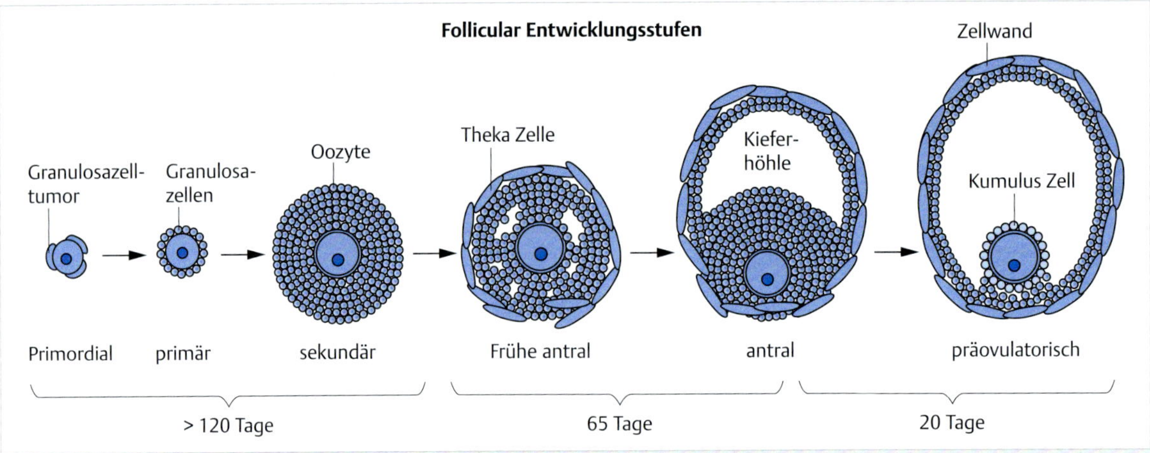

Abb. 8.3 Schematische Darstellung der Entwicklung des Follikels vom Primordialfollikel zum präovulatorischen Follikel. Die Entwicklung des präovulatorischen Follikels hat mit der Antrumformation etwa 90 Tage vor der Ovulation begonnen (Quelle: [2], [66]).

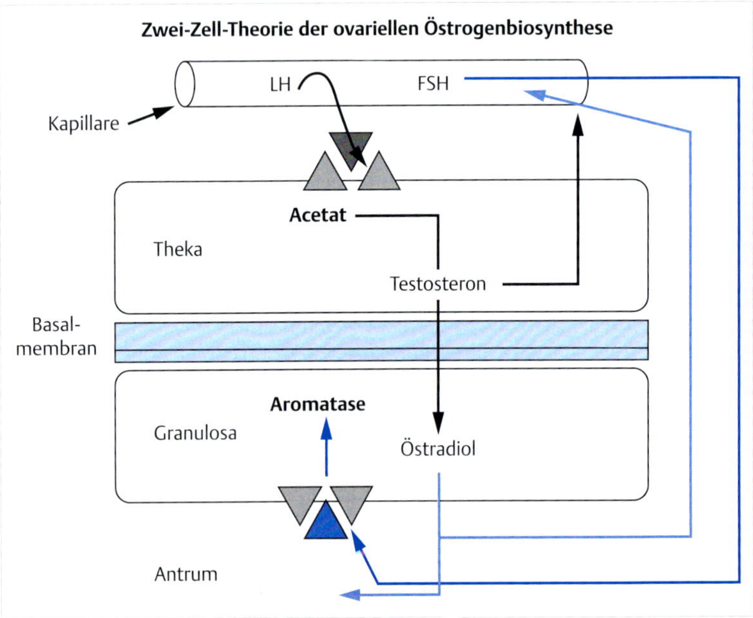

Abb. 8.4 Ovarielle Östradiolbiosynthese nach der Zwei-Zell-Theorie. Die Theka synthetisiert Androgene, die in der Granulosa zu Östrogenen aromatisiert werden. LH kontrolliert die Androgenproduktion der Theka, FSH die Aromataseaktivität der Granulosa.

deren Oberfläche, wodurch sie in die Lage versetzt werden, auf den mittzyklischen Anstieg von LH mit der Bildung von Progesteron zu reagieren. FSH stellt demnach den primären endokrinen Stimulus der Follikelreifung dar (▸ Abb. 8.4).

Ovulation

Die Ovulation stellt den Kulminationspunkt der Follikelreifung dar, an dem die befruchtungsfähige Eizelle die weibliche Gonade verlässt und vom Genitaltrakt aufgenommen wird, während sich der entleerte Follikel in das Corpus luteum umwandelt. Der Prozess der Ovulation ist abhängig von endokrinen, biochemischen und mechanischen Veränderungen des Follikels und seiner Umgebung [57].

Corpus luteum

Das charakteristische Sekretionsprodukt der Granulosaluteinzellen ist Progesteron, welches in steigenden Mengen ins Blut abgegeben wird und 7–10 Tage nach der Ovulation seine Maximalwerte im Plasma erreicht. Die Progesteronproduktion wird durch LH kontrolliert; sie ist außerdem direkt abhängig von den Konzentrationen der Cholesterin-LDL im Plasma, die über spezifische Rezeptoren in die Zelle aufgenommen werden und als Substrate für die Steroidbiosynthese dienen.

Das Corpus luteum hält bei normaler gonadotroper Stimulation die Progesteronproduktion für 14 Tage aufrecht. Wenn keine Schwangerschaft eingetreten ist, erlischt die Funktion des Corpus luteum, es kommt zum Abfall der Progesteronkonzentrationen im Serum und zur Menstruation. Die Vorgänge, die zum Erlöschen der Lutealfunktion führen, werden unter dem Begriff der **Luteolyse** zusammengefasst. Beim Primaten sind intraovarielle Östrogene, die wiederum in den Prostaglandinstoffwechsel eingreifen, offenbar an der Regulation der Lebensdauer des Corpus luteum beteiligt. Die Induktion der Luteolyse durch Prostaglandine erfolgt über eine Hemmung der LH-abhängigen Akkumulation von cAMP und über eine verminderte Bildung von LH-Rezeptoren in der Lutealzelle. Darüber hinaus führen Prostaglandine zu einer Umverteilung des Blutstromes innerhalb des Ovars zuungunsten des Corpus luteum. Die Luteolyse besteht demnach in erster Linie in dem Verlust der Gonadotropinwirkung auf zellulärer Ebene.

Der Ablauf der Luteolyse wird unterbrochen, wenn eine Konzeption erfolgt und das vom Trophoblasten gebildete HCG die Progesteronproduktion durch das Corpus luteum erneut stimuliert. Dieser Prozess wird als **Corpus-luteum-Rescue** bezeichnet [6], [80].

8.1.4 Hypothalamo-hypophysäre Einheit

Zahlreiche Untersuchungen der letzten 100 Jahre haben zu der Auffassung geführt, dass Hypothalamus und Hypophyse eine funktionelle Einheit mit den Portalgefäßen der Eminentia mediana als Schnittstelle zwischen ZNS und Peripherie bilden und dass der Einfluss des ZNS auf den Zyklusablauf der Frau über diese funktionelle Einheit vermittelt wird.

Die im Hypophysenvorderlappen (HVL) gebildeten Gonadotropine LH und FSH sind Glykoproteine, die aus je 2 nicht identischen Untereinheiten, der Alpha- und Beta-Subunit, zusammengesetzt sind. Die Alpha-Subunits von LH, FSH und TSH sowie HCG sind identisch, die Hormonspezifität ist durch die jeweilige Beta-Subunit bedingt, die über nonkovalente Bindungen an die alpha-Subunit gekoppelt ist. LH und FSH enthalten in unterschiedlichen Anteilen Kohlenhydratseitenketten, deren terminale N-Acetyl-Neuraminsäure (NANA) die Eliminationsgeschwindigkeit der gonadotropen Hormone aus dem Serum bestimmt. Der Anteil an NANA wird darüber hinaus durch ovarielle Steroide beeinflusst [126].

Die Biosynthese und Freisetzung der Gonadotropine aus dem HVL stehen unter der Kontrolle von Gonadotropin Releasing Hormon (GnRH), welches von hypothalamischen Neuronen produziert und von den Nervenendigungen in der äußeren Zone der Eminentia mediana in das hypopyhsäre Portalgefäßsystem abgegeben wird. GnRH bindet an spezifische Rezeptoren in der Plasmamembran der Hypophysenzellen, die LH und FSH produzieren, und induziert sowohl die Freisetzung als auch die Neusynthese von LH und FSH. Die Rezeptordichte an der Oberfläche der Hypophysenzellen wird durch Steroidhormone und durch GnRH selbst reguliert, wobei die Menge an sezerniertem LH und FSH mit der Rezeptordichte korreliert [38], [43].

Die Sekretion der hypophysären Gonadotropine erfolgt nicht kontinuierlich, sondern in intermittierender, pulsatiler Form. Wegen der charakteristischen Frequenz dieser Pulse von einem Puls pro Stunde wurde dieses Sekretionsmuster als „circhoral" bezeichnet und als Folge einer intermittierenden, pulsatilen Freisetzung von GnRH aus dem Hypothalamus angesehen, die durch einen im mediobasalen Hypothalamus lokalisierten hypothalamischen Pulsgenerator ausgelöst wird (▶ Abb. 8.5) [87], [88], [98], [113].

Die physiologische Bedeutung der pulsatilen Freisetzung der Gonadotropine und von GnRH wurde zunächst nicht erkannt. Erst bei dem Versuch, die Gonadotropinsekretion bei Rhesusaffen mit zerstörtem Nucleus arcuatus durch die exogene Zufuhr von GnRH wiederherzustellen, zeigte sich, dass die gonadotropen Zellen der Hypophyse zu ihrer normalen Funktion einer intermittierenden Stimulation durch GnRH bedürfen und die kontinuierliche Infusion nicht in der Lage ist, die Gonadotropinsekretion aufrechtzuerhalten, sondern zum vollständigen Sistieren der LH- und FSH-Freisetzung führt [88]. Diesem als Downregulation bezeichneten Phänomen liegt die Tatsache zugrunde, dass die kontinuierliche Gegenwart eines Agonisten im Extrazellulärraum zu einer Entkopplung von Rezeptorbindung und intrazellulärer Hormonwirkung und einer drastischen Verminderung der membranständigen Rezeptoren und damit zu einem Wirkungsverlust des Agonisten führt.

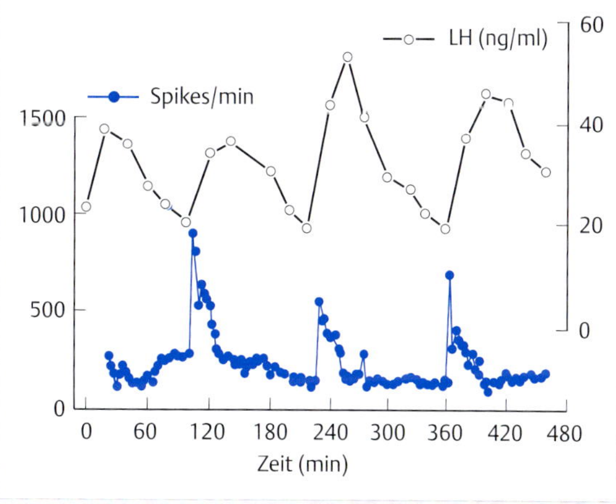

Abb. 8.5 Multiunit-Aktivität im mediobasalen Hypothalamus eines ovariektomierten Rhesusaffen. Vor und mit Beginn eines LH-Pulses kommt es zum abrupten Anstieg der elektrischen Aktivität. Die Position der Elektrode ist im Detailbild oben links rot markiert (Quelle: [113]).

8.1.5 Regulation der Gonadotropinsekretion während des menstruellen Zyklus

Der charakteristische Verlauf der Gonadotropinkonzentrationen im Serum während des menstruellen Zyklus ist Folge der Aktivierung von negativen und positiven Rückkopplungsschleifen zwischen dem Ovar und der funktionellen Einheit von Hypophyse und Hypothalamus. Östradiol stellt die primäre ovarielle Komponente dieser Rückkopplungsschleifen dar. Die niedrigen Konzentrationen von LH und FSH während der Follikel- und Lutealphase des Zyklus sind die Folge der hemmenden Wirkung von Östradiol (negative Rückkopplung) auf die Gonadotropinsekretion. Aufhebung der negativen Rückkopplung zwischen Ovar und Hypophyse durch Ovariektomie oder Antiöstrogenbehandlung führt zu einem raschen, 10–20-fachen Anstieg der Konzentrationen von LH und FSH. Die Wiederherstellung normaler, für die Follikelphase charakteristischer Östradiolkonzentrationen führt als Ausdruck der hemmenden Wirkung von Östradiol auf die Gonadotropinsekretion zu einer Erniedrigung der Pulsamplitude von LH und FSH und damit zu einem erneuten Absinken der Gonadotropinspiegel. Der Mittzyklusgipfel stellt dagegen die Folge der stimulierenden Wirkung von Östradiol auf die Gonadotropinsekretion dar und ist Folge der Aktivierung der positiven Rückkopplungsschleife. Der präovulatorisch erfolgende Anstieg von Östradiol stellt den primären effektiven Stimulus dar, der die massive Freisetzung von LH und FSH durch die Hypophyse auslöst.

Es gibt jedoch keinen Zweifel daran, dass unter physiologischen Bedingungen auch andere Steroide an der Auslösung und Modulation des Mittzyklusgipfels beteiligt sind. Bei der Frau und dem Rhesusaffen wurde gezeigt, dass Progesteron in einem Konzentrationsbereich, wie er unmittelbar prä- und postovulatorisch im Plasma beobachtet wird, in der Lage ist, die Latenzzeit der primär durch Östradiol induzierten Freisetzung von LH und FSH zu verkürzen und die Gonadotropinausschüttung zu verstärken [98], [159].

Im Gegensatz zu der die Gonadotropinfreisetzung fördernden Wirkung niedriger Konzentrationen von Progesteron blockieren höhere Konzentrationen dieses Steroids die östradiolinduzierte Gonadotropinfreisetzung. Die physiologische Bedeutung der Progesteronblockade könnte darin bestehen, die Induktion von LH-Gipfeln durch die in der Lutealphase wieder ansteigenden Östradiolspiegel zu verhindern, die sich hemmend auf die Funktion des Corpus luteum und auf die Reifung der für den nächsten Zyklus bestimmten Follikel auswirken könnten.

Die Beteiligung nicht steroidaler ovarieller Sekretionsprodukte an der Kontrolle der Gonadotropinsekretion wird seit langem diskutiert, ist jedoch noch nicht abschließend geklärt.

Östradiol und Progesteron üben ihre hemmenden und stimulierenden Effekte auf die Gonadotropinsekretion auf der Ebene der hypothalamo-hypophysären Einheit aus. Die Untersuchungen von Knobil und Mitarbeitern am Rhesusaffen [87] und Untersuchungen bei der Frau haben gezeigt, dass die hemmende und stimulierende Wirkung von Östradiol an der Hypophyse und nicht durch eine Wirkung am ZNS erfolgt und dass die hypothalamische GnRH-Sekretion zwar eine obligate, aber nur permissive Rolle in diesem Zusammenhang spielt.

Im Gegensatz zu dem hypophysären Angriffspunkt von Östradiol bei der Kontrolle der Gonadotropinsekretion scheint die Blockade der stimulierenden Wirkung von Östradiol auf die LH- und FSH-Freisetzung durch Progesteron über einen Angriff dieses Steroids am Hypothalamus abzulaufen.

8.1.6 Pulsatile Gonadotropinsekretion während des Zyklus

Im spontanen menstruellen Zyklus werden charakteristische Veränderungen von Frequenz und Amplitude der pulsatilen Gonadotropinsekretion beobachtet, die als Ausdruck eines entsprechend wechselnden Musters der GnRH-Sekretion angesehen werden können. Das Muster der pulsatilen Sekretion von LH und FSH während der verschiedenen Zyklusphasen und während des Mittzyklusgipfels ist eingehend untersucht worden. ▶ Abb. 8.6 zeigt den Verlauf der Pulsationsfrequenz über den menstruellen Zyklus. Demnach steigt die Pulsfrequenz in der frühen Follikelphase an, bleibt bis zum LH-Peak annähernd gleich und fällt dann in der Lutealphase unter dem Einfluss von Progesteron ab. An diesem Vorgang sind endogene Opiate, die unter dem Einfluss von Progesteron vermehrt im ZNS gebildet werden, beteiligt [29].

8.1.7 Zusammenfassung

Die Regulation des menstruellen Zyklus der Frau erfolgt durch ein Kontrollsystem, welches aus 3 Hauptkomponenten besteht: dem Ovar, dem Hypophysenvorderlappen (HVL) und dem Hypothalamus. Die hypothalamische Kontrolle des HVL wird durch GnRH vermittelt, welches pulsatil in die Portalgefäße der Eminentia mediana abgegeben wird. Die Vermittlung der hypophysären Kontrolle der Ovarialfunktion erfolgt durch die gonadotropen Hormone LH und FSH, deren Freisetzung durch ovarielles Östradiol über negative und positive Rückkopplungsschleifen der Steroide moduliert wird. Die hypothalamische GnRH-Sekretion spielt innerhalb dieses Kontrollsystems eine zwar obligatorische, jedoch nur permissive Rolle, die darin besteht, den HVL durch die pulsatile Stimulation mit GnRH in die Lage zu versetzen, auf die steigenden und fallenden Spiegel der ovariellen Steroide adäquat mit einer Steigerung oder Bremsung der Gonadotropinsekretion zu reagieren.

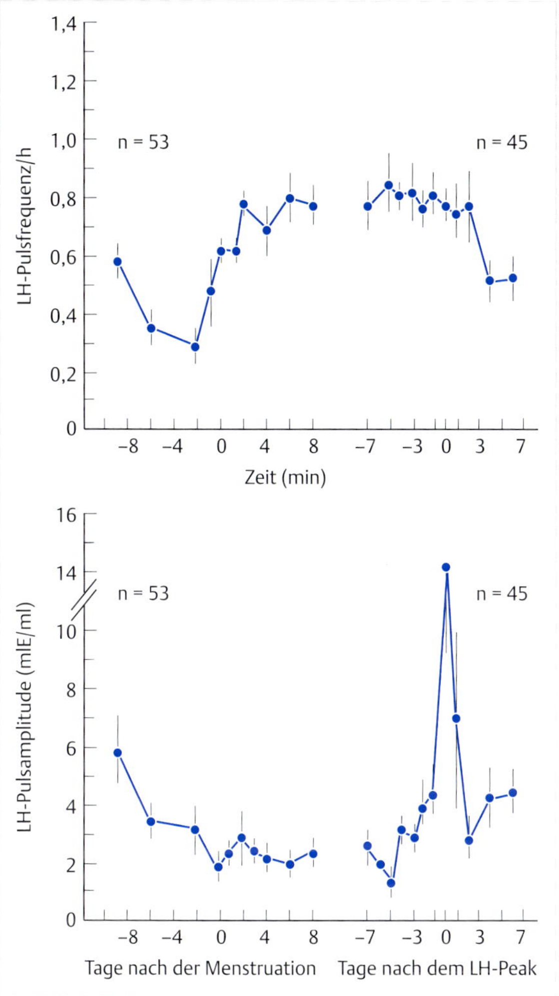

Abb. 8.6 Veränderungen von Frequenz und Amplitude der pulsatilen Gonadotropinsekretion während des menstruellen Zyklus der Frau. Die Daten von insgesamt 98 Profilen sind im linken Panel auf den Tag der Menstruation, im rechten Panel auf den Tag des LH-Peaks als Tag 0 normalisiert. Die Pulsfrequenz fällt über die gesamte Lutealphase hin ab und steigt mit Einsetzen der Menstruation abrupt an. Während der späten Follikelphase und des LH-Gipfels bleibt die Pulsfrequenz unverändert und fällt mit dem Übergang in die Lutealphase kontinuierlich ab. Die Puls-Amplitude zeigt in Zyklusmitte den typischen Anstieg unter dem LH-Peak. Die Daten stellen Mittelwerte±SEM dar [160].

Veränderungen der hypothalamischen GnRH-Sekretion sind dazu nicht notwendig. Das Ovar selbst, und nicht das ZNS, stellt den Zeitgeber dar, der den Ablauf des menstruellen Zyklus bestimmt. Der zeitliche Ablauf des Zyklus ist die Folge der den zyklischen Strukturen des Ovars, dem Follikel und dem Corpus luteum inhärenten Reaktion auf die Stimulation mit Gonadotropinen. Im Gegensatz dazu wird die Ovulation bei der Ratte durch einen Zeitgeber terminiert, der sich im ZNS befindet und über zentralnervöse Mechanismen an zirkadiane und andere neurale Rhythmen gekoppelt ist.

Die Follikel, die am Ende der Lutealphase das antrale Stadium erreicht haben, werden durch den Anstieg von LH und vor allem FSH in die Lage versetzt, der Atresie zu entgehen und das Wachstum zum präovulatorischen Graaf'schen Follikel fortzusetzen. Aus der Kohorte von Follikeln, die am Anfang der Follikelphase bereitsteht, wird eine speziesspezifische Zahl von Follikeln selektiert. Bei der Frau entgeht meist nur ein Follikel der Atresie und setzt sein Wachstum zum präovulatorischen Follikel fort. Der Anstieg von Östradiol stellt das Signal dar, mit dem der präovulatorische Follikel seine vollständige Ausreifung dem Hypophysenvorderlappen mitteilt. Die gonadotropinproduzierenden Zellen der Hypophyse reagieren auf dieses Signal mit einer massiven Steigerung der LH- und FSH-Freisetzung, welche die endgültige Ausreifung der Eizelle und die Ovulation auslöst. Die Ovulation führt zur Freisetzung der Eizelle und zur Umwandlung der verbleibenden Follikelanteile zum Corpus luteum. Die gesteigerte Produktion von Progesteron und der Anstieg seiner Serumkonzentrationen stellen den Indikator für die Funktion des Corpus luteum dar und führen, in Vorbereitung der Implantation, zur sekretorischen Transformation des Endometriums. Die Aufrechterhaltung der Progesteronsekretion durch das Corpus luteum ist in kritischer Weise von der hypophysären LH-Sekretion abhängig. Unter der Bedingung einer adäquaten Stimulation mit LH besitzt das Corpus luteum eine inhärente Lebensdauer von 14 Tagen. Die Lebensdauer des Corpus luteum kann durch ein von der Blastozyste ausgehendes Signal verlängert werden. Der Anstieg von HCG im Serum stellt dieses embryonale Signal dar, welches zu einer Verlängerung der Lebensdauer des Corpus luteum und zu einer Steigerung seiner Progesteronproduktion führt. Bleibt dieses Signal aus, so geht das Corpus luteum zugrunde, die Progesteronproduktion sistiert, das Endometrium wird abgestoßen und ein neuer Zyklus kann beginnen.

Die mit Follikelreifung, Ovulation und Corpus-luteum-Funktion verbundenen Veränderungen der Gonadotropinsekretion werden durch Östradiol und Progesteron determiniert und durch andere Steroide und Neurotransmitter moduliert. Östradiol spielt dabei die entscheidende Rolle und kontrolliert über negative und positive Rückkopplungsschleifen die hypophysäre Gonadotropinsekretion. Progesteron sichert den Ablauf des ovariellen Zyklus durch die Förderung der abrupten Gonadotropinfreisetzung in Zyklusmitte und durch die Blockade der östradiolinduzierten Gonadotropinfreisetzung in der Lutealphase, wodurch die ungestörte Reifung von Follikeln, die für den nächsten Zyklus bestimmt sind, ermöglicht wird.

Das ZNS vermittelt die von außen oder aus dem inneren Milieu auf den Ablauf des ovariellen Zyklus einwirkenden Impulse über die pulsatile Freisetzung von GnRH, wobei endogene Opiate als inhibitorische Modulatoren

8

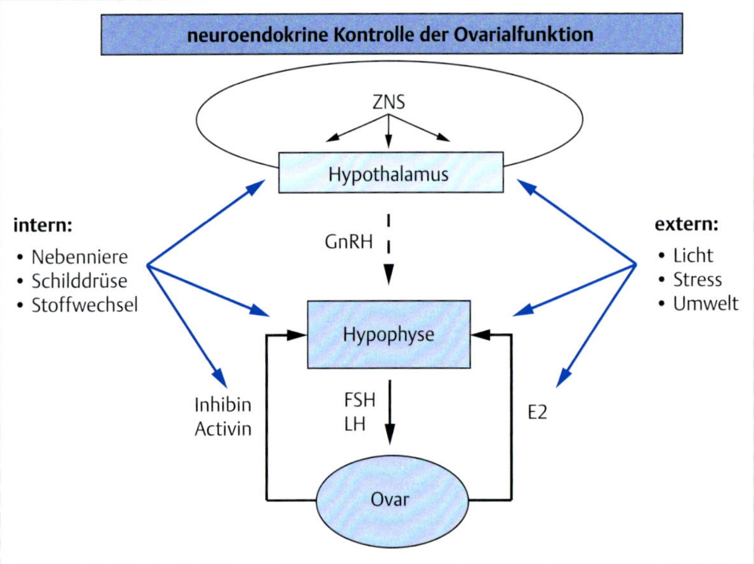

Abb. 8.7 Synopsis der Regulation des menstruellen Zyklus. Das Kontrollsystem besteht aus 3 Komponenten – Hypothalamus, Hypophyse und Ovar. Die pulsatile hypothalamische GnRH-Sekretion ist permissiv; sie stimuliert die Sekretion von LH und FSH und erlaubt der Hypophyse, auf die E2-Spiegel im Blut zu reagieren. Äußere und innere Einflüsse können dieses Kontrollsystem modifizieren.

eine kritische Rolle spielen. Die Eminentia mediana bildet die Schnittstelle zwischen ZNS und Peripherie, welche die frequenzmodulierte Sprache des ZNS in die über die Blutspiegel von Hormonen vermittelte, amplitudenmodulierte Sprache des peripheren endokrinen Systems übersetzt.

Die Aktivität dieses basalen Kontrollsystems kann durch zahlreiche interne und externe Faktoren, die auf seine Einzelkomponenten einwirken, moduliert werden. ▸ Abb. 8.7 zeigt dies schematisch. Vor der Pubertät und während Laktation und Schwangerschaft steht die pulsatile GnRH-Sekretion unter strikter inhibitorischer Kontrolle durch das ZNS. Die hypothalamische Amenorrhoe stellt die nicht zeit- und situationsadäquate Aktivierung inhibitorischer Mechanismen während der reproduktiven Lebensphase der Frau dar. Erhöhte Spiegel von Androgenen verhindern die vollständige Ausreifung der Follikel, während bestimmte Chemotherapeutika den Eintritt von Follikeln in die Wachstumsphase beschleunigen und somit zur vorzeitigen primären Ovarialinsuffizienz führen können.

Voraussetzung für die erfolgreiche rationale Therapie von Ovarialfunktionsstörungen ist das Verständnis der Physiologie und Pathophysiologie des ovariellen Zyklus; Voraussetzung für weitere Fortschritte im Verständnis der Kontrollmechanismen, die den Zyklusablauf steuern, ist die Formulierung von experimentell testbaren Hypothesen. Zu den zentralen, bisher nicht befriedigend beantworteten Fragen gehören die Fragen nach der Struktur und Funktionsweise des hypothalamischen Oszillators, dem Wirkungsmechanismus von Östradiol bei der Hemmung und Stimulierung der LH- und FSH-Sekretion, den Faktoren, die das Einsetzen der Follikelreifung und die Monoovulation bestimmen sowie die Frage nach den Mechanismen, die die Lebensdauer des Corpus luteum determinieren. Das hier dargestellte Modell der Regulation der Ovarialfunktion ist sehr einfach. Seine Aufgabe ist unserer Auffassung nach erfüllt, wenn es zur Formulierung neuer Hypothesen anregt, die einer experimentellen Testung zugänglich sind.

8.2 Endokrinologische Erkrankungen in Kindesalter und Pubertät

M. Bettendorf, P. Frank-Herrmann

8.2.1 Pubertas praecox

Definition

Das Auftreten der sekundären Geschlechtsmerkmale bei Mädchen vor dem 8. Lebensjahr (Thelarche = Beginn der Brustentwicklung) wird als Pubertas praecox bezeichnet. Die Pseudopubertas praecox bezeichnet jede Reihenfolgestörung des chronologischen Pubertätsablaufes, die vorzeitig auftritt und isosexuell (geschlechtsentsprechend) oder heterosexuell (virilisierend) verlaufen kann.

Pathogenese und Pathophysiologie

▸ **Normvarianten.** Es existieren zahlreiche Normvarianten der Pubertätsentwicklung, die keine pathologische Bedeutung im engeren Sinn aufweisen und nicht auf umschrieben veränderte Hormonkonzentrationen zurückzuführen sind. Die isolierte prämature Thelarche ist gekennzeichnet durch eine Vergrößerung der Brustdrüsen nach der Neugeborenenperiode und vor dem 8. Lebensjahr. Es besteht eine altersentsprechende Wachstumsgeschwindigkeit mit einem altersentsprechenden Knochenalter. Die Schwellung zeigt keine Progredienz, überschreitet das Tanner-Stadium 3 nicht und erfordert keine

Behandlung. Eine isolierte prämature Menarche kann verursacht sein durch Fremdkörper, Verletzungen, Entzündungen und (selten) Malignome im Bereich der Vagina oder durch passagere Follikelzysten. Die prämature Pubarche oder Adrenarche ist vergesellschaftet mit einer geringfügig akzelerierten Wachstumsgeschwindigkeit und mit einem akzelerierten Knochenalter ohne bedeutsame Hyperandrogenämie (DD AGS). Die Pubarche kann isoliert oder mit Axillarbehaarung und Seborrhoe auftreten. Eine frühe, aber normale Pubertätsentwicklung findet sich im Rahmen einer konstitutionellen Beschleunigung des Wachstums und der Entwicklung (familiäre Häufung) und bei adipösen Mädchen. Das Knochenalter ist entsprechend dem Entwicklungsstand akzeleriert und die Endgrößenerwartung normal.

▸ **Pubertas praecox vera.** Die Pubertas praecox vera beruht auf einer vorzeitigen (Re-)Aktivierung des GnRH-Pulsgenerators, die zu einer pulsatilen pubertären Ausschüttung von LH und FSH führt. Diese Entwicklung verläuft isosexuell und harmonisch entsprechend den Pubertätsstadien nach Tanner. Die vorzeitige Pubertät tritt bei Mädchen mit einer Häufigkeit von 1:5 000–1:10 000 auf. Bei der Mehrzahl (80 %) liegt eine idiopathische Pubertas praecox vor, seltener kommen als Auslöser organische Ursachen infrage wie ZNS-Läsionen (Hydrozephalus, Hamartome, Astrozytome, Gliome, Ependymome) oder Systemerkrankungen (Morbus von Recklinghausen, Meningomyelozelen).

▸ **Pseudopubertas praecox.** Die Pseudopubertas praecox ist gekennzeichnet durch eine vom GnRH-Pulsgenerator unabhängige, periphere Produktion von Sexualsteroidhormonen (Testosteron, 17β-Östradiol) (▸ Tab. 8.1). Die Pseudopubertät verläuft disharmonisch und kann sowohl isosexuell als auch heterosexuell verlaufen. Unabhängig von der Ausschüttung der Gonadotropine LH und FSH werden beim Mädchen Östrogene (isosexuell) oder Androgene (heterosexuell) sezerniert.

Diagnostik

Die Differenzierung einer harmonischen Pubertätsentwicklung (= Pubertas praecox vera) von einer disharmonische Pubertätsentwicklung mit Reihenfolgestörung (= Pseudopubertas praecox) erfolgt durch die **körperliche Untersuchung** und durch die Beurteilung der Entwicklung gemäß der Einteilung in die Pubertätsstadien nach Tanner. Beim Mädchen werden die Brustentwicklung, Pubes- und Axillarbehaarung getrennt voneinander eingestuft. Eine vorsichtige gynäkologische Inspektion des Introitus vaginae nach labialer Traktion (ohne Specula) liefert Hinweise auf eine vorliegende Östrogenisierung (Östrogenisierung: wulstiges Hymen, Scheide nicht einsehbar; in hormoneller Ruhephase: Introitus häufig leicht gerötet, scharfrandiges Hymen mit tief einsehbarer Scheide). Eine isolierte vaginale Blutung in der hormonellen Ruhephase muss vaginoskopisch abgeklärt werden.

Das **Knochenalter** nach Greulich und Pyle (Röntgen linke Hand) ist gegenüber dem chronologischen Alter im Rahmen der vorzeitigen Pubertät akzeleriert, bei den Normvarianten hingegen altersentsprechend.

Die **Sonografie des Abdomens** wird zur Beurteilung der Nebennieren (Tumor?) und des Uterus beim Mädchen durchgeführt. Unter dem Einfluss der Östrogene vergrößert sich nicht nur das Volumen des Uterus und nimmt die Endometriumdicke zu, sondern es ändert sich auch die Konfiguration des Uterus von der Dominanz der Zervix zur Dominanz des Korpus. Außerdem werden das Volumen und die Struktur der Gonaden untersucht.

Bei der **Labordiagnostik** erfolgt zum Nachweis der Adrenarche die Bestimmung von DHEAS im Plasma. Die Konzentrationen von 17β-Östradiol sind bezogen auf die Referenz für das chronologische Alter erhöht. Die Abhängigkeit der Steroidhormonproduktion von den Gonadotropinen wird mit einem standardisierten GnRH-Test überprüft: Der Anstieg von LH und FSH ist bei der Pubertas praecox vera erhöht (pubertär) und die Ratio von LH zu FSH > 1. Die pubertäre Pulsatilität kann auch in einem nächtlichen Sekretionsprofil nachgewiesen werden (Blutentnahmen über 12h in 15–20-minütigen Abständen zur Bestimmung von LH und FSH). Die adrenalen Steroidhormone werden basal oder nach ACTH-Stimulation zur Differenzierung der Pseudopubertas praecox (Enzymdefekte der NNR-Steroidhormonsynthese) im Plasma gemessen. Ergänzend werden die Tumormarker (β-HCG, AFP, PLAP, AMH, Inhibin) untersucht.

Tab. 8.1 Ursachen der Pseudopubertas praecox.

isosexuell	heterosexuell
Follikelzysten des Ovars	(virilisierend)
östrogenproduzierende Tumore (Ovar, Nebennierenrinde)	adrenogenitales Syndrom (CYp21, CYP11B1, 3β-HSD)
Peutz-Jeghers-Syndrom	Tumore der Nebennierenrinde (NNR-Karzinom)
McCune-Albright Syndrom (somatische Mutationen im *GNAS 1*-Gen, 20q13.2, Café-au-lait-Flecken, fibröse Knochendysplasie und östradiolproduzierende Ovarialzysten beim Mädchen)	ovarielle Tumore (Arrhenoblastom)
primäre Hypothyreose	Aromatase-Mangel (CYP19A1, 15q21.1)
iatrogen/exogen	iatrogen/exogen

Besteht eine Pubertas praecox vera, muss eine kranielle MRT zum Ausschluss einer kraniellen Raumforderung oder Fehlbildung durchgeführt werden.

Therapie

Im Vordergrund steht die Behandlung einer Grunderkrankung. Bei der idiopathischen Pubertas praecox vera werden die Gonadotropine durch zentral wirksame GnRH-Analoga oder -Antagonisten supprimiert. Die Medikation (z. B. Leuprorelinacetat 3,75 mg) wird in Abständen von 3–4 Wochen subkutan injiziert. Das Ziel der Behandlung ist es, dem Mädchen eine altersentsprechende Entwicklung zu ermöglichen, die Knochenakzeleration zu bremsen, das Größenwachstum zu normalisieren, eine normale Endgröße zu erreichen und eine normale Fertilität zu gewährleisten. Die Behandlungsdauer richtet sich individuell nach dem Pubertätseintritt der Referenzpopulation und der Wachstumsprognose.

Bei Pseudopubertas praecox erfolgt die Behandlung entsprechend der pathologischen Hormonsekretion. Tumorerkrankungen oder autonome Adenome werden primär operativ behandelt. Die Östrogensynthese kann mit modernen Inhibitoren der Aromatase supprimiert werden.

8.2.2 Pubertas tarda (verzögerte Pubertätsentwicklung)

Definition

Das Ausbleiben der Thelarche bis zum 14.–15. Lebensjahr, der Stillstand einer bereits begonnenen Pubertätsentwicklung oder die fehlende Menarche bis zum 16. Lebensjahr werden als Pubertas tardabezeichnet.

Pathogenese und Pathophysiologie

Eine häufige Differenzialdiagnose der Pubertas tarda ist die konstitutionelle Entwicklungsverzögerung von Wachstum und Pubertät (KEV). Die KEV stellt die häufigste, familiär auftretende Normvariante des Wachstums dar und ist charakterisiert durch eine niedrig-normale Wachstumsgeschwindigkeit in der Kindheit und einen verspäteten Pubertätseintritt, wodurch es zu einer vorübergehenden Verlangsamung der Wachstumsgeschwindigkeit verbunden mit einer Verzögerung der Skelettreifung kommt. Anamnestisch findet sich diese verzögerte Pubertäts- und Wachstumsentwicklung auch bei den Eltern des Kindes wieder. Die Endgrößenprognose liegt jedoch in der Regel im Zielgrößenbereich.

Bei den pathologischen Formen der Pubertas tarda unterscheidet man den normo-/hypogonadotropen Hypogonadismus und den hypergonadotropen Hypogonadismus (▸ Tab. 8.2). Beim hypergonadotropen Hypogonadismus liegt die Störung primär in der gonadalen Funktion.

Diagnostik

Die **Anamnese und klinische Untersuchung** dienen der Differenzierung, ob keine sekundären Geschlechtsmerkmale aufgetreten sind, es sich um die Stagnation einer bereits begonnenen Entwicklung (z. B. keine Menarche bei Hymenalatresie) handelt oder ob die begonnene Entwicklung nur zögerlich voranschreitet (z. B. konstitutionelle Entwicklungsverzögerung).

Das **Knochenalter** nach Greulich und Pyle ist bei der Pubertas tarda gegenüber dem chronologischen Alter retardiert.

Eine Konsanguinität der Eltern/Großeltern und eine ausgebliebene Pubertät oder vorzeitiges Klimakterium in der Familie sind zu erfragen.

Allgemeine **Laboruntersuchungen** mit Blutbild und Serumchemie werden zum Ausschluss einer chronischen Erkrankung durchgeführt.

Zum Nachweis der Adrenarche erfolgt die Bestimmung von DHEAS; die gonadale Funktion wird durch die Bestimmung von FSH, LH, 17β-Östradiol, AMH/Inhibin B überprüft. Die Gonadotropinausschüttungwird durch den GnRH-Testüberprüft: infantiler Verlauf beim hypogonadotropen Hypogonadismus und überschießender Anstieg von LH und FSH beim hypergonadotropen Hypogonadismus. Mittels LH/FSH-Sekretionsprofilen wird die Pulsatilität der Gonadotropinausschüttung untersucht. Weiterführende Untersuchungen sind die ultrasonografische Beurteilung des inneren Genitale (Uterus vorhanden?, infantil konfiguriert?, Endometriumreflex?, Stranggonaden?, Lokalisation der Gonaden), die Chromosomenanalyse (obligat bei hypergonadotroper Amenorrhoe!), ggf. die kranielle MRT (intrakranielle Raumforderung?) und die Olfaktometrie (Kallmann-Syndrom?) und ggf. weiterführende genetische Untersuchungen in Speziallabors.

Therapie

Häufig sind Ovarialinsuffizienz bzw. Hypogonadismus nicht ursächlich therapierbar, sodass eine **Hormontherapie** ab dem 12.–14. Lebensjahr eingeleitet werden muss.

Indikationen für eine Hormontherapie:

- Induktion der pubertären Entwicklung, insbesondere des Brustwachstums
- Größenwachstum
- Knochenmineralisation bzw. -protektion
- allgemeines Wohlbefinden

Beim Hypogonadismus in Verbindung mit Kleinwuchs erfolgt die Substitution mit Sexualsteroidhormonen einschleichend unter regelmäßigen Befundkontrollen des Wachstums und des Knochenalters: Östrogene und zyklisch Gestagene; z. B.

- 1.–6. Monat: Östradiolvalerat 0,2 mg/d, 6.–12. Monat: Östradiolvalerat 0,5 mg/d und zyklisch (Tag 1–12 jeden Monats) Chlormadinonazetat 2,0 mg/d

Tab. 8.2 Ätiologie der Pubertas tarda.

hypo-/normogonadotroper Hypogonadismus	hypergonadotroper Hypogonadismus
KEV	Gonadendysgenesie (Ullrich-Turner Syndrom, 46,XY-Gonadendysgenesie [Swyer-Syndrom], 46,XX-Gonadendysgenesie, gemischte Gonadendysgenesien)
Anorexia nervosa/Bulimie	Radiatio/Chemotherapie
Leistungssport	Autoimmunoophoritis
Stress	FSH-Rezeptordefekt („Resistant Ovary Syndrome")
PCO-Syndrom	Galaktosämie
Hyperprolaktinämie	CDG Typ1
ZNS-Störungen: • angeborene Defekte • Tumore (Kraniopharyngeom, Germinom, Gliom, Astrozytom, hypophysäre Tumore, Histiozytose) • postinfektiös, Radiatio, Trauma • Hypopituitarismus	Noonan-Syndrom
isolierter Gonadotropinmangel (Kallmann-Syndrom, isolierter LH-Mangel, isolierter FSH-Mangel, DAX1-Mutation)	
andere Erkrankungen: • Prader-Willi-Syndrom • chronische System- und Allgemeinerkrankungen (Sichelzellanämie, zystische Fibrose, AIDS, chronische Darmerkrankungen, chronische Niereninsuffizienz, Hypothyreose, Diabetes mellitus, Cushing-Syndrom, Morbus Gaucher)	
primäre Amenorrhoe bei normalem Pubertätsbeginn (Brustentwicklung) und normogonadotroper Situation: • Hymenalatresie • Mayer-Rokitansky-Küster-Hauser-Syndrom (MRKH-Syndrom) und andere kongenitale anatomische Entwicklungsstörungen (ovarieller Zyklus vorhanden) • komplette Androgenresistenz (CAIS; männlich hohe Testosteronspiegel)	

- 2. Jahr: Östradiolvalerat 1,0–1,5 mg/d und zyklisch (Tag 1–12 jeden Monats) Chlormadinonazetat 2,0 mg/d
- 3. Jahr: Östradiolvalerat 2,0 mg/d und zyklisch (Tag 1–12 jeden Monats) Chlormadinonazetat 2,0 mg/d

Ansonsten erfolgt die Pubertätsinduktion und weiterführende Hormontherapie die ersten 1–2 Jahre mit einer Östradiol-Monotherapie (oral oder als transdermales Gel, bei oraler Gabe: Start mit 1 mg/d, nach einem Jahr bis 2 mg/d erhöhen). Ab dem 3. Jahr oder ab Auftreten vaginaler Blutungen wird auf eine kombinierte Hormontherapie (Östradiol + Gestagen) umgestellt, die kontinuierlich oder zyklisch (mit regelmäßigen Blutungen) erfolgen kann. Dazu sind auf dem Markt befindliche Fixpräparate ohne Östrogenpause zu bevorzugen. Bei fehlendem Uterus wird die Östradiol-Monotherapie fortgeführt. Gegebenenfalls ist ein Kontrazeptionsbedarf zu berücksichtigen.

8.2.3 Hochwuchs

Definition

Der Hochwuchs ist definiert als eine Körperlänge oder eine Körperhöhe oberhalb der 97. Perzentile und/oder eine Wachstumsgeschwindigkeit oberhalb der 75. Perzentile des populationsspezifischen Referenzkollektivs.

Pathogenese und Pathophysiologie

Beim **familiären oder konstitutionellen Hochwuchs** handelt es sich um eine Normvariante mit altersentsprechender Wachstumsgeschwindigkeit und einer Endgrößenerwartung im Bereich der Elterngröße (> 97. Perzentile). Die Ätiologie ist in ▶ Tab. 8.3 dargestellt. Im Rahmen einer konstitutionellen Beschleunigung von Wachstum und Entwicklung tritt die Pubertätsentwicklung frühnormal auf, das Knochenalter ist entsprechend akzeleriert und die Endgrößenerwartung ist normal. Die Familienanamnese ergibt ebenfalls eine frühe Pubertätsentwicklung der Eltern. Beim Sotos-Syndrom und beim

Tab. 8.3 Ätiologie des Hochwuchses.

permanenter Hochwuchs	transienter Hochwuchs
amiliärer Hochwuchs	Adiposogigantismus
syndromaler Hochwuchs • Sotos-Syndrom • Marfan-Syndrom • Beckwith-Wiedemann-Syndrom	Endokrinopathien • Hyperthyreose • adrenogenitales Syndrom • Pubertas praecox
Chromosomenanomalien • Klinefelter-Syndrom (XXY) • fragiles X-Syndrom	konstitutionelle Entwicklungsbeschleunigung
Wachstumshormonexzess	früh-normale Pubertät

Beckwith-Wiedemann-Syndrom (konnataler Großwuchs, Makroglossie, Hypoglykämie, Nierentumoren, Exomphalus) besteht schon bei Geburt eine vermehrte Körperlänge. Patienten mit dem Marfan-Syndrom (Arachnodaktylie, Skoliose, Linsenluxation, Mitralklappenprolaps) oder einer Homozysteinurie zeigen einen dysproportionierten Hochwuchs mit langen Extremitäten. Zu den transienten Hochwuchsformen mit einer beschleunigten Wachstumsgeschwindigkeit zählen die Pubertas praecox vera, die Pseudopubertas praecox und die Hyperthyreose. Die Skelettreifung ist durch die übermäßige Ausschüttung der Schilddrüsenhormone oder der Sexualhormone akzeleriert und damit die Wachstumsgeschwindigkeit beschleunigt (> 75. Perzentile). Die übermäßige Beschleunigung der Knochenreife kann zu einem verfrühten Wachstumsende und damit zu einer verminderten Erwachsenengröße führen. Bei der alimentären Adipositas ist oft auch die Körpergröße erhöht. Diese Konstellation wird dann als Adiposogigantismus bezeichnet (Gewicht und Größe oberhalb der 97. Perzentile, Wachstumsgeschwindigkeit beschleunigt, Knochenalter akzeleriert).

Symptome

Eine Körperhöhe oder Körperlänge oberhalb der 97. Perzentile bezeichnet einen Hochwuchs. Ein familiärer Hochwuchs besteht, wenn auch die familiäre Zielgröße oberhalb der 97. Perzentile liegt.

Bei syndromalen oder chromosomalen Formen des Hochwuchses können gleichzeitig dysproportionierte Körperproportionen vorliegen.

Transiente Hochwuchsformen sind charakterisiert durch die Beschleunigung der Wachstumsgeschwindigkeit (> 75. Perzentile) und entsprechende Zeichen der jeweiligen Endokrinopathie. Hierzu zählt insbesondere das vorzeitige Auftreten sekundärer Geschlechtsmerkmale bei der Pubertas praecox oder Pseudopubertas praecox.

Diagnostik

Das **Knochenalter** wird in einer Röntgenaufnahme der linken Hand bestimmt. Die Berechnung der prospektiven Endgröße erfolgt nach der Methode von **Bayley-Pinneau** (BP; KA nach Greulich und Pyle) oder von **Tanner-Whitehouse** (KA nach Tanner-Whitehouse).

Die **Labordiagnostik** umfasst die Bestimmung der Schilddrüsenfunktion und der wachstumshormonabhängigen Faktoren IGF-I und IGF-BP3. Bei klinischen Zeichen einer Pseudopubertas praecox oder Pubertas praecox wird die Diagnostik noch um die Bestimmung der Gonadotropine (LH, FSH) und der adrenalen oder gonadalen Steroidhormone erweitert.

Bei einer Arachnodaktylie oder einem eunuchoiden Habitus erfolgt die Analyse der Aminosäuren und der Chromosomen.

Therapie

Im Vordergrund steht die Behandlung der Grunderkrankung und der assoziierten Organstörungen. Bei der vorzeitigen Pubertät und Pseudopubertät wird jeweils die Suppression der erhöhten Ausschüttung von Gonadotropinen oder Sexualsteroiden unter Berücksichtigung der zugrunde liegenden Ursache angestrebt.

Bei einer Endgrößenerwartung, die bei Mädchen über 185 cm betragen sollte, besteht die Möglichkeit einer Behandlung zur Endgrößenreduktion mit **hochdosierten Sexualsteroiden**. Die Therapie des Hochwuchses wird bei Mädchen oral mit konjugierten Östrogenen (7,5 mg/d in 2–3 ED) oder Ethinylöstradiol (0,1 mg/d) und zusätzlich zyklisch über 12 Tage mit einem Gestagen (Medroxyprogesteronacetat 5–10 mg/d von Tag 1–12 jeden Monats) ausgeführt. Die Dauer der Behandlung beträgt im Mittel 2 Jahre.

Die Reduktion der Erwachsenengröße beträgt in Abhängigkeit vom Knochenalter bei Therapiebeginn für Mädchen ca. 7 cm. Eine Skoliose kann sich durch diese Behandlung stabilisieren und günstig beeinflusst werden.

Komplikationen

Die hormonelle Bremstherapie stellt eine individuelle Therapieoption dar und sollte einer strengen Indikationsstellung unterliegen. Wegen möglicher **thrombembolischer Ereignisse** sollte vor dem Beginn der Behandlung eine differenzierte Thrombophilie-Diagnostik und Familienanamnese durchgeführt werden. Die **Leberfunktion** und der **Fettstoffwechsel** sollten überwacht werden. Bei Mädchen stehen während der Hormonbehandlung als unerwünschte Nebenwirkungen die Gewichtszunahme und die Entwicklung von Striae im Vordergrund.

8.3 Prämature Ovarinsuffizienz (POI)

M. Ludwig

8.3.1 Epidemiologie

Die Prävalenz einer POI liegt bei 10–28 % bei primärer Amenorrhoe und bei 4–18 % bei sekundärer Amenorrhoe. Die Inzidenz beträgt 0,1 % bis zum Alter von 30 Jahren und 1 % bis zum Alter von 40 Jahren. Das absolute Risiko liegt bei 10:100 000 Frauen in der Altersgruppe von 15–29 Jahren und bei 76:100 000 Frauen in der Altersgruppe von 30–39 Jahren [4], [45].

8.3.2 Definition

Unter einer prämaturen Ovarialinsuffizienz versteht man die vor dem 40. Lebensjahr spontan aufgetretene, häufig immunologisch bedingte oder iatrogen induzierte (durch

Chemotherapie, Radiatio, Operation) Einschränkung der Eierstockfunktion mit hypergonadotropen Werten.

Der **ovarielle Follikelpool** ist so stark reduziert, dass eine regelrechte Follikelreifung nicht mehr oder nur eingeschränkt ablaufen kann. Das volle klinische Bild ist das einer Amenorrhoe mit den Problemen des Östrogenmangels (relative Hyperandrogenämie, Hitzewallungen etc.).

Im Übergang bzw. zu Beginn einer POI können alle Formen der Zyklusstörungen auftreten.

Alternative Bezeichnungen wie „prämature Menopause" oder „frühzeitige Menopause" bzw. „Klimakterium praecox" oder „prämatures Ovarialversagen" treffen die Situation nur unzureichend bzw. sind falsch und sollten vermieden werden [157].

8.3.3 Klinik

Neben den hormonellen Folgen einer POI kommt es zu einer hochgradigen **psychischen Belastung** der betroffenen Patientin. Sie muss sich damit auseinandersetzen, dass ihre Eierstockfunktion maximal eingeschränkt ist – was insbesondere die weitere Familienplanung erschwert bzw. unmöglich macht. Die Praxis zeigt, dass man den Patientinnen die Diagnose und die Folgen mehrmals auseinandersetzen und detailliert erklären muss, bevor sich ein komplettes Verständnis für die Problematik entwickelt hat.

Da eine Restovarfunktion häufig noch vorliegt, kann eine Patientin mit POI auch spontan schwanger werden. Dies gilt auch für die amenorrhoische Patientin, da am Ende einer Amenorrhoe eine Ovulation mit konsekutiver Blutung – oder eben konsekutiver Schwangerschaft – stehen kann. Die Wahrscheinlichkeit für eine spontane Schwangerschaft liegt bei **ca. 5 %**.

8.3.4 Pathogenese und Pathophysiologie

Ein Großteil der Fälle einer POI kann nicht aus der Anamnese (Operationen, Endometriose, Radio- oder Chemotherapie) erklärt werden. Selten kann eine Oophoritis z. B. durch Mumpsviren verantwortlich sein. Eine Chromosomenanalyse zum Ausschluss struktureller oder numerischer Ursachen muss empfohlen werden.

In den idiopathischen Fällen spielen häufig, wenn nicht sogar immer, immunologische Vorgänge eine Rolle. Diese immunologischen Ursachen können neben der Destruktion des Follikelpools auch andere endokrine Organe betreffen, v. a. Schilddrüse, Pankreas und Nebennierenrinde. Daher müssen diese Organsysteme bei Diagnosestellung einer POI durch eine adäquate Analytik abgeklärt werden. Danach ist diese Diagnostik alle 3 Jahre empfohlen, um später auftretende Hormonausfälle frühzeitig erkennen und ggf. gegensteuern zu können.

Abgeklärt werden sollten

- TSH,
- Kortisol,
- optimal OGTT, alternativ Blutzucker und HbA1c.

Die wichtigste Diagnostik ist der Ausschluss der Nebenniereninsuffizienz. Bis zu 10 % der Patientinnen mit einer POI können einen Morbus Addison (Nebennierenrinden-Insuffizienz) entwickeln [24]. Die Prävalenz eines Diabetes mellitus bei Diagnose der POI liegt bei 2,5 % [19], [85]. Im Übrigen können selbstverständlich auch Patientinnen mit einem Morbus Addison häufiger eine POI entwickeln; man geht von bis zu 20 % aus [121].

8.3.5 Diagnostik

Die Wahrscheinlichkeit einer POI muss bei frühfollikulärer Blutentnahme und Östradiol < 50pg/ml bei **hohem FSH (> 20 IE/l)** in Betracht gezogen werden. Dies sollte aus der aktuellen Blutprobe mittels Messung von AMH validiert werden.

Mindestens eine weitere Blutprobe in der frühen Follikelphase oder der ovariellen Funktionsruhe sollte die Verdachtsdiagnose bestätigen. Dies dient vor allem dem Ausschluss einer Probenverwechslung.

Im Anschluss sollte bei leerer Anamnese bzgl. eines typischen Auslösers die o. g. **endokrinologische Differenzialdiagnostik** erfolgen, um schwerwiegende Begleit- oder Sekundärendokrinopathien nicht zu übersehen.

Eine **Chromosomenanalyse** hilft strukturelle Chromosomenanomalien bzw. Turner-Mosaike auszuschließen.

8.3.6 Therapie

Bezüglich eines Kinderwunsches sind zahlreiche Therapien versucht worden, die allesamt **keine relevante Steigerung der Schwangerschaftschancen** erzielt haben.

Erfolgversprechend zur Steigerung der Schwangerschaftschancen ist einzig eine Eizellspende, die aufgrund der Gesetzgebung in Deutschland (Embryonenschutzgesetz) nicht möglich ist. Bei einer Eizellspende wird eine meist junge Spenderin mit Gonadotropinen stimuliert, sodass mehrere Eizellen heranreifen. Diese Eizellen werden operativ gewonnen und mit den Spermien des Partners der Patientin zusammengeführt. Die so befruchteten Eizellen werden intrauterin transferiert. Zur Vorbereitung der Empfängerin und zur Synchronisierung mit der Spenderin wird meist ein kombiniertes Hormonschema mit Östradiol und Gestagenen eingesetzt. Die Synchronisierung ist notwendig, damit die betroffene Patientin ein Endometrium entwickelt, das zur Zeit des Embryotransfers – gesteuert durch exogene Gestagene – in einem „postovulatorischen" Zustand mit offenem Einnistungsfenster ist: Das Einnistungsfenster ist zeitlich zu verstehen und beschreibt den Zeitraum, den ein Embryo zum Beginn seiner Implantation in das Endometrium nutzen kann. Die Eizellspende wird in unterschiedlichen europäischen Ländern angeboten.

Möchte eine Patientin noch die Möglichkeit einer Konzeption nutzen, so sind hormonelle Kontrazeptiva nicht sinnvoll. In dem Falle wäre eine Hormontherapie mit Gestagenen, die keine Ovulationshemmung verursachen,

8

vorzuziehen. Dabei sollte man Präparate bevorzugen, die ein **östrogenfreies Intervall** haben, um die ovarielle Rückkopplung auf die Hypophyse möglichst gering zu halten (z. B. Cycloprogynova N, Cyclo-Oestrogynal, Klimonorm, Sisare). Ob dies allerdings tatsächlich die Konzeptionschancen weniger stark einschränkt als andere zyklische Präparate, die keine östrogenfreie Phase haben, ist wissenschaftlich nicht belegbar.

Das gesundheitlich schwerwiegendste Problem mit den langfristigsten Folgen ist der **Östradiolmangel** durch die reduzierte Ovarfunktion. Dies betrifft klinische Beschwerden wie die Hitzewallungen und einen Verlust an Knochendichte. Darüber hinaus besteht gelegentlich ein relativer Androgenüberschuss durch den Wegfall der Östradiolwirkung.

Es ist zu beachten, dass Patientinnen mit POI sowohl eine Hyperandrogenämie als auch einen Androgenmangel aufweisen können [150]. Insofern muss ein kombiniertes Kontrazeptivum auf den individuellen Bedarf der Patientin abgestimmt werden.

In dem einen Fall sind eher antiandrogen wirksame Gestagene (Chlormadinonacetat, Cyproteronacetat, Dienogest, Drospirenon), in dem anderen androgen wirksame einzusetzen (Norethisteron, Levonorgestrel).

In den allermeisten Fällen ist die typische Östrogenkomponente eines kombinierten Kontrazeptivums, das Ethinylöstradiol, für die Therapie der Hormonausfallerscheinungen und für den Schutz des Knochens ausreichend. In individuellen Fällen beobachtet man allerdings trotz einer theoretisch ausreichend hohen Potenz des zugeführten Ethinylöstradiols ein Fortbestehen der Beschwerden. Wo in diesen Einzelfällen die Ursachen liegen, ist bis heute nicht eindeutig geklärt. Möglicherweise bestehen Östrogenrezeptor-Polymorphismen, die zu einer unterschiedlichen Aktivität der verschiedenen Östrogene im Gewebe führen.

Wichtig ist die Beratung der Patientin in Hinblick auf die Knochengesundheit und die Protektion des kardiovaskulären Systems. Dass die Knochendichte von einer Hormontherapie mit Östrogenen profitiert, ist in der Literatur mittlerweile unbestritten. Fraglich ist die Abwägung gegenüber potenziellen Risiken. Aus der Hormontherapie in der Perimenopause ist bekannt, dass eine frühzeitige Therapie das kardiovaskuläre System schützt und Folgeerkrankungen mindert [79], [101], [124].

Kritisch für die Hormontherapie ist der frühzeitige Beginn nahe am Zeitpunkt der Menopause. Insofern kann man davon ausgehen, dass die jüngere Patientin mit POI ebenso profitieren wird, auch wenn ihr kardiovaskuläres System keine stoffwechselbedingten Veränderungen aufweist.

Zusammengefasst sollte zur Entscheidung, ob eine Patientin mit POI ein kombiniertes Kontrazeptivum erhält oder ein Hormontherapie-Präparat, die individuelle Situation der Patientin berücksichtigt werden. Der Vorteil eines kombinierten Kontrazeptivums ist zweierlei: Zum einen kann die Patientin sicher verhüten, insofern sie nicht schwanger werden möchte. Zum anderen wird sie mit einem altersentsprechenden Hormonpräparat behandelt und nicht durch die Einnahme eines Hormontherapie-Präparats nach außen hin stigmatisiert.

Die Zusammenschau der Beratungsinhalte von Patientinnen mit POI zeigt ▶ Abb. 8.8.

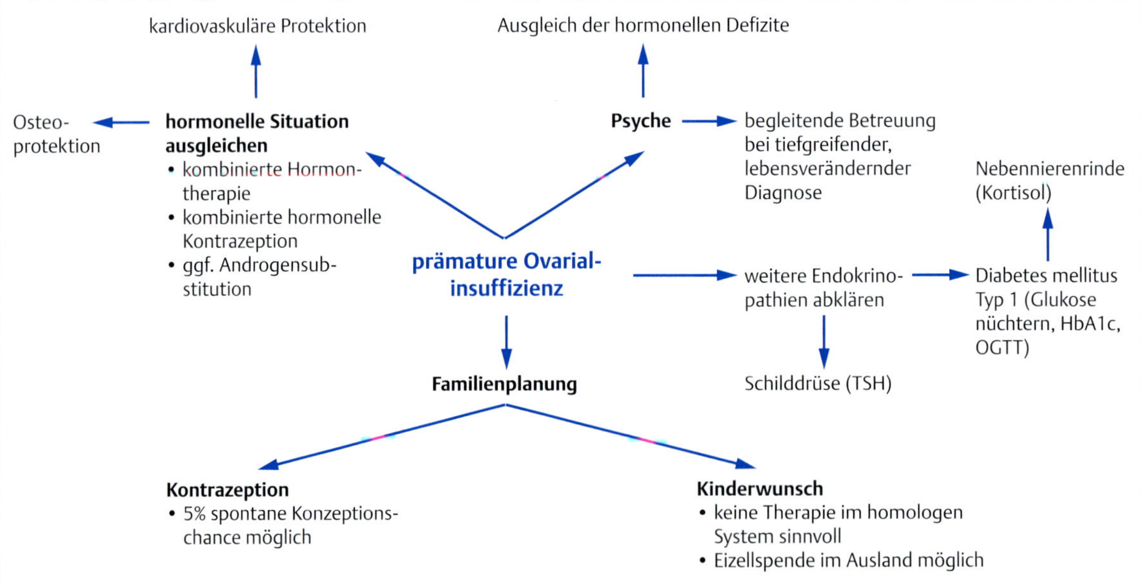

Abb. 8.8 Aufklärungsinhalte im Gespräch mit der Patientin mit prämaturer Ovarialinsuffizienz (Quelle: [100]. Mit freundlicher Genehmigung von optimist Fachbuch-Verlag, Hamburg).

8.4 Zyklusstörungen

B. Toth

8.4.1 Epidemiologie

Etwa 9–30 % der Frauen im reproduktionsfähigen Alter konsultieren ihren Frauenarzt/ihre Frauenärztin aufgrund von Zyklusstörungen [46].

8.4.2 Definition

Der Menstruationszyklus startet mit dem Einsetzen der Periodenblutung (1. Zyklustag), eine eventuell vorbestehende (leichte) Schmierblutung wird nicht als Menstruationsblutung gewertet. Die normale Menstruation setzt alle 24–38 Tage ein, dauert bis zu 7 Tagen und führt zu einem durchschnittlichen Blutverlust von 5–80 ml (▶ Tab. 8.4) [82].

Unter **Zyklusstörungen** werden jegliche Abweichungen vom Menstruationszyklus zusammengefasst, einschließlich der Amenorrhoe (primär und sekundär), Dysmenorrhoe, überregelstarken Blutungen, verlängerten und irregulären Blutung (▶ Tab. 8.5). Die lateinischen und griechischen Bezeichnungen für Blutungsstörungen wie Meno-, Metrorrhagien usw. wurden in der aktuellen FIGO-Klassifikation der Blutungsstörungen nicht mehr berücksichtigt [63]. Daher erfolgt in ▶ Tab. 8.5 die Nomenklatur der Zyklusstörungen unter Einbeziehung der aktuellen FIGO-Klassifikation für Blutungsstörungen.

Tab. 8.4 Normwerte für den Menstruationszyklus bei Frauen im reproduktionsfähigen Alter (Quelle: [63]).

Klassifikation	Beschreibung	Grenzwerte
Frequenz	normal	24–38 Tage
	selten	> 38 Tage
	häufig	< 24 Tage
Regelmäßigkeit (Zyklus zu Zyklus)		
Variation über 12 Monate	abwesend	keine Blutung
	regelmäßig	Variation ±2–20 Tage
	unregelmäßig	Variation > 20 Tage
Dauer der Blutung (Tage)	verlängert	> 8,0 Tage
	normal	4,5–8,0 Tage
	verkürzt	< 4,5 Tage
Blutverlust (ml)	schwer	> 80 ml
	normal	> 5–80 ml
	leicht	< 5 ml

Tab. 8.5 Klassifikation, Definition und Ursachen von Zyklusstörungen.

Klassifikation	Definition	Ursachen
Amenorrhoe	• **primäre Amenorrhoe:** kein Auftreten einer Menstruationsblutung bis zum vollendeten 15. LJ	• **primäre Amenorrhoe:** siehe Kap. 8.2
	• **sekundäre Amenorrhoe:** Ausbleiben der Periodenblutung über 3 Monate nach vorausgehenden regelmäßigen und unregelmäßigen Zyklen	• **sekundäre Amenorrhoe:** ovarielle Funktionsstörungen mit Anovulation (z. B. PCOS), Störungen der hypothalamisch-hypophysären Achse (z. B. Schilddrüsendysfunktionen, Morbus Cushing), Adipositas, Anorexie, Stress, Schwangerschaft, Menopause
Dysmenorrhoe	schmerzhafte Periodenblutung mit abdominellen und pelvinen Schmerzen bis hin zu Krämpfen unmittelbar vor und/oder während der Periodenblutung, zusätzliche Einnahme von Analgetika	Endometriose, EUG, Ovarzyste, Adhäsionen im kleinen Becken, Zervixstenose, (chronische) Endometritis, uterine Leiomyome, anatomische Anomalien (z. B. Uterus unicornis)
Blutungsstörungen		
Störungen in der Regelmäßigkeit		
irreguläre Menstruation	variable Frequenz an blutungsfreien Tagen (> 20 Tage), häufig vermehrter Blutverlust und verlängerte Blutungsdauer	PCOS, Störungen der hypothalamisch-hypophysären Achse
Störungen der Blutungsfrequenz		
unregelmäßig (früher Oligomenorrhoe)	1–2 Blutungen in einem 90-Tage-Intervall	PCOS, Störungen der hypothalamisch-hypophysären Achse
regelmäßig	> 4 Blutungen in einem 90-Tage-Intervall	
Störungen der Blutungsstärke		
schwere Menstruationsblutung	Blutverlust > 80 ml, Beeinträchtigung der Lebensqualität	Uterus myomatosus, Korpuspolyp, (chron.) Endometritis
Störungen der Blutungsdauer		
verkürzte Menstruationsblutung	Blutungsdauer < 2 Tage	intrauterine Adhäsionen, Asherman-Syndrom

PCOS: polyzystisches Ovarsyndrom, EUG: extrauterine Schwangerschaft

8.4.3 Klinik

Das klinische Bild ist abhängig von den Ursachen (▶ Tab. 8.6) und kann von milden Symptomen wie verkürzten Zyklen bis hin zu einer starken Einschränkung der Lebensqualität aufgrund von verstärkten und verlängerten Blutungen reichen.

Ist die Ursache in einer hämostaseologischen Störung begründet, so steht das Vollbild der Erkrankung im Vordergrund und die Zyklusstörung tritt als Begleitreaktion auf.

8.4.4 Pathogenese und Pathophysiologie

Die Regelmäßigkeit des Zyklus resultiert aus einer normalen Funktion der Hypothalamus-Hypophysen-Ovar-Achse mit Steuerung der Follikulogenese sowie der Endometriumformation und -transformation. In der Follikelphase dominiert Östrogen, welches zu einer Proliferation des Endometriums und gemeinsam mit LH zu einer Selektion eines dominanten Follikels führt, wohingegen unter Progesteroneinfluss das Endometrium in der Lutealphase transformiert wird, bevor es dann zu einer Abbruchblutung kommt.

Ursächlich kommen für Zyklusstörungen eine Vielzahl an zugrunde liegenden hormonellen Störungen infrage, welche auch teilweise in speziellen Kapiteln weiter erörtert werden (siehe auch Kap. 2.3, Kap. 2.4, Kap. 2.6, Kap. 8.6). Hierzu gehören Schilddrüsendysfunktionen (Hypothyreose, Autoimmunthyreoiditis), Hypophysenstörungen wie Hyperprolaktinämie (endogen/exogen) oder eine Hypophyseninsuffizienz, Störungen der Hypothalamus-Hypophysen-Achse, eine endogen oder exogen bedingte vermehrte Bildung von Glukokortikoiden, eine Hyperandrogenämie (endogen/exogen), das Vorliegen eines polyzystischen Ovarsyndroms, eine Corpus-luteum-Insuffizienz, eine beginnende Erschöpfung der Ovarreserve bzw. ein primäres Ovarversagen, Störungen in der Follikulogenese, eine Insulinresistenz bzw. ein Diabetes mellitus Typ 1 und 2 sowie Essstörungen mit gestörter Leptinbildung.

8.4.5 Diagnostik

Zunächst sollte eine detaillierte **Anamnese** anhand eines Zykluskalenders erfolgen. Zu beachten sind auch nicht hormonelle Ursachen für eine Zyklusstörung (▶ Tab. 8.6). Im Anschluss sollte eine gynäkologische Untersuchung mit **transvaginalem Ultraschall** erfolgen. Bei Hinweisen auf einen intrakavitären Prozess (Polyp, Myom) dient die diagnostische (Mini-)**Hysteroskopie** als Mittel der 1. Wahl zur weiteren diagnostischen Abklärung, welche durch eine fraktionierte Curettage der Zervix und des Corpus uteri ergänzt werden kann. Im Falle von Störungen der hypothalamisch-hypophysären Achse sollte eine ausführliche Hormondiagnostik und ggf. ein Funktionstest erfolgen.

8.4.6 Therapie

Die Therapie erfolgt in Abhängigkeit der Ursache der Zyklusstörung und umfasst eine Vielzahl an medikamentösen, chirurgischen und konservativen Behandlungsoptionen.

▶ **Amenorrhoe.** Die primäre Amenorrhoe wird gemäß der in Kap. 8.2 aufgeführten Behandlungsoptionen therapiert. Im Falle einer sekundären Amenorrhoe ist die Behandlung abhängig von der zugrunde liegenden Hormonstörung.

▶ **Dysmenorrhoe.** Die Patientin sollte eine diagnostische Laparoskopie zum Ausschluss einer Endometriose bzw. von Adhäsionen erhalten. Liegt eine Endometriose vor und wurde diese operativ entfernt, sollte abhängig vom Kinderwunsch der Patientin eine weitere Behandlung, z. B. in Form einer Langzeitgabe von oralen Kontrazeptiva, erfolgen.

▶ **Blutungsstörungen.** Im Falle von Blutungsstörungen ist die Behandlung abhängig vom Alter der Patientin und dem noch ausstehenden Kinderwunsch. Ist die Familienplanung abgeschlossen, kann eine (Thermo-)Ablation des Endometriums erfolgen. Allerdings sollte zuvor im Rahmen einer diagnostischen fraktionierten Curettage ein malignes Geschehen ausgeschlossen werden.

Tab. 8.6 Ursachen für Zyklusstörungen.

Ursache	Krankheitsbilder
anatomisch	Endometriose, Adenomyosis uteri, (chron.) Endometritis, Fibrome, Endometriumhyperplasie, Polypen, maligne Veränderungen, (lost) Intrauterinpessar
endokrin	Störungen in der hypothalamisch-hypophysären Achse wie Hyperprolaktinämie und Schilddrüsendysfunktionen, östrogenproduzierende Tumore
hämostasiologisch	Anämie, Koagulopathien, idiopathische thrombozytopenische Purpura, Leukämie, von-Willebrand-Syndrom
systemisch	Anorexie, Leber-/Nierenfunktionsstörungen, Adipositas, ausgeprägte Gewichtsschwankungen
medikamentös/sonstiges	Einnahme von Antikoagulanzien, Alkoholabusus

8.5 Steroidproduzierende Ovarialtumoren

R. Kimmig

8.5.1 Epidemiologie

Hormonproduzierende Ovarialtumoren (meist Östrogen und Androgene) gehen in der Regel vom Keimstrangstroma aus und sind sehr selten. So machen vorwiegend östrogenproduzierende Ovarialtumoren weniger als 2 % und vorwiegend androgenproduzierende Ovarialtumoren weniger als 0,3 % aller Ovarialtumore aus. Für die USA und vergleichbare Länder lässt sich eine Inzidenz von ca. 2/100 000 schätzen. Im Wesentlichen handelt es sich um Keimstrang-Stromazelltumore wie Granulosazelltumore, Thekazelltumore und Stromaluteome (vorwiegend östrogen) sowie Androblastome wie (Sertoli-)Leydigzell-, Lipoidzelltumore, Hilustumore und Gynandroblastome (vorwiegend androgen). Die Tumoren können in der Adoleszenz, der reproduktiven Phase oder der Postmenopause auftreten. Die meisten haben ein unterschiedlich hohes malignes Potenzial [15].

8.5.2 Definition

Tumore des Ovars mit Hormonproduktion und in der Regel konstant erhöhten supraphysiologischen Serumwerten der Östrogene (17β-Östradiol) und/oder der Androgene (Testosteron [> 1,5–2 ng/ml]/Androstendion).

8.5.3 Klinik

Adoleszenz

Bei Auftreten der Tumore in der Adoleszenz kann durch die Hormonbildung eine Pubertas praecox auftreten. Die meist massiv erhöhten Androgene können zu Virilisierungserscheinungen wie Klitorishypertrophie, ausgeprägtem Hirsutismus, maskuliner Muskulatur und tiefer Stimme führen. Ein Wachstumsschub kann zu punktuell relativ erhöhter Körpergröße mit allerdings konsekutiv verfrühtem Schluss der Epiphysenfuge und einer verminderten Endgröße führen.

Reproduktives Alter

Abhängig von der Art der Hormonproduktion treten auch hier „neue“ Zeichen einer Androgenisierung (Hirsutismus, Akne, Haarausfall am Haupthaar) oder auch Virilisierung auf. Sehr häufig sind Zyklusstörungen, oft mit Menometrorrhagien, jedoch auch mit amenorrhoischen Phasen.

Postmenopausal

Hier ist das Leitsymptom häufig die wieder auftretende vaginale Blutung (Postmenopausenblutung) bei Östrogenproduktion sowie die Zeichen der Androgenisierung und/oder Virilisierung bei Androgenproduktion.

8.5.4 Diagnostik

Die Diagnose wird bei Verdacht aufgrund der klinischen Symptomatik durch Nachweis einer persistierenden Hyperöstrogenämie und/oder Hyperandrogenämie in Kombination mit dem Nachweis eines Ovarialtumors gestellt. Differenzialdiagnostisch sind vor allem das PCO-Syndrom (Kap. 8.6), Enzymdefekte, Nebennierentumoren und die exogene Steroidhormonzufuhr auszuschließen.

Praxis

Diagnostik

- Anamnese und körperliche klinische Untersuchung einschließlich gynäkologischer Untersuchung
- vaginaler Ultraschall: Ovarien und Endometrium
- Labordiagnostik: 17β-Östradiol, Testosteron, Androstendion, (DHEAS – Hinweis Nebenniere: > 7 000 ng/ml)
- Kernspintomografie: Ovarien/Nebenniere (selten)
- selektive Venenkatheterisierung: Ovarial- und Nebennierenvenen (sehr selten)

In der Regel kann die Verdachtsdiagnose aus Anamnese, Ultraschall und Labordiagnostik gestellt werden; sollte dies nicht der Fall sein, kann eine **Kernspintomografie** ergänzt werden. Diese kann im Einzelfall zur Diagnosestellung beitragen [143]. Falls auch hier kein Nachweis eines Ovarialtumors möglich ist, sollte auch die Nebenniere bildtechnisch abgeklärt werden.

Sehr selten lässt sich durch die Bildgebung kein Tumorkorrelat nachweisen; in diesem Fall kann die **selektive Venenkatheterisierung** weiterhelfen: Hierdurch können weiter ca. zwei Drittel der bildtechnisch nicht erfassten Tumoren korrekt lokalisiert werden, wobei rechtsseitige Tumoren sicherer erfasst werden als linksseitige [97].

8.5.5 Therapie

Die Therapie ist stets operativ; jeder steroidproduzierende Tumor des Ovars ist bis zum Beweis des Gegenteils als maligne anzusehen. In der Postmenopause stellt in der Regel die ein- oder beidseitige **Adnexektomie** über Laparoskopie die Methode der Wahl dar. Eine Laparotomie ist heute nur noch indiziert, wenn aufgrund der Größe des Tumors oder aufgrund von Kontraindikationen in Bezug auf eine Laparoskopie diese nicht durchgeführt werden kann. Bei Kindern und Frauen mit Kinderwunsch kann im Einzelfall auch eine einseitige Teilovarektomie indiziert sein, wenn es hierdurch möglich ist, den Tumor ohne Eröffnung im Gesunden zu entfernen.

Aufgrund der potenziellen Malignität, aber auch der häufig irreversiblen Auswirkungen der verstärkten Östrogen- und vor allem Androgenwirkungen sollte bei V. a. auf einen steroidhormonproduzierenden Tumor nach Möglichkeit **nicht** über längere Zeit beobachtet, sondern zeitnah operiert werden.

Merke **M!**

Steroidproduzierende Ovarialtumoren sind sehr selten; aufgrund der potenziellen Malignität und dauerhafter somatischer Auswirkungen der Steroidhormone auf den Organismus müssen sie bei der häufig richtungsweisenden Symptomatik konsequent abgeklärt und therapiert werden. Die Therapie ist operativ und sollte durch den Gynäkologen bzw. gynäkologischen Onkologen erfolgen.

8.6 Polyzystisches Ovarialsyndrom (PCOS)

A. Köninger

8

8.6.1 Epidemiologie

Die Prävalenz des PCO-Syndroms hängtvon den angewandten Diagnosekriterien ab; die 1990 verabschiedeten Kriterien des National Institute of Health ergeben eine Prävalenz von knapp 10 %. Basierend auf den sog. Rotterdam-Kriterien aus dem Jahr 2003 leiden 15 % aller Frauen im fertilen Alter unter dem PCO-Syndrom. Die Manifestation erfolgt bereits im Adoleszentenalter.

Einige ethnische Gruppen weisen eine überdurchschnittliche Prävalenz mit entsprechend unterschiedlichen Langzeitfolgen der Erkrankung auf, wie z. B. Mexikanerinnen, Spanierinnen, Inderinnen und Australierinnen [48]. Umwelt- und Ernährungsfaktoren spielen hier eine wichtige Rolle.

8.6.2 Definition

Das PCOS wurde bereits in der Antike von Soranus von Ephesus beschrieben, der von maskulin wirkenden, amenorrhoischen und kinderlosen Frauen schrieb. Eingang in die medizinische Fachwelt fand es unter dem Namen Stein-Leventhal-Syndrom, benannt nach den Erstbeschreibern Irvin Stein und Michael Leventhal im Jahr 1935.

Das PCOS stellt eine ovarielle Funktionsstörung dar, die sich in den Kreis der Hyperandrogenämie-Syndrome einordnen lässt. Es muss jedoch scharf gegen andere hyperandrogenämische Störungen abgegrenzt werden. Es existieren 3 Klassifikationssysteme, wobei im europäischen Sprachraum die 2003 verabschiedeten Rotterdam-Kriterien zur Anwendung kommen [125].

Die Diagnosesicherung erfolgt, wenn 2 der 3 nachfolgend genannten Kriterien präsent sind:

- **polyzystischer Aspekt des Ovars** mit einem Gesamtvolumen > 10 ml und/oder ≥ 12 Follikel von 2–9 mm Durchmesser
- **Oligo-/Amenorrhoe:** Oligomenorrhoe ist definiert als eine Zykluslänge > 35 Tage und Amenorrhoe als die länger als 3 Monate ausbleibende Menstruationsblutung.
- klinische und/oder laborchemische **Hyperandrogenämie** mit einem Ferriman-Gallway-Score über 7, sichtbarer Akne oder Alopezie, erhöhten Testosteron-, Androstendion- oder DHEAS-Werten

Die Kriterien des NIH (National Institute of Health) 1990 und der Androgen Excess Society [7] implizieren immer die Hyperandrogenämie.

Nicht zu den Diagnosekriterien gehören metabolische Aspekte oder Parameter des Glukosestoffwechsels, obwohl eine hohe Koinzidenz des PCOS mit einer Insulinresistenz in 50 % und dem metabolischem Syndrom in 34 % besteht [73].

8.6.3 Klinik

Hinsichtlich der Klinik spielen 4 Komponenten sowie die Langzeitfolgen eine Rolle.

Zyklusstörungen

Der polyzystische Aspekt im Ultraschall und das erhöhte Ovarvolumen spiegeln eine Follikelreifungsstörung mit arretierten und retinierten Follikeln wider [84] sowie eine Stromahyperplasie als Folge degenerierter Follikel und einer Thekazellhyperplasie.

Bei ausbleibender Ovulation kann das Endometrium durch einen kontinuierlichen und hohen Östrogeneinfluss aus Nebenniere und aus der Aromatisierung der Androgene proliferieren. Da der Gestageneinfluss fehlt, kann es zur unkontrollierten Endometriumproliferation mit irregulären Blutungen bis hin zu Dauerblutungen kommen. In anderen Fällen zeigen sich ein atrophes Endometrium und Amenorrhoe.

Bei Adoleszentinnen sind unregelmäßige Zyklen aufgrund der Unreife des Hypothalamus-Hypophysen-Systems bis zu 3 Jahre nach der Menarche noch physiologisch [74], danach spätestens sollte ein PCOS ausgeschlossen werden. Aufgrund der hohen Koinzidenz von Insulinresistenz und Diabetes bei adipösen Adoleszentinnen mit PCOS sollte bei gegebenem klinischem Verdacht, insbesondere auch bei Dauerblutungen, frühzeitig eine entsprechend qualifizierte Abklärung stattfinden.

Sterilität und Infertilität

Die Follikelreifungsstörung erklärt die Fertilitätsstörung. Betrachtet man neuere Studien, welche die verschiedenen Subgruppen des PCOS behandeln, so zeigt sich, dass der Anteil des ovulatorischen PCOS sehr gering ist und bei 1–8 % liegt. Demzufolge leiden die meisten PCOS-Patientinnen unter Sterilität.

Hinzu kommt aber auch das Problem der Abortneigung bei Frauen mit PCOS. Das Risiko, eine Fehlgeburt zu erleiden, liegt bei 40–50 % [11]. Hauptgründe sind die Implantationsstörung aufgrund der Insulinresistenz sowie einer hohen Koinzidenz mit Störungen des Plasminogen-Inhibitor-Aktivator-1, damit einer gestörten Fibrinolyse und Nidation.

Hyperandrogenämie

Klinisches Zeichen der Hyperandrogenämie ist der Hirsutismus (vorliegend in 60–70 % der Patientinnen) mit Kopfhaarverlust bei vermehrter Körperbehaarung. Ein etablierter Score wurde von Ferriman und Gallway beschrieben.

Die Akne (zu finden bei 25 % der PCOS-Patientinnen), Seborrhoe, übermäßiges Schwitzen und Stammfettsucht sind weitere Folgen der Hyperandrogenämie.

Hinsichtlich der laborchemischen Hyperandrogenämie (vorhanden bei 60–80 % aller PCOS-Patientinnen) werden von der Rotterdam ESHRE/ASRM-sponsored PCOS Consensus Workshop Group [125] keine expliziten Angaben zu Grenzwerten gemacht. Essay- und populationsbezogene Normalwerte sind heranzuziehen. Empfohlen wird die Bestimmung von totalem Testosteron, dem freien Androgenindex und Androstendion. DHEAS hat aufgrund seines adrenalen Ursprungs nur eine untergeordnete Rolle [7].

Metabolische Aspekte und Langzeitkomplikationen

Die **Insulinresistenz** scheint in 50 % nach 10 Jahren in einen Diabetes mellitus Typ 2 überzugehen. Auch nach Gewichtsnormalisierung bleibt ein erhöhtes Risiko, insbesondere bei familiärer Belastung. Derzeit wird nur für das Risikokollektiv ein Screening hinsichtlich eines metabolischen Syndroms einschließlich Bestimmung des Hüftumfangs, Triglyzeride, HDL-Cholesterin, Blutdruckmessung und Durchführung eines Glukosetoleranztests (75g) empfohlen. Bei Adoleszentinnen findet sich noch häufiger eine Insulinresistenz (> 60 %) und auch ein Diabetes mellitus [74].

Übergewicht liegt mit ethnisch unterschiedlicher Prävalenz beim PCOS vor. Die Vermutung liegt nahe, dass mit dem allgemeinen Trend zur Adipositas die Inzidenz des PCOS ansteigen könnte, zumal Frauen mit PCOS in ca. 50 % an Adipositas leiden. Die Prävalenz des PCOS folgt diesem Trend allerdings nicht, sondern PCOS-erkrankte Frauen werden analog zur Allgemeinbevölkerung zunehmend adipöser [8].

Stammfettsucht ist bei PCOS-Patientinnen vorherrschend und mit einem erhöhten Risiko für eine Insulinresistenz, insbesondere bei Hyperandrogenämie und Anovulation, verbunden [58]. Neben der Indikation zum oGTT in diesem Risikokollektiv sollten auch Folgen wie ein Gestationsdiabetes und ein **Typ-2-Diabetes** (s. u.) bedacht werden.

Das **kardiovaskuläre Risiko** von PCOS-Patientinnen ist 3-fach höher als bei Nicht-PCOS-Patientinnen [58]. PCOS-Patientinnen zeigen biochemische Zeichen von oxidativem Stress [1], welche eng mit Insulinresistenz und Adipositas verbunden sind. PCOS-Patientinnen zeigen schlechtere Lipidprofile und eine endotheliale Dysfunktion, wobei eine sicher bewiesene, PCO-assoziierte kardiovaskuläre Mortalität nicht gezeigt werden konnte. Depressivität und Angstsymptome erhöhen das kardiovaskuläre Risiko bei PCOS [58].

► **Krebsrisiko.** Die chronische Anovulation und der fehlende Gestageneinfluss erhöhen neben der Adipositas per se das Risiko für das Auftreten eines Endometriumkarzinoms um den Faktor 2,7. In der Pathophysiologie spielt auch der Einfluss von LH, der Androgene und des Hyperinsulinismus eine Rolle [54]. Nicht zu vergessen sind die Präkanzerosen des Endometriumkazinoms, die gerade bei jungen, adipösen Kinderwunschpatientinnen eine fatale Rolle spielen können [89].

► **Sonstige Komorbiditäten.** Es besteht eine häufige Koinzidenz mit einer **Autoimmunthyreoiditis**, am ehesten als Folge einer hereditären Disposition und/oder des relativen Östrogenüberschusses zu Ungunsten des Progesterons [83].

Störungen des **Vitamin-D-Stoffwechsels** sind ebenfalls mit der PCOS-Erkrankung assoziiert. Ein Vitamin-D-Mangel sowie der Hyperparathyreoidismus können die PCOS-Symptome verstärken [146].

8.6.4 Pathogenese und Pathophysiologie

Aufgrund der familiären Häufung einschließlich des vermehrten Auftretens einer Insulinresistenz bei männlichen Verwandten 1. Grades ist eine hereditäre Disposition hochwahrscheinlich [47]. Die Pathophysiologie des PCOS stellt einen Circulus vitiosus aus folgenden Komponenten dar:

- Hyperandrogenämie
- gestörte Follikulogenese
- gestörte Gonadotropinsekretion
- Hyperinsulinismus

Die **Hyperandrogenämie** ist eine Folge einer LH-synergistischen insulingetriggerten Androgensynthesestimulation [9], eines Androgenrezeptor-Exzesses, einer LH-induzierten Androgenproduktion in den Thekazellen des

Ovars sowie veränderter intrazellulärer Androgenstoffwechselwege [112].

Die Hyperandrogenämie per se führt zum **Wachstum kleiner Follikel** mit anschließender Arretierung. Die Granulosazellen dieses arretierten Follikelpools produzieren das sog. **Anti-Müller-Hormon**, welches wiederum per se die Weiterentwicklung der kleinen Follikel verhindert und somit einen autoinhibierenden, FSH-antagonistischen Effekt auf die Follikelreifung innehat [84]. AMH hemmt die Aromatase und verstärkt somit die follikuläre Androgenbildung zu Ungunsten der Östrogensynthese. Bei PCO-Patientinnen erscheint das AMH aber in verstärkter Weise von den Granulosazellen produziert zu werden und somit die Follikelreifung zu inhibieren, was sich in der klinischen Korrelation mit dem Schweregrad der Erkrankung niederschlägt [90].

Eine **gestörte Gonadotropinsekretion** mit einer LH-Dominanz, einem LH-Rezeptor-Exzess sowie insulingetriggerte, veränderte LH- und FSH-Wirkungen auf Granulosazellebene fördern die Follikelreifungsstörung, wobei die LH-Dominanz, synergistisch mit Insulin, die Androgensynthese aktiviert [9]. Die gesteigerte LH-Sekretion lässt sich auch auf eine direkte **Insulinwirkung** auf Hypothalamus, Hypophyse und GnRH-Ausschüttung zurückführen [112].

Die Insulinwirkungen bei Frauen mit PCOS sind in vielerlei Hinsicht von der Norm abweichend und teilweise unabhängig vom Übergewicht. Während periphere Gewebe (Muskeln, Fett) eine Insulinresistenz aufweisen, sind die Ovarien und das Hypophysen-Hypothalamus-System hypersensitiv gegen Insulin. Insulin supprimiert direkt die SHBG-Synthese und erhöht damit die Bioverfügbarkeit der Androgene. **Oxidativer Stress und chronische Inflammation** lassen sich durch Glukoseeinfluss bei PCOS-Patientinnen induzieren, während der oxidative Stress per se eine Insulinresistenz und die Androgensynthese hervorruft [65]. Die Wirkungen von Insulin-Sensitizern sind nicht nur auf messbar hyperinsulinämische Patientinnen begrenzt, was die PCOS-assoziierte Insulinhypersensitivität klinisch bestätigt.

8.6.5 Diagnostik

Labordiagnostik

Die Labordiagnostik sollte immer vom 2.–5. Zyklustag (ggf. nach Blutungsinduktion) erfolgen (▶ Tab. 8.7).

Sonografie

- immer vom 2.–5. Zyklustag zur Verhinderung falsch hoher Ovarvolumina durch funktionelle Zysten oder das Corpus luteum
- transvaginal oder transrektal mit einer > 7MHz-Sonde (hochauflösend)
- Auswertung:
  - **Follikelzahl:** Auszählen aller Follikel von 2–9 mm in der longitudinalen, transversalen und anterior-posterioren Ebene
  - **Ovarvolumen:**
    Formel: $V = x \times y \times z \times 0{,}5236/1000$ ml [12]

Cave

Aufgrund der neuen, hochauflösenden Geräte werden die Grenzwerte heftig diskutiert. Hinsichtlich der Follikelzahl ergeben sich Hinweise auf höhere Grenzwerte [51].

8.6.6 Therapie

Die Therapie des PCOS hat folgende Ziele:
- Normalisierung des Zyklus/ausreichende Gestagenzufuhr
- Senkung der Androgene
- Ovulationsinduktion bei Kinderwunsch
- Prävention der potenziellen Langzeitfolgen

Besteht kein Kinderwunsch, ist eine sofortige **Zyklusnormalisierung** mit gleichzeitiger Senkung der Androgene durch den Einsatz einer kombinierten antiandrogenen Pille zu erreichen. Antiandrogene Gestagene konkurrieren mit dem Androgenrezeptor; die SHBG-Synthese wird erhöht und die Bioverfügbarkeit der Androgene sinkt, zudem wird die ovarielle Androgensynthese supprimiert. Hierfür eignen sich idealerweise dienogest- oder drospirenonhaltige Kombinationspräparate.

Tab. 8.7 Labordiagnostik bei V. a. PCOS-Syndrom.

Parameter	Beschreibung/Besonderheiten/ Beachtenswertes
Gonadotropine	LH, FSH
Androgene	freies Testosteron, freier Androgenindex (SHBG), Androstendion, DHEAS
PCOS-spezifische Marker	AMH
Schilddrüsenfunktion	TSH, fT 4, Autoantikörper (TPO, TG)
Ausschluss von Differenzialdiagnosen	17-OH-Progesteron zum Ausschluss eines adrenogenitalen Syndroms Prolaktin zum Ausschluss einer Hyperprolaktinämie als Ursache der Zyklusstörung
metabolische Parameter	v. a. bei Hyperandrogenämie, Stammfett und Anovulation! 75g-oGTT HOMA-Index HbA1c Hüftumfang Lipide (LDL, HDL-Cholesterin, Gesamtcholesterin, Triglyzeride) Blutdruck
kardiovaskuläres Risiko/ oxidativer Stress	sensitives CRP Blutbild Lipoprotein a
Vitamin-D-Stoffwechsel	25-Hydroxyvitamin D Parathormon Knochendichte

Alternativ können zur Zyklusregulation bzw. zur Endometriumprotektion bei Kontraindikationen gegen Östrogeneinnahme auch die zyklische Gestageneinnahme, z. B. mit Dydrogesteron (10 mg/d) oder mikronisiertem Progesteron (200 mg/d vaginal) oder auch ein gestagenhaltiges Intrauterinpessar eingesetzt werden.

Bei **Kinderwunsch** kann die Ovulationsinduktion mit Antiöstrogenen (Clomifencitrat, Tamoxifen, Aromatasehemmer) als First-Line-Therapie oder urinärem bzw. rekombinantem FSH oder Menopausengonadotropin (LH + FSH) bei Clomifenversagen erzielt werden. Die Schwangerschaftsraten nach Clomifengabe liegen bei 30–50 % nach 6 ovulatorischen Zyklen [44].

Diese Stimulationstherapie sollte allerdings nur vom erfahrenen Reproduktionsmediziner durchgeführt werden, da insbesondere PCOS-Patientinnen ein sehr hohes Risiko für eine Polyovulation und somit höhergradige Mehrlinge haben.

Eine operative Alternative, insbesondere bei Versagen der medikamentösen Therapie, ist das laparoskopische **Ovarian Drilling**. Die Wirkung dieser Therapie ist allerdings von begrenzter Dauer und der medikamentösen Therapie nicht überlegen.

Bei habituellen Aborten in der Vorgeschichte ist die Betreuung in einem spezialisierten Zentrum zu empfehlen. Bei einer Insulinresistenz ist die Gabe von Metformin nachgewiesenermaßen abortsenkend [13].

Der Einsatz von Metformin (500–1000 mg 1–0–1) erhöht gegenüber Placebo die Ovulationsraten; in Kombination mit Clomifen erhöht es die Ovulations- und Schwangerschaftsraten bei Clomifenresistenz. Zudem ist die Überstimulationsgefahr bei einer IVF/ICSI unter Metformingabe deutlich reduziert [44].

Die Empfehlungen von Thessaloniki 2007 raten zur Metformineinnahme nur bei nachgewiesener Insulinresistenz. Ein Nutzen hinsichtlich verschiedener Parameter des PCOS wurde allerdings auch bei Patientinnen ohne Insulinresistenz nachgewiesen [142]. Der Einsatz ist als individueller Heilversuch mit den Patientinnen zu besprechen.

► **Schwangerschaftskomplikationen.** Adipöse Patientinnen weisen unter Metformingabe eine bessere klinische Schwangerschaftsrate und höhere Lebendgeburtenrate auf [13]. In weitgehend unkontrollierten Studien senkte Metformin die Abortraten bei Patientinnen mit PCOS drastisch (50–80 %), ebenso die Rate an Gestationsdiabetes (10-fache Risikoerniedrigung), schwangerschaftsinduzierter Hypertonie und Präeklampsie. Bisher sind keine fetalen Nachteile erkennbar [93].

► **Langzeitkomplikationen.** Obwohl das Vorliegen einer **Adipositas** die genannten Langzeitfolgen aggraviert, spielt sie dennoch eine vom PCOS unabhängige Rolle als Risikofaktor [18].

Gewichtsreduktion (5 %) und körperliche Aktivität haben einen positiven Einfluss auf Testosteron, AMH, Insulinresistenz, die Ovulationsrate, Schwangerschaftsrate und das Ansprechen auf Stimulationsverfahren. Die zusätzliche Einnahme von Metformin begünstigt den Gewichtsverlust. Das **Endometrium- und Mammakarzinomrisiko**, welches mit PCOS verbunden ist, lässt sich auch durch Faktoren wie Übergewicht, Kinderlosigkeit und Hyperglykämie mitbegründen. Die biologische Plausibilität lässt jedoch nicht daran zweifeln, dass die Ovulationsinduktion und Gestagengabe das Endometriumkarzinomrisiko senken. Zudem gibt es diverse Untersuchungen, die einen antiproliferativen und gestagen-synergistischen Einfluss von Metformin auf das Endometrium sowie sogar eine Remission von Endometriumhyperplasien zeigen konnten [133].

Die Einnahme von Metformin kann das **Diabetesrisiko** bei einer bestehenden Insulinresistenz um mehr als 30 % senken. Metformin hat zudem einen positiven Einfluss auf diverse kardiovaskuläre Risikofaktoren bis hin zur Mortalitätssenkung bei Diabetikern [18].

Merke **M!**

Das PCOS ist die häufigste Endokrinopathie der jungen Frau mit Implikationen auf das Wohlbefinden durch Hyperandrogenämie und Zyklusstörungen sowie auf die Fertilität. Die resultierenden Langzeitfolgen wie das Entstehen eines Diabetes mellitus und kardiovaskulärer Erkrankungen verdeutlichen die Wichtigkeit der interdisziplinären Diagnostik von Anfang an, der adäquaten Therapie bei Beschwerden sowie des Ergreifens präventiver Maßnahmen zur Verhinderung der Langzeitfolgen.

8.7 Hormone und Schwangerschaft

L. Griesinger, G. Griesinger

8.7.1 Einleitung

Die Etablierung, Aufrechterhaltung und Entwicklung einer Schwangerschaft wird durch die Sekretion von Hormonen innerhalb der fetoplazentaren-maternalen Funktionseinheit ermöglicht. Zwischen Mutter und Fetus ausgetauschte, durch Hormone sowie Zytokine vermittelte, endokrine und parakrine Informationen dienen der Anpassung des mütterlichen Organismus an die Schwangerschaft und ermöglichen das Wachstum des Fetus. Die Barker-Hypothese postuliert, dass endokrine und metabole Faktoren, denen der Fetus im Mutterleib ausgesetzt ist, die weitere Kindsentwicklung bis weit in das Erwachsenenalter beeinflussen. Eine Störung der endokrinen Regelkreise in der Gravidität mündet in einem erhöhten Risiko für kardiovaskuläre und endokrin-metabolische Erkrankungen. Hiermit sei die klinische Relevanz des Verständnisses der Endokrinologie der Schwangerschaft verdeutlicht [16].

8.7.2 Hormone der Schwangerschaft im Überblick

Progesteron

Die befruchtete Eizelle wird durch die uterine Peristaltik unter dem Einfluss von Östradiol und Progesteron in den Uterus befördert. Im Rahmen der Nidation nimmt der Embryo durch die Eröffnung mütterlicher Gefäße Kontakt mit dem mütterlichen Organismus auf. Das Sexualsteroid Progesteron ist der wichtigste Vertreter der Gelbkörperhormone (Corpus luteum). Durch die steigende Progesteron-Produktion des Corpus luteum nach Ovulation kommt es zur sekretorischen Transformation des Endometriums, hierdurch wird die Implantation der Blastozyste ermöglicht (▶ Abb. 8.9). Die aus der Blastozyste generierten Anteile, der Embryoblast und der Trophoblast, entwickeln sich dann zum Embryo bzw. zur Plazenta und den Eihäuten. Durch das im Synzytiotrophoblasten gebildete humane Choriongonadotropin (hCG) wird das Corpus luteum in das Corpus luteum graviditate umgewandelt und somit ein Abfallen des Progesteron-Spiegels verhindert. Die Schwangerschaft wird somit aufrechterhalten. Ab dem luteoplazentaren Shift wird die Progesteron-Produktion nahezu vollständig von der Plazenta übernommen. Da der Fetus selbst kein Progesteron herstellen kann, benötigt er das plazentare Progesteron für die adrenale Glukokortikoid- und Mineralokortikoid-Produktion. Zudem wirken Progesteron und hCG als Immunmodulatoren auf den mütterlichen Organismus.

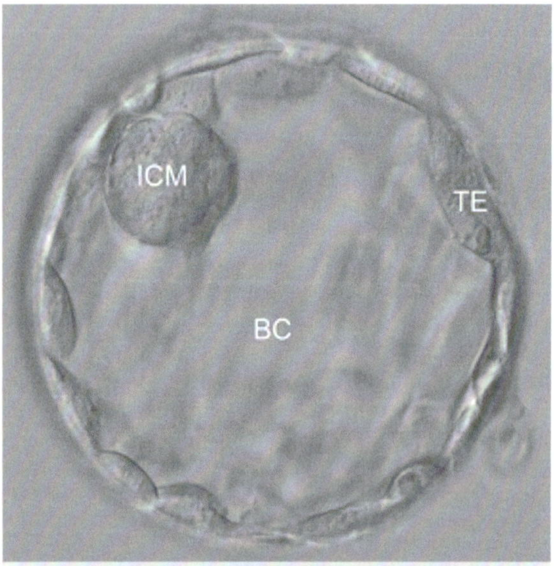

Abb. 8.9 Menschliche Blastozyste. ICM: Inner Cell Mass (= Embryoblast); TE: Trophektoderm; BC: Blastocoel.

Humanes Choriongonadotropin (hCG)

Das hCG spielt eine entscheidende Rolle in der Interaktion zwischen Embryo und Mutter. Das hCG ist ein Peptidhormon, bestehend aus einer α- und einer β-Untereinheit. Die β-Untereinheit ist spezifisch für das hCG, während die α-Untereinheit u. a. auch im follikelstimulierenden Hormon (FSH) und im luteinisierenden Hormon (LH) vorkommt. Dies ermöglicht dem hCG die Bindung an LH-Rezeptoren des Corpus luteum, die Umwandlung des Corpus luteum in das Corpus luteum graviditatis und über die Progesteron-Produktion den Erhalt der Schwangerschaft. Die hCG-Konzentration im Blut steigt bis zur 10.–12. Woche der Schwangerschaft exponentiell an, fällt nach dem luteoplazentaren Shift ab und bleibt dann bis zur Geburt nahezu konstant. Das hCG födert die Hyperplasie von Myometriumzellen, stellt das Myometrium durch Induktion von „Gap Junctions" ruhig und fördert über den „Vascular Endothelial Growth Factor" (VEGF) die Angiogenese uteriner Gefäße. Zusätzlich werden über das hCG Wachstum und Hormonproduktion der fetalen Nebennierenrinde und der Gonaden stimuliert.

Humanes Plazentalaktogen (hPL)

Der Synzytiotrophoblast der Plazenta synthetisiert u. a. das humane Plazentalaktogen (hPL). Dieses wirkt in der 1. Hälfte der Schwangerschaft über die Förderung der Aufnahme von Aminosäuren und über die Förderung der Glukoneogenese als Wachstumshormon, bevor es in der 2. Hälfte der Schwangerschaft über die Beeinflussung der Lipolyse und Erhöhung der maternalen Insulinresistenz für die suffiziente Glukosebereitstellung des Fetus sorgt. Der Serum hPL-Spiegel korreliert positiv mit dem Plazentagewicht.

Relaxin

Relaxin wird ebenfalls von der Plazenta synthetisiert. Es unterstützt die kontraktilitätshemmende Wirkung des Progesterons auf das Myometrium und fördert dessen Dezidualisierung.

Östrogene

Die Östrogenbiosynthese in der Schwangerschaft ist eine gemeinschaftliche Leistung der fetoplazentaren-maternalen Funktionseinheit, da der Trophoblast eine de-novo-Synthese von Sexualsteroiden nicht vermag, jedoch mütterliche und fetale Vorstufen weiterentwickeln kann. Die Sexualsteroidgruppe der plazentaren Östrogene wird vorwiegend aus Androgenvorstufen, hier vor allem Dehydroepiandrosteronsulfat (DHEAS) aus der mütterlichen und fetalen Nebennierenrinde, durch Aromatisierung gebildet. Das DHEAS wird in der Plazenta durch Sulfatasen erst in das Dehydroepiandrosteron (DHEA) und Testosteron, schließlich in Östron (E1) und Östradiol (E2) umgewandelt,

Tab. 8.8 hCG-Normwerte in der Frühgravidität.

Zeitpunkt	Konzentration (IU/l)	Normbereich (IU/l)
ES + 8	2	
ES + 9	3	1–5
ES + 10	5	1–13
ES + 11	17	8–35
ES + 12	34	20–59
ES + 13	55	33–91
ES + 14	89	57–140
ES + 15	159	100–252
ES + 16	260	156–433
ES + 17	433	276–706
ES + 18	700	473–1033
ES + 19	933	626–1384
ES + 20	1399	973–1998

ES: Eisprung

welches auch in großen Mengen sezerniert wird. Eine Bildung von Östriol (E3) aus E1 und E2 ist in der Plazenta aufgrund des Fehlens eines Schlüsselenzyms (16β-Hydroxylase) nicht möglich. Die Bildung von Östriol erfolgt in der fetalen Nebenniere und Leber und steigt mit zunehmender Schwangerschaft deutlich an.

Über Östrogenwirkung werden das uterine Wachstum und die uterine Durchblutung gefördert, die Gewebewassereinlagerung steigt und die Progesteronsynthese in der Plazenta wird stimuliert. Außerdem bewirkt die Östrogenproduktion eine Auflockerung des Bindegewebes und die Entwicklung der Brustdrüse. Über die Induktion von Oxytocinrezeptoren durch Östrogene nimmt die Kontraktilität des Myometrium zu [158].

8.7.3 Hormondiagnostik in der Frühschwangerschaft

Die Diagnostik der Frühschwangerschaft beruht auf dem Nachweis von hCG, welches von den Trophektodermzellen bereits vor Implantation sezerniert wird. Der Schwangerschaftsnachweis im Serum gelingt bereits 7–10 Tage nach der Konzeption, der Schwangerschaftsnachweis im Urin ab Tag 10 nach Konzeption. Zum Zeitpunkt der erwarteten Menstruation findet man einen hCG-Serum-Wert von rund 100 IU/l (▶ Tab. 8.8). Innerhalb der ersten 14 Tage der Schwangerschaft sollte sich näherungsweise alle 2 Tage eine Verdopplung der hCG-Konzentration nachweisen lassen [39].

Eine einzelne hCG-Bestimmung erlaubt keine prognostische Aussage über die Intaktheit bzw. Lokalisation einer Schwangerschaft. Eine unauffällig verlaufende hCG-Verdopplungszeit hingegen schließt eine gestörte Frühschwangerschaft weitgehend aus [49]. Steigt bei wiederholten Bestimmungen der Titer nicht entsprechend an, so besteht der Verdacht auf eine gestörte Frühgravidität.

Extrauteringravidität (EUG)

Etwa 96 % aller extrauterinen (ektopen) Schwangerschaften sind Eileiterschwangerschaften. Die EUG ist eine der wichtigen Ursachen für Morbidität und Mortalität bei Frauen im fortpflanzungsfähigen Alter [132]. Da von der korrekten und frühzeitigen Diagnosestellung Morbidität, Mortalität sowie künftige Fertilität abhängen, sollte Risikogruppen besonderes Augenmerk geschenkt werden.

Zu den **Risikofaktoren** für eine EUG zählen

- tubare Sterilität,
- vorangegangene tubenchirurgische Eingriffe,
- vorangegangene EUG,
- Intrauterinpessar,
- Endometriose,
- chronisch-entzündliche Veränderungen im Becken.

Da eine ektope Schwangerschaft sich gerade in den ersten Tagen nach Konzeption einer sonografischen Diagnose entzieht und der hCG-Verlauf oft noch nicht richtungsweisend ist, liegt die Entdeckungsrate einer EUG Schätzungen zufolge bei lediglich 20 % [147]. Als definitiv suspekt gilt ein leeres Cavum uteri erst bei hCG-Werten > 1000–1500 mIE/ml. Weitere sonografische Auffälligkeiten bei EUG sind ein hoch aufgebautes, echodichtes Endometrium mit Pseudogestationssack (Wasseransammlung im Cavum uteri), eine vom Ovar abzugrenzende suspekte

Merke **M!**

Ursachen erniedrigter und erhöhter hCG-Konzentrationen:

erniedrigte Konzentrationen	erhöhte hCG-Konzentrationen
Frühabort	Mehrlingsschwangerschaften
Extrauteringravidität: Ein normaler hCG-Anstieg im 1. Trimenon schließt eine Extrauteringravidität mit 94,7 %iger Sicherheit aus. Ab einem hCG-Wert von 1000 U/l sollte beim transvaginalen Ultraschall ein intrauteriner Fruchtsack erkennbar sein!	Blasenmole
Trophoblasterkrankungen	chromosomale Aberrationen (z. B. Trisomie 21)
chromosomale Aberrationen (z. B. Trisomie 18)	Außerhalb der Schwangerschaft ist eine hCG-Erhöhung im Serum tumorspezifisch: Chorionkarzinom, Teratokarzinom etc.

Rundstruktur mit echoarmem Randsaum im Adnexbereich sowie freie Flüssigkeit im Douglas-Raum. Als definitives Zeichen gilt der extrauterine, sonografische Nachweis eines Fruchtsacks mit embryonalen Strukturen, dieser findet sich jedoch nur in ca. 13 % der Fälle [42]. Wie wichtig eine gezielte Diagnostik auch im Falle erniedrigter hCG-Konzentrationen ist, belegt eine Studie, die bei 29 % der Schwangeren mit einer EUG und hCG-Werten < 100 mIE/ml eine Tubenruptur während der Laparoskopie fand [130].

Die **Diagnostik der EUG** basiert auf der Kombination aus gynäkologischer Untersuchung, vaginaler Sonografie und endokriner Diagnostik. Auffällig sind erniedrigte hCG-Werte sowie ein für das Gestationsalter zu geringer bzw. verzögerter Anstieg der hCG-Konzentration. Besondere Bedeutung kommt hier vor allem der seriellen hCG-Bestimmung zu [131].

Bei V. a. Vorliegen einer EUG kann die endokrine Diagnostik um die Serum-Progesteron-Bestimmung erweitert werden. Im Falle einer intakten Schwangerschaft finden sich erhöhte Progesteron-Konzentrationen im Serum, was die Funktionsfähigkeit des Corpus luteum anzeigt. Während der ersten 8–10 Wochen der Schwangerschaft bleibt diese Konzentration nahezu konstant, ein Abfall der Konzentration deutet auf eine gestörte Frühschwangerschaft hin. Eine Metaanalyse von insgesamt 26 Studien zeigte, dass Serum-Progesteron-Konzentrationen < 25 nmol/l (7,8 ng/ml) mit einer avitalen Schwangerschaft in hohem Maße assoziiert sind [105]. Serum-Progesteron-Konzentrationen < 20 nmol/l (6,3 ng/ml) sagen eine gestörte Frühschwangerschaft mit einem positiven prädiktiven Wert von ≥ 95 % voraus [14]. Serum-Progesteron-Konzentrationen > 25 nmol/l (7,8 ng/ml) zeigen wahrscheinlich eine intrauterine Schwangerschaft an, während Werte > 60 nmol/l (18,9 ng/ml) stark assoziiert sind mit einer regelrecht angelegten Schwangerschaft [105].

Neuere Biomarker wie das CA-125 oder die Kreatinkinase haben sich bislang in der Diagnostik der EUG nicht bewährt [41]. Gleiches gilt für die Biomarker Aktivin-A, Pregnancy-associated Plasma-Protein-A (PAPP-A), Pregnancy-specific beta-Glycoprotein 1 (SP 1), VEGF und diverse andere [132].

Therapie der Wahl bei EUG mit stattgehabter Blutung oder Nachweis von Herzaktionen ist die laparoskopische Sanierung mittels **Salpingotomie**. Eine frühe ektope Schwangerschaft kann auch durch eine lokale oder systemische Methotrexat-Therapie behandelt werden. Methotrexat wirkt zytostatisch auf das Trophoblastgewebe und verursacht so einen Abort. Eine Metaanalyse aus dem Jahre 2003 wies die Überlegenheit eines Methotrexat-Multidose-Regimes gegenüber eines Single-Dose-Regimes nach. Trotzdem wird in der Praxis überwiegend die Single-Dose-Strategie verfolgt, was möglicherweise dem administrativen Mehraufwand des Multidose-Regimes geschuldet sein könnte [17]. Als Ausschlusskriterien für eine Methotrexat-Therapie gelten die Tubarruptur, positive Herzaktionen im Ultraschall, hCG-Konzentrationen > 2500 mIE/ml sowie Verdacht auf intraabdominale Blutung, die ein operatives Vorgehen notwendig macht. Nach operativer bzw. medikamentöser Therapie fallen die hCG-Konzentrationen individuell verschieden ab. hCG-Kontrollen sollten mindestens einmal wöchentlich erfolgen, bis eine Konzentration von < 10–20 mIE/ml erreicht worden ist. Sollte nach Salpingotomie und Versuch der Entfernung des Schwangerschaftsproduktes kein Abfall der hCG-Serumkonzentration verzeichnet werden, kann Methotrexat auch in Sequenz nach OP verabreicht werden [118].

Pregnancy of unknown Location (PUL)

Der Begriff „Pregnancy of unknown Location" (PUL) bezeichnet das Vorhandensein eines positiven Schwangerschaftstests bei gleichzeitigem Fehlen eines sonografischen Nachweises der intrauterinen oder extrauterinen Lokalisation der Schwangerschaft.

Bis dato konnten keine Biomarker gefunden werden, welche definitive Rückschlüsse auf die Lokalisation der Schwangerschaft zuließen [132]. Inwieweit die Identifikation der Lokalisation überhaupt notwendig ist, ist ebenfalls umstritten. Reid und Condous vertreten die Meinung, dass die Lokalisation der Schwangerschaft bei unauffälligem Verlauf der Frühgravidität nicht identifiziert werden muss, da dies hohe Kosten und einen zeitlichen Mehraufwand in der Behandlung nach sich ziehe [122].

Prinzipiell kann eine PUL 4 Verläufe nehmen: Weiterentwicklung zur intakten Schwangerschaft, Abortus completus, EUG oder persistierende PUL. Der Verlauf zur EUG ist vergleichsweise selten und rund 15 % der EUG enden im spontanen Tubenabort. Insofern ist das Abwarten des Spontanverlaufes genauso angezeigt wie die subtile Untersuchung bei Verdacht auf EUG, um die tatsächlichen Fälle frühzeitig zu identifizieren.

Behandlung des Abortus imminens

Es ist weit verbreitete klinische Praxis, im Falle von drohenden Aborten **Progesteron oder hCG** einzusetzen, um die weitere Schwangerschaftsentwicklung zu unterstützen. In den vergangenen Jahren wurden 2 Cochrane-Analysen veröffentlicht, die weder für die Gabe von hCG [50] noch für die Gabe von Progesteron [70] einen signifikanten Nutzen nachweisen konnten. Eine dritte, jüngst publizierte Cochrane-Analyse zeigte zwar eine Reduktion der spontanen Abortrate durch Progesteron verglichen mit Placebo (RR 0,53; 95 %-KI 0,35–0,79), allerdings war die Analyse durch kleine Fallzahlen und die schlechte methodische Qualität der eingeschlossenen Studien limitiert. Durch die Verabreichung von Progesteron konnte kein Anstieg kongenitaler Anomalien verzeichnet werden (RR 0,70; 95 %-KI 0,10–4,82 [154]).

Ursächlich für eine inadäquate Sekretion des Corpus luteum ist weniger eine Störung exklusiv der hCG-Biosynthese im Trophoblasten als eher eine Störung des Entwicklungspotenzials der gesamten Fruchtanlage mit resultierenden niedrigen hCG-Spiegeln und ausbleibender Stimulation des Corpus luteum!

Angesichts des Drucks zur therapeutischen Intervention bei drohendem Abort wird regelhaft, auch bei spärlicher Datenlage, bei Abortus imminens Progesteron verordnet. Gängige Schemata sind z. B. Progesteron 2–3 × 200 mg/d intravaginal oder 20 mg Dydrogesteron oral täglich.

8.7.4 Anpassung und Anpassungsstörungen endokriner Organe in der Schwangerschaft

Anpassung des mütterlichen Stoffwechsels

Die Schwangerschaft stellt eine anabole, dynamische Stoffwechselsituation dar. Der mütterliche Stoffwechsel passt sich u. a. mithilfe der von der Plazenta gebildeten Hormone an neue Erfordernisse an.

Der Organismus der Schwangeren verfügt über adaptive Mechanismen, um den Mehrbedarf an Energie durch einen veränderten Grundumsatz sowie die Zunahme von Fettdepots und der fettfreien Masse zu decken. Diese Schutzmechanismen sichern in Extremsituationen zwar das Überleben des Kindes, gleichzeitig aber kann es zu einer intrauterin bzw. perinatal erworbenen Fehlprogrammierung kommen, die selbst unabhängig von der genetischen Disposition zu gesundheitlicher Beeinträchtigung und Erhöhung von Krankheitsrisiken, vor allem diabetogener, adipogener und atherogener Art, führen kann. Auf einzelne dieser Anpassungsstörungen soll im Folgenden näher eingegangen werden.

Diabetes mellitus

Bedingt durch einen zunehmenden Glukosebedarf des Fetus wird im Laufe der Schwangerschaft die Insulinempfindlichkeit im mütterlichen Organismus herabgesetzt. Somit bleibt die Blutglukose länger erhöht und kann zum Fetus gelangen. Die erniedrigte Insulinempfindlichkeit der Schwangeren wird durch eine erhöhte Insulinproduktion kompensiert. Zusätzlich erhöht sich ab dem 3. Schwangerschaftstrimenon die endogene hepatische Glukoseproduktion der Schwangeren um 16–30 %, um den gesteigerten Bedarf zu decken. Diese Anpassung begünstigt eine diabetogene Stoffwechsellage, was bei ca. 5 % der Schwangeren zu einem Gestationsdiabetes führt [86].

Ein nicht erkannter oder schlecht eingestellter Diabetes mellitus birgt für Mutter und Kind ein erhöhtes Morbiditäts- und Mortalitätsrisiko. Folgende **Schwangerschaftskomplikationen** werden bei Diabetes mellitus signifikant häufiger beobachtet:

- Präeklampsie/Eklampsie
- Makrosomie mit erhöhter Gefahr eines Geburtstraumas
- Hydramnion mit erhöhter Gefahr einer Frühgeburt
- erhöhte fetale Fehlbildungsrate
- Hypoglykämien perinatal mit der Gefahr einer neuropsychomotorischen Entwicklungsverzögerung

Zusätzlich ist das Risiko für das Kind, im weiteren Lebensverlauf an einem Diabetes mellitus Typ 1 oder 2 zu erkranken, deutlich erhöht [55].

Zu unterscheiden sind folgende Formen:

- **Gestationsdiabetes:** Mit ca. 88 % ist dies die häufigste Form des Diabetes mellitus in der Schwangerschaft. Bis zu 5 % der Schwangeren weisen einen Gestationsdiabetes auf [86]. Es handelt sich um einen in der Schwangerschaft neu aufgetretenen Diabetes, der zwar nach der Schwangerschaft sistiert, jedoch mit einem deutlichen erhöhten Risiko für das spätere Auftreten eines Diabetes mellitus Typ 2 verbunden ist.
- **Diabetes mellitus Typ 1:** Macht ca. 4–8 % der Diabetesfälle in der Schwangerschaft aus und ist immer insulinpflichtig.
- **Diabetes mellitus Typ 2:** Macht ebenfalls ca. 4–8 % der Diabetesfälle in der Schwangerschaft aus. Die Prävalenz steigt mit dem zunehmenden Schwangerschaftsalter der Frauen.

Für den Diabetes mellitus Typ 1 und 2 gilt, dass eine optimale Blutzuckereinstellung bereits vor einer geplanten Schwangerschaft angestrebt werden soll. Hierfür bietet sich eine intensivierte Insulintherapie an. Während der 1. Hälfte der Schwangerschaft ändert sich der Insulinbedarf kaum, er kann sogar leicht absinken. In der 2. Schwangerschaftshälfte steigt der Insulinbedarf um ca. 1 IE/kg. Zielwerte sind Nüchternglukosewerte < 90 mg/dl, ein Postprandialwert von < 140 mg/dl sowie ein HbA1c-Wert < 6,5 % [23].

Zur Feststellung eines Schwangerschaftsdiabetes kann ein **oraler Glukosetoleranztest** im Rahmen der Vorsorge zwischen der 24. und 28. Schwangerschaftswoche durchgeführt werden. In Deutschland ist dieser Test seit März 2012 Teil der Mutterschaftsrichtlinien und damit eine Leistung der gesetzlichen Krankenkassen. Bei Risikofaktoren wie Adipositas, familiärer Disposition und fortgeschrittenem Alter der Schwangeren kann der orale Glukosetoleranztest bereits zwischen der 12. bis 14. Woche durchgeführt und bei negativem Ausfall während der 24. bis 28. Schwangerschaftswoche wiederholt werden.

- **Durchführung des vereinfachten 50g-Tests:** Hierbei werden 50 g Glukose in 200 ml Wasser gelöst und innerhalb von 3–5 min getrunken (Nüchternheit). Es erfolgt eine Blutabnahme nach 60 min. Im kapillären Vollblut liegt der Grenzwert bei 140 mg/dl. Im Falle eines pathologischen Wertes von > 140 mg/dl sollte ein 75g-OGTT durchgeführt werden.
- **Durchführung des 75g-OGTT:** 75 g Glukose in 300 ml Wasser gelöst sollen innerhalb von 5 min getrunken werden (Nüchternheit). Zu den Zeitpunkten 0, 60 und 120 min werden die Glukosewerte bestimmt (▶ Tab. 8.9). Ein Gestationsdiabetes liegt vor, wenn für mindestens 2 Werte gilt (▶ Tab. 8.9):

Tab. 8.9 Bewertung des OGTT.

	Vollblut (kapillär, hämolysiert)		Plasma, venös	
nüchtern	≥ 90 mg/dl	≥ 5,0 mmol/l	≥ 90 mg/dl	≥ 5,0 mmol/l
1h-Wert	≥ 180 mg/dl	≥ 10,0 mmol/l	≥ 165 mg/dl	≥ 9,2 mmol/l
2h-Wert	≥ 155 mg/dl	≥ 8,6 mmol/l	≥ 140 mg/dl	≥ 7,8 mmol/l

Tab. 8.10 Referenzwerte für Serum-TSH in der Schwangerschaft.

Studie	Trimester		
	1. Trimester	2. Trimester	3. Trimester
Panesar et al. (2001)	0,80 (0,03–2,30)	1,10 (0,03–3,10)	1,30 (0,13–3,50)
Haddow et al. (2004)	0,94 (0,08–2,73)	1,29 (0,39–2,70)	–
Stricker et al. (2007)	1,04 (0,09–2,83)	1,02 (0,20–2,79)	1,14 (0,31–2,90)
Soldin et al. (2007)	0,98 (0,24–2,99)	1,09 (0,46–2,95)	1,20 (0,43–2,78)
Marwaha et al. (2008)	2,10 (0,60–5,00)	2,40 (0,43–5,78)	2,10 (0,74–5,70)
Bocos-Terraz et al. (2009) http://thyroidguidelines.net/pregnancy/references – 17)	0,92 (0,03–2,65)	1,12 (0,12–2,64)	1,29 (0,23–3,56)

Medianer TSH-Wert in mIU/l (5. und 95. Perzentile (Haddow, Panesar, Marwaha) bzw. 2,5. und 97,5. Perzentile (Stricker, Soldin, Bocos-Terraz)

Wird ein Gestationsdiabetes diagnostiziert, ist die Schulung der Schwangeren essenziell. Ziel ist es, den Nüchternblutzucker unter 90 mg/dl zu halten. Sollte eine diätetische Einstellung des Gestationsdiabetes nicht gelingen, muss eine Insulintherapie erfolgen. Orale Antidiabetika sind während der Schwangerschaft kontraindiziert. Da ein hoher Prozentsatz der Frauen mit Gestationsdiabetes nach der Geburt eine gestörte Glukosetoleranz entwickelt, ist eine weitere Überwachung des Kohlenhydrathaushaltes auch nach der Entbindung erforderlich. Diesbezüglich sollte nach Ablauf von 2–3 Monaten nach Entbindung eine Wiederholung des OGTT stattfinden.

Im Falle eines Diabetes mellitus in der Schwangerschaft ist auch die regelmäßige Blutzuckerkontrolle des Neugeborenen wichtig. Da dieses als Reaktion auf hohe Glukosewerte während der Schwangerschaft vermehrt Insulin produziert, droht hier nach der Entbindung die Gefahr der Hypoglykämie.

Störungen der Schilddrüse

Schilddrüsenfunktionsstörungen sind häufig und betreffen ca. 1–2 % der Schwangeren. Die Schilddrüse ist verantwortlich für die Produktion der Hormone Trijodthyronin (T 3) und Thyroxin (T 4). Notwendiger Baustein für die Synthese der Schilddrüsenhormone ist Jodid. Nur das ungebundene T 3 ist an der Zielzelle wirksam. T 4 ist das Prohormon für T 3 mit einer deutlich längeren Halbwertszeit. Die Produktion der Schilddrüsenhormone unterliegt dem hypothalamisch-hypophysären Regelkreis aus TRH und TSH. Man unterscheidet latente Schilddrüsenfunktionsstörungen, bei denen sich ausschließlich eine Veränderung des TSH-Spiegels findet, von den manifesten Störungen, bei denen auch die freien Schilddrüsenhormone fT 3 und fT 4 verändert sind.

Als Faustregel gilt, dass im 1. Trimenon die TSH-Werte 2,5 mIU/l, im 2. und 3. Trimenon 3,0 mIU/l nicht übersteigen sollten (▶ Tab. 8.10).

Im Rahmen einer Schwangerschaft verdoppelt sich das thyroxinbindende Globulin (TBG), sodass mehr T 4 gebunden wird. Zusätzlich führt der in der Schwangerschaft vermehrte renale Blutfluss zu einer erhöhten Jod-Clearance. Durch die strukturelle Ähnlichkeit von TSH und hCG kommt es zudem zu einer Stimulation des TSH-Rezeptors an der Schilddrüse mit Anstieg der freien Schilddrüsenhormone. Dieser Mechanismus führt zu erniedrigten TSH-Spiegeln, insbesondere während der Frühschwangerschaft (▶ Tab. 8.10). Im weiteren Verlauf der Schwangerschaft steigt der TSH-Wert, während der fT 4-Spiegel sinkt. Die Schilddrüsenhormone gehen dabei in nur geringer Menge über die Plazenta auf den Fetus über. Dieser ist ab der 12. Schwangerschaftswoche in der Lage, selbst Schilddrüsenhormone zu produzieren [61].

Hypothyreose

Häufigste Ursache einer Schilddrüsenunterfunktion im gebärfähigen Alter ist die **Hashimoto-Thyreoiditis**, eine Autoimmunerkrankung. Die Diagnose einer Hashimoto-Thyreoiditis wird gestellt bei typischen sonografischen Veränderungen der Schilddrüse, erhöhter Zahl von TPO-Antikörpern sowie latenter bzw. manifester Hypothyreose.

Findet sich ein erhöhter TSH-Wert, erfolgt die Bestimmung von fT 3, fT 4 sowie der Thyreoperoxidase-Antikörper (TPO-AK). Im Rahmen einer Fertilitätsabklärung sollte auch bei einem normalen TSH-Wert die Bestimmung der

Tab. 8.11 Anpassung der Levothyroxindosis nach TSH-Werten (Quelle: [64]).

Serum-TSH (mIU/l)	Erhöhung des Levothyroxins (µg/d)
0,5–1	25–50
1–2	50–75
>2	100

TPO-AK erfolgen, da Frauen mit erhöhten TPO-Antikörpern trotz euthyreoter Stoffwechsellage ein erhöhtes Risiko für Fehl- und Frühgeburten aufweisen. Ursächlich hierfür scheint eine relative Hypothyreose, die dazu führt, dass die Schilddrüsenfunktion während der Schwangerschaft nicht adäquat angepasst werden kann [145]. Zwei Studien zeigten eine Reduktion der Fehlgeburtenrate bei TPO-AK-positiven Frauen, die während der Schwangerschaft eine Levothyroxin-Therapie erhalten hatten [109], [110]. Somit ist die Bestimmung der TPO-AK zusätzlich zur TSH-Bestimmung von Bedeutung.

Eine Schilddrüsenhormonsubstitution wird ab einem TSH-Wert von >2,5 mIU/l empfohlen. Die übliche Startdosis liegt bei 50 µg Levothyroxin und sollte mit 150–200 µg Jodid kombiniert werden, wenn keine TPO-AK vorliegen. Ziel ist ein TSH-Wert um 1,0 mIU/l. Liegt das TSH nicht im Zielbereich, kann die Dosis Levothyroxin wie in ▸ Tab. 8.11 beschrieben angepasst werden.

Falls die Schwangere bereits vor Eintritt der Schwangerschaft Levothyroxin eingenommen hat, sollte die Dosis in der Schwangerschaft um 50 % gesteigert werden.

Das TSH muss 4 Wochen nach jeder Dosissteigerung kontrolliert werden. Bei stabilem TSH-Wert und nicht notwendiger Dosisänderung wäre eine TSH-Kontrolle einmal pro Trimenon zu empfehlen.

Bei bekannten Hypophysenerkrankungen reicht die alleinige TSH-Bestimmung nicht aus. In diesen Fällen sind die freien Schilddrüsenhormone mitzubestimmen.

Hyperthyreose

Im gebärfähigen Alter ist die häufigste Ursache einer Hyperthyreose die **immunogene Hyperthyreose**, die bei gleichzeitigem Auftreten einer endokrinen Orbitopathie als Morbus Basedow bezeichnet wird. Die **Diagnostik** beinhaltet die Bestimmung von TSH, fT3, fT4, die Bestimmung des TSH-Rezeptor-Antikörpers (TRAK, positiv bei immunogener Hyperthyreose) sowie die Durchführung einer Schilddrüsensonografie. Sonografisch findet sich im Falle einer immunogenen Hyperthyreose eine vergrößerte, inhomogene, echoarme Schilddrüse mit vermehrter Vaskularisation.

Die entscheidende Differenzialdiagnose ist in der Schwangerschaft die hCG-induzierte Hyperthyreose, welche in der Regel selbstlimitierend ist.

Eine manifeste Hyperthyreose ist, abgesehen von der hCG-induzierten Hyperthyreose, in jedem Fall therapiebedürftig, eine latente Hyperthyreose hingegen nicht. Im Falle einer manifesten Hyperthyreose sollte von einer Schwangerschaft abgeraten werden, bis eine Therapie erfolgt ist. Fällt eine Hyperthyreose erst während der Schwangerschaft auf, ist nach Ausschluss einer Schwangerschaftshyperthyreose eine thyreostatische Therapie, vorzugsweise mit Carbimazol oder Thiamazol, erforderlich. Empfohlen wird die niedrigst mögliche Dosis des Thyreostatikums. Eine Kombination von Thyreostatikum und Schilddrüsenhormon ist während der Schwangerschaft kontraindiziert. Die mütterliche Schilddrüsen-Stoffwechsellage spiegelt hierbei die fetale gut wider. Die immunogene Hyperthyreose bessert sich im 2. Schwangerschaftstrimenon, sodass die thyreostatische Therapie oft zu diesem Zeitpunkt beendet werden kann [61].

Störungen der Nebenschilddrüsen

Leitsymptom des **Hyperparathyreoidismus** ist die Hyperkalzämie. In der Schwangerschaft wird häufig als Symptom ein über das 1. Trimenon anhaltender Vomitus beobachtet. Zudem können Nephrolithiasis und Pankreatitis auftreten. Zu bedenken gilt, dass der Parathormonspiegel in der Schwangerschaft physiologisch auf etwa das Doppelte des Normwertes ansteigt. Im Falle eines Hyperparathyreoidismus droht der Mutter ein Hyperkalzämie-Syndrom, zusätzlich ist das Mortalitätsrisiko für das ungeborene Kind deutlich erhöht. Therapeutisch kann im 2. Trimenon die Operation der Nebenschilddrüsen erfolgen [20], [32].

Ein ähnlich seltenes Bild ist der **Hypoparathyreoidismus** in der Schwangerschaft. Sollten Frauen mit einem Hypoparathyreoidismus Vitamin D substituiert bekommen, ist das Stillen kontraindiziert, da es hierbei zu einer Hypervitaminose des Säuglings kommen kann [72].

Renin-Angiotensin-Aldosteron-System

Das Renin-Angiotensin-Aldosteron-System reguliert das Blutdruckverhalten, zusätzlich wird das Plasmavolumen über die Regulation der Natrium- und Kaliumausscheidung beeinflusst. Renin ist ein Enzym, das von der Niere vermehrt gebildet wird, wenn die Nierendurchblutung reduziert ist. Renin sorgt für die Proteolyse des in der Leber gebildeten Angiotensinogens. Dessen Abspaltprodukt Angiotensin I wird durch das Angiotensin-Konversionsenzym in der Lunge und im Plasma in die aktive Form Angiotensin II umgewandelt (▸ Abb. 8.10). Das Angiotensin II sorgt für eine Steigerung des Gefäßtonus und für eine Stimulation der Aldosteronsekretion der Nebennierenrinde. Aldosteron fördert die Natrium- und Wasserretention am distalen Tubulus der Niere, zusätzlich begünstigt es die Kaliumausscheidung.

In der Schwangerschaft nimmt die Aktivität des Renins um das das Doppelte bis Dreifache zu, ursächlich hierfür sind erhöhte Östrogenkonzentrationen. Zusätzlich steigt die Konzentration des Angiotensin II. Durch die Zunahme der Aktivität des Renin-Angiotensin-Systems steigt die Aldosteron-Konzentration während der Schwangerschaft

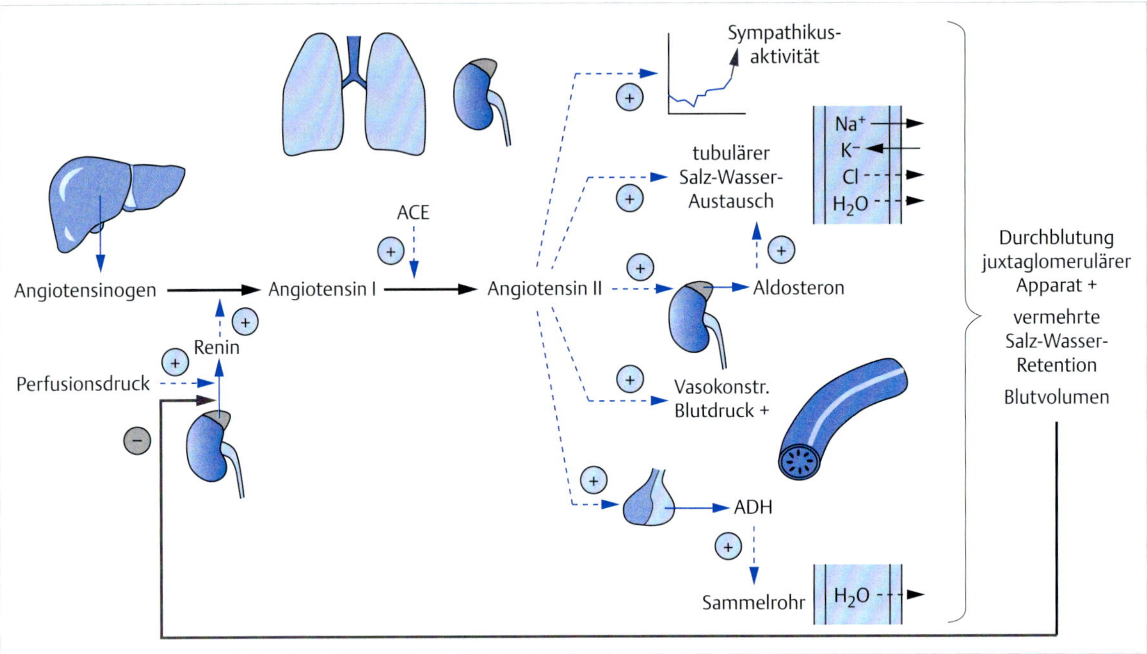

Abb. 8.10 Wirkungen des Renin-Angiotensin-Systems (Mit freundlicher Genehmigung von Prof. H. G. Hinghofer-Szalkay, Universität Graz).

ebenfalls stark an. Aufgrund des funktionellen Antagonismus zwischen Aldosteron und Progesteron wird die Entstehung aldosteronbedingter Ödeme verhindert.

Aufgrund einer Abnahme der Empfindlichkeit der Gefäße gegenüber Angiotensin II bereits in der Frühschwangerschaft kann eine Blutdruckerhöhung während der Schwangerschaft verhindert werden.

Störungen der Nebennieren

Cushing-Syndrom

Bei Schwangerschaften von Patientinnen mit Cushing-Syndrom handelt es sich um Einzelfälle mit stark erhöhter mütterlicher und fetaler Morbidität. Zu den wichtigsten Komplikationen zählen in diesen Fällen die Präeklampsie, der Gestationsdiabetes sowie vorzeitige Wehen. Die Erkrankung erfordert eine individuelle, interdisziplinäre diagnostische und therapeutische Betreuung [99], [129].

Morbus Addison

Häufigste Ursache für die Nebennierenrinden-Unterfunktion in der Schwangerschaft ist die idiopathische Autoimmunadrenalitis. Da der Morbus Addison sich mit schwangerschaftstypischen Beschwerden wie Übelkeit, Erbrechen und Schwäche manifestiert, können die Symptome leicht fehlinterpretiert werden. Ebenso wie außerhalb der Schwangerschaft besteht die Therapie in der Substitution von Glukokortikoiden und Mineralokortikoiden. Im Falle einer Addison-Krisedrohen durch Hyperemesis verursachte Elektrolytverluste und Dehydratation. Die Therapie der Addison-Krise besteht in der Rehydratation, kombiniert mit intravenösen Gaben von 100 mg Hydrokortison in 6-stündigen Abständen.

Diese Erkrankung erfordert eine individuelle Substitutionstherapie, da sich der Bedarf an Hydrokortison im Laufe der Schwangerschaft verändert. So steigt der Bedarf an Hydrokortison in der 2. Schwangerschaftshälfte um ca. 50 % an. Im Rahmen der Entbindung erhält die Schwangere in 6-stündigen Abständen 100 mg Hydrokortison i. v. Nach der Entbindung erfolgt eine Dosisreduktion um die Hälfte alle 48h, bis die üblichen therapeutischen Dosen erreicht sind. Eine adäquate Substitutionsbehandlung ermöglicht in den meisten Fällen die Entbindung eines gesunden Kindes. Beim Neugeborenen sollten regelmäßige Blutzuckerkontrollen zum Ausschluss einer Hypoglykämie erfolgen [3], [94].

Phäochromozytom

Beim Phäochromozytom handelt es sich um einen katecholaminsezernierenden Tumor der chromaffinen Zellen, welcher überwiegend adrenal (90 %) und selten extraadrenal gelegen ist. Es handelt sich in den meisten Fällen um einen gutartigen Tumor, nur in ca. 10 % der Fälle um ein Malignom.

Zu den typischen Symptomen zählen paroxysmale Hypertonien, Palpitationen, Kopfschmerzen, Hyperglykämien und Schwindel. Differenzialdiagnostisch kommen eine Schwangerschaftshypertonie, EPH-Gestose oder eine Thyreotoxikose infrage. Da Katecholamine nicht plazentagängig sind, ist die fetale Entwicklung per se nicht gestört. Unbehandelt betragen mütterliche und fetale Mortalität jedoch ca. 50 %.

Wie bei allen seltenen endokrinen Erkrankungen in der Schwangerschaft, so erfordert auch dieses Krankheitsbild ein individuelles, interdisziplinäres Vorgehen in Diagnostik und Therapie. Wird der Tumor innerhalb der ersten 24 Schwangerschaftswochen diagnostiziert, wird die laparoskopische Adrenalektomie nach medikamentöser Vorbehandlung mit Phenoxybenzamin und Betablocker empfohlen. Wird die Diagnose erst im 3. Trimenon gestellt, sollte eine medikamentöse Therapie erfolgen. Die Schnittentbindung sollte einer vaginalen Entbindung vorgezogen werden.

Cave ⚠

Zur Prophylaxe oder Behandlung von Tachyarrhythmien darf eine Betablockade erst einige Tage nach Beginn einer Alphablockade begonnen werden. Diese zeitliche Verzögerung ist notwendig, um eine hypertensive Krise zu verhindern. Falls bei einem Phäochromozytom zuerst Betablocker gegeben werden, fällt die über den β2-Rezeptor vermittelte vasodilatatorische Wirkung weg und es kommt über eine Stimulation der α1- und α2-Rezeptoren zu einer Vasokonstriktion. Bevorzugte Betablocker in der Schwangerschaft sind Propanolol (40 mg 3 × /d) oder Atenolol (25–50 mg 1 × /d) [96].

8.8 Reproduktionsmedizin

T. Strowitzki

8.8.1 Epidemiologie

Reproduktionsmedizin befasst sich mit Ursachen, Diagnostik und Therapie aller Formen der weiblichen und männlichen Unfruchtbarkeit und bezieht sich nicht ausschließlich auf die Maßnahmen der künstlichen Befruchtung im engeren Sinne.

In westlichen Ländern wird die Inzidenz der Sterilität auf 15 % geschätzt [103], ohne dass der oft befürchtete und postulierte Anstieg der Sterilität belegt werden könnte [151].

Dabei ist die Sterilität oft nicht absolut, sodass eher von reduzierter Fruchtbarkeit gesprochen werden sollte. Nach einer australischen Studie werden Frauen zwischen 28 und 36 Jahren mit Sterilität in der Anamnese doch noch zu mehr als 40 % spontan schwanger [76].

Nicht nur medizinische, sondern auch sozioökonomische und sog. **Lifestyle-Faktoren** spielen bei der Inzidenz der Sterilität eine gewichtige Rolle. Sterilitätsursachen sind auf Mann und Frau in etwa gleich verteilt.

8.8.2 Definition

Als Sterilität wird gemäß WHO das Ausbleiben einer Schwangerschaft über 12 Monate trotz regelmäßigem, ungeschütztem Geschlechtsverkehr und bestehendem Kinderwunsch definiert. Ob dieses enge Zeitfenster in Anbetracht der Altersentwicklung zum Zeitpunkt der Familienplanung zu eng gewählt ist, wird zurzeit diskutiert.

8.8.3 Diagnostik

In der klinischen Abklärung müssen 3 Aspekte der Sterilität des Paares untersucht werden:

- andrologische Faktoren
- seitens der Frau
  - Abklärung von Ovulationsstörungen
  - Abklärung des tubaren Faktors

Merke M!

Die hormonelle Diagnostik und die andrologische Diagnostik gehen stets der invasiven, operativen Tubendiagnostik voraus.

Bei gegebenem Zyklusgeschehen werden zu Zyklusbeginn als **hormonelle Basisdiagnostik** 17β-Östradiol, LH, FSH, Testosteron, TSH und Prolaktin bestimmt. Gegebenenfalls werden die Werte ergänzt durch die peripheren Schilddrüsenhormone fT3 und fT4, das Anti-Müller-Hormon AMH und DHEAS. Die gleiche Hormonanalytik als Basisdiagnostik erfolgt bei jeder Form der Amenorrhoe und dann natürlich zu einem beliebigen Zeitpunkt.

Die Basisdiagnostik stellt bereits Weichen für die weitere Diagnostik.

Hypergonadotrope Werte legen eine primäre Ovarfunktionsstörung nahe. Die Hyperandrogenämie und eine nicht präovulatorische LH-Hypersekretion mit einer LH/FSH-Ratio > 2 finden sich am häufigsten beim PCO-Syndrom [125]. Erhöhte Prolaktinwerte lassen auf eine hyperprolaktinämische Ovarinsuffizienz schließen. Erniedrigte Gonadotropine mit hypöstrogener Lage, z. B. als hypogonadotrope, hypöstrogene Amenorrhoe, deuten auf zentrale – hypothalamische oder hypophysäre – Funktionsstörungen hin.

Bei Zyklusgeschehen schließt sich an die Basisdiagnostik die **Überprüfung der Ovulation** an. Dazu werden in Zyklusmitte mit transvaginaler Sonografie die Höhe des Endometriums (mittzyklisch über beide Schichten 10–12 mm) und die Größe des dominanten Follikels bestimmt (ca. 20–24 mm). Etwa 7 und 10 Tage nach LH-Anstieg können zur Überprüfung der Lutealphase 17β-Östradiol und Progesteron bestimmt werden. Progesteronwerte > 10 ng/ml bei adäquater Östradiolproduktion zeigen die stabile Lutealphase und damit die suffiziente Ovulation an.

8

8.8.4 Hormonelle Therapie bei Sterilität

Ovulationsstörungen können durch Therapie der zugrunde liegenden Störungen oder durch direkte ovarielle Stimulation behandelt werden.

Der **Lebensstil** beeinflusst wesentlich die ovulatorische Ovarfunktion. Dazu zählen in erster Linie Über- oder Untergewicht und Noxen wie Nikotin und Alkohol. Die Adipositas ist heute sicher der bedeutendste die Fruchtbarkeit beeinflussende Lifestyle-Faktor [107]. Übergewicht in der Jugend geht mit einem 4-fach höheren Risiko einher, nie schwanger zu werden [117]. Die Lebendgeburtenrate nach IVF ist bei Frauen mit einem BMI von 30–34 signifikant niedriger als bei Frauen mit einem BMI unter 30 [106].

Therapie bei Hyperprolaktinämie

Die Therapie der Wahl bei hyperprolaktinämisch bedingten Ovulationsstörungen und bestehendem Kinderwunsch ist die Gabe von Prolaktinhemmern. Die Wahl des Prolaktinhemmers hängt u. a. vom Nebenwirkungsspektrum ab. Prolaktinhemmer der 2. Generation zeichnen sich zwar durch eine geringere Nebenwirkungsrate aus. Insgesamt ist Bromocriptin bei Kinderwunsch aber der Vorzug zu geben, da umfangreiche Daten zur Sicherheit von Bromocriptin auch in der frühen Schwangerschaft vorliegen. Bei erfolgreicher Behandlung mit Erreichen normoprolaktinämischer, ovulatorischer Zyklen ist die Schwangerschaftschance mit einer kumulativen Schwangerschaftsrate von 70–80 % hoch [156], sofern keine anderen Sterilitätsfaktoren vorhanden sind.

Als Ultima Ratio kann auch die pulsatile GnRH-Therapie zum Erzielen einer Ovulation bei therapierefraktärer Hyperprolaktinämie angewendet werden.

Therapie bei PCOS

Obwohl bei PCOS meist die direkte hormonale Stimulation die Methode der Wahl ist, kann bei gleichzeitig bestehender **Insulinresistenz** versucht werden, durch die Gabe von Metformin in einer Dosierung von 3 × 500 mg/d bis zu 3 × 850 mg/d ein spontanes ovulatorisches Zyklusgeschehen ohne direkte Stimulation zu erreichen. Metformin allein führt bei den meisten Frauen mit PCOS und Insulinresistenz zur Ovulation. Metformin allein scheint zwar die Schwangerschaftsrate zu steigern, nicht aber die Lebendgeburtenrate [144]. Auch sind die Schwangerschaftsraten pro Zyklus mit alleiniger Metformintherapie einer alleinigen Clomifenstimulation unterlegen [135], sodass in den meisten Fällen eine Kombination aus Metformin und hormoneller Stimulation verwendet wird. Bei PCOS-Patientinnen, die wegen IVF eine hochdosierte Gonadotropinstimulation erhalten (s. u.), verringert die zusätzliche Metformingabe das Risiko für ein Überstimulationssyndrom [115].

Therapie bei Schilddrüsenfunktionsstörungen

Bereits bei latenter Hypothyreose und Kinderwunsch besteht eine Indikation zur Einstellung mit Schilddrüsenhormonen. Der TSH-Wert sollte dabei auf Werte unter 2,5 eingestellt werden, gemäß Erfahrungen zum Schwangerschaftsverlauf nach IVF [10].

Merke **M!**

Vor jeder hormonellen Stimulation ohne Kombination mit einer Maßnahme der extrakorporalen Befruchtung müssen der andrologische Faktor und ein möglicher tubarer Faktor ausgeschlossen sein. Die hormonelle Stimulation zielt auf die Heranreifung eines dominanten, maximal von 3 Follikeln ab.

Clomifen

Clomifen, ein Triphenylethylenderivat, ist meist das Medikament der 1. Wahl zur direkten ovariellen Stimulation. Es wirkt überwiegend als Antiöstrogen. Die Hauptindikationen sind die luteale Insuffizienz, die normogonadotrope Anovulation und das PCOS. Clomifen wird üblicherweise in einer **Standarddosierung** von 50–100 mg/d vom 5. bis einschließlich 9. Zyklustag oder bei Amenorrhoe ab dem 3.–5. Tag nach einer Abbruchblutung durch ein Gestagen oder eine Östrogen-Gestagen-Kombination oral verabreicht. Ein Stimulationsbeginn am 2., 3. oder 4. Tag ist ebenfalls möglich. Bei suboptimaler Follikelreifung kann man die Dosis in Folgezyklen auf 100–150 mg/d steigern. Die sonografische Kontrolle beginnt präovulatorisch ab dem 10.–12. Zyklustag zur Beurteilung der Follikelreifung und zum Ausschluss einer multifollikulären Reaktion. Ab einem Durchmesser des dominanten Follikels von 20 mm oder mehr kann die Ovulation mit hCG ausgelöst werden (250 µg rekombinantes hCG oder 5 000 IE urinäres hCG). Die Ovulationsrate liegt bei ca. 70–90 %, die Schwangerschaftsrate bei ca. 15 % im 1. Zyklus und bei kumulativ 44 % nach 3 Zyklen [78]. Nach 6 Zyklen kommen Schwangerschaften nur noch sporadisch vor.

Merke **M!**

Mehr als 6 Zyklen Clomifenstimulation sind nicht sinnvoll. Spätestens dann sollte ein Wechsel auf eine niedrig dosierte Gonadotropinstimulation erfolgen, falls die hormonelle Stimulation weiterhin indiziert ist.

Niedrig dosierte Gonadotropinstimulation

Die Gonadotropinstimulation in niedriger Dosierung wird entweder mit hochgereinigtem humanem Menopausengonadotropin hMG oder rekombinantem follikelstimulierendem Hormon FSH bei subkutaner Applikation durchgeführt. Die Dosierung liegt zwischen 37,5 und 75 Einheiten täglich. Die **Hauptindikationen** sind vergleichbar der Clomifenstimulation. Das PCOS ist die häufigste Indikation. Meist kommt die niedrig dosierte Gonadotropinstimulation als Second-Line-Therapie nach Therapieversagen auf Clomifen zum Einsatz. Zusätzlich ist zumindest die Stimulation mit hMG auch bei der hypogonadotropen, hypöstrogenen Amenorrhoe eine Indikation. Die Behandlung beginnt nach spontaner oder gestageninduzierter Blutung am 3. Zyklustag mit der täglichen Injektion von 37,5–75 IE FSH ohne simultane Blockade der hypophysären Gonadotropinsekretion [141]. Eine erste sonografische Kontrolle erfolgt bereits am 8. Zyklustag. Die Ovulation wird bei max. 2–3 Follikeln und einem Durchmesser des Leitfollikels von ca. 18 mm ausgelöst. Bei ungenügender ovarieller Reaktion wird frühestens nach 12–14 Tagen die Dosis in kleinen Schritten von max. 50 % der Vordosierung gesteigert. Analog zur Clomifenstimulation erfolgt die Ovulationsinduktion bei max. 3 herangereiften Follikeln in der Regel mit 5 000 Einheiten urinärem oder 250 µg rekombinantem hCG. Ein schweres Überstimulationssyndrom ist bei den niedrig dosierten Gonadotropinstimulationen nahezu ausgeschlossen. Besonders vorsichtig und nur in kleinen Schritten dosiert wird bei Patientinnen mit **PCOS**, die aufgrund der zahlreichen kleinen Follikel ein deutlich erhöhtes Risiko zur Entwicklung einer multifollikulären Reaktion haben. Die Schwangerschaftsraten liegen bei ca. 20–25 % pro Behandlungszyklus. Max. 6 Behandlungszyklen werden empfohlen. Zwischen den verschiedenen Gonadotropinpräparaten bestehen keine Unterschiede. Im Vergleich zu Clomifen zeichnet sich die niedrig dosierte Gonadotropinstimulation durch ein geringes systemisches Nebenwirkungsprofil und fehlende antiöstrogene Effekte aus. Die Kosten liegen weit höher als bei Clomifen.

Pulsatile GnRH-Therapie

GnRh kann, die natürliche Rhythmik der GnRH-Sekretion imitierend, pulsatil subkutan injiziert werden. Eine intakte Hypophysenfunktion ist deshalb Voraussetzung für den Therapieerfolg. Die Applikation erfolgt über aufklebbare Pods, d. h. vorgefüllte Reservoirs mit integrierter subkutaner Injektionsnadel. **Hauptindikationen** sind hypogonadotrope Störungen, wie die hypothalamische Amenorrhoe, z. B. als Folge von Essstörungen. Darüber hinaus kann die pulsatile GnRH-Therapie auch mit Erfolg bei Hyperprolaktinämie eingesetzt werden, wenn die erhöhten Prolaktinspiegel mit Prolaktinhemmern nicht gesenkt werden können. In der Regel erfolgt die GnRH-Applikation alle 90 min. Bei der heute üblichen subkutanen Applikation liegen die benötigten Dosierungen meist im Bereich von 15–20 µg pro Puls. Im hypöstrogenen Zustand der hypothalamischen Amenorrhoe kann man die Behandlung zu jedem Zeitpunkt beginnen. Eine **1. Kontrolle** ist ab dem 8. Stimulationstag sinnvoll. Überprüft werden sonografisch die Follikelzahl und -größe und die Dicke des Endometriums. Unter der pulsatilen GnRH-Stimulation kommt es meist zur spontanen Ovulation, sie kann aber auch durch Injektion von 5 000 Einheiten urinärem oder 250 µg rekombinantem hCG ausgelöst werden. Die Lutealphase wird entweder mit einer Fortsetzung der pulsatilen GnRH-Gabe oder mit hCG-Injektionen oder oral oder vaginal appliziertem Progesteron unterstützt. Die Ovulationsraten liegen bei ca. 75 % pro Zyklus, die Schwangerschaftsraten bei 25 %. Die Angaben zur Inzidenz von Mehrlingsschwangerschaften differieren zwischen 3 und 13,5 % [27], [60], das Risiko steigt mit der GnRH-Dosierung. Die Wahrscheinlichkeit eines ovariellen Überstimulationssyndroms (5 % der Zyklen mit mehr als 3 reifen Follikeln) ist gering, aber entgegen vielfacher Auffassung nicht ausgeschlossen.

Hormonelle Stimulation bei Maßnahmen der extrakorporalen Befruchtung (IVF, ICSI)

Das Therapieziel der hormonellen Stimulation zur Follikelreifung unterscheidet sich grundsätzlich von den vorbeschriebenen Methoden. Während ohne kontrollierte Eizellentnahme ein monofollikulärer Zyklus erzielt werden soll, ist es bei IVF/ICSI gerade die **kontrollierte ovarielle Hyperstimulation**, um mehrere reife Eizellen gewinnen zu können. Deshalb erfolgt die Stimulation mit Gonadotropinen – hMG oder rekombinantem FSH – initial in einer täglichen Dosis von 150–225 Einheiten. Hinsichtlich des Outcomes gibt es keine Unterschiede zwischen den verschiedenen Gonadotropinen [153]. Je nach ovariellem Ansprechen sind auch höhere Dosierungen möglich. Im Antagonisten-Protokoll ist auch der Einsatz eines lang wirkenden FSH-Präparates möglich.

Da aufgrund der höheren Östradiolspiegel vorzeitige Spontanovulationen denkbar sind, wird die Stimulation mit einer Suppression der gonadotropen hypophysären Achse mittels GnRH-Analoga kombiniert.

Dazu sind heute im Wesentlichen 3 Stimulationsprotokolle im Einsatz:

- das lange Protokoll mit GnRH-Agonisten
- das kurze Protokoll mit GnRH-Agonisten
- das GnRH-Antagonisten-Protokoll

8

Merke M!

Ziel der hormonellen Stimulation bei der extrakorporalen Befruchtung ist das Erreichen einer kontrollierten, multifollikulären Reaktion.

Beim **langen Protokoll** beginnt die hypophysäre und damit die ovarielle Suppression mit GnRH-Agonisten in der Lutealphase des Vorzyklus. GnRH-Agonisten können in täglicher Gabe nasal oder subkutan appliziert werden oder auch einmalig als Depotgabe intramuskulär oder subkutan. Nach Einsetzen der Menstruation wird die Down-Regulation durch Bestimmung von 17β-Östradiol und LH überprüft und anschließend mit der Gonadotropinstimulation begonnen. Auf diese Weise wird der durch die GnRH-Agonisten bedingte Flare up der endogenen Gonadotropine LH und FSH in den Vorzyklus verlagert. Die Gonadotropinstimulation wird mit Bestimmung von 17β-Östradiol und LH sowie Sonografie ab dem 6. Stimulationstag überwacht. Die Ovulationsinduktion erfolgt mit hCG wie vorbeschrieben ab einer Größe des dominanten Follikels von 16–18 mm.

Beim **kurzen Protokoll** werden die GnRH-Agonisten am 1. Zyklustag begonnen, unmittelbar gefolgt von der Gonadotropinstimulation ab dem 2. Zyklustag. Die weitere Überwachung erfolgt analog dem langen Protokoll. Der Flare-up-Effekt wird hier zusätzlich zur frühen Stimulierung des Follikelwachstums genutzt.

Das **Antagonistenprotokoll** beginnt unmittelbar mit der Gonadotropinstimulation ab dem 2. Zyklustag, eine 1. Kontrolle erfolgt am 6. Zyklustag. Ab einer Größe des dominanten Follikels von 14 mm wird zur hypophysären Suppression ein Antagonist täglich subkutan appliziert. Die Antagonistengabe führt zu einer sofortigen Unterdrückung der endogenen Gonadotropinsekretion innerhalb von 3 Stunden ohne Flare up. Der weitere Verlauf unterscheidet sich nicht von den Agonistenprotokollen.

Im Unterschied zu den Agonistenprotokollen kann aber die Ovulationsinduktion nicht nur mit hCG, sondern auch mit einem GnRH-Agonisten erfolgen. Wegen der damit einhergehenden ungenügenden endometrialen Reifung wird dann aber auf einen Embryotransfer verzichtet und die fertilisierten Eizellen eingefroren.

Die **Lutealphase** muss wegen der ovariellen Suppression unterstützt werden. Meist wird dies mit bis zu 600 mg Progesteron täglich durchgeführt und scheint der alternativen Gabe von hCG überlegen. Die Gabe von hCG alle 3 Tage in niedriger Dosierung birgt darüber hinaus das Risiko der zusätzlichen Stimulation der Ovarien und damit der Entwicklung eines ovariellen Überstimulationssyndroms OHSS [149]. Unterschiede zwischen Agonisten- und Antagonistenprotokollen bzgl. der Schwangerschaftsraten bestehen nicht [108]. Auch ein geringeres Risiko zumindest für die schweren OHSS-Formen durch Antagonistenprotokolle kann in Metaanalysen nicht sicher bestätigt werden [120].

Risiken der kontrollierten ovariellen Hyperstimulation

Hauptrisiko der kontrollierten ovariellen Hyperstimulation ist die Entwicklung eines ovariellen Überstimulationssyndroms (OHSS). **Risikofaktoren** für das Einstehen eines OHSS sind neben der Überdosierung der Gonadotropine insbesondere das PCOS und das Alter der Patientin. Patientinnen unter 30 Jahre haben ein erhöhtes OHSS-Risiko. Das OHSS ist gekennzeichnet durch ein gespanntes Abdomen mit abdominellen Beschwerden, durch zystisch vergrößerte Ovarien ggf. auch Aszitesbildung, ggf. durch Dyspnoe bei Aszites und Zwerchfellhochstand und bei schweren Graden durch eine Hämokonzentration durch Verschiebung von Flüssigkeit in den tertiären Raum, d. h. in Ovarzysten und Aszites. Das OHSS tritt typischerweise erst in der Lutealphase auf. Bei Frühschwangerschaft wird es durch den stimulierenden Effekt des endogen gebildeten hCG aggraviert. Ohne Schwangerschaft bilden sich die Symptome mit Eintreten der Menstruation zurück, bei Frühschwangerschaft können die Symptome bis in die 8. oder 9. Schwangerschaftswoche weiter bestehen. Risiken höhergradiger Überstimulationssyndrome sind insbesondere Thrombosen und Embolien sowie Nieren- und pulmonale Insuffizienz, z. B. bei massiven Pleuraergüssen.

Behandlung und Ausmaß der Überwachung hängen vom Grad des OHSS ab.

Folgende **Schweregrade** werden unterschieden [141]:

- Grad 1: gespanntes Abdomen
- Grad 2: zusätzlich Übelkeit, Erbrechen, Diarrhoe und vergrößerte Ovarien von 5–12 cm
- Grad 3: zusätzlich Aszites
- Grad 4: zusätzlich Hydrothorax oder Dyspnoe
- Grad 5: zusätzlich Hämokonzentration, Gerinnungsstörungen und eingeschränkte Nierenfunktion

Bei leichteren Überstimulationsreaktionen, entsprechend Grad 1 (s. o.) kann nach detaillierter Instruktion der Patientin die Kontrolle engmaschig ambulant erfolgen. Schwere Grade bedürfen stationärer Maßnahmen. Die Behandlung erfolgt symptomatisch, eine ausreichende Flüssigkeitszufuhr steht im Vordergrund. Ein Hämatokrit von 42 % sollte nicht überschritten werden. Gegebenenfalls erfolgen die gezielte intravenöse Volumengabe mit Plasmaexpandern und Flüssigkeitsbilanzierung zur Hämodilution sowie eine Antikoagulation mit Heparin. Diuretika sind nicht indiziert. Unter Intensivbedingungen ist auch eine Stimulation der Nierenfunktion mit Dopamin möglich. Eine Entlastungspunktion des Aszites kann bei ausgeprägter Dyspnoe erforderlich werden, ist aber eher selten. Ebenso ist eine Torsion der vergrößerten Ovarien die Ausnahme, die aber eine rasche operative Intervention erfordern würde. Eine Punktion der ovariellen Zysten zur erhofften Volumenreduktion ist obsolet.

> **Merke** M!
>
> Bei hohem Risiko für ein OHSS in IVF/ICSI-Zyklen wird auf einen Embryotransfer verzichtet, um die zusätzliche Stimulation der Ovarzysten durch endogenes hCG zu vermeiden.

In-vitro-Maturation

Die In-vitro-Maturation IVM ist im Gegensatz zur Standardbehandlung vor IVF/ICSI eine Technik, die fast völlig auf eine hormonelle Stimulation verzichtet und somit das Risiko einer Überstimulation fast vollständig eliminiert. Nach einem Priming mit follikelstimulierendem Hormon über 3–4 Tage erfolgt nach Gabe von hCG die Punktion unreifer Follikel. Die unreifen Oozyten werden über 24h in vitro bis zur Ausstoßung des 1. Polkörpers kultiviert und anschließend fertilisiert. Der weitere Verlauf entspricht der IVF/ICSI-Behandlung. Bis jetzt wird kein erhöhtes Fehlbildungsrisiko beschrieben [123]. Studien zum Vergleich der Erfolgsaussichten mit IVF bzw. ICSI nach Standardstimulation fehlen jedoch [136].

8.9 Hormonelle Kontrazeption

T. Rabe, N. Sänger

8.9.1 Epidemiologie

Im Jahr 2011 befanden sich 18,2 Millionen Frauen im reproduktiven Alter (15–49 Jahre) [139]. Hiervon benötigen ca. 40 % eine wirkungsvolle Kontrazeption.

8.9.2 Definition

Unter Empfängnisverhütung oder Kontrazeption werden Methoden zusammengefasst, die die Wahrscheinlichkeit einer Konzeption mit nachfolgender Schwangerschaft bei Frauen im reproduktiven Alter nach Geschlechtsverkehr verhindern.

8.9.3 Klinik

Seitens der Klinik gibt es nicht invasive und invasive Methoden. Zu den nicht invasiven Methoden zählen die Ovulationshemmer (orale hormonale Kontrazeption, kombinierter Vaginalring, kombiniertes Kontrazeptionspflaster, Notfallkontrazeptiva), chemische Methoden (Spermizide), mechanische Methoden (Scheidendiaphragma, Portiokappe, Frauenkondom, Kondom für den Mann), Verhaltensmethoden (NFP-Methoden) und weitere hormonelle Methoden (Minipille).

Zu den invasiven Methoden zählen die Einlage von Kupfer-Intrauterinpessaren, levonorgestrelhaltigen Intrauterinsystemen und Hormonimplantaten, Depotgestagenspritzen und die Sterilisation bzw. Vasektomie beim Mann.

8.9.4 Pathogenese und Pathophysiologie

Durch die unterschiedlichen Techniken der Kontrazeption werden bei der Frau die Eizellreifung und der Eisprung durch Ovulationshemmer (s. o.) unterbrochen bzw. die Fertilisierung oder Implantation verhindert.

- Fertilisierungshemmer: mechanische, chemische und Verhaltensmethoden (s. o.)
- Implantationshemmer: u. a. die Einlage einer Kupferspirale postkoital

8.9.5 Diagnostik

Eigenanamnese

In der Eigenanamnese sind die folgenden speziellen Punkte zu erfassen:

- **Wunsch nach sicherer Kontrazeption:** Alter der Patientin, Schwangerschaften (Partus, Abortus, Abruptio), Kinderwunsch vorhanden/nicht (mehr) vorhanden
- **Menstruationszyklus:** Eumenorrhoe – Oligomenorrhoe – Polymenorrhoe, Hypermenorrhoe, Hypomenorrhoe, Menorrhagie, Zusatzblutungen, Dysmenorrhoe
- **zyklusabhängige Beschwerden:** menstruelle Migräne; Mastodynie; prämenstruelles Syndrom (PMS); prämenstruell dysphorisches Syndrom (PMDD)
- **östrogenabhängige Beschwerden:** Kopfschmerz, Übelkeit, Ödeme, Mastodynie
- **medizinisches Risikoprofil der Patientin:**
  - Adipositas, Zigarettenrauchen
  - folgende Grunderkrankungen inkl. der hierzu eingesetzten Medikation: venöse Thromboembolie, Hypertonie, Herzinfarkt, Schlaganfall, Epilepsie, Diabetes mellitus, Karzinome und Lebererkrankungen
  - Risiko für sexuell übertragbare Erkrankungen (auch Partner!)
- **Erfahrungen mit Kontrazeptiva:** Welche Kontrazeptiva bisher? Dauer der Anwendung? Welche Erfahrungen mit diesen Kontrazeptiva?
- **Wünsche an das (neue) Kontrazeptivum:** hohe kontrazeptive Sicherheit, geringe Nebenwirkungen, nicht kontrazeptiver Zusatznutzen, nicht orale Kontrazeption, Langzeitkontrazeption, östrogenfreie Kontrazeption, nicht hormonale Kontrazeption
- **Wunsch nach Zusatznutzen:** Reduktion von Blutungsstörungen (Hypermenorrhoe, Menorrhagien, Zusatzblutungen, Dysmenorrhoe); Blutungsfreiheit (Amenorrhoe); Beseitigung zyklusabhängiger Beschwerden (Mastodynie, PMS); Beseitigung östrogenabhängiger Beschwerden; Gewichtskonstanz; Zusatznutzen bei gynäkologischen Erkrankungen wie Endometriose, PCOS,

funktionellen Ovarialzysten; Zusatznutzen bei Seborrhoe und Akne, Hirsutismus und Alopecia diffusa

Spezielle Anamnese mit der Frage nach Risikofaktoren für die einzelnen Methoden

Für kombinierte orale Kontrazeptiva (KOK) müssen eventuelle kardiovaskuläre Erkrankungen bei Verwandten 1. Grades unter 45 Jahren erfasst werden (Einzelfallentscheidung nach Abklärung weiterer Thrombophiliefaktoren sowie Berücksichtigung erwünschter nicht kontrazeptiver Vorteile der KOK).

Eigene kardiovaskuläre Erkrankungen (s. u.) und Diabetes mellitus (Einzelfallentscheidung je nach Typ, Schweregrad, Alter, Risiko-Nutzen-Analyse) sollten grundsätzlich ausgeschlossen sein.

Rauchen erhöht das Risiko für schwere kardiovaskuläre Nebenwirkungen (z. B. Herzinfarkt) von KOK. Das Risiko nimmt mit zunehmenden Lebensalter und Zigarettenkonsum zu und ist besonders ausgeprägt bei Frauen über 35 Jahren. Raucherinnen über 35 Jahre sollten andere Verhütungsmittel anwenden. Bei der Risikobewertung in den „Medical Eligibility Criteria"-Tabellen der Centers for Disease Control and Prevention (CDC) wird eine Differenzierung nach Frauen über 35 Jahre vorgenommen, je nachdem, ob diese mehr oder weniger als 15 Zigaretten pro Tag rauchen. Es zeigte sich ein erhöhtes Risiko für einen Myokardinfarkt in Abhängigkeit der zunehmenden Anzahl von gerauchten Zigaretten pro Tag [33], [34]. Im Hinblick auf die Gesundheitsprävention sollten dennoch auch jüngere Raucherinnen auf das in dieser Altersgruppe nur geringgradig erhöhte kardiovaskuläre Risiko unter KOK aufgeklärt und über andere Verhütungsmethoden informiert werden. Familiäre Gallenstein- oder Lebererkrankungen sollten ausgeschlossen sein. Für den **kombinierten Vaginalring** gilt das Gleiche, zusätzlich Ausschluss von vaginalen Infektionen und Harnwegsinfekten, für das **Pflaster** und zusätzlich Ausschluss lokaler Hautreaktionen. Bei **Hormonimplantaten, Depotgestagenen** und **oralen Gestagenen zur Langzeitkontrazeption** ist ein regelmäßiges Blutungsmuster vor Beginn der Behandlung notwendig. Die Behandlung ist auch bei VTE in der Anamnese möglich. Die klassische **„Minipille"** erfordert eine regelmäßige Einnahme mit Zeitkonstanz (Zeitfenster 3 h). Bei Kupfer-**Intrauterinpessaren** sollten akut entzündliche Genitalerkrankungen sowie Extrauteringraviditäten in der Anamnese ausgeschlossen werden. Bei bekannten Myomen ist die Spirale eine Einzelfallentscheidung je nach Lokalisation und Anzahl. Die Einlage eines levonorgestrelhaltigen **Intrauterinsystems** ist bei Nulliparae eine Einzelfallentscheidung (Einlage des IUS prinzipiell möglich), ebenso bei bekannten Myomen je nach Lokalisation und Anzahl.

Familiennamnese

Zu erfassen sind kardiovaskuläre Erkrankungen bei den Eltern vor einem Lebensalter von 45 Jahren (Herzinfarkt (Mutter), Schlaganfall (Mutter/Vater), Thrombose (Mutter/Vater), Thromboembolie (Mutter/Vater/Geschwister) sowie Stoffwechselerkrankungen und juveniler Diabetes mellitus.

Klinische Untersuchungen

Allgemein

- Androgenisierungserscheinungen (z. B. Akne, Hirsutismus, Seborrhoe)
- klinischer Status: BMI, Körpertyp
- Mobilität: erhöhtes VTE-Risiko bei eingeschränkter Mobilität, z. B. Gehbehinderung, Rollstuhl etc.
- Messung des Blutdrucks
- Untersuchung der Brust, des Abdomens

Gynäkologische Untersuchung

- unauffällige Vorsorgeuntersuchung
- kein Hinweis für sexuell übertragbare Erkrankungen

Ultraschall

- PCO-Syndrom
- Uterusgröße (insbesondere Beurteilung der geeigneten Spirale)
- Ovarialzysten
- Myome

Labordiagnostik

Bis auf den Urintest für Glukose sind keine weiteren Screening-Tests erforderlich; es sollte nur eine gezielte Diagnostik bei auffälliger Anamnese erfolgen, z. B. Nüchtern-Blutzucker, HbA1c, Lipide oder Gerinnungsdiagnostik.

8.9.6 Therapie

Therapieempfehlungen zur Anwendung unterschiedlicher Kontrazeptionsmethoden erfolgen in ▶ Tab. 8.12.

Eine **Risikoaufklärung** ist vor jeder Therapie erforderlich. Bei jungen gesunden Frauen ohne Risikofaktoren (inkl. negativer Familienanamnese hinsichtlich kardiovaskulärer Erkrankungen) sind kardiovaskuläre Risiken (d. h. Herzinfarkt, Schlaganfall, Thrombose und Thromboembolie) selten. Eine Blutdruckmessung wird bei jedem Vorstellungstermin empfohlen.

Tab. 8.12 Kontrazeptive Methoden für die Frau nach Angriffspunkt, Wirkdauer, kontrazeptiver Sicherheit und nicht kontrazeptiven Vorteilen (anbei Beispiele, siehe ergänzend auch Fachinformation zu den einzelnen Präparaten).

Methode	Anwendungs-/ Wirkdauer	Schemata	Kontrazeptive Sicherheit/ Pearl Index	Nicht kontrazeptive Vorteile	Risiken/Warnhinweise (Auswahl)	Anmerkung
Ovulationshemmung						
Kombinierte orale hormonale Kontrazeptiva („Pille", KOK)	21–24 Tage/4–7 Tage keine Tabletteneinnahme oder Placebo	Kombiniert (Ethinylestradiol, bzw. Estradiol, bzw. Estradiolvalerat und Gestagene mit Gestagendosis oberhalb Ovulationshemmdosis Zwe - bis vierphasisch	0,1–0,9	• Besserung von Akne, Dysmenorrhoe, Zyklusunregelmäßigkeiten, • Abnahme von Ovarial- und Endometriumkarzinomen	• kardiovaskuläre Erkrankungen, insb. VTE • Brustkrebsrisiko • Zigarettenrauchen ab 35 Jahre kontraindiziert • Stoffwechselveränderungen • schwere Leberfunktionsstörungen • Arzneimittelinteraktionen	• bei Einnahme ohne Pillenpause als Langzyklus „off label") • VTE-Risiko
Kombinierter Vaginalring	21 Tage/7 Tage ringfrei		0,1–0,9	wenig Daten		
Kombiniertes Kontrazeptionspflaster	3 Pflaster für je 7 Tage/danach 7 Tage pflasterfrei		0,4	wenig Daten		• erhöhtes VTE-Risiko im Vergleich zu KOK
Gestagene mit Ovulationshemmung	kontinuierliche Anwendung 1/Tag (21/7 oder 84/7)	Gestagen-Monopräparat mit Gestagendosis oberhalb Ovulationshemmdosis	0,09–1,2	wenig Daten	• aktive Thrombose • Schwere Leberfunktionsstörungen • Hormonabhängige Tumore	• östrogenfreie Kontrazeption • zeitgenaue tägliche Einname!
Notfallkontrazeptiva	einmalig innerhalb von 3–5 Tagen nach GV	Levonorgestrel bzw. Ulipristalacetat als Einmalgabe	52–84 %	–	• schwere Leberfunktionsstörungen	• einmalige Anwendung
kombinierte Einmonatsspritzen	1 x pro Monat	Kombination von langwirksamen Östrogen- und Gestagenestern	0,4–2	–	• kardiovaskuläre Erkrankungen, insb. VTE • Brustkrebsrisiko • Zigarettenrauchen ab 35 Jahre kontraindiziert • Stoffwechselveränderungen • schwere Leberfunktionsstörungen • Arzneimittelinteraktionen	• nur in Mittelamerika zugelassen

8

Tab. 8.12 Fortsetzung

Methode	Anwendungs-/ Wirkdauer	Schemata	Kontrazeptive Sicherheit/ Pearl Index	Nicht kontrazeptive Vorteile	Risiken/Warnhinweise (Auswahl)	Anmerkung
Fertilisierungshemmung						
chemisch						
Spermizide	einmalige vaginale Anwendung allein oder in Kombination mit Portiokappen bzw. Scheidendiaphragma		3–21	–	–	• Suche nach Präparaten mit spermizider und mikrobizider Wirkung
mechanisch						
Tubensterilisation	permanente Methode	Elektrokoagulation Chirurgische Durchtrennung/Ligatur	0,2–0,3 je nach Technik		• permanente Methode; bei Kinderwunsch: Mikrochirurgie oder IVF • z. T. vorzeitige Menopause	• gesetzliche Bestimmungen beachten!
Portiokappen	einmalige Anwendung; nach GV bis 8 h in situ	einmalige oder wiederholte Anwendung in Kombination mit Spermiziden	6–17	-	• Liegedauer bis 8 h nach GV beachten	• neues Diaphragma „Caya“ nur noch in einer Größe erhältlich
Scheidendiaphragma			1–20			
Frauenkondom	einmalige Anwendung	einmalige oder wiederholte Anwendung ggf. in Kombination mit Spermiziden	5–25	• reduziert Risiko sexuell übertragbarer Infektionen	• Liegedauer ab 10h vor GV bereits möglich • wenig Beeinflussung durch ölhaltige Gleitgele	• Cave bei Latexallergie!
hormonell						
Minipille	21 Tage/7 Tage davon keine Tabletteneinnahme, auch Langzeitzyklus möglich	Tägliche Einnahme eines niedrigdosierten reinen Gestagens (mit Zeitkonstanz von 3 Stunden, sonst Kontrazeptionsversagen möglich!)	0,5		• aktive Thrombose • schwere Leberfunktionsstörungen • unklare vaginale Blutungen • hormonabhängige Tumore	• Blutungsstörungen • zeitgenaue tägliche Einnahme • Fehlen östrogenbedingter Nebenwirkungen • Alternative bei Kontraindikation für KOK
Hormonimplantate	subdermale Applikation, Liegedauer: je nach Hersteller 3–5 Jahre	An der Oberarminnenseite setzt subdermal eingesetztes Hormonimplantat kontinuierlich ein Gestagen frei	0,05–0,14	• Langzeitkontrazeption • therapiebedingte Amenorrhoe • Vermeidung östrogenbedingter Nebenwirkungen • schnelle Reversibilität	• aktive Thrombose • schwere Lebererkrankungen • hormonabhängige Tumore (Mamma, Uterus) • unklare vaginale Blutungen	• Blutungen unter Therapie • ggf. operativer Eingriff zur Entfernung notwendig • Amenorrhoe

Tab. 8.12 Fortsetzung

Methode	Anwendungs-/Wirkdauer	Schemata	Kontrazeptive Sicherheit/Pearl Index	Nicht kontrazeptive Vorteile	Risiken/Warnhinweise (Auswahl)	Anmerkung
Depotgestagenspritzen	Injektion alle 3 Monate	Dreimonatsspritze	0,2–1,4	• Langzeitkontrazeption • Vermeidung östrogenbedingter Nebenwirkungen	• Schwangerschaft • unklare vaginale Blutungen • akute Thromboembolie • Hypertonus • Mamma- oder Endometriumkarzinom • Fettstoffwechselstörungen • schwere Leberfunktionsstörungen • vor geplanten Operationen • bei Osteoporose • bei Allergien • (siehe Fachinformationen)	• lange Latenzzeit nach Absetzen, z. B. bei Kinderwunsch • Cave: Beeinträchtigung der Knochenmasse!
intrauterin						
Kupferintrauterinpessare	einmalige Applikation alle 3–5 Jahre		0,8–3	• keine hormonelle Therapie • Langzeitkontrazeption • Alternative bei Kontraindikation bei KOK	• Schwangerschaft • Uterusanomalien • unklare vaginale Blutungen • akute genitale Entzündungen	• Blutungsstörungen • Dislokationen möglich • für Anwendungsdauer von 10 Jahren keine Zulassung in Deutschland
hormonfreisetzende IUDs (Levonorgestrel)	einmalige Applikation alle 3 Jahre einmalige Applikation alle 5 Jahre		0,1–0,2	• Reduktion Dysmenorrhoe • Therapiebedingte Amenorrhoe • Langzeitkontrazeption • Fehlen östrogenbedingter Nebenwirkungen	• Schwangerschaft • Uterusanomalien • Progesteronabhängige Tumore • unklare vaginale Blutungen • akute genitale Entzündungen	• zunächst hoher Kostenaufwand • Dislokationen möglich • Blutungsstörungen
Verhaltensmethoden						
Temperaturmethode		tägliche Messung zur selben Uhrzeit in Kombination zum Zykluskalender	0,8–3	–	–	• regelmäßiger Zyklus und gute Compliance notwendig
Zervikalschleimmethode		Beobachtung/Durchführung zur Zyklusmitte	5–35	–	–	
Sensiplanmethode			0,4	–	–	

Nach der Entscheidung der EMA wird für kombinierte orale Kontrazeptiva (KOK) folgende VTE-Risikoklassifikation vorgenommen [56]:

- Frauen, die keine kombinierten hormonalen Kontrazeptiva, wie Pille, Pflaster oder Ring verwenden und nicht schwanger sind: ca. 2 von 10 000 Frauen
- Frauen, die ein kombiniertes hormonales Kontrazeptivum verwenden mit Levonorgestrel, Norethisteron oder Norgestimat: ca. 5–7 von 10 000 Frauen
- Frauen, die ein kombiniertes hormonales Kontrazeptivum verwenden mit Etonogestrel oder Norelgestromin: ca. 6–12 von 10 000 Frauen
- Frauen, die ein kombiniertes hormonales Kontrazeptivum verwenden mit Drospirenon, Gestoden oder Desogestrel: ca. 9–12 von 10 000 Frauen
- Frauen, die ein kombiniertes hormonales Kontrazeptivum verwenden mit Chlormadinon, Dienogest oder Nomegestrol: noch nicht bekannt (Weitere Studien laufen oder sind geplant, um ausreichend Daten zu sammeln, um das Risiko für diese Produkte zu bestimmen)

Weitere EMA-Empfehlungen: Der EU-weite Bericht über kombinierte hormonale Kontrazeptiva (KOK) hat bestätigt, dass das bekannte Risiko für venöse Thromboembolien (VTE) von allen gering dosierten KOK (Ethinylestradiol < 50 µg) gering ist. Je nachdem, welche Gestagene sie enthalten, bestehen Unterschiede im VTE-Risiko bei den verschiedenen Präparaten. Zurzeit vorliegende Daten lassen vermuten, dass KOK mit den Gestagenen Levonorgestrel, Norethisteron oder Norgestimat das geringste VTE-Risiko aufweisen. Bei der Verschreibung von KOK sollte das individuelle Risikoprofil der Patientin, insbesondere jenes für VTE, berücksichtigt werden, ebenso das unterschiedliche VTE-Risiko der verschiedenen Präparate. KOK sind kontraindiziert, wenn eine Frau einen schwerwiegenden Risikofaktor oder viele Risikofaktoren für ein erhöhtes VTE-Risiko aufweist. Es gibt keine Evidenz für Unterschiede im Risiko für arterielle Thromboembolien (ATE) zwischen den gering dosierten KOK. Da die individuellen Risikofaktoren einer Frau sich über die Zeit verändern, sollte regelmäßig überprüft werden, ob das Kontrazeptivum noch angemessen ist. Es ist ebenso wichtig, bei der Patientin ein Bewusstsein für die Anzeichen und Symptome einer VTE und ATE zu schaffen, wenn KOK verschrieben werden. Jeder Arzt, der Patientinnen unter KOK behandelt, sollte immer die Möglichkeit einer KOK-induzierten Thromboembolie erwägen, wenn sich Patientinnen mit Symptomen vorstellen.

Das Risiko, vor dem 40. Lebensjahr an einem Mammakarzinom zu erkranken, ist sehr gering. Die Erhöhung des relativen Risikos durch die Anwendung oraler Kontrazeptiva ist niedrig, die des absoluten Risikos noch geringer. Hierbei ist das KOK ein Promoter, kein Induktor (für das Mammakarzinom nicht mutagen) von malignen Zellen. Das Zervixkarzinom-Risiko wird durch HPV-Infektion erhöht; bei jungen Mädchen sollte eine HPV-Impfung besprochen werden. Das Risiko für ein Ovarial- und Endometriumkarzinom ist durch die Einnahme von KOK um 50 % gesenkt.

Depogestagene können eine negative Wirkung auf die Knochendichte mit Notwendigkeit von Knochendichtemessungen haben. Deshalb kommt diese Methode bei Jugendlichen nur in Ausnahmefällen in Betracht. Beim Intrauterinpessar (Kupfer) ist ein erhöhtes EUG-Risiko und ein evtl. erhöhtes Entzündungsrisiko bei wechselnden Sexualpartnern bzw. erhöhtes Risiko für sexuell übertragbare Erkrankungen durch den Partner zu beachten (verlässliche Daten hierzu liegen nicht vor).

8.10 Physiologie des Periklimakteriums und des Klimakteriums – Hormontherapie

C. Lattrich, O. Ortmann

8.10.1 Definition

Den Übergangszeitraum zwischen der reproduktiven Lebensphase und der erloschenen reproduktiven und endokrinen Ovarialfunktion bezeichnet man als **Klimakterium**. In diese Lebensphase fällt der Zeitpunkt der letzten funktionellen Blutung, die **Menopause**. Erst retrospektiv lässt sich ein Jahr nach Ausbleiben der Menstruation der Zeitpunkt der Menopause bestimmen. Das mittlere Alter der Frauen zum Zeitpunkt der Menopause in Westeuropa beträgt 51 Jahre, 95 % der Frauen haben ihre Menopause zwischen dem 45. und 55. Lebensjahr. Die **Perimenopause** ist die jeweils etwa 1 Jahr andauernde Phase unmittelbar vor und nach der Menopause. Die Postmenopause ist der Zeitraum nach der Menopause. Die ersten 5 postmenopausalen Jahre werden auch als frühe Postmenopause bezeichnet. In dieser stehen vor allem die vegetativen Symptome (s. u.) im Vordergrund. In der späten Menopause nehmen diese wieder ab und die klinische Manifestation der Atrophie in den östrogenabhängigen Geweben dominiert. Die Phase ab dem 65. Lebensjahr wird **Senium** genannt. Hier stehen die Folgen des langfristigen Östrogenmangels (z. B. Osteoporose) im Mittelpunkt.

In Analogie zu den Marshall-Tanner-Stadien für die Pubertät wurde eine Nomenklatur vorgeschlagen, die das reproduktive Altern während der Menopause beschreibt, die sog. STRAW-Nomenklatur (Stage of reproductive Aging Workshop). Diese wurde zuerst 2001 publiziert und 2011 überarbeitet. Das STRAW-System kann als klinisches Werkzeug von Frauen und Ärzten eingesetzt werden, um die Fertilität, die Notwendigkeit einer Kontrazeption und andere gesundheitliche Zustände zu beurteilen (▶ Abb. 8.11).

	Menarche						Menopause (0)			
Stadium	–5	–4	–3b	–3a	–2	–1	+1a	+1b	+1c	+2
Terminologie	**Reproduktive Phase**				**Menopausale Transition**		**Postmenopause**			
	Früh	Mittel	Spät		Früh	Spät	Früh			Spät
					Perimenopause					
Dauer	variabel				variabel	1–3 Jahre	2 Jahre (1+1)		3–6 Jahre	verbleibende Lebenszeit
Hauptkriterien										
Menstruationszyklus	variabel bis regelmäßig	regelmäßig	regelmäßig	geringe Änderungen in Stärke und Länge	variable Länge: ≥ 7 Tage Unterschied zu aufeinanderfolgenden Zyklen	Amenorrhoe-Intervalle ≥ 60 Tage				
Unterstützende Kriterien										
Endokrine • FSH • AMH • Inhibin B			niedrig niedrig	↑ variabel* niedrig niedrig	↑ variabel* niedrig niedrig	↑ > 25 IU/L** niedrig niedrig	↑ variabel niedrig niedrig		stabil sehr niedrig sehr niedrig	
antrale Follikelzahl			niedrig	niedrig	niedrig	niedrig	sehr niedrig		sehr niedrig	
Beschreibende Kriterien										
Symptome						vasomotorische Symptome wahrscheinlich	vasomotorische Symptome höchstwahrscheinlich			zunehmende Symptome der urogenitalen Atrophie

* Blutentnahme am 2.–5. Zyklustag ↑ = erhöht
**Ungefähr erwarteter Wet, basierend auf aktuellen internationalen Standards zur Hypophysendiagnostik

Abb. 8.11 STRAW-Modell (Quelle: [75]).

8.10.2 Klinik

In der Phase des Klimakteriums nimmt die Zahl der noch vorhandenen Follikel durch Apoptose rapide ab. Die Östrogenbiosynthese ist reduziert und es kommt zu Zyklusunregelmäßigkeiten. Durch die sinkende Inhibin-B-Sekretion des Ovars steigen die FSH-Level an. Diese können jedoch in Abhängigkeit einer erfolgreichen Follikelreifung stark variieren, sodass FSH-Spiegel in dieser Lebensphase erhöht oder normal sein können. Nach dem vollständigen Sistieren der Ovarialfunktion steigen die FSH-Werte für einige Jahre auf 70–100 IU/l und fallen dann in den folgenden Jahren ab. Durch den Abfall des Östrogenspiegels werden eine Reihe von Symptomen und körperlichen Veränderungen ausgelöst. Das häufigste Symptom sind vasomotorische Beschwerden (**Hitzewallungen** und **Schweißausbrüche**). Diese haben ihren Ursprung im Hypothalamus und resultieren aus stark schwankenden und sinkenden Östrogenspiegeln. Es handelt sich um ein häufig abrupt auftretendes Geschehen. Das Hitzegefühl beginnt im Brust- und Gesichtsbereich und breitet sich dann auf den ganzen Körper aus. Es tritt gemeinsam mit einer Hautrötung auf, gefolgt von mehr oder weniger ausgeprägten Schweißausbrüchen. Die Dauer beträgt meist nur wenige Minuten. Häufigkeit und Stärke sind individuell sehr unterschiedlich. Aus nächtlichen Hitzewallungen können Schlafstörungen resultieren. Aber auch Frauen ohne Hitzewallungen berichten über einen schlechteren Schlaf im Klimakterium. Eine Depression wird in der Perimenopause häufiger diagnostiziert als in der Zeit davor oder danach. Der genaue Pathomechanismus hierfür ist unklar und eine Therapieindikation für eine ET ergibt sich nicht. Als weitere Folge des Östrogenmangels verändert sich das Epithel in Vagina und Urethra und kann in Form von **vaginaler Trockenheit**, **Juckreiz** und **Dyspareunie** symptomatisch sein. Diese Symptome wurden in Studien regelmäßig in dieser Lebensphase gefunden und führen zu einer erheblichen Beeinträchtigung der Lebensqualität. Weitere Beschwerden, die im Zusammenhang mit dem Klimakterium auftreten, sind Gelenkschmerzen und eine verminderte kognitive Funktion.

Die klimakterischen Beschwerden werden von den Betroffenen unterschiedlich wahrgenommen: Etwa 20 %

empfinden sie als schwach, 40% als mäßig stark, 20% als stark, und bei 10% sind sie so deutlich ausgeprägt, dass die Betroffenen unter Umständen sogar arbeitsunfähig werden. Nur 10% der Frauen sind beschwerdefrei. Kultureller Hintergrund, soziale Faktoren und Persönlichkeitscharakteristika spielen eine wichtige Rolle für den Schweregrad des subjektiven Erlebens dieser Symptome.

Auch körperliche Veränderungen sind mit niedrigen Östrogenspiegeln verbunden. Die Knochendichte nimmt nach der Menopause deutlich ab und der Körperfettgehalt nimmt zu. Des Weiteren zeigt sich ein verändertes Hautbild durch den reduzierten Kollagengehalt sowie ein erhöhtes Risiko für eine kardiovaskuläre Erkrankung.

Klimakterische Symptome

- **konsistent:**
  - vasomotorische Symptome (Hitzewallungen, Schweißausbrüche)
  - vaginale Trockenheit
- **weniger konsistent:**
  - Schlafstörungen
  - Stimmungsveränderungen
  - Harnwegsbeschwerden
  - sexuelle Probleme
  - andere körperliche Beschwerden

8

8.10.3 Diagnostik

Bei Patientinnen, die im typischen Alter amenorrhoisch werden und unter klimakterischen Beschwerden leiden, ist eine endokrinologische Diagnostik meistens überflüssig. In Einzelfällen kann eine TSH-Bestimmung sinnvoll sein, um eine Schilddrüsenfunktionsstörung auszuschließen. Bei deutlichen Zeichen einer Depression sollte als Ursache neben dem Östrogenmangel auch an eine entsprechende psychiatrische Erkrankung gedacht werden.

8.10.4 Therapie

Nicht medikamentöse Therapie

Leichte vasomotorische Beschwerden können durch eine Reihe von **Lebensstil-Änderungen** verbessert werden. Dazu liegen überwiegend Daten aus Beobachtungsstudien vor. Durch niedrige Umgebungstemperaturen können Hitzewallungen reduziert werden. In der Vergangenheit wurde angenommen, dass ein höherer BMI aufgrund der erhöhten Östrogenspiegel zu einer geringeren Frequenz von Hitzewallungen führt. Jüngere Untersuchungen zeigen allerdings, dass ein hoher BMI deren Frequenz sogar steigert. Es sollte daher ein Normalgewicht angestrebt werden. Nichtraucherinnen leiden seltener unter Hitzewallungen als Raucherinnen. Regelmäßige physische Aktivität kann zur Verbesserung von Hitzewallungen beitragen. Auch Entspannungsübungen wirken sich günstig auf Frequenz und Schweregrad von Hitzewallungen aus.

Tab. 8.13 Nomenklatur der Hormontherapie.

Bezeichnung	Definition
ET	Östrogentherapie
EPT	kombinierte Östrogen-Gestagen-Therapie
HT	Hormontherapie (ET und EPT, systemische Therapie in oraler und transdermaler Applikationsform)
vaginale ET	niedrig dosierte vaginale Östrogentherapie mit fehlender bzw. niedriger systemischer Wirkung

Hormontherapie (HT)

Zur Behandlung von klimakterischen Symptomen stehen unterschiedliche Östrogene sowie Applikations- und Kombinationsformen zur Verfügung (▶ Tab. 8.13). In verschiedenen Darreichungsformen können Östradiol, Östradiolvalerat, Östriol, Östriolsuccinat und konjugierte bzw. veresterte Östrogene angewendet werden. Man unterscheidet zwischen einer systemischen und einer lokalen Anwendung. Eine systemische Therapie kann oral, transdermal, intranasal und intramuskulär durchgeführt werden. Bei urogenitalen Symptomen wird die lokale Therapie mit Östradiol oder Östriol als Vaginaltablette, -ring oder -creme empfohlen. Nach oraler Applikation von Östradiol sind aufgrund des First-pass-Effekts 5% des Steroids bioverfügbar, während es nach transdermaler Gabe nahezu 100% sind.

Bei Frauen mit vorhandenem Uterus muss zur Vermeidung von Endometriumhyperplasien bzw. Endometriumkarzinomen immer eine EPT durchgeführt werden. Diese steht in oraler und transdermaler Form zur Verfügung. Pro Zyklus muss mindestens an 12 Tagen ein Gestagen eingesetzt werden. Der zyklische Gestagenzusatz ist in der frühen Postmenopause sinnvoll, da Blutungsstörungen (Schmierblutungen, Zwischenblutungen) vermieden werden können, die unter einer kontinuierlichen EPT in dieser Lebensphase häufig sind. Später (nach 2–3 Jahren) kann dann auf eine kontinuierlich kombinierte Therapie umgestellt werden. Darunter kommt es idealerweise zur Amenorrhoe. Ein systematischer Review mit Metaanalyse konnte zeigen, dass auch die Wirkung von levonorgestrelhaltigen intrauterinen Systemen zu vergleichbaren Resultaten im Hinblick auf eine Vermeidung von Endometriumhyperplasien führt wie die orale Gestagengabe [138].

Nicht hormonelle Medikamente

Für einige SSRI (Venlafaxin und Fluoxetin) ist eine Wirksamkeit auf vasomotorische Beschwerden nachgewiesen worden. Für die Antihypertensiva Clonidin und Methyldopa konnte kein eindeutiger Wirkungsnachweis angeführt werden. Das Antikonvulsivum Gabapentin hatte positive Effekte auf klimakterische Beschwerden. Da diese Medikamente nicht für die Behandlung klimakterischer Beschwerden zugelassen sind, kann im Einzelfall (z. B. bei

Vorliegen einer Kontraindiktion gegen eine HT) nach entsprechender Aufklärung ein Einsatz vertretbar sein.

Phytoöstrogene

Aufgrund von Risiken der HT wurde nach anderen, insbesondere medikamentösen Alternativen gesucht. Unter diesen haben Präparate pflanzlichen Ursprungs eine besondere Bedeutung. Es existieren zahlreiche Untersuchungen zur Behandlung der klimakterischen Beschwerden mit Phytoöstrogenen in Form von Isoflavonen aus Rotklee oder Soja und Cimicifuga racemosa. Die Mehrheit der placebokontrollierten Studien zeigt keine signifikante Reduktion vasomotorischer Symptome [111]. Allenfalls geringgradige Effekte konnten in einigen der Untersuchungen nachgewiesen werden. Urogenitale Symptome wurden nicht verbessert. Insbesondere kann keine Aussage zur langfristigen Sicherheit der Präparate gemacht werden.

8.10.5 Risikokommunikation

Bevor mit einer HT begonnen wird, ist mit jeder Patientin ein ausführliches Gespräch über Nutzen und Risiken dieser Therapie im individuellen Fall zu führen. Die Angabe von absoluten Risiken ist dabei eine Erleichterung. Diese sind in der S 3-Leitlinie zur „Hormontherapie in der Peri- und Postmenopause" zu finden [128].

Nutzen

▶ **Klimakterische Symptome.** Durch die systemische HT kann in bis zu 90 % der Fälle ein Sistieren der Hitzewallungen und assoziierter Symptome erreicht werden.

▶ **Atrophie östrogenabhängiger Gewebe.** Eine lokale ET kann die vulvovaginale Atrophie effektiv vermindern. Auch kann eine Harninkontinenz durch die lokale Gabe verbessert werden. Positive Auswirkungen auf Haut, Augen, Gelenke und andere Schleimhäute sind nicht konsistent und können daher nicht Indikation einer HT sein.

▶ **Osteoporose.** Durch eine HT kann nach der Menopause die Knochendichte erhalten werden. Eine Frakturreduktion durch eine HT kann nur bei Beginn dieser kurz nach der Menopause und bei langfristiger Einnahme (> 10 Jahre) festgestellt werden. Es gibt spezifische medikamentöse Therapien, die bei einer Osteoporose indiziert sind [127]. Bei Vorliegen von Unverträglichkeiten und Kontraindikationen gegen eine spezifische Osteoporosetherapie kann eine HT erwogen werden.

Risiken

▶ **Kardiovaskuläres System.** Das kardiovaskuläre Risiko von unbehandelten Frauen steigt 10–15 Jahre nach der Menopause steil an. In der WHI-Studie wurde eine leichte Erhöhung des Risikos für kardiovaskuläre Ereignisse bei HT-Anwendung gefunden. Dieses Ergebnis war zunächst unerwartet, da aufgrund biologischer Effekte von Östrogenen auf Lipoproteine und arterielle Gefäße ein protektiver Effekt erwartet wurde. Es ist zu berücksichtigen, dass das mediane Alter der Probanden in der WHI-Studie bei 60 Jahren lag. Für gesunde Frauen, die wegen Wechseljahresbeschwerden um das 50. Lebensjahr mit Östrogenen ggf. in Kombination mit Gestagenen behandelt werden, ist aufgrund einer differenzierten Auswertung der WHI-Studie nicht davon auszugehen, dass das Risiko für eine koronare Herzerkrankung relevant erhöht ist. Es liegen Hinweise dafür vor, dass bei frühem Behandlungsbeginn eine ET (bei hysterektomierten Frauen) zu einer Risikosenkung führen kann [5], [92]. Unter Berücksichtigung der genannten Faktoren kann eine sekundäre Prävention einer koronaren Herzerkrankung durch eine HT nicht empfohlen werden.

▶ **Thrombose.** Im Vergleich zur oralen erhöht die transdermale Applikationsform das Risiko für eine Thrombose bzw. Lungenembolie weniger. Besonders das erste Einnahmejahr ist durch Risikosteigerungen gekennzeichnet, die höher sind als in den Folgejahren. Das Risiko für ein thromboembolisches Ereignis unter ET beträgt + 6 Ereignisse pro 10 000 Frauen pro Anwendungsjahr; unter EPT ist es um 17 Ereignisse pro 10 000 Frauen pro Anwendungsjahr erhöht.

▶ **Mammakarzinom.** Die HT erhöht das Mammakarzinomrisiko. Neuere Studien konnten zeigen, dass die EPT das Risiko mehr steigert als eine ET. Eine Reihe von Metaanalysen, Fall-Kontrollstudien, Kohortenstudien und randomisierten kontrollierten Studien haben ein erhöhtes Mammakarzinomrisiko nach EPT nachgewiesen [40], [68], [95], [134]. Bei einer EPT-Anwendung von 5 oder mehr Jahren liegt das absolute Risiko in der WHI-Studie bei 8 zusätzlichen Mammakarzinomen pro 10 000 Frauen [124]. Es ist nicht eindeutig geklärt, ob Gestagene generell oder nur bestimmte Substanzen aus dieser Gruppe das Mammakarzinomrisiko beeinflussen. Daten einer großen Beobachtungsstudie zeigen den Trend, dass eine kurzzeitige EPT mit mikronisiertem Progesteron das Risiko weniger erhöht als eine langfristige Gabe einer anderen EPT [62]. Es gibt Hinweise, dass die beobachtete Risikoerhöhung für ein Mammakarzinom durch eine Wachstumsstimulation bis dahin okkulter Mammakarzinome zu erklären ist. Langzeit Follow-up-Daten zeigen, da sich das Risiko 3 Jahre nach Absetzen der EPT wieder normalisiert [37]. Auch das Intervall zwischen Menopause und Beginn einer HT scheint für die Risikobewertung wichtig zu sein. In einer kombinierten Analyse der WHI-Studien hatten die Patientinnen, die kurz nach der Menopause mit einer EPT begannen und diese für mindestens 5 Jahre einnahmen, ein relatives Risiko (RR) für Brustkrebs von 2,75 im Vergleich zu den Frauen, die mit einer EPT mehr als 5 Jahre nach der Menopause begannen [119]. Auch in der französischen E3N-Studie wurde ein erhöhtes Mammakarzinomrisiko für diejenigen Frauen berichtet, die in einem Intervall kürzer als 3 Jahre nach der Menopause mit einer HT begannen [62]. 2009). Ein vergleichbares Ergebnis zeigt auch die Million-Women-Study [22]. Diese Beobachtungen stehen den anderen Risiken gegenüber (Schlaganfall, Thrombose, Mortalität), die bei einem frühen Beginn nach der Menopause niedriger sind. Für alle Outcomes ist das absolute Risiko bei jüngeren Patientinnen niedriger als bei älteren Patientinnen.

Die Bewertung der Beobachtungsstudien macht es erforderlich zwischen gegenwärtiger (Current Use), vorausgegangener (Past Use) und der jemals durchgeführten Anwendung (Ever Use) zu unterscheiden. Dies ist eine wesentliche Erkenntnis aus der Analyse der Collaborative Group on Hormonal Factors in Breast Cancer, die eine Risikosteigerung für Current Use nachgewiesen hat. Innerhalb von 1–4 Jahren nach Absetzen der Therapie sinkt das Risiko allerdings wieder und ist danach nicht unterschiedlich von Nichtanwenderinnen der HT.

Diese Daten lassen sich nicht auf Frauen mit einer Ovarialinsuffizienz übertragen, bei denen eine Hormonsubstitutionstherapie bis zum natürlichen Menopausenalter durchgeführt werden sollte.

8

▸ **Endometriumkarzinom.** Das Endometriumkarzinom ist ein östrogenabhängiges Malignom. Die alleinige ET führt zu einer starken Erhöhung des Endometriumkarzinomrisikos bei nicht hysterektomierten Frauen. Das Risiko ist abhängig von der Dauer der Therapie. Nach Langzeiteinnahme (> 10 Jahre) steigt das Risiko auf das 8- bis 10-Fache. Auch nach Beendigung einer ET bleibt ein erhöhtes Risiko über 15 Jahre bestehen [67]. Bei einer sequenziellen EPT sollte daher mindestens für 10 Tage, besser jedoch über 12–14 Tage pro Behandlungsmonat ein Gestagen angewendet werden. Auf diese Weise kann der Risikoanstieg vermieden werden [114]. Eine niedrig dosierte vaginale ET erhöht das Risiko nicht.

In einer finnischen Fallkontrollstudie wurde die Wirkung einer levonorgestrelhaltigen Spirale in Kombination mit Östradiol untersucht. Diese Kombination führte zu einer Senkung des Endometriumkarzinomrisikos RR 0,39 (95 % CI, 0,17–0,88, [81]).

▸ **Ovarialkarzinom.** Die Datenlage zur Wirkung der HT auf das Ovarialkarzinom ist weniger umfangreich. Einige Beobachtungsstudien zeigen, dass eine langfristige HT das Ovarialkarzinomrisiko möglicherweise erhöht. Eine umfangreiche Kohortenstudie berichtet über den Anstieg der durch Ovarialkarzinome bedingten Mortalität um den Faktor 2 bei Frauen, die mindestens eine 10-jährige HT durchgeführt haben [91]. Neuere Daten aus Fall-Kontroll- und Beobachtungsstudien lassen auf eine Risikoerhöhung für Ovarialkarzinome bei derzeitiger HT-Anwendung schließen. Eine ET scheint das Risiko stärker zu erhöhen (ET: 1,284 (95 %CI 1,178–1,399), EPT: 1,110 (95 %CI 1,020–1,207) [69]. Auch die Million-Women-Study kommt zu dem Ergebnis, dass eine HT das Ovarialkarzinomrisiko und die dadurch bedingte Mortalität erhöht. Es fanden sich keine Unterschiede in der Risikoerhöhung für bestimmte Formen der HT [21]. Zu einem ähnlichen Ergebnis kommt die Auswertung der EPIC Kohorte. Eine derzeitige HT-Anwendung ist mit einem erhöhten Ovarialkarzinomrisiko verbunden (HR 1,29; 95 % CI 1,01–1,65). Die damalige Anwendung war nicht mit einer Risikoerhöhung verbunden [148].

Es liegen also Hinweise vor, dass eine HT das Ovarialkarzinomrisiko erhöht. Unklar bleiben die Unterschiede zwischen ET und EPT.

8.10.6 Empfehlung

Ein genereller Einsatz der HT bei allen postmenopausalen Frauen mit alleinigem präventivem Therapieziel ist nicht sinnvoll. Die beiden Hauptindikationen für eine HT sind die vasomotorischen Beschwerden und die vulvovaginale Atrophie. Diese Therapie ist bei der gesunden Frau in der frühen Postmenopause mit geringen Risiken verbunden. In jedem Fall ist vor Therapiebeginn eine genaue Anamnese und Nutzen-Risiken-Bewertung durchzuführen. Dies kann durch das Kapitel „Risikokommunikation“ der S 3-Leitlinie „Hormontherapie in der Peri- und Postmenopause“ unterstützt werden. Eine erneute Bewertung sollte jährlich erfolgen und dokumentiert werden. Generell sollte die geringste effektive Dosierung, vorzugsweise transdermal, eingesetzt werden. Der Zeitraum sollte so kurz wie möglich gehalten werden. Lebensstilveränderungen können die Therapie unterstützen oder bei milden Symptomen ausreichend sein.

Bei alleiniger Behandlung einer vulvovaginalen Atrophie ist eine lokale ET sinnvoll.

Nach einer Erkrankung an einem endokrin responsiven Malignom sollte keine HT eingesetzt werden. Es können alternativ z. B. SSRI zum Einsatz kommen.

Bei Unverträglichkeit und Kontraindikationen gegen Bisphosphonate zur Prävention einer Osteoporose kann eine HT eingesetzt werden.

8.11 Literatur

[1] Agarwal A, Aponte-Mellado A, Premkumar BJ et al. The effects of oxidative stress on female reproduction: a review. Reproductive biology and endocrinology. Reprod Biol Endocrinol 2012; 10: 49

[2] Albertini DF. Vanishing returns on the investment that is the ovarian reserve. J Assist Reprod Genet 2013; 30 (3): 283–284

[3] Ambrosi B, Barbetta L, Morricone L. Diagnosis and management of Addison's disease during pregnancy. J Endocrinol Invest 2003; 26: 698–702

[4] Anasti JN. Premature ovarian failure: an update. Fertil Steril 1998; 70: 1–15

Kommentar: Diese Studie ist ein immer noch aktueller Review zur Frage der Prävalenz und Inzidenz einer prämaturen Ovarialinsuffizienz.

[5] Anderson GL, Chlebowski RT, Aragaki AK et al. Conjugated equine oestrogen and breast cancer incidence and mortality in postmenopausal women with hysterectomy: extended follow-up of the Women's Health Initiative randomised placebo-controlled trial. Lancet Oncology 2012; 13: 476–486

[6] Auletta FJ, Flint AP. Mechanisms controlling corpus luteum function in sheep, cows, nonhuman primates, and women especially in relation to the time of luteolysis. Endocr Rev 1988; 9: 88

Kommentar: Übersichtsarbeit, in der die wesentlichen Mechanismen der Luteolyse im Vergleich verschiedener Spezies einschließlich des Menschen dargestellt werden.

[7] Azziz R, Carmina E, Dewailly D et al. Androgen Excess Society. Positions statement: criteria for defining polycystic ovary syndrome as a predominantly hyperandrogenic syndrome: an Androgen Excess Society Guideline. J Clin Endocrinol Metab 2006; 91: 4237–4245

[8] Azziz R, Dumesic DA, Goodarzi MO. Polycystic ovary syndrome: an ancient disorder? Fertil Steril 2011; 95: 1544–1548

[9] Baillargeon JP, Nestler JE. Commentary: polycystic ovary syndrome: a syndrome of ovarian hypersensitivity to insulin? J Clin Endocrinol Metab 2006; 91: 22–24

[10] Baker VL, Rone HM, Pasta DJ et al. Correlation of thyroid stimulating hormone (TSH) level with pregnancy outcome in women undergoing in vitro fertilization. Am J Obstet Gynecol 2006; 194: 1668–1674

[11] Balen AH, Conway GS, Kaltsas G et al. Polycystic ovary syndrome: the spectrum of the disorder in 1741 patients. Hum Reprod 1995; 10: 2107–2111

[12] Balen AH, Laven JS, Tan SL et al. Ultrasound assessment of the polycystic ovary: international consensus definitions. Hum Reprod Update 2003; 9: 505–514

[13] Balen AH. Ovulation induction in the management of anovulatory polycystic ovary syndrome. Mol Cell Endocrinol 2013; 373: 77–82

[14] Banerjee S, Aslam N, Woelfer B et al. Expectant management of early pregnancies of unknown location: a prospective evaluation of methods to predict spontaneous resolution of pregnancy. BJOG 2001; 108: 158–163

[15] Barakat R, Berchuck A, Markman M, Randall ME, eds. Principles and Practice of Gynecologic Oncology. 6th ed. Lippincott, William&Wilkins; 2013

[16] Barker DJ. The origins of the developmental origins theory. J Intern Med 2007; 261: 412–417

[17] Barnhart KT, Gosman G, Ashby R et al. The medical management of ectopic pregnancy: a meta-analysis comparing „single dose“ and „multidose“ regimens. Obstet Gynecol 2003; 101: 778–784

[18] Bates GW, Legro RS. Longterm management of polycystic ovarian syndrome (PCOS). Mol Cell Endocrinol 2013; 373: 91–97

[19] Belvisi L, Bombelli F, Sironi L et al. Organ-specific autoimmunity in patients with premature ovarian failure. J Endocrinol Invest 1993; 16: 889–892

[20] Bendinelli C, Nebauer S, Quach T et al. Is minimally invasive parathyroid surgery an option for patients with gestational primary hyperparathyroidism? BMC Pregnancy Childbirth 2013; 13: 130

[21] Beral V, Bull D, Green J et al. Ovarian cancer and hormone replacement therapy in the Million Women Study. Lancet 2007; 369: 1703–1710

[22] Beral V, Reeves G, Bull D et al. Breast cancer risk in relation to the interval between menopause and starting hormone therapy. Journal of the National Cancer Institute 2011; 103: 296–305

[23] Bernasko J. Intensive insulin therapy in pregnancy: strategies for successful implementation in pregestational diabetes mellitus. J Matern Fetal Neonatal Med 2007; 20: 125–132

[24] Betterle C, Volpato M, Pedini B et al. Adrenal-cortex autoantibodies and steroid-producing cells autoantibodies in patients with Addison's disease: comparison of immunofluorescence and immunoprecipitation assays. J Clin Endocrinol Metab 1999; 84: 618–22

[25] Bocos-Terraz JP, Izquierdo-Alvarez S, Bancalero-Flores JL et al. Thyroid hormones according to gestational age in pregnant Spanish women. BMC Res Notes 2009; 2: 237

[26] Bomsel-Helmreich O. Ultrasound and the preovulatory human follicle. Oxford Review of Reproductive Biology 1985; 47: 1

[27] Braat DDM, Schoemaker R, Schoemaker J. Life table analysis of fecundity in intravenously gonadotropin-releasing hormone-treated patients with normogonadotropic and hypogonadotropic amenorrhea. Fertil Steril 1991; 55: 266–271

[28] Braun J, Kiesel L. Regulation der Follikulogenese. Gynäkologische Endokrinologie 2010; 8: 175–179

Kommentar: Übersicht über die Regulation der Follikelreifung unter Einbeziehung der neueren Literatur und molekularer Mechanismen.

[29] Brensing KA, Smyczek B, Waibel-Treber S et al. Luteinizing hormone (LH) pulsatility during the oestradiol- and oestradiol/progesterone-induced LH surge in the human female. Hum Reprod 1993; 8, Suppl. 2: 72

Kommentar: experimentelle Daten zur Veränderung des Pulsationsmusters der Gonadotropine während des menstruellen Zyklus der Frau.

[30] Broekmans FJ, Soules MR, Fauser BC. Ovarian aging: mechanisms and clinical consequenses. Endocr Rev 2009; 30 (5): 465–493

Kommentar: Übersicht über die Mechanismen der ovariellen Alterung, insbesondere der Abnahme des Follikelpools bei der Frau.

[31] Byrne KT, Knobil E. Electrophysiological approaches to gonadotrophin releasing hormone pulse generator activity in the rhesus monkey. Hum Reprod 1993; 8: Suppl 2: 37–40

[32] Carella MJ, Gossain VV. Hyperparathyroidism and pregnancy: case report and review. J Gen Intern Med 1992; 7: 448–453

[33] Centers for Disease Control. www.cdc.gov/mmwr/pdf/rr/rr5904.pdf

[34] Centers for Disease Control. www.cdc.gov/reproductivehealth/unintendedpreg-nancy/usmec.htm

[35] Chabbert Buffet N, Djakure C, Christin Maitre et al. Regulation of the human menstrual cycle. Frontiers in Neuroendocrinology 1998; 19: 151–186

Kommentar: umfangreiche Übersicht über die systemische Regulation des menstruellen Zyklus der Frau mit ausführlichen Literaturangaben.

[36] Chaffin CL, Van de Voort CA. Follicle growth, ovulation, and luteal formation in primates and rodents: A comparative perspective. Exp Biology and Medicine 2013; 238: 539–548

[37] Chlebowski RT, Kuller LH, Prentice RL et al. Breast cancer after use of estrogen plus progestin in postmenopausal women. New Engl J Med 2009; 360: 573–587

Kommentar: Das erhöhte Brustkrebsrisiko durch eine EPT muss häufig mit Patienten besprochen werden.

[38] Clayton RN. Mechanism of Gn-RH action on gonadotrophs. Human Reproduction 1988; 3: 479

Kommentar: molekulare Wirkungsmechanismen von GnRH an den Zellen des HVL.

[39] Cole LA. The hCG assay or pregnancy test. Clin Chem Lab Med 2012; 50: 617–630

[40] Collins JA, Blake JM, Crosignani PG. Breast cancer risk with postmenopausal hormonal treatment. Hum Reprod update 2005; 11: 545–560

[41] Condous G, Kirk E, Syed A et al. Do levels of serum cancer antigen 125 and creatine kinase predict the outcome in pregnancies of unknown location? Hum Reprod 2005; 20: 3348–3354

[42] Condous G, Okaro E, Khalid A et al. The accuracy of transvaginal ultrasonography for the diagnosis of ectopic pregnancy prior to surgery. Hum Reprod 2005, 20: 1404–1409

[43] Conn PM. The molecular basis of gonadotropin-releasing hormone action. Endocr Rev 1986; 7: 3

Kommentar: molekulare Wirkungsmechanismen von GnRH an den Zellen des HVL.

[44] Costello MF, Misso ML, Wong J et al. The treatment of infertility in polycystic ovary syndrome: a brief update. Aust N Z J Obstet Gynaecol 2012; 52: 400–403

[45] Coulam CB, Adamson SC, Annegers JF. Incidence of premature ovarian failure. Obstet Gynecol 1986; 67: 604–606

[46] Coulter A, Bradlow J, Agass M et al. Outcomes of referrals to gynaecology outpatient clinics for menstrual problems: An audit of general practice records. Br J Obstet Gynaecol 1991; 98: 789–796
[47] Crosignani PG, Nicolosi AE. Polycystic ovarian disease: heritability and heterogeneity. Hum Reprod Update 2001; 7: 3–7
[48] Dasgupta S, Reddy BM. Present status of understanding on the genetic etiology of polycystic ovary syndrome. J Postgrad Med 2008; 54: 115–125
[49] Davies S, Byrn F, Cole LA. Human chorionic gonadotropin testing for early pregnancy viability and complications. Clin Lab Med 2003; 23: 257–264
[50] Devaseelan P, Fogarty PP, Regan L. Human chorionic gonadotrophin for threatened miscarriage. Cochrane Database Syst Rev 2010; 5: CD007 422
[51] Dewailly D, Lujan ME, Carmina E et al. Definition and significance of polycystic ovarian morphology: a task force report from the Androgen Excess and polycystic Ovary Syndrome Society. Hum Reprod Update 2014; 20: 334–352
[52] Di Zerega GS, Hodgen GD. Folliculogenesis in the primate ovarian cycle. Endocr Rev 1981; 2: 27–29
[53] Diczfalusy E, Landgren BM. How normal is the normal cycle? In: Crosignani PG, Rubin BL, eds. Endocrinology of human Infertility. New Aspects. Serono Clinicla Colloquia on Reproduction; 1981: 1
[54] Dumesic DA, Lobo RA. Cancer risk and PCOS. Steroids 2013; 78: 782–785
[55] Dunne F, Brydon P, Smith K et al. Pregnancy in women with Type 2 diabetes: 12 years outcome data 1990–2002. Diabet Med 2003; 20: 734–738
[56] EMA www.ema.europa.eu/ema/index.jsp?curl = pages/special_topics
[57] Espey LL. Ovulation. In: Jones RE, ed. The Vertebrate Ovary. Plenum Press; 1978: 503
[58] Fauser BC, Tarlatzis BC, Rebar RW et al. Consensus on women's health aspects of polycystic ovary syndrome (PCOS): the Amsterdam ESHRE/ASRM-Sponsored 3 rd PCOS Consensus Workshop Group. Fertil Steril 2012; 97: 28–38.e25
[59] Fauser BC, van Heusden AM. Manipulation of human ovarian function: physiological concepts and clinical consequences. Endocr Rev 1997; 18: 17–106
[60] Filicori M, Flamigni C, Dellai P et al. Treatment of anovulation with pulsatile gonadotropin-releasing hormone: prognostic factors and clinical results in 600 cycles. J Clin Endocrinol Metab 1994; 79: 1215–1220
[61] Fitzpatrick DL, Russell MA. Diagnosis and management of thyroid disease in pregnancy. Obstet Gynecol Clin North Am 2010; 37: 173–193
[62] Fournier A, Mesrine S, Boutron-Ruault MC et al. Estrogen-progestagen menopausal hormone therapy and breast cancer: does delay from menopause onset to treatment initiation influence risks? J Clin Oncol 2009; 27: 5 138–5 143
[63] Fraser I, Hilary MD, Critchley OD et al. The FIGO Recommendations on Terminologies and Definitions for Normal and Abnormal Uterine Bleeding. Sem Reprod Med 2011; 29: 383–390
[64] Glinoer D, Abalovich M. Unresolved questions in managing hypothyroidism during pregnancy. BMJ 2007; 335: 300–302
[65] Gonzalez F, Rote NS, Minium J et al. Reactive oxygen species-induced oxidative stress in the development of insulin resistance and hyperandrogenism in polycystic ovary syndrome. J Clin Endocrinol Metab 2006; 91: 336–340
[66] Gougeon A. Dynamics of follicular growth in the human: a model from preliminary results. Human Reproduction 1986; 1: 81
Kommentar: klassische Arbeit mit der Beschreibung der Follikelreifung vom Primordialfollikel zum präovulatorischen Follikel.
[67] Green PK, Weiss NS, McKnight B et al. Risk of endometrial cancer following cessation of menopausal hormone use (Washington, United States). CCC 1996; 7: 575–580
[68] Greiser CM, Greiser EM, Doren M. Menopausal hormone therapy and risk of breast cancer: a meta-analysis of epidemiological studies and randomized controlled trials. Hum Reprod update 2005; 11: 561–573
[69] Greiser CM, Greiser EM, Doren M. Menopausal hormone therapy and risk of ovarian cancer: systematic review and meta-analysis. Human Reproduction update 2007; 13: 453–463
[70] Haas DM, Ramsey PS. Progestogen for preventing miscarriage. Cochrane Database Syst Rev 2010; 2: CD003 511
[71] Haddow JE, Knight GJ, Palomaki GE et al. The reference range and within-person variability of thyroid stimulating hormone during the first and second trimesters of pregnancy. J Med Screen 2004; 11: 170–174
[72] Hague WM. Drugs in pregnancy. Endocrine disease (including diabetes). Best Pract Res Clin Obstet Gynaecol 2001; 15: 877–889
[73] Hahn S, Tan S, Sack S et al. Prevalence of the metabolic syndrome in German women with polycystic ovary syndrome. Exp Clin Endocrinol Diabetes 2007; 115: 130–135
[74] Hardy TS, Norman RJ. Diagnosis of adolescent polycystic ovary syndrome. Steroids 2013; 78: 751–754
[75] Harlow SD, Gass M, Hall JE et al. Executive summary of the Stages of Reproductive Aging Workshop + 10: addressing the unfinished agenda of staging reproductive aging. J Clin Endocrinol Metab 2012; 97: 1159–1168
[76] Herbert DL, Lucke JC, Dobson AJ. Birth outcomes after spontaneous or assisted conception among infertile Australian women aged 28 to 36 years: a prospective, population-based study. Fertil Steril 2012; 97: 630–638
Kommentar: aktuelle, wichtige Studie zur Konzeptionswahrscheinlichkeit, basierend auf Daten von mehr als 7 000 Frauen. Fast 20 % berichten über Episoden der Sterilität, 40 % davon werden noch schwanger ohne Therapie, sodass häufig Subfertilität, aber keine Infertilität vorliegt.
[77] Hillier SG. Paracrine support of ovarian stimulation. Mol Hum Reprod 2009; 15 (12): 843–850
[78] Homburg R, Hendriks ML, König TE et al. Clomifene citrate or low-dose FSH for the first-line treatment of infertile women with anovulation associated with polycystic ovary syndrome: a prospective randomized multinational study. Hum Reprod 2012; 27: 468–473
[79] Hsia J, Criqui MH, Herrington DM et al. Conjugated equine estrogens and peripheral arterial disease risk: the Women's Health Initiative. Am Heart J 2006; 152: 170–176
Kommentar: Eine der ersten epidemiologischen Belege dafür, dass tatsächlich eine Hormontherapie in der Peri- und Postmenopause primär präventiv genutzt werden kann, wenn sie frühzeitig bei gesunder Gefäßsituation angewendet wird.
[80] Hutchison JS, Zeleznik AJ. The rhesus monkey corpus luteum is dependent on pituitary gonadotropin secretion throughout the luteal phase of the menstrual cycle. Endocrinology 1984; 115: 1780
[81] Jaakkola S, Lyytinen HK, Dyba T et al. Endometrial cancer associated with various forms of postmenopausal hormone therapy: a case control study. Int J Cancer 2011; 128: 1644–1651
[82] Jansen CA, Scholten PC, Heintz APM. A simple visual assessment technique to discriminate between menorrhagia and normal blood loss. Obstet Gynecol 1995; 85: 977–982
[83] Janssen OE, Mehlmauer N, Hahn S et al. High prevalence of autoimmune thyroiditis in patients with polycystic ovary syndrome. Eur J Endocrinol 2004; 150: 363–369
[84] Jonard S, Dewailly D. The follicular excess in polycystic ovaries, due to intra-ovarian hyperandrogenism, may be the main culprit for the follicular arrest. Hum Reprod Update 2004; 10: 107–117
[85] Kim TJ, Anasti JN, Flack MR et al. Routine endocrine screening for patients with karyotypically normal spontaneous premature ovarian failure. Obstet Gynecol 1997; 89: 777–779
[86] King JC. Maternal obesity, metabolism, and pregnancy outcomes. Annu Rev Nutr 2006; 26: 271–291
[87] Knobil E, Plant TM, Wildt L et al. Control of the rhesus monkey menstrual cycle: permissive role of hypothalamic gonadotropin-releasing hormone (Gn-RH). Science 1980; 207: 1371
[88] Knobil E. The neuroendocrine control of the menstrual cycle. Recent Prog Horm Res 1980; 36: 53–88
Kommentar: klassische Übersicht über die Regulation des ovariellen Zyklus beim Primaten, einschließlich der neuroendokrinen Kontrolle

und die Entwicklung des Konzepts der permissiven Wirkung von GnRH.

[89] Köninger A, Otterbach F, Kimmig R. Endokrine Therapie des Endometriumkarzinoms und seiner Präkanzerosen. Gyn Endokrinologie 2010; 8: 17–25

[90] La Marca A, Broekmans FJ, Volpe A et al. ESHRE Special Interest Group for Reproductive Endocrinology – AMH Round Table. Anti-Mullerian hormone (AMH): what do we still need to know? Hum Reprod 2009; 24: 2264–2275

[91] Lacey JV, Jr., Brinton LA, Leitzmann MF et al. Menopausal hormone therapy and ovarian cancer risk in the National Institutes of Health-AARP Diet and Health Study Cohort. J Natl Cancer Institute 2006; 98: 1397–1405

[92] Lacroix AZ, Chlebowski RT, Manson JE et al. Health outcomes after stopping conjugated equine estrogens among postmenopausal women with prior hysterectomy: a randomized controlled trial. JAMA 2011; 305: 1305–1314

[93] Lautatzis ME, Goulis DG, Vrontakis M. Efficacy and safety of metformin during pregnancy in women with gestational diabetes mellitus or polycystic ovary syndrome: a systematic review. Metabolism 2013; 62: 1522–1534

[94] Lebbe M, Arlt W. What is the best diagnostic and therapeutic management strategy for an Addison patient during pregnancy? Clin Endocrinol (Oxf) 2013; 78: 497–502

[95] Lee SA, Ross RK, Pike MC. An overview of menopausal oestrogen-progestin hormone therapy and breast cancer risk. Br J Cancer 2005; 92: 2049–2058

[96] Lenders JW. Pheochromocytoma and pregnancy: a deceptive connection. Eur J Endocrinol 2012; 166: 143–150

[97] Levens ED, Whitcomb BW, Csokmay JM et al. Selective venous sampling for androgen producing ovarian pathology. Clin Endocrinol 2009; 70: 606–614

[98] Leyendecker G, Waibel-Treber S, Wildt L. The central control of follicular maturation and ovulation in the human. In: Milligan S, ed. Oxford Reviews of Reproductive Biology. Oxford: Oxford University Press; 1990: 93–146

Kommentar: Übersicht über die neuroendokrine Regulation des menstruellen Zyklus der Frau enischließlich der hypothalamischen Amenorrhoe und der Bedeutung der endogenen Opiate in der Physiologie und Pathophysiologie.

[99] Lim WH, Torpy DJ, Jeffries WS. The medical management of Cushing's syndrome during pregnancy. Eur J Obstet Gynecol Reprod Biol 2013; 168: 1–6

[100] Ludwig M. Gynäkologische Endokrinologie. 2. Aufl. Hamburg: optimist Fachbuchverlag; 2013

[101] Manson JE, Allison MA, Rossouw JE et al. Estrogen therapy and coronary-artery calcification. N Engl J Med 2007; 356: 2591–2602

[102] Marwaha RK, Chopra S, Gopalakrishnan S et al. Establishment of reference range for thyroid hormones in normal pregnant Indian women. BJOG 2008; 115: 602–606

[103] McLaren JF. Infertility evaluation. Obstet Gynecol Clin North Am 2012; 39: 453–463

[104] Mihm M, Gangooly S, Muttukrishna S. The normal menstrual cycle in women. Animal Reproduction Science 2011; 124: 229–236

[105] Mol BW, Lijmer JG, Ankum WM et al. The accuracy of single serum progesterone measurement in the diagnosis of ectopic pregnancy: a meta-analysis. Hum Reprod 1998; 13: 3 220–3 227

[106] Moragianni VA, Jones SM, Ryley DA. The effect of body mass index on the outcomes of first assisted reproductive technology cycles. Fertil Steril 2012; 98: 102–108

[107] Moran LJ, Dodd J, Nisenblat V et al. Obesity and reproductive dysfunction in women. Endocrinol Metab Clin North Am 2011; 40: 895–906

[108] Nardo LG, Bosch E, Lambalk CB et al. Produced on behalf of the BFS Policy and Practice Committee. Controlled ovarian hyperstimulation regimens: a review of the available evidence for clinical practice. Hum Fertil (Camb) 2013; 16: 144–1450

[109] Negro R, Formoso G, Mangieri T et al. Levothyroxine treatment in euthyroid pregnant women with autoimmune thyroid disease: effects on obstetrical complications. J Clin Endocrinol Metab 2006; 91: 2587–2591

Kommentar: Diese Studie ist eine der leider wenigen Interventionsstudien zur L-Thyroxin-Substitution in der Schwangerschaft. Es wird gezeigt, dass die Abortrate bei Frauen mit latenter Hypothyreose und positiven TPO-Ak durch L-Thyroxin-Substitution reduziert werden kann. Leider ist die Fallzahl in der Studie gering.

[110] Negro R, Mangieri T, Coppola L et al. Levothyroxine treatment in thyroid peroxidase antibody-positive women undergoing assisted reproduction technologies: a prospective study. Hum Reprod 2005; 20: 1529–1533

[111] Nelson HD, Vesco KK, Haney E et al. Nonhormonal therapies for menopausal hot flashes: systematic review and meta-analysis. JAMA 2006; 295: 2057–2071

[112] Norman RJ, Dewailly D, Legro RS et al. Polycystic ovary syndrome. Lancet 2007; 370 (9 588): 685–697

[113] O'Byrne KT, Knobil E. Electrophysiological approaches to gonadotrophin releasing hormone pulse generator activity in the rhesus monkey. Hum Reprod 1993; 8: 37–40(S)

[114] Ortmann O, König K. Hormontherapie im Klimakterium und in der Postmenopause. Dtsch Arztebl International 2005; 102:144

[115] Palomba S, Falbo A, La Sala GB. Effects of metformin in women with polycystic ovary syndrome treated with gonadotrophins for in vitro fertilisation and intracytoplasmic sperm injection cycles: a systematic review and meta-analysis of randomised controlled trials. BJOG 2013; 120: 267–276

[116] Panesar NS, Li CY, Rogers MS. Reference intervals for thyroid hormones in pregnant Chinese women. Ann Clin Biochem 2001; 38: 329–332

[117] Polotsky AJ, Hailpern SM, Skurnick JH et al. Association of adolescent obesity and lifetime nulliparity – the Study of Women's Health Across the Nation (SWAN). Fertil Steril 2010; 93: 2004–2011

[118] Poole A, Haas D, Magann EF. Early abdominal ectopic pregnancies: a systematic review of the literature. Gynecol Obstet Invest 2012; 74: 249–260

[119] Prentice RL, Chlebowski RT, Stefanick ML et al. Conjugated equine estrogens and breast cancer risk in the Women's Health Initiative clinical trial and observational study. Am J Epidemiol 2008; 167: 1407–1415

[120] Pundir J, Sunkara SK, El-Toukhy T et al. Meta-analysis of GnRH antagonist protocols: do they reduce the risk of OHSS in PCOS? Reprod Biomed Online 2012; 24: 6–22

[121] Reato G, Morlin L, Chen S et al. Premature ovarian failure in patients with autoimmune Addison's disease: clinical, genetic, and immunological evaluation. J Clin Endocrinol Metab 2011; 96: E1255–E1261

[122] Reid S, Condous G. Is there a need to definitively diagnose the location of a pregnancy of unknown location? The case for „no". Fertil Steril 2012; 98: 1085–1090

[123] Roesner S, Von Wolff M, Eberhardt I et al. In vitro maturation: a five-year experience. Acta Obstet Gynecol Scand 2012; 91: 22–27

[124] Rossouw JE, Anderson GL, Prentice RL et al. Risks and benefits of estrogen plus progestin in healthy postmenopausal women: principal results From the Women's Health Initiative randomized controlled trial. JAMA 2002; 288: 321–333

Kommentar: Die Ergebnisse der WHI-Studie waren Stein des Anstoßes zum Umdenken in der peri- und postmenopausalen Hormontherapie.

[125] Rotterdam ESHRE/ASRM-Sponsored PCOS consensus workshop group. Revised 2003 consensus on diagnostic criteria and long-term health risks related to polycystic ovary syndrome (PCOS). Hum Reprod 2004; 19: 41–47

Kommentar: Nach wie vor die gültige und weltweit am meisten benutzte Definition zu PCOS, obwohl sie wichtige Teilaspekte, wie z. B. die Insulinresistenz, außer Betracht lässt.

[126] Ryan RJ, Keutmann HT, Charlesworth MC et al. Structure-function relationships of gonadotropins. Recent Prog Horm Res 1987; 43: 383

8

[127] S 3 Leitlinie „Prophylaxe, Diagnostik und Therapie der Osteoporose bei Frauen ab der Menopause, bei Männern ab dem 60. Lebensjahr": Deutsche Gesellschaft für Osteologie e. V. (DGO); 2009

[128] S 3-Leitlinie „Hormontherapie in der Peri- und Postmenopause": Deutsche Gesellschaft für Gynäkologie und Geburtshilfe

Kommentar: Diese S 3-Leitlinie der Deutschen Gesellschaft für Gynäkologie und Geburtshilfe zur Hormontherapie in der Peri- und Postmenopause ist die erste deutschsprachige Leitlinie, die die vorliegende Evidenz auf hohem Niveau in Empfehlung formuliert hat. Hilfreich für die Kommunikation mit Patientinnen ist die Tabelle, die die absoluten Risiken angibt.

[129] Sammour RN, Saiegh L, Matter I et al. Adrenalectomy for adrenocortical adenoma causing Cushing's syndrome in pregnancy: a case report and review of literature. Eur J Obstet Gynecol Reprod Biol 2012; 165: 1–7

[130] Saxon D, Falcone T, Mascha EJ et al. A study of ruptured tubal ectopic pregnancy. Obstet Gynecol 1997; 90: 46–49

[131] Seeber BE. What serial hCG can tell you, and cannot tell you, about an early pregnancy. Fertil Steril 2012; 98: 1074–1077

[132] Senapati S, Barnhart KT. Biomarkers for ectopic pregnancy and pregnancy of unknown location. Fertil Steril 2013; 99: 1107–1116

[133] Shafiee MN, Khan G, Ariffin R et al. Preventing endometrial cancer risk in polycystic ovarian syndrome (PCOS) women: Could metformin help? Gynecol Oncol 2014; 132: 248–253

[134] Shah NR, Borenstein J, Dubois RW. Postmenopausal hormone therapy and breast cancer: a systematic review and meta-analysis. Menopause 2005; 12: 668–678

[135] Siebert TI, Viola MI, Steyn DW et al. Is metformin indicated as primary ovulation induction agent in women with PCOS? A systematic review and meta-analysis. Gynecol Obstet Invest 2012; 73: 304–313

[136] Siristatidis CS, Maheshwari A, Bhattacharya S. In vitro maturation in sub fertile women with polycystic ovarian syndrome undergoing assisted reproduction. Cochrane Database Syst Rev 2009; Jan 21 (1): CD006 606

[137] Soldin OP, Soldin D, Sastoque M. Gestation-specific thyroxine and thyroid stimulating hormone levels in the United States and worldwide. Ther Drug Monit 2007; 29: 553–559

[138] Somboonporn W, Panna S, Temtanakitpaisan T et al. Effects of the levonorgestrel-releasing intrauterine system plus estrogen therapy in perimenopausal and postmenopausal women: systematic review and meta-analysis. Menopause 2011; 18: 1060–1066

[139] Stat. Bundesamt, 2013 www.destatis.de

[140] Stricker R, Echenard M, Eberhart R et al. Evaluation of maternal thyroid function during pregnancy: the importance of using gestational age-specific reference intervals. Eur J Endocrinol 2007; 157: 509–514

[141] Strowitzki T. Praktisches Vorgehen bei gestörter Ovarfunktion und damit assoziierten Phänomenen. In: Leidenberger F, Strowitzki T, Ortmann O, Hrsg. Klinische Endokrinologie für Frauenärzte. 3. Aufl. Heidelberg: Springer Verlag; 2009: 633–712

[142] Tan S, Hahn S, Benson S et al. Metformin improves polycystic ovary syndrome symptoms irrespective of pre-treatment insulin resistance. Eur J Endocrinol 2007; 157: 669–676

[143] Tanaka YO, Tsunoda H, Kitagawa Yet al. Lower genitourinary tract imaging. Functioning ovarian tumors: direct and indirect findings at MR Imaging. RSNA Radiographics 2004; 24 (S 1): 147–166

[144] Tang T, Lord JM, Norman RJ et al. Insulin-sensitising drugs (metformin, rosiglitazone, pioglitazone, D-chiro-inositol) for women with polycystic ovary syndrome, oligo amenorrhoea and subfertility. Cochrane Database Syst Rev 2010; (1): CD003 053

[145] Thangaratinam S, Tan A, Knox E et al. Association between thyroid autoantibodies and miscarriage and preterm birth: meta-analysis of evidence. BMJ 2011; 342: d2616

[146] Thomson RL, Spedding S, Buckley JD. Vitamin D in the aetiology and management of polycystic ovary syndrome. Clin Endocrinol (Oxf) 2012; 77: 343–350

[147] Timor-Tritsch IE, Goldstein SR. Skilled US imaging of the adnexae. Part 4: The fallopian tubes. OBG Management 2010; 22: 34–42

[148] Tsilidis KK, Allen NE, Key TJ et al. Menopausal hormone therapy and risk of ovarian cancer in the European prospective investigation into cancer and nutrition. CCC 2011; 22: 1075–1084

[149] van der Linden M, Buckingham K, Farquhar C et al. Luteal phase support for assisted reproduction cycles. Cochrane Database Syst Rev 2011; (10): CD009 154

[150] van der Stege JG, Groen H, van Zadelhoff SJ et al. Decreased androgen concentrations and diminished general and sexual well-being in women with premature ovarian failure. Menopause 2008; 15: 23–31

[151] van der Ven H, Kühr M, Roth S et al. Nimmt die gynäkologische Fertilität ab? Gynäkologe 2013; 46: 12–17

[152] Van Houten EL, Themmen AP, Visser JA. Anti-Müllerian hormone (AMH): regulator and marker of ovarian function. Ann Endocrinol (Paris) 2010; 71 (3):191–197

[153] van Wely M, Kwan I, Burt AL et al. Recombinant versus urinary gonadotrophin for ovarian stimulation in assisted reproductive technology cycles. Cochrane Database Syst Rev 2011; (2): CD005 354

Kommentar: Cochrane-Analyse von zentraler Bedeutung, die auf 28 Studien mit mehr als 7 000 Paaren beruht. Sie zeigt eindeutig, dass keine Unterschiede bzgl. der Schwangerschaftschance zwischen den einzelnen zur Stimulation benutzten Gonadotropinen nachweisbar sind.

[154] Wahabi HA, Fayed AA, Esmaeil SA et al. Progestogen for treating threatened miscarriage. Cochrane Database Syst Rev 2011; 12: CD005 943

Kommentar: eine Zusammenschau der (insgesamt leider dürftigen) Evidenz zum Nutzen von Progesteron zur Prävention eines drohenden Aborts.

[155] Webb R, Nicholas B, Gong JG. Mechanisms regulating follicular development and selection oft the dominant follicle. Reprod Suppl 2003; 61: 71–90

[156] Weil C. The safety of bromocriptine in hyperprolactinaemic female infertility: a literature review. Curr Med Res Opin 1986; 10: 172–195

[157] Welt CK. Primary ovarian insufficiency: a more accurate term for premature ovarian failure. Clin Endocrinol (Oxf) 2008; 68: 499–509

Kommentar: wegweisendes Editorial zum Thema „Terminologie" der prämaturen Ovarialinsuffizienz.

[158] Wildt L, Grubinger E. Endokrinologie der Schwangerschaft, Geburt und Stillzeit. Gyn Endokrinologie 2012; 10: 155–160

[159] Wildt L, Leyendecker G. Die endokrine Kontrolle des menstruellen Zyklus. Gynäkologe 1981; 14: 64

Kommentar: Übersicht über die Regulation des Zyklus der Frau mit ausführlichem Literaturverzeichnis mit den bis zu diesem Zeitpunkt grundlegenden Publikationen.

[160] Wildt L, Neuwinger J. Die Regulation der Funktion des Ovars. In: Schneider HPG, Hrsg. Klinik der Frauenheilkunde und Geburtshilfe. Endokrinologie und Reproduktionsmedizin 1. 3. Aufl. München, Wien, Baltimore: Urban&Schwarzenberg; 1995: 25–50

Kommentar: Zusammenfassung der Daten zur ovariellen und neuroendokrinen Regulation des Zyklus bei der Frau.

Kapitel 9

Störungen (Besonderheiten) der Geschlechtsentwicklung

9 Störungen (Besonderheiten) der Geschlechtsentwicklung

9.1 „Disorders (Differences) of Sex Development“

P.-M. Holterhus, O. Hiort

9.1.1 Einleitung

Die Geburt eines Kindes mit uneindeutigem Genitale, aber auch der Umgang mit betroffenen älteren Kindern, Jugendlichen und Erwachsenen stellt eine interdisziplinäre Herausforderung für das klinische Management auf Basis umfassender Kenntnisse der normalen Geschlechtsentwicklung des Menschen und ihrer Abweichungen dar. Störungen bzw. Besonderheiten der Geschlechtsentwicklung (Disorders bzw. Differences of Sex Development, DSD) umfasseneine heterogene Gruppe angeborener Abweichungen der geschlechtlichen Determinierung und Differenzierung sowie komplexere Syndrome mit Einbeziehung der Genitalentwicklung, die früher übergreifend als „Intersexualität“ bezeichnet wurden. Grundsätzlich ist etwa bei 1 von 4500 Geburten mit einer Abweichung der Geschlechtsentwicklung zu rechnen. In den letzten Jahren sind deutliche Veränderungen in der Diagnostik, im Management und dem Verständnis der psychosozialen Adaptation Betroffener und ihrer Familien erfolgt. Im Jahr 2012 wurde eine Stellungnahme vom Deutschen Ethikrat zur Situation Betroffener vorgenommen, der auf einen verbesserten Dialog mit Selbsthilfegruppen drängt und einen deutlich professionelleren Umgang mit DSD fordert. Dazu ist die Einrichtung von speziellen Referenzzentren erforderlich, die im Rahmen der jetzt erfolgenden Gründung von Zentren für seltene Erkrankungen Qualitätskriterien entwickeln müssen.

9.1.2 Grundlagen

Störungen oder Besonderheiten der Geschlechtsentwicklung umfassen eine sehr uneinheitliche Gruppe zumeist seltener angeborener Abweichungen der geschlechtlichen Determinierung und Differenzierung. Die Gesamtzahl der Patienten mit schwerwiegenderen Abweichungen in der Geschlechtsentwicklung wird in Deutschland auf etwa 8000–10000 geschätzt [60]. Damit kommen in Deutschland pro Jahr etwa 150 Kinder mit entsprechenden Auffälligkeiten zur Welt. Bei etwa einem Drittel der Fälle werden weitere Malformationen beobachtet [60]. Der frühere Begriff „Intersexualität“ wird in der internationalen Literatur kaum noch verwendet, da er von vielen Betroffenen als unangemessen den sexuellen Aspekt hervorhebend empfunden wurde. Manche Betroffene sehen in der aus medizinisch-biologischer Sicht nachweisbaren Störung der chromosomalen, genetischen und hormonellen Mechanismen und Zuordnungen keinen individuellen Krankheitswert, sodass alternativ von Besonderheiten der Geschlechtsentwicklung gesprochen wird (Differences of Sex Development) [66]. Auch im deutschen Sprachgebrauch hat sich das Akronym DSD durchgesetzt, welches wir deshalb in diesem Kapitel grundsätzlich verwenden. Aus ▸ Tab. 9.1 geht die aktuell gültige Einteilung und Nomenklatur von DSD hervor, auf der dieses Kapitel basiert.

DSD umfassen sowohl **chromosomale** als auch **monogen vererbte Störungen**, die entweder primär genetisch oder aber über hormonelle Mechanismen zu einer Abweichung von der normalen Geschlechtsentwicklung führen. Inwieweit der Einfluss endokriner Disruptoren eine Rolle bei genitalen Fehlbildungen spielt, ist bislang nicht sicher geklärt. Störungen der Hormonbereitstellung können sowohl isoliert die gonadale Androgenbiosynthese betreffen, aber auch die adrenale Steroidbiosynthese umfassen, sodass neben DSD gleichzeitig eine Nebennierenrindeninsuffizienz vorliegen kann. Besonders bei den Störungen der Gonadenentwicklung (Gonadendysgenesie) muss zudem mit einem erhöhten Entartungsrisiko (Gonadoblastom) in bis zu 30 % der Fälle gerechnet werden. Das Risiko ist invers mit dem Grad der Testikularisierung, also mit dem Ausmaß der gonadalen Unreife assoziiert, geht entsprechend mit der Expression von Stammzellmarkern wie Oct3/4 einher und betrifft vor allem Y-Chromosom-positive Gonaden mit entsprechender Expression von TSPY [46]. Bei einem Großteil der Fälle ist auch heute noch keine genaue diagnostische Einordnung möglich. Die Geburt eines Kindes mit einer genitalen Fehlbildung stellt daher weiterhin eine große Herausforderung für alle Beteiligten dar und es besteht vielfach eine erhebliche Unsicherheit bei den Eltern betroffener Kinder bzw. bei den Betroffenen selbst und auch bei den betreuenden Behandlungsteams hinsichtlich des „richtigen“ Vorgehens.

Obwohl meistens kein medizinischer Notfall vorliegt, sollten Diagnostik und Entscheidungsfindung, welchem Geschlecht das Kind angehört oder angehören soll, zeitnah und stringent erfolgen. Der Gesetzgeber hat kürzlich eine Änderung des Personenstandsgesetzes beschlossen, in dem die Geschlechtszuordnung freigelassen werden kann, falls dies gewünscht und erforderlich ist. Dadurch kann der Druck einer vorschnellen Entscheidung gemindert werden. Wird die Diagnose einer DSD erst im Laufe der Kindheit oder im Pubertätsalter gestellt, erfordert sie gleichermaßen eine qualifizierte medizinische und psychologische Betreuung der betroffenen Kinder und Jugendlichen sowie von deren Eltern. Im Vordergrund stehen neben der Diagnosestellung vor allem die Beratung

Tab. 9.1 Nomenklatur und Klassifikation von DSD [27].

DSD durch numerische Aberrationen der Geschlechtschromosomen	46,XY-DSD	46,XX-DSD
A: 47,XXY Klinefelter-Syndrom und Varianten	**A: Störungen der Gonaden-/Hodenentwicklung** • ovotestikuläre DSD • komplette oder partielle Gonadendysgenesie (z. B. SRY, SOX9, SF1, MAMLD1 (CXorf6), WT 1, DHH, WNT 4-Duplikation, DAX1-Duplikation) • Gonadenregression	**A: Störungen der Gonaden-/ Ovarentwicklung** • Gonadendysgenesie • ovotestikuläre DSD • testikuläre DSD (z. B. SRY +, SOX9-Duplikation)
B: 45,X Ullrich-Turner-Syndrom und Varianten	**B: Störungen der Androgenbiosynthese oder der Androgenwirkung** • Störungen der Androgenbiosynthese ∘ LH-Rezeptor-Mutationen ∘ Smith-Lemli-Opitz-Syndrom ∘ Steroidogenic acute regulatory Protein (StAR) ∘ P450 Side Chain Cleavage (SCC) ∘ 3β-Hydroxysteroid-Dehydrogenase Typ 2 ∘ 17α-Hydroxylase/17,20-Lyase ∘ P450-Oxidoreduktase ∘ 17β-Hydroxysteroid-Dehydrogenase Typ 3 ∘ 5α-Reduktase Typ 2 • Störungen der Androgenwirkung ∘ komplette und partielle Androgenresistenz ∘ endokrine Disruptoren	**B: Androgenexzess** • fetaler Androgenexzess ∘ 3β-Hydroxysteroid-Dehydrogenase Typ 2 ∘ 21-Hydroxylase ∘ P450-Oxidoreduktase ∘ 11β-Hydroxylase ∘ Glukokortikoidresistenz • fetoplazentarer Androgenexzess ∘ Aromatasemangel ∘ P450-Oxidoreduktase • maternaler Androgenexzess ∘ virilisierender Tumor (Luteom) ∘ Einnahme androgen wirksamer Substanzen
C: 45,X/46,XY Mosaik gemischte Gonadendysgenesie	**C: andere** • syndromale Formen, z. B. ∘ Kloakenfehlbildungen ∘ Arskog-Syndrom ∘ Hand-Foot-Genital-Syndrom (HOXA13) ∘ Robinow-Syndrom • Syndrom der persistierenden Müller-Gänge (Störungen von AMH und AMH-Rezeptor) • Vanishing-Testis-Syndrom • isolierte Hypospadie • Kryptorchismus • u. a.	**C: andere** • syndromale Formen, Z.B. ∘ Kloakenfehlbildungen • Agenesie/Hypoplasie der Müller-Strukturen (MURCS) • Vaginalatresie (McKusick-Kaufmann-Syndrom) • Labiensynechie
D: 46,XX/46,XY Chimerismus		

und Begleitung der Betroffenen bzw. der Eltern durch ein qualifiziertes interdisziplinäres Team aus Ärzten verschiedenster Fachrichtungen sowie psychosozialen Experten. Hierzu hat der Deutsche Ethikrat in seiner Stellungnahme die Voraussetzungen dargelegt.

9.1.3 Physiologie der normalen Geschlechtsentwicklung

Genetisches Geschlecht, Geschlechtsdeterminierung und gonadales Geschlecht

Zum Zeitpunkt der Befruchtung der Eizelle durch das Spermium wird der Karyotyp des Embryos festgelegt. Somit besteht normalerweise entweder ein männlicher 46, XY-Karyotyp oder ein weiblicher 46,XX-Karyotyp. Die Gonaden werden beim 4 Wochen alten Embryo als Genitalleisten zwischen der Urniere und dem dorsalen Mesenterium angelegt [38] und sind zunächst bipotent, d. h. sie können sich sowohl in die männliche als auch in die weibliche Richtung weiterentwickeln. Bis zur 6. Woche post conceptionem existieren im menschlichen Embryo noch keine geschlechtsspezifischen morphologischen Unterschiede.

▸ **Männliche Entwicklung.** In Gegenwart eines männlichen 46,XY-Karyotyps kommt es normalerweise zur Expression des Hoden-determinierenden Faktors SRY (Sex determining Region Y) [55]. Dadurch wird eine komplexe Entwicklungskaskade eingeleitet, die schließlich zur Entwicklung des männlichen Hodens führt. In den zurückliegenden Jahren ist eine Vielzahl an Genen identifiziert und funktionell charakterisiert worden, die als **Transkriptionsfaktoren für die normale Entwicklung des Hodens** notwendig sind, z. B.

- SOX 9 (SRY-related HMG-box Gene 9, [13]),
- WT 1 (Wilms Tumor 1 Gene, [44]),

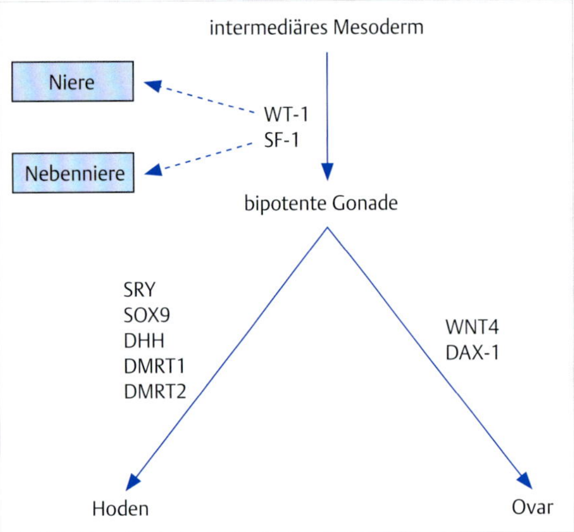

Abb. 9.1 Stark vereinfachte Übersicht der entwicklungsgeschichtlichen Zuordnung der Transkriptionsfaktoren für die normale Entwicklung der Gonaden.

- SF-1 (Steroidogenic Factor 1, [40]),
- DMRT 1 (Doublesex-and-MAB3-related Transcription Factor 1, [49]),
- DMRT 2 (Doublesex-and-MAB3-related Transcription Factor 2, [48]),
- DHH (Desert Hedgehog, [62]).

Die meisten dieser Transkriptionsfaktoren beeinflussen in einem Netzwerk mit zusätzlichen Faktoren (WNT 4, DAX1, s. u.) in komplexer Weise gegenseitig ihre Expression in einem zeitlich, örtlich und bzgl. der exakten Gendosis streng abgestimmten Programm. ▸ Abb. 9.1 zeigt eine stark vereinfachte Übersicht der entwicklungsgeschichtlichen Zuordnung der genannten und weiterer Transkriptionsfaktoren. Mutationen in den genannten Genen können zu einer Störung der empfindlichen Abläufe der Gonadendeterminierung und damit zu einer Störung der Hodenentwicklung im Sinne einer Gonadendysgenesie als Ursache einer Störung der Geschlechtsentwicklung führen. Aufgrund des gewebespezifischen Expressionsmusters können weitergehende funktionelle Störungen und Fehlbildungen assoziiert sein (z. B. Wilmstumor, Nebennierenrinden-Insuffizienz, Skelettdysplasie, Neuropathie), die diagnostisch wegweisend sein können.

▸ **Weibliche Entwicklung.** Unterbleibt die Initiation der testikulären Entwicklungskaskade durch Abwesenheit von SRY, z. B. im Falle eines normalen weiblichen Karyotyps, so entwickelt sich die indifferente Gonadenanlage ab der 10. Woche post conceptionem zum Ovar. Bisher sind nur wenige Gene identifiziert worden, die eine aktive Rolle bei der ovariellen Determinierung spielen. WNT 4 (Wingless-type MMTV Integration Site Family, Member 4) unterdrückt aktiv die Hodenentwicklung durch Suppression der Entwicklung von Leydigzellen und unterstützt damit die geschlechtsspezifische Entwicklung der Gonadenanlage in Richtung Ovar bei der weiblichen Entwicklung [63]. Homozygote Mutationen des WNT 4-Gens verursachten entsprechend eine Virilisierung genetisch weiblicher Mäuse [63]. Beim Menschen führt die Genduplikation von WNT 4 zu 46,XY-DSD [29]. Neben WNT 4 scheinen RSPO1 und FOXL 2 weitere wichtige Gene der Ovarialentwicklung zu sein [7]. Eine Genduplikation von DAX-1 (DSS-AHC critical Region on the X Chromosome 1, Gene 1) führt über eine verstärkte Antagonisierung von SRY ebenfalls zu einer Unterdrückung der Hodenentwicklung und damit zu 46,XY-DSD [59].

Merke **M!**

Das genetische Geschlecht des Menschen entspricht somit seinem entweder männlichen oder weiblichen Chromosomensatz. Das gonadale Geschlecht entspricht der Entwicklung der Gonaden, wie es nach der Gonadendeterminierung vorliegt. Im Normalfall stimmen diese beiden Zuordnungen überein.

Geschlechtsdifferenzierung und somatisches Geschlecht

Unter der Sexualdifferenzierung versteht man diejenigen Vorgänge der Geschlechtsentwicklung, die von der Biosynthese der Sexualsteroide und ihrer zellulären und gewebespezifischen Wirkung abhängig sind. Der geschlechtliche Dimorphismus, der während der Sexualdifferenzierung irreversibel implementiert wird, ist streng abhängig von der An- oder Abwesenheit der ungestörten Bildung von Testosteron in den Leydigzellen und von Anti-Müller-Hormon (AMH) in den Sertolizellen des embryonalen Hodens. Ovarielle Hormone spielen nach heutigem Kenntnisstand keine aktive Rolle bei der weiblichen Geschlechtsdifferenzierung. Somit stellt die normale männliche Sexualdifferenzierung eine aktive Änderung der ontogenetischen Entwicklungsrichtung der primär bipotent angelegten Gewebe des äußeren und inneren Genitals beim Jungen dar. Die androgeninduzierten phänotypischen Veränderungen des Genitals gehen auf zellulärer Ebene mit persistierenden Änderungen von Transkriptom [26] und Epigenom [4] einher.

▸ **Inneres Genitale.** Bei beiden Geschlechtern sind in der Frühschwangerschaft zunächst 2 paarige Geschlechtsgänge vorhanden, aus denen später das innere männliche oder das innere weibliche Genitale entstehen. Dieses sind die Wolff-Gänge beim Jungen und die Müller-Gänge beim Mädchen. Die Wolff-Anlagen sind für die Ausbildung von Samenleitern, Nebenhoden, Samenbläschen und Prostata erforderlich. Wenn die normale Hodenfunktion ab etwa der 7. Schwangerschaftswoche einsetzt, wird in den Sertolizellen das Peptidhormon Anti-Müller-Hormon (AMH) gebildet. AMH wirkt über die Bindung an den membranständigen AMH-Rezeptor und sorgt dadurch für die Unterdrückung der Differenzierung der Müller-Gänge zu Uterus und Eileitern. Seine Expression wird durch den oben beschriebenen Transkriptionsfaktor SF1 reguliert.

Wenn kein Hoden vorhanden ist, wie dies bei der normalen weiblichen Entwicklung oder auch bei einer kompletten Gonadendysgenesie der Fall ist, kommt es zu einer Regression der Wolff-Gänge, während die Müller-Gänge zu Eileiter, Uterus und oberem Drittel der Vagina ausdifferenzieren.

▸ **Äußeres Genitale.** Ebenso wie die Anlagen von Gonaden und innerem Genitale ist auch die äußere Genitalanlage vor der 7. Woche post conceptionem noch indifferent und entwicklungsbiologisch bipotent angelegt. Die Entwicklung des männlichen äußeren Genitals ist streng abhängig von

- der normalen Testosteronbildung in den Leydigzellen des embryonalen Hodens,
- der normalen Aktivierung von Testosteron zu Dihydrotestosteron durch die 5α-Reduktase Typ 2 in den Zielgeweben des äußeren Genitales,
- der unbeeinträchtigten zellulären Wirkungsvermittlung der Androgene über den Androgenrezeptor.

Als Folge der normalen Androgenwirkung entwickelt sich aus dem Genitalhöcker der spätere Penis. Die Urethralfalten und Labioskrotalwülste verschmelzen in der Mittellinie unter Bildung von Corpus cavernosum und Skrotum. Diese Entwicklung ist bis zur 12. Woche post conceptionem abgeschlossen. Nach der 12. Woche endet das morphogenetisch sensitive Zeitfenster für die androgenabhängige Verschmelzung der Mittellinie. Androgene werden später zwar zu weiterem Phallus- und Prostatawachstum führen, jedoch kann eine bis dahin nicht vorhandene oder unvollständige Fusion der Mittellinie nicht mehr vervollständigt werden. Eine mangelnde Androgenbildung oder mangelnde Androgenwirkung in dieser frühen Entwicklungsphase muss deshalb bei 46,XY-Karyotyp zu einer gestörten Differenzierung des äußeren Genitals führen (46,XY-DSD).

Umgekehrt wird ein Androgenexzess bei weiblichem 46,XX-Karyotyp z. B. beim adrenogenitalen Syndrom (AGS) in diesem Zeitfenster zu einer genitalen Virilisierung mit unterschiedlichem Grad einer labioskrotalen Fusion führen (46,XX-DSD). Sind keine funktionsfähigen Hoden vorhanden, z. B. bei der normalen weiblichen Entwicklung oder bei einer kompletten Gonadendysgenesie, so bleibt der phänotypisch weibliche Aspekt des bipotenten äußeren Genitales erhalten. Der Genitalhöcker wird zur späteren Klitoris, die Labioskrotalwülste entwickeln sich zu den späteren großen Labien.

Merke **M!**

Das somatische bzw. phänotypische Geschlecht entspricht somit dem anatomischen Erscheinungsbild des äußeren Genitales und kann entweder normal weiblich oder überwiegend weiblich, normal männlich oder überwiegend männlich sowie bei Zwischenformen uneindeutig zuzuordnen sein.

Psychisches Geschlecht

Der Begriff „psychisches Geschlecht“ beinhaltet die Aspekte Geschlechtsidentität, Geschlechtsrollenverhalten und sexuelle Orientierung. Dabei gelten folgende Definitionen:

- Unter **Geschlechtsidentität** versteht man die subjektive Einschätzung einer Person, einem bestimmten Geschlecht anzugehören, sich also als Mann, Frau oder dazwischen zu erleben.
- **Geschlechtsrollenverhalten** umfasst demgegenüber die kulturell erwarteten Verhaltensweisen, Interessen, Einstellungen und Persönlichkeitszüge, die in einer Gesellschaft mit Männlichkeit und Weiblichkeit assoziiert sind.
- **Sexuelle Orientierung** bezieht sich auf die bevorzugte Wahl eines Sexualpartners.

Geschlechtsidentität, Geschlechtsrollenverhalten und sexuelle Orientierung werden beim Menschen sowohl durch biologische Faktoren, also genetische Faktoren und Hormone, bestimmt, als auch in erheblicher Weise durch psychische, soziale und kulturelle Faktoren modifiziert [6], [8]. Das bei Menschen mit DSD deutlich häufiger als in der Normalbevölkerung auftretende Phänomen der mangelnden Identifizierung mit dem zugewiesenen Geschlecht bis hin zum Wunsch nach Änderung des Geschlechts lässt vermuten, dass sehr verschiedene Faktoren zur Entwicklung der Geschlechtsidentität beitragen müssen. Insbesondere die pränatale Hormonexposition mit Androgenen, aber auch anderen Steroiden scheint eine wichtige Rolle bei der Prägung des menschlichen Gehirns zu spielen. Dies belegen u. a. Forschungen über geschlechtsspezifisches Kinderspiel und seine spezifische Modifikation bei DSD-Formen [20], [30]. Derzeit existiert nur wenig Wissen darüber, welche Rolle genetische, von den Geschlechtschromosomen abhängige Faktoren, pränatale und postnatale hormonelle Faktoren, soziale Geschlechtszuweisung, Präferenzen der Umwelt, frühkindliche Identifikations- und Interaktionsprozesse oder soziales Lernen spielen.

Tab. 9.2 Formen von DSD und deren Charakteristika (Quelle: [27]).

Diagnose	Prognose/psychisches Geschlecht
46,XX andrenogenitales Syndrom	> 90 % der als Kinder weiblich aufgezogenen Patienten haben eine weibliche Geschlechtsidentität. Es wird empfohlen, selbst stark virilisierte 46,XX-AGS-Patienten als Mädchen aufzuziehen.
komplette Androgenresistenz	Fast 100 % der als Kinder weiblich aufgezogenen Patienten haben eine weibliche Geschlechtsidentität.
5α-Reduktase-Typ-2-Mangel	Über 60 % der als Kinder weiblich aufgezogenen Patienten, die in der Pubertät virilisieren, haben später eine männliche Geschlechtsidentität. Mögliche Fertilität
17β-HSD-3-Defekt	Männliche Geschlechtsidentität möglich. Mögliche Fertilität
partielle Androgenresistenz	In etwa 25 % unzufrieden mit dem zugewiesenen Geschlecht, unabhängig von einer initial männlichen oder weiblichen Geschlechtszuweisung
Androgen-Biosynthesestörung	
inkomplette Gonadendysgenesie	
Mikropenis	Empfehlung der männlichen Geschlechtszuweisung, Fertilität möglich
ovotestikuläre DSD	Option der Fertilität; im Zusammenhang mit der gonadalen Differenzierung und dem genitalen Aspekt zu diskutieren
gemischte Gonadendysgenesie	Ausmaß der pränatalen Androgenwirkung, mögliche Hodenfunktion während und nach der Pubertät, Phallusentwicklung und Gonadenlokalisation sollten berücksichtigt werden
Blasenexstrophie	Patienten, die als Mädchen aufgezogen wurden, haben ein variables Outcome der Geschlechtsidentität, mehr als 65 % scheinen als Frauen zu leben.

9.1.4 DSD durch Störungen der Androgenbildung oder Androgenwirkung

Die Basis für die Steroidhormonbildung ist eine ausreichende Bereitstellung von Cholesterin in der Zelle. Defekte der Cholesterinsynthese sind beim autosomal rezessiven Smith-Lemli-Opitz-Syndrombeschrieben. Diese Patienten weisen bei 46,XY-Karyotyp auch genitale Fehlbildungen auf. Die ersten Schritte der Steroidhormonsynthese betreffen Nebennierenrinde und Gonaden gemeinsam (▸ Abb. 9.2). Sie sind die Basis für die Synthese der Glukokortikoide, Mineralokortikoide und der Sexualsteroide. Die Testosteronsynthese im sich entwickelnden Hoden wird zunächst durch die plazentare Sekretion des humanen Choriongonadotropins (hCG) und erst später durch das fetale Hypophysenhormon luteinisierendes Hormon (LH) gesteuert [22]. Sowohl hCG als auch LH stimulieren die Testosteronbiosynthese über den LH-Rezeptor, der auf den Leydigzellen lokalisiert ist (▸ Abb. 9.2). Inaktivierende Mutationen des LH-Rezeptors führen deshalb zu einer Störung der gonadalen Testosteronbildung und in der Folge zu einem intersexuellen Genitale bei 46, XY-Chromosomensatz (▸ Tab. 9.1, [50]).

Defekte in den ersten Syntheseschritten

Defekte in den ersten, die gonadale und adrenale Steroidbiosynthese gemeinsam betreffenden Schritten führen zu einer Kombination aus Nebennierenrinden-Insuffizienz (NNRI) sowie zu einer mangelnden oder fehlenden Bildung der Geschlechtshormone. Steroidhormone werden in den steroidsezernierenden Zellen der Mitochondrien synthetisiert. Dazu muss Cholesterin zunächst aktiv über die innere Mitochondrienmembran transportiert werden, um dort am P450scc-Komplex (CYP11A1) zu Pregnenolon synthetisiert zu werden. An diesem Prozess ist das Steroidogenic-acute-regulatory-Protein (StAR) beteiligt. Mutationen im zugrunde liegenden Gen führen zu einem schweren Defekt der Nebennieren-Steroidhormonsynthese sowie zu einer Störung der Vermännlichung von 46,XY-Kindern (Lipoidhypertrophie der Nebenniere, [58]. Bei StAR-Defekten sind jedoch die plazentare Pregnenolonsynthese und damit die Bereitstellung des Progesterons zur Aufrechterhaltung der Schwangerschaft des betroffenen Fetus nicht gestört, sodass die Patienten erst postnatal auffällig werden. Bei einem Kind mit komplettem Fehlen des P450scc-Komplexes aufgrund einer Mutation bestand neben einer massiven NNRI und einem völligen Fehlen jeglicher Steroidhormone zugleich eine Frühgeburtlichkeit [21]. Andere Patienten weisen ein milderes klinisches Bild auf [19].

Defekte in den folgenden Syntheseschritten

In den folgenden enzymatischen Schritten werden ebenfalls z. T. oder gänzlich die adrenale und die gonadale Steroidbiosynthese beeinträchtigt. Inaktivierende Mutationen im P450-c17-Enzymkomplex (CYP17, ▸ Abb. 9.2) beeinträchtigen nur teilweise die adrenale Steroidbiosynthese, blockieren aber die Testosteronbiosynthese im Hoden komplett. Durch die vermehrte Bildung von Mineralokortikoiden kann eine arterielle Hypertonie [45] bis hin zur hypertensiven Krise auftreten. Bei einem 3β-Hydroxysteroid-Dehydrogenasedefekt Typ 2 (HSD 3B2,

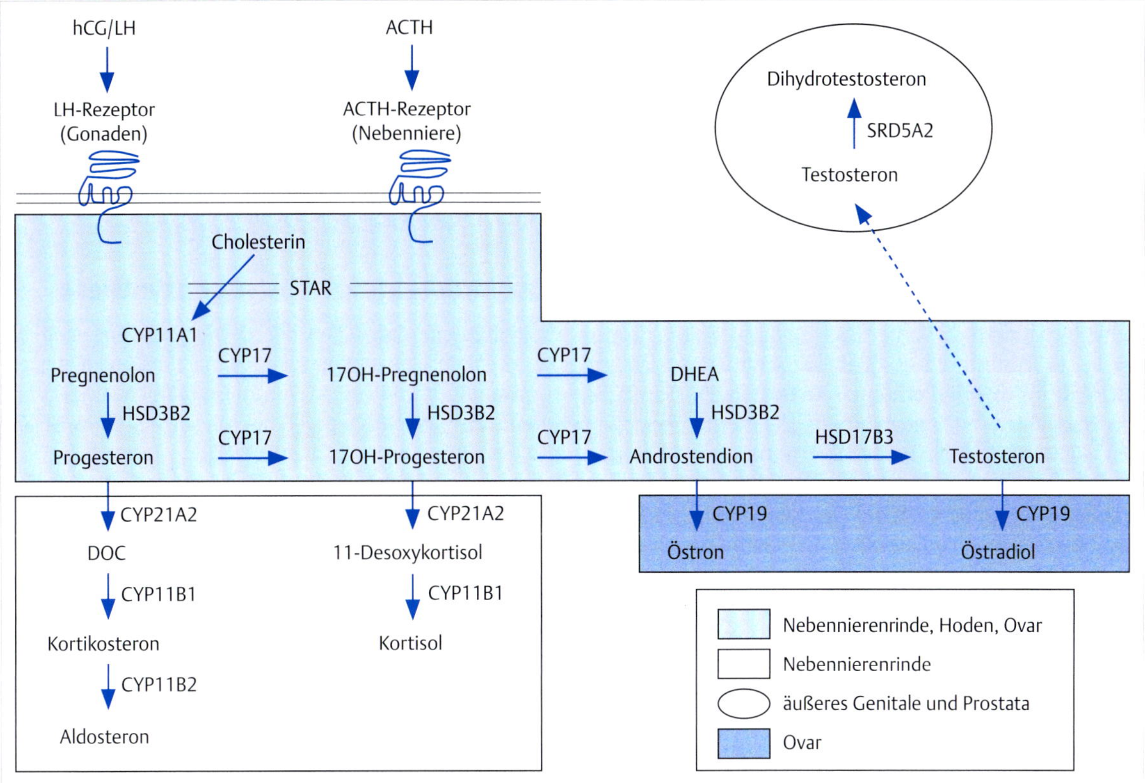

Abb. 9.2 Steroidhormonsynthese.

▸ Abb. 9.2) entsteht durch eine Beeinträchtigung aller adrenalen Wege der Steroidbiosynthese bei beiden Geschlechtern eine NNRI mit Glukokortikoid- und Mineralokortikoidmangel [65]. Aufgrund der beeinträchtigten testikulären Testosteronsynthese kommt es bei Kindern mit männlichem Kerngeschlecht zu einem Virilisierungsdefizit (46,XY-DSD, ▸ Tab. 9.1; [54]. Bei chromosomal weiblichen Feten kann das vermehrt vorhandene Dehydroepiandrostendion (DHEA) über das in der Plazenta und in peripheren Geweben exprimierte Typ-1-Isoenzym zu Testosteron synthetisiert werden, sodass eine genitale Virilisierung resultiert (46,XX-DSD, ▸ Tab. 9.1).

AGS

Beim klassischen adrenogenitalen Syndrom (AGS) ist durch eine Störung auf Ebene der 21-Hydroxylase (CYP21, ▸ Abb. 9.2) die Synthese von 11-Desoxykortisol aus 17α-Hydroxyprogesteron beeinträchtigt und die Synthese von 11-Desoxykortikosteron (DOC) aus Progesteron. Dadurch kommt es zu einer NNRI mit Glukokortikoid- und Mineralokortikoidmangel (Kap. 5.8), der sich abhängig vom funktionellen Ausmaß des zugrunde liegenden Enzymdefekts klinisch in Form einer lebensbedrohlichen Salzverlustkrise äußern kann. Die z. T. massive Erhöhung von 17α-Hydroxyprogesteron führt über die intakten Enzyme der adrenalen Sexualsteroidsynthese zu einer deutlich vermehrten Bildung von DHEA und letztlich Testosteron, welches zu einer variablen Virilisierung des äußeren Genitals des genetisch weiblichen Embryos führt (46,XX-DSD, ▸ Tab. 9.1; [33]). Seltener ist der 11β-Hydroxylase-Defekt (CYP11B1). Basal oder im ACTH-Test fällt die Erhöhung von 11-Desoxykortikosteron und 11-Desoxykortisol auf. Durch das mineralokortikoid wirksame DOC entsteht in etwa zwei Dritteln der Fälle in den ersten Lebensjahren ein arterieller Hypertonus [70]. Wie bei 21-Hydroxylase-Mangel virilisiert das Genitale des kerngeschlechtlich weiblichen Embryos durch eine vermehrte adrenale Androgenproduktion. **Mutationen im Elektronendonor P450-Oxidoreduktase** werden bei Patienten gefunden, die anhand ihres Plasmasteroidprofils einen „kombinierten CYP17- und CYP21-Defekt“ aufweisen müssten [35]. Patienten mit P450-Oxidoreduktase-Mangel weisen einen komplexen Phänotyp auf, der neben Skelettmalformationen (Antley-Bixler-Syndrom) DSD bei beiden Kerngeschlechtern verursacht. Trotz der stets niedrigen Androgenkonzentrationen im Plasma können 46,XX-Neugeborene ein virilisiertes Genitale aufweisen und die Mutter während der Schwangerschaft selbst virilisieren. Diese Beobachtung weist auf die Möglichkeit alternativer Stoffwechselwege der Androgenbereitstellung hin (Kap. 5.8).

Defekte der späten Schritte der Testosteronsynthese

Von den zuvor genannten enzymatischen Schritten der Steroidbiosynthese, die jeweils die adrenale Steroidbiosynthese umfassen und daher zu einer NNRI führen, müssen die späten Störungen der Testosteronbiosynthese abgegrenzt werden. Insofern kann bei 46,XY-Individuen die Testosteronbildung durch einen auf die Gonaden beschränkten **Enzymdefekt der 17β-Hydroxysteroiddehydrogenase Typ 3** bedingt sein [61] (▶ Abb. 9.2). Betroffene Individuen sind nicht in der Lage, Androstendion ausreichend zu Testosteron zu metabolisieren, was sich im hCG-Test durch einen erhöhten Androstendion/Testosteron-Quotienten (> 1) widerspiegelt. Die meisten betroffenen 46,XY-Individuen weisen bei Geburt ein überwiegend weibliches äußeres Genitale auf, die Hoden sind im Inguinalkanal palpabel, Wolff-Derivate (Ductus deferens und Nebenhoden) sind angelegt, der Vaginalkanal ist verkürzt und endet blind. Während der Pubertät kommt es jedoch zu einer relevanten Virilisierung der Patienten, die durch erhöhte Konzentrationen des androgen wirksamen Androstendions und DHEA, oder aber auch durch eine vermehrte Testosteronbereitstellung über Isoenzyme der 17β-HSD 3 erklärt werden kann.

Beim **5α-Reduktase-Typ-2-Mangel** (SRD 5A2) ist die Umwandlung von Testosteron zu Dihydrotestosteron in den genitalen Zielgeweben beeinträchtigt ([56]; ▶ Abb. 9.2). Patienten mit 46,XY-Karyotyp weisen ein variables genitales Virilisierungsdefizit auf, das bei Geburt von komplett weiblich bis hin zu intersexuellen Phänotypen reichen kann. Die Testosteronbildung und -wirkung ist völlig unbeeinträchtigt. Im hCG-Test fällt daher ein erhöhter Testosteron/Dihydrotestosteron-Quotient auf (> 16), wobei die Grenzwerte nicht sicher validiert sind und vom verwendeten hCG-Testprotokoll, vom Assay der Testosteron- und Dihydrotestosteronbestimmung und bei Neugeborenen und Säuglingen vom zeitlichen Bezug zur Minipubertät abhängen dürften [23].

Eine Besonderheit stellt der sog. „Back-Door-Pathway“ der Synthese von Dihydrotestosteron dar, die nicht über den üblichen Syntheseweg über Testosteron erfolgt. Es gibt Hinweise und Berichte, dass dieser Syntheseweg besonders in der Fetalzeit eine Rolle spielt und somit einerseits zur Virilisierung von 46,XX-DSD durch 21-Hydroxylasemangel beiträgt, andererseits eventuell auch eine Rolle bei Virilisierungsstörungen bei 46,XYDSD spielen kann [12], [31].

Merke **M!**

Die Interpretation der Steroidhormone sollte immer vom durchführenden endokrinologischen Speziallabor erfolgen, welches alters- und geschlechtsspezifische Normalwerte vorhalten muss.

Bei der Untersuchung von Steroidhormonen bei Neugeborenen und Kindern sind massenspektrometrische Verfahren (Plasma, Urin) zeitgemäß, da sie deutlich sensitiver und spezifischer als Radioimmunoassays sind. Zudem können mehrere gonadale und adrenale Steroidhormone parallel im Sinne eines diagnostischen Steroidfingerabdrucks bestimmt werden, und bei Plasmaproben wird nur sehr wenig Volumen benötigt.

Enzymdefekte der Östrogensynthese

Enzymatische Störungen der Östrogenbildung sind extrem selten. Bekannt ist der Aromatase-Defekt, der die Umwandlung von Testosteron zu Östradiol behindert und damit zu einer ausgeprägten Virilisierung eines 46,XX-Kindes führen kann ([53]; 46,XX-DSD, ▶ Tab. 9.1).

Androgenresistenz (Androgenrezeptor-Defekt)

Bei Kindern mit 46,XY-Karyotyp ist die häufigste Form von DSD die Androgenresistenz, die nach heutigem Kenntnisstand oftmals durch Mutationen im Androgenrezeptor verursacht wird. Der Androgenrezeptor ist ein intrazellulärer Rezeptor, der als Transkriptionsfaktor die Wirkung der androgenen Steroidhormone vermittelt. Unterschiedliche Mutationen des X-chromosomal vererbten Gens können zu einer sehr variablen Beeinträchtigung der Androgenwirkungsvermittlung führen. Das Störungsbild der Androgenresistenz ist damit in seiner phänotypischen Ausprägung sehr veränderlich [25].

Merke **M!**

Die Androgenresistenz ist deshalb von anderen Entitäten abzugrenzen, weil es zum Zeitpunkt der Pubertätsentwicklung zu einer Feminisierung (Brustentwicklung, weibliche Körperformen) durch die Konversion von Testosteron zu Östradiol kommt. Dies wurde früher als „testikuläre Feminisierung“ bezeichnet.

Mutationen des Androgenrezeptorgens können je nach ihrer Lokalisation auf allen Ebenen des Androgenrezeptormechanismus zu Störungen führen, z. B. bei der Androgenbindung, der DNA-Bindung oder der Transaktivierung. Komplette oder partielle Gendeletionen, die ein Exon oder mehrere Exons betreffen, gehen bis auf extrem seltene Ausnahmen mit einer kompletten Androgenresistenz einher. 90 % der Androgenrezeptorgendefekte sind Punktmutationen (Aminosäureaustausch-, Spleißfehler oder Nonsense-Mutationen). Die Folge kann sowohl ein kompletter als auch partieller Funktionsverlust des Androgenrezeptorproteins sein. Bei Missense-Mutationen wird das gesamte klinische Spektrum der Androgenresistenz beobachtet. Eine konstante Genotyp-Phänotyp-Korrelation gibt es nicht. Trotz gleicher Punktmutation kann der Phänotyp sogar innerhalb der gleichen Familie deutlich variieren [25]. Nicht in jedem Fall einer klinisch und hormonell eindeutigen Diagnose Androgenresistenz lassen sich Mutationen in den kodierenden Bereichen des Androgenrezeptorgens nachweisen [24]. Möglicherweise spielen embryonale Kofaktoren der Androgenrezeptorfunktion eine kausale Rolle [2], [18].

9.1.5 DSD mit Störungen der Gonadenentwicklung

Numerische Aberrationen der Geschlechtschromosomen sowie Mutationen, Deletionen oder Duplikationen von Transkriptionsfaktoren und Entwicklungsgenen der Gonadendeterminierung können zur Gonadendysgenesie führen (Übersicht und Einteilung in ▶ Tab. 9.1).

Numerische Veränderungen der Geschlechtschromosomen beziehen sich zumeist auf das **Ullrich-Turner-Syndrom (UTS)** (45,X und Varianten) und das **Klinefelter-Syndrom (KS)** (47,XXY und Varianten), die damit auch unter die Begrifflichkeit DSD fallen. Es erscheint auch sinnvoll, diese Patienten mit in der DSD-Sprechstunde zu betreuen, um den Besonderheiten der ausbleibenden oder unzureichenden Pubertätsentwicklung und den oftmals vorliegenden Problemen mit Geschlechtlichkeit und Sexualität gerecht zu werden.

▶ **Ullrich-Turner-Syndrom (UTS).** Das UTS hat eine Prävalenz von etwa 1:2000 bis 1:5 000 weibliche Neugeborene. Die Verfügbarkeit pränataler Diagnostik mit dem Nachweis von für das Turner-Syndrom spezifischen Chromosomenanomalien führte nicht selten zu einer vorzeitigen Beendigung der Schwangerschaft [17], wenngleich sich über die Jahre ein positiver Trend zur Fortsetzung der Schwangerschaft gezeigt hat. Die chromosomalen Auffälligkeiten reichen vom vollständigen Fehlen über Mosaikformen zu unvollständigen oder fehlenden Anteilen des 2. Geschlechtschromosoms. Es können vielfältige klinische Auffälligkeiten vorliegen, wobei der Kleinwuchs am häufigsten vorkommt, gefolgt vom hypergonadotropen Hypogonadismus. Die Patientinnen zeigen eine Neigung zur Osteoporose, zu einer gestörten Glukosetoleranz und eine Häufung von Autoimmunerkrankungen (Autoimmunthyreoiditis, Zöliakie, chronisch entzündliche Darmerkrankungen). Fehlbildungen der ableitenden Harnwege und des Herz-Kreislauf-Systems können eine sekundäre Morbidität besonders im Erwachsenenalter nach sich ziehen. Die Patientinnen werden aber primär entweder durch den Kleinwuchs oder die ausbleibende Pubertätsentwicklung und einen hypergonadotropen Hypogonadismus klinisch auffällig. Die Behandlung mit rekombinantem Wachstumshormon ist zugelassen für das Kindes- und Jugendalter. Eine frühzeitige, niedrig dosierte Östrogentherapie kann das Wachstum noch verbessern. Die Pubertätsinduktion erfolgt in üblicher Weise wie bei anderen Formen von Hypogonadismus und DSD.

▶ **Klinefelter-Syndrom (KS).** Das KS ist mit 1:500 bis 1:1000 die häufigste Form des Hypogonadismus beim Mann. Der Phänotyp im Kindesalter ist meist unauffällig männlich, wobei genitale Fehlbildungen wie Hypospadien beschrieben sind. Die Patienten werden entweder durch die chromosomale Auffälligkeit bereits pränatal diagnostiziert, oder sie fallen meist erst spät klinisch auf durch die unzureichende Pubertätsentwicklung oder aber erst bei der Abklärung der Infertilität. Es liegt ebenfalls ein hypergonadotroper Hypogonadismus vor.

▶ **Komplette Gonadendysgenesie.** Mutationen des SRY-Gens oder Deletionen des kurzen Arms des Y-Chromosoms können zur kompletten Gonadendysgenesie (Swyer-Syndrom, 46,XY-Gonadendysgenesie) führen. Aufgrund der fehlenden embryonalen Androgenproduktion haben Betroffene ein äußerlich weibliches Genitale. Vielfach besteht ein Hochwuchs. Aufgrund der fehlenden AMH-Produktion durch die dysgenetischen Hoden sind die Müller-Strukturen nicht zurückgebildet und es lassen sich Uterus und Eileiter nachweisen, was für die diagnostische Einteilung als Gonadendysgenesie wegweisend ist. Inhibin B als Sertolizellmarker ist typischerweise erniedrigt. Die dysgenetischen Gonaden haben ein signifikantes Entartungsrisiko (bis zu 30 %, Gonadoblastom, Germinom). Eine Brustentwicklung wie bei Androgenresistenz kommt bei reiner Gonadendysgenesie normalerweise nicht vor. Sollte dennoch Brustwachstum auftreten, muss an das Vorliegen eines östrogenbildenden gonadalen Tumors gedacht werden.

▶ **Gemischte Gonadendysgenesie.** Gegenüber der kompletten Gonadendysgenesie führen 45X/46XY-Mosaike zu einer gemischten Gonadendysgenesie. Die endokrinen Funktionen des Hodens sind in einem sehr variablen Ausmaß betroffen, sodass unterschiedliche klinische Bilder vom überwiegend männlichen Phänotyp über intersexuelle äußere Genitalien bis hin zum überwiegend oder sogar komplett weiblichen äußeren Erscheinungsbild beobachtet werden. Auch die AMH-Sekretion ist in unterschiedlichem Ausmaß betroffen, sodass variable Konstellationen mit Müller-Derivaten gefunden werden. Die Hodenfunktion ist vielfach asymmetrisch vermindert, was zu den typischen seitendifferenten Befunden führt.

Mutationen im WT 1-Gen (Wilms-Tumor Suppressor Gen) führen zu unterschiedlichen klinischen Erscheinungsbildern [39]. Neben der Störung der gonadalen Determinierung kann die Nierenanlage gestört sein (Nephropathie) und es kann zur Entwicklung von Wilms-Tumoren kommen. WT 1 entfaltet seine Wirkung sehr früh bereits auf Ebene der Entstehung der bipotenten Gonadenanlage. Darum kann die Gonadendysgenesie sowohl bei 46,XX- als auch bei 46,XY-Individuen auftreten. Eine Störung der Geschlechtsentwicklung wird jedoch durch den Androgenmangel nur bei 46,XY-Kindern beobachtet und führt zu unterschiedlich stark ausgeprägter genitaler Fehlentwicklung, z. B. Hypospadie. Durch die frühe Anlagestörung der Keimdrüsen kommt es bei Störungen im WT 1 jedoch bei beiden Geschlechtern in der Pubertät zu einer fehlenden oder verminderten Ausprägung sekundärer Geschlechtsmerkmale. Unterschiedliche Genveränderungen von WT 1 resultieren in spezifischen Entitäten:

- WAGR-Syndrom (Wilms-Tumor, Aniridie, genitale Fehlbildung, mentale Retardierung)
- Denys-Drash-Syndrom (Wilms-Tumor, schwere Nierenerkrankung mit mesangialer Sklerose, Gonadendysgenesie)
- Frazier-Syndrom (komplette Gonadendysgenesie, spät einsetzender Glomerulumschaden mit fokaler Glomerulosklerose, erhöhtes Gonadoblastomrisiko im Gegensatz zum Auftreten von Wilmstumoren).

Im Gegensatz zu WT 1 wirken sich **Mutationen im NR5A1-Gen** auf die Gonadenentwicklung und auf die Nebennierenentwicklung aus. NR5A1 kodiert für den Steroidogenic Factor 1 (SF-1), der an verschiedenen Stellen der Gonadenentwicklung und der Initiierung der Steroidbiosynthese eine Rolle spielt. Initial dachte man, dass 46,XY-Individuen typischerweise eine NNRI durch Nebennierenrindenhypoplasie in Kombination mit einer genitalen Virilisierungsstörung aufweisen würden [1]. Mittlerweile ist jedoch eine hohe Variabilität des klinischen Bildes bekannt, die von einer ausgeprägten Gonadendysgenesie mit weiblichem Phänotyp bei 46,XY-Karyotyp bis hin zur männlichen Infertilität reicht. Auch scheint SF-1 eine Rolle bei der primären Ovarialinsuffizienz zu spielen.

Eine hohe Bedeutung der Gendosis für die Gonadendeterminierung wird durch die Beobachtung illustriert, dass Duplikationen von DAX1 oder WNT 4 die testikuläre Determinierung inhibieren, sodass eine Gonadendysgenesie mit Virilisierungsstörung bei 46,XY-Individuen resultiert. Die Haploinsuffizienz von SOX9 führt ebenso zur Gonadendysgenesie. Aufgrund der Expression von SOX9 im embryonalen Skelettsystem entsteht durch diesen Gendefekt das klinische Bild der kampomelen Dysplasie.

9.1.6 Diagnostik

Die Diagnostik bei DSD zielt darauf ab, die zugrunde liegende Störung zeitnah zuzuordnen (▶ Tab. 9.1) und eine drohende Stoffwechselentgleisung durch eine NNRI mit Salzverlustkrise rechtzeitig zu erkennen und zu behandeln. Bei manchen Formen kann eine NNRI allerdings auch erst im längerfristigen Verlauf entstehen (z. B. bei NR5A1-Mutation). Aus der Diagnostik ergeben sich wichtige Hinweise für die Geschlechtszuweisung [3], [27]. Die Diagnostik bei DSD sollte die nach aktuellem Kenntnisstand notwendigen Basisinformationen für die Beratung der Eltern oder die Betroffenen selbst und damit für die Planung des langfristigen Managements liefern.

Anamnese

Beim Neugeborenen sollte zunächst eine Schwangerschaftsanamnese der Mutter durchgeführt werden. Wichtig sind Fragen nach Einnahme von Medikamenten mit potenziell androgener Wirkung (46,XX-DSD durch Androgenexzess, ▶ Tab. 9.1): Anabolika, Salben, androgen wirksame Gestagene [11] (▶ Abb. 9.4). Eine Virilisierung der Mutter während der Schwangerschaft kann auf einen plazentaren Aromatase-Mangel, einen P450-Oxidoreduktase-Mangel oder ein Schwangerschaftsluteom hinweisen [41]. Aufgrund der genetischen Grundlage der meisten Formen von DSD ist die Erhebung eines Familienstammbaums essenziell (Indexfälle?). Aufgrund des vielfach autosomal rezessiven Erbgangs sollte die potenzielle Konsanguinität der Eltern erfragt werden.

Körperliche Untersuchung

Die körperliche Untersuchung umfasst die Erhebung des Genitalbefundes sowie einen allgemeinen pädiatrisch-internistischen Status. Dabei ist insbesondere auf assoziierte Fehlbildungen und Dysmorphien zu achten. Ein interdisziplinärer Ansatz unter Mitbeurteilung durch einen geschulten klinischen Genetiker kann bei der Einordnung syndromaler und chromosomaler Formen hilfreich sein. Die Untersuchung des äußeren Genitals muss den Grad der Virilisierung dokumentieren. Bei 46,XY-DSD sollte das Ausmaß der Virilisierungsstörung nach Sinnecker [57] Verwendung finden, bei 46,XX-DSD durch Androgenexzess sollte die Einteilung nach Prader angewendet werden (▶ Abb. 9.3). Auf das Vorhandensein eines Sinus urogenitalis ist zu achten (gemeinsame Öffnung von Urethra und Vaginalanlage). Es sollte gezielt nach palpablen Gonaden gesucht werden (z. B. in den Labioskrotalfalten), bei denen es sich dann um Testes handeln muss. Exprimierbares Scheidensekret weist auf das Vorhandensein eines Uterus hin.

Bildgebende Diagnostik

Die **sonografische Darstellung** des inneren Genitals ist im Hinblick auf das Vorhandensein von Müller-Derivaten (Uterus, obere Vagina) erforderlich. Dabei sollte auch versucht werden, die Gonaden darzustellen, was jedoch häufig sonografisch allein nicht möglich ist (s. u.). Aufgrund der oben beschriebenen Assoziation der Gonadenentwicklung mit der Entwicklung der Nieren und der ableitenden Harnwege müssen auch diese sonografisch mituntersucht werden. Weiterhin sollte im gleichen Untersuchungsgang eine Darstellung der Nebennieren erfolgen. Eine MRT-Untersuchung des Abdomens kann zur weitergehenden Klärung hilfreich sein. Eine Vaginoskopie mit Zystoskopie in Narkose kann im Verlauf notwendig sein, um bei unklaren Befunden zu einer eindeutigen Klärung der anatomischen Verhältnisse des Genitals zu kommen. In gleicher Narkose kann das innere Genitale auch laparo-

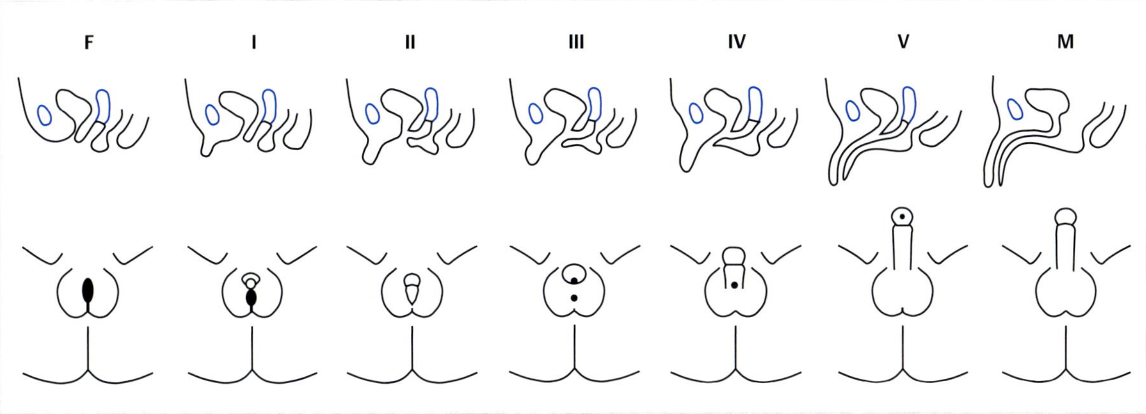

Abb. 9.3 Untersuchung des Genitals – Einteilung nach Prader.

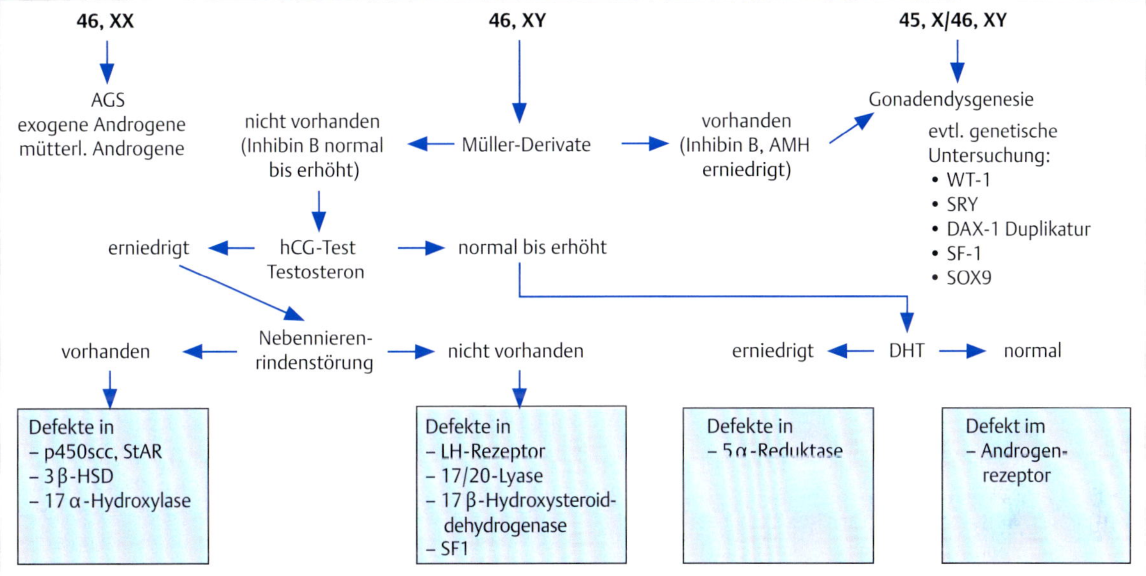

Abb. 9.4 Familienanamnese, körperliche Untersuchung, Karyotyp, Darstellung des inneren Genitals.

skopisch inspiziert und dokumentiert werden. Bei dieser Gelegenheit lassen sich die Gonaden makroskopisch beurteilen und eine Gonadenbiopsie zur Diagnosesicherung und Malignitätsausschluss durchführen (Histologie). Der vergleichsweise hohen Invasivität der Untersuchung steht die hohe Aussagekraft der Untersuchung gegenüber, sodass belastende, wiederholte genitale Inspektionen der Patienten minimiert werden können [68], [69].

Mittels Genitografie kann eine Kontrastmitteldarstellung der urogenitalen Ausführungsgänge vorgenommen und so das Ausmaß der Virilisierung des Sinus urogenitalis und die anatomischen Beziehungen eingeschätzt werden. Sie wird allerdings zunehmend durch die weniger invasive Sonografie abgelöst.

Zytogenetik und Chromosomenanalyse

Die Klassifikation von DSD richtet sich entscheidend nach dem vorhandenen Kerngeschlecht des Patienten (▸ Tab. 9.1). Der rasche Nachweis von Y-spezifischem Genmaterial sollte durch die Bestimmung von SRY mittels FISH oder PCR auf Basis genomischer DNA aus Blutleukozyten erfolgen. Dennoch muss immer auch eine klassische Chromosomenanalyse zur definitiven Bestimmung des Karyotyps durchgeführt werden.

Hormonelle Diagnostik

Praxis

Der initial dringlichste hormonelle Parameter bei einem Neugeborenen mit DSD ist die Bestimmung von 17-Hydroxyprogesteron, damit ein klassisches AGS als häufigste Differenzialdiagnose mit möglicherweise akut drohender Salzverlustkrise zeitnah ausgeschlossen werden kann. In Deutschland ist die Bestimmung Teil des Neugeborenen-Screenings.

Wird das Kind später vorgestellt, sollte zusätzlich der Befund des Neonatal-Screenings dokumentiert werden. Die Bestimmung von Natrium, Kalium, Blutgasanalyse und Glukose sollte im Hinblick auf eine möglicherweise vorliegende NNRI beim Neugeborenen ebenfalls durchgeführt werden.

Die weitergehende hormonelle Diagnostik dient der Eingrenzung der Störungsebene im Hinblick auf die adrenale und gonadale Bereitstellung der Steroidhormone und der zellulären Wirkungsvermittlung von Testosteron. Zu den wichtigsten **basalen Hormonwerten** gehören neben dem genannten 17-Hydroxyprogesteron (AGS?)

- Kortisol (NNRI?),
- Testosteron (Biosynthesestörung?),
- Östradiol (ovarielles Gewebe?),
- LH und FSH (erhöht bei partieller Androgenresistenz?).

Die Interpretation der Parameter muss strengen Bezug zum Alter bei Blutentnahme haben (Minipubertät?) und ist insbesondere bei Neugeborenen und Säuglingen nur möglich, wenn das bestimmende Labor die alters- und geschlechtsspezifischen Besonderheiten und dementsprechende Normwerte berücksichtigt. Eine genaue diagnostische Einteilung bedarf neben der basalen Hormonbestimmung jedoch fast immer einer weitergehenden Klärung durch einen endokrinen Funktionstest. Allerdings zeigt sich, dass die Harnsteroidanalyse für die Formen von DSD, die mit einer Nebennierenrindenstörung einhergehen, und auch für den 5α-Reduktase-Mangel Vorteile hat und Funktionstests überflüssig machen kann [34].

ACTH-Test

Zur Untersuchung der adrenalen Steroidbiosynthese sollten die relevanten Steroidhormone sowohl basal als auch nach Stimulation mit ACTH bestimmt werden. Beim Neugeborenen und Säugling werden 125 µg ACTH, ab dem 2. Lebensjahr 250 µg ACTH i. v. gespritzt. Der stimulierte Wert wird nach 60 min abgenommen. Die wichtigsten zu bestimmenden Parameter sind Kortisol und 17-Hydroxyprogesteron. Die Eingrenzung einer spezifischen adrenalen Biosynthesestörung (CYP11B1, CYP17) ist allerdings nur durch die Erstellung eines Steroidprofils mit allen relevanten adrenalen Steroidhormonen möglich (zusätzlich Progesteron, 11-Desoxykortikosteron (DOC), 11-Desoxykortisol, 21-Desoxykortisol, Kortikosteron, Kortisol, Kortison, Aldosteron) [37]. Die Erhöhung der Δ5-Steroide DHEA und 17-Hydroxypregnenolon gegenüber dem Δ4-Steroid Androstendion kann auf einen HSD 3B2-Defekt hinweisen [65]. Alternativ ist die Bestimmung eines Urinsteroidprofils mittels Massenspektrometrie etabliert [67].

hCG-Test und hMG-Test

Der hCG-Test dient der Untersuchung der testikulären Androgenbiosynthese. Er wird meist mit 5 000 IE/m² KOF i. m. durchgeführt (▸ Abb. 9.4). Dabei erfolgt eine basale Blutentnahme vor Injektion sowie eine 2. Blutentnahme nach 72h. Bestimmt werden Testosteron, Androstendion und Dihydrotestosteron. Ein insgesamt verminderter Testosteronanstieg wird bei Gonadendysgenesien oder beim LH-Rezeptordefekt als Ausdruck der fehlenden oder eingeschränkten Leydigzellfunktion bzw. -differenzierung gefunden. Ein erhöhter Anstieg von Androstendion bei vermindertem Testosteronanstieg ist typisch für den 17β-HSD-3-Defekt (Quotient > 1). Ein verminderter Anstieg von Dihydrotestosteron trotz guten Testosteronanstiegs (Quotient > 16) kann auf einen 5α-Reduktase-Typ-2-Defekt (SRD 5A2) hinweisen [23].

Ein **diagnostisches Dilemma** besteht darin, dass die Festlegung von Grenzwerten der normalen Hodenfunktion letztlich arbiträr ist, sodass im Überlappungsbereich bei anscheinend normaler Hodenfunktion Fälle mit leichten Gonadendysgenesien übersehen werden können. Dafür spricht beispielsweise die große Anzahl von Patienten mit hormoneller Konstellation einer Androgenresistenz ohne zugrunde liegende Mutation im Androgenrezeptorgen [10].

Cave

Im Einzelfall ist daher Vorsicht geboten, damit nicht etwa leichte Formen von Gonadendysgenesie mit möglicherweise höherem assoziiertem Malignitätsrisiko übersehen werden.

In jedem Fall sollte die Interpretation der basalen und stimulierten Androgene in enger Absprache mit dem bestimmenden Labor durchgeführt werden. Der hMG-Test kann bei Verdacht auf eine ovotestikuläre Störung der Geschlechtsentwicklung funktionell durch Anstieg des Östradiols ovarielles Gewebe nachweisen [42].

Inhibin B und AMH

Inhibin B und AMH sind Marker der Sertolizellfunktion [36]. Erniedrigte Werte werden bei Gonadendysgenesien gefunden (▸ Abb. 9.4).

Molekulargenetische Diagnostik

Eine molekulargenetische Untersuchung sollte erst nach vorheriger sorgfältiger klinischer und endokrinologischer Evaluation gezielt durchgeführt werden. Für viele Formen von DSD sind heute die monogenetischen Grundlagen bekannt, sodass eine definitive Diagnosesicherung erfolgen kann. Die Bewertung der molekulargenetischen Analyse muss von dem die Analyse durchführenden Labor vorgenommen werden. Bei bisher nicht bekannten Missense-Mutationen, die im Rahmen von Routineuntersuchungen festgestellt werden, ist die funktionelle Relevanz stets zurückhaltend zu interpretieren. Neue Verfahren der genomweiten Analyse (Array CGH, Exome Sequencing, Next-Generation-Sequencing) haben in einigen Fällen von DSD die zugrunde liegende molekulare Pathologie aufklären können. Die genannten Methoden sind außer der Array CGH noch überwiegend wissenschaftlichen Fragestellungen vorbehalten. Die Ergebnisse molekulargenetischer Untersuchungen müssen im Rahmen einer genetischen Beratung besprochen werden. Weitgehend ungelöst ist derzeit noch die Frage, wie Ergebnisse genomweiter Untersuchungen, die regelmäßig auch Zufallsbefunde von potenzieller pathophysiologischer und prognostischer Relevanz enthalten, übermittelt werden.

Genitalhautbiopsie und Kultur von Genitalhautfibroblasten

Die Genitalhautbiopsie war früher ein wichtiges diagnostisches Instrument, da durch die Bestimmung der spezifischen Androgenbindung und durch die Bestimmung der 5α-Reduktase-Typ-2-Aktivität die Diagnose einer Androgenresistenz oder eines 5α-Reduktase-Mangels funktionell gestellt werden konnte [52]. Da die Diagnosesicherung dieser beiden Entitäten heute wenig invasiv molekulargenetisch erfolgt, ist die rein diagnostische Genitalhautbiopsie obsolet. In einzelnen, unklaren Fällen kann jedoch die Genitalhautbiopsie auch heute zur Diagnosesicherung beitragen [5], [24]. Sollte bei einem DSD-Patienten eine genitale Operation erfolgen, so ist insbesondere bei bis dahin unklarer Diagnose die gleichzeitige Durchführung einer Genitalhautbiopsie zur Anlage einer Fibroblastenkultur zu empfehlen. Standardmäßig erfolgt die Biopsie immer aus labioskrotalem Gewebe.

9.1.7 Therapie

Interdisziplinäres Management

Das klinische Vorgehen bei Kindern mit einer Störung der Geschlechtsentwicklung hängt vom Alter und vom Untersuchungsbefund bei der Erstvorstellung ab. Bei Neugeborenen mit ambivalentem Genitale sollte eine Geschlechtszuordnung so lange vermieden werden, bis eine Evaluation durch einen Experten erfolgt ist. Betreuung, Evaluation und Diagnosemitteilung können am besten in einem ausgewiesenen Zentrum durch ein multidisziplinäres Team gewährleistet werden. Das Team sollte aus Kinder- und Jugendendokrinologen, Kinderchirurgen oder Kinderurologen, Psychologen und/oder Kinder- und Jugendpsychiatern sowie Gynäkologen, Genetikern, ggf. Neonatologen und Sozialarbeitern sowie Medizinethikern bestehen. Die jeweilige Zusammenstellung richtet sich nach den individuellen Gegebenheiten. Ein solches Team muss Erfahrung im Umgang mit Kindern, Jugendlichen und Familien mit DSD haben, um professionell beraten und schlüssige Entscheidungswege aufzeigen zu können. Der Erstkontakt mit den Eltern eines Kindes mit DSD ist von außerordentlicher Wichtigkeit, da der erste Eindruck und die erste Beratung von den Familien als richtungsweisend empfunden wird. In der weiteren Behandlung sollte altersgerecht eine kontinuierliche Aufklärung der betroffenen Kinder und Jugendlichen, aber auch eine Information der Familie sichergestellt werden. Das Prinzip des „Informed Consent“ erfordert es, die Familie und die Betroffenen (je nach Alter des Kindes) möglichst in alle Entscheidungen aktiv mit einzubeziehen.

Wegen der Seltenheit von DSD, der Heterogenität der klinischen Symptome und der großen Unterschiede hinsichtlich der chirurgischen und medizinischen Behandlungsverfahren gibt es noch keine evidenzbasierten Leitlinien, d. h. die Behandlung ist noch weitgehend an den Erfahrungen und Einstellungen der Experten orientiert.

Die Betreuung findet idealerweise in Zusammenarbeit mit einem Zentrum für seltene Erkrankungen nach den Kriterien des Nationalen Aktionsplans (www.namse.de) gemäß den Vorstellungen des Deutschen Ethikrats statt.

▸ **Geschlechtszuordnung.** Die Geschlechtszuordnung muss sich an einer möglichst exakten Einordnung der zugrunde liegenden endokrinen oder genetischen Störung auf dem Boden der dargestellten Diagnostik orientieren. Sie kann auch freibleiben, bis der betroffene Mensch selbst hierüber entscheiden kann. Überlegungen, die in den Entscheidungsprozess einbezogen werden, sind neben der endokrinen Diagnose

- das Aussehen des Genitals,
- chirurgische Therapieoptionen,
- die Notwendigkeit einer lebenslangen Hormonersatztherapie,
- Fertilität,
- familiäre, gesellschaftliche und kulturelle Gegebenheiten [27].

Es muss berücksichtigt werden, dass genetische und hormonelle Faktoren abhängig von der zugrunde liegenden Diagnose zu einer sehr unterschiedlichen Beeinflussung des psychischen Geschlechts und damit der Geschlechtsidentität der Betroffenen führen (z. B. AGS, Androgenresistenz, 5α-Reduktase-Mangel, ▸ Tab. 9.2). Die Entscheidungsfindung bei der Geschlechtszuweisung darf Patienten mit DSD somit nicht auf die genitale Entwicklungsstörung und ihre rein operativen oder hormonellen Behandlungsmöglichkeiten reduzieren. Ziel der „richtigen" Geschlechtszuweisung sollte eine optimale soziokulturelle Adaptation des Individuums mit guter gesellschaftlicher Integration und maximaler gesundheitsbezogener Lebensqualität sein. Das persönliche Erleben der Behandlung spielt bei diesem Prozess eine nicht unerhebliche Rolle [28]. ▶ Tab. 9.2 gibt Hinweise zu verschiedenen DSD-Diagnosen, die in diese Überlegungen einbezogen werden können [27]. Kürzlich wurde in Deutschland das Personenstandsgesetz verändert, sodass die Geschlechtszuordnung nach der Geburt freibleiben kann. Dies kann den Druck von Eltern und den Betreuern nehmen, vorschnelle Entscheidungen fällen zu müssen.

Medikamentöse Therapie

Bei Neugeborenen ist eine medikamentöse Therapie nur indiziert, wenn eine Geschlechtsentwicklungsstörung mit einer NNRI einhergeht. Sie besteht aus der Substitution von Hydrokortison, Fludrokortison und NaCl (Kap. 5.8). Eine systemische oder lokale Behandlung des Genitals mit Testosteron- oder Dihydrotestosteron-Gel (2,5 % Dihydrotestosteron-Gel) kann beim Säugling mit geplanter Zuweisung zum männlichen Geschlecht infrage kommen, um das Ansprechen des Phallus auf Androgene zu prüfen oder um eine präoperative Phallusvergrößerung bei geplanter Hypospadiekorrektur zu erreichen (z. B. 25 mg Testosteron i. m. alle 3 Wochen, max. 3 Dosen) [64].

9

> **Praxis**
>
> Eine partielle oder komplette Sexualhormonersatztherapie ist erst ab dem pubertätsreifen Alter erforderlich.

Bei einer Sexualhormonersatztherapie erfolgt je nach Diagnose ein differenziertes Vorgehen. In der Kindheit ist sie nicht notwendig, sondern bekommt erst zum Zeitpunkt der Pubertät Bedeutung. Bei kompletter Androgenresistenz kommt es bei Belassung der Gonaden in situ zu einer spontanen weiblichen Pubertätsentwicklung durch die Aromatisierung des pubertär vermehrt in den Hoden gebildeten Testosterons (testikuläre Feminisierung). Bei **weiblicher Geschlechtszuweisung** und fehlender Möglichkeit zur gonadalen Sexualhormonsynthese (z. B. bei StAR-Defekt, P450scc-Defekt oder CYP17-Defekt) oder bei Zustand nach präpubertärer Gonadektomie (z. B. bei partieller Androgenresistenz, bei Gonadendysgenesie, bei 17β-HSD-3- oder 5α-Reduktase-Mangel) ist eine pubertätseinleitende Therapie mit Östrogenen indiziert. Diese wird ab etwa 12 Jahren mit niedrig dosierten konjugierten Östrogenen (z. B. 0,3 mg Presomen) oder mit Östradiolvalerat (Progynovatropfen, 2 Tropfen = 0,2 mg) begonnen und nach 6 sowie 12 Monaten weiter gesteigert. Mit Beginn des 3. Jahres wird üblicherweise auf die Substitutionsdosis übergegangen (z. B. Cyclo-Progynova N, Presomen 1,25/5 mg compositium [je mit Medikamentenpause] oder Trisequenz [durchgehende Gabe]).

Ob bei fehlendem Uterus die zyklische Gabe mit Medikamentenpause Vorteile hat und ob die Kombination mit zyklischem Gestagen erforderlich ist, ist nicht klar. Es sind Fälle beschrieben worden, bei denen Östrogene bei drohendem Riesenwuchs aufgrund eines retardierten Knochenalters peripubertär in wachstumsbegrenzender Dosis gegeben worden sind.

Bei **Zuweisung zum männlichen Geschlecht** wird in den meisten Fällen bei Geburt eine relevante Virilisierung des Genitals vorhanden gewesen sein, die auf eine Restfunktion der Leydigzellen oder – bei partieller Androgenresistenz – auf eine relevante Restfunktion des Androgenrezeptors in den genitalen Zielgeweben hinweist. Somit ist ein spontaner Pubertätsbeginn grundsätzlich zunächst möglich. Vielfach wird man sich jedoch für eine pubertätseinleitende Therapie entscheiden, um eine adäquate und zeitgerechte Entwicklung sicherzustellen. Diese beginnt im Alter von etwa 12–13 Jahren mit Injektionen von 50 mg Testosteron i. m. als Depotpräparat einmal pro Monat. Die Pubertätsinduktion durch tägliche transdermale Applikation von Testosteron-Gel ist derzeit Gegenstand klinischer Studien. Nach 12 Monaten erfolgt die Steigerung der Therapie auf 125 mg Testosteron i. m. Im 3. Jahr wird auf die Erhaltungsdosis von einmal 250 mg alle 3–4 Wochen umgestellt. Die Therapiekontrolle orientiert sich am Pubertätsfortschritt unter besonderer Berücksichtigung des Genitalwachstums, Entwicklung der sekundären Geschlechtsbehaarung und später dem beginnenden Bartwuchs und Stimmbruch. Bei Androgenresistenz können deutlich höhere Dosierungen zur Überwindung des Rezeptordefekts notwendig sein.

Bei Jugendlichen und Adoleszenten sollte auch die Sexualität gezielt angesprochen werden. Dies spielt nicht nur für Überlegungen zur Testosterondosis eine Rolle, sondern bestehende Ängste und Unsicherheiten zur Sexualität sollten im Rahmen der DSD-Sprechstunde bearbeitet werden können. Gelegentlich sollten Kontrollen des Testosteronspiegels erfolgen; sie helfen bei der Interpretation der klinischen Befunde.

Für jegliche Hormontherapie bei DSD fehlt die Evidenz. Daher sollte die Absprache mit dem Betroffenen bei den Therapieentscheidungen im Vordergrund stehen.

Chirurgische Therapie

Im Neugeborenenalter ist in der Regel keine chirurgische Therapie des Genitals indiziert, mit Ausnahme gravierender medizinischer Gründe. Die **Ziele** der chirurgischen Therapie bei DSD umfassen

- Aussehen und Funktion des Genitals,
- eine mögliche Fertilität,
- die potenzielle Entartung der Gonaden.

Praxis

Grundsätzlich werden genitale Korrekturoperationen jeglicher Art kontrovers diskutiert, da kontrollierte Studien nicht vorliegen und insbesondere Untersuchungen zur langfristigen Prognose noch unzureichend sind.

Klassischerweise erfolgt bei ambivalentem Genitalbefund und **Entscheidung zur männlichen Geschlechtszuordnung** eine Maskulinisierungsoperation. Das bedeutet die Aufrichtung des Phallus sowie die Korrektur der Hypospadie. Nach Abschluss der Diagnostik kann einem Operationszeitpunkt vor dem 2. Lebensjahr zugestimmt werden, jedoch gibt es für diesen Zeitpunkt keine Evidenz.

Bei uneindeutigem Genitalbefund und **Zuordnung zum weiblichen Geschlecht** erfolgt eine Feminisierungsoperation (Klitorisreduktionsplastik, Labienplastik, Vaginalplastik). Während aus chirurgischer Sicht ein früher Operationszeitpunkt einschließlich Vaginalplastik aus technisch-anatomischen Gründen bevorzugt wird, spricht die Vermeidung psychisch belastender regelmäßiger vaginaler Bougierungen beim Kind für ein zweizeitiges Vorgehen. Dabei erfolgt zunächst nur die Klitorisreduktionsplastik, sodass äußerlich ein zweifelsfrei weibliches Genitale resultiert. Aufgrund der vielfach unsicheren Langzeitprognose sollte jede Operationsindikation sehr zurückhaltend gestellt werden.

► **Entartungsrisiko.** Eine häufige Operationsindikation bei DSD ist die mögliche Entartung der Gonaden. Die Literaturangaben zum Risiko gonadaler Tumore sind jedoch spärlich. Das höchste Tumorrisiko von bis zu 30 % haben Y-positive Gonadendsygenesien [46] und Patienten mit partieller Androgenresistenz und intraabdominellen Gonaden. Bei der Gonadendysgenesie und weiblicher Zuordnung sollte eine frühzeitige Gonadektomie erfolgen, da bereits im Säuglingsalter Gonadoblastome beschrieben worden sind. Bei Gonadendysgenesie und Zuordnung zum männlichen Geschlecht sind eine frühzeitige Gonadenbiopsie und eine Verlagerung der Gonaden in das Skrotum bzw. die Resektion bei dysgenetischer Gonade zu diskutieren. Danach sind jährliche klinische und sonografische Kontrollen bis zur Pubertät zu empfehlen, danach eine erneute Gonadenbiopsie und abhängig davon weitere Verlaufskontrollen.

Ein nicht erhöhtes Risiko für eine gonadale Entartung besteht bei DSD durch

- Ullrich-Turner-Syndrom ohne Nachweis Y-chromosomalen Materials,
- komplette Androgenresistenz,
- ovotestikuläre DSD,
- 5α-Reduktasemangel,
- LH-Rezeptordefekte.

Bei Testosteron-Biosynthesedefekten sowie bei partieller Androgenresistenz und Zuordnung zum weiblichen Geschlecht sollte die Gonadektomie vor dem Pubertätsalter zur Vermeidung einer unerwünschten Virilisierung erfolgen [27].

9.1.8 Literatur

[1] Achermann JC, Ito M, Hindmarsh PC et al. A mutation in the gene encoding steroidogenic factor-1 causes XY sex reversal and adrenal failure in humans. Nat Genet 1999; 22: 125–126

[2] Adachi M, Takayanagi R, Tomura A et al. Androgen-insensitivity syndrome as a possible coactivator disease. N Engl J Med 2000; 343: 856–862

Kommentar: Bisher einzige Originalarbeit, in der eine Androgenresistenz auf einen Kofaktordefekt zurückgeführt wurde.

[3] Albers N, Ulrichs C, Gluer S et al. Etiologic classification of severe hypospadias: implications for prognosis and management. J Pediatr 1997; 131: 386–392

[4] Ammerpohl O, Bens S, Appari M et al. Androgen receptor function links human sexual dimorphism to DNA methylation. PLoS One 2013; 8: e73 288

Kommentar: Aus der Arbeit lässt sich am Beispiel der Androgenresistenz ableiten, dass Androgene entwicklungsbiologisch unter Einbeziehung des Methyloms zum Phänomen des „Androgen Programming“ beitragen.

[5] Appari M, Werner R, Wünsch L et al. Apolipoprotein D (APOD) is a putative biomarker of androgen receptor function in androgen insensitivity syndrome. J Mol Med 2009; 87: 623–632

Kommentar: Bisher einziger Biomarker, der die Funktion des Androgenrezeptors als Transkriptionsaktivator in Patientengewebe in vitro nachweist.

[6] Berenbaum SA. How hormones affect behavioral and neural development: introduction to the Special Issue on „Gonadal Hormones and Sex Differences in Behavior“. Dev Neuropsychol 1998; 14: 175–196

[7] Biason-Lauber A. WNT4, RSPO1, and FOXL2 in sex development. Semin Reprod Med 2012; 30: 387–395

[8] Bosinski HAG. Determinanten der Geschlechtsidentität. Neue Befunde zu einem alten Streit. Sexuologie 2000; 7: 96–140

[9] Cohen-Kettenis PT. Gender change in 46,XY persons with 5alpha-reductase-2 deficiency and 17beta-hydroxysteroid dehydrogenase-3 deficiency. Arch Sex Behav 2005; 34: 399–410

[10] Deeb A, Mason C, Lee YS et al. Correlation between genotype, phenotype and sex of rearing in 111 patients with partial androgen insensitivity syndrome. Clin Endocrinol 2005; 63: 56–62

[11] Duck SC, Katayama KP. Danazol may cause female pseudohermaphroditism. Fertil Steril 1981; 35: 230–231

[12] Flück CE, Meyer-Boni M, Pandey AV et al. Why boys will be boys: two pathways of fetal testicular androgen biosythesis are needed for male sexual differentiation. Am J Human Genet 2011; 89: 201–218

[13] Foster JW, Dominguez-Steglich MA, Guioli S et al. Campomelic dysplasia and autosomal sex reversal caused by mutations in an SRY-related gene. Nature 1994; 372: 525–530

[14] Gravholt CH, Juul S, Naeraa RW et al. Morbidity in Turner‘s syndrome. J Clin Epidemiol 1998; 51 (2): 147–158

[15] Gravholt CH, Juul S, Naeraa RW et al. Prenatal and postnatal prevalence of Turner‘s syndrome: a registry study. British Medical Journal 1996; 312: 16–21

[16] Gravholt CH. Clinical practice in Turner syndrome. Nat Clin Pract Endocrinol Metab 2005; 1 (1): 41–52

[17] Gravholt CH. Epidemiological, endocrine and metabolic features in Turner syndrome. Review. Eur J Endocrinol 2004; 151 (6): 657–687

[18] Grötsch H, Kunert M, Mooslehner KA et al. RWDD1 interacts with the ligand binding domain of the androgen receptor and acts as a coactivator of androgen-dependent transactivation. Mol Cell Endocrinol 2012; 358: 53–62

[19] Hauffa B, Hiort O. P450 side-chain cleavage deficiency – a rare cause of congenital adrenal hyperplasia. Endocr Dev 2011; 20: 54–62

[20] Hines M. Sex steroids and human behavior: prenatal androgen exposure and sex-typical play behavior in children. Ann NY Acad Sci 2003; 1007: 272–282

Kommentar: Die Arbeit weist auf die Bedeutung pränataler Androgene für die Prägung des psychosexuellen Phänotyps des Menschen hin.

[21] Hiort O, Holterhus PM, Werner R et al. Homozygous disruption of P450scc (CYP11A1) is associated with prematurity, complete 46,XY sex reversal and severe adrenal failure. J Clin Endocrinol Metab 2005; 90: 538–541

[22] Hiort O, Holterhus PM. Molecular and hormone dependent events in sexual differentiation. In Henry A, Norman A, eds. Encyclopedia of Hormones. Los Angeles: Academic Press 2004; 349–356

[23] Hiort O, Willenbring H, Albers N et al. Molecular genetic analysis and human chorionic gonadotropin stimulation tests in the diagnosis of prepubertal patients with partial 5 alpha-reductase deficiency. Eur J Pediatr 1996; 155 (6): 445–451

[24] Holterhus PM, Deppe U, Werner R et al. Intrinsic androgen-dependent gene expression patterns revealed by comparison of genital fibroblasts from normal males and individuals with complete and partial androgen insensitivity syndrome. BMC Genomics 2007; 8: 376

[25] Holterhus PM, Sinnecker GH, Hiort O. Phenotypic diversity and testosterone-induced normalization of mutant L712F androgen receptor function in a kindred with androgen insensitivity. J Clin Endocrinol Metab 2000; 85: 3 245–3 250

[26] Holterhus PM, Werner R, Hoppe U et al. Molecular features and clinical phenotypes in androgen insensitivity syndrome in the absence and presence of androgen receptor gene mutations. J Mol Med 2005; 83: 1005–1013

[27] Hughes IA, Houk C, Ahmed SF et al., LWPES Consensus Group; ESPE Consensus Group: Consensus statement on management of intersex disorders. Arch Dis Child 2006; 91: 554–563

Kommentar: Das Manuskript fasst die Ergebnisse der internationalen Consensuskonferenz in Chicago 2005 zusammen, in der es auch zum Oberbegriff „Disorders of Sex Development" für die Formen der früheren Intersexualität gekommen ist.

[28] Johannsen TH, Ripa CP, Mortensen EL et al. Quality of life in 70 women with disorders of sex development. Eur J Endocrinol 2006; 155: 877–885

[29] Jordan BK, Mohammed M, Ching ST et al. Up-regulation of WNT-4 signaling and dosage-sensitive sex reversal in humans. Am J Hum Genet 2001; 68: 1102–1109

[30] Jürgensen M, Hiort O, Holterhus PM et al. Gender role behavior in children with XY karyotype and disorders of sex development. Horm Behav 2007; 51: 443–453

Kommentar: Eine der wenigen Arbeiten, die am Beispiel fehlender Androgenwirkung bei Formen von 46,XY DSD auf die Prägung des psychischen Geschlechts des Menschen hinweist.

[31] Kamrath C, Hochberg Z, Hartmann MF et al. Increased activation oft he alternative „backdoor" pathway in patients with 21-hydroxylase deficiency: evidence from urinary steroid hormone analysis. J Clin Endocrinol Metab 2012; 97 (3): E365–375

[32] Köhler B, Lin L, Ferraz-de-Souza B et al. Five novel mutations in steroidogenic factor 1 (SF1, NR5A1) in 46,XY patients with severe underandrogenization but without adrenal insufficiency. Hum Mutat 2008; 29: 59–64

[33] Krone N, Braun A, Roscher A et al. Predicting phenotype in steroid 21-hydroxylase deficiency? Comprehensive genotyping in 155 unrelated, well defined patients from southern Germany. J Clin Endocrinol Metab 2000; 85: 1059–1065

[34] Krone N, Hughes BA, Lavery GG et al. Gas chromatography/mass spectrometry (GC/MS) remains a pre-eminent discovery tool in clinical steroid investigations even in the era of fast liquid chromatography tandem mass spectrometry (LC/MS/MS). J Steroid Biochem Mol Biol 2010; 121 (3–5): 496–504

[35] Krone N, Reisch N, Idkowiak J et al. Genotype-phenotype analysis in congenital adrenal hyperplasia due to P450 oxidoreductase deficiency. J Clin Endocrinol Metab 2012; 97: E257–267

[36] Kubini K, Zachmann M, Albers N et al. Basal inhibin B and the testosterone response to human chorion gonadotropin correlate in prepubertal boys. J Clin Endocrinol Metabol 2000; 85: 134–138

[37] Kulle AE, Welzel M, Holterhus PM et al. Principles and clinical applications of liquid chromatography – tandem mass spectrometry for the determination of adrenal and gonadal steroid hormones. J Endocrinol Invest 2011; 34: 702–708

[38] Langman J. Urogenitalsystem. In: Langman J. Medizinische Embryologie. Stuttgart, New York: Thieme;153–192

[39] Lim HN, Hawkins JR. Genetic control of gonadal differentiation. Baillieres Clin Endocrinol Metab 1998;12:1–16.

[40] Luo X, Ikeda Y, Parker KL. A cell-specific nuclear receptor is essential for adrenal and gonadal development and sexual differentiation. Cell 1994; 77: 481–490

[41] Mazza V, Di Monte I, Ceccarelli PL et al. Prenatal diagnosis of female pseudohermaphroditism associated with bilateral luteoma of pregnancy: case report. Hum Reprod 2002; 17: 821–824

[42] Mendez JP, Schiavon R, Diaz-Cueto L et al. A reliable endocrine test with human menopausal gonadotropins for diagnosis of true hermaphroditism in early infancy. J Clin Endocrinol Metab 1998; 83: 3 523–3 526

[43] Nieschlag E. Klinefelter Syndrome: The commonest form of hypogonadism, but often overlooked or untreated. Dtsch Arztebl Int. 2013; 110 (20): 347–353

[44] Pelletier J, Bruening W, Kashtan CE et al. Germline mutations in the Wilms' tumor suppressor gene are associated with abnormal urogenital development in Denys-Drash syndrome. Cell 1991; 67: 437–447

[45] Peter M, Sippell WG, Wernze H. Diagnosis and treatment of 17-hydroxylase deficiency. J Steroid Biochem Mol Biol 1993; 45: 107–116

[46] Pleskacova J, Hersmus R, Oosterhuis JW et al. Tumor risk in disorders of sex development. Sex Dev 2010; 4: 259–269

[47] Quigley CA, De Bellis A, Marschke KB et al. Androgen receptor defects: historical, clinical, and molecular perspectives. Endocr Rev 1995; 16: 271–321

[48] Raymond CS, Parker ED, Kettlewell JR et al. A region of human chromosome 9 p required for testis development contains two genes related to known sexual regulators. Hum Molec Genet 1999; 8: 989–996

[49] Raymond CS, Shamu CE, Shen M et al. Evidence for evolutionary conservation of sex-determining genes. Nature 1998; 391: 691–695

[50] Richter-Unruh A, Martens JW, Verhoef-Post M et al. Leydig cell hypoplasia: cases with new mutations, new polymorphisms and cases without mutations in the luteinizing hormone receptor gene. Clin Endocrinol 2002; 56: 103–112

[51] Ross JL, Quigley CA, Cao D et al. Growth hormone plus childhood low-dose estrogen in Turner's syndrome. N Engl J Med 2011; 364 (13): 1230–1242

[52] Schweikert HU. The androgen resistance syndromes: clinical and biochemical aspects. Eur J Pediatr 1993; 152: S 50–57

[53] Shozu M, Akasofu K, Harada T et al. A new cause of female pseudohermaphroditism: placental aromatase deficiency. J Clin Endocrinol Metab 1991; 72: 560–566

[54] Simard J, Rheaume E, Mebarki F et al. Molecular basis of human 3 beta-hydroxysteroid dehydrogenase deficiency. J Steroid Biochem Mol Biol 1995; 53: 127–138

[55] Sinclair AH, Berta P, Palmer MS et al. A gene from the human sex-determining region encodes a protein with homology to a conserved DNA-binding motif. Nature 1990; 346: 240–244

[56] Sinnecker GH, Hiort O, Dibbelt L et al. Phenotypic classification of male pseudohermaphroditism due to steroid 5 alpha-reductase 2 deficiency. Am J Med Genet 1996; 63: 223–230

[57] Sinnecker GH, Hiort O, Nitsche EM et al. Functional assessment and clinical classification of androgen sensitivity in patients with mutations of the androgen receptor gene. German Collaborative Intersex Study Group. Eur J Pediatr 1997; 156: 7–14

Kommentar: Ein Manuskript, das die phänotypische Einteilung der Androgenresistenz beschreibt und zugleich die Rolle des SHBG als In-vivo-Marker der Androgensensitivität darstellt.

[58] Stocco DM. Clinical disorders associated with abnormal cholesterol transport: mutations in the steroidogenic acute regulatory protein. Mol Cell Endocrinol 2002; 191: 19–25
[59] Swain A, Narvaez V, Burgoyne P et al. Dax1 antagonizes Sry action in mammalian sex determination. Nature 1998; 391: 761–767
[60] Thyen U, Lanz K, Holterhus PM et al. Epidemiology and initial management of ambiguous genitalia at birth in Germany. Horm Res 2006; 66: 195–203
[61] Twesten W, Holterhus PM, Sippell WG et al. Clinical, endocrine, and molecular genetic findings in patients with 17β-hydroxysteroid dehydrogenase deficiency. Horm Res 2000; 53: 26–31
[62] Umehara F, Tate G, Itoh K et al. A novel mutation of desert hedgehog in a patient with 46,XY partial gonadal dysgenesis accompanied by minifascicular neuropathy. Am J Hum Genet 2000; 67: 1302–1305
[63] Vainio S, Heikkila M, Kispert A et al. Female development in mammals is regulated by Wnt-4 signalling. Nature 1999; 397: 405–409
[64] Warne GL, Grover S, Zajac JD. Hormonal therapies for individuals with intersex conditions: protocol for use. Treat Endocrinol 2005; 4: 19–29
[65] Welzel M, Wüstemann N, Simic-Schleicher G et al. Carboxyl-terminal mutations in 3β-hydroxysteroid dehydrogenase type II cause severe salt-wasting congenital adrenal hyperplasia. J Clin Endocrinol Metab 2008; 93: 1418–1425
[66] Wiesemann C, Ude-Koeller S, Sinnecker GH et al. Ethical principles and recommendations for the medical management of differences of sex development (DSD)/intersex in children and adolescents. Eur J Pediatr 2010; 169: 671–679
[67] Wudy SA, Hartmann M, Homoki J. Hormonal diagnosis of 21-hydroxylase deficiency in plasma and urine of neonates using benchtop gas chromatography-mass spectrometry. J Endocrinol 2000; 165: 679–683
[68] Wünsch L, Holterhus PM, Wessel L et al. Patients with disorders of sex development (DSD) at risk of gonadal tumour development: management based on laparoscopic biopsy and molecular diagnosis. BJU Int 2012; 110: E958–65
[69] Wünsch L. Checklist for the structural description of the deep phenotype in disorders of sexual development. Int J Endocrinol 2012: 816365
[70] Zachmann M, Tassinari D, Prader A. Clinical and biochemical variability of congenital adrenal hyperplasia due to 11 beta-hydroxylase deficiency. A study of 25 patients. J Clin Endocrinol Metab 1983; 56: 222–229

9.2 Transsexualität

M. Auer, G. K. Stalla

9.2.1 Einleitung

Das Phänomen der Transsexualität ist in den verschiedensten Kulturkreisen seit der Antike beschrieben. Da Geschlechtsidentitätsstörungen, Geschlechtsentwicklungsstörungen und sexuelle Orientierung jedoch bis zu Beginn des 20. Jahrhundert meist nicht näher differenziert wurden, sind historische Beschreibungen den heute verwendeten Kategorien häufig schwer zuzuordnen. Die ersten grundlegenden wissenschaftlichen Arbeiten zur „Theorie der sexuellen Zwischenstufen“ wurden von Hirschfeld veröffentlicht, der auch die ersten operativen transformierenden Eingriffe beschrieb [32].

Transsexualität kommt in jeder Bevölkerungsschicht vor und Ergebnissen aktuellerer epidemiologischer Studien zufolge wird derzeit von Prävalenzen der Mann-zu-Frau-Transsexualität zwischen 1:10 000 und 1:30 000 und der Frau-zu-Mann-Transsexualität zwischen 1:15 000 und 1:100 000 ausgegangen, abhängig von der Definition, der wissenschaftlichen Untersuchungsmethode und der untersuchten Region [14], [33], [65]. Insgesamt lässt sich feststellen, dass das durchschnittliche Alter, in dem Betroffene nach einer medizinischen Behandlung ersuchen, seit Jahren stetig abgenommen hat [41]. Eine ähnliche Entwicklung lässt sich bei der zunehmenden Prävalenz beobachten [15]. Dies mag u. a. in erster Linie auf eine zunehmende gesellschaftliche Akzeptanz der Transsexualität und auf ein besseres Informationsangebot für die Betroffenen zurückzuführen sein.

9.2.2 Definition und Ätiologie

Merke **M!**

Liegt ein eindeutiger geschlechtlicher Phänotyp vor bei gleichzeitig bestehendem „Wunsch, als Angehöriger des anderen Geschlechtes zu leben und anerkannt zu werden, verbunden mit dem Unbehagen oder dem Gefühl der Nichtzugehörigkeit zum eigenen anatomischen Geschlecht“, so liegen nach der Internationalen Statistischen Klassifikation der Krankheiten und verwandter Gesundheitsprobleme, 10. Revision 2007 (ICD10) die Kriterien einer Geschlechtsidentitätsstörung im Sinne eines Transsexualismus vor. Hier wird sie als Geschlechtsidentitätsstörung unter Ziffer F64.0 genannt und näher bezeichnet.

Gefordert wird ein seit mindestens 3 Jahren bestehender Wunsch nach einer körperlichen Umwandlungsbehandlung (durch Hormone und/oder Operation). Andernfalls spricht man von einem „Transvestismus unter Beibehaltung der beiden Geschlechterrollen“ (F64.1) oder einem fetischistischen Transvestismus, der durch eine im Vordergrund stehende sexuelle Erregung durch das Tragen der Kleidung des anderen Geschlechts gekennzeichnet ist (F65.1) [8].

Die diagnostischen Leitlinien fordern zudem, dass die transsexuelle Identität nicht Ausdruck einer anderen psychischen Erkrankung (z. B. einer Schizophrenie) oder einer somatischen Störung (z. B. einer Störung oder Besonderheit der Geschlechtsentwicklung, DSD (Kap. 9.1) ist [6]. Die sexuelle Orientierung kann wie bei Nichttranssexuellen in heterosexuell, homosexuell, bisexuell oder asexuell eingeteilt werden [54], [60], wobei hier meist das Geburtsgeschlecht als Bezugspunkt herangezogen wird. Um Missverständnisse zu vermeiden, ist es jedoch anzuraten lediglich die Richtung der sexuellen Orientierung (zu Männern = androphil, zu Frauen = gynäphil, bisexuell und asexuell) anzugeben. Manchmal wird noch eine Einteilung anhand des Zeitpunkts des ersten Bewusst-

9

werdens der eigenen Transsexualität vorgenommen, wenngleich hier keine eindeutige Definition bzgl. eines Cut-off-Alters besteht, meist jedoch eine Kategorisierung in prä- gegenüber peri- oder postpubertär vorgenommen wird [40]. Frau-zu-Mann-Transsexuelle (FtM), auch Transmänner genannt, sind in der Mehrzahl sexuell zu Frauen hin orientiert und sind sich schon früh ihrer Transsexualität bewusst, während die Gruppe der Mann-zu-Frau-Transsexuellen (MtF) bzw. Transfrauen in dieser Hinsicht weitaus heterogener erscheint [8], [40].

Im Gegensatz zum ICD-10 stellt die aktuellere Version der DSM-V (Diagnostic and statistical Manual of mental Disorders)-Klassifikation in den Vordergrund, dass nicht das Vorliegen einer Transsexualität per se als krankhaft zu werten ist, sondern lediglich der Leidensdruck, der durch die Diskrepanz der eigenen Geschlechtsidentität gegenüber dem phänotypischen Geburtsgeschlecht entsteht. Sie spricht deshalb in diesem Zusammenhang auch von der sog. „Geschlechtsdysphorie". Laut DSM-V müssen für die Stellung der Diagnose eine gegengeschlechtliche Identifikation und eine Abneigung gegenüber dem zugewiesenen Geburtsgeschlecht bestehen.

Darüber hinaus wird eine genauere Differenzierung zwischen der Geschlechtsdysphorie im Kindes- gegenüber der im Jugend- und Erwachsenenalter vorgenommen. Die Geschlechtsdysphorie bei Kindern ist sehr viel häufiger, ohne dass diese zwangsläufig über die Pubertät hinaus anhalten muss [16], [66].

Die Definition möchte zudem der Erkenntnis Rechnung tragen, dass eine früher oft vorgenommene Dichotomisierung der geschlechtlichen Identität der Realität und Nuancierung im Bereich der Geschlechtsidentifikationen nicht immer gerecht wird. Auch wird anerkannt, dass eine Andersartigkeit in der Geschlechtsidentität nicht per se mit einem Leidendruck einhergehen muss und somit der Betroffene trotzdem psychisch gesund sein kann. Um den Betroffenen den Zugang zu medizinischen Maßnahmen nicht zu verwehren, werden geschlechtsangleichende Maßnahmen somit als Mittel zur Linderung der Geschlechtsdysphorie interpretiert. In der deutschen Rechtsprechung hat die entsprechende Erkenntnis schon 1987 Eingang gefunden.

9.2.3 Ätiologie

Die Ätiologie der Transsexualität ist bis heute weitestgehend ungeklärt. Da pathologisch relevante, biologische Parameter bei transsexuellen Patienten nicht nachweisbar sind, wurde lange Zeit davon ausgegangen, dass Transsexualität vornehmlich ein psychologisches Phänomen ist, das z. B. durch Konditionierung entsteht. Dementsprechend wurde die therapeutische Strategie ausgerichtet.

Die Entdeckung, dass in der pränatalen Entwicklungsphase dieselben Sexualhormone sowohl die Morphologie der Genitalien wie auch die Funktion des Gehirns beeinflussen, inspirierte weitere Forschung hinsichtlich einer biologischen bzw. neuroendokrinen Hypothese der Ätiologie von Transsexualität [3], [18]. Die Rolle der Sexualhormone sowohl in der somatischen Geschlechtsdifferenzierung als auch in der Geschlechtsidentitätsbildung wird auch bei den von der Transsexualität abzugrenzenden Störungen oder Besonderheiten der Geschlechtsentwicklung (Disorders of sexual Development, DSD) deutlich. Chromosomale Männer mit einem kompletten Androgenrezeptordefekt besitzen einen weiblichen Habitus und fast ausschließlich eine weibliche Identität [31]. Komplexer ist das Bild z. B. bei Störungen wie dem 5α-Reduktasemangel, bei dem es bei einem Großteil der Betroffenen im Rahmen des Pubertätseintritts zu einem „Wechsel" in der Geschlechtsidentität kommen kann [34] (Kap. 9.1). Ebenso sprechen Unterschiede bei Transsexuellen im D 2/D 4-Fingerlängen-Verhältnis, das wiederum abhängig von der pränatalen Androgenexposition ist, für eine Bedeutung der Sexualhormone in der Entwicklung [57].

Sowohl MRT-morphologische Untersuchungen des Gehirns als auch Post-mortem-Studien deuten ebenfalls auf eine biologische Komponente hin. So wiesen Zhou et al. z. B. strukturelle Unterschiede bei Transsexuellen in einem für das Sexualverhalten wichtigen Kern des limbischen Systems, dem BSTc (Bed Nucleus of the Stria terminalis) nach [38], [68], wenngleich auch diese Befunde kontrovers diskutiert werden [39].

Genetische Studien zu Kandidatengenen des Sexualsteroidstoffwechsels bzw. der entsprechenden Rezeptoren haben bisher widersprüchliche Ergebnisse geliefert, sodass auch epigenetische Effekte im Rahmen einer Gen-Umwelt-Interaktion eine Rolle spielen könnten (Henningsson et al. 2005). Zwar ist sowohl bei monozygoten als auch bei heterozygoten Zwillingen bereits eine konkordante Transsexualität nachgewiesen worden, die Gesamtprävalenz dieser Befunde ist jedoch mit unter 1 % als gering anzusehen [23].

9.2.4 Rechtliches

In Deutschland sind die Grundlagen für eine Änderung der Geschlechtsidentität seit 1980 mit dem Inkrafttreten des sog. Transsexuellengesetzes geregelt (Gesetz über die Änderung der Vornamen und Anerkennung der neuen Geschlechtszugehörigkeit in besonderen Fällen, Transsexuellengesetz TSG, 1980: kleine Lösung §§ 1ff., große Lösung, Personenstandsänderung, §§ 8ff.). Seit dem Grundsatzurteil des Bundessozialgerichts vom August 1987 sind die Krankenkassen zur Kostenübernahme der geschlechtsangleichenden Maßnahmen verpflichtet, sofern die Diagnose gutachterlich belegt ist. Eine Vornamensänderung, oft auch als sog. „kleine" Lösung bezeichnet, kann nach Einholung zweier unabhängiger psychologischer/psychiatrischer Gutachten erfolgen. Während für die sog. „große" Lösung mit Personenstandsänderung vormals eine Sterilität als Voraussetzung galt und der Betroffene nicht verheiratet sein durfte, wurden diese Bedingungen vom Bundesverfassungsgericht zwischenzeitlich aufgehoben (BVerfG, 1 BvL 10/05 vom 27.5.2008, BVerfG, 1 BvR 3 295/07 vom 11.1.2011) und sind somit nicht mehr zwingend für die Änderung des standesamtlich eingetragenen Geburtsgeschlechts notwendig.

9.2.5 Interdisziplinäres therapeutisches Vorgehen bei Transsexualität

Sofern vom Betroffenen gewünscht, erfolgt die geschlechtsangleichende Therapie in interdisziplinärer Kooperation von Endokrinologen, Psychiatern/Psychotherapeuten, Operateuren und Hausärzten, die in einem schrittweisen Vorgehen erfolgen sollte (Stufenplan: ▸ Tab. 9.3) [4], [55], [56].

Stufenplan: 1. Stufe

Im Vordergrund der 1. Phase des Stufenplans steht die **Diagnosestellung** der Transsexualität. Hierbei handelt es sich meist initial um eine Eigendiagnose des Patienten, die häufig durch die Umwelt wie Freunde und Familie und letztlich durch einen Psychiater oder Psychologen bestätigt wird.

Stufenplan: 2. Stufe

Zur weiteren Diagnosesicherung und Differenzialdiagnostik sollte vor Einleitung einer gegengeschlechtlichen Hormontherapie ein sog. **„Alltagstest"** bzw. eine „Alltagserfahrung" stattfinden, in der der transsexuelle Patient unter kontinuierlicher begleitender psychotherapeutischer Betreuung in der neuen Geschlechtsrolle lebt, um das Rollenverhalten zu konsolidieren und auch mit der Reaktion des direkten und erweiterten sozialen Umfelds umzugehen zu lernen. Diese Phase sollte mindestens 12 Monate andauern. Da die folgenden Therapiemaßnahmen häufig irreversibel sind, sollte in dieser Phase umsichtig evaluiert werden, ob die weitere Therapie dem Patienten zum Vorteil gereichen und ihm die Integration in die Gesellschaft ermöglichen wird.

Tab. 9.3 Stufenplan zur therapeutischen Vorgehensweise bei Transsexualität.

Stufe	Vorgehen
1	Einleitung der Psychotherapie, ausführliche Diagnostik
2	Alltagstest
3	gegengeschlechtliche Hormontherapie
4	geschlechtsanpassende Operation (nicht obligat)
5	Nachbetreuung (psychiatrisch, endokrinologisch)

Stufenplan: 3. Stufe

Bei Konstanz der Geschlechtsidentität und dem fortwährenden Wunsch angleichender Maßnahmen unter dem Leben der neuen Geschlechterrolle über mindestens 3 Monate oder alternativ einer längeren psychotherapeutischen Betreuung kann mit der **gegengeschlechtlichen Hormontherapie** begonnen werden. Wichtig ist hierbei, dass die Betroffenen sich den Möglichkeiten, aber auch Grenzen einer geschlechtsangleichenden Therapie bewusst sein müssen. Auch sollte mit hoher Wahrscheinlichkeit davon ausgegangen werden, dass der Betroffene in verantwortungsvoller Art und Weise mit der hormonellen Therapie umzugehen vermag.

Die hormonelle Therapie verfolgt 2 Ziele: Sie soll die hormonell induzierten sekundären Geschlechtsmerkmale des anatomischen Geschlechts reduzieren und gleichzeitig die sekundären Geschlechtsmerkmale des neuen Geschlechts induzieren [24]. Besonders in der Anfangsphase sollten vor allem Wirkung, Verträglichkeit und Dosierungen der Therapie unter engmaschiger endokrinologischer und psychiatrischer Betreuung evaluiert werden.

Stufenplan: 4. Stufe

Nach mindestens 6–12-monatiger gegengeschlechtlicher Hormontherapie erfolgt häufig, jedoch nicht obligat, die geschlechtsangleichende **Operation**. Die Deutsche Gesellschaft für Sexualforschung empfiehlt folgende Kriterien, die als **Vorbedingungen** erfüllt sein sollten:

- abgeschlossene psychosexuelle Entwicklung (Mindestalter 18 Jahre)
- erfolgte interdisziplinäre Diagnostik
- mindestens 2-jährige präoperative Beobachtung einschl. psychotherapeutischer Betreuung
- Nachweis eines Alltagstests/Alltagserfahrung sowie einer kontinuierlichen gegengeschlechtlichen Hormontherapie
- 2 unabhängige psychiatrische/psychologische Stellungnahmen, die Diagnose und Operationsindikation stützen (nicht gleichzusetzen mit den Gutachten zur Vornamensänderung nach dem TSG)
- erfolgte Aufklärung über Operationsrisiken und rechtliche Implikationen
- gesicherte ärztliche und psychotherapeutische Nachsorge

Bei der Operation finden verschiedene Methoden Anwendung. Auch möchten einige Betroffene keine operativen Maßnahmen oder nur eine Teilgeschlechtsangleichung durchführen lassen.

Bei **Mann-zu-Frau-Transsexuellen** umfassen die geschlechtsangleichenden Optionen die Entfernung der Hoden und die Neukonstruktion einer Vulva und Vagina aus Hodensack und Penis. Die Prostata wird u. a. zum Erhalt der Harnkontinenz und aufgrund des hohen Komplikationsrisikos in der Regel nicht entfernt. Nach neuester

Rechtsprechung müssen von der Krankenkasse auch die Kosten für eine Brustaugmentation erstattet werden, falls nach kontinuierlicher gegengeschlechtlicher Hormongabe nicht mindestens ein A-Körbchen erreicht werden kann. Reichen logopädische Maßnahmen nicht aus, um ein frauliches Sprachbild zu erreichen, stehen zudem operative Korrekturen der Stimmlippen und des Kehlkopfs zur Verfügung. Korrekturen am Gesichtsschädel werden derzeit noch selten angewendet. Zudem sind meist Epilationsmaßnahmen insbesondere im Gesichtsbereich notwendig. Aktuell wird in der Regel nur die Nadelepilation von der Krankenkasse übernommen [9], [10], [20], [43], [47].

Bei **Frau-zu-Mann-Transsexuellen** wird von den meisten Patienten eine Mamma-Ablation gewünscht. Bei der genitalen Operation werden Gebärmutter und Eierstöcke entfernt, was u. a. auch dem unklaren Karzinomrisiko unter der gegengeschlechtlichen Hormontherapie Rechnung trägt. Von einigen Patienten wird die Bildung eines Penoids nicht gewünscht, was teilweise auf die eingeschränkten Funktionalität und das zu erwartende kosmetischen Ergebnis zurückzuführen ist, welches sich im Laufe der Zeit jedoch stetig verbessert hat. Im Rahmen der Androgenisierung im Laufe der gegengeschlechtlichen Hormontherapie kommt es zudem meist zu einer deutlichen Klitorishypertrophie.

Beim operativen Penoidaufbau werden vorwiegend freier Unterarm oder Unterschenkel-Lappen verwendet. Zudem besteht die Möglichkeit der Implantation von Schwellkörperprothesen.

Eine Übersicht über Vorgehensweisen, Operationsmethoden und Langzeitergebnisse in der Chirurgie der Genitalangleichung bei Mann-zu-Frau- und Frau-zu-Mann-Transsexualität geben beispielsweise Spehr, Schaff, Goodard und Selvaggi et al. [22], [52], [59], [61], [62].

Stufenplan: 5. Stufe

An die Operation schließt sich die psychiatrisch/psychotherapeutische und endokrinologische Nachbetreuung an.

9.2.6 Aufgaben der Betreuung transsexueller Patienten auf endokrinologischem Fachgebiet

Die **endokrinologische Erstvorstellung** hat **2 Ziele**: Zum einen sollen internistische Differenzialdiagnosen der Transsexualität, also genetisch bzw. hormonell determinierte Störungen oder Besonderheiten der Geschlechtsentwicklung (Disorders of Sex Development, DSD) ausgeschlossen, zum anderen mögliche Risiken für Begleiterkrankungen vor Einleitung einer Hormontherapie beurteilt werden [37], [58].

▸ **Anamnese.** In der Anamnese sollten Vorerkrankungen, insbesondere Lebererkrankungen und thromboembolische Ereignisse sowie ein möglicherweise vorliegender Substanzabusus (v. a. Alkohol-/Nikotinkonsum) erfragt werden. Zudem sollten die kardiovaskulären Risikofaktoren sowie mögliche sexualhormonsensitive Krebserkrankungen erfasst werden. Auch eine Migräneerkrankung kann sich möglicherweise unter einer hormonellen Therapie in Frequenz und Intensität verändern.

Insbesondere die Pubertätsanamnese liefert wichtige Hinweise auf das Vorliegen einer Geschlechtsentwicklungsstörung. Bei Frauen schließ eine regelrechte Menarche bzw. ein regelmäßiger Zyklus das Vorliegen einer DSD weitestgehend aus [3].

Auch sollte in der Anamneseerhebung die Einnahme von nicht rezeptierten Hormonpräparaten (Internet, „schwarzer Markt") erfragt werden, da dies die Differenzialdiagnose erschweren kann und für den Patienten ein Risiko darstellt. Parallel wird die unterstützende Psychotherapie fortgeführt, die den Patienten auf die sekundären Veränderungen nach der Geschlechtsumwandlung vorbereiten soll.

▸ **Körperliche Untersuchung.** Die körperliche Untersuchung dient der Bestätigung der phänotypischen Geschlechtszuordnung und der Beurteilung des allgemeinen Gesundheitsstatus.

▸ **Labordiagnostik.** Im Rahmen der initialen Blutuntersuchung sollten neben dem Hormonstatus (Testosteron, Östradiol, LH, FSH, Prolaktin, TSH, ggf. Progesteron in der Lutealphase) auch Leberwerte (Transaminasen, GGT, alkalische Phosphatase) und das Blutbild beurteilt werden. Bei Verdacht auf eine Thromboseneigung sollte eine zusätzliche Thrombophiliediagnostik erfolgen.

Hyperandrogene Syndrome wie ein adrenogenitales Syndrom oder PCO-Syndrom treten bei Frauen mit Verdacht auf eine Transsexualität gehäuft auf und sollten entsprechend erkannt werden [3], [7], haben jedoch keinen weitere therapeutische Konsequenz, da es keine Hinweise darauf gibt, dass eine Korrektur der Hyperandrogenämie die Geschlechtsidentität beeinflusst.

▸ **Genetische Diagnostik.** Der medizinische Dienst der Krankenkassen fordert zudem in Anlehnung an den ICD-10 die Bestimmung des chromosomalen Geschlechts zum Ausschluss einer Geschlechtsentwicklungsstörung. Der Nachweis eines 46,-XXY oder -XO Karyotyps tritt unwesentlich häufiger als in der Allgemeinbevölkerung auf und zieht keine Änderungen im weiteren Therapieprozedere nach sich.

Merke M!

Da im Allgemeinen die Betreuung durch den behandelnden Endokrinologen über die durch den Psychotherapeuten hinaus andauert, kommt ihm auch eine besondere Verantwortung bei der Erfassung von möglichen psychischen Komorbiditäten zu. In beiden Populationen sind affektive Störungen und Angsterkrankungen weit verbreitet [3], [30]. Die Gesamtmortalität ist bei MtF-Transsexuellen gegenüber der männlichen Allgemeinbevölkerung um 50 % gesteigert und in erster Linie auf eine 6-fach erhöhte Suizidrate, aber auch ein erhöhtes kardiovaskuläres Risiko zurückzuführen [1].

Hormonelle Therapie bei Mann-zu-Frau-Transsexualität

Im Anschluss an unauffällige diagnostische Befunde und die gutachterlich bestätigte Diagnose Transsexualität wird eine gegengeschlechtliche Hormonbehandlung eingeleitet. Die Indikation hierfür wird vom betreuenden Psychiater gestellt. Bei der Aufklärung sollte besonders auf die zu erwartenden Wirkungen wie auch die Irreversibilität der auftretenden Veränderungen hingewiesen werden. Zudem sollte mit dem Patienten die Möglichkeit einer Samen- oder Eizellkonservierung diskutiert werden, da viele Patienten zu einem späteren Zeitpunkt über einen Kinderwunsch berichten, wenngleich die Rechtslage in Deutschland derzeit keine Leihmutterschaft zulässt.

Aufgrund fehlender randomisierter Studien gibt es keine standardisierten Therapieschemata. Die Empfehlungen basieren auf Erfahrungen großer Zentren und Consensus-Beschlüssen [4], [28], [44].

Die Behandlung mit Ethinylestradiol ist obsolet und mit einem erhöhten kardiovaskulären und thromboembolischen Risiko verbunden [1], [63]. Patienten, die im Rahmen einer Eigentherapie orale Kontrazeptiva eingenommen haben, sollten auf die Risiken der Fortführung hingewiesen und entsprechend umgestellt werden.

Wenngleich dezidierte Studien bei transsexuellen Patienten fehlen, was harte Endpunkte wie Mortalität und Morbidität unter verschiedenen Therapieschemata betrifft, sollte primär eine **transdermale Estradiolapplikation**, entweder als Gel oder als Pflaster, angeboten werden. Gegenüber der oralen Einnahme kann so möglicherweise das Risiko thromboembolischer Ereignisse gesenkt werden [11].

Wir favorisieren derzeit folgendes Therapieschema: Applikation transdermaler Östradiolpräparate (z. B. Gynokadin Dosiergel 2–4 Hub/d oder alternativ Östradiolpflaster, z. B. Estradot Pflaster 50–100 ug). Aus Gründen der Praktikabilität spricht jedoch auch nichts gegen eine orale Darreichungsform (2–4 mg Estradiolvalerat/d), wenn der Patient dies wünscht. Eine alleinige Estradioltherapie ist meist nicht ausreichend, um eine adäquate Testosteronsuppression in den weiblichen Referenzbereich hinein zu erreichen. So ist meist die zusätzliche Gabe eines Antiandrogens notwendig. Im deutschen und europäischen Raum findet hierzu meist das Progestin Cyproteronacetat (CPA, Androcur) Verwendung, während in Nordamerika in erster Linie aufgrund der fehlenden Zulassung von CPA Spironolacton verwendet wird. An unserem Zentrum erfolgt, je nach Ausgangstestosteronwert, eine initiale Gabe von 10–50 mg Androcur/d parallel zum Beginn der Estradioltherapie. Die Dosis kann meist rasch nach 3 Monaten reduziert werden und dann weiter sukzessive ausgeschlichen und ggf. ganz abgesetzt werden (z. B. 50 mg – 25 mg – 10 mg – 5 mg, je nach initialer Dosierung). Meist ist langfristig die Gabe von 5 mg Androcur ausreichend. Vorteil der steroidalen Antiandrogene ist, dass sie zum einen zu einer zentralen Suppression der gonadotropen Achse führen und zum anderen als auch peripher androgenantagonistisch wirken. Als Zielmarker dient der Testosteronwert, der sich unter der Therapie im weiblichen Normbereich befinden sollte. Die Einnahme von zusätzlichen Gestagenen wie Progesteron ist nicht angeraten, da die Studienlage bzgl. positiver Effekte nicht ausreichend ist. Vielmehr ist mit erhöhten Nebenwirkungen zu rechnen, mit der Einschränkung, dass entsprechende Befürchtungen auf Erkenntnissen der postmenopausalen Hormontherapie beruhen [51]. Weitere Therapieregime können den genannten Übersichtsarbeiten entnommen werden [4], [28], [44].

Alternativ zur hochdosierten Antiandrogentherapie besteht die Möglichkeit, bei erhöhtem Thromboserisiko GnRH-Analoga (z. B. Synarela intranasal oder Decapeptyl Gyn 1 × monatlich s. c.) mit niedrig dosierten Antiandrogenen zu kombinieren [17]. Soll eine Gabe mit Spirinolacton erfolgen, empfiehlt sich die initiale Gabe von 50 mg/d, die im weiteren Verlauf unter regelmäßiger Blutdruck- und Elektrolytkontrolle auf bis zu 200 mg/d gesteigert werden kann [28]. Nach operativer Entfernung der Gonaden ist eine antiandrogene Therapie in der Regel nicht mehr notwendig.

Innerhalb des Dosierungsfensters erfolgt die Dosisanpassung vornehmlich auch anhand des Wohlbefindens des Patienten. Aufgrund der längeren Halbwertszeit können die Gonadotropine LH und FSH als Indikator einer suffizienten Hormonbehandlung dienen und sollten sich im unteren weiblichen Normbereich befinden, bzw. supprimiert sein. Anhand des Wissens über den Applikations-/Einnahmezeitpunkt lässt sich die Resorption überprüfen. Die Estradiolwerte im Serum sollten sich ca. 2h nach Applikation im mittleren weiblichen Referenzbereich befinden. Postoperativ kommt es durch Wegfall der antiandrogenen Therapie und durch Verlust der starken gonadotropinsuppressiven Wirkung gonadaler Regulatoren wie dem Inhibin-B zu einem Anstieg von LH und FSH. Diese können daher nach erfolgter Gonadektomie nicht mehr als Surrogatmarker einer suffizienten Estradioltherapie herangezogen werden.

Eine relative **Kontraindikation** für die hochdosierte Östrogentherapie stellen bestehende Leberparenchymschäden (gilt insbesondere für die orale Gabe), eine venöse Insuffizienz, Thromboembolien in der Vorgeschichte oder das Vorhandensein von hormonabhängigen Tumoren dar; in diesen Fällen sollten deutlich niedrigere Hormondosen eingesetzt werden [42].

Bei Mann-zu-Frau-Transsexuellen, die ein dem Eintritt der Menopause entsprechendes Alter erreicht haben und sich bereits einer mehrjährigen Hormontherapie sowie einer geschlechtsangleichenden Operation unterzogen haben, kann im Sinne der Nachahmung einer menopausalen Entwicklung in Übereinkunft mit dem Patienten eine Dosisreduktion und ggf. ein Auslassversuch der hormonellen Therapie erwogen werden. Als Einschränkung muss hinzugefügt werden, dass hierzu bisher keine Studienergebnisse vorliegen, die für oder gegen dieses Vorgehen sprechen.

Wirkungen und Nebenwirkungen der hormonellen Therapie bei Mann-zu-Frau-Transsexualität

Die niedrige Ausgangsmorbidität und -mortalität der im Mittel eher jungen transsexuellen Patienten, die vergleichsweise niedrige Fallzahl sowie das Fehlen von placebokontrollierten, prospektiven Studien erschwert die Beurteilung spezifischer Therapieeffekte und Risiken [42], [64].

9

▸ **Gynäkomastie.** Die zweifelsohne erwünschte Folge der Östrogentherapie ist das Entstehen einer Gynäkomastie. Von einem Großteil der Patienten wird diese jedoch als nicht ausreichend empfunden, weshalb sich viele einer zusätzlichen brustaufbauenden Operation unterziehen. Eine Übersicht über Vorgehensweisen und Techniken der Brustchirurgie bei Mann-zu-Frau-Transsexuellen geben beispielsweise Peek und Kanhai et al. [35], [48]. Generell sollte der Patient darüber aufgeklärt werden, dass es mehr als 2 Jahre dauern kann, bis das Brustwachstum abgeschlossen ist und eine Dosiserhöhung über den empfohlen therapeutischen Bereich hinaus keinen Zusatznutzen bietet und lediglich die Nebenwirkungsrate erhöht.

▸ **Hypophyse/Prolaktin.** Eine nicht selten unerwünschte Wirkung ist eine über Wochen bis Monate andauernde, bis zur Schmerzhaftigkeit gesteigerte Sensibilität der Brustwarzen. Probatorisch kann bei ausgeprägtem Leidensdruck eine topische Applikation eines progesteronhaltigen Gels oder einer Salben-Darreichung verordnet werden (z. B. Progestogel). Alternativ kann eine Dosisreduktion erwogen werden. Bedingt durch die gesteigerte Wirkung der Antiandrogene sowie die direkten Effekte der Östrogene ist das Auftreten einer Hyperprolaktinämie, ggf. mit Galaktorrhoe (v. a. beim abrupten Absetzen von Östradiol), eine weitere mögliche Nebenwirkung [64]. Meist kommt es nach initialem Prolaktinanstieg jedoch ebenso rasch wieder zu einer Normalisierung [26]. Wenngleich Fallberichte über die Entwicklung von Prolaktinomen unter der geschlechtsangleichenden Therapie bei Mann-zu-Frau-Transsexuellen bestehen [19], ist die Datenlage nicht auseichend, um von einem erhöhten Risiko hierfür auszugehen.

▸ **Haut/Haare/Fettgewebe.** Im Verlauf lassen sich außerdem eine Verfeinerung der Hautstruktur sowie eine Auflockerung des Unterhautfettgewebes und eine Umverteilung des Fettgewebes nach dem weiblichen Verteilungsmuster feststellen. Die Abnahme des Bartwuchses erreicht meist keine befriedigenden Ausmaße, sodass häufig wiederholte Epilationsbehandlungen notwendig werden. Besteht eine androgenetische Alopezie, kann eine topische Behandlung mit dem Kaliumkanalöffner Minoxidil 5 % (Regaine) erfolgen oder eine systemische Therapie mit dem 5α-Reduktase-Hemmer Finasteride 1 mg/d (Propecia).

▸ **Testis/Prostata/Fertilität.** Mit interindividuellen Unterschieden tritt nach Gabe von Östrogenen bei Mann-zu-Frau-Transsexuellen eine testikuläre Atrophie auf, die eine dauerhafte Infertilität zur Folge haben kann, auch wenn die gegengeschlechtliche Therapie vorzeitig beendet wird. Auch die Prostatagröße nimmt ab sowie Libido und Potenz. Die Testosteronwerte nach Gonadektomie liegen meist niedriger als bei prämenopausalen Frauen, ggf. kann daher bei Libidostörungen eine niedrige Testosteronsubstitution erfolgen, z. B. mit 25 mg Testogel über 5–7 Tage verteilt.

▸ **Thromboembolische Komplikationen/Blutbild.** An schwerwiegenden Nebenwirkungen sind insbesondere das erhöhte Risiko thromboembolischer Komplikationen (man geht von einer Zunahme des Risikos mit steigender Östrogendosis aus) sowie das in Einzelfällen beschriebene Auftreten von Mammakarzinomen zu nennen [27], [49].

Durch Metabolisierung der Östrogene in der Leber zeigt sich oft ein Transaminasenanstieg [64]. Zusätzlich können sich Blutbildveränderungen zeigen (Hb-Anstieg bei Testosterontherapie und Hb-Abfall bei der Therapie von Mann-zu-Frau-Transsexuellen). Daher sollten neben den Hormonparametern LH/FSH, Prolaktin, Östradiol und Testosteron auch Leberenzyme und Blutbild regelmäßig kontrolliert werden.

▸ **Körpergewicht.** Unter der gegengeschlechtlichen Hormontherapie kann es zu einer deutlichen Zunahme des Körpergewichts kommen. Wenngleich es zu einer vom kardiovaskulären Gesichtspunkt gesehenen vorteilhafteren, weiblichen Fettumverteilung kommt, sollte die Gewichtszunahme Gegenstand der klinischen Beobachtung sein, um ggf. ernährungsdidaktische Maßnahmen ergreifen zu können.

Hormonelle Therapie bei Frau-zu-Mann-Transsexualität

Für die gegengeschlechtliche Hormonbehandlung der Frau-zu-Mann-Transsexuellen stehen verschiedene Testosteronpräparate zur Verfügung.

Unter der initialen Gabe des intramuskulär zu applizierenden Testosteronenantat (z. B. Testoviron 250 mg), das initial im 2-wöchigem Intervall appliziert wird, kommt es im Allgemeinen zu einem raschen Sistieren der Menses. Nachteilig wirken sich allerdings die zu Beginn des Applikationsintervalls supraphysiologischen und am Ende des Intervalls manchmal erniedrigten Testosteronspiegel aus [58]. Aus praktischen Gründen und aufgrund des etwas flacheren Testosteronspiegelverlaufs kann mittel- bis langfristig eine Umstellung auf Testosteronundecanoat 1000 mg alle 12–16 Wochen erfolgen (Nebido). Die ersten beiden Injektionen sollten hierbei im 6-wöchigen Intervall erfolgen. Dann kann das Intervall auf 12 Wochen verlängert werden. Eine Bestimmung des Testosteronwerts im Serum sollte gegen Ende des 2. Injektionsintervalls erfolgen. Liegt dieser unterhalb des männlichen Referenzbereichs, muss das Intervall entsprechend verkürzt werden [45].

Wünscht der Patient keine Injektionen oder bestehen Nebenwirkungen aufgrund der schwankenden Testosteronspiegel, können alternativ in diesem Falle die transdermalen Gel-Applikationsformen empfohlen werden (Testim 50 mg/d oder Testogel 50 mg/d). Orale Darreichungsformen oder Pflaster sind nicht Mittel der Wahl.

Wirkungen und Nebenwirkungen der hormonellen Therapie bei Frau-zu-Mann-Transsexualität

▸ **Amenorrhoe, Stimmlage, Muskelmasse.** Zu den erwünschten Wirkungen der Androgentherapie zählt die sekundäre Amenorrhoe nach einigen Wochen bis Monaten mit Atrophie des Endometriums und Vaginalepithels. Bei persistierender Zyklusblutung kann, sofern noch Spielraum besteht, die Testosterondosis erhöht oder mit hochdosierten Gestagen, alternativ mit GnRH-Analoga (z. B. Synarela intranasal oder Trenantone/Decapetyl Gyn 3,75 mg alle 3–4 Wochen s. c.) behandelt werden [58].

Zusätzlich kommt es zur erwünschten Veränderung der Stimmlage, einem typisch männlichen Behaarungsmuster sowie einer Zunahme der Muskelmasse (besonders in Kombination mit Krafttraining).

▸ **Akne und weitere Nebenwirkungen.** Akne (14 %) gehört zu den häufigsten unerwünschten Nebenwirkungen der Testosterontherapie, die bei manchen Patienten sogar antibiotisch oder mit Isotretionin behandelt werden muss. Weiterhin stehen Transaminasenerhöhungen (12 %), vegetative Symptome (3 %) sowie Libido- und Aggressionssteigerung im Vordergrund.

▸ **Knochengesundheit.** Unter regelmäßiger Hormontherapie besteht kein erhöhtes Osteoporose- und insbesondere kein Hinweis auf ein erhöhtes Frakturrisiko [25], [46]. Es kann im Gegenteil bei FtM-Transsexuellen unter der Therapie zu einer Verstärkung der kortikalen Substanz kommen [50], zudem werden durch die immer noch erhaltene Aromatisierungsfähigkeit u. a. im Fettgewebe meist ausreichend hohe Estradiolwerte erreicht, die über denen liegen, die üblicherweise in der Menopause beobachtet werden. Eine Knochendichtemessung mittels DXA sollte bei denjenigen erfolgen, die Risikofaktoren nach Richtlinie der DVO [53] aufweisen oder nach erfolgter Gonadektomie über einen längeren Zeitraum keine regelmäßige Sexualhormontherapie erhalten haben.

Merke M!

Vor der geschlechtsangleichenden Operation, die durch das OP-Gebiet sowie die postoperative Mobilitätseinschränkung mit einem erhöhten Thromboserisiko behaftet ist, raten wir bei FtM-Transsexuellen zu einem Operationstermin gegen Ende des Injektionsintervalls. Bei MtF-Transsexuellen sollten 2 Wochen vor geplanter Operation keine Östrogene mehr angewendet werden [21]. Eine Wiederaufnahme der Hormontherapie mit der präoperativen Dosis kann nach Erreichen der vollen Mobilität erfolgen.

Nach Einleitung der Hormontherapie sollte im 1. Jahr nach 3, 6, 9 und 12 Monaten eine Verlaufskontrolle stattfinden. Bei stabiler Therapieeinstellung kann dann eine Vorstellung im halb- bis einjährigen Intervall erfolgen.

Vorsorge

Praxis

Es gibt keine Hinweise darauf, dass bei transsexuellen Patienten eine erhöhte Inzidenz für bestimmte Karzinome besteht. Entsprechend sollte, den allgemeinen Empfehlungen der Krankenkassen folgend, bei Mann-zu-Frau-Transsexuellen mit dem 45. Lebensjahr eine urologische Vorsorgeuntersuchung sowie ab dem 50. Lebensjahr ein Mammografie-Screening stattfinden.

9.2.7 Kinder und Jugendliche

In den letzten Jahren rückte zunehmend die Behandlung der Transsexualität im Jugendalter in den Vordergrund, um den Betroffenen den oft als psychisch stark belastenden Prozess des kompletten Durchlaufens der Pubertät zu ersparen und die danach oft irreversiblen körperlichen Veränderungen verhindern zu können. Dabei wird die Möglichkeit des Pubertätsarrest und der frühzeitigen gegengeschlechtlichen Hormontherapie immer noch sehr kontrovers diskutiert [5], [36], sodass auch hier Diagnose und Indikation zur Therapie – wenn möglich – von 2 unabhängigen Psychotherapeuten gestellt werden sollten, die zusätzlich über eine besondere Expertise auf dem Gebiet der kindlichen Entwicklungspsychologie verfügen. Auch sollte vor Einleitung einer Therapie eine mindestens 6-monatige Betreuung durch den behandelnden Psychotherapeuten erfolgen.

Kinder mit Geschlechtsdysphorie lehnen u. a. ein dem Geburtsgeschlecht entsprechendes Rollenverhalten und ihre primären sowie sekundären Geschlechtsmerkmale ab [16]. Ein besonderes Augenmerk sollte darauf gerichtet werden, dass über 80 % der Fälle einer diagnostizierten kindlichen Geschlechtsdysphorie nicht in einer Transsexualität des Jugend- oder Erwachsenenalters münden [12], [66]. Differenzialdiagnostisch seien hier vor allem homosexuelle Entwicklungen erwähnt. Die Einleitung eines Pubertätsarrests und ggf. einer gegengeschlechtlichen Hormontherapie sollte somit nur nach erfolgtem Pubertätseintritt beginnen. Ziel ist das Verhindern irreversibler körperlicher Veränderungen, die insbesondere bei Mann-zu-Frau-Transsexuellen oft zu einer lebenslangen Stigmatisierung führen und mit einem deutlich erhöhten Leidensdruck einhergehen. Auch können durch die Pubertätssuppression die häufig von den Betroffenen als unerträglich empfundenen körperlichen Veränderungen aufgehalten werden. Hierdurch vergrößert sich zum einen das diagnostische Fenster und der Leidensdruck wird akut gesenkt. Auch erleichtert sich häufig durch Wegfall der psychopathologischen Überlagerung die Diagnosestellung.

9

Pubertätssuppression

Eine Pubertätssuppression sollte beginnen, sobald sich die ersten körperlichen Pubertätszeichen zeigen, die durch entsprechende Veränderungen der Sexualhormonwerte bestätigt werden. Dabei sollte nicht vor Erreichen der Tanner-Stadien 2–3 mit der Therapie begonnen werden. Der Pubertätseintritt führt meist zu einer Verstärkung der Geschlechtsdysphorie und kann somit differenzialdiagnostisch hilfreich sein. Eine zu frühe Intervention bei infantilem Genitale kann zudem zu Schwierigkeiten bei der späteren geschlechtsangleichenden Operation führen, da nicht genügend körpereigenes Gewebe für die Umwandlung zu Verfügung steht.

Kriterien für die Einleitung einer Pubertätssuppression:

- Evaluation durch 2 Psychiater oder Psychologen mit entsprechenden Erfahrungen auf dem Gebiet der Geschlechtsdysphorie/Transsexualität im Kindes- und Jugendalter seit mindestens 6 Monaten
- beginnende Pubertät (Tanner-Stadium 2–3) mit zu erwartenden körperlichen Veränderungen
- Patient/in lebt bereits den Alltag im gewünschten Geschlecht (Alltagstest)
- regelmäßige begleitende psychotherapeutische Betreuung

Mittel der Wahl zur Pubertätssupression sind GnRH-Analoga (Decapeptyl, Enantone, Trenantone) s. c. oder i. m. alle 3–4 Wochen bzw. alle 3 Monate injiziert. Bei weiter fortgeschrittenem Pubertätsverlauf können auch Antiandrogene (Cyproteronacetat 5–10 mg/d) bei biologischen Jungen oder Gestagene (Lynestrenol Orgametril als Reimport 5–10 mg/d oral) bei biologischen Mädchen angewandt werden, wobei der pubertätssuppressive Effekt im Vergleich meist schlechter ist. Dabei sollte den Betroffenen klar sein, welche Effekte durch die Pubertätssupression, die gegengeschlechtliche Hormontherapie und eine mögliche operative Geschlechtsangleichung zu erwarten sind. Insbesondere das hierunter fortschreitende Längenwachstum kann bei FtM-Jugendlichen gewünscht sein, bei MtF-Jugendlichen hingegen zu einer zu großen Endgröße führen. Auch sollte eine kontinuierliche psychotherapeutische Betreuung und ausreichende psychosoziale Unterstützung gewährleistet sein.

Ein besonderer Aspekt des Aufklärungsgesprächs sollte auch die Effekte der Therapie auf die Fertilität aufzeigen. Da die Betroffenen zu diesem Zeitpunkt die Konsequenzen in dieser Hinsicht meist noch nicht abschätzen können, sollten sie zusammen mit den Eltern und ggf. dem betreuenden Psychotherapeuten diskutiert werden. Im frühpubertären Stadium ist die Spermato- und Oogenenese noch nicht abgeschlossen, es können jedoch durch intermittierende Pausierung der pubertätssuppressiven Therapie oder durch eine fertilitätsinduzierende Therapie mit rFSH und HCG Keimzellen gewonnen werden. Das Fortschreiten der geschlechtlichen Entwicklung hierunter setzt diesem Prozedere jedoch zeitliche Grenzen. Auch existieren hierzu praktisch keine belastbaren Daten.

Unter der GNRH-Analoga-Therapie kommt es bei Mädchen zu einer Atrophie des Brustdrüsengewebes und einer sekundären Amenorrhoe, bei Jungen zu einer Abnahme des Hodenvolumens und Beendigung der Virisilsierung.

Als Orientierungshilfe, ob eine ausreichende Suppression stattfindet, sollten die Sexualhormone sowie LH und FSH in 3-monatigen Abständen erfasst werden. Bei unzureichender Suppression sollte das Injektionsintervall entsprechend verkürzt werden. Im jährlichen Intervall sollte die Knochendichte mittels DXA sowie das Knochenalter röntgenologisch festgestellt werden. Analog zur Therapie beim Erwachsenen empfiehlt sich die regelmäßige Kontrolle der Leber- und Nierenfunktion sowie des Lipid- und Glukosestoffwechsels. Sollte sich während der Suppression herausstellen, dass doch keine Transsexualität vorliegt, kann durch Beendigung der Therapie ein spontaner, dem Geburtsgeschlecht entsprechender Pubertätsverlauf stattfinden.

Sollte die Geschlechtsdysphorie unter der Pubertätssuppression weiterhin bestehen und die Transsexualität zweifelsfrei diagnostiziert werden, kann ab dem 16. Lebensjahr mit der Initiierung der **gegengeschlechtlichen Hormontherapie** begonnen werden. Zudem sind für die Entscheidung des Therapiezeitpunkts und der Dosisfindung Informationen über die aktuelle Körpergröße, das Knochenalter, die zu erwartende, aber auch die gewünschte Endgröße mit einzubeziehen.

Kriterien für die Einleitung der gegengeschlechtlichen Hormontherapie:

- Befürwortung durch 2 unabhängige, mit dem Gebiet der Geschlechtsdysphorie/Transsexualität vertrauten Psychiater/Psychologen
- erfolgreich vollzogener Rollenwechsel
- ausgeprägter Leidensdruck
- Pubertätssuppression seit mehr als 6 Monaten. Bei älteren Patienten kann ggf. zeitgleich eine pubertätsunterdrückende und gegengeschlechtliche Behandlung beginnen.

Die gegengeschlechtliche Hormontherapie orientiert sich an den Therapieschemata, die zur Pubertätsinduktion bei hypogonadalen Kindern angewendet werden. Hierbei sollte eine graduelle Steigerung der Sexualhormone stattfinden. Bei älteren Patienten kann ggf. zeitgleich eine pubertätsunterdrückende und gegengeschlechtliche Behandlung beginnen.

Bei **biologischen Jungen** kann mit initial 1 mg Estradiol-Valerat pro Tag therapiert werden. Im 2. Therapiejahr wird mit 2 mg/d therapiert, bis im 3. Therapiejahr eine Erwachsenendosis von bis zu 4 mg/d angewendet wird. Alternativ kann auch eine transdermale Estradiolapplikation erwogen werden. Besonderes Augenmerk sollte auf das Längenwachstum im Hinblick auf die gewünschte Endgröße gerichtet werden. Gegebenenfalls kann eine schnellere Dosiseskalation erfolgen, wenn sich im Verlauf abzeichnet, dass eine zu hohe Endgröße erreicht werden wird.

Bei **biologischen Mädchen** kann initial mit einer Gabe von 25 mg/d Testogel oder Testim begonnen werden. Durch eine langsame Steigerung kann der pubertäre Wachstumsschub nachgeahmt werden (alternativ 100 mg Testosteronenantat i. m.). Eine zu schnelle Steigerung der Testosterondosis führt zu einem vorzeitigen Epiphysenschluss und zu einer kleineren Endgröße. Nach 6 Monaten kann die Dosis auf 50 mg/d gesteigert werden. Nach 3 Jahren kann dann entsprechend der Therapie beim Erwachsenen eine Umstellung auf intramuskuläre Injektionen mit 250 mg Testosteronenantat oder 1000 mg Testosteronundecanoat erfolgen.

Eine mögliche geschlechtsangleichende Operation kann nach erfolgreicher Alltagserfahrung und bei fortwährendem Wunsch nach einer operativen Intervention erfolgen. Dabei müssen die Patienten das 18. Lebensjahr vollendet haben.

9.2.8 Literatur

[1] Asscheman H, Giltay EJ et al. A long-term follow-up study of mortality in transsexuals receiving treatment with cross-sex hormones. Eur J Endocrinol 2011: 164 (4): 635–642

Kommentar: Bisher größte Auswertung der langfristigen Morbidität und Mortalität bei transsexuellen Patienten, die eine gegengeschlechtliche Hormontherapie erhalten. Hierbei zeigte sich deutlich, dass insbesondere bei der Betreuung von Mann-zu-Frau-Transsexuellen ein besonderes Augenmerk auf psychische Erkrankungen und ein erhöhtes kardiovaskuläres Risiko gelegt werden muss.

[2] Auer MK, Fuss J et al. Twenty years of endocrinologic treatment in transsexualism: analyzing the role of chromosomal analysis and hormonal profiling in the diagnostic work-up. Fertil Steril 2013; 100 (4): 1103–1110

[3] Auer MK, Höhne N et al. Psychopathological profiles in transsexuals and the challenge of their special status among the sexes. Plos One 2013; 8 (10): e78 469

[4] Becker S, Bosinski HA et al. Standards for treatment and expert opinion on transsexuals. The German Society for Sexual Research, The Academy of Sexual medicine and the Society for Sexual Science. Fortschr Neurol Psychiatr 1998; 66 (4): 164–169

[5] Becker I, Müller B et al. Entwicklungsverläufe von Kindern und Jugendlichen mit Geschlechtsdysphorie. Z Sex-Forsch 2012; 26 (03): 266–273

[6] Bosinski H. Nosologie, Symptomatik, Verlauf und Differentialdiagnostik transsexueller Geschlechtsidentitätsstörungen (GIS). Bremen: Uni-Med Science; 2006

[7] Bosinski HAG, Peter M et al. A higher rate of hyperandrogenic disorders in female-to-male transsexuals. Psychoneuroendocrinology 1997; 22 (5): 361–380

[8] Bosinski HAG. Diagnostische und ärztrechtliche Probleme bei transsexuellen Geschlechtsidentitätsstörungen. Der Urologe 2003; Ausgabe A 42(5): 709–721

[9] Brown M, Perry A et al. Pitch change in male-to-female transsexuals: has phonosurgery a role to play? Int J Lang Commun Disord 2000; 35 (1): 129–136

[10] Carew L, Dacakis G et al. The effectiveness of oral resonance therapy on the perception of femininity of voice in male-to-female transsexuals. J Voice 2007: 21 (5): 591–603

[11] Cohen-Kettenis PT, Gooren LJ. Transsexualism: a review of etiology, diagnosis and treatment. J Psychosom Res 1999; 46 (4): 315–333

[12] Cohen-Kettenis PT, Pfäfflin F. The DSM diagnostic criteria for gender identity disorder in adolescents and adults. Arch Sex Behav 2010; 39 (2): 499–513

[13] Coleman E, Bockting W, Botzer M et al.; G.R.E.T.A., Feldman J, Zucker K. Standards of care for the health of transsexual, transgender, and gender-nonconforming people. Version 7. Int J of Transgenderism 2012; 13 (4), 165–232

Kommentar: Aktuelle Referenzpublikation der World Professional Association for Transgender Health (WPATH), die alle Aspekte der Betreuung und Behandlung transsexueller Patienten umfasst.

[14] Costa-Santos J, Madeira R. Transsexualism in Portugal: the legal framework and procedure, and its consequences for transsexuals. Med Sci Law 1996; 36 (3): 221–225

[15] de Cuypere G, van Hemelrijck M et al. Prevalence and demography of transsexualism in Belgium. European Psychiatry 2007; 22 (3): 137–141

[16] Delemarre-van de Waal HA, Cohen-Kettenis PT. Clinical management of gender identity disorder in adolescents: a protocol on psychological and paediatric endocrinology aspects. Eur J Endocrinol 2006; 155 (suppl 1): S 131–S 137

Kommentar: Konkrete Handlungsanweisungen bzgl. des diagnostischen und therapeutischen Prozederes bei der Betreuung jugendlicher transsexueller Patienten. Das federführende Zentrum verfügt über die größten Erfahrungen auf diesem, für die Zukunft immer mehr in den Vordergrund rückenden Themas des möglichen Pubertätsarrests und der frühzeitigen Einleitung geschlechtsangleichender Maßnahmen bei jugendlichen Patienten.

9

[17] Dittrich R, Binder H et al. Endocrine treatment of male-to-female transsexuals using gonadotropin-releasing hormone agonist. Exp Clin Endocrinol Diabetes 2005; 113 (10): 586–592

[18] Fuss J, Biedermann SV et al. On the quest for a biomechanism of transsexualism: Is there a role for BDNF? J Psychiatr Res 2013; 47 (12): 2015–2017

[19] García-Malpartida K, Martín-Gorgojo A et al. Prolactinoma induced by estrogen and cyproterone acetate in a male-to-female transsexual. Fertil Steril 2010; 94 (3): 1097.e13–1097.e15

[20] Giltay EJ, Gooren LJ. Effects of sex steroid deprivation/administration on hair growth and skin sebum production in transsexual males and females. J Clin Endocrinol Metab 2000; 85 (8): 2913–2921

[21] Godano A, Maggi M et al. SIAMS-ONIG Consensus on hormonal treatment in gender identity disorders. J Endocrinol Invest 2009; 32: 857–864

[22] Goddard JC, Vickery RM et al. Feminizing genitoplasty in adult transsexuals: early and long-term surgical results. BJU Int 2007; 100 (3): 607–613

[23] Gomez-Gil E, Esteva I et al. Familiality of gender identity disorder in non-twin siblings. Arch Sex Behav 2009; 39 (2): 546–552

[24] Gooren L. Hormone treatment of the adult transsexual patient. Horm Res 2005; 64 (Suppl 2): 31–36

[25] Gooren LJ, Giltay EJ et al. Long-term treatment of transsexuals with cross-sex hormones: extensive personal experience. J Clin Endocrinol Metab 2008; 93 (1): 19–25

[26] Gooren LJ, Harmsen-Louman W, et al. Follow-up of prolactin levels in long-term oestrogen-treated male-to-female transsexuals with regard to prolactinoma induction. Clin Endocrinol (Oxf) 1985; 22 (2): 201–207

[27] Grabellus F, Worm K et al. ETV6-NTRK3 gene fusion in a secretory carcinoma of the breast of a male-to-female transsexual. Breast 2005; 14 (1): 71–74

[28] Hembree WC, Cohen-Kettenis P et al. Endocrine treatment of transsexual persons: an Endocrine Society Clinical Practice Guideline. J Clin Endocrinol Metab 2009; 94 (9): 3132–3154
Kommentar: aktuelle internationale Konsensusempfehlungen der Endocrine Society in Bezug auf die gegengeschlechtliche Hormontherapie.

[29] Henningsson S, Westberg L et al. Sex steroid-related genes and male-to-female transsexualism. Psychoneuroendocrinology 2005; 30 (7): 657–664

[30] Heylens G, Elaut E et al. Psychiatric characteristics in transsexual individuals: multicentre study in four European countries. Br J Psychiatry 2013; 204: 151–156

[31] Hines M, Ahmed SF et al. Psychological outcomes and gender-related development in complete androgen insensitivity syndrome. Arch Sex Behav 2003; 32 (2): 93–101

[32] Hirschfeld M. Die intersexuelle Konstitution. Stuttgart: Puttmann; 1923

[33] Hoenig J, Kenna JC. The prevalence of transsexualism in England and Wales. Br J Psychiatry 1974; 124 (579): 181–90

[34] Imperato-McGinley J, Peterson RE et al. Androgens and the evolution of male-gender identity among male pseudohermaphrodites with 5-alpha-reductase deficiency. N Engl J Med 1979; 300 (22): 1233–1237

[35] Kanhai RC, Hage JJ et al. Augmentation mammaplasty in male-to-female trans-sexuals: facts and figures from Amsterdam. Scand J Plast Reconstr Surg Hand Surg 2001; 35 (2): 203–206

[36] Korte A, Goecker D et al. Geschlechtsidentitätsstörungen im Kindes- und Jugendalter. Dtsch Arztebl 2008; 105 (48): 834–841

[37] Krege S. Störungen der sexuellen Differenzierung. Arbeitsgemeinschaft der wissenschaftlichen medizinischen Fachgesellschaften. Deutsche Gesellschaft für Urologie; 2003

[38] Kruijver FP, Zhou JN et al. Male-to-female transsexuals have female neuron numbers in a limbic nucleus. J Clin Endocrinol Metab 2000; 85 (5): 2034–2041

[39] Lawrence AA. A critique of the brain-sex theory of transsexualism. Transsexual Women's Resources 2007; ohne Seitenzahl. Im Internet: http://www.annelawrena.com/twr/brain-sex-critique.html; Stand: 11.09.2014

[40] Lawrence AA. Sexual orientation versus age of onset as bases for typologies (subtypes) for gender identity disorder in adolescents and adults. Arch Sex Behav 2010; 39 (2): 514–545

[41] Leinung MC, Urizar MF et al. Endocrine treatment of transsexual persons: extensive personal experience. Endocrine Practice 2013; 19: 644–650

[42] Levy A, Crown A et al. Endocrine intervention for transsexuals. Clin Endocrinol (Oxf) 2003; 59 (4): 409–418

[43] Möhrenschlager M, Köhn F-M. Dermatologische Behandlung der androgenetischen Alopezie, der Akne und des Hirsutismus. Bremen: Uni-med Science; 2006

[44] Moore E, Wisniewski A et al. Endocrine treatment of transsexual people: a review of treatment regimens, outcomes, and adverse effects. J Clin Endocrinol Metab 2003; 88 (8): 3467–3473

[45] Mueller A, Kiesewetter F et al. Long-term administration of testosterone undecanoate every 3 months for testosterone supplementation in female-to-male transsexuals. J Clin Endocrinol Metab 2007; 92: 3470–3475

[46] Mueller A, Zollver H et al. Body composition and bone mineral density in male-to-female transsexuals during cross-sex hormone therapy using gonadotrophin-releasing hormone agonist. Experimental and Clinical Endocrinology & Diabetes 2011; 119 (02): 95–100

[47] Neumann K. Behandlung des sekundären Geschlechtsmerkmals Stimme bei Mann-zu-Frau-Transsexualismus. Bremen: Uni-med Science; 2006

[48] Peek A. Brustchirurgie bei Transsexualität. Bremen: Uni-med Science; 2006

[49] Pritchard TJ, Pankowsky DA et al. Breast cancer in a male-to-female transsexual. A case report. Jama 1988; 259 (15): 2278–2280

[50] Ruetsche A, Kneubuehl R et al. Cortical and trabecular bone mineral density in transsexuals after long-term cross-sex hormonal treatment: a cross-sectional study. Osteoporos Int 2005; 16 (7): 791–798

[51] Santen RJ, Allred DC et al. Postmenopausal hormone therapy: an Endocrine Society Scientific Statement. J Clin Endocrinol Metab 2010; 95 (Suppl 1): s1–s66

[52] Schaff J. Chirurgie der Genitalangleichung bei Frau-zu-Mann-Transsexualität. Bremen: Uni-med Science; 2006

[53] Scheidt-Nave C, Baum E et al. DVO-Leitlinie Osteoporose bei postmenopausalen Frauen. Osteologie 2003; 12 (2): 13–41

[54] Schilder AJ, Kennedy C et al. Being dealt with as a whole person. Care seeking and adherence: the benefits of culturally competent care. Soc Sci Med 2001; 52 (11): 1643–1659

[55] Schlatterer K, Bronisch T et al. Transsexuality – a multidisciplinary problem. Which therapeutic methods proved to be successful? MMW Fortschr Med 1999; 141 (23): 32–36

[56] Schlatterer K, von Werder K et al. Multistep treatment concept of transsexual patients. Exp Clin Endocrinol Diabetes 1996; 104 (6): 413–419

[57] Schneider HJ, Pickel J et al. Typical female 2nd-4th finger length (2D:4D) ratios in male-to-female transsexuals-possible implications for prenatal androgen exposure. Psychoneuroendocrinology 2006; 31 (2): 265–269

[58] Schneider HJ, Stalla GK. Hormonelle Therapie. Bremen: Uni-med Science; 2006

[59] Selvaggi G, Ceulemans P et al. Gender identity disorder: general overview and surgical treatment for vaginoplasty in male-to-female transsexuals. Plast Reconstr Surg 2005; 116 (6): 135e–145e

[60] Smith YL, van Goozen SH et al. Transsexual subtypes: clinical and theoretical significance. Psychiatry Res 2005; 137 (3): 151–160

[61] Sohn M, Bosinski HA. Gender identity disorders: diagnostic and surgical aspects (CME). J Sex Med 2007; 4 (5): 1193–1208

[62] Spehr C. Chirurgie der Genitalangleichung bei Mann-zu-Frau-Transsexualität. Bremen: Uni-med Science; 2006

[63] Toorians AW, Thomassen MC et al. Venous thrombosis and changes of hemostatic variables during cross-sex hormone treatment in transsexual people. J Clin Endocrinol Metab 2003; 88 (12): 5723–5729

[64] van Kesteren PJ, Asscheman H et al. Mortality and morbidity in transsexual subjects treated with cross-sex hormones. Clin Endocrinol (Oxf) 1997; 47 (3): 337–342

[65] van Kesteren PJ, Gooren LJ et al. An epidemiological and demographic study of transsexuals in The Netherlands. Arch Sex Behav 1996; 25 (6): 589–600

[66] Wallien MS, Cohen-Kettenis PT. Psychosexual outcome of gender-dysphoric children. J Am Acad Child Adolesc Psychiatry 2008; 47 (12): 1413–1423

[67] WHO, DIMDI, eds. Internationale statistische Klassifikation der Krankheiten und verwandter Gesundheitsprobleme 10. Revision. Dt. Übersetzung, 2007

[68] Zhou JN, Hofman MA et al. A sex difference in the human brain and its relation to transsexuality. Nature 1995; 378 (6552): 68–70

Kapitel 10

Metabolisches Syndrom und Diabetes mellitus

10 Metabolisches Syndrom und Diabetes mellitus

10.1 Metabolisches Syndrom

M. Blüher, A. Körner, W. Kiess, M. Stumvoll

10.1.1 Definition

Der Begriff „metabolisches Syndrom" bezeichnet das überzufällig gehäufte gemeinsame Auftreten (Cluster) von

- stammbetonter (viszeraler) Adipositas,
- erhöhtem Glukose-Plasmaspiegel,
- Dyslipoproteinämie, bestehend aus niedrigen HDL-Cholesterin- und erhöhten Triglyzerid-Spiegeln,
- essenzieller Hypertonie [6].

Merke **M!**

Das metabolische Syndrom bezeichnet sowohl bereits das **Risikocluster** dieser Faktoren als auch das **gemeinsame Vorkommen der verschiedenen Krankheitskomponenten.** Das metabolische Syndrom gilt als wichtige Vorstufe sowohl für Diabetes mellitus Typ 2 als auch für kardiovaskuläre Erkrankungen.

Das Konzept für das metabolische Syndrom existiert seit mindestens 80 Jahren, als in den 1920er Jahren der schwedische Arzt Kylin ein Cluster aus Hypertonie, Hyperglykämie und Gicht beschrieb. In den 1950er Jahren erkannte Jean Vague, dass eine oberkörperbetonte Adipositas (androide Adipositas) häufiger mit Diabetes, Gicht und Arteriosklerose assoziiert ist als die Adipositas des Unterkörpers (gynäkoide Adipositas). Hanefeld und Leonhardt [10] führten 1981 den Begriff metabolisches Syndrom ein, wobei international das metabolische Syndrom auch als Syndrom X oder Insulinresistenz-Syndrom bezeichnet wird. Obwohl das Konzept des metabolischen Syndroms eine so lange Geschichte hat, wurde eine international anerkannte Definition erst im Jahr 1998 entwickelt, wobei zurzeit 5 Definitionen für das metabolische Syndrom gültig sind (▶ Tab. 10.1).

10.1.2 Epidemiologie

Auf der Grundlage einer repräsentativen Untersuchung des Robert-Koch-Institutes (7124 18- bis 79-jährige Männer und Frauen) ergab sich eine Prävalenz des metabolischen Syndroms in Deutschland definiert nach den ATP-III-Kriterien [8] von 23,8 % (Frauen 21,0 %, Männer 26,6 %). Die Prospective Cardiovascular Münster Study

Tab. 10.1 Fünf aktuelle Definitionen des metabolischen Syndroms (Quelle: [2]).

Parameter	NCEP/ATP III, 2005	IDF, 2005	AACE, 2003	EGIR, 1999	WHO, 1999
gefordert		Taille > 94 cm (M) oder > 80 cm (F)*	Insulinresistenz oder BMI > 25 kg/m² oder Taille > 102 cm (M) oder > 88 cm (F)	Insulinresistenz oder Hyperinsulinämie in der oberen Quartile	Insulinresistenz in der oberen Quartile Glukose > 6,1 mmol/l 2h-oGTT > 7,8 mmol/l
Kriterien erfüllt:	**> 3 von:**	**und > 2 von:**	**und > 2 von:**	**und > 2 von:**	**und > 2 von:**
Glukose	> 5,6 mmol/l oder antidiabetische Therapie	> 5,6 mmol/l oder Diagnose Diabetes mellitus	> 6,1 mmol/l 2h-oGTT > 7,8 mmol/l	6,1–6,9 mmol/l	> 6,1 mmol/l 2h-oGTT > 7,8 mmol/l
Adipositas	Taille > 102 cm (M) oder > 88 cm (F)*	Taille > 94 cm (M) oder > 80 cm (F)	BMI > 25 kg/m² oder Taille > 102 cm (M) oder > 88 cm (F)	Taille > 94 cm (M) oder > 80 cm (F)	WHR > 0,9 (M), WHR > 0,85 (F) oder BMI > 30 kg/m²
HDL-Cholesterin	< 1,0 mmol/l (M), < 1,3 mmol/l (F) oder Therapie**	< 1,0 mmol/l (M), < 1,3 mmol/l (F) oder Therapie	< 1,0 mmol/l (M), < 1,3 mmol/l (F)	< 1,0 mmol/l	< 0,9 mmol/l (M), < 1,0 mmol/l (F)
Triglyzeride	> 1,7 mmol/l oder Therapie**	> 1,7 mmol/l oder Therapie	> 1,7 mmol/l	> 2,0 mmol/l oder Therapie	> 1,7 mmol/l
Hypertonie	> 130/85 mmHg oder antihypertensive Therapie		> 130/85 mmHg	> 140/90 mmHg oder antihypertensive Therapie	> 140/90 mmHg

2h-oGTT: 2h-Glukosekonzentration nach oraler 75g-Glukosebelastung; AACE: American Association of Clinical Endocrinologists; ATP: Adult Treatment Panel; BMI: Body Mass Index; EGIR: Group for the Study of Insulin Resistance; F: Frauen; HDL-C: High Density Lipoprotein Cholesterol; IDF: International Diabetes Federation; M: Männer; NCEP: National Cholesterol Education Program; WHR: Waist-to-Hip-Ratio; WHO: World Health Organization
*Für Südostasien und China gelten: Taillenumfang > 90 cm (M) und > 80 cm (F)
**Behandlung mit Fibraten oder Niacin

(PROCAM) zeigte eine starke Altersabhängigkeit der Prävalenz des metabolischen Syndroms mit einer Häufigkeit von ca. 10 % im Alter von 26–35 Jahren (Männer 13,4 %, Frauen 6,5 %) und einem Häufigkeitsgipfel im Alter von 56–65 Jahren von ca. 26,5 % (Männer 27,1 %, Frauen 25,9 %). Die Prävalenz von Adipositas und Typ-2-Diabetes wird auf mehr als 350 Mio. im Jahr 2030 steigen, was einem Anstieg der Prävalenz des metabolischen Syndroms von 42 % entspricht. Epidemiologische Studien zeigen neben der deutlichen Zunahme des metabolischen Syndroms eine Verschiebung zu einem immer jüngeren Manifestationsalter. Inzwischen lässt sich auch bei Kindern und Jugendlichen eine Prävalenz des metabolischen Syndroms von 5–10 % nachweisen.

10.1.3 Pathogenese

An der Entwicklung eines metabolischen Syndroms sind genetische Faktoren, Lebensgewohnheiten und Umwelteinflüsse und deren Wechselwirkung beteiligt. Obwohl davon ausgegangen wird, dass das metabolische Syndrom bis zu 50 % genetisch bedingt ist, sind die genauen genetischen Grundlagen bisher nicht bekannt. Hyperkalorische Ernährung und Bewegungsmangel sind beeinflussbare Risikofaktoren für die Entstehung des metabolischen Syndroms. Ein einzelner ätiologischer Faktor für das metabolische Syndrom scheint nicht zu existieren. Insulinresistenz, viszerale Adipositas, Dyslipidämie und arterielle Hypertonie sind die wesentlichen Pathomechanismen und Komponenten in der Pathogenese des metabolischen Syndroms. Die Pathomechanismen des metabolischen Syndroms sind eng verknüpft mit Faktoren, die zur Entstehung von Typ-2-Diabetes und Arteriosklerose führen (▸ Abb. 10.1). Hierzu gehören auch ein proinflammatorischer, ein prothrombotischer Status sowie ein atherogenes Adipokinprofil. Der Begriff „Adipokin" umfasst alle vom Fettgewebe produzierten und sezernierten Moleküle, die sowohl lokale (autokrine/parakrine) als auch systemische (endokrine) Wirkungen haben.

Insulinresistenz

Insulinresistenz wird als primärer ätiologischer Faktor bei der Entstehung des metabolischen Syndroms angesehen. Insulinresistenz führt in der Skelettmuskulatur zu verminderter Glukoseaufnahme, in der Leber zu verstärkter Glukoneogenese und Hemmung der Glykogenolyse und damit zu erhöhten Plasmaglukose-Konzentrationen. Erhöhte Plasmaglukose-Spiegel – als häufigste metabolische Veränderung beim metabolischen Syndrom – verursachen per se Insulinresistenz. Insulinresistenz bewirkt im Fettgewebe eine vermehrte Lipogenese und eine verminderte Hemmung der Lipolyse durch Insulin. Dadurch werden aus dem Fettgewebe vermehrt freie Fettsäuren freigesetzt, die in der Leber zu einer erhöhten Synthese von VLDL-Partikeln führen und damit die Dyslipidämie im Rahmen des metabolischen Syndroms bedingen.

Viszerale Adipositas

Das metabolische Syndrom ist gekennzeichnet durch eine Vermehrung der viszeralen Fettmasse. Viszerale Adipositas ist ein unabhängiger Risikofaktor für die Entstehung kardiovaskulärer Erkrankungen und des Typ-2-Diabetes. Diesem Zusammenhang liegen sehr wahrscheinlich biologische Eigenschaften des viszeralen Fettgewebes zugrunde, die es grundlegend vom subkutanen Fettgewebe unterscheiden. Dabei spielt die anatomische Lokalisation des viszeralen Fettgewebes eine besondere Rolle, da Metaboliten und Adipokine aus dem viszeralen Fett in das

10

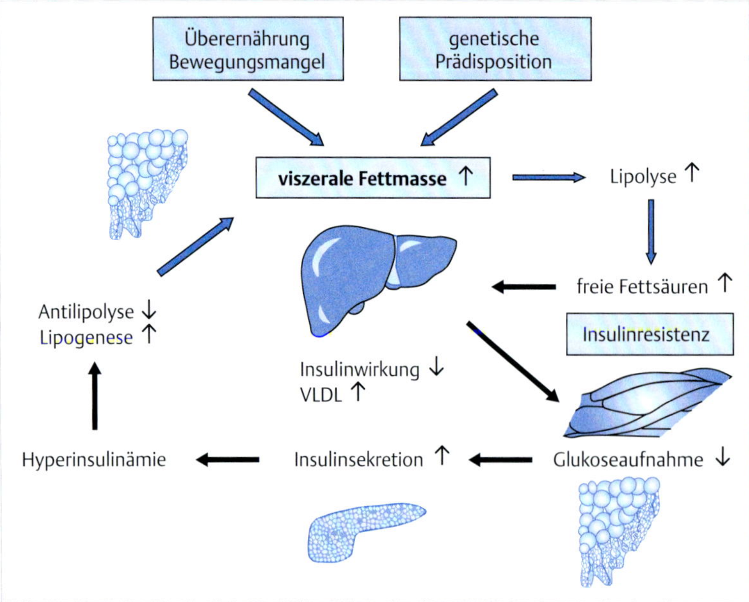

Abb. 10.1 Pathomechanismen des metabolischen Syndroms, Faktoren, die die intraabdominale Fettakkumulation und periphere Insulinresistenz beeinflussen und zu metabolischen Veränderungen bei viszeraler Adipositas führen.

Pfortadersystem freigesetzt werden und damit unverdünnt in der Leber wirken. Zusätzlich unterscheidet sich das viszerale vom subkutanen Fettgewebe durch eine niedrigere Insulinsensitivität, höhere Katecholaminempfindlichkeit und damit höhere Lipolyserate, die zur verstärkten Freisetzung freier Fettsäuren führt. Zu den molekularen Mechanismen, die den Zusammenhang zwischen viszeraler Adipositas und erhöhtem kardiometabolischen Risiko erklären, gehören spezifische Eigenschaften viszeraler Fettzellen, die sich in der Expression bzw. Sekretion von Rezeptoren, Signalproteinen und direkt oder indirekt atherogen wirkender Adipokine von Adipozyten anderer Fettgewebslokalisationen unterscheiden.

Dyslipidämie

Je nach dem Blickpunkt der Beschreiber des metabolischen Syndroms war der Stellenwert der Dyslipidämie jeweils unterschiedlich erfasst (▶ Tab. 10.1). Die neueren Definitionen des metabolischen Syndroms fokussieren auf die Hypertriglyzeridämie und niedriges HDL-Cholesterin als die wichtigsten Lipidstoffwechselveränderungen beim metabolischen Syndrom. Niedrige HDL-Cholesterin-Spiegel sind ein unabhängiger kardiovaskulärer Risikofaktor. Dabei spielen bei der Entwicklung der Dyslipidämie im Rahmen des metabolischen Syndroms die Hyperglykämie und Insulinresistenz eine kausale Rolle, da hohe Triglyzerid- und niedrige HDL-Cholesterin-Werte eng mit der Dauer und einer schlechten Einstellung des Typ-2-Diabetes assoziiert sind. Außerdem spielt wahrscheinlich die viszerale Adipositas durch einen vermehrten Fluss freier Fettsäuren zur Leber und der damit verbundenen erhöhten Produktion Apo-B-haltiger triglyzeridreicher VLDL (Very low Density Lipoproteins) eine kausale Rolle bei der Entstehung der Dyslipidämie. Vergleichbar mit der postprandialen Glukoseerhöhung sind postprandiale Anstiege der Triglyzeridspiegel atherogen, wobei das Maximum erst nach 4–6 Stunden erreicht ist. Dabei sind Nüchterntriglyzeride und abdominale Fettmasse die wichtigsten Determinanten der postprandialen Hypertriglyzeridämie.

Arterielle Hypertonie

Der Zusammenhang zwischen Insulinresistenz, Adipositas und arterieller Hypertonie wurde in zahlreichen Studien sehr gut belegt. Es konnte dabei gezeigt werden, dass Insulinresistenz und viszerale Adipositas additive Effekte hinsichtlich der zusätzlichen Entwicklung einer arteriellen Hypertonie haben. Die Aktivität des sympathischen Nervensystems scheint beim metabolischen Syndrom das Bindeglied zwischen Insulinresistenz, vermehrter (viszeraler) Fettmasse und arterieller Hypertonie darzustellen. Hyperinsulinämie steigert die Sympathikusaktivität. Insulinresistenz erhöht die NaCl-Retention und steigert die Sensitivität gegenüber Reizen des sympathischen Nervensystems. Die Steigerung der Sympathikusaktivität führt zu einer Steigerung des Herzzeitvolumens und langfristig zu einer Vasokonstriktion. Die sympathikusvermittelte Vasokonstriktion führt über eine Abnahme der peripheren Glukoseutilisation zu Hyperglykämie und Insulinresistenz. Außerdem erhöht Adipositas das Risiko für eine obstruktive Schlafapnoe, die eine weitere Sympathikusaktivierung hervorruft. Zusätzlich spielen periphere sympathische Innervationsstörungen und Katecholamine eine wichtige pathophysiologische Rolle bei der Entwicklung von Insulinresistenz und Prädiabetes. Gerade bei Übergewichtigen spielen die aus dem Fettgewebe stammenden Zytokine, aber auch das Renin-Angiotensin-Aldosteron-System (RAAS) eine wichtige Rolle, da z. B. das aus Adipozyten freigesetzte Angiotensinogen den systemischen Blutdruck erhöht.

10.1.4 Einteilung und klinisches Bild

Der typische Patient mit metabolischem Syndrom ist adipös, im mittleren oder höheren Lebensalter und wird zufällig bei Routineuntersuchungen entdeckt, ohne dass klinische Symptome bestehen. In fortgeschrittenen Stadien suchen Patienten mit metabolischem Syndrom aufgrund von pektanginösen Beschwerden, Bluthochdruck oder Typ-2-Diabetes den Arzt auf. Folgende anamnestische und klinische **Befunde** sollten Anlass sein, systematisch nach den Erkrankungen des metabolischen Syndroms zu suchen:

Leitkrankheiten des metabolischen Syndroms

- Fettleber
- Gallensteine
- Schlafstörungen
- erhöhte Harnsäure und Leberenzyme im Serum
- positive Familienanamnese für Typ-2-Diabetes mellitus
- Fettstoffwechselstörungen
- Häufung kardiovaskulärer Ereignisse vor dem 60. Lebensjahr
- Adipositas
- Hypertonie

10.1.5 Diagnostik

Die Diagnose metabolisches Syndrom wird nach dem gemeinsamen Auftreten von mehr als 2 bzw. 3 (NCEP/ATP-III-Kriterien) der Leitsymptome – erhöhter Taillenumfang und/oder Body-Mass-Index (BMI), erhöhte Nüchtern-Plasmaglukose, erhöhte Triglyzerid-Spiegel, erniedrigte HDL-Cholesterin-Konzentration und arterielle Hypertonie – gestellt (▶ Tab. 10.1).

Praxis

Grundsätzlich sollte bei Manifestation einer Komponente des metabolischen Syndroms stets nach den anderen gesucht werden, da diese häufig schon im Latenzstadium nachweisbar sind und hier die besten Aussichten für eine primäre Prävention der anderen Krankheiten und Gefäßkomplikationen gegeben sind.

Die Erkennung des metabolischen Syndroms erfolgt über die Diagnostik seiner einzelnen Komponenten.

Diagnostik der (viszeralen) Adipositas

Zur Diagnose der Adipositas dient die Gewichtsklassifikation bei Erwachsenen anhand des BMI:

- Normalgewicht: 18,5 bis < 25 kg/m²
- Übergewicht: 25 bis < 30 kg/m²
- Adipositas: > 30 kg/m²

Wichtiger als das Ausmaß des Übergewichtes ist das **Fettverteilungsmuster**, da die abdominale (viszerale) Adipositas das metabolische und kardiovaskuläre Risiko entscheidend mitbestimmt. Die Diagnose viszerale Adipositas kann nur sicher über bildgebende Verfahren (wie CT oder MRT) der Abdominalregion gestellt werden. Da es keine Normwerte für die viszerale Fettmasse gibt, wird zu wissenschaftlichen Zwecken das Verhältnis von abdominal viszeraler (Vis) zu subkutaner (SC) Fettfläche auf der Ebene L4–L5 berechnet. Es wurde gezeigt, dass eine Vis/SC-Ratio > 0,4 mit einem signifikant höheren metabolischen Risiko assoziiert ist als eine subkutan betonte Fettverteilung mit einer Vis/SC Ratio < 0,4. Für klinisch-praktische Zwecke stellt die **Messung des Taillenumfangs** eine ausreichend gute Methode dar, um Patienten mit hohem Risiko für das metabolische Syndrom zu identifizieren. Die Messung des Taillenumfangs erfolgt zwischen unterem Rippenbogen und Crista iliaca. Von einer viszeralen (intraabdominalen) Adipositas (NCEP-ATP-III-Kriterien) geht man aus bei einem Taillenumfang von

- > 102 cm (Männer),
- > 88 cm (Frauen).

Diagnostik der Hyperglykämie

Gestörte Glukosetoleranz und Typ-2-Diabetes auf dem Boden einer Insulinresistenz und einer gestörten Insulinsekretion zählen zu den Hauptkomponenten des metabolischen Syndroms. Die Entwicklung und Progression der Störung erfolgt in der Regel langsam, sodass es in vielen Fällen erst mit jahrelanger Verzögerung zur Diagnosestellung und zur Einleitung einer adäquaten antihyperglykämischen Therapie kommt. Bereits im Stadium der gestörten Glukosetoleranz ist das Risiko für makroangiopathische Komplikationen der Hyperglykämie um 50–100 % erhöht [14]. Eine frühzeitige Diagnosestellung ist deshalb gerade für den Nachweis der Hyperglykämie von entscheidender Bedeutung. Die **Diagnose der Hyperglykämie** erfolgt über die **Bestimmung der Nüchtern-Plasmaglukose**. Bei einem Wert > 5,6 mmol/l (> 100 mg/dl) für die Nüchtern-Plasmaglukose gilt diese Komponente des metabolischen Syndroms als erfüllt (NCEP-ATP-III-Kriterien, ▶ Tab. 10.1). Bei einer Nüchtern-Plasmaglukose > 6,1 mmol/l (> 110 mg/dl) sollte ein 75g-oGTT (oraler Glukosetoleranz-Test) zur Erkennung einer gestörten Glukosetoleranz durchgeführt werden (siehe Kap. 10.2).

Tab. 10.2 Therapiezielwerte beim metabolischen Syndrom (Quelle: [9]).

Zielparameter	hohes Risiko: 3 Faktoren des MS, aber kein Diabetes mellitus Typ 2	sehr hohes Risiko: > 3 Faktoren des MS, oder 1–2 Faktoren + Diabetes mellitus Typ 2
	Zielwert	**Zielwert**
Taillenumfang (cm)		
• Männer • Frauen	• 102 • 88	• 94 • 80
Nüchtern-Plasmaglukose (mmol/l)	6,0	5,6
Blutdruck (mmHg)	130/85	120/80
HDL-Cholesterin (mmol/l)		
• Männer • Frauen	• > 0,9 • > 1,0	• > 1,1 • > 1,3
Triglyzeride (mmol/l)	1,7	< 1,7

MS: metabolisches Syndrom

Diagnostik des erhöhten Blutdrucks

Mit zunehmendem Körpergewicht steigen auch systolischer und diastolischer Blutdruck [14]. Ein erhöhter Blutdruck liegt nach der Definition des metabolischen Syndroms bereits ab > 130/85 mmHg vor. In Abhängigkeit von weiteren Begleitkomponenten des metabolischen Syndroms und anderen Risikofaktoren kardiovaskulärer Erkrankungen sind sogar noch niedrigere Zielwerte in der antihypertensiven Therapie anzustreben (▶ Tab. 10.2).

Diagnostik der Fettstoffwechselstörung

Erhöhte Triglyzerid- und erniedrigte HDL-Cholesterin-Serumkonzentrationen sind zentrale Komponenten des metabolischen Syndroms. Das metabolische Syndrom ist häufig auch mit erhöhten LDL-Cholesterin-Werten und mit einer Vermehrung der kleinen, dichten LDL (Small dense LDL Particles) assoziiert. Die LDL-Cholesterin-Erhöhung ist zwar ein eigenständiger kardiovaskulärer Risikofaktor, gehört aber nicht zur Definition des metabolischen Syndroms. Die Diagnose der Fettstoffwechselstörung im Rahmen des metabolischen Syndroms erfolgt durch die Bestimmung der Triglyzerid-, HDL- und LDL-Cholesterin-Serumkonzentrationen nach mindestens 12-stündiger Nahrungskarenz. Dabei sind die angestrebten Zielwerte abhängig vom Nachweis anderer Risikofaktoren für kardiovaskuläre Erkrankungen (▶ Tab. 10.2). Zusätzlich sollten Lipoprotein (a) (Lp (a)) sowie unter wissenschaftlichen Gesichtspunkten die LDL-Subfraktionen bestimmt werden.

10.1.6 Prävention

Das metabolische Syndrom ist im Wesentlichen auf einen ungesunden Lebensstil im Rahmen moderner Lebensbedingungen zurückzuführen. Das bedeutet, dass unter theoretischen Gesichtspunkten das metabolische Syndrom einen vermeidbaren Zustand darstellt. Die Primärprävention ist dabei die wirksamste und kostengünstigste Strategie zur Vermeidung des metabolischen Syndroms und seiner Folgeerkrankungen. Es wird immer deutlicher, dass nicht verschiedene Strategien zur Vermeidung der einzelnen Komponenten des metabolischen Syndroms notwendig sind, sondern dass ein **integrativer Ansatz** möglich ist, mit dem den einzelnen chronischen Erkrankungen im Rahmen des metabolischen Syndroms vorgebeugt werden kann. Eine wirksame Präventionspolitik muss breit angelegt sein und viele gesellschaftliche Gruppen und Institutionen einbeziehen, d. h. es muss eine **Präventionskultur** etabliert werden. Eine erfolgreiche Präventionspolitik ist durchaus möglich, wie das Beispiel Finnland zeigt, wo die Mortalität der koronaren Herzerkrankung durch gezielte Prävention kardiovaskulärer Risikofaktoren innerhalb von ca. 20 Jahren um 70 % gesenkt wurde. Es ist gut belegt, dass therapeutische Lebensstilveränderungen wie verbesserte körperliche Aktivität und Fitness, Gewichtskontrolle und gesunde Ernährungsweise sowie Motivation zur Verhaltensänderung wirksam die Entstehung des metabolischen Syndroms verhindern können.

10.1.7 Therapie

Therapieziele

Eine essenzielle Voraussetzung für den Therapieerfolg sind realistische Behandlungsziele (▶ Tab. 10.2). Jede Therapie setzt eine Schulung und Basisinformation des Patienten voraus. Diese sollten Themen wie Ursache des Übergewichts, gesunde Ernährung, Ernährungsumstellung, richtige Auswahl der Lebensmittel und Speisen, Bedeutung von Bewegungssteigerung und Verhaltensmodifikation umfassen. Leitbild ist dabei immer der informierte Patient, der in alle Therapieentscheidungen eingebunden wird und ein hohes Maß an Eigenverantwortung übernimmt. Dabei spielt auch die Einbeziehung des Lebenspartners eine wichtige Rolle. Das primäre, nicht medikamentöse Therapieprinzip zur Behandlung aller Komponenten des metabolischen Syndroms ist der **kombinierte Einsatz von hypokalorischer Kost, Bewegungssteigerung und Verhaltensänderung.** Zusätzlich sollen vermeidbare kardiovaskuläre Risikofaktoren, wie z. B. das Zigarettenrauchen, eliminiert werden. Die Wirksamkeit therapeutischer Lebensstilinterventionen wurde u. a. in der Finnish Diabetes Prevention Study belegt, in der bewiesen wurde, dass diese Lebensstilveränderungen zu einer 58 %igen Reduktion der Typ-2-Diabetes-Inzidenz bei Hochrisikopatienten führen.

Nicht medikamentöse Therapie

Die **Basistherapie** – bestehend aus Lebensstilveränderungen, verbesserter körperlicher Aktivität, Gewichtskontrolle und gesunder Ernährungsweise – ist immer der 1. Schritt in einem meist mehrphasigen Behandlungsprogramm. Diese Basistherapie setzt an modifizierbaren Ursachen aller Komponenten des metabolischen Syndroms, vor allem aber der Adipositas an und weist quasi keine Nebenwirkungen auf. Die wichtigste Einzelmaßnahme ist eine hypokalorische Ernährung. Dabei geht es sowohl um eine Reduktion der Gesamtenergiezufuhr als auch um eine Optimierung der Nährstoffzusammensetzung. Zunächst sollte mit einer mäßig energiereduzierten, aber ausgewogenen Ernährung mit einem täglichen Energiedefizit von 500–800 kcal begonnen werden. Evidenzbasierte Empfehlungen für eine mäßig hypokalorische Mischkost zur Gewichtsreduktion beinhalten:

- Reduktion der Fettmenge,
- Bevorzugung komplexer Kohlenhydrate,
- Erhöhung des Ballaststoffanteils,
- Bevorzugung von Lebensmitteln mit geringer Energiedichte,
- kalorienarme bzw. -freie Getränke,
- fester Mahlzeitenrhythmus nach individuellen Gewohnheiten.

Eine mediterrane Kost (Nahrungsmittel, die reich an ungesättigten Fettsäuren und Ballaststoffen sind und ein niedriges Verhältnis von Omega-6- zu Omega-3-Fettsäuren haben) wird als Prototyp der gesunden Ernährungsweise angesehen, weil diese Kost mit einer 39 %igen Reduktion der Prävalenz des metabolischen Syndroms assoziiert ist. Die **mäßig energiereduzierte Mischkost** kann lebenslang sicher und ohne Risiken angewendet werden. Allerdings zeigt die Anwendung dieser Kost bei vielen Patienten in der Praxis nur einen begrenzten Erfolg. Es kommt bei vielen Patienten wieder zum Gewichtsanstieg, wobei ein Rückfall zur ungesunden Ernährungsweise die wahrscheinlichste Ursache ist. Energiereduzierte Kostformen mit drastischer Begrenzung der täglichen Energiezufuhr (< 1000 kcal/d) ermöglichen zwar die stärkste und schnellste Gewichtsreduktion, sind aber mit z. T. erheblichen Nebenwirkungen wie Schwindel, Nervosität und Konzentrationsstörungen, Frieren, Obstipation, Hungergefühl und verminderter Leistungsfähigkeit assoziiert. Die häufigste Form von **drastisch energiereduzierter Kost** sind Diäten, die die üblichen Mahlzeiten komplett durch definierte Formuladiätprodukte ersetzen. Ein wesentlicher Nachteil solcher durchaus wirksamer Diäten ist, dass beim Patienten keine dauerhaften Veränderungen im Essverhalten erzeugt werden. Deshalb kommt es regelmäßig nach Beendigung der Diät zur raschen Gewichtszunahme, die auch als „Jojo-Effekt" bezeichnet wird. Der Langzeiterfolg der drastisch energiereduzierten Kostformen ist ohne begleitende Bewegungs- und Verhaltenstherapie sehr gering.

▸ **Körperliche Aktivität.** Neben der hypokalorischen Kost ist die **Bewegungstherapie** oder das körperliche Training ein wesentlicher Bestandteil der Basistherapie des metabolischen Syndroms. Der Hauptnutzen einer gesteigerten körperlichen Aktivität liegt weniger in einer akuten Gewichtsreduktion als vielmehr in der Erhaltung des Gewichts bei Reduktion der Kalorienzufuhr. Sowohl Ausdauer- als auch Krafttraining wirken sich günstig auf das Übergewicht und assoziierte Erkrankungen aus. Viele Sportarten wie z. B. schnelles Gehen, Joggen, Fahrradfahren und Schwimmen sind dabei ähnlich wirksam. Das Minimum an körperlicher Aktivität liegt bei etwa 30 min mittlerer Belastungsintensität (60–80 % der maximalen Herzfrequenz) an mindestens 3 Tagen pro Woche. Insbesondere zur Gewichtsreduktion sollte ein wöchentlicher Mehrverbrauch von 1000–2000 kcal verteilt auf 5–7 Trainingseinheiten pro Woche angestrebt werden (drastisch energiereduzierte Kost). Ein weiterer Vorteil der Bewegungstherapie ist die bevorzugte Reduktion des metabolisch gefährlicheren viszeralen Fettdepots. Bei untrainierten Patienten sollte das körperliche Training vorsichtig begonnen werden. Wichtig ist bei jeder Bewegungstherapie, dass die Intensität des „Medikaments Sport" ständig der verbesserten Leistungsfähigkeit der Patienten angepasst werden muss, um wirksam zu bleiben. Erste Maßnahmen, die im Sinne von Lebensstilveränderungen zu werten sind, bestehen in der Steigerung der Alltagsaktivität. Dabei zählen Treppensteigen statt Fahrstuhl zu nutzen, kurze Strecken gehen oder mit dem Fahrrad zurücklegen bereits zu wichtigen Bausteinen zur Unterstützung der Gewichtskontrolle [14].

▸ **Verhaltensänderung.** Das Training der Verhaltensänderung ist ein wichtiges Werkzeug zur langfristigen Änderung eines ungesunden Lebensstils. Dazu stehen verschiedene Trainingsprogramme zur Verfügung. Zunächst sollte der bisherige Lebensstil, insbesondere das Essverhalten, dokumentiert werden. Auf dieser Grundlage können Probleme identifiziert und individuelle Lösungsansätze entwickelt werden. Verhaltensmodifikationsprogramme sollten in Gruppen durchgeführt werden, da sich gruppendynamische Prozesse zusätzlich positiv auf eine Gewichtsreduktion auswirken. Verhaltensmodifikationsprogramme allein können allerdings falsches Essverhalten nicht beseitigen. Chronischer Stress hat direkte negative Auswirkungen auf metabolische Parameter und den Blutdruck, wird aber bisher in seiner Auswirkung auf das metabolische Syndrom deutlich unterschätzt. Deshalb muss der Aspekt einer chronischen Stressbelastung bei der Therapie des metabolischen Syndroms mit beachtet werden (Kap. 10.2.7).

Medikamentöse Therapie

Therapie der Adipositas

Wenn im Rahmen einer mindestens 6-monatigen Basistherapie keine Gewichtsreduktion von wenigstens 5 % erreicht werden kann, ist eine unterstützende medikamentöse Therapie möglich. Eine adjuvante Pharmakotherapie ist nur zulässig, wenn der BMI höher als 30 kg/m^2 ist, oder wenn bei einem BMI > 27 kg/m^2 wenigstens ein zusätzlicher Risikoparameter für Arteriosklerose wie Typ-2-Diabetes, Dyslipidämie oder Hypertonie vorliegt. Als Medikament zur Behandlung der Adipositas ist in Deutschland nur noch **Orlistat** zugelassen. Orlistat reduziert zusätzlich zu Lebensstilveränderungen die Inzidenz des Typ-2-Diabetes, wobei für Orlistat Erfahrungen über einen Zeitraum von 5 Jahren bestehen. Orlistat ist ein spezifischer Inhibitor gastrointestinaler Lipasen, der dazu führt, dass ca. 30 % der Nahrungsfette unverdaut ausgeschieden werden. Zusätzlich zu diesen zugelassenen Medikamenten gibt es Appetitzügler (z. B. Cathin), die auf einer Aktivierung des Sympathikus basieren.

Therapie der Hyperglykämie

Die Hyperglykämie tritt im Rahmen des metabolischen Syndroms häufig erst in einem fortgeschrittenen Stadium auf und gilt ähnlich wie die Arteriosklerose als Spätsymptom. Dementsprechend ist die Entwicklung des Typ-2-Diabetes eine Folge des metabolischen Syndroms. Bei der Diagnosestellung der Hyperglykämie liegt aber bereits häufig ein Typ-2-Diabetes vor, sodass die Therapie der Hyperglykämie beim metabolischen Syndrom nicht unabhängig von den Behandlungsstrategien bei Typ-2-Diabetes betrachtet werden kann.

Die **Therapieziele** beim Diabetes mellitus umfassen Symptomfreiheit, Vermeidung von hyper- und hypoglykämischen Stoffwechselentgleisungen, Vermeidung von Folgeschäden sowie eine hohe Lebensqualität bei möglichst nicht verminderter Lebenserwartung. Diese Ziele sind zwar individuell festzulegen, werden aber nur durch eine möglichst normnahe Blutglukoseeinstellung und parallele Behandlung kardiovaskulärer Risikofaktoren erreicht. Die Basistherapie der Hyperglykämie besteht wie für andere Komponenten des metabolischen Syndroms auch aus Lebensstilveränderungen, Steigerung der körperlichen Aktivität sowie kalorienreduzierter Mischkost zur Gewichtskontrolle. Ein wichtiger Bestandteil der Therapie ist außerdem die strukturierte Schulung der Patienten. Ziel dieser Schulungen ist ein erfolgreiches Selbstmanagement der Erkrankung. Wenn diese Basismaßnahmen nicht zu einer Normalisierung er Hyperglykämie führen, sollte mit einer zusätzlichen medikamentösen Therapie begonnen werden. Die Behandlungsstrategie und das Stufenschema der Diabetestherapie sind ausführlich in Kap. 10.2.7 dargestellt.

Mittel der 1. Wahl bei der medikamentösen Behandlung der Hyperglykämie im Rahmen des metabolischen Syndroms ist **Metformin**, ein Biguanid, das seit über 50 Jahren zur Behandlung des Typ-2-Diabetes eingesetzt wird. Der molekulare Wirkmechanismus von Metformin ist bisher nur teilweise aufgeklärt, aber zusätzlich zur Blutzuckersenkung wurden positive Effekte der Substanz auf eine Gewichtsreduktion von 1–3 kg, Verbesserung des Lipidprofils und eine Verringerung der Hyperinsulinämie in verschiedenen Studien belegt. Die UKPDS-Studie (1998) zeigte, dass eine Metformin-Therapie zu einer signifikanten Senkung der kardiovaskulären Morbidität und Mortalität führt, die auch auf Blutglukose-unabhängige metabolische Wirkungen zurückzuführen sein dürfte. Eine weitere Therapieoption zur Verbesserung der Hyperglykämie im Rahmen des metabolischen Syndroms ist Acarbose. Acarbose ist ein α-Glukosidase-Hemmer, der aufgrund einer verzögerten Kohlenhydratverdauung im Dünndarm vor allem die postprandiale Hyperglykämie reduziert. Bei Patienten mit gestörter Glukosetoleranz führte eine Therapie mit Acarbose sowohl zu einer deutlich verminderten Typ-2-Diabetes-Inzidenz als auch zu einer Senkung der kardiovaskulären Morbidität (STOP-NIDDM-Studie) [3], [4].

Für Sulfonylharnstoffe konnten bisher keine pleiotropen Effekte auf andere Komponenten des metabolischen Syndroms überzeugend nachgewiesen werden.

Eine weitere Therapieoption zur Verbesserung der Hyperglykämie bei metabolischem Syndrom stellt **Pioglitazon** dar, das zur Gruppe der Thiazolidindione oder Glitazone gehört. Allerdings darf Pioglitazon seit April 2011 nur noch in begründeten Ausnahmefällen zulasten der GKV verordnet werden. Pioglitazon bewirkt über eine Aktivierung des nukleären Transkriptionsfaktors PPAR-γ eine Verbesserung der Insulinsensitivität in der Skelettmuskulatur und Leber und reguliert Gene des Glukose- und Lipidstoffwechsels im Fettgewebe. Bei Patienten mit hohem kardiovaskulärem Risiko senkte eine zusätzliche Therapie mit Pioglitazon einen kombinierten Endpunkt, bestehend aus Myokardinfarkt, Schlaganfall und Gesamtmortalität (ProActive-Studie). Als wichtige Nebenwirkung gilt das Auftreten von Ödemen unter Glitazon-Therapie. Deshalb ist diese Substanz bei klinisch manifester Herzinsuffizienz kontraindiziert.

Die auf dem Inkretinprinzip beruhenden Therapien gehen nicht mit einer Gewichtszunahme einher und werden bei Patienten mit Typ-2-Diabetes als Bestandteil des metabolischen Syndroms möglicherweise eine zunehmende Rolle spielen. Die GLP-1-Analoga Exenatide, Liraglutide und Lixisenatide sind Polypeptide, die hinsichtlich der Struktur dem menschlichen Dünndarmhormon Glucagon-like Peptid 1 (GLP-1) ähnlich sind, aber weniger schnell abgebaut werden. Sie führen über zentrale appetithemmende Mechanismen und eine verzögerte Magenentleerung zur Gewichtsreduktion. Die Inhibitoren der Dipeptidylpeptidase IV (DPP-IV-Inhibitoren, von denen zurzeit Sitagliptin, Saxagliptin und Vildagliptin zugelassen sind, erhöhen die endogene GLP-1-Konzentration und gelten als gewichtsneutral. Ob besondere pleiotrope Effekte auf weitere Parameter des metabolischen Syndroms existieren, wird derzeit geprüft. Bei einem Versagen der oralen antidiabetischen Therapie ist eine Insulintherapie indiziert, bei Vorliegen des metabolischen Syndroms auch unter Fortführung der Metformin-Therapie (Kap. 10.2).

Therapie der Dyslipidämie

Wenn durch nicht medikamentöse Maßnahmen die Zielwerte für Triglyzeride und HDL-Cholesterin, aber auch LDL-Cholesterin (▶ Tab. 10.2) nicht erreicht werden, muss eine zusätzliche Pharmakotherapie der Lipidstoffwechselstörung initiiert werden.

> **Praxis**
>
> Lipidsenkende medikamentöse Therapien sollten insbesondere dann eingesetzt werden, wenn das individuelle Risiko für ein kardiovaskuläres Ereignis innerhalb von 10 Jahren 20 % übersteigt.

Das kardiovaskuläre Risiko kann über Scores ermittelt werden, die in repräsentativen Bevölkerungen ermittelt wurden, wie z. B. der PROCAM-Score für Deutschland. Zur medikamentösen Behandlung der atherogenen Dyslipidämie im Rahmen des metabolischen Syndroms steht eine Reihe von Substanzen zur Verfügung. Die vorherrschenden Lipidstoffwechselveränderungen beim metabolischen Syndrom sind allerdings vor allem durch niedrige HDL-Cholesterin- und hohe Triglyzeridwerte gekennzeichnet. Die medikamentöse Differenzialtherapie der mir dem metabolischen Syndrom assoziierten Fettstoffwechselstörung richtet sich nach deren Ausprägung. In der Behandlung vor allem der Hypertriglyzeridämie werden **Fibrate** erfolgreich eingesetzt und reduzieren dabei das Risiko kardiovaskulärer Erkrankungen. Niedriges HDL-Cholesterin ist ein unabhängiger kardiovaskulärer Risikofaktor und sollte deshalb korrigiert werden. **Statine** führen nachweislich über eine Verbesserung erhöhter LDL-Cholesterinwerte zu einer signifikanten Risikoreduktion für kardiovaskuläre Ereignisse.

Therapie der Hypertonie

Eine effektive Blutdrucksenkung kann insbesondere bei Patienten mit metabolischem Syndrom das kardiovaskuläre Risiko deutlich reduzieren. Dabei bestehen die wesentlichen **Therapieziele** einer antihypertensiven Therapie auch im Rahmen des metabolischen Syndroms in der Senkung der akuten und chronischen kardiovaskulären Gefährdung und im Schutz der Organe. Leichte Blutdruckerhöhungen können durch Lebensstilveränderungen wie Gewichtsreduktion, salzarme Kost, hypokalorische ballaststoffreiche, fettmodifizierte Mischkost, Alkoholreduktion und vermehrte körperliche Aktivität verbessert werden, aber eine gezielte antihypertensive Therapie ist meist unumgänglich. Schulungen zu Folgeschäden der Hypertonie gehören zur Behandlungsstrategie bei Hochdruckpatienten. Trotz des plausiblen Zusammenhanges zwischen chronischem Stress und Hypertonie gibt es kaum wissenschaftliche Untersuchungen, die den Stellenwert von Stressbewältigungsstrategien auf den Blutdruck untersucht haben. Eine konsequente Behandlung des obstruktiven Schlafapnoe-Syndroms senkt einen erhöhten Blutdruck. Neben der Gewichtsreduktion ist auch eine non-invasive Beatmung (nCPAP) eine sinnvolle kausale Therapie der Hypertonie im Zusammenhang mit Schlafapnoe.

Selten reichen die nicht medikamentösen Maßnahmen zur ausreichenden Blutdrucksenkung im Sinne des Erreichens von Zielwerten (▶ Tab. 10.2) aus, sodass eine Pharmakotherapie erforderlich wird. Bei der Wahl des Antihypertensivums bei Patienten mit metabolischem Syndrom sollte besonders auf metabolische Nebenwirkungen, aber auch mögliche positive pleiotrope Substanzeffekte geachtet werden. Zurzeit liegen keine prospektiven Studien zur Hypertoniebehandlung bei metabolischem Syndrom vor. Allerdings zeigten retrospektive Analysen von Subgruppen großer Studien (UKPDS, LIFE), dass **ACE-Hemmer** und **AT-1-Rezeptorenblocker** besonders vorteilhaft bei Patienten mit Typ-2-Diabetes sind. ACE-Hemmer und AT-1-Rezeptorenblocker senken die kardiovaskuläre Mortalität und Ereignisrate und verbessern die Insulinsensitivität, ein erwünschter Effekt gerade bei Patienten mit Prädiabetes und metabolischem Syndrom. Zusätzlich scheinen Substanzen dieser Stoffgruppen günstige Effekte auf Lipid- und Glukosestoffwechsel zu haben [14].

10

Praxis

Deshalb gelten ACE-Hemmer und AT-1-Blocker als Mittel der 1. Wahl in der Behandlung der Hypertonie beim metabolischen Syndrom.

Die Wertigkeit von **Diuretika** ist durch zahlreiche Studien gut belegt. Insbesondere niedrig dosierte Diuretika senken die kardiovaskuläre Ereignisrate und sind deshalb sinnvolle Partner für eine Kombinationstherapie mit einem ACE-Hemmer oder AT-1-Blocker. Allerdings führen Diuretika (z. B. Hydrochlorothiazid mit einer Tagesdosis >25 mg) in höheren Dosierungen zur Verschlechterung der Insulinsensitivität, der Lipidwerte, zur Aktivierung des Sympathikus und können eine Hyponatriämie induzieren. **Betablocker** führen gerade bei Übergewichtigen zu einer guten Senkung des Blutdrucks und des Herzzeitvolumens. Außerdem erscheint bei erhöhter Aktivität des Sympathikus im Rahmen des metabolischen Syndroms eine Normalisierung des autonomen Nervensystems sinnvoll. Allerdings führt eine Betablockertherapie leider auch zur Gewichtszunahme und zur Verschlechterung von Insulinsensitivität und Lipidstoffwechsel. Vasodilatierende Betablocker scheinen weniger metabolische Nebenwirkungen zu haben. Der Einsatz von Betablockern ist besonders bei Hochrisikopatienten wie nach Herzinfarkt oder bei chronischer Herzinsuffizienz gesichert und hat in diesem Patientenkollektiv vor allem aufgrund der antiarrhythmogenen Wirkungen einen hohen Stellenwert. Allerdings sind Betablocker bei Patienten mit metabolischem Syndrom ohne KHK nicht das Mittel der 1. Wahl zur Hypertoniebehandlung [14]. Kalziumantagonisten senken den Blutdruck durch Reduktion des peripheren Widerstandes. Der Einsatz von sympathikus- und frequenzsenkenden Kalziumantagonisten ist bei Patienten mit metabolischem Syndrom sinnvoll. Auch Alpha-1-Blockersind im Hinblick auf günstige pleiotrope Effekte (Verbesserung der Insulinsensitivität, Triglyzerid-Senkung) bei Patienten mit metabolischem Syndrom vorteilhaft, allerdings stehen hier noch kardiovaskuläre Endpunktstudien aus.

Operative Therapien

Wenn bei extremer Adipositas (BMI >40 kg/m^2) oder bei BMI >35 kg/m^2 mit schwerwiegenden Begleiterkrankungen unter maximaler konservativer Therapie über 6 Monate keine Gewichtsabnahme von wenigstens 10 % erreicht werden kann, sollten chirurgische Verfahren zur Gewichtsreduktion erwogen werden. Dabei kommen u. a. operative Verfahren wie die laparoskopische Anlage eines anpassbaren Magenbandes, die vertikale Gastroplastik, eine Schlauchmagen-Operation, der Magenbypass oder eine biliopankreatische Diversion infrage. Die letztgenannten, größeren Eingriffe haben möglicherweise verbesserte Langzeitergebnisse gegenüber der Magenbandanlage, sind aber z. T. auch mit einem höheren Operationsrisiko verbunden. Nach einem chirurgischen Eingriff zur Verbesserung der Adipositas kommt es zu einer durchschnittlichen Gewichtsabnahme von 20–50 kg mit einer deutlichen Verbesserung aller Begleiterkrankungen. Für den langfristigen Therapieerfolg ist eine interdisziplinäre Nachbetreuung der Patienten erforderlich. Bei Patienten mit einem BMI >50 kg/m^2 werden bevorzugt Operationstechniken eingesetzt, die sowohl eine Magenrestriktion als auch eine Malabsorption (Y-Magenbypass) bewirken und damit eine größere Gewichtsabnahme und eine bessere Gewichtsstabilisierung ermöglichen. Es wurde in Langzeitstudien bewiesen, dass durch adipositaschirurgische Eingriffe neben der Gewichtsreduktion auch die Inzidenz von Hypertonie und Typ-2-Diabetes deutlich gesenkt werden kann. Eingriffe zur Fettabsaugung haben keinen medizinischen Stellenwert als gewichtsreduzierende Maßnahme und sind mit einem hohen Risiko für Blutungen und Fettembolien verbunden.

10.1.8 Literatur

[1] Assmann G, Cullen P, Schulte H. Simple scoring scheme for calculating the risk of acute coronary events based on the 10-year follow-up of the prospective cardiovascular Munster (PROCAM) study. Circulation 2002; 105: 310–315

[2] Blüher M, Stumvoll M. Das metabolische Syndrom – Mythen, Mechanismen, Management. Dtsch Med Wochenschr 2006; 131 (20): 1167–172

[3] Chiasson JL, Josse RG, Gomis R et al.; STOP-NIDDM Trail Research Group Acarbose for prevention of type 2 diabetes mellitus: the STOP-NIDDM randomised trial. Lancet 2002; 359: 2072–2077

[4] Chiasson JL, Josse RG, Gomis R et al.; STOP-NIDDM Trial Research Group. Acarbose treatment and the risk of cardiovascular disease and hypertension in patients with impaired glucose tolerance: the STOP-NIDDM trial. JAMA 2003; 290: 486–494

[5] Dormandy JA, Charbonnel B, Eckland DJ et al.; PROactive investigators. Secondary prevention of macrovascular events in patients with type 2 diabetes in the PROactive Study (PROspective pioglitAzone Clinical Trial In macroVascular Events): a randomised controlled trial. Lancet 2005; 366: 1279–1289

Kommentar: Gezeigt wird, dass Pioglitazon (insbesondere bei Patienten nach Myokardinfarkt) einen kombinierten sekundären Endpunkt für kardiovaskuläre Ereignisse (Tod, Myokardinfarkt, Schlaganfall) signifikant um 16 % im Vergleich zu Placebo reduziert.

[6] Eckel RH, Grundy SM, Zimmet PZ. The metabolic syndrome. Lancet 2005; 365: 1415–1428

[7] Esposito K, Marfella R, Ciotola M et al. Effect of a mediterranean-style diet on endothelial dysfunction and markers of vascular inflammation in the metabolic syndrome: a randomized trial. JAMA 2004; 92: 1440–1446

[8] Grundy SM, Cleeman JI, Daniels SR et al.; American Heart Association; National Heart, Lung, and Blood Institute. Diagnosis and management of the metabolic syndrome: an American Heart Association/National Heart, Lung, and Blood Institute Scientific Statement. Circulation 2005; 112: 2735–2752

[9] Hanefeld M et al.: Praxisleitlinie Metabolisch-Vaskuläres Syndrom, Fachkommission Diabetes Sachsen

[10] Hanefeld M, Leonhardt W. Das metabolische Syndrom. Dt. Gesundheitswesen 1981; 36: 545–551

Kommentar: die erste Beschreibung und Definition des Begriffs „Metabolisches Syndrom" im deutschen Sprachraum.

[11] Tuomilehto J, Lindstrom J, Eriksson JG et al.; Finnish Diabetes Prevention Study Group. Prevention of type 2 diabetes mellitus by changes in lifestyle among subjects with impaired glucose tolerance. N Engl J Med 2001; 344: 1343–1350

Kommentar: Die Finnische Diabetes Präventionsstudie belegt, dass durch Veränderungen des Lebensstils, die zu einer Gewichtsreduktion von ~5 kg führen, das Risiko für Typ-2-Diabetes um 58 % in einem Hochrisikokollektiv gesenkt werden kann.

[12] UK Prospective Diabetes Study (UKPDS) Group. Effect of intensive blood-glucose control with metformin on complications in overweight patients with type 2 diabetes (UKPDS 34). Lancet 1998; 352 (9 131): 854–865

Kommentar: Die Studie zeigt, dass unabhängig von der HbA1c-Senkung nur in der Metformin-behandelten Gruppe weniger makrovaskuläre Komplikationen auftraten.

[13] UK Prospective Diabetes Study (UKPDS) Group. Intensive blood-glucose control with sulphonylureas or insulin compared with conventional treatment and risk of complications in patients with type 2 diabetes (UKPDS 33). Lancet 1998; 352 (9 131): 837–853

[14] Wirth A, Hauner H. Das Metabolische Syndrom. München: Urban&Vogel GmbH; 2007

10.2 Diabetes mellitus

M. Stumvoll, K. Miehle, N. Stefan, A. Fritsche, B. Gallwitz, K. Müssig, W. Kiess, A.-G. Ziegler, M. Hummel, A. Körner, R. Chmiel

10.2.1 Definition und Einteilung (ätiologische Klassifikation)

Merke M!

Diabetes mellitus ist definiert als Sammelbegriff für heterogene Störungen des Stoffwechsels, deren Leitbefund die chronische Hyperglykämie ist.

Nach der am meisten verwendeten Einteilung der Amerikanischen Diabetes-Assoziation (ADA, 2004) wird der Diabetes mellitus heute in **4 ätiopathogenetische Entitäten** (▶ Tab. 10.3) eingeteilt. Die beiden wichtigsten und häufigsten Diabetestypen sind Typ 1 und Typ 2.

- Bei **Typ-1-Diabetes** handelt es sich um eine organspezifische Autoimmunerkrankung mit progredienter Zerstörung der insulinproduzierenden Betazellen des Pankreas und daraus folgender chronischer Hyperglykämie.
- Bei **Typ-2-Diabetes** handelt es sich um eine Kombination aus verminderter Insulinwirkung und dafür inadäquater Insulinsekretion.
- Ferner wurden Diabetesformen im Rahmen spezifischer Erkrankungen zu einer 3. Gruppe zusammengefasst.
- Der **Gestationsdiabetes** (Diabetes in der Schwangerschaft) wird als eigenständiger Typ formuliert. Er ist definiert als eine Glukosetoleranzstörung, die erstmals während einer Schwangerschaft mittels unter standardisierten Bedingungen durchgeführtem 75g-oGTT diagnostiziert wird. In diesem Zusammenhang sind der Gestationsdiabetes, der in etwa 90 % der Fälle vorliegt, sowie ein vorbestehender Diabetes mellitus, der aufgrund der erhöhten fetalen und neonatalen Morbidität eine besondere Überwachung und Therapieerfassung erfordert, zu unterscheiden.

Die diagnostischen Kriterien für Diabetes mellitus und damit auch die Definitionen für die Erkrankung im engeren Sinne sind in ▶ Tab. 10.4 dargestellt. Dabei sind außerdem Grenzwerte für weniger ausgeprägte Störungen des Glukosestoffwechsels (abnorme Nüchternglukose und eingeschränkte Glukosetoleranz) angegeben. Letztere Kategorien repräsentieren Vorstufen von Diabetes mellitus.

10

Tab. 10.3 Diabetes mellitus – ätiologische Klassifikation (ADA 2004).

Diabetesform	Ätiologie
Typ-1-Diabetes (Betazell-Zerstörung, typischerweise absoluter Insulinmangel)	• Autoimmun • idiopathisch
Typ-2-Diabetes (reicht von einer vorwiegenden Insulinresistenz mit relativem Insulinmangel bis zu einem vorwiegend sekretorischen Defekt mit Insulinresistenz)	
andere spezifische Diabetestypen	• genetische Defekte der Betazellfunktion: HNF-1 (MODY3), Glucokinase (MODY2), HNF-4 (MODY1), Insulin Promoter Factor-1 (IPF-1; MODY4), HNF-1β (MODY5), NeuroD 1 (MODY6), mitochondriale DNA, andere • genetische Defekte der Insulinwirkung: Typ-A-Insulinresistenz, Leprechaunismus, Rabson-Mendenhall-Syndrom, lipoatropher Diabetes, andere • Erkrankungen des exokrinen Pankreas: Pankreatitis, Pankreatektomie, Neoplasien, Mukoviszidose, Hämochromatose, andere • Endokrinopathien: Akromegalie, Cushing-Syndrom, Glukagonom, Phäochromozytom, Hyperthyreose, Somatostatinom, Aldosteronom, andere • medikamentös/toxisch (z. B. Glukokortikoide, α-Interferon, Pentamidin, Diazoxid, Thiazide, andere) • Infektionen (angeboren: Röteln, Zytomegalie, andere) • seltene Formen eines autoimmunvermittelten Diabetes („Stiff-man“-Syndrom, Anti-Insulinrezeptor-Antikörper, andere) • andere genetische Syndrome, die mit einem Diabetes assoziiert sein können (Down-Syndrom, Klinefelter-Syndrom, Turner-Syndrom, Wolfram-Syndrom, Friedreich-Ataxie, Chorea Huntington, Laurence-Moon-Biedl-Syndrom, Dystrophia myotonica, Porphyrie, Prader-Willi-Syndrom, andere)
Gestationsdiabetes	

Tab. 10.4 Diagnostische Kriterien für Diabetes mellitus und andere Kategorien für Hyperglykämie.

Kategorie	oGTT: oraler Glukosetoleranztest (75 g Glukose oral), WHO 1999		
		Glukosekonzentration mmol/l (mg/dl)	
		Plasma, venös	**Vollblut, kapillär**
Diabetes mellitus	nüchtern oder	≥ 7,0 (126)	≥ 6,1 (110)
	oGTT, 2h-Wert	≥ 11,1 (200)	
eingeschränkte Glukosetoleranz (Impaired Glucose Tolerance, IGT)	nüchtern (falls gemessen) und	< 7,0 (126)	< 6,1 (110)
	oGTT, 2h-Wert	≥ 7,8 (140) und < 11,1 (200)	≥ 7,8 (140) und < 11,1 (200)
abnorme Nüchternglukose (Impaired Fasting Glucose, IFG)	Nüchtern und	≥ 6,1 (100) und < 7,0 (126)	≥ 5,0 (90) und < 6,1 (110)
	oGTT, 2h-Wert (falls gemessen)	< 7,8 (140)	
		HbA1c % (mmol/mol)	
Diabetes mellitus		≥ 6,5 (≥ 48)	
Ausschluss Diabetes mellitus		< 5,7 (< 38,8)	

Merke **M!**

Es ist zu beachten, dass die einmal gestellte Diagnose „Diabetes mellitus“ rein formal durchaus widerrufen werden kann. Dies käme beispielsweise zur Anwendung, wenn ein Typ-2-Diabetiker nach signifikanter Gewichtsabnahme und unbehandelt nicht mehr die diagnostischen Kriterien erfüllt.

Zur Definition des Diabetes mellitus gehören neben den charakteristischen Stoffwechselstörungen, die per se keinen Krankheitswert besitzen, die typischen **Begleit- und Folgekrankheiten**. Diese stellen sich einerseits als akute medizinische Probleme dar (z. B. Unterzuckerung, hyperglykämisches Koma) und andererseits als die charakteristischen sekundären Veränderungen an zahlreichen Organsystemen (z. B. Mikro- und Makroangiopathie) und damit Folgeerkrankungen (z. B. Erblindung, diabetisches

Fuß-Syndrom, koronare Herzerkrankung). Diese stellen für die Betroffenen und das Gesundheitssystem die eigentliche medizinische Belastung dar.

10.2.2 Epidemiologie

Allgemeines

Die Prävalenz des Diabetes mellitus weltweit wird von der International Diabetes Federation (IDF) auf etwa 380 Mio. Erkrankte im Jahr 2013 geschätzt und auf etwa 590 Mio. Erkrankte im Jahr 2035 hochgerechnet. Nach einer konservativen Schätzung dürfte die Gesamtdiabetesprävalenz in Deutschland bei etwa 6–8 % liegen, also bei etwa 6 Mio. Erkrankten. Über alle Altersklassen hinweg ist dabei von einer Prävalenz für Typ-1-Diabetes von 0,2–0,3 % auszugehen, das entspricht in etwa 300 000 Erkrankten. Damit ist der weitaus größte Teil von Diabetikern an Typ-2-Diabetes erkrankt. Der Anteil anderer Diabetestypen ist verschwindend gering.

Typ-1-Diabetes ist die häufigste chronische Erkrankung des Kindes- und Jugendalters in den westlichen Ländern. Durch die deutliche Zunahme der Inzidenz und das absinkende Manifestationsalter stellt die Erkrankung eine Herausforderung für das Gesundheitswesen dar. Während bei Typ-2-Diabetes effektive Präventionsstrategien bekannt sind – die allerdings große nationale Anstrengungen in der Umsetzung von Lebensstiländerungen bedeuten –, existiert für den Typ-1-Diabetes weder ein effektiver und nebenwirkungsarmer Heilungsansatz noch eine effiziente Präventionsstrategie.

Epidemiologie des Typ-1-Diabetes

In Deutschland existiert bislang keine exakte Datenlage zur Häufigkeit des Typ-1-Diabetes. Daher bedient man sich regionaler Erhebungen, wie z. B. den landesweiten Untersuchungen der Bundesländer Nordrhein-Westfalen und Baden-Württemberg. Waren 1990 noch 0,22 % der Deutschen an Typ-1-Diabetes erkrankt, so stieg die Zahl 2003 bereits auf 0,3 %. Dies entspricht insgesamt etwa 300 000 Patienten mit Typ-1-Diabetes in Deutschland, wovon etwa die Hälfte jünger als 40 Jahre ist. Die durchschnittliche Prävalenz des Typ-1-Diabetes in der Altersgruppe unter 15 Jahren beträgt 160 pro 100 000 [66], in der Altersgruppe über 15 Jahren 230 pro 100 000 Personen.

Aktuelle Daten für Deutschland aus regionalen Erhebungen für Baden-Württemberg von **Kindern unter 15 Jahren** zeigen eine **deutliche Zunahme der Inzidenzrate** für Typ-1-Diabetes [17]. Hochgerechnet auf Deutschland ergibt sich eine Inzidenzrate von 19,4/100 000 pro Jahr für den Zeitraum 2000–2006. Für den gesamten Erfassungszeitraum von 1987–2006 wurde ein Anstieg der Inzidenz von jährlich 4,4 % verzeichnet [18]. Seit 2000 hat sich dieser Inzidenzanstieg mit nun 9 % pro Jahr mehr als verdoppelt. Es bestehen keine Unterschiede in der Inzidenzrate zwischen Jungen und Mädchen. Während der Sommermonate zählte man weniger Neumanifestationen als während der Wintermonate. Über den Zeitraum 1987–2006 erkrankten Kinder im Alter von 10–14 Jahren am häufigsten. Insgesamt war der durchschnittliche jährliche Anstieg der Inzidenz bei Kindern im Alter von 0–4 Jahren mit 6,2 % aber am stärksten (5–9-Jährige: 3,5 %, 10–14-Jährige: 2,7 %). Der Anstieg in dieser Altersgruppe unterstreicht die pathogenetische Bedeutung früher Umweltfaktoren. Pro Jahr sind in der Altersgruppe unter 15 Jahren derzeit 2000–2300 Neuerkrankungen mit Typ-1-Diabetes zu verzeichnen, allerdings erkrankt die Mehrzahl der Patienten erst nach dem 15. Lebensjahr. In vergleichenden Studien von 1987–1997 zeigte sich innerhalb Deutschlands eine eindrucksvolle Differenz der Inzidenzen zwischen deutschen Kindern (13,5/100 000) und in Deutschland lebenden ausländischen Kindern (6,9/100 000). Die vorliegenden Daten bestätigen eine deutlich ansteigende Inzidenz in Deutschland in den vergangenen Jahren und lassen eine Verdopplung der Inzidenz in den kommenden 20 Jahren vermuten.

Die Inzidenzraten sind in Abhängigkeit von der geografischen Lage und der stammesgeschichtlichen Entwicklung unterschiedlich. So ist weltweit gesehen die Inzidenzrate in der Altersgruppe unter 15 Jahren in Finnland mit 64,3/100 000 (2011) und Sardinien mit 44,8/100 000 (1989–2009) am höchsten und in China sowie Venezuela mit 0,1/100 000 (1990–1994) am niedrigsten. Innerhalb Europas schwankt die Inzidenzrate mehr als 10-fach zwischen den einzelnen Ländern: So ist ein deutliches Nord-Süd-Gefälle zu beobachten, welches die niedrigste Inzidenzrate von 5,8/100 000 (2004–2008) für Mazedonien verzeichnet [55]. Weltweit hat die Inzidenz des Typ-1-Diabetes in den letzten Jahren jährlich um 3–5 % kontinuierlich zugenommen, wobei die **stärksten Anstiege bei Kindern unter 5 Jahren** beobachtet werden.

Ergebnisse der SEARCH-Studie von Datenerhebungen der USA aus den Jahren 2002/2003 zeigten, dass die Diabetesinzidenz aller Diabetesformen bei Kindern – verschiedene ethnische Gruppen zusammengefasst – im Alter von 0–20 Jahren auf 24,3/100 000 gestiegen ist. Kinder in der Altersgruppe unter 10 Jahren haben unabhängig von ihrer ethnischen Zugehörigkeit fast ausnahmslos Typ-1-Diabetes. Die höchsten Inzidenzraten für Typ-1-Diabetes wurden bei Kindern und Jugendlichen der weißen Bevölkerung beobachtet: 18,6, 28,1, 32,9 und 15,1 für die Altersgruppen 0–4, 5–9, 10–14 und 15–19 Jahre, insgesamt 26,1/100 000. Typ-2-Diabetes trat bei Kindern und Jugendlichen unter 20 Jahren entgegen der allgemeinen Vorstellungen selten auf. Ausnahme bildeten hier 15- bis 19-jährige Jugendliche ethnischer Minderheiten, die mit 17,0–49,4/100 000 die höchsten Inzidenzraten für Typ-2-Diabetes aufwiesen.

Epidemiologie des Typ-2-Diabetes

Im Jahr 2013 schätzte die International Diabetes Federation (IDF) die Zahl der Diabetiker (Typ 1 und Typ 2) auf etwa 380 Mio. weltweit. Für 2035 werden etwa 590 Mio. Erkrankte erwartet. Die höchsten Raten kommen in Polynesien, unter der amerikanischen Urbevölkerung (z. B. Pima-Indianer in Arizona mit Prävalenzraten bis 50 % bei Erwachsenen) und in der arabischen Welt (Nordafrika, arabische Halbinsel) vor. Über 90 % dieser Menschen dürften Typ-2-Diabetiker sein.

Für Deutschland gibt es unterschiedliche Angaben zur Prävalenz des Diabetes. Die 2012 veröffentlichte und auf standardisierter Befragung basierende DGES 1-Studie des Robert-Koch-Instituts zeigt eine Gesamtprävalenz des Diabetes von 7,0 % der Männer und 7,4 % der Frauen in Deutschland. Das entspricht ca. 4,6 Mio. Betroffenen. Für die Befragung wurden Personen zwischen 18 und 79 Jahren herangezogen. Eine bevölkerungsbasierte Untersuchung in Augsburg (KORA-Survey 2000) mit Beschränkung auf ein Alterskollektiv von 55–74 Jahren beschreibt unter Verwendung des Glukosetoleranztests als Diagnosekriterium eine Diabetes-Prävalenz von 9 % bei Männern und 7,9 % bei Frauen. In der GEDA-Studie 2009 wurden Personen ab 18 Jahren nach einem jemals ärztlich diagnostizierten Diabetes gefragt. Insgesamt gaben 8,8 % der Befragten (9,3 % der Frauen und 8,2 % der Männer) einen diagnostizierten Diabetes an. Einer Hochrechnung dieser Ergebnisse auf die erwachsene Bevölkerung Deutschlands zufolge wurde insgesamt bei 5,98 Mio. Erwachsenen jemals ein Diabetes festgestellt. Ab dem 40. Lebensjahr ist der Typ-2-Diabetes die häufigste Diabetesform. Die Prävalenz des Diabetes liegt bis zum Alter von 40–49 Jahren < 5 % und steigt danach bis zum Alter von 70 Jahren kontinuierlich auf über 20 % an. Nach Daten aus der ehemaligen DDR von 1988 geht die Diabetes-Prävalenz jenseits des 80. Lebensjahres wieder leicht zurück. Im GEDA-Survey 2009 fanden sich regionale Unterschiede: Es besteht ein Ost-West- und ein Nord-Süd-Gefälle. So wurden in den neuen Bundesländern höhere Prävalenzen als in den alten Ländern und im Norden höhere Prävalenzen als im Süden beobachtet. Es bestehen deutliche Geschlechtsunterschiede: Bis zum 70. Lebensjahr waren Männer häufiger betroffen, bei den über 70-Jährigen die Frauen. Die Prävalenz des Diabetes variiert auch mit der sozialen Lage und die Oberschicht ist deutlicher weniger stark betroffen.

Es wird darüber hinaus davon ausgegangen, dass in den letzten Jahrzehnten die Anzahl von Menschen mit Diabetes erheblich zugenommen hat. In der ehemaligen DDR stieg die Prävalenz des diagnostizierten Typ-2-Diabetes von 1960–1987 um mehr als das 6-Fache an. Für Westdeutschland fehlen vergleichbare Daten. Wahrscheinlich dürfte jedoch auch hier in diesem Zeitraum eine deutliche Zunahme zu verzeichnen sein. Dies hat mehrere Gründe. Neben einem Anstieg der altersspezifischen Neuerkrankungshäufigkeit spielt insbesondere die Veränderung der Bevölkerungsstruktur mit einer Zunahme des Anteils älterer Personen infolge von steigender Lebenserwartung und niedrigerer Geburtenrate eine Rolle. In den 1990er Jahren scheint jedoch – vergleicht man die Ergebnisse des Bundes-Gesundheitssurveys 1998 mit Surveys von 1990/92 – die altersspezifische Häufigkeit des bekannten Diabetes nicht angestiegen zu sein, die Zunahme der Anzahl betroffener Personen wäre somit primär auf die Alterung der Bevölkerung zurückzuführen. Unter der Annahme, die Altersstruktur der Bevölkerung 1998 entspräche der des Jahres 1991, wäre die Prävalenz des Diabetes 1998 sogar etwas niedriger als 1991. Spätere Gesundheitssurveys des Robert-Koch-Instituts zeigen, dass sich die stabile Diabetesprävalenz bis 2003/2005 fortzusetzen scheint. Seit 2005 lässt sich erstmals wieder ein signifikanter Anstieg der Diabetesprävalenz in der Altersgruppe der 25- bis 69-jährigen Bevölkerung nachweisen [27].

Da sich diese Angaben z. T. auf Fragebögen stützen und nicht auf blutzuckerbasierte Diagnostik, ist von einer **Dunkelziffer für nicht entdeckten Diabetes mellitus** auszugehen. Im erwähnten bevölkerungsbasierten KORA-Survey 2000 unter Verwendung des Glukosetoleranztests fand man in der Altersgruppe 55–74 Jahre eine Prävalenz des unentdeckten Diabetes von 8,2 %, die etwa so hoch war wie die Häufigkeit des bekannten Diabetes, die in dieser Altersgruppe 8,4 % betrug (Frauen 7,9 %, Männer 9,0 %). Männer (9,7 %) waren von unentdecktem Diabetes häufiger betroffen als Frauen (6,9 %). Nach diesen Ergebnissen wäre die Gesamtprävalenz des Diabetes in dieser Altersgruppe doppelt so hoch wie angenommen. Nur etwa 60 % der 55- bis 74-jährigen Probanden hatten einen normalen Zuckerstoffwechsel, die übrigen litten bereits an einem Diabetes oder anderen Glukosestoffwechselstörungen. Eine verminderte Glukosetoleranz (IGT) wurde bei 16 % der 55- bis 74-Jährigen gefunden. Entsprechend den Ergebnissen internationaler Studien werden schätzungsweise pro Jahr 6 % dieser Personen einen manifesten Typ-2-Diabetes entwickeln. Die Diabetesprävalenz ist also in Abhängigkeit von den angewendeten Diabeteskriterien zu sehen. Im oben genannten KORA-Survey 2000 (55- bis 74-Jährige) lag die Häufigkeit des neu entdeckten Diabetes basierend auf der alleinigen Bestimmung des Nüchternblutzuckers mit 4,9 % deutlich niedriger als im oralen Glukosetoleranztest (8,2 %).

Epidemiologie des Diabetes in der Schwangerschaft

Mehr als 4 % aller Schwangerschaften sind mit einem Diabetes mellitus assoziiert. Infolge einer überwiegend sitzenden und bewegungsarmen Lebensweise, einer hochkalorischen, fettbetonten Ernährung sowie einer Zunahme von bereits im Kindes- oder Jugendalter bestehender Adipositas ist in den vergangenen Jahren ein Anstieg der Diabetesprävalenz bei Frauen im reproduktiven Alter zu verzeichnen.

10.2.3 Pathogenese

Physiologie des Glukosestoffwechsels, der Insulinwirkung und -sekretion

Für das Verständnis der Mechanismen, über die genetische und nicht genetische Faktoren zur Pathogenese des Typ-2-Diabetes beitragen, ist es notwendig, die Grundzüge der Physiologie und Pathophysiologie zu erläutern. **Insulin** ist das Schlüsselhormon der Blutzuckerregulation. Normale Blutzuckerwerte werden durch ein ausgewogenes Wechselspiel zwischen Insulinsekretion und -wirkung erreicht. Insulinwirkung bzw. -sensitivität verhält sich dabei als Kontinuum, und unterhalb einer bestimmten Perzentile der Verteilung spricht man von „Insulinresistenz". Ebenso verhält sich die Betazellfunktion auf einem Kontinuum, und „Betazellversagen" ist ein gleichermaßen relativer Begriff.

Beim gesunden Menschen wird der Blutzucker stets in engen Grenzen gehalten. Zum einen wird dadurch die Unterzuckerung (Plasma-Glukosekonzentration < 50 mg/dl) verhindert und gewährleistet, dass das Gehirn ständig mit Glukose, dem wichtigsten Brennstoff dieses Organs, versorgt wird. Zum anderen stellt sich normalerweise keine Blutzuckererhöhung (Plasma-Glukosekonzentration > 120 mg/dl) ein, die bereits in geringem Ausmaß (pathologische Glukosetoleranz) mit einem erhöhten kardiovaskulären Risiko behaftet ist und bei deutlicher Ausprägung und längerer Dauer zu den bekannten Spätschäden des Diabetes mellitus führt.

Normale Glukosehomöostase, nüchtern

Nach einer ca. 12-stündigen Fastenperiode liegen die Blutzuckerwerte bei etwa 80 mg/dl und ändern sich im zeitlichen Verlauf praktisch nicht. Die Plasmaglukose befindet sich im Gleichgewicht, und die Rate, mit der Glukose ins Plasma freigesetzt wird, gleicht der Rate, mit der Glukose aus dem Plasma entfernt wird. Da Gehirn und Erythrozyten ihre Energie ausschließlich aus Glukose beziehen, besteht ein basaler Glukosebedarf, der laufend gedeckt werden muss. Die beiden einzigen Organe, die dank kompletter Enzymausstattung Glukose produzieren und in die Blutbahn freisetzen können, sind Leber und Niere.

Die **Leber** stellt der Zirkulation aus 2 Quellen Glukose zur Verfügung:

- aus der Neusynthese von Glukose aus Nicht-Glukosevorstufen (Glukoneogenese)
- aus dem Abbau von gespeichertem Glykogen (Glykogenolyse)

Die **Niere** trägt praktisch ausschließlich auf dem Wege der Glukoneogenese zur Glukoseproduktion bei und liefert im Nüchternzustand immerhin 25 % der Plasmaglukose. Beim Menschen sind Laktat, Glutamin, Alanin und Glyzerin die wichtigsten glukoneogenen Substrate, die dem Stoffwechsel praktisch aller Gewebe entstammen. Glyzerin und Aminosäuren entstammen dem Fett- bzw. Proteinstoffwechsel, wohingegen Laktat vorwiegend aus Muskelglykogen bzw. Glukose selbst entsteht. Das Kohlenstoffgerüste von Laktat und Alanin tragen in hohem Maße zur Rezyklierung von Glukose bei (Cori-Zyklus, Glukose-Alanin-Zyklus). Während Laktat und Glyzerin von beiden glukosebildenden Organen gleichermaßen als glukoneogene Substrate verwendet werden, dient Alanin vorwiegend der Leber und Glutamin fast ausschließlich der Niere als Glukosevorstufe.

Leberglykogen, die 2. Glukosequelle, ist ein Kohlenhydratpolymer, das zum einen postprandial, also zu Zeiten ausreichender Glukosezufuhr, aus Glukose synthetisiert wird (= direkter Syntheseweg). Zum anderen entsteht es aus Glukose-6-Phosphat, das aus Nicht-Glukosevorstufen auf dem Glukoneogeneseweg gebildet wird (= indirekter Syntheseweg) (▶ Abb. 10.2). Im Nüchternzustand findet in der Nettobilanz keine Glykogenbildung statt, jedoch

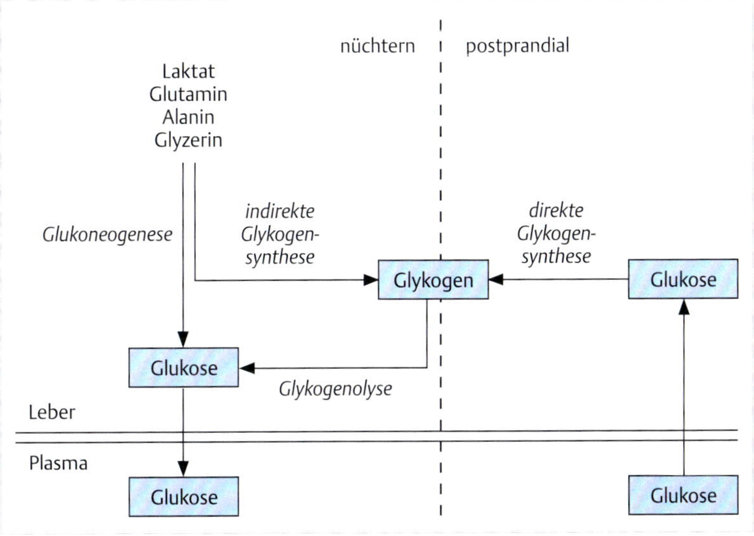

Abb. 10.2 Glukosestoffwechsel der Leber nüchtern und postprandial.

wird auf dem indirekten Weg auch in diesem Zustand laufend Glykogen gebildet, das für den gleichzeitigen Abbau zur Verfügung steht. Nach 12-stündigem Fasten entstammt etwa die Hälfte des hepatischen Glykogengehaltes dem direkten Syntheseweg. Der Nüchternanteil der Glukoneogenese an der gesamten Glukoseproduktion wird methodenabhängig auf 35–65 % geschätzt und steigt nach längerem Fasten (> 60 h) auf nahezu 100 % an. Auch die Muskulatur speichert Glykogen und enthält in ihrer Gesamtheit zwar mehr als 3-mal soviel wie die Leber, beim Abbau von Muskelglykogen entsteht jedoch aus enzymatischen Gründen keine Glukose, stattdessen wird das Kohlenstoffgerüst entweder oxidiert oder als Laktat oder Alanin freigesetzt.

Die **Glukoseaufnahme peripherer Gewebe** geschieht durch erleichterte Diffusion und ist entweder insulinvermittelt (Muskulatur, Fettgewebe) oder unabhängig von der Anwesenheit des Insulins (Gehirn, Niere, Erythrozyten, Splanchnikus). Sie wird vom Glukosespiegel im Plasma bestimmt, von den Eigenschaften des Glukosetransporters, dem Glukosebedarf der Gewebe und bei insulinabhängigen Geweben von der Insulinempfindlichkeit. Die Glukoseaufnahme verteilt sich nach einer 6- bis 12-stündigen Fastenperiode (= postabsorptiver Zustand) zu 80 % auf insulinunabhängige Gewebe und zu etwa 20 % auf insulinabhängige Gewebe (v. a. Muskel). Nach der Aufnahme in die Zellen kann die Glukose im Nüchternzustand grundsätzlich 2 Wege einschlagen:

- Oxidation zu CO_2 (im Gehirn)
- glykolytischer Abbau zu Alanin oder Laktat (in den meisten anderen Geweben, v. a. im Muskel), welche nach dem Rücktransport zur Leber die oben angesprochenen Glukose-Substrat-Zyklen schließen.

Die Niere ist für etwa 20 % der Gesamtglukoseaufnahme verantwortlich.

10

Normale Glukosehomöostase, postprandial

Der Übergang vom Nüchternzustand zum postprandialen Zustand wird in Stoffwechseluntersuchungen in kontrollierter und reproduzierbarer Weise durch einen oralen Glukosetoleranztest (oGTT) nachempfunden. Der Anstieg der Plasmaglukose von 80–100 auf 140–200 mg/dl ist begleitet von einem Anstieg des Insulinspiegels von 5–15 auf 30–60 µU/ml und einem Absinken der Glukagonkonzentration von 150–200 auf 80–100pg/ml. Erstere erreicht nach 2h, die beiden Letzteren nach 3–4h wieder ihren Ausgangswert. Hinsichtlich der Plasmaglukosekonzentration also versucht das System die Störung des Gleichgewichts möglichst gering zu halten. Da postprandial ausreichend Glukose aus dem Darm in die Blutbahn eintritt, wird sinnvollerweise in erster Linie die **endogene Glukoseproduktion deutlich vermindert** und die Leber schaltet von einer Nettoproduktion auf eine Nettoaufnahme von Glukose um (▸ Abb. 10.3, ▸ Abb. 10.3a, ▸ Abb. 10.3b). Die steigende Plasmainsulinkonzentration übt dabei den stärksten hemmenden Einfluss aus, aber auch die erhöhte Glukosekonzentration selbst unterdrückt die Glukoseproduktion. Bei experimentell konstant gehaltenen Insulinspiegeln bewirkt alleine eine Erhöhung der Glukosekonzentration eine Abnahme der Glukoseproduktion. Im physiologischen Zusammenspiel üben beide über die Regulation von Schlüsselenzymen der Glukoneogenese und Glykogenolyse eine synergistische Hemmwirkung auf die endogene Glukoseproduktion aus. Die Unterdrückung der Glukoseproduktion auf etwa die Hälfte der Ausgangsrate erreicht nach 90–120 min ihr Maximum und betrifft die Glukoneogenese und die Glykogenolyse gleichermaßen. Die Unterdrückung ist in dem Moment rückläufig, in dem die enterale Glukoseaufnahme wieder abnimmt, wodurch postprandiale Hypoglykämien verhindert werden.

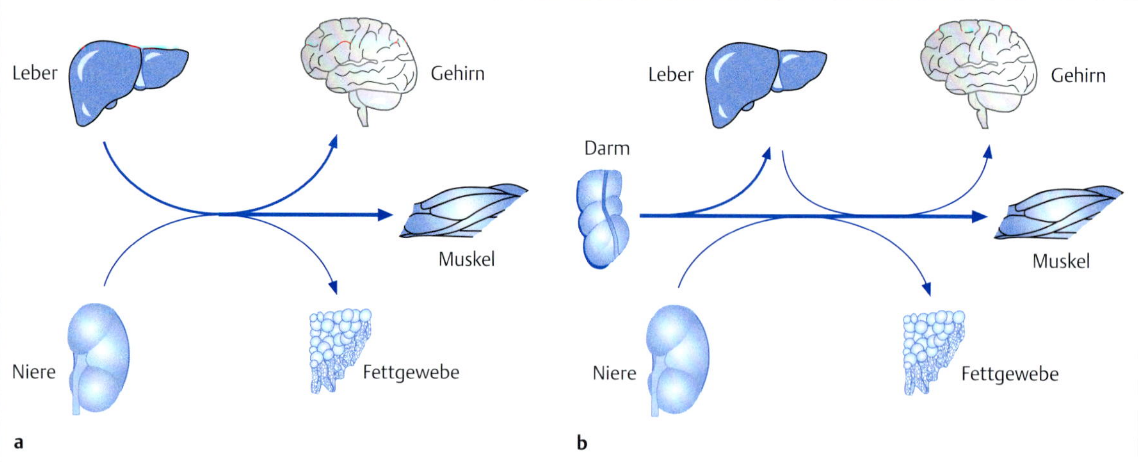

Abb. 10.3 Relative Glukoseflüsse. Die Pfeilstärken repräsentieren die relative Größe der Flüsse während eines Zustandes.
a Nüchternzustand.
b Postprandialer Zustand.

Parallel zur Abnahme der Glukoseproduktion steigert die Leber die Aufnahme von Glukose sowohl aus dem Pfortaderblut als auch aus dem systemischen Kreislauf. Dadurch werden die zuvor entleerten Glykogenspeicher wieder aufgefüllt, wobei direkter und indirekter Syntheseweg in Abhängigkeit von der Nahrungszusammensetzung mit unterschiedlichen Raten beschritten werden. Der Muskel, der im basalen Ruhezustand den Großteil seiner Energie aus der Oxidation freier Fettsäuren bezieht und im Nüchternzustand einen eher untergeordneten Glukoseverbraucher darstellt, steigert die Glukoseaufnahme während eines oGTT auf das 2- bis 3-Fache. Dadurch wird er einerseits dem durch die insulinvermittelte Hemmung der Lipolyse geänderten Angebot an energiereichen Substraten (Glukose statt Fettsäuren) gerecht und kann andererseits seine eigenen Glykogenspeicher füllen. Die Hälfte der muskulär aufgenommenen Glukose wird oxidiert, ein Drittel gespeichert und der Rest zu Laktat und Alanin glykolysiert. Die beiden Letzteren stehen wiederum für die hepatische Glykogensynthese (indirekter Weg) zur Verfügung.

Die Größenordnung, in der solche Veränderungen die postprandiale Glukosehomöostase beeinflussen, hängt von den Geweben ab, die primär an der Entsorgung der oral verabreichten Glukosemenge beteiligt sind. Etwa 30 % davon werden von Splanchnikusgeweben aufgenommen (Leber, Darm). Da die endogene Glukoseproduktion zu etwa 50 % unterdrückt ist, muss die exogene Glukose verwendet werden, um denjenigen Glukosebedarf zu decken, der normalerweise von der endogen produzierten Glukose befriedigt wird. Insulinunabhängige Gewebe, wie das Gehirn, tragen deshalb beträchtlich zur Aufnahme der oralen Glukosemenge bei, und auf die Muskulatur entfallen etwa 25–30 % der Gesamtglukoseaufnahme.

Zelluläre Insulinsignalübertragung

Insulin vermittelt seine pleiotropen Effekte nach Bindung an und Aktivierung eines spezifischen Plasmamembranrezeptors mit Tyrosinkinaseaktivität (Insulinrezeptor). Die intrazellulären Substrate der Insulinrezeptor-Tyrosinkinase, vor allem die Insulinrezeptorsubstrat (IRS)-Moleküle werden hocheffektiv an verschiedenen Stellen Tyrosinphosphoryliert. Die intrazellulären Substrate dienen außerdem als Gerüst für weitere Adaptorproteine, die eine spezifische Donwstream-Kaskade in Gang setzen. Dabei werden eine Reihe von Lipid- und Proteinkinasen aktiviert und letztendlich die insulinspezifischen biologischen Effektorsysteme angeschaltet: Translokation des Glukosetransporters an die Zellmembran, Synthese von Glykogen, Protein, bestimmten mRNAs und nukleäre DNA, die u. a. mit Zellwachstum zu tun haben (▶ Abb. 10.4).

Zelluläre Insulinsekretion

Glukose erreicht über den arteriellen Schenkel die pankreatischen Betazellenund wird zunächst über den Glukosetransporter GLUT 2 in die Betazelle transportiert. Der geschwindigkeitsbestimmende Schritt für die glukoseabhängige Insulinsekretion ist die nachfolgende Phosphorylierung der Glukose zu Glukose-6-Phosphat durch die Glukokinase. Das entstandene Glukose-6-Phosphat wird in der Glykolyse verstoffwechselt, wobei ATP entsteht. Dieses hemmt die ATP-sensitiven Kaliumkanäle, welche einen aus 2 Proteinuntereinheiten zusammengesetzten Komplex bilden, von dem ein Teil auch der Rezeptor für bestimmte orale Antidiabetika ist, wie Sulfonylharnstoffe und Glinide; bei dem anderen handelt es sich um einen zelleinwärts transportierenden Kaliumkanal. Durch die Blockade dieses Kanals werden die Betazellmembran depolarisiert, spannungsabhängige Kalziumkanäle geöffnet (mit nachfolgendem Kalziumeinstrom) und die Insulinsekretion durch Exozytose der insulinhaltigen Granula ausgelöst (▶ Abb. 10.5).

Physiologischer Zusammenhang zwischen Insulinsensitivität und -sekretion

Die gesunde Betazelle des Pankreas besitzt die Fähigkeit, sich an Änderungen der Insulinwirkung zu adaptieren; eine Verringerung der Insulinwirkung wird durch eine vermehrte Ausschüttung von Insulin reguliert und umgekehrt. Aus dem Gleichgewicht gerät dieser Regelmechanismus, wenn in einem Individuum die Funktion der Betazellen des Pankreas für den Grad an Insulinresistenz inadäquat niedrig ist. Die Fehlfunktion der pankreatischen Betazelle stellt somit einen kritischen Schritt in der Pathogenese des Typ-2-Diabetes dar. Diese Zusammenhänge wurden nicht nur in verschiedenen Querschnittsstudien aufgezeigt, sondern auch in Langzeituntersuchungen während des Fortschreitens von normaler zu pathologischer Glukosetoleranz und schließlich zu Typ-2-Diabetes.

Allerdings ändert sich die Höhe der Glykämie nicht bei Abweichung von dieser Hyperbel, sondern auch bei deutlichen Bewegungen entlang der Hyperbel. Wenn die Insulinwirkung deutlich abnimmt (z. B. bei Adipositas) stellt sich kompensatorisch eine Verbesserung der Insulinwirkung ein. Dies jedoch geht zwangsläufig mit einem zwar kleinen, aber regeltechnisch unvermeidbaren Anstieg von Nüchtern- und 2h-Glukosewert einher. Dieser kleine Glukoseanstieg schädigt die Betazelle („Glukosetoxizität“). Somit würde auch bei (theoretisch) unbegrenzten Betazellreserven Insulinresistenz alleine die Pathophysiologie in Richtung Typ-2-Diabetes in Gang setzen (s. u.) (▶ Abb. 10.6).

Bei allen Diabetesformen liegt im Prinzip ein Missverhältnis zwischen Insulinsekretion und Insulinwirkung vor. Während bei Typ-1-Diabetes bei durchaus normaler Insulinwirkung die Sekretion Null ist, ist bei klassischem

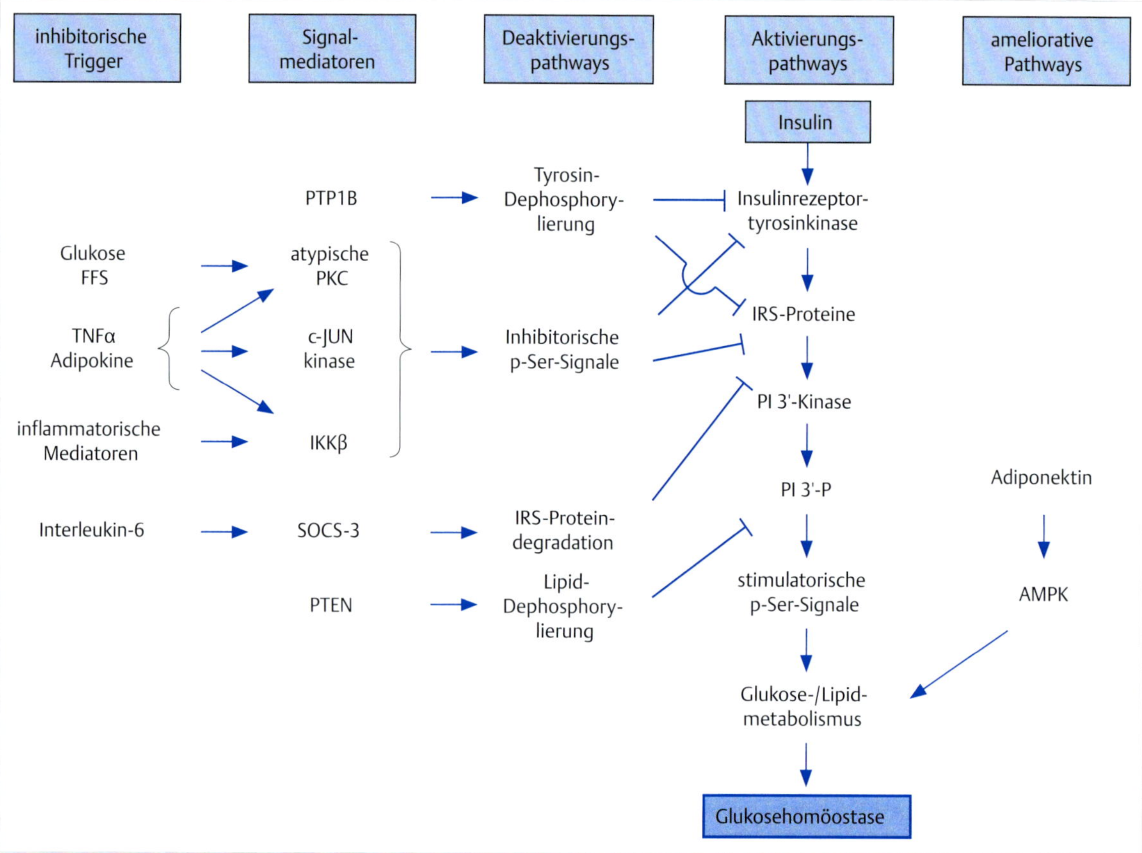

Abb. 10.4 Insulin-Signaling und mögliche Insulinresistenzmechanismen. Insulin vermittelt seine Effekte durch Aktivierung der Tyrosinkinaseaktivität des Insulinrezeptors, der wiederum die intrazellulären Substrate, v. a. die Insulinrezeptorsubstrat (IRS)-Moleküle, Tyrosin-phosphoryliert. Die intrazellulären Substrate dienen außerdem als Gerüst für weitere Adaptorproteine, die eine spezifische Downstream-Kaskade in Gang setzen. Dabei werden eine Reihe von Lipid- und Proteinkinasen aktiviert und letztendlich die insulinspezifischen biologischen Effektorsysteme angeschaltet. Inhibitorische und ameliorative Trigger modulieren die Insulinwirkung an unterschiedlichen Stellen in der Insulinsignalkaskade.

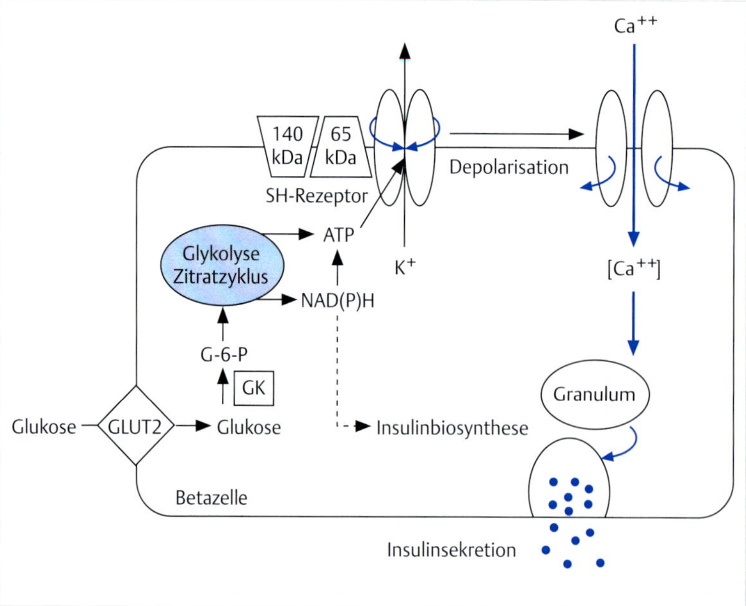

Abb. 10.5 Modell der glukosestimulierten Insulinsekretion in der pankreatischen Betazelle.

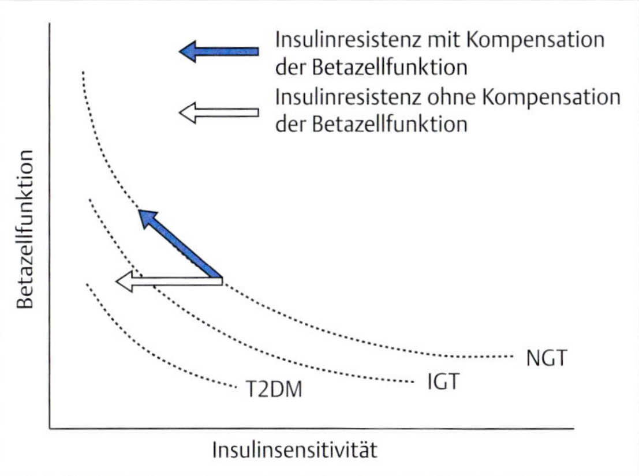

Abb. 10.6 Hyperbolischer Zusammenhang zwischen Insulinsensitivität und Betazellfunktion. Physiologischerweise steigt die Betazellfunktion bei Abnahme der Insulinsensitivität (und umgekehrt). Unterbleibt diese Kompensation, gleitet man auf die IGT- oder Typ-2-Diabetes-Linie ab.

Typ-2-Diabetes trotz Hyperinsulinämie die Insulinsekretion für das Maß der Insulinresistenz nicht adäquat. Es liegt also ein Betazellversagen vor, wenn auch nicht autoimmun bedingt, jedenfalls nicht in der Regel.

Pathogenese des Typ-1-Diabetes

Typ-1-Diabetes ist eine chronische organspezifische Autoimmunerkrankung, die durch eine selektive, T-Zell-induzierte Zerstörung der insulinproduzierenden Betazellen des Pankreas hervorgerufen wird. Typ-1-Diabetes entsteht auf der Grundlage der genetischen Prädisposition, assoziiert mit einer gestörten Immunregulation. Durch Umweltfaktoren wird eine autoimmune Reaktion gegen Betazell-spezifische Antigene möglicherweise getriggert, die in der Regel über Jahre hinweg zum progredienten Verlust der Betazellmasse und schließlich zur klinischen Manifestation des Typ-1-Diabetes führt (▶ Abb. 10.7).

Genetik des Typ-1-Diabetes

Für mehr als 40 verschiedene Genloci wurden bisher Assoziationen zum Typ-1-Diabetes beschrieben [7]. Der weitaus bedeutendste Einfluss zeigte sich für einen Genlocus auf dem Chromosom 6p21 in der Region der HLA-Klasse-II-Gene (IDDM1). Diese Region kann bis zu 50 % der familiären Häufung des Typ-1-Diabetes erklären.

Merke **M!**

HLA-Allele können sowohl Risiko (z. B. HLA DRB1 *0301) als auch Protektion (z. B. HLA DQB1 *0602) vor der Erkrankung vermitteln.

Die Genotypen HLA DR3-DQ2/DR4-DQ8 und HLA DR4-DQ8/DR4-DQ8 sind mit dem höchsten Diabetesrisiko assoziiert. Der Einfluss von HLA-Genen auf die Entstehung von Autoimmunität gegen Betazell-Antigene und Typ-1-Diabetes liegt in der Fähigkeit einer bevorzugten Präsentation von Peptiden durch bestimmte HLA-Haplotypen

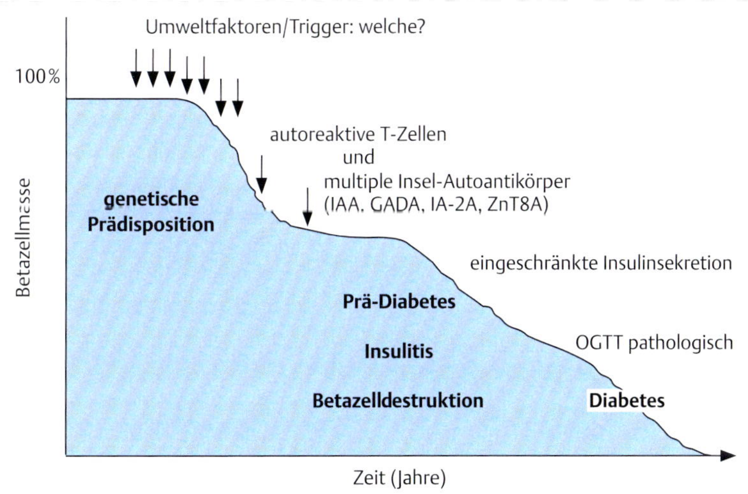

Abb. 10.7 Modell zur Pathogenese des Typ-1-Diabetes. Grundlage der Erkrankung sind Interaktionen zwischen prädisponierenden und resistenzvermittelnden Genen. Neben einer Dysregulation des Immunsystems wirken Umweltfaktoren triggernd, modulierend und regulierend ein. Die kleinen Pfeile stellen mögliche Zeitpunkte von möglicherweise auch verschiedenen Umwelttriggern dar („Multiple-Hit"-Hypothese). Der dargestellte Prozess muss nicht zwangsläufig zum Typ-1-Diabetes führen, auch ein Sistieren der Betazelldestruktion ist möglich. Insel-Autoantikörper sind frühe Krankheitsmarker, eine eingeschränkte intravenöse und orale Glukosetoleranz (ivGTT, oGTT) erst späte metabolische Marker der Abnahme der Betazellmasse. Die Remissionsphase kann zumeist in den ersten beiden Jahren nach Diabetesmanifestation beobachtet werden und geht mit vermindertem Insulinbedarf einher.

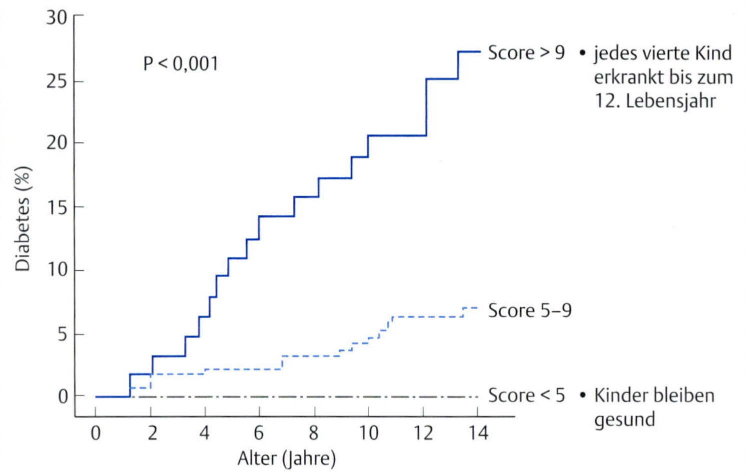

Abb. 10.8 Kumulatives Risiko für die Entstehung von T1D, stratifiziert durch Anwendung eines aus 8 Genen *(ERBB3, IFIH1, PTPN22, KIAA0350, CTLA4, SH2B3, IL18RAP, COBL)* bestehenden Risiko-Allel-Scores. Die Kaplan-Meyer-Analyse wurde bei Kindern von Eltern mit T1D angewendet, welche HLA Hochrisiko-Genotypen aufweisen. Gruppen sind kategorisiert nach: < 5 Risiko Allele (gestrichelt und gepunktete Linie), 5–9 Risiko Allele (gestrichelte Linie) und > 9 Risiko Allele (durchgezogene Linie).

gegenüber autoreaktiven T-Lymphozyten begründet. Des Weiteren wurde ein weiterer, relevanter Genlocus auf dem Chromosom 11p15 entdeckt, welcher sich direkt in der Promotorregion des Insulingens (INS VNTR) befindet und fortführend als IDDM2 bezeichnet wurde. Mit dem INS VNTR Klasse I/I Genotyp ist ein gehäuftes Auftreten von Insulin-Autoantikörpern (IAA) assoziiert, während die Genotypen INS VNTR Klasse I/III und III/III mit relativer Protektion für das Auftreten von IAA verbunden sind. Das erhöhte Risiko des INS VNTR Klasse I/I Genotyps kann durch eine verminderte Expression von (Pro-)Insulin im Thymus und eine dadurch bedingte Störung der Ausprägung einer zentralen Immuntoleranz gegenüber dem Insulin-Molekül erklärt werden. Mithilfe der neuen Genome wide Association (GWA)-Methode konnten über 20 neue Genregionen beschrieben werden, die im Zusammenhang mit einem erhöhten Typ-1-Diabetes-Risiko stehen. Neben den HLA Klasse II- und Insulin VNTR-Loci waren jedoch nur die Regionen PTPN22, CTLA4 und IL2RA mit einem vergleichbar hohen Typ-1-Diabetes-Risiko assoziiert [58]. Dies verdeutlicht, dass einzelne Genvarianten nur einen kleinen Beitrag zur Diabetesentstehung leisten. Vielmehr scheint für die Krankheitsentwicklung ein Zusammenspiel mehrerer Risiko-Allelle innerhalb der verschiedenen Gen-Regionen von Bedeutung zu sein. Durch Anwendung eines 8-Gen-Risiko-Scores (ERBB3, IFIH1, PTPN22, KIAA0350, CTLA4, SH2B3, IL18RAP, COBL) kann das Risiko, bis zum 14. Lebensjahr an Typ-1-Diabetes zu erkranken, bei Kindern mit familiärer Typ-1-Diabetes-Belastung und HLA Klasse II-Hochrisiko-Genen von 0% bis > 25% stratifiziert werden [80] (s. a. ▶ Abb. 10.8). Durch Polymorphismen innerhalb all dieser verschiedenen Genloci entstehen individuelle Phänotypen, die den Typ-1-Diabetes als eine **polygene Erkrankung** charakterisieren.

Das Risiko an Typ-1-Diabetes zu erkranken ist bei Verwandten 1. Grades etwa 20-fach höher (3–8%, Geschwister > Vater > Mutter) als in der Normalbevölkerung mit 0,3% (▶ Tab. 10.5). Wenn diese Personen zudem einen Hochrisiko-HLA-Typ (HLA DR3-DQ2/DR4-DQ8 und HLA DR4-DQ8/DR4-DQ8) aufweisen, erhöht sich dieses Risiko auf etwa 20% und steigt in Abhängigkeit von der Anzahl erstgradig Verwandter mit Typ-1-Diabetes weiter an auf bis zu 50%. Durch genetisches Screening in Familien mit Typ-1-Diabetes wird allerdings insgesamt nur ein kleiner Teil der später erkrankten Kinder erfasst, da ca. 90% der Patienten mit Typ-1-Diabetes keine familiäre Belastung haben.

Umweltfaktoren

Weniger als 10% der Individuen, die ein HLA-genetisch erhöhtes Risiko für Typ-1-Diabetes haben, erkranken im Laufe ihres Lebens an Typ-1-Diabetes. Des Weiteren beträgt die Konkordanz von Typ-1-Diabetes bei monozygoten Zwillingen 23–60%. Dies zeigt, dass neben den genetischen Faktoren andere Einflüsse eine wichtige Rolle bei der Krankheitsentstehung spielen müssen. Unterstrichen wird dies durch epidemiologische Erhebungen: Zwischen verschiedenen europäischen Staaten schwankt die Inzidenzrate für Typ-1-Diabetes mehr als 10-fach. Zudem hat sich die Inzidenzrate in den letzten 20 Jahren in etwa verdoppelt. Migrationsstudien von Bevölkerungsgruppen

Tab. 10.5 Diabetesrisiko bei Verwandten von Typ-1-Diabetikern bei lebenslanger Beobachtung.

Familienmitglied mit Typ-1-Diabetes	Diabetesrisiko für Indexperson (%)
Vater	8
Mutter	3
eineiiger Zwilling	23–60
HLA-identische Geschwister	15
HLA-haploidentische Geschwister	5
HLA-differente Geschwister	1
Normalbevölkerung Deutschland	0,3

mit ursprünglich niedrigen Inzidenzraten, die in eine Region mit hohen Inzidenzraten ziehen, zeigen eine deutliche Zunahme der Inzidenz. All diese Ergebnisse lassen einen wichtigen Einfluss von Umweltfaktoren bei der Pathogenese des Typ-1-Diabetes vermuten.

Möglicherweise können Umweltfaktoren bei genetisch empfänglichen Individuen eine Immunreaktion triggern, die letztendlich zu einer destruktiven, chronischen Entzündung der Langerhans-Inseln im Pankreas führt. Da Kinder, bei denen sich vor der Pubertät ein Typ-1-Diabetes manifestiert, oft bereits innerhalb der ersten 2 Lebensjahre Insel-Autoantikörper als Marker des immunologischen Zerstörungsprozesses entwickeln, müssen beeinflussende Umweltfaktoren intrauterin oder innerhalb der ersten Lebensmonate auf das Kind einwirken. Metaanalysen retrospektiver Untersuchungen sowie eine prospektive Studie konnten zeigen, dass eine Entbindung per **Sectio** mit einem **erhöhten Typ-1-Diabetes-Risiko** in der Kindheit einhergeht; vor allem bei Vorhandensein eines prädisponierenden IFIH1-Genotyps (Interferon-induced with helicase C Domain) [8] (s. a. ▸ Abb. 10.9). Die Interaktion von Gen (IFIH1) und Umweltfaktor (Sectio) beeinflusst sowohl die angeborene als auch die adaptive Immunantwort. Kinder, die per Kaiserschnitt entbunden werden, weisen eine veränderte Zusammensetzung der Darmflora sowie Veränderungen der Immunantwort des darmassoziierten Immunsystems auf, welches bei der Entwicklung von Typ-1-Diabetes von großer Bedeutung zu sein scheint. Das IFIH1-Gen steuert die Freisetzung von Immunmediatoren (z. B. Interferonen) als Antwort auf virale Infektionen. Diese Mediatoren erhöhen wiederum die Expression von MHC Klasse I-Molekülen, welche bei der Zerstörung von Betazellen durch CD8 + Lymphozyten eine Rolle spielen. Weitere Umweltfaktoren, die im Zusammenhang mit einer Typ-1-Diabetes-Entwicklung diskutiert werden, sind **Virusinfektionen** (Enteroviren, v. a. das Coxsackie-Virus; Rubella-Virus), **Impfungen**, Vitamine (**Vitamin D**), aber auch Nahrungsantigene wie **Kuhmilch** (Stilldauer) oder **Weizenprotein** (Gluten). Bislang erbrachte die Studienlage keine endgültigen Beweise für Schädlichkeit oder Protektion durch bestimmte Umweltfaktoren. Ergebnisse prospektiver Untersuchungen aus Deutschland und den USA weisen jedoch darauf hin, dass eine sehr frühe (< 3.–4. Lebensmonat) Einführung glutenhaltiger Lebensmittel oder von Getreide im Allgemeinen das Risiko erhöht, Inselautoimmunität zu entwickeln [53], [84]. Die multinationale, epidemiologische TEDDY-Studie (The environmental Determinants of Diabetes in the Young) hat sich zum Ziel gesetzt, die Fragen nach dem Einfluss von Umweltfaktoren in einer 15 Jahre dauernden Untersuchung zu beantworten. Bis 2010 wurden insgesamt 410 000 Neugeborene gescreent, wovon 8 668 Kinder mit HLA-Risikoallelen prospektiv hinsichtlich der Endpunkte Insel-Autoantikörperentstehung und Typ-1-Diabetes-Manifestation in Abhängigkeit zahlreicher erfasster Umweltfaktoren verfolgt werden.

Autoimmune Faktoren

Verschiedene Besonderheiten sowohl im zellulären als auch im humoralen Arm des Immunsystems können im Zusammenhang mit dem Autoimmunprozess beobachtet werden. Als **zelluläre Marker** der Insel-Autoimmunität spielen **T-Lymphozyten** eine entscheidende Rolle beim Zerstörungsprozess der pankreatischen Betazellen. Pathohistologisches Korrelat dieser zellulären Insel-Autoimmunität ist die Insulitis, eine Infiltration der Langerhans-Inseln mit einer heterogenen Population aus Immunzellen (u. a. CD4 + - und CD8 + -T-Lymphozyten, B-Lymphozyten, Makrophagen, dendritische Zellen, NK-Zellen). Untersuchungen haben ergeben, dass nur T-Lymphozyten, nicht jedoch B-Lymphozyten, Makrophagen, Serum oder Immunglobulin die Krankheit im Tiermodell von einem auf das andere Tier übertragen können. Reaktivität von T-Lymphozyten gegen eine Vielzahl von Betazell-Antigenen (z. B. Insulin, GAD) konnte sowohl in Pro-

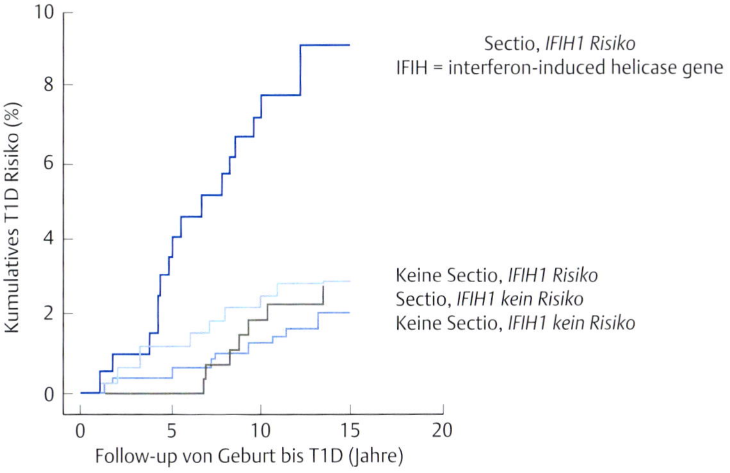

Abb. 10.9 Sectio als Risikofaktor für T1D-Gen-Umwelt-Interaktion. Kumulatives Risiko für die Entstehung von T1D bei Kindern von Eltern mit T1D, die vaginal oder per Sectio entbunden wurden. Sectio interagiert mit dem Immun-Response Gen *IFIH1*: ein erhöhtes T1D Risiko besteht nur für Kinder mit Sectio *und* Vorhandensein des Diabetes-assoziierten *IFIH1* Genotypen.

liferationsassays als auch im ELISPOT gezeigt werden. Hier wurde bei Typ-1-Diabetes-Patienten eine Dominanz von Th 1-assoziierten Zytokinen (v. a. Interferon-γ) deutlich, währenddessen bei reaktiven Kontrollpersonen als Ausdruck eines regulierten Immunprozesses zusätzlich Th 2-assoziierte Zytokine (z. B. IL-10) nachweisbar waren. Die zelluläre Zerstörung der Betazellen ist somit ein vornehmlich Th 1-vermittelter Immunprozess, dessen Zerstörungsmechanismen sowohl direkt über Zell-Zell-Kontakt, als auch indirekt über lokal wirksame proinflammatorische Mediatoren wirken. Beispielsweise kann eine vermehrte IL-1-Sekretion die Expression von Fas auf Betazellen induzieren, was zur Bindung von Fas an Fas-Ligand-exprimierende, zytotoxische T-Lymphozyten führt und damit den apoptosevermittelten Zelltod der Betazelle einleitet. Aber auch die Freisetzung proinflammatorischer Zytokine von T-Lymphozyten kann zu lokal vermehrter Freisetzung von NO und Superoxid-Radikalen führen, was in Betazell-Nekrose resultiert (Bystander Killing). Gegenwärtig ist die diagnostische Bedeutung von T-Lymphozyten noch begrenzt, da sie vor allem lokal im Rahmen der Insulitis auftreten und aufgrund ihrer geringen Frequenz im peripheren Blut mit den derzeit verfügbaren Methoden nur relativ schwer nachweisbar sind.

Unter den **humoralen Markern** von Insel-Autoimmunität lassen sich **Insel-Autoantikörper** oft Jahre vor klinischer Manifestation des Typ-1-Diabetes nachweisen und sind die wichtigsten prädiktiven, früh- und differenzialdiagnostischen Marker des Typ-1-Diabetes. Sie sind gegen Insulin (IAA), Glutamatdecarboxylase (GADA), Tyrosinphosphatase-homologe Moleküle IA-2 und IA-2β (IA-2A und IA-2βA) oder Zinktransporter ZnT-8 (ZnT 8A) gerichtet.

10

▶ **Inzidenz der Insel-Autoantikörper.** Prospektive Geburtskohorten, in denen inzwischen viele Kinder das Jugendalter erreicht haben, konnten zeigen, dass **Autoantikörper** gegen Betazell-Antigene bereits in den ersten beiden Lebensjahren, frühestens jedoch ab einem Alter von 6 Monaten, auftreten. Im Zeitraum zwischen **6 Monaten und 3 Jahren** kommt es zu einer **explosionsartigen Zunahme der Serokonversionen**, wobei die **Autoantikörper-Inzidenz im 2. Lebensjahr einen Gipfelpunkt erreicht** [54], [82]. Diese Erkenntnisse implizieren, dass das Immunsystem in den ersten beiden Lebensjahren besonders empfänglich für Autoimmunität ist, bzw. in dieser Periode in erhöhtem Maße Umweltfaktoren ausgesetzt ist, welche einen Autoimmunprozess triggern. Ein Typ-1-Diabetes-Risikoscreening zur Identifizierung von Personen in diesem präklinischen Stadium, ist daher besonders im Alter von 3 Jahren sinnvoll.

▶ **Histologie des humanen Pankreas.** Trotz großer Fortschritte der Forschung ist unser Wissen über ätiologische Faktoren inkomplett und das Verständnis der pathogenetischen Schlüsselmechanismen, die Typ-1-Diabetes verursachen, immer noch begrenzt. Die Fähigkeit zur Erforschung der Erkrankung wird durch den sehr beschränkten Zugang zu menschlichem Pankreas-Gewebe erschwert. Daher wurde 2007 das sog. JDRF Network for the pancreatic Organ Donors with Diabetes (JDRF nPOD) ins Leben gerufen. Dieses Netzwerk untersucht Pankreata und assoziierte Gewebe verstorbener Organspender in unterschiedlichen Risiko-Stadien des Typ-1-Diabetes [10] mit dem Ziel, in internationaler Kollaboration Fragen zu Ätiologie und Pathogenese des Typ-1-Diabetes zu beantworten. Hier sollen stichpunktartig einige der kürzlich veröffentlichten Beobachtungen an nPOD-Proben aufgeführt werden [60]:

- Bei singulär Insel-Autoantikörper-positiven, nicht diabetischen Organspendern konnte bisher keine Insulitis nachgewiesen werden. Diese Beobachtung geht mit dem niedrigen Diabetes-Progressionsrisiko singulär Antikörper-positiver Personen konform.
- In menschlichen Typ-1-Diabetes-Pankreata scheint die Insulitis nicht so stark ausgeprägt und auch nicht so häufig wie im NOD-Maus-Modell (das dem autoimmunen Diabetes ähnlichste Maus-Modell) zu sein. Multifokale insulitische Läsionen mit Infiltration antigenspezifischer CD8 + T-Zellen, z. T. aber auch „Insulitis-freie" Zonen konnten in Pankreata verstorbener Typ-1-Diabetiker beobachtet werden.
- Interessanterweise wurden bei einigen Proben auch Jahre nach Manifestation des Typ-1-Diabetes noch Insulin-positive Betazellen sowie die Expression von Glukosetransportern nachgewiesen. Diese Beobachtungen sind direkte Anzeichen für die Chronizität des Krankheitsprozesses, und stellen somit das klassische Konzept infrage, welches besagt, dass die Betazellzerstörung bei Manifestation fast vollständig ist.

Pathogenese des Typ-2-Diabetes

Unser moderner Lebensstil – charakterisiert durch Bewegungsarmut und Überernährung bzw. fettreiche Ernährung – gilt als wichtigster auslösender Faktor in der Pathogenese des Typ-2-Diabetes. Zudem erhöht eine positive Familienanamnese das Risiko, an Typ-2-Diabetes zu erkranken, auf das 2- bis 4-Fache. 15–25 % der Verwandten 1. Grades entwickeln in ihrem Leben eine eingeschränkte Glukosetoleranz oder Diabetes. Die Wahrscheinlichkeit, bis zum 80. Lebensjahr an Diabetes zu erkranken, sofern mindestens ein Elternteil betroffen ist, liegt bei 38 %. Sind beide Elternteile erkrankt, erhöht sich die Prävalenz des Typ-2-Diabetes bei den Nachkommen auf 60 % bei einem herabgesetzten Erstmanifestationsalter von durchschnittlich 60 Jahren. Dies zeigt, dass neben der typischen Umweltkonstellation genetische Faktoren eine große Rolle spielen.

Merke M!

Typ-2-Diabetes ist gekennzeichnet durch ein Missverhältnis aus Betazellfunktion (Vermögen adäquat Insulin zu sezernieren) und Insulinwirkung. In aller Regel liegt ein wie immer vorprogrammierter Defekt der Betazelle (genetisch, intrauterin geprägt) vor, der durch eine zunehmende Insulinresistenz exponiert wird.

Gestörte Glukosehomöostase, nüchtern

Der Schweregrad der Nüchtern-Hyperglykämie korreliert mit der Höhe der endogenen Glukoseproduktion, d.h. dem laufenden Eintritt von Glukose ins Plasma. Da sich aber im basalen Nüchternzustand die Glukosekonzentration zeitabhängig nicht ändert, muss der Austritt von Glukose aus dem Plasma, d.h. die Glukoseaufnahme durch die Gewebe einschließlich der Glukosurie, ebenfalls beschleunigt sein. Die Glukoseaufnahme nimmt also während der natürlichen Krankheitsentwicklung absolut genommen nicht ab. Aus diesem Grund wird von vielen Autoren die **Steigerung der Glukoseproduktion** als die primäre Auslenkung des Glukosegleichgewichts angesehen, die über die Jahre zur Entstehung der Nüchtern-Hyperglykämie führt.

Die gesteigerte endogene Glukoseproduktion kann durch eine gesteigerte Glukoneogenese oder eine gesteigerte Glykogenolyse oder durch beides verursacht werden. Beim Typ-2-Diabetiker wurden erhöhte Glukoneogeneseraten aus Laktat, Alanin, Glyzerin und Glutamin beobachtet. Für Laktat und Alanin wurden außerdem erhöhte Plasmaumsatzraten beobachtet, sodass beim Typ-2-Diabetiker eine gesteigerte Aktivität des Glukose-Laktat- und Glukose-Alanin-Zyklus vorliegt. Die Glyzerinumsatzrate ist als Ausdruck der gesteigerten Lipolyse ebenfalls erhöht. Dessen Kohlenstoffgerüst, ebenso wenig wie das des Glutamins, wird aber nicht aus Glukose resynthetisiert, sodass für diese Substrate keine pathologisch gesteigerten Zyklen vorliegen, sie dagegen dem Glukosepool neuen, d.h. nicht aus Glukose stammenden Kohlenstoff hinzufügen. Die pathologisch gesteigerte Glukoneogenese stellt einen erheblichen energetischen Mehraufwand dar, der aus der Oxidation freier Fettsäuren gedeckt wird, deren Umsatz beim Typ-2-Diabetes ebenfalls erhöht ist. Aufgrund der methodologischen Schwierigkeiten, die Gesamtglukoneogenese quantitativ zu erfassen, ist die relative Bedeutung der Glukoneogenese gegenüber der Glykogenolyse nicht ganz sicher. Sowohl klassische Tracer-Experimente als auch ^{13}C-Kernspinuntersuchungen der Leber weisen aber darauf hin, dass die Glukoneogenese beim Typ-2-Diabetes ca. 90% der postabsorptiven endogenen Glukoseproduktion ausmacht. Demnach wäre die Glukoneogenese für den überwiegenden Anteil des Überschusses der endogenen Glukoseproduktion bei dieser Erkrankung verantwortlich.

Traditionellerweise wurde die Leber als Ursprungsort der pathologischen Glukoseproduktionserhöhung angesehen. Bei der überwiegenden Mehrheit der Studien, die zu dieser Einsicht führten, wurden jedoch Tracer-Verdünnungsverfahren verwendet, die keine Organzuordnung der endogen produzierten Glukose erlauben. Damit schließen alle diese Studien eine gesteigerte renale Glukoseproduktion nicht prinzipiell aus. Und in der Tat weisen Untersuchungen an Typ-1-Diabetikern auf einen wenigstens proportionalen Anteil der Niere an der gesteigerten endogenen Glukoseproduktion hin.

Praxis

Diese Beobachtungen legen den Schluss nahe, dass die Pathologie der gesteigerten Glukoseproduktion des Diabetikers nicht so sehr organspezifisch als vielmehr stoffwechselwegspezifisch ist.

Die **muskuläre Glukoseaufnahme** des Typ-2-Diabetikers ist absolut gesehen zwar normal oder sogar leicht erhöht, liegt jedoch deutlich unter dem, was bei den vorliegenden Nüchternblutzuckerspiegeln zu erwarten wäre. Erhöht man experimentell den Blutzucker eines Stoffwechselgesunden auf diabetische Konzentrationen („Glukose-Clamp"), so ist dessen muskuläre Glukoseaufnahme bei vergleichbaren Insulinspiegeln um ein Mehrfaches höher als die des Diabetikers. Diese dem Blutzucker unangemessen niedrige Glukoseaufnahme des Muskels wird als **muskuläre Insulinresistenz** bezeichnet (s.u.). Sie hat im Nüchternzustand aufgrund der relativ geringen basalen Glukoseaufnahme keine so große Auswirkung auf die Glukosehomöostase wie postprandial.

Gestörte Glukosehomöostase, postprandial

Bei Typ-2-Diabetikern führt die orale Aufnahme von Glukose zu einem überschießenden und anhaltenden Anstieg der Plasmaglukosekonzentration. Dieser Anstieg kann nicht auf einen gesteigerten Übertritt der verzehrten Glukose ins Plasma zurückgeführt werden, da bei Typ-2-Diabetikern das systemische Erscheinen oraler Glukose normal ist. Im Wesentlichen erklären **2 unabhängige Störungen der Glukoseflüsse** den pathologischen Verlauf des Glukosetoleranztests des Diabetikers:

- Zum einen ist die postprandiale Unterdrückung der endogenen Glukoseproduktion in Gegenwart erhöhter Insulin- und Glukosespiegel inadäquat.
- Zum anderen ist aufgrund der Insulinresistenz die periphere Glukoseaufnahme in der postprandialen Phase den Insulin- und Glukosespiegeln nicht angemessen.

Während bei Normalpersonen die endogene Glukoseproduktion um mehr als die Hälfte reduziert wird, geschieht dies bei Typ-2-Diabetikern nur um etwa ein Viertel. Die unzureichende Unterdrückung sowie die bereits basal (vor der Mahlzeit) vorliegende Erhöhung der endogenen Glukoseproduktion verursachen eine beträchtlich gesteigerte endogene Glukoseproduktion während der postprandialen Phase. Verschiedene Mechanismen, wie die postprandial beschleunigte Glukoneogenese bei erhöhtem Angebot glukoneogener Präkursoren, kommen als Ursache der anhaltend gesteigerten endogenen Glukoseproduktion in Betracht. Außerdem spielen die verzögerte und relativ zur vorherrschenden Plasmaglukosekonzentration zu geringe Insulinsekretion sowie die reduzierte Insulinwirkung an der Leber (hepatische Insulinresistenz, s. u.) eine Rolle. Zudem bestehen Veränderungen in der Glukagonsekretion. So ist diese bereits im Nüchternzustand erhöht und wird nach Nahrungsaufnahme nicht adäquat supprimiert. Ob diese Dysregulation primär von den Alphazellen ausgeht oder eine Reaktion auf eine gestörte Betazellfunktion ist, ist derzeit noch unklar. Des Weiteren ist der Inkretineffekt (so bezeichnet man den durch die Freisetzung von Glucagon-like-Peptid 1 (GLP-1) und glukoseabhängigem insulinotropem Polypeptid (GIP) bedingten zusätzlichen Anstieg der Insulinsekretion nach oraler im Vergleich zu intravenöser Glukosegabe) bei Typ-2-Diabetes gestört. Mögliche Ursachen sind eine gestörte GLP-1-Produktion (obwohl die Evidenzlage dafür nicht stark ist) und eine reduzierte Sensitivität der Betazellen auf GIP [32].

Insulinresistenz

Insulinresistenz kann im Prinzip überall dort entstehen, wo Insulin auch wirkt, also fast an allen Körperzellen (einschließlich Neuronen, Keratinozyten, renalen Tubuluszellen, um weniger bekannte Beispiele zu nennen) und an vielen Geweben (Gehirn, Haut, Niere). Für den Glukosestoffwechsel dürften aber 3 Gewebe primär von Relevanz sein: Leber, Fettgewebe und Muskel. Wie oben erwähnt (Kap. 10.1), führt dies zu verminderter Suppression der endogenen Glukoseproduktion, zu verminderter insulinstimulierter (also postprandialer) Glukoseaufnahme in den Muskel und zu verminderter Lipolyse-Hemmung im Fettgewebe, also gesteigerter Freisetzung freier Fettsäuren. Letztere können wiederum an Leber und Muskel Insulinresistenz induzieren.

Eine Zeitlang machte man sich die Technologie der konditionalen Knockout-Mausmodelle zunutze, bei denen man gewebsspezifisch den Insulinrezeptor ausschalten konnte. Hierbei kamen einige überraschende Befunde zutage: Muskel- und fettspezifischer Knockout führt bei gesunden Betazellen nicht zu Diabetes mellitus, wohl aber leberspezifischer Knockout des Insulinrezeptors. Besonders unerwartet war die Beobachtung, dass betazellspezifischer Knockout zu einem Sekretionsdefekt und Diabetes mellitus führte (▸ Abb. 10.10).

Insulinresistenz ist bekanntermaßen sehr stark mit Zunahme des Körperfettanteils assoziiert, was die in der Regel deutlich erhöhten Nüchterninsulinspiegel adipöser Patienten gut belegen. Traditionell wurde das Fettgewebe als ein passives Energiespeicherorgan angesehen. Diese Sicht wurde spätestens in den 1980er Jahren widerlegt. Bereits 1987 wurde nachgewiesen, dass Adipsin, Östrogen und andere Steroidhormone im Fettgewebe nicht nur metabolisiert, sondern auch synthetisiert und sezerniert werden. Mit der Identifizierung des fettspezifischen Sättigungshormons Leptin etablierte sich das Fettgewebe endgültig als endokrines Organ. Heute ist bekannt, dass das Fettgewebe eine Vielzahl bioaktiver Peptide (Adipokine) sezerniert, die sowohl lokale (autokrin/parakrin) als auch systemische (endokrin) Wirkungen haben. Zusätzlich mehren sich die Hinweise, dass das Fettgewebe auch bei

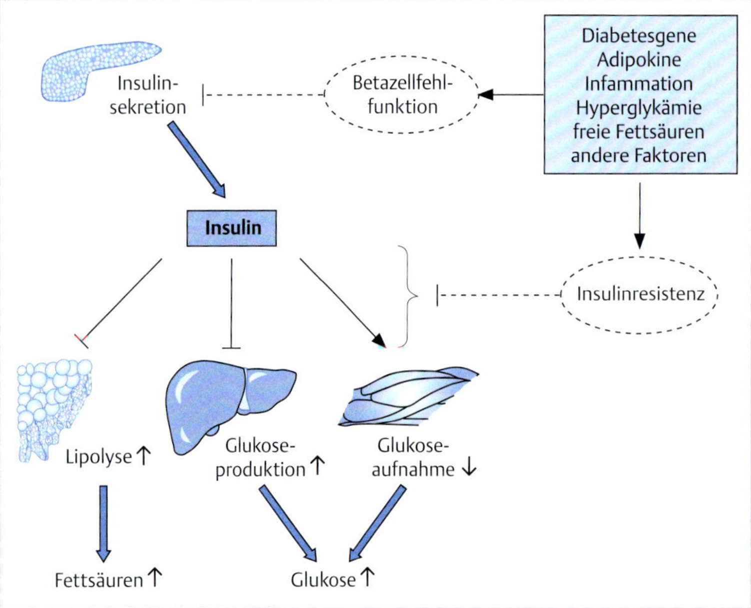

Abb. 10.10 Modell zur Pathogenese des Typ-2-Diabetes. Das von der pankreatischen Betazelle sezernierte Insulin hemmt normalerweise die Lipolyse im Fettgewebe, steigert die Glukoseaufnahme in den Skelettmuskel und hemmt die Glukoseproduktion in der Leber. Eine Reihe von ätiologischen Faktoren verursacht sowohl eine Fehlfunktion der Betazelle als auch Insulinresistenz. Beides zusammen reduziert die Insulinwirkung an den Zielorganen. Dadurch kommt es zu einer Erhöhung der freien Fettsäuren und zur Hyperglykämie. Sowohl die erhöhte Glukose- als auch Fettsäurekonzentration können ihrerseits Betazellfunktion und Insulinsensitivität weiter verschlechtern.

der Regulation immunologischer Prozesse eine Rolle spielt (Kap. 10.1).

Zu den Sekretionsprodukten des Fettgewebes gehören u. a. Leptin, Adiponektin, Interleukin (IL)-6, IL-8, IL-10, Angiotensinogen, Prostaglandin E2, Monocyte chemoattractant Protein 1 (MCP-1), Plasminogen Activator Inhibitor-1 (PAI-1), Resistin, Retinol-Bindungsprotein-4 (RBP4), Visfatin, Vaspin, Progranulin, Chemerin sowie Endocannabinoide. Für eine Reihe dieser Adipokine wurden außerdem fettdepotspezifische Unterschiede in der Genexpression, der Produktion oder Sekretion gefunden. Einige dieser Adipokine modulieren die Insulinwirkung an unterschiedlichen Stellen in der Insulinsignalkaskade (▶ Abb. 10.4). Die Datenlage ist am robustesten für Adiponectin, das mit zunehmender Körperfettmasse abnimmt und die Insulinwirkung verbessert. IL-6 und PAI-1 dagegen schwächen die Insulinwirkung ab. Für Visfatin und das vermutlich resistenzinduzierende RBP-4 ist die Datenlage noch uneinheitlich. Progranulin und Chemerin dürften für die Verbindung zwischen Inflammation und Insulinresistenz eine wichtige Mediatorrolle spielen. Vaspin könnte Insulinresistenz abmildern, aber auch hier liegen noch keine guten klinischen Daten vor.

Merke M!

Die bisherige pathophysiologische Vorstellung ging davon aus, dass die Insulinresistenz der primäre pathologische Faktor ist, der sekundär zu einer Hyperinsulinämie führt. Aktuelle Untersuchungen postulieren eine völlig neue Sichtweise, nämlich dass die Hyperinsulinämie zuerst auftritt und dadurch die Insulinresistenz ausgelöst wird [11], [59].

Betazellfehlfunktion

Die Fehlfunktion der Betazelle bei Typ-2-Diabetes hat viele Mechanismen und Ursachen. Die basalen Insulinkonzentrationen können insbesondere bei übergewichtigen hyperglykämischen Patienten auf das Doppelte erhoht sein. Dies reflektiert die Hyperglykämie und ist nicht Ausdruck einer guten oder gar überschießenden Betazellfunktion. Ähnlich verhält es sich nach einer Mahlzeit, wo der Insulinspiegel deutlicher ansteigen kann als bei Kontrollpersonen. Dennoch ist der Insulinspiegel inadäquat niedrig und müsste eigentlich noch höher sein, um eine Normoglykämie zu erreichen. Unter kontrollierten Glukosebedingungen wie bei einem hyperglykämischen Clamp (z. B. mit einer Glukosekonzentration von 180 mg/dl) sieht man deutlich, dass Patienten mit Typ-2-Diabetes (und in schwächerer Ausprägung auch IGT) eine verminderte Insulinsekretion zeigen im Vergleich zu Kontrollpersonen, die bzgl. BMI und Alter gematcht wurden. Aber schon vor Entwicklung einer manifesten Hyperglykämie lässt sich in Risikogruppen (Verwandte von Patienten mit Typ-2-Diabetes) oder Zwillingsgeschwistern eine verminderte Insulinsekretion nachweisen. Adipositas, Schwangerschaft, eine schwere (v. a. entzündliche) Erkrankung, Steroidtherapie oder einfach höheres Lebensalter, die alle die Insulinempfindlichkeit herabsetzen, fördern den zugrunde liegenden Defekt der Betazelle zutage.

Praxis

Welche molekularen Ereignisse – seien sie genetisch bedingt oder Folge intrauteriner Prägung – den echten primären Defekt darstellen, der zu einer vermutlicher sehr subtilen intialen Verschlechterung der Insulinsekretion führt, ist unklar und sicherlich auch von Patient zu Patient verschieden. Hier hat gerade die Genetik in letzter Zeit wegweisende Dienste geleistet und vielversprechende, größtenteils nicht vorbekannte Proteine identifiziert (s. u.). Auch gibt es Hinweise, dass Umweltgifte (z. B. Weichmacher, Organophosphate in Pestiziden, Dioxin, Schwermetalle) die Betazellfunktion an den verschiedensten intrazellulären Prozessen ungünstig beeinflussen und so zur Entstehung eines Typ-2-Diabetes beitragen.

Glukosetoxizität, Lipotoxizität und Amyloid

Liegt die Glukose dann in einem nicht mehr normoglykämischen Bereich, setzen sekundäre Mechanismen ein, die üblicherweise als **„Glukosetoxizität"** bezeichnet werden. Gemeint ist, dass jede Erhöhung der Glukosekonzentration zu einer funktionellen und bei längerer Dauer auch morphologischen Beeinträchtigung der Betazelle führt. Umgekehrt kann eine wie auch immer zustande gekommene Verbesserung der Glykämie mit einer Erholung der Betazellfunktion einhergehen, zumindest vorübergehend. Dabei kommen Mechanismen zum Tragen, die mit der durch Glukose gesteigerten Produktion von Sauerstoffradikalen (Reactive Oxygen Species, ROS) zu tun haben. Betazellen haben eine vergleichsweise geringe Ausstattung mit den detoxifizierenden Enzymen Katalase, Superoxiddismutase und Glutathionperoxidase. So werden dann die verschiedensten zellulären Komponenten der Betazelle geschädigt. Der Verlust von PDX-1 (Pancreas Duodenum Homeobox) dürfte dabei eine Rolle spielen ebenso wie NFκB-vermittelte Apoptoseinduktion.

In gewisser Analogie zur Glukosetoxizität werden auch Mechanismen der **„Lipotoxizität"** diskutiert. Obwohl Fettsäuren akut die Insulinsekretion sogar stimulieren, verursachen sie chronisch eine Abnahme der Sekretionsleistung, die vor allem mit Überflutung mit langkettigen Acyl-CoAs erklärt wird. Andere Mechanismen wie die Steigerung von UCP-1- (Uncoupling Protein 1 und dadurch ATP-Verknappung) und Apoptoseinduktion durch Fettsäuren oder Ceramide werden ebenfalls diskutiert.

Ein weiterer, nicht vollständig verstandener Mechanismus hat mit der Ablagerung von **Inselzellamyloid** zu tun. IAPP (Islet Amyloid Polypeptide, oder Amylin) wird einer-

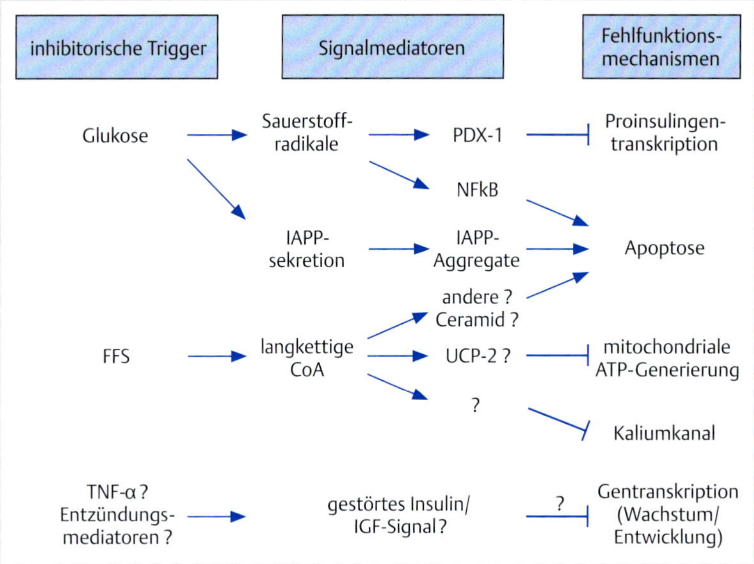

Abb. 10.11 Mögliche Mechanismen der Betazellfehlfunktion. Pathways der Glukosetoxizität, Lipotoxizität und entzündlicher Pathomechanismen.

seits mit Insulin kosezerniert und andererseits als Ablagerung in autoptischen Betazellen von Patienten gefunden. Möglicherweise ist die Entstehung von Amyloidaggregaten eine andere Ausprägung von Lipotoxizität (▶ Abb. 10.11).

Mikrobiom, mitochondriale DNA und epigenetische Veränderungen

Auch das intestinale Mikrobiom scheint eine Rolle bei der Entstehung des Typ-2-Diabetes zu spielen. Die Wechselwirkungen des Mikrobioms mit dem menschlichen Organismus an den Grenzflächen des Darms hat Auswirkungen auf verschiedenste Körperfunktionen. Für Erkrankungen wie Asthma und Morbus Crohn gibt es dazu bereits gute Daten. Zwei Studien fanden Hinweise auf eine funktionelle Veränderungen im Darmmikrobiom bei Patienten mit Typ-2-Diabetes [32]. Veränderungen der mitochondrialen DNA und epigenetische Veränderungen werden ebenfalls als mögliche Faktoren in der Pathogenese des Typ-2-Diabetes diskutiert.

Genetik des Typ-2-Diabetes

Die individuelle Suszeptibilität für Typ-2-Diabetes, wie auch für andere polygene Erkrankungen, unterliegt genetischen Faktoren, deren Ursprung und Mechanistik weitgehend unbekannt sind. Genetische Studien zeigten bislang sehr unterschiedliche Ergebnisse, was vermutlich Ausdruck einer großen Heterogenität der Ätiologie ist. Üblicherweise werden 2 verschiedene Untersuchungsstrategien zur Analyse der beteiligten genetischen Faktoren angewendet:

- die Kandidatengenanalyse
- das ganzgenomische Screening

Während Erstere ein gutes Verständnis der Pathophysiologie voraussetzt, kann Letzteres völlig neue, bisher unbekannte Einblicke in diese auftun.

Die **Kandidatengenanalyse** dient der Untersuchung spezifischer Gene mit plausibler, pathophysiologischer Rolle im Erkrankungsprozess. Ziel ist hierbei vor allem das Auffinden statistisch signifikanter Assoziationen des Phänotyps zu bestimmten identifizierten Polymorphismen. Strategie mit der höchsten statistischen Power ist der populationsbasierte Fall-Kontroll-Ansatz, welcher bei der Identifizierung signifikant unterschiedlich verteilter Allele zwischen gesunden und erkrankten Personen populationsweit repräsentativ sein kann.

Ganzgenomische Analysen, insbesondere Kopplungsanalysen und genomweite Assoziationsstudien, sind bevorzugte Strategien zur Neuauffindung prädisponierender genomischer Regionen, bestimmter Gene und genetischer Polymorphismen.

Beim Kandidatengenansatz hat man sich funktionell relevante Proteine der Insulinwirkung und der Insulinsynthese und -sekretion vorgenommen. Die Versuche zur Identifizierung kausaler genetischer Faktoren durch Analyse biologisch plausibler Kandidaten für die Insulinresistenz sind bislang noch relativ enttäuschend. Eine Vielzahl von Varianten in den unterschiedlichsten Kandidatengenen wurden in den letzten 20 Jahren untersucht, wie beispielsweise der Gly972Arg-Polymorphismus im Insulinrezeptorsubstrat 1-Gen (*IRS 1*), der Gly1057Asp-Polymorphismus im Insulinrezeptorsubstrat-2-Gen (*IRS 2*), der Trp64Arg-Polymorphismus im β3-adrenergen Rezeptor (*ADRB3*), die –308 G/A-Promotorvariante des Tumornekrosefaktors α (*TNFA*) sowie Varianten des Adiponectin-Gens (*APM1*). Eine statistisch signifikante Replikation initialer Assoziationen war oft nicht möglich. Eine hochprävalente Variante (Pro12Ala) des Peroxisomenproliferator-aktivierten Rezeptor-γ-Gens (*PPARG*) konnte in mehreren Untersuchungen repliziert werden.

PPARG kodiert für einen Transkriptionsfaktor, welcher durch verschiedene Fettsäuren, Prostanoide und Thiazolidindione aktiviert wird. Während $PPAR\gamma_1$ nahezu ubiquitär vorkommt, wird die Spleiß-Variante $PPAR\gamma_2$ ausschließlich in Adipozyten exprimiert. Dort erfüllt es eine Schlüsselrolle bei der Regulation der Fettzelldifferenzierung. Der Pro12Ala-Polymorphismus betrifft nur die $PPAR\gamma_2$-Isoform. Das Prolin-Allel des Pro12Ala-Polymorphismus kommt in kaukasischen Populationen mit einer Prävalenz von immerhin 75 % vor. In zahlreichen Assoziationsstudien, 2 Metaanalysen und einer weiteren prospektiven Studie konnte eine Risikoreduktion für den Ausbruch von Typ-2-Diabetes bei Trägern des protektiven Alanin-Allels zwischen 21 % und 27 % gezeigt werden. Der Alanin-Genotyp resultiert sehr wahrscheinlich in einer Verbesserung der Insulinsensitivität. Die Prolin-Variante besitzt eine erniedrigte transkriptionelle Aktivität und heterozygote Knockout-Mäuse sind insulinresistent. Berücksichtigt man, dass $PPAR\gamma_2$ ausschließlich im Fettgewebe exprimiert wird, liegt die Vermutung nahe, dass ein Sekundäreffekt auf die Insulinsensitivität der Leber und die Insulinelimination vorliegt.

Unter den vielen für Insulinsekretionsdefekte postulierten Kandidatengenen wurden insbesondere die Gene, die für die Proteine SUR-1 (*ABCC8*) und KIR6.2 (*KCNJ11*) kodieren, ausgiebig untersucht. Die beiden Gene *ABCC8* und *KCNJ11* sind einander benachbart auf Chromosom 11 lokalisiert und kodieren für ATP-abhängige Kaliumkanäle in der Membran der Pankreaszelle. Glukoseaufnahme führt über eine Depolarisierung der Zellmembran zur Insulinsekretion. Derzeit existieren schwache Hinweise für eine Assoziation der beiden untersuchten SUR-1-Polymorphismen (Exon 16–3 t/c, Exon 18 T759T) mit Typ-2-Diabetes. Die Daten zur Glu23Lys-Variante des Proteins KIR6.2 sind besser replizierbar und Metaanalysen legen ein um 15 % erhöhtes Risiko für Typ-2-Diabetes durch das Lysin-Allel nahe. Neuere Haplotyp-Analysen an einem unabhängigen Kollektiv bestätigten die Assoziation mit der KIR6.2-Variante und postulierten, dass genetische Variationen in der Region SUR-1/KIR6.2 das Risiko für Typ-2-Diabetes erhöhen. Da sich jedoch der Glu23Lys-Polymorphismus in KIR6.2 im starken Kopplungsungleichgewicht (Linkage Disequilibrium) mit einer benachbarten Variante im Protein SUR-1 (Ala1369Ser) befindet, ist es schwierig, die Rolle beider Polymorphismen anteilig zu beurteilen.

In den letzten Jahren hat man vor allem versucht, mittels genomweiter Assoziationsstudien (Assoziation von 300 000 bis 450 000 Single Nucleotide Polymorphmisms, SNPs, mit dem fraglichen Phänotyp) in sehr großen Kohorten Gene zu finden, deren Varianten für die Entwicklung eines Typ-2-Diabetes prädisponieren. Dabei konnten ca. 60 Genloci identifiziert werden. In ▸ Tab. 10.6 sind die wichtigsten dieser Gene hinsichtlich Proteinfunktion und möglichem Pathomechanismus zusammengefasst. Die Auswahl erfolgte nach Assoziationsstärke und Plausibilität des Kandidaten. Die meisten dieser Gene sind in die Regulation der Betazellentwicklung und -funktion involviert. Aber auch Gene, die die Insulinwirkung beeinflussen, sind darunter. Für einige Gene ist der genaue pathophysiologische Wirkmechanismus noch unklar. Allerdings sind die Assoziationen oftmals ziemlich schwach (Odds-Ratios < 1,14 für heterozygote Genotypen der meisten Marker). Die stärksten Assoziationen wurden für Varianten der Gene *TCF7L2* und *KCNQ1* gefunden. *TCF7L2* kodiert für einen Transkriptionsfaktor, der in der Betazellentwicklung und bei der Betazellfunktion eine Rolle spielt. *KNCQ1* kodiert für eine porenformende Untereinheit eines Kaliumkanals, der u. a. in den Betazellen des Pankreas exprimiert wird.

Tab. 10.6 Gene mit Varianten, die eine replizierte Assoziation mit Typ-2-Diabetes zeigen

Gen (OMIM)	Kodiertes Protein	Proteinfunktion	Denkbarer Mechanismus
FTO	Fat Mass and Obesity associated	2-ketoglutarat-abhängige Nukleinsäure Demethylase (im Hirn exprimiert)	Nur Adipositas! Vermehrte Nahrungsaufnahme
CDKAL 1	**CDK5 regulatory subunit associated protein 1 like 1**	Regeneration	Betazell-Entwicklung, -Wachstum
HHEX/IDE Region	Hematopoetically expressed homeobox / Insulin Degrading Enzyme	HHEX: Transkriptioneller Repressor, Hämatopoese IDE: Protease, interzelluläres Peptidsignalling, Insulinprozessierung	HHEX: Pankreas-/Leberentwicklung IDE: Rolle in der Beendigung der Insulinfreisetzung
CDKN2A/B	Cyclin-dependent kinase inhibitor 2A/B	Zellzyklus	Betazell-Dysfunktion
IGF2BP2	Insulin-like growth factor 2 binding protein 2	Transport IGF-2 mRNA (Translation)	Betazell-Entwicklung, -Wachstum?
SLC 30A8	Solute carrier family 30, member 8	Zink-Transporter in Betazelle	Betazell-Dysfunktion
TCF2 (HNF1B)	Transcription Factor-2	Transkriptionsfaktor, Betazellentwicklung, -wachstum	Betazell-Dysfunktion
TCF7L 2	Transcription factor 7-like 2	Wnt-signalling, Pankreas	Insulin-, Glucagonsekretion

Tab. 10.6 Fortsetzung

Gen (OMIM)	Kodiertes Protein	Proteinfunktion	Denkbarer Mechanismus
WFS 1	Wolframin	Aktivierung von Endoplasmatisches Retikulum(ER)-Stress-Wegen	Betazell-Apoptose
MTNR1B	Melatonin receptor 1B	Zirkadianer Rhythmus, Betazelle	cAMP-vermittelte Insulinsekretion
NOTCH2	Notch (Drosophila) Homolog2	Rezeptor für membrangebundene Liganden, Regulation von Zellentwicklung	Pankreatische Zelldifferenzierung, Einfluss auf apoptotisches Programm
CDC 123/CAMK1D	cell division cycle 123 homolog (S. cerevisiae) / calcium/calmodulin dependent protein kinase 1D	Zellzyklus (Serin/Threonin-Kinase, die Calcium-vermittelte Granulozytenfunktion reguliert)	Betazell-Dysfunktion (verminderter insulinogener Index)
THADA	Thyroid adenoma associated	Protein, das mit Death-Receptor interagiert	Verminderte Betazellfunktion, Antwort auf Inkretine, Arginin
TSPAN8/LGR5	Tetraspanin 8/leucine-rich repeat-containing G protein coupled receptor 5	Signaltransduktion in der regulation von Zellentwicklung, Wachstum in embryonalen Geweben	Betazell-Dysfunktion (verminderter insulinogener Index)
JAZF1	JAZF zinc finger 1	Transkriptionaler Repressor	Betazell-Dysfunktion
KCNQ 1	Potassiom voltage-gated channel, KQT-like subfamily, member 1	Repolarisation des Aktionspotentials	Betazell-Dysfunktion (verminderte Glucosestimulierte Insulinsekretion)
ADCY5	Adenylate cyclase 5	Katalysiert cAMP-Bildung, GLP1 z. B. stimuliert Insulin-Gen-Transkription und Insulinsekretion über cAMP	Verminderte inkretinstimulierte Insulinsekretion
GIPR	Gastric inhibitory peptide 1 receptor		Verminderte inkretinstimulierte Insulinsekretion
DGKB/TMEM195	Diacylglycerol kinase, beta/transmembrane protein 195	reguliert intrazelluläre DAG-Konzentration/integrales membranphosphoprotein	Betazellmasse, Insulinsekretion
MADD	mitogen-activated protein kinase (MAPK) activating death domain	Adapterprotein, das mit TNFalpha interagiert	Betazellmasse, Insulinsekretion
ADRA2A	Alpha2A adrenergic receptor	stimuliert K-Auswärtsstrom in Inselzellen	Insulinsekretion
FADS 1	Fatty acid desaturase 1	Katalysiert die Biosynthese hochungesättigter Fettsäuren aus PUFA	Insulinsensitivität
CRY2	Cryptochrome 2	Integraler Bestandteil des zirkadianen Schrittmachers 56	Zirkadiane Rhythmik, Betazellfunktion
GLIS 3	GLIS family zinc finger 3	Transkriptionsfaktor	Betazellentstehung
PROX1	prospero homebox 1	Co-Repressor von HNF4α	Insulinsekretion
FAM148B	Nuclear localized factor 2	Exprimiert in Endothelzellen und Pankreas, hochreguliert durch pro-inflammatorische Zytokine	Betazellentzündung?
SLC 2A2	Solute carrier family 2 (facilitated glucose transporter), member 2	GLUT 2 Transporter der Betazelle	Glukosesensing der Betazelle, Insulinsekretion
PTPRD	Protein tyrosine phosphatase type D	Signalling, Wachstum	Nicht sicher bekannt
DUSP9 (X-chr)	Dual specificity phosphatase 9	Insulinsignalweg	Insulinsensitivität
SRR	Serine racemase	Signalwege	Nicht sicher bekannt
GCK	Glucokinase	Glukoseenzym	Glukosesensing der Betazelle, Insulinsekretion
KCNJ11	Potassium inward rectifier 6.2	Kaliumkanal der Betazelle	Betazell-Dysfunktion
PPARG	Peroxisome proliferator activator receptor gamma	Transkriptionsfaktor, Glitazonwirkung	Fettgewebs-assoziierte Insulinresistenz

Aktuelle Daten zeigen, dass die Vorhersagbarkeit des individuellen Diabetesrisikos durch genetische Risikomodelle die Vorhersagekraft klinischer Parameter nicht übertrifft [6]. Mögliche Erklärungen dafür sind Folgende:

- In den konventionellen klinischen Risikoparametern wie „Familienanamnese für Diabetes mellitus" sind bereits Einflüsse genetischer Faktoren enthalten.
- Neben genetischen Parametern spielen auch andere Elemente wie intrauterine Prägung und epigenetische Faktoren für die Entwicklung eines Typ-2-Diabetes eine Rolle.

Die aktuellen Risiko-Modelle basieren auf den derzeit bekannten SNPs, die aber nur einen Teil der genetischen Variation des menschlichen Genoms repräsentieren. Ob die zusätzliche Untersuchung seltener SNPs und anderer genomischer Varianten die Vorhersagewahrscheinlichkeit verbessert, müssen weitere Studien klären.

Pathogenese spezifischer Diabetesformen

Monogene Diabetesformen – Defekte der Insulinsekretion

Der MODY-Diabetes beruht auf Mutationenvon Genen des Insulinsekretion bzw. der Pankreasentwicklung. Er wird monogen autosomal dominant vererbt. Er manifestiert sich bereits in der Kindheit oder Jugend und die häufigen Formen bedürfen zumindest anfangs keiner Insulintherapie. Ein Manifestationsalter vor dem 25. Lebensjahr ist üblich, aber nicht unbedingt obligat. Bis jetzt sind 10 Formen des MODY-Diabetes beschrieben worden, die auf z. T. sehr viel verschieden Mutationen in 10 Genen zurückgeführt werden können. Fünf dieser Gene kodieren für die Transkriptionsfaktoren Hepatic Nuclear Factor (HNF)-1α, HNF-1β, HNF-4α, Insulin Promoter Factor-1 und NeuroD/BETA2. Diese Gene werden in den insulinproduzierenden Betazellen der Pankreasinseln exprimiert und induzieren in mutiertem Zustand Störungen der Insulinsekretion. Ein Gen (MODY Typ 2) kodiert die Glukokinase, einen intrazellulären Glukosesensor im endokrinen Pankreas und gleichzeitig ein wichtiges Enzym der Glykogensynthese der Leber. In Abhängigkeit vom betroffenen Gen findet man weitere Symptome, beispielsweise eine erniedrigte Nierenschwelle für Glukose mit verstärkter Glukosurie, einen veränderten Lipidstoffwechsel sowie Nierenzysten und Veränderungen der Genitalorgane (MODY5). Diese Krankheit hat einen sehr variablen Phänotyp, oft kommt es nur zu renalen Manifestationen ohne Diabetes. MODY6 geht mit neurologischen Defekten einher und MODY8 mit exokriner Pankreasinsuffizienz. Das CEL-Gen codiert für ein wichtiges Protein im Pankreassaft, das für die duodenale Hydrolyse von Cholesterolestern verantwortlich ist (▸ Tab. 10.7).

Mitochondrial (maternal vererbte) Diabetesformen führen ebenfalls zu einer Störung der Insulinsekretion und werden durch einen gestörten Energiestoffwechsel der Betazelle verursacht. Gleichzeitig können neurologische Defekte als MIDD (Maternally inherited Diabetes and Deafness) oder MELAS (Myopathie, Enzephalopathie, Laktatazidose, Stroke-like-Episodes)-Syndrome auftreten. Diese sind bereits im frühen Kindesalter manifest.

Tab. 10.7 Maturity Onset Diabetes of the Young (MODY)

Typ	Gen	Häufigkeit	Hyperglykämie	Besonderheit	Therapie
MODY1	HNF-4 alpha	~3 %	schwer	Patienten meist älter	Diät, später SU
MODY2	Glucokinase	~15 %	leicht	reduziertes Geburtsgewicht	SU
MODY3	HNF-1 alpha	~70 %	variabel, eher leicht	Milder Verlauf	Diät, später SU
MODY4	IPF1, PDX1	<3 %	eher mild	Exokrine Pankreasinsuffizienz möglich, Bei schwerem genetischen Defekt (Stopcodon) Pankreasagenesie	meist Insulin
MODY5 (auch Renal Cyst and Diabetes Syndrome, RCDS)	HNF-1 beta	~3 %	schwer, schnell progressiv (wie Typ-1)	Zystische Nierenanomalien, Malformation der Genitalien; Exokrine Pankreasinsuffizienz	Insulin, ggf. Therapie der exokrinen Pankreasinsuffizienz
MODY6	NeuroD 1	<1	variabel	Neurologische Defizite möglich	meist Insulin
MODY7	Krüppel-like factor 11(KLF11)	<1			
MODY8	Carboxyl ester lipase (CEL)	<1	eher schwer	Exokrine Pankreasinsuffizienz	Vermutlich Insulin
MODY9	PAX4	<1			
MODY10	Insulin	<1			

Monogene Diabetesformen – Defekte der Insulinwirkung

Insulinresistenz-Syndrome sind ebenfalls selten, aber sehr eindrucksvoll, da mitunter 500–1000 Einheiten Insulin pro Tag notwendig sind. Sie werden meist durch Mutationen im Insulinrezeptorgen verursacht. Am besten definiert ist die **Insulinresistenz Typ A**, das **Rabson-Mendelthal-Syndrom** und der **Leprechaunismus** mit der typischen gnomartigen Facies. Pathognomonisch ist die Acanthosis nigricans: schwärzliche, erhabene Hautveränderungen, die in der Regel im Nacken oder axillär zu beobachten sind. Durch die hohen Insulinspiegel kommt es zur Bindung von Insulin an den IGF-1/2-Rezeptor, der eine 1000-fach niedrigere Bindungsaffinität für Insulin als der Insulinrezeptor hat und normalerweise kein Insulin bindet. Beide Rezeptoren sind jedoch Tyrosinkinasen und hochgradig strukturhomolog. Dieses als „Specificity Spillover" bezeichnete Phänomen führt zur Aktivierung des IGF-1/2-Rezeptors und den nachgeschalteten Signalkaskaden (ras/MAPK/ERK, PI3 K/AKT und PLC). Die resultierende Aktivierung von Proteinen und Expression bestimmter Gene führt zu spezifischen zellulären Wachstumsprozessen. Da sich dies aufgrund des hohen IGF-1/2-Rezeptorbesatzes vor allem in Keratinozyten und Hautfibroblasten abspielt, kommt es zu den typischen Hautveränderungen.

Weitere monogene Diabetesformen sind beschrieben worden, aber äußerst selten. Dazu zählt das **Wolfram-Syndrom** (auch DIDMOAD-Syndrome [Diabetes insipidus, Diabetes mellitus, optic Atrophy and Deafness]), das autosomal rezessiv vererbt wird. 90 % der Patienten sind durch eine progressive Optikusatrophie vor dem 16. Lebensjahr gekennzeichnet. Das **Roger's oder TRMA-Syndrome** (Thiamine responsive megaloblastic Anaemia) ist eine sehr seltene autosomal rezessive Erkrankung, die durch Mutationen im SLC 19A2 (Thiaminetransporter Protein)-Gen verursacht wird.

Merke **M!**

Mögen die monogenen Diabetesformen auch selten sein, so werden immer mehr der bisher als Typ-2 klassifizierten durch Entdeckung des Gens zu monogenen Formen. In jedem Fall verstehen wir durch sie die Pathophysiologie der Betazelle immer besser.

Die beiden anderen Hauptgruppen der spezifischen Diabetesformen (zunehmend auch Diabetes-Typ-3 genannt) sind zerstörende Prozesse (Tumor, Entzündung, Resektion) des Pankreas und Diabetes im Rahmen anderer spezifischer Krankheiten. Für einige häufige Formen ist im Folgenden die Pathophysiologie etwas ausführlicher dargestellt.

Cushing-Syndrom

Ursächlich für das Cushing-Syndrom sind entweder exogen zugeführte Glukokortikoide oder eine exzessive endogene Glukokortikoid-Sekretion infolge einer vermehrten hypophysären oder ektopen ACTH-Freisetzung oder eines kortisolproduzierenden Nebennierenadenoms bzw. -karzinoms. Unabhängig von der Ursache liegt bei 80–90 % der Patienten mit Cushing-Syndrom eine pathologische Glukosetoleranz vor und in 20 % der Fälle ein Diabetes mellitus. Die Patienten, bei denen der Hyperkortisolismus zu einem manifesten Diabetes mellitus führt, weisen meist eine Prädisposition auf, wie etwa einen vorherigen Schwangerschaftsdiabetes oder erstgradige Verwandte mit Diabetes mellitus. Eine medikamentöse Therapie mit Sulfonylharnstoffen kann in manchen Fällen eines glukokortikoidinduzierten Diabetes mellitus ausreichend sein, meist ist aber eine Insulintherapie erforderlich, um eine adäquate Blutzuckereinstellung herzustellen. Die negative Wirkung von Glukokortikoiden auf den Glukosestoffwechsel erklärt sich zum einem durch die gestörte insulinabhängige Glukoseaufnahme in der Peripherie und zum anderen durch die gesteigerte Glukoneogenese in der Leber. Darüber hinaus wirken Glukokortikoide anderen insulinabhängigen Effekten entgegen, wie etwa der zentralnervösen Reduktion des Appetits, und hemmen die Insulinsekretion aus pankreatischen Betazellen.

Primärer Hyperaldosteronismus

Bis zu 50 % der Patienten mit primärem Hyperaldosteronismus infolge eines Nebennierenrindenadenoms oder einer idiopathischen Nebennierenrindenhyperplasie weisen eine gestörte Glukosetoleranz auf. Die Stoffwechselbeeinträchtigung ist meist milde, nur selten kommt es zur Ausbildung eines manifesten Diabetes mellitus. Ursprünglich wurde angenommen, dass die beim primären Hyperaldosteronismus zur Glukoseintoleranz führende Ursache der Kaliummangel ist, der zu einer verminderten Insulinfreisetzung aus den pankreatischen Betazellen führt. Neuere Untersuchungen hingegen zeigen eine vom Serumkalium unabhängige Insulinresistenz bei Patienten mit primärem Hyperaldosteronismus. Potenzielle Mechanismen, über die der Mineralokortikoidrezeptor zur Insulinresistenz führt, umfassen eine verminderte Transkription des Insulinrezeptorgens, eine gesteigerte Degradation der Insulinrezeptorsubstrate, Interferenz mit der Insulinsignalkaskade, verminderte Adiponektinproduktion und gesteigerten oxidativen Stress und Inflammation.

Phäochromozytom

Bei den meisten Patienten mit einem Phäochromozytom liegt lediglich eine leichte bis moderate Störung der Glukosetoleranz vor. Eine Insulintherapie ist selten erforderlich und die Glukoseintoleranz normalisiert sich oder verbessert sich eindrücklich innerhalb von 1–4 Wochen nach

Resektion des Phäochromozytoms. Die durch das Phäochromozytom sezernierten Katecholamine entfalten eine Reihe insulinantagonistischer Effekte, die zu der gestörten Glukoseintoleranz beitragen, wie etwa die Stimulation der Glykogenolyse in der Leber und im Skelettmuskel sowie der Lipolyse im Fettgewebe. Auch können Katecholamine über die Aktivierung von β-adrenergen Rezeptoren Insulinresistenz induzieren oder eine Glukagonsekretion stimulieren. Obwohl alle zuvor genannten Mechanismen zur Beeinträchtigung des Glukosestoffwechsels beitragen können, ist als eigentliche Ursache der katecholamininduzierten Glukoseintoleranz die durch α-adrenerge Rezeptoren vermittelte Hemmung der Insulinsekretion aus den pankreatischen Betazellen anzusehen.

Akromegalie

Gestörte Glukosetoleranz und Diabetes mellitus sind häufige Komplikationen der Akromegalie und werden bei bis zu 50 % der Patienten beschrieben. Das exzessiv sezernierte Wachstumshormon entfaltet seine Insulin-antagonistischen Wirkungen direkt durch Steigerung der hepatischen Glukoneogenese und Glykogenolyse sowie Reduktion der peripheren Glukoseverwertung als auch indirekt durch Induktion der Lipolyse.

Wachstumshormonmangel

Erwachsene Patienten mit Wachstumshormonmangel weisen eine Reihe von Merkmalen des metabolischen Syndroms auf, wie etwa eine erhöhte Körperfettmasse mit Betonung des viszeralen Fettes, Insulinresistenz, Glukoseintoleranz und Dyslipidämie. Der erhöhte Körperfettanteil ist vermutlich Folge der im Rahmen des Wachstumshormonmangels verminderten Lipolyse. Die beim Wachstumshormonmangel verminderten Insulin-like-Growth-Factor-I (IGF-I)-Spiegel sind mit Insulinresistenz assoziiert und die Behandlung von insulinresistenten Patienten mit rekombinantem IGF-I führt zu einer signifikanten Verbesserung der Insulinsensitivität.

Männlicher Hypogonadismus

Der Hypogonadismus des Mannes ist mit einer erhöhten Prävalenz an Insulinresistenz und Diabetes mellitus vergesellschaftet. In etwa der Hälfte der Patienten, die aufgrund eines Prostatakarzinoms eine Androgen-Deprivationstherapie erhalten oder an einem Klinefelter-Syndrom leiden, findet sich ein metabolisches Syndrom mit einer verminderten Insulinsensitivität. Die vermehrte stammbetonte Adipositas und die verminderte Muskelmasse bei hypogonadalen Männern werden als möglicher Zusammenhang zwischen den verminderten Testosteronwerten und der erhöhten Insulinresistenz angesehen.

Hyperthyreose

Patienten mit einer Schilddrüsenüberfunktion weisen häufig eine Störung des Kohlenhydratstoffwechsels auf. Bei etwa der Hälfte der Patienten, die an einer Hyperthyreose leiden, besteht eine Glukoseintoleranz. Die Ausbildung eines manifesten Diabetes mellitus ist hingegen selten. Als ursächlich für die pathologische Glukosetoleranz werden eine verminderte periphere und hepatische Insulinsensitivität, eine gestörte Funktion der pankreatischen Betazellen sowie eine gesteigerte hepatische Glukoneogenese angenommen. Infolge der vermehrten basalen Glukoseproduktion in der Leber und ihrer verminderten Suppression durch Insulin kann es zu einer Stoffwechselverschlechterung eines vorbestehenden Diabetes mellitus bis hin zur diabetischen Ketoazidose kommen.

Primärer Hyperparathyreoidismus

Die Prävalenz des Diabetes mellitus beim primären Hyperparathyreoidismus (pHPT) beträgt etwa 8 % und ist somit 3-mal höher als die in der entsprechenden Allgemeinbevölkerung erwartete. Etwa 40 % der Patienten mit pHPT weisen eine gestörte Glukosetoleranz auf. Als ursächlich für die beim pHPT bestehende Insulinresistenz sind erhöhte intrazelluläre Kalziumspiegel anzunehmen, die die insulinstimulierte Glukoseaufnahme hemmen. Hingegen weisen Patienten mit einem normokalzämischen primären Hyperparathyreoidismus keine Insulinresistenz oder Glukoseintoleranz auf.

Endokrin aktive Pankreastumoren

Eine gestörte Nüchternglukose oder ein Diabetes mellitus werden bei 80 % der Patienten mit einem **Glukagonom-Syndrom** gefunden. Glukagon entfaltet verschiedene bedeutsame Effekte auf den Glukose-, Fett- und Proteinstoffwechsel. Unter anderem stimuliert Glukagon die hepatische Glukoneogenese und Glykogenolyse und aktiviert im Fettgewebe mit der hormonsensitiven Lipase ein wichtiges Enzym der Triglyzerid-Degradation. Eine sehr seltene Komplikation eines glukagonsezernierenden Pankreasinselzellentumors stellt die diabetische Ketoazidose dar, deren genaue Pathophysiologie bisher nicht geklärt ist. Vasoaktives intestinales Polypeptid (VIP) steigert die hepatische Glukoseproduktion durch Stimulation sowohl der Glykogenolyse als auch der Glukoneogenese. Eine Beeinträchtigung der Glukosetoleranz erscheint deshalb auch beim VIPom möglich, steht klinisch meist aber nicht im Vordergrund. Auch wenn das Konzept funktionell aktiver somatostatinsezernierender pankreatischer neuroendokriner Tumoren weitgehend verlassen wurde, sollen sie der Vollständigkeit halber genannt werden. Patienten mit einem **Somatostatin-Syndrom** weisen infolge der Hemmung der Insulinsekretion aus den pankreatischen Betazellen häufig eine Störung des Glukosestoffwechsels auf, die von einer erhöhten Nüchternglukose oder einer gestörten Glukosetoleranz bis hin zum Diabetes mellitus reicht. Eine äußerst seltene Komplikation ist auch hier die diabetische Ketoazidose.

Pathogenese des Diabetes in der Schwangerschaft

Der Gestationsdiabetes ist im Prinzip ein im Zeitraffer ablaufender Typ-2-Diabetes, bei dem während der extremen Stoffwechselsituation einer Schwangerschaft sich ein bis dahin kompensierter Defekt der Betazellfunktion manifestiert. Klassischerweise liegt bereits vor der Schwangerschaft eine verminderte Insulinsensitivität vor infolge von Übergewicht und ungünstigem Lebensstil (hyperkalorische Ernährung und Bewegungsmangel) auf der Basis einer genetischen Prädisposition. In genomweiten Assoziationsstudien fanden sich beim Gestationsdiabetes dieselben Risikogene wie beim Typ-2-Diabetes. Während der Schwangerschaft kommt es zu einer Zunahme der Insulinresistenz aufgrund der Sekretion von kontra-insulinären Hormonen aus der Plazenta, wie etwa Wachstumshormon, Corticotropin-releasing-Hormon oder Plazentalaktogen. Zudem ist eine veränderte Freisetzung von Adipokinen und Zytokinen, wie insbesondere eine Zunahme von Leptin und Tumornekrosefaktor-α (TNF-α) sowie eine Abnahme von Adiponektin, zu beobachten. Ein Gestationsdiabetes tritt dann auf, wenn die Insulinsekretion aus den pankreatischen Betazellen nicht ausreicht, um die Insulinresistenz infolge der diabetogenen Schwangerschaftshormone zu überwinden.

10.2.4 Klinisches Bild

10

Allgemeines

Bei Überlegungen zum klinischen Erscheinungsbild ist grundsätzlich zwischen Erstmanifestation und Vorstellung eines Patienten mit bekanntem Diabetes mellitus zu unterscheiden. Die Erstmanifestation kann darüber hinaus relativ dramatisch verlaufen (Koma), was eine Fremdanamnese notwendig macht. Neben der Klärung der Schwere der Erkrankung, des Diabetes-Typs sowie der Blutzuckereinstellung ist das Ausmaß der diabetischen Folgekrankheiten in Erfahrung zu bringen. Besonderheiten der spezifischen Diabetestypen (z. B. bei Hämochromatose) sind darüber hinaus speziell zu berücksichtigen.

Der Diabetes mellitus und seine Komplikationen verursachen zahlreiche Symptome. Diejenigen einer akuten Hyperglykämie können zu jedem Zeitpunkt der Erkrankung auftreten, während die Folgen der chronischen Hyperglykämie erst nach einer Erkrankungsdauer von 10–20 Jahren einsetzen. Bei lange asymptomatischem Typ-2-Diabetes können zum Zeitpunkt der Diagnosestellung bereits diabetische Spätkomplikationen vorhanden sein. Die Anamneseerhebung und die klinische Untersuchung sollten die Symptome einer akuten Hyperglykämie erfassen und nach Zeichen diabetischer Spätkomplikationen und Begleiterkrankungen suchen.

Anamnese

Neben der aktuellen Anamnese sollte ausführlich nach vorbestehenden Erkrankungen, Verlauf des Körpergewichts, Risikofaktoren einer KHK (wie Rauchen und Bewegungsmangel), Alkoholkonsum und nach der Familienanamnese insbesondere in Bezug auf Diabetes mellitus und assoziierte Komplikationen gefragt werden. Symptome einer Hyperglykämie sind eine Polyurie, Polydipsie (infolge osmotischer Diurese), Gewichtsverlust (Insulinmangelkatabolie), Müdigkeit, Schwäche (Hyperglykämie, Exsikkose), Sehstörungen (veränderter Wassergehalt der Linse und des Glaskörpers), häufige oberflächliche Infektionen (Vaginitiden, Balanitiden und Pilzinfektionen der Haut) sowie die verzögerte Heilung kleiner Hautwunden (bedingt durch das hyperglykämische Gewebsmilieu), die größtenteils auch anamnestisch bereits diagnostiziert werden können.

Bei einem Patienten mit manifestem Diabetes mellitus sollte die Erstuntersuchung auch die bisherige Diabetestherapie erfassen, einschließlich der Therapieform, der (oft in einem Tagebuch dokumentierten letzten) HbA1c-Werte, der selbst gemessenen Blutzuckerwerte, der Häufigkeit von Hypoglykämien, eventuell bestehender diabetischer Spätkomplikationen und des Informationsstandes des Patienten über seine Krankheit. Die diabetischen Spätkomplikationen können verschiedene Organsysteme betreffen, sodass der Patient einige oder gar keine der normalerweise mit den Spätkomplikationen assoziierten Symptome aufweisen kann. Gleichzeitig sollte nach häufig mit einem Diabetes mellitus assoziierten Erkrankungen, wie einer KHK, einem arteriellen Hypertonus oder einer Dyslipidämie, gefragt werden.

Körperliche Untersuchung

Neben einer vollständigen körperlichen Untersuchung sollten auch diabetesrelevante körperliche Merkmale, wie Körpergewicht und Body-Mass-Index (BMI), orthostatischer Blutdruck und der Status des Augenhintergrundes erfasst werden. Gezielt sollten Füße und Injektionsstellen inspiziert und die Fußpulse gemessen werden. Bei Diabetikern gelten Blutdruckwerte über 130/80 mmHg als Hypertonie. Im Rahmen der Untersuchung der unteren Extremitäten sollte auf Zeichen einer peripheren Neuropathie, Kallusbildung, eine Tinea pedis bzw. Tinea ungium, Fußdeformitäten wie Hammer- oder Krallenzehen und auf eine Charcot-Arthropathie geachtet werden, um prädisponierte Druckstellen identifizieren und schützen zu können. Das Vibrationsempfinden wird mithilfe einer 128MHz-Stimmgabel am Großzehengrundgelenk geprüft und die Empfindlichkeit auf leichte Berührungen mittels eines Monofilaments; beide zeigen schon eine mäßig fortgeschrittene diabetische Neuropathie an. Außerdem sollten Temperaturempfindung, Spitz-Stumpf-Diskriminierung sowie insbesondere der Achillessehnenreflex geprüft werden. Durch diese Untersuchungen kann eine Neuropathie im Frühstadium erfasst werden. Daneben sollte eine gründliche zahnärztliche Untersuchung erfolgen, da Karies und Parodontose bei Diabetikern häufiger sind und zur Stoffwechselentgleisung beitragen können.

Spezifika beim Typ-1-Diabetes

Internationale Geburtskohortenstudien, in denen inzwischen mehr als 10 000 Kinder mit genetischem Risiko über 20 Jahre prospektiv hinsichtlich des Auftretens von Insel-Autoimmunität und Typ-1-Diabetes nachverfolgt wurden, konnten zeigen, dass der Typ-1-Diabetes in mehreren Stadien verläuft und bereits im präklinischen Stadium der Autoimmunität diagnostiziert werden kann.

Folgende **5-stufige Stadieneinteilung des Typ-1-Diabetes** wird vorgeschlagen:

- Stadium 0: genetisches Risiko
- Stadium 1: Autoimmunität (definiert durch multiple Insel-Autoantikörper)
- Stadium 2: Autoimmunität, pathologischer oGTT, asymptomatisch
- Stadium 3: manifestierter Typ-1-Diabetes, symptomatisch
- Stadium 4: etablierter Typ-1-Diabetes
- Stadium 5: etablierter Typ-1-Diabetes mit Folgeerkrankungen

Stadium 1 (Positivität für multiple Insel-Autoantikörper) stellt bereits eine präklinische Phase des Typ-1-Diabetes dar, da innerhalb von 20 Jahren nach Serokonversion nahezu 100 % der Kinder erkranken. Bei Kindern mit multiplen Insel-Autoantikörpern, die sich also in der präklinischen Phase des Typ-1-Diabetes befinden, kann oftmals eine über Jahre zunehmende Verschlechterung von HbA1c und Blutzuckerwerten im oGTT beobachtet werden, bevor sich der Typ-1-Diabetes manifestiert. Die klinische Manifestation mit den Leitsymptomen Polyurie, Polydipsie, Nykturie und Gewichtsabnahme sowie das Auftreten anderer Symptome, wie Müdigkeit, Leistungsschwäche, Konzentrationsstörungen, Infektanfälligkeit oder Pruritus stellen bereits ein fortgeschrittenes Stadium der Erkrankung dar.

10.2.5 Diagnostik

Allgemeines

Die Diagnostik, die zur primären Diagnosestellung führt, ist definitionsgemäß die Blutzuckermessung (siehe dort). Die neuen diagnostischen Kriterien des Diabetes mellitus legen besonderes Gewicht auf die **Bestimmung des Nüchternblutzuckerspiegels** im Plasma, da dies die einfachste und zuverlässigste Möglichkeit zur Erfassung asymptomatischer Diabetiker ist. Das gleichzeitige Auftreten eines Gelegenheitsblutzuckerspiegels über 11,1 mmol/l (200 mg/dl) und der klassischen Symptome Polyurie, Polydipsie und Gewichtsverlust reicht für die Diagnose eines Diabetes mellitus aus (▸ Tab. 10.4). Pathologische Blutzuckerwerte sollten durch eine Wiederholungsmessung mit einer qualitätskontrollierten Labormethode gesichert werden. Der orale Glukosetoleranztest (oGTT) ist zwar weiterhin eine zuverlässige Methode zur Diabeteserkennung, wird aber nicht unbedingt routinemäßig empfohlen. Laut Nationaler Versorgungsleitlinie kann nun auch der **HbA1c zur Diagnosestellung** eines Diabetes verwendet werden. Dies wurde möglich durch die Standardisierung der Messmethode. Epidemiologische Untersuchungen haben gezeigt, dass die Spezifität eines HbA1c ≥ 6,5 % groß genug ist, um die Diagnose Diabetes mellitus zu stellen und dass die Sensitivität eines HbA1c < 5,7 % ausreichend ist, um einen Diabetes auszuschließen. Bei HbA1c-Werten von 5,7–6,5 % sollte die Diagnose durch Messung der Glukose nach herkömmlichen Kriterien gestellt werden. Der HbA1c-Wert ist zur Diabetesdiagnose nicht anwendbar, wenn z. B. aufgrund von Leber- und Nierenerkrankungen, Anämien oder Hämoglobinvarianten mit einer Verfälschung des Wertes zu rechnen ist.

Weitere Laboruntersuchungen sollten einen Säure-Base-Status und Ketonkörper im Urin zur **Abklärung einer Ketoazidose** beinhalten. Die Langzeitblutzuckereinstellung kann durch Bestimmung des HbA1c-Wertes überprüft werden. Dieser erfasst das Ausmaß an Glykierung eines gut messbaren Hämoglobinsubtyps, stellvertretend für alle Körperproteine. Da die Lebenszeit eines Erythrozyten bei etwa 100 Tagen liegt, gibt dieser Wert Auskunft über den mittleren Blutzuckerwert in diesem Zeitraum. Nach einer Studie entspricht ein HbA1c von 6 % einem mittleren Blutzucker von 136 mg/dl, 8 % einem von 207 mg/dl, und 10 % einem von 279 mg/dl. Neben den üblichen Standarduntersuchungen sollte auf eine Mikroalbuminurie, eine Dyslipidämie und Schilddrüsenerkrankungen gescreent werden. Bei Patienten mit koronaren Risikofaktoren sollte möglichst ergometrisch oder echokardiografisch eine asymptomatische KHK ausgeschlossen werden.

Sollte die Klassifikation des Diabetestyps nicht anhand der klinischen Konstellation und Symptomatik möglich sein, macht eine **Bestimmung des Serum-C-Peptids** (v. a. bei bereits mit Insulin behandelten Patienten) und des Seruminsulinspiegels Sinn. Niedrige C-Peptidspiegel (standardisierte Nüchtern-, ggf. postprandiale oder stimulierte Bestimmung) sind insbesondere in Gegenwart erhöhter Blutzuckerwerte ein deutlicher Hinweis auf einen Typ-1-Diabetes und weisen auf die Notwendigkeit einer frühen Insulinsubstitution hin.

Tab. 10.8 Differenzialdiagnostische Kriterien für Typ-1- und Typ-2-Diabetes bei Diagnosestellung.

	Typ-1-Diabetes*	Typ-2-Diabetes*	MODY
Manifestationsalter	meist Kinder, Jugendliche und junge Erwachsene	meist mittleres und höheres Erwachsenenalter	typischerweise vor 25. Lebensjahr
Auftreten/Beginn	akut bis subakut	meist schleichend	schleichend
Symptome	häufig Polyurie, Polydipsie, Gewichtsverlust, Müdigkeit	häufig keine Beschwerden	
Körpergewicht	meist normalgewichtig	meist übergewichtig	eher schlank
Ketoseneigung	ausgeprägt	fehlend oder nur gering	fehlend
Insulinsekretion	vermindert bis fehlend (Plasma-C-Peptid negativ)	nüchtern oft erhöht, nach Stimulation inadäquat	vermindert
Insulinresistenz	keine (oder nur gering)	oft ausgeprägt	keine (oder nur gering)
familiäre Häufung	gering	typisch	zwingend
Konkordanz bei eineiigen Zwillingen	30–50 %	> 50 %	100 %
Erbgang	polygen		monogen
HLA-Assoziation	vorhanden	nicht vorhanden	
diabetesassoziierte Antikörper	ca. 90–95 % bei Manifestation (GAD, ICA, IA-2, IAA)	fehlen	
Ansprechen auf betazytotrope Antidiabetika	meist fehlend	zunächst meist gut	gut, außer MODY3
Insulintherapie	erforderlich	meist erst nach jahrelangem Verlauf	MODY2 nie MODY3 nach wenigen Jahren

* Der LADA (latent insulinpflichtiger Diabetes im Erwachsenenalter) ist mit einem langsameren Verlust der Betazellfunktion verbunden. Beim LADA ist ein rasches Versagen auf orale Antidiabetika zu erwarten. Bei Verdacht auf LADA ist eine Analyse von GAD-Antikörpern zu empfehlen.

Merke M!

Allerdings bleibt bei einigen Patienten, die neu an einem Diabetes mellitus Typ 1 erkrankt sind, über eine gewisse Zeit eine Restinsulinproduktion erhalten und das Serum-C-Peptid kann im unteren Normbereich liegen.

10

Die Bestimmung von Insel-Autoantikörpern (s. u.) kann weitere Hinweise zur Klassifikation des Diabetes mellitus liefern, sofern die klinischen Merkmale nicht eindeutig sind.

Frühdiagnose des Typ-1-Diabetes

Die Prädiktion des Typ-1-Diabetes ist sehr präzise geworden. Es stehen immunologische und molekulargenetische Assays zur Verfügung, die eine Früherkennung und Vorhersage des Typ-1-Diabetes bei Verwandten 1. Grades sowie der Allgemeinbevölkerung ermöglichen. Die in der Phase des Prädiabetes eingesetzten prädiktiven Marker erlauben eine **präklinische Stadieneinteilung** des Typ-1-Diabetes. Prädiktion bzw. Früherkennung ist die notwendige Voraussetzung für die Identifizierung von Individuen, die von präventiven Therapien profitieren können (▶ Tab. 10.5). Durch eine Frühdiagnose können betroffene Personen engmaschig überwacht und akute Stoffwechselentgleisungen vermieden werden.

Insel-Autoantikörper sind bereits Jahre vor der Manifestation des Typ-1-Diabetes nachweisbar und die wichtigsten prädiktiven Marker eines Typ-1-Diabetes. Mit über 17 000 auf Inselzellantikörper (ICA), IAA, GADA und IA-2A gescreenten erstgradigen Verwandten stellt die nordamerikanische DPT-1-Studie das bisher größte Verwandten-Screening dar. Mindestens einer der Insel-Autoantikörper wurde bei 8,2 % und mehr als ein Antikörper wurde bei 2,3 % der Verwandten gefunden. Allerdings entwickeln nicht alle Personen mit Insel-Autoantikörpern einen Typ-1-Diabetes. Anzahl, Spezifität und Affinität der Antikörper, Höhe der Antikörpertiter und Antikörperpersistenz helfen zu unterscheiden, wer einen Typ-1-Diabetes entwickelt und ob die Krankheitsprogression langsam oder rasch ist (▶ Tab. 10.8).

Der Inzidenz-Peak der Insel-Autoantikörperliegtim 2. Lebensjahr. Bei diesen Kindern ist die initiale Immunantwort oft gegen Insulin gerichtet und dehnt sich schnell auf weitere Insel-Autoantigene aus. Aber nicht alle Kinder, die IAA entwickeln, bekommen auch Typ-1-Diabetes. Transiente Antikörper sowie das Auftreten eines einzelnen (singulären) Antikörpers sind meist nicht mit einem erhöhten Krankheitsrisiko verbunden. Dies unterstreicht, dass Insel-Autoantikörper im zeitlichen Verlauf kontrolliert werden müssen. IAA mit niedrigem Titer sind mit einer höheren Wahrscheinlichkeit transient als hochtitrige Befunde. Typ-1-Diabetes-relevante IAA können durch die Affinität der Antikörper identifiziert werden. Zwar schwankt die Affinität der IAA interindividuell beträchtlich zwischen IAA-positiven Kindern. Kinder mit hochaffinen IAA zeigten jedoch IAA-Persistenz, entwickelten multiple Insel-Autoantikörper und hatten ein 50%iges Risiko, innerhalb von 6 Jahren einen Typ-1-Diabetes zu entwickeln. Hochaffine IAA sind mit dem HLA DR4-Haplotyp assoziiert. Kinder mit niedrigaffinen IAA hingegen haben ein geringes Risiko, multiple Antikörper und Typ-1-Diabetes zu entwickeln.

Die Zahl der positiven Antikörper korreliert mit dem Diabetesrisiko. Während das Diabetesrisiko bei Personen mit erhöhtem genetischen Risiko und nur einem positiven Insel-Autoantikörper bei unter 20% innerhalb von 10 Jahren liegt, ist es bei etwa 70% innerhalb von 10 Jahren und bei nahezu 100% nach 15–20 Jahren, wenn multiple Antikörper (≥ 2) nachweisbar sind [83]. Auch Personen ohne familiäre Belastung mit multiplen Insel-Autoantikörpern haben ein hohes Typ-1-Diabetes Risiko. Die Entwicklung multipler Autoantikörper stellt somit ein **präklinisches Stadium** des Typ-1-Diabetes dar, **durch das Kinder bereits vor dem Auftreten einer Glukosestoffwechselstörung identifiziert werden** können. Allerdings unterscheidet sich die Zeit bis zur Manifestation der Erkrankung auch unter positiven Personen mit multiplen Antikörpern deutlich und kann zwischen Monaten, Jahren oder sogar Jahrzehnten variieren. Folgende **Charakteristika** sind mit einer **schnellen Progression** assoziiert:

- jüngeres Alter bei Serokonversion (< 3 Jahre)
- Vorhandensein des Hochrisiko-HLADR3/DR4-DQ 8-Genotyps
- weibliches Geschlecht

Auch eine Kombination aus prädisponierenden Allelen von nicht-HLA Genen (IL 2, CD25, INS VNTR, IL 18RAP, IL 10, IFIH1 und PTPN22) kann helfen, zwischen einer schnellen und einer langsamen Progression zu differenzieren [2]. Die Spezifität des positiven Antikörpers beeinflusst das Erkrankungsrisiko ebenfalls. So sind IA-2A und ZnT 8A mit einem höheren Risiko für Typ-1-Diabetes verbunden als GADA und IAA. Unter den IA-2A-positiven Personen haben diejenigen mit einer Reaktivität gegen IA-2β wiederum das höhere Diabetesrisiko. Bei Kindern mit 2 positiven Autoantikörpern entwickeln diejenigen mit IAA + IA-2A schneller Typ-1-Diabetes als jene mit IAA + GADA oder GADA + IA-2A. Des Weiteren ist die Typ-1-Diabetes Entstehung mit hohen Titern von ICA, IAA, GADA und IA-2A assoziiert. Die Stärke der Autoimmunität wird aber nicht nur durch die Titerhöhe und durch die Zahl der positiven Antikörper reflektiert, sondern wohl auch durch die IgG-Subklassenmuster der Insel-Autoantikörper. Eine breite Immunantwort mit mehreren Antikörpersubklassen ist auch in niedrigtitrig positiven Personen ein separater Risikomarker. In einer Analyse von Achenbach et al. [2] konnte Personen mit hochtitrigen IAA und IA-2A, mit dem Auftreten von Antikörpersubklassen IgG2, IgG3 und/oder IgG4 bei IAA und IA-2A, und mit Antikörpern gegen IA-2β das höchste Erkrankungsrisiko innerhalb eines 15-jährigen Verlaufs zugeordnet werden. Durch die Kombination dieser Antikörpercharakteristika kann das 5-Jahres-Risiko zwischen 10% und 90% stratifiziert werden.

Wie bereits oben beschrieben, beeinflusst auch das Alter beim erstmaligen Auftreten von Insel-Autoantikörpern die Zeit bis zur Diabetesmanifestation und das Diabetesrisiko per se. Treten multiple Insel-Autoantikörper innerhalb des 1. Lebensjahres auf, entwickeln 50% der Kinder innerhalb von 2 Jahren Typ-1-Diabetes. Entstehen die multiplen Antikörper innerhalb des 2. oder 5. Lebensjahres, erkranken 17% bzw. 7% der Kinder innerhalb der nächsten 2 Jahre. Kinder, die früh Antikörper entwickeln, haben häufig hochaffine IAA, während Kinder, die nach dem 2. Lebensjahr Antikörper entwickeln, seltener IAA und multiple Insel-Autoantikörper, aber öfter GADA aufweisen. Das Alter bei Auftreten der Insel-Autoantikörper korreliert gut zu verschiedenen Antikörpercharakteristika und genetischen Risikofaktoren und gibt somit einen einfachen klinischen Parameter zur Abschätzung des Diabetesrisikos an die Hand. Antikörperpositive Personen über 35 Jahre weisen in der Regel nur GADA auf. Bei diesen sog. LADA-Diabetikern ist die Progression hin zur Diabetesmanifestation meist langsam, sie kann aber auch noch im hohen Alter erfolgen.

Metabolische Parameter

Der **orale Glukosetoleranztest** (oGTT) zeigt erst spät im Verlauf des Krankheitsprozesses pathologische Veränderungen. Auswertungen der DPT-1-Studie zeigen allerdings sehr schön, dass mindestens 2 Jahre vor Manifestation des Typ-1-Diabetes ein langsamer, kontinuierlicher Anstieg der Blutzuckerwerte in prospektiv durchgeführten oGTTs zu beobachten ist – parallel zu abfallenden stimulierten C-Peptid-Spiegeln. Durch Messung der frühen Insulinsekretion (1 + 3 min) nach intravenöser Glukosebelastung kann das Ausmaß der Betazellzerstörung bei antikörperpositiven Personen getestet werden. Bei bereits pathologischem **intravenösem Glukosetoleranztest** (ivGTT) kann noch jahrelang ein oGTT im Normbereich vorliegen. Allerdings eignet sich der ivGTT wegen der fehlenden Spezifität für den Typ-1-Diabetes und vor allem wegen des Aufwands der Untersuchung nicht für eine Primärdiagnostik und das Screening. Er dient lediglich bei antikörperpositiven Personen als Test, um eine Sekretionsstörung nachzuweisen, die eine bevorstehende Manifestation des Diabetes anzeigt (Staging-Test). Ist die Insulinsekretion unter die 5. Perzentile der Insulinausschüttung von gesunden Kontrollpersonen bzw. unter 50 µU/ml abgesunken, muss von einem fortgeschrittenen Immungeschehen und damit einem hohen Diabetesrisiko ausgegangen werden. In der DPT-1-Studie war das Typ-1-Diabetes-Risiko bei ICA- und IAA-positiven Verwandten mit einer FPIR (First Phase Insulin Response) unter der 10. Perzentile 60% in 5 Jahren. Die Durchführung des ivGTT sollte nach einem international standardisierten Protokoll erfolgen (standardisiertes Protokoll aus „Position Statement: Prevention of Type 1 Diabetes mellitus", ▶ Tab. 10.9).

Tab. 10.9 Durchführung des standardisierten i. v.-Glukosetoleranztests (ivGTT).

	Maßnahmen
Vorbereitung	3 Tage kohlenhydratreiche Ernährung (≥ 150g), normale körperliche Aktivität
Fasten	10–16 h vor dem Test, kein Nikotin, kein Kaffee
Testbeginn	zwischen 7.30 und 10.00 Uhr
venöser Zugang	Ein einziger venöser Zugang ist ausreichend. Jedoch sollte das System nach der Glukoseinfusion mit Kochsalz durchgespült und vor der Blutabnahme die Flüssigkeit im Schlauchsystem verworfen werden.
Glukosedosierung	0,5 g/kg Körpergewicht bis maximal 35g
Glukosekonzentration	25 % während der Infusion
Infusion	manuelle oder Perfusorspritze
Dauer der Infusion	3 min
Zeitpunkt Null	Ende der Infusion
Blutabnahme	2 × nüchtern; + 1, + 3, + 5 und + 10 min

Diagnostik bei Typ-2-Diabetes

Die Diagnostik Typ-2-Diabetes umfasst neben den diabetesspezifischen (Blutzucker, HbA1c) die Elemente des metabolischen Syndroms, d. h. Taille-Hüft-Umfangsmessung, Blutdruckmessung (möglichst Langzeitblutdruck), Lipide und Proteinurie.

Diagnostik bei spezifischen Diabetesformen

Die Diagnostik bei spezifischen Diabetesformen richtet sich nach der spezifischen Ursache (z. B. Eisenstoffwechsel bei Hämochromatose, freies Kortisol im 24h-Urin beim Cushing-Syndrom etc.).

Diagnostik des Gestationsdiabetes

Die nachfolgenden Diagnosekriterien entstammen der evidenzbasierten Leitlinie der Deutschen Diabetes Gesellschaft (DDG) und der Deutschen Gesellschaft für Gynäkologie und Geburtshilfe (DGGG) nach den Konsensus-Empfehlungen der International Association of Diabetes in Pregnancy Study Groups (IADPSG).

Bei Frauen mit einem erhöhten Risiko für einen manifesten Diabetes – wie etwa Alter ≥ 45 Jahre, ausgeprägte Adipositas, vorheriger Gestationsdiabetes, positive Familienanamnese für Diabetes – sollte frühzeitig (vor der 24. Schwangerschaftswoche) eine Untersuchung auf das Vorliegen eines Diabetes erfolgen. Zwei Vorgehensweisen sind möglich:

- Zum einen kann die Bestimmung einer venösen Gelegenheitsplasmaglukose erfolgen. Bei einem Wert von ≥ 200 mg/dl schließt sich eine venöse Nüchternplasmaglukose-Zweitmessung an. Ergibt sich ein Nüchternglukosewert von < 92 mg/dl, liegt ein unauffälliger Befund vor. Hingegen besteht bei Werten von 92–125 mg/dl ein Gestationsdiabetes und bei einem Wert von ≥ 126 mg/dl ein manifester Diabetes. Bei einer Gelegenheitsplasmaglukose von 140–199 mg/dl können zur weiteren Abklärung Blutglukose-Zweitmessungen oder ein 75g-oraler Glukosetoleranztest (oGTT) sinnvoll sein. Auch bei Vorliegen von 2 oder mehr Risikofaktoren kann ein oGTT bereits vor der 24. Schwangerschaftswoche durchgeführt werden.
- Zum anderen ist die Bestimmung einer venösen Nüchternplasmaglukose möglich. Bei einem Wert von > 92 mg/dl ist eine Zweitmessung erforderlich.

Sollte dieses Screening unauffällig sein, ist in der 24. + 0 bis 27. + 6 Schwangerschaftswoche ein 75g-oGTT erneut durchzuführen. Dies ist auch der Zeitraum, in dem sich Frauen mit einem durchschnittlichen Risiko für einen Gestationsdiabetes einer Testung vorzugsweise in einem einzeitigen Verfahren unterziehen sollten. Weisen Nüchternblutzuckerwerte > 126 mg/dl oder Gelegenheitsblutzuckerwerte > 200 mg/dl an 2 aufeinander folgenden Tagen bereits auf das Bestehen eines manifesten Diabetes mellitus hin, ist eine weitere Testung entbehrlich.

Bei der Durchführung eines oGTT kann auch ein zweizeitiges Vorgehen gewählt werden. In diesem Fall wird zunächst ein 50g-oGTT mit einer Glukosebestimmung im venösen Plasma nach 1h durchgeführt. Vorteil dieses Tests ist, dass er auch bei nicht nüchternen Schwangeren erfolgen kann. Sollte dieser Screeningtest auffällig sein (venöse Plasmaglukose nach 1h Stunde > 135 mg/dl), schließt sich ein 75g-oGTT unter Standardbedingungen morgens nüchtern an. Bei einem Wert von ≥ 201 mg/dl liegt ein Gestationsdiabetes vor und eine weitere Abklärung ist nicht mehr erforderlich.

Ein **Gestationsdiabetes** gilt als **gesichert**, wenn mindestens einer der nachfolgenden Werte erreicht oder überschritten wird. Angegeben sind venöse Plasmakonzentrationen.

- Nüchternblutglukose ≥ 92 mg/dl
- 1h-Blutglukose ≥ 180 mg/dl
- 2h-Blutglukose ≥ 153 mg/dl

Ein Nüchternwert von ≥ 126 mg/dl weist auf das Bestehen eines manifesten Diabetes hin. In diesem Fall sollte kein oGTT durchgeführt werden, sondern vielmehr eine Bestätigung durch eine Nüchternplasmaglukose-Zweitmessung erfolgen. Bei einem 2h-Wert von ≥ 200 mg/dl liegt ebenfalls ein manifester Diabetes vor.

Differenzialdiagnostik, Klassifikation eines individuellen Patienten

Die ätiologische Einordnung (nach ▶ Tab. 10.3) eines individuellen Patienten ist aus verschiedenen Gründen sinnvoll, vor allem weil sich daraus therapeutische und diagnostische, aber auch sozialmedizinische und forensische Konsequenzen ergeben können. Bei einem Typ-1-Diabetes beispielsweise würde man nicht über eine orale Medikation nachdenken. Bei einem Typ-2-Diabetes würde man eine Pankreastransplantation nicht in Betracht ziehen. Bei einem Typ-1-Diabetes würde man nach weiteren Autoimmunphänomenen fahnden, bei einem Typ-2-Diabetes dagegen nach anderen Manifestationen des metabolischen Syndroms. Ein Patient mit Typ-1-Diabetes kann in Deutschland nicht Pilot werden, ein Patient mit einem „milden", diätetisch geführten Typ-2-Diabetes möglicherweise schon. Nicht immer ist eine endgültige und mit letzter Sicherheit ausgesprochene Zuordnung möglich und notwendig. Da man bei der chronischen Therapie bei allen Diabetesformen die Blutzuckerprofile, das HbA1c und die Vermeidung von Hypoglykämien zum Ziel hat, stellt eine fehlende Einordnung für den einzelnen Patienten nicht unbedingt einen gravierenden Nachteil dar.

Die **Ätiologie** des Diabetes kann bei Erstmanifestation oft anhand klinischer Kriterien geklärt werden, da es je nach Diabetes-Typ (autoimmun vs. nicht autoimmun) unterschiedliche klinische Phänotypen gibt:

- **Typ-1-Diabetiker** sind typischerweise gekennzeichnet durch eine Krankheitsmanifestation vor dem 30. Lebensjahr, einen schlanken Habitus, bereits initial wegen Insulinmangels notwendige Insulintherapie, Entwicklung einer Ketoazidose, Hinweise auf Vorliegen anderer Autoimmunkrankheiten, wie einer autoimmunen Schilddrüsenerkrankung, einer Nebennierenrinden-Insuffizienz, einer perniziösen Anämie oder einer Vitiligo.
- Im Gegensatz dazu sind **Typ-2-Diabetiker** gekennzeichnet durch ein höheres Manifestationsalter (jenseits des 30. Lebensjahres), Übergewicht, wobei ältere Patienten durchaus (wieder) schlank sein können, keine initiale Insulinbedürftigkeit und Vorliegen weitere Merkmale des metabolischen Syndroms (Kap. 10.1) und bei Frauen manchmal des polyzystischen Ovar-Syndroms. In einigen Fällen ist es jedoch schwierig, einen Patienten allein anhand des klinischen Phänotyps einer bestimmten Diabetesform zuzuordnen, da Überlappungen der Phänotypen vorkommen. So können beispielsweise Patienten mit autoimmunem Diabetes einen Typ-2-Diabetes-Phänotypen (z. B. Insulinresistenz) aufweisen und umgekehrt [78]. Hierbei kann es für die Therapieentscheidung hilfreich sein, den Patienten auf weitere Merkmale des metabolischen Syndroms (Hypertriglyzeridämie, arterielle Hypertonie, BMI) zu untersuchen.

Obwohl die meisten Patienten mit der Erstdiagnose eines Typ-2-Diabetes bereits älter sind, nimmt das Erkrankungsalter stetig ab, die Inzidenz bei übergewichtigen Jugendlichen und Kindern zu. Manche Typ-2-Diabetiker weisen eine diabetische Ketoazidose auf, ohne dass jedoch Autoimmunmarker vorliegen, und werden später mit oralen Antidiabetika und seltener mit Insulin behandelt. Andererseits weisen einige (< 5–10 %) der Patienten mit phänotypischem Diabetes mellitus Typ 2 keinen absoluten Insulinmangel auf, sondern Autoimmunmarker (ICA, GAD-Autoantikörper), wie sie für Typ-l-Diabetiker typisch sind (wird von manchen Autoren als LADA bezeichnet, Late Autoimmune Diabetes of the Adult). Derartige Patienten benötigen mit hoher Wahrscheinlichkeit nach 5 Jahren ebenfalls Insulin.

Differenzialdiagnose Typ-1-Diabetes

Merke M!

Aus therapeutischen Gründen ist es wichtig, den Typ-1-Diabetes sauber von anderen Diabetesformen abzugrenzen, insbesondere gegenüber dem Typ-2-Diabetes und MODY-Diabetes (Maturity Onset Diabetes in young People).

Hinweise für einen Typ-1-Diabetes sind

- ein Manifestationsalter unter 25 Jahren,
- schlanker Körperbau,
- negative Familienanamnese bzw. Verwandte mit Typ-1-Diabetes,
- rasche Entwicklung der klassischen Symptome,
- Gewichtsabnahme,
- Ketosenachweis.

Entsteht ein Autoimmundiabetes nach dem 35. Lebensjahr, wird diese Verlaufsform auch **LADA** (Late Onset autoimmunity Diabetes in the Adult) genannt. Diese Spätform des Typ-1-Diabetes zeichnet sich durch meist schlanken Körperbau, langsamere Krankheitsprogression und rascher, nach Monaten bis wenigen Jahren auftretender Insulinpflichtigkeit aus (falls nach der Fehldiagnose Typ-2-Diabetes eine Therapie mit oralen Antidiabetika initiiert wurde). Zunehmend häufiger, aber immer noch zu selten wird der LADA-Diabetes diagnostiziert. Unterstrichen wird dies von der UKPDS-Studie. Hier ergab die nachträgliche Testung von 3 672 als Typ-2-Diabetiker klassifizierten Patienten bei 6 % einen positiven ICA Befund, bei 10 % fanden sich GADA und 3,9 % waren positiv für beide Antikörper (▶ Abb. 10.12). Die klare Altersabhängigkeit der positiven Antikörperbefunde innerhalb der UKPDS-Studie unterstreicht die Bedeutung der Immundiagnostik insbesondere bei jüngeren „Typ-2-Diabetikern". LADA Patienten sind in der Regel GAD-Antikörper-positiv.

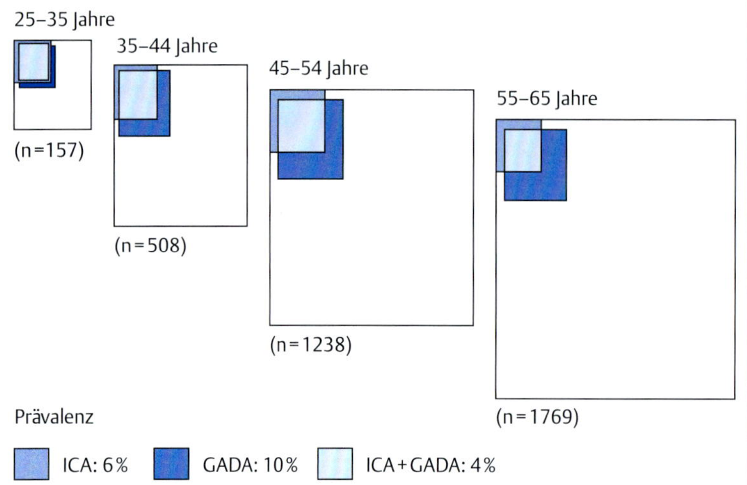

Abb. 10.12 ICA und GADA bei Patienten der UKPD-Studie. Die nachträgliche Testung von 3 672 als Typ-2-Diabetiker klassifizierten Patienten zeigte bei 6 % einen positiven ICA-Befund, bei 10 % fanden sich GADA und 3,9 % waren positiv für beide Antikörper. Diese Patienten haben somit einen LADA-Diabetes. Es zeigt sich des Weiteren eine klare Altersabhängigkeit der positiven Antikörperbefunde innerhalb der UKPD-Studie.

Bei der Abgrenzung des Typ-1-Diabetes gegenüber anderen Diabetesformen ist die Insel-Autoantikörperdiagnostik hilfreich. Vor dem 10. Lebensjahr wird eine Screening-Diagnostik mit IAA und GADA empfohlen, nach dem 10. Lebensjahr mit GADA. Bei pathologisch erhöhten Blutzuckerwerten bestätigen positive Insel-Autoantikörpertiter die Diagnose Typ-1-Diabetes, ein negativer Antikörpernachweis schließt die Erkrankung Typ-1-Diabetes aber nicht zu 100 % aus. Bei Verdacht auf MODY-Diabetes ist eine entsprechende genetische Untersuchung indiziert (▸ Tab. 10.7, ▸ Tab. 10.10).

Tab. 10.10 Stratifizierung des Risikos für Typ-1-Diabetes.

primäre Marker	Parameter für die weitere Stratifizierung
Risikostratifizierung vor dem Auftreten von Insel-Autoantikörpern (bei Geburt)	
• HLA-Klasse-II-Allele	• Diabetes-Typ-1-assoziierte Gene
• familiäre Belastung	• Umweltfaktoren
Risikostratifizierung bei Insel-Autoantikörperentstehung (bei Kindern)	
• IAA (bzw. GADA bei älteren Kindern)	• IAA (GADA)-Affinität und Epitopreaktivität
	• Antikörperpersistenz
Risikostratifizierung bei Insel-Autoantikörper-positiven Personen	
• multiple Insel-Autoantikörper	• Alter bei Auftreten multipler Antikörper
	• Antikörpertiter, Subklassen- und Epitopmuster
	• Anwesenheit von IA-2A
	• Antikörper gegen IA2β
	• niedriges FPIR
	• CRP-Spiegel
	• Insulinresistenz
	• HLA-Genotyp

Differenzialdiagnose bei Frauen mit Gestationsdiabetes

Die wichtigste Differenzialdiagnose des Gestationsdiabetes ist ein **vorbestehender Typ-2-Diabetes**. Um diesen frühzeitig in der Schwangerschaft zu erkennen, empfiehlt die aktuelle Praxisleitlinie der DDG bei Erstvorstellung von Schwangeren mit Risikofaktoren die Bestimmung der venösen Plasmaglukose nüchtern oder als Gelegenheitsmessung. In seltenen Fällen manifestiert sich ein **Typ-1-Diabetes** während der Schwangerschaft. Klinische Hinweise können ausgeprägte Symptomatik mit Gewichtsverlust, Polydipsie, Polyurie, Ketoazidose und Normalgewicht der Patientin vor der Schwangerschaft sein. Die Bestimmung diabetesspezifischer Autoantikörper kann hier hilfreich sein. So zeigte sich in der prospektiven, deutschen GDM-Multicenterstudie, dass Insel-Autoantikörper relativ häufig bei Patientinnen mit GDM nachgewiesen werden können: GADA fanden sich in 10 % und IA-2A in 6 % der Fälle. Bei insulinbehandelten Patientinnen mit GDM fanden sich häufiger GADA (18 %) und IA-2A (11 %) als bei nur mit Diät behandelten Patientinnen (GADA 5 %, IA-2A 4 %). Der Nachweis von Insel-Autoantikörpern in der Schwangerschaft hilft aber nicht nur, die zugrunde liegende Entität des Diabetes festzustellen, sondern ist auch ein Prädiktor für einen nach der Schwangerschaft fortbestehenden bzw. post partum sich manifestierenden Typ-1-Diabetes. Die Daten mit einer Nachverfolgungszeit von mittlerweile bis zu 11 Jahren post partum zeigen, dass Insel-Autoantikörper-positive Patientinnen ein 8-Jahres-Risiko für einen Typ-1-Diabetes von 96 % haben, wobei 80 % der Frauen bereits innerhalb des 1. Jahres nach der Schwangerschaft einen manifesten Diabetes entwickeln. Das geringste Diabetesrisiko haben Frauen, die weder übergewichtig sind noch Insel-Autoantikörper aufweisen und in der Schwangerschaft keine Insulintherapie benötigen (8-Jahres-Risiko 14 %). Ein Screening von Gestationsdiabetikerinnen – insbesondere bei schlanken

Frauen und Frauen, die mit Insulin behandelt werden – auf GADA erscheint sinnvoll, weil so Patientinnen mit einem hohen Risiko für einen Typ-1-Diabetes post partum frühzeitig identifiziert und rechtzeitig einer Insulintherapie zugeführt werden können. Sollte während der Schwangerschaft kein Antikörpertest durchgeführt worden sein, kann auch dieser Test post partum nachgeholt werden. Auch ein autosomal dominant vererbter MODY-2-Diabetes kann sich erstmalig in der Schwangerschaft manifestieren. Differenzialdiagnostisch hilfreich sind hier die positive Familienanamnese und relativ stark erhöhte Nüchternblutzuckerwerte.

10.2.6 Therapie und Verlauf

Therapie des Typ-1-Diabetes

Durch die autoimmun bedingte Zerstörung der Betazellen entsteht bei Patienten mit Typ-1-Diabetes ein absoluter Insulinmangel, der einen Hormonersatz notwendig macht. Unter den verschiedenen Insulinersatztherapien hat sich die **intensivierte konventionelle Insulintherapie (ICT)** gegen die konventionelle Insulintherapie (CT) durchgesetzt, da u. a. der Diabetes Control and Complication Trial (DCCT) und die Nachfolgestudie EDIC (2005) für die intensivere Behandlungsform eine klare Überlegenheit bzgl. der Vermeidung von mikro- und makroangiopathischen Folgeerkrankungen zeigte [72]. In dieser großen Interventionsstudie wurde mithilfe der ICT, definiert als Behandlung mit mindestens 3 Insulininjektionen oder Insulinpumpentherapie, ein HbA1c von 7,3 % im Vergleich zu 8,9 % mit der konventionellen 2-Spritzen-Mischinsulin-Therapie erzielt. Hierdurch konnte die diabetische Retinopathie um 70 %, Nierenschäden (Albuminurie) um 56 % und die diabetische Neuropathie um 64 % reduziert werden. Kardiale Ereignisse als Endpunkte der Makroangiopathie konnten hingegen erst nach längerer Beobachtungszeit reduziert werden (EDIC-Studie) (▶ Abb. 10.13).

Praxis

Die DCCT-Studie belegt auch, dass es keinen absoluten Schwellenwert des HbA1c bzgl. der Vermeidung von Spätkomplikationen gibt, sondern dass eine möglichst normnahe Blutzuckereinstellung erreicht werden soll.

Limitiert wird die intensivierte Blutzuckereinstellung mithilfe der ICT allerdings durch eine 3-fach erhöhte Rate an Hypoglykämien im Vergleich zur konventionellen Insulintherapie [71].

Insulintherapie mit ICT – Grundeinstellung

Ziel der ICT ist die Nachahmung der physiologischen Insulinausschüttung. Die Therapie folgt somit dem Basis-Bolus-Prinzip, dass neben einer Abdeckung des basalen Insulinbedarfs durch Verzögerungsinsulin die Gabe von schnellwirksamem Bolusinsulin zu den Mahlzeiten vorsieht. Eine weitere Säule der ICT liegt in der mehrfach täglichen Blutzuckerselbstkontrolle. Die Therapieziele werden individuell festgelegt. In der Regel wird ein HbA1c von 6,5(–7,5)% angepeilt, die Blutzuckerwerte (BZ) sollen vor den Mahlzeiten 80–110 mg/dl und vor dem Schlafen 100–140 mg/dl betragen. Bei Hypoglykämie-Wahrnehmungsstörung gelten höhere, in der Schwangerschaft niedrigere Zielwerte. Grundvoraussetzung für die ICT bzw. funktionelle Insulintherapie (FIT) stellt eine **ausführliche strukturierte Schulung der Patienten** dar.

Insulinarten

▶ **Basalinsulin.** Am Anfang der Einstellungsphase wird festgelegt, welches Insulin für den individuellen Patienten das passende ist. Bei den Basalinsulinen stehen neben dem NPH-Insulin 2 Insulinanaloga, **Insulin Glargin** (Lantus) und **Detemir** (Levemir), zur Verfügung. Der tägliche basale Insulinbedarf liegt bei ca. 20–24 Einheiten; er ist aber u. a. auch von der Diabetesdauer abhängig. Das Ba-

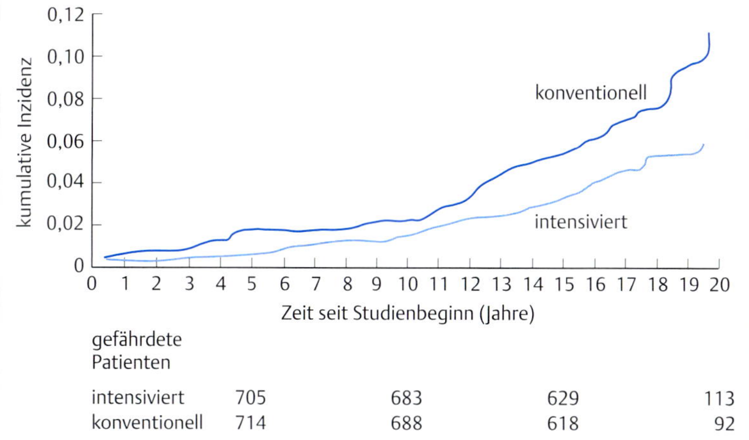

Abb. 10.13 Kardiovaskuläre Ereignisse in der DCCT/EDIC-Studie. Verglichen werden Patienten, die während der DCCT-Phase eine konventionelle (CT) bzw. intensivierte (ICT) Insulintherapie erhielten. Die bessere Blutzuckereinstellung über im Mittel 6,5 Jahre führte zu einer späten, aber deutlichen Risikoreduktion für makrovaskuläre Ereignisse: Mit einer normnahen Blutzuckereinstellung lässt sich das Herz des Typ-1-Diabetikers schützen, die schweren kardiovaskulären Ereignisse waren in der ICT-Gruppe um 57 % seltener. Die Risikoreduktion für die makrovaskulären Ereignisse ist nicht allein durch verminderte Risikofaktoren erklärlich, sondern auch durch die HbA1c-Senkung.

salinsulin wird in der Regel bei NPH-Insulin Gabe auf eine Injektion vor dem Schlafengehen und eine 2. Injektion entweder morgens oder mittags aufgeteilt. In Einzelfällen sind auch 3-mal tägliche Injektionen von NPH-Insulin – morgens, mittags und vor dem Schlafen – notwendig, insbesondere, wenn kurz wirksame Insulinanaloga als Bolusinsulin verwendet werden. Eine Alternative bei der Versorgung mit Basalinsulin ist durch die Insulinanaloga gegeben:

- **Insulin Glargin**, dessen Wirkprofil keinen ausgeprägten Wirkgipfel zeigt, hat den Vorteil, dass viele Patienten mit lediglich einer Injektion ihren basalen Insulinbedarf abdecken können. Prinzipiell ist der Zeitpunkt der Insulin-Glargin-Gabe frei zu wählen. Bewährt hat sich eine Injektion zum Abendessen, aber auch die Injektion morgens oder vor dem Schlafengehen ist möglich. Bei Änderungen der Insulin-Glargin-Dosis ist zu beachten, dass es ca. 3 Tage dauert, bis sich ein neuer „Steady-State“ einstellt und konsekutiv eine entsprechend veränderte Insulinwirkung vorliegt.
- Seit 2004 steht als weitere Alternative das Insulinanalogon **Detemir** zu Verfügung, das in der Regel 2-mal täglich injiziert wird und sich durch intraindividuell besonders konstant reproduzierbare Wirkspiegel auszeichnet. Dies wird durch eine am Insulinmolekül angehängte Fettkette erreicht, die eine Bindung an Albumin bewirkt.

▸ **Bolusinsulin.** Beim Bolusinsulin stehen neben humanen Normalinsulin 3 differente Analoga zur Verfügung. Das Verhältnis Bolus- zu Basalinsulin beträgt in der Regel 50:50 (bis 60:40), sodass zumeist 20–24 Einheiten auf die Mahlzeiten verteilt werden. Der prandiale Insulinbedarf ist aber tageszeitenabhängig unterschiedlich, oft ist eine Aufteilung morgens – mittags – abends im Verhältnis 2:1:1,5 Einheiten pro Broteinheit (BE) passend. Bei der Gabe von Normalinsulin ist auf einen ausreichenden Spritz-Ess-Abstand (SEA), in der Regel 15–30 min, zu achten. Je nach Höhe des BZ-Wertes muss der SEA angepasst werden, so sollte bei BZ < 100 mg/dl der SEA auf 0 min reduziert werden, bei BZ > 150 mg/dl 30 min gewählt und bei BZ > 200 mg/dl 45 min SEA eingehalten werden. Des Weiteren ist bei Normalinsulingabe ca. 2h nach Injektion die Einnahme einer kleineren Zwischenmahlzeit notwendig, um eine Hypoglykämie zum maximalen Wirkzeitpunkt des Insulins zu vermeiden. Will der Patient nicht generell eine Zwischenmahlzeit einnehmen oder ist der SEA im Alltag hinderlich, bietet sich für viele Patienten die Gabe **eines kurz wirksamen Insulinanalogs** (Humalog, Novo Rapid, Apidra, Liprolog) an. Der SEA beträgt bei diesen Insulinen 0(–15)min, bei Werten unter 100 mg/dl sollte das Insulin nach der Mahlzeit injiziert werden. Zum Frühstück ist es aber auch bei Therapie mit Insulinanaloga nahezu immer notwendig, einen SEA von 15 oder mehr Minuten einzuhalten, da zu dieser Tageszeit eine erhöhte Insulinresistenz besteht. Möchte der Patient eine Zwischenmahlzeit einnehmen, die später als 2h nach der letzten Insulininjektion gegessen wird, ist bei Therapie mit kurz wirksamen Insulinanaloga eine erneute Insulingabe notwendig. Bei der Umstellung von Normal- auf ein kurz wirksames Insulinanalog wird initial die Dosis um 10 % reduziert.

Praxis

Zusammenfassend können Patienten mit einem geregelten Tagesablauf und regelmäßigen Zwischenmahlzeiten primär mit Normalinsulin therapiert werden, während Patienten mit flexiblen Lebens- und Essgewohnheiten meist von einer Therapie mit den schnellen Insulinanaloga profitieren. Bei Kindern mit Typ-1-Diabetes bieten kurz wirksame Analoga den Vorteil, dass sie auch nach dem Essen gespritzt werden können und so die Insulinmenge an die tatsächlich verspeiste Kohlenhydratmenge angepasst werden kann.

ICT – Korrektur und Dosisanpassung

▸ **Korrektur.** Wichtiger Vorteil im Vergleich zu dem starren 2-Spritzenschema der CT ist bei der ICT die rasche Korrekturmöglichkeit eines zu hohen oder zu niedrigen Blutzuckerwertes. Zur Anwendung kommt hierbei oft die 40er-Regel, die besagt, dass eine Einheit Insulin den Blutzucker um 40 mg/dl senkt, eine BE den Blutzucker um 40 mg/dl hebt und 20 min Sport den Blutzucker um ca. 40 mg/dl senken.

Merke M!

Grundsätzlich wird nur mit schnell wirksamem Insulin korrigiert.

Die Korrekturen sollten zu den Mahlzeiten bzw. vor dem Schlafen vorgenommen werden, Korrekturen zwischen diesen Zeitpunkten sollten die Ausnahme bilden. Für jeden Patienten muss ein individuelles Korrekturschema erarbeitet werden. So hängt der gewählte Korrekturfaktor vom täglichen Insulinbedarf ab, die 40er-Regel gibt also nur einen groben Anhalt. Ab einem Blutzuckerwert von 250 mg/dl sollte der Urin zusätzlich auf Aceton getestet werden, um einen absoluten Insulinmangel mit drohender ketoazidotischer Stoffwechselentgleisung rechtzeitig zu erfassen.

▸ **Dosisanpassung.** Die festgelegten Dosen, BE-Faktoren und Korrekturfaktoren müssen regelmäßig überprüft und ggf. angepasst werden, auch an wechselnde äußere Bedingungen wie Krankheit, Gewichtsveränderung, Änderung des Tagesablaufes, Menstruation und Krankheitsdauer (Restsekretion). Dosisänderungen sollen aber nicht vorschnell, d.h. auf einen erhöhten oder erniedrigten Wert hin, vorgenommen werden.

Insulininjektionen

Die Injektionen erfolgen in das subkutane Fettgewebe. Das Bolusinsulin wird in die Region um den Bauchnabel injiziert, das NPH-Insulin – nach ausreichendem Durchmischen – bevorzugt in die Vorderseite des Oberschenkels oder die obere, äußere Glutealregion. Insulin Glargin und Detemir können sowohl in die Bauchregion als auch in den Oberschenkel gespritzt werden; allerdings soll nicht zwischen diesen Regionen gewechselt werden. Die Gabe des Insulins am Oberarm ist obsolet, da hier eine intramuskuläre Injektion mit zu rascher Resorption droht. Auf einen regelmäßigen Wechsel der Spritzstellen ist zu achten. Geschieht dies nicht, können Lipohypertrophien mit unregelmäßiger, zumeist verzögerter Insulinresorption und konsekutiven Blutzuckerschwankungen folgen. Alle 3 Monate müssen die Spritzstellen durch den betreuenden Arzt inspiziert (tasten!) werden. Als Injektionshilfen haben sich Pens durchgesetzt. Bei Kindern oder sehr insulinsensitiven Personen ist die Verschreibung eines Pens mit Dosierschritten in halben Einheiten zur exakteren Dosisanpassung sinnvoll. Nadelfreie Applikationssysteme, die das Insulin mit hohem Druck in das Unterhautfettgewebe einbringen, haben sich in der Praxis wegen diverser Mängel nicht durchgesetzt. Neu verfügbar sind InsuPatch-Systeme, bei denen durch eine Erwärmung der Haut eine schnellere Resorption des kurz wirksamen Insulinanalogs erreicht werden kann.

Insulinpumpentherapie – CSII

Eine Alternative zu ICT stellt die kontinuierliche subkutane Insulininfusion (CSII, Insulinpumpentherapie) dar, die derzeit von 55 000 der ca. 300 000 Patienten mit Typ-1-Diabetes in Deutschland angewendet wird. Die Initialisierung der Pumpentherapie sollte von einer **strukturierten Schulung** begleitet sein. Bei vorheriger konventioneller intensivierter Therapie (ICT) wird der vorbekannte Tagesinsulinbedarf um 10 % reduziert und die Insulinmenge zu 50 % auf die Basalrate und zu 50 % auf die Insulinboli aufgeteilt. Anfangs sind eine höhere Frequenz von Blutzuckermessungen und sog. Basalratentests zur Ermittlung der optimalen Basalrate hilfreich.

Relevante **Indikationen für die Insulinpumpentherapie** sind

- Dawn-Phänomen,
- unregelmäßiger Tagesablauf, z. B. Schichtarbeit,
- unzureichende Blutzuckereinstellung mit ICT trotz hoher Motivation,
- häufige, besonders nächtliche Hypoglykämien,
- Kinderwunsch, präkonzeptionelle Stoffwechselnormalisierung,
- Sekundärveränderungen, die eine optimale Stoffwechselkontrolle nötig machen, z. B. diabetische Folgeerkrankungen wie schmerzhafte periphere sensomotorische Neuropathie, Gastroparese,
- niedriger Insulinbedarf, z. B. diabetische Nephropathie,
- Kinder, insbesondere auch Kleinkinder.

► **Vorteile der Insulinpumpentherapie.** Durch eine Insulinpumpentherapie wird eine kontinuierliche Bereitstellung von schnell wirkendem Insulin ermöglicht, da die Pumpe alle 3 min pulsatil Insulin freisetzt. Die Absorptionsschwankungen werden hierdurch im Vergleich zu den Verzögerungsinsulinen deutlich reduziert, sodass die intraindividuelle Tag-zu-Tag-Blutzuckervariabilität sinkt: Das in Pumpen eingesetzte schnell wirksame Insulin hat eine Absorptionsvariabilität von weniger als 2,8 % der täglich infundierten Dosis, die Absorption von lang wirksamen Insulinen hingegen kann bis zu 52 % variieren. Dieses Phänomen erklärt bis zu 80 % der Blutzuckerschwankungen von einem zum anderen Tag bei Verwendung von lang wirksamem Insulin.

Die Reduktion der Tag-zu-Tag-Blutzuckervariabilität kommt insbesondere Patienten mit stark schwankenden Blutzuckerwerten und häufigen Hypoglykämien zugute. Durch die in stündlichen Intervallen programmierbare Basalrate kann die physiologische Insulinsekretion besser imitiert und somit die basale Insulinversorgung optimiert werden. So liegt der basale Insulinbedarf, bedingt durch einen Anstieg des kontrainsulinären Wachstumshormons, in den frühen Morgenstunden beim Erwachsenen oftmals um ein 2- bis 4-Faches höher als von 22.00–3.00 Uhr (Dawn-Phänomen). Durch die Programmierbarkeit der Basalrate kann diese an Situationen mit unterschiedlichem Insulinbedarf wie Schichtarbeit, Sport, wechselnde Alltagsbelastung, Krankheit und Menstruation rasch und flexibel angepasst werden. Bei passender Basalrate können Mahlzeiten zeitlich flexibel eingenommen werden oder ganz entfallen, wie z. B. beim Ausschlafen am Wochenende.

Die Insulinpumpentherapie optimiert aber nicht nur die basale Insulinversorgung. Sie ermöglicht auch verschiedene Bolusoptionen, die insbesondere die Insulinversorgung bei fettreichen oder sehr langen Mahlzeiten verbessern. Des Weiteren ist in einige Pumpensysteme ein Boluskalkulator integriert, der eine individuelle Empfehlung zur Bolusdosis errechnet.

Bedingt durch die Summe dieser Vorteile ist durch die Insulinpumpentherapie eine messbare Stoffwechselverbesserung evident. So zeigt eine Metaanalyse von 12 randomisierten kontrollierten Studien für die Insulinpumpentherapie im Vergleich zur ICT eine absolute HbA1c-Senkung von 0,51 %, einen um 14 % geringeren Insulinbedarf – das entspricht im Durchschnitt 7,6 Einheiten – sowie eine geringere Glukosevariabilität [57]. Bei der Verwendung von schnell wirkenden Insulinanaloga liegt der Insulinbedarf in der Insulinpumpentherapie sogar um über 11 Einheiten niedriger als mit ICT. Studien zeigen, dass für die Insulinpumpentherapie zumindest keine erhöhte Hypoglykämierate festgestellt werden kann: Mit einer Hypoglykämiefrequenz von 0,1–0,39 Episoden pro Patientenjahr sind Hypoglykämien tendenziell sogar seltener als unter ICT. Schwere Hypoglykämien treten unter Insulinpumpentherapie seltener auf als bei ICT. Durch die sensorunterstützte Insulinpumpentherapie mit Hypoglykämieabschaltung werden schwere Hypoglykämien vermieden (► Tab. 10.11).

Tab. 10.11 Vorteile und Nachteile der Insulinpumpentherapie.

Vorteile	Nachteile
• normnahe Blutzuckereinstellung	• gering erhöhte Ketoseneigung
• verringerte intraindividuelle Tag-zu-Tag-Blutzuckervariabilität	• potenzielle Beeinträchtigung und Belastung durch die Pumpe
• Anpassung an den zirkadianen Insulinbasalbedarf	• technische Defekte
• Anpassung an unterschiedlichen Insulinbedarf, z. B. bei Schichtarbeit, Sport, wechselnder Alltagsbelastung, Krankheit und Menstruation	• Gewichtszunahme von bis zu 3 kg
• flexible Mahlzeiteneinnahme, Ausschlafen am Wochenende	• Infektionen an der Einstichstelle, Pflaster- und Katheterallergien
• verbesserte Lebensqualität	• mindestens 2- bis 3-fach höhere Kosten
• optimierte prandiale Insulinversorgung durch Bolus-Optionen (Dual-Wave-Bolus, Multi-Wave-Bolus, Square-Wave-Bolus)	
• Boluskalkulator unterstützt die Bolusdosisfindung	
• Absenkung des HbA1c im Mittel um 0,5 %	
• ca. 14 % niedrigerer Insulinbedarf	

▸ **Nachteile der Insulinpumpentherapie.** Ein Nachteil der Pumpentherapie liegt im Ketoserisiko. Bei Unterbrechung der Insulinzufuhr, z. B. durch Katheterverschluss, kann bei Verwendung schnell wirkender Insulinanaloga bereits nach 2 h ein absoluter Insulinmangel mit konsekutiver ketoazidotischer Entgleisung auftreten. Das Ketoserisiko besteht insbesondere in der initialen Einstellungsphase. Studien benennen für die Insulinpumpentherapie eine Ketoseinzidenz von 0,04 Ereignissen pro Patientenjahr und liegen somit im Bereich der ICT. In Studien wird für die Insulinpumpentherapie eine Gewichtszunahme von durchschnittlich 3 kg dokumentiert. Hautirritationen, Infektionen und Allergien treten als Komplikationen auf, sind aber durch Weiterentwicklungen der Kathetermaterialien deutlich seltener geworden. Die Infektionsrate wird mit ca. 0,06–0,27 Ereignissen pro Patientenjahr angegeben.

Individuell sehr unterschiedlich wird die Beeinträchtigung durch das Tragen der ca. 8,5 cm × 5 cm × 2 cm großen Pumpen empfunden. Auch die psychologische Akzeptanz eines dauernd am Körper getragenen medizinischen Hilfsmittels wird different gewertet. Während Patienten mit einer Insulinpumpe in der Regel ihre Lebensqualität durch die Pumpentherapie als verbessert einschätzen, lehnen andere Patienten aus diesen Gründen die Initialisierung der Pumpentherapie teils kategorisch ab.

Die **jährlichen Kosten** für eine Insulinpumpentherapie liegen deutlich höher als mit ICT: Die Pumpen kosten 3 000–3 600 €. Je nach Pumpentyp kommen laufende Kosten für Verbrauchsmaterialien wie Adapter, Aufziehampullen, Batterien und Katheter hinzu, die zusätzliche, laufende Kosten von jährlich ca. 2750 € erzeugen. Zum Vergleich belaufen sich die Kosten einer ICT auf jährlich etwa 540 € (2 Pens, alle 2 Jahre neu: Kosten/Jahr ca. 180 €, und täglich 4 Penkanülen: Kosten/Jahr ca. 360 €). Bei beiden Therapieformen entstehen zusätzlich folgende Kosten: täglich mindestens 4 Blutzucker-Teststreifen und Lanzetten: Kosten/Jahr ca. 1200 € und Insulin: Kosten/Jahr ca. 900 € (bezogen auf knapp 50 IE/d). Die Verbesserung der Lebensqualität allein ist keine Indikation zur Kostenübernahme der Pumpe durch die gesetzlichen Krankenversicherungen. Im Gegensatz zu Patienten mit Typ-1-Diabetes werden die Kosten bei Typ-2-Diabetikern für eine Therapie mit Insulinpumpen nur in begründeten Einzelfällen erstattet. Ob die höheren Kosten durch eine Reduktion der Folgeerkrankungen unter Insulinpumpentherapie wieder neutralisiert werden können, ist bisher nicht prospektiv untersucht. Als neue Variante stehen Patch-Pumpen zu Verfügung, die direkt auf die Haut aufgeklebt werden und so die Kathetersysteme überflüssig machen.

In den Bauchraum implantierbare intraperitoneale Insulinpumpen (CIPII) bleiben speziellen Indikationsstellungen wie subkutaner Insulinresistenz vorbehalten.

▸ **„Closed-Loop"-Systeme.** Wichtiges Ziel diabetologischer Forschung bleibt die Entwicklung von „Closed-Loop"-Systemen, d. h. der integrativen Verbindung einer kontinuierlichen Glukosemessung (enzymatisch oder optisch) mit einer Insulinpumpe. Ein Schritt zum „Closed-Loop"-System besteht in den seit 2007 verfügbaren kombinierten Glukosesensor/Pumpensystemen. Hierbei wird parallel zu Insulinpumpe ein Glukosesensor verwendet. Über ca. 7–10 Tage hinweg kann dieser kontinuierlich in Minutenabständen subkutane Glukosewerte bestimmen. Diese werden per Radiowellen an die Pumpe gesendet. Im Display der Pumpe erscheint dann neben dem gemessenen Wert eine Kurve der Glukosewerte der letzten Stunden, sodass eine Trendentwicklung des Blutzuckers erkennbar wird. Der Patient erhält also früh die Chance auf beginnende Hypo- oder Hyperglykämien zu reagieren. Insbesondere auch bei Kleinkindern oder Menschen mit gestörter Hypoglykämiewahrnehmung ermöglichen diese Systeme schwere Unterzuckerungen zu vermeiden. Bei niedrigen Blutglukosewerten kann bei gekoppelten CGMS-Insulinpumpen-Systemen (SuP, sensorunterstütze Pumpentherapie) (nachts) die Insulinzufuhr zur Hypoglykämievermeidung unterbrochen werden.

Blutzucker-Selbstkontrolle

Voraussetzung für die adäquate Anpassung der Insulindosen ist eine regelmäßige Selbstkontrolle der BZ-Werte. Feste Messzeitpunkte liegen vor den Hauptmahlzeiten und vor dem Schlafengehen, sodass üblicherweise bei der ICT täglich 4 Messungen nötig sind. Des Weiteren soll der BZ-Wert immer eruiert werden, wenn Hypoglykämiesymptome vorliegen (nachdem als Soforttherapie 2 BE Traubenzucker eingenommen wurden). Vor und nach körperlicher Betätigung wie Sport, sowie vor jeder Autofahrt ist eine zusätzliche Messung notwendig. Gelegentlich, z. B. 2-mal im Monat, soll ein 2.00 Uhr-Wert erhoben werden. Postprandiale BZ-Werte sollten bei Umstellung einer Therapie bestimmt werden (Ziel-BZ 2h postprandial < 140 mg/dl). Wichtig ist neben der Messung auch die sorgfältige Dokumentation der BZ-Werte. Bei der gemeinsamen Besprechung mit dem Patienten können so mögliche Therapiefehler aufgedeckt werden. BZ-Messsysteme können diagnostisch bei der Dosisfindung und Aufdeckung versteckter Hypoglykämien eine wertvolle Hilfe darstellen, therapeutisch werden sie vor allen bei Kleinkindern zur Hypoglykämievermeidung in Verbindung mit Insulinpumpen (SuP) eingesetzt.

Ernährung

Ernährungsempfehlungen für Patienten mit Typ-1-Diabetes unterscheiden sich nicht von denen für die zur Erhaltung der Gesundheit ausgesprochenen Empfehlungen für die Allgemeinbevölkerung. Der Energiegehalt sollte der Erhaltung des gewünschten Körpergewichtes (BMI 19–25 kg/m^2) angepasst sein. **Nährstoffrelation:**

- 60–70 % Kohlenhydrate
- 10–15 % Eiweiß
- 10–25 % Fette (v. a. ungesättigte Fettsäuren)
- Alkohol ist in geringen Mengen (1–2 Gläser Wein oder äquivalente Alkoholmenge) möglich, allerdings muss dem Hypoglykämierisiko – Alkohol hemmt die Glukoneogenese in der Leber – adäquat Rechnung getragen werden, z. B. durch Einnahme lang anhaltender Zusatz-BE. Eine Supplementierung von Vitaminen und Mineralstoffen ist in der Regel nicht notwendig. Speziallebensmittel für Diabetiker bieten ernährungsphysiologisch keine Vorteile; kalorienfreie Süßstoffe können eingesetzt werden. Nahrung und Insulinzufuhr müssen bei Patienten mit Typ-1-Diabetes optimal aufeinander abgestimmt sein. Wichtig ist, dass Patienten mit Typ-1-Diabetes im Rahmen der Schulung das **Abschätzen des Kohlenhydratgehalts von Nahrungsmitteln** erlernen. Zur praktischen Vereinfachung weist man dabei ca. 10–12 g Kohlenhydraten eine Broteinheit (BE) zu. Angepasst auf die jeweilige BE-Menge spritzt der Patient dann – abgestimmt mit seinem individuellen BE-Faktor – die entsprechende Menge kurz wirksames Insulin. Zahl und Zeitpunkt der Mahlzeiten ist variabel (funktionelle Insulintherapie).

> **Merke** M!
>
> Der Patient muss stets sog. Notkohlenhydrate (z. B. Traubenzucker) bei sich tragen, um eine Hypoglykämie wirksam und schnell behandeln zu können.

► **Inselzell-/Pankreastransplantation.** Pankreas- und Inselzelltransplantation als Sonderformen der Therapie bei Typ-1-Diabetes bedürfen einer strengen Indikationsstellung und werden durch Organmangel, Operationsrisiko und Nebenwirkungen der lebenslangen immunsuppressiven Therapie limitiert. Die Langzeitergebnisse bei Patienten mit intraportaler Inselzelltransplantation sind enttäuschend. Nach 2–3 Jahren sind die meisten Patienten wieder insulinpflichtig. Die Inselzelltransplantation bleibt aber für einige ausgewählte Patienten mit extrem schwer einstellbarem Typ-1-Diabetes mit Hypoglykämie-Wahrnehmungsstörung eine Alternative. Pankreastransplantationen werden in der Regel nur bei Typ-1-Diabetikern vorgenommen, die simultan eine Nierentransplantation erhalten. Die kombinierte Inselzell-Niere-Transplantation ist weniger komplikationsträchtig, aber nicht so erfolgreich wie die kombinierte Organtransplantation. Weitere kausale Therapieansätze, z. B. embryonale oder adulte Stammzelltherapie, und präventive Strategien werden intensiv erforscht.

Therapie und Prognose des Typ-2-Diabetes

Diabetes mellitus Typ 2 ist eine chronisch progressive Erkrankung, deren Therapie an die verschiedenen Krankheitsstadien angepasst werden muss. Die zugrunde liegenden pathogenetischen Faktoren (Insulinsekretionsstörung und -resistenz), die zur Hyperglykämie führen, sind bei jedem Patienten anders gewichtet. Während die Insulinresistenz im Verlauf des Typ-2-Diabetes sich nicht verändert und sich mit Lebensstilintervention und Gewichtsabnahme sowie medikamentös gut behandeln lässt, nimmt die Störung der Insulinseketion mit der Diabetesdauer stetig zu. Bei Diagnosestellung des Typ-2-Diabetes ist die Insulinsekretion der Betazelle oft schon um die Hälfte reduziert und nimmt jährlich um weitere 4 % ab. Dies hat in der UKPDS-Studie trotz optimierter Therapie im Rahmen einer Studie zu einem zunehmenden Anstieg des HbA1c-Wertes geführt und erklärt auch das „Sekundärversagen“ der Insulinsekretagoga (Sulfonylharnstoffe und Metiglinide) im Behandlungsverlauf [76].

Therapieziele und leitliniengerechte Therapie

Es besteht daher die Notwendigkeit einer individualisierten, stadiengerechten Therapie nach evidenzbasierten Leitlinien, die Kriterien zur Therapieoptimierung und -steigerung nach einem Stufenkonzept klar definieren. In der Nationalen Versorgungsleitlinie Typ-2-Diabetes der Deutschen Diabetesgesellschaft und einem amerikanischeuropäischen Positionspapier ist das stadiengerechte und individualisierte Vorgehen beschrieben [31]. Die 1. Stufe beinhaltet die nicht pharmakologische Lebensstilintervention (Intensivierung der körperlichen Bewegung, Umstellung der Ernährung, Schulung) mit dem Ziel, einen HbA1c-Wert von 6,5–7,5 % bzw. ein individuell zu definierendes Therapieziel zu erreichen. Wird das Therapieziel nach 3–6 Monaten nicht erreicht, so kommt die medikamentöse Therapie mit Metformin zum Einsatz. Nach weiteren 3–6 Monaten ohne Erreichen des Ziels wird die Therapie weiter intensiviert. Als letzte Stufe ist eine intensive Insulintherapie mit basalem und kurz wirksamem Insulin ggf. in Kombination mit einem oralen Antidiabetikum vorgesehen (s. a. http://care.diabetesjournals.org/content/35/6/1364.long).

Bei der Behandlung des Typ-2-Diabetes sollten individualisierte Therapieziele für Lebensstil, Glukosestoffwechsel, Lipidstatus, Körpergewicht und Blutdruck vereinbart werden. Bezüglich des HbA1c ist ein Zielkorridor von 6,5–7,5 % anzustreben. Eine Absenkung des HbA1c unter 6,5 % sollte nur dann erfolgen, wenn dies durch alleinige Änderung des Lebensstils oder durch Medikamente erreichbar ist, die kein erhöhtes Risiko für bedeutende Nebenwirkungen wie schwere Hypoglykämien, substanziellen Gewichtsanstieg, Herzinsuffizienz und Pankreatitis tragen und deren Nutzen in Bezug auf klinische Endpunkte belegt ist. Wichtige, in den Leitlinien enthaltene Therapieziele sind auch der Erhalt bzw. die Wiederherstellung der Lebensqualität sowie die Vermeidung von Akutkomplikationen wie die der Hypoglykämie. Außerdem müssen die Therapieziele regelmäßig im Verlauf individuell angepasst werden in Abhängigkeit von Komorbidität, Lebenserwartung und Lebensalter.

Lebensstilintervention

Als Basis jeder Behandlung des Typ-2-Diabetes sollten von Anfang an nicht pharmakologische Maßnahmen ausgeschöpft werden. Diese initiale, nicht medikamentöse Intervention hat in der UKPD-Studie eine HbA1c-Senkung um ca. 2 % erreicht. Sie besteht aus Ernährungstherapie mit spezifischen individuellen Instruktionen mit dem Ziel der Gewichtsreduktion bei Übergewicht, der Limitierung der Fettzufuhr, besonders der gesättigten Fettsäuren sowie aus ballaststoffreicher Kost. Die körperliche Aktivität sollte mit spezifischen, individuell vorhandenen Möglichkeiten erhöht werden. Die Lebensstiländerung beinhaltet als wichtige Punkte auch die Reduktion des übermäßigen Alkoholgenusses und den Nikotinverzicht. Eine strukturierte Schulung des Patienten ist essenziell. Die Lebensstilintervention ist die Grundlage aller Therapiebemühungen und gilt für alle Krankheitsstadien. Sie wirkt jedoch oft gerade bei jüngeren Patienten nicht ausreichend [81], es sollte bei Nichterreichen des Therapieziels nach spätestens 6 Monaten mit einer medikamentösen Therapie begonnen werden. Bei starker Stoffwechseldekompensation (HbA1c > 10 %, Blutzucker nüchtern > 200 mg/dl, postprandial > 300 mg/dl) bei Erstdiagnose des Diabetes mellitus Typ 2 und insbesondere bei normalgewichtigen und jüngeren Patienten kann eine sofortige Insulintherapie mit oder ohne Komedikation mit oralen Antidiabetika nötig sein. Diese Insulintherapie kann dann bei Normalisierung des Stoffwechsels (HbA1c < 6,5 %) abgesetzt oder wenn notwendig auf orale Antidiabetika umgestellt werden (vgl. auch http://care.diabetesjournals.org/content/35/6/1364.long, insbes. Abb. 2). Zu den weiteren Kriterien der sofortigen Insulintherapie zählen außer der akuten Stoffwechselentgleisung die Ketonurie (außer Hungerketonurie), eine perioperative Situation sowie ein schweres Krankheitsgeschehen mit intensivmedizinischer Behandlung (z. B. akuter Myokardinfarkt oder Sepsis).

Orale Antidiabetika

Eine pharmakologische antihyperglykämische Therapie ist indiziert, wenn die oben aufgeführten Maßnahmen der Lebensstilintervention über 3–6 Monate durchgeführt wurden, ohne die Therapieziele zu erreichen. Zur oralen pharmakologischen Therapie sind evidenzbasierte, endpunktbezogene, positive Ergebnisse derzeit für Metformin und Sulfonylharnstoffpräparate verfügbar.

Orale Antidiabetika senken den HbA1c-Wert im Mittel um ca. 1 %. Die Wahl des ersten oralen Antidiabetikums fällt bei ca. 90 % der Patienten auf **Metformin**, um keine weitere Gewichtszunahme bei den meist übergewichtigen Patienten zu begünstigen. Die wichtigste Kontraindikation gegen Metformin ist eine eingeschränkte Nierenfunktion. Wenn nach 3–6 Monaten unter oraler Monotherapie mit Metformin die Therapieziele nicht erreicht werden, sollte eine **Kombinationstherapie mit einem zusätzlichen oralen Antidiabetikum** begonnen werden. Hier ist die Kombination von Metformin und Sulfonylharnstoffen (Glibenclamid) die gebräuchlichste und kostengünstigste. Die Kombination von Metformin mit DPP-4-Inhibitoren ist vor allem bei den Patienten vorteilhaft, bei denen eine Vermeidung von Hypoglykämien im Vordergrund steht. Schließlich kann auch Metformin mit GLP-1-Rezeptoragonisten oder Insulin kombiniert werden. Diese Therapie ist am effektivsten, was die HbA1c-Senkung anlangt und sollte bei stark erhöhten HbA1c-Werten nach 3–6 Monaten oraler Monotherapie zum Zuge kommen.

Praxis

Wenn nach 3–6 Monaten einer Kombinationstherapie mit 2 oralen Antidiabetika der HbA1c-Wert weiterhin nicht im Zielbereich liegt, wird eine zusätzliche Kombination mit Insulin empfohlen. Eine Kombinationstherapie mit 3 oralen Antidiabetika soll laut Nationaler Versorgungsleitlinie nur besonderen Situationen vorbehalten bleiben.

Als neue Therapieoption zur oralen Therapie stehen die SGLT-2-Inhibitoren (SGLT: Sodium-Glucose Transporter) zur Verfügung, die insulinunabhängig wirken. Durch Hemmung der SGLT-2 im proximalen Tubulus der Niere kommt es zu einer therapeutisch gewünschten Glukoseausscheidung mit dem Urin und somit zu einer Plasmaglukosesenkung und Gewichtsabnahme. Auch eine geringe Blutdrucksenkung wurde in klinischen Studien durch SGLT-2-Hemmer beobachtet. Derzeit sind Dapagliflozin und Canagliflozin in einigen Ländern zugelassen, weitere Substanzen folgen [12].

Kombination oraler Antidiabetika mit Insulin

Es wird empfohlen, beim Einstieg in die Insulintherapie die oralen Antidiabetika, insbesondere die Therapie mit Metformin, beizubehalten [50]. Dies ist ohne vermehrte Hypoglykämien erreichbar. Insbesondere verhindert eine Kombination von Metformin mit Insulin einen Gewichtsanstieg beim Beginn der Insulintherapie. Da Metformin auch ca. 20 % der Insulindosis einspart und somit Kosten senkt, wird diese Medikation beibehalten, soweit dies die Kontraindikationen zulassen. Sulfonylharnstoffe wirken nach langer Diabetesdauer nicht mehr [50], hier sollte unter Insulintherapie nach Stoffwechselnormalisierung ein Auslassversuch gemacht werden. Eine primäre Monotherapie mit Insulin sollte nur bei Vorliegen von Kontraindikationen gegen orale Antidiabetika (z. B. Niereninsuffizienz) begonnen werden.

Insulintherapie

Zu Beginn einer Insulintherapie sollten immer die **Rahmenbedingungen** hierfür gegeben sein: Der Patient muss die Blutzuckerselbstmessung beherrschen, er sollte eine Ernährungsberatung mit Hinweis auf die Behandlung einer Hypoglykämie erhalten. Ferner muss eine Patientenschulung erfolgen, die die korrekte Insulininjektion, die geeigneten Injektionshilfen („Insulinpens") und die passenden Insulinnadeln beinhaltet. Die Technik der Insulininjektion ist entscheidend für den Erfolg einer Insulintherapie, sie sollte zusammen mit den Injektionsstellen regelmäßig geprüft werden.

Praxis

Der einfachste und gleichzeitig effektive Einstieg in die Insulintherapie besteht aus einer einmaligen Gabe eines Basalinsulins zur Nacht unter Beibehaltung der oralen Medikation.

Ziel dieser Therapie ist eine Normalisierung des Nüchternblutzuckers mit Werten von 90–100 mg/dl, um hierdurch den HbA1c-Wert in den Zielbereich zu senken. Diese Nüchternblutzuckerwerte lassen sich mit lang wirkenden Analoginsulinen (Insulin Glargin oder Detemir) mit weniger nächtlichen Hypoglykämien erreichen, diese Insuline sind somit sicherer. Für Insulin Glargin wurde zudem gezeigt, dass eine Injektion auch morgens mit stärkerer HbA1c-Absenkung möglich ist, was dem Patienten ermöglicht, den ihm angenehmen Injektionszeitpunkt frei zu wählen. Die Dosisanpassung kann der Patient selbst mit einem einfachen Plan durchführen. Hierbei können die Therapieziele individuell angepasst werden.

Wenn das metabolische Therapieziel trotz Nüchternblutzuckerwerten im Zielbereich nicht erreicht wird, kommt **zusätzlich zu den Mahlzeiten ein schnell wirkendes Bolusinsulin** zum Einsatz. Oft ist es zunächst nicht nötig, zu allen Hauptmahlzeiten Bolusinsulin zu geben. Anfangs ist besonders bei hohen postprandialen Werten nach dem Frühstück eine zusätzliche morgendliche Bolusgabe nötig. Mit zunehmender Diabetesdauer und erlöschender endogener Insulinsekretion ist die Behandlung des Typ-2-Diabetes der einer Typ-1-Diabetes-Behandlung ähnlich, d. h. es wird eine intensivierte Insulintherapie mit Bolus- und Basalinsulin nötig (s. o.).

Eine Alternative zum Einstieg in die Insulintherapie mit einer einmaligen Gabe eines Basalinsulins zusätzlich zu oralen Antidiabetika stellt die alleinige Gabe von Bolusinsulin zu den Mahlzeiten dar. Eine weitere Alternative ist die 2-malige Gabe von Mischinsulin (30 % Normalinsulin/70 % NPH-Insulin) morgens und abends vor der Mahlzeit. Es gibt bisher keine Endpunktstudien, die die verschiedenen Insulintherapien vergleichen. Bisher gilt eine möglichst einfache und erfolgreiche Absenkung des HbA1c-Wertes ohne Hypoglykämien in den Zielbereich als beste Maßnahme zur Verhinderung von diabetesbedingten Folgeerkrankungen.

Neue Therapiemöglichleiten mit inkretinbasierten Behandlungsformen

Inkretinbasierte Therapieformen des Typ-2-Diabetes wurden 2006 für die Behandlung des Typ-2-Diabetes eingeführt. Sie basieren auf einem multimodalen Ansatz und machen sich die physiologischen Wirkungen des Darmhormons Glucagon like peptide-1 (GLP-1) zunutze. GLP-1 stimuliert bei Hyperglykämie die Insulinsekretion, hemmt die Glukagonsekretion, verzögert die Magenentleerung und wirkt als zentralnervöser Mediator der Sättigung [14]. In vitro sowie in Tierexperimenten verbessert GLP-1 die Betazellfunktion. GLP-1 wird durch das Enzym Dipeptidyl-Peptidase IV (DPP-4) schnell inaktiviert und ist daher zur Diabetestherapie ungeeignet. Lang wirksame, DPP-4 resistente **GLP-1 Analoga** („Inkretin-Mimetika") oder **DPP-4-Inhibitoren** („Inkretinverstärker") sind daher für die Therapie entwickelt worden [14]. Beide Substanzgruppen senken den HbA1c und verbessern die Glykämielage ohne ein intrinsisches Hypoglykämierisiko. Sie hemmen ferner die Glukagonsekretion und tragen somit zur Hemmung der Glukosefreisetzung aus der Leber bei. GLP-1-Analoga müssen als Peptide subkutan verabreicht werden. Sie senken außerdem das Körpergewicht, was bei übergewichtigen Patienten mit Typ-2-Diabetes ein zusätzlicher positiver Effekt ist. DPP-4 Inhibitoren sind oral wirksam und weniger spezifisch, da durch sie auch die Degradation des Inkretinhormons Gastric inhibitory Polypeptide (GIP) und anderer Peptidhormone gehemmt wird. Sie sind gewichtsneutral und besonders gut in Kombination mit Metformin einsetzbar. Unter der Therapie mit inkretinbasierten Medikamenten wurden Pankreatitiden und ein erhöhtes Risiko für die Entwicklung eines Pankreaskarzinoms beschrieben. Diese Zusammenhänge ließen sich allerdings nach Reanalyse experimenteller, klinischer und kardiovaskulärer Sicherheitsstudien durch die FDA und die EMA nicht bestätigen [16]. Trotzdem muss das Thema auch in der Zukunft weiter sorgfältig untersucht werden.

Prognose des Typ-2-Diabetes

Aus vielen epidemiologischen Studien ist bekannt, dass hohe Blutzuckerwerte mit einem erhöhten Mortalitätsrisiko, vor allem durch kardiovaskuläre Ereignisse, einhergehen. Das Risiko für einen Patienten mit Diabetes und ohne KHK an einem koronaren Ereignis zu versterben, ist so hoch wie das Risiko für einen Patienten ohne Diabetes und mit bereits stattgehabtem koronarem Ereignis. Insgesamt ist das koronare Risiko für Patienten mit Diabetes um das 3- bis 5-Fache erhöht [22], wobei kardiovaskuläre Erkrankungen ca. 40–50 % aller Todesfälle bei Patienten mit Typ-2-Diabetes ausmachen.

Obwohl der Typ-2-Diabetes im Rahmen des metabolischen Syndroms häufig mit anderen kardiovaskulären Risikofaktoren, z. B. der Fettstoffwechselstörung und der arteriellen Hypertonie, gleichzeitig auftritt, geht man davon aus, dass die Hyperglykämie selbst einen unabhängigen Risikofaktor darstellt. Die Hinweise, dass makrovaskuläre Erkrankungen bereits bei weniger ausgeprägter Hyperglykämie auftreten als mikrovaskuläre Erkrankungen, nehmen zu. So geht man davon aus, dass die Makroangiopathie schon vor der Manifestation des Diabetes beginnt. In einer Reihe von Studien wurde das schon erhöhte kardiovaskuläre Risiko bei gestörter Glukosetoleranz (IGT) auch nach Bereinigung für klassische Risikofaktoren bestätigt.

Terminale Niereninsuffizienz mit Dialysepflichtigkeit ist eine der gefürchteten Komplikationen der mikrovaskulären Folgeerkrankungen des Typ-2-Diabetes. Diese Patientengruppe ist immer noch das größte Kollektiv, das eine terminale Niereninsuffizienz erleidet und auch zusätzlich besonders durch makrovaskuläre Ereignisse gefährdet ist. Aus der UKPDS ist bekannt, dass eine HbA1c-Absenkung um einen Prozentpunkt das mikrovaskuläre Risiko um 35 % und das makrovaskuläre Risiko um 15 % (für Schlaganfälle) bis 18 % (für Myokardinfarkte) senkt. Die diabetesbezogenen Gesamtmortalität wird um 25 % gesenkt [76].

Aus diesen Gründen ist eine sehr frühzeitige Erkennung und effektive Behandlung des Typ-2-Diabetes sehr wichtig, um Folgeerkrankungen zu verhindern und die Prognose dieser chronisch kranken Patienten zu verbessern.

Therapie der spezifischen Diabetesformen

Die Therapie der spezifischen Diabetesformen ergibt sich aus der Therapie der Grunderkrankung, von der ja der Diabetes mellitus lediglich ein Symptom ist. Die beim **Cushing-Syndrom** bestehende Glukoseintoleranz bildet sich in der Regel durch die adäquate Behandlung der zugrunde liegenden Erkrankung komplett zurück. Hingegen kommt es bei der Behandlung mit dem Somatostatinanalogon Pasireotid, das zur Behandlung des Morbus Cushing eingesetzt wird, falls eine chirurgische Therapie nicht möglich ist, bei der Hälfte der Patienten zu einer klinisch relevanten Beeinträchtigung des Blutglukosestoffwechsels.

Die Resektion des **Nebennierenrindenadenoms** oder eine medikamentöse Therapie mit Aldosteronantagonisten führt zu einer raschen und anhaltenden Normalisierung der Insulinsensitivität beim primären Hyperaldosteronismus. Beim **Phäochromozytom** kann die präoperative Gabe eines α-Blockers die Insulinsekretion verbessern. Die Resektion des Phäochromozytoms normalisiert nicht nur die diabetogene Stoffwechsellage, sondern kann in Einzelfällen postoperativ zu schweren Hypoglykämien führen. Eine erfolgreiche chirurgische Behandlung des **Wachstumshormonexzesses** führt meist zu einer Verbesserung der Glukosetoleranz. Da jedoch in vielen Fällen durch einen operativen Eingriff allein keine ausreichende Kontrolle der Akromegalie erreicht wird, ist häufig eine zusätzliche medikamentöse Therapie erforderlich. Somatostatinanaloga erreichen bei etwa 60 % der Patienten eine Normalisierung der Wachstumshormon-IGF-I-Achse. Allerdings ist ihre Wirkung auf den Glukosestoffwechsel aufgrund ihres inhibitorischen Effekts auf die pankreatischen Betazellen komplex und unvorhersehbar. Die Umstellung der Therapie bei Patienten mit Akromegalie von dem Somatostatinanalogon Octreotid auf den Wachstumshormonrezeptor-Antagonisten Pegvisomant hingegen führt zu einer anhaltenden Verbesserung der Insulinsensitivität und der Glukosetoleranz. Beim Wachstumshormonmangel kann eine Standard-Wachstumshormon-Substitutionstherapie die viszerale Adipositas günstig beeinflussen, ohne jedoch die Insulinsensitivität zu verbessern. Dies ist mit der lipolytischen Wirkung der eingesetzten Wachstumshormondosen begründbar. Hingegen verbessern niedrige Wachstumshormondosen die Insulinsensitivität und können möglicherweise langfristig zu einer Verminderung der Insulinspiegel und der viszeralen Fettansammlung führen. Eine Testosteronsubstitution bei hypogonadalen Männern kann wichtige Parameter des metabolischen Syndroms, wie etwa Insulinresistenz, erhöhte Blutzuckerwerte, viszerale Adipositas und Hypercholesterinämie, günstig beeinflussen. Die in der Hyperthyreose zu beobachtende Beeinträchtigung des Glukosemetabolismus normalisiert sich meist innerhalb der ersten 4 Wochen nach Aufnahme einer thyreostatischen Therapie. Eine frühzeitige Therapie auch des ansonsten asymptomatischen pHPT ist anzustreben – zum einen, da es sonst zu einer weiteren Verschlechterung der Glukosetoleranz bis hin zum Diabetes mellitus kommen kann, zum anderen, da sich die Stoffwechsellage nach Normalisierung der Serum-Kalziumspiegel durch eine Resektion des überaktiven Nebenschilddrüsengewebes deutlich und anhaltend verbessert. Die biochemische Kontrolle hormonell aktiver neuroendokriner Tumore in Form einer Resektion oder einer medikamentösen Therapie mit Somatostatinanaloga führt in der Regel zu einer Verbesserung der Glukosetoleranz.

Therapie des Diabetes in der Schwangerschaft

Jede Schwangere mit Gestationsdiabetes sollte eine **Ernährungsberatung** durch eine qualifizierte Diätassistentin sowie eine individualisierte Ernährungstherapie erhalten mit dem Ziel, die Kohlenhydrate auf 6 Mahlzeiten (3 Haupt- und 3 Zwischenmahlzeiten) am Tag zu verteilen mit 40–50 % überwiegend langsam resorbierbaren Kohlenhydraten, 20 % Protein und 30–35 % Fett. Abhängig von dem präkonzeptionellen BMI ist die Kalorienzufuhr zu wählen. Bei adipösen Frauen sollte eine Kalorienrestriktion auf etwa 20–24 kcal/kg KG erfolgen. Ein moderates körperliches **Trainingsprogramm** ist angeraten, sofern keine Kontraindikationen bestehen. Auch sollte eine Schwangere mit Gestationsdiabetes rasch mit **Blutglukoseselbstmessungen** vertraut gemacht werden, die morgens unmittelbar nach dem Aufstehen sowie 1h oder 2h nach den Hauptmahlzeiten durchgeführt werden sollten. Es gibt keine Präferenzen für den Zeitpunkt der postprandialen Messungen, allerdings sollte ein einmal festgelegtes Vorgehen beibehalten werden.

Bei Nichterreichen der folgenden Therapieziele bei 50 % oder mehr der Werte innerhalb einer Woche ist eine **Insulinbehandlung** einzuleiten (plasmakalibrierte Geräte):

- nüchtern: 65–95 mg/dl (Vollblut)
- 1h postprandial: < 140 mg/dl
- 2h postprandial: < 120 mg/dl

Eine Modifizierung dieser Zielwerte ist erforderlich bei Auffälligkeiten des sonografisch gemessenen Abdominalumfanges des Fetus. Liegt dieser unterhalb der 10. Perzentile als Hinweis auf eine intrauterine Wachstumsretardierung, gelten die folgenden Werte: nüchtern < 105 mg/dl und 1h postprandial < 160 mg/dl. Bei asymmetrischer Makrosomie mit einem fetalen Abdominalumfang von > 75. Perzentile lauten die Zielwerte hingegen nüchtern 85 mg/dl und 1h postprandial < 120 mg/dl.

Der Insulinbehandlungsplan muss an das Blutglukosetagesprofil individuell angepasst werden. Bei erhöhten postprandialen Blutglukosewerten gelingt meist die Stoffwechselkontrolle mittels der Gabe von Humaninsulin oder den ultrakurz wirksamen Analoginsulinen Lispro und Aspart vor der Mahlzeit mit einer Dosierung von 1,5 IE pro 10 g Kohlenhydrate zum Frühstück und 1 IE pro 10 g Kohlenhydrate zum Mittag- und Abendessen. Sind hingegen bereits die Nüchternblutglukosewerte erhöht, sollte NPH-Insulin (initial 0,2 IE/kg KG) vor dem Zubettgehen verabreicht werden. Auch das lang wirksame Analoginsulin Detemir ist inzwischen während Schwangerschaft und Stillzeit zugelassen. Bei einer unzureichenden Stoffwechseleinstellung besteht in Einzelfällen auch die Möglichkeit einer Insulinpumpentherapie.

Praxis

Orale Antidiabetika sind augenblicklich noch nicht empfohlen für den Einsatz während der Schwangerschaft, trotz einer zunehmenden Anzahl positiver Berichte in der Fachliteratur.

Aufgrund des erhöhten Risikos für maternale und fetale Komplikationen sollten Schwangere mit Gestationsdiabetes frühzeitig in einer entsprechend spezialisierten Entbindungsklinik vorgestellt und bis zur Entbindung engmaschig gynäkologisch-geburtshilflich kontrolliert werden. Schwangere mit Gestationsdiabetes und Insulintherapie sollten in einer Geburtsklinik mit Neonatologie (Perinatalzentrum LEVEL 1 oder 2) entbinden und auch Schwangere mit Ernährungstherapie sollte über die Vorteile einer Geburtsklinik mit Neonatologie informiert werden. Ab dem 3. Trimenon sollte in 2–3-wöchigen Abständen das Wachstumsverhalten des Fetus kontrolliert werden. Kardiotokografie (CTG)-Kontrollen sollten in Abhängigkeit von den fetalen und mütterlichen Risiken erfolgen. Unter der Geburt sollten mütterliche Hyperglykämien vermieden und Blutglukosewerte im kapillären Plasma von 80–130 mg/dl angestrebt werden, um einer fetale Hyperinsulinämie und einer nachfolgenden neonatalen Hypoglykämie vorzubeugen.

10.2.7 Prävention und Prognose

Prävention des Typ-1-Diabetes

Präventive Therapien

Immunmodulatorische Therapieansätze bei Typ-1-Diabetes im Sinne einer Primär-, Sekundär- und Tertiärprävention zielen auf die Verhinderung der Diabetesmanifestation bzw. den Erhalt der Betazell-Funktion.

Die **Primärprävention** hat zum Ziel, die Entstehung von Insel-Autoimmunität zu verhindern und ist besonders für diejenigen Menschen von Bedeutung, die ein ho-

10

hes genetisches und familiäres Risiko besitzen, keine Insel-Autoantikörper und auch keine Beeinträchtigung der metabolischen Funktion aufweisen. Da es ungewiss ist, ob diese Personen tatsächlich im Laufe ihres Lebens einen Typ-1-Diabetes entwickeln, müssen Interventionen extrem sicher sein. Daher bestehen die meisten Primärpräventions-Studien aus **dietätischen Interventionen**, mit dem Ziel mutmaßlich auslösende Umweltfaktoren auszuschalten. Bisher konnte kein bestimmter Ernährungsfaktor als eindeutiger Risikofaktor für die Entstehung von Insel-Autoimmunität oder Typ-1-Diabetes gefunden werden. Einen erfolgversprechenden Ansatz lieferte jedoch die finnische TRIGR-Pilot-Studie (Trial to reduce Insulin-dependent Diabetes mellitus in the genetically at risk). Hier wurden 230 Säuglinge mit einem erhöhten genetischen Risiko entweder mit einer kaseinhydrolisierten Säuglingsmilch (Interventionsgruppe) oder einer konventionellen kuhmilchbasierten Säuglingsmilch (Kontrollgruppe) gefüttert, wann immer Muttermilch in den ersten 6–8 Monaten nicht verfügbar war. Nach einer Nachverfolgungszeit bis zu einem durchschnittlichen Alter von 4,7 Jahren zeigte die Interventionsgruppe ein signifikant verringertes Risiko für die Entwicklung von Inselzell-Autoimmunität. Die multinationale, randomisierte TRIGR-Studie soll nun untersuchen, ob eine verzögerte Exposition gegenüber Kuhmilchproteinen die Typ-1-Diabetes-Frequenz reduzieren kann [36]. Ein weiterer Präventionsansatz ist die sog. **antigenspezifische Therapie**. Durch Verabreichung eines Diabetes-Autoantigens kommt es zu einer Induktion regulatorischer T-Zellen sowie zu einer Deletion/Anergie von Effektor-T-Zellen, wodurch eine Toleranzinduktion mit einer „Ruhigstellung" der insulinproduzierenden Zellen vermittelt werden soll. Die Pilotstudie Pre-Point ist die erste antigenspezifische Primärpräventions-Studie weltweit, mit dem Ziel, die Entwicklung von Insel-Autoimmunität bei Kindern mit einem sehr hohen genetischen und familiären Risiko zu verhindern.

Die **Sekundärprävention** soll das Fortschreiten eines Krankheitsfrühstadiums durch Frühdiagnostik und -behandlung verhindern. Bezogen auf Typ-1-Diabetes entspricht dies der Patientengruppe, bei denen die Zerstörung der Betazellen bereits begonnen hat und Insel-Autoantikörper nachzuweisen sind. Therapieansätze haben ein sehr günstiges Nebenwirkungsprofil und erbrachten im Rahmen der Sekundärprävention bisher die vielversprechendsten Ergebnisse. Bei der DPT-1-Studie (Diabetes Prävention Trial-Type 1) wurde zur Verhinderung des Typ-1-Diabetes das Autoantigen Insulin eingesetzt [13], [68]. Einem Teil der Teilnehmer wurde doppelblind, placebokontrolliert Insulin subkutan verabreicht, im oralen Behandlungsarm wurde offen kontrolliert Insulin als Kapsel zum Schlucken gegeben. In den parenteralen Arm wurden Verwandte von Patienten mit Typ-1-Diabetes, bei denen Inselzell-Antikörper (ICA) nachgewiesen wurden und die ein berechnetes Diabetesrisiko von mehr als 50% innerhalb von 5 Jahren hatten, eingeschlossen. Durch die prophylaktische subkutane Insulingabe konnte kein positiver Effekt bzgl. der Diabetesinzidenz erzielt werden. Im oral therapierten Behandlungsarm der DPT-1-Studie wurde der Effekt von oral verabreichtem Insulin an Patienten mit moderatem Risiko (25–50% Diabetesrisiko innerhalb von 5 Jahren) für Typ-1-Diabetes untersucht. Die jährliche Typ-1-Diabetes-Manifestationsrate war jedoch auch hier identisch in Placebo- und Behandlungsgruppe. Allerdings ergab sich aus der post-hoc-Analyse einer Untergruppe mit IAA-Titern ≥80 nU/ml eine Verringerung der jährlichen Typ-1-Diabetes-Manifestationsrate von 10,4% in der Placebogruppe auf 6,2% in der Behandlungsgruppe. Dieser positive Effekt konnte auch längerfristig erhalten werden [77]. Die multinationale Phase-III-Oral-Insulin-Studie soll nun an einem ähnlichen Probanden-Kollektiv mit hohen IAA-Titern, den potenziell diabetesverzögernden Effekt von oral verabreichtem Insulin bestätigen. Ein weiteres Autoantigen, welches im Rahmen der antigenspezifischen Therapie getestet wird, ist Glutamat-Decarboxylase (GAD). Die schwedische DIAPREV-IT-Studie (Diabetes Prevention Immune Tolerance) untersucht, ob durch eine subkutane Impfung mit GAD-alum (Aluminiumhydroxyd Adjuvans) die Entwicklung eines Typ-1-Diabetes verhindert werden kann. Erste Ergebnisse werden 2016 erwartet.

Das Prinzip der **Immunregulation** im Sinne einer **antigenunspezifischen Immunsuppression** wurde bislang, aufgrund potenzieller Nebenwirkungen, vor allem im Rahmen der Tertiärprävention getestet (s. u.). Angesichts aussichtsreicher Ergebnisse bzgl. des Erhalts der Betazellrestfunktion bei Patienten mit neu manifestiertem Typ-1-Diabetes wurden 2 amerikanische Sekundärpräventions-Studien (randomisiert, placebokontrolliert) mit immunmodulatorischen Substanzen initiiert. Diese Studien sollen testen, ob eine Therapie mit dem monoklonalen anti-CD3-Antikörper Teplizumab bzw. mit dem Kostimulations-Inhibitor Abatacept bei Verwandten von Typ-1-Diabetikern mit sehr hohem Erkrankungsrisiko den Ausbruch eines manifesten Typ-1-Diabetes verhindern kann.

Die **Tertiärprävention** wird als Vermeidung der Verschlechterung von bereits manifest gewordenen Erkrankungen bezeichnet. Somit betrifft dies Patienten mit klinisch manifestem Typ-1-Diabetes, deren Restfunktion der pankreatischen Betazellen es zu erhalten gilt. Die Effektivität von tertiärpräventiven Therapien wird meist am Erhalt der Betazellfunktion beurteilt. Es hat sich herausgestellt, dass die C-Peptid-Sekretion nach Stimulation bei klinischen Studien der geeignetste Parameter für die Überwachung der Betazellfunktion ist. Die ersten immunologisch begründeten und bereits Ende der 1980er Jahre erprobten tertiärpräventiven Behandlungsstrategien mit z. B. Ciclosporin A oder Azathioprin bei neu manifestiertem Typ-1-Diabetes wurden trotz protektiver Effekte – Induktion bzw. Verlängerung einer Remission – wegen ungünstiger Nebenwirkungen in der Langzeitanwendung wieder verlassen. Als vielversprechend haben sich **Anti-**

körper gegen CD3-Epitope erwiesen. Die CD3-Antikörper sind potente Immunsuppressiva, können aber auch Immuntoleranz fördern. Bei der Bindung des monoklonalen CD3-Antikörpers an die ε-Kette des CD3-Moleküls verhindert die Blockade des T-Zell-Rezeptor-CD3-Komplexes die Erkennung der Autoantigene und somit die Proliferation autoreaktiver T-Lymphozyten. Phase-II-Studien mit den anti-CD3 Antikörpern Teplizumab und Otelixizumab zeigten insgesamt, dass die Betazellrestfunktion im Vergleich zur Placebo-Kontrollgruppe für bis zu 2–4 Jahre erhalten werden konnte. Außerdem war der Insulinbedarf teilweise deutlich niedriger als in der Kontrollgruppe trotz ähnlich guter HbA1c-Werte [28], [33]. Nebenwirkungen waren vor allem bei der Therapie mit Otelixizumab initial durch die Zytokinfreisetzung bedingt und bestanden in grippeartigen Symptomen wie Fieber, Kopf- und Gliederschmerzen sowie 2 Wochen später auftretenden Symptomen einer Mononukleose. Basierend auf den Ergebnissen der Phase-II-Studien wurden Phase-III-Studien mit Teplizumab (Protege-Studie) und Otelixizumab (DEFEND-1-Studie) durchgeführt, die jedoch beide nicht den jeweiligen primären Endpunkt erreichten. Bei der DEFEND-1-Studie war vermutlich die verabreichte Dosis von Otelixizumab zu niedrig (1/16 der Dosis der Phase-II-Studie, mit dem Ziel einer Verringerung der Nebenwirkungen). In der Protege-Studie war zwar die Dosis ausreichend hoch; als Endpunkt wurde jedoch nicht der Erhalt des C-Peptids gewählt (wie in der Phase-II-Studie), sondern ein HbA1c-Wert von 6,5 % sowie eine Insulindosis < 0,5 U/kg/d. In einer post-hoc-Analyse, in der stimuliertes C-Peptid als Endpunkt betrachtet wurde, konnte ein Benefit gegenüber der Kontrollgruppe gezeigt werden.

Obwohl in der Pathogenese des Typ-1-Diabetes vor allem T-Zell-vermittelte Mechanismen eine Rolle bei der Betazellzerstörung spielen, scheint auch die antigenpräsentierende Funktion von B-Zellen sowie deren Zytokinproduktion wichtig für die Aufrechterhaltung des Autoimmunprozesses zu sein. Dies zeigte eine amerikanische Studie mit dem monoklonalen anti-CD20-Antikörper Rituximab. In der Interventionsgruppe war der Abfall des C-Peptids in den ersten 12 Monaten nach Infusion (an Tag 1, 8, 15 und 22) im Vergleich zur Placebogruppe wesentlich geringer. Infektionen und Neutropenien traten in der Rituximab-Gruppe nicht vermehrt auf [56].

Antigenbasierte Therapien wurden auch im Rahmen der Tertiärprävention untersucht. Beobachtungen aus NOD-Maus-Modellen lassen jedoch vermuten, dass solche Therapien umso effektiver sind, je früher im Krankheitsverlauf sie eingesetzt werden (d. h. vor allem im Rahmen der Primär-/Sekundärprävention). Kürzlich durchgeführte Phase-II- und -III-Studien, in denen GAD-alum nach Typ-1-Diabetes-Manifestation subkutan verabreicht wurde, konnten weder einen signifikanten Erhalt des C-Peptids noch einen Abfall des HbA1c-Werts oder eine Verringerung des Insulinbedarfs aufzeigen [45], [79]. Das Peptid DiaPep277 ist ein Epitop des Hitzeschock-Proteins 60 (HSP60), welches in den sekretorischen Granula der Betazellen exprimiert wird und als Autoantigen fungiert. Der antiinflammatorische Effekt von DiaPep277 beruht u. a. auf der Induktion regulatorischer T-Zellen über Toll-like-Rezeptoren. Inzwischen läuft bereits die 2. Phase-III-Tertiärpräventions-Studie mit DiaPep277 in 100 Zentren weltweit. Vorläuferstudien konnten vor allem bei erwachsenen Patienten einen Erhalt der residualen Betazellfunktion aufzeigen [30], [62], [63]. Dagegen konnte bei Kindern mit neu manifestiertem Typ-1-Diabetes die Betazellrestfunktion durch eine Impfung mit DiaPep277 nicht erhalten werden [41].

Prävention des Typ-2-Diabetes

Lebensstilintervention

In den vergangenen Jahren haben mehrere Studien gezeigt, dass eine Prävention des Typ-2-Diabetes möglich ist. Diese Studien wurden bei Menschen mit gestörter Glukosetoleranz durchgeführt und beinhalteten eine Kombination aus vermehrter körperlichen Aktivität und Reduktion der Kalorienaufnahme mit dem Ziel der Gewichtsabnahme. Diese Lebensstiländerung, welche in der finnischen „Diabetes Prevention Study“ (DPS) und der US-amerikanischen Studie „Diabetes Prevention Program“ (DPP) vergleichbar war, bestand aus moderater körperlicher Aktivität von mindestens 30-minütiger Dauer. Dabei wurde vor allem Ausdauersport, wie z. B. Schwimmen, Fahrradfahren, Ballsportarten, Walking oder Laufen empfohlen. Weitere Ziele waren eine Verringerung des Körpergewichts um mehr als 5 %, eine Zufuhr von Fett weniger als 30 % der Nahrungsenergie, eine Zufuhr an gesättigten Fettsäuren von weniger als 10 % und eine Ballaststoffzufuhr von mehr als 15 g/1000 Kalorien. Die Kontrollgruppen erhielten schriftlich und mündlich allgemeine Informationen über vermehrte körperliche Aktivität und allgemeine Diätempfehlungen. In der DPP-Studie wie auch im „Indian Diabetes Prevention Program“ wurde ein Studienarm mit Metformingabe untersucht. Die Lebensstilintervention zeigte in all diesen Studien eine Risikoreduktion für das Neuauftreten von Diabetes mellitus von 29–58 % gegenüber der Kontrollgruppe ohne Lebensstilintervention. Auch Metformin hatte einen protektiven Effekt auf die Inzidenz des Diabetes mellitus, dieser war allerdings geringer als bei der Lebensstilintervention (▸ Abb. 10.14). Folgestudien mit Teilnehmern der Da-Quing-, DPP- und DPS-Studie zeigten schließlich, dass der protektive Effekt der Lebensstilintervention auch mehrere Jahre nach Abschluss der Intervention weiterbestand, auch wenn die Risikoreduktion deutlich geringer ausgeprägt war (▸ Tab. 10.12).

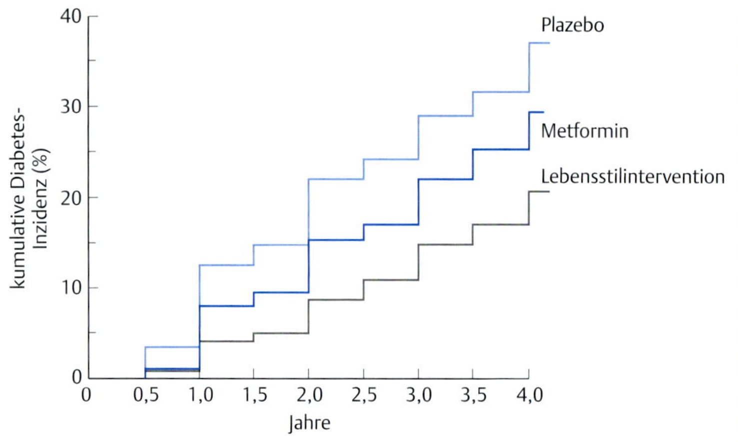

Abb. 10.14 US-amerikanische Diabetespräventionsstudie. Inzidenz des Typ-2-Diabetes in der US-amerikanischen Diabetespräventionsstudie mit Lebensstilintervention, Metformin oder Placebo bei Patienten mit IGT.

Tab. 10.12 Verschiedene Ansätze in der Prävention des Typ 2 Diabetes und deren Erfolge

Studie	Intervention	Prävention vs Placebo (%)	Number needed to treat	Zeit (Jahre)
Da Qing	Lebensstil	49 (43)	4,5	6 (20)
DPS	Lebensstil	58 (38)	7	3 (13)
DPP	Lebensstil	58 (34)	7	3 (10)
I-DPP	Lebensstil	29	6	3
DPP	Metformin	31	14	3
I-DPP	Metformin + Lebensstil	28	7	3
TRIPOD	Troglitazon	49	6	2,5
DREAM	Rosiglitaton	60	7	3
STOP-NIDDM	Acarbose	25	11	3
XENDOS	Orlistat	37	10	4

10

Bariatrische Chirurgie

Die bariatrische Chirurgie, welche oft das letzte Mittel zur Gewichtsabnahme bei schwer übergewichtigen Menschen darstellt, erwies sich als äußerst erfolgreich in der Prävention des Typ-2-Diabetes bei diesen Menschen. In 3 Studien mit Einschluss von Menschen mit normaler und eingeschränkter Glukosetoleranz konnte die Inzidenz des Diabetes mellitus nahezu ganz verhindert werden. Diese Art der Intervention mit ihren operationsbedingten Nebenwirkungen kommt als Option zur Prävention des Typ-2-Diabetes nur in besonders schweren Fällen einer konventionell nicht therapierbaren Adipositas infrage (BMI > 35 kg/m²).

Pharmakologische Intervention

Wie es schon in der DPP-Studie für das Medikament Metformin gezeigt wurde, kann eine pharmakologische Intervention, wenn auch weniger effektiv als die Lebensstilintervention, zur Prävention des Diabetes mellitus eingesetzt werden. In derselben Studie war auch das Medikament Troglitazon, welches zur Klasse der Thiazolidinedione gehört, allerdings wegen schwerer Nebenwirkungen mittlerweile vom Markt genommen wurde, erfolgreich in der Prävention. Die TRIPOD-Studie zeigte ebenfalls, dass unter Gabe von Troglitazon die Inzidenz des Diabetes mellitus um 55 % in Frauen mit einem zurückliegenden Schwangerschaftsdiabetes gesenkt werden konnte. Die DREAM-Studie mit Rosiglitazon, welches ebenfalls zu dieser Wirkstoffklasse gehört, zeigte eine Reduktion des Diabetes um 60 %. Neben diesen Studien zeigten andere pharmakologische Ansätze zur Prävention des Diabetes mellitus ebenfalls Erfolge. Acarbose reduziert das Risiko einen Diabetes zu bekommen um 36 % in einer Hochrisikogruppe. Das Medikament Orlistat, welches die Fettresorption im Darm hemmt, vermindert die Inzidenz des Typ-2-Diabetes um 37 % (▶ Tab. 10.12). 8 von 10 Studien zeigten weiterhin, dass die Behandlung mit Inhibitoren des Renin-Angiotensin-Aldosteron-Systems mit einer Abnahme der Inzidenz von Diabetes mellitus einhergeht. Die WOSCOPS-Studie und die HERS-Studie untersuchten den Effekt von Pravastatin and Östrogen/Progestin auf kardiovaskuläre Endpunkte, und man beobachtete dabei, dass diese pharmakologischen Interventionen mit einer Reduktion der Inzidenz von Diabetes mellitus um 30 % bzw. 35 % einhergingen.

Prädiktoren des Erfolges einer Intervention

Der Erfolg der Prävention des Typ-2-Diabetes ist vor allem bei der Lebensstilintervention selbstverständlich stark mit der Motivation der Teilnehmer und der sich daraus ergebenden Compliance bzgl. sportlicher Aktivität und Ernährungsumstellung verbunden. Es gibt aber sowohl Menschen, die gut auf eine Lebensstilintervention ansprechen, als auch solche, die nicht von einer Lebensstilintervention profitieren, obwohl beide Gruppen eine gleichermaßen hohe Compliance zeigen, d. h. die Präventionsmaßnahmen gleich intensiv durchführen. Erstere Gruppe kann man als „Responder", letztere als „Non-Responder" bezeichnen. In der finnischen DPS-Studie entwickelten im Interventionszeitraum 27 von 265 Teilnehmern am Lebensstilinterventionsprogramm einen manifesten Diabetes [42]. In der DPS-Studie als auch in der US-amerikanischen DPP-Studie [38] musste man folglich 7 Personen mit gestörter Glukosetoleranz über 3 Jahre mit einer Lebensstilintervention behandeln, um bei einer Person den Diabetes verhindern zu können (▶ Tab. 10.12). Analysen der Studien schließlich gaben Aufschluss, welche Faktoren mit einem guten Ansprechen auf die Intervention einhergehen und den Erfolg der Prävention voraussagen. Dabei stellte sich heraus, dass die Gewichtsreduktion ein starker Parameter war, der mit einer erfolgreichen Prävention des Diabetes einherging. Für jedes Kilogramm Gewichtsreduktion sank das Diabetesrisiko um 16 %. Eine erhöhte körperliche Aktivität und eine verminderte Fettaufnahme sagten dabei eine Gewichtsabnahme voraus. Die erhöhte körperliche Aktivität war weiterhin hilfreich, das verminderte Gewicht dauerhaft zu halten. Neben der Abnahme des Körpergewichts ist vor allem eine starke Abnahme des viszeralen Fettes oder des Bauchfetts mit einem Erfolg der Lebensstilintervention in der DPP-Studie verbunden. Außerdem sagte eine hohe Insulinsensitivität und eine hohe Insulinsekretion zu Beginn der Lebensstilintervention und ein Anstieg dieser Parameter unter der Intervention eine starke Reduktion der Inzidenz des Diabetes voraus.

Praxis

Um effektive Lebensstilinterventionsprogramme entwickeln zu können, die auf die individuellen Belange einer Risikoperson für eine Typ-2-Diabetes-Erkrankung zugeschnitten sind, muss aber noch mehr über die Mechanismen bekannt werden, welche das Ansprechen der Lebensstilintervention bestimmen. Hierzu könnte in Zukunft neben der genauen Phänotypisierung auch eine Genotypisierung der Teilnehmer hilfreich sein.

Schlussfolgerung

Der Typ-2-Diabetes entsteht durch eine Interaktion von genetisch und umweltbedingter Insulinsekretionsstörung und Insulinresistenz. Eine Prävention ist durch Lebensstilintervention mit Steigerung der körperlichen Aktivität und Ernährungsmaßnahmen möglich. Der Erfolg dieser Lebensstilintervention hängt wiederum von genetischen Faktoren und Umweltfaktoren und deren Interaktion ab. Weiterhin scheint auch eine möglichst frühe Intervention im Stadium der normalen Glukosetoleranz, vor allem wenn die Betazellfunktion und -masse sich noch nicht dramatisch verringert hat, bedeutsam zu sein. Scheitert die Lebensstilintervention oder ist anhand von genetischen und phänotypischen Markern kein Erfolg der Lebensstilintervention zu erwarten, gibt es mittlerweile vielversprechende Ansätze einer pharmakologischen Intervention zur Prävention des Diabetes.

10.2.8 Literatur

[1] Achenbach P, Bonifacio E, Koczwara K et al. Natural History of Type 1 Diabetes. Diabetes 2005; 54 (suppl. 2): S 25–S 31

[2] Achenbach P, Hummel M, Thumer L et al. Characteristics of rapid vs slow progression to type 1 diabetes in multiple islet autoantibody-positive children. Diabetologia 2013; 56 (7): 1615–1622

[3] Aktinson MA, Eisenbarth GS. Type 1 diabetes: new perspectives on disease pathogenesis and treatment. Lancet 2001; 358: 221–229

[4] American Diabetes Association. Standards of medical care in diabetes. Diabetes Care 2004; 27: S 15–S 35

[5] Bach J-F. Insulin-dependent diabetes mellitus is an autoimmune disease. Endocrine Rev 1994; 15: 516–542

[6] Bao W, Hu FB, Rong S et al. Predicting risk of type 2 diabetes mellitus with genetic risk models on the basis of established genome-wide association markers: a systematic review. Am J Epidemiol 2013; 178 (8): 1197–1207

[7] Barrett JC, Clayton DG, Concannon P et al. Genome-wide association study and meta-analysis find that over 40 loci affect risk of type 1 diabetes. Nature genetics 2009; 41 (6): 703–707

[8] Bonifacio E, Warncke K, Winkler C et al. Cesarean section and interferon-induced helicase gene polymorphisms combine to increase childhood type 1 diabetes risk. Diabetes 2011; 60 (12): 3 300–3 306

[9] Böttcher Y, Kovacs P, Tönjes A et al. Genetik des Typ-2-Diabetes. Internist (Berl) 2005; 46 (7): 741–742, 744–746, 748–749

[10] Campbell-Thompson M, Wasserfall C, Kaddis J et al. Network for Pancreatic Organ Donors with Diabetes (nPOD): developing a tissue biobank for type 1 diabetes. Diabetes/metabolism research and reviews 2012; 28 (7): 608–617

[11] Corkey BE. Diabetes: have we got it all wrong? Insulin hypersecretion and food additives: cause of obesity and diabetes? Diabetes Care 2012; 35 (12): 2432–2437

[12] deFronzo RA, Davidson JA, del Prato S. The role of the kidneys in glucose homeostasis: a new path towards normalizing glycaemia. Diabetes Obes Metab 2012; 14 (1): 5–14

[13] DPT-1. Effects of insulin in relatives of patients with type 1 diabetes mellitus. N Engl J Med 2002; 346: 1685–1691

[14] Drucker DJ, Nauck MA. The incretin system: glucagon-like peptide-1 receptor agonists and dipeptidyl peptidase-4 inhibitors in type 2 diabetes. Lancet 2006; 368: 1696–1705

[15] Eckhardt A, Lobmann R, Hrsg. Das Diabetische Fußsyndrom. Springer; 2005

[16] Egan AG, Blind E, Dunder K et al. Pancreatic safety of incretin-based drugs – FDA and EMA assessment. N Engl J Med 2014; 370 (9): 794–797

[17] Ehehalt S, Dietz K, Willasch AM et al. Baden-Wuerttemberg Diabetes Incidence Registry. Epidemiological perspectives on type 1 diabetes in childhood and adolescence in germany: 20 years of the Baden-Wurttemberg Diabetes Incidence Registry (DIARY). Diabetes care 2010; 33 (2): 338–340

[18] Ehehalt S, Dietz K, Willasch AM et al. Baden-Wuerttemberg Diabetes Incidence Registry. Prediction model for the incidence and prevalence of type 1 diabetes in childhood and adolescence: evidence for a cohort-dependent increase within the next two decades in Germany. Pediatric diabetes 2012; 13 (1): 15–20

[19] Expert Committee on the Diagnosis and Classification of Diabetes Mellitus. Report of the expert committee on the diagnosis and classification of diabetes mellitus. Diabetes Care 1997; 20: 1183–1197

[20] Fourlanos S, Dotta F, Greenbaum CJ. Latent autoimmune diabetes in adults (LADA) should be less latent. Diabetologia 2005; 48: 2206–2212

[21] Frayling TM. Genome-wide association studies provide new insights into type 2 diabetes aetiology. Nat Rev Genet 2007;8 (9): 657–662

[22] Haffner SM, Lehto S, Ronnemaa T et al. Mortality from coronary heart disease in subjects with type 2 diabetes and in nondiabetic subjects with and without prior myocardial infarction. N Engl J Med 1998; 339: 229–234

[23] Hakonarson H, Grant SF, Bradfield JP et al. A genome-wide association study identifies KIAA0350 as a type 1 diabetes gene. Nature 2007; 448: 591–594

[24] Hammes HP, Lemmen KD. Praxisleitlinie Diabetische Retinopathie und Makulopathie. Diabetologie 2007; 2 (suppl 2): S 163–166

[25] Haslbeck M, Luft D, Neundörfer B et al. Praxisleitlinie Diabetische Neuropathie. Diabetologie 2007; 2 (suppl 2): S 150–156

[26] Hasslacher C, Kempe P, Ritz E et al. Praxisleitlinie Diabetische Nephropathie. Diabetologie 2007; 2 (suppl 2): S 159–162

[27] Heidemann C, Du Y, Schubert I et al. Prävalenz und zeitliche Entwicklung des bekannten Diabetes mellitus: Ergebnisse der Studie zur Gesundheit Erwachsener in Deutschland (DEGS 1). Bundesgesundheitsblatt Gesundheitsforschung Gesundheitsschutz 2013; 56 (5–6): 668–677

[28] Herold KC, Hagopian W, Auger JA et al. Anti-CD3 monoclonal antibody in new-onset type 1 diabetes mellitus. The New England journal of medicine 2002; 346 (22): 1692–1698

[29] Hummel M, Bonifacio E, Schmid S et al. Early appearance of islet autoantibodies predicts childhood type 1 diabetes in offspring of diabetic parents. Ann Intern Med 2004; 140:882–886

[30] Huurman VA, Decochez K, Mathieu C, Cohen IR, Roep BO. Therapy with the hsp60 peptide DiaPep277 in C-peptide positive type 1 diabetes patients. Diabetes/metabolism research and reviews 2007; 23 (4): 269–275

[31] Inzucchi SE, Bergenstal RM, Buse JB et al.; American Diabetes Association (ADA); European Association for the Study of Diabetes (EASD). Management of hyperglycemia in type 2 diabetes: a patient-centered approach: position statement of the American Diabetes Association (ADA) and the European Association for the Study of Diabetes (EASD). Diabetes Care 2012; 35 (6): 1364–1379

Kommentar: aktuelles Positionspapier der US-amerikanischen und der europäischen Diabetesgesellschaft zur stadiengerechten und individualisierten Therapie des Typ-2-Diabetes.

[32] Kahn SE, Cooper ME, del Prato S. Pathophysiology and treatment of type 2 diabetes: perspectives on the past, present, and future. Lancet 2014; 383 (9 922):1068–1083

[33] Keymeulen B, Vandemeulebroucke E, Ziegler AG et al. Insulin needs after CD3-antibody therapy in new-onset type 1 diabetes. The New England journal of medicine 2005; 352 (25): 2598–2608

[34] Kleinwächter H, Schäfer-Graf U, Bührer C et al. Gestationsdiabetes mellitus (GDM) – Diagnostik, Therapie und Nachsorge. Diabetologie 2013; 8: S 212–S 223

Kommentar: aktuelle Praxisleitlinie der Deutschen Diabetes-Gesellschaft (DDG) und der Deutschen Gesellschaft für Gynäkologie und Geburtshilfe (DGGG).

[35] Knerr I, Wolf J, Reinehr T et al.; DPV Scientific Initiative of Germany and Austria. The „accelerator hypothesis": relationship between weight, height, body mass index and age at diagnosis in a large cohort of 9,248 German and Austrian children with type 1 diabetes mellitus. Diabetologia 2005; 48: 2501–2504

[36] Knip M, Virtanen SM, Becker D et al. Early feeding and risk of type 1 diabetes: experiences from the Trial to Reduce Insulin-dependent diabetes mellitus in the Genetically at Risk (TRIGR). The American journal of clinical nutrition 2011; 94 (6 Suppl): 1814S–1820S

[37] Knowler WC, Barrett-Connor E, Fowler SE et al. Reduction in the incidence of type 2 diabetes with lifestyle intervention or metformin. N Engl J Med 2002; 346: 393–403

[38] Knowler WC, Fowler SE, Hamman RF et al. Diabetes Prevention Program Research Group, 10-year follow-up of diabetes incidence and weight loss in the Diabetes Prevention Program Outcomes Study. Lancet 2009; 374 (9 702): 1677–1686

Kommentar: Es konnte gezeigt werden, dass die Diabetesinzidenz 10 Jahre nach Studieneinschluss allein durch Lebensstilintervention um 34 % reduziert werden konnte im Gegensatz zu einer 18 %igen Risikoreduktion in der Metformingruppe im Vergleich zu Placebo.

[39] Kopf D, Klose S, Lobmann R et al. Diabetes mellitus. In: Lehnert H, Schuster H-P, Hrsg. Essentials Innere Medizin. 4. Aufl. Stuttgart: Thieme; 2006: 90–116

[40] Laakso M. Prevention of type 2 diabetes. Curr Mol Med 2005; 5: 365–374

[41] Lazar L, Ofan R, Weintrob N et al. Heat-shock protein peptide DiaPep277 treatment in children with newly diagnosed type 1 diabetes: a randomised, double-blind phase II study. Diabetes/metabolism research and reviews 2007; 23 (4): 286–291

[42] Lindström J, Peltonen M, Eriksson JG et al.; Finnish Diabetes Prevention Study (DPS). Improved lifestyle and decreased diabetes risk over 13 years: long-term follow-up of the randomised Finnish Diabetes Prevention Study (DPS). Diabetologia 2013; 56 (2): 284–293

[43] Lobner K, Knopff A, Baumgarten A et al. Predictors of postpartum diabetes in women with gestational diabetes mellitus. Diabetes 2006; 55: 792–797

[44] Lowe CE, Cooper JD, Brusko T et al. Large-scale genetic fine mapping and genotype-phenotype associations implicate polymorphism in the IL 2RA region in type 1 diabetes. Nat Genet 2007; 39: 1074–82

[45] Ludvigsson J, Krisky D, Casas R et al. GAD65 antigen therapy in recently diagnosed type 1 diabetes mellitus. The New England journal of medicine 2012; 366 (5): 433–442

[46] Mathis D, Vence L, Benoist C. β-Cell death during progression to diabetes. Nature 2001; 414: 792–798

[47] Matthaei S, Häring HU. Behandlung des Diabetes mellitus Typ 2. Diabetologie 2007; 2 (Suppl 2): S 173–177

[48] Matthaei S, Stumvoll M, Kellerer M et al. Pathophysiology and pharmacological treatment of insulin resistance. Endocr Rev 2000; 21 (6): 585–618

[49] Morbach S, Müller E, Reike H et al. Praxisleitlinie Diabetisches Fußsyndrom. Diabetologie 2007; 2 (suppl 2): S 191–196

[50] Nathan DM, Buse JB, Davidson MB et al.; American Diabetes Association; European Association for Study of Diabetes. Medical management of hyperglycemia in type 2 diabetes: a consensus algorithm for the initiation and adjustment of therapy: a consensus statement of the American Diabetes Association and the European Association for the Study of Diabetes. Diabetes Care 2009; 32 (1): 193–203

[51] Nationale Versorgungsleitlinie Therapie des Typ-2-Diabetes. .deutsche-diabetes-gesellschaft.de/leitlinien

[52] Nestler JE, McClanahan MA. Diabetes and adrenal disease. Baillieres Clin Endocrinol Metab 1992; 6: 829–847

[53] Norris JM, Barriga K, Klingensmith G et al. Timing of initial cereal exposure in infancy and risk of islet autoimmunity. JAMA 2003; 290 (13): 1713–1720

[54] Parikka V, Nanto-Salonen K, Saarinen M et al. Early seroconversion and rapidly increasing autoantibody concentrations predict prepubertal manifestation of type 1 diabetes in children at genetic risk. Diabetologia 2012; 55 (7): 1926–1936

[55] Patterson CC, Gyurus E, Rosenbauer J et al. Trends in childhood type 1 diabetes incidence in Europe during 1989–2008: evidence of non-uniformity over time in rates of increase. Diabetologia 2012; 55 (8): 2142–2147

[56] Pescovitz MD, Greenbaum CJ, Krause-Steinrauf H et al. Rituximab, B-lymphocyte depletion, and preservation of beta-cell function. The New England journal of medicine 2009; 361 (22): 2143–2152
[57] Pickup J, Mattock M, Kerry S. Glycaemic control with continuous subcutaneous insulin infusion compared with intensive insulin injections in patients with type 1 diabetes: meta-analysis of randomised controlled trials. BMJ 2002; 324: 705–710
[58] Polychronakos C, Li Q. Understanding type 1 diabetes through genetics: advances and prospects. Nature reviews Genetics 2011; 12 (11): 781–792
[59] Pories WJ, Dohm GL. Diabetes: have we got it all wrong? Hyperinsulinism as the culprit: surgery provides the evidence. Diabetes Care 2012; 35 (12): 2438–2442
[60] Pugliese A, Yang M, Kusmarteva I et al. The Juvenile Diabetes Research Foundation Network for Pancreatic Organ Donors with Diabetes (nPOD) Program: goals, operational model and emerging findings. Pediatric diabetes 2014; 15: 1–9
[61] Rathmann W, Haastert B, Icks A et al. High prevalence of undiagnosed diabetes mellitus in Southern Germany: target populations for efficient screening. The KORA survey 2000. Diabetologia 2003; 46 (2): 182–189
[62] Raz I, Avron A, Tamir M et al. Treatment of new-onset type 1 diabetes with peptide DiaPep277 is safe and associated with preserved beta-cell function: extension of a randomized, double-blind, phase II trial. Diabetes/metabolism research and reviews 2007; 23 (4): 292–298
[63] Raz I, Elias D, Avron A et al. Beta-cell function in new-onset type 1 diabetes and immunomodulation with a heat-shock protein peptide (DiaPep277): a randomised, double-blind, phase II trial. Lancet 2001; 358 (9 295): 1749–1753
[64] Robert-Koch-Institut, Statistisches Bundesamt. Diabetes mellitus – GBE-Heft 24, März 2005; Beiträge zur Gesundheitsberichterstattung des Bundes
[65] Robert-Koch-Institut, Statistisches Bundesamt. Diabetes mellitus – Beiträge zur Gesundheitsberichterstattung des Bundes. Daten und Fakten: Ergebnisse der Studie „Gesundheit in Deutschland aktuell 2009" (GEDA 2009) Februar 2011
[66] Rosenbauer J, Dost A, Karges B et al. DPV Initiative and the German BMBF Competence Network Diabetes Mellitus. Improved metabolic control in children and adolescents with type 1 diabetes: a trend analysis using prospective multicenter data from Germany and Austria. Diabetes Care 2012; 35: 80–86
[67] Schatz H. Diabetologie Kompakt. Stuttgart: Thieme; 2006
[68] Sosenko JM, Palmer JP, Greenbaum CJ et al. Patterns of metabolic progression to type 1 diabetes in the Diabetes Prevention Trial-Type 1. Diabetes Care 2006; 29: 643–649
[69] Stumvoll M, Goldstein BJ, van Haeften TW. Type 2 diabetes: principles of pathogenesis and therapy. Lancet 2005; 365 (9 467): 1333–1346
[70] Stumvoll M. Glukosehomöostase: Physiologie und Typ-2-Diabetes. Dtsch Med Wochenschr 1997; 122 (8): 235–241
[71] The Diabetes Control and Complication Trial Research Group. Lifetime benefits and costs of intensive therapy as practised in the Diabetes Control and Complication Trial. JAMA 1996; 276: 1409–1415
[72] The Diabetes Control and Complication Trial Research Group. The effect of intensive treatment of diabetes on the development and progression of long-term complications in insulin-dependent diabetes mellitus. New England Journal of Medicine 1993; 329: 977–986
[73] Todd JA, Walker NM, Cooper JD et al.; Genetics of Type 1 Diabetes in Finland. Simmonds MJ, Heward JM, Gough SC. Wellcome Trust Case Control Consortium. Dunger DB, Wicker LS, Clayton DG. Robust associations of four new chromosome regions from genome-wide analyses of type 1 diabetes. Nat Genet 2007; 39: 857–864
[74] Tuomilehto J, Lindstrom J, Eriksson JG et al. Prevention of type 2 diabetes mellitus by changes in lifestyle among subjects with impaired glucose tolerance. N Engl J Med 2001; 344: 1343–1350
[75] Turner R, Stratton I, Horton V. UK Prospective Diabetes Study Group. UKPDS 25: autoantibodies to islet-cell cytoplasm and glutamic acid decarboxylase for prediction of insulin requirement in type 2 diabetes. Lancet 1997; 350: 1288–1293
[76] UK Prospective Diabetes Study (UKPDS) Group. Intensive blood-glucose control with sulphonylureas or insulin compared with conventional treatment and risk of complications in patients with type 2 diabetes (UKPDS 33). Lancet 1998; 352: 837–853
[77] Vehik K, Cuthbertson D, Ruhlig H et al. Long-term outcome of individuals treated with oral insulin: diabetes prevention trial-type 1 (DPT-1) oral insulin trial. Diabetes care 2011; 34 (7): 1585–1590
[78] Warncke K, Krasmann M, Puff R et al. Does diabetes appear in distinct phenotypes in young people? Results of the diabetes mellitus incidence Cohort Registry (DiMelli). PloS one 2013; 8 (9): e74 339
[79] Wherrett DK, Bundy B, Becker DJ et al. Antigen-based therapy with glutamic acid decarboxylase (GAD) vaccine in patients with recent-onset type 1 diabetes: a randomised double-blind trial. Lancet 2011; 378 (9 788): 319–327
[80] Winkler C, Krumsiek J, Lempainen J et al. A strategy for combining minor genetic susceptibility genes to improve prediction of disease in type 1 diabetes. Genes and immunity 2012; 13 (7): 549–555
[81] Zeitler P, Hirst K, Pyle L et al. A clinical trial to maintain glycemic control in youth with type 2 diabetes TODAY Study Group, N Engl J Med 2012; 366 (24): 2247–2256
[82] Ziegler AG, Bonifacio E, Group B-BS. Age-related islet autoantibody incidence in offspring of patients with type 1 diabetes. Diabetologia 2012; 55 (7): 1937–1943
Kommentar: Es wurde gezeigt, dass Autoantikörper gegen Betazell-Antigene bei Kindern aus Risikofamilien erstmals im Alter zwischen 9 Monaten und 2 Jahren auftreten.
[83] Ziegler AG, Rewers M, Simell O et al. Seroconversion to multiple islet autoantibodies and risk of progression to diabetes in children. JAMA 2013; 309 (23): 2473–2479
[84] Ziegler AG, Schmid S, Huber D et al. Early infant feeding and risk of developing type 1 diabetes-associated autoantibodies. JAMA 2003; 290 (13): 1721–1728
[85] Zimmet PZ, Tuomi T, Mackay IR et al. Latent autoimmune diabetes mellitus in adults (LADA): the role of antibodies to glutamic acid decarboxylase in diagnosis and prediction of insulin dependency. Diabet Med 1994; 11: 299–303

10.3 Komplikationen des Diabetes mellitus

R. Lobmann

10.3.1 Akutkomplikationen

Hyperglykämisches Koma

Einteilung

Beim hyperglykämischen Koma werden folgende 2 Formen unterschieden (▸ Tab. 10.13):

- die hyperosmolare Form (vorwiegend Typ-2-Diabetiker)
- die ketoazidotische Form (vorwiegend Typ-1-Diabetiker, im Rahmen eines sog. Manifestationskomas, aber auch bei Typ-2-Diabetikern bei vollständigem Erliegen der Insulinsekretion)

Das hyperosmolare Koma des meist älteren und multimorbiden Typ-2-Diabetikers ist dabei mit einer deutlich höheren Mortalität vergesellschaftet.

Tab. 10.13 Laborbefunde der hyperglykämischen Entgleisung: hyperosmolares und ketoazidotisches Coma diabeticum.

Serumwerte	hyperosmolares Koma	ketoazidotisches Koma
Glukose	> 1000 mg/dl (> 50 mmol/l)	> 500 mg/dl (> 25 mmol/l)
Natrium	> 160mval/l	> 130mval/l
Kalium	4,5–5,0mval/l	< 3,5mval/l
Harnstoff	erhöht	erhöht
Kreatinin	erhöht	erhöht
pH	normal	erniedrigt

Hinsichtlich der generellen Therapiestrategie unterscheiden sich beide Formen nur marginal; generell sind aber beim Typ-2-Diabetiker die Komorbiditäten in die Therapieplanung mit einzubeziehen (z. B. Anpassung des Volumenersatzes bei Herzinsuffizienz).

Therapie

Oberster Grundsatz aller therapeutischen Maßnahmen beim diabetischen Koma ist die kontrollierte Normalisierung der Blutglukose, da eine zu rasche Normalisierung der Plasmaosmolalität ein extremes intra-extra-zerebrales osmotisches Gefälle mit der Gefahr eines Hirnödems (sog. **Dysäquilibrationssyndrom**) erzeugen kann.

Die generellen Therapiemaßnahmen umfassen

- Rehydratation: Ausgleich der Exsikkose,
- Insulingabe: Durchbrechen des Katabolismus und Glukosesenkung,
- Elektrolytersatz,
- Azidoseausgleich,
- Behandlung der auslösenden Ursachen.

10

Praxis

An 1. Stelle der Therapie steht die Flüssigkeitszufuhr (▸ Tab. 10.14), wobei der Volumenmangel insgesamt meist 6–9 l beträgt.

▸ **Rehydratation.** Zum Ausgleich einer schweren Exsikkose ist daher innerhalb der ersten Stunde die Zufuhr von 500–1000 ml 0,9 %iger NaCl-Lösung, danach etwa 300 ml/h notwendig. Insgesamt kann von einem Flüssigkeitsbedarf von bis zu 10 % des Körpergewichts in den ersten 24h ausgegangen werden. Dabei sind flankierende allgemeine Maßnahmen zu beachten und z. B. beim Vorliegen einer Herzinsuffizienz die Infusionsrate ZVD-gesteuert und ggf. an die Nierenfunktion adaptiert vorzunehmen (s. o.). Bei einem Natriumspiegel > 155 mmol/l sollte auf die Infusion von hypotoner Lösung (0,45 %) gewechselt werden, um die Gefahr einer zentralvenösen Störung durch die Hypernatriämie zu vermeiden. Sobald der Blutzucker unter ca. 250 mg/dl (13,8 mmol/l) gesunken ist, sollte parallel eine Glukoseinfusion (5 %) gegeben werden, um eine Hypoglykämie zu vermeiden (▸ Tab. 10.14).

▸ **Insulingabe.** Nach einem initialen i. v.-Insulinbolus (ca. 8–12 IE) erfolgt die weitere Steuerung der Blutzuckersenkung durch eine Dauerinfusion von Insulin. Eine solche niedrig dosierte, gesteuerte kontinuierliche i. v. Insulintherapie hilft die Risiken einer zu massiven Insulinzufuhr (Hypoglykämie, Hypokaliämie, Laktatazidose, Hypophosphatämie und Dysäquilibrationssyndrom) zu vermeiden. Eine s. c. Insulinsubstitution ist in einer solchen Akutsituation obsolet.

Merke M!

Eine anhaltende Azidose ist Zeichen einer noch unzureichenden Insulinzufuhr, die nicht unterbrochen werden darf bzw. dementsprechend angepasst werden muss.

▸ **Kalium.** Oft findet sich initial ein hohes oder zumindest normales Serumkalium, obwohl bei der hyperglykämischen Entgleisung bereits ein erhebliches (zunächst intrazelluläres) Kaliumdefizit besteht, das unbedingt mit Beginn der Insulintherapie ausgeglichen werden muss (**cave:** Herzrhythmusstörungen!). Von der durchschnittlichen Kaliumzufuhr von 13–20 mmol/l/h sollte nur abgewichen werden, wenn das Serumkalium > 6 mmol oder < 4 mmol liegt.

Tab. 10.14 Initialer Behandlungsplan für das hyperglykämische Koma beim Erwachsenen.

Volumen	Elektrolytersatz/Kalium	Insulingabe
• Flüssigkeit: 2 l in 4h, dann 1 l in 4h, 4–6 l in den ersten 24h • generell isotonische („normale“) Kochsalzlösung (150 mmol/l) • hypotonische („halbnormale“) Kochsalzlösung (75 mmol/l), wenn Natrium im Plasma 150 mmol/l überschreitet (1l) • Wechsel auf 5 % Glukose/NaCl 0,9 % im Verhältnis 50:50, wenn Blutglukose < 14 mmol/l (250 mg/dl) fällt • **cave:** Dysäquilibrationssyndrom • Natriumbikarbonat (600 ml; 1,4 %), wenn pH < 7,0	Folgende Mengen sollten zu jeweils 1 l infundierter Flüssigkeit hinzugefügt werden: • wenn Plasmakalium < 3,5 mmol/l, dann 40 mmol KCl • wenn Plasmakalium3,5–5,5 mmol/l, dann 20 mmol KCl • wenn Plasmakalium > 5,5 mmol/l, dann kein KCl; weiterhin engmaschige Kontrollen	• Bolus: initial 0,15 IE/kg KG schnell wirksames Insulin i. v. (wenn K^+ < 3,3 erst Kaliumdefizit substituieren) • kontinuierliche i. v.-Infusion: 0,1 IE/kg KG/h schnell wirksames Insulin i. v.; Ziel ist die Senkung des Blutzuckers um 50–70 mg/dl/h ◦ Senkungsrate des BZ < 50–70 mg/dl: Verdopplung der Insulindosis ◦ Senkungsrate des BZ > 50–70 mg/dl: Halbierung der Insulindosis; ggf. G 5 % ◦ **cave:** Dysäquilibrationssyndrom

▶ **Bikarbonat.** Die Gabe von Bikarbonat hat nur noch einen geringen Stellenwert in der Akuttherapie und sollte nur dann erfolgen, wenn der Blut-pH <7 liegt (Gefahr einer peripheren Vasodilatation, einer Negativ-Inotropie, einer Hypotonie, von zentralvenösen Funktionsstörungen und einer Verstärkung der Insulinresistenz) und nicht durch die Normalisierung der Blutglukose allein stabilisiert werden kann.

▶ **Grundsätzliche Therapiemaßnahmen.** Die weitere intensivmedizinische Überwachung und Therapie entspricht den allgemeinen Regeln, die für präkomatöse und komatöse Patienten gelten:

- Legen einer Magensonde (insbesondere bei Diabetikern mit einer Gastroparese)
- Legen eines Blasenkatheters bei längerfristiger Intensivtherapie
- Kontrolle des ZVD
- EKG-Monitoring
- Blutdrucküberwachung

Grundsätzlich sollte aufgrund der starken Thrombophilie-Tendenz bei Diabetikern eine Heparinisierung erfolgen (sofern keine Kontraindikationen vorliegen).

▶ **Behandlung der auslösenden Ursachen.** Nach der Notfallversorgung und Stabilisierung des Patienten steht die Ursachenforschung im Vordergrund. Auslösende Faktoren eines hyperglykämischen Komas und Praecoma diabeticum sind:

- unerkannter Diabetes mellitus
- falsche Diabetesbehandlung:
  - unzureichende Insulintherapie
  - fehlerhafte Diätanwendung
  - falsche Therapiewahl
- Insulinresistenz
- Entzündungen, Infektionskrankheiten
- Gefäßerkrankungen (Apoplex, Myokardinfarkt)
- Trauma, Operationen
- Gravidität, Abort
- Medikamente (Steroide, Diuretika u. a.)
- unerkannte Ursachen

Auslösende Faktoren müssen beseitigt werden (z. B. frühzeitige Gabe von Antibiotika bei Infekten, insbesondere bei den generell immunkompromittierten Diabetikern). Im Anschluss an die Akutphase ist die erneute Schulung und Einweisung wesentlicher Teil der Gesamtbehandlung des Patienten, da Diät und Dosierungsfehler einen wesentlichen Anteil an der Entstehung diabetischer Komata haben (s. o.).

Hypoglykämie

Definition und Epidemiologie

Die Problematik von Hypoglykämien umfasst ein multifaktorielles Geschehen, bei dem physiologische Parameter und das Verhalten der betroffenen Patienten im Rahmen der Selbstkontrolle miteinander interagieren. Insbesondere die zunehmende Therapie mit Insulin und nahe-normoglykämische Blutglukoseeinstellung zur Vermeidung von Spätkomplikationen haben die Hypoglykämie zu einem bedeutenden Problem im Rahmen der diabetesbedingten Akutkomplikationen werden lassen. Generell sollten Blutglukosewerte <73 mg/dl (4 mmol/l) vermieden werden.

Praxis

Definitionsgemäß wird die Diagnose des hypoglykämischen Schocks durch die Sicherung von Blutzuckerwerten <50 mg/dl (2,7 mmol/l) gestellt; die typischen neuroglykopenischen Symptome treten bei Blutzuckerwerten <40 mg/dl (2,2 mmol/l) auf.

Der hypoglykämische Schock stellt neben der diabetischen Ketoazidose, dem hyperosmolaren Koma und der selteneren Laktatazidose die wichtigste akute Komplikation beim diabetischen Patienten dar. Eine rasche und rationelle Diagnostik mit der Konsequenz einer ebenso unverzüglichen Therapie ist daher von übergeordneter Bedeutung in der Beherrschung dieser akuten und krisenhaften Situation, zumal immer noch etwa 2–4 % aller Typ-1-Diabetiker in einer akuten Hypoglykämie versterben. Die Problematik der Hypoglykämie hat somit eine wesentliche Bedeutung für eine normoglykämisch orientierte Diabetestherapie.

Die Frequenz von schweren Hypoglykämien ist bei Patienten, die mit einer ICT behandelt werden, höher als bei konventionell behandelten Patientengruppen. Je nach Untersuchungskollektiv wird bei 5–25 % der Patienten mit hypoglykämischen Ereignissen gerechnet. Mit einer ICT behandelte Diabetiker erleiden etwa einmal alle 1,5–3 Jahre eine schwere Hypoglykämie. Dagegen beträgt die Wahrscheinlichkeit für einen konventionell behandelten Patienten nur etwa einmal in 5 Jahren. Bei dem mit oralen Antidiabetika behandelten Patienten ist mit einer Hypoglykämie etwa einmal in 3 Jahren zu rechnen. Ein besonderes Problem ist hierbei, dass die Mehrzahl (etwa 55 %) der schweren hypoglykämischen Episoden während des Schlafs stattfindet und dass 36 % der Episoden, die in wachem Zustand auftreten, nicht mit Warnsymptomen einhergehen.

Hypoglykämien treten bei Typ-2-Diabetes-Patienten relativ gesehen zwar seltener auf als bei Typ-1-Diabetes-Patienten, spielen aber angesichts der hohen Prävalenz des Typ-2-Diabetes sowie der häufig vorliegenden Komorbiditäten der meist älteren Patienten in der Notfallmedizin eine bedeutsamere Rolle.

Auslösende Faktoren und Klinik

Als Ursache für eine Hypoglykämie ist prinzipiell ein absolut oder relativ zu hoher Insulinspiegel im Serum anzusehen. Hierbei hat sich als sinnvoll erwiesen, zwischen endogenen Ursachen (die überwiegend eine Nüchternhypoglykämie induzieren) und exogenen Ursachen zu unterscheiden. Mit Abstand führende Ursachen sind die durch Insulin oder Sulfonylharnstoff initiierten Hypoglykämien. Dies schließt nicht aus, auch beim diabetischen Patienten im Einzelfall nach möglichen endogenen Ursachen zu fahnden, wenn hier ein begründeter klinischer Verdacht besteht (▶ Tab. 10.15).

Nicht unerwähnt bleiben darf der Einfluss von **Alkohol** auf die Entstehung einer Hypoglykämie – sowohl beim Nichtdiabetiker als auch insbesondere beim Diabetiker.

Das **klinische Bild** der Hypoglykämie ist bunt und uncharakteristisch; eine Einteilung in eine asymptomatische, milde und schwere Form ist möglich (▶ Tab. 10.16). Werden diese Symptome nicht rechtzeitig, vorzugsweise durch den Patienten selbst, erkannt und eine adäquate Therapie in Form einer Kohlenhydratzufuhr eingeleitet, kommt es zur Ausbildung adrenerger Symptome wie Tachykardie, Zittern und Schweißausbruch.

Vor allem beim vorgeschädigten Gefäßsystem des älteren Patienten kann es durch die katecholaminbedingte Blutdrucksteigerung und die hypoglykämiebedingt verstärkte Thromboseneigung zu Myokardinfarkten und ischämischen Hirninfarkten kommen.

Das **Vollbild des hypoglykämischen Schocks** zeigt einen bewusstlosen Patienten mit einer Tachykardie bei gut fühlbarem Puls und normotonen bis hypertonen Blutdruckwerten. Die Haut ist feucht und die Atmung in der Regel normal. Sie kann aber auch schnarchend sein und eine Kussmaul-Atmung vortäuschen. Es bestehen meist eine motorische Unruhe mit weiten Pupillen, eine Hyperreflexie und u. U. generalisierte tonisch-klonische Krämpfe oder lateralisierte Streckkrämpfe, wie sie bei einem epileptischen Anfall vorkommen.

Hinweise für eine **nächtliche Hypoglykämie** sind Symptome wie verstärkter Nachtschweiß, Albträume, Aufschreien im Schlaf, Einnässen, Kopfschmerzen am Morgen (▶ Tab. 10.16).

Tab. 10.15 Ursachen einer Hypoglykämie.

endogene Ursachen	exogene Ursachen
endokrin:	• Mangelernährung
• Inselzelltumor • Nesidioblastose*	• alkoholinduzierte Hypoglykämie (Hemmung der Glukoneogenese)
• extrapankreatische Tumoren (Sarkom, Karzinoid, HCC)	• extreme Muskelarbeit (bei Stoffwechselgesunden)
• Hypophyseninsuffizienz	• vermehrte körperliche Bewegung (bei Diabetikern)
• Nebennierenrinden-Insuffizienz	• Medikamente:
metabolisch:	• Insulin
• Glykogenspeicherkrankheiten*	• Sulfonylharnstoffe
• Störung der Glukoneogenese*	• nicht selektive Betablocker (Abschwächung der Hypoglykämie-Wahrnehmung)
• Karnitinmangel*	• Salizylate, Tetrazykline (Verstärkung der OAD)
• Galaktosämie	• Bisopyramid
• Fruktoseintoleranz	• Pentamidin
hepatisch:	• Acetaminophen
• Hepatitis	
• Reye-Syndrom	
• Leberversagen	
autoimmun:	
• Anti-Insulin-Antikörper-Syndrom (AK mit Stimulation der Insulinrezeptoren)	

*Vorkommen primär/bereits im Kindesalter

Tab. 10.16 Einteilung und Symptome der Hypoglykämie.

Einteilung	Symptome
asymptomatische Hypoglykämie • klinisch inapparent • nur biochemische Sicherung • v. a. nachts auftretend • mittlere Dauer 2–5h • sehr häufig	
milde Hypoglykämie • symptomatisch • fremde Hilfe nicht nötig • ca. 1,5–2 Episoden/Woche **schwere Hypoglykämie** • ausgeprägte Klinik und Beeinträchtigung • Fremdhilfe notwendig	*Warnsymptome* • Zittern • feuchtkalter Schweißausbruch • Heißhunger • Palpitationen • Blässe oder Rötung der Gesichtshaut (vasomotorisch) *neuroglukopenische Symptome* • Kopfschmerz • Müdigkeit • Sehstörungen • Wesensveränderungen • Affektinkontinenz • Verwirrtheit • Krämpfe (epileptiform) • Koma *Hinweise auf nächtliche Hypoglykämien* • morgendlicher Kopfschmerz • Nachtschweiß • Angstträume • unruhiger Schlaf • hoher Nüchtern-BZ (bei fehlender Glukosurie)

10

> **Merke** M!
>
> Als Besonderheit ist hier eine Anzahl von Diabetikern zu nennen, die durch sog. unbemerkte Hypoglykämien (Hypoglycemia unawareness) gekennzeichnet sind. Diese Patienten haben keinerlei adrenerge oder neuroglykopenische (Warn-)Symptome mehr, sodass diese Patienten meist unter dem oben beschriebenen Vollbild des hypoglykämischen Schocks aufgefunden werden.

Präklinische Therapie

Bei einer leichten Unterzuckerung sollte rechtzeitig mit der Therapie in Form einer Kohlenhydratzufuhr (Traubenzuckerwürfel oder auch kohlenhydratreiche Getränke) begonnen werden. Eine besondere Problematik besteht allerdings bei mit Acarbose behandelten Patienten, bei denen die α-Glukosidase gehemmt ist. Hierdurch erfolgt keine Resorption von Oligosacchariden, sodass nur noch Traubenzucker direkt aufgenommen werden kann. Folgendes ist zu beachten:

- Beim **bewusstlosen Patienten** müssen unverzüglich 40–60 ml einer 40 %igen Glukoselösung i. v. injiziert werden. Ist dies nicht möglich, kann eine i. m. Gabe von Glukagon (1 × 1 Ampulle à 1 mg) vorgenommen werden, was nach 10 min wiederholt werden kann. In jedem Fall muss anschließend Glukose (i. v. oder oral) zugeführt werden, da die Glykogenspeicher in der Leber durch Glukagon entleert werden und es dadurch zu protrahierten Hypoglykämien kommen kann.
- Bei **unklarer Ursache für die Hypoglykämie**, insbesondere auch nach protrahierten Hypoglykämien, muss dringend eine weitere stationäre Überwachung erfolgen. Dies gilt auch beim Bestehen von Restsymptomen nach der initialen präklinischen Therapie oder wiederholten hypoglykämischen Episoden in der unmittelbaren Vergangenheit.

Erweiterte Therapie in der Klinik

Nach schweren Hypoglykämien sollten eine kontinuierliche i. v. Glukoseinfusion über 24 h (1,5–2,5 l 10 %ige Glukose) erfolgen und gleichzeitig Elektrolyte substituiert werden. Der Blutzucker ist dabei 4-stündlich zu messen und sollte bei Werten zwischen 180 und 230 mg/dl (9,9–12,6 mmol/l) gehalten werden.

In den folgenden Tagen müssen insbesondere bei Sulfonylharnstoffen alle 2–3h Kohlenhydrate in einer Größenordnung von 2 BE verabreicht werden.

Bei lang anhaltenden Hypoglykämien, die als Folge exzessiver Insulinzufuhr in suizidaler Absicht auftreten, sind neben der kontinuierlichen Glukosegabe bei persistierender Bewusstlosigkeit eine Hirnödemtherapie mit Dexamethason (3 × 8 mg i. v.) und entwässernde Maßnahmen (3 × 20 mg Furosemid, 250 ml Sorbit) einzuleiten.

> **Praxis**
>
> In jedem Fall sind während des Klinikaufenthalts eine Abklärung der Ursachen der Hypoglykämie, eine Optimierung des Glukosestoffwechsels und eine umfangreiche Beratung und Schulung des Patienten vorzunehmen.

10.3.2 Spätkomplikationen

Das Schicksal des Diabetikers wird heute vorwiegend von vaskulär bedingten Komplikationen bestimmt. Dabei wird die Steigerung der Morbidität und Mortalität durch die diabetesspezifische Mikroangiopathie an Augen, Nieren oder Nervensystem und die diabetesassoziierte Makroangiopathie, vorwiegend an Herz und peripheren Arterien, verursacht. Gerade die kardiovaskulären Folgen des Diabetes sind zur prognosebestimmenden Komponente der Erkrankung geworden.

Retinopathie

Allgemeines

Die diabetische Retinopathie ist die führende Ursache neuer Erblindungen in den industrialisierten Ländern. Bei der Mehrzahl der Diabetiker entwickelt sich innerhalb der ersten 15 Jahre ihres Diabetes eine Retinopathie. Nach 20-jähriger Diabetesdauer manifestiert sich bei mehr als der Hälfte der Typ-1-und einem Viertel der Typ-2-Diabetiker eine proliferative Retinopathie. Im gleichen Zeitraum ist bei etwa 20 % der älteren Diabetiker ein Makulaödem erkennbar. Es besteht eine enge Komorbidität bei Patienten mit Retinopathie und anderen diabetischen Komplikationen wie Nephropathie, Neuropathie und Makroangiopathie.

Risikofaktoren für die Entstehung und Progression einer diabetischen Retinopathie sind vor allem Dauer und Grad der Hypoglykämie. Neben der Güte der Stoffwechseleinstellung sind aber auch eine arterielle Hypertonie, Dyslipidämie, eine Proteinurie und wohl auch Rauchen wesentlich an der Entwicklung einer Retinopathie beteiligt. Regelmäßige ophthalmologische Untersuchungen gehören zur Standardvorsorge eines jeden Diabetikers. Der strukturierte augenärztliche Untersuchungsbogen zusammen mit dem sog. Basisinformationsblatt und dem Gesundheitspass Diabetes DDG sind wichtige und erprobte Instrumente zur Dokumentation, Kommunikation, Kooperation und Sekundärprävention.

Überwachung und Therapie

Wenn keine Retinopathie vorliegt, sollte grundsätzlich einmal jährlich eine Untersuchung durch einen Augenarzt erfolgen, insbesondere deshalb, weil Retino- und Makulopathie lange Zeit für den Patienten symptomlos verlaufen. Bei Vorliegen einer Retinopathie sind Kontrollintervalle nach Maßgabe des Augenarztes erforderlich.

Tab. 10.17 Retinopathie: Stadieneinteilung, ophthalmologischer Befund und Therapieoptionen.

Stadium	ophthalmologischer Befund	ophthalmologische Therapie
nicht proliferative diabetische Retinopathie		
milde Form	Mikroaneurysmen	keine Laserkoagulation
mäßige Form	zusätzlich einzelne intraretinale Blutungen, perlschnurartige Venen (venöse Kaliberschwankungen)	
schwere Form	„4–2–1-Regel“: >20 einzelne Mikroaneurysmen, intraretinale Blutungen in 4 Quadranten oder perlschnurartige Venen in 2 Quadranten oder intraretinale mikrovaskuläre Anomalien (IRMA) in 1 Quadrant	Laserkoagulation zu erwägen, insbesondere bei Risikopatienten mit • mangelnder Compliance • Typ-1-Diabetes • beginnender Katarakt mit erschwertem Funduseinblick • Risiko-Allgemeinerkrankungen, speziell: arterielle Hypertonie • Schwangerschaft
proliferative diabetische Retinopathie		
	• Papillenproliferation • papillenferne Proliferation	Laserkoagulation
	• Glaskörperblutung • Netzhautablösung	Laserkoagulation, wenn möglich; sonst evtl. Vitrektomie
diabetische Makulopathie		
fokales Makulaödem	• punkt-/fleckförmige Zone(n) von Ödem, harten Exsudaten oder intraretinalen Blutungen am hinteren Pol • wie oben jedoch makulanah	keine Laserkoagulation
	• visusbedrohende Sonderform – klinisch signifikantes Makulaödem	gezielte Laserkoagulation intravitreale VEGF-Inhibitor-Applikation
diffuses Makulaödem	ausgedehntes Ödem der Makula und darüber hinaus mit harten Exsudaten und intraretinalen Blutungen	nur in Ausnahmefällen gitterförmige („Grid“) Laserkoagulation intravitreale VEGF-Inhibitor-Applikation
ischämische Makulopathie	Diagnose durch Fluoreszenzangiografie: Untergang des perifoveolaren Kapillarnetzes	keine Therapie möglich

10

Die Überwachung und Therapie einer diabetischen Retinopathie bedeutet immer ein interdisziplinäres Vorgehen. Spätestens nach Diagnose einer Retinopathie ist eine komplexe und fachgerechte ophthalmologische Mitbetreuung des Diabetikers mit frühzeitiger adäquater ophthalmologischer Intervention notwendig (fokale und panretinale Laserkoagulation, Glaskörper- und Linsenchirurgie; (▸ Tab. 10.17).

Abhängig vom Alter des Diabetikers und dem Grad der diabetischen Komplikationen ist eine optimale Stoffwechselkontrolle die wichtigste therapeutische Maßnahme zur Primärprävention, aber auch zur Hemmung der Progression der Retinopathie. Da die meisten Patienten bereits Folge- und Begleiterkrankungen haben, ist das **vaskuläre Risiko** durch folgende Maßnahmen **zu reduzieren**:

- konsequente antihypertensive Therapie
- Beseitigung einer schweren Dyslipidämie
- Einstellen des Rauchens
- evtl. Plättchenaggregationshemmer

Verschiedene medikamentöse Maßnahmen (z. B. Proteinkinase-C-Hemmer) befinden sich in Entwicklung.

Diabetische Nephropathie

Die diabetische Nephropathie ist beim Typ-1- und Typ-2-Diabetes charakterisiert durch folgende Befunde:

- Erhöhung der Albuminausscheidung im Urin
- Abnahme der glomerulären Filtrationsleistung
- Entwicklung oder Verstärkung von Hypertonie
- Dyslipoproteinämie
- weitere diabetestypische Komplikationen

Diagnostik der diabetischen Nephropathie

Praxis

Zur Untersuchung auf das Vorliegen einer diabetischen Nephropathie muss bei Typ-1- und Typ-2-Diabetikern mindestens einmal im Jahr eine Bestimmung der Albuminausscheidung im Urin erfolgen.

Die aktuelle Klassifikation der Nephropathie ist in Tabelle 10.20 aufgeführt.

Als **Mikroalbuminurie** bezeichnet man eine Albuminausscheidung im Urin von 20–200 mg/l (entsprechend 30–300 mg/24h). Übersteigen die Albuminkonzentrationen die oberen Grenzwerte, so spricht man von **Makroalbuminurie** (▸ Tab. 10.18).

Tab. 10.18 Stadien der diabetischen Nephropathie und assoziierte Begleiterkrankungen.

Stadium/Beschreibung	Albuminausscheidung (mg/dl)	Kreatinin-Clearance (ml/min)	Bemerkungen
Nierenschädigung mit normaler Nierenfunktion			S-Kreatinin im Normbereich
1a Mikroalbuminurie	20–200	> 90	Blutdruck im Normbereich steigend oder Hypertonie
1b Makroalbuminurie	> 200		Dyslipidämie, raschere Progression von KHK, AVK, Retinopathie und Neuropathie
Nierenschädigung mit Niereninsuffizienz (NI)			S-Kreatinin grenzwertig oder erhöht, Hypertonie, Dyslipidämie, Hypoglykämie-Neigung
2 leichtgradige NI	> 200	60–89	
3 mäßiggradige NI	abnehmend	30–59	rasche Progression von KHK, AVK, Retinopathie und Neuropathie
4 hochgradige NI		15–29	
5 terminale NI		< 15	Anämie-Entwicklung, Störung des Knochenstoffwechsels

Für **Screening-Untersuchungen** genügt eine spontane Urinprobe. Ist diese positiv (> 20 mg/l), sollte in einer Übernachtprobe nachgetestet werden. Für die Diagnose der „persistierenden Albuminurie" wird gefordert, dass in 2 von 3 Urinproben an unterschiedlichen Tagen eine positive Mikroalbuminurie nachgewiesen wurde und Störfaktoren ausgeschlossen wurden (Harnwegsinfekt, fieberhafte Erkrankungen, starke körperliche Belastung, extreme Eiweißzufuhr, Menstruation, akute Entgleisung der Blutglukose, hoher Blutdruck). Die Mikroalbuminurie ist nicht nur Indikator für eine beginnende diabetische Nephropathie, sondern insbesondere auch bei Typ-1-Diabetikern Prädiktor für das Vorhandensein weiterer diabetischer Komplikationen an den Augen, dem Nervensystem und den großen Gefäßen. Patienten mit einer positiven Proteinurie haben ein 70-bis 100-fach höheres kardiovaskuläres Mortalitätsrisiko als vergleichbare Diabetiker ohne Proteinurie. Zusätzlich sollten einmal im Jahr das Serumkreatinin und die 24h-Kreatinin-Clearance bestimmt werden. Die Schritte zur Diagnose der diabetischen Nephropathie sind in ▶ Abb. 10.15 wiedergegeben.

Prävention und Behandlung der diabetischen Nephropathie

Die Entwicklung einer diabetischen Nephropathie kann durch folgende Faktoren beschleunigt werden:

- unzureichende Blutzuckereinstellung
- Hypertonie
- Nikotinkonsum
- erhöhte Eiweißzufuhr

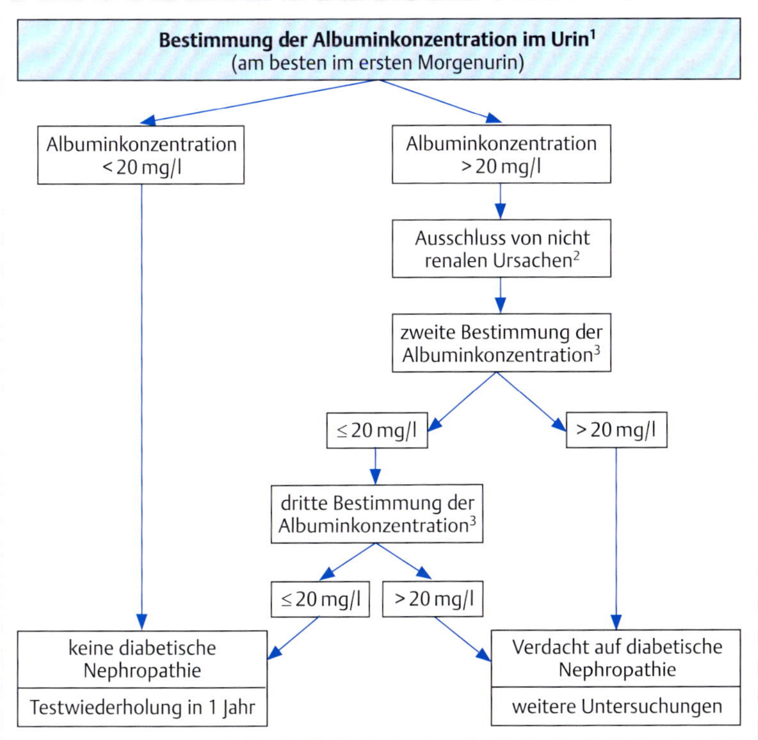

Abb. 10.15 Untersuchung auf diabetische Nephropathie. Bei Verwendung von Schnelltests/Teststreifen ist die Nachweisempfindlichkeit der Albuminkonzentration zu beachten. Für Albuminkonzentrationen < 200 mg/l sind geeignet: Micraltest II, Microalbu-Stix. Die Albuminkonzentration kann vorübergehend erhöht sein, z. B. bei körperlicher Anstrengung, akuten fieberhaften Erkrankungen, Harnwegsinfektionen, schlecht eingestelltem Diabetes, unkontrolliertem Hochdruck, Herzinsuffizienz. Zur 2. Kontrolle sollte eine laborchemische Methode benutzt werden. Sie gestattet bei erhöhter Konzentration eine Graduierung der Albuminurie: Mikroalbuminurie: 20–200 mg/l; Makroalbuminurie: > 200 mg/l.

Durch eine konsequente Beeinflussung dieser Faktoren kann man die Entwicklung und Progression der diabetischen Nephropathie verhindern oder zumindest verlangsamen. Die tägliche Eiweißzufuhr sollte auf 0,8–1,0 g/kg Körpergewicht reduziert werden. Da Diabetiker mit Nephropathie ein exzessiv erhöhtes kardiovaskuläres Risiko aufweisen, ist auch eine konsequente Behandlung der LDL-Erhöhung und der erhöhten Thrombozytenaggregation erforderlich.

Weitere wichtige Vorsichtsmaßnahmen sind

- konsequente antibiotische Therapie von Harnwegsinfekten,
- möglichst keine jodhaltigen Röntgenkontrastmittel; falls notwendig, dann gesteigerte Flüssigkeitszufuhr vor und nach der Röntgenuntersuchung, evtl. als Infusion.

Bei der diabetischen Nephropathie ist eine Reihe von **Besonderheiten in der Diabetestherapie** zu beachten:

- Metformin ist bei eingeschränkter Nierenfunktion kontraindiziert.
- Bei Nachlassen der Nierenfunktion kann man Gliquidon, das nicht über die Niere metabolisiert wird, anstatt anderer Sulfonylharnstoffe einsetzen.
- Repaglinid und Nateglinidkönnen auch bei eingeschränkter Nierenfunktion gegeben werden, allerdings ist eine Dosisreduktion bei Kreatinin-Clearance < 30 ml/min nötig.
- Der Einsatz von Rosiglitazon und Pioglitazon ist möglich.
- Bei der Insulintherapie Dosisreduktion; es sind überwiegend kurz wirksame Insuline einzusetzen.

Cave ⚠

Mit Beginn der Niereninsuffizienz ist unbedingt eine interdisziplinäre Betreuung des Patienten (Diabetologe und Nephrologe) notwendig.

10

Wenn die **Kreatinin-Clearance < 60 ml/min** abfällt, sind folgende Parameter zusätzlich alle 3–6 Monate zu überprüfen: Blutdruck, Serumkreatinin, Harnstoff, Kalium, Kreatinin-Clearance, Albuminausscheidung, Hämoglobin, Hämatokrit, Serumphosphat, Serumkalzium und Parathormon.

Heute stehen mit Hämodialyse, Hämofiltration, Peritonealdialyse (CAPD und CCPD) und Nierentransplantation erprobte Nierenersatztherapien zur Verfügung, die auch dem Diabetiker nicht vorenthalten werden dürfen und die frühzeitig (Serumkreatinin von 5–6 mg/dl) zum Einsatz kommen sollten. Welches medizinische und sozioökonomische Problem die diabetische Nephropathie heute darstellt, spiegelt sich in der Tatsache wider, dass ca. 30–50 % aller Dialysepatienten heute bereits Diabetiker sind (90 % davon Typ-2-Diabetiker).

Neuropathie

Formen der Neuropathie

Zu unterscheiden sind die periphere Neuropathie und die autonome Neuropathie. Die häufigste Form der peripheren Neuropathie ist die **symmetrische distale sensomotorische Neuropathie**, die häufig von starken Schmerzen begleitet wird. Zeichen einer sensorischen Neuropathie sind der Verlust des Vibrationsempfindens, Sensibilitätsausfälle und Parästhesien. Eine besondere und für den Patienten meist stark belastende Form ist das sog. „Burning-Feet"-Syndrom, das besonders nachts auftritt und mit erheblichen Schmerzsensationen einhergeht.

Die **motorische Neuropathie** äußert sich in einer Atrophie der kleinen Fußmuskeln und der Ausbildung von Fehlstellungen der Zehen im Sinne der sog. Hammer-, Haken- oder Krallenzehen. Außerdem kommt es zu motorischen Paresen und einem Verlust der Muskeleigenreflexe, wobei der Ausfall des Achillessehnenreflexes eines der Frühsymptome der motorischen Neuropathie ist.

Bei der **Mononeuropathie** können sowohl Hirnnerven als auch periphere Nerven betroffen sein. Im Vordergrund stehen bei allen Formen Schmerzen, Parästhesien, Taubheitsgefühl sowie Muskelschwäche bis zur Parese.

Bei der **autonomen Neuropathie** treten kardiovaskuläre Störungen mit Ruhetachykardie, orthostatischer Hypotonie, gastrointestinale Störungen mit Gastroparese, Obstipation oder Stuhlinkontinenz, urogenitale Störungen mit Blasenatonie und erektiler Impotenz sowie trophische Veränderungen (peripheres Ödem, Eröffnung von AV-Shunts) und Störungen der Schweißregulation (Sudomotorenparese) auf. Auch die Entstehung einer Mediasklerose und der diabetischen Osteo- und Arthropathie (Charcot-Fuß) geht auf das Vorliegen einer autonomen Neuropathie bei Diabetes mellitus zurück.

Pathogenese

Die Pathogenese der diabetischen Polyneuropathie ist unklar und multifaktoriell. Alle diskutierten Ursachen lassen sich letztlich auf die Hyperglykämie zurückführen. Differenzialdiagnostisch abzugrenzen sind u. a. Vitaminmangelzustände, eine urämische und insbesondere eine ethyltoxische Neuropathie.

Therapie

Die Grundlage einer kausalen Therapie und einer möglichen Prävention jeder Form und jedes Stadiums der diabetischen Polyneuropathie ist allein eine optimale Stoffwechseleinstellung. Der statische Zusammenhang zwischen der Güte der Stoffwechseleinstellung und dem Risiko des Auftretens neuropathischer Veränderungen ist mehrfach in Studien bewiesen. Eine nahezu normoglykämische Stoffwechselkontrolle ist nicht nur die beste Prophylaxe für eine diabetische Polyneuropathie; sie kann in vielen Fällen bei bereits bestehender Polyneuropathie zur

Tab. 10.19 Differenzierte Therapie der sensomotorischen diabetischen Neuropathien.

Verlaufsformen der Neuropathie	Therapie
Für alle Formen und Stadien gilt:	• Optimierung der Diabeteseinstellung • Blutdrucknormalisierung • Patientenschulung • Änderung der Lebensgewohnheiten
subklinische Neuropathie	• Prophylaxe von Fußschäden (Fußpflege, orthopädietechnische Versorgung, insbesondere bei knöchernen Fußdeformitäten mit und ohne periphere Neuropathie)
chronisch-schmerzhafte Neuropathie (Angaben der Medikamente in alphabet. Reihenfolge)	• α-Liponsäure (initial i. v.) • Antikonvulsiva (Carbamazepin*, Gabapentin*, Pregabalin) • Capsaicin • Serotonin-Noradrenalin-Wiederaufnamehemmer (Duloxetin) • Tramadol • trizyklische Antidepressive (Amitriptylin, Clomipramin, Imipramin) • physikalische Therapie • TENS
akut-schmerzhafte Neuropathie	• Versuch mit Analgetika • weitere Therapie wie bei der chronisch-schmerzhaften Neuropathie
schmerzlose Neuropathie (hypästhetische bzw. anästhetische Form)	• Fußpflege (Diabetesschulung) • Prophylaxe von Fußläsionen (orthopädietechnische Maßnahmen) • Krankengymnastik
diabetische Amyotrophie	• Überweisung zum Neurologen zur diagnostischen Abklärung • physikalische Therapie • weitere Therapie wie bei der schmerzhaften Neuropathie

*einschleichende Dosierung beachten, ggf. Spiegelbestimmung

Rückbildung beitragen oder zumindest die Progression verzögern.

Alle anderen derzeit zur Verfügung stehenden Behandlungsmöglichkeiten sind unspezifisch und orientieren sich an den jeweils bestehenden Symptomen. Diese symptomatische Therapie der schmerzhaften peripheren diabetischen Neuropathie erfolgt mit verschiedenen Substanzen (▶ Tab. 10.19).

▶ **Symptomatische Therapie der autonomen Neuropathie.** Neuropathische Ödeme können versuchsweise mit Diuretika oder Ephedrin behandelt werden. Für das gustatorische Schwitzen wurde Clonidin in niedriger Dosierung empfohlen. Bei der kardiovaskulären autonomen diabetischen Neuropathie können kardioselektive Betablocker in niedrigen Dosierungen versucht werden. Eine Sinustachykardie im Rahmen der autonomen Neuropathie bedarf keiner Therapie. Die orthostatische Hypotonie ist mit physikalischen Maßnahmen oder Kochsalzzufuhr, gelegentlich mit Mineralokortikoiden (Fludrokortison) zu behandeln.

Die autonome Neuropathie des Gastrointestinaltrakts spricht auf Metoclopramid und Domperidon an. Die Therapie der diabetischenDiarrhoe ist nur sehr begrenzt möglich. Nach einem Versuch mit einem Breitspektrumantibiotikum wie Doxycyclin kann auch versuchsweise das Präparat Clonidin als α-adrenerger Agonist versucht werden. Neuropathische Harnentleerungsstörungen können durch Parasympathomimetika wie Carbachol behandelt werden; alternativ kommt in schweren Fällen auch eine Selbstkatheterisation infrage. Der Effekt der medikamentösen Therapie ist sehr begrenzt, was auch für Alphablocker wie Prazosin gilt.

Für die in der Regel neurogen bedingte erektile Impotenz (erektile Dysfunktion) desDiabetikers ist der Einsatz von 5-Phosphodiesterase-Hemmern (Sildenafil, Tadalafil, Vardenafil) möglich. Dabei ist es günstiger, von der maximal empfohlenen Dosierung nach unten zu titrieren, um einen Therapieerfolg zu erzielen. In einigen Fällen zeigte der Alphablocker Yohimbin eine günstige Wirkung. Außerdem kann die intraurethrale Applikation von Alprostadil (MUSE) oder die intrakavernöse Gabe von Papaverin oder Phenotolamin in Form der Schwellkörperautoinjektionstherapie (SKAT) versucht werden. Daneben werden mechanische Erektionshilfen wie die Vakuumpumpe oder eher selten intrakavernös implantierte Penisprothesen angeboten.

Zusammenfassend sind die therapeutischen Optionen bei der diabetischen Neuropathie als unbefriedigend zu bezeichnen. Die Optimierung der Diabeteseinstellung einschließlich Schulung der Patienten ist die wichtigste Therapiemaßnahme zur Prävention und in einigen Fällen auch zur Intervention. Medikamentöse Therapieansätze nach pathogenetischen Gesichtspunkten stehen bislang nicht zur Verfügung. Die Wirksamkeit der symptomatischen Therapieverfahren ist begrenzt und nicht selten mit beträchtlichen Nebenwirkungen verbunden.

Diabetisches Fußsyndrom

Die diabetische Neuropathie ist klassische Ursache des diabetischen Malum perforans, wobei die „Systemerkrankung Diabetes mellitus“ mit der Störung der Blutviskosität, der Mikrozirkulationsstörung und einer gestörten inflammatorischen Reaktion zu primär bereits verschlechterten Konditionen für eine heilende Wunde führt. Weitere wesentliche Komponenten der Ulkusentstehung sind erhöhte plantare Drücke und eine häufig gleichzeitig vorliegende Angiopathie.

Der Anteil nicht traumatischer Amputationen liegt bezogen auf die Gesamtbevölkerung bei 4,8 %, mit isolierter Betrachtung der Diabetiker dagegen bei 20–50 % und > 35 000 Major-Amputationen (oberhalb des Sprunggelenks) pro Jahr, obwohl gerade bei der neuropathischen Fußläsion eine Domäne für Minor-Amputationen zu sehen wäre.

Die Folgen einer Amputation sind für den Betroffenen meist katastrophal. Die unmittelbare Krankenhaussterblichkeit nach einer Major-Amputation beträgt 15–25 %. Auch nach einer erfolgreichen Amputation bleiben rund 30 % der Beinstümpfe nicht dauerhaft belastbar und in 51 % der Fälle folgt innerhalb von 5 Jahren der Verlust der anderen Extremität.

Pathogenese

Die Entstehung des klassischen neuropathischen Ulkus ist als Resultat des Verlusts der Schmerzwahrnehmung mit nachfolgender, unbemerkter (Mikro-)Traumatisierung, einer Sudomotorenparese (mit Bildung von Rhagaden und Hyperkeratosen) und funktioneller Mikrozirkulationsstörung anzusehen (▶ Abb. 10.16). Zusätzlich führen die Störungen der motorischen Nerven und der daraus

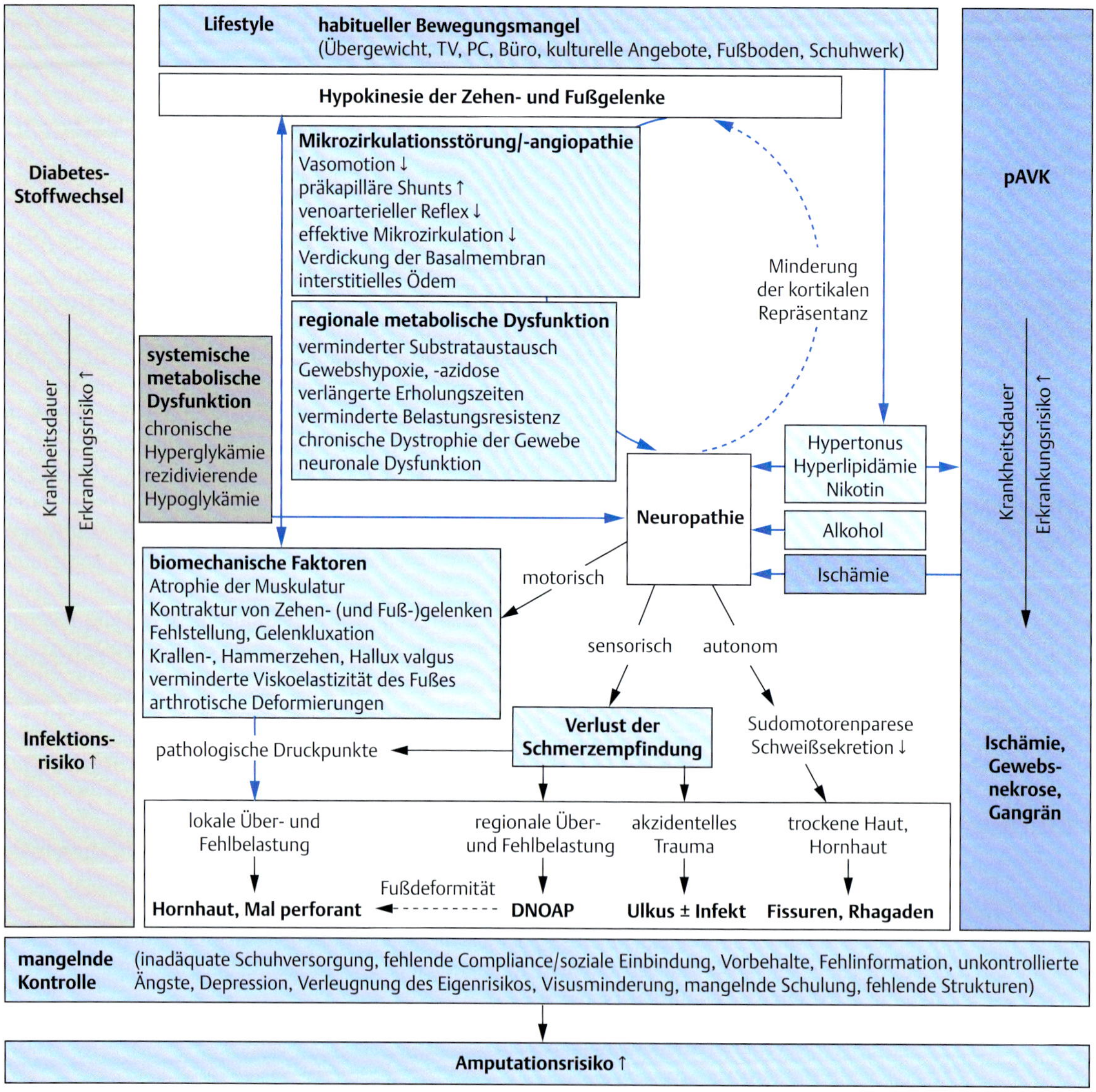

Abb. 10.16 Pathophysiologische Aspekte für die Entstehung eines diabetischen Fußsyndromes (Quelle: [1]).

sich entwickelnden Fußdeformierungen zu einer plantaren Druckumverteilung und -erhöhung (insbesondere unter Metatarsale I und dem Fersenbereich als typische Prädilektionsstellen für das diabetische Fußsyndrom).

Ein weiterer pathogenetischer Faktor bei der Entstehung und insbesondere bei der Progression der diabetischen Fußkomplikation ist die reduzierte Durchblutung mit Gewebsanoxie aufgrund einer Mikro- oder Makroangiopathie. Die hohe Prävalenz der Makroangiopathie steht in engem Zusammenhang mit dem Vorhandensein weiterer Risikofaktoren wie der Hyperlipidämie und der arteriellen Hypertonie.

Die Mikroangiopathie beeinflusst die diabetische Ulzeration durch die weitere periphere Minderperfusion in Kombination mit einem reduzierten Perfusionsdruck.

Ein weiterer wichtiger Aspekt ist die (Mönckeberg-) Mediasklerose mitihrer Verkalkung der Media. Diese führt zu einer Gefäßwandstarre mit Verlust der Wandelastizität und Pulswelle bei normalem Gefäßlumen (im Gegensatz zur lumenverengenden Arteriosklerose). Sie ist direkt mit der autonomen diabetischen Neuropathie vergesellschaftet und mit einem 2-fach höheren Ulkusrisiko und 3-fach erhöhtem Amputationsrisiko verbunden.

Symptomatik

Das typische diabetische Ulkus findet sich an klassischer prädisponierter Stelle (z. B. Metatarsale I), ist meist kreisrund und von einem hyperkeratotischen Randwall umgeben. Auch bei äußerlich blandem und kleinem Aspekt kann bereits ein Fortschreiten der Gewebsläsion und Begleitinfektion in das umgebende Gewebe festgestellt werden.

Dabei ist das klinische Erscheinungsbild diabetischer Läsionen an der unteren Extremität keineswegs einheitlich und spiegelt letztlich das Fortschreiten der Gewebezerstörung wider.

Der Diabetes per se ist als klassischer „Wundheilungsstörfaktor" verbunden mit verzögerter Wundheilung und erhöhter Infektionsrate. Aufgrund des Systemcharakters des Diabetes mellitus kann von einer umfassenden Veränderung von Stoffwechsel und Funktionsprozessen des Organismus ausgegangen werden, was sich auch in einer Störung der Struktur, der Zusammensetzung und des Verhältnisses einzelner Mediatoren der Wundheilung (Wachstumsfaktoren, Interleukine, Proteasen etc.) zueinander äußert.

Bakterielle Kontamination und rezidivierende, schmerzlose Traumatisierungen des Gewebes bedingen eine verlängerte inflammatorische Reaktion.

Klassifikation

Nach den aktuellen Leitlinien der Deutschen Diabetes Gesellschaft (DDG), Arbeitsgemeinschaft Fuß der DDG, findet eine kombinierte Klassifikation nach Wagner und Armstrong Verwendung (▶ Abb. 10.17). In dieser modifizierten Form wird den beiden die Prognose wesentlich beeinflussenden Faktoren Begleitinfektion und Makroangiopathie im Besonderen Rechnung getragen. Eine Sonderform des diabetischen Fußes stellt die Osteoarthropathie dar.

▶ **Osteoarthropathie (Charcot-Fuß).** Die diabetisch-neuropathische Osteoarthropathie (DNOAP) isteine nicht infektiöse Zerstörung von Knochen und Gelenken. Eine Verletzung des Fußes als auslösender Mechanismus in der Entwicklung eines Charcot-Fußes wird oft von den Patienten nicht wahrgenommen.

	0	1	2	3	4	5
	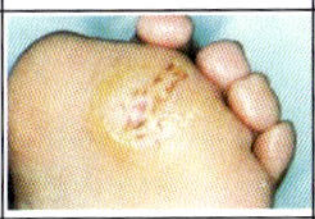	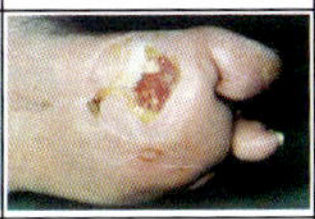	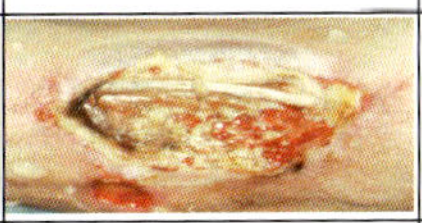	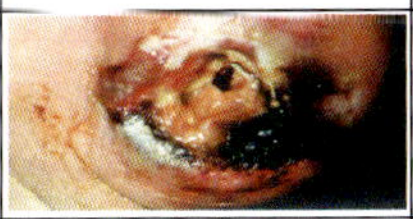	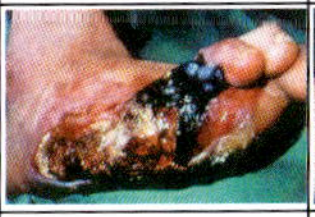	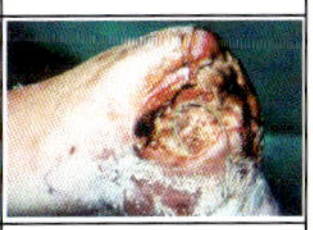
A	prä- oder postulzerative Läsion	oberflächliche Wunde	Wunde bis zur Ebene von Sehne oder Kapsel	Wunde bis zur Ebene von Knochen oder Gelenk	Nekrose von Fußteilen	Nekrose des gesamten Fußes
B	**mit Infektion**					
C	**mit Ischämie**					
D	**mit Infektion und Ischämie**					

Abb. 10.17 Wagner-Armstrong-Klassifikation des diabetischen Fußes (modifiziert nach Lobmann).

Durch die neurovaskuläre Komponente (nach Charcot) kommt es durch eine lokale Hyperperfusion des erkrankten Fußes zu einem Auswaschphänomen mit Entmineralisierung und verminderter Belastbarkeit des Knochens. Es resultieren Frakturen und Deformitäten. Die neurotraumatische Komponente (nach Volkmann) beinhaltet eine durch die sensomotorische Neuropathie bedingte kontinuierliche Fehlbelastung mit repetitiven kleineren Traumata. Dies wird gefolgt von einer chronischen Destruktion von Weichteil- und Knochenstrukturen. Der Verlauf der DNOAP ist akut oder chronisch bzw. chronisch mit akuten Schüben. Die Verdachtsdiagnose einer DNOAP stellt sich, wenn bei einem Patienten mit Neuropathie eine Schwellung und/oder Rötung sowie eine Überwärmung des Fußes mit oder ohne Schmerzen vorliegt.

Differenzialdiagnostisch muss an eine Osteomyelitis, eine Zellulitis, ein Erysipel, eine Arthritis, einen akuten Gichtanfall oder eine Venenthrombose gedacht werden.

▶ **Therapie der akuten DNOAP.** Das Ziel in der Akutphase ist die Progression einzudämmen, Fußdeformitäten und folgende Fußulzera zu vermeiden. Die Krankheitsaktivität wird anhand der Rötung und Schwellung sowie insbesondere der Messung der Hauttemperatur beurteilt.

„Goldstandard" der Therapie ist die Druckentlastung mit Reduktion der Gewichteinwirkung auf die betroffene Extremität des Fußes mittels protektivem Gips (Total Contact Cast). Operative Verfahren werden notwendig, wenn das konservative Therapieregime nicht in der Lage ist, einen plantigraden, belastbaren Fuß hervorzubringen.

Lokale Exostosen sollten nach Möglichkeit (nach Abheilen des Ulkus) mit einer Exostosenresektion behandelt werden. Bei schwerwiegenden Charcot-Fußdeformitäten sowie Instabilitäten kommen Arthrodesetechniken zum Einsatz.

10

Therapie

Ziel der Behandlung des diabetischen Fußsyndroms ist vorrangig die Senkung der Amputationsrate, der Funktionserhalt der Extremität und die Erhaltung der Lebensqualität des Diabetikers. Die Behandlung ist eine klassische interdisziplinäre Aufgabe und nur durch breit gefächerte Maßnahmen zu erreichen.

▶ **Konservative Therapieprinzipien.** Die Behandlung ist hierbei auf folgende Punkte gerichtet:

- Optimierung der Stoffwechselsituation (Normoglykämie)
- Verbesserung der zentralen Hämodynamik (Behandlung der Herzinsuffizienz oder Ventilationsstörung, Blutdruckregulierung)
- Verbesserung der Hämorheologie, Vasodynamik und Antikoagulation
- insbesondere die Behandlung der Infektion

Die **Blutzuckereinstellung** ist erste Voraussetzung für die Optimierung der beeinträchtigten Wundheilung. Durch eine Normoglykämie wird eine Verbesserung der Erythrozytenflexibilität, die Aufhebung der kapillären Blockade durch Makrophagenaktivierung in der Endstrombahn, eine Verringerung der endothelialen Dysfunktion und die Aufhebung der hyperglykämieinduzierten Immundefizienz erreicht. Die akute Entzündungsreaktion bedarf einer angepassten Insulintherapie, die dabei, durchaus auf den Zeitraum der Wundheilung begrenzt, eingesetzt werden kann.

Aufgrund der gestörten **Rheologie** sollte bei den zu immobilisierenden Patienten grundsätzlich eine Thrombozytenfunktionshemmung (ASS) und/oder Antikoagulation (Heparin s. c./i. v.) eingeleitet werden.

Die **infizierte Gangrän und das tiefe, diabetische Ulkus** zeichnen sich durch ein breites Spektrum sowohl gram-negativer als auch gram-positiver anaerober und aerober Erreger aus, wobei zumeist eine Mischinfektion vorliegt. Das verordnete Antibiotikum muss auch im bradytrophen Gewebe einen ausreichenden Wirkspiegel erreichen. Im Rahmen der Infektbekämpfung ist ebenfalls eine Normoglykämie als Stoffwechselziel zu fordern, da eine mangelhafte Blutzuckereinstellung die Leukozytenfunktionen wie Diapedese, Adhärenz, Chemotaxis und Phagozytose verschlechtert. Prinzipiell sind eine sich ausbreitende Sepsis, die nekrotisierende Faszitis und die nicht clostridische anaerobe Myonekrose lebensbedrohende Erkrankungen.

Cave ⚠

Die lokale Applikation von Antibiotika ist unbedingt zu vermeiden, da dadurch keine ausreichenden Wirkspiegel erreicht werden und daneben vermehrt lokale allergische Reaktionen ausgelöst und die Entwicklung von Resistenzen gefördert werden können.

Ab einem Stadium 2b muss, ggf. mit einer i. v. Phase, rasch ein ausreichender Wirkspiegel des Antibiotikums aufgebaut werden. Nach 1- bis 2-wöchiger Therapie kann, sofern die Entzündungszeichen rückläufig sind und es auch der klinische Lokalbefund erlaubt, auf eine orale Gabe umgestellt werden. Liegt ein Stadium 3 vor, muss unbedingt eine i. v. Antibiose, entsprechend den Leitlinien der Osteomyelitis-Therapie, erfolgen. In den Stadien 4 und 5 ist die Dauer einer Antibiose in Abhängigkeit vom Erfolg der Defektsanierung (z. B. im Rahmen einer Minor-Amputation) und dem klinischen Bild individuell anzupassen.

▶ **Lokaltherapie/Wundbehandlung.** Primärmaßnahme der Lokaltherapie ist die Sicherstellung der vollständigen Druckentlastung (mittels Total Contact Cast, Orthesen oder völliger Immobilisierung) des Wundbereichs. Die Wundbehandlung erfolgt nach den Prinzipien der feuchten, revitalisierenden Wundtherapie (z. B. nach dem sog.

TIME – Prinzipien der Wundbehandlung

Klinik	molekulare und zelluläre Probleme	WBP klinische Maßnahme	Effekt der Maßnahme	klinisches Ergebnis
Tissue Gewebe	zerstörte Matrix und Zelldetritus stört die Wundheilung	Débridement (→ regelmäßig) • autolytisch, chirurgisch, enzymatisch, mechanisch, biologisch	Wiederherstellung der Wundbasis und der funktionellen Proteine der extrazellulären Matrix	*vitaler Wundgrund*
Infection Infektion	hohe Bakterienlast oder verlängerte Inflammation ↑inflam. Zytokine ↑Proteasen ↓Wachstumsfaktoren	Infektion/Fokus muss entfernt werden topisch/systemisch Antibiotika antiinflammatorisch Proteasen Inhibitoren	Reduktion der Bakterienzahl/Kontrolle der Inflammation ↓inflam. Zytokine ↓Proteasen ↑Wachstumsfaktoren	*Kontrolle der Infektion*
Moisture imbalance Wundfeuchtigkeit	Austrocknung verlangsamt die Migration von Epithelzellen Überschuss an Feuchtigkeit führt zur Mazeration	Wundauflagen, die die Feuchtigkeit ausgleichen Kompression, Vakuum-Therapie	Wiederherstellung der epithelialen Mobilität Ödemvermeidung, Kontrolle der Wundflüssigkeit, Mazeration vermeiden	*ausgeglichenes Angebot von Feuchtigkeit in der Wunde*
Epidermal margin Wundrandanfrischung	sich nicht schließender epidermaler Wundrand inaktive Wundzellen und unphysiologische Aktivität von Proteasen	erneute Evaluation der möglichen Störung Einsatz innovativer oder erweiterter Verfahren • Débridement • „bioengineered" Haut • Hauttransplantate	Migration von Keratinozyten und aktiven Wundzellen. Wiederherstellung eines normalen Profils von Proteasen in der Wunde.	*verbesserte Epitheliarisierung und Remodeling*

Abb. 10.18 „TIME"-Prinzipien der Wundbehandlung beim diabetischen Fuß.

TIME-Schema; ▶ Abb. 10.18); hierfür steht eine breite Palette verschiedener lokaler Wundauflagen zum optimalen Wundmanagement zur Verfügung.

▶ **Operative Therapie.** Die Behandlung der Fußkrankheit des Diabetikers sollte nach dem sequenziellen I-R-A-Prinzip (Infektionsbekämpfung – Revaskularisation – Amputation) erfolgen. Prinzipiell gelten dieselben Indikationen entsprechend der arteriellen Verschlusskrankheit mit allen therapeutischen Optionen (PTA, TEA, Bypass). Typische angiografische Befundkonstellationen sind

- der Oberschenkel-Unterschenkel-Verschlusstyp,
- Stenosen der A. profunda femoris,
- segmentale Verschlüsse der A. poplitea,
- multiple Stenosen sowie Verschlüsse der Unterschenkelarterien.

Die Bypass-Durchgängigkeitsraten unterscheiden sich beim Diabetiker im Vergleich zum pAVK-Patienten jedoch nicht.

Knochenchirurgische Interventionen zielen auf die Beseitigung mechanischer Störfaktoren der Wundheilung ab. Hierzu gehören druckexponierte Fußsohlenbereiche und die Behebung von Druckläsionen, entstanden durch die Subluxation der kleinen Fußgelenke. Häufigster Eingriff ist die Resektion eines Metatarsalköpfchens. Dabei muss die Fußsohle als wertvolle belastbare Region geschont werden. Gelenkresektionen werden bei Fistelbildungen oder tiefreichenden chronischen Läsionen an Zehen und Gelenken erforderlich. Die Grenzzonenamputation ist dabei als Kompromiss von Nekrosektomie und Extremitätenerhalt zu werten.

Rehabilitation und Prävention

Nur durch eine umfassende und konsequent durchgeführte Sekundärprävention lassen sich die Rate erneuter diabetischer Ulzerationen und in Folge Amputationen reduzieren. Regelmäßige Kontrollen sind in mindestens halbjährlichen Abständen in einer diabetologisch ausgerichteten (zertifizierten) Fußambulanz empfehlenswert. Mindestens so bedeutsam ist auch eine **intensive Schulung des Patienten**, um dessen Eigenverantwortung zu stärken und ihm vor allem zu einem „neuen Fußbewusstsein" zu verhelfen. Unerlässlich sind des Weiteren die Sicherung möglichst normnaher Blutzuckerspiegel sowie der zielstrebige Abbau von Risikofaktoren wie Übergewicht, Rauchen und Alkoholkonsum. Schwerpunkt rehabilitativer Maßnahmen ist eine orthopädische Schuhversorgung, um über eine individuell an den Fußzustand angepasste Druckverteilung neuen Läsionen vorzubeugen.

10.3.3 Literatur

[1] Brandl R, Stiegler H. Das diabetische Fußsyndrom – Pathophysiologie, Diagnostik und Therapie. Diabetologie 2013; 8: 428–442

[2] Eckhardt A, Lobmann R, Hrsg. Das Diabetische Fußsyndrom. Heidelberg: Springer; 2005

Kommentar: Standardwerk zum DFS, das den interdisziplinären Charakter dieser Folgeerkrankung aufnimmt.

[3] Hammes HP, Lemmen KD, Bertram B. Praxisleitlinie Diabetische Retinopathie und Makulopathie. Diabetologie 2013; 8 (suppl 2): S 123–127

[4] Hasslacher C, Wolf G, Kempe P et al. Praxisleitlinie Diabetische Nephropathie. Diabetologie 2013; 2 (suppl 2): S 119–122

[5] Kopf D, Klose S, Lobmann R et al. Diabetes mellitus. In: Lehnert H, Schuster H-P, Hrsg. Essentials Innere Medizin. 4. Aufl., Stuttgart: Thieme; 2006: 90–116

[6] Morbach S, Müller E, Reike H et al. Praxisleitlinie Diabetisches Fußsyndrom. Diabetologie 2013; 2 (suppl 2): S 180–188

Kommentar: Leitlinie der deutschen Diabetesgesellschaft, die seit ihrer Erstauflage die internationalen Standards beachtet (IDF: International Consensus of the diabetic Foot) und für Deutschland fortentwickelt.

[7] Schatz H. Diabetologie Kompakt. Stuttgart: Thieme; 2006

[8] Schultz et al. Wound Repair Reg 2005

[9] Ziegler D, Keller J, Maier C et al. Praxisleitlinie Diabetische Neuropathie. Diabetologie 2013; 2 (suppl 2): S 108–118

Kommentar: Leitlinie der deutschen Diabetesgesellschaft, die die aktuellen Therapieoptionen – analog der NVL – wiedergibt.

10.4 Lipodystrophie

K. Miehle, M. Stumvoll

10.4.1 Definition und Einteilung

Lipodystrophie ist ein Überbegriff für eine heterogene Gruppe von Erkrankungen, die durch einen generalisierten oder partiellen Verlust subkutanen Fettgewebes gekennzeichnet sind. Gemeinsam ist allen Formen der Lipodystrophie eine mehr oder minder starke Assoziation mit metabolischen Erkrankungen wie Hypertriglyzeridämie, Insulinresistenz und Diabetes mellitus, welche ihrerseits zu teils lebensbedrohlichen Komplikationen führen können. Dabei korreliert das Ausmaß des Fettgewebsverlustes direkt mit der Schwere der metabolischen Veränderungen. Lipodystrophien lassen sich nach der Ätiologie in angeborene und erworbene Formen und nach der Verteilung des Fettgewebsverlustes in generalisierte oder partielle Lipodystrophien einteilen (▶ Tab. 10.20, ▶ Tab. 10.21).

10.4.2 Epidemiologie

Es existieren keine exakten epidemiologischen Daten zur Prävalenz. Die häufigste erworbene Form ist die HIV-assoziierte Lipodystrophie. Angeborene Lipodystrophien sind seltene Erkrankungen. Bislang wurden in der Literatur ca. 1000 Fälle beschrieben. Für die familiäre generalisierte Lipodystrophie nimmt man eine Prävalenz von 1:1 Mio. an. Es wird vermutet, dass insbesondere die partiellen Lipodystrophien unterdiagnostiziert werden.

10.4.3 Pathogenese

Während der letzten Dekade konnten für einige der Lipodystrophie-Syndrome zugrunde liegende genetische Ursachen gefunden werden (▶ Tab. 10.20, ▶ Tab. 10.21). Betroffene Gene spielen eine zentrale Rolle in der Adipogenese und im zellulären Triglyzerid- und Phospholipidstoffwechsel. Bei der HIV-assoziierten Lipodystrophie wird eine multifaktorielle Genese angenommen, wobei sowohl die Erkrankung selbst als auch die antiretrovirale Therapie und patientenspezifische Faktoren wie Alter und Geschlecht bedeutsam zu sein scheinen. Die genaue Pathogenese des Fettgewebsverlustes bei den anderen erworbenen Lipodystrophieformen ist noch weitgehend unklar. Hier liegt eine gehäufte Assoziation mit Autoimmunerkrankungen vor.

Aufgrund des verminderten subkutanen Fettgewebes kommt es bei Lipodystrophie zu einem Mangel an Adipokinen wie Leptin und Adiponectin. Da Leptin normalerweise im Hypothalamus als Sättigungshormon wirkt, empfinden die Patienten kein Sättigungsgefühl. Die mit der Nahrung aufgenommenen Triglyzeride werden mangels ausreichender subkutaner Fettdepots ektop in inneren Organen und Skelettmuskulatur abgelagert. Durch die vermehrt anfallenden freien Fettsäuren wird die Wirkung von Insulin auf den Glukosemetabolismus antagonisiert. Es entsteht eine Insulinresistenz.

10.4.4 Klinisches Bild

Phänotypischen Veränderungen

Bei generalisierter Lipodystrophie betrifft der Fettgewebsverlust den gesamten Körper. Teilweise sind sogar polsternde Fettdepots palmar und plantar, Retroorbitalfett und Knochenmarkfett vermindert. Die Patienten fallen bereits im Kindesalter durch vermindertes subkutanes Fettgewebe, akzeleriertes Längenwachstum und Hyperphagie auf. Die familiäre Form wird autosomal rezessiv vererbt und wird häufiger bei elterlicher Kosanguinität beobachtet. Von der erworbenen generalisierten Lipodystrophie sind Frauen dreimal häufiger betroffen als Männer.

Tab. 10.20 Übersicht über generalisierte Lipodystrophie-Syndrome.

Syndrom		Untergruppen	Gen	Muster des Fettverlustes	Insulinresistenz	Hypertriglyzeridämie	andere Auffälligkeiten
kongenitale generalisierte Lipodystrophie (CGL) (Berardinelli-Seip-Syndrom)	alle Formen: Vererbung: autosomal rezessiv Beginn: frühe Kindheit BMI normal	Typ 1 BSCL 1; CGL 1	AGPAT 2 (9q34)	KL SF erhalten KMF fehlt	++++	++++	Kardiomyopathie, zystische Angiomatose, kleines Mittelgesicht, Zahnfehlstellungen
		Typ 2 BSCL 2; CGL 2	Seipin (11q13)	KL SF fehlt KMF fehlt	+++++	+++++	Kardiomyopathie, mentale Retardierung
		Typ 3 BSCL 3; CGL 3	Caveolin-1 (7q31)	KL KMF und ROF erhalten	++++	++++	Vitamin-D-Resistenz
		Typ 4 CGL 4	PTRF1 (17q21)	KL KMF fehlt FF erhalten	+	+/++	Muskeldystrophie, erhöhte CK
erworbene generalisierte Lipodystrophie (Lawrence Syndrom)	alle Formen: Beginn: Kindheit oder Erwachsenenalter BMI niedrig F:M = 4:1	idiopathisch		KL KMF und ROF erhalten SF palmar u. plantar fehlt	+++++	+++++	Kardiomyopathie
		autoimmun-assoziiert			+++++	+++++	bei Late-Onset-Formen T-Zell-Lymphom
		Pannikulitis-assoziiert			+++++	+++++	chronisch aktive Hepatitis, niedrige C 4-Spiegel
HIV-assoziierte Lipodystrophie	Prävalenz: 40–50 % unter HAART			generalisiert oder partiell v. a. FF und GF ↓	variabel	variabel	multifaktoriell bedingt (Virus, antiretrovirale Therapie, Alter, Geschlecht, BMI)

EF: subkutanes Fettgewebe an den Extremitäten, FF: faziales Fettgewebe, GF: gluteales subkutanes Fettgewebe, HAART: hochaktive antiretrovirale Therapie, IAF: intraabdominelles Fettgewebe, KL: komplette Lipoatrophie, KMF: Knochenmarksfett, NF: Nackenfettgewebe, PL: partielle Lipodystrophie, ROF: Retroorbitalfett, SF: supportives Fettgewebe, TF: subkutanes thorakales und abdominelles Fettgewebe

Tab. 10.21 Übersicht über partielle Lipodystrophie-Syndrome.

Syndrom		Untergruppen	Gen	Muster des Fettverlustes	Insulinresistenz	Hypertriglyzeridämie	andere Auffälligkeiten
familiäre partielle Lipodystrophie (FPLD)	alle Formen: Vererbung: autosomal dominant (FPLD1–4) autosomal rezessiv (FPLD5) Beginn: Pubertät BMI normal bis erhöht	Köbberling FPLD1	unbekannt	PL EF und GF ↓ Stammfettsucht FF u. NF ↑	+ +	+ +	arterielle Hypertonie, KHK, cushingoider Habitus
		Dunnigan FPLD2	LMNA (1q21–22)	PL EF, GF und TF ↓ FF u. NF ↑ IAF ↑	+ + / + + +	+ + / + + +	frühzeitige KHK, Myalgien, Muskelhypertrophie, cushingoider Habitus
		FPLD3	PPARγ (3p25)	PL GF und EF ↓ IAF und TF erhalten	+ + + +	+ / + +	arterielle Hypertonie, Acanthosis nigricans, Hirsutismus bei weiblichen Patienten
		FPLD4	PLIN1 (15q26)	PL EF an unterer Extremität und GF ↓	+ + +	+ + +	arterielle Hypertonie, Acanthosis nigricans
		FPLD5	CIDEC (3p25)	PL EF an Unterschenkel und GF ↓ IAF, NF erhalten	+ + + +	+ + + +	Acanthosis nigricans
erworbene partielle Lipodystrophie	alle Formen: Beginn: Kindheit, Adoleszenz BMI normal bis erhöht (BS), erniedrigt bis normal (JDM) F:M = 4:1	Barraquer-Simons (BS)		PL obere Körperhälfte ↓ GF und untere Extremitäten nicht betroffen	+	+	niedriges C 3-Komplement, membranoproliferative Glomerulonephritis, BMI normal bis erhöht
		juvenile Dermatomyositis-assoziiert (JDM)		PL variabel, speziell Extremitäten betroffen	variabel	variabel	Alopecia areata
HIV-assoziierte Lipodystrophie	Prävalenz: 40–50 % unter HAART			FF, GF und EF ↓ IAF und NF ↑ auch generalisierte Formen möglich	variabel	variabel	multifaktoriell bedingt (Virus, antiretrovirale Therapie, Alter, Geschlecht, BMI)

EF: subkutanes Fettgewebe an den Extremitäten, FF: faziales Fettgewebe, GF: gluteales subkutanes Fettgewebe, HAART: hochaktive antiretrovirale Therapie, IAF: intraabdominelles Fettgewebe, KL: komplette Lipoatrophie, KMF: Knochenmarksfett, NF: Nackenfettgewebe, PL: partielle Lipodystrophie, ROF: Retroorbitalfett, SF: supportives Fettgewebe, TF: subkutanes thorakales und abdominelles Fettgewebe

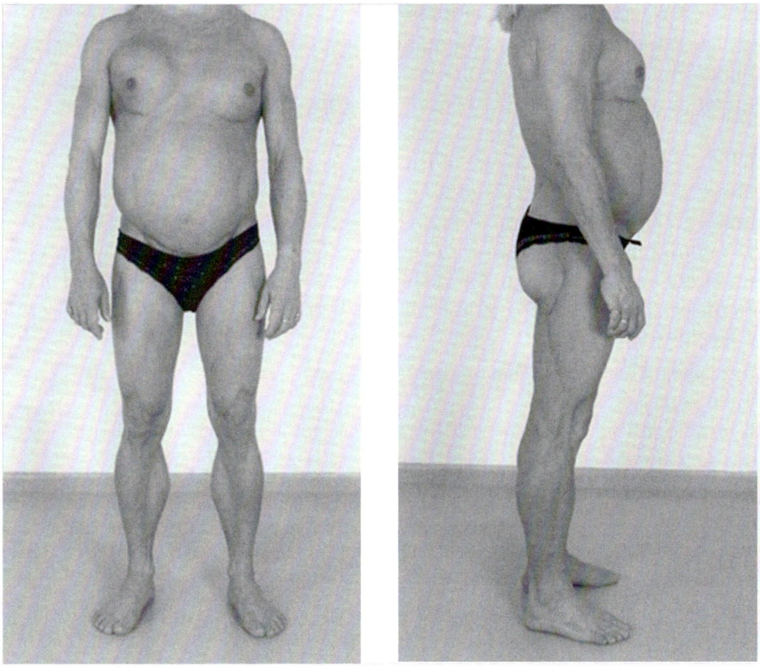

Abb. 10.19 Patientin mit familiärer partieller Lipodystrophie Typ Dunnigan.

Die familiäre partielle Lipodystrophie beginnt in der Pubertät. Es kommt zu einer graduellen Fettgewebsminderung an den Extremitäten, sodass ein pseudomuskulärer Habitus entsteht (▶ Abb. 10.19). Gleichzeitig sammelt sich vermehrt Fettgewebe in Gesicht, Hals und intraabdominell, was zu einem cushingoiden Aussehen führt. Obwohl aufgrund des autosomal dominanten Erbganges Männer und Frauen gleich häufig von der Erkrankung betroffen sind, sind sowohl die phänotypischen als auch die metabolischen Veränderungen bei Frauen deutlich stärker ausgeprägt. Bei der erworbenen Form der partiellen Lipodystrophie beginnt der Fettgewebsverlust im Gesicht und schreitet nach kaudal bis zum Abdomen fort. An den unteren Extremitäten findet sich oftmals eine Mehranreicherung von Fettgewebe. Auch hier sind Frauen häufiger betroffen als Männer.

Metabolischen Komplikationen

Neben den phänotypischen Veränderungen kommt es in unterschiedlicher Ausprägung zu metabolischen Komplikationen. Hohe Serum-Triglyzeridspiegel können eine akute Pankreatitis auslösen. Durch die Ablagerung der Nahrungsfette in den inneren Organen entstehen eine Kardiomyopathie und eine Steatosis hepatis. Letztere geht im weiteren Verlauf in eine nicht alkoholische Steatohepatitis (NASH) und eine Leberzirrhose über. Bei zusätzlicher LDL-Erhöhung, die bei der familiären partiellen Lipodystrophie häufiger anzutreffen ist, besteht ein erhöhtes Risiko kardiovaskulärer Ereignisse. Die Insulinresistenz schreitet im Verlauf zu einer gestörten Glukosetoleranz und einem Diabetes mellitus fort. Zudem können Acanthosis nigricans, PCO-Syndrom und hypogonadotroper Hypogonadismus auftreten. Insgesamt ist die Stoffwechselentgleisung bei generalisierten Lipodystrophieformen ausgeprägter als bei den partiellen Lipodystrophien.

10.4.5 Diagnostik

Die Diagnose erfolgt anhand der Anamnese und der klinischen Untersuchung. Wichtig ist in diesem Zusammenhang auch eine ausführliche Familienanamnese, da bei den familiären Formen häufig weitere Familienmitglieder betroffen sind. Bei Verdacht auf eine familiäre Lipodystrophie sollte eine molekulargenetische Untersuchung erfolgen.

10.4.6 Therapie und Verlauf

Da Morbidität und Mortalität bei Lipodystrophie-Patienten vor allem durch Pankreatitis, Leberzirrhose, atherosklerotische Folgeerkrankungen und Diabetes mellitus bestimmt werden, ist das Hauptziel der Therapie eine effektive Behandlung der Stoffwechselentgleisungen.

Konventionelle Therapien

Die diabetische Stoffwechsellage lässt sich meist nur kurz durch eine diätetische Therapie allein ausreichend kontrollieren. Oftmals sind frühzeitig orale Antidiabetika oder Insulin erforderlich. Metformin ist aufgrund seiner appetitreduzierenden und insulinsparenden Effekte sinnvoll. Der Einsatz von Sulfonylharnstoffen ist aus pathophysiologischer Sicht bei Lipodystrophie nicht angezeigt, da sie die Insulinresistenz nicht beeinflussen. Glitazone konnten die in sie gesetzten Erwartungen bei Patienten mit Mutationen im PPARγ-Gen nicht erfüllen. Aufgrund der teils extremen Insulinresistenz sind im Verlauf häufig sehr hohe Insulindosen notwendig.

Zur Therapie der Dyslipidämie sind diätetische Maßnahmen, Alkoholkarenz und Bewegung meist nicht ausreichend. Bei der häufig vorliegenden reinen Hypertriglyzeridämie sind Fibrate, ggf. in Kombination mit mittelkettigen Fettsäuren und Fischöl, die medikamentöse Therapie der 1. Wahl. Da Nikotinsäurepräparate die Insulinresistenz verstärken, sollten sie bei Lipodystrophie nicht eingesetzt werden. Extrem hohe Triglyzeridspiegel machen eine Plasmapherese notwendig. Im Falle einer kombinierten Hyperlipidämie mit Hypertriglyzeridämie und starker LDL-Erhöhung kann die zusätzliche Gabe von Statinen unter engmaschiger Kontrolle von Transaminasen, Muskelenzymen und Kreatinkinase erforderlich sein.

Die schweren metabolischen Entgleisungen bei Lipodystrophie lassen sich jedoch mit den genannten Therapien häufig nur unbefriedigend behandeln.

Therapie mit Metreleptin

Durch den Fettgewebsverlust liegt bei allen Formen der Lipodystrophie ein Leptinmangel vor. In einem Mausmodell der generalisierten Lipodystrophie konnte durch Applikation von Leptin eine deutliche Besserung von Triglyzeridspiegeln, Leberverfettung und Insulinresistenz erzielt werden.

Studien an Patienten mit kongenitaler Lipodystrophie bestätigten diese positiven Ergebnisse. Eine Langzeitstudie über 3 Jahre zeigte eine stabile HbA1c-Reduktion um 2 %. Die Triglyzeride sanken in der Gesamtgruppe im Mittel um 35 %. In der Patientengruppe mit deutlich erhöhten Triglyzeridwerten vor Beginn der Leptintherapie war eine mittlere Reduktion um 51 % zu verzeichnen. Zur Substitutionstherapie wird rekombinantes humanes Methionyl-Leptin (Metreleptin) eingesetzt, welches subkutan appliziert wird. Metreleptin wirkt u. a. über die Aktivierung des Sättigungszentrums, was zu reduzierter Nahrungsaufnahme führt. Des Weiteren stimuliert es die Fettsäureoxidation in Muskel, Fettgewebe und Leber. Häufigste Nebenwirkungen sind allergische Reaktionen an den Injektionsstellen und Myalgien. Selten kann es zur Progredienz einer vorbestehenden Niereninsuffizienz kommen. Eine glomeruläre Filtrationsrate ≤ 40 ml/min gilt als **Kontraindikation**. Da unter Metreleptintherapie 3 Fälle von T-Zell-Lymphomen auftraten, werden Patienten mit signifikanten hämatologischen Auffälligkeiten aus Sicherheitsgründen von der Therapie ausgeschlossen.

Indikationen zur Leptintherapie bei Lipodystrophie sind schwere, mit konventioneller Therapie nicht ausreichend behandelbare Stoffwechselentgleisungen. Die phänotypischen Veränderungen der Erkrankung können mit Leptin nicht angegangen werden. Metreleptin ist in Europa nicht offiziell zugelassen. Es wird durch die Firma AstraZeneca im Rahmen eines „Compassionate-Use"-Programmes kostenlos zur Verfügung gestellt. Dieses Programm wird europaweit nur an wenigen Zentren angeboten, in Deutschland derzeit nur am Universitätsklinikum Leipzig.

10.4.7 Literatur

[1] Chan JL, Lutz K, Cochran E et al. Clinical effects of long-term metreleptin treatment in patients with lipodystrophy. Endocr Pract 2011; 17: 922–932

[2] Chan JL, Oral EA. Clinical classification and treatment of congenital and aquired lipodystrophy. Endocr Pract 2010; 16: 310–323

[3] Miehle K, Stumvoll M, Fasshauer M. Lipodystrophie – Mechanismen, Klinik, Therapie. Internist (Berl) 2011; 52: 362–373

Kapitel 11

Adipositas

11 Adipositas

H. Hauner, M. Wabitsch

11.1 Definition und Epidemiologie

Adipositas ist ein Krankheitsbild, das durch eine über das Normalmaß hinausgehende Vermehrung des Körperfetts charakterisiert ist und mit einer erhöhten Morbidität und Mortalität einhergeht. Der Körperfettanteil macht bei normalgewichtigen Männern 10–20 % und bei normalgewichtigen Frauen 15–25 % der Körpermasse aus. Bei adipösen Personen kann der Körperfettanteil 40 % und mehr erreichen.

Zur Erfassung und Beurteilung der Körperfettmasse wird heute der sog. Body Mass Index(BMI) verwendet. Er wird als Quotient von Körpergewicht in kg und Körpergröße in Metern im Quadrat (kg/m^2) errechnet. Dieses einfache anthropometrische Maß korreliert mit einem Koeffizienten von 0,4–0,7 vergleichsweise gut mit der eigentlichen Körperfettmasse.

Die Klassifikation des Körpergewichts anhand des BMI erfolgt heute nach einer Empfehlung der WHO [34]. Als Normalgewichtsbereich gilt ein BMI von 18,5–24,9 kg/m^2. Ab einem BMI von 25 kg/m^2 liegt Übergewicht, ab einem BMI von 30 kg/m^2 eine Adipositas vor. Je nach Schweregrad der Adipositas werden 3 Kategorien unterschieden, die auch aus klinischer Sicht sinnvoll sind (▶ Tab. 11.1).

Neben dem BMI wird auch der **Taillenumfang** erfasst. Dieser beschreibt das Fettverteilungsmuster, welches hinsichtlich des Gesundheitsrisikos von Übergewicht (BMI 25–29,9 kg/m^2) einen höheren Aussagewert als der BMI besitzt. Ein Taillenumfang > 94 cm bzw. > 102 cm bei Männern sowie > 80 cm bzw. > 88 cm bei Frauen weist auf ein mäßig bzw. deutlich erhöhtes Risiko für metabolische und kardiovaskuläre Komplikationen hin.

Übergewicht und Adipositas sind in Deutschland heute weit verbreitet. Rund 50 % aller erwachsenen Frauen und 65 % aller erwachsenen Männer überschreiten einen BMI von 25. Mindestens jeder 5. Erwachsene ist mit einem BMI ≥ 30 adipös. Weitere 30–40 % der erwachsenen Bevölkerung weisen einen BMI zwischen 25 und 29,9 kg/m^2 auf [21]. Die Prävalenz der Adipositas hat in den letzten 20 Jahren in Deutschland kontinuierlich zugenommen [24]. Die Prävalenz der Deutschen mit extremer Adipositas (BMI ≥ 40) liegt inzwischen bei ca. 2 % der Bevölkerung.

Tab. 11.1 Klassifikation des Körpergewichts anhand des BMI (Quelle: [34]).

Gewichtskategorie	BMI (kg/m^2)
Untergewicht	< 18,5
Normalgewicht	18,5–24,9
Übergewicht	≥ 25,0
• Präadipositas	25,0–29,9
• Adipositas Grad I	30,0–34,9
• Adipositas Grad II	35,0–39,9
• Adipositas Grad III	≥ 40,0

Besonders besorgniserregend ist außerdem, dass die **Zahl übergewichtiger Kinder und Jugendlicher** in den letzten Jahren deutlich angestiegen ist. Entsprechend den Zahlen des Kinder- und Jugendsurveys (KiGGS) sind 15 % der Kinder und Jugendlichen in Deutschland übergewichtig [30]. Dies entspricht einer Absolutzahl von ca. 1,9 Mio. Im Vergleich zu Referenzwerten von Anfang der 1990er Jahre bedeutet dies einen Anstieg um 50 %. 6,3 % in dieser Altersgruppe sind adipös (ca. 800 000 der 1,9 Mio.). Diese Zahl hat sich auf der Basis der Referenzwerte von Anfang der 1990er Jahre annähernd verdoppelt.

Eine bundesweite Praxisstudie im Jahr 2005 ergab Prävalenzdaten zur Verbreitung eines erhöhten Taillenumfangs in der deutschen Bevölkerung. Ein Taillenumfang > 88 cm wurde bei 42 % der Frauen, ein Taillenumfang > 102 cm bei 32 % der Männer gemessen [11].

11.2 Pathogenese

11.2.1 Genetik

Merke M!

Bei der Adipositas handelt es sich um eine komplexe Erkrankung auf polygenetischem Hintergrund, die von einer Vielzahl von Lebensstilfaktoren modifiziert bzw. ausgelöst wird.

Die Zunahme der Adipositas in den letzten Jahrzehnten lässt sich fast ausschließlich auf Änderungen der Lebensbedingungen zurückführen. Dennoch gibt es zahlreiche Hinweise aus älteren Familien-, Zwillings- und Adoptionsstudien, die für eine starke genetische Komponente bei der Entstehung der Adipositas sprechen.

In **genetischen Studien** an großen Kohorten wurden zahlreiche Assoziationen zwischen definierten Chromosomenabschnitten bzw. einzelnen Genvarianten und phänotypischen Merkmalen der Adipositas beschrieben. Danach scheint es eine Vielzahl von Chromosomenabschnitten zu geben, die mit dem Phänotyp Adipositas assoziiert sind. Daraus lässt sich derzeit ableiten, dass es eine größere Zahl von Genen und genregulatorischen Loci mit stärkerem Einfluss auf das Körpergewicht gibt [26]. Allerdings erklären die 32 bisher identifizierten Loci weniger als 10 % in der Varianz des Körpergewichts [14]. Trotz dieser Fortschritte sind wir noch weit von einem Verständnis der genetischen Grundlagen der Adipositas entfernt.

Bei der eher seltenen frühkindlichen Adipositas wurden in den letzten Jahren mehrere monogenetische Formen entdeckt [14], [26]. Dabei konnten einzelne genetische Ursachen identifiziert werden, z. B. umschriebene Defekte im Leptin-, Leptinrezeptor- sowie im POMC-Gen. Diese Formen sind aber sehr selten und sicher nicht für die fortschreitende Adipositasepidemie verantwortlich. Eine Ausnahme stellen bei frühkindlicher Adipositas Mutationen im Melanokortin-4-Rezeptorgen dar, die angesichts einer Häufigkeit von 2–5 % nicht unbedeutsam sind. Inzwischen sind das MC-4-Rezeptorgen und sein Promotor gut charakterisiert. Es scheint dort mehrere funktionell aktive Polymorphismen zu geben, die von erheblicher Relevanz für die Körpergewichtsentwicklung sind. Eine aussagefähige molekulargenetische Diagnostik erfordert daher eine komplette Sequenzierung des Gens einschließlich seiner Promotorregion.

Da sich die genetische Ausstattung des Menschen in den letzten Jahrzehnten nicht geändert hat, kann damit der dramatische Anstieg dieser Erkrankung in diesem Zeitraum nicht erklärt werden. Dagegen kam es in den letzten 50 Jahren zu einer nie gekannten und rasch fortschreitenden **Änderung der Lebensbedingungen** und des Lebensstils. Im Vordergrund stehen vor allem veränderte Ernährungsgewohnheiten mit einer ungeregelten, energiedichten, häufig spontanen Nahrungszufuhr. In seiner Wirkung gleichbedeutend dürfte der deutliche Rückgang der körperlichen Aktivität in allen Altersgruppen sein.

11.2.2 Ernährung

Inzwischen liegt eine Vielzahl von Studien zur Bedeutung einzelner Nahrungskomponenten für die Entstehung der Adipositas vor. Die Ergebnisse dieser Studien liefern ein vielschichtiges Bild. Dabei zeichnet sich ab, dass eine fettreiche, ballaststoffarme, energiedichte Ernährung eine Gewichtszunahme begünstigt. Eine besondere Bedeutung dürfte dabei der **Energiedichte** zukommen. Im Vergleich zur traditionellen Ernährung in Afrika liegt die Energiedichte in den westlichen Wohlstandsländern um etwa das 2–3-Fache höher. In diesem Zusammenhang zeigte sich deutlich, dass eine hohe Energiedichte auch mit einer erhöhten Fett- und Energiezufuhr assoziiert ist [25].

Dieser Beobachtung liegt zugrunde, dass das Sättigungsgefühl vor allem über gastrale Mechanismen vermittelt wird. Füllungs- und damit Dehnungsreize im Magen erzeugen Sättigungssignale, die über den N. vagus an die übergeordneten hypothalamischen Regulationszentren gemeldet werden und dann ein Sättigungsgefühl entstehen lassen. Die Erzeugung dieser Sättigungssignale scheint dabei stärker vom Nahrungsvolumen, das in den Magen gelangt, als von seinem Energiegehalt abzuhängen. Flüssige Kalorien in Form von z. B. zuckergesüßten Getränken haben infolge ihrer kurzen Transitzeit durch den Magen nur eine sehr kurze Sättigungswirkung und gehen damit kaum in die Regulation der Sättigung ein, beeinflussen aber die Energiebilanz.

Daneben gibt es zunehmend Berichte, dass die Portionsgrößen von **Fastfood** und **„Convenience“-Produkten** in den letzten Jahrzehnten kontinuierlich zugenommen haben. Gut belegt durch experimentelle Studien ist inzwischen, dass die Energieaufnahme umso höher ist, je größer die angebotene Portion ist. Auch dieses Phänomen hat vermutlich dazu beigetragen, dass die Kalorienaufnahme pro Einzelmahlzeit angestiegen ist.

Strittig ist nach wie vor die Bedeutung der Kohlenhydrate für die Energiebilanz. Ältere Assoziationsstudien hatten eine inverse Beziehung zwischen Kohlenhydratanteil – sowohl einfache als auch komplexe Kohlenhydrate – und Körpergewicht gezeigt. Neuere Untersuchungen legen aber nahe, dass eine hohe Zufuhr schnell resorbierbarer Kohlenhydrate, z. B. in Form zuckerhaltiger Getränke, mit einem Gewichtsanstieg verbunden ist. Kinder und Jugendliche nehmen heute bis zu 30 % ihrer täglichen Energie durch Kohlenhydrate in Form **zuckerhaltiger Getränke** auf. Eine aktuelle systematische Literaturübersicht zeigt, dass bei Kindern und bei Erwachsenen ein positiver Zusammenhang zwischen dem Konsum zuckerhaltiger Getränke und der Gewichtsentwicklung besteht [23].

Eine nicht zu unterschätzende Rolle dürften außerdem die **veränderten Essgewohnheiten** spielen. Viele Menschen halten sich an keine festen Essenszeiten, sondern essen weitgehend spontan und nach Gelegenheit („Snacking“). Dieses Verhalten hat zur Folge, dass die aktive Kontrolle über die Kalorienzufuhr schwieriger als bei fest geplanten Mahlzeiten ist oder überhaupt nicht mehr gelingt. Das überall verfügbare Angebot von schmackhaften, aber fett- und energiereichen „Convenience“-Speisen und der ständig wachsende Außer-Haus-Verzehr haben auch dazu geführt, dass die durchschnittliche Zahl der Essgelegenheiten in den letzten 15 Jahren deutlich gestiegen ist und signifikant zur Überernährung beiträgt [9].

11.2.3 Bewegungsmangel

Neben einer zu hohen Energiezufuhr trägt auch der weit verbreitete Bewegungsmangel zu einer chronisch positiven Energiebilanz und damit zum Gewichtsanstieg bei. Nach den Ergebnissen der DEGS-Studie, die zwischen 2008 und 2011 bundesweit durchgeführt wurde, erreichen nur ca. 25 % der Männer und ca. 15 % der Frauen im Alter von 18–79 Jahren die WHO-Empfehlungen zur körperlichen Aktivität (mind. 2,5h/Woche) [21].

11.2.4 Psychosoziale Faktoren

Eine nicht zu unterschätzende Bedeutung dürften die psychosozialen Lebensbedingungen haben. Auch in Deutschland ist die Prävalenz der Adipositas in den **unteren Sozialschichten** deutlich höher als in den oberen.

Dies hat vermutlich verschiedene Ursachen: Zahlreiche Studien haben beispielsweise gezeigt, dass beengte Wohnverhältnisse, niedriges Haushaltseinkommen und chronischer Stress die Entwicklung einer Adipositas fördern. Hinzu kommt aber auch, dass das Gesundheitsbewusstsein geringer ausgeprägt und weniger Wert auf einen gesundheitsförderlichen Lebensstil gelegt wird. Infolge der knapperen finanziellen Ressourcen werden eher ungünstige, vor allem fettreiche Lebensmittel bevorzugt. Der Konsum von Obst und Gemüse, die eher eine protektive Wirkung haben, liegt niedriger, nicht zuletzt, weil diese Lebensmittel im Verhältnis teurer sind [8].

Auch eine chronische, hohe **Stressbelastung** kann einen negativen Einfluss auf das Körpergewicht haben. Es ist lange bekannt, dass Essen stresslösend wirkt und die Stimmungslage hebt. Hinzu kommt, dass unter Stressbedingungen eine bewusste Kontrolle der Nahrungszufuhr schwerer fällt und damit das Risiko für Gewichtszunahme steigt. So sind z. B. traumatische Erlebnisse wie Scheidung oder Verlust des Arbeitsplatzes aus diesen Gründen mit einem Gewichtsanstieg assoziiert. Allerdings kann das Reaktionsmuster auf eine Stressbelastung individuell sehr unterschiedlich sein.

11.3 Gesundheitsrisiko und Komplikationen

Übergewicht/Adipositas geht mit einer Vielzahl von Begleit- und Folgeerkrankungen einher, die von der Dauer und dem Ausmaß des Übergewichts abhängen. Eine besondere Bedeutung hat in diesem Zusammenhang das **Fettverteilungsmuster**. Vor allem bei mäßigem Übergewicht (BMI 25–29,9 kg/m^2) bestimmt die Fettverteilung maßgeblich das Komplikationsrisiko. Das Fettverteilungsmuster lässt sich mittels des **Taillenumfangs** relativ einfach erfassen. Dieser korreliert relativ gut mit der Größe der viszeralen Fettdepots. Klinische Studien zeigen, dass vergrößerte intraabdominelle Fettdepots aufgrund ihrer besonderen metabolischen Eigenschaften einschließlich einer deutlich stärkeren Innervierung und Vaskularisierung eng mit den metabolischen und kardiovaskulären Komplikationen des Übergewichts assoziiert sind. Ein Taillenumfang > 94 cm bzw. > 102 cm bei Männern sowie > 80 cm bzw. > 88 cm bei Frauen weist auf ein mäßig (relatives Risiko > 2) bzw. deutlich erhöhtes Risiko (relatives Risiko > 3–4) für solche Komplikationen hin.

Merke **M!**

Da Männer deutlich häufiger als Frauen ein abdominales Fettverteilungsmuster haben, sind sie bei gleichem BMI auch stärker gefährdet und bedürfen in der Regel früher einer Behandlung.

11.3.1 Subjektive Beschwerden, Lebensqualität

Die Komplikationen der Adipositas erstrecken sich auf ganz unterschiedliche Dimensionen. Sowohl subjektive Lebensqualität als auch multiple Organfunktionen sind in vielfältiger Weise betroffen. Adipöse Menschen leiden subjektiv erheblich unter ihrem Gewicht, da es sich um ein leicht erkennbares äußerliches Stigma handelt, das bei vielen Mitmenschen negative Reaktionen bis hin zu Geringschätzung und Ablehnung hervorruft [22]. Dementsprechend empfinden sich Übergewichtige oft als minderwertig, haben geringes Selbstvertrauen und neigen zu depressiven Verstimmungen. Auch im Berufsleben begegnen Übergewichtige häufig unberechtigten Vorurteilen und werden nachweislich benachteiligt. Nicht zuletzt gestaltet sich vor allem für übergewichtige Frauen die Partnerwahl schwieriger, die Scheidungsraten adipöser Menschen liegen höher.

11.3.2 Metabolische Krankheiten

Besonders häufig finden sich bei übergewichtigen Menschen Stoffwechselstörungen wie Typ-2-Diabetes mellitus, Dyslipoproteinämie und Hyperurikämie/Gicht. Es besteht vor allem ein auffallend enger Zusammenhang zwischen Körpergewicht und Gewichtsveränderung einerseits und **Diabetesrisiko** andererseits. So ist das Diabetesrisiko bei Männern und Frauen mit einem BMI ≥ 30 um das 20- bis 80-Fache höher als bei schlanken Vergleichspersonen mit BMI < 22.

Die zugrunde liegenden Mechanismen sind bis heute nicht ausreichend verstanden. Es zeichnet sich aber ab, dass Sekretionsprodukte von vergrößerten Fettzellen und ein erhöhter Umsatz von Fettsäuren direkt an der Entstehung einer Insulinresistenz beteiligt sein könnten. Daneben finden sich eine Infiltration des Fettgewebes mit aktivierten Immunzellen (Lymphozyten, Makrophagen) und eine gesteigerte Bildung von Entzündungsmediatoren. Die Insulinresistenz kann zwar durch eine gesteigerte Insulinsekretion ausgeglichen werden – erkennbar an erhöhten basalen und postprandialen Insulinkonzentrationen. Wenn dieser kompensatorische Mechanismus infolge eines genetischen Defekts der Betazellfunktion aber nicht aufrechterhalten werden kann, kommt es schließlich zur klinischen Manifestation eines Typ-2-Diabetes. Dies erklärt, warum nur ca. 30–40 % aller adipösen Menschen, vermutlich diejenigen mit „Diabetesgenen", diese Krankheit entwickeln.

Auch bzgl. der **Dyslipoproteinämie** entscheiden wahrscheinlich zusätzliche genetische Faktoren über die Entwicklung und Ausprägung einer begleitenden Fettstoffwechselstörung. Typische Veränderungen sind Hypertriglyzeridämie, niedriges HDL-Cholesterin, Störung des postprandialen Katabolismus der Lipoproteine und ein erhöhter Anteil kleiner, dichter und damit besonders atherogener LDL-Partikel. Das LDL-Cholesterin ist meist nicht oder nur geringgradig erhöht.

Mit steigendem Körpergewicht kommt es außerdem zu einem Anstieg der Harnsäurekonzentration und damit zu einem erhöhten **Gichtrisiko**. Neben einer häufig erhöhten Zufuhr von Nahrungspurinen ist hieran vermutlich eine verminderte renale Harnsäureexkretion als Folge der Insulinresistenz beteiligt.

11.3.3 Kardiovaskuläre Komplikationen

Neben den Störungen im Glukose- und Lipidstoffwechsel wird auch ein **Anstieg der Blutdruckwerte** parallel zum Ausmaß des Übergewichts beobachtet. Die Adipositas ist damit wahrscheinlich die wichtigste Ursache der arteriellen Hypertonie. Als relevante pathogenetische Faktoren werden die Folgenden diskutiert:

- erhöhte Sympathikusaktivität
- gesteigerte renale Natriumretention
- vermehrte Bildung von Angiotensin II, Endothelin-1 u. a. im Fettgewebe

Merke **M!**

Daraus ergibt sich, dass die Adipositas der entscheidende Promotor des metabolischen Syndroms ist (Kap. 10.1).

Dazu passt die Beobachtung, dass es mit steigendem BMI auch zum Anstieg der Inzidenz von Herzinfarkt und Schlaganfall kommt. Bei einem BMI ≥ 30 ist das Risiko für diese Ereignisse um mindestens das 2- bis 3-Fache erhöht. Ein erhöhter Taillenumfang ist ein eigenständiger Risikofaktor für diese Komplikationen und wahrscheinlich bedeutsamer als ein erhöhter BMI [35].

11.3.4 Karzinomrisiko

Auch die Inzidenz bestimmter Karzinome ist bei adipösen Personen erhöht. Eine Studie zeigte, dass adipöse Menschen im Vergleich zu schlanken ein um 52 % (Männer) bzw. 62 % (bei Frauen) erhöhtes Risiko haben, an einem Karzinom zu versterben [5]. Das höhere Risiko bei Frauen erklärt sich durch das gehäufte Vorkommen östrogenabhängiger Tumoren wie Endometrium- und Mammakarzinom. Diesem Befund liegt zugrunde, dass die Östrogene bei der Frau nach der Menopause nahezu ausschließlich durch eine periphere Aromatisierungsreaktion im Fettgewebe gebildet werden, sodass bei adipösen Frauen höhere Serumöstrogenspiegel vorliegen. Ansonsten ist bei beiden Geschlechtern besonders das Risiko für kolorektale und Nierenkarzinome erhöht.

11.3.5 Pubertätsentwicklung und Fertilität

Kinder mit Adipositas haben in der Regel ein akzeleriertes Längenwachstum bis zum Alter von 14 Jahren, das mit einer akzelerierten Knochenreifung einhergeht. Die Entwicklung der sekundären Geschlechtsmerkmale verläuft für die in Deutschland lebenden Kinder in der Regel normal [6]. Bei Mädchen kann eine leichte Vorverlagerung der Brustentwicklung beobachtet werden. In einer Subgruppe von adipösen Mädchen mit Übergewicht kann eine Pubertas praecox oder eine frühnormale Pubertätsentwicklung mit einem frühen Menarchenalter gefunden werden. Bei adipösen Jungen liegt häufig eine Pseudogynäkomastie oder eine echte Gynäkomastie während der Pubertät vor. Durch die vermehrte Aromatisierung von Androgenen im Fettgewebe entstehen erhöhte zirkulierende Östrogenkonzentrationen. Zudem wird angenommen, dass die Östrogensensitivität im Brustgewebe während der Pubertät der betroffenen Jungen erhöht ist.

Der Befund eines Hypogenitalismus bei adipösen Jungen tritt nicht häufiger als bei normalgewichtigen auf. Ursache für diese dennoch nicht selten gestellte Diagnose ist meistens eine unzureichende körperliche Untersuchung. Die Palpation des Hodenvolumens und der Phalluslänge sowie die genaue Bestimmung des Behaarungsstadiums nach Tanner sind bei adipösen Jungen erschwert. Bei der Bestimmung von Testosteron im Serum fällt allerdings häufig auf, dass adipöse Jungen im Vergleich zu altersbezogenen Referenzdaten niedrige Testosteronspiegel haben. Bei den gleichzeitig erniedrigten SHBG-Konzentrationen ist jedoch von einer normalen Konzentration von freiem Testosteron auszugehen.

11.3.6 Andere Komplikationen

Eine pathologische Vermehrung des Körperfetts kann eine Vielzahl weiterer Organschäden zur Folge haben. Übergewichtige haben ein erhöhtes Risiko für die linksventrikuläre Hypertrophie und damit für das Auftreten einer Herzinsuffizienz, was sich durch das erhöhte zirkulierende Blutvolumen und die damit verbundene gesteigerte Pumpleistung erklärt. Die Lungenfunktion ist durch eine alveoläre Hypoventilation gekennzeichnet. Gleichzeitig ist das Risiko für das Auftreten eines Schlaf-Apnoe-Syndroms deutlich erhöht. Ferner finden sich gehäuft Gallensteinleiden, Fettleber, chronisch-venöse Insuffizienz und degenerative Gelenkerkrankungen, die sich vor allem an den gewichtsbelasteten Gelenken wie Lendenwirbelsäule, Hüft-, Knie- und Sprunggelenken manifestieren (▸ Tab. 11.2).

Tab. 11.2 Typische und häufige Komplikationen der Adipositas.

Organsystem	Erkrankung
Stoffwechsel	• Typ-2-Diabetes mellitus • Dyslipoproteinämie • Hyperurikämie/Gicht • Insulinresistenz
Herz-Kreislauf-System	• Hypertonie • gestörte Fibrinolyse, erhöhtes thromboembolisches Risiko • koronare Herzkrankheit • Schlaganfall • linksventrikuläre Hypertrophie, Herzinsuffizienz • chronisch-venöse Insuffizienz, Ulcus cruris
Lunge	• alveoläre Hypoventilation, Pickwick-Syndrom • Schlaf-Apnoe-Syndrom
Gastrointestinaltrakt	• Dyspepsie • Gallensteinleiden • Fettleberhepatitis • Motilitätsstörungen, Obstipation
Karzinome	• kolorektale Karzinome, Pankreaskarzinom • Nierenkarzinome • Endometrium-, Mammakarzinom • Prostatakarzinom
Erkrankungen des Bewegungsapparats	• LWS-Syndrom • Gelenkerkrankungen, Arthrosen
sonstiges	• erhöhtes Operationsrisiko • erhöhtes Narkoserisiko • erhöhtes Unfall- und Verletzungsrisiko • Wundheilungsstörungen • depressive Störungen • neurodegenerative Erkrankungen, z. B. Morbus Alzheimer

11.4 Diagnostik

11.4.1 Anamnese

Wie bei jeder anderen Erkrankung setzt auch die Therapie der Adipositas ein definiertes Untersuchungsprogramm voraus, um eine maßgeschneiderte Therapie planen zu können. Am Anfang steht die Anamnese, bei der Beginn und Entwicklung des Übergewichts und mögliche Einflussfaktoren (kindliche Traumata, andere Erkrankungen, Scheidung, Schwangerschaft, bestimmte Medikamente) erfasst werden müssen. Auch frühere Behandlungsversuche und Gründe für deren Scheitern sind zu erfragen. Ein wichtiger Teil der Anamnese ist die Frage nach der Motivation des Patienten, seiner Bereitschaft die Selbstverantwortung zu übernehmen sowie nach dem familiären bzw. sozialen Umfeld. Auch die Familienanamnese bzgl. Adipositas, Typ-2-Diabetes, Hypertonie, Dyslipoproteinämie und kardiovaskulären Erkrankungen ist unverzichtbar.

Ein weiterer wichtiger Bestandteil ist die Erfassung des Lebensstils und dabei insbesondere die Ernährungsanamnese. Dabei geht es weniger darum, die Gesamtkalorienaufnahme zu bestimmen, sondern Essverhalten und Zusammensetzung der Nahrung zu erfassen. Dies kann mithilfe strukturierter Fragebögen, aber auch über Ernährungsprotokolle, Food-Frequency-Fragebögen etc. erfolgen. Strukturierte Fragebögen haben sich besonders bewährt, da sie einen schnellen Einblick in das individuelle Ernährungsmuster geben, der unmittelbar für das Beratungsgespräch genutzt werden kann. Erfragt werden sollte auch, welche besonderen Anlässe zur Nahrungsaufnahme führen (z. B. Ärger am Arbeitsplatz).

11.4.2 Klinische Untersuchung

Die körperliche Untersuchung umfasst alle durch die Adipositas möglicherweise beeinträchtigten Organsysteme; dazu gehören

- Herz-Kreislauf-System (Hypertonie, KHK, Herzinsuffizienz, Varikosis),
- Respirationstrakt (Dyspnoe, Hypoventilation, Tagesmüdigkeit, Schnarchen, nächtliche Atempausen),
- Gastrointestinaltrakt (Refluxsymptomatik, Lebergröße und -konsistenz, Obstipation),
- Haut (Intertrigo, Hirsutismus, Acanthosis nigricans),
- Gelenke (Rücken-, Gelenkschmerzen),
- Endokrinium,
- urogenitales System (Amenorrhoe, Hypogonadismus, Inkontinenz u. a.).

Bei einem Oberarmumfang >40 cm sollte für die Blutdruckmessung eine breitere Manschette (16–20 cm) benutzt werden. Der Taillenumfang wird mit einem Messband am stehenden Patienten in der Mitte zwischen Beckenkamm und Unterrand des Rippenbogens (in der Axillarlinie) gemessen.

Die klassischen **konnatalen Adipositassyndrome** (z. B. Prader-Willi-Syndrom, Laurence-Moon-Bardet-Biedl-Syndrom) können während der Kindheit meist eindeutig durch begleitende Symptome wie mentale Retardierung, Wachstums- oder Pubertätsentwicklungsstörung diagnostiziert werden. Die seltenen monogenen Adipositasformen bei Menschen (Leptindefizienz, Leptinrezeptordefizienz, Melanokortin-4-Rezeptordefizienz) zeichnen sich durch eine frühmanifeste extreme Adipositas aus. Diese Erkrankungen entstehen aufgrund einer Funktionsstörung der hypothalamischen Leptin-Melanokortin-Achse. Im Falle eines Leptinmangels oder einer Leptinrezeptordefizienz liegen zudem ein Hypogonadismus und eine gestörte T-Zell-Immunität vor.

Tab. 11.3 Diagnostische Maßnahmen bei Adipositas.

diagnostische Maßnahmen	
Anamnese	• Eigenanamnese • Familienanamnese • Ernährungsanamnese/-protokolle • Fragebögen zur Erfassung von Bewegungsaktivität, Essverhalten, Lebensqualität etc.
Anthropometrie	• Größe, Gewicht, BMI • Taillenumfang • Blutdruck, evtl. 24h-Blutdruckmessung • evtl. Bioimpedanzanalyse, indirekte Kalorimerie, Pedometer
Labordiagnostik	• Blutbild, Elektrolyte, Kreatinin, Transaminasen • Lipidstatus • Blutzucker, evtl. HbA1c, oraler Glukosetoleranztest • TSH basal (bei Erstuntersuchung) • molekulargenetische Untersuchung nur bei begründetem Verdacht auf monogenetische Adipositasform
apparative Diagnostik	• EKG, evtl. Echokardiografie • Oberbauchsonografie

11.4.3 Laboruntersuchungen

Die Laboruntersuchungen beinhalten Stoffwechselparameter wie Blutglukose, Lipidstatus, Harnsäure und bei der Erstuntersuchung basales TSH zum Ausschluss einer Hypothyreose. Eine weiterführende endokrinologische oder molekulargenetische Diagnostik ist nur in besonderen Fällen indiziert (▶ Tab. 11.3). Die Bestimmung der Körperzusammensetzung mittels BIA oder DEXA sowie des Ruheenergieverbrauchs kann in Einzelfällen oder bei bestimmten Fragestellungen sinnvoll sein. In der Regel ist außerdem eine Oberbauchsonografie (Leber, Gallenblase) und ein EKG (Hinweise für linksventrikuläre Hypertrophie bzw. KHK) erforderlich; ggf. ist zusätzlich eine Echokardiografie angezeigt.

Bei den **differenzialdiagnostischen Überlegungen** sind ein Binge-Eating-Syndrom und eine Bulimie auszuschließen.

- Hinweise für ein **Binge-Eating-Syndrom** (regelmäßige Essattacken mit unverhältnismäßig großen Mengen, mindestens 2 Essanfälle pro Woche über einen Zeitraum von 6 Monaten, Kontrollverlust für die Nahrungsaufnahme, Kummer wegen der Essanfälle) finden sich häufig. Bis zu 30 % aller Teilnehmer von Therapieprogrammen leiden unter diesem Syndrom.
- Eine **Bulimie** ist dagegen eher selten. Hierbei kommt es zusätzlich zu den Essanfällen zu selbstinduziertem Erbrechen und anderen kompensatorischen Reaktionen.
- **Sekundäre Adipositasformen** sind ebenfalls selten (1–5 %). Am häufigsten handelt es sich um endokrinologische Erkrankungen, z. B. Hypothyreose, Morbus Cushing, hypothalamische Läsionen.
- Die Einnahme bestimmter **Medikamente**, z. B. atypische Neuroleptika (Clozapin, Olanzapin), Antidiabetika (Insulin, Sulfonylharnstoffe, Pioglitazon) oder Betablocker kann ebenfalls zu einem relevanten Gewichtsanstieg führen.

11.5 Therapie

11.5.1 Indikationen und Kontraindikationen

Praxis

Die Behandlungsnotwendigkeit wird am BMI und vor allem dem assoziierten Risikoprofil festgemacht. Eine Indikation für eine Gewichtsreduktion besteht in jedem Fall bei einem BMI ≥ 30. Auch ein BMI von 25–29,9 kann eine Indikation darstellen, wenn bereits gewichtsbedingte Gesundheitsstörungen wie Typ-2-Diabetes oder Hypertonie vorliegen.

Kontraindikationen für eine Gewichtsreduktion sind fehlendes Übergewicht, Schwangerschaft und Stillzeit, Essstörungen, schwere Allgemeinerkrankungen und psychiatrische Erkrankungen.

11.5.2 Behandlungsziele

Die Behandlungsziele orientieren sich am individuellen Gesamtrisiko. Dabei wird stets eine Verminderung der exzessiven Fettdepots bei Erhalt der stoffwechselaktiven Muskelmasse angestrebt. Bei unkomplizierter Adipositas reicht meist eine Gewichtssenkung von 5–10 % des Ausgangsgewichts mit anschließender Gewichtsstabilisierung. Bei höherem Schweregrad oder hohem Gesamtrisiko kann eine Gewichtssenkung von bis zu 30 % indiziert sein (▶ Tab. 11.4). Andererseits kann bei mäßigem Übergewicht mit BMI von 25–29,9 bereits die Verhinderung einer Gewichtszunahme ein Therapieziel darstellen (▶ Abb. 11.1).

Folgende **Therapieziele** kommen je nach individuellem Risiko infrage:

- Stabilisierung des Körpergewichtsanstiegs bei Gewichtsanstieg
- Gewichtssenkung von 5–10 %
- Besserung von begleitenden Risikofaktoren
- Gewinn an Lebensqualität
- gesunde Lebensweise

Tab. 11.4 Prävention und Therapie der Adipositas (Quelle: [7], [12]).

Grad des Körpergewichts und der Gesundheitsgefährdung	Ziel(e)	Maßnahmen
Normalgewicht (BMI 18,5–24,9)	Gewichtsstabilisierung	ggf. Gewichtsmonitoring
Normalgewicht (BMI 18,5–24,9) plus Risikofaktor und/oder Komorbiditäten	• Gewichtsstabilisierung • bei familiärer Prädisposition Gewichtszunahme > 3 kg verhindern • Risikofaktoren-Management, z. B. Aufgabe des Rauchens, gesunder Lebensstil	• Gewichtsmonitoring • Risikofaktoren-Management • Therapie der Komorbiditäten • Beratung über gesundheitsförderlichen Lebensstil
Präadipositas (BMI 25–29,9)	Verhinderung einer Gewichtszunahme	• Gewichtsmonitoring • Beratung über gesundheitsförderlichen Lebensstil
Präadipositas (BMI 25–29,9) plus Risikofaktor und/oder Komorbiditäten oder Taillenumfang w: > 80 cm; m: > 94 cm	dauerhafte Gewichtsreduktion um 5–10 %	• Basisprogramm* • Risikofaktoren-Management • Therapie der Komorbiditäten
Adipositas Grad I (BMI 30–34,9)		• Basisprogramm* • Beratung über gesundheitsförderlichen Lebensstil
Adipositas Grad I (BMI 30–34,9) plus Risikofaktor und/oder Komorbiditäten oder Taillenumfang w: > 88 cm; m: > 102 cm		1. Basisprogramm*, Risikofaktoren-Management, Therapie der Komorbiditäten 2. wenn kein Erfolg, frühestens nach 12 Wochen zusätzliche medikamentöse Therapie erwägen
Adipositas Grad II (BMI 35–39,9)	dauerhafte Gewichtsreduktion um ≥ 10 %	• Basisprogramm* • Beratung über gesundheitsförderlichen Lebensstil
Adipositas Grad II (BMI 35–39,9) plus Risikofaktor und/oder Komorbiditäten	dauerhafte Gewichtsreduktion um 10–20 %	1. Basisprogramm*, Risikofaktoren-Management, Therapie der Komorbiditäten 2. wenn kein Erfolg, frühestens nach 12 Wochen zusätzliche medikamentöse Therapie erwägen 3. bei erfolgloser konservativer Therapie chirurgische Maßnahmen erwägen
Adipositas Grad III (BMI > 40)	dauerhafte Gewichtsreduktion um 10–30 %	

*Das Basisprogramm setzt sich zusammen aus Ernährungstherapie, Bewegungstherapie und Verhaltensmodifikation.

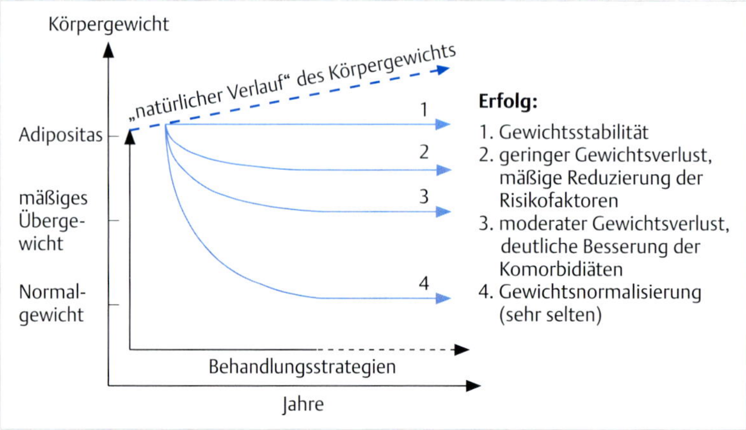

Abb. 11.1 Natürlicher Verlauf des Körpergewichts und möglicher Erfolg von Behandlungsstrategien (Quelle: [27]).

Praxis

Die Therapieziele sollten gemeinsam mit dem Patienten vereinbart und regelmäßig überprüft und ggf. modifiziert werden. Da es um eine langfristige Lebensstiländerung geht, sollten stets auch die Langzeitergebnisse dokumentiert werden. Zunehmend etabliert sich ein Vorgehen, Nachuntersuchungen nicht nur 1 Jahr nach Therapieende, sondern auch zu späteren Zeitpunkten nach 2, 3 und 5 Jahren vorzunehmen.

11.5.3 Therapievoraussetzungen und risikogerechte Behandlungsstrategie

Da es sich bei der Adipositastherapie um eine langwierige und aufwendige Aufgabe handelt, muss auf günstige Therapievoraussetzungen geachtet werden. Eine zentrale Bedingung für einen Therapieerfolg ist die **Eigenmotivation des Patienten**. Ohne Einsicht in die Notwendigkeit einer Therapie und ohne die Möglichkeit, eine solche unter Alltagsbedingungen umsetzen, ist ein Erfolg unwahrscheinlich. Ein unterstützendes soziales Umfeld ist ebenfalls ein günstiger prognostischer Faktor für den Therapieerfolg.

Als essenzielle Voraussetzung für den Therapieerfolg gilt die **Patientenschulung**. Sie soll dem Patienten das nötige Verständnis der Zusammenhänge zwischen Lebensstil und Körpergewicht geben und die Grundkenntnisse bereitstellen, die für seine Behandlung und sein Selbstmanagement unabdingbar sind („Empowerment"). Nach Möglichkeit sollen die Inhalte problemorientiert und patientenzentriert vermittelt werden. Die Schulungen werden in der Regel in Gruppen durchgeführt.

Da es sich bei der Adipositas um ein heterogenes Krankheitsbild mit unterschiedlichen Gesundheitsrisiken handelt, ist grundsätzlich eine möglichst maßgeschneiderte Therapie anzustreben. Vorgefertigte, wenig flexible Therapiekonzepte werden den individuellen Voraussetzungen und Wünschen häufig nicht gerecht und scheitern daher meist.

Die **therapeutischen Optionen** umfassen

- Ernährungsumstellung,
- Verhaltensmodifikation,
- Bewegungstherapie,
- Medikamente,
- Schulung des Patienten und seiner Familienangehörigen
- chirurgische Maßnahmen (bei extremer Adipositas).

Die Adipositastherapie sollte interdisziplinär angelegt sein. Im Regelfall werden verschiedene Komponenten kombiniert eingesetzt, die auf die individuellen Besonderheiten angepasst sind [7]. Ein eigenständiger Aspekt ist die Behandlung der Folgeerkrankungen. Diese bessern sich zwar durch die Gewichtsreduktion, häufig sind aber zusätzliche medikamentöse Maßnahmen erforderlich.

In der Regel wird eine **Stufentherapie** verfolgt, die mit einer Kombination aus mäßig hypokalorischer Kost, Bewegungssteigerung und Verhaltensmodifikation als Basistherapie beginnt. Wird damit das Behandlungsziel nicht innerhalb von 3–6 Monaten erreicht, sind Maßnahmen wie eine Mahlzeitenersatzstrategie mit Formulaprodukten, eine kurzzeitige sehr niedrigkalorische Kost (z. B. Formuladiät) oder die zusätzliche Verordnung gewichtssenkender Medikamente zu erwägen. Grundlage bleibt aber stets die langfristige Ernährungsumstellung und ein aktiver Lebensstil. Die wirksamste Einzelkomponente ist immer die Begrenzung der Energiezufuhr. Im Folgenden sollen die einzelnen Therapiekomponenten näher dargestellt werden.

11.5.4 Ernährungstherapie

Es gibt zahllose Ernährungsempfehlungen, die eine Gewichtsabnahme bewirken sollen. Sie reichen von Nulldiät bis hin zu extrem einseitigen Diäten. In diesem Rahmen sollen aber nur die Konzepte erwähnt werden, die evidenzbasiert sind und in unabhängigen Leitlinien ihren Niederschlag gefunden haben [7], [32]. Eine Darstellung und Bewertung populärer Diäten erfolgte in einer Publikation der Stiftung Warentest.

Alleinige Fettreduktion

Bei diesem Konzept geht es ausschließlich um die Verminderung der Fettzufuhr. Ausgehend von der Beobachtung, dass eine hohe Fettzufuhr eine Gewichtszunahme begünstigt [16], konnte eine Vielzahl von Studien zeigen, dass eine alleinige Fettreduktion zu einer relevanten Gewichtsabnahme führt. Die erlaubte Fettmenge wird dabei auf ca. 60 g begrenzt. Da die durchschnittliche Fettaufnahme in der deutschen Bevölkerung mit 80–120 g täglich weitaus höher liegt, wird damit ein Kaloriendefizit von 200–500 kcal/d erreicht.

Von Vorteil ist das einfache didaktische Konzept, das vom Anwender lediglich verlangt, auf die Fettmenge zu achten. Eine Metaanalyse der bisherigen Studien ergab eine signifikante Gewichtssenkung um durchschnittlich 3,2 kg. Die Gewichtsabnahme war umso größer, je höher das Ausgangsgewicht war [2]. Allerdings zeigen die Erfahrungen, dass der Gewichtsverlust bei adipösen Patienten mit Begleiterkrankungen meist gering bleibt, sodass diese Strategie heute in erster Linie zur Primärprävention der Adipositas, zur Gewichtsreduzierung bei mäßigem Übergewicht (BMI 25–29,9) sowie zur Verhinderung einer Wiederzunahme nach diätetischer Gewichtsreduktion empfohlen wird.

Mäßig hypokalorische Mischkost

Merke **M!**

Die mäßig hypokalorische Mischkost ist weiterhin der Goldstandard der Ernährungstherapie der Adipositas.

In der Regel wird ein Energiedefizit von 500–600 kcal/d angestrebt. Manche Therapeuten berechnen dafür den Energiebedarf eines Patienten. Hierfür gibt es verschiedene, mehr oder weniger präzise Formeln, die allerdings in der Praxis von begrenztem Nutzen sind. Es genügt zumeist, mit dem Patienten zu besprechen, wie er das o. g. Energiedefizit im Rahmen seiner täglichen Ernährung erreichen kann. Auch der Nutzen des Kalorienzählens wird meist überschätzt, zumal diese Methode mit einer hohen Fehlerrate einhergeht. Sinnvoller ist dagegen ein Ernährungstagebuch und regelmäßiges Wiegen, um die Eigenkontrolle beim Patienten zu fördern.

Unabdingbare Voraussetzung für eine erfolgreiche personalisierte Ernährungsberatung ist eine gute **Dokumentation der bisherigen Ernährungsgewohnheiten**. Dafür eignet sich das möglichst realitätsnahe Ausfüllen eines strukturierten Ernährungsfragebogens. In der Praxis besteht der Hauptnutzen dieses Fragebogens darin, dass sich damit die individuellen Problempunkte in der Ernährung eines Patienten gut erkennen lassen und die Analyse ein guter Ausgangspunkt für die Reduktion der Energiezufuhr ist. Eine weitere geeignete Methode ist es, den Patienten um das Ausfüllen eines mehrtägigen Ernährungsprotokolls zu bitten (z. B. 7-Tage-Protokoll). Auch dieses lässt sich gut für eine personalisierte Beratung nutzen und berücksichtigt vor allem die hohe Variabilität im Essverhalten.

Es ist notwendig, den **Patienten aktiv in die Therapiegestaltung** einzubinden. Er sollte ermutigt werden, selbst Vorschläge zu machen, wie er beispielsweise seine Fettmenge reduziert. Dabei ist darauf zu achten, dass es zu keiner größeren Reduzierung des Gesamtvolumens der Nahrung kommt, da sonst keine ausreichende Sättigung zu erreichen ist. Gleichzeitig sollten dem Patienten Vorschläge unterbreitet werden, von welchen Nahrungsmitteln er kompensatorisch mehr verzehren darf, z. B. von Salat, Gemüse, Vollkornbrot, Obst, fettreduzierte Milchprodukte etc.

Die **Prinzipien einer mäßig energiereduzierten Kost** sind

- Ernährungsinformation und -schulung,
- Reduzierung der Energiezufuhr um 500–600 kcal,
- Verringerung der Zufuhr gesättigter Fette (tierische Fette),
- ausreichende Proteinzufuhr (mind. 50 g pro Tag),
- reichlich Gemüse, Salate, Obst, Vollkornprodukte,
- ausschließlich kalorienfreie Getränke,
- Verteilung auf ca. 3 feste Mahlzeiten pro Tag.

Die wichtigste Einzelmaßnahme ist die Verringerung der Fettmenge, insbesondere der ungünstigen tierischen Fette. Diese Kostform hat den großen Vorteil, dass sie praktisch nebenwirkungsfrei und sicher ist. Sie erfordert keinen großen Betreuungsaufwand und kann als langfristiges Ernährungskonzept ohne Einschränkungen empfohlen werden. Bei konsequenter Umsetzung ist mit einer Gewichtsabnahme von 0,5–1 kg pro Woche über einen Zeitraum von 12–24 Wochen zu rechnen. Von Nachteil ist aber, dass damit oft keine ausreichende Gewichtsabnahme gelingt, da die Patienten die tatsächliche Energiezufuhr unterschätzen bzw. Schwierigkeiten in der praktischen Umsetzung haben.

Kohlenhydratarme Diäten

Nach neueren Studien ist der initiale Gewichtsverlust bei kohlenhydratarmen, fett- und eiweißliberalen Diäten fast doppelt so hoch wie bei konventionellen fettreduzierten Kostformen. Allerdings besteht bereits nach 6–12 Monaten im Vergleich zu fettreduzierten, kohlenhydratbetonten Kostformen kein Vorteil hinsichtlich der Gewichtsabnahme mehr. Da die verfügbaren Beobachtungszeiten nicht länger als 2 Jahre sind, ist über die langfristigen Ergebnisse dieser Kostformen nichts bekannt.

Bei der Atkins-Kost als extremer Variante wird die Kohlenhydrataufnahme zu Beginn auf ca. 20 g beschränkt, während die Fett- und Eiweißzufuhr unbegrenzt bleibt. Gemüse, Salate und in Maßen Obst sind erlaubt, sodass die Versorgung mit Mikronährstoffen weitgehend vollständig ist. Bei anderen kohlenhydratarmen Kostformen werden bis zu 40 % der Gesamtenergiezufuhr in Form von Kohlenhydraten konsumiert. Bislang gibt aber es keinen Konsens, was unter einer kohlenhydratarmen Diät zu verstehen ist.

Der gute Gewichtsverlust führt zu einer Besserung des Glukose- und Lipidstoffwechsels mit Ausnahme der LDL-Cholesterinspiegel. Allerdings scheint auch die Makronährstoffzusammensetzung per se einen günstigen Einfluss auf einzelne Stoffwechselparameter zu haben. Bei Patienten mit Typ-2-Diabetes scheint eine kohlenhydratarme Kost (30–40 % der Gesamtenergiezufuhr) den Glukosestoffwechsel zu verbessern.

Drastisch energiereduzierte Kostformen

Gelingt mit einer mäßig energiereduzierten Kost keine Gewichtssenkung („Diätversagen") oder ist aus medizinischen Gründen eine rasche und größere Gewichtsabnahme erwünscht, dann kann für einen begrenzten Zeitraum eine drastischere Energiebegrenzung angewendet werden. Da die meisten Übergewichtigen möglichst rasch und viel abnehmen wollen, erfreuen sich diese Kostformen bei Diätwilligen großer Beliebtheit.

Eine drastische Kalorienreduktion ist aber medizinisch nicht ohne **Risiken**, da unter diesen Bedingungen die Nährstoffversorgung – Makro- wie Mikronährstoffe gleichermaßen – stark eingeschränkt ist. Gleichzeitig steigt das Risiko unangenehmer Nebenwirkungen wie Schwindel infolge von Blutdruckabfall, Hungergefühl, Nervosität, Konzentrationsstörungen, Frieren oder Verstopfung deutlich an. Auch gefährlichere Komplikationen wie Herzrhythmusstörungen infolge eines Kaliummangels, Nierenversagen und Ketoazidose infolge des stark katabolen Stoffwechsels können auftreten. Bei jüngeren, ansonsten gesunden Menschen sind ernsthafte Probleme dieser Art sehr selten, bei älteren, multimorbiden Patienten steigt das Risiko dafür umso deutlicher. Da bei dieser drastischen Energieeinschränkung ein größerer Verlust an Muskelmasse unvermeidlich ist, sollte diese Kostform nicht bei einem BMI < 30 eingesetzt werden.

Am einfachsten und sichersten ist derzeit der Einsatz sog. **Formuladiäten**. Es handelt sich dabei um industriell hergestellte, definierte Nährstoffpulver auf Milcheiweiß- (Molke-) bzw. Sojaeiweißbasis, die bislang als diätetische Lebensmittel gemäß § 14a der Diätverordnung angeboten wurden. Diese schreibt eine tägliche Mindestzufuhr von 50 g hochwertigem Eiweiß, 90 g Kohlenhydraten und 7 g essenziellen Fettsäuren sowie Mindestmengen von Vitamin A, B_1, B_6, B_{12}, C, D und E vor. Die minimale Energieaufnahme beläuft sich damit auf ca. 800 kcal/d.

Seit kurzem gelten **EG-Richtlinien für Lebensmittel zur kalorienarmen Ernährung**. Dabei wird formal zwischen Formulanahrungen für sehr energiearme Diäten zur Gewichtsreduktion (450–800 kcal/d) und Lebensmitteln für eine kalorienarme Ernährung zur Gewichtsverringerung (800–1200 kcal/d) unterschieden. Da es unter diesen Bedingungen zwangsläufig zu einer Stoffwechselkatabolie kommt, ist eine ausreichende Flüssigkeitszufuhr von ca. 2,5–3 l/d zu beachten. Aufgrund des erheblichen Energiedefizits ist innerhalb der ersten Wochen eine Gewichtsabnahme von 1,5–3 kg pro Woche zu erwarten.

Merke M!

Bei einer so starken Begrenzung der Energiezufuhr ist allerdings eine relativ engmaschige ärztliche Betreuung unverzichtbar. Formuladiäten sollten grundsätzlich nicht länger als maximal 12 Wochen angewendet werden, da es mit zunehmender Dauer zu einem größeren Eiweißverlust und zu Defiziten anderer Nährstoffe kommt.

Bei richtiger Indikationsstellung und Anwendung sind Formuladiäten aber eine wirksame und relativ sichere Option für eine schnelle Gewichtsabnahme.

Wegen der potenziellen Risiken dieser Kost müssen aber eine Reihe von **Kontraindikationen** beachtet werden. Formuladiäten und andere drastisch kalorienreduzierte Diäten sollten vor allem bei folgenden Personengruppen nicht angewendet werden:

- schwangere und stillende Frauen
- Kinder und Jugendliche
- Menschen im Alter über > 60 Jahre
- mäßig Übergewichtige
- Personen mit schweren akuten oder chronischen Erkrankungen

Bei einer Energiezufuhr von < 1200 kcal/d, bei schwereren Personen von < 1500 kcal/d, ist eine ausreichende Versorgung mit Mikronährstoffen auf Dauer nicht mehr möglich. Ist eine solche Kost über einen mehrmonatigen Zeitraum geplant, dann sollten Mikronährstoffsupplemente verabreicht werden. Zahlreiche Multivitamin- bzw. Multimineralstoffpräparate stehen dafür zur Verfügung. Bei der Auswahl kann das Fachpersonal in Apotheken behilflich sein.

Praxis

Formuladiäten müssen in ein multimodales Programm mit Bewegungssteigerung und Verhaltensänderung eingebunden sein, da sonst eine hohe Rückfallquote zu erwarten ist.

Die eigentliche Herausforderung ist, nach Beendigung der Formuladiät ein neues, gewichterhaltendes Essverhalten zu lernen. Doch selbst unter optimalen Bedingungen kommt es meist innerhalb kurzer Zeit zu einem partiellen Wiederanstieg des Körpergewichts. Langzeitdaten zeigen aber, dass 4–5 Jahre nach Teilnahme an einem solchen Programm im Durchschnitt noch ein größerer Gewichtsverlust als unter konventionellen, mäßig hypokalorischen Diäten zu verzeichnen ist [1].

Andere Diäten

Es gibt eine nahezu unüberschaubare Vielfalt von Diäten, die eine schnelle Gewichtsabnahme versprechen (Stiftung Warentest). Da diese meist sehr einseitig und nur zeitlich begrenzt anwendbar sind, ist damit keine langfristige Gewichtssenkung möglich. Das medizinische Risiko ist aber für Menschen mit chronischen Erkrankungen nicht gering, sodass von solchen Diäten grundsätzlich abzuraten ist.

Alternative Ernährungsformen wie vegetarische Kost sind potenziell geeignet, um das Körpergewicht zu senken. Voraussetzung ist aber, dass damit eine Kalorienbegrenzung gelingt. Am günstigsten ist eine ovo-lacto-vegetabile Kost mit nicht zu hohem Fettanteil. Bisher fehlen aber kontrollierte Interventionsstudien, sodass letztlich keine belastbare Aussage möglich ist.

11.5.5 Weitere Strategien zur Gewichtssenkung

Bewegungstherapie

Körperliche Bewegung steigert den Energieverbrauch und hat darüber hinaus vielfältige positive Auswirkungen auf den Organismus. Bewegungsmangel per se ist mit einer kürzeren Lebenserwartung assoziiert. Daher sollte jeder übergewichtige/adipöse Patient zur Steigerung seiner körperlichen Aktivität angehalten werden. Dabei geht es weniger um die Wirkung auf das Körpergewicht, sondern um die Begrenzung des Verlusts an Muskelmasse und damit des Abfalls des Ruheenergieverbrauchs. Regelmäßige körperliche Aktivität kann den Verlust an Muskelmasse im Rahmen hypokalorischer Diäten etwa halbieren [3]. Regelmäßige körperliche Tätigkeit verbessert damit nachweislich die Langzeitergebnisse einer Adipositastherapie. Mit Steigerung der körperlichen Aktivität alleine lässt sich nur eine geringe Gewichtssenkung erreichen [18]. Der besondere Nutzen einer Steigerung der körperlichen Aktivität liegt auf der Verbesserung der Langzeitergebnisse nach diätetischer Gewichtsreduktion [17].

Praxis

Um mit körperlicher Bewegung alleine eine messbare Gewichtsabnahme zu erzielen, muss an etwa 5 Tagen pro Woche eine 30- bis 60-minütige körperliche Aktivität ausgeübt werden, die einem wöchentlichen Energieverbrauch von ca. 2000 kcal entspricht.

Die Art der körperlichen Bewegung muss sich an den Vorlieben und Möglichkeiten des Patienten ausrichten. Ausdauersportarten sind aber in der Regel günstiger als Kraftsportarten. Da die meisten Übergewichtigen wenig fit sind, sollte erst **nach einer ärztlichen Untersuchung** mit einer Belastung niedriger Intensität begonnen werden. Diese kann schrittweise gesteigert werden, eine körperliche Überbeanspruchung ist aber wegen des Verletzungsrisikos unbedingt zu vermeiden. Besonders geeignet sind Aktivitäten, die die gewichtsbelasteten Gelenke schonen und dennoch viele Muskelgruppen beanspruchen, z. B. Schwimmen oder Fahrrad fahren. Auch eine konsequente Steigerung der Alltagsaktivität, z. B. Treppen steigen statt Rolltreppe verwenden oder Einkäufe zu Fuß erledigen erleichtert die Gewichtskontrolle und verbessert den allgemeinen Gesundheitsstatus.

Verhaltensmodifikation

Viele übergewichtige/adipöse Menschen zeigen ein Essverhalten, welches eine Überernährung fördert. Zur Etablierung eines günstigeren Essverhaltens können Methoden der Lern- und Verhaltenspsychologie genutzt werden. Voraussetzung dafür ist eine detaillierte Analyse der Essgewohnheiten einschließlich der Erfassung innerer und äußerer Stimuli für die Nahrungsaufnahme. Danach geht es darum, ein **ungünstiges Essverhaltensmuster zu ändern** und eine gesundheitsförderliche Ernährung einzuüben. Einfache Regeln sind z. B. feste Mahlzeiten einzuhalten, Snacks zwischendurch zu vermeiden und die Nahrungsaufnahme von externen Auslösern abzukoppeln. Dieser Lernprozess erfordert eine engmaschige Betreuung, kann aber auch gut in Gruppen geübt werden.

Die Selbstkontrolle des Essverhaltens durch den Patienten ist damit der Schlüssel zum Erfolg. Diese darf nicht zu rigide ausfallen, weil dann „Fehler“ und „Rückfälle“ bei Kontrollverlusten nicht zu vermeiden sind. Stattdessen sollte eine flexible Selbstkontrolle angestrebt werden, die eine adäquate Reaktionsweise bei „Fehltritten“ beinhaltet. Jedes verhaltenstherapeutische Programm sollte auch Belohnungselemente vorsehen, um das neue Essverhalten zu verstärken und zu stabilisieren.

Verhaltenstherapeutische Interventionen können sowohl in Gruppen als auch in der Einzeltherapie mit Erfolg eingesetzt werden. Mit guten, verhaltenstherapeutisch orientierten Selbstmanagementprogrammen kann ein gestörtes Essverhalten positiv verändert werden. Wenn allerdings Hinweise für eine echte Essstörung vorliegen, muss ein qualifizierter Psychotherapeut oder Psychologe hinzugezogen werden.

Gewichtsreduktionsprogramme

Es gibt heute verschiedene Gewichtsreduktionsprogramme, die Ernährungstherapie mit Bewegungssteigerung und Verhaltensmodifikationstraining kombinieren. Häufig werden Formuladiäten verwendet, um eine rasche Gewichtsabnahme zu erzielen, was den Wünschen vieler Patienten entgegenkommt. Kritisch anzumerken ist, dass die meisten Programme nie wissenschaftlich evaluiert wurden und zudem mitunter konzeptionelle Schwächen aufweisen bzw. auf überkommenen Erkenntnissen der Ernährungsmedizin gründen.

Ein etabliertes Konzept ist das **Optifast52-Programm** der Firma Nestle Nutrition, das als Kernelement eine 12-wöchige Formuladiät beinhaltet, wodurch es initial zu einer Gewichtsabnahme in der Größenordnung von 20–25 kg kommt. Durch parallele regelmäßige Gruppentreffen mit Bewegungs- und Verhaltenstherapeuten, später auch durch eine praktische Einführung in einen gesunden gewichtserhaltenden Lebensstil, sollen die Teilnehmer ein dauerhaft günstigeres Essverhalten lernen. Dies gelingt auch in diesem zeitaufwendigen Programm nur teilweise. Bei den meisten Teilnehmern kommt es nach Therapieende wieder zu einem deutlichen Anstieg des Körpergewichts. Das Programm eignet sich besonders für Personen mit BMI ≥ 35 kg/m² mit Komorbiditäten.

Einen anderen Ansatz verfolgt das Konzept der **Weight Watchers**. Es wird eine fettreduzierte ausgewogene Mischkost propagiert, die eine tägliche Energiezufuhr von 1100–1400 kcal bereitstellt. Um dieses Ziel zu erreichen, wird ein Punktesystem für Lebensmittel insbesondere zur Begrenzung der Fettzufuhr genutzt. Die Teilnehmer treffen sich wöchentlich in Gruppensitzungen mit definierten Inhalten und zum Erfahrungsaustausch. Prospektive kontrollierte Studien haben die Wirksamkeit und Sicherheit dieses Konzepts in der Praxis bewiesen [19]. Das Programm kann besonders für Personen mit BMI von 27–35 kg/m² ohne wesentliche Komorbiditäten empfohlen werden.

Beim **M.O.B.I.L.I.S.-Programm** handelt es sich um eine einjährige, multidisziplinäre Lebensstilintervention, bei dem die Steigerung der körperlichen Aktivität im Mittelpunkt steht. Daneben sieht es Ernährungsumstellung und Verhaltensänderung vor. Das Programm ist besonders für Patienten mit BMI 30–40 kg/m² mit Komorbiditäten geeignet, da eine ärztliche Betreuung vorgesehen ist. Es ermöglicht eine mittlere Gewichtssenkung von ca. 6 kg über ein Jahr [4].

Das in Deutschland am weitesten verbreitete Selbsthilfeprogramm ist das **Programm „ICH nehme ab“** der Deutschen Gesellschaft für Ernährung. Es sieht 12 Einheiten mit starker verhaltenstherapeutischer Ausrichtung vor, die vom Anwender mit oder ohne professionelle Unterstützung flexibel erarbeitet und beliebig wiederholt werden können. Es wurde in einer wissenschaftlichen Studie evaluiert [29]. Das Programm ist kostengünstig und eher für Personen mit mäßigem Übergewicht (BMI < 35 kg/m²) geeignet.

11.5.6 Medikamentöse Therapie

Die Geschichte der Pharmakotherapie der Adipositas zeichnet sich durch viele Misserfolge aus. Aus diesem Grund existiert auch heute noch eine große Skepsis hinsichtlich des Nutzens einer pharmakologischen Behandlung. Hinzu kommt, dass die Regulation des Körpergewichts einer äußerst komplexen biologischen Kontrolle unterliegt. Die beteiligten Regelkreise weisen Redundanzen auf und können sich zumindest partiell kompensieren, sodass auch gezielte medikamentöse Interventionen oft nur sehr begrenzte Effekte zeigen.

Dennoch gibt es unvermindert große Bemühungen seitens der Pharmaindustrie, neue Medikamente zur Kontrolle des Körpergewichts zu entwickeln. Die Notwendigkeit für derartige Pharmaka wird vor allem darin gesehen, dass die bisherigen nicht pharmakologischen Therapien in ihrer Wirksamkeit sehr limitiert sind. Nach internationalem Konsens kann die **Indikation für eine adjuvante Pharmakotherapie** zur Gewichtssenkung bei folgenden Personen gestellt werden:

- Patienten mit BMI ≥ 30, die mit dem Basisprogramm keinen ausreichenden Erfolg hatten, d. h. keine Gewichtsabnahme > 5 % innerhalb von 3–6 Monaten erzielten.
- Patienten mit BMI ≥ 27, die zusätzlich gravierende Risikofaktoren und/oder Komorbiditäten aufweisen und bei denen die Basistherapie nicht erfolgreich war.

In den letzten Jahrzehnten wurde eine Vielzahl von Wirkstoffen in der Adipositastherapie eingesetzt. Nur wenige davon haben sich als ausreichend wirksam und sicher erwiesen.

Derzeit ist in Deutschland **ein Wirkstoff** für die adjuvante Behandlung der Adipositas **zugelassen**, und zwar Orlistat. Der im Gastrointestinaltrakt wirkende Lipaseinhibitor **Orlistat** bewirkt bei adipösen Patienten mit und ohne Typ-2-Diabetes eine zusätzliche Gewichtssenkung von im Mittel 2–4 kg. Die Dosierungsempfehlung lautet 3-mal 120 mg/d (zu jeder Hauptmahlzeit). Bei Personen mit gestörter Glukosetoleranz reduziert Orlistat signifikant die Konversion zum Typ-2-Diabetes. Häufige Nebenwirkungen sind weiche Stühle, gesteigerter Stuhldrang, Meteorismus und Steatorrhoe. Zwischen 5 und 15 % der Patienten zeigen eine verminderte Absorption fettlöslicher Vitamine, deren klinische Bedeutung ungeklärt ist. Das Medikament ist verschreibungspflichtig, aber nicht erstattungsfähig, was die Anwendung stark limitiert.

Daneben gibt es als rezeptfreie Version Tabletten mit einer Dosierung von 60 mg pro Mahlzeit.

Merke **M!**

Erfahrungen zum klinischen Einsatz von Orlistat liegen für eine Dauer von maximal 2–4 Jahren vor, sodass eine längere Anwendung derzeit nicht empfohlen werden kann.

Substanzen wie Diuretika, Wachstumshormon, Amphetamine und Thyroxin kommen wegen ungesicherter Wirkung oder gefährlicher Nebenwirkungen für die Behandlung der Adipositas nicht infrage. Das orale Antidiabetikum Metformin kann wegen eines schwachen gewichtssenkenden Effekts bei adipösen Patienten mit Typ-2-Diabetes als vorteilhaft bewertet werden. Die neue Klasse der GLP-1-Mimetika hat eine stärkere gewichtssenkende Wirkung (ca. 3 kg in 6–12 Monaten). Eine ähnliche Gewichtsreduktion verursachen SGLT-2-Hemmer. Bei einer Behandlung mit Psychopharmaka, z. B. Neuroleptika, sollten solche mit starker Gewichtssteigerung nach Möglichkeit vermieden werden.

11.5.7 Adipositaschirurgie

Bei Patienten mit Adipositas Grad III (BMI ≥ 40) oder Grad II (BMI ≥ 35) mit erheblichen Komorbiditäten, z. B. Typ-2-Diabetes, stehen bei Scheitern konservativer Therapiemaßnahmen auch chirurgische Behandlungsmöglichkeiten zur Verfügung. Diese sollten dann in Betracht gezogen werden, wenn ein konservativer Therapieversuch durch ein versiertes Betreuungsteam über einen mindestens 6- bis 12-monatigen Zeitraum erfolglos geblieben ist. Die Selektion der Patienten für adipositaschirurgische Eingriffe muss nach strengen Kriterien erfolgen, insbesondere ist auf ein eindeutig positives Nutzen-Risiko-Verhältnis zu achten. Eine zusätzliche psychologische bzw. psychotherapeutische Mitbetreuung ist nicht grundsätzlich notwendig.

Am häufigsten wird derzeit eine Magenverkleinerung (Schlauchmagen = "Sleeve gastrectomy") durchgeführt. Mit diesem laparoskopischen Verfahren ist eine mittlere Gewichtssenkung von 20–40 kg nach 12 Monaten zu erwarten. Eine Kombination von Magenrestriktion und Malabsorption (z. B. Magen-Bypass oder biliopankreatische Diversion) ermöglicht eine deutlich größere Gewichtsabnahme und kommt vor allem bei Patienten mit BMI > 50 kg/m² in Betracht [28]. Auch diese Techniken können von versierten Chirurgen laparoskopisch durchgeführt werden. Die Anlage eines Magenbandes wird wegen häufiger Komplikationen zunehmend verlassen.

Die drastische Gewichtsabnahme führt in der Regel zu einer eindrucksvollen Besserung aller Komorbiditäten, wobei extrem adipöse Menschen mit Diabetes besonders von diesen Verfahren zu profitieren scheinen. Die Häufigkeit perioperativer Komplikationen liegt bei 5–30 %, die perioperative Mortalität < 0,5 %. Operative Eingriffe zur Behandlung der extremen Adipositas sollten nur in spezialisierten Einrichtungen mit hoher Expertise und Qualitätskontrolle durchgeführt werden. Eine interdisziplinäre Nachbetreuung des Patienten ist langfristig zu sichern, zumal besonders nach Anlage eines Magenbandes auch noch Jahre nach dem Eingriff Komplikationen auftreten können.

11.5.8 Langfristige Gewichtsstabilisierung und Rückfallprophylaxe

Jedes Gewichtsmanagement-Programm muss langfristig angelegt werden. Da es sich um ein chronisches Problem handelt, ist häufig eine lebenslange Betreuung erforderlich. Dabei sind folgende Gesichtspunkte von Bedeutung:

- Der Energieverbrauch geht im Rahmen einer Gewichtsreduktion zurück (bei einer Gewichtsabnahme von 10 kg um ca. 300–500 kcal/d). Daher muss die Energiezufuhr auf Dauer gesenkt werden, damit das neue Körpergewicht stabil bleibt.
- Eine fettreduzierte Kost ist besonders gut geeignet, um eine Wiederzunahme zu verhindern.
- Durch regelmäßige körperliche Aktivität wird die Gewichtstabilisierung erleichtert und das Langzeitergebnis verbessert.
- Ein langfristiger, kontinuierlicher Kontakt zwischen Patient und Therapeut verbessert das Langzeitergebnis und kann den Rückfall in ungünstige Ess- und Bewegungsgewohnheiten verhindern.
- Die Einbindung in eine Selbsthilfegruppe und die Unterstützung durch Familienangehörige oder sonstige Vertrauenspersonen fördert die Gewichtsstabilisierung und beugt Rückfällen vor.

11.5.9 Besonderheiten der Adipositastherapie im Kindes- und Jugendalter

Die bei Erwachsenen übliche Klassifikation anhand des BMI wird bei Kindern und Jugendlichen durch sog. BMI-Perzentilen ersetzt, um dem Alterseinfluss gerecht zu werden. Ein BMI > 90. BMI-Perzentile wird als Übergewicht, ein solcher > 97. BMI-Perzentile als Adipositas definiert. Eine 3. Kategorie ist die extreme Adipositas bei einem BMI > 99,5 Perzentile.

Bei einem relevanten Prozentsatz adipöser Kinder und Jugendlicher liegen in Abhängigkeit vom Schweregrad der Adipositas und der Familienanamnese bereits kardiovaskuläre Risikofaktoren wie eine arterielle Hypertonie, eine Dyslipoproteinämie oder eine Insulinresistenz vor. Bei den Betroffenen besteht bereits früh im Leben ein metabolisches Syndrom [33]. In einer Studie in Süddeutschland hatten 6,7 % der untersuchten adipösen Kinder und Jugendlichen eine Störung des Glukosestoffwechsels [31]. Auch Gelenkbeschwerden sowie das Vorkommen eines Schlaf-Apnoe-Syndroms werden bei Kindern und Jugendlichen mit Adipositas berichtet. Besonders belastend für die Betroffenen ist die psychosoziale Benachteiligung bis hin zur Diskriminierung in der Peer Group und in der Gesellschaft.

Liegen organische Ursachen für das Übergewicht zugrunde, dann müssen diese möglichst kausal behandelt werden. Sind solche ausgeschlossen, dann verbleiben als Therapiebausteine im Wesentlichen die Steigerung der körperlichen Aktivität und die Begrenzung der Energiezufuhr. Derzeit existieren in Deutschland verschiedene Therapie- und Schulungsprogramme, die auf die besonderen Bedürfnisse dieser Altersgruppen zugeschnitten sind. Sie beinhalten ein Bewegungsprogramm, eine Ernährungsberatung, Kochkurse, kindgerechte verhaltenstherapeutische Elemente und binden die Eltern aktiv ein, da ohne deren Vorbildfunktion und Unterstützung ein Therapieerfolg unwahrscheinlich ist. Solche Programme sollten ambulant und über einen Zeitraum von wenigstens 6–12 Monaten laufen.

Von besonderer Bedeutung ist die Überprüfung der Motivation und der Therapiefähigkeit eines Patienten und seiner Familie vor Beginn einer Therapie. Diese Überprüfung ist im **Adipositas-Therapieprogramm Obeldicks** elegant gelöst. Die Patienten, die an der Therapie teilnehmen wollen, müssen zunächst für mehrere Wochen regelmäßig an einem Sportprogramm teilnehmen. Erst wenn sie dies geschafft haben und auch die Eltern eine Bereitschaft zu Verhaltensänderungen zeigen, werden die betroffenen Kinder in das Programm aufgenommen. Entsprechend hat dieses Therapieprogramm auch überdurchschnittlich gute mittelfristige Erfolgsraten.

Vielfach werden auch stationäre Rehabilitationsmaßnahmen durchgeführt, deren kurzzeitige Wirksamkeit gut belegt ist. Wegen meist fehlender, wohnortnaher ambulanter Nachbetreuungsmöglichkeiten sind aber die Langzeitergebnisse enttäuschend. Bei extrem adipösen Jugendlichen werden heute in Einzelfällen auch Formuladiäten und gewichtssenkende Medikamente wie Orlistat eingesetzt und sogar eine bariatrisch-chirurgische Operation durchgeführt. Die evidenzbasierte Leitlinie beschreibt die aktuellen Therapieoptionen und Indikationen bei adipösen Kindern und Jugendlichen ausführlich [32].

11.5.10 Ergebnisse der Adipositastherapie

Der Erfolg einer Adipositastherapie sollte nicht nur am Ausmaß des Gewichtsverlustes gemessen werden, sondern auch die Beeinflussung von Risikofaktoren, die langfristige Änderung des Lebensstils sowie die Besserung der subjektiven Lebensqualität berücksichtigen. Metaanalysen zeigen, dass mit einem multidisziplinären Behandlungsprogramm auf der Grundlage einer mäßig energiereduzierten Kost eine mittlere Gewichtsabnahme von 5–6 kg erzielt werden kann. Auffällig ist dabei stets, wie sehr das Ansprechen auf solche Programme variiert. Die Erklärung dafür könnte einerseits in einer sehr unterschiedlichen Compliance der Teilnehmer und unterschiedlichen Rahmenbedingungen liegen, andererseits gibt es zunehmend Hinweise, dass auch genetische Faktoren Einfluss auf die Behandlungsergebnisse haben können [15].

Tab. 11.5 Nutzen einer Gewichtsabnahme von 10 kg (Quelle: SIGN, 1996).

Parameter		Senkung um
Mortalität	Gesamtmortalität	–20 %
	diabetesassoziierte Mortalität	–30 %
	Karzinommortalität	–40 %
Blutdruck	systolisch	–10 mmHg
	diastolisch	–20 mmHg
Diabetes	Nüchternblutzucker	–50 %
	HbA1c	–1 bis –2 %
Blutfette	Gesamtcholesterin	–10 %
	LDL-Cholesterin	–15 %
	Serumtriglyzeride	–30 %
	HDL-Cholesterin	+ 8 %
Fibrinolyse	PAI-1	–30 %

Praxis

Eine Gewichtsabnahme in der Größenordnung von 5–10 % bewirkt bereits eine messbare und teilweise markante Besserung des Risikofaktorenprofils (▶ Tab. 11.5).

Dieser zunächst etwas überraschende Befund lässt sich dadurch erklären, dass es bei jeder Adipositastherapie zu einer bevorzugten Verringerung der stoffwechselaktiven viszeralen Fettdepots kommt, die besonders eng mit Komorbiditäten assoziiert sind. So wird bei einer Gewichtsabnahme von 10 kg eine Abnahme der viszeralen Fettdepots um etwa 30 % beobachtet. Darüber hinaus konnte auch für andere Komplikationen der Adipositas, z. B. Erkrankungen des Stütz- und Bewegungsapparates, eine Besserung nach Gewichtsabnahme dokumentiert werden. Die subjektive Lebensqualität, die mit Fragebögen wie SF-36 und IWQOL gemessen werden kann, bessert sich ebenfalls nach Gewichtssenkung signifikant.

11.6 Prognose

Die Lebenserwartung adipöser Menschen ist in Abhängigkeit vom Schweregrad und insbesondere vom Vorliegen der beschriebenen Begleiterkrankungen verkürzt. Eine Auswertung großer prospektiver Studien ergab, dass der Verlust an Lebensjahren umso größer ist, je früher sich die Adipositas manifestiert und je höher der BMI ist. Der Verlust an Lebensjahren ist bei Männern um etwa 50 % höher als bei Frauen [10]. Bereits ab einem BMI von 27 und spätestens ab einem BMI von 30 fand sich bei übergewichtigen Menschen in den meisten Langzeitstudien ein Anstieg der Mortalität im Vergleich zu schlanken Personen. Die häufigsten Todesursachen sind Herz-Kreislauf-Komplikationen wie Herzinfarkt und Schlaganfall sowie Karzinome. Bei extremer Adipositas mit einem BMI ≥ 40 sind Herzversagen und schwere respiratorische Insuffizienz wichtige Ursachen für die hohe Exzesssterblichkeit.

11.6.1 Prävention

Angesichts der epidemischen Verbreitung, der begrenzten finanziellen Ressourcen und der bescheidenen Erfolge mit den verfügbaren Behandlungsmöglichkeiten muss der Prävention der Adipositas höchste Priorität eingeräumt werden. Es besteht allgemein Konsens, dass die Adipositasprävention möglichst früh, am besten im Kindergarten- und Grundschulalter, beginnen sollte. Da eine ungünstige energiedichte Ernährung und Bewegungsmangel zweifellos die Hauptursachen für die Adipositas darstellen, kommen einer ausgewogenen Ernährung und einem aktiven Lebensstil überragende Bedeutung zu.

Die bisherigen Projekte zur Prävention der Adipositas bei Schulkindern waren aber nur sehr begrenzt erfolgreich oder völlig unwirksam [13]. Die Ursache ist vermutlich darin zu suchen, dass sie insgesamt zu wenig intensiv und nachhaltig sind, um eine lang anhaltende Verhaltensänderung zu bewirken. Noch gravierender dürfte sein, dass die gesellschaftlichen Rahmenbedingungen zu ungünstig sind, um auch gut konzipierten Präventionskonzepten eine Chance einzuräumen. Die modernen Lebensbedingungen begünstigen stattdessen eine Gewichtszunahme, da energiereiche Lebensmittel überall und kostengünstig verfügbar sind und technische Hilfsmittel im Alltagsleben körperliche Aktivität weitgehend überflüssig machen.

Auch bei Erwachsenen waren die bisher eingesetzten Adipositas-Präventionsprogramme wenig erfolgreich. Ein wichtiger Grund dafür dürfte sein, dass die Motivation für solche Maßnahmen und das Bewusstsein in der Öffentlichkeit für aktive Gesundheitserhaltung gering ausgeprägt ist („fehlende Präventionskultur“). Aus diesem Grund sind überzeugende und breit angelegte Maßnahmen zur Schaffung eines Gesundheitsbewusstseins dringend notwendig. Erwachsene sollten dann von Präventionsmaßnahmen profitieren, wenn diese auf die individuellen Besonderheiten und Bedingungen abgestimmt sind und wenn eine hohe Bereitschaft und Eigenmotivation besteht, für den Erhalt der eigenen Gesundheit aktiv zu werden.

11.7 Medizinische Versorgungsstrukturen und gesundheitsökonomische Aspekte

Da Adipositas in Deutschland nicht als Krankheit anerkannt ist, besteht kein Rechtsanspruch auf die Erstattung von medizinischen Leistungen zur Gewichtssenkung. Dieses Dilemma hat bisher verhindert, dass adäquate Versorgungsstrukturen aufgebaut wurden. Der Arzt wird in der Regel erst dann aktiv, wenn bereits Folgeerkrankungen vorliegen und beschränkt sich dann zumeist auf deren symptomatische Therapie.

Nur in Aufnahmefällen sind Kostenträger bislang bereit, Therapiemaßnahmen zu finanzieren. So werden insbesondere im Bereich der Pädiatrie ambulante und stationäre Therapie nach Einzelfallprüfung von einzelnen Krankenkassen bezahlt. Bei Erwachsenen erfolgt eine Kostenübernahme nur bei extremer Adipositas, wenn ein positiver Bescheid des Medizinischen Dienstes der Krankenkassen vorliegt. Allerdings werden derzeit ca. 70 % aller Anträge auf Kostenübernahme trotz aufwendiger Begründung abgelehnt. Diese extrem restriktive Politik mag zwar kurzfristig Kosten sparen, gesundheitsökonomische Studien zeigen aber unmissverständlich, dass die Kosten eines Versicherten mit steigendem BMI überproportional in die Höhe gehen. Gerade bei extrem Adipösen, die sich einem bariatrischen Eingriff unterziehen, ist bereits innerhalb weniger Jahre ein gesundheitsökonomischer Nutzen zu erwarten.

Vor diesem Hintergrund haben sich verschiedene kommerzielle Anbieter von Therapieprogrammen etabliert, um den Betroffenen Alternativen anzubieten. Nur wenige dieser Programme wurden evaluiert bzw. werden von einem adäquaten Qualitätsmanagement begleitet. Dazu zählen Programme wie Optifast52 und Weight Watchers. Auch diese Programme müssen vom adipösen Patienten selbst bezahlt werden und werden nur in Einzelfällen von Krankenkassen teilfinanziert. Die Mehrzahl der kommerziellen Therapieangebote erfüllt aber übliche Qualitätsanforderungen nicht. Noch weniger können die vielen modischen Diäten empfohlen werden (Überblick s. Stiftung Warentest).

Angesichts der Verbreitung der Adipositas und ihrer multiplen Organkomplikationen ist mit einer extrem hohen Kostenbelastung für das Gesundheitssystem zu rechnen. Belastbare und detaillierte Kostenanalysen fehlen allerdings für Deutschland weitgehend. Das amerikanische Center of Disease Control schätzt die jährlichen Kosten in den USA, die der Adipositas und ihren Komplikationen anzulasten sind, auf über 130 Mrd. $. Eine aktuelle Krankheitskostenstudie zur Adipositas kam auf eine Belastung von ca. 17 Mrd. € im Jahr 2010 für das deutsche Gesundheitssystem, steht allerdings auf dünner Datenbasis [20]. Da das Präventionspotenzial für die Adipositaskomplikationen enorm ist, sollten sich Investitionen zur frühzeitigen Behandlung der Adipositas in einem überschaubaren Zeitraum auch ökonomisch auszahlen.

11.8 Literatur

[1] Anderson JW, Konz EC, Frederich RC et al. Long-term weight-loss maintenance: a meta-analysis of US studies. Am J Clin Nutr 2002; 74: 579–584

[2] Astrup A, Grunwald GK, Melanson EL et al. The role of low-fat diets in body-weight control: a meta-analysis of ad libitum dietary intervention studies. Int J Obes Relat Metab Disord 2000; 24:1545–1552

[3] Ballor DL, Keesey RE. A meta-analysis of the factors affecting exercise-induced changes in body mass, fat mass and fat-free mass in males and females. Int J Obes. 1991; 15 (11): 717–726

[4] Berg A, Berg A, Frey I et al. Bewegungsorientierte Schulung für adipöse Erwachsene. Ergebnisse zum Interventionsprogramm M.O.B.I.L.I.S.. Dtsch Arztebl Int 2008; 105 (11): 197–203

[5] Calle EE, Rodriguez C, Walker-Thurmond K et al. Overweight, obesity and mortality from cancer in a prospectively studied cohort of U. S. adults. N Engl J Med 2003; 348: 1625–1638

[6] Denzer C, Weibel A, Muche R et al. Pubertal development in obese children and adolescents. Int J Obes (Lond) 2007; 31 (10): 1509–1519

[7] Deutsche Adipositas-Gesellschaft et al. Prävention und Therapie der Adipositas. Evidenzbasierte Leitlinie 2014. http://www.adipositas-gesellschaft.de

Kommentar: Die neue Leitlinie zur Prävention und Therapie der Adipositas beinhaltet die aktuell gültigen Handlungsempfehlungen auf der Grundlage einer umfassenden Literaturrecherche und intensiven Expertendiskussion.

[8] Drewnowski A, Specter SE. Poverty and obesity: the role of energy density and energy costs. Am J Clin Nutr 2004; 79: 6–16

[9] Duffey KJ, Popkin BM. Energy density, portion size, and eating occasions: contributions to increased energy intake in the United States, 1977–2006. PLoS Med 2011; 8: e1 001 050

Kommentar: Diese Analyse aller Datensätze der regelmäßigen NHANES-Erhebungen über einen Zeitraum von 30 Jahren arbeitet heraus, wie Änderungen der Energiedichte und der Portionsgrößen sowie die wachsende Zahl von Essgelegenheiten zum Anstieg der Energiezufuhr in den USA beigetragen haben.

[10] Fontaine KR, Redden DT, Wang C et al. Years of life lost due to obesity. JAMA 2003; 289: 187–193

Kommentar: In dieser Arbeit wurde der Verlust an Lebensjahren in Abhängigkeit von Beginn und Schweregrad von Übergewicht/Adipositas quantifiziert. Der Verlust an Lebensjahren ist bei Männern deutlich höher als bei Frauen.

[11] Hauner H, Bramlage P, Lösch C et al. Übergewicht, Adipositas und erhöhter Taillenumfang. Regionale Prävalenzunterschiede in der hausärztlichen Versorgung. Dtsch Ärztebl 2008; 105: 827–833

[12] Hauner H. Möglichkeiten der Adipositastherapie. Internist 2011; 52: 376–382

[13] Hauner H. Prävention der Adipositas im Kindes- und Jugendalter. Adipositas 2013; 7: 69–74

[14] Hinney A, Holzapfel C. Genetische Faktoren bei Adipositas. Molekulargenetische Befunde und deren Bedeutung. Adipositas 2012; 6: 236–242

[15] Holzapfel C, Hauner H. Gewichtsreduktion bei Adipositas: Welche Rolle spielen die Gene? Dtsch med Wochenschr 2009; 134: 644–649

[16] Hooper L, Abdelhamid A, Moore HJ et al. Effect of reducing total fat intake on body weight: review and meta-analysis of randomized controlled trials and cohort studies. BMJ 2012; 345: e7 666

Kommentar: Diese Übersicht stellt den Zusammenhang zwischen Fettzufuhr bzw. Fettgehalt der Nahrung und Veränderungen des Körpergewichts dar. Dabei wird deutlich, dass eine hohe Fettzufuhr das Körpergewicht zumindest moderat erhöht.

[17] Jakicic JM, Marcus BH, Lang W et al. Effect of exercise on 24-month weight loss maintenance in overweight women. Arch Intern Med 2008; 168: 1550–1559

Kommentar: Der Hauptnutzen einer regelmäßigen körperlichen Aktivität liegt eindeutig im besseren Erhalt des Gewichtsverlustes nach einer Adipositastherapie und verbessert die Langzeitergebnisse.

[18] Jakicic JM, Otto AD, Lang W et al. The effect of physical activity on 18-month weight change in overweight adults. Obesity 2011; 19(1): 100–109

Kommentar: Die Ergebnisse dieser Interventionsstudie machen deutlich, dass mit alleiniger Steigerung der körperlichen Aktivität im Regelfall nur ein geringer Gewichtsverlust möglich ist und deshalb immer eine Kombination mit Ernährungstherapie zu empfehlen ist.

[19] Jebb SA, Ahern AL, Olson AD et al. Primary care referral to a commercial provider for weight loss treatment versus standard care: a randomized controlled trial. Lancet 2011; 378: 1485–1492

[20] Knoll KP, Hauner H. Kosten der Adipositas in der Bundesrepublik Deutschland – eine aktuelle Krankheitskostenstudie. Adipositas 2008; 2: 204–210

[21] Kurth BM. Erste Ergebnisse aus der „Studie zur Gesundheit Erwachsener in Deutschland" (DEGS). Bundesgesundheitsblatt Gesundheitsforschung Gesundheitsschutz 2012; 55: 980–990

[22] Kushner RF, Foster GD. Obesity and quality of life. Nutrition 2000; 16: 947–952

[23] Malik VS, Pan A, Willett WC et al. Review – Intake of sugar-sweetened beverages and weight gain in children and adults: a systematic review and meta-analysis. Am J Clin Nutr 2013; 98 (4): 1084–1102
Kommentar: Diese Übersicht erhärtet den Zusammenhang zwischen dem Konsum zuckergesüßter Getränke und dem Körpergewicht. Besonders bei Kindern und Jugendlichen steigt bei hohem Konsum zuckerhaltiger Getränke das Adipositasrisiko.

[24] Mensink GB, Lampert T, Bergmann E. Übergewicht und Adipositas in Deutschland 1984–2003. Bundesgesundheitsblatt Gesundheitsforschung Gesundheitsschutz 2005; 48: 1348–1356

[25] Prentice AM, Jebb SA. Fast foods, energy density and obesity: a possible mechanistic link. Obes Rev 2003; 4: 187–194
Kommentar: Unsere westliche Ernährung ist vor allem durch eine Zunahme der Energiedichte als Folge der modernen Lebensmittelproduktion charakterisiert. Daran ist unser Verdauungstrakt nicht angepasst und unsere Regulation des Sättigungssystems ist überfordert.

[26] Rankinen T, Zuberi A, Chagnon YC et al. The human obesity gene map: the 2005 update. Obesity 2006; 14: 529–644

[27] Rössner S. Factors determining the long-term outcome obesity treatment, In: Björntorp P, Brodorff BN, eds. Obesity. Philadelphia: JB Lippincott Company; 1992: 712–719

[28] Runkel N, Colombo-Benkmann M, Hüttl TP et al. Bariatric surgery. Dtsch Ärztebl 2011; 108: 341–346

[29] Scholz GH, Flehmig G, Scholz M et al. Evaluation des Selbsthilfeprogramms „Ich nehme ab": Gewichtsverlust, Ernährungsmuster und Akzeptanz nach einjähriger beratergestützter Intervention bei übergewichtigen Personen. Ernährungs Umschau 2005; 54: 226–231

[30] Stolzenberg H, Kahl H, Bergmann KE. Körpermaße bei Kindern und Jugendlichen in Deutschland: Ergebnisse des Kinder- und Jugendgesundheitssurveys (KiGGS). Bundesgesundheitsblatt Gesundheitsforschung Gesundheitsschutz 2007; 50: 659–669

[31] Wabitsch M, Hauner H, Hertrampf M et al. Type II diabetes mellitus and impaired glucose regulation in Caucasian children and adolescents with obesity living in Germany. Int J Obes Relat Metab Disord 2003; 28: 307–313

[32] Wabitsch M, Moß A (federführend für die Arbeitsgemeinschaft Adipositas im Kindes- und Jugendalter, AGA). Evidenzbasierte Leitlinie zur Therapie der Adipositas im Kindes- und Jugendalter (S 3-Leitlinie). Version Januar 2009, www.a-g-a.de

[33] Weiss R, Dziura J, Burgert TS et al. Obesity and the metabolic syndrome in children and adolescents. N Engl J Med 2004; 350: 2362–2374

[34] WHO: Obesity – preventing and managing the global epidemic. Report of a WHO Consultation on obesity. World Health Organisation, Technical Report Series 894, Geneva 2000
Kommentar: Dieser WHO-Bericht gilt weiterhin als Standarddokument zur Beschreibung der wachsenden Bedrohung des Individuums und der Gesellschaft durch Adipositas, die sich aus der weltweiten Verbreitung ergibt.

[35] Yusuf S, Hawken S, Ounpuu S et al. Obesity and the risk of myocardial infarction in 27 000 participants from 52 countries: a case-control study. Lancet 2005; 366: 1640–1649

11

Kapitel 12

Anorexia und Bulimia nervosa

12 Anorexia und Bulimia nervosa

M. Föcker, S. Knoll, J. Hebebrand

12.1 Definition und Anmerkungen zur Pathogenese

12.1.1 Definition

Bereits in der Antike finden sich Beschreibungen von anorektischem oder bulimischem Essverhalten; besonders erwähnenswert sind Beschreibungen von sog. Fastenheiligen im Mittelalter. Die Anorexia nervosa (AN) im annähernd heutigen Sinne wurde 1873/1874 unabhängig von Gull und Lasegue, die Bulimia nervosa (BN) hingegen erst 1979 von Russell abgegrenzt.

Anorexia nervosa

Die diagnostischen Leitlinien für die AN gemäß dem amerikanischen Klassifikationssystem DSM-5 [1] zeigen, dass das vorwiegend somatische Kriterium A in Form von Untergewicht mit spezifischen psychopathologischen Auffälligkeiten wie die Angst vor Gewichtszunahme und die Körperschemastörung einhergeht (Kriterien B und C). Gerade das gleichzeitige Vorkommen von Untergewicht und der intensiven Angst zuzunehmen bzw. zu dick zu sein kennzeichnet diese Essstörung. Im DSM-5 wurde das ehemalige D-Kriterium der Amenorrhoe (DSM-IV [2]) entfernt, da es bei Männern, bei Patienten mit kindlicher Magersucht (prämenarchaler Beginn) bzw. bei Antikonzeptivaeinnahme nicht anwendbar ist.

Das Gewichtskriterium (Kriterium A) wurde im DSM-5 neu definiert. Der Terminus „Verweigerung" wurde ersetzt durch „Einschränkung der Energieaufnahme relativ zum Energieverbrauch". Auf den Terminus „Untergewicht" wurde verzichtet. Stattdessen wurde die Bezeichnung eines „signifikant niedrigen Gewichts" eingeführt. Dieses wird definiert als „weniger als das minimal normale oder für Kinder und Jugendliche weniger als das minimal erwartete Gewicht", das unter Berücksichtigung von Alter, Geschlecht, Entwicklungsverlauf und körperlicher Gesundheit beurteilt werden soll. Im Begleittext wird der Body Mass Index (BMI) als Standardreferenzangabe empfohlen. Erwachsene mit einem BMI < 18,5 kg/m^2 (WHO-Kriterium für Untergewicht) und Kinder/Jugendliche unterhalb des 5. BMI-Altersperzentils (in Anlehnung an „Centers for Disease Control and Prevention") erfüllen das Gewichtskriterium. Jedoch können auch Erwachsene mit einem BMI ≥ 18,5 kg/m^2 sowie Kinder und Jugendliche mit einem BMI ≥ 5. Altersperzentile das Gewichtskriterium erfüllen, wenn eindeutige Hinweise auf die Diagnose einer AN auf der Grundlage der Anamnese, des Gewichtsverlaufs und körperlicher Symptome vorliegen.

Bulimia nervosa

Bei der BN haben ähnlich zur AN Körpergewicht und -figur einen übermäßigen Einfluss auf die Selbstbewertung. Bei der BN und der im DSM-5 erstmalig abgegrenzten „Binge-Eating-Störung" (BED) stehen jedoch „Essattacken" im Vordergrund, die mit einer überdurchschnittlichen Energiezufuhr einhergehen. Typischerweise werden im Rahmen einer Fressattacke ca. 800–5 000 kcal innerhalb relativ kurzer Zeit eingenommen, wobei auch Aufnahmen von > 10 000 kcal selten vorkommen können. Eine Betroffene muss während dieser Essattacke subjektiv einen weitgehenden Kontrollverlust erleben, der sich darin äußert, dass sowohl der Zeitpunkt des Auftretens der Attacke als auch die Menge der zugeführten Nahrung willentlich nur bedingt beeinflusst werden können.

Merke **M!**

Typischerweise kommt es nur bei der BN, nicht hingegen bei BED, zu einer Gegenregulation in Form von intermittierendem Fasten, Erbrechen nach Essattacken und Mahlzeiten, übermäßigem Sport und Abführmittel-, Appetitzügler- und/oder Diuretikamissbrauch. Die Gegenregulation impliziert den Versuch, eine Gewichtszunahme als Folge der Essattacke abzuwenden.

Sowohl die Essattacken als auch das im Rahmen der Bulimie meist vorhandene Erbrechen werden häufig nach außen hin verheimlicht.

Weitere Differenzierung

Die AN wird in 2 Subtypen unterteilt. Während die AN vom „Binge-Eating/Purging"-Typ der Symptomatik der BN ähnelt, und somit eine gewisse symptomatologische Überlappung beider Essstörungen deutlich wird, ist die Diagnose einer AN vom genannten Typ vorrangig zu stellen, wenn neben Essattacken und/oder „Purging"-Verhalten – d. h. wiederholte Anwendung von Erbrechen und/oder Missbrauch von Laxanzien, Diuretika bzw. Appetitzüglern – zusätzlich Untergewicht vorliegt. Falls bei einer Patientin nicht alle Kriterien einer Essstörung erfüllt sind, kann nach DSM-5 eine „Other specified Feeding or Eating Disorder" diagnostiziert werden, wobei die zusätzlich aufgeführte Subdifferenzierung in z. B. „Atypical Anorexia Nervosa", „Bulimia Nervosa (of low Frequency and/or limited Duration)", Binge-Eating Disorder (of low Frequency and/or limited Duration)" klinisch sinnvoll erscheint.

Da die gedankliche Beschäftigung mit Essen, Körpergewicht und -figur ein Kernsymptom sowohl der AN als auch der BN darstellt, kommt der Eruierung dieser Auffälligkeiten eine große diagnostische Bedeutung zu. Von einer AN Betroffene schränken ihre tägliche Kalorienzufuhr stark ein, indem sie insbesondere fetthaltige Lebensmittel auslassen. Nicht selten betreiben die Patienten auch über Stunden pro Tag Sport bzw. bewegen sich übermäßig viel. Typischerweise äußern Patientinnen mit AN nur selten die Angst, dass das massive Untergewicht medizinische Komplikationen bzw. den Tod nach sich ziehen könnte. Eine Krankheitseinsicht ist nur bedingt, im Einzelfall gar nicht vorhanden.

Für Patientinnen mit BN ist der Wechsel von Perioden starker Nahrungsrestriktion bzw. intermittierendem Fasten und dem Auftreten der Essattacken charakteristisch. Bei ungefähr der Hälfte der Patientinnen mit einer Bulimie kommt es als Folge des chaotischen Essverhaltens zu größeren Gewichtsschwankungen. Der Tagesablauf einer Patientin ist häufig fast durchgängig von Versuchen, eine Gewichtszunahme zu verhindern, und den Essanfällen geprägt.

12.1.2 Pathogenese

Essstörungen sind komplexe Erkrankungen, die nicht auf einen einzigen kausalen Faktor zurückgeführt werden können. Zwillings- und Familienstudien legen die **Beteiligung genetischer Faktoren** nahe. Essstörungen, affektive Störungen, Substanzmissbrauch und -abhängigkeit kommen bei Angehörigen gehäuft vor. Für die erstgradigen weiblichen Angehörigen einer Patientin mit AN wird von einem Wiederholungsrisiko von ca. 5 % ausgegangen. Molekulargenetische Untersuchungen haben bislang keine eindeutig replizierbaren Befunde erbracht. In 2 genomweiten Assoziationsstudien fand sich kein genomweit signifikanter Befund.

Das deutliche Überwiegen des weiblichen Geschlechts bei AN und BN verlangt nach entsprechenden Erklärungsansätzen. So wird das in vielen Ländern vorherrschende **Schlankheitsideal** mit der Pathogenese von Essstörungen in Verbindung gebracht. Tatsächlich dürfte diesem Ideal jedoch lediglich eine Rolle als Auslöser der Essstörung zukommen. Über 60 % aller weiblichen Jugendlichen führen bis zum 18. Lebensjahr mindestens einmal eine Diät zur Gewichtsreduktion durch; Übergänge zu subklinischen und manifesten Essstörungen kommen vor. Das Alter, zu dem erstmalig eine Diät eingehalten wird, hat sich in den letzten Jahren nach unten verlagert. Diäten oder andere in der Regel vorübergehende Einschränkungen der Nahrungszufuhr (wie z. B. im Rahmen von Infektionen oder Operationen) kommen als unmittelbare Auslöser der Essstörungen in Betracht, sofern eine entsprechende Prädisposition gegeben ist. Bei der BN wird angenommen, dass Fasten oder exzessives Diätverhalten die Essattacken regelrecht provoziert. Da im Rahmen der Gegenregulation zur Vermeidung einer Gewichtszunahme die Nahrungszufuhr im Anschluss an die Essattacke wieder stark eingeschränkt wird, kommt es zu einem Circulus vitiosus.

Familiäres und prämorbides **Übergewicht** werden als Risikofaktor für die Entwicklung der BN, aber auch des „Binge-Eating/Purging"-Typs der AN angesehen. Das prämorbide Körpergewicht von Patientinnen mit AN weicht hingegen nicht von der altersentsprechenden Verteilung ab.

Das Überwiegen des weiblichen Geschlechts könnte auch hormonell mitbedingt sein. Einzelne Untersuchungen deuten auf eine **mögliche Beteiligung des Östrogens** hin; der präpubertär einsetzende Anstieg der weiblichen Geschlechtshormone könnte ein prädisponierender Faktor sein und somit zugleich das charakteristische Manifestationsalter mitbedingen. Nur bei Frauen nimmt in der Adoleszenz der prozentuale Anteil der Fettmasse am Gesamtkörpergewicht deutlich zu.

Psychische Störungen (Zwangs-, Angststörungen und Depressionen) lassen sich retrospektiv häufiger als bei nicht erkrankten Jugendlichen vor Ausbruch der Essstörung eruieren. Wählerisches Essverhalten und frühkindliche Essstörungen werden als Risikofaktoren angesehen. Ein erniedrigtes Selbstwertgefühl begünstigt die Manifestation einer Essstörung. Sexueller Missbrauch lässt sich bei Patientinnen mit Essstörungen nicht häufiger nachweisen als bei Frauen mit anderen psychiatrischen Störungen, jedoch deutlich häufiger als bei Gesunden. Intra- und extrafamiliäre Konflikte können an der komplexen Verursachung beteiligt sein. Psychodynamisch sind Autonomiekonflikte und die Ablehnung der weiblichen Geschlechtsrolle in die pathogenetischen Überlegungen einzubeziehen.

12.2 Häufigkeit und Bedeutung

Essstörungen sind häufig und betreffen überwiegend das weibliche Geschlecht. Die AN weist eine Lebenszeitprävalenz von ca. 0,3–2,2 %, die BN von 1,5–4,6 % auf.

Das Geschlechtsverhältnis bei der AN beträgt ca. 10:1. Die AN tritt nur sehr selten vor 10 bzw. nach 25 Jahren auf; der Erkrankungsgipfel liegt bei 14 Jahren. Der Hauptmanifestationszeitpunkt der BN liegt bei 18–20 Jahren, Frauen sind ebenfalls um ein Vielfaches häufiger betroffen als Männer. Eine AN kann einer BN vorausgehen, das Umgekehrte ist selten. BED wird bislang primär bei Erwachsenen beiderlei Geschlechts diagnostiziert, die in klinischen Populationen meist adipös sind. Die Häufigkeit in der Allgemeinbevölkerung beträgt 2 %; ca. 20–30 % aller Erwachsenen mit Adipositas erfüllen die Kriterien einer BED. Insgesamt ist durch die Veränderungen der Kriterien im DSM-5 mit einer Zunahme der Prävalenzen der Essstörungen zu rechnen [12].

Tab. 12.1 Semistarvationsbedingte Veränderungen.

psychopathologisch	somatisch	Laborbefunde
• Depression • kognitive Beeinträchtigung • gedankliche Beschäftigung mit Essen • auffälliges Essverhalten • gedankliche Rigidität • verminderte Libido	• primäre bzw. sekundäre Amenorrhoe • ggf. vermindertes Längenwachstum • Sinusbradykardie • Hypotonie • Obstipation • Lanugobehaarung • Hypothermie • verminderte Knochendichte • reversible „Gehirnatrophie“	• reduzierte Blutbildung (Leukopenie, Anämie) • Erhöhung harnpflichtiger Substanzen • Transaminasenerhöhung • „Low-T 3-Syndrom“ • niedrige Magnesium-, Zink-, Phosphat- und Kaliumspiegel • erhöhte Amylase • erniedrigte Geschlechtshormonspiegel • Hyperkortisolismus

12.3 Diagnostik – somatische und psychiatrische Komorbidität

Viele somatische und psychische Auffälligkeiten im Rahmen einer Essstörung – insbesondere bei der AN – lassen sich auf das chaotische Essverhalten bzw. die Semistarvation zurückführen (▶ Tab. 12.1). Gut bekannt ist beispielsweise, dass Depression, ritualisiertes Essverhalten, gedankliche Beschäftigung mit Essen und gedankliche Rigidität als Folge einer Semistarvation auftreten und nach entsprechender Gewichtsanhebung wieder rückläufig sind. Insofern können alle somatischen und einige psychopathologischen Auffälligkeiten im **Akutstadium der AN** als Folge der Semistarvation erklärt werden.

Die bei diesen Patientinnen **stark erniedrigten Serum-Leptinspiegel** im Akutstadium der Erkrankung sind maßgeblich an den Veränderungen der Hypothalamus-Hypophysen-Gonaden-, -Schilddrüsen- und -Nebennierenrinden-Achsen beteiligt [7]. Der Leptinspiegel ist somit als Screening-Paramter für den Starvationszustand geeignet [5]. Anorexie-Patientinnen weisen in der Regel Werte < 2 µg/l im akuten Zustand der Starvation auf. Leptin regelt die hormonelle Adaptation des Organismus an eine Semistarvation. Die Amenorrhoe der Patientinnen lässt sich kausal auf die Hypoleptinämie und den vorliegenden Mangel an Geschlechtshormonen zurückführen (Östrogen, LH, FSH); zudem lässt sich die futterrestriktionsinduzierte Hyperaktivität im Rattenmodell durch die exogene Gabe von Leptin vollständig unterdrücken. Untersuchungen an Patientinnen mit AN ergaben, dass die Hyperaktivität insbesondere an niedrige Leptinspiegel gekoppelt ist; durch die Gewichtszunahme und somit ansteigenden Leptinspiegel ist die Hyperaktivität rückläufig. Während der Gewichtsrestitution steigen die Leptinspiegel; nach einer deutlichen und raschen Gewichtszunahme kann es auch zu einer Hyperleptinämie (Leptinspiegel liegen oberhalb der Spiegel BMI-gematchter gesunder Probanden) kommen. Es wird diskutiert, dass diese Hyperleptinämie möglicherweise die Gefahr einer erneuten Gewichtsabnahme erhöht.

Die **Ghrelinspiegel** sind bei Patientinnen mit AN erwartungsgemäß erhöht.

Bei einer Untergruppe von **Patientinnen mit BN** besteht eine Impulskontrollstörung. Es kommen Substanzmissbrauch und -abhängigkeit, Kleptomanie, chaotische Beziehungsmuster und andere impulsive Verhaltensauffälligkeiten vor. Aufgrund des häufigen Erbrechens gelten ausgeprägte Karies und Schwielen an den Fingern (Finger in den Hals stecken) als körperliche Hinweise auf das Vorliegen dieser Essstörung.

Nach Genesung von der eigentlichen Essstörung tragen ehemalige Patientinnen ein erhöhtes Risiko, psychiatrische Erkrankungen – insbesondere affektive Störungen, Angststörungen (soziale Phobie und Zwangsstörung), Störungen der Impulskontrolle und Suchterkrankungen – zu entwickeln. Diese Störungen bestehen aber auch häufig gleichzeitig mit der Essstörung im Sinne einer psychiatrischen Komorbidität.

Praxis

Da Betroffene nicht selten versuchen, ihre Essstörung geheim zu halten, sollte ein Arzt im Verdachtsfall in einem vertrauensvollen Gespräch nach den typischen Symptomen fragen. Die zusätzliche Einholung einer Fremdanamnese (Eltern oder andere Bezugspersonen) kann sinnvoll sein.

Deutliches Untergewicht unbekannter Ätiologie sollte im Jugend- bzw. jungen Erwachsenenalter an AN denken lassen, insbesondere wenn eine Gewichtsabnahme zu eruieren ist. Andere Ursachen für Untergewicht bzw. Gewichtsabnahmen müssen ggf. ausgeschlossen werden.

12.4 Therapeutische Konzepte

In der Regel besteht der 1. Schritt der Therapie in dem Aufbau einer therapeutischen Beziehung und einer Behandlungsmotivation. Dies erfordert häufig mehrere Gespräche, in denen die Patientin mit ihrer Essstörung und den für sie resultierenden Nachteilen, aber auch Vorteilen, konfrontiert wird. Als Angelpunkte eignen sich hierfür

- die häufig vorhandene soziale Isolation,

- die fast vollständige gedankliche Absorption durch die Einengung auf Essen, Gewicht und Figur,
- die gedrückte Stimmungslage.

Die vermehrte Zuwendung durch Familienangehörige, die von den Betroffenen auch als Ausdruck von Macht über Bezugspersonen erlebt werden kann, und das Gefühl, den eigenen Körper vollständig und besser als andere kontrollieren zu können, werden von den Patientinnen häufig als Vorteile angesehen.

Im Regelfall ist eine **ambulante Behandlung** einer stationären vorzuziehen. Die ambulante Behandlung sollte psychotherapeutisch ausgerichtet sein, wobei Gewichtskontrollen und ggf. weitere medizinisch-diagnostische Maßnahmen (z. B. Laboruntersuchungen, EKG) bei erheblichem Untergewicht unabdingbar sind. Keinesfalls sollte über einen mehrmonatigen Zeitraum toleriert werden, dass eine Patientin mit sehr niedrigem BMI nicht zunimmt. In derartigen Fällen und bei Gewichtsabnahmen unter der Therapie sind die Grenzen des ambulanten Settings erreicht.

In bestimmten Städten werden tagesklinische Plätze für Patientinnen mit Essstörungen angeboten. Eine **vollstationäre Behandlung** kann zu Beginn der Erkrankung sinnvoll sein. Als weitere Indikationen für eine stationäre Behandlung sind u. a. Folgende zu nennen [8]:

- rapider oder anhaltender Gewichtsverlust (> 20 % über 6 Monate)
- gravierendes Untergewicht (BMI < 15 kg/m^2 bzw. bei Kindern und Jugendlichen unterhalb der 3. Altersperzentile)
- fehlender Erfolg einer ambulanten Behandlung
- anhaltender Gewichtsverlust oder unzureichende Gewichtszunahme über 3 Monate (bei Kindern und Jugendlichen früher) trotz ambulanter oder tagesklinischer Behandlung
- soziale oder familiäre Einflussfaktoren, die einen Gesundungsprozess stark behindern (z. B. soziale Isolation, problematische familiäre Situation, unzureichende soziale Unterstützung)
- ausgeprägte psychische Komorbidität
- schwere bulimische Symptomatik (z. B. Laxanzien-/Diuretikaabusus, schwere Essanfälle mit Erbrechen) oder exzessiver Bewegungsdrang, die ambulant nicht beherrscht werden können
- körperliche Gefährdung oder Komplikationen
- geringe Krankheitseinsicht
- Überforderung im ambulanten Setting, da dieses zu wenig strukturierte Vorgaben (Mahlzeitenstruktur, Essensmengen, Rückmeldungen zum Essverhalten, Motivationsbildung) bieten kann
- Notwendigkeit der Behandlung durch ein multiprofessionelles Team mit krankenhaustypischen Heilmethoden (stationäre Intensivtherapie)

Praxis

Eine wesentliche Voraussetzung für die stationäre Behandlung ist ein therapeutisches Team, das mit den spezifischen Problemen dieser Patientinnen umgehen kann und über psychiatrische/psychosomatische Expertise verfügt.

12.4.1 Behandlungskonzept

Die Behandlung einer Essstörung sollte multimodal angelegt sein. Außerordentlich wichtig ist die Normalisierung des Essverhaltens. Betroffene müssen in Kenntnis davon gesetzt werden, dass prolongiertes Fasten Essattacken nach sich ziehen kann und somit u. U. ein Circulus vitiosus entsteht. Eine **ausführliche Ernährungsberatung** sollte die für Essstörungen relevanten Aspekte vermitteln:

- Energieaufnahme, -verbrauch
- Nahrungsbestandteile und deren biologische Relevanz
- gesunde Ernährungsweise
- somatische und psychische Folgen einer Starvation
- Regulation des Körpergewichts
- individuelle Unterschiede des Körpergewichts
- soziokulturelle und geschlechtsspezifische Normen im Hinblick auf Körpergewicht und Essverhalten

Bei der AN gilt es zur **Osteoporoseprophylaxe** auf eine ausreichende Kalziumzufuhr (mind. 1200 mg/d) zu achten. Eine Östrogensubstitutionstherapie hat in einzelnen Studien keinen eindeutig günstigen Effekt im Hinblick auf eine Verbesserung der Knochendichte erbracht. Es liegen Hinweise vor, dass die transdermale Applikation von Östrogen in physiologischen Dosen eine signifikante Erhöhung der Knochendichte bei jugendlichen Patienten bewirkt.

Die **Psychotherapie** kann verhaltenstherapeutisch, gesprächstherapeutisch, familientherapeutisch und/oder tiefenpsychologisch ausgerichtet sein. In der Regel gelangen Kombinationen der genannten Therapierichtungen zur Anwendung. Die Indikation zur Psychotherapie und die Auswahl der geeigneten Psychotherapiebausteine sind abhängig von der individuellen Patientin und der Ausbildung des Psychotherapeuten. Familientherapie ist besonders bei jüngeren Patientinnen indiziert. Die u. U. erheblichen Schuldgefühle der Eltern oder anderer Angehöriger sind zu berücksichtigen. Für die familienbasierte Therapie bzw. Familientherapie jüngerer Patientinnen ist im Vergleich zu anderen psychopharmakologischen bzw. psychotherapeutischen Ansätzen eine eindeutige Evidenz im Rahmen der AN-Behandlung nachgewiesen worden.

Gerade bei Patientinnen mit AN sollte eine **Gewichtsanhebung das zentrale initiale Therapieziel** sein. Bei erheblicher Kachexie kann eine kognitive Beeinträchtigung im Sinne eines reversiblen hirnorganischen Psychosyndroms vorliegen. Die Behebung dieser Folge der Starvation ist eine absolute Voraussetzung für die „Psychotherapiefähigkeit" einer Patientin. Die klinische Erfahrung lehrt, dass der Gewichtsanstieg sich insgesamt langsam vollzieht. Wiederholte Gewichtsabnahmen stellen den Regelfall und nicht die Ausnahme dar. Insofern ist vor übertriebenen therapeutischen Erwartungen zu warnen. Der Verlauf einer Essstörung beträgt in der Regel mehrere Jahre, Genesungen sind auch noch nach 10-jähriger Dauer möglich. Dem niedergelassenen Arzt kommt angesichts dieser Chronizität die Funktion zu, die therapeutischen Bemühungen zu koordinieren und den Kontakt zur Patientin und der Familie zu halten. Das Gewicht und bei noch wachsenden Jugendlichen auch die Körperhöhe sind regelmäßig zu kontrollieren.

Unter stationären Bedingungen werden häufig Gewichtszunahmen von 500–1000 g pro Woche angestrebt. Bei ambulanten Behandlungen vollzieht sich der Gewichtsanstieg deutlich langsamer. In der Regel gelingt es einer Patientin nur dann das nach einer stationären Therapie erreichte Gewicht zu halten, wenn in der ambulanten Nachbehandlung das Gewicht engmaschig kontrolliert und bei erneuter Gewichtsabnahme entsprechend interveniert wird. Bei Jugendlichen empfiehlt sich die Festlegung eines kritischen Gewichts, unterhalb dessen eine erneute stationäre Behandlung vereinbart wird.

Merke **M!**

Dem ambulant tätigen Arzt muss bekannt sein, dass Patientinnen durch diverse Maßnahmen (z. B. exzessives Wasser trinken, Anlegen schwerer Schmuckstücke, Verstecken von schweren Gegenständen in Kleidungsstücken) ein höheres Gewicht vortäuschen konnen, um beispielsweise eine stationäre Behandlung zu umgehen. Auch können Angehörige die Tragweite der Symptomatik möglicherweise nicht adäquat erkennen.

Die Therapiebausteine, die nach individuellen Aspekten und den vor Ort möglichen Therapieangeboten ausgewählt werden, sollten in ein **längerfristiges Gesamtkonzept** eingebettet sein. Eine Abstimmung zwischen stationär und ambulant tätigen Therapeuten ist eine wesentliche Voraussetzung für eine erfolgreiche Therapie.

Bei vitaler Indikation muss eine stationäre Einweisung in eine hierfür geeignete Klinik ggf. auch gegen den Willen der Patientin erfolgen. Es muss jedoch betont werden, dass ein derartiges Vorgehen nur als Ultima ratio angesehen werden kann. Eine wesentlich bessere **Compliance** der Patientinnen lässt sich erzielen, wenn sie von der Notwendigkeit einer Behandlung überzeugt werden können. Bei Frauen kann als Bewertungsmaßstab für ein potenziell lebensbedrohliches Untergewicht ein BMI von $< 13\,kg/m^2$ gewertet werden. Jedoch können auch bei einem höheren BMI tödliche Komplikationen auftreten. Dies gilt besonders, wenn der Gewichtsverlust sehr rasch erfolgte. Zu berücksichtigen ist auch, dass einzelne Patientinnen im Akutstadium die Flüssigkeitszufuhr einschränken bzw. einstellen. Das Vorliegen einer akuten Suizidalität ist bei jeder essgestörten Patientin abzuklären.

Nur bei akut lebensbedrohlich erkrankten Patientinnen mit extremem Untergewicht bzw. bei Vorliegen schwerer somatischer Störungen kann eine **intensivmedizinische Behandlung** indiziert sein. Da auf einer Intensivstation die spezifischen Probleme essgestörter Patienten nicht ausreichend bekannt sind bzw. berücksichtigt werden können, ist nach Möglichkeit eine Behandlung in einer Klinik vorzuziehen, deren therapeutisches Team über entsprechende Erfahrungen mit essgestörten Patienten verfügt. Zunächst sollte immer der Versuch gemacht werden, dass die Patientin von sich aus Nahrung zu sich nimmt. Im Einzelfall kann eine Nasen-Magen-Sonde eine deutliche Entlastung der Patientin bewirken.

Cave ⚠

Eine parenterale Ernährung ist nur in absoluten Ausnahmefällen bei vitaler Bedrohung unter intensivmedizinischer Kontrolle sinnvoll; schwerwiegende, teilweise tödlich verlaufende Komplikationen – insbesondere Elektrolytentgleisungen – bei parenteraler Ernährung sind mehrfach beschrieben worden.

Die Energiezufuhr sollte initial langsam gesteigert werden. Eine seltene, aber gefürchtete **Komplikation** in dieser Phase stellt die akute Pankreatitis dar. Eine häufigere Komplikation der erneut begonnen Energiezufuhr – vor allem bei stark unterernährten Patienten – stellt die Hypophosphatämie im Rahmen eines sog. **Refeeding-Syndroms** dar (Hypophosphatämie, Elektrolytveränderungen, kardiale und neurologische Komplikationen). Auf eine Flüssigkeitsbilanzierung ist zu achten. Blutbild, Kreatinin, Harnstoff, Elektrolyte, Transaminasen und Amylase sind insbesondere zu Beginn der Realimentation sorgfältig zu kontrollieren. Phosphat sollte bei einer Hypophosphatämie oral substituiert werden [10].

Die Gabe von **Serotonin-Wiederaufnahme-Hemmern** kann zur Rückfallprophylaxe bei Essstörungen sinnvoll sein. Empfohlen wird beispielsweise bei Patientinnen mit BN die Einstellung auf Fluoxetin (Tagesdosis 60 mg), die psychopharmakologisch versierte Ärzte vornehmen sollten. Eine Gabe von Serotonin-Wiederaufnahme-Hemmern verbessert nicht den Behandlungsverlauf bei Patientinnen mit AN. Bei ausgeprägter Hyperaktivität können Benzodiazepine und Olanzapin hilfreich sein. Eine eindeutige Evidenz für Neuroleptika liegt jedoch nicht vor. Die psychiatrische Komorbidität bei Essstörungen bedarf u. U. einer eigenständigen psychotherapeutischen und/oder -pharmakologischen Therapie.

12

12.5 Prognose

Bei **AN** werden durchschnittlich Mortalitätsraten von 5–10 % berichtet. Die AN weist die höchste Mortalität von allen psychiatrischen Erkrankungen auf. Der tödliche Ausgang einer Anorexie ist besonders bei mehr- bzw. langjährig erkrankten Patientinnen mit niedrigem BMI zu befürchten. Suizide tragen ebenfalls zu der hohen Mortalität bei. BMI-Werte < 13 kg/m^2 bei stationärer Aufnahme gehen mit einem deutlich erhöhten Mortalitätsrisiko einher. Nur ca. 10 % aller Patientinnen mit dieser Essstörung genesen innerhalb von 2 Jahren. Langzeitstudien (> 10 Jahre) zeigen Remissionsraten zwischen 50 % und 80 %. Mit zunehmender Katamnesedauer wird der Prozentsatz der noch kranken Personen kleiner, wobei sowohl Gesundung als auch Tod diese Abnahme bedingen. Chronische Verläufe sind durch soziale Isolation und hohe psychiatrische und somatische (z. B. renale Insuffizienz) Komorbidität gekennzeichnet. Übergänge in subklinische Essstörungen sind häufig; genesene Patientinnen behalten häufig mehr oder minder leichte Auffälligkeiten des Essverhaltens bei. Übergewicht tritt nur selten auf. Ungefähr 50 % der ehemaligen Patientinnen bekommen Kinder. Eine potenzielle Spätfolge ist die Osteoporose, die selten zu Spontanfrakturen führt.

Der Verlauf der **BN** ist insgesamt günstiger. Die Letalität beträgt ca. 2–4 %, wobei Suizid und Folgen der Bulimie (z. B. Ösophagusruptur) vorkommen. Dennoch besteht die Bulimie ebenfalls häufig über mehrere Jahre fort.

Der Verlauf einer **BED** ist wechselhaft; häufig halten entsprechende Essattacken über mehrere Jahre an, um dann im Rahmen beispielsweise einer Gewichtsabnahme, einer Psychotherapie oder einer medikamentösen Adipositastherapie zu sistieren.

12.6 Literatur

[1] American Psychiatric Association: Diagnostic and Statistical Manual of Mental Disorders, 5th Edition (DSMsm-5). American Psychiatric Publishing, 5. Aufl. 2013
Kommentar: das aktuelle amerikanische Diagnosesystem.

[2] American Psychiatric Association: Diagnostisches und Statistisches Manual Psychischer Störungen DSM-IV. Göttingen: Hogrefe 1994
Kommentar: Diagnosesystem DSM-IV, das im Jahr 2013 durch das DSM-5 abgelöst wurde.

[3] American Psychiatric Association: Practice guideline for eating disorders. Am J Psychiatry 1993; 150: 212–228

[4] Fichter MM, Pirke KM. Psychobiology of human starvation. In: Remschmidt H, Schmidt MH, eds. Child and Youth Psychiatry: European Perspectives. Volume 1. AN. Hogrefe&Huber Publishers 1990;13–29

[5] Föcker M, Timmesfeld N, Scherag S et al. Screening for anorexia nervosa via measurement of serum leptin levels. Journal of NeuralTransmission 2011; 118: 571–578
Kommentar: Föcker et al. stellen einen Serum-Leptinspiegel von 2 ng/ml als Grenzwert zur Unterscheidung zwischen starvierten Anorexie-Patientinnen und untergewichtigen gesunden Kontrollen heraus. Nach Berechnungen der Sensitivität und Spezifität wird der Leptinspiegel als Screening-Marker für Anorexia nervosa empfohlen.

[6] Hebebrand J, Himmelmann GW, Heseker H et al. Use of percentiles for the body mass index in AN: diagnostic, epidemiological, and therapeutic considerations. Int J Eating Disorders 1996; 19: 359–369

[7] Hebebrand J, Muller TD, Holtkamp K et al. The role of leptin in anorexia nervosa: clinical implications. Mol Psychiatry 2007; 12: 23–35
Kommentar: Hebebrand et al. erläutern in dieser Übersichtsarbeit den Einfluss des Leptins auf die Hypothalamus-Hypophysen-Gonaden-Achse, die Knochendichte und die Hyperaktivität. Leptin ist zweifellos ein Trigger der neuroendokrinen Adaptationen an den Zustand der Starvation. Eine Leptingabe bei Hyperaktivität wird als mögliche therapeutische Intervention herausgestellt.

[8] Herpertz S, Hagenah U, Vocks S et al., German Society of Psychosomatic Medicine and Psychotherapy, German College for Psychosomatic Medicine. The diagnosis and treatment of eating disorders. Dtsch Ärztebl 2011; 108, 678–685. Retrieved from www.awmf.org/uploads/tx_szleitlinien/051 026m_S 3_Diagnostik_Therapie_Essstoerungen.pdf
Kommentar: Aktuelle deutsche S 3-Leitlinie für Essstörungen, die u. a. Kriterien für eine stationäre Aufnahme bei Anorexia nervosa definiert.

[9] Knoll S, Föcker M, Hebebrand J. Clinical Problems encountered in the treatment of adolescents with anorexia nervosa. ZKJP 2013: 41: 433–446
Kommentar: In dieser Übersichtsarbeit werden Epidemiologie, Verlauf und Therapie von Anorexia nervosa ausführlich dargestellt. Das Problem der Definition von Chronizität bei Anorexia nervosa wird diskutiert und ein Vorschlag vorgestellt. Zudem werden randomisiert kontrollierte Studien zur Psycho-, Psychopharmako- und Hormontherapie aufgelistet und diskutiert. Eine eindeutige Evidenz besteht bei Anorexia nervosa nur für familienbezogene Therapien.

[10] Ornstein RM, Golden NH, Jacobson MS et al. Hypophosphatemia during nutritional rehabilitation in anorexia nervosa: implications for refeeding and monitoring. J Adolesc Health 2003: 32: 83–88
Kommentar: In dieser Veröffentlichung wird das Refeeding-Syndrom bei Anorexia nervosa während der stationären Therapie und dessen physiologische Bedeutung erläutert. Die Empfehlung lautet, Phosphat während des therapeutischen „Refeedings" regelmäßig zu bestimmen und bei Hyophosphatämie zu substituieren.

[11] Polivy J, Herman CP. Dieting and binging. A causal analysis. Am Psychologist 1985; 40: 193–201

[12] Smink F, van Hoeken D, Hoek HW. Epidemiology, course and outcome of eating disorders. Curr Opin Psychiatry 2013; 26: 543–548
Kommentar: Smink et al. untersuchen den Einfluss der neuen Diagnosekriterien DSM-5 auf Epidemiologie, Verlauf und Outcome bei Essstörungen. Sie berichten von einer Abnahme der „nicht anders spezifizierbaren Essstörungen" durch die DSM-5 Diagnosen. Verlaufs- und Outcome-Untersuchungen zu Anorexia nervosa und Bulimia nervosa zeigen jedoch bisher keinen Unterschied zwischen DSM-IV und DSM-5 Diagnosen.

[13] Whittaker A, Davies M, Shaffer D et al. The struggle to be thin: a survey of anorexic and bulimic symptoms in a non-referred adolescent population. Psychologial Medicine 1989; 19: 143–163

Kapitel 13

Fettstoffwechsel

13 Fettstoffwechsel

K. G. Parhofer, A. Steinmetz

13.1 Definition

Störungen im Fettstoffwechsel treten bei einer Vielzahl internistischer Erkrankungen auf. Sie bedingen einerseits die Entwicklung arteriosklerotischer Gefäßerkrankungen, insbesondere der koronaren Herzerkrankung, der peripheren arteriellen Verschlusskrankheit und des Schlaganfalls im chronischen Verlauf, sie können auch akute abdominelle Krisen und Pankreatitiden im hervorrufen. Sie können aber auch als Folge anderer Grunderkrankungen als sekundäre Fettstoffwechselstörungen, bei Lebererkrankungen, Nierenerkrankungen, Adipositas oder Anorexie sowie Schilddrüsenfunktionsstörungen auftreten.

Dyslipidämien, Fehlverteilungen der Lipidfraktionen können als Hyperlipidämien auftreten in Form von Erhöhung einzelner Fraktionen wie erhöhtes LDL-Cholesterin oder erhöhte Triglyzeride einerseits oder auch als Erniedrigung einer Fraktion, also als Fehlverteilungen, Dyslipoproteinämien, z. B. als niedriges HDL-Cholesterin. So können zudem bei normalem Gesamtcholesterin die Hauptunterfraktionen LDL- und HDL-Cholesterin durch relativ hohen Anteil an LDL und sehr niedrigen Anteil an HDL verschoben sein und durch alleinige Messung von – normalem – Gesamtcholesterin der Entdeckung einer Dyslipidämie entgehen.

13.2 Epidemiologie

Innerhalb einer Bevölkerung zeigt sich eine positive Korrelation zwischen dem Cholesterinspiegel und der KHK-Inzidenz. Dieser Zusammenhang findet sich auch beim Vergleich verschiedener Populationen [13], [23]. Diese Zusammenhänge beruhen vor allem auf der Assoziation zwischen LDL-Cholesterin (der Hauptdeterminanten des Gesamtcholesterins) und der KHK-Rate. Sowohl die Daten der amerikanischen Framingham-Untersuchung als auch der deutschen PROCAM-Studie haben gezeigt, dass unabhängig von anderen Risikofaktoren ein Anstieg des LDL-Cholesterins zu einer dramatischen Erhöhung des kardiovaskulären Risikos führt. Die gleichen epidemiologischen Erhebungen haben aber auch gezeigt, dass eine Erniedrigung des HDL-Werts unabhängig vom LDL-Cholesterinwert mit einer erhöhten Atheroskleroserate assoziiert ist [2].

13.3 Grundlagen

13.3.1 Lipoproteine/ Hyperlipoproteinämien

Lipide (Phospholipide, Triglyzeride, Cholesterinester und freies Cholesterin) werden im Plasma als **Lipoproteine** transportiert, deren Proteinanteile **Apolipoproteine** genannt und alphabetisch mit Apolipoprotein A, B, C etc. bezeichnet werden. Apolipoproteine nehmen sehr spezifische Funktionen im Lipoproteinstoffwechsel wahr (Kofaktor- oder Aktivatorfunktion für Enzyme im Lipoproteinmetabolismus, spezifische Bindung an Lipoproteinrezeptoren) [17].

Die Unterteilung der Lipoproteine nach physikochemischen (und größtenteils auch funktionellen) Eigenschaften in Chylomikronen, Very-low-Density-Lipoproteine (VLDL), Low-Density-Lipoproteine (LDL) und High-Density-Lipoproteine(HDL) wird nicht allen Lipoprotein-Stoffwechselprodukten gerecht, hat sich aber für klinische und wissenschaftliche Fragestellungen durchgesetzt.

Die ursprüngliche Klassifikation der Hyperlipoproteinämien von **Fredrickson und Kollegen** [11] in die Typen I–V ist eine rein **phänomenologische Einteilung** und trägt der zugrunde liegenden Pathophysiologie nicht Rechnung, differenziert auch nicht zwischen primären und sekundären Hyperlipoproteinämien und lässt keinen Platz für Veränderungen in den HDL-Cholesterinspiegeln und des Lipoprotein (a) [Lp(a)].

Die Klassifikation nach Fredrickson ist deswegen heute weitgehend verlassen. Stattdessen werden Dyslipoproteinämien meist nach rein klinischen Gesichtspunkten eingeteilt (▸ Tab. 13.1). Zusätzlich kann jede dieser Dyslipoproteinämien mit einer Lp(a)-Erhöhung einhergehen. Neben der früheren Phänotypisierung nach Fredrickson sind in der Tabelle auch mögliche dahinter stehende familiäre Lipoproteinstörungen erwähnt.

13.3.2 Lipoprotein-Stoffwechselwege

▸ Abb. 13.1, ▸ Abb. 13.1a, ▸ Abb. 13.1b, ▸ Abb. 13.1c zeigt die wesentlichen Lipoprotein-Stoffwechselwege. Die mit der Nahrung aufgenommenen exogenen Lipide gelangen als Chylomikronen über das Lymphsystem ins Plasma. Dort werden die Triglyzeride durch die Lipoproteinlipase hydrolysiert und die so entstehenden Chylomikronen-Remnants irreversibel in die Leber aufgenommen. Kurzkettige Fettsäuren werden direkt resorbiert und gelangen unter Umgehung des Chylomikronenweges in die Zirkulation.

Tab. 13.1 Klinisch-praktische Klassifikation von Fettstoffwechselstörungen, deren Erscheinungsformen im Plasma, die mögliche Phänotypisierung nach Fredrickson sowie dahinter stehende mögliche familiäre genetische Störungen.

Dyslipoproteinämie	veränderte Fraktion	Lipidveränderung	Fredrickson-Typ	familiäre genetische Störung
LDL-Hypercholesterinämie	LDL erhöht	Gesamtcholesterin ↑, LDL-Cholesterin ↑	II a	familiäre Hypercholesterinämie • LDL-Rezeptor-Defekt • familiär defektes Apo-B100 • PCSK9-Mutationen • autosomal rezessive Hypercholesterinämie
Hypertriglyzeridämie	VLDL, Chylomikronen und deren Remnants erhöht	Gesamtcholesterin ↑, Triglyzeride ↑, HDL-Cholesterin ↓	I, (III), IV, V	• familiäre Hypertriglyzeridämie • familiäre Lipoproteinlipase-Defizienz oder ApoCII-Defizienz • LCAT-Mangel • hypertriglyzeridämische Form der familiär kombinierten Hyperlipidämie
kombinierte Hyperlipoproteinämie	LDL und VLDL (Chylomikronen) erhöht	Gesamtcholesterin ↑, Triglyzeride ↑, LDL-Cholesterin ↑, HDL-Cholesterin ↓	II b, III (IV, V)	• familiär kombinierte Hyperlipidämie • familiäre Typ-III-Hyperlipidämie (Dysbetalipoproteinämie)
isolierte HDL-Cholesterinerniedrigung	HDL erniedrigt	HDL-Cholesterin ↓	nicht vorgesehen	• familiäre Hypo-Alpha-Lipoproteinämien • Apo-A1-Mutationen wie Apo-A1-Milano • Tangier-Disease • Fish-Eye-Disease

LCAT: Lecithin-Cholesterin-Acyltransferase; PCSK9: Proprotein-Convertase Subtilisin-Keksin Typ 9

Die Leber ihrerseits synthetisiert als Träger der endogenen Lipide VLDL, die ebenfalls durch Einwirken der Lipoproteinlipase zu VLDL-Remnants (Lipoproteine intermediärer Dichte, IDL) metabolisiert und dann auf noch nicht vollständig geklärte Weise zu LDL umgewandelt werden. Es werden aber auch Lipoproteine höherer Dichte als VLDL, also IDL und LDL, direkt sezerniert. LDL stehen so zum einen der Peripherie als Lieferant von Cholesterin und anderen transportierten Bestandteilen zur Verfügung, werden jedoch zu einem großen Prozentsatz (etwa 75 %) selbst wieder über die Leber metabolisiert.

Die meisten menschlichen Körperzellen können zwar Cholesterin synthetisieren, jedoch nicht abbauen. Sie müssen daher anfallendes Cholesterin zur Ausscheidung als Gallensäuren in die Leber zurücktransportieren (Modell des Cholesterinrücktransports). In diesem Modell spielt HDL eine zentrale Rolle, indem es Cholesterin von peripheren Zellen aufnimmt und zur Ausscheidung in die Leber transportiert. Ein Teil des Cholesterins wird dabei durch das Cholesterinester-Transferprotein (CETP) auf VLDL und LDL übertragen und gelangt so ebenfalls zur Leber. Allerdings hat HDL neben seiner Rolle im Cholesterinrücktransport noch weitere wichtige Funktionen. So können HDL auch Fettsäuren, verschiedene Lipide sowie pro- und antiinflammatorische Signale transportieren.

Die in ▸ Abb. 13.1, ▸ Abb. 13.1a, ▸ Abb. 13.1b, ▸ Abb. 13.1c gezeigten Stoffwechselwege sind nicht voneinander unabhängig. So beeinflusst eine Störung des VLDL-Stoffwechsels (z. B. vermehrte Produktion bei Diabetes mellitus) auch den postprandialen Lipidstoffwechsel. Auch ist bei familiärer Hypercholesterinämie nicht nur der Stoffwechsel der LDL verändert, sondern es kommt auch zu einer vermehrten Sekretion von LDL-Partikeln. Besonders eng miteinander verknüpft sind aber der Stoffwechsel der triglyzeridreichen Lipoproteine und des HDL. Aus diesem Grund wird bei einer Hypertriglyzeridämie meist auch eine HDL-Erniedrigung gesehen.

13.4 Einteilung und klinische Erscheinungsbilder

13.4.1 Primäre Fettstoffwechselstörungen

LDL-Hypercholesterinämie

Die durch einen LDL-Rezeptordefekt in heterozygoter oder homozygoter Ausprägung bedingte familiäre Hypercholesterinämie ist der Prototyp einer Fettstoffwechselstörung (▸ Tab. 13.1), die zur Atherosklerose führt, und bis heute der stichhaltigste Beweis für den engen Zusammenhang zwischen LDL-Cholesterin und Atherosklerose. Man ging lange davon aus, dass die familiäre Hypercholesterinämie in Deutschland eine Häufigkeit von 1:500 (heterozygot) bzw. ca. 1:1 Mio. (homozygot) hat. Neuere Daten aus anderen europäischen Ländern zeigen allerdings eine deutlich höhere Prävalenz (bis zu 1:250), sodass auch für Deutschland von einer höheren Rate ausgegangen werden kann [37]. Inzwischen sind > 1700 verschiedene Mutationen nachgewiesen, die alle Aspekte der rezeptorvermittelten LDL-Aufnahme betreffen können. Betroffene Individuen haben meist eine positive Familienanamnese (für Atherosklerose, insbesondere KHK)

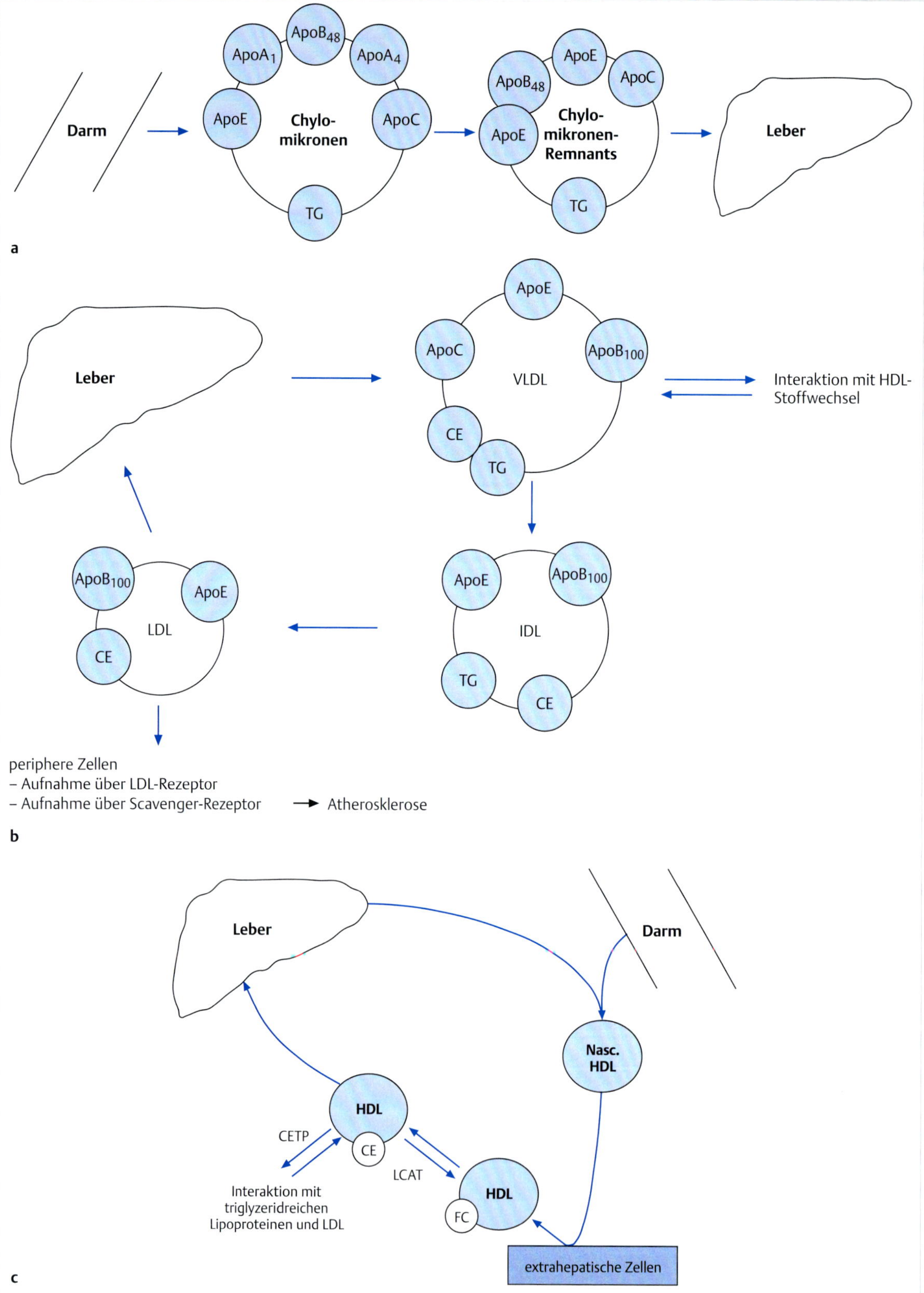

Abb. 13.1 Lipoprotein-Stoffwechselwege. CE: Cholesterinester, CETP: Cholesterinestertransport-Protein, FC: unverestertes Cholesterin, LCAT: Lecithin-Cholesterin-Acyltransferase.
a Exogener Lipidtransport.
b Endogener Lipidtransport.
c Reverser Cholesterintransport (Cholesterinrücktransport).

und sind häufig im 4.–6. Lebensjahrzehnt von Atherosklerose-Ereignissen betroffen. Bei homozygoten Patienten können Atherosklerose-Ereignisse bereits im 1. Lebensjahrzehnt auftreten.

Zu einem ähnlichen klinischen Bild, meist aber in schwächerer Ausprägung, führt ein Apo-B-Defekt (familiär defektes Apo-B100). Bei dieser Erkrankung kommt es ebenfalls zu einer verminderten Aufnahme von Apo-B100-haltigen Lipoproteinen. Da diese Lipoproteine teilweise aber über Apo-E verstoffwechselt werden können, welches ebenfalls an den LDL-Rezeptor bindet, ist die Ausprägung der LDL-Hypercholesterinämie und auch der Atherosklerose meist nicht so stark. Ein weiterer sehr seltener Grund (< 1 % aller familiären Hypercholesterinämien) ist eine „Gain-of-Function"-Mutation von Proprotein-Convertase Subtilisin-Keksin Typ 9 (PCSK9), einem Regulator des LDL-Rezeptor-Recyclings. Ist dieses Enzym besonders aktiv, wird der LDL-Rezeptor nicht recycelt, sondern abgebaut und es resultiert ein hoher LDL-Cholesterin-Plasmaspiegel. Interessanterweise sind die wesentlich häufigeren „Loss-of-Function"-Mutationen mit erniedrigten LDL-Cholesterinwerten und einer niedrigen Atheroskleroserate assoziiert [7]. Eine weitere sehr seltene Form der familiären Hypercholesterinämie stellt die autosomal-rezessive Hypercholesterinämie dar, welche auf einer Mutation im LDL-Rezeptor-Adaptor-Protein-Gen beruht.

Die Mehrzahl der Patienten mit gering oder mäßig erhöhten LDL-Cholesterinwerten hat eine sog. polygene LDL-Hypercholesterinämie, bei der sich kein eindeutiger Defekt im LDL-Rezeptorgen oder im Apo-B100 nachweisen lässt. Daneben können eine Reihe von sekundären Fettstoffwechselstörungen sich primär als LDL-Hypercholesterinämie manifestieren (s. u.).

Hypertriglyzeridämie

Hypertriglyzeridämien repräsentieren eine sehr heterogene Gruppe von Lipidstoffwechselstörungen. Selten liegt einer ausgeprägten Hypertriglyzeridämie eine definierte genetisch bedingte Störung zugrunde (Lipoprotein Lipasemangel, Apo-CII-Mangel etc.). Sehr viel häufiger sind Mischformen zwischen primären und sekundären Fettstoffwechselstörungen. So kann bei prädisponierten Patienten die Zufuhr von geringen Mengen an Alkohol oder Östrogenen zu einer ausgeprägten Hypertriglyzeridämie führen [14].

> **Merke** M!
>
> Bei ausgeprägten Hypertriglyzeridämien (> 1000 mg/dl, 11,4 mmol/l, meist > 5 000 mg/dl, 57 mmol/l) kann ein Chylomikronämie-Syndrom (Mikrozirkulationsstörungen, akute Pankreatitis) auftreten.

Nicht alle Hypertriglyzeridämien sind mit Atherosklerose assoziiert. Insbesondere die genetisch bedingten reinen Hypertriglyzeridämien vermitteln vermutlich kein wesentliches Atheroskleroserisiko. Welche Formen der Hypertriglyzeridämie tatsächlich ein Atheroskleroserisiko vermitteln, ist weiter umstritten. Aus klinisch praktischer Sicht kann davon ausgegangen werden, dass Patienten, die eine Hypertriglyzeridämie im Rahmen des metabolischen Syndroms oder Typ-2-Diabetes aufweisen, ein erhöhtes Risiko besitzen, wohingegen Patienten mit isolierter Hypertriglyzeridämie ohne weitere Kennzeichen des metabolischen Syndroms und ohne Familienanamnese für Atherosklerose kein erhöhtes Risiko aufweisen. Die früher benutzte Unterteilung nach familiärer Hypertriglyzeridämie (kein erhöhtes Risiko) und familiär kombinierter Hyperlipidämie (erhöhtes Risiko) ist heute weitgehend verlassen worden.

Kombinierte Hyperlipoproteinämie

Darunter wird die gleichzeitige Erhöhung von LDL-Cholesterin und Triglyzeriden verstanden. Die Erhöhung des Gesamtcholesterins darf hierbei nicht herangezogen werden, da alle ausgeprägten Hypertriglyzeridämien auch mit einer Erhöhung des Gesamtcholesterins verknüpft sind, da auch triglyzeridreiche Lipoproteine einen ca. 20 %igen Anteil an Cholesterin tragen. Ähnlich wie für die meisten Formen der Hypertriglyzeridämie lässt sich bei kombinierten Hyperlipoproteinämien häufig keine monogenetische Ursache finden. Auch hier handelt es sich sehr häufig um Mischformen zwischen primären und sekundären Fettstoffwechselstörungen. Allerdings muss grundsätzlich von einem erhöhten Atheroskleroserisiko ausgegangen werden. Neue Arbeiten zeigen, dass dem Remnant-Cholesterin und damit den Remnant-Partikel eine kausale Rolle im Atheroskleroseprozess zukommt. Da diese Partikel Apo-B100 (Remnants von VLDL oder IDL) oder Apo-B48 (Chylomikronen-Remnants) enthalten, kann man davon ausgehen, dass alle Apo-B-haltigen Lipoproteine ein atherogenes Potenzial haben [31], [36].

Häufig manifestiert sich auch die familiäre Dysbetalipoproteinämie (Typ-III-Hyperlipoproteinämie) als kombinierte Hyperlipoproteinämie [32]. Bei dieser Erkrankung kommt es auf dem Boden einer Homozygotie für Apo-E2 zusammen mit exogenen Faktoren (Diabetes, Alkohol, Übergewicht etc.) zu sehr ausgeprägten Lipidveränderungen, die frühzeitig mit einer erhöhten Atheroskleroserate assoziiert sind. Im Lipidstatus fallen ein mäßig erhöhter Triglyzeridspiegel bei erniedrigtem LDL-Cholesterin und HDL-Cholestein sowie ein angesichts der Triglyzeride und des niedrigen LDL-Cholesterins übermäßig erhöhtes Gesamtcholesterin auf.

Isolierte HDL-Cholesterin-Erniedrigung

Es gibt eine Reihe von seltenen monogenetisch bedingten Erniedrigungen des HDL-Cholesterins, die nicht notwendigerweise mit einer erhöhten Atheroskleroserate assoziiert sind. Die überwiegende Mehrzahl der Patienten mit erniedrigten HDL-Cholesterinwerten hat jedoch gleichzeitig zumindest grenzwertig erhöhte Triglyzeridwerte und ist deshalb eher der Kategorie primäre Hypertriglyzeridämie oder kombinierte Hyperlipoproteinämie zuzuordnen.

Untersuchungen an verschiedenen Populationen haben eine klare Beziehung zwischen erniedrigtem HDL-Cholesterin und koronarer Herzkrankheit sowie anderen Atherosklerosemanifestationen gezeigt. Lange Zeit war man davon ausgegangen, dass es sich hierbei um eine kausale Beziehung handelt. Allerdings stellen genetische Daten und Interventionsdaten diese Kausalität inzwischen infrage [36]. So ist eine genetisch bedingte HDL-Cholesterinerniedrigung nicht klar mit Atherosklerose assoziiert, und eine medikamentös induzierte Erhöhung des HDL-Cholesterins hat in den bisherigen Ansätzen nicht zu einer Reduktion der kardiovaskulären Ereignisrate geführt. Problematisch ist dabei, dass HDL-Funktion (z. B. Cholesterinrücktransport) und HDL-Spiegel nicht notwendigerweise miteinander korrelieren. HDL-Funktionsmessungen sind jedoch sehr aufwendig und in keinster Weise standardisiert. Zudem gibt es überzeugende Hinweise, dass die epidemiologische Assoziation zwischen erniedrigtem HDL-Cholesterin und Atheroskleroserate vor allem darauf zurückzuführen ist, dass ein erniedrigter HDL-Cholesterinspiegel ein guter Marker für eine erhöhte Konzentration von ApoB-haltigen Lipoproteinen ist.

Lipoprotein(a)-Erhöhung

Lipoprotein(a)-Spiegel sind weitgehend genetisch determiniert. Allerdings können eine chronische Niereninsuffizienz sowie akute Entzündungen Lipoprotein(a)-Spiegel ansteigen lassen, wohingegen es bei Leberfunktionsstörung zu einer Erniedrigung kommen kann. Eine Reihe von epidemiologischen Untersuchungen belegt, dass erhöhte Lipoprotein(a)-Spiegel mit einer vermehrten Atheroskleroserate assoziiert sind [16]. Wenngleich Lipoprotein(a)-Erhöhungen prinzipiell bei jeder anderen Fettstoffwechselstörung auftreten können, sind sie bei Hypertriglyzeridämien seltener als bei normalem Lipidstatus oder bei LDL-Hypercholesterinämie.

13

Da erhöhte Lipoprotein(a)-Spiegel diätetisch und medikamentös nur unzureichend behandelt werden können, dienen sie vor allem als Anlass, andere Risikofaktoren (z. B. LDL-Cholesterin) optimal einzustellen.

Lp(a) Spiegel sind offenbar invers mit dem Diabetesrisiko assoziiert, wie an einer großen Population der Women's Health Study und an einer dänischen Kohorte von Männern und Frauen gesehen wurde [25]. Zudem konnten in weiteren prospektiven Untersuchungen an Diabetikern der Nurses' Health Study und der Health Professionals' Follow-up-Studie Korrelationen von Lp(a)-Spiegeln mit kardiovaskulärem Risiko nachgewiesen werden [29]. Offensichtlich spielt Lp(a) bei Diabetikern eine unterschiedliche Rolle hinsichtlich des kardiovaskulären Risikos.

13.4.2 Sekundäre Fettstoffwechselstörungen

Allgemeines

Sekundäre Fettstoffwechselstörungen treten im Rahmen anderer Grunderkrankungen, von Medikamenten-, Umwelt- oder Hormoneinflüssen auf (▸ Tab. 13.2). Oftmals ist hierfür zusätzlich eine genetische Disposition ausschlaggebend. Hierdurch wird die Abgrenzung von den primären, rein genetisch determinierten Fettstoffwechselstörungen schwierig. Es gibt also einen fließenden Übergang zwischen primären und sekundären Störungen. Ein einfaches Vorgehen zum Ausschluss sekundärer Fettstoffwechselstörungen ist Folgendes:

- Anamnese in Bezug auf
  - Diabetes mellitus,
  - Schilddrüsenfunktionsstörungen,
  - Medikamente,
- Blutzuckerbestimmung, evtl. oraler Glukosetoleranztest,
- Bestimmung der Schilddrüsen (TSH)-, Nieren- und Leberwerte, Urinprotein.

Obwohl die Therapie der sekundären Hyperlipidämien zunächst die Behandlung der Grundkrankheit voraussetzt, kann bei manchen sekundären Hyperlipidämien, z. B. bei Diabetes mellitus oder Niereninsuffizienz, das Grundproblem nicht bis zum völligen Verschwinden der Hyperlipidämie therapiert werden. In diesen Fällen ist die sekundäre Form eigenständig zu behandeln.

Tab. 13.2 Situationen, die sekundär mit einer Fettstoffwechselstörung einhergehen können.

häufige Situationen	seltene Situationen
Fehlernährung	Anorexia nervosa
Alkohol- und Nikotinabusus	Cushing-Syndrom
Adipositas	Akromegalie
Diabetes mellitus	Hypopituitarismus, speziell Wachstumshormonmangel
Nierenerkrankungen	akut-intermittierende Porphyrie
Hypothyreose	Typ-I-Glykogenspeicherkrankheit
Lebererkrankungen	Autoimmunerkrankungen, speziell Lupus erythematodes
Medikamente (Diuretika, Betablocker ohne ISA, Steroide, Cimetidin, Tamoxifen, orale Kontrazeptiva, Immunsuppressiva, Retinoide)	monoklonale Gammopathie Werner-Syndrom AIDS

Diabetes mellitus

Hyperlipoproteinämien und Dyslipoproteinämien finden sich sowohl bei Typ-1- als auch bei Typ-2-Diabetes. Hyperlipoproteinämien treten 3-mal häufiger bei Diabetikern im Vergleich zur Normalbevölkerung auf, gehen der Manifestation des Typ-2-Diabetes häufig voraus, sind als Hauptrisikofaktoren der Makroangiopathie zu sehen, jedoch auch mit der Entwicklung der Polyneuropathie assoziiert.

Die diabetische Dyslipidämie wird hauptsächlich durch hohe Spiegel an freien Fettsäuren bedingt, die zu einer vermehrten Sekretion von triglyzeridreichen Lipoproteinen führen und so eine Hypertriglyzeridämie mit erniedrigten HDL-Cholesterinspiegeln induzieren. Dabei kommt es auch zu einer Triglyzeridanreicherung der LDL mit Ausbildung einer atherogenen LDL-Subpopulation (kleine dichte Partikel) mit veränderten Rezeptor-Bindungseigenschaften und erhöhter Anfälligkeit für oxidative Modifikation. Die LDL-Cholesterinkonzentration ist häufig unauffällig. Bereits im prädiabetischen Stadium findet sich bei Probanden, die im Laufe ihres Lebens einen Diabetes entwickeln, schon eine typische Fehlverteilung der Lipide mit hohen Triglyzeriden und niedrigem HDL-Cholesterin sowie verändertem (Small-dense) LDL-Cholesterin [28], [33].

Die Prävalenz der Lipid- und Lipoproteinveränderung hängt in erheblichem Maße von der Qualität der Stoffwechselkontrolle sowie von den Komplikationen des Diabetes mellitus ab, insbesondere von Nierenfunktionsstörungen. Etwa ein Drittel aller Typ-2-Diabetiker ohne Nephropathie weist eine Hyperlipidämie auf, etwa doppelt so viele nach Entwicklung einer Nierenfunktionsstörung. Die Inzidenz von sehr niedrigem HDL-Cholesterin (< 35 mg/dl oder 0,9 mmol/l) wird zwischen 13 und 30 % angegeben.

Adipositas

Eine Vermehrung der abdominellen Fettmasse (androide Adipositas) ist mit Dyslipoproteinämie als einer zentralen Komponente des metabolischen Syndroms verknüpft. Ähnlich wie bei Diabetes mellitus Typ 2 führt ein vermehrter Fluss von freien Fettsäuren zu einer Hypertriglyzeridämie, zu niedrigen HDL-Cholesterinspiegeln und zur Vermehrung von kleinen, dichten LDL.

> **Praxis**
>
> In Bezug auf den Lipidstoffwechsel und das kardiovaskuläre Risiko muss also bei der Beurteilung einer übergewichtigen Person das Muster der Körperfettverteilung berücksichtigt werden.

Gewichtsreduktion normalisiert meist die Dyslipidämie, periphere Fettabsaugungen z. B. ändern nicht das metabolische Grundproblem.

Hormonelle Einflüsse

Ein **Schilddrüsenhormonmangel** führt zur Hyperlipoproteinämie, wobei typischerweise die LDL-Cholesterinerhöhung im Vordergrund steht. Seltener sind auch oder nur die Triglyzeride erhöht. In der Diagnostik einer Hyperlipoproteinämie sollte immer auch eine Hypothyreose ausgeschlossen werden; so zeigten z. B. in einer schottischen Studie etwa 20 % aller Frauen > 40 Jahre mit Hypercholesterinämie eine Schilddrüsenunterfunktion.

Eine **Östrogengabe** führt zum Anstieg der Triglyzeride (auch in den mit oralen Kontrazeptiva verabreichten geringen Dosen) und kann somit bei prädisponierten Personen eine schwere Hypertriglyzeridämie auslösen und zu einer Pankreatitis führen. Der östrogenbedingte Anstieg des HDL-Cholesterins hat seine Ursache in der Minderung der Aktivität der hepatischen Lipase, einem HDL-abbauenden Enzym. Andererseits stimulieren Östrogene die Expression des LDL-Rezeptors in der Leber und senken so in hohen Dosen LDL-Cholesterin im Plasma, wohingegen Androgene LDL-Cholesterin erhöhen. Bis zur Pubertät haben Jungen höhere HDL-Cholesterinspiegel als Mädchen, dies kehrt sich nach der Pubertät ins Gegenteil um. Der Östrogenverlust nach der Menopause ist für den Anstieg des LDL-Cholesterins bei Frauen im höheren Alter mit verantwortlich. Eine Östrogensubstitution nach der Menopause führt zu einer Verbesserung der Dyslipidämie im Alter.

Während der **Schwangerschaft** kommt es physiologischerweise zu einer moderaten Erhöhung von Cholesterin und Triglyzeriden, die sich nach der Geburt wieder normalisiert. Eine Schwangerschaft kann jedoch auch eine bestehende Hypertriglyzeridämie erheblich verstärken.

Der Missbrauch **anaboler Steroide** führt zu einer deutlichen, oft gemischten Hyperlipidämie und zusätzlich zu einem fast völligen Verschwinden des HDL-Cholesterins durch eine enorme Aktivitätssteigerung der hepatischen Triglyzeridlipase, des HDL-abbauenden Enzyms.

Nierenerkrankungen

Beim **nephrotischen Syndrom** werden oft schwere Hyperlipoproteinämien verschiedener Ausprägung (LDL-Hypercholesterinämie, Hypertriglyzeridämie, kombinierte Hyperlipoproteinämie) beobachtet. Durch die Hypalbuminämie erreichen erhöhte freie Fettsäurespiegel die Leber und stimulieren die Lipoproteinsynthese. Weitere Gründe für die deutliche Hyperlipoproteinämie beim nephrotischen Syndrom sind ein gestörter Abbau von triglyzeridreichen Lipoproteinen durch eine verminderte LPL- oder hepatische Triglyzeridlipase.

Die **chronische Niereninsuffizienz** ohne nephrotisches Syndrom zeigt ebenfalls häufig Dyslipoproteinämien, die unter der chronischen Hämodialyse und oft auch nach einer erfolgreichen Nierentransplantation persistieren. Außerdem steigt das atherogene Lipoprotein (a) bei einigen Patienten mit chronischer Niereninsuffizienz deutlich an und erhöht damit zusätzlich das atherogene Risiko. Umgekehrt fördert die Hyperlipoproteinämie in einem Circulus vitiosus selbst wiederum die Progression der Niereninsuffizienz.

Die **Nierentransplantation** behebt zwar meist erfolgreich die urämischen Veränderungen, allerdings persistieren häufig die Anomalien im Lipidstoffwechsel oder sind sogar noch verstärkt: Erhöhte Cholesterinspiegel werden bei bis zu 90 %, erhöhte Triglyzeridspiegel bei etwa 65 % der Transplantierten beobachtet. Hier spielen Immunsuppressiva eine bedeutende Rolle.

Lebererkrankungen

Die Leber ist sowohl der Hauptsynthese- als auch der zentrale Abbauort der Lipoproteine. **Cholestatische Lebererkrankungen** sind durch eine z. T. massive Erhöhung des unveresterten Cholesterins (Bildung von Lipoprotein X, Lp-X) gekennzeichnet. Dieses abnorme Lp-X akkumuliert und kann als LDL-Cholesterin fehlgedeutet werden. Es wird zwar leicht in der Elektrophorese entdeckt, allerdings werden Lipidelektrophoresen heute kaum noch vorgenommen. Klinisch kommt es zum Auftreten kutaner Xanthome, welche häufig bei Patienten mit primär biliärer Zirrhose zu beobachten sind.

Die Auswirkungen akuter hepatozellulärer Schädigungen auf den Lipidstoffwechsel sind im Allgemeinen ausgeprägter als bei der chronischen Hepatitis. Letztere zeigt abnorme LDL mit erhöhtem Triglyzeridgehalt als möglicher Ausdruck der Akkumulation von Lipoprotein-Remnants. Außerdem kommt es zu einem erheblichen Absinken des HDL-Spiegels im Plasma, der sich mit Regeneration der Leber wieder erholt.

Alkohol, Nikotin und Medikamente

Bei prädisponierten Personen kann **Alkohol** eine ausgeprägte Hypertriglyzeridämie induzieren. Bei LDL-Hypercholesterinämie oder Stoffwechselgesunden führt Alkohol dagegen zu einem Anstieg des HDL-Cholesterins und damit zu einem potenziell weniger atherogenen Lipidstatus. Insbesondere diese Erhöhung des HDL-Cholesterinspiegels wird als einer der Gründe dafür gesehen, dass Probanden mit regelmäßig moderatem Alkoholgenuss eine günstigere Prognose in Bezug auf koronare Herzerkrankungen zeigen als Alkoholabstinente. Selten führt exzessiv schweres Trinken zum Zieve-Syndrom mit massiver Hypertriglyzeridämie und Hämolyse.

Das Arterioskleroserisiko der **Zigarettenraucher** ist stark erhöht. Unter anderem wird eine dadurch induzierte oxidative Modifikation der Lipoproteine dafür verantwortlich gemacht. Zusätzlich kommt es durch Rauchen zu einer Dyslipidämie mit Erhöhung des Cholesterins und der Triglyzeride sowie zu Senkungen des HDL-Cholesterins.

Diuretika vom Typ der Thiazide in früher eingesetzten hohen Dosen und **Betablocker**, insbesondere ohne ISA, können zur Anhebung von Gesamtcholesterin, Triglyzeriden und LDL-Cholesterin sowie zu einem Absinken von HDL-Cholesterin und damit zu einer atherogenen Stoffwechselsituation führen.

Andere Betablocker, Clonidin, ACE-Hemmer, AT_1-Rezeptorantagonisten und Kalziumantagonisten sind in Bezug auf den Fettstoffwechsel als eher indifferent einzustufen.

Daneben gibt es eine Reihe weiterer Medikamente (Steroide, Immunsuppressiva, Protease-Inhibitoren und andere antivirale Medikamente, Neuroleptika, Antidepressiva etc.), die entweder direkt oder indirekt (Gewichtserhöhung) zur Hyperlipoproteinämie führen können. Typischerweise handelt es sich dabei meist um Hypertriglyzeridämien oder kombinierte Hyperlipoproteinämien.

13.5 Diagnostik

13.5.1 Lipide

Die gezielte Behandlung einer Fettstoffwechselstörung setzt eine differenzierte Lipoprotein-Diagnostik voraus. Die Messung von **Cholesterin** und **Triglyzeriden im Plasma** stellt noch immer die Ausgangsdiagnostik der Wahl für sämtliche Störungen im Fettstoffwechsel dar, zusätzlich sollten immer die **HDL-Cholesterin-** und die **LDL-Cholesterin-Konzentration** bestimmt (oder berechnet) werden. Weiterhin sollte zumindest einmalig **Lipoprotein (a)** bestimmt werden:

- Gesamtcholesterin und Triglyzeride (enzymatisch)
- HDL-Cholesterin (enzymatisch) nach Präzipitation der Apo-B-haltigen Lipoproteine, durch quantitative Lipoproteinelektrophorese oder durch direkte Messung mit homogener Methode
- LDL-Cholesterin (berechnet nach der Friedewald-Formel), durch quantitative Lipoproteinelektrophorese oder durch direkte Messung mit homogener Methode
- Lipoprotein (a) [Lp(a)] durch Nephelo- oder Turbidimetrie
- Berechnung von Non-HDL-Cholesterin (Gesamtcholesterin minus HDL-Cholesterin)

Mit der **Friedewald-Formel** (anwendbar bis zu Triglyzeridwerten von 400 mg/dl oder 4,6 mmol/l) lässt sich im Nüchternserum oder -plasma LDL-Cholesterin für den klinischen Alltag ausreichend berechnen.

Friedewald [mg/dl]:
[LDL-chol] = [Total chol]–[HDL-chol]–([TG]/5)

Friedewald (mmol/l):
[LDL-chol] = [Total chol]–[HDL-chol]–([TG]/2,2)

Während in der Vergangenheit großer Wert auf die Nüchtern-Blutabnahme gelegt wurde (mindestens 10h fasten), wird dies heute wesentlich weniger dogmatisch gesehen. Zum einen sind wesentliche Parameter des Lipidstoffwechsels (LDL-Cholesterin, HDL-Cholesterin, Lipoprotein (a)) im nüchternen und postprandialen Zustand nahezu gleich, und zum anderen spiegelt die „Nicht-nüchtern"-Situation die Lebenssituation meist besser wider, da aus lipidologischer Sicht die meisten Patienten nur sehr wenige Stunden am Tag nüchtern sind. Postprandial steigen in aller Regel die Triglyzeride an, wobei dies bei Stoffwechselgesunden meist nur relativ gering ausfällt (Verdoppelung oder Verdreifachung des Ausgangswertes in Abhängigkeit von der zugeführten Fettmenge). Hinzu kommt, dass neuere Untersuchungen darauf hindeuten, dass postprandiale Triglyzeridwerte oder auch postprandiale Remnant-Cholesterinwerte einen unabhängigen Risikofaktor für Atheroskleroseerkrankungen darstellen [3]. Trotzdem empfehlen wir, vor allem um eine bessere Vergleichbarkeit zu gewährleisten, in aller Regel eine Nüchtern-Blutabnahme zur Bestimmung des Lipidstatus.

Unter dem Non-HDL-Cholesterin wird sämtliches nicht mit dem HDL assoziiertes Cholesterin im Serum verstanden (also die Summe von VLDL-Cholesterin, Remnant-Cholesterin, IDL-Cholesterin und LDL-Cholesterin). Letztendlich entspricht das Non-HDL-Cholesterin dem Cholesterin, welches mit Apo-B-haltigen Lipoproteinen assoziiert ist und hat deshalb auch eine ähnliche prädiktive Bedeutung für Atheroskleroseerkrankungen wie der Apolipoprotein-B-Spiegel. Deshalb stellt das Non-HDL-Cholesterin nach neueren Empfehlungen auch einen sekundären Zielwert dar [6].

Beachtet werden muss auch, dass Akutphasereaktionen (z. B. Herzinfarkt, Bypass-Operationen etc.) den Lipidstatus signifikant beeinflussen können. Auch wenn Triglyzeriderhöhungen und LDL-Cholesterinerniedrigungen hierfür typisch sind, ist im individuellen Fall eine Vorhersage nicht möglich, sodass ein aussagekräftiger Lipidstatus erst einige Wochen nach einer Akutphasereaktion gewonnen werden kann.

Lipoprotein (a), Lp(a), stellt ein Heterodimer aus einem LDL-ähnlichen Partikel und einem Plasminogen-homologen Protein (a) dar [18], [27]. Die Serumspiegel sind genetisch determiniert, in der Höhe interindividuell stark unterschiedlich. Die Bestimmung von Lp(a) erfolgt immunonephelometrisch oder durch Turbidimetrie. Der Lp(a)-Spiegel muss lediglich einmal, zur Sicherheit seiner richtigen Bestimmung evtl. ein 2. Mal bestimmt werden. Lediglich die für Nikotinsäure beschriebene zusätzliche Lp (a)-Absenkung rechtfertigt im Einzelfall Verlaufsbestimmungen des Lp(a)-Spiegels unter dieser Behandlung (allerdings ist Nikotinsäure in Deutschland zurzeit nicht verfügbar).

Die so vorgenommene Diagnostik erlaubt eine Klassifikation der Lipidstörung (▶ Tab. 13.1). Damit können für den praktischen Alltag mehr als 90 % aller Lipidstörungen klassifiziert und einer sinnvollen Therapie zugeführt werden.

13.5.2 Apoproteinbestimmungen

Die Bestimmung der Proteinanteile (Apoproteine) von LDL (Apo-B) sowie für HDL (Apo-A1) hat sich im klinischen Alltag nicht durchgesetzt, obwohl die prädiktive Bedeutung von Apo-B dem LDL-Cholesterin etwas überlegen ist.

Einige **spezielle Situationen**, in denen eine zusätzliche Bestimmung von Apo-B der LDL bzw. von Apo-A1 der HDL sinnvoll sein kann, sind bekannt: Da jedes LDL-Lipoprotein nur ein Molekül Apo-B enthält, schätzt man mit der Apo-B-Bestimmung mehr die Anzahl der LDL-Partikel ab. Somit könnten auch normolipämische Probanden mit erhöhter LDL-Partikelzahl identifiziert werden, zumal die Konstellation mit erhöhtem Apolipoprotein-B bei normalem Gesamtcholesterin, als Hyperapobetalipoproteinämie bezeichnet, mit einem erhöhten Risiko für die koronare Herzerkrankung verbunden ist.

Für die Therapie der diabetischen Dyslipidämie wird neben LDL-Cholesterin – und Non-HDL-Cholesterin Zielen auch die Bestimmung von Apo B propagiert [5].

Die Höhe des HDL-Cholesterinspiegels korreliert negativ mit den Serumtriglyzeriden. Dies ist mitbedingt durch das Cholesterinester-Transferprotein (CETP), welches Cholesterin aus den HDL in VLDL im Austausch gegen Triglyzeride transportiert, sowie die hepatische Lipase, welche HDL abbaut. In dieser Situation gibt die Bestimmung des Apo-A1-Spiegels eine bessere Auskunft über HDL als das HDL-Cholesterin. Zusätzlich lassen die Bestimmungen von HDL- und LDL-Cholesterin und Apo-A1 und Apo-B z. B. wichtige kompositionelle Änderungen unter verschiedenen Therapien von Fettstoffwechselstörungen verfolgen.

13.5.3 Molekulargenetische Untersuchungen

Apolipoprotein-E-Genotyp

Die familiäre Dysbetalipoproteinämie (Typ-III-Hyperlipoproteinämie) ist eine multifaktorielle Erkrankung mit unterschiedlicher phänotypischer Ausprägung (Hypertriglyzeridämie, LDL-Hypercholesterinämie, kombinierte Hyperlipoproteinämie). Da > 95 % der Patienten mit Typ-III-Hyperlipoproteinämie homozygot für Apo-E2 sind, ist der Nachweis des Phänotyps Apo-E2/2 oder des Genotyps ε2/ε2 zur Diagnosesicherung die Methode der Wahl. Mehrere Laboratorien bieten inzwischen hauptsächlich die Genotypisierung des Apolipoproteins-E an.

Familiäre Hypercholesterinämie

Bei der familiären Hypercholesterinämie können inzwischen die genetischen Defekte relativ einfach nachgewiesen werden. Allerdings stellt sich in der Klinik oft die Frage, welche therapeutische oder prognostische Konsequenz dies hat. Es ist deshalb weiter unklar, ob bei Patienten mit klinischem Verdacht auf eine familiäre Hypercholesterinämie eine genetische Untersuchung durchgeführt werden soll. In einigen Ländern (z. B. Niederlande) wird dies grundsätzlich durchgeführt, in anderen Ländern (z. B. Deutschland) wird dies sehr viel restriktiver gehandhabt.

13.6 Lipidzielwerte unter Berücksichtigung der klinischen Situation

Die Therapie von Fettstoffwechselstörungen erfolgt meist unter dem Gesichtspunkt der Atheroskleroseprävention. Zahlreiche Lipidinterventionsstudien (v. a. unter der Verwendung von Statinen) zeigen, dass das relative Risiko für kardiovaskuläre Erkrankungen durch eine Lipidtherapie um ca. 25–40 % reduziert werden kann. Diese uniforme Risikoreduktion trifft auf Patienten mit relativ niedrigem wie auch auf solche mit relativ hohem LDL-Cholesterin zu [24]. Damit entscheidet vor allem das absolute Risiko darüber, wie viele Koronarereignisse durch eine Lipidintervention tatsächlich verhindert werden können. Um die Ressourcen möglichst effektiv einzusetzen, muss das Hauptaugenmerk darauf gerichtet werden, Patienten mit hohem Absolutrisiko zu identifizieren, um sie einer gezielten Lipidtherapie zuzuführen.

Praxis

Auch wenn der Hyperlipoproteinämie eine zentrale Rolle bei der Atheroskleroseentstehung zukommt, sind Atheroskleroseereignisse das Ergebnis eines komplexen Zusammenspiels verschiedener bekannter und unbekannter Risikofaktoren. Dieser multifaktoriellen Genese muss auch bei der Einschätzung der Therapiebedürftigkeit einer Hyperlipoproteinämie Rechnung getragen werden.

Während man früher streng zwischen Primär- und Sekundärprävention unterschieden hat, wird diese Aufteilung inzwischen zunehmend verlassen, da aufgrund der immer besser werdenden Methodik auch frühe Formen der Atherosklerose zu erfassen sind und damit die Trennung unscharf geworden ist. Es steht aber außer Zweifel, dass Patienten mit einer klinischen Atherosklerosemanifestation (etwa Z. n. Myokardinfarkt oder Stent) das größte Risiko für ein erneutes Atheroskleroseereignis haben. Ein ähnlich hohes Risiko haben vermutlich Diabetiker mit multiplen Risikofaktoren oder Patienten mit chronischer Niereninsuffizienz. Patienten mit nur einzelnen Risikofaktoren haben dagegen ein wesentlich geringeres Risiko. Allerdings ist die Gewichtung einzelner Risikofaktoren z. T. unklar.

Nach den europäischen Empfehlungen gilt für das **LDL-Cholesterin**:

- **sehr hohes Risiko** (KHK oder KHK-Äquivalent; Risiko für kardiovaskulären Tod > 10 % in 10 Jahren): **LDL < 70 mg/dl (1,8 mmol/l)**; ist dies nicht möglich, sollte eine Therapieeskalation (Kombinationstherapie) erfolgen und zumindest eine LDL-Cholesterinsenkung um 50 % induziert werden
- **hohes Risiko** (multiple Risikofaktoren; Risiko für kardiovaskulären Tod 5–10 % in 10 Jahren): **LDL < 100 mg/dl (2,6 mmol/l)**
- **moderates Risiko** (Risiko für kardiovaskulären Tod 1–5 % in 10 Jahren): **LDL < 115 mg/dl (3,0 mmol/l)**

Während die früheren amerikanischen und auch die derzeit geltenden europäischen Empfehlungen konkrete LDL-Cholesterin-Zielwerte (s. o.) definiert haben [6], weichen die neuen amerikanischen Empfehlungen (ACC/ADA) von 2013 hiervon ab [34]. Es werden lediglich Patientengruppen definiert, die von einer hoch-intensiven oder mäßig-intensiven Statintherapie profitieren (▶ Abb. 13.2). Als hoch-intensive Statintherapie werden dabei folgende Statine und tägliche Dosierungen definiert: Atorvastatin 40–80 mg, Rosuvastatin 20–40 mg. Dagegen umfasst eine mäßig-intensive Statintherapie folgende Statine und Dosierungen: Atorvastatin 10–20 mg, Rosuvastatin 5–10 mg, Simvastatin 20–40 mg, Pravastatin 40 mg, Lovastatin 40 mg, Fluvastatin 80 mg und Pitavastatin 2–4 mg. Als wesentliche Kritikpunkte für diese neuen amerikanischen Leitlinien werden genannt, dass unklar ist, ob der Score, welcher zur Berechnung des 10-Jahres-Risikos herangezogen wird, auch für europäische Populationen gilt. Weiterhin vernachlässigt die ACC/AHA-Empfehlung „indirekte Evidenz“, da genetische und epidemiologische Daten nicht berücksichtigt werden, sondern lediglich Interventionsdaten. Hinzu kommt die Erkenntnis, dass eine nicht zielwertorientierte Therapie mit einer schlechteren Compliance verknüpft ist als eine zielwertorientierte und dass sich dies dann auch in einer erhöhten Atheroskleroserate widerspiegelt.

Gemeinsam ist allen derzeitigen Richtlinien eine sehr starke Fokussierung auf die Reduktion des LDL-Cholesterins durch eine Statintherapie. Dies spiegelt auch wider, dass Interventionsstudien mit anderen Therapieansätzen (s. u.) bisher nur wenig erfolgreich waren. Ebenso ist eine Reduktion erhöhter Triglyzeridwerte zwar pathophysiologisch sinnvoll, eine Reduktion an kardiovaskulären Ereignissen konnte allerdings nicht überzeugend durch einen solchen Ansatz nachgewiesen werden. In noch stärkerem Maße gilt dies für die medikamentöse Anhebung des HDL-Cholesterins. Ob sich dies durch in Entwicklung befindliche Substanzen ändern wird, ist offen.

Patienten mit nachgewiesener Atherosklerosemanifestation:

- Nach den europäischen Empfehlungen sollte eine Absenkung des LDL-Cholesterins auf < 70 mg/dl mit einem Statinerfolgen; ist dies nicht möglich, sollte eine Therapieeskalation (Kombinationstherapie) erfolgen und zu-

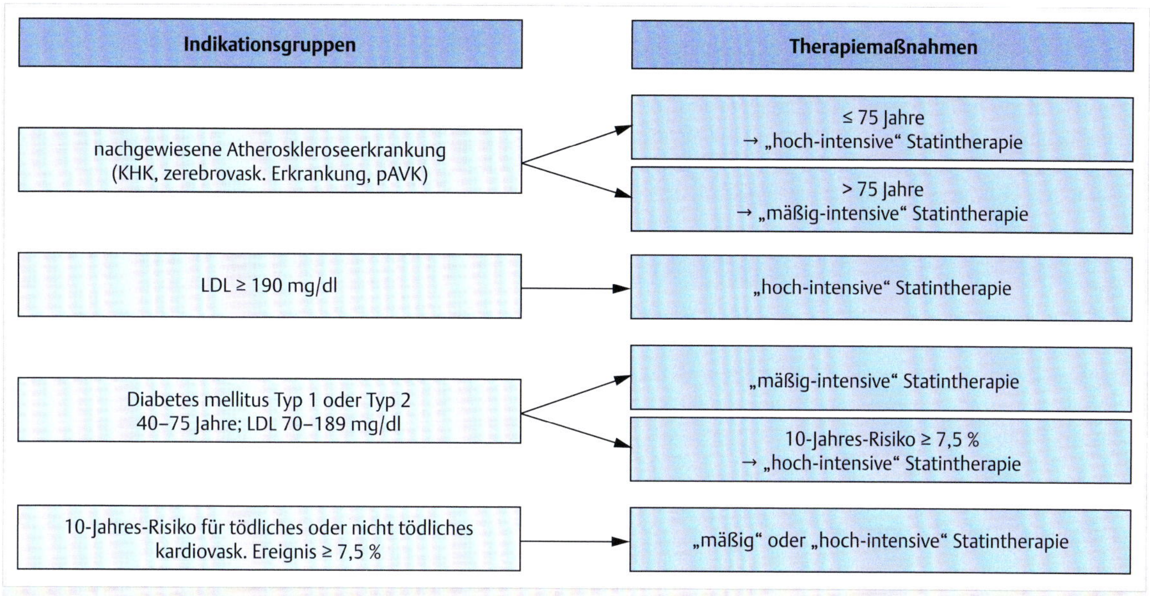

Abb. 13.2 LDL-Cholesterin-Zielwerte: neue AHA/ACC-Empfehlungen.

mindest eine LDL-Cholesterinsenkung um 50 % induziert werden.
- Nach den amerikanischen Empfehlungen sollte eine hoch-intensive Statintherapie durchgeführt werden (unabhängig vom Ausgangswert und unabhängig vom darunter erreichten Zielwert); ist dies nicht möglich, sollte individualisiert vorgegangen werden.

Patienten ohne klinische Atherosklerosemanifestation:
- Anhand eines Scores sollte das Absolutrisiko abgeschätzt und dann ein LDL-Zielwert definiert werden (europäische Empfehlungen) oder direkt überprüft werden, ob eine Statinindikation vorliegt (amerikanische Empfehlungen).

Bei Patienten mit exzessiven Hypertriglyzeridämien stellt auch die Verhinderung eines Chylomikronämiesyndroms ein Ziel dar. Ein Chylomikronämiesyndrom kann bei Triglyzeridwerten ab 1000 mg/dl auftreten, typischerweise allerdings erst bei Werten > 2000 mg/dl. Bei isolierter Hypertriglyzeridämie sollte deshalb unabhängig vom Atheroskleroserisiko versucht werden, Triglyzeridwerte unter 400 mg/dl abzustreben [14].

13.7 Therapie

13.7.1 Nicht medikamentöse Maßnahmen

Grundsätzlich sprechen Patienten mit Hypertriglyzeridämie, kombinierter Hyperlipoproteinämie oder HDL-Erniedrigung besser auf Lebensstilmaßnahmen an als Patienten mit isolierter LDL-Hypercholesterinämie. So können bei übergewichtigen Patienten mit kombinierter Hyperlipoproteinämie dramatische Verbesserungen des Lipidstoffwechsels erreicht werden, wohingegen bei schlanken Patienten mit ausgeprägter LDL-Hypercholesterinämie (z. B. im Rahmen einer familiären Hypercholesterinämie) durch eine Lebensstilumstellung nur geringe Veränderungen induziert werden können.

Bewegungstherapie, Gewichtsreduktion

Die körperliche Fitness per se hat erheblichen Einfluss sowohl auf Triglyzeride, HDL-Cholesterin als auch LDL-Cholesterin. Körperlich fitte Probanden haben gegenüber untrainierten deutlich höhere HDL-Cholesterinspiegel und deutlich niedrige LDL-Cholesterinspiegel, wobei gerade der Anteil der atherogenen kleinen, dichten LDL-Partikel (Small-dense-LDL) zurückgeht.

Besonders effektiv ist ein kombinierter Einfluss einer Ernährungsbehandlung mit Bewegungstherapie, wenn zudem auch noch eine Gewichtsreduktion erfolgt. Gesamt- und LDL-Cholesterin reduzieren sich bei einem Gewichtsverlust von etwa 10 kg über ca. 4 Wochen um 25–30 %, wobei die Art der Reduktionskost maßgeblichen Einfluss hat. Der Anteil des Energiedefizits am Cholesterinrückgang wird auf 50–70 % geschätzt. HDL-Cholesterin kann im Fastenzustand oder bei hypokalorischer Kost unter 1000 kcal/d ebenfalls zunächst abfallen, steigt dann aber wieder an.

Unter extremer Kohlenhydrateinschränkung auf 20–30 g/d (Atkins-Kost) kommt es zwar zu einem Anstieg des HDL-Cholesterins um ca. 15 % und zu einem deutlichen Triglyzeridabfall um ca. 25 %, allerdings gleichzeitig auch zu einem LDL- und Gesamtcholesterinanstieg um ca. 5 %.

In wieweit Triglyzeridreduktion und HDL-Anstieg einerseits den Cholesterinanstieg andererseits kompensieren, ist nicht untersucht. Ein gegenüber einer „Low-Fat-Diet" (Ornish) initial etwas deutlicherer Gewichtsverlust unter Atkins-Bedingungen besteht nach einem Jahr nicht mehr, zudem ist diese Extremernährung noch nicht langfristig in ihrer Sicherheit und Effektivität evaluiert [4].

Praxis

In einem Vergleich von 4 verschiedenen Gewichtsreduktionsregimen (u. a. Ornish- und Atkins-Ansatz) zeigten Dansinger et al. [8], dass weniger die Zusammensetzung der Reduktionskost als vielmehr die Führung des Patienten den Erfolg einer Gewichtsreduktion determiniert.

Ernährungsmaßnahmen

Ernährungseinfluss auf die Hypertriglyzeridämie

Die allgemeine Behandlung der Hypertriglyzeridämie stützt sich auf folgende Maßnahmen:

- Gewichtsreduktion
- Fettreduktion und -modifikation
- Einschränkung von raffinierten Zuckern und weiteren niedermolekularen Kohlenhydraten
- weitgehender Verzicht auf Alkohol

Anders als bei Patienten mit Normolipidämie oder LDL-Hypercholesterinämie können bei Patienten mit Hypertriglyzeridämie auch geringe Alkoholmengen zu einer Exazerbation der Hypertriglyzeridämie führen. Eine ausgesprochen kohlenhydratreiche Ernährung kann eine Hypertriglyzeridämie induzieren. Dies kommt besonders dann zum Tragen, wenn es sich um nicht komplexe, leicht resorbierbare Kohlenhydrate handelt [38].

Gute Triglyzeridsenker sind auch die **mehrfach ungesättigten Fettsäuren (Omega-3-Fettsäuren)**. Besonders Eicosapentaen- und Docosahexaensäure, die sich vor allem in Fisch- und Pflanzenölen (u. a. α-Linolen-Säure) finden, führen durch eine verminderte VLDL-Synthese zu einer Triglyzeridsenkung. Wahrscheinlich werden mehrfach ungesättigte Fettsäuren direkt der β-Oxidation zugeführt und weniger zur direkten Resynthese der Triglyzeride in der Leber verwendet. Dazu müssen täglich 2–4 g Omega-3-Fettsäuren zugeführt werden, bewirken dann jedoch eine Triglyzeridreduktion von 20–40 %. Die deutliche Triglyzeridsenkung erfolgt konzentrationsabhängig zur oralen Zufuhr, wobei LDL-Cholesterin wenig beeinflusst wird und HDL-Cholesterin evtl. sogar abfallen kann.

Praxis

Die Ernährungsbehandlung beeinflusst besonders Triglyzeride und LDL-Cholesterin. Die Fettreduktion auf 30–35 % der Kalorienzufuhr (cal.%) und die Fettmodifikation sind wichtige Eckpfeiler:

- < 10 cal.% gesättigte Fettsäuren
- > 10 cal.% einfach ungesättigte Fettsäuren
- < 10 cal.% mehrfach ungesättigte Fettsäuren

Ernährungseinfluss auf LDL- und HDL-Cholesterin

Gesättigte Fettsäuren, wie sie in Produkten tierischer Herkunft wie Fleisch, Käse, Wurst, Butter, aber auch ausnahmsweise in pflanzlichem Kokosfett vorkommen, besitzen unbestritten die ausgeprägteste LDL-Cholesterin-erhöhende Wirkung. Sie führen hauptsächlich über eine Herabregulation der LDL-Rezeptoren zu einer verlangsamten LDL-Metabolisierung mit deren Akkumulation im Blut. Besonders die langkettigen Fettsäuren (Myristinsäure C 14:0 und Palmitinsäure C 16:0) zeigen eine ausgeprägte cholesterinsteigernde Wirkung. Da der größte Anteil der täglichen Fettsäurezufuhr auf die C 12- bis C 16-Fettsäuren entfällt, ist die generelle Empfehlung zur Reduktion gesättigter Fettsäuren gerechtfertigt.

Einfach ungesättigte Fettsäuren (Monoensäuren), die sich besonders in Rapsöl oder Olivenöl finden, führen insbesondere im Austausch gegen gesättigte Fettsäuren zu deutlichen Senkungen von Gesamt- und LDL-Cholesterin. Der HDL-Cholesteringehalt bleibt wenig beeinflusst. Ein Ersatz gesättigter Fettsäuren durch Kohlenhydrate resultiert ebenfalls in einer deutlichen Senkung von Gesamt- und LDL-Cholesterin. Dies rechtfertigt die Erhöhung des Kohlenhydratanteils als Hauptenergielieferant, vornehmlich in Form komplexer Kohlenhydrate, da ansonsten Triglyzeride ansteigen und HDL-Cholesterin abfällt.

Eine **ballaststoffreiche Ernährung** trägt zum einen auf indirektem Weg zu einer Cholesterinsenkung bei, da durch diese Ernährungsform weniger Energie, weniger Fett, weniger gesättigte Fettsäuren und Cholesterin zugeführt werden. Zudem tragen lösliche Ballaststoffe (Hafer und Bohnenballaststoffe, Guar, Pektin etc.) zusätzlich durch ihre Gallensäurebindung und -ausscheidung zu einer Absenkung des LDL-Cholesterins bei.

Der Stellenwert einer Ernährungsumstellung wurde in einer spanischen Studie eindrücklich belegt. Bei Hochrisikopatienten führte die zusätzliche Gabe von Olivenöl oder Nüssen über den Zeitraum von 3 Jahren bei einer Hochrisikogruppe zu einer eindrücklichen 30 %igen Reduktion der kardiovaskulären Ereignisrate [10].

13.7.2 Medikamentöse Lipidsenkung

Allgemeines und Substanzgruppen

Praxis

Führen Lebensstilmaßnahmen nach 6 Wochen bis 3 Monaten nicht zum Erreichen der Zielwerte, sollte bei entsprechender Indikation eine medikamentöse Therapie begonnen werden. Bei Patienten mit bereits nachgewiesener Atherosklerose sollten Lebensstilmaßnahmen und medikamentöse Maßnahmen zeitgleich begonnen werden.

Die maximale Wirkung der meisten lipidregulierenden Medikamente ist nach ca. 4–6 Wochen erreicht, sodass zu diesem Zeitpunkt eine erste Kontrolle der Wirkung zusammen mit Sicherheitsparametern erfolgen sollte. Diese umfasst für sämtliche Medikamente Lipidstatus, GOT, GPT, γ-GT und CPK. Gegebenenfalls kann dann die Medikation angepasst werden. Sind die Zielwerte dann erreicht, reichen Sicherheitskontrollen in 3- bis 6-monatlichen Abständen.

▶ Tab. 13.3 gibt einen Überblick über die Auswirkungen lipidregulierender Maßnahmen auf einzelne Lipoproteinparameter. In ▶ Tab. 13.4 sind die einzelnen Medikamente aufgelistet.

Tab. 13.3 Auswirkungen lipidregulierender Maßnahmen auf Lipoproteinparameter.

Lipidparameter	Ernährung	Bewegung	Gewichtsreduktion	Statine	Ezetimib	Fibrate	Omega-3-FS	Gallensäurebinder	Nikotinsäure
HDL-Cholesterin	(↑)	↑	↑	(↑)	↔	↑	↔	↔	↑↑
Triglyzeride	↓↓	↓↓	↓↓	(↓)	↔	↓↓	↓	(↑)	↓
LDL-Cholesterin	↓	↓	↓	↓↓	↓	(↓)	↔	↓	↓

Tab. 13.4 Medikamentöse Lipidmodulatoren.

Medikamentengruppe	Tagesdosis	wichtige Nebenwirkungen
HMG-CoA-Reduktasehemmer (CSE-Hemmer, Statine)		
Atorvastatin	10–80 mg	Myopathie Rhabdomyolyse Transaminasenerhöhung neurologische Symptome Diabetes mellitus
Fluvastatin	20–80 mg	
Lovastatin	20–40 mg	
Pravastatin	10–40 mg	
Rosuvastatin	5–40 mg	
Simvastatin	10–80 mg	
Anionenaustauscher		
Colestyramin	4–32g	Völlegefühl Obstipation Steatorrhoe Bindung von Antikoagulanzien, Thyroxin, Digitalis u. a. Substanzen
Colestipol	5–30g	
Colesevelam	0,625–3,75g	
Omega-3-Fettsäuren		
Omega-3-Säureethylester 90 (Omacor, Zodin)	2–4g	Dyspepsie Übelkeit Gastroenteritis
Cholesterinresorptionshemmer		
Ezetimib (Ezetrol)	10 mg	Myopathie Transaminasenerhöhungen
Fibrate		
Bezafibrat	200–600 mg	Myopathie Rhabdomyolyse Gallensteinbildung Verstärkung der Antikoagulanzienwirkung Kumulationsgefahr bei Niereninsuffizienz Potenzstörungen
Etofibrat	500–1000 mg	
Fenofibrat	145–200 mg	
Gemfibrozil	900–1350 mg	
Nikotinsäure		
Nikotinsäure prolonged-release	1–2g	Hautrötung Transaminasenanstieg gastrointestinale Beschwerden harnsaure Diathese Verringerung der Glukosetoleranz

Hemmer der Cholesterinbiosynthese (Statine)

Diese Substanzklasse wirkt über eine kompetitive Hemmung der HMG-CoA-Reduktase, ein Schlüsselenzym der Cholesterinbiosynthese. Alle derzeit zur Verfügung stehenden Präparate senken dosisabhängig deutlich das Gesamtcholesterin um etwa 30–40 % und LDL-Cholesterin um etwa 35–60 %. HDL-Cholesterin steigt zwischen 1–8 %, wobei der geringste Anstieg mit Atorvastatin, besonders in hoher Dosierung, beobachtet wurde. Triglyzeride fallen in direkter Abhängigkeit vom Ausgangswert um 10–25 %, wobei Atorvastatin hier die ausgeprägteste Wirkung entfaltet. In aller Regel wird die medikamentöse Therapie mit einer mittleren Statindosis (z. B. Simvastatin oder Atorvastatin 20 mg/d) begonnen. Reicht diese Therapie nicht aus, um die Zielwerte zu erreichen, kann die Dosis gesteigert, ein stärker wirkendes Statin eingesetzt oder eine Kombinationstherapie begonnen werden.

Pleiotropie wird bei Lipidsenkern als Eigenschaft begriffen, über den Einfluss auf Lipoproteine hinaus günstige klinische Effekte zu erzielen. Initial kamen Hinweise aus großen Statinuntersuchungen, in denen die beobachteten klinischen Effekte über das durch (Plasma)-Lipidsenkung zu erwartende Maß hinauszugehen schienen. Neuere Auswertungen sprechen aber dafür, dass sich die meisten positiven Effekte über die Optimierung des Lipidprofils erklären lassen. Auch korrelieren z. B. CRP-Absenkungen mit dem Ausmaß der Lipidsenkung, und dieser Effekt ist nicht auf Statine begrenzt, sondern erstreckt sich auch auf andere Therapieansätze. Die Bestimmung der Plasmalipide stellt sicher ein sehr grobes Maß für generelle Lipidwirkungen der Medikamente dar und berücksichtigt nicht zelluläre Vorgänge wie Membranlipidveränderungen oder auch Cholesterin-In- und Effluxphänomene. Dennoch sollten diese Parameter für die Abschätzung des Risikos und der Therapiebedürftigkeit herangezogen werden, da sie auch die wissenschaftliche Grundlage (auf epidemiologischer wie auch auf interventioneller Ebene) bilden.

Auch wenn Statine in der Regel gut vertragen werden, gibt es **Nebenwirkungen**, die den Einsatz limitieren können. Zu nennen sind hier vor allem die Myopathie (bis 10 % der Patienten) und die Leberwerterhöhung (oft passager 3–5 % der Patienten). Daher sollten zu Beginn einer Statintherapie die CPK und die Transaminasen des Patienten bekannt sein.

Da gerade Patienten mit koronarer Herzerkrankung neben Statinen oft eine Anzahl weiterer Medikamente einnehmen, sind **Arzneimittelinteraktionen** zu berücksichtigen. Medikamente, die hauptsächlich über das Isoenzym Cytochrom P3A4 abgebaut werden, können zu einer Akkumulation der CSE-Hemmer führen. Dies ist in mehreren Fällen, z. B. in der Kombination mit Simvastatin, beschrieben, in denen es dann zu Myopathien kam. Mit Ausnahme von Fluvastatin und Pravastatin sind alle HMG-CoA-Reduktasehemmer wesentlich in ihrem Metabolismus vom CYP 3A4-Isoenzym beeinflusst. Pravastatin besitzt alternative Metabolisierungswege und wird als einziges Präparat dieser Substanzgruppe zu etwa zwei Dritteln unverändert ausgeschieden. Bekannte Medikamenteninteraktionen sind solche mit Gemfibrozil, welches nicht in Kombination mit Statinen eingesetzt werden darf. Ebenso ist die Kombination von Simvastatin mit Ketokonazol, Erythromycin, Clarithromycin, HIV-Protease-Inhibitoren und Ciclosporin (um nur die Wichtigsten zu nennen) problematisch. Auch sollte die Simvastatin-Dosis in der Kombination mit Amiodaron, Verapamil oder Diltiazem auf 10 mg begrenzt werden und in der Kombination mit Amlodipin oder Ranolazin auf 20 mg/d.

Statinassoziierte Myopathien können sich in 4 Syndromen äußern [35]:

- Statinmyopathie: jegliche Form von Muskelbeschwerden bei mit einem Statin behandelten Patienten
- Myalgie: Muskelbeschwerden ohne CPK-Erhöhung
- Myositis: Muskelbeschwerden mit CPK-Erhöhung
- Rhabdomyolyse: Muskelbeschwerden mit deutlicher CPK-Erhöhung, üblicherweise oberhalb des 10-fachen des oberen Normwerts

Davon unterschieden werden müssen Patienten, die ohne klinische Symptomatik erhöhte CPK-Spiegel entwickeln. Daneben gibt es Patienten, die bereits vor Behandlungsbeginn erhöhte CPK-Werte aufweisen. Verschiedene Theorien versuchen, statininduzierte Muskelprobleme zu erklären. So sind Transportproteine für die Statine in die Hepatozyten bekannt (Organic-anionic-transporting Polypeptide, OATP1), deren Mutationen zu Funktionsverlust und damit zur Akkumulation der Statine in der Zirkulation führen. So sind 1–2 % der Bevölkerung homozygot für die V175A-Mutation in diesem Transportprotein und haben damit ein 16-fach erhöhtes Myopathierisiko. Die heterozygote Frequenz beträgt etwa 30 %, diese Patienten haben ein etwa 4-fach erhöhtes Risiko für eine Myopathie. Inzwischen sind weitere Transporter bekannt, bei welchen Mutationen zu erhöhten Statinspiegeln führen können [9], [20], [22]. Bis zu welchem Wert klinisch asymptomatische CPK-Erhöhungen toleriert werden können, ist umstritten.

Statine mit niedrigerer CPK-Nebenwirkungsrate, wie Pravastatin oder Fluvastatin, werden über alternative Abbauwege metabolisiert und sind ggf. bei Risikopatienten vorzuziehen.

Praxis

Bei Patienten mit CPK-Erhöhungen unter Statinen sollte die Statintherapie pausiert werden, wenn „Ereignisse" anstehen, die per se zu einer CPK-Freisetzung führen (z. B. chirurgische Eingriffe oder erhebliche muskuläre Anstrengungen wie Marathonlaufen).

13

Statine können den Glukosestoffwechsel ungünstig beeinflussen, obwohl Diabetiker von einer Statintherapie hinsichtlich der Prävention kardiovaskulärer Ereignisse deutlich profitieren. In mehreren Metaanalysen konnte nachgewiesen werden, dass die Neuerkrankungsrate an Diabetes unter Statinen im Vergleich zu Placebo erhöht ist und dass es sich hierbei um ein dosisabhängiges Phänomen handelt [30]. Die zugrunde liegenden Mechanismen sind derzeit unklar. Diskutiert wird eine Erhöhung der Insulinresistenz.

Cholesterin-Resorptionshemmer

Die Hemmung der Cholesterinresorption durch Ezetimib vermehrt Leber-LDL-Rezeptoren, die konsekutiv mehr LDL-Partikel aus der Zirkulation entfernen und damit LDL-Cholesterin senken. In der Monotherapie werden Gesamtcholesterin und LDL-Cholesterin um 15–20 % gesenkt. Entgegen der Wirkung der Gallensäurebinder steigen Triglyzeride unter Ezetimib nicht an. HDL-Cholesterin verändert sich unwesentlich. Die gleichzeitig einsetzende (kompensatorische) Steigerung der Cholesterinbiosynthese kann durch ein Statin gebremst werden. Dadurch fällt LDL-Cholesterin weiter. In der Kombination mit einem hochdosierten Statin können LDL-Cholesterinsenkungen von > 60 % erreicht werden. Für diesen „dualen" Wirkmechanismus ist ein fixes Kombinationspräparat mit Simvastatin (Inegy) verfügbar. Weitere Fixkombinationen (z. B. Atorvastatin mit Ezetimib) sind in Entwicklung. Für Cholesterin-Resorptionshemmer gibt es zurzeit noch keine überzeugende Endpunktstudie (voraussichtliche Veröffentlichung 2015).

Gallensäurebinder

Diese Substanzen binden die Gallensäuren im Darm irreversibel. Dadurch werden sie dem enterohepatischen Kreislauf entzogen und führen somit zu einem Gallensäureverlust. Dies wiederum induziert die vermehrte Konversion von Cholesterin zu Gallensäuren und führt über eine vermehrte Aufnahme von Cholesterin aus dem Plasma zu einer Verminderung der LDL-Cholesterinkonzentration.

Gallensäurebinder können die LDL-Cholesterinkonzentration um ca. 20 % absenken. Gleichzeitig kommt es häufig zu einem Anstieg der Triglyzeridkonzentration, da die Gallensäuresynthese und die hepatische Triglyzeridsynthese koreguliert sind. Der Einsatz ist durch die relativ schlechte Verträglichkeit (gastrointestinale Nebenwirkung) limitiert. Auch ist zu beachten, dass Gallensäurebinder die Resorption anderer Medikamente beeinträchtigen können, sodass eine zeitlich versetzte Einnahme notwendig ist. Um die gastrointestinalen Nebenwirkungen möglichst gering zu halten, sollte die Dosis langsam (über Wochen) auf die maximal wirksame Dosis gesteigert werden. Colesevelam kann in niedriger Dosierung gegeben werden und führt zu weniger Nebenwirkungen. Für Gallensäurebinder gibt es eine Endpunktstudie, die allerdings aus der „Vorstatinzeit" stammt, sodass unklar ist, ob sich ein positiver Effekt auch bei statinbehandelten Patienten nachweisen lässt [21].

Fibrate

Fibrate entfalten ihre Hauptwirkung über die Stimulation nukleärer Rezeptoren in der Leber (Peroxysomal Proliferator-activated Receptors-α; PPAR-α) und greifen so in den Fettsäuremetabolismus ein. Fibrate induzieren eine Verminderung der VLDL-Konzentration durch Hemmung der Produktion sowie durch Steigerung des Abbaus. Der Effekt auf LDL-Cholesterin kommt wahrscheinlich durch eine verminderte Produktion von LDL (aus VLDL) bei einem gleichzeitig gesteigerten Abbau zustande.

In Abhängigkeit vom Ausgangswert sind Cholesterinsenkungen von 5–25 %, Senkungen des LDL-Cholesterinspiegels von etwa 20 % beschrieben, bei gleichzeitiger Senkung der Triglyzeride um 20–40 % sowie HDL-Cholesterinhebungen um 15–20 %. Bei kombinierten Störungen werden Triglyzeride noch deutlicher um 35–65 % als Gesamtcholesterin (10–20 %) gesenkt, und bei Hypertriglyzeridämien zeigten sich Abfälle der Triglyzeridspiegel um > 70 %. Für Fibrate ist die Endpunktstudienlage weiter unklar. So haben statinbehandelte Diabetiker insgesamt nicht von einer zusätzlichen Fenofibratgabe profitiert [12], andererseits deutet eine Metaanalyse daraufhin, dass Patienten mit typischer kombinierter Fettstoffwechselstörung von einer Fibrattherapie profitieren [19].

Nikotinsäure und Derivate

Nikotinsäure hemmt die Lipolyse in Adipozyten, reduziert die Spiegel freier Fettsäuren im Serum und hemmt damit die Lipoproteinsynthese der Leber. Damit sinken die Triglyzeride im Plasma um etwa 30 % ab, außerdem fördert Nikotinsäure den Metabolismus von VLDL und LDL. Somit werden sowohl LDL-Cholesterin als auch Lp(a) zusätzlich um ca. 20–25 % abgesenkt. Durch Wirkung am Nikotinsäurerezeptor wird der Katabolismus von HDL-Cholesterin verlangsamt, hierdurch kommt es zu einem Anstieg von HDL-Cholesterin im Mittel um 25 %. Aufgrund zweier negativer Endpunktstudien stehen in Deutschland zurzeit keine Nikotinsäurepräparate zur Verfügung.

Omega-3-Fettsäuren

Omega-3-Fettsäuren entfalten ihre triglyzeridsenkende Wirkung teilweise über Umgehung der Chylomikronenbildung. Hierdurch werden weniger triglyzeridtragende Lipoproteine gebildet. In der Leber erfolgt die Verstoffwechselung der ungesättigten Fettsäuren nicht primär über eine Resynthese und Triglyzeridsekretion, sondern über eine Degradation durch präferenzielle Einschleusung in die Betaoxidation. Für die Therapie mit Omega-3-Fettsäuren stehen hochkonzentrierte Präparate zur Verfügung, die in einer Dosis von 2–4 g/d zu einer Triglyzeridsenkung um ca. 30 % führen können. Allerdings sind die bisher durchgeführten Endpunktstudien mit Omega-3-Fettsäuren bei statinbehandelten Patienten negativ verlaufen [15].

Kombinationsmöglichkeiten der lipidsenkenden Medikamente

Ein Großteil der Patienten wird durch Lebensstilmaßnahmen sowie eine medikamentöse Monotherapie die Zielwerte erreichen. Bei einer Minderheit der Patienten genügen diese Maßnahmen jedoch nicht, sodass weitergehende Therapieschritte indiziert sind. Hierzu kommen medikamentöse Kombinationstherapien in Betracht. Neben möglichen Interaktionen zwischen verschiedenen Lipidsenkern muss bei einer Kombinationstherapie an die höheren Kosten und die möglicherweise verminderte Compliance gedacht werden. Außerdem existieren für die meisten Kombinationstherapien bisher keine klinischen Endpunktstudien, sodass ihr klinischer Nutzen strenggenommen nicht eindeutig belegt ist. Mögliche Kombinationstherapien der Lipidsenker sind

- Statine und Ezetrol (z. B. Fixkombination Inegy), wenn der Zielwert durch eine alleinige Statintherapie nicht erreicht werden kann,
- Statin mit Fibrat (außer Gemfibrozil) (bei zusätzlich erhöhten Triglyzeriden und/oder niedrigem HDL-Cholesterin),
- Statin mit Omega-3-Fettsäuren (bei zusätzlich erhöhten Triglyzeriden),
- Statine und Ezetrol und Gallensäurebinder (bei schwerer LDL-Hypercholesterinämie),
- andere Kombinationen bei Statinunverträglichkeit.

Apheresetherapie

Zum 1. Mal wurden extrakorporale Verfahren zur Behandlung von schweren Hyperlipoproteinämien 1975 beschrieben. Seit den 1980er Jahren werden spezifische Verfahren verwendet, um atherogene Lipoproteine aus dem Plasma zu entfernen [26]. Es wurde wiederholt gezeigt, dass insbesondere bei Patienten mit schweren familiären Hypercholesterinämien die Rate an Koronarereignissen verringert und die Überlebensrate verbessert werden kann. In Deutschland kommen derzeit 5 verschiedene Aphereseverfahren zur Anwendung. Diese Verfahren beruhen alle auf der Elimination von Apo-B-haltigen Lipoproteinen und sind bzgl. der LDL-Cholesterin- und Lipoprotein (a)-Absenkung vergleichbar, unterscheiden sich jedoch in der Selektivität der eliminierten Lipoproteine, dem behandelbaren Plasmavolumen, der Elimination anderer Makromoleküle und dem Nebenwirkungsspektrum.

Die Apherese sollte bei folgenden Indikationen diskutiert werden:

- Patienten mit homozygoter familiärer Hypercholesterinämie
- andere Formen der LDL-Hypercholesterinämie mit LDL-Cholesterin > 130 mg/dl (umstrittener Grenzwert) trotz maximal möglicher medikamentöser lipidsenkender Therapie bei Patienten mit KHK
- isolierte Lipoprotein (a)-Erhöhung bei Patienten mit klinisch und bildgebend progredienter KHK trotz optimal eingestellter anderer Risikofaktoren (einschließlich LDL-Cholesterin)

Merke **M!**

Keine Indikation zur LDL-Apherese besteht bei sekundären Hypercholesterinämien (Ausnahme evtl. chronische Niereninsuffizienz) sowie bei isolierten Hypertriglyzeridämien.

Eine LDL-Apherese erfolgt in aller Regel im wöchentlichen oder 2-wöchentlichen Rhythmus, um das mittlere LDL-Cholesterin im Zielbereich zu halten und/oder den Lipoprotein (a)-Spiegel möglichst weit abzusenken.

Neue Lipidsenker

Derzeit wird eine Reihe neuer Lipidsenker entwickelt (Apo-B-Antisense-Oligonukleotide, MTP-Inhibitoren, CETP-Inhibitoren, PCSK9-Antikörper).

Das Apo-B-Antisense-Oligonukleotid Mipomersen verhindert die Synthese von Apolipoprotein B in der Leber und führt zu einer 30 %igen Absenkung des LDL-Cholesterins. Es ist aufgrund von Nebenwirkungen nur für die homozygote familiäre Hypercholesterinämie in den USA zugelassen.

Der MTP-Inhibitor Lomitapide verhindert den Zusammenbau sekretionsreifer Lipoproteine im Darm und in der Leber und führt zu einer LDL-Cholesterinsenkung um bis zu 50 %. Auch dieses Medikament ist lediglich für die homozygote familiäre Hypercholesterinämie (USA und Europa) zugelassen.

In der Entwicklung befinden sich PCSK9-Inhibitoren, die zu einem starken Recycling des LDL-Rezeptors führen und so den LDL-Cholesterinspiegel um bis zu 50–60 % reduzieren können.

Ebenfalls in Entwicklung sind sog. CETP-Inhibitoren, die durch die Blockierung von Austauschprozessen zwischen einzelnen Lipoproteinfraktionen zu einer Verdoppelung des HDL-Cholesterinspiegels und zu einer LDL-Cholesterinsenkung um ca. 30 % führen.

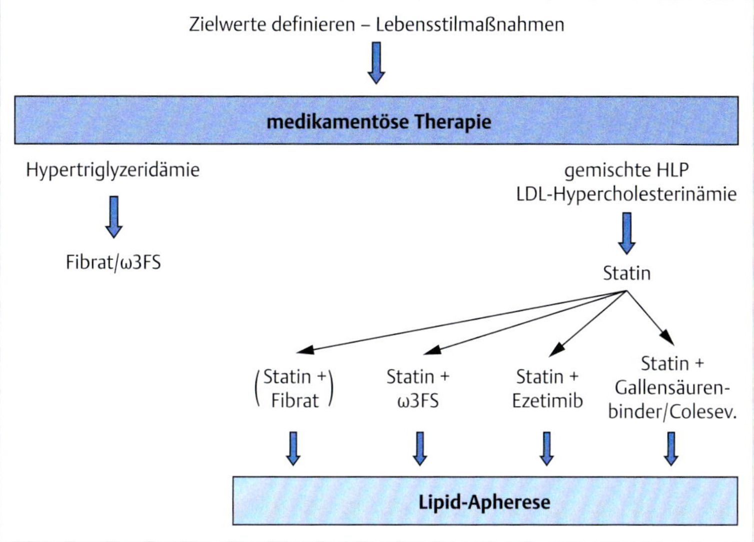

Abb. 13.3 Therapie von Dyslipidämien.

13.7.3 Therapiealgorithmen

Das therapeutische Vorgehen orientiert sich an der klinischen Einteilung der Fettstoffwechselstörung (▶ Tab. 13.1) und insbesondere am Gesamtrisiko des Patienten. Ein allgemeiner Therapiealgorithmus ist in ▶ Abb. 13.3 dargestellt. In einem 1. Schritt muss geklärt werden, welche Art von Fettstoffwechselstörung vorliegt und welche Zielwerte für den betreffenden Patienten adäquat sind. Die Umsetzung von Lebensstilmaßnahmen ist immer empfehlenswert, allerdings muss bereits früh geklärt werden, ob diese ausreichen werden, um die Zielwerte zu erreichen. Ist dies nicht der Fall, oder handelt es sich um einen Patienten mit hohem Risiko (bereits nachgewiesene Atheroskleroseerkrankung oder Diabetiker oder multiple Risikofaktoren), sollten Lebensstilmaßnahmen und medikamentöse Therapie parallel umgesetzt werden.

Unabhängig von der zugrunde liegenden Fettstoffwechselstörung stellt das LDL-Cholesterin den primären Zielparameter dar. Darüber hinaus sollten bei Patienten mit Hypertriglyzeridämie oder gemischter Hyperlipoproteinämie auch die Triglyzeridwerte und das Non-HDL-Cholesterin berücksichtigt werden. HDL-Cholesterin ist als Zielparameter weit in den Hintergrund gerückt.

LDL-Hypercholesterinämie

Die Auswirkungen einer Lebensstilumstellung sind bei isolierter LDL-Hypercholesterinämie meist eher gering. Die Patienten sprechen meist sehr gut auf Statine an, und in der Monotherapie sind Absenkungen des LDL-Cholesterins um bis zu 50 % erreichbar. Wird eine weitere Cholesterinsenkung notwendig, besteht die Möglichkeit zur Kombinationsbehandlung Statin mit Cholesterin-Resorptionsinhibitor (Ezetimib). Alternativ kann die Statindosis gesteigert werden. Dabei muss berücksichtigt werden, dass die Zugabe von Ezetimib eine zusätzliche LDL-Cholesterinsenkung um 15–20 % induziert, wohingegen eine Verdoppelung der Statindosis lediglich zu einer weiteren Absenkung von 5–10 % führt. Eine weitere Kombinationsmöglichkeit stellt die Gabe von Statin mit Gallensäurebindern oder die Dreierkombination Statin mit Cholesterin-Resorptionsinhibitor und Gallensäurebinder dar. Diese Kombination kommt nur bei sehr schweren LDL-Hypercholesterinämien (i. Allg. im Rahmen von familiären Hypercholesterinämien) in Betracht.

Monotherapien mit Inhibitoren der Cholesterinresorption, mit Gallensäurebindern oder mit Fibraten sind allenfalls nicht zufriedenstellende Alternativen bei Statinunverträglichkeit.

Bei Patienten mit **Statinunverträglichkeit** (meist wegen Myopathien) muss unterschieden werden, ob gleichzeitig eine CK-Erhöhung vorliegt oder nicht. Bei Patienten mit Muskelbeschwerden und CK-Erhöhung sollte das Statin gestoppt werden und nach Normalisierung der CK ein erneuter vorsichtiger Versuch mit einem anderen Statin (z. B. Pravastatin oder Fluvastatin) unternommen werden. Wird auch dieses nicht vertragen, sollte eine weitere Statintherapie sehr zurückhaltend gesehen werden. Mögliche Alternativen sind dann eine Monotherapie mit Ezetimib, Gallensäurebinder oder Fibraten. Auch die regelmäßige Lipid-Apherese stellt in dieser Situation eine Alternative dar.

Bei Patienten mit Myopathie ohne CK-Erhöhung (Mehrzahl der Patienten) sollte überprüft werden, ob die Beschwerden unter anderen Statinen ähnlich sind. Oft kann in dieser Situation nur eine geringe Statindosis eingesetzt werden. Gegebenenfalls können Kombinationstherapien verwendet werden.

Hypertriglyzeridämie

Die isolierte Hypertriglyzeridämie (erhöhte Triglyzeride bei niedrigem LDL-Cholesterin) ist oft durch eine Erhöhung des Gesamtcholesterins und eine Erniedrigung des HDL-Cholesterins charakterisiert. Primär sollten Lebensstilmaßnahmen zum Einsatz kommen. Bei genetischen Formen der Hypertriglyzeridämie sind diese allerdings oft wirkungslos. Primärer Ansatz, um erhöhte Triglyzeridwerte medikamentös abzusenken, sind Fibrate, ggf. in Kombination mit Omega-3-Fettsäuren. Statine haben meist nur einen geringen Einfluss auf erhöhte Triglyzeridwerte. Bei gleichzeitig vorliegender Atheroskleroseerkrankung oder deutlich erhöhtem Risiko sollte allerdings unabhängig vom LDL-Cholesterinwert eine Statintherapie erwogen werden.

Kombinierte Hyperlipidämie

Kombinierte Fettstoffwechselstörungen (Erhöhung von Triglyzeriden und LDL-Cholesterin) sprechen meist auf Lebensstilmaßnahmen deutlich besser an als reine LDL-Hypercholesterinämien. Dies trifft insbesondere dann zu, wenn die kombinierte Fettstoffwechselstörung im Rahmen eines metabolischen Syndroms auftritt. Von besonderer Bedeutung ist die Gewichtsreduktion bei Übergewicht. Der primäre medikamentöse Ansatz stellt ebenfalls die Statintherapie dar, da primär der LDL-Zielwert erreicht werden muss. Ist unter einer Statintherapie der LDL-Zielwert erreicht und sind die Triglyzeride weiter erhöht, muss unter Berücksichtigung des Gesamtrisikos eine Kombinationstherapie mit einem Fibrat oder Omega-3-Fettsäuren in Erwägung gezogen werden. Allerdings sind die bisher dazu vorliegenden Endpunktstudien negativ. Ist in dieser Situation unter einer Statintherapie der LDL-Zielwert nicht erreicht, kann eine Kombination Statin mit Cholesterin-Resorptionshemmer erwogen werden. Eine Kombination mit Gallensäurebinder sollte vermieden werden, da unter einer Gallensäurebindertherapie die Triglyzeridwerte ansteigen können.

Niedriges HDL-Cholesterin bei normalen Gesamtlipiden

Lebensstilmaßnahmen, insbesondere eine Steigerung der körperlichen Aktivität, können das HDL-Cholesterin deutlich anheben. Bei Normotriglyzeridämie (!) können geringe Mengen von Alkohol den HDL-Cholesterinspiegel anheben.

Ein Anheben des HDL-Cholesterins bei normalen Gesamtlipiden ist mit Fibraten möglich, besonders auch dann, wenn die HDL-Cholesterinminderung als Folge der Triglyzeriderhöhung im Plasma entsteht, die durch Senkung der Triglyzeride wieder behoben werden kann.

Angesichts der enttäuschenden Daten aus einer Reihe von Interventionsstudien (mit Nikotinsäure, aber auch mit CETP-Inhibitoren) ist allerdings fraglich, ob ein Anheben des HDL-Cholesterins per se einen Schutz vermittelt. Möglicherweise ist das nur dann der Fall, wenn damit auch die HDL-Funktion verbessert wird und/oder der Spiegel an Apo-B-haltigen Lipoproteinen verringert wird.

Lipoprotein (a)-Hyperlipoproteinämie

Da sich erhöhtes Lipoprotein (a) durch bisher zur Verfügung stehende therapeutische Maßnahmen nicht senken lässt, kommt der Optimierung der anderen Risikofaktoren, insbesondere des LDL-Cholesterins, eine überragende Bedeutung zu. Bei Patienten mit klinisch und bildgebend progredienter Atheroskleroseerkrankung trotz optimaler Einstellung aller anderen Risikofaktoren und einem Lipoprotein (a)-Spiegel von > 60 mg/dl sollte auch eine regelmäßige Lipid-Apherese-Therapie diskutiert werden.

13.8 Besondere Patientengruppen

13.8.1 Lipidtherapie im Alter

Betagte Patienten < 80 Jahren sollen prinzipiell nach denselben Richtlinien wie jüngere Patienten behandelt werden, wobei dies vor allem auf die „Sekundärprävention" zutrifft.

Ältere Patienten erhalten im Durchschnitt seltener eine Therapie mit Statinen als jüngere Patienten mit ansonsten ähnlichem kardiovaskulärem Risikoprofil. Die geringere Verordnung von Statinen im Alter wird in der Regel mit der schlechten Datenlage für ältere Patienten, der schlechteren Compliance und dem erhöhten Risiko für Nebenwirkungen und Arzneimittelinteraktionen begründet. Tatsächlich haben Patienten mit Schilddrüsenunterfunktion, Niereninsuffizienz oder auch einem geringen Körpergewicht sowie > 80-Jährige ein erhöhtes Myopathierisiko. Dennoch besteht eine hohe klinische Relevanz der koronaren Herzerkrankung im Alter, da 80 % der Patienten, die an einer KHK versterben, älter als 65 Jahre alt sind. Schließlich hat ein 74-jähriger Mann noch eine Lebenserwartung von etwa 10 Jahren.

Die Ergebnisse der derzeit vorliegenden Studien lassen keine sichere Aussage zur Primärprävention bei Patienten mit einem gut eingestellten Bluthochdruck und nur einem weiteren Risikofaktor sowie nur einer moderaten Hypercholesterinämie bei Frauen und älteren Patienten zu. Dennoch zeigten sowohl die HPS- als auch die PROSPER-Studie, dass Patienten mit hohem kardiovaskulärem Risiko oder auch einer koronaren Herzerkrankung auch im hohen Alter von einer Statintherapie profitieren. Daher sollten Patienten bis 79 Jahre nach denselben Richtlinien wie jüngere Patienten behandelt werden, bei einer verringerten Therapiestringenz in Abhängigkeit von der Risikofaktorenlast und Lebenserwartung bei Patienten > 80 Jahren, da evidenzbasierte Daten fehlen. So sollte während eines akuten koronaren Ereignisses auch im hohen Lebensalter nicht auf eine Statintherapie verzichtet werden.

13.8.2 Lipidtherapie bei Kindern und Jugendlichen

Praxis

Angeborene Lipidstoffwechselstörungen, wie die schwere familiäre Hypercholesterinämie, der familiäre Defekt des Apolipoprotein B, die polygene Hypercholesterinämie und frühe Manifestationen der familiär kombinierten Hyperlipidämie, sollten bereits im Jugendalter diagnostiziert und behandelt werden, da abhängig von der Risikokonstellation bereits im Kindes- und Jugendalter die Arterioskleroseentwicklung mit „Fatty Streaks" beginnt.

Die Arbeitsgemeinschaft für pädiatrische Stoffwechselstörungen (APS) [1] befürwortet ein generelles Screening auf das Vorliegen primärer Hypercholesterinämien. Im Jugendalter finanzieren die privaten Krankenversicherungen im Rahmen der U10 (10.–13. Lebensjahr), die gesetzlichen Krankenkassen bei der J1-Untersuchung (12.–13. Lebensjahr) ein Cholesterin-Screening, welches dann ausreichend ist. Bei einem Gesamtcholesterinwert > 220 mg/dl wird eine weitergehende Untersuchung empfohlen mit eingehender Familienanamnese, erneuter Nüchtern-Blutentnahme mit Bestimmung des Gesamtlipidprofils, welches bei Auffälligkeit nach 4 Wochen zu wiederholen ist und bei erneut pathologischem Ergebnis eine Familienuntersuchung induzieren sollte. Ähnlich lauten die kürzlich publizierten Empfehlungen der International FH-Foundation [37].

Die **Therapie** besteht zunächst in allgemeinen Maßnahmen wie körperlicher Bewegung, Vermeiden der Gewichtszunahme, dringender Empfehlung, das Zigarettenrauchen nicht zu beginnen und mit Einüben einer vernünftigen Ernährung. Hierbei sind die o. g. Ernährungsempfehlungen auch für Kinder anzuwenden, wobei LDL-Cholesterinsenkungen von 10–15 % erwartet werden können.

Eine **medikamentöse Behandlung von Kindern** kommt praktisch nur bei familiärer Hypercholesterinämie in Betracht. Für systemisch wirkende Lipidsenker sind allerdings lediglich kurzfristige Sicherheitsstudien verfügbar, die die Wirksamkeit in den meisten Fällen wie beim Erwachsenen erwartet belegen. Bei Patienten mit familiärer Hypercholesterinämie sollte in Abhängigkeit vom LDL-Cholesterinspiegel, der Familienanamnese und dem Vorliegen weiterer Risikofaktoren (Lipoprotein(a)-Erhöhung, Diabetes mellitus) zwischen dem 8. und 10. Lebensjahr eine Statintherapie erwogen werden. Bis zum 18. Lebensjahr sollte idealerweise eine Statintherapie begonnen sein. Zunächst sollte ein LDL-Cholesterinwert < 150 mg/dl angestrebt werden, nach dem 10. Lebensjahr idealerweise ein LDL-Cholesterinwert von < 135 mg/dl. Bei Kindern mit homozygoter (oder compound-heterozygoter) und schwerer heterozygoter familiärer Hypercholesterinämie sollte nach Konsultation an einem Zentrum eine medikamentöse Behandlung, z. T. mit LDL-Apherese, erfolgen.

Lipidsenkenden Medikamenten sollten bei Kindern zum Einsatz kommen, wenn trotz intensiver Ernährungsmaßnahmen folgende Werte bestehen bleiben (▶ Tab. 13.5):

- LDL-Cholesterin-Werte > 190 mg/dl oder
- LDL-Werte > 150 mg/dl bei Patienten mit familiärer Hypercholesterinämie und entsprechender Familienanamnese

Während in der Vergangenheit in der lipidsenkenden Therapie bei Kindern vor allem Austauscherharze (Gallensäurebinder) eingesetzt wurden, werden heute zunehmend mehr Patienten direkt auf Statine eingestellt. Pravastatin ist das erste Statin, das seit Februar 2004 in Deutschland für Kinder ab 8 Jahren zugelassen ist. Neben den Austauscherharzen und Pravastatin ist Ezetimib für Kinder mit familiärer Hypercholesterinämie ab dem 10. Lebensjahr zugelassen; Fibrate hingegen erst für die Therapie bei Erwachsenen.

Tab. 13.5 Empfohlene Richtwerte der Serumlipide in der Diagnostik und Therapie bei Kindern und Jugendlichen [1].

Richtwerte der Serumlipide	
vorausgesetzt normales HDL-Cholesterin	
LDL-Cholesterin > 130–150 mg/dl	Kontrolle innerhalb von 2 Jahren
LDL-Cholesterin > 150 mg/dl	in der Regel Indikation zur diätetischen Therapie
LDL-Cholesterin > 250 mg/dl	ambulante Vorstellung des Patienten in einem pädiatrischen Stoffwechselzentrum
ab dem Alter von 7–8 Jahren bei > 6–12 Monaten adäquat durchgeführter Ernährungstherapie	
LDL > 190 mg/dl	zusätzliche medikamentöse Therapie erwägen
LDL-Cholesterin > 150 mg/dl und positive Familienanamnese	

13.9 Praxistipps

Es sollte keine Prognoseabschätzung oder Therapieentscheidung aufgrund der alleinigen Bestimmung des Gesamtcholesterins erfolgen. Ein vollständiges Lipidprofil mit LDL- und HDL-Cholesterin sowie Triglyzeriden ist immer zu bestimmen und kostengünstig. Eine einmalige Lipoprotein(a)-Bestimmung wird empfohlen. Sinnvollerweise sollte vor Beginn einer Statintherapie auch eine Bestimmung der CK und der Transaminasen erfolgen.

Die Therapieindikation richtet sich nach dem Gesamtrisiko. Wichtigster Zielparameter ist der LDL-Cholesterinwert. Es ist eine zielwertorientierte Therapie mit konsequenter Anpassung der Therapie anzustreben. Der Zielwert ist nach ca. 4–6 Wochen, danach in 3- bis 6-monatlichen Abständen zu kontrollieren. Auch eine Dosisreduktion kann nach einiger Zeit erfolgen, wenn sich beim Patienten durch Gewichtsreduktion und Ernährungsbehandlung die Lipide zusätzlich reduziert haben.

Lebensstilmaßnahmen sind vor allem bei Hypertriglyzeridämie und gemischter Hyperlipoproteinämie erfolgreich, weniger bei LDL-Hypercholesterinämie.

Statine sind die mit Abstand wichtigsten lipidsenkenden Medikamente. Sie wirken vor allem bei LDL-Hypercholesterinämie und gemischter Hyperlipoproteinämie. Bei Hypertriglyzeridämie führen sie oft nur zu einer geringen Verbesserung des Lipidprofils. Ihr Einsatz kann aber auch bei Patienten mit hohen Lipoprotein(a)-Spiegeln und niedrigem HDL-Cholesterin erwogen werden, um das Gesamtrisikoprofil zu verbessern. Dies gilt insbesondere für Patienten mit nachgewiesener Atheroskleroseerkrankung.

Isolierte Hypertriglyzeridämien sind keine Indikation für Statine, Ezetimib oder Gallensäurebinder; unter letzterem Medikament können die Triglyzeride sogar ansteigen.

Der Patient muss über medikamentenspezifische Nebenwirkungen aufgeklärt werden. Dies gilt besonders bei Kombinationstherapie.

13.10 Kernaussagen

Fettstoffwechselstörungen sind ein **Hauptrisikofaktor** für die Entwicklung der Arteriosklerose, insbesondere der koronaren Herzerkrankung.

Hohes LDL-Cholesterin, Hypertriglyzeridämie und niedriges HDL-Cholesterin sind multiple Facetten von verschiedenen Störungen, die einer differenziellen Therapie bedürfen.

Eine differenzierte Therapie setzt eine **spezielle Analytik** voraus mit Bestimmung von LDL-Cholesterin, HDL-Cholesterin und Triglyzeriden, sowie initial auch von Lipoprotein(a), die als Grundlage der einzuleitenden Therapie dient.

Die **Therapie** erfolgt nach individueller Risikoabschätzung zielwertorientiert und prüft das Erreichen gesetzter Ziele. Nach ca. 4 Wochen erfolgt eine 1. Kontrolle der Wirkung zusammen mit Sicherheitsparametern, dabei Anpassung der Medikation mit weiterer Kontrolle 6–8 Wochen später. Sind die Zielwerte dann erreicht, reichen Sicherheitskontrollen in 3- bis 6-monatlichen Abständen. Ernährungsbehandlung inklusive Gewichtsreduktion sowie Bewegungstherapie sind Basistherapie sämtlicher Dyslipidämien und sollten auch während einer zusätzlichen medikamentösen Maßnahme beibehalten werden.

Die Absenkung von LDL-Cholesterin stellt vielfach die primäre Maßnahme, medikamentös durch Statine, eventuell unterstützt durch Ezetimib, bei dessen Unverträglichkeit durch Gallensäurebinder.

Triglyzeridsenkung erfolgt primär durch Fibrate und Omega-3-Fettsäuren. Eine Triglyzeridsenkung kann eine HDL-Anhebung bewirken sowie die atherogenen kleinen dichten LDL-Partikel reduzieren.

Ein primär medikamentöses Anheben von HDL-Cholesterin ist zurzeit nicht möglich und aufgrund der vorliegenden Datenlage auch nicht erfolgversprechend.

In manchen Fällen, hauptsächlich bei schweren Hypercholesterinämien und kombinierten Hyperlipidämien, sind Kombinationen von Lipidsenkern nötig, wie Statin/Ezetimib oder Statin/Fibrat, manchmal auch Dreifachkombinationen in besonders therapierefraktären Situationen unter enger gefassten Sicherheitskontrollen. Als Ultima-Ratio-Therapie steht die regelmäßige Lipid-Apherese zur Verfügung.

Lipidregulierende Behandlungen sind oft lebenslange Therapien und sind daher auf Evidenzbasis und Erfahrung mit einzelnen Komponenten anzulegen.

13.11 Literatur

[1] Arbeitsgemeinschaft für pädiatrische Stoffwechselstörungen (APS); http://www.aps-med.de/APS-P5a.asp

[2] Assmann G, Schulte H et al. New and classical risk factors – the Munster heart study (PROCAM). Eur J Med Res 1997; 2 (6): 237–242

[3] Bansal S, Buring JE et al. Fasting compared with nonfasting triglycerides and risk of cardiovascular events in women. JAMA 2007; 298 (3): 309–316

[4] Bravata DM, Sanders L et al. Efficacy and safety of low-carbohydrate diets: a systematic review. JAMA 2003; 289 (14): 1837–1850

[5] Brunzell JD, Davidson M et al. Lipoprotein management in patients with cardiometabolic risk: consensus statement from the American Diabetes Association and the American College of Cardiology Foundation. Diabetes Care 2008; 31 (4): 811–822

[6] Catapano AL, Reiner Z et al. ESC/EAS Guidelines for the management of dyslipidaemias The Task Force for the management of dyslipidaemias of the European Society of Cardiology (ESC) and the European Atherosclerosis Society (EAS). Atherosclerosis 2011; 217 (1): 3–46

Kommentar: Die 2011 publizierten Empfehlungen der Europäischen Kardiologengesellschaft und der Europäischen Atherosklerosegesellschaft belegen, warum Präventionsmaßnahmen sehr stark auf die LDL-Senkung fokussieren. Die Studien, auf deren Basis die strengen Zielwerten formuliert wurden, sind gut zusammengefasst.

[7] Cohen JC, Boerwinkle E et al. Sequence variations in PCSK9, low LDL, and protection against coronary heart disease. N Engl J Med 2006; 354 (12): 1264–1272

Kommentar: In der Studie wird gezeigt, dass eine Mutation im PCSK9-Gen zu einem lebenslänglich erniedrigten LDL-Cholesterin-

wert führt und dass diese LDL-Erniedrigung mit einer dramatischen Reduktion des kardiovaskulären Risikos verknüpft ist. Diese Studie war auch die Basis dafür, PCSK9 als Target für die Atheroskleroseprävention zu entwickeln (PCSK9-Antikörper).

[8] Dansinger ML, Gleason JA et al. Comparison of the Atkins, Ornish, Weight Watchers, and Zone diets for weight loss and heart disease risk reduction: a randomized trial. JAMA 2005; 293 (1): 43–53

[9] deGorter MK, Tirona RG et al. Clinical and pharmacogenetic predictors of circulating atorvastatin and rosuvastatin concentrations in routine clinical care. Circ Cardiovasc Genet 2013; 6(4): 400–408

[10] Estruch R, Ros E et al. Primary prevention of cardiovascular disease with a Mediterranean diet. N Engl J Med 2013; 368 (14): 1279–1290
Kommentar: In dieser spanischen Studie wurden mehr als 7400 Hochrisikopatienten in eine von 3 Gruppen randomisiert (Kontrolldiät oder mediterrane Diät mit zusätzlichem Olivenöl oder mediterrane Diät mit zusätzlich Nüssen). In den Gruppen, die entweder zusätzlich Olivenöl oder Nüsse erhielten, war die kardiovaskuläre Ereignisrate nach knapp 5 Jahren um ca. 30 % reduziert.

[11] Fredrickson DS, Lees RS. A system for phenotyping hyperlipoproteinemia. Circulation 1965; 31: 321–327

[12] Ginsberg HN, Elam MB et al. Effects of combination lipid therapy in type 2 diabetes mellitus. N Engl J Med 2010; 362 (17): 1563–1574

[13] Gordon T, Castelli WP et al. Diabetes, blood lipids, and the role of obesity in coronary heart disease risk for women. The Framingham Study. Ann Intern Med 1977; 87 (4): 393–397

[14] Hegele RA, Ginsberg HN, Chapman MJ et al. The polygenic nature of hypertriglyceridaemia: implications for definition, diagnosis and management. Lancet Diabetes Endocrinol 2014; 2: 655–666

[15] Hiatt WR, Smith RJ. Assessing the clinical benefits of lipid-disorder drugs. N Engl J Med 2014; 370 (5): 396–399

[16] Kamstrup PR, Benn M et al. Extreme lipoprotein(a) levels and risk of myocardial infarction in the general population: the Copenhagen City Heart Study. Circulation 2008; 117 (2): 176–184

[17] Kostner GM. Zusammensetzung und Stoffwechsel der Lipoproteine. In: Schwandt P. Handbuch der Fettstoffwechselstörungen. Stuttgart: Schattauer 2007; 2–66

[18] Kraft HG, Hrsg. Lipoprotein(a). Stuttgart: Schattauer; 2007

[19] Lee CD, Folsom AR et al. Cardiovascular events in diabetic and nondiabetic adults with or without history of myocardial infarction. Circulation 2004; 109 (7): 855–860

[20] Link E, Parish S et al. SLCO1B1 variants and statin-induced myopathy a genomewide study. N Engl J Med 2008; 359 (8): 789–799

[21] Lipid Research Clinics Program. The Lipid Research Clinics Coronary Primary Prevention Trial results. I. Reduction in incidence of coronary heart disease. JAMA 1984; 251 (3): 351–364

[22] Mangravite LM, Engelhardt BE et al. A statin-dependent QTL for GATM expression is associated with statin-induced myopathy. Nature 2013; 502 (7471): 377–380

[23] Menotti A, Keys A et al. Comparison of multivariate predictive power of major risk factors for coronary heart diseases in different countries: results from eight nations of the Seven Countries Study, 25-year follow-up. J Cardiovasc Risk 1996; 3 (1): 69–75

[24] Mihaylova B, Emberson J et al. The effects of lowering LDL cholesterol with statin therapy in people at low risk of vascular disease: meta-analysis of individual data from 27 randomised trials. Lancet 2012; 380 (9841): 581–590
Kommentar: In dieser Metaanalyse wird gezeigt, dass die relative Risikoreduktion, die unter Statinen beobachtet wird, auch für Patienten mit niedrigem Ausgangsrisiko zutrifft. Die Auswertung zeigt auch, dass die „number needed to treat" am geringsten ist, wenn in einer Hochrisikopopulation das LDL-Cholesterin möglichst stark gesenkt wird.

[25] Mora S, Kamstrup PR et al. Lipoprotein(a) and risk of type 2 diabetes. Clin Chem 2010; 56 (8): 1252–1260

[26] Parhofer KG. LDL-Apherese. In: P. Schwandt. Handbuch der Fettstoffwechselstörungen. Stuttgart: Schattauer; 2007: 849–888

[27] Parhofer KG. Lipoprotein(a): medical treatment options for an elusive molecule. Current Pharmaceutical Design 2011; 17 (9): 871–876

[28] Parhofer KG. Pathophysiology of diabetic dyslipidemia: implications for atherogenesis and treatment. Clin Lipidol 2011; 6: 401–411

[29] Qi Q, Workalemahu T et al. Genetic variants, plasma lipoprotein(a) levels, and risk of cardiovascular morbidity and mortality among two prospective cohorts of type 2 diabetes. Eur Heart J 2012; 33 (3): 325–334

[30] Sattar N, Preiss D et al. Statins and risk of incident diabetes: a collaborative meta-analysis of randomised statin trials. Lancet 2010; 375 (9716): 735–742

[31] Sniderman AD, de Graaf J et al. Regulation of plasma LDL: the apoB paradigm. Clin Sci (Lond) 2010; 118 (5): 333–339

[32] Steinmetz A, Kaffarnik H. Familiäre Dysbetalipoproteinämie. In: P. Schwandt. Handbuch der Fettstoffwechselstörungen. Stuttgart: Schattauer; 2007: 2–66

[33] Steinmetz A. Treatment of diabetic dyslipoproteinemia. Exp Clin Endocrinol Diabetes 2003; 111(5): 239–245

[34] Stone NJ, Robinson J et al. (2013). 2013 ACC/AHA Guideline on the Treatment of Blood Cholesterol to Reduce Atherosclerotic Cardiovascular Risk in Adults: A Report of the American College of Cardiology/American Heart Association Task Force on Practice Guidelines. Circulation 2014; 129: 49–73

[35] Thompson PD, Clarkson P et al. Statin-associated myopathy. JAMA 2003; 289 (13): 1681–1690

[36] Varbo A, Benn M et al. Remnant cholesterol as a causal risk factor for ischemic heart disease. J Am Coll Cardiol 2013; 61 (4): 427–436
Kommentar: In dieser Studie wird durch einen „Mendel'schen Randomisierungsansatz" nachgewiesen, dass neben LDL-Cholesterin auch Remnant Cholesterin kausal mit Atherosklerose verknüpft ist. Remnant Cholesterin bezieht sich auf postprandiale triglyceridreiche Lipoproteine. Insofern belegt die Studie, dass postprandialen Lipoproteinen im Atherosklerosegeschehen eine direkte Rolle zukommt.

[37] Watts GF, Gidding S et al. Integrated guidance on the care of familial hypercholesterolaemia from the International FH Foundation. Int J Cardiol 2014; 171 (3): 309–325
Kommentar: In dieser Stellungnahme der International FH Foundation wird das momentane Wissen zur familiären Hypercholesterinämie ganz aktuell zusammengefasst. Großer Wert wird dabei auf das Screening gelegt, da so viele Patienten vor Manifestation identifiziert und behandelt werden können.

[38] Wolfram G. Ernährungstherapie. In: P. Schwandt. Handbuch der Fettstoffwechselstörungen. Stuttgart: Schattauer; 2007

Kapitel 14

Arterielle Hypertonie

14 Arterielle Hypertonie

F. Sayk, A. Iwen, E. Ritz, H. Lehnert

14.1 Definition, Risikostratifizierung und Anmerkungen zur Pathogenese

Die Weltgesundheitsorganisation (WHO) sieht die arterielle Hypertonie als eine der führenden Todesursachen weltweit an, da sie einen signifikanten kardiovaskulären Risikofaktor darstellt. Die Höhe des Blutdrucks und das kardiovaskuläre Gesamtrisiko stehen in einem engen linearen Zusammenhang, jede numerische Definition und Klassifikation der Hypertonie ist daher willkürlich.

Merke **M!**

Die Hypertonie sollte als die Blutdruckhöhe definiert werden, ab welcher weiterführende Diagnostik und Behandlung für den Patienten unter Berücksichtigung seines individuellen kardiovaskulären Risikos von Vorteil sind.

Entsprechend den Empfehlungen aktueller internationaler [12] und deutschsprachiger Leitlinien [8] sollten die im Schema angegebenen Schwellenwerte für die Hypertonie als flexible Richtwerte betrachtet werden, die an das kardiovaskuläre Gesamtrisiko des jeweiligen Patienten adaptiert werden müssen. Im Vergleich zu starren „Cut-off"-Schemata dürfte diese individualisierte Betrachtung in den meisten Fällen zu einer intensiveren und besseren Blutdruckkontrolle führen.

Die Diagnose anhand der in ▶ Tab. 14.1 angegebenen Werte erfolgt aufgrund des Durchschnitts aus 2–3 Messungen im Sitzen an verschiedenen Tagen. Bei hochgradiger Hypertonie und hohem Risiko ist jedoch ein unverzüglicher Therapiebeginn schon am 1. Tag sinnvoll. Fallen bei einem Patienten systolischer und diastolischer Blutdruck in unterschiedliche Kategorien, erfolgt die Einstufung in die höhere Kategorie. Die isolierte systolische Hypertonie wird anhand der systolischen Werte ebenfalls in Grad 1–3 untergliedert.

Tab. 14.1 Klassifikation der Blutdruckwerte und Einteilung der Hypertonie [12].

Kategorie	systolisch (mmHg)	diastolisch (mmHg)
optimal	< 120	< 80
normal	120–129	80–84
hochnormal	130–139	85–89
Grad 1 Hypertonie (leicht)	140–159	90–99
Grad 2 Hypertonie (mittelschwer)	160–179	100–109
Grad 3 Hypertonie (schwer)	≥ 180	≥ 110
isolierte systolische Hypertonie	≥ 140	< 90

Für erwachsene Frauen und Männer gilt in der aktuellen Leitlinie [12] weiterhin ein systolischer Blutdruck > 140 mmHg (Praxismessung) bzw. 135 mmHg bei ambulanter Langzeitmessung und ein diastolischer Blutdruck > 90 mmHg bzw. 85 mmHg als Richtwert für eine arterielle Hypertonie. Darüber liegende Blutdruckwerte werden in 3 Hypertonie-Schweregrade eingeteilt (▶ Tab. 14.1). Zudem werden normotensive Blutdrücke nun in „optimal", „normal" und „hochnormal" unterteilt. Optimal hinsichtlich des kardiovaskulären Risikos ist ein Blutdruck < 120/80 mmHg.

Die Mehrzahl der Hypertonie-Patienten weist weitere Bedingungen auf, die das kardiovaskuläre Risiko erhöhen. Die Risikostratifizierung nach dem Schweregrad der Blutdruckerhöhung, Endorganschäden, Begleiterkrankungen, Vorliegen eines Diabetes mellitus und weiterer etablierter Risikofaktoren ist im „Merke"-Kasten dargestellt.

Merke **M!**

Faktoren, die die Prognose beeinflussen
(Quelle: [12])

Risikofaktoren für kardiovaskuläre Erkrankung

- Höhe des systolischen und diastolischen Blutdrucks
- männliches Geschlecht
- Alter (m > 55 J.; w > 65 J.)
- Nikotinabusus
- Dyslipidämie (Gesamtcholesterin > 4,9 mmol/l (> 190 mg/dl) oder LDL-Cholesterin > 3,0 mmol/l (> 115 mg/dl) oder HDL-Cholesterin m < 1,0, w < 1,2 mmol/l (m < 40, w < 46 mg/dl) oder Triglyzeride > 1,7 mmol/l (150 mg/dl)
- Familienanamnese für frühzeitige kardiovaskuläre Erkrankungen (m < 55 J.; w < 65 J.)
- viszerale Adipositas (Bauchumfang m ≥ 102 cm, w ≥ 88 cm; relatives Risiko bei jüngeren größer als bei älteren Patienten)
- Plasmaglukose nüchtern 5,6–6,9 mmol/l (102–125 mg/dl) oder pathologische Glukosetoleranz

(subklinischer) Endorganschaden

- Blutdruckamplitude ≥ 60 mmHg (bei älteren Pat.)
- Linksherzhypertrophie (EKG: Sokolow-Lyon > 3,5 mV; Cornell > 244 mV × ms; Echokardiogramm: LVMI m ≥ 115, w ≥ 95 g/m^2
- sonografisch bestätigte Arterienwandverdickung (> 0,9 mm) oder atherosklerotische Plaques
- Serum-Kreatinin leicht erhöht: m 115–133, w 107–124 µmol/l (m 1,3–1,5, w 1,2–1,4 mg/dl)
- Mikroalbuminurie (▶ Tab. 14.4)
- erniedrigte Kreatinin-Clearance oder erniedrigte glomeruläre Filtrationsrate

14

- erhöhte Pulswellengeschwindigkeit (Karotis-Femoralis > 10 m/s)
- verminderter Knöchel-Arm-Index (< 0,9)

Diabetes mellitus

- Plasmaglukose nüchtern > 7,0 mmol/l (126 mg/dl) bei 2-maliger Messung
- HbA1c > 7 % (53 mmol/mol) oder
- Plasmaglukose postprandial > 11,0 mmol/l (198 mg/dl)

klinisch manifeste kardiovaskuläre Erkrankung

- zerebrovaskuläre Erkrankungen:
  - ischämischer Schlaganfall
  - zerebrale Blutung
  - transitorisch-ischämische Attacke
- Herzerkrankungen:
  - Myokardinfarkt
  - Angina pectoris
  - Koronarrevaskularisation (Bypass, PCI)
  - Herzinsuffizienz
- Nierenerkrankung:
  - diabetische Nephropathie
  - chron. Niereninsuffizienz (Serum-Kreatinin: m > 133, w > 124 µmol/l; m > 1,5, w > 1,4 mg/dl)
  - Proteinurie (> 150 mg/24h)
- periphere Gefäßerkrankungen
- fortgeschrittene Retinopathie: Hämorrhagie oder Exsudate, Papillenödem

Hinweis: Ein metabolisches Syndrom liegt nach der International Diabetes Federation vor, wenn 3 oder mehr der folgenden Risikofaktoren nachgewiesen wurden: viszerale Adipositas (Bauchumfang m > 94, w > 80 cm), pathologischer Wert für Plasmaglukose, Blutdruck ≥ 130/85 mmHg, erniedrigtes HDL-Cholesterin, erhöhte Triglyzeride.

m: Männer, w: Frauen; LDL: Low Density Lipoprotein; HDL: High Density Lipoprotein; LVMI: linksventrikulärer Massenindex

Das kardiovaskuläre Gesamtrisiko wird als Wahrscheinlichkeit definiert, innerhalb eines definierten Zeitraums einen Schlaganfall, Myokardinfarkt oder kardiovaskulären Tod zu erleiden (▶ Tab. 14.2). Zur Berechnung dieses Risikos können verschiedene Scores (z. B. 10-Jahres-Risiko für kardiovaskuläre Mortalität: SCORE-model, http://www.heartscore.org, oder Morbidität: PROCAM-Score, http://www.chd-taskforce.com) herangezogen werden. Da diese Scores altersabhängig sind, wird gerade bei jüngeren Patienten das individuelle Risiko tendenziell unterschätzt. Die zusätzliche Bestimmung des biologischen Gefäßalters z. B. mithilfe von Gefäßsteifigkeitsmessungen kann hilfreich sein.

Entgegen früherer Annahmen, die eine stärkere Bedeutung des diastolischen Blutdrucks postulierten, zeigen neuere Untersuchungen die **prognostische Bedeutung des systolischen Blutdrucks** überdeutlich. Deshalb sollten für die Klassifikation der Hypertonie, die Risikobeurteilung, Behandlungsindikation sowie Definition des Zielblutdrucks immer systolische und diastolische Blutdruckwerte gleichwertig berücksichtigt werden. Eine

Tab. 14.2 Kardiovaskuläres Gesamtrisiko: Risikostratifizierung nach dem Schweregrad der Hypertonie, Begleiterkrankungen, Endorganschäden und Risikofaktoren (Quelle: [8], [12]).

andere Risikofaktoren und Vorerkrankungen	normal (SBD 120–129 oder DBD 80–84 mmHg)	hochnormal (SBD 130–139 oder DBD 85–89 mmHg)	Grad 1 (SBD 140–159 oder DBD 90–99 mmHg)	Grad 2 (SBD 160–179 oder DBD 100–109 mmHg)	Grad 3 (SBD ≥ 180 oder DBD ≥ 110 mmHg)
keine anderen Risikofaktoren	durchschnittliches Risiko		leicht erhöhtes Risiko	mäßig erhöhtes Risiko	stark erhöhtes Risiko
1–2 Risikofaktoren	leicht erhöhtes Risiko		mäßig erhöhtes Risiko		sehr stark erhöhtes Risiko
3 oder mehr Risikofaktoren oder (asymptomat.) Endorganschäden oder DM oder MS	mäßig erhöhtes Risiko	stark erhöhtes Risiko			sehr stark erhöhtes Risiko
klinisch manifeste kardiovaskuläre Erkrankung oder chron. Niereninsuffizienz oder DM mit Risikofaktoren	sehr stark erhöhtes Risiko				

Risiko: 10-Jahresrisiko für Schlaganfall, Myokardinfarkt oder Tod: niedrig: 15 %, mittel: 15–20 %, hoch: 20–30 %, sehr hoch: 30 %
SBD: systolischer Blutdruck, DBD: diastolischer Blutdruck, DM: Diabetes mellitus, MS: metabolisches Syndrom

Ausnahme stellen **alte Patienten** dar. Der systolische Blutdruck steigt mit zunehmendem Lebensalter, während der diastolische Blutdruck nach einem Maximum in der 7. Dekade mit fortschreitendem Alter wieder abfällt. In dieser Altersgruppe ist ein niedriger diastolischer Blutdruck (60–70 mmHg) insbesondere bei älteren Patienten mit KHK prognostisch ungünstig.

Ätiologisch wird die Hypertonie in 2 Gruppen unterteilt:

- **essenzielle oder primäre Hypertonie** (ca. 85 % der Fälle), die auf dem Boden polygenetischer und Umweltfaktoren entsteht
- **sekundäre Hypertonie**, die aufgrund definierter endokriner, renaler oder vaskulärer Einzelursachen entsteht

Die klassischen endokrinen Ursachen einer Hypertonie sind in Kap. 5 (Nebennierenerkrankungen) detailliert beschrieben. Diese einfache Unterscheidung dürfte in Zukunft weiter modifiziert werden, da auch bei sog. essenzieller Hypertonie zunehmend genetische, konstitutionelle und organbezogene Faktoren identifiziert werden, die auf die pathogenetische Beteiligung dysregulierter (neuro-)endokriner Prozesse hinweisen. Dies gilt insbesondere für die adipositasassoziierte Hypertonie, bei der die Hyperleptinämie mit konsekutiver hypothalamischer Sympathoexzitation von herausragender Bedeutung zu sein scheint.

14.2 Epidemiologie und Bedeutung

Die Prävalenz der Hypertonie hat sich in der deutschen Bevölkerung in den vergangenen 20 Jahren nicht wesentlich verändert. Der Anteil der 25- bis 74-jährigen Personen mit Blutdruckwerten im (prä-)hypertensiven Bereich (hier > 130/85 mmHg) beträgt bei Männern 41–60 %, bei Frauen 28–38 % (KORA- und SHIP-Register). Es kann davon ausgegangen werden, dass ab dem 50. Lebensjahr jeder Zweite in der Bevölkerung hypertensiv (> 140/90 mmHg) ist. Deutschland belegt im internationalen Vergleich einen Spitzenplatz. Unverändert bestehen noch erhebliche Defizite nicht nur in der Erkennung, sondern auch in der Behandlung des Hochdrucks; dies haben die standardisierten Studien des Monika-Projekts (2001), die HYDRA-Studie [15] sowie das IMMIDIET-Projekt [5] gezeigt. Demnach wird die Hypertonie (> 140/90 mmHg) in der ambulanten Versorgung nur in ca. zwei Dritteln der Fälle diagnostiziert und nur bei ca. 20–50 % der Patienten ausreichend behandelt.

In den meisten Fällen beruht dies auf mangelnder therapeutischer Adhärenz/Noncompliance (inkl. Lebensstiländerung) und/oder inadäquater antihypertensiver Medikation. Nur in 4–19 % aller Hypertonus-Patienten liegt eine echte therapieresistente Hypertonie vor. Diese ist definiert als Nichterreichen des Zielblutdrucks trotz allgemeiner Therapiemaßnahmen (s. u.) und der hochdosierten Kombination von 3 Antihypertensiva inkl. eines Diuretikums. Häufige Ursachen hierfür sind Medikamenteninteraktionen, ein obstruktives Schlaf-Apnoe-Syndrom oder sekundäre Hypertonieformen.

Die unbehandelte Hypertonie hat zahlreiche Organschädigungen zur Folge, wodurch die Lebenserwartung deutlich vermindert wird. Umgekehrt senkt eine langjährige Behandlung der Hypertonie das **kardiovaskuläre Mortalitätsrisiko** im Vergleich zu unbehandelten Patienten um bis zu 60 %. Mit jedem Blutdruckanstieg um 20/10 mmHg verdoppelt sich das kardiovaskuläre Erkrankungsrisiko. Beispielsweise ist das Schlaganfallrisiko eines Patienten mit hypertonen Blutdruckwerten um das 6-Fache erhöht. Das gemeinsame Vorliegen einer arteriellen Hypertonie und eines Diabetes mellitus stellt eine besondere Risikoerhöhung dar. So weisen Patienten mit Typ-2-Diabetes mellitus und Hypertonie eine 2,5-fach höhere Gesamtmortalität auf als solche ohne Hypertonie. Auch die Daten der HYDRA-Studie zeigen eine deutliche Risikoerhöhung durch das gemeinsame Auftreten von Diabetes und Hypertonie: Eine KHK kommt beispielsweise bei Patienten mit Diabetes mellitus doppelt so häufig und bei Patienten mit Hypertonie 2,7-mal so häufig vor wie bei Patienten ohne diese beiden Erkrankungen. Beim gleichzeitigen Vorliegen der Erkrankungen erhöht sich das KHK-Risiko um den Faktor 4,9. Das Risiko einer Nephropathie steigt um den Faktor 4,6, eine Retinopathie kommt sogar 46-mal häufiger vor als bei Personen ohne Hypertonie und Diabetes.

14.3 Indikation zur Diagnostik

Ziel der differenzierten Diagnostik ist neben der Klärung der Hochdruckursache die Abschätzung des kardiovaskulären Gesamtrisikos. Hierzu müssen vorhandene, evtl. noch subklinische Endorganschäden sowie Begleiterkrankungen erfasst werden. Neben den etablierten müssen auch evtl. zusätzliche Risikofaktoren wie Alkoholkonsum oder interferierende Medikation geklärt werden.

14.3.1 Blutdruckmessung

Die Blutdruckmessung sollte idealerweise im Sitzen nach mindestens 3–5-minütiger Ruhepause erfolgen; die Arme müssen entblößt und auf Herzhöhe gelagert sein. Wichtig ist die Verwendung der passenden Manschettengröße (Standardmanschette für Erwachsene bis 32 cm Armumfang). Die Ablassgeschwindigkeit sollte 2–3 mmHg/s betragen. Empfohlen werden **2 Messungen** im Abstand von 2 min; ergeben sich dabei Abweichungen von > 5 mmHg, müssen weitere Messungen vorgenommen werden. Da bei Patienten mit Diabetes mellitus sowie betagten Personen aufgrund einer autonomen Neuropathie Störungen der orthostatischen Regulation häufig sind, sollte der Blutdruck auch im Stehen gemessen werden (1 und 3 min nach Aufstehen). Bei Erstvorstellung ist eine Messung an beiden Armen notwendig.

Die morgendliche und abendliche **Blutdruckselbstmessung** durch den Patienten liefert, sofern korrekt durchgeführt, genauere Ergebnisse als die Messung in Klinik oder Praxis. In bestimmten Fällen (z. B. Verdacht auf eine sog. Sprechstunden-Hypertonie) kann eine **24h-Blutdruckmessung** indiziert sein; der routinemäßige Einsatz bei jedem Patienten mit Verdacht auf Hypertonie wird nicht empfohlen. Bei Diabetikern ist die 24h-Messung jedoch sinnvoll in der weiterführenden Diagnostik, da bei ihnen die zirkadiane Blutdruckrhythmik (nächtliche Absenkung = Dipping um > 10 %) häufig aufgehoben ist. Weitere Gründe für ein **„Non-Dipping"** sind Schlafstörungen, Schlaf-Apnoe-Syndrom (SAS), chronische Niereninsuffizienz, sekundäre/endokrine Hypertonieformen, hoher Salzkonsum oder autonome Dysfunktion. „Non-Dipper" haben ein erhöhtes Risiko für die Entwicklung einer Albuminurie. In epidemiologischen Studien erwies sich die nächtliche Blutdruckhöhe gegenüber dem Tagesblutdruck als stärkerer kardiovaskulärer Morbiditätsprädiktor. Die bei der 24h-Blutdruckmessung erhobenen Werte sind grundsätzlich etwas niedriger als die Messwerte in der Praxis. Die obere Grenze für einen normalen Tagesmittelwert (7.00–22.00 Uhr) liegt bei 135/85 mmHg, diejenige für den Nachtmittelwert bei 120/70 mmHg.

Die arterielle Pulskurve setzt sich zum einen aus der antegraden, durch den ventrikulären Auswurf generierten Druckwelle und andererseits aus der aus der Peripherie reflektierten Welle zusammen. Letztere kann zu einer erheblichen Augmentation der Druckwelle führen, sodass der am Oberarm gemessene Blutdruck vom **zentralen/aortalen Blutdruck** abweicht. Moderne Analysemethoden ermöglichen eine Differenzierung. Die Pulswellenaugmentation und Pulswellengeschwindigkeit sind als Maße der Gefäßsteifigkeit unabhängige Prädiktoren kardiovaskulärer Morbidität und Mortalität und die wichtigsten pathophysiologischen Determinanten der isolierten systolischen Hypertonie. Für die Steifigkeitsbestimmung ist die Messung der Karotis-Femoralis-**Pulswellengeschwindigkeit** der „Goldstandard". Ein Wert > 10 m/s spricht für signifikante aortale Veränderungen. Die Bedeutung für die klinische Routine z. B. zur Risikostratifizierung und Therapieadjustierung muss sich noch in entsprechenden Studien bestätigen.

14.3.2 Diagnostik nach Feststellung einer Hypertonie

Ist eine Hypertonie gesichert, erfolgt ein diagnostisches Basisprogramm mit **3 Hauptzielen**:

- Klärung der Hochdruckursache (primär, sekundär)
- Abschätzen des Krankheitsausmaßes (Nachweis von [subklinischen] Endorganschäden)
- Identifikation von Risikofaktoren und Begleiterkrankungen

▸ Tab. 14.3 fasst die Hochdruck-Basisdiagnostik zusammen, wie sie von der Deutschen Hochdruckliga empfohlen wird, sowie evtl. weiterführende Diagnostik. Von zentraler Bedeutung sind dabei die ausführliche Anamneseerhebung und die körperliche Untersuchung, die zum einen entscheidende Verdachtsmomente für sekundäre Hochdruckursachen erbringen können und zum anderen Begleiterkrankungen, Risikofaktoren und auch noch asymptomatische Endorganschäden sowie interferierende Medikamente (z. B. NSAR, Steroide) und Substanzen (z. B. Lakritz) oder mangelnde Therapieadhärenz aufzudecken helfen.

Tab. 14.3 Hochdruck-Basisdiagnostik (Quelle: [12]).

Maßnahmen/Vorgehen	
Anamnese	
aktuell	• Dauer des Hochdrucks • Höhe der Blutdruckwerte
bisherige und aktuelle Antihypertensiva	• Therapieerfolg • Therapieadhärenz • Nebenwirkungen
„Lifestyle"	• Gewichtsverlauf • Kochsalzkonsum • körperliche Aktivität, Sport • Schichtarbeit • psychosoziale Belastung
weitere Risikofaktoren	• Hyperlipidämie • niedriges Geburtsgewicht
Nikotinabusus	
Komedikation, Substanzmissbrauch	• Sexualhormone (Androgene, östrogenhaltige Kontrazeptiva) • Glukokortikoide • NSAID • Lakritz • Sympathomimetika inkl. Amphetamin, Kokain • Alkoholabusus

Tab. 14.3 Fortsetzung

Maßnahmen/Vorgehen	
genetische Belastung	Familienanamnese (Hochdruck familiär in 35–50 %, monogenetische Ursachen jedoch extrem selten)
Phäochromozytom	• krisenhafte Blutdruckanstiege mit Schwitzen, Cephalgie, Palpitationen • familiäres Phäochromozytom: Neurofibromatose
renale Hypertonie	Nierenkrankheiten/Nierenarterienstenose
diabetische Nephropathie	Diabetes mellitus
kardiovaskuläre Komorbidität	
• zerebrovaskulär	• TIA, Schlaganfall
• KHK	• Angina pectoris • Myokardischämie
• Herzinsuffizienz	• Belastungsdyspnoe • Ödeme
• pAVK	• Claudicatio intermittens
• Schlaf-Apnoe	• Schnarchen • Tagesmüdigkeit
körperliche Untersuchung	
Basisdiagnostik (s. Text)	• Blutdruck an beiden Armen • Blutdruck in Ruhe im Sitzen • (bei Diabetes und fortschreitender Neuropathie auch im Stehen)
organbezogene Untersuchung	• Größe. Gewicht, BMI, Bauchumfang • Herz, Lunge • Karotiden • Pulsstatus • neurolog.-kognitiver Status (Lähmung, Aphasie, Demenz)
Aortenisthmusstenose	• Blutdruckdifferenz beider Arme • Blutdruck im Stehen • Arm-, Leisten-, Fußpulse
Cushing, Hypothyreose	Habitus, Striae
Nierenarterienstenose	Abdomen (Auskultation)
familiäres Phäochromozytom	Neurofibromatose
Labordiagnostik	
Basisuntersuchungen	• Cholesterin (HDL, LDL) • Nüchterntriglyzeride • Harnsäure • Natrium, Kalium • Nüchternglukose im Plasma • Serum-Kreatinin (eGFR) • Urin-Status, Mikroalbuminurie
primärer Aldosteronismus	• Kalium • Aldosteron-Renin-Ratio
Phäochromozytom	(Nor-)Metanephirne sowie Dopamin im Plasma
Hyperkortisolismus	• Midnight-Kortisol, Kortisol im 24h Sammelurin • ggf. Dexamethason-Hemmtest
renoparenchymatöser Hochdruck	• eGFR-Protein im Urin, Urinsediment • pathologischer Urinbefund
Hypo-, Hyperthyreose	TSH, fT 4
Hyperparathyreoidismus	Kalzium, Phosphat, ggf. Parathormon
apparative Untersuchungen	
Basisdiagnostik	EKG
erweiterte Diagnostik	• 24h ambulante Blutdruckmessung • 24h-EKG bei Arrhythmie • Röntgenthorax • Echokardiografie • Augenfunduskopie • Sonografie der Nieren • (Duplex-)Sonografie der Karotiden und Beinarterien

Tab. 14.3 Fortsetzung

	Maßnahmen/Vorgehen
Bauchaortenaneurysma	Sonografie der Bauchaorta
renaler Hochdruck	Sonografie der Nieren
Aortenisthmusstenose	ggf. CT-Thorax, MRT, TEE
endokriner Hochdruck	• Sonografie Nebennieren • ggf. CT/MRT

Merke M!

Bei schwerer Hypertonie (Grad 3) darf die Komplettierung der Diagnostik den Behandlungsbeginn allerdings nicht verzögern.

14.3.3 Weiterführende Diagnostik und Differenzialdiagnostik

Eine weiterführende Diagnostik kann erforderlich sein, wenn das Alter der Patienten, Anamnese, körperliche Untersuchung, Labor- oder apparative Untersuchungsbefunde auf eine sekundäre Hypertonie hinweisen. Eine schwere Hypertonie (Grad 3) mit kurzer Anamnese, eine fehlende physiologische Nachtabsenkung im 24h-Profil, eine nachhaltige Verschlechterung nach längerer guter Einstellung, rasch progredienter Endorganschaden sowie eine echte Therapieresistenz sind diesbezügliche Indikatoren und sollten zu entsprechenden diagnostischen Maßnahmen in einer Spezialambulanz führen (z.B. Schlaf-Apnoe-Screening, Duplex-Sonografie der Nierenarterien). Die Diagnostik klassischer endokriner Ursachen wird in Kap. 5 erörtert.

Praxis

Wegen der Häufigkeit und der hohen Dunkelziffer eines Schlaf-Apnoe-Syndroms (Partneranamnese) sollte die Indikation zur somnologischen Abklärung großzügig gestellt werden.

Renovaskuläre und renoparenchymatöse Hypertonie

Die Prävalenz der **Nierenarterienstenose** (NAST) im Gesamtkollektiv hypertensiver Patienten ist unklar (lt. Autopsiestudien 5–10% der Hypertoniker). Die atherosklerotische Genese ist mit 95% sehr viel häufiger als die fibromuskuläre Dysplasie. Bei schwer einstellbarer Hypertonie sollte eine farbkodierte Duplexsonografie der Nierenarterien als Screening-Verfahren erfolgen. Dies gilt insbesondere für junge Frauen (fibromuskuläre Dysplasie) und ältere Patienten, vor allem Raucher, mit koronarer und peripherer Arteriosklerose (Prävalenz der arteriosklerotischen NAST 10–40%). Als Alternativverfahren kommt die Angio-MRT in Betracht. Eine DSA gilt als diagnostischer Goldstandard mit der gleichzeitigen Möglichkeit zur Intervention, dürfte aber in Anbetracht der kontroversen Datenlage nur selten indiziert sein (s. u.). Eine renoparenchymatöser Schaden kann aus der Kombination von sonografischen Parametern (z.B. intrarenaler Widerstandsindex), Nierenretentionswerten, Urinbefund (Proteinurie, Sediment) und ggf. Szintigrafie geschlussfolgert werden.

Albuminurie-Screening

Der Nachweis einer Mikroalbuminurie ist ein **wichtiger Risikomarker** für eine erhöhte Morbidität und Mortalität bei Hochdruckpatienten. Eine frühe und rasche Senkung der Albuminurie verbessert die Prognose.

Die Punktprävalenz der Mikroalbuminurie in deutschen Arztpraxen liegt für Hypertoniker ohne Diabetes mellitus bei 20–25% und für diabetische Hypertoniker bei 35–42% [15]. Das Albuminurie-Screening im Morgen- oder Spot-Urin ist deshalb insbesondere beim hypertensiven Diabetiker unverzichtbar. Zunächst wird dabei eine einfache Urinanalyse mittels Teststreifen durchgeführt. Ist das Ergebnis positiv, erfolgt eine weitere quantitative Messung – auch zur Klärung nicht diabetischer Ursachen der Nephropathie. Bei negativem Testergebnis auf Eiweiß muss der Urin auf eine Mikroalbuminurie untersucht werden. Auch dafür gibt es Teststreifen, die eine akzeptable Sensitivität und Spezifität aufweisen; dennoch muss der Befund im positiven Fall mit speziellen Methoden (Nephelometrie) bestätigt werden. Die Albuminausscheidung wird durch zahlreiche Einflüsse wie körperliche Aktivität, kurz dauernde Hypoglykämie, Fieber usw. beeinflusst. Daher müssen 2 von 3 Urinproben in einem Zeitintervall von 3–6 Monaten positiv sein, um eine Mikroalbuminurie zu diagnostizieren. Die Normwerte für die Eiweißausscheidung im Urin sowie die Werte, die eine Mikroalbuminurie bzw. eine Albuminurie (Proteinurie) definieren, sind in ▶ Tab. 14.4 wiedergegeben.

Tab. 14.4 Normwerte für die Eiweißausscheidung im Urin sowie Definition von Mikroalbuminurie und Albuminurie.

	Eiweißgehalt		
	24h-Sammelurin (mg/d)	**24h-Sammelurin (mg/l)**	**spontane Urinprobe* (mg/g Kreatinin)**
Normalwert	30	20	30
Mikroalbuminurie	30–299	20–199	30–299
Albuminurie	300	200	300*

*nach Möglichkeit der 2. Morgenurin

14.4 Indikation zur Therapie, Therapieziele und Konzepte

Ziel der Hochdrucktherapie ist die nachhaltige Senkung des hohen Morbiditäts- und Mortalitätsrisikos, und dies mit einer möglichst geringen Belastung für den Patienten. Daher sind langfristige Therapiestrategien erforderlich, die nicht medikamentöse und medikamentöse Behandlungsformen kombinieren. An erster Stelle stehen deutliche Veränderungen des täglichen Lebensstils, z. B. Gewichtsreduktion, körperliche Aktivität, eingeschränkter Konsum von Kochsalz und Alkohol sowie Nikotinverzicht. Der Therapiebeginn, die Strategie (Lebensstil, Mono- vs. Kombinationstherapie) und die Auswahl der antihypertensiven Substanzen richtet sich vor allem nach dem Vorliegen von Begleiterkrankungen, dem Alter und dem Nachweis von Folgeschäden. Um die erforderlichen Blutdruckzielwerte zu erreichen, ist ein Stufenkonzept erforderlich, das diese individuellen Kriterien berücksichtigt. Der Stellenwert neuerer apparativer Verfahren wie Barorezeptorstimulation oder renale Denervierung bedürfen noch einer präziseren Einordnung und bleiben vorerst therapierefraktären Fällen vorbehalten. Da ein erhöhter Blutdruck von Patienten meistens nicht als subjektiv beeinträchtigend wahrgenommen wird, sind ein hohes Maß an Aufklärungsarbeit und eine enge Arzt-Patienten-Interaktion notwendig.

14.4.1 Praktisches Vorgehen

Therapiebeginn

- Die Mehrzahl der randomisierten Therapiestudien untersuchte überwiegend Patienten mit Hypertonie Grad 2–3; für diese Patienten besteht eine unstrittige Therapieindikation. Die Datenlage für Grad 1 ist geringer, jedoch eine allgemeine Therapieempfehlung ab einem Blutdruck > 140 mmHg (systol.) bzw. 90 mmHg (diastol.) ebenfalls gegeben [11], [12]. Diese gilt jedoch nicht für **junge**, ansonsten gesunde Männer mit isolierter systolischer Hypertonie. Außerdem wird für **ältere** Patienten (> 80 Jahre [12], bzw. > 60 Jahre [11]) eine medikamentöse Therapie erst ab einem Blutdruck > 150/90 mmHg empfohlen.
- Für Patienten mit hochnormalen Blutdrücken wird eine Lebensstilintervention, jedoch **generell keine** medikamentöse Therapie empfohlen. Hierin unterscheidet sich die aktuelle ESH/ESC-Leitlinie [12] von der früheren Empfehlung, Hochrisikopatienten (Schlaganfall, koronare Herzkrankheit, Diabetes mellitus, Proteinurie) bereits bei hochnormalem Blutdruck medikamentös zu behandeln. Diese Verallgemeinerung des Therapieziels unabhängig vom Risikoprofil wird auch in der neuen amerikanischen Leitlinie vorgenommen [11].

Zielblutdruck

- Hauptziel der Behandlung ist die Reduktion des kardiovaskulären Gesamtrisikos. Dies erfordert sowohl die Senkung des Blutdrucks als auch Therapie aller zusätzlichen Risikofaktoren.
- Bei allen Hypertonikern sollte der Blutdruck bei Praxismessung auf Werte < 140/90 mmHg gesenkt werden (bei Selbstmessung bzw. 24h-Messung liegt der Zielwert um 5–10 mmHg niedriger). Für das Konzept „je niedriger, desto besser" existiert keine ausreichende Evidenz (z. B. HOT-Studie).
- Dies gilt auch für kardiovaskuläre Hochrisikopatienten wie Diabetiker oder niereninsuffiziente Patienten, da ein niedrigerer Zielblutdruck aus randomisierten Studien (z. B. ACCORD-Studie) und Metaanalysen nicht gerechtfertigt werden kann.
- Werte < 120/70 mmHg sollten nicht angestrebt werden, da unterhalb dieser Blutdrücke die Inzidenz von Herzinfarkten und Schlaganfällen steigt.
- Bei alten Patienten (> 80 Jahre) ist der Nutzen einer antihypertensiven Therapie lediglich ab Hypertonie Grad 2–3 belegt. Der systolische Wert sollte bei 140–150 mmHg liegen bzw. an die individuelle Toleranzschwelle adaptiert werden [1]. Gerade bei älteren Patienten mit erhöhtem kardiovaskulären Risikoprofil, d. h. manifestem arteriosklerotischem Endorganschaden (KHK, Schlaganfall), chronischer Nierenerkrankung oder Diabetes weicht die zunächst lineare Korrelation zwischen Blutdruck und kardiovaskulärem Risiko am niedrigen Ende zu einer J- oder U-Kurve ab. Die neue Leitlinie der amerikanischen Hypertonie-Vereinigung [11] setzt das Therapieziel bereits ab einem Lebensalter von 60 Jahren auf < 150/90 mmHg.
- Bei isolierter systolischer Hypertonie und orthostatischer Diathese sollte der diastolische Blutdruck unter Therapie nicht < 70 mmHg liegen (SHEP-Studie).

14.4.2 Allgemeinmaßnahmen

Die **Umstellung der Lebensgewohnheiten** ist ein entscheidender Punkt in der Behandlung der Hypertonie.

Rauchen besitzt neben seiner karzinogenen Wirkung auch ein erhebliches kardiovaskuläres Risikopotenzial. Der Blutdruck steigt nach jeder Zigarette signifikant. Mit dem Rauchen aufzuhören, ist für hypertensive Diabetiker hinsichtlich ihres kardiovaskulären Risikos mutmaßlich die bedeutsamste Einzelmaßnahme, auch wenn die unmittelbare antihypertensive Relevanz gering erscheint. Raucher müssen wiederholt und eindeutig auf diese Tatsache hingewiesen und bei Entwöhnungsversuchen unterstützt werden. Dazu können neben nikotinhaltigen Kaugummis oder Pflastern auch Bupropion oder Vareniclin unter Beachtung der Kontraindikationen verwendet werden.

Die **zentrale Adipositas** ist als entscheidender pathogenetischer Faktor des metabolischen Syndroms sowohl mit einer schlechteren Blutzuckerstoffwechsellage wie auch mit höheren Blutdruckwerten assoziiert. Zusätzlich scheint die viszerale Adipositas auch unabhängig von einer Insulinresistenz eine chronische hypothalamische Sympathikusaktivierung zu bewirken, die zu einer permanenten Erhöhung des neurogenen Vasotonus beiträgt. Ein Schlüsselprozess dürfte hierbei in der Interaktion zwischen Leptin und dem Melanokortinrezeptor liegen. Des Weiteren führt die Adipositas zu einer Aktivierung des Renin-Angiotensin-Aldosteron-Systems und begünstigt ein obstruktives Schlaf-Apnoe-Syndrom. Die Gewichtsreduktion gehört daher zu den wichtigsten Basismaßnahmen bei übergewichtigen Hypertonikern. Pro Kilogramm Gewichtsreduktion geht der Blutdruck um ca. 1 mmHg zurück. Zudem verstärkt die Gewichtsabnahme die blutdrucksenkende Wirksamkeit der Pharmakotherapie. Zu empfehlen ist eine kalorienreduzierte Mischkost in Verbindung mit vermehrter körperlicher Bewegung. Hierzu erscheint es ratsam, die Betroffenen in ein individualisiertes, kompetent geführtes und kontrolliertes Schulungsprogramm einzuschleusen. Da es häufig zu Rückfällen kommt, müssen solche Maßnahmen langfristig genug angelegt sein, und die Ziele dürfen nicht zu ehrgeizig gesteckt werden. Realistisch ist eine Gewichtsabnahme um 5(–15)% des Ausgangsgewichts.

Ebenso wichtig ist regelmäßige, moderate **körperliche Bewegung**, die einen mittleren körperlichen Fitnessgrad zur Folge hat („fat but fit"). Sie fördert die Gewichtsabnahme und erhöht die Insulinsensitivität und den HDL-Cholesterinspiegel. Unabhängig davon beeinflusst körperliche Fitness auch den Blutdruck sowie andere kardiovaskuläre Risikofaktoren günstig. Empfohlen wird eine körperliche Aktivität von mäßiger Intensität (40–60 % des maximalen Sauerstoffverbrauchs) für eine Dauer von 30–45 min an den meisten Tagen der Woche oder mindestens für 3h pro Woche verteilt auf 3 Tage. Rasches Gehen („Walking") oder Schwimmen ist ein praktisches und leicht umsetzbares Beispiel für eine solche körperliche Aktivität. Dies kann den systolischen Blutdruck um 4–8 mmHg senken.

> **Merke** M!
>
> Bei schlecht kontrolliertem, schwerem Hochdruck sollten bedeutsame körperliche Belastungen zunächst vermieden werden.

Übermäßiger Alkoholkonsum ist ein bekannter Risikofaktor der Hypertonie. Zudem kann er zur Resistenz gegenüber einer antihypertensiven Medikation führen und erhöht das Schlaganfallrisiko. Der Alkoholkonsum muss daher auf 20–30 g Ethylalkohol/d bei Männern – das entspricht etwa einem Viertel Liter Wein oder 1,5 Flaschen Bier – und 15 g/d bei Frauen eingeschränkt werden.

14.4.3 Spezielle diätetische Therapie

Aus epidemiologischen Studien ist eine signifikante Assoziation zwischen **Natriumzufuhr** und Blutdruck bekannt. Bei Nichtdiabetikern mit essenzieller Hypertonie konnte durch eine Halbierung der Natriumzufuhr von täglich 200 mmol (entspricht 11,6 g NaCl) auf 100 mmol (5,6 g NaCl) eine Blutdrucksenkung um durchschnittlich 5 mmHg systolisch und 2–3 mmHg diastolisch erzielt werden. Eine nahezu natriumfreie Diät (10–20 mmol/d) erbrachte Blutdrucksenkungen von 10–12 mmHg systolisch. Eine derart extreme Natriumrestriktion ist sicher unrealistisch. Auf jeden Fall sollten die Patienten unbedingt dazu ermutigt werden, möglichst viel frisches Obst und Gemüse zu verzehren und Speisen nicht zusätzlich zu salzen. Salzrestriktion erhöht zudem die Wirksamkeit zahlreicher Antihypertensiva (insbesondere Diuretika). In einer älteren Vergleichsstudie bei Typ-2-Diabetikern war eine **ballaststoffreiche fettarme Diabetes-Diät mit Kochsalzrestriktion** über 3 Monate genauso wirksam wie eine Betablocker-Gabe. Dieser Einfluss auf die Ernährung wurde durch die DASH-Studie eindrücklich belegt: Eine Ernährung mit hohem Gehalt an frischem Gemüse, Obst und wenig tierischen und gesättigten Fetten (fettarme Milchprodukte und Fisch) führte bei Personen mit und ohne Hypertonie zu einer deutlichen Blutdrucksenkung. Diese Form der Ernährung war unabhängig von der Kochsalzzufuhr mit niedrigeren Blutdruckwerten assoziiert. Eine zusätzliche Kochsalzrestriktion verbesserte diesen Effekt und bewirkte einen Abfall des systolischen Blutdrucks um durchschnittlich 11,5 mmHg. Diese und weitere Daten zur Lebensstilmodifizierung zeigen eindrucksvoll die Bedeutung nicht pharmakologischer Maßnahmen.

Praxis

In den aktuellen Leitlinien wird eine maximale Zufuhr von 100 mmol/d Natrium empfohlen, das entspricht 5–6 g Kochsalz. Diese Empfehlung gilt genauso für hypertensive Typ-1- und Typ-2-Diabetiker. Salzrestriktion erhöht die Wirksamkeit der Antihypertensiva (insbesondere Diuretika) und wirkt günstig hinsichtlich der Progression einer häufig bestehenden Nephropathie.

14.4.4 Medikamentöse Therapie

Die derzeit verfügbaren Antihypertensiva führen in den üblicherweise gebräuchlichen Dosierungen zu einer weitgehend vergleichbaren Senkung des systolischen und diastolischen Blutdrucks, nämlich jeweils etwa 10–15 mmHg systolisch und 5–10 mmHg diastolisch. Laut europäischer Leitlinie [12] sind 5 Antihypertensiva-Hauptklassen für die initiale Mono- oder Kombinationstherapie geeignet: Betablocker, Thiaziddiuretika, Kalziumantagonisten, ACE-Inhibitoren bzw. AT_1-Antagonisten (▸ Abb. 14.1). „Andere" Antihypertensiva stellen nach Leitlinie eine 6. Gruppe dar, werden jedoch nicht zur Monotherapie empfohlen; hierzu zählen α1-Antagonisten, Aldosteronantagonisten, zentrale Antisympathotonika wie Moxonidin oder Clonidin und als Reservemittel Dihydralazin und Minoxidil. Große randomisierte Endpunktstudien der letzten beiden Jahrzehnte und ihre metaanalytische Aufarbeitung haben für jede dieser Substanzgruppen eine deutliche Überlegenheit gegenüber Placebo für die kardiovaskuläre Gesamtmortalität und insbesondere für die Schlaganfall- und Myokardinfarktmorbidität gezeigt. In der neuen amerikanischen Leitlinie werden nur 4 Substanzklassen für die Initialbehandlung genannt; Betablocker werden nicht empfohlen [11] (▸ Abb. 14.1), eine Einschätzung, die ausschließlich auf älteren Daten zu Atenolol oder Metoprolol beruht. Der Nutzen sog. vasodilatierender Betablocker (Carvedilol oder Nebivolol) ist unklar.

Die prognostisch günstige Wirkung einer antihypertensiven Therapie auf kardiovaskuläre Ereignisse beruht auf der Blutdrucksenkung an sich und ist weitgehend unabhängig vom verwendeten Medikament. Darüber hinaus besitzen die Substanzgruppen jedoch **spezifische Eigenschaften**, die von Bedeutung für den differenzierten Einsatz beim Vorliegen von Begleit- oder Folgeerkrankungen sind. Es lässt sich grundsätzlich nicht vorhersagen, auf welches antihypertensive Medikament ein Patient am besten anspricht. Therapietreue und damit der Therapieerfolg werden entscheidend vom Nebenwirkungsprofil beeinflusst. Die Auswahl sollte sich deshalb an den individuellen Besonderheiten (Medikamenteninteraktionen, Begleiterkrankungen, Risikofaktoren, Endorganschäden) orientieren. Eine antihypertensive Medikation ist eine Dauertherapie – weshalb Medikamente mit 24-stündiger Wirkdauer zu bevorzugen sind. In der Regel wird die maximale Wirksamkeit nach 2–6 Wochen erreicht und sollte grundsätzlich als eine lebenslängliche Behandlung angesehen werden. Auch alte Menschen profitieren von einer konsequenten Therapie (z. B. verzögerte vaskuläre Demenz). Differenzialtherapeutische Überlegungen für verschiedene Patientengruppen sind in ▸ Tab. 14.5 und ▸ Tab. 14.6 wiedergegeben.

Mono- oder Kombinationstherapie

In Abhängigkeit des Hypertoniegrades und des Gesamtrisikos (▸ Tab. 14.2) kann mit einer Mono- (Grad 1–2) oder Kombinationstherapie (Grad 2–3) mit stufenweise gesteigerter Dosis begonnen werden. Die Mehrzahl der Hypertoniker (70–80 %) bedarf zum Erreichen der Zielblutdruckwerte langfristig einer Kombinationstherapie.

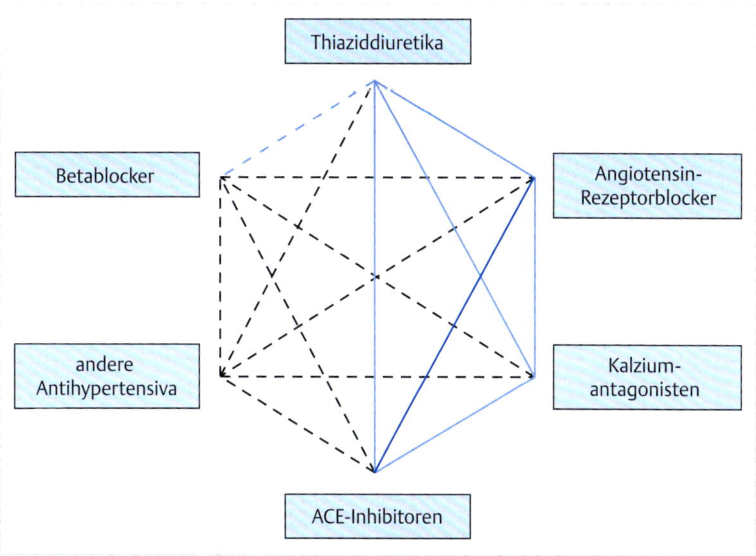

Abb. 14.1 Kombinationen unterschiedlicher Hauptgruppen von Antihypertensiva [12]. Synergistische Kombinationen sind mithilfe grüner Linien, mögliche Kombinationen durch schwarze Linien gekennzeichnet. Die Kombination von ACE-Inhibitoren und AT-Antagonisten als duale RAAS-Blockade (rote Linie) wird nicht empfohlen [13]. Die Kombination mit Betablockern ist nur bei Kalziumantagonisten vom Dihydropyridin-Typ sinnvoll.

Tab. 14.5 Differenzialtherapeutische Überlegungen zum Einsatz von Antihypertensiva.

Gruppe	Vorteil bei	Nachteil (ggf. kontraindiziert) bei
Thiaziddiuretika	• Herzinsuffizienz	• Hypokaliämie • Hyperurikämie • metabolisches Syndrom
Betablocker	• koronare Herzkrankheit • Herzinsuffizienz • Herzrhythmusstörungen	• Asthma bronchiale • AV-Block II oder III • metabolisches Syndrom
Kalziumantagonisten	• stabile Angina pectoris • Dunkelhäutige/Afrikaner	• AV-Block (Nichtdihydropyridine) • Ödeme (Dihydropyridine) • instabile Angina pectoris • akuter Herzinfarkt (erste 4 Wochen)
ACE- Inhibitoren	• Herzinsuffizienz • Zustand nach Herzinfarkt • diabetische Nephropathie • Chronic Kidney Disease	• Schwangerschaft (Beeinträchtigung der fetalen Nierenentwicklung) • Hyperkaliämie • beidseitige Nierenarterienstenosen
AT_1-Antagonisten	• Herzinsuffizienz • Zustand nach Herzinfarkt • (diabetische) Nephropathie • Unverträglichkeit von ACE-Inhibitoren	• Schwangerschaft • Hyperkaliämie • beidseitige Nierenarterienstenosen
Aldosteronantagonist	• Kombination (niedrig-dosiert) bei Therapieresistenz	• Hyperkaliämie insb. in Kombination mit RAS-Blockade • Schwangerschaft
Moxonidin	• Kombination bei Therapieresistenz	• Bradykardie, insb. in Kombination mit Betablockern
α1-Antagonisten	• Kombination bei Therapieresistenz	• Orthostase, insb. bei Kombination mit Betablockade

Tab. 14.6 Differenzialtherapeutische Überlegungen zum Einsatz von Antihypertensiva bei subklinischer Organschädigung, speziellen Indikationen/Patientengruppen und klinischen Ereignissen.

	günstig/empfohlen	evtl. nachteilig/kontraindiziert
subklinische Organschädigung		
linksventrikuläre Hypertrophie	ACE-I, AT_1-Antagonist, Kalziumantagonist	
asymptomatische Atherosklerose	Kalziumantagonisten, ACE-I	
Mikroalbuminurie	ACE-I, AT_1-Antagonist	
Niereninsuffizienz	ACE-I oder AT_1-Antagonist (nicht in Kombination)	
spezielle Indikationen		
isolierte systolische Hypertonie (Ältere)	Diuretikum, Kalziumantagonist	
metabolisches Syndrom	ACE-I, AT_1-Antagonist, Kalziumantagonist	Thiaziddiuretika, Atenolol
Diabetes mellitus	ACE-I, AT_1-Antagonist	
Schwangere	Kalziumantagonist, α-Methyldopa, β1-Blocker	ACE-I, AT_1-Antagonist (fetale Nierenentwicklung)
Farbige	Diuretikum, Kalziumantagonist	
Glaukom	Betablocker	
klinische Ereignisse		
vorausgegangener Schlaganfall	jedes blutdrucksenkende Medikament	
vorausgegangener Myokardinfarkt	Betablocker, ACE-I, AT_1-Antagonist	
stabile Angina pectoris	Betablocker, Kalziumantagonist	
Herzinsuffizienz	Diuretika, Betablocker, ACE-I, AT_1-Antagonist, Aldosteron-Antagonist	
linksventrikuläre Dysfunktion	ACE-I, AT_1-Antagonist	
Vorhofflimmern: rezidivierend/prophylaktisch permanent	AT_1-Antagonist, ACE-I, Betablocker, Kalziumantagonist (Verapamil- oder Diltiazem-Typ)	
Tachyarrhythmie	Betablocker	
fortgeschrittene Niereninsuffizienz	ACE-I, AT_1-Antagonist, Schleifendiuretika	Aldosteronantagonist, Gefahr der Hyperkaliämie
periphere Verschlusskrankheit	Kalziumantagonist	nicht selektive Betablocker

Hierbei muss auf eine sinnvolle Ergänzung der Wirkmechanismen und Verträglichkeit geachtet werden. So erhöhen beispielsweise Diuretika die Wirksamkeit von ACE-Hemmern und AT_1-Blockern. Den bei Kalziumantagonisten häufigen prätibialen Ödemen kann durch ACE-Hemmer-Gabe entgegengewirkt werden. Bei Hochrisikopatienten, deren Ausgangsblutdruck > 20/10 mmHg über dem Zielwert liegt, sollte initial immer eine Kombinationstherapie erfolgen. Die Wahrscheinlichkeit einer raschen und effektiven Blutdrucksenkung wird dadurch erhöht. Zudem wird die Kombination zweier moderat dosierter Substanzen im Hinblick auf das Nebenwirkungsprofil häufig besser vertragen als eine hochdosierte Monotherapie. Bei einer Kombinationstherapie sollte die Medikation sowohl eine morgendliche als auch eine abendliche Dosierung beinhalten. Die abendliche RAAS-Blockade scheint das nächtliche Blutdruck-Dipping zu verbessern und ist auch tagsüber für die Blutdruckeinstellung effizienter als eine alleinige morgendliche Therapie. Andererseits wird die fixe Wirkstoffkombination in einer Tablette empfohlen, da dies die Therapieadhärenz erhöht, die mit zunehmender Tablettenzahl sinkt.

Folgende **Kombinationen** haben sich als **effizient und gut verträglich** herausgestellt (▶ Abb. 14.1):

- Diuretika und ACE-Inhibitoren bzw. AT_1-Antagonisten
- Kalziumantagonisten (Dihydropyridin-Typ) und Betablocker
- Kalziumantagonisten und ACE-Inhibitoren bzw. AT_1-Antagonisten
- Kalziumantagonisten und Diuretika
- Betablocker und Diuretika

Alternativ können auch β1-Blocker als Kombinationspartner eingesetzt werden. Integraler Bestandteil einer Drei- oder Mehrfachkombination ist der Einsatz eines Diuretikums. Niedrige Thiaziddosen sind bei normaler Nierenfunktion ausreichend, da höhere Dosierungen nur geringe zusätzliche Blutdruckeffekte bewirken, die in keinem günstigen Verhältnis zum Nebenwirkungsprofil stehen. Als dritter Partner kann ein zentrales Antisympathotonikum wie z. B. Moxonidin erwogen werden.

Aussagen über den langfristigen Vorteil einzelner Substanzgruppen gegenüber anderen haben angesichts der meistens erforderlichen Kombinationstherapie an Bedeutung verloren. Der primäre Einsatz von Betablockern, insbesondere Atenolol, wurde zwischenzeitlich kontrovers diskutiert (ASCOT-Studie, 2005: höheres Schlaganfallrisiko unter Atenolol ± Diuretikum als unter Amlodipin ± ACE-Hemmer). Betrachtet man die kardiale Morbidität, so ist ihr Einsatz protektiv; andererseits begünstigen sie eine Gewichtszunahme. In den aktuellen Leitlinien werden Betablocker klar empfohlen. Unter Thiaziddiuretika, Betablockern und deren Kombination ist die Neumanifestation eines Diabetes mellitus etwas höher als unter den anderen Erstlinien-Substanzen; ihr Einsatz sollte deshalb bei Patienten mit metabolischem Syndrom kritisch überdacht werden. ACE-Hemmer und AT_1-Antagonisten sind ebenbürtig wirksam, der AT_1-Antagonist wird jedoch insgesamt besser vertragen; ihre Kombination wird nicht empfohlen.

Der Renin-Inhibitor Aliskiren ist nephroprotektiv und sowohl monotherapeutisch als auch in Kombination mit einem Thiaziddiuretikum und/oder Amlodipin antihypertensiv wirksam bei sehr guter Verträglichkeit. Die Kombination mit ACE-Inhibitoren oder AT-Blockern wird kontrovers diskutiert und von der EMEA nicht mehr empfohlen. Die postsynaptischen α1-Blocker werden in den aktuellen Leitlinien nicht mehr für die Monotherapie empfohlen, da sich unter Doxazosin häufiger eine Herzinsuffizienz entwickelt hat. Sie können jedoch ebenso wie zentrale Antisympathotonika als Kombinationspartner in Betracht gezogen werden.

Therapie der Hypertonie bei Diabetes mellitus und metabolischem Syndrom

Grundprinzipien der Hochdrucktherapie des diabetischen Patienten sind auch in Kap. 10 genannt. Diabetiker mit Bluthochdruck haben eine ungünstige Prognose. Das gilt sowohl für mikrovaskuläre Komplikationen wie Retinopathie und Nephropathie als auch für die makrovaskuläre Morbidität und Mortalität. Es gibt zahlreiche Studien, welche die Effektivität einer Blutdrucksenkung zur Verringerung des Risikos für Herzinfarkt, Schlaganfall sowie die Notwendigkeit von Extremitätenamputationen belegen. Einige Studien belegen einen nephroprotektiven Nutzen eines Therapiebeginns bei noch „hochnormalen" Werten; dies gilt insbesondere bei Proteinurie (< 130/ 80 mmHg). Dieses Ziel ist in vielen Fällen nur mit einer Kombination aus 3 und mehr Einzelsubstanzen und Lebensstilveränderungen zu erreichen (insb. Kochsalz- und Gewichtsreduktion). Wegen der Gefahr einer diabetischen autonomen Neuropathie mit dem Risiko posturaler Hypotonien sollten Blutdruckkontrollen auch unter Orthostase erfolgen.

Begonnen wird in aller Regel mit einer moderat dosierten Zweierkombination. Da **ACE-Hemmer oder AT_1-Antagonisten** den Verlauf bei hypertensiven Diabetikern nachweislich positiv beeinflussen, werden sie bei Typ-1- und Typ-2-Diabetikern als Mittel der 1. Wahl empfohlen und es sollte eine dieser Substanzen regelhafter Bestandteil einer Kombinationstherapie sein. Die Kombination dieser Substanzgruppen mit Aliskiren senkt die Albuminurie effektiver als die Monotherapie (AVOID-Studie). Allerdings zeigte sich in der ALTITUDE-Studie eine erhöhte Hyperkaliämierate und keinerlei Benefit hinsichtlich kardiovaskulärer und renaler Ereignisse unter einer derartigen Kombinationstherapie. Andererseits scheint diese Kombination nach akuter kardialer Dekompensation vorteilhaft (ASTRONAUT-Studie); harte Endpunkte fehlen jedoch noch (ATMOSPHERE-Studie). Wie zuvor erwähnt scheinen Betablocker (dies wurde v. a. für Atenolol gezeigt) insbesondere in Kombination mit Thiaziddiuretika die Stoffwechsellage bei Diabetes-Patienten zu verschlechtern und bei Patienten mit metabolischem Syndrom die Diabetesmanifestation zu begünstigen, während die Gewichtsabnahme erschwert wird. Bei koronarer Herzkrankheit oder Zustand nach Myokardinfarkt sollte dennoch ein Betablocker herangezogen werden. Ob Carvedilol, Metoprolol oder Nebivolol ein günstigeres metabolisches Profil aufweisen, bleibt abzuwarten.

Die **viszerale Adipositas** geht regelmäßig mit einer chronischen Erhöhung des vasokonstriktorischen Sympathikotonus einher. Die zugrunde liegenden hypothalamischen Aktivierungsmechanismen stehen im Zusammenhang mit einer Dysregulation der endokrinen Eigenschaften des Fettgewebes. Die Hyperleptinämie mit selektiver Leptinresistenz, die Aktivierung des Renin-Angiotensin-Aldosteron-Systems sowie die Erhöhung proinflammatorischer Zytokine und freier Fettsäuren gehören zu den bisher identifizierten Komponenten. Darüber hinaus begünstigt die Fettleibigkeit ein obstruktives Schlaf-Apnoe-Syndrom, das die chronische Sympathikusaktivierung zusätzlich verstärkt. Unter CPAP-Therapie sinkt der Blutdruck. Eine Gewichtsreduktion um ca. (5–)10% des Ausgangsgewichts innerhalb von 1–2 Jahren ist der entscheidende, aber oft schwierigste Baustein der antihypertensiven Therapie. ACE-Hemmer und AT_1-Antagonisten mindern die zentralnervöse Sympathikusaktivierung, ohne den Gewichtsverlauf zu beeinflussen. Der therapeutische Nutzen anderer zentralnervös-sympathoinhibitorischer Medikamente sowie adipokinmodulierender Substanzen ist gegenwärtig noch nicht ausreichend geklärt.

14.5 Therapieresistente Hypertonie, neue invasive Therapieverfahren

15–30% der Hochdruck-Patienten sind trotz Lebensstiländerung und hochdosierter Medikation mit mindestens 3 Antihypertensiva (darunter 1 Diuretikum) nicht ausreichend einstellbar. Überprüft werden muss vor allem die Therapieadhärenz sowie eine ggf. blutdrucksteigernde Komedikation (Steroidhormone, NSAID, Ciclosporin, Sympathomimetika) oder Genussmittelkonsum (Alkohol, Lakritz). Eine sog. „Weißkittel-Hypertonie" muss ausgeschlossen werden. Unter den sekundären Hypertonieursachen, die ein Hauptgrund für ein echtes Therapieversagen (ca. 10%) sind, stehen Nierenerkrankungen, Schlaf-Apnoe-Syndrom und der Hyperaldosteronismus im Vordergrund. Differenziert werden muss eine Pseudohypertonie, bei der infolge schwerer Atherosklerose die Arterienkompression durch die Blutdruckmanschette verhindert wird.

Therapeutisch kommen Antihypertensiva der 2. Wahl zum Einsatz, wie z. B. α1-Blocker, Aldosteronantagonisten, Moxonidin oder als Reservemedikament Minoxidil (nur in Kombination mit Betablockade und Schleifendiuretikum).

Das Vorliegen einer fibromuskulär-dysplastischen **Nierenarterienstenose** (NAST) gilt als gesicherte Indikation für eine Angiografie in PTA-Bereitschaft. Für die arteriosklerotische NAST ist die Datenlage hinsichtlich medikamentöser vs. interventioneller Therapie hingegen kontrovers. Meistens ist die atherosklerotische NAST lediglich ein Kofaktor für den Hypertonus. Die zweiarmige ASTRAL-Studie [17] schloss jeweils > 400 Patienten ein und konnte keinen Nutzen einer Intervention gegenüber der medikamentösen Therapie zeigen. Methodische Limitationen in Design, Randomisierung und Komplikationen lassen jedoch eine definitive Bewertung nicht zu. In der Anfang 2014 veröffentlichten „Cardiovascular Outcomes with renal atherosclerotic Lesion (CORAL)"-Studie [4] konnten 947 Patienten eingeschlossen werden, bei 239 Patienten konnte nach Stenting (zusätzlich zur Medikation) zwar eine leichte Blutdruckverbesserung erzielt werden, kardiovaskuläre Ereignisse (primärer Endpunkt) und die Nierenfunktion besserten sich hingegen nicht, und 13% der Patienten hatten Komplikationen nach Angiografie. Bessere Daten zeigten sich in einer prospektiven, nicht kontrollierten Fallserie an > 450 Patienten [19] sowie in Registerdaten von > 1050 Patienten [9]. Laut Leitlinie sollte eine (invasive) Diagnostik auf diejenigen Patienten beschränkt bleiben, die von einer Revaskularisation profitieren könnten. Bei Zeichen eines fortgeschrittenen Nierenschadens ist eine günstige Nutzen-Risiko-Relation nicht zu erwarten. Rezidivierende episodenhafte Lungenödeme bei therapierefraktärer Hypertonie sowie eine rasch progrediente Nierenfunktionsverschlechterung ohne begleitende Proteinurie gelten hingegen als Indikationen für eine konsequente nicht invasive und invasive Abklärung. Medikamentös sind RAAS-blockierende Substanzen sehr sinnvoll und unter regelmäßiger Serum-Kreatinin-Kontrolle empfohlen, sofern keine schwere beidseitige Stenose bzw. Stenose einer (funktionellen) Einzelniere vorliegt. Zusätzlich zu den Antihypertensiva ist eine Thrombozytenaggregationshemmung sowie Statintherapie unerlässlich.

In den letzten Jahren wurden 2 apparative Therapieverfahren für therapieresistente Hypertoniker etabliert: die **Barorezeptorstimulation** und die **renale Sympathikus-Denervation**. Beide Verfahren tragen dem Konzept Rechnung, dass der arteriellen Hypertonie ein pathologisches Resetting des zentralnervösen Blutdruck-Sollwertes und damit eine inadäquate Sympathikusaktivität zugrunde liegen. Bei der Barorezeptorstimulation werden Elektroden an der Karotis-Bifurkation implantiert und chronisch stimuliert. Das nun als hypertensiv registrierte Barorezeptorsignal führt zu einer reflektorischen Minderung der vasokonstriktorischen Sympathikusaktivität. Bei der renalen Denervierung werden renale sympathische Afferenzen mittels Radiofrequenz ausgeschaltet. Dies führt zu einer Reduktion des zentralen efferenten

Sympathikotonus. Darüber hinaus scheinen auch metabolische Parameter sowie die Gefäßsteifigkeit positiv beeinflusst zu werden. Während die 3-Jahres-Daten der nicht kontrollierten Symplicity-HTN-1 Studie gute Langzeitergebnisse zeigten und Symplicity-HTN-2 kurze 6-Monats-Daten lieferte, zeigt die Symplicity-HTN-3-Studie laut präliminärer Datenlage zwar gute Methodensicherheit, jedoch keinen primären Therapieerfolg. Für beide Verfahren liegen aktuell keine kontrollierten Langzeitdaten vor. Zudem sind die periinterventionellen Risiken ebenso wie die patientenseitigen Voraussetzungen für einen größtmöglichen therapeutischen Nutzen noch unzureichend charakterisiert, sodass diese Verfahren aktuell als Reservetherapien bei gesicherter echter Therapieresistenz gelten.

14.6 Maligne Hypertonie und hypertensiver Notfall

14.6.1 Maligne Hypertonie

Die maligne Hypertonie ist gekennzeichnet durch das Versagen der Autoregulation und das Auftreten von rasch progredienten Endorganschäden. Oft bestehen diastolische Blutdruckwerte > 130 mmHg, eine fehlende nächtliche Blutdruckabsenkung, ein Fundus hypertonicus Grad III–IV und eine progressive Niereninsuffizienz. Histologisches Charakteristikum der Nierenschädigung sind fibrinoide Arteriolonekrosen und -entzündungen sowie Intimaproliferationen mit ischämischer Glomerulosklerose. Die maligne Hypertonie kann sich aus einer schlecht behandelten essenziellen Hypertonie entwickeln, ist jedoch nicht selten durch eine sekundäre Hypertonie verursacht. Ohne konsequente Therapie hat sie eine schlechte Prognose.

14.6.2 Hypertensive Krise/Notfall

Die hypertensive Krise geht mit einem Blutdruck meist höher als 230/120 mmHg aufgrund einer plötzlich auftretenden Fehlregulation einher und hat kurzfristig eine gute Prognose. Sie bedarf einer unverzüglichen Therapie und sollte in eine umgehende Klinikeinweisung münden. Ein **hypertensiver Notfall** liegt vor, wenn sich hierbei eine vitale Gefährdung durch akute Endorganschäden entwickelt. Hierzu zählen die hypertensive Enzephalopathie, das akute Linksherzversagen mit Lungenödem sowie pektanginöse Beschwerden/akutes Koronarsyndrom. Weitere hypertensive Komplikationen sind intrazerebrale Blutungen, die Aortendissektion/-aneurysmaruptur oder die (Prä-)Eklampsie bei Schwangeren sowie eine akute renale Schädigung mit Proteinurie. In diesen Fällen muss eine i. v. Therapie mit Urapidil (Mittel der 1. Wahl) sowie je nach Symptomatik vorlastsenkenden und antianginösen Substanzen unverzüglich erfolgen. Alternativ können Clonidin oder Dihydralazin eingesetzt werden. Die sublinguale Gabe von Kalziumantagonisten vom Dihydropyridin-Typ (z B. Nitrendipin) ist möglich, sofern kein Hinweis auf eine myokardiale Ischämie besteht. Nitroprussid-Natrium bleibt Reservemedikament. Die Therapie sollte in Abhängigkeit von der Organmanifestation titriert werden, z. B. vorsichtig bei Schlaganfall, rasch und konsequent bei Lungenödem und Aortendissektion. Extreme Blutdruckabfälle sollten dabei vermieden werden. Die neurologische Restitutio ad integrum kann bei einem posterioren reversiblen Enzephalopathie-Syndrom (PRES) etliche Tage in Anspruch nehmen.

14.7 Therapiekontrolle und Nachsorge

Entscheidend für die Mitarbeit und einen guten Therapieerfolg ist eine sorgsame Langzeitbetreuung des Hochdruckkranken. Durch strukturelle Schulungen und regelmäßige Aufklärung lassen sich eine bessere Therapietreue und damit eine bessere Blutdruckeinstellung erzielen. Die Patienten sollten dazu angeleitet werden, regelmäßig selbst ihren Blutdruck zu messen. Bei sachgerechter Durchführung lässt sich damit die Therapie zuverlässig und kostengünstig überwachen. Durch die patienteneigene Kontrolle wird die Therapieadhärenz der Patienten gestärkt, da ein anderweitiges Feedback z. B. anhand klinischer Beschwerden, meistens fehlt. Während der Einstellungsphase sollten die Patienten häufig (z. B. alle 2–4 Wochen) gesehen werden, um die Dosierung zügig anpassen und die Verträglichkeit kontrollieren zu können. Sobald der Zielblutdruck und eine Kontrolle sämtlicher Risikofaktoren stabil erreicht wurden, kann das Intervall gestreckt werden (6 Monate). Patienten, die ausschließlich nicht medikamentös behandelt werden, bedürfen aber ebenso wie Hochrisikopatienten einer engeren Betreuung. Der Therapieerfolg hängt wesentlich von der Qualität der Arzt-Patienten-Beziehung ab.

14.7.1 Kontrolluntersuchungen

Um subklinische Zielorganschäden rechtzeitig zu erfassen, sollten in regelmäßigen Intervallen ein Ruhe-EKG (und Belastungs-EKG) sowie eine Echokardiografie durchgeführt und der Augenhintergrund (hypertensive Retinopathie) kontrolliert werden. Die Kontrolle der Blutzuckerwerte ist einmal jährlich notwendig; bei bestehendem Diabetes gelten hier natürlich die Leitlinien der DDG. Ebenso muss der Urin auf Mikroalbuminurie getestet werden. Bei fortgeschrittener Nierenfunktionseinschränkung sind engmaschigere Kontrollen notwendig. Ferner ist einmal jährlich eine eingehende körperliche Untersuchung erforderlich. Risikofaktoren wie Blutfette, Körpergewicht, Rauchen und Alkoholkonsum müssen ebenfalls jährlich überprüft und ggf. z. B. eine Therapie mit

Statinen oder eine Thrombozytenaggregationshemmung begonnen werden.

Bei bereits bestehender Mikroalbuminurie wird eine Kontrolle alle 3–6 Monate empfohlen, um den Effekt einer Therapie zu überprüfen. Oft kann bereits wenige Wochen nach Therapiebeginn mit einem ACE-Inhibitor oder AT_1-Antagonisten ein Rückgang der Albuminausscheidung festgestellt werden. Außerdem ist es ratsam, die Kreatinin-Konzentration oder besser die glomeruläre Filtrationsrate zu bestimmen. Hypertensive Diabetiker, bei denen die Niere beteiligt ist, sollten am besten von einem Spezialisten mitbetreut werden. Dasselbe gilt, wenn gesetzte Therapieziele, z. B. das Erreichen des Zielblutdrucks, nicht innerhalb von 6 Monaten erreicht werden können.

14.8 Literatur

[1] Beckett NS, Peters R, Fletcher AE et al.; HYVET Study Group. Treatment of hypertension in patients 80 years of age or older. N Engl J Med 2008; 358 (18): 1887–1898

[2] Brantsma AH, Bakker SJ, de Zeeuw D et al; PREVEND Study Group. Extended prognostic value of urinary albumin excretion for cardiovascular events. J Am Soc Nephrol 2008; 19: 1785–1791

[3] Calhoun D, Jones D, Textor S et al. Resistant hypertension: diagnosis, evaluation, and treatment: a scientific statement from the American Heart Association Professional Education Committee of the council for high blood pressure research. Circulation 2008; 117: 510–526

[4] Cooper CJ, Murphy TP, Cutlip DE et al.; CORAL Investigators. Stenting and medical therapy for atherosclerotic renal-artery stenosis. N Engl J Med 2014; 370 (1): 13–22

Kommentar: Die ASTRAL- und die CORAL-Studie zeigen einheitlich, dass die Angioplastie bei atherosklerotischer Nierenarterienstenose der alleinigen medikamentösen Therapie nicht überlegen ist.

[5] Costanzo S, di Castelnuovo A, Zito F et al.; European Collaborative Group of the IMMIDIET project. Prevalence, awareness, treatment and control of hypertension in healthy unrelated male-female pairs of European regions: the dietary habit profile in European communities with different risk of myocardial infarction – the impact of migration as a model of gene-environment interaction project. J Hypertens 2008; 26 (12): 2303–2311

[6] Davy KP, Orr JS. Sympathetic nervous system behavior in human obesity. Neurosci Biobehav Rev 2009; 33: 116–124

[7] Deutsche Diabetes Gesellschaft; http://www.deutsche-diabetes-gesellschaft.de/leitlinien/praxisempfehlungen.html (2012)

[8] Deutsche Hochdruckliga; http://www.hochdruckliga.de/guidline.html (2011)

Kommentar: Leitlinie der deutschen Hochdruckliga, neue Version für 2014 erwartet.

[9] Dorros G, Jaff M, Mathiak L et al. Multicenter Palmaz stent renal artery stenosis revascularization registry report: four-year follow-up of 1,058 successful patients. Catheter Cardiovasc Interv 2002; 55: 182–188

[10] Friedrich S, Schmieder RE. Review of direct renin inhibition by aliskiren. J Renin Angiotensin Aldosterone Sys. 2013; 14 (3): 193–196

[11] James PA, Oparil S, Carter BL et al. Evidence-based guideline for the management of high blood pressure in adults. Report from the panel members appointed to the 8th Joint National Committee (JNC 8). JAMA 2014; 311: 507–520

[12] Mancia G, Fagard R, Narkiewicz K, et al. ESH/ESC Guidelines for the management of arterial hypertension: the Task Force for the Management of Arterial Hypertension of the European Society of Hypertension (ESH) and of the European Society of Cardiology (ESC). Eur Heart J 2013; 34 (28): 2159–2219.

Kommentar: Leitlinie der ESH und ESC. Neue Aspekte betreffen insbesondere die isolierte systolische Hypertonie im Senium und die weniger strengen Zielbereiche bei Patienten mit Diabetes und/oder Niereninsuffizienz.

[13] Mann JF, Schmieder RE, McQueen M et al. Renal outcomes with telmisartan, ramipril, or both, in people at high vascular risk (the ONTARGET study): a multicentre, randomised, double-blind, controlled trial. Lancet 2008; 372 (9638): 547–553

[14] Mortensen K, Franzen K, Reppel M et al. Renal denervation – a clinical update and future directions. Vasa 2013; 42 (4): 239–251

Kommentar: Übersichtsartikel zum Thema. Die renale Denervation zeigte in neuen Daten der Symplicity-HTN-3-Studie (NEJM 2014) keine nachhaltige Überlegenheit gegenüber der medikamentösen Therapie. Das Indikationsprofil wird daher aktuell neu überdacht.

[15] Sharma AM, Wittchen H-U, Kirch W et al. High prevalence and poor control of hypertension in primary care: cross-sectional study (HYDRA-study). J Hypertension 2004; 22: 479–486

[16] van Bortel LM, Laurent S, Boutouyrie P et al. Artery Society; European Society of Hypertension Working Group on Vascular Structure and Function; European Network for Noninvasive Investigation of Large Arteries. Expert consensus document on the measurement of aortic stiffness in daily practice using carotid-femoral pulse wave velocity. J Hypertens 2012; 30 (3): 445–448

[17] Wheatley K, Ives N, Gray R et al.; ASTRAL Investigators. Revascularization versus medical therapy for renal-artery stenosis. N Engl J Med 2009; 361 (20): 1953–1962

[18] Wolf-Maier K, Cooper RS, Banegas JR et al. Hypertension prevalence and blood pressure levels in 6 European countries, Canada, and the United States. JAMA 2003; 89: 2363–2369

[19] Zeller T, Frank U, Müller C et al. Stent-supported angioplasty of severe atherosclerotic renal artery stenosis preserves renal function and improves blood pressure control: long-term results from a prospective registry of 456 lesions. J Endovasc Ther 2004 Apr; 11: 95–106

Kapitel 15

Weitere Stoffwechselerkrankungen

15 Weitere Stoffwechselerkrankungen

15.1 Hyperurikämie und Gicht

K. Baumann, H. Lehnert

15.1.1 Einleitung

Zwischen der Hyperurikämie und der Gicht besteht eine enge pathogenetische und klinische Assoziation, wenngleich eine Hyperurikämie nicht obligat zu einer Gichterkrankung führen muss. Der eigentlichen Gichterkrankung liegt eine ausgeprägte inflammatorische Reaktion auf Mononatrium-Uratkristalle in Gelenken, Knochen und Weichteilgeweben zugrunde. Wenngleich nicht obligat, wie oben erwähnt, kann in Abhängigkeit von der Harnsäurekonzentration die Hyperurikämie früher oder später zu Gichtanfällen, Harnsäuretophi, Nierensteinen oder – seltener – zur Gichtnephropathie führen. Patienten mit Harnsäurewerten >9 mg/dl erleben mit 90 %iger Wahrscheinlichkeit einen Gichtanfall und mit 40 %iger Wahrscheinlichkeit einen Nierenstein. Daten der Framingham-Studie zeigen für Gichtkranke ein erhöhtes Koronarrisiko.

Eine frühzeitige Erkennung ist essenziell, da unter konsequenter harnsäuresenkender Behandlung die Patienten nach wenigen Monaten anfallsfrei werden. Weichteiltophi verschwinden, Knochentophi können sich unter Wiederherstellung des Gelenks zurückbilden. Reine Harnsäuresteine können sich unter Allopurinol und Febuxostat auflösen. Eine günstige Beeinflussung einer Gichtniere ist nicht gesichert.

15.1.2 Epidemiologie

Während die Prävalenz der Hyperurikämie sehr hoch ist – nahezu 20 % der Männer > 40 Jahre in Mitteleuropa sind betroffen –, liegt die Prävalenz der Gicht in der westlichen Zivilisation bei etwa 0,1–0,4 %. Erwachsene Männer sind am häufigsten betroffen. Die Abhängigkeit von der Ernährungslage ist eindeutig. Aufgrund der Folgeprobleme (Gelenkerkrankungen, Gichtnephropathie) besteht nicht nur ein erhebliches Komplikationsrisiko, sondern auch eine große volkswirtschaftliche Problematik.

15.1.3 Definition und Klassifikation

Merke **M!**

Eine Hyperurikämie liegt der Gicht pathogenetisch zugrunde; definiert wird sie durch das Vorliegen erhöhter Harnsäurewerte im Plasma (7 mg/dl). Dieser Wert beruht auf der physikalischen Löslichkeit der Harnsäure im Plasma bei 37 °C und einem pH von 7,4.

Per Definition ist die Gicht als akute Reaktion auf die Anwesenheit von Mononatrium-Uratkristallen (s. o.) charakterisiert; sowohl die akute als auch die chronische Gichtarthropathie (Tophi) wird als Gicht bezeichnet. Grundsätzlich kann die Hyperurikämie durch verminderte Produktion von Harnsäure und/oder erhöhte Zufuhr einer purinreichen Kost, die dann zu Harnsäure metabolisiert wird, verursacht werden. Die Einteilung in eine primäre und sekundäre Hyperurikämie ist daher geläufig (s. u.).

15.1.4 Pathogenese und Pathophysiologie

▸ **Primäre Gicht.** Die primäre Gicht ist ätiologisch uneinheitlich und beruht in der Regel auf einer angeborenen Störung der tubulären Harnsäuresekretionin der Niere (99 % der Ursachen). 1 % der Ursachen wird durch vermehrte Harnsäurebildungaufgrund seltener Enzymdefekte bedingt (Hypoxanthin-Guanin-Phosphoribosyltransferase-Mangel: Lesch-Nyhan-Syndrom).

▸ **Sekundäre Gicht.** Als sekundäre Gicht werden die Fälle bezeichnet, bei denen die Hyperurikämie durch Krankheiten zustande kommt, die nicht in erster Linie den Purinstoffwechsel betreffen. Dies sind vor allem

- Hyperurikämie aus exogenen Purinen (Überernährung),
- Hyperurikämie durch endogene Purine (Polyzythämie, Leukosen, zytostatische Therapie, Remission der Perniziosa, hämolytische Anämien und Hungerzustände/ Fasten),
- verringerte Ausscheidung bei Nierenfunktionsstörungen (chronische Niereninsuffizienz, verminderter renaler Plasmafluss, Störung der Tubulusfunktion, arzneimittelbedingt, z. B. durch Salicylate).

Pathogenetisch entscheidend für die den akuten Gichtanfall ist dabei die inflammatorische Reaktion im Rahmen der Phagozytose von Mononatrium-Uratkristallen und die nachfolgende Freisetzung von Zytokinen in der Synovia.

15.1.5 Klinik

Die **klassischen Stadien** im natürlichen Krankheitsverlauf der Gicht umfassen

- akute Gichtarthritis (Anfall),
- Gicht mit anfallsfreien Intervallen,
- chronische Gicht (Ausbildung von Tophi).

Klinisch eindrucksvoll ist der **akute Gichtanfall**, der sich zumeist als schmerzhafte Arthritis (Monarthritis) mit symptomfreien Intervallen äußert. Die Symptome treten in der Regel aus völligem Wohlbefinden und nach auslösendem Ereignis (z. B. ernährungsbedingt) auf. Dieser Anfall betrifft in der Hälfte der Fälle das **Großzehengrundgelenk** (Podagra), in abnehmender Häufigkeit sind Sprunggelenk, Daumengrundgelenk, Finger-, Knie- und Handwurzelgelenke betroffen. Zahlreiche prädisponierende Faktoren können zu einem akuten Anfall führen; Beispiele sind akute Traumata, Hungerzustände, Nahrungsexzesse (tierische Proteine), Alkohol oder Medikamente (Ciclosporin, Diuretika).

Bei der **chronischen Gicht** finden sich Uratablagerungen (Tophi), die nicht nur über schmerzhafte Arthritiden zur Gelenksdestruktion, sondern auch schmerzlos zur Schädigung führen können. Diese Harnsäureablagerungen finden sich in Gelenken und gelenknahen Strukturen (z. B. auch Sehnen, Ohrmuschel) und betreffen auch andere Organe, insbesondere die Niere. Uratnierensteine sind bei Gichtpatienten > 100-fach häufiger im Vergleich zur Normalbevölkerung; die Uratnephropathie kann dabei sowohl Ausdruck einer interstitiellen Nephritis wie auch Ausdruck von glomulären Veränderungen sein.

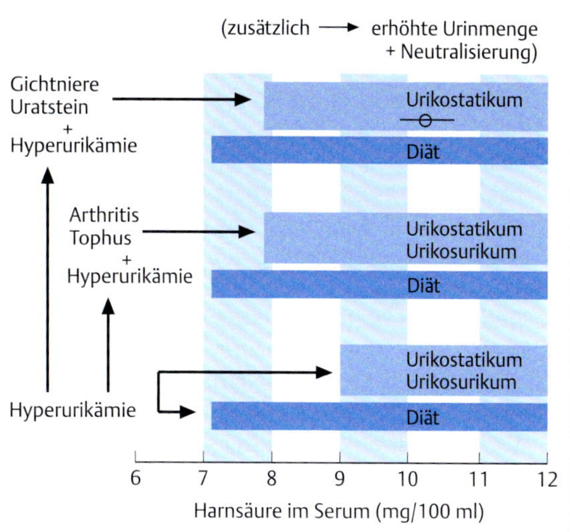

Abb. 15.1 Indikationen zur Diät- und Arzneimitteltherapie bei Hyperurikämie und Gicht.

15.1.6 Diagnostik

Bei jedem Patienten mit einer manifesten Gicht ist eine Hyperurikämie nachweisbar. Bei diagnostischer Unsicherheit gelingt die sichere Diagnosestellung durch die Analyse der Synovialflüssigkeit (Gramfärbung, Kultur, Lichtmikroskopie). Der Nachweis von Harnsäurekristallen aus Tophi sollte wegen der Gefahr von Fistelungen sehr reserviert gehandhabt werden. Die weitere biochemische Diagnostik umfasst den Nachweis von Komplikationen, insbesondere einer Gichtnephropathie.

Bildgebende Verfahren

Radiologische Veränderungen einer manifesten Gicht sind Knochentophi, gelenknahe Zysten und typische Gelenkmutilationen. Weiterhin typisch sind Weichteiltophi mit stacheliger Periostreaktion. In der Kernspintomografie zeigen Tophi ein eher niedriges Signal in der T1-Wichtung, die T2-gewichteten Bilder zeigen eine variable Signalintensität.

Differenzialdiagnostik

Grundsätzlich ist bei einer manifesten Gicht an weitere arthritische Erkrankungen zu denken, diese umfassen hier z. B. die bakterielle Arthritis, Reiter-Syndrom, Psoriasisarthritis oder auch den akuten Schub einer chronischen Polyarthritis. Weitere wichtige Differenzialdiagnosen sind Bursitiden oder Tendovaginitiden.

15.1.7 Therapie

Die Grundlage der Behandlung bilden nicht medikamentöse Maßnahmen; diese sollten bei jedem Patienten mit einer Hyperurikämie zum Einsatz kommen. Die Indikation zur medikamentösen Therapie ergibt sich aus den steigenden Harnsäurekonzentrationen mit dem zunehmenden Risiko von Komplikationen. Führen nicht medikamentöse Maßnahmen nicht zum Ziel, sollten Patienten mit einer Hyperurikämie ohne Gicht ab Werten von 9 mg/dl medikamentös behandelt werden, solche mit anamnestischen Gichtsymptomen bereits ab 8 mg/dl (▸ Abb. 15.1).

Nicht medikamentöse Therapie der Hyperurikämie

Praxis

Grundlagen der Behandlung von Hyperurikämie und Gicht sind nicht medikamentöse Maßnahmen. Hierzu gehören eine Lebensweise ohne Extreme, Ernährung in Maßen und regelmäßige körperliche Aktivität. Da hier die Mitarbeit der Patienten im Mittelpunkt steht, sollte eine ausführliche Aufklärung erfolgen.

Trotz der guten Wirksamkeit der modernen Arzneimittel zur Behandlung der Gicht ist die Diät wichtig, da die **richtige Ernährung** das Risiko klinischer Komplikationen der Gicht vermindert und Arzneimittel einsparen kann. Dadurch werden Kosten und Risiken von unerwünschten Wirkungen reduziert. Die Ernährungstherapie von Hyperurikämie und Gicht verfolgt **3 Ziele**:

- Verringerung der Purinzufuhr mit der Nahrung
- Einschränkung des Alkoholkonsums
- Normalisierung des Körpergewichts

Der Puringehalt der Lebensmittel ist nach wie vor der wichtigste Nahrungsfaktor mit Wirkung auf die Serum-Harnsäurekonzentration. Die verschiedenen Lebensmittel haben eine unterschiedliche Nährstoff- und Energiedichte. Die Bedeutung eines Lebensmittels in der Ernährung des Gichtkranken muss nach dem Energiehaushalt und aus praktischen Überlegungen heraus nach den üblichen Portionen beurteilt werden.

Als besonders purinreich gelten Innereien und bestimmte Arten von Fisch wie Sardellen. Auch die Haut von Geflügel und Fisch sowie die Schwarte vom Schwein enthalten relativ viele Harnsäurevorläufer und sollten vom Gichtkranken gemieden werden. Fleisch ist relativ purinreich, eine fleischfreie Ernährung ist aber nicht automatisch purinarm. Lebensmittel pflanzlicher Herkunft haben im Allgemeinen eine geringere Energiedichte und werden oft in größeren Mengen verzehrt, sodass trotz geringeren Puringehalts doch nennenswerte Purinmengen aufgenommen werden. Bestimmte Gemüse, z. B. Hülsenfrüchte, haben sogar einen relativ hohen Puringehalt.

Man wird also dem Gichtkranken empfehlen, nur an 3 oder 4 Tagen der Woche einmal eine normale Portion Fleisch, Wurst oder Fisch zu essen und Innereien ganz zu meiden. Die Eiweißzufuhr sollte bevorzugt durch Milch und magere Milchprodukte sowie Brot erfolgen.

Übergewicht ist bei Patienten mit Gicht nicht selten. Nach Gewichtsreduktion findet man eine Senkung der Harnsäurekonzentration im Plasma. Fasten führt aber durch die vermehrte Ketonkörperbildung zu einer Hemmung der renalen Harnsäureausscheidung. Man rät dem Patienten deshalb zu einer langsamen Gewichtsreduktion mit dem Ziel Sollgewicht. In der Ernährung gilt es also, Extreme zu vermeiden: Fasten und Feste lösen häufig einen Gichtanfall aus.

Alkoholkonsum ist für den Gichtkranken riskant, da bei stärkerer Alkoholzufuhr in der Leber vermehrt Harnsäure gebildet wird und über die bei stärkerem Alkoholabbau auftretende Hyperlaktatämie eine Hemmung der renalen Harnsäureausscheidung auftritt. Beim Genuss von Bier ist neben den Wirkungen des Alkohols auch der Puringehalt zu berücksichtigen. Alkoholfreies Bier enthält etwa die gleiche Menge Purine wie normales Bier, aber keinen Alkohol. Wein enthält keine Purine, wirkt also proportional der Alkoholmenge. Es hängt von der Persönlichkeit des Patienten ab, ob man den Alkohol vollständig verbietet oder einem vernünftigen Patienten eine kleine Portion eines alkoholhaltigen Getränkes zu einer Hauptmahlzeit gestattet.

Wichtig ist auch eine **ausreichende Flüssigkeitszufuhr**, die ein tägliches Mindesturinvolumen von 1,5 l gewährleistet. Die fortgeschrittene tophöse gichtige Arthritis erfordert die gleiche Physiotherapie wie andere Gelenkleiden, damit bis zur Wiederherstellung der normalen Funktion Osteoporose, Versteifungen und Muskelatrophien entgegengewirkt wird.

Medikamentöse Therapie

Eine medikamentöse Behandlung von Hyperurikämie und Gicht ist bei entsprechender Risikokonstellation und Anamnese zusätzlich zu den nicht medikamentösen Maßnahmen notwendig. Man muss zwischen der Therapie des Gichtanfalls und der harnsäuresenkenden Arzneimitteltherapie der chronischen Hyperurikämie unterscheiden.

▸ **Therapie des Gichtanfalls.** Für den Gichtanfall sind heute bei gesicherter Diagnose die **nicht-steroidalen Antirheumatika** Mittel der Wahl.

Indomethacin eignet sich besonders gut zur Behandlung des akuten entzündlichen Geschehens eines Gichtanfalls, weil es bei der notwendigen hochdosierten, aber kurz dauernden Anwendung sehr gut verträglich ist. Mit 150–250 mg Indomethacin am ersten und an den folgenden Tagen 150 mg/d tritt eine rasche Rückbildung des Gichtanfalls ein (1B-Empfehlung). Unerwünschte Wirkungen treten meist erst bei höherer Dosierung auf und sind vorwiegend im Magen-Darm-Bereich lokalisiert.

Colchicin ist mit seiner die Phagozytenaktivität hemmenden Wirkung weitgehend spezifisch und deshalb auch diagnostisch zu verwerten. Die Spezifität beruht vor allem darauf, dass es die Tyrosin-Phosphorylierung in Neutrophilen im Rahmen der Reaktion auf die Kristallbildung unterdrückt; diesen Signaltransduktionsweg inhibiert Colchicin dann nicht, wenn bakterielle Produkte die inflammatorische Gelenkreaktion verursachen. Die Dosierung liegt bei maximal 8 mg/d. Zunächst gibt man in den ersten 4h stündlich 1 mg Colchicin, dann jede 2. Stunde jeweils 0,5–1 mg. An den folgenden Tagen wählt man eine absteigende Dosierung. Als unerwünschte Wirkungen treten mit einer Latenzzeit von mehreren Stunden häufig Durchfall und Übelkeit auf. Durchfälle können mit Loperamid beherrscht werden.

> **Merke** M!
>
> Wegen der häufigen unerwünschten gastrointestinalen Nebenwirkungen und des Risikos einer Leber-, Nieren- und Knochenmarkschädigung sollte heute Colchicin nur noch zur Anwendung kommen, wenn nicht steroidale Antirheumatika oder Steroide kontraindiziert sind. Schwangerschaft ist eine Kontraindikation.

Zur Vorbeugung von Gichtanfällen bei chronischer Gicht oder zu Beginn einer harnsäuresenkenden Therapie können für 3–6 Monate 0,5–2 mg Colchicin täglich oder jeden 2. Tag verordnet werden.

Glukokortikoide müssen sehr selten als kurz dauernde Behandlung eingesetzt werden, wenn ein akuter Gichtanfall mit nicht steroidalen Antirheumatika oder Colchicin innerhalb von 3–4 Tagen nicht zu beheben ist. Man gibt 30–50 mg Prednisolon für 2–3 Tage. Bei einer monartikulären Gichtarthritis müssen Glukokortikoide intraartikulär verabreicht werden.

Interleukin-1-Antagonisten werden derzeit in Studienprotokollen untersucht, erste Daten sind ermutigend.

▸ **Dauertherapie.** Die Behandlung von Hyperurikämie und Gicht hat die zuverlässige Senkung der Harnsäurekonzentrationen in Plasma und Geweben zum Ziel. Dafür stehen 2 grundsätzlich verschieden wirkende Arten von Arzneimitteln zur Verfügung:

- **Urikostatika** (Allopurinol, Febuxostat) hemmen die Harnsäuresynthese, dabei scheint Febuxostat ein stärker selektiv wirkender Hemmstoff der Xanthinoxidase als Allopurinol zu sein. Im Gegensatz zu Allopurinol hemmt Febuxostat keine weiteren Enzyme des Purin- oder Pyrimidinstoffwechsels. Die therapeutische Dosis von Allopurinol liegt bei 100–300 mg, die von Febuxostat bei 80 oder 120 mg einmal pro Tag.
- **Urikosurika** (Benzbromaron, Sulfinpyrazon) steigern die Harnsäureausscheidung. Urikostatika sind aufgrund ihrer Wirkungen die Therapie der 1. Wahl.

Therapie der Harnsäuresteine

Zur Prävention oder Therapie von Harnsäuresteinen gehören eine hohe Flüssigkeitszufuhr und zusätzlich eine Neutralisierung des Urins. Durch Steigerung des Urinvolumens auf 2,5 l/24h wird die Konzentration der steinbildenden Ionen, in diesem Fall Harnsäure, erheblich gesenkt und dadurch das Risiko einer Kristallisation deutlich vermindert. Gleichzeitig muss zur Verbesserung der Löslichkeit der Harnsäure im Urin eine Neutralisierung des Urins durch eine Diät überwiegend pflanzlicher Herkunft und den Urin alkalisierende Getränke wie Säfte von Zitrusfrüchten oder Alkali-Citrat-Gemische angestrebt werden. Kalium-Natrium-Hydrogencitrat stellt den pH-Wert des Urins auf Werte zwischen 6,5 und 7,0 ein. Der Erfolg ist durch die pH-Wert-Messung im Urin zu kontrollieren.

Therapie in besonderen Situationen

Während der Schwangerschaft und Stillzeit ist die Anwendung von Urikostatika und Urikosurika sowie von Colchicin kontraindiziert. Hyperurikämie und Gicht sind allerdings während der Schwangerschaft eine absolute Rarität. Auch im Jugendalter ist eine Gicht äußerst selten. Sie beruht dann in aller Regel auf einem Enzymdefekt mit vermehrter Harnsäuresynthese und muss mit Allopurinol oder Febuxostat behandelt werden. Eine eingeschränkte Nierenfunktion erfordert eine Reduktion der Dosierungen von Urikostatika (insbesondere Allopurinol), Urikosurika und Colchicin. Eine Dosisanpassung ist für Febuxostat bei leichter bis mittelschwerer Beeinträchtigung der Nierenfunktion (Kreatinin-Clearence 30–80 ml/min) nicht erforderlich.

15.1.8 Therapiekontrolle und Nachsorge

Die primäre Hyperurikämie benötigt eine Dauertherapie mit dem Ziel von Harnsäurewerten im Plasma von 5,0–5,5 mg/dl. Der Therapieerfolg ist anfangs durch Harnsäurebestimmungen in mehrtägigen Abständen zu sichern, später genügen Werte in Abständen von 3–6 Monaten. Bei einer Neutralisierung des pH-Werts im Urin sind zunächst tägliche Kontrollen notwendig.

Prognose

Unter konsequenter harnsäuresenkender Behandlung werden die Patienten nach wenigen Monaten anfallsfrei. Weichteiltophi verschwinden, Knochentophi können sich unter Wiederherstellung des Gelenks zurückbilden. Reine Harnsäuresteine können sich unter Allopurinol und Febuxostat auflösen. Eine günstige Beeinflussung einer Gichtniere ist nicht gesichert.

15.1.9 Literatur

[1] Becker MA, Schumacher HR Jr, Wortmann RL et al. Febuxostat compared with allopurinol in patients with hyperuricemia and gout. N Engl J Med 2005; 353 (23): 2450–2461

[2] Bhole V, de Vera M, Rahman MM et al. Epidemiology of gout in women: fifty-two-year follow up of a prospective cohort. Arthritis Rheum 2010; 62: 1069–1076

Kommentar: In dieser Studie wurde nachgewiesen, dass das Risiko eines Gichtanfalls mit der Höhe des Harnsäurespiegels im Serum korreliert.

[3] Goldfarb DS, MacDonald PA, Gunawardhana L et al. Randomized controlled trial of febuxostat versus allopurinol or placebo in individuals with higher urinary uric acid excretion and calcium stones. Clin J Am Soc Nephrol 2013; 8 (11): 1960–1967

Kommentar: In dieser Studie konnte gezeigt werden, dass Febuxostat – im Vergleich zu Allopurinol – die Konzentration von Harnsäure im Serum signifikant effektiver senkt. Gichtanfälle und -tophi wurden vergleichbar reduziert. Febuxostat zeigte zusätzlich einen nephroprotektiven Effekt.

[4] Sezai A, Soma M, Nakata K et al. Comparison of febuxostat and allopurinol for hyperuricemia in cardiac surgery patients (NU-FLASH Trial). Circ J 2013; 77 (8): 2043–2049

15.2 Porphyrie

F. Sayk

15.2.1 Definition und Anmerkungen zur Pathogenese

Merke M!

Porphyrien sind genetisch bedingte Stoffwechselerkrankungen, bei denen die Hämbiosynthese gestört ist. Es werden akute Formen mit viszeral- und vegetativ-neurotoxischer Symptomatik von eher chronischen Formen mit führender fototoxischer Hautschädigung unterschieden.

Häm-Strukturen finden sich nicht nur im Hämoglobin, sondern sie übernehmen u. a. als prosthetische Gruppen Redox-Funktionen in Cytochromen. Die **Hämbiosynthese** ist ein mehrstufiger Prozess, an dem 8 Enzyme beteiligt sind. Die Einzelschritte finden teils in den Mitochondrien, teils im Zytosol statt. Ausgangsprodukte sind Glycin und Succinyl-CoA, die zu δ-Aminolaevulinsäure (ALA) synthetisiert werden (ALA-Synthetase). Dieser 1. Schritt wird mittels negativer Feedback-Hemmung durch das Endprodukt (Häm) kontrolliert. Aus δ-ALA entsteht als weiteres Intermediärprodukt zunächst die Pyrrol-Struktur Porphobilinogen; 4 dieser Moleküle werden zu Tetrapyrrolen, die dann weiter modifiziert werden. Stimuli wie Alkohol, Östrogen, Infekte, Hunger oder Medikamente können die ALA-Synthese induzieren.

Bei Defizienz eines der 8 beteiligten Enzyme kommt es zur **Akkumulation der Häm-Vorstufen**, die im Urin und z. T. im Stuhl ausgeschieden werden. Je nach gestörtem Enzym resultiert ein typisches Metabolitenprofil im Urin und/oder Stuhl. Die Vorstufen δ-ALA und Porphobilinogen sind an der Bildung von Sauerstoffradikalen beteiligt und außerordentlich neurotoxisch. Dies betrifft vor allem das zentrale Nervensystem, die Nozizeption und die vegetativen Fasern; bei längerer Exposition auch das motorische System. Zudem können chronische Nierenschäden induziert werden. Tetrapyrrolringe haben fotodynamische Eigenschaften und verursachen Lichtdermatosen. Porphyrie-Patienten habe zudem ein erhöhtes Risiko für die Entwicklung eines hepatozellulären Karzinoms.

15.2.2 Einteilung und Epidemiologie

Die Klassifikation der Porphyrien erfolgt in Abhängigkeit von der Lokalisation des spezifischen enzymatischen Defekts und übergeordnet in hepatische und erythropoetische Porphyrien. Aus klinischer Sicht können sie in akute und chronische Erkrankungen eingeteilt werden:

- **Erythropoetische Porphyrien** umfassen die sehr seltene kongenitale erythropoetische Porphyrie (Morbus Günther) und die erythropoetische Protoporphyrie.
- **Akute hepatische Porphyrien** umfassen die akute intermittierende Porphyrie (AIP) als häufigste Erkrankung (autosomal dominanter Defekt der Porphobilinogen-Desaminase), die Porphyria variegata, die seltene hereditäre Koproporphyrie und die extrem seltene ALA-Dehydratase-Defizienz-Porphyrie. Die Prävalenz der AIP liegt bei etwa 5–10/100 000, in psychiatrischen Kollektiven soll sie deutlich höher sein (bis 200/100 000).
- **Chronisch hepatische Porphyrien** umfassen in erster Linie die Porphyria cutanea tarda (autosomal dominant oder exogen toxisch), die mit einer Prävalenz von 10–20/100 000 Einwohner die häufigste Form darstellt, und die hepatoerythropoetische Porphyrie.
- **Sekundäre Koproporphyrinurien** werden bei Intoxikationen, Lebererkrankungen, Anämien, Diabetes oder auch medikamenteninduziert (z. B. Analgetika, Sulfonylharnstoffe, Antibiotika) beobachtet. Hierbei ist die Porphyrinurie lediglich ein Laborphänomen ohne eigenständigen Krankheitswert. **Sekundäre Protoporphyrinämien** finden sich bei Bleiintoxikationen (hier auch Erhöhung der δ-ALA), Alkohol, Isoniazidtherapie.

15.2.3 Akute hepatische Porphyrien

Pathogenese und Klinik

Die akute intermittierende Porphyrie (AIP) ist hier das bedeutsamste Krankheitsbild. Bekannte **Auslöser der AIP** sind Hungerzustände, Alkoholismus, Infekte und **in allererster Linie Medikamente**. Umfassende Informationen über verträgliche Medikamente einerseits und potenziell schubauslösende Substanzen andererseits finden sich in der Roten Liste und ausführlicher unter http://www.porphyria-europe.com und http://www.drugs.porphyria.org. Frauen sind 3- bis 4-mal häufiger betroffen als Männer und zeigen gelegentlich eine ovulozyklisch-prämenstruelle Manifestationsform.

Die Erkrankung manifestiert sich nur bei ca. 20 % der Anlageträger und typischerweise erstmalig im 3. Lebensjahrzehnt. Sie tritt schubartig nach entsprechenden Stimuli zwischen variabel langen, asymptomatischen Intervallen auf. Die **Symptome** umfassen in erster Linie den anhaltenden Abdominalschmerz (95 % der Fälle), Übelkeit, Erbrechen, profuses Schwitzen, Tachykardien, hypertensive Krisen, Muskelschwäche, periphere Neuropathie. Ausgeprägt sind auch die psychischen Symptome mit Insomnie, Depression, Apathie und Halluzinationen. Hautveränderungen bestehen bei der AIP nicht. Das klinische Bild ist interindividuell und selbst bei verschiedenen Schüben desselben Patienten sehr variabel. Kurze heftige Schübe dauern meistens mehrere Tage an mit führender autonomer Symptomatik; subakute, länger anhaltende Schübe führen häufig zu lang anhaltenden Paresen. Elektrolytverschiebungen (Hyponatriämie) und kardiale Komplikationen sind lebensbedrohlich.

Deutlich seltener sind die Porphyria variegata und die hereditäre Koproporphyrie, bei denen gelegentlich fototoxische Dermatosen allein oder in Kombination mit viszeralen Schüben auftreten.

Diagnostik

Zu Beginn der Attacke kommt es zu einer deutlich erhöhten Ausscheidung von δ-ALA (zirkadiane Schwankungen), Porphobilinogen und Gesamtporphyrinen im Urin. In schweren Fällen nimmt der Urin insbesondere bei Lichteinwirkung eine rötliche Farbe an. Erhöhte Serumkonzentrationen können vorliegen, spielen diagnostisch aber keine Rolle. Als Screening-Test wird der **Watson-Schwartz-Test** für den Nachweis von Porphobilinogen im Urin eingesetzt. Sodann sollte eine Quantifizierung der Porphyrinvorläufer im Sammelurin (abgedunkeltes Gefäß, 4 °C) erfolgen. Die Kenntnis des Metabolitenprofils ermöglicht die Zuordnung zum jeweiligen Enzymdefekt. Im akuten Schub liegen die Spiegel mindestens > 5-fach über der oberen Norm und normalisieren sich bei der AIP auch zwischen den Schüben nicht vollständig. Bei der seltenen hereditären Koproporphyrie ist die Bestimmung von Proto- und Koproporphyrin in den Faeces oder einer charakteristischen UV-Porphyrinbande in Erythrozyten sinnvoll. Bei der erythropoetischen Protoporphyrie ist ebenfalls eine Analyse in EDTA-Blut notwendig. Eine DNA-Mutationsanalyse kann die Diagnose genetisch absichern und helfen, bisher asymptomatische Anlageträger in der Verwandtschaft des Index-Patienten zu identifizieren und für die Vermeidung potenzieller Noxen zu schulen.

Die **Differenzialdiagnose** der Porphyrie ist ausgesprochen breit. Die meisten Patienten haben bis zur Diagnosestellung eine diagnostische Odyssee hinter sich. Andererseits sind diskret erhöhte Gesamtporphyrinspiegel im Sinne einer sekundären Koproporphyrinurie (führend Koproporphyrin Isoform III) ein häufiges Laborphänomen ohne eigenständigen Krankheitswert, führen jedoch häufig zur Fehldiagnose. Für die entsprechende Klärung ist die Überweisung an ein Porphyrie-Referenzlabor bzw. eine Spezialambulanz sinnvoll.

Therapie

Wegen der potenziell letalen Komplikationen bedarf der akute Schub einer sofortigen Therapie. Eine Reihe der normalerweise für die Symptomlinderung ausgewiesenen Medikamente kann jedoch eher schubverstärkend wirken (z. B. Metoclopramid, Diclofenac), weshalb Porphyrie-Patienten einen entsprechenden **Notfallausweis** mit sich führen sollten. Im Vordergrund stehen in dieser Reihenfolge die folgenden **Maßnahmen**:

1. Absetzen auslösender Noxen (Medikamente!, Hungerepisoden)
2. Hoch dosierte i. v. Glukoseinfusionen von 400–500 g/d über 4–6 Tage (Glukose hemmt die gesteigerte Aktivität der δ-ALA-Synthetase)
3. Infusionen vom Häm (Häm-Arginat) in einer Dosis von etwa 4 mg/kg KG i. v. über 15 min an 4 aufeinander folgenden Tagen
4. Symptomatische Maßnahmen: Schmerzbekämpfung mit Acetylsalicylsäure, Paracetamol, Pethidin, Buprenorphin oder Morphin (Tramadol und Tilidin sind nicht empfohlen); zur Sedierung Benzodiazepine, Promethazin oder Haloperiodol; zur Hochdruckbehandlung insbesondere Betablocker; als Antiemetikum z. B. Ondansetron

Patienten müssen geschult werden, klassische Auslöser akuter Schübe zu vermeiden. Dies gilt insbesondere auch bei Narkosen. Die Anbindung an eine Spezialambulanz und eine kompetent geführte Selbsthilfegruppe ist sinnvoll. In Einzelfällen können intermittierende Häm-Infusionen zur Schubprophylaxe erwogen werden. Die experimentelle Gabe rekombinanter Porphobilinogen-Desaminase hat sich nicht bewährt. Gentherapeutische Ansätze wurden in Nagetiermodellen erfolgreich getestet. Bei therapierefraktären Verläufen wurde die Lebertransplantation erfolgreich als ultima ratio eingesetzt.

15.2.4 Porphyria cutanea tarda (PCT)

Sie ist eine Erkrankung des Erwachsenenalters mit einem Manifestationsalter nach dem 40. Lebensjahr und betrifft Männer doppelt so häufig wie Frauen. Ursache ist ein Defekt der Uroporphyrinogen-Decarboxylase in der Leber; dieser kann genetisch wie auch toxisch bedingt sein. Auslösende Faktoren sind hauptsächlich chronischer Alkoholabusus, daneben Östrogene und eine HCV-Infektion.

Leitsymptome sind die Zeichen der Fotodermatose mit Blasenbildung am Handrücken, Hyperpigmentierung und narbiger Abheilung. Häufig imponieren vergröberte Gesichtsfalten. Abdominelle und vegetative Krisen treten nicht auf. Sonografisch bestehen häufig echoreiche Leberschäden. Wegweisend ist der Nachweis einer erhöhten Porphyrinausscheidung im 24h-Urin, wobei typischerweise Uro- und Heptacarboxyporphyrin führend erhöht sind. Die Leberbiopsie kann die Porphyrineinlagerungen nachweisen.

Merke M!

Wichtig sind die Assoziation mit einer HCV-Infektion und auch das 4-mal häufigere Auftreten einer PCT bei genetisch bedingter Hämochromatose.

Therapeutisch gilt auch hier in erster Linie, dass auslösende Noxen vermieden werden müssen (Alkohol, Kontrazeptiva). Eine evtl. vorliegende Grunderkrankung sollte behandelt werden (HCV-Infektion). Zur Steigerung der Porphyrinausscheidung stehen die Aderlasstherapie im Vordergrund sowie die Gabe von Hydroxychloroquin. Die Aderlasstherapie wird mit wöchentlich etwa 0,5 l über 2 Monate durchgeführt, danach Reduktion mit Normalisierung der Porphyrinausscheidung. Hydroxychloroquin wird in einer Dosis von 2 × 125 mg pro Woche zur Bildung von Chloroquin-Porphyrin-Komplexen gegeben. Symptomatisch sollte Sonnenlicht insbesondere wegen der Blasenbildung an lichtexponierten Stellen gemieden werden.

15.2.5 Erythropoetische Protoporphyrie (EPP)

Bei der EPP ist der Einbau des Eisen-Ions in die Tetrapyrrolstruktur des Häms bei der Erythropoese gestört. Dies führt zu erhöhten Plasmaspiegeln von Protoporphyrin, das nicht durch Zink komplexiert wird. Die Patenten zeigen bereits in der Kindheit eine erhebliche Fotodermatose. Gelegentlich entwickelt sich zusätzlich eine Hepatopathie (intrazelluläre Protoporphyrinpräzipitate), die schubweise zu rechtsseitigen Oberbauchschmerzen, akutem Leberversagen oder bei chronischem Verlauf zu protoporphyrinhaltiger Cholezystolithiasis führen kann. Im Gegensatz zu den anderen Porphyrieformen sind bei der EPP die Porphyrinwerte im Urin normal. Die klinische **Diagnose** wird durch Nachweis spezifischer Banden in der Hämoglobin-Fluoreszenz und genetisch bestätigt.

Die **Therapie** besteht einerseits in **konsequentem Lichtschutz** und Gabe von Betacarotin. Bei Hepatopathie kann mittels Colestyramin versucht werden, den enterohepatischen Kreislauf von Protoporphyrin zu unterbrechen. Eine allogene Knochenmarktransplantation kann in schweren Fällen erwogen werden.

15.2.6 Kongenitale erythropoetische Porphyrie

Diese autosomal rezessive erbliche, seltene Erkrankung (weltweit bisher < 200 Fälle beschrieben) geht mit einer schweren Fotodermatose einher. Sie tritt im Kleinkindalter auf. Führende Symptome sind die Fotosensibilität der Haut mit Erythemen, Blasen, Erosionen bis hin zu Ulkusläsionen. Zudem werden sklerodermiforme Veränderungen und rot-braun verfärbte Zähne beobachtet.

Zur **Diagnose** führt die deutlich erhöhte Ausscheidung von Porphyrinen der Isomerenreihe 1 in Stuhl und Urin. Im Gegensatz zur PCT kommen hier auch noch – da es sich um eine erythropoetische Porphyrie handelt – eine teilweise ineffektive Erythropoese und gesteigerte Hämolyse mit Splenomegalie hinzu.

Als **symptomatische Maßnahme** werden **Lichtschutz**, eine Gabe von Betacarotin in einer Dosierung von 50–180 mg/d und bei einer schweren hämolytischen Anämie Transfusionen durchgeführt. Eine Splenektomie wird bei den Patienten erwogen, die einen schwersten Verlauf einer chronisch hämolytischen Anämie zeigen. Die Prognose ist ungünstig, kann evtl. aber durch eine allogene Stammzelltransplantation verbessert werden.

15.2.7 Literatur

[1] Anderson KE, Bloomer JR, Bonkovsky HL et al. Recommendations for the diagnosis and treatment of the acute porphyrias. Ann Intern Med 2005; 142 (6): 439–450

[2] Balwani M, Desnick RJ. The porphyrias: advances in diagnosis and treatment. Hematology Am Soc Hematol Educ Program 2012; 2012: 19–27

[3] Bonkovsky HL, Guo JT, Hou W et al. Porphyrin and heme metabolism and the porphyrias. Compr Physiol 2013; 3: 1–37

[4] Puy H, Gouya L, Deybach JC. Porphyrias. Lancet 2010; 375 (9718): 924–937

15.3 Hereditäre Hämochromatose

K. J. Schmidt, H. Lehnert

15.3.1 Definition

Merke M!

Die primäre hereditäre Hämochromatose ist eine vererbbare Stoffwechselerkrankung, die zu einer unregulierten vermehrten Eisenresorption im Dünndarm führt. Ursächlich hierfür ist am häufigsten eine Mutation im HFE-Gen, seltener in anderen Genen des Eisenmetabolismus. Bei klinischer Manifestation kommt es in verschiedenen Organen wie Leber, Pankreas und Herz zu einer Eisenüberlagerung und resultierend zum Auftreten von pathologischen Veränderungen bzw. Einschränkung der Organfunktion. Die unkontrollierte Eisenresorption kann zur Anreicherung des 10-fachen Eisengehaltes im Körper führen. Abzugrenzen sind hiervon die sekundären Hämochromatosen wie z. B. bei Thalassämie oder Polytransfusionen.

15.3.2 Klassifikation und Epidemiologie

Die hereditäre Hämochromatose wird aufgrund der Genetik und dem klinischen Bild in 4 Typen eingeteilt (▶ Tab. 15.1). Die homozygote Mutation C 282Y im *HFE*-Gen auf Chromosom 6 (Typ 1) ist die häufigste angeborene Stoffwechselerkrankung in Populationen mit keltischer Abstammung und in 90 % der Fälle für eine klinisch manifeste hereditäre Hämochromatose verantwortlich. Die Prävalenz liegt in Europa bei ca. 0,5 %. Das Hauptmanifestationsalter liegt zwischen dem 30. und 50. Lebensjahr und Männer sind ca. 10-mal häufiger betroffen

15

Tab. 15.1 Klassifikation der hereditären Hämochromatose.

Typ	chromosomale Lokalisation	Gendefekt	Erbgang	gehäuftes Auftreten	Häufigkeit
1	Chromosom 6p21.3	HFE	autosomal rezessiv	keltische Abstammung	1:1000
2a	Chromosom 1q21	Hämojuvelin (HJH)		juvenile Form	1:1 Mio.
2b	Chromosom 19q13	Hepcidin			Rarität
3	Chromosom 7q22	Transferrinrezeptor2 (TfR2)		Italien	
4	Chromosom 2q32	Ferroportin1 (FPN1)	autosomal dominant		1:1 Mio.

als Frauen. Allerdings entwickeln nur ca. 25 % der C 282Y-Homozygoten eine klinisch manifeste Hämochromatose (Penetranz 0,1 %). Als compound-heterozygot bezeichnet man die Konstellation einer heterozygoten C 282Y-Mutation in Kombination mit einer heterozygoten H63D-Mutation auf dem 2. Allel. Diese Konstellation liegt bei ca. 5 % der Patienten mit manifester Hämochromatose vor.

15.3.3 Klinik

Unter physiologischen Bedingungen werden lediglich 10 % der täglichen Eisenzufuhr im Dünndarm resorbiert (1–2 mg). Eine unkontrollierte Resorption bei hereditärer Hämochromatose führt zur Verdopplung der resorbierten Eisenmenge. Innerhalb von ca. 3 Jahren entsteht eine Eisenüberlagerung von 1 g. Wesentliche Organschädigungen sind erst bei einem Eisengehalt von > 8–10 g zu erwarten. Das klinische Bild der hereditären Hämochromatose ist Ausdruck der **vermehrten Eiseneinlagerung** in den betroffenen Organen und den resultierenden Einschränkungen in der jeweiligen Organfunktion. Aufgrund der kontinuierlichen, aber langsamen Zunahme des Eisengehaltes im Körper erscheinen die klinischen Beschwerden initial unspezifisch und können häufig nicht eindeutig zugeordnet werden. Bei einer Vielzahl von Patienten wurde die Diagnose erst nach dem Auftreten irreversibler Organschäden im fortgeschrittenen Stadium gestellt. Ein besseres Krankheitsverständnis und die Etablierung spezieller diagnostischer Parameter führen heutzutage bei den meisten Patienten zur Diagnosestellung im frühen Stadium der Erkrankung und zur Vermeidung von Spätkomplikationen.

Die klassische **Symptomtrias** der Hämochromatose mit

- Zeichen der chronischen Leberschädigung,
- Diabetes mellitus,
- Hyperpigmentierung der Haut („Bronzediabetes")

ergibt sich aus der Eisenüberlagerung in der Leber und im Pankreas sowie aus dem sekundär erhöhten Melaningehalt der Haut. Die anhaltende Eisenüberladung der Leber führt zur fortschreitenden Fibrosierung und unbehandelt im Verlauf zur Entstehung einer Leberzirrhose. Der Progress der Leberschädigung korreliert mit der Eisenüberladung im Organ. Ein Diabetes mellitus entsteht durch die vermehrte Eiseneinlagerung in den pankreatischen B-Zellen und einem kontinuierlich zunehmenden Insulinmangel. Das Auftreten einer Kardiomyopathie sowie von Herzrhythmusstörungen sind Folge der vermehrten Eiseneinlagerung im Herzmuskel und mit einer erhöhten Mortalität verbunden. Veränderungen in den endokrinen Organen betreffen – neben dem Pankreas – in erster Linie die Hypophyse mit Ausbildung eines sekundären Hypogonadismus mit Impotenz oder Amenorrhoe.

Ein isoliertes Auftreten von **Gelenkbeschwerden** kann im Frühstadium der Erkrankung die einzige klinische Manifestation sein. Die Pathogenese der Arthropathien ist nicht geklärt. Im betroffenen Gelenk zeigen sich Knorpelschädigungen, sklerotische Veränderungen der Knochen und eine Verschmälerung des Gelenkspaltes. Die großen Gelenke können im Sinne einer Chondrokalzinose verändert sein. Das Ausmaß der Gelenkbeschwerden korreliert nicht mit dem Eisengehalt.

Diagnostik

Grundlage der Diagnostik sind die Bestimmung von Eisen, Ferritin und die Transferrinsättigung im Serum. Eine Erhöhung des Ferritins ist nicht beweisend für die Hämochromatose und kann z. B. auch bei entzündlichen Prozessen oder Tumoren deutlich oberhalb der Norm liegen. Andererseits schließt ein normwertiges Ferritin eine Hämochromatose nicht aus. Insofern erfordern erhöhte Serum-Eisenwerte oder der klinische Verdacht den Ausschluss einer Hämochromatose.

Lange Zeit galt die Leberbiopsie mit quantitativer Bestimmung des Eisengehalts als Goldstandard für die Diagnose der Hämochromatose. Mit dem sicheren Nachweis der Genmutationen hat sich ein neuer diagnostischer, nicht invasiver Marker etabliert. Bei eindeutiger Klinik, typischer Laborkonstellation (Eisen, Ferritin und Transferrinsättigung erhöht) und einem positiven Gentest, insbesondere der homozygoten Form der C 282Y-Mutation, ist die Leberbiopsie zur Diagnosesicherung nicht mehr indiziert. Zusammenfassend ist der diagnostische Algorithmus in ▶ Abb. 15.2 dargestellt.

Aufgrund der starken Prävalenz laufen umfangreiche Screening-Untersuchungen auf das Vorliegen einer Hämochromatose in der Allgemeinbevölkerung. Aktuell kann empfohlen werden, dass jeder Patient mit einem Diabetes bzw. einer Leberzirrhose auf eine Hämochromatose hin untersucht werden sollte. Es kann davon ausgegangen werden, dass bei annähernd 1 % der Patienten

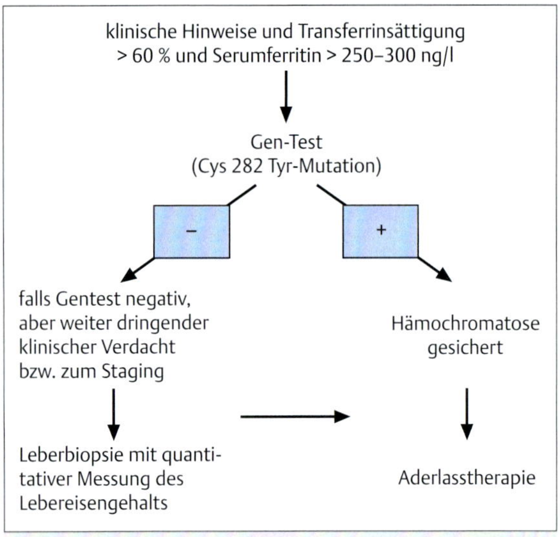

Abb. 15.2 Diagnoseweg bei Verdacht auf eine hereditäre Hämochromatose (Quelle: [5]).

mit neu aufgetretenem Diabetes eine Hämochromatose vorliegt.

15.3.4 Therapie

Das wesentliche Therapieziel ist die Entspeicherung des massiv erhöhten Körpereisengehaltes (10–30g) und der anschließende kontinuierliche Erhalt eines physiologischen Niveaus von 2–4 g. Als effektivste Behandlung hat sich hierbei der **Aderlass** etabliert. Mit einem Aderlass von 500 ml Vollblut werden ca. 250 mg Eisen dem Körper entzogen. Bis zur Normalisierung des Ferritins sollten 1–2 Aderlässe pro Woche durchgeführt werden. Die nachfolgende Erhaltungstherapie beträgt 4–8 Aderlässe pro Jahr. Das Serum-Ferritin sollte unter der Behandlung bei etwa 50–100 ng/ml liegen. Die Aderlasstherapie sollte nie vollständig abgebrochen werden. Die Behandlung mit dem Chelatbildner Deferoxamin ist im Vergleich zum Aderlass wenig effektiv und wird zur dauerhaften Therapie eher nicht empfohlen.

Bei dem Vorliegen einer **sekundären Hämochromatose** ist eine Aderlasstherapie häufig durch die zugrunde liegende Erkrankung (z. B. chronische Anämie) kontraindiziert. Bei diesen Patienten besteht die Möglichkeit der Eisenreduktion durch die Behandlung mit Deferoxamin. Dieser **Chelatbildner** bindet Eisen im Serum und Gewebe und führt zu einer vermehrten Ausscheidung im Urin und Stuhl. Aufgrund der Pharmakokinetik mit kurzer Halbwertszeit nach parenteraler Gabe ist eine lang dauernde Infusionstherapie erforderlich. Durch die Zulassung des oralen Chelatbildners Deferasirox ist die medikamentöse Eisenentspeicherung sehr viel verträglicher und nebenwirkungsärmer geworden.

Diätetische Empfehlungen sind bei der hereditären Hämochromatose wenig wirksam und haben einen geringen therapeutischen Stellenwert. Das Vermeiden eisenhaltiger Lebensmittel kann zu erheblichen diätetischen Restriktionen und verminderter Lebensqualität führen und steht in keiner Relation zur Wirksamkeit einer einzigen Aderlasstherapie. Tee und Kaffee zu den Mahlzeiten reduzieren die intestinale Eisenresorption.

Prognose

Unbehandelt ist die Prognose der hereditären Hämochromatose schlecht und in den meisten Fällen letal verlaufend. Die Ausbildung einer Leberzirrhose oder eines insulinpflichtigen Diabetes mellitus gilt als prognostisch ungünstig. Durch die frühzeitige Diagnosestellung und eine adäquate Therapie der Eisenentspeicherung können relevante Organschädigungen und Komplikationen in der Regel vermieden und eine normale Lebenserwartung erreicht werden. Aber auch im fortgeschrittenen Krankheitsstadium ist eine konsequente Aderlasstherapiezu empfehlen und begünstigt einen Überlebensvorteil. Das Risiko eines hepatozellulärenKarzinoms (HCC) ist bei hereditärer Hämochromatose, vor allem bei Patienten mit Zirrhose und schwerer Eisenüberlagerung, deutlich erhöht.

15.3.5 Literatur

[1] Adams P, Brissot P, Powell LW. EASL international consensus conference on haemochromatosis. J Hepatol 2000; 33: 485–504
[2] Bacon BR. Hemochromatosis: diagnosis and management. Gastroenterology 2001; 120: 718–725
[3] Crownover BK, Covey CJ. Heseditary hemochromatosis. Am Fam Physician 2013; 87 (3): 183–190
[4] Kanwar P, Kowdley KV. Diagnosis and treatment of hereditary hemochromatosis: an update. Expert Rev Gastroenterol Hepatol 2013; 7 (6): 517–530
[5] Niederau C, Herrmann T, Strohmeyer G. Hereditäre Hämochromatose. In: Strohmeyer G, Stremmel W, Niederau C. Angeborene Stoffwechselerkrankungen. Ecomed Verlag; 2002
[6] Niederau C. Die hereditäre Hämochromatose. Med Klin 2009; 104: 931–948
[7] Pietrangelo. Hereditary hemochromatosis – a new look at an old disease. N Engl J Med 2004; 350: 2383–2397

15.4 Morbus Wilson

K. J. Schmidt, H. Lehnert

15.4.1 Definition und Epidemiologie

Merke M!

Der Morbus Wilson (hepatolentikuläre Degeneration) isteine autosomal rezessiv vererbte Erkrankung des hepatischen Kupferstoffwechsels. Aufgrund einer verminderten biliären Ausscheidung kommt es zu einer vermehrten Anreicherung des Kupfers. Diese toxische Kupferakkumulation primär in Leber und Gehirn führt zu den hepatischen und/oder psychatrisch-neurologischen Symptomen der Erkrankung und hat unbehandelt einen letalen Verlauf.

Die weltweite Prävalenz des Morbus Wilson ist nicht genau bekannt, Schätzungen gehen von einer Häufigkeit von ca. 1:30 000 aus. Die Erkrankung manifestiert sich zwischen dem 5. und 45. Lebensjahr mit einem Häufigkeitsgipfel zwischen dem 13. und 24. Lebensjahr. In der klinischen Präsentation zeigt der Morbus Wilson eine große heterogene Variabilität mit unterschiedlichem Schweregrad der Symptome. Bereits 1912 hat Kinnier Wilson die familiäre Manifestation dieser klinischen Symptome beschrieben.

15.4.2 Pathogenese und Pathophysiologie

Der Morbus Wilson ist bedingt durch eine Mutation des *ATP7B*-Gens (Wilson-Gen) auf dem langen Arm des Chromosoms 13. Dieses Transportprotein vermittelt die Bindung von Kupfer an Coeruloplasmin und die biliäre Ausscheidung. Mutationen in diesem ATB7B-Wilson-Protein führen zur Anreicherung von Kupfer und zur protrahierten kupfertoxischen Organschädigung insbesondere in der Leber und im zentralen Nervensystem. Über 300 Mutationen des Wilson-Gens sind bekannt und erklären die große Variabilität der unterschiedlichen Phänotypen. In Europa ist die Mutation H1069Q am häufigsten anzutreffen und liegt bei ca. 15–20 % der Patienten homozygot vor.

15.4.3 Klinik

Eine exakte Definition eines typischen klinischen Bildes ist beim Morbus Wilson nicht möglich. Die Beschwerden zeigen große Unterschiede bzgl. der betroffenen Organe und des Schweregrades der klinischen Symptome. Die meisten Patienten entwickeln ein Mischbild aus **hepatischen und psychiatrisch-neurologischen Verlaufsformen**. Aber auch primär hepatische oder psychatrisch-neurologische Verlaufsformen sind möglich. Eine unklare Hepatopathie im Kindesalter sowie unklare psychische Auffälligkeiten und/oder extrapyramidale Bewegungsstörungen bis zum 55. Lebensjahr sollten in der Differenzialdiagnose den Morbus Wilson beinhalten. Die meisten Patienten zeigen zwischen dem 5. und 15. Lebensjahr erste klinische Zeichen im Sinne einer Hepatopathie. Die Ausprägung der Leberschädigung variiert von klinisch asymptomatischen Patienten, einem akut fulminanten Leberversagen bis zur chronischen Hepatitis mit Entwicklung einer Leberzirrhose.

Bei einem Drittel der Patienten zeigen sich überwiegend die neurologischen Auffälligkeiten mit zunehmenden **motorischen Störungen** (Dysarthrie, Ataxie und Tremor, Hypersalviation). Die psychiatrischen Symptome beinhalten Unruhe, Aufmerksamkeitsstörungen, Depression und pyschotische Störungen. Am Auge manifestiert sich der Morbus Wilson als typischer **Kayser-Fleischer-Kornealring** in der Descement-Membran der Kornea. Bei neurologischer Manifestation ist der Kayser-Fleischer-Kornealring in 95 % der Fälle zu sehen, ohne neurologische Symptome nur in ca. 50 %. Eine Beeinträchtigung der Augenfunktion entsteht nicht.

Hämatologische Veränderungen umfassen die Hämolyse, Leukozytopenie, Thrombozytopenie und eine gestörte plasmatische Gerinnung. Renal kann sich der Morbus Wilson als proximal tubuläre Dysfunktion zeigen. Eine Skelettbeteiligung im Sinne einer generalisierten Demineralisierung ist beschrieben worden.

15.4.4 Diagnostik

Diagnostisch wegweisend ist die Bestimmung der **Parameter des Kupferstoffwechsels** (▶ Tab. 15.2). Hierzu gehört das freie Kupfer im Serum, Coeruloplasmin im Serum (Hauptkupfertransportprotein) und die Kupferausscheidung im 24h-Sammelurin. Typischerweise findet man beim Morbus Wilson eine erniedrigte Konzentration des freien Kupfers und des Coeruloplasmins im Serum und eine Erhöhung der Kupfer-Ausscheidung im Urin. Bei diagnostischer Unsicherheit kann ein D-Penicillamin-Belastungstest hilfreich sein. Durch die Gabe von 500 mg D-Penicillamin wird die Ausscheidung von Kupfer im Urin auf > 1000 µg/d gesteigert. Die **Leberbiopsie** mit quantitativer Bestimmung des Kupfergehaltes gilt als Goldstandard mit hoher Aussagekraft. Die Vielzahl der vorkommenden Mutationen erlaubt keine vollständige molekulargenetische Testung des Wilson-Gens. Insgesamt spielt die genetische Evaluierung derzeit in der Diagnostik des Morbus Wilson damit nur eine untergeordnete Rolle.

15.4.5 Therapie

Die allgemeinen Empfehlungen zur medikamentösen Therapie basieren auf dem Erreichen einer physiologischen Homöostase des Kupferhaushalts durch konsequente Elimination des überschüssigen Kupfers. Direkt

Tab. 15.2 Morbus Wilson: Bestimmung der Parameter des Kupferstoffwechsels.

Parameter	Bewertung (Punkte)
Kayser-Fleischer-Ringe	
vorhanden	2
fehlend	0
Kupfer im Leberbiopsat (trocken)	
> 250 µg/g	2
> 50 und < 250 µg/g	1
normwertig	–1
neurologische Symptome oder cMRT-Befund	
schwer (eindeutig)	2
mild (vereinbar)	1
fehlend	0
Kupfer im Sammelurin	
normal	0
100–200 µg/d	1
> 200 µg/d	2
Anstieg > 5-fach nach D-Penicillamin	2
Coeruloplasmin im Serum (g/l)	
normal	0
0,1–0,2	1
< 0,1	2
ATP7B-Mutationsanalyse	
Mutation auf beiden Allelen	4
Mutation auf einem Allel	1
keine Mutation nachweisbar	0
Coombs-negative hämolytische Anämie	
vorhanden	2
fehlend	0
Beurteilung	**Summe**
Diagnose wahrscheinlich	> 3
Diagnose möglich, weitere Testung erforderlich	3
Diagnose unwahrscheinlich	< 3

nach Diagnosestellung und unabhängig von den eventuell fehlenden klinischen Symptomen wird in der Initialtherapie (4–6 Monate) eine Negativbilanz durch eine vermehrte renale Ausscheidung sowie die verminderte intestinale Resorption des Kupfers angestrebt. Die anschließende lebenslange Erhaltungstherapie hält die wiederhergestellte physiologische Kupferbilanz aufrecht.

In erster Linie wird der Morbus Wilson medikamentös mit effizienten **Chelatbildnern** und Zinksalzen behandelt. Am häufigsten zum Einsatz kommt **D-Penicillamin**. Eine parallele Vitamin-B_6-Substitution ist bei der Behandlung mit D-Penicillamin obligat (Pyridoxinmangel). Eine einschleichende Behandlung (20 mg/kg KG) sollte bis zum Erreichen der individuellen Erhaltungsdosis von 600–1500 mg/d langsam gesteigert werden (verteilt auf 2–3 Einzeldosen). Aufgrund der relevanten und teilweise sogar irreversiblen Nebenwirkungen und Toxizitäten (z. B. nephrotisches Syndrom, aplastische Anämie) ist der Einsatz von D-Penicillamin nicht für alle Patienten als Dauertherapie möglich. Unter der Therapie mit D-Penicillamin müssen Eisen, Selen und täglich 25 mg Pyridoxin substituiert werden. Alternativ können Trientine in allen Stadien der Erkrankung eingesetzt werden. Trientine scheinen als Chelatbildner vergleichbar effektiv, haben aber ein deutlich verträglicheres Nebenwirkungsprofil. Das therapeutische Ansprechen auf die Entkupferung und die angestrebte Regredienz der neurologischen Symptome bedarf der kontinuierlichen und effektiven Therapie über mindestens 12 Monate.

Zinksalze reduzieren die intestinale Kupferresorption und binden toxisches Kupfer in der Leber. Der heutige Stellenwert der Zinksalze ist primär in der Erhaltungstherapie nach erfolgreicher Entkupferung anzusehen. In der Initialbehandlung ist der Einsatz von Zink nur bei asymptomatischen Patienten zu empfehlen. Eine alleinige diätetische Behandlung ist nicht effektiv und zu keiner Zeit gerechtfertigt.

Bei progressivem Fortschreiten der chronischen Leberschädigung oder bei akuter bis subakuter Verschlechterung der Leberfunktion ist die **Lebertransplantation** als einzige kurative therapeutische Alternative zu erwägen. Nach erfolgreicher Transplantation kann der Morbus Wilson als geheilt angesehen werden und bedarf keiner weiteren medikamentösen Therapie. Die Indikation zur Transplantation bei therapierefraktären neurologischen Symptomen ist aktuell nur in Einzelfällen zu diskutieren.

Prognose

Eine frühzeitige Diagnose und eine konsequente und lebenslang durchgeführte medikamentöse Therapie unter engmaschiger Überwachung führen zu einer Annäherung der Lebenserwartung an die der Normalbevölkerung.

15.4.6 Literatur

[1] Huster D, Kühn HJ, Mössner J et al. Morbus Wilson. Internist 2005; 46: 731–740

[2] Huster D. Wilson disease. Best Pract Res Clin Gastroenterol 2010; 24 (5): 531–539

[3] Roberts EA, Schilsky ML. Diagnosis and treatment of Wilson's disease: an update. Hepatology 2008; 47: 2089–2111

[4] Schmidt HHJ. Diagnostik und Therapie des Morbus Wilson. Dtsch Arztbl 2003; 100: 192–197

15.5 Erkrankungen des Aminosäurenstoffwechsels

B. Koletzko

15.5.1 Phenylketonurie

Definition und Anmerkungen zur Pathogenese

Die Phenylketonurie (PKU) beruhtauf einer stark verminderten Aktivität der Phenylalanin-Hydroxylase, welche Phenylalanin zu Tyrosin oxidiert. Die rezessiv erbliche Erkrankung beruht auf Mutationen im Phenylalanin-Hydroxylase-Gen auf Chromosom 12q22–24.1. Mehr als 530 verschiedene Mutationen wurden bislang identifiziert und in einer Datenbank erfasst (www.pahdb.mcgill.ca). Der Enzymdefekt führt bei normaler Eiweißzufuhr zu einer Anhäufung der essenziellen Aminosäure Phenylalanin und einer Verstoffwechslung über alternative Stoffwechselwege mit Bildung von Phenylessigsäure, Phenylbrenztraubensäure und anderen Metaboliten. Weiterhin beeinträchtigen die hohen Konzentrationen von Phenylalanin den Transport weiterer neutraler Aminosäuren über die Blut-Hirn-Schranke in das ZNS sowie die zentralnervöse Katecholaminsynthese.

Die Hyperphenylalaninämien treten in **unterschiedlichen Schweregraden** auf:

- klassische PKU: Plasmaphenylalanin unbehandelt 1200mol/l bzw. 20 mg/dl, PAH-Restaktivität < 1 %
- milde PKU: Plasmaphenylalanin 600–1200mol/l, PAH-Restaktivität 1–3 %
- milde Hyperphenylalaninämie (180–600mol/l, PAH-Restaktivität 3–10 %

Die klassische PKU führt unbehandelt zu schwerer Hirnschädigung mit geistiger Behinderung, z. T. epileptischen Anfällen und vielfältigen neurologischen Auffälligkeiten sowie zu einer gestörten Melaninsynthese (blonde Haare, blaue Augen).

Genetische Defekte im Stoffwechsel des Tetrahydrobiopterins (BH_4), das als Kofaktor der Phenylalaninhydroxylierung dient, führen z. T. durch Störungen des Neurotransmitterstoffwechsels zu schweren Varianten der Hyperphenylalaninämie mit ausgeprägter neurologischer Symptomatik (maligne PKU).

Merke **M!**

Von den Defekten im BH_4-Stoffwechsel (maligne PKU) abzugrenzen sind BH_4-sensible Formen (atypische PKU), bei denen BH_4 als pharmakologisches Chaperon wirkt und zu einer deutlichen Senkung des Plasmaphenylalanins führt.

Epidemiologie

In Deutschland ist etwa 1:7 000–10 000 Neugeborenen von der Phenylketonurie betroffen.

Diagnostik

In Deutschland wird seit den 1960er Jahren ein Neugeborenen-Screening durchgeführt. Die Diagnosesicherung erfolgt durch Nachweis eines erhöhten Phenylalanins bei erniedrigtem Tyrosin im Plasma. Zur Differenzialdiagnose muss stets eine Belastung mit 20 mg/kg KG BH_4 mit Bestimmung der Plasmaaminosäuren über ca. 24h sowie von Neopterin und Biopterin im Urin erfolgen.

Therapie

Die Therapie der PKU beruht auf einer **strikten Begrenzung der Zufuhr an natürlichem Eiweiß** mit dem Ziel, stark erhöhte und schädigende Phenylalaninkonzentrationen im Serum zu vermeiden. Der **Zielbereich der Phenylalaninkonzentration** liegt

- in den ersten 10 Lebensjahren bei 1–4 mg/dl,
- zwischen dem 10. und 16. Lebensjahr bei 1–15 mg/dl,
- danach zwischen etwa 1 und 20 mg/dl.

Der durchschnittliche Bedarf an Phenylalanin liegt bei Säuglingen und Kleinkindern bei ca. 70 mg/kg KG/d und nimmt bis zum Erwachsenenalter auf 5–10 mg/kg KG/d ab. Die dadurch sehr niedrige Toleranz für natürliches Eiweiß erfordert eine sehr eingreifende, eiweißbegrenzte Diät mit Supplementierung von phenylalaninfreien Aminosäure-Präparaten zur Deckung des Stickstoffbedarfs. Da Tyrosin bei der PKU zur essenziellen Aminosäure wird, muss sie supplementiert werden. Die aufwendige Therapie muss in enger Kooperation mit einem hier erfahrenen pädiatrischen Stoffwechselzentrum durchgeführt werden und wird durch regelmäßige Messung der Phenylalaninkonzentration (morgens präprandial) überwacht. Bei durch Belastungstest eindeutig nachgewiesener BH_4-Sensitivität kann ergänzend zur Diät eine pharmakologische Therapie mit Saproteridinhydrochlorid erfolgen, von der bis zu 30 % der therapiebedürftigen Patienten mit Hyperphenylalaninämie profitieren können. Jugendliche und junge erwachsene Patienten sollten in einer gemeinsam vom Pädiater und Internisten betreuten Transfersprechstunde gesehen werden, um einen guten Übergang in die internistische Betreuung zu ermöglichen.

Maternale Phenylketonurie

Große klinische Bedeutung hat die Entwicklung einer schweren Embryo- und Fetopathie durch erhöhte mütterliche Phenylalaninkonzentrationenin der Schwangerschaft. Bei in der Schwangerschaft weitgehend unbehandelter klassischer Phenylketonurie mit Plasma-Phenylalaninkonzentrationen > 1200mol/l (> 20 mg/dl) tritt bei

> 90 % der Kinder eine geistige Schädigung ein, hinzu treten Mikrozephalie, intrauterine Dystrophie und angeborene Herzfehler. Bei mäßig hohen Phenylalaninkonzentrationen treten kindliche Schädigungen mit geringerer Häufigkeit auf. Eine konsequente diätetische Einstellung mit normalem Plasmaphenylalanin mit Beginn vor der Konzeption und Dauer für die gesamte Schwangerschaft verhindert die Embryo- und Fetopathie. Entsprechend sind alle weiblichen PKU-Patienten im jugendlichen und Erwachsenenalter eingehend zu den Risiken und zu einer konsequenten Kontrazeption zu beraten.

Merke **M!**

Bei Kinderwunsch soll unbedingt vor Absetzen der Kontrazeption durch ein hier erfahrenes Stoffwechselzentrum probeweise eine strikte Diät durchgeführt werden. Nur wenn die Patientin in der Lage ist, die Diät wieder konsequent einzuhalten und eine sehr gute Stoffwechseleinstellung zu erreichen, kann zu einer Schwangerschaft geraten werden. Dann ist weiterhin eine sehr engmaschige Überwachung und diätetische Führung erforderlich.

Prognose

Die konsequente diätetische Therapie ermöglicht eine praktisch normale psychomotorische und intellektuelle Entwicklung. Entscheidend ist die Schulung insbesondere der Jugendlichen und jungen Erwachsenen mit dem Ziel der selbstständigen Durchführung der Diät. Ergänzend zu den in Deutschland regional bestehenden pädiatrischen Stoffwechselzentren sollten internistische Betreuungszentren für die erwachsenen Patienten mit seltenen, angeborenen Stoffwechselkrankheiten etabliert werden.

15.5.2 Tyrosinose Typ I

Die autosomal-rezessiv vererbte hepatorenale Tyrosinämie beruht auf einem Defekt der Fumarylacetoacetat-Hydrolase (Chromosom 15q23–q25). Die Erkrankung führt zu unterschiedlichen Schädigungen der Leber von akutem, frühkindlichem Leberversagen bis zu chronisch verlaufender Zirrhose und hepatozellulärem Karzinom schon ab dem 1. Lebensjahrzehnt.

Durch die Gabe von 2-(2-Nitro-4-Trifluoromethylbenzoyl)-1,3-Cylcohexandion (initial 1 mg/kg KG täglich auf 2 Einzeldosen verteilt, Dosisanpassung nach Wirkung) in Verbindung mit einer tyrosin- und phenylalaninarmen Diät können die Leberschädigung aufgehalten und die Notwendigkeit einer Lebertransplantation heute meist vermieden werden. Die Langzeitprognose unter dieser Therapie ist noch unbekannt.

15.5.3 Tyrosinose Typ II (Richner-Hanhart-Syndrom)

Die okulokutane Tyrosinämie wird durch den rezessiv erblichen Defekt der Tyrosinaminotransferase (Chromosom 16q22.1–q22.3) hervorgerufen, der zu exzessiv erhöhten Tyrosinkonzentrationen bis 3 000mol/l Plasma führt. Temperaturabhängig kommt es in kühleren und wenig durchbluteten Geweben wie Handflächen, Fußsohlen und Kornea zur Auskristallisation des schlecht löslichen Tyrosins und zu Entzündungsreaktionen.

Klinisch bilden sich palmoplantar an Druckstellen entzündliche Erosionen, Blasen und schmerzhafte Hyperkeratosen sowie eine beidseitige, schmerzhafte Keratitis mit Lichtscheu und Augentränen.

Die **Senkung des Tyrosinkonzentration** < 600mol/l Plasma durch tyrosinarme Diät führt zur Rückbildung der klinischen Symptome innerhalb von wenigen Wochen, sie erfordert eine eiweißbegrenzte, ggf. auch eine tyrosin- und phenylalaninarme Diät.

15.5.4 Alkaptonurie

Als Folge des gestörten Katabolismus von Homogentisinsäure im Abbauweg des Tyrosins durch den autosomal rezessiven Defekt der Homogentisinsäure-Oxidase (Chromosom 3q21–q23) kommt es durch Polymerisation von Homogentisinsäure zu dunklen Pigmenten, die durch Alkali beschleunigt wird. Dieses ochronotische Pigment wird in Bindegewebe und Knorpel abgelagert und verursacht degenerative Veränderungen.

Klinisch fällt der dunkle bzw. mit der Zeit (und besonders nach Alkalizusatz) nachdunkelnde Urin auf. Ab dem 2.–3. Lebensjahrzehnt manifestieren sich dunkle Pigmentablagerungen an den Skleren. Die Osteoarthritis führt u. a. zu verkalkten, degenerierten Bandscheiben und Wirbelsäulenschäden. **Therapeutisch** wird hochdosiert Ascorbinsäure eingesetzt.

15.5.5 Klassische Homozystinurie

Durch eine gestörte Aktivität der Cystathion-Synthase (Chromosom 21q22.3) kommt es zu starker Erhöhung des Homocysteinsim Plasma (250mol/l, normal 12mol/l) und im Urin sowie auch zu vermehrtem Methionin.

▸ **Klinik.** In der Kindheit kommt es zur Linsenluxation, Irisflattern, Astigmatismus, Glaukom und Katarakt. Viele Patienten weisen eine Livedo reticularis auf (livide Hautveränderungen an Extremitäten und Wangen). Im Vorschulalter manifestiert sich eine schwere Osteoporose mit abgeflachten Wirbelkörpern, Fischwirbeln und Frakturen der langen Röhrenknochen mit schlechter Heilungstendenz. Etwa die Hälfte der Patienten weist eine geistige Behinderung auf, nicht selten treten andere neurologische Symptome wie Krämpfe, Spastik und extrapy-

15

ramidale Bewegungsstörungen hinzu. Schon ab dem frühen Kindesalter kommt es sehr häufig zu arteriellen und venösen Thrombosen mit Schlaganfall, Lungenembolie, Nierenvenenthrombosen, peripheren Gefäßverschlüssen etc., das Atheroskleroserisiko ist stark erhöht.

▸ **Therapie.** Bei einem Teil der Patienten kann die Aktivität der Cystathion-Synthase durch Gabe des Kofaktors Pyridoxal-5-Phosphat (Vitamin B_6, initial bis zu 250 mg/d, je nach Ansprechen des Plasma-Homozysteins ggf. Steigerung auf 500 bis zu 1500 mg/d) gesteigert werden. Wenn durch Vitamin B_6 keine deutliche Verminderung des Homocysteins im Plasma erreicht werden kann, wird eine Diät mit begrenzter Methioninzufuhr und Supplementierung von Cystin und Betain (6–9 g/d) eingesetzt. Je nach Höhe des erreichbaren Homocysteinspiegels und der vaskulären Situation wird oft zusätzlich eine thrombosehemmende Therapie eingesetzt.

15.5.6 Zystinose

Durch einen autosomal rezessiv erblichen, defekten lysosomalen Membrantransport (Cystinosingen auf Chromosom 17p13) kommt es zur lysosomalen Speicherung des schlecht löslichen Cystins, das in vielen Geweben wir Kornea, Nieren, Knochenmark und Leber auskristallisiert.

▸ **Klinik.** Bei der häufigen infantilen Verlaufsform kommt es im Vorschulalter zu Gedeihstörung, Vitamin-D-resistenter Rachitis, Fotophobie und Keratitis, renalem Diabetes insipidus und renalem Fanconi-Syndrom (normoglykämische Glukosurie, generalisierte Aminoazidurie, Hyperphosphaturie), im Laufe von Jahren zu einer terminalen Niereninsuffizienz. Mildere Erkrankungsformen manifestieren sich erst im späteren Lebensalter (Late-Onset-Typen) oder als benigne nicht nephropathische Zystinose nur durch okuläre Symptome.

▸ **Therapie.** Oral zugeführtes Cysteamin (Cystagon, 1,3 g/m^2 KOF) bildet im sauren lysosomalen Milieu mit dem Cystin ein gemischtes Disulfid und erlaubt damit die lysosomale Cystin-Entspeicherung. Die Wirkung wird durch wiederkehrende Bestimmung der Cystinkonzentration in Leukozyten überprüft (Zielbereich 0,5–1 nmol/mg Protein). Zusätzlich ist die symptomatische Therapie u. a. mit Flüssigkeits- und Elektrolytsubstitution, Azidose- und Rachitistherapie, Ernährungstherapie, Versorgung mit Sonnenbrille und ggf. Nierenersatztherapie notwendig. Lokal werden Cysteamin-Augentropfen eingesetzt (Rp: 250 mg Cysteaminhydrochlorid, NaCl 0,9 % ad 50 ml).

15.5.7 Zystinurie

Ätiologisch und klinisch von der Zystinose grundverschieden, beruht die häufige Zystinurie (ca. 1:7 000 Neugeborene) auf verschiedenen autosomal rezessiv erblichen Transportdefekten der Aminosäuren Cystin, Lysin, Arginin und Ornithin im Nierentubulus und im Gastrointestinaltrakt. Die verminderte tubuläre Rückresorption des schlecht löslichen Cystins führt zur Bildung von Cystinkonkrementen in den Harnwegen.

Therapeutisch werden zur Steinprophylaxe neben der Empfehlung einer hohen Trinkmenge (3 l/d bei Erwachsenen) und Maßnahmen zur Harnalkalisierung über pH 7,5 D-Penicillamin (2 g/1,73m^2 KOF) oder Tiopronin (Captimer, 0,5–3 g/d bei Erwachsenen) verabreicht.

15.6 Glykogenspeicherkrankheiten

B. Koletzko

15.6.1 Glykogenspeicherkrankheit Typ Ia (hepatorenale Glykogenose von Gierke)

Pathogenese und Klinik

Durch einen autosomalrezessiv vererbten Defekt der Glucose-6-Phosphatase(Chromosom 17q21) kann Glykogen nicht abgebaut werden. Deshalb kommt es schon nach vergleichsweise kurzer Nüchternperiode (ca. 2–3h) zur Hypoglykämie, Laktatazidose, Hyperurikämie und einer gesteigerten Lipogenese mit Hypertriglyzeridämie und in geringerem Ausmaß auch Hypercholesterinämie. Die Glykogenspeicherung führt zur Hepatomegalie mit dem Risiko der Ausbildung von hepatischen Adenomen im jugendlichen und Erwachsenenalter, die maligne entarten können, und zur Nephromegalie mit langsam auftretender Nierenfunktionsstörung.

Therapie

Das wichtige Therapieziel einer Normoglykämie mit Vermeidung konsekutiver metabolischer Entgleisung wird durch eine sehr konsequent einzuhaltende Diät erreicht. Die **saccharose- und fruktosefreie sowie laktosearme Diät** wird gleichmäßig auf häufige, kohlenhydratreiche Mahlzeiten verteilt (z. B. 6 Mahlzeiten pro 24h). Zur Blutzuckerstabilisierung benötigen Erwachsene etwa 3–6 mg Kohlenhydrate/kg Körpergewicht und Minute. Mehrstündige Nahrungspausen werden durch die Zufuhr ungekochter, im Intestinaltrakt nur langsam hydrolysierbarer Stärke (z. B. ungekochte Maisstärke) möglich. Eine engmaschige Überwachung nicht nur der Blutzuckerspiegel, sondern auch möglicher sekundärer Folgen (u. a. Hyperurikämie und Gicht, Gedeihstörung, Osteopenie, Leber- und Nierenfunktionsstörungen, Lebertumoren) erfordert die fortlaufende Betreuung in einem hier erfahrenen Stoffwechselzentrum. Die bei Auftreten von hepatischen

Tumoren durchgeführte Lebertransplantation führt zur weitgehenden Normalisierung der Stoffwechsellage. Ein **Notfallausweis** ist unbedingt erforderlich.

15.6.2 Weitere Glykogenspeicherkrankheiten

Aus der großen Zahl unterschiedlicher Glykogenosetypen sollen aus Platzgründen hier beispielhaft nur einzelne Formen hervorgehoben werden.

Die **Glykogenose Typ Ib** zeigt dem Typ Ia vergleichbare biochemische und klinische Veränderungen, zusätzlich jedoch eine chronische Neutropenie mit eingeschränkter Neutrophilenfunktion, welche zu rezidivierenden Infektionen mit Pseudoabszessen führt. Die Gabe von Co-Trimoxazol und von granulozytenstimulierendem Faktor (G-CSF) ist präventiv wirksam.

Die **Glykogenose Typ II** (**Morbus Pompe**) führt zur lysosomalen Glykogenspeicherung im Myokard und in der Skelettmuskulatur mit progredienter Muskelschwäche, Kardiomegalie und Kardiomyopathie. Derzeit wird in Studien eine i. v. Enzymersatztherapie erprobt.

Die **Glykogenose Typ III** beruht auf dem autosomal rezessiven Defekt des Debranching-Enzyms und führt zu Hepatomegalie, Muskelschwäche und Hypoglykämieneigung, die meist nach der Pubertät nachlässt. Wie beim Typ I sind zur Blutzuckerstabilisierung häufige, über den Tag verteilte kohlenhydrathaltige Mahlzeiten erforderlich, meist auch unter Verwendung ungekochter Stärke.

15.7 Galaktosämie

B. Koletzko

Die autosomal rezessiv erbliche **klassische Galaktosämie** beruht auf einer praktisch fehlenden Aktivität der Galaktose-1-Uridyl-Transferase (Chromosom 9p13). Die häufigere **Duarte-Variante der Galaktosämie** zeigt eine mildere Verminderung der Enzymaktivität.

Die klassische Galaktosämie kann in der Neonatalzeit ein akutes Krankheitsbild mit Leberschädigung, Gerinnungsstörung, Hypoglykämie und renal-tubulärem Fanconi-Syndrom induzieren, aber auch einen chronischen Verlauf mit langsamer Entwicklung einer Leberzirrhose nehmen. Unbehandelt kommt es postnatal zur Ausbildung einer Katarakt. Die Therapie mit einer galaktose- und laktosefreien Diät (**cave:** Laktosezufuhr mit Medikamenten!) schützt vor der Leberschädigung und der Katarakt. Langzeitstudien zeigen aber auch unter konsequent durchgeführter Diättherapie bei vielen Patienten eine mit zunehmendem Alter fortschreitende neurologische Schädigung mit IQ-Verlust, Sprachstörungen, Leistungsschwächen, Ataxie und Tremor. Weibliche Patienten leiden unter Ovarialdysfunktion mit hypergonadotropem Hypogonadismus und primärer Amenorrhoe. Ein **Notfallausweis** ist unbedingt erforderlich.

15.8 Hereditäre Fruktoseintoleranz

B. Koletzko

15.8.1 Epidemiologie, Pathogenese und Klinik

Bei etwa 1 von 20 000 Neugeborenen liegt ein autosomal rezessiv vererbter Defekt der FructaldolaseB (Chromosom 9q21.3–22.2) vor mit Anreicherung von Fructose-1-Phosphat in Leber, Niere und Darm. Nach Fruktosezufuhr resultiert eine Hypoglykämie oft mit Schocksymptomatik und nicht selten auch mit Todesfolge, bei milderen Reaktionen auch mit Erbrechen und Durchfällen. Es resultiert ein intrazellulärer Verlust von ATP, GTP und anorganischem Phosphat mit Abfall der Serum-Phosphatkonzentration sowie Anstieg von Magnesium, Laktat und Harnsäure im Serum. Ohne konsequente Therapie kommt es bei milderen Manifestationen langfristig zur Leberschädigung mit Hepatomegalie, Gerinnungsstörung, Steatose und Zirrhose.

15.8.2 Therapie

Die Therapie besteht aus einer strikten Diät, die alle Quellen an Fruktose und Saccharose (z. B. Kochzucker, Honig, Früchte, Gemüse, die meisten Fertig- und Halbfertiggerichte) zunächst strikt, später ggf. sehr weitgehend ausschließt. Die meisten betroffenen Jugendlichen und Erwachsenen tolerieren kleine Mengen an Fruktose (etwa 10–20 mg/kg KG). Ein Nebeneffekt der konsequenten Vermeidung von Fruktose und Saccharose ist bei den betroffenen Patienten ein kariesfreies Gebiss! Die Patienten benötigen unbedingt einen **Notfallausweis**.

Patienten, die erst jenseits des frühen Säuglingsalters mit fruktosehaltigen Nahrungsmitteln konfrontiert werden, können aufgrund der auftretenden Beschwerden lernen, Fruktose und Saccharose zu meiden und mit geringen Organveränderungen ins Erwachsenenalter kommen, ohne dass sie sich über die zugrunde liegende Ursache bewusst sind.

Merke M!

Infusionslösungen mit Fruktose (Laevulose) oder Sorbit können bei Patienten mit hereditärer Fruktoseintoleranz einen Schock mit Todesfolge auslösen. Da die Diagnose nicht bei allen Betroffenen bekannt ist und insbesondere in Notfallsituationen nicht selten unberücksichtigt bleibt, sollten zur Schadensabwehr Infusionslösungen mit Fruktose (Laevulose) oder Sorbit generell nicht mehr verwendet werden.

15.9 Störungen der Fettsäureoxidation

B. Koletzko

Die mitochondriale und peroxisomale Fettsäureoxidation ist von essenzieller Bedeutung für den Energiestoffwechsel, besonders im Falle ungenügender Verfügbarkeit von Glukose und anderer Substrate. Angeborene Störungen der Beta-Oxidation der Fettsäuren, die in Mitteleuropa zu den häufigsten angeborenen Stoffwechseldefekten zählen, führen zu verminderter Keto- und Glukoneogenese und können bei längerem Fasten eine hypoketotische Hypoglykämie induzieren. Begleitend treten Schädigungen verschiedener Organe auf, z. B. eine Hepatopathie und eine Muskelschwäche. Die als alternativer Stoffwechselweg beschrittene Omega-Oxidation von Fettsäuren führt zur Dicarboxylazidurie.

15.9.1 Carnitinstoffwechselstörungen

Der **Carnitin-Transporter-Defekt** führt zu Carnitinmangel in Nieren und Muskulatur mit meist im Vorschulalter manifester Muskelschwäche und progredienter Herzinsuffizienz. Die Therapie besteht in einer oralen Carnitinsubstitution (täglich ca. 100 mg L-Carnitin/kg).

Der **Carnitin-Palmitoyl-Transferase-1-Mangel** manifestiert sich typischerweise krisenhaft nach einer längeren Fastenperiode oder bei interkurrenter Erkrankung (Diarrhoe, fieberhafte Infektion) mit Koma, Krampfanfällen, Leberschädigung und hypoketotischer Hypoglykämie, die Symptomatik erinnert an die Präsentation des Reye-Syndroms. Grundlage der Therapie sind das konsequente Vermeiden längerer Nüchternperioden und die regelmäßige Kohlenhydratzufuhr. In einer krisenhaften Entgleisung wird Glukose in hoher Dosis infundiert (7–10 mg/kg/min), wobei der Blutglukosespiegel ggf. durch begleitende Insulingabe bei etwa 100 mg/dl gehalten werden soll. Intravenöse Fettinfusionen sind zu vermeiden!

Auslösend für meist im Jugend oder Erwachsenenalter auftretende Attacken von Muskelschwäche, -schmerzen und Myoglobinurie beim **Carnitin-Palmitoyl-Transferase-2-Mangel** sind lange Nahrungspausen, Infektionen und Stresssituationen. Therapeutisch wird eine kohlenhydratreiche, fettarme Ernährung mit Gabe von mittelkettigen Triglyzeriden eingesetzt.

15.9.2 Beta-Oxidationsdefekte

Der **Mangel an mittelkettiger Acyl-CoA-Dehydrogenase (MCAD-Mangel)** tritt in Deutschland bei etwa 1 von 10 000 Neugeborenen auf und ist damit die häufigste angeborene Störung der Fettoxidation. Die klinische Manifestation des MCAD-Mangels tritt in Phasen der Katabolie auf. Auslöser der krisenhaften metabolischen Entgleisung sind längere Nahrungspausen, fieberhafte Infektionen oder Operationen, dabei ist das Sterblichkeitsrisiko ohne gezielte Therapie hoch! Unbedingt vermieden werden müssen Fasten und längere Nüchternperioden (bei Jugendlichen und Erwachsenen nicht mehr als 10–12h). Die Fastentoleranz wird durch Infektionen stark verkürzt! Wichtig sind häufige Mahlzeiten mit hoher Kohlenhydratzufuhr (Richtgröße 55–60 % der Energiezufuhr). Überwiegend wird eine eher geringe Fettzufuhr um etwa 25 % der Energiezufuhr eingesetzt.

Bei Inappetenz und Infekten sollten Kohlenhydrate tags und nachts sehr häufig, ggf. in Form von mit Maltodextrin angereicherten Getränken, zugeführt werden. In einer metabolischen Krise ist hochdosiert i. v. Glukose (7–10 mg/kg/min), ggf. mit Insulin, zuzuführen, bei einem Zielwert für den Blutzuckerspiegel von etwa 100 mg/dl. Die orale oder i. v. Zufuhr mittelkettiger Fettsäuren/Triglyzeride ist beim MCAD-Mangel unbedingt zu vermeiden.

Der **Mangel an Acyl-CoA-Dehydrogenase sehr langkettiger Fettsäuren (VLCAD-Mangel)** führt zu Kardiomyopathie und Herzrhythmusstörungen mit hypoketotischer Hypoglykämie. Der Mangel an Acyl-CoA-Dehydrogenase langkettiger Fettsäuren (**LCAD-Mangel**) zeigt zusätzlich eine Muskelhypotonie und Hepatomegalie. Der Mangel an 3-Hydroxyacyl-CoA-Dehydrogenase langkettiger Fettsäuren (**LCHAD-Mangel**) führt zu einer Hepatosteatose mit Entwicklung einer Fibrose und Steatose der Skelett- und Herzmuskulatur. Der Mangel an trifunktionellem Protein verursacht eine verminderte Aktivität der Enoyl-CoA-Hydratase, der 3-Hydroxyacyl-CoA-Dehydrogenase und der 3-Ketoacylthiolase und ebenfalls eine gestörte Oxidation langkettiger Fettsäuren mit Entwicklung einer Hepatosteatose und mäßiger Steatose der Muskulatur.

Die **Grundsätze der Therapie** dieser Defekte der Oxidation langkettiger Fettsäuren entsprechen denjenigen bei MCAD-Mangel mit allerdings konsequent begrenzter Zufuhr langkettiger Fettsäuren (ca. 5 % der Energiezufuhr, bevorzugt als n-6 und n-3 Polyenfettsäuren), während mittelkettige Fettsäuren (mittelkettige Triglyzeride) gegeben werden können (ca. 20–25 % der Energiezufuhr). Die Patienten erhalten häufige, kohlenhydratreiche (55–60 % der Energiezufuhr) Mahlzeiten. Die kohlenhydratreiche Spätmahlzeit wird bei älteren Säuglingen mit Reisflocken, ab dem Kleinkindalter mit ungekochter Maisstärke angereichert. Nicht wenige Patienten entwickeln eine ausgeprägte Depletion an essenziellen Omega-3-Fettsäuren, welche entsprechend gezielt substituiert werden müssen.

Bei Defekten der Oxidation langkettiger Fettsäuren wird die Substitution von L-Carnitin kontrovers diskutiert. Es besteht der Verdacht, dass langkettige Acylcarnitine toxische Effekte auslösen können. Eine L-Carnitin-Substitution sollte deshalb nur von erfahrenen Stoffwechselzentren im Einzelfall unter Kontrolle der Plasmakonzentrationen von Carnitin und Acylcarnitinen erfolgen. Hochnormale oder erhöhte Plasmakonzentrationen sollten nach derzeitigem Kenntnisstand vermieden werden.

15.9.3 Störungen der peroxisomalen Beta-Oxidation von Fettsäuren

Verschiedene Störungen der Peroxisomenbildung (Gruppe-1-Erkrankungen: Zellweger-Syndrom, neonatale Adrenoleukodystrophie, infantiler Morbus Refsum, rhizomele Chrondroplasia punctata) und einzelne Enzymdefekte der peroxisomalen Beta-Oxidation (Gruppe-2-Erkrankungen: z. B. X-chromosomale Adrenoleukodystrophie, Morbus Refsum, Hyperoxalurie Typ 1) führen zur **gestörten Beta-Oxidation überlangkettiger Fettsäuren** sowie anderer peroxisomaler Stoffwechselprozesse wie der Synthese von Plasmalogenen, Cholesterin und Gallensäuren und zum Abbau der Pipecolin- und der Phytansäure. Die Therapie der unterschiedlichen Erkrankungen ist symptomorientiert.

Bei Patienten mit **Adrenoleukodystrophie** können die Plasmaspiegel sehr langkettiger Fettsäuren durch die Zufuhr von Ölsäure und Erucasäure, die offenbar die Kettenelongation hemmt, günstig beeinflusst werden. Diese Therapie mit dem sog. „Lorenzo's Öl" und meist zusätzlich an natürlichen Fetten armer Diät hat große Popularität gewonnen, jedoch in Studien keinen Nutzen auf den Krankheitsverlauf gezeigt. Deshalb kann die Belastung von Patienten mit dieser eingreifenden und teuren Therapie nicht gerechtfertigt werden.

Bei **peroxisomalen Defekten** kommt es häufig zu einer sehr starken Verarmung an der langkettigen Omega-3-Fettsäure Docosahexaensäure, die über einen peroxisomalen Oxidationsschritt synthetisiert wird. Da die Verfügbarkeit an Docosahexaensäure und ihre Inkorporation in Membransysteme in Studien Auswirkungen auf die Entwicklung visueller und kognitiver Funktionen zeigte, erscheint im Falle einer Depletion ihre Substitution durch Fischöl-Präparate (z. B. Ameu-Kapseln) wünschenswert.

Kapitel 16

Polyendokrine Erkrankungen

16

16 Polyendokrine Erkrankungen

16.1 Multiple endokrine Neoplasien

W. Karges

16.1.1 Multiple endokrine Neoplasie Typ 1 (MEN-1)

Die multiple endokrine Neoplasie Typ 1 (MEN-1-Syndrom) ist ein neuroendokrines Tumorsyndrom mit autosomal dominanter Vererbung. Aufgrund der zahlreichen Manifestationsformen, hohen individuellen Variabilität und oft jahrzehntelangen Behandlungsverläufen stellt das klinische Management der Erkrankung eine besondere Herausforderung für Arzt und Patienten dar.

Genetik

Keimbahnmutationen des MEN-1-Tumorsuppressor-Gens auf Chromosom 11q13 sind als hereditäre Ursache der Erkrankung bei mehr als 90% aller MEN-1-Patienten nachweisbar. Seit 1997 wurden über 500 verschiedene MEN-1-Mutationen unterschiedlicher Mutationsklassen identifiziert, die sich über die gesamte kodierende Sequenz (Exons 2–10) und angrenzende Introns verteilen. Auch größere Gendeletionen wurden beschrieben.

Das MEN-1-Gen kodiert für ein 610 Aminosäuren großes, ubiquitär exprimiertes nukleäres Protein (Menin), das eine Rolle in der transkriptionellen Regulation und genomischen Stabilität neuroendokriner Zellen spielt. Für die Entwicklung MEN-1-assoziierter Neoplasien ist in betroffenen Geweben ein 2. genetisches Ereignis („Second Hit") erforderlich, z. B. der Verlust von Heterozygosität (LOH) oder (seltener) somatische Punktmutationen des 2. Allels. Auch in sporadischen Tumoren bei Nicht-MEN-1-Patienten sind in 14% (Insulinome) bis 38% (Gastrinome) der Fälle somatische MEN-1-Genmutationen nachweisbar.

> **Merke** M!
>
> Ein direkter Zusammenhang zwischen der MEN-1-Mutation und der klinischen Krankheitsausprägung (Genotyp-Phänotyp-Korrelation) besteht nicht.

So sind Erkrankungsalter, Organmanifestationen und klinische Verläufe auch innerhalb einzelner MEN-1-Familien meist sehr variabel. Die Wahrscheinlichkeit von MEN-1-Mutationsträgern, im Verlauf ihres Lebens an mindestens einer Neoplasie zu erkranken (Penetranz), ist mit über 90% sehr hoch.

Epidemiologie

Bei MEN-1 handelt es sich um eine seltene Erkrankung mit sehr niedriger Inzidenz und niedriger Prävalenz (1–10/100 000 Einwohner, Schätzung). Die MEN-1-Prävalenz hat in den letzten Jahren durch verbesserte Diagnostik und effektivere Therapie wahrscheinlich zugenommen, genaue Daten liegen hierzu jedoch nicht vor.

Die klinische Erkrankungswahrscheinlichkeit (altersabhängige Penetranz) für MEN-1-Tumoren steigt ab dem 20. Lebensjahr deutlich an, sodass ab dem 40. Lebensjahr mehr als 95% aller Individuen mit MEN-1-Mutation eine oder mehrere endokrine Neoplasien aufweisen, am häufigsten einen primären Hyperparathyreoidismus (pHPT). Klinische Erkrankungsfälle im Kindes- und Jugendalter gelten insgesamt als selten und wurden insbesondere für pankreatische und hypophysäre NET beschrieben.

Die A-priori-Wahrscheinlichkeit, dass bei Patienten mit einer endokrinen Neoplasie tatsächlich ein MEN-1-Syndrom vorliegt, beträgt zwischen ca. 1% für den pHPT und ca. 20–30% für Gastrinome. Es ist generell zu berücksichtigen, dass Angaben zu Inzidenz, Prävalenz und altersabhängiger Penetranz bei MEN-1 je nach Patientenselektion und diagnostischen Kriterien (klinisch, biochemisch oder molekulargenetisch) stark variieren können.

Klinische Manifestation

Zu den 3 klassischen Organmanifestationen von MEN-1 gehören (▶ Tab. 16.1)
- primärer Hyperparathyreoidismus (pHPT),
- neuroendokrine Tumoren des Pankreas und Duodenums,
- Hypophysenadenome.

Während der pHPT bei der Mehrzahl aller MEN-1-Patienten anzutreffen ist, werden NET von Pankreas/Duodenum oder Hypophyse bei etwa der Hälfte der Patienten beobachtet. Neuroendokrine Tumoren von Magen, Bronchus oder Thymus (früher Karzinoide genannt) oder MEN-1-assoziierte Tumoren der Haut (Angiofibrome, Lipome) treten fakultativ und mit unterschiedlich hoher Wahrscheinlichkeit auf (▶ Tab. 16.1).

Die klinischen Manifestationen des MEN-1-Syndroms sind sehr variabel und hängen von der Art der vorliegenden Neoplasie sowie ihrem Stadium, ihrer Lokalisation und dem Ausmaß der Hormonaktivität (Funktionalität) ab (▶ Tab. 16.1). Grundsätzlich unterscheiden sich einzelne MEN-1-assoziierte Neoplasien hinsichtlich ihrer Symptomatik und klinischen Manifestation nicht wesentlich von entsprechenden sporadischen endokrinen Neoplasien. Es gibt jedoch einige klinische Merkmale, die für das Vorliegen einer hereditären endokrinen Neoplasie charakteristisch sind. Hierzu zählen:

Tab. 16.1 Klinische Manifestationen der multiplen endokrinen Neoplasie Typ 1 (MEN-1).

Neoplasie	Häufigkeit* (%)	klinische Merkmale	Besonderheiten
Nebenschilddrüsenadenom (pHPT)	> 90	Hyperkalzämie, Nephrolithiasis, Osteoporose	überwiegend multiple Adenome oder Hyperplasie der Nebenschilddrüsen
duodeno-pankreatische NET	40–70		oft zeitgleich multiple funktionale und non-funktionale NET vorhanden
• Gastrinom	20–30	gastrointestinale Ulzera und Diarrhoen durch Hyperazidität (Zollinger-Ellison-Syndrom)	häufig multipel und im Duodenum lokalisiert
• Insulinom	10–20	Nüchtern-Hypoglykämien	im Pankreas gelegen, differenzierte präoperative Lokalisationsdiagnostik notwendig
• VIPom	< 1	wässrige Diarrhoen, Hypokaliämie	meist in Pankreas-Schwanz
• Glukagonom		nekrolytisches Erythem	
• andere funktionale NET		Sekretion von GHRH, ACTH, Somatostatin	Rarität
• hormoninaktive NET	10–30	symptomatisch nur bei größeren Tumoren	oft positiv für PP (pankreatisches Polypeptid) in Immunhistologie, aber klinisch non-funktional
Hypophysenadenom	30–50		
• Prolaktinom	20–30	Zyklusstörungen, Galaktorrhoe, Hypogonadismus	bei Männern erst später klinische Symptome
• GH-produzierendes Adenom	10	Akromegalie	Hochwuchs bei Manifestation im Kindes-und Jugendalter
• ACTH-produzierendes Adenom	< 5	Cushing-Syndrom	
• TSH-produzierendes Adenom	< 1	zentrale (sekundäre) Hyperthyreose	
• hormoninaktives Adenom	10	Gesichtsfelddefekt, Hypophyseninsuffizienz	Symptome nur bei Makroadenomen zu erwarten
Nebennierentumoren	20–30	überwiegend hormoninaktive Adenome	
bronchopulmonale NET	< 5	meist hormoninaktiv, asymptomatisch	überwiegend weibliche Patienten
NET des Thymus			überwiegend männliche Patienten, hohes malignes Potenzial
NET des Magens („Magenkarzinoid")	10	oft asymptomatischer endoskopischer Befund multipler kleiner (< 1 cm) Tumoren	meist in Assoziation mit Zollinger-Ellison-Syndrom (Gastrinom)
Hauttumoren	30–80		
• Angiofibrome/Kollagenome	20–80	meist im Gesicht (Nase) lokalisiert	nur kosmetische Bedeutung
• Lipome	10–30		können viszeral/retroperitoneal auftreten

*kumulative Penetranz, Schätzung (Quelle: [4], [5])

- junges Erkrankungsalter (2–3 Jahrzehnte jünger als sporadische Tumoren)
- positive Familienanamnese
- 2 oder mehrere Neoplasien eines Organsystems (multifokal, bilateral)
- Assoziation von 2 oder mehr endokrinen Tumorentitäten

Die für MEN-1 typischen multiplen Neoplasien eines oder mehrerer endokriner Organsysteme können zeitgleich (synchron) oder im zeitlichen Intervall (metachron) auftreten.

Die Prognose bei MEN-1 wird wesentlich durch die potenzielle maligne Entartung und Metastasierung der Neoplasien bestimmt, wobei die duodeno-pankreatischen NET heute die größte Bedeutung besitzen. MEN-1-assoziierte Tumoren weisen möglicherweise eine etwas schlechtere Prognose als sporadische neuroendokrine Neoplasien auf; diese Annahme ist jedoch überwiegend auf niedrige wissenschaftliche Evidenz gestützt (Expertenmeinung).

Diagnostik

Diagnosestellung

Die Verdachtsdiagnose eines MEN-1-Syndroms kann gestellt werden, wenn bei einem Patienten 2 oder mehr MEN-1-typische Neoplasien gesichert wurden (▸ Tab. 16.1). Aufgrund der erheblichen medizinischen Konsequenzen wird dann eine Diagnosebestätigung mittels MEN-1-Gendiagnostik empfohlen (s. u.). Abzugrenzen sind Patienten, bei denen 2 MEN-1-typische Neoplasien (v. a. die relativ häufigen Nebenschilddrüsenadenome und Mikroprolaktinome) rein zufällig gemeinsam als sog. Phänokopie auftreten, familiäre Disposition und MEN-1-Gendiagnostik sind jedoch negativ.

Bei erstgradigen Familienangehörigen von gesicherten MEN-1-Patienten erfolgt die Diagnosestellung meist problemlos durch prädiktive Gendiagnostik, seltener durch MEN-1-Screening oder klinische Erstmanifestation einer MEN-1-typischen Neoplasie.

MEN-1-Gendiagnostik

Die MEN-1-Genanalyse dient dazu,

- bei Patienten mit neuroendokrinen Tumorerkrankungen den klinischen Verdacht auf ein MEN-1-Syndrom durch positiven Mutationsnachweis zu sichern und somit die hereditäre Ursache der Erkrankung zu bestätigen (diagnostische genetische Untersuchung). Hieraus ergibt sich als klinische Konsequenz, dass dieser Patient – anders als bei sporadischen NET – ein lebenslang erhöhtes Risiko für weitere neuroendokrine Tumoren besitzt, sodass eine strukturierte Nachsorge (MEN-1-Screening-Programm) empfohlen werden sollte. Die klinische Indikation zur MEN-1-Gendiagnostik (▸ Tab. 16.2) ist bei Patienten mit ≥ 2 MEN-1-assoziierten Tumoren oder anderweitig begründetem Verdacht (u. a. Multifokalität, junges Alter, positive Familienanamnese) gegeben.
- im Rahmen der Familienuntersuchung (▸ Tab. 16.2) bei allen erstgradig Verwandten von MEN-1-positiven Indexpatienten das Vorliegen einer MEN-1-Mutation nachzuweisen oder auszuschließen (prädiktive genetische Untersuchung).

Die genetische Untersuchung sollte spätestens ab dem 12.–14. Lebensjahr empfohlen werden – ab diesem Zeitpunkt wird das jährliche MEN-1-Screening-Programm angeraten.

Die Gendiagnostik darf gemäß den gesetzlichen Vorgaben (Gendiagnostikgesetz, GenDG) nur nach eingehender Beratung mit schriftlicher Zustimmung des Patienten oder Erziehungsberechtigten durchgeführt werden. Zur Analyse wird peripheres Blut verwendet (2–5 ml EDTA- oder Heparin-Blut), der Probenversand erfolgt bei Raumtemperatur an ein akkreditiertes molekulargenetisches Labor.

Merke **M!**

Das Ergebnis der genetischen Untersuchung muss der Krankenversicherung weder vor noch nach Vertragsabschluss mitgeteilt werden und darf von dieser auch nicht verwendet werden (§ 18 GenDG).

Klinische Diagnostik

Die klinische Diagnostik MEN-1-assoziierter Tumoren entspricht im Prinzip der Diagnostik sporadischer endokriner Neoplasien. Dies betrifft einerseits die endokrinologische Funktionsdiagnostik (Labordiagnostik), die bei Verdacht auf hormonaktive (funktionale) Neoplasien von Nebenschilddrüse (pHPT), Pankreas/Duodenum (z. B. Gastrinom, Insulinom) oder Hypophyse (z. B. Prolaktinom, Akromegalie, zentrales Cushing-Syndrom) in typischer Weise durchgeführt wird (siehe entsprechende Abschnitte in diesem Buch). Auch die bildgebende (Radiologie, Nuklearmedizin, Sonografie) und endoskopische Diagnostik ist bei MEN-1-assoziierten Neoplasien an die entsprechende Diagnostik von sporadischen Tumoren angelehnt.

Merke **M!**

Der hohen Wahrscheinlichkeit einer multifokalen Tumorlokalisation bei MEN-1 sollte jedoch besondere diagnostische Aufmerksamkeit geschenkt werden.

Tab. 16.2 Indikationen zur diagnostischen und prädiktiven MEN-1-Gendiagnostik.

Indikation beim Patienten mit MEN-1-typischen NET (diagnostische genetische Untersuchung)	Indikationen bei Angehörigen von MEN-1-Patienten (prädiktive genetische Untersuchung)
bei gesicherter Diagnose eines • primären Hyperparathyroidismus oder • duodeno-pankreatischen NET oder • Hypophysenadenoms (nicht: Mikroprolaktinom) oder • Thymus-, Bronchus- oder Nebennieren-NET	erstgradig Verwandte von symptomatischen MEN-1-Patienten
wenn zusätzlich • MEN-1-typische Zweitneoplasie (s. o.) oder • Alter < 40 Jahre oder • multifokaler NET oder • positive Familienanamnese	erstgradig Verwandte von asymptomatischen MEN-1-Mutationsträgern

Therapie

Aufgrund histopathologischer und klinischer Besonderheiten (u. a. Multifokalität, erhöhte Rezidivrate) weist die Therapie MEN-1-assoziierter Neoplasien gegenüber den sporadischen NET neben vielen Parallelen einige wichtige Unterschiede auf.

Primärer Hyperparathyreoidismus (pHPT)

Bei der Mehrzahl der MEN-1-Patienten entwickelt sich oft vor dem 40. Lebensjahr eine signifikante Hyperkalzämie, bei der in der Regel die Indikation zur operativen Intervention gegeben ist. Da dem MEN-1-assoziierten pHPT meist eine diffuse Hyperplasie oder Mehrdrüsenerkrankung zugrunde liegt, wird üblicherweise nach offener zervikaler Exploration eine subtotale oder totale Parathyreoidektomie mit Autotransplantation von Nebenschilddrüsengewebe (ggf. mit transzervikaler Thymektomie) durchgeführt.

Duodeno-pankreatische NET

Vorrangiges Ziel der sehr komplexen chirurgischen Therapie dieser Tumoren ist, das Risiko von Metastasen zu reduzieren und vorhandenen Hormonexzess (Funktionalität) zu beseitigen. Das oft multifokale Auftreten von funktionalen und non-funktionalen NET in Pankreas und Duodenum stellt besonders hohe Anforderungen an die präoperative Diagnostik und chirurgische Expertise. Bei klinisch signifikantem, medikamentös nicht ausreichend kontrolliertem Hormonexzess oder einer Tumorgröße > 2 cm besteht überwiegend die Indikation zur operativen Resektion. In Bezug auf Operationszeitpunkt und Resektionsausmaß werden in verschiedenen Zentren teilweise unterschiedliche Strategien vertreten. Die potenzielle operative Morbidität und die vergleichsweise niedrigere Wahrscheinlichkeit einer kompletten Resektion sollten in die Operationsplanung mit einbezogen und mit dem Patienten eingehend diskutiert werden.

Merke M!

Die operative Therapie von pHPT und enteropankreatischen NET bei MEN-1 sollte nach differenzierter Indikationsstellung nur in erfahrenen endokrin-chirurgischen Zentren durchgeführt werden.

Bei fortgeschrittener Tumorerkrankung kommen medikamentöse oder andere Therapieformen wie bei sporadischen NET in Betracht. Bei Patienten mit Zollinger-Ellison-Syndrom (ZES) infolge von Gastrinomen ist eine konsequente hochdosierte Therapie mit Protonenpumpeninhibitoren entscheidend.

Hypophysenadenome

Die Therapie entspricht im Prinzip der Behandlung von sporadischen Hypophysenadenomen. Neben der neurochirurgischen Resektion bei hormonaktiven Adenomen (ausgenommen Prolaktinome) und non-funktionalen Makroadenomen stehen effektive medikamentöse Therapieoptionen zur Behandlung von Wachstumshormon-Exzess (Octreotid, Lanreotid, Pegvisomant), zentralem Cushing-Syndrom (Pasireotid) oder Hyperprolaktinämie (D 2-Rezeptor-Agonisten) zur Verfügung.

Andere MEN-1-assoziierte Neoplasien

Die häufiger bei Männern auftretenden NET des Thymus sollten aufgrund ihres malignen Potenzials bei Diagnosestellung generell operativ entfernt werden. Auch bei bronchialen NET ist die chirurgische Resektion die Behandlung der Wahl. MEN-1-assoziierte Nebennierentumorenentsprechen meist hormoninaktiven Adenomen, bei denen die Operationsindikation analog zu sporadischen Tumoren gestellt werden kann (u. a. Größe > 4 cm, signifikante Größenzunahme, radiologisch suspekte Befunde).

Screening-Programm bei MEN-1

MEN-1-Mutationsträger weisen aufgrund ihrer Keimbahnmutation ein lebenslang erhöhtes Risiko für neuroendokrine Neoplasien auf, doch kann ihre Morbidität und Prognose durch rechtzeitige und adäquate Behandlung wesentlich verbessert werden. Aus diesem Grund wird für asymptomatische MEN-1-Mutationsträger ein routinemäßiges, strukturiertes Untersuchungsprogramm zur frühzeitigen Erkennung MEN-1-assoziierter Tumoren (MEN-1-Screening-Programm) empfohlen. Die Auswahl der hierin enthaltenen Untersuchungen stellt einen Kompromiss dar zwischen einer ausreichend detaillierten Diagnostik und der Notwendigkeit eines lebenslangen Screenings mit möglichen unerwünschten Folgen (u. a. psychologische Beeinträchtigung, kumulative Strahlenexposition, Kosten).

In der Praxis hat sich ein jährliches Screening-Programm bewährt (▸ Tab. 16.3), das routinemäßig neben der klinischen Diagnostik (spezifische Anamnese, klinischer Befund) in begrenztem Umfang Laboruntersuchungen und bildgebende Diagnostik enthält. In Abhängigkeit von Symptomatik und Befunden sind je nach Verdachtsdiagnose weiterführende Untersuchungen nach individueller Indikation angezeigt. Außerdem werden in größeren Intervallen von 3–5 Jahren radiologische Untersuchungen empfohlen, um klinisch relevante asymptomatische, hormoninaktive Neoplasien erfassen zu können.

Tab. 16.3 Empfohlenes Routine-Screening-Programm bei MEN-1-Patienten und asymptomatischen MEN-1-Mutationsträgern (ab dem 12.–14. Lebensjahr).

einmal jährlich	alle 3–5 Jahre
MEN-1-spezifische Anamnese und klinischer Untersuchungsbefund	MRT Abdomen (alternativ: CT)
Labordiagnostik • Kalzium, Phosphat, Parathormon • Gastrin, Glukose (nüchtern), Chromogranin A • Prolaktin, IGF-1	MRT Hypophyse
Bildgebung • Abdomensonografie	MRT Thorax (alternativ: CT)
weitere Diagnostik je nach Symptomen oder Befunden	

Merke **M!**

Als empfohlener Zeitpunkt für den Beginn des MEN-1-Screenings wird von den meisten Zentren das 12.–14. Lebensjahr angesehen.

Ab diesem Alter ist bei asymptomatischen MEN-1-Mutationsträgern ein relevanter Anstieg der klinischen Erkrankungsrate zu erwarten. Ein noch früherer Beginn, insbesondere von radiologischen Untersuchungen bei Kindern < 10 Jahren (wie teilweise vorgeschlagen), erscheint aus klinischer Sicht nicht vertretbar und aufgrund der niedrigen A-priori-Erkrankungswahrscheinlichkeit entbehrlich.

16.1.2 Multiple endokrine Neoplasie Typ 2 (MEN-2)

Natürlicher Verlauf, Therapie und Prognose der multiplen endokrine Neoplasie Typ 2 werden durch das regelhafte Auftreten von hereditären medullären Schilddrüsenkarzinomen (MTC, Medullary Thyroid Cancer) bestimmt. Eine rechtzeitige RET-Gendiagnostik eröffnet in betroffenen Familien die Möglichkeit der kurativen prophylaktischen Thyreoidektomie.

Genetik

Ursache des autosomal dominant vererbten MEN-2-Tumorsyndroms sind aktivierende genomische Mutationen des RET-Protoonkogens, einer auf der Oberfläche von neuroendokrinen Zellen exprimierten Rezeptor-Tyrosinkinase. Durch konstitutive Aktivierung von RET entwickelt sich bei betroffenen Individuen eine neoplastische C-Zell-Hyperplasie der Schilddrüse, aus der ein meist multifokales MTC mit früher lymphogener Metastasierung hervorgeht.

Die bei fast allen MEN-2-Patienten nachweisbaren RET-Missense-Mutationen sind überwiegend in der cysteinreichen extrazellulären Region (Exon 10 und 11) oder den intrazellulären Tyrosinkinasedomänen (Exons 13–16) lokalisiert. Zwischen RET-Genotyp und klinischem Phänotyp besteht eine relativ enge Korrelation, die die Grundlage für die therapeutisch relevante Einteilung in 4 ATA-Risikoklassen bildet (▶ Tab. 16.4). Mit über 90 % gilt die Penetranz der Erkrankung bei RET-Genträgern sehr hoch.

Tab. 16.4 Klinische und molekulare Klassifikation der multiplen endokrinen Neoplasie Typ 2 (MEN-2).

Phänotyp	RET-Mutation (Codon)[1]	RET-Exon	ATA-Risikoklasse[2]	Tumormanifestation[3]			Besonderheiten
				MTC	Phäo	pHPT	
MEN-2A/ fMTC	634	11	C (sehr hoch)	meistens	häufig	gelegentlich	Assoziation mit Morbus Hirschsprung möglich
	609, 611, 618, 620	10	B (hoch)		gelegentlich bis selten	gelegentlich	
	790, 791	13	A (weniger hoch)			gelegentlich bis selten	
	768, 804, 891	13, 14, 15			selten		
MEN-2B	883, 918	16	D (extrem hoch)	obligat	häufig	fehlend	charakteristischer MEN-2B-Phänotyp, Ganglioneuromatose

[1]nur häufige Mutationen aufgeführt (häufigste Mutation unterstrichen)
[2]Risiko für aggressives MTC mit früher Tumormanifestation
[3]MTC: medulläres Schilddrüsenkarzinom, Phäo: Phäochromozytom, pHPT: primärer Hyperparathyreoidismus. fMTC: familiäres MTC
(Quelle: [3])

Klinische und genetische Klassifikation

Anhand klinischer und genetischer Merkmale können 2 Unterformen, MEN-2A und MEN-2B, unterschieden werden (▶ Tab. 16.4). MEN-2A ist durch das Auftreten eines familiären medullären Schilddrüsenkarzinoms und ein je nach Genotyp variables Risiko für einen primären Hyperparathyreoidismus (pHPT) oder Phäochromozytome charakterisiert. Das alleinige Vorliegen von MTC ohne weitere Organmanifestationen innerhalb einer Familie wurde früher als fMTC (familiäres MTC) abgegrenzt. Da jedoch bei längerer Nachsorge auch in fMTC-Familien pHPT und Phäochromozytome beschrieben wurden, werden MEN-2A und fMTC heute als phänotypische Varianten einer Krankheitsentität verstanden.

Patienten mit der deutlich selteneren MEN-2B (▶ Tab. 16.4) weisen schon im frühen Kindesalter einen charakteristischen Phänotyp mit marfanoidem Habitus und eine mukokutane und intestinale Ganglioneuromatose (Megakolon) auf. Als wichtige klinische Frühsymptome im 1. Lebensjahr gelten die Alakrimie (Tränenlosigkeit) und Obstipation. MEN-2B-assoziierte MTC treten regelhaft bereits in den ersten Lebensjahren auf, Phäochromozytome meist im Jugend- und jungen Erwachsenenalter, ein pHPT dagegen praktisch nie. RET-Mutationen bei MEN-2B sind häufig De-novo-Mutationen mit entsprechend unauffälliger Familienanamnese.

Neben dem klinischen Phänotyp wird bei MEN-2 auch der mittlere Zeitpunkt der MTC-Tumormanifestation vom RET-Genotyp bestimmt. Das Konzept der ATA-Risikoklassen (American Thyroid Association Risk Level) beruht auf dem je nach RET-Genotyp variablen Risiko für ein aggressives MTC mit früher Tumormanifestation. Es werden 4 Risikoklassen unterschieden (▶ Tab. 16.4). Den aggressivsten Verlauf mit sehr früher Manifestation im Kindesalter nehmen MTC bei MEN-2B-Patienten (ATA-Risikoklasse D). Das Risiko für ein aggressives MTC mit früher Tumormanifestation ist bei RET-Mutationen in Codon 634 (ATA-C) deutlich höher als bei den RET-Cystein-Mutationen der ATA-Risikoklasse B. Die überwiegend intrazellulär lokalisierten RET Mutationen der ATA-Risikoklasse A zeigen die am wenigsten aggressiven Verläufe mit Manifestationen z. T. erst im höheren Lebensalter.

Diagnostik

RET-Gendiagnostik

Für Patienten, bei denen ein MTC diagnostiziert wurde, beträgt die A-priori-Wahrscheinlichkeit für das Vorliegen einer hereditären Tumordisposition (MEN-2) ca. 20–30 %. Da ein positiver RET-Mutationsstatus potenziell weitreichende klinische Konsequenzen vor allem für die Familie des Patienten besitzt (Familien-Screening), ist bei allen Individuen mit gesichertem MTC die Indikation zur diagnostischen RET-Gendiagnostik gegeben. Eine seltene Indikation zur – dann unverzüglichen – RET-Genuntersuchung ist der begründete klinische Verdacht auf MEN-2B im Kindesalter.

Bei erstgradig Verwandten von RET-positiven MEN-2-Patienten besteht ein Risiko von 50 %, selbst Träger der Mutation zu sein. Daher sollte bei allen Kindern, Geschwistern und Eltern von MEN-2-Patienten eine prädiktive RET-Genanalyse empfohlen werden. Die Genanalyse sollte idealerweise vor dem frühesten empfohlenen Zeitpunkt der prophylaktischen Thyreoidektomie durchgeführt werden, d. h. vor dem 5. Lebensjahr bei MEN-2A und sobald wie möglich im 1. Lebensjahr bei MEN-2B.

Bei Durchführung der RET-Gendiagnostik müssen die gesetzlichen Richtlinien des Gendiagnostikgesetzes (GenDG) beachtet werden. Die Analyse aus dem peripheren Blut wird in zahlreichen akkreditierten molekulargenetischen Labors angeboten.

Klinische Diagnostik

Die Diagnostik des MTC bei MEN-2 stützt sich auf Anamnese und klinische Untersuchung, hochauflösende Schilddrüsensonografie und die Messung von Calcitonin (und fakultativ CEA) im Serum. Bei der Interpretation des Serum-Calcitonins müssen mögliche Störfaktoren (u. a. PPI-Medikation) und altersspezifische Referenzbereiche bei Kindern unter 3 Jahren berücksichtigt werden.

Calcitonin-Stimulationstests (Pentagastrin oder Kalzium intravenös) haben wegen ihrer eingeschränkten Verfügbarkeit und Verträglichkeit in der klinischen Routine an Bedeutung verloren und werden außerhalb wissenschaftlicher Fragestellungen überwiegend bei diagnostisch unklaren Fällen verwendet. Sie werden insbesondere in der Nachsorge von MTC-Patienten als weitgehend entbehrlich angesehen.

Die zur Abklärung von sporadischen Schilddrüsenknoten gebräuchliche Szintigrafie und Feinnadelbiopsie finden bei MEN-2-Patienten bei Bedarf Anwendung. Insgesamt unterscheiden sich die Befunde der klinischen Diagnostik bei sporadischen und familiären MTC in vielen Punkten nicht wesentlich.

Merke **M!**

Multifokalität, positive Familienanamnese und junges Erkrankungsalter sind jedoch als klare Hinweise auf eine hereditäre Tumordisposition (MEN-2) zu werten.

Primärer Hyperparathyreoidismus und Phäochromozytome können mit den etablierten endokrinologischen und bildgebenden Verfahren analog zu nicht familiären Varianten diagnostiziert werden.

Therapie

Die chirurgische Therapie des medullären Schilddrüsenkarzinoms erfolgt durch die totale Thyreoidektomie. Je nach präoperativem Serum-Calcitonin, zervikaler Sonografie und anderen Befunden ist zusätzlich eine systematische Lymphknotendissektion der zentralen, ipsilateralen oder kontralateralen zervikalen Kompartimente indiziert, wobei das individuelle Resektionsausmaß durch einen in der Behandlung von MTC erfahrenen Chirurgen nach eingehender Diskussion mit dem Patienten festgelegt werden sollte. Auch bei fortgeschrittener Erkrankung mit Fernmetastasen kann eine (begrenzte) palliative Resektion eines MTC sinnvoll sein zur Vermeidung lokaler Komplikationen (Schluck- und Sprachstörung, Gefäßblutung).

Cave

Vor jeder Operation sollte bei MEN-2-Patienten das alters- und codonabhängige Risiko auf ein Phäochromozytom berücksichtigt werden (Gefahr der intraoperativen adrenergen Blutdruckkrise).

Zur Behandlung nicht resektabler, aggressiver, symptomatischer MTC steht mit dem Multi-Tyrosinkinaseinhibitor Vandetanib eine effektive systemische Therapieoption zur Verfügung.

Die Therapie der Wahl bei MEN-2-assoziierten Phäochromozytomen besteht in der minimal invasiven chirurgischen Resektion. Wegen der erhöhten Wahrscheinlichkeit für bilaterale Tumoren sollte eine sparsame, nebennierenerhaltende Resektion bevorzugt werden, keinesfalls eine prophylaktische Adrenalektomie. Bei kleinen, klinisch nicht signifikanten Phäochromozytomen ist bei MEN-2 ein zunächst abwartendes Vorgehen möglich.

Die chirurgische Behandlung des pHPT wird bei MEN-2-Patienten häufig durch vorausgegangene Schilddrüsenoperationen erschwert. Daher ist präoperativ eine sorgfältige Lokalisationsdiagnostik erforderlich. Die komplexe operative Strategie sollte durch einen erfahrenen endokrinen Chirurgen festgelegt werden.

Prophylaktische Thyreoidektomie bei RET Mutationsträgern

Das seit einigen Jahren bewährte Konzept der prophylaktischen Thyreoidektomie bei MEN-2 basiert auf
- der sicheren Krankheitsprädiktion durch die RET-Gendiagnostik,
- der sehr hohen klinischen Penetranz von MTC bei RET-Mutationsträgern,
- der bei adäquater Durchführung niedrigen therapieassoziierten Morbidität.

Durch die Einteilung in ATA-Risikoklassen kann das zu erwartende durchschnittliche Erkrankungsalter für MTC abgeschätzt werden. Zu berücksichtigen ist jedoch, dass auch bei identischer RET-Mutation (z. B. innerhalb einer Familie) das Manifestationsalter für MTC erheblich variieren kann, sodass eine genaue individuelle, personenbezogene Vorhersage nicht möglich ist. Aus onkologischer Sicht erscheint eine frühzeitige Operation vor Entwicklung von lokoregionären oder Fernmetastasen wünschenswert, aus operationstechnischen und pädiatrisch-endokrinologischen Gründen wird jedoch angestrebt, den Operationszeitpunkt bei betroffenen Kindern falls möglich hinauszuschieben.

Unter Berücksichtigung dieser Aspekte wurden in 2 aktuellen Leitlinien praktische Empfehlungen erarbeitet. Bei Kindern mit MEN-2B (ATA-D-Risikoklasse) wird einheitlich empfohlen, die Thyreoidektomie so früh wie möglich im 1. Lebensjahr durchzuführen.

Bei Patienten mit RET-Mutationen der Risikoklasse ATA-C (Codon 634) wird eine prophylaktische Thyreoidektomie vor dem 5. Lebensjahr (ATA-Guideline) oder später (CAEK-Praxisleitlinie) empfohlen, spätestens jedoch bei Nachweis pathologischer Calcitoninwerte oder Sonografiebefunde.

Bei Patienten der Risikoklassen ATA-B und ATA-A ist ein Hinausschieben der prophylaktischen Thyreoidektomie – unter Berücksichtigung individueller Präferenzen der betroffenen Familien – bis nach dem 5. Lebensjahr möglich, solange im obligaten jährlichen Follow-up keine auffälligen Calcitoninwerte und Sonografiebefunde festgestellt werden.

Merke M!

Die prophylaktische Thyreoidektomie bei Kindern mit MEN-2 sollte ausschließlich in erfahrenen endokrin-chirurgischen Zentren durchgeführt werden.

Nachsorge bei MEN-2

Ziele der Nachsorge sind
- die postoperative Therapieevaluation,
- die Erkennung von Rezidiv- und Zweiterkrankungen,
- die Behandlung therapiebedingter Funktionsstörungen (Hypothyreose, Hypoparathyreoidismus),
- eine MEN-2-spezifische Beratung.

Bei Patienten, bei denen postoperativ das Serum-Calcitonin unterhalb der Nachweisgrenze liegt, sind ambulante Kontrolluntersuchungen in der Regel in halbjährlichen Abständen ausreichend, bei unauffälligem Verlauf auf Dauer jährlich. Bei Patienten mit postoperativ positivem Calcitonin ist je nach Befund ein individualisiertes Vorgehen sinnvoll. Zum Untersuchungsprogramm gehören – wie beim sporadischen MTC – routinemäßig die Calcitonin-Messung und Sonografie, je nach Befund ergänzt durch weitere Verfahren.

Tab. 16.5 Andere genetische Tumorsyndrome mit endokriner Manifestation.

Syndrom	Gen	endokrine Manifestation*	nicht endokrine Manifestation*
von-Hippel-Lindau-Syndrom	VHL	Phäochromozytom, Pankreas-NET	Hämangioblastom, Nierenzellkarzinom
Cowden-Syndrom	PTEN	Schilddrüsenkarzinom (Non-MTC)	Mamma-Ca, Endometrium-Ca, Trichilemmome
Carney-Komplex	PRKAR1A	noduläre adrenale Dysplasie (Cushing-Syndrom)	kardiale Myxome, Hauttumoren, Sertolizell-Tumoren
Neurofibromatose Typ 1	NF1	Phäochromozytom	kutane Neurofibrome
Carney-Trias	?	Phäochromozytom	GIST, pulmonales Chondrom
MEN Typ 4	CDKN1B	Hypophysenadenom, NSD-Tumoren	Angiomyolipom
HPT-Jaw-Tumor-Syndrom	HRPT 2	NSD-Tumoren	ossifizierende Fibrome (Kiefer), Nierentumoren

*häufigste Tumormanifestation unterstrichen; GIST: gastrointestinaler Stromatumor, NSD: Nebenschilddrüse

Ein biochemisches Screening auf Phäochromozytome wird bei den Risikoklassen ATA-D und ATA-C jährlich ab dem 8. Lebensjahr empfohlen, bei ATA-B ab dem 20. Lebensjahr, bei ATA-A nur sporadisch oder bei klinischem Verdacht. Identische Empfehlungen gelten für das jährliche Screening auf pHPT (mittels Serum-Kalzium und PTH), ausgenommen MEN-2B-Patienten (ATA-D).

Ziel der Schilddrüsenhormonsubstitution nach Thyreoidektomie mit Levothyroxin ist die Sicherstellung einer euthyreoten Stoffwechselsituation, eine TSH-suppressive Therapie ist nicht indiziert. Bei Kindern muss dem entwicklungsbedingt steigenden Bedarf an Levothyroxin durch häufigere Laborkontrollen und ggf. Dosisanpassungen entsprochen werden. Insbesondere bei Kindern ist eine Hypothyreose unbedingt zu vermeiden.

Merke **M!**

Aufgrund der elementaren Bedeutung für die kindliche Entwicklung sollte die postoperative Thyroxin-Substitution bis zum 18. Lebensjahr durch einen pädiatrisch-endokrinologisch erfahrenen Arzt begleitet werden.

Ein wichtiger Aspekt der Nachsorge ist die über Jahre fortgesetzte persönliche Betreuung und Information der Patienten nicht nur zu medizinischen, sondern auch zu rechtlichen und sozialen Aspekten der Erkrankung.

16.1.3 Sonstige endokrine Tumorsyndrome

Endokrine Neoplasien können bei anderen seltenen genetischen Tumorsyndromen auftreten (▶ Tab. 16.5). Morbidität und Verlauf dieser Erkrankungen werden teilweise von nicht endokrinen Manifestationen bestimmt. Zur Bestätigung der klinischen Verdachtsdiagnose dient in der Regel die Molekulargenetik.

16.1.4 Literatur

[1] Burgess J. How should the patient with multiple endocrine neoplasia type 1 (MEN 1) be followed? Clin Endocrinology 2010; 72: 13–16

[2] Dralle H, Musholt TJ, Schabram J et al. German Association of Endocrine Surgeons practice guideline for the surgical management of malignant thyroid tumors. Langenbecks Arch Surg 2013; 398: 347–375

[3] Kloos RT, Eng C et al.; American Thyroid Association Guidelines Task Force1. Medullary thyroid cancer: management guidelines of the American Thyroid Association. Thyroid 2009; 19: 565–612

[4] Machens A, Schaaf L, Karges W et al. Age-related penetrance of endocrine tumours in multiple endocrine neoplasia type 1 (MEN1): a multicentre study of 258 gene carriers. Clin Endocrinology 2007; 67: 613–622

Kommentar: Diese Arbeit der deutschen MEN-1-Studiengruppe mit klinisch-genetischen Daten aus 116 Familien unterstreicht das große Spektrum der Krankheitsausprägung bei MEN-1.

[5] Thakker RV, Newey PJ, Walls GV et al. Clinical practice guidelines for multiple endocrine neoplasia type 1 (MEN1). J Clin Endocrinol Metab 2012; 97: 2990–3 011

16.2 Autoimmune polyendokrine Syndrome

K. Badenhoop

16.2.1 Einleitung

Die Assoziationen mehrerer autoimmuner Endokrinopathien werden in **autoimmunpolyglanduläre Syndrome 1 (APS 1) und 2 (APS 2)** unterteilt, die sowohl hinsichtlich der Pathogenese als auch der klinischen Manifestation differenziert werden können. Weitere Unterteilungen in APS 3 (3a, 3b, 3c, 3d), haben sich in der klinischen Routine nicht durchgesetzt.

Darüber hinaus können komplexe Kombinationen auch bei einzelnen seltenen genetischen Erkrankungen vorkommen, die weder zu APS 1 noch zu APS 2 passen, aber im weitesten Sinne autoimmune polyendokrine Syndrome darstellen (z. B. IPEX1-, SIRT 1-Mutation).

Autoimmune polyendokrine Symptome können sowohl auf dem Boden von isolierten Mutationen auftreten und in Familien mit stark gehäuften Erkrankungen einhergehen (z. B. APS 1, IPEX andere seltene Formen) oder sie können daraus resultieren, dass auf dem Boden einer starken genetischen Prädisposition mit variabler Penetranz in der Wechselwirkung mit Umweltfaktoren (Virusinfektionen, Toxine, ein Vitamin-D-Mangel) (▶ Abb. 16.1) mehrere Hormonerkrankungen auftreten (z. B. APS 2). Diese multifaktorielle Pathogenese liegt in der Mehrzahl von APS 2-Patienten vor, bei denen die Krankheitsentwicklung häufig mit einer isolierten Organstörung beginnt und nicht selten nach vielen Jahren eine zweite Endokrinopathie hinzukommt, die sich vorher durch positiven Nachweis entsprechender Antikörper ankündigt (▶ Abb. 16.2). Die klinisch gefährlichste Kombination von autoimmunen Endokrinopathien ist ein Morbus Addison und ein Typ-1-Diabetes, da Hypoglykämien dann u. U. nicht adäquat gegenreguliert werden können.

Insgesamt ist der Morbus Addison zwar immer noch eine seltene Erkrankung (Prävalenz 80–100/1 Mio.), er nimmt aber zu, insbesondere bei Frauen, die auch häufiger von den APS-Formen betroffen sind.

16.2.2 Kasuistik

Eine 19-jährige Frau wird in der Notaufnahme mit einer Ketoazidose bei vorbestehendem Typ-1-Diabetes mellitus aufgenommen. Bei ihr war vor 2 Jahren zeitgleich ein Typ-1-Diabetes mellitus, ein Morbus Addison und eine Hypothyreose bei Hashimoto-Thyreoiditis diagnostiziert worden.

- Die Therapie war mit einer intensivierten Insulindosierung mit 2-maliger Basalinsulindosis und einem kurz wirksamen Insulin-Analogon zu den Mahlzeiten eingestellt worden, der Morbus Addison mit einer Hydrokortison-Dosis von 15 mg einmalig morgens, ergänzt um Astonin-H1-Tablette.
- Die Schilddrüsenfunktion wurde mit L-Thyroxin 75 µg/d substituiert.
- Als Kontrazeptivum erhielt die Patientin eine Präparation, die Drospirenon enthielt.

Nach einem längeren Auslandsaufenthalt mit Hitzeexposition, einem 6-stündigen Flug mit ausgeprägter Dehydratation und fehlender Dokumentation der Blutzuckerwerte entwickelte die Patientin nach der Landung eine

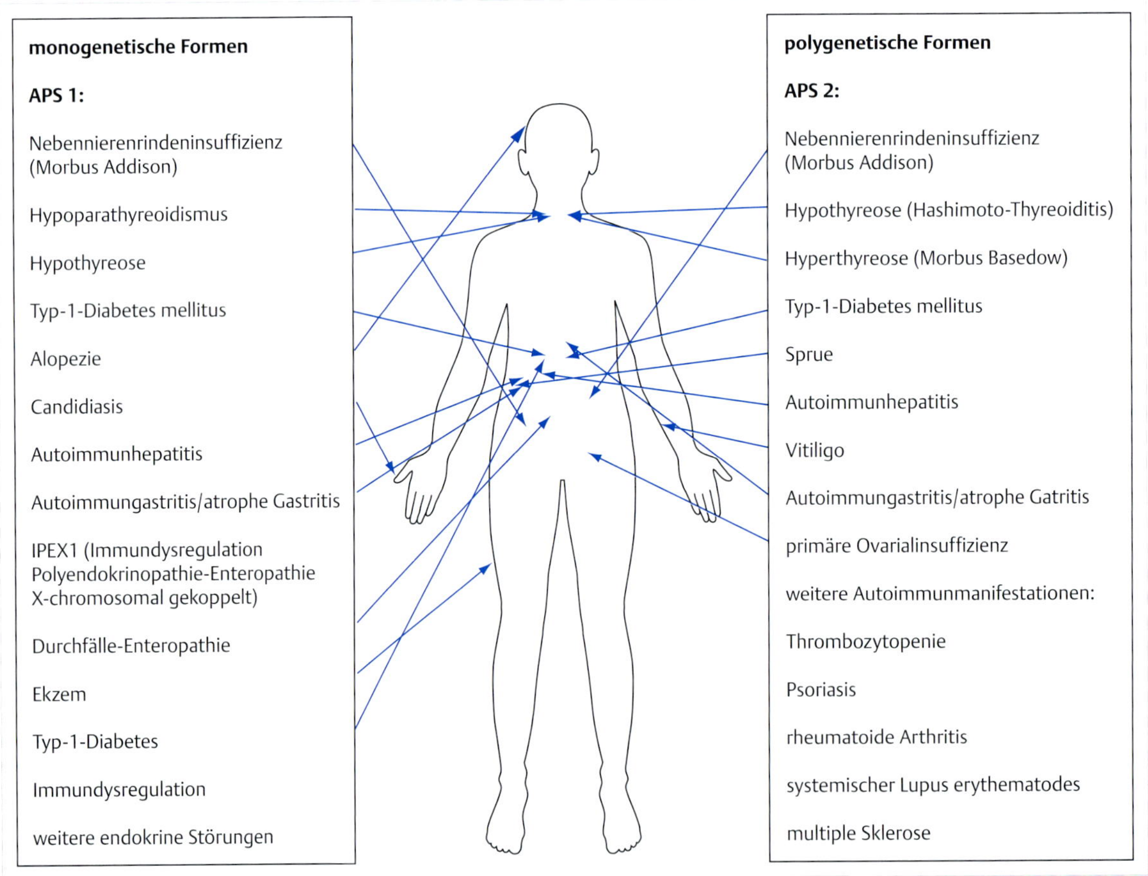

Abb. 16.1 Organmanifestationen bei monogenetischen (APS 1, IPEX, andere) und polygenetischen (APS 2) Formen der polyglandulären Autoimmunität.

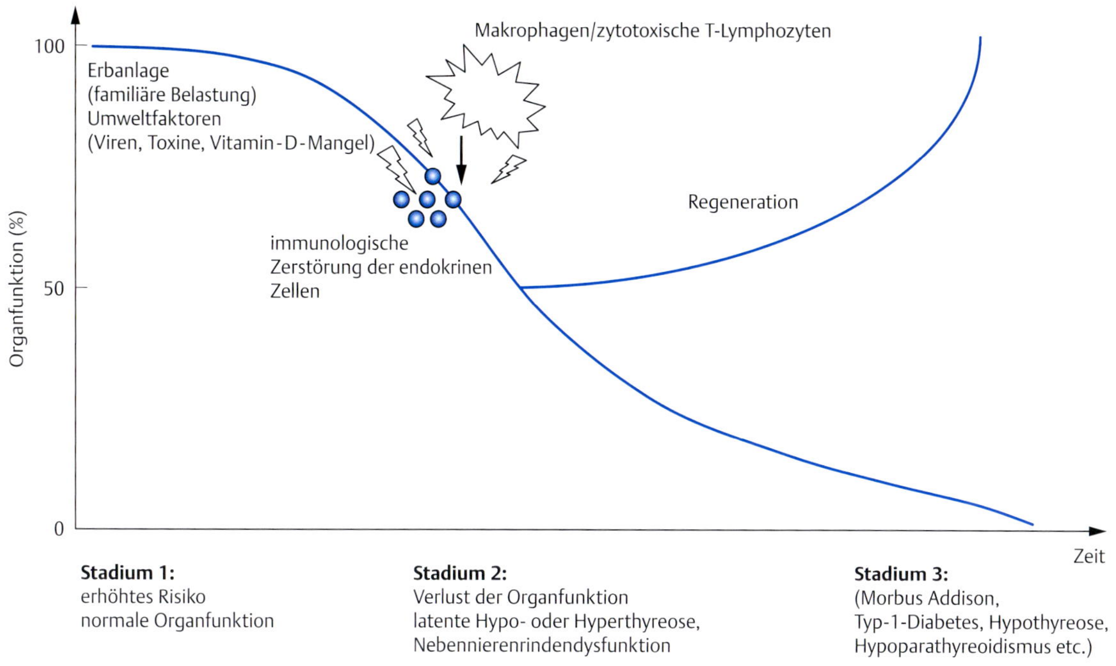

Abb. 16.2 Stadien der Autoimmunität bei polyglandulärem Syndrom (APS).

Bewusstseinseintrübung. Sie wurde präkollaptisch mit Hypotonie in der Notfallambulanz eingeliefert und zeigte eine ausgeprägte Ketoazidose bei einer Glukose von 590 mg/dl und erniedrigte Kortisolspiegel.

- Nach Infusion von 4 l physiologischer NaCl-Lösung, einer Hydrokortison-Perfusorapplikation nach initialem Bolus von 100 mg Hydrokortison sowie adäquater L-Thyroxin-Dosis wurde die Patientin innerhalb von 2 Tagen beschwerdefrei. Patientin und Familie wurden erneut über die Addison-Krisen, ihre Verhinderung und Behandlung vor Eintreffen des Notarztes geschult.
- In der Rückschau fiel auf, dass die Patientin trotz eines gastrointestinalen Infekts ihre Hydrokortison-Dosis nicht erhöht hatte und darüber hinaus ihren Notfallausweis verlegt hatte. Bei der Verordnung der drospirenonenthaltenden „Pille“ war nicht bedacht worden, dass hierdurch die Wirkung des Mineralokortikoids Astonin H am Aldosteronrezeptor behindert werden kann.

16.2.3 Definition und Klassifikation

Autoimmunpolyglanduläres Syndrom1 (APS 1)

Merke **M!**

APS 1 ist in der Regel eine sich bereits früh manifestierende, autosomal rezessiv vererbte Erkrankung, die eine hohe Penetranz in Familien von bereits erkrankten Individuen aufweist. Bei APS 1 liegen mindestens 2 der Einzelerkrankungen Hypoparathyreoidismus, mukokutane Candidiasis und/oder Nebennierenrinden-Insuffizenz, Morbus Addison vor. Diese Erkrankung wird auch als Kombination **APECED** (Autoimmunpolyendocrinopathy, chronic Candidiasis, ectodermal Disease) beschrieben.

Die Erkrankung wird verursacht durch Mutationen des Autoimmunregulatorgens (AIRE), das für einen Transkriptionsfaktor mit 2 Zinkfingermotiven codiert und insbesondere im Thymusmark eine frühe Expression aufweist. Der Mechanismus der Entstehung von Autoimmunerkrankung bei der Störung dieses Transkriptionsfaktors wird darin vermutet, dass der Thymus nicht mehr in der Lage ist, eine ausreichende Toleranzinduktion der T-lymphozytären Immunität auszubilden. Die Störungen der T-lymphozytären Immunität ziehen dann verschiedene Autoimmunmanifestationen (Nebenschilddrüse, Nebenniere, Haut, und andere Erkrankungen, ▶ Abb. 16.1) nach sich.

Tab. 16.6 Autoantikörper gegen endokrine Organe, deren zellspezifische Antigene bei autoimmunen polyendokrinen Syndromen (APS), klinische Symptome und Diagnostik.

Organ	zellspezifisches Antigen	klin. Symptome und Diagnostik der Organerkrankung	APS 1	APS 2	isolierte Autoimmunendokrinopathien ohne weitere Organmanifestation
				mind. 2 Organmanifestationen. weitere Antikörper können positiv nachweisbar werden	eine Organmanifestation, weitere Antikörper können positiv nachweisbar werden
Schilddrüse	• Thyreoperoxidase (TPO)-AK • Thyreoglobulin (Tg)-AK • TSH-Rezeptor-AK	TSH, freies T 4	(+)	+	+
Betazelle	• Glutamat-Decarboxylase (GAD) IA-2 (Islet Antigen)-AK • Insulin-AK • Zink-Transporter-AK	Blutzucker, C-Peptid	(+)	+	(+)
Nebennierenrinde	21-Hydroxylase-AK	ACTH, Kortisol (Synacthen-Test)	+	(+)	(+)
Nebenschilddrüse	NALP 5 (NACHT-Leucin-rich Repeat Protein 5)	Kalzium, Phosphat, Parathormon	+		
Ovar	Side-chain Cleavage (Scc)-AK	LH, FSH, Östradiol	(+)	(+)	(+)
Hypophyse	Hypophysen-AK	Hypophysenvorderlappen-Funktion	(+)	(+)	(+)
Dünndarm	• Transglutaminase-AK • Gliadin-AK	Dünndarmbiopsie	(+)	(+)	(+)
Magen	APCA-AK	Vitamin B_{12}, Ösophago-Gastroduodenoskopie	(+)	(+)	(+)
Leber	LKM (Liver Kidney Membrane)-AK	GOT, GPT, GLDH	(+)	(+)	(+)
andere	• Anti-Interferon-Omega (IFN-ω)-AK • Anti-Interferon-Alpha (IFN-α)-AK		+		

+: obligat positiver Antikörperbefund (90–100 % positiv); (+): fakultativ positiver Antikörperbefund; AK: Antikörper

Die **Diagnostik für APS 1** schließt neben der endokrinen Suchdiagnostik und dermatologischer Betreuung auch die Suche nach weiteren immunologischen Störungen über eine differenzierte Antikörperdiagnostik ein: Antikörper gegen Interferon-omega und Interferon-alpha sind sensitiv und relativ spezifisch für APS 1. Darüber hinaus ist eine molekulargenetische Diagnostik für das AIRE-Gen indiziert, um die Ursachen der komplexen Störung zu definieren (▸ Tab. 16.6).

APS 1 ist eine extrem seltene Erkrankung, die in Ländern mit stärker genetisch isolierten Populationen (iranische Juden 1:9 000, Finnland 1:25 000, Sardinien 1:14 000, Norwegen 1:90 000 und Irland 1:130 000) vorkommt. Die ursächlichen genetischen Mutationen im AIRE-Gen wurden auch an solchen Patienten und Familien identifiziert und haben zu einem Erkrankungsmodell der Autoimmunität geführt: AIRE wird in den Thymus-medullären Epithelialzellen exprimiert, reguliert dort die Expression von gewebsspezifischen Antigenen so, dass autoreaktive T-Lymphozyten frühzeitig im Thymus eliminiert werden. Diese immunologische Schule des Immunsystems wird gegenwärtig deshalb als zentrales Organ für Autoimmunerkrankungen verstanden.

Bei über 95 % der Patienten können **2 genetische Mutationen** nachgewiesen werden, von denen über 60 charakterisiert worden sind. Die häufigsten Mutationen in Finnland (c.769C >T) und eine 13-Basenpaar-Deletion in EXON 8 (c.967–979del13) sind die häufigsten der weltweit beschriebenen. In den jeweiligen Populationen liegen die Gründermutationen mit charakteristischer Häufigkeit vor. Der Nachweis dieser Mutationen ist für die Charakterisierung des Krankheitsrisikos weiterer Verwandter von Bedeutung und sollte bei dringendem Verdacht veranlasst werden (unter Beachtung der Regelung des Gendiagnostikgesetzes). Da die APS-1-Erkrankung sehr selten ist, ist der diagnostische Nachweis eine Herausforderung. Die orale und mukokutane Candidiasis kann im weiteren Verlauf Plattenepithelkarzinome begünstigen, sodass eine regelmäßige dermatologische Nachsorge indiziert ist. Die Substitution der Einzelkomponenten Hypoparathyreoidismus und Nebennierenrinden-Insuffizienz bringt gelegentlich Probleme mit sich, wenn Symptome des Hypoparathyreoidismus mit denen der Nebennierenrinden-Insuffizienz überlappen bzw. eine Nebennierenrinden-Insuffizienz nicht rechtzeitig diagnostiziert wird, da die Symptome dem Hypoparathyreoidismus zugeschrieben werden. Eine engmaschige endokrinologische Überwachung ist dann erforderlich.

Die **immunologische Diagnostik** des Hypoparathyreoidismus ist durch Antikörper möglich, die sich gegen NALP5 richten (NACHT Leucin-rich Repeat Protein 5, NALP5).

Da der Hypoparathyreoidismus ohne Anamnese einer Schilddrüsenoperation extrem selten ist, sollte ein APS 1 bei jedem Patienten mit idiopathischem spontanem Hypoparathyreoidismus vermutet und differenzialdiagnostisch abgeklärt werden.

Eine **immunologische Therapie** der APS-1-Konstellation ist gegenwärtig nur im präklinischen Modell experimentell oder mittels Knochenmarkstransplantation möglich.

Autoimmunpolyglanduläres Syndrom 2 (APS 2)

Merke M!

Das wesentlich häufigere APS 2 liegt vor, wenn die Autoimmunendokrinopathien Morbus Addison, Schilddrüsenautoimmunerkrankungen (Hashimoto-Thyreoiditis oder Morbus Basedow) zusammen mit einem Typ 1 Diabetes mellitus auftreten und damit 2 Organe oder mehr betreffen.

Häufig werden weitere Autoimmunmanifestationen (Vitiligo, Sprue, primäre Ovarialinsuffizienz, Alopezie, Myasthenie, perniziöse Anämie, atrophe Gastritis oder Autoimmunerkrankungen des blutbildenden Systems wie eine Autoimmunthrombozytopenie oder Anämie) vorliegen.

Die häufigsten APS-2-Kombinationen betreffen einen Morbus Addison mit Schilddrüsenautoimmunerkrankungen (▸ Abb. 16.3) oder einen Typ-1-Diabetes mellitus mit Schilddrüsenautoimmunerkrankungen und mit einem Morbus Addison und gelegentlich mit einer Sprue. Gerade diese Kombinationen können für Patienten eine kritische Komorbidität darstellen, da eine Hypoglykämie bei Typ-1-Diabetes mellitus durch eine inadäquate substituierte Nebenniereninsuffizienz zu einer gefährlichen Komplikation führen kann und umgekehrt ein schlecht eingestellter Morbus Addison den Typ-1-Diabetes mellitus besonders schwer einstellen lässt.

Hier ist es besonders wichtig, die zirkadianen Substitutionsprofile aneinander anzupassen und auch für eine adäquate Ernährung bzw. Insulindosierung zu sorgen.

Patienten mit APS-Konstellationen und einem Morbus Addison stellen eine besonders zu betreuende Gruppe

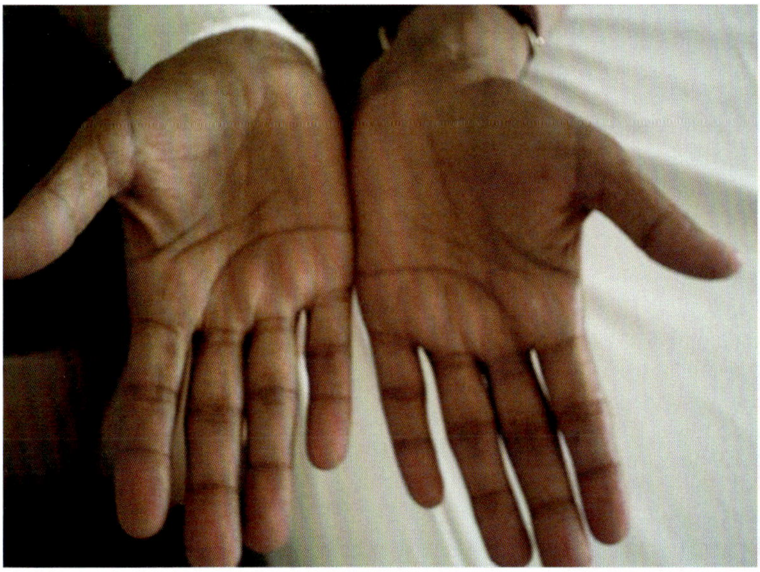

Abb. 16.3 Autoimmunpolyglanduläres Syndrom 2 (APS 2): Morbus Addison bei einer Patientin mit Hashimoto-Thyreoiditis (Hyperpigmentation der Palmarlinien).

dar, da das Risiko für eine Nebennierenrinden-Insuffizienzkrise (**Addison-Krise**) bei diesen Patienten höher ist, als wenn ein Morbus Addison isoliert vorliegt.

Die APS-2-Patienten weisen überdurchschnittlich häufig eine positive Familienanamnese für einzelne Autoimmunendokrinopathien auf; insbesondere sind Schilddrüsenerkrankungen bei den erstgradig Verwandten und auch bei entfernteren Verwandten häufiger anzutreffen. Dennoch lässt sich in diesen Familien kein klarer Erbgang erkennen, es handelt sich um eine multifaktorielle polygenetische Assoziation. Die HLA-Assoziationen sind in diesen Familien besonders stark ausgeprägt, Frauen sind überdurchschnittlich häufig betroffen, die Altersgruppe der 20- bis 50-Jährigen mit höherem Risiko.

Eine genetische Testung ist für die Prädiktion des Risikos einer späteren Erkrankung von Verwandten nicht möglich. Bei begründeten Verdacht können bei asymptomatischen Verwandten präklinische Formen des APS gesucht werden, wozu sich insbesondere Antikörperdiagnostik eignet (TPO-, Thyreoglobulin-, TSH-Rezeptor-, 21-OH-Hydroxylase-, GAD-Antikörper).

Bei antikörperpositiven Verwandten sollten dann in regelmäßigen Abständen klinische Verlaufskontrollen erfolgen, um die Manifestation einer Autoimmunendokrinopathie rechtzeitig zu erkennen und zu behandeln.

16.2.4 Besondere Diagnostik und Therapie bei APS

Interaktion der Substitutionstherapien bei Patienten mit isolierten Autoimmunendokrinopathien, Typ-1-Diabetes mellitus und Morbus Addison verdienen besondere Beachtung. Hierbei sollte zusätzlich nach Schilddrüsenantikörpern gesucht werden und bei Positivität regelmäßige Verlaufskontrollen der Schilddrüsenfunktion erfolgen. Die **rechtzeitige Diagnostik** einer Hyper- oder Hypothyreose ist für die Therapie des Typ-1-Diabetes bzw. des isolierten Morbus Addison besonders wichtig, um jeweilige Entgleisungen oder Addison-Krisen zu verhindern.

Merke **M!**

Die Patienten müssen deshalb rechtzeitig auf die mögliche Manifestation weiterer Autoimmunendokrinopathien vorbereitet werden, damit sie für diesen Fall rechtzeitig ärztliche Hilfe aufsuchen.

Hierfür ist die **Schulung** (sowohl die Schulung der Diabetes-Patienten als auch die Schulung der Addison-Patienten) ein **wesentlicher Bestandteil der angemessenen Therapie**. Da die zusätzlichen Endokrinopathien noch nach Jahren bzw. Jahrzehnten auftreten können, ist **lebenslange Aufmerksamkeit** erforderlich.

Neben der Diagnostik ist die **Therapieplanung** der jeweiligen Hormonsubstitutionen für die behandelnden Endokrinologen eine Herausforderung. Insbesondere ist zu beachten, dass die Substitution der Schilddrüsenhormone bei Patienten mit Morbus Addison erst nach adäquater Hydrokortison-Aufsättigung vorzunehmen ist, da eine Addison-Krise ausgelöst werden kann, wenn L-Thyroxin substituiert wird, aber die Hydrokortison-Substitution noch unzureichend ist.

Auch sollte in der Primärdiagnostik des Morbus Addison auf TSH-Erhöhungen geachtet werden, die nur in der Erstmanifestation des Morbus Addison durch TSH-Co-Sekretion der Hypophyse im Rahmen der ACTH-Mehrsekretion vorkommen und sich nach Hydrokortisonsubstitution normalisieren. Erst bei adäquat substituierter Nebennierenfunktion sollte dann die Schilddrüsenfunktion beurteilt und ggf. bei nachgewiesener Hypothyreose eine L-Thyroxin-Substitution erfolgen.

Die Diagnose eines Morbus Addison im Verlauf eines Typ-1-Diabetes mellitus kann durch rezidivierende Hypoglykämien und geringere Insulindosen verschleiert werden. Hier ist es entscheidend, rechtzeitig bei Typ-1-Diabetes mellitus an die mögliche Komorbidität eines Morbus Addison zu denken.

Patienten mit Typ-1-Diabetes mellitus und Morbus Addison

- sind hinsichtlich ihrer Hydrokortison-Substitution so zu dosieren, dass nächtliche Hypoglykämien mit einer adäquaten Hydrokortison-Dosis auch am Abend prophylaktisch versorgt werden.
- sollten ggf. auf eine Insulinpumpe eingestellt werden, da die Insulinpumpe die bestmögliche physiologische Insulinsubstitution darstellt. Neuere Untersuchungen zeigen, dass auch Hydrokortison über eine Pumpe prinzipiell subkutan appliziert werden kann.
- müssen besonders auf die mögliche Entwicklung einer Addison-Krise vorbereitet werden und in der Technik der Hydrokortison-Selbstinjektion frühzeitig instruiert werden.

Bei jungen Frauen mit Morbus Addison und weiteren Autoimmunendokrinopathien, die noch regelmäßig menstruieren, ist an die mögliche Manifestation einer **primären Ovarialinsuffizienz** zu denken; diese Patientinnen sind auf mögliche Konsequenzen in der Kinderwunschprognose hinzuweisen. Heutzutage besteht für solche Patientinnen die Möglichkeit, vor Verlust der Ovarfunktion Oozyten zu asservieren, um sie für eine spätere In-vitro-Fertilisierung zu verwenden. Eine kausale Therapie der Ovarialinsuffizienz ist momentan noch nicht verfügbar.

Patienten mit Typ-1-Diabetes und einer Sprue sind hinsichtlich der Insulindosierung für die glutenfreie Ernährung besonders zu schulen und es ist auf eine adäquate Resorption von Vitamin D, Vitamin B_{12} und Folsäure zu achten. Diese Patienten sollten auch frühzeitig hinsichtlich ihrer Knochendichte auf eine mögliche Frühmanifestation einer Osteoporose überprüft werden.

Praxis

Alle Autoimmunendokrinopathien zeigen überdurchschnittlich häufig Vitamin-D-Mangelzustände, sodass eine Überprüfung des Vitamin-D-Status und Substitution eines Vitamin-D-Mangels angeraten wird.

Schulungsmaßnahmen für Patienten mit Morbus Addison im Rahmen eines APS

Patienten mit Morbus Addison müssen auf die **lebenslang notwendige, korrekte Einnahme** der Steroidsubstitution hingewiesen und mit einem Notfallausweis ausgestattet werden, der auch die erforderlichen Begleitmedikamente (z. B. Schilddrüsenhormone, Insulin) enthält.

Patienten benötigen eine gründliche Instruktion, wie sie bei besonderen **Stresssituationen** (kleine Operationen, Unfälle, Prüfungen, andere Situationen des psychosozialen Stresses) mit zusätzlichen Hydrokortison-Dosierungen behandelt werden müssen.

Die Patienten müssen auch verstehen, dass durch **gastrointestinale Infekte** ein ganz plötzlicher Mehrbedarf der Hydrokortison-Dosierungen entsteht, der so akut auftreten kann, dass eine ärztliche Hilfe für die parenterale Gabe von Hydrokortison erforderlich ist.

Merke M!

Zur Vermeidung von Addison-Krisen ist bei den regelmäßigen ärztlichen Verlaufsuntersuchungen alle 6 Monate die Ausrüstung mit einem Notfallset (Hydrokortison i. v.) zu prüfen. Patienten und Angehörige müssen über Warnzeichen einer möglichen Addison-Krise, Risikosituationen auf Reisen oder bei ärztlichen Untersuchungen (z. B. Vorbereitung einer Koloskopie) und in den erforderlichen Gegenmaßnahmen (bis hin zur Hydrokortison-Selbstinjektion i. m. oder s. c.) geschult werden.

APS-ähnliche Krankheitsbilder nach Medikamenten

APS-Krankheitsbilder können entweder als einzelne Erkrankungen oder auch als kombinierte syndromale Formen nach immunmodulatorischer Medikation auftreten (Interferontherapie bei Hepatitis-C-Patienten, Beta-Interferontherapie bei multipler Sklerose, CTLA4-Antikörper-Therapie bei malignem Melanom).

APS bei anderen genetischen Syndromen

Patienten mit Turner-Syndrom können Komponenten eines APS entwickeln (z. B. eine Hashimoto-Thyreoiditis, einen Morbus Basedow kombiniert mit einem Typ-1-Diabetes mellitus etc.).

Neue Formen der Therapie

Patienten mit Morbus Addison und weiteren Autoimmunerkrankungen sollten über die Möglichkeiten der neuen Hydrokortison-Substitutionsformen aufgeklärt werden.

Insbesondere teilretardierte Hydrokortison-Präparationen (z. B. Plenadren) ermöglichen einen relativ physiologischen Wirkspiegel über den Tag ohne die Notwendigkeit einer Tabletteneinnahme um die Mittagszeit, welche viele Patienten oft vergessen. Weitere Präparationen mit einer verzögerten Wirkstofffreisetzung sind gegenwärtig in Entwicklung.

Darüber hinaus kann die Hydrokortison-Tagesdosis – ähnlich wie die Insulin-Dosierung bei Typ-1-Diabetes mellitus – über eine kontinuierliche Pumpe subkutan appliziert werden.

Hier wurden in 2 Studien aus Norwegen und Schweden deutlich überlegene Therapieergebnisse sowohl für Stoffwechselparameter als auch für die Lebensqualität berichtet. Dabei wurde deutlich, wie schmal der Grat zwischen Hydrokortison-Über- wie -Unterdosierung ist.

Die Beurteilung der Lebensqualität bei Patienten mit Morbus Addison ist mit einem evaluierten Fragebogen (AddiQol) möglich. Ob dieser sich für die Routine eignet, ist gegenwärtig Gegenstand multizentrischer Untersuchungen.

Prognosen für Komorbidität und Mortalität

In ungefähr der Hälfte der Patienten mit Morbus Addison bestehen weitere Autoimmunstörungen mit positiven Schilddrüsenantikörpern (ca. 50–60 %), einer Schilddrüsenerkrankung (20–30 %) und einem Typ-1-Diabetes mellitus (bis zu 10 %), die sich entweder zeitgleich mit der Ersterkrankung manifestieren oder im zeitlichen Verlauf häufig viele Jahre oder Jahrzehnte später auftreten.

Die Manifestation dieser autoimmunen Komorbiditäten stellt dann jeweils einen Risikofaktor für die Entwicklung von Addison-Krisen dar.

Insgesamt ist die Prognose von Patienten mit autoimmunpolyglandulären Syndromen durch erhöhte Neigung zu Infektionen, kardiovaskulären und malignen Erkrankungen eingeschränkt, insbesondere, wenn der Morbus Addison mit einem Typ-1-Diabetes mellitus besteht.

Ob eine inadäquate Glukokortikoidsubstitution mit der Neigung zu Überdosierungen langfristig metabolische Komorbiditäten schafft, oder ob die limitierende kardiovaskuläre Morbidität eine eigenständige Erkrankung bei diesen Patienten darstellt, ist gegenwärtig nicht geklärt.

Da chronisch zu hohe Dosen von Glukokortikoiden langfristig eine Knochendichteminderung verursachen können, ist eine Knochendichtemessung in entsprechenden Intervallen anzuraten.

16.2.5 Literatur

[1] Cheng MH, Fan U, Grewal N et al. Acquired autoimmune polyglandular syndrome, thymoma, and an AIRE defect. N Engl J Med 2010; 362: 764–766

[2] Husebye ES, Allolio B, Arlt W et al. Consensus statement on the diagnosis, treatment and follow-up of patients with primary adrenal insufficiency. J Intern Med 2014; 275: 104–115

[3] Husebye ES, Anderson MS: Autoimmune polyendocrine syndromes: clues to type 1 diabetes pathogenesis. Immunity 2010; 32: 479–487

Kommentar: Die primäre Immunstörung bei Patienten mit autoimmunpolyglandulären Syndromen liegt auch auf bei Typ-1-Diabetes vor. Das bessere Verständnis führt zu neuen Therapieansätzen in experimentellen Modellen.

[4] Meyer G, Badenhoop K: Autoimmune regulator (AIRE) gene on chromosome 21: implications for autoimmune polyendocrinopathy-candidiasis-ectodermal dystrophy (APECED) any more common manifestations of endocrine autoimmunity. J Endocrinol Invest 2002; 25: 804–811

[5] Meyer G, Hackemann A, Penna-Martinez M et al. What affects the quality of life in autoimmune Addison's disease? Horm Metab Res 2013; 45: 92–95

Kommentar: Die Lebensqualität von autoimmunpolyglandulär erkrankten Addison-Patienten ist tendenziell stärker beeinträchtigt als die von isoliert Nebenniereninsuffizienten.

[6] Meyer G, Hackemann A, Reusch J et al. Nocturnal hypoglycemia identified by a continuous glucose monitoring system in patients with primary adrenal insufficiency (Addison's Disease). Diabetes Technol Ther 2012; 14: 386–388

Kommentar: Die kontinuierlich erfasste Glukosekonzentration bei Nebenniereninsuffizienten zeigt nächtliche Blutzuckerabfälle, da in der Nacht die Hydrokortisonwirkung nachlässt. Patienten mit Morbus Addison und einem Typ-1-Diabetes benötigen deshalb eine Dosisanpassung sowohl für Hydrokortison als auch für die Insulindosis.

[7] Oksnes M, Bensing S, Hulting AL et al. Quality of life in European patients with Addison's disease: validity of the disease-specific questionnaire AddiQoL. J Clin Endocrinol Metab 2012; 97: 568–576

Kommentar: Die standardisierte Evaluation eines Addison-spezifischen Fragebogens zur Lebensqualität von Patienten mit Nebennierenrinden-Insuffizienz zeigt vergleichbare Profile in 5 europäischen Ländern.

[8] Quinkler M, Beuschlein F, Hahner S et al. Adrenal cortical insufficiency – a life threatening illness with multiple etiologies. Dtsch Arztebl Int 2013; 110: 882–888

Kommentar: Eine aktuelle Übersichtsarbeit zur primären Nebennierenrinden-Insuffizienz, die das gesamte diagnostische und therapeutische Spektrum abdeckt.

16.3 Paraneoplastische endokrine Syndrome

S. Hahner

16.3.1 Epidemiologie

Paraneoplastische endokrine Syndrome umfassen ein breites Spektrum unterschiedlicher Symptome und Krankheitsbilder. Paraneoplastische Syndrome werden generell je nach Tumorentität bei ca. 7–15 % der Patienten mit einem malignen Tumor beobachtet [2], [10] (▶ Tab. 16.7). Die paraneoplastisch bedingte Symptomatik kann zeitlich nach der Tumordiagnose auftreten, ihr jedoch auch vorausgehen und sollte dann eine gezielte Suche nach einem Tumorgeschehen zur Folge haben.

16.3.2 Definition

Ein paraneoplastisches endokrines Syndrom ist definiert durch eine im Rahmen einer Tumorerkrankung auftretende Symptomatik, die weder durch den lokalen Tumorprozess selbst noch durch dessen Metastasen verursacht wird, sondern infolge einer Freisetzung von Hormonen aus dem Tumorgewebe entsteht. Meistens erfolgt die Sekretion von Peptidhormonen aus Tumoren primär nicht endokrinen Gewebeursprungs [9].

16.3.3 Klinik

Das Spektrum der Symptome ist in Abhängigkeit des sezernierten Hormons höchst verschieden (▶ Tab. 16.7).

Die **PTHrp**-Sekretion bewirkt ein vergleichbares Bild wie es beim primären Hyperparathyreoidismus zu finden ist (siehe auch Kap. 4.4 und Kap. 4.5), mit Erhöhung der Serum-Kalziumspiegel und Erniedrigung der Serum-Phosphatwerte. Eine Hyperkalzämie ist klinisch häufig inapparent, kann jedoch mit Schwindel, neurologischer Symptomatik bis hin zur Somnolenz, Nierenfunktionseinschränkung und hypertensiven Blutdruckwerten einhergehen.

Die klinischen Zeichen des **Cushing-Syndroms**, die im Rahmen paraneoplastischer endokriner Syndrome auf dem Boden einer vermehrten **CRH- und/oder ACTH-Sekretion** entstehen, sind in Kap. 2.3 beschrieben. Das klinische Bild bei paraneoplastischer Sekretion ist häufig besonders intensiv ausgeprägt und kann u. a. mit schweren Hypokaliämien einhergehen.

Eine gesteigerte ADH-Sekretion führt zum **Syndrom der inappropriaten ADH-Sekretion** (**SIADH**), das laborchemisch insbesondere durch eine Hyponatriämie auffällt bei inadäquat hoher Urinosmolalität (siehe Kap. 2.12). Eine milde Hyponatriämie fällt klinisch oftmals nicht auf. Eine ausgeprägtere Hyponatriämie geht insbesondere mit neurologischer Symptomatik wie Verwirrtheit, Kopfschmerzen, Ataxie, Schwindel und Übelkeit einher.

HCG bindet an den TSH-Rezeptor und kann infolgedessen zu einer **TSH-unabhängigen Hyperthyreose** führen mit entsprechender klinischer Symptomatik wie Unruhe, Tremor, Wärmeempfinden, Schlafstörungen und Gewichtsverlust (siehe Kap. 3.1, Kap. 3.3, Kap. 3.5).

16.3.4 Pathogenese und Pathophysiologie

Durch die zelluläre Tumortransformation kommt es zu einer Synthese von Hormonen, die durch das Ursprungsgewebe in der Regel nicht freigesetzt werden. Aufgrund des Fehlens weiterer Mechanismen, die im gesunden Zustand zu einer Feedback-Regulation im Rahmen bestehender Regelkreise führen, entsteht eine autonome Hormonsekretion, die bei voranschreitendem Tumor meist zunimmt.

PTHrp bewirkt wie PTH eine Osteoklastenaktivierung und Mobilisation von Kalzium und Phosphat aus dem Knochen, eine Hemmung der renalen Phosphatrückresorption, eine vermehrte renale Kalzium- und Magnesiumrückresorption sowie die 1α-Hydroxylierung von 25-OH-Cholecalciferol zu Calcitriol. Eine gesteigerte Wirkung bedingt insbesondere eine Hyperkalzämie und eine Hypophosphatämie.

ACTH bewirkt über eine Aktivierung des ACTH-Rezeptors der adrenokortikalen Zellen eine Steigerung der Kortisol- und DHEA-Synthese, sehr geringfügig auch der Aldosteronproduktion. Es kommt zu den klinischen Zeichen eines Hyperkortisolismus, oftmals begleitet durch Symptome einer Hyperandrogenämie.

ADH bewirkt in den distalen Tubuli und den Sammelrohren der Niere über Vasopressin-2-Rezeptoren einen Einbau von Aquaporinen und hierüber eine Wasserrückresorption aus dem Primärharn. Über Vasopressin-1-Rezeptoren wird zudem eine arterielle Vasokonstriktion und Blutdrucksteigerung vermittelt.

HCG bindet an den TSH-Rezeptor und übt eine TSH-ähnliche stimulatorische Wirkung auf die Thyreozyten aus mit konsekutiv gesteigerter Synthese von Schilddrüsenhormon.

16.3.5 Diagnostik

Generell besteht die Diagnostik bei entsprechender klinischer Symptomatik in der laborchemischen Bestimmung des jeweils vermehrt sezernierten Hormons und ggf. dessen untergeordneter Hormone (z. B. periphere Schilddrüsenparameter, Kortisolbestimmung im Rahmen dynamischer Testungen). Zum Nachweis einer vermehrten ADH-Freisetzung erfolgt die parallele Bestimmung von Serum-Natriumkonzentration, Serum-Osmolalität, Urin-Natrium-Konzentration und Urin-Osmolalität sowie der Ausschluss anderer möglicher Ursachen, die laborchemisch die Konstellation einer inappropriaten ADH-Wirkung bewirken können (u. a. Medikamente, Nebenniereninsuffizienz, Hypothyreose) [12].

Bei noch nicht erfolgtem Tumornachweis erfolgt anschließend die Lokalisationsdiagnostik des ektopen endokrinen Herdes [9].

Eine besondere diagnostische Herausforderung besteht in der Evaluation der ektopen ACTH-Sekretion. Bei Nachweis eines ACTH-abhängigen Cushing-Syndroms erfolgt die weitere Differenzierung mittels dynamischer Testung (siehe auch Kap. 2.3). Während beim hypophysären Cushing-Syndrom meist noch eine gewisse CRH- und Glukokortikoidsensitivität im Rahmen der Feedback-Regulation gegeben ist, besteht diese beim ektopen Cushing-Syndrom nicht. Entsprechend findet sich keine Stimulierbarkeit der ACTH- und Kortisolsekretion durch CRH-Gabe, weiterhin keine Kortisolsuppression im Dexamethason-Test. Bei nicht eindeutigen Testergebnissen und fehlendem Tumornachweis erfolgt die selektive bilaterale Sinus-petrosus-inferior-Katheterisierung mit Bestimmung der Plasma-ACTH-Werte im Vergleich zur Peripherie unter CRH-Stimulation. Anders als beim hypophysären Cushing-Syndrom ist beim ektopen Cushing-Syndrom hierbei kein zentral-peripherer ACTH-Gradient nachweisbar [1].

Die Lokalisation einer ektopen Hormonquelle kann sich im Einzelfall außerordentlich schwierig gestalten, insbesondere bei den häufig sehr kleinen neuroendokrinen Tumoren. Neben der konventionellen Bildgebung mittels Computertomografie und Kernspintomografie kommt die funktionelle Bildgebung zum Einsatz. Mittels ^{18}F-Fluordeoxyglukose-PET/CT gelingt häufig bereits die Darstellung metabolisch aktiver Herde. Eine spezifischere Bildgebung nutzt die vermehrte Expression von Somatostatinrezeptoren in neuroendokrinem Tumorgewebe. Während in früheren Jahren die Octreotid-Szintigrafie zum Einsatz kam, finden seit einigen Jahren zunehmen mit ^{68}Gallium-markierte Somatostatinanaloga (^{68}Ga-DOTATATE, ^{68}Ga-DOTATOC) ihren Einsatz in der PET-Diagnostik. Eine im Vergleich zu den Gallium-markierten Somatostatinanaloga höhere Sensitivität wurde für ^{18}F-DOPA (^{18}F-Fluoro-Dihydroxyphenylalanin) beschrieben, das über einen Aminosäuretransport ähnlich wie L-DOPA von neuroendokrinen Zellen aufgenommen wird [3], [6], [11]. Aufgrund der häufig sehr geringen Größe gelingt jedoch in einigen Fällen die Lokalisation nicht, sodass Verlaufsbildgebungskontrollen erfolgen müssen.

16.3.6 Therapie

Generell ist die Beseitigung bzw. die Kontrolle des Tumorgeschehens die vordergründige Maßnahme in der Therapie paraneoplastischer Syndrome und orientiert an den Therapie-Standards der zugrunde liegenden Tumorentität. In der Regel ist ein multidisziplinärer Ansatz erforderlich. Ergänzend erfolgt bei Zeichen eines Hormonexzesses eine symptomatische Therapie. Eine Übersicht über die Maßnahmen ist in ▸ Tab. 16.7 dargestellt, weitere ausführliche Informationen sind in Kap. 2.2, Kap. 2.12, Kap. 3.1, Kap. 3.3, Kap. 3.5, Kap. 4.4 und Kap. 4.5 aufgeführt.

Tab. 16.7 Endokrinologische Paraneoplasien: klinische Merkmale, Diagnostik und Therapie.

Hormon	assoziierte Tumorentität	Häufigkeiten	klinische Befunde	Laborauffälligkeiten	Therapie [9]
PTH related Peptide (PTHrp)	• Plattenepithelkarzinome insbes. der Lunge (häufigste Quelle) • Bronchialkarzinom • Mammakarzinom • Nierenzellkarzinom • Ovarialkarzinom • Endometriumkarzinom • gastrointestinale Tumoren	ca. 8–10 % der Patienten mit fortgeschrittenen Malignomen [7], [13]	• klinisch häufig inapparent • Symptome der Hyperkalzämie mit Schwindel, neurologischer Symptomatik bis hin zu Somnolenz, Nierenfunktionseinschränkung und hypertensiven Blutdruckwerten	• Hyperkalzämie • erniedrigtes oder niedrig normales Serum-PTH • erhöhter PTHrp-Wert	Therapie der Hyperkalzämie durch • Volumensubstitution • i. v. Bisphosphonate (Pamidronat, Zoledronat) • Calcitonin
ADH (Syndrom der inappropriaten ADH-Sekretion)	• Bronchialkarzinom • Pankreaskarzinom • Prostatakarzinom	ca. 1–2 % der Patienten mit Malignomen betroffen, Häufigkeit beim kleinzelligen Bronchialkarzinom ca. 25 % [5]	• klinisch häufig inapparent • Symptome der Hyponatriämie wie Verwirrtheit, Kopfschmerzen, Gangunsicherheit, Schwindel, Übelkeit, Somnolenz, erhöhte Krampfneigung	• hypoosmolare Hyponatriämie • Osmolalität Spontanurin > 100mOsm/l • Natriumkonzentration Spontanurin > 30 mmol/l	• Flüssigkeitsrestriktion (ca. 1000 ml/d) • Harnstoff (0,25–0,5 g/kg/d) oder Kombination aus Schleifendiuretikum + oralem NaCl
ACTH/CRH	• kleinzelliges Bronchialkarzinom • Bronchuskarzinoide • Pankreastumoren • Karzinoidtumoren (häufig Thymus) • Nasopharynxtumoren • medulläres Schilddrüsenkarzinom • andere gastrointestinale Tumoren • Ovarialkarzinom • hepatozelluläres Karzinom • Phäochromozytom • medulläres Schilddrüsenkarzinom • Prostatakarzinom	ca. 5–10 % der Fälle mit Morbus Cushing: häufigste Tumorentitäten: kleinzelliges Bronchialkarzinom (ca. 27 %), Bronchuskarzinoide (21 %), Pankreastumoren (16 %), Thymuskarzinoid (10 %), Phäochromozytom (5 %) [4]; eine CRH-Sekretion ist höchst selten (Einzelfallberichte)	Cushing-Syndrom	• Hyperkortisolismus • fehlende Supprimierbarkeit von Kortisol und ACTH durch Dexamethason • hoch normales oder erhöhtes Plasma-ACTH mit fehlender Stimulierbarkeit durch CRH-Gabe • häufig ausgeprägte Hypokaliämie-Neigung	• Somatostatinanaloga • adrenostatische Therapie mit Inhibition der 11β-Hydroxylase (Metopiron, Ketokonazol, Etomidat) • Glukokortikoidrezeptor-Antagonist (Mifepriston) • Mitotane • bei fehlender Kontrolle bilaterale Adrenalektomie
HCG	• Bronchialkarzinom • Hodenkarzinom • Chorionkarzinom	3,5 % der Patienten mit Hodenkarzinom [8], sonst Einzelfallberichte	Hyperthyreose	• Anstieg von fT 4 • leichter Abfall von TSH	ggf. thyreostatische Therapie

16.3.7 Literatur

[1] Alexandraki KI, Grossman AB. The ectopic ACTH syndrome. Rev Endocr Metab Disord 2010; 11 (2): 117–126

[2] Baijens LW, Manni JJ. Paraneoplastic syndromes in patients with primary malignancies of the head and neck. Four cases and a review of the literature. Eur Arch Otorhinolaryngol 2006; 263 (1): 32–36

[3] Balogova S et al. ^{18}F-fluorodihydroxyphenylalanine vs other radiopharmaceuticals for imaging neuroendocrine tumours according to their type. Eur J Nucl Med Mol Imaging 2013; 40 (6): 943–966

[4] Beuschlein F, Hammer GD. Ectopic pro-opiomelanocortin syndrome. Endocrinol Metab Clin North Am 2002; 31 (1): 191–234

[5] Castillo JJ et al. Diagnosis and management of hyponatremia in cancer patients. Oncologist 2012; 17 (6): 756–765

[6] Imperiale A et al. ^{18}F-fluorodihydroxyphenylalanine PET/CT in patients with neuroendocrine tumors of unknown origin: relation to tumor origin and differentiation. J Nucl Med 2014; 55 (3): 367–372

[7] Lumachi F et al. Medical treatment of malignancy-associated hypercalcemia. Curr Med Chem 2008; 15 (4): 415–421

[8] Oosting SF et al. Prevalence of paraneoplastic hyperthyroidism in patients with metastatic non-seminomatous germ-cell tumors. Ann Oncol 2010; 21 (1): 104–108

[9] Pelosof LC, Gerber DE. Paraneoplastic syndromes: an approach to diagnosis and treatment. Mayo Clin Proc 2010; 85 (9): 838–854

Kommentar: sehr gute und umfassende Übersichtsarbeit zum Themengebiet paraneoplastischer Syndrome.

[10] Richardson GE, Johnson BE. Paraneoplastic syndromes in lung cancer. Curr Opin Oncol 1992; 4 (2): 323–333.

[11] Rufini V et al. Imaging of neuroendocrine tumors. Semin Nucl Med 2006; 36 (3): 228–247

[12] Spasovski G et al. Clinical practice guideline on diagnosis and treatment of hyponatraemia. Nephrol Dial Transplant 2014; 29 (Suppl 2): i1–i39

Kommentar: aktuelle Leitlinie zur Diagnostik und Behandlung der Hyponatriämie.

[13] Stewart AF. Clinical practice. Hypercalcemia associated with cancer. N Engl J Med 2005; 352 (4): 373–379

Kommentar: umfassende Übersicht zur tumorassoziierten Hyperkalzämie.

Kapitel 17

Endokrinologie in der Geriatrie

17 Endokrinologie in der Geriatrie

17.1 Geriatrierelevante Erkrankungen der Hypophyse und des Flüssigkeitshaushalts

17.1.1 Hypophysenadenome im Alter

C. Girlich

Epidemiologie

Betrachtet man ältere Autopsiestudien, finden sich in etwa 15 % aller über 80-Jährigen Hypophysenmikroadenome. Hiervon sind rund die Hälfte entweder immunhistochemisch negative hormoninaktive oder Prolaktin-positive Adenome. Wachstumshormon- oder ACTH-exprimierende Tumoren wurden nur in einem vernachlässigbaren Prozentsatz gefunden, möglicherweise aufgrund ihrer früheren klinischen Manifestation [14], [47].

Im Gegensatz zu diesen historischen Daten machen in neueren klinischen Untersuchungen an Menschen über 65 Jahren hormoninaktive Makroadenome den überwiegenden Anteil aller Hypophysenadenome aus. Hormonaktive Adenome finden sich nur in 20 % der Fälle mit einer leichten Dominanz der wachstumshormonproduzierenden Tumore. ACTH-produzierende Tumore sind in dieser Altersgruppe selten und präsentieren sich in der Regel als Mikroadenome, während die – im Gegensatz zu den o. g. historischen Studien – sehr seltenen Prolaktinome häufig als Makroadenome imponieren [4], [28], [54], [71], [79].

Klinik

Hauptsymptom der im Alter am häufigsten vorkommenden (s. o.) hormoninaktiven Makroadenome ist eine **Sehverschlechterung** bei Kompression des Chiasma opticum (bis zu 80 % der Fälle), bei den wachstumshormon- oder ACTH-produzierenden Tumoren tritt dieses Symptom nur in etwa 20 % der Fälle auf [28], [48], [55]. Gerade bei alten Menschen wird eine solche Sehverschlechterung fälschlicherweise zunächst typischen altersbedingten Sehstörungen, wie z. B. einer Katarakt oder einer Makuladegeneration zugeschrieben, sodass sich die Diagnose verzögert. Diese Fehlinterpretation führt nicht nur zu möglicherweise irreparablen Schäden am Nervus opticus, auch resultiert aus dieser diagnostischen Verzögerung die deutlich höhere Rate einer krankheitsassoziierten inkompletten oder gar kompletten Hypophyseninsuffizienz bei älteren Menschen mit Hypophysenadenom. Gleichzeitig wird eine Hypophyseninsuffizienz bei alten Menschen nicht entdeckt, da die klinische Symptomatik durch die Veränderungen und Beschwerden des Alterns und die Multimorbidität verschleiert werden kann. Besonderes Augenmerk sei hier auch im Alter auf eine Hyponatriämie und Hypoglykämie als Surrogatparameter einer möglichen adrenokortikotropen Insuffizienz gelegt.

Therapie

Ist ein Prolaktinom (Kap. 2.4) ausgeschlossen, stellt die **transsphenoidale Resektion** die Therapie der Wahl bei Kompression des Chiasma opticum sowie bei hormonproduzierenden Hypophysenadenomen dar. Eine postoperative Radiatio bei nicht hormonproduzierenden Makroadenomen ist in Abhängigkeit vom Resektionsausmaß individuell zu entscheiden.

Eine präoperativ bestehende (in)komplette Hypophyseninsuffizienz lässt sich durch eine Operation beim älteren Menschen nur äußerst selten beseitigen [28], [50], [55], [89]. Unter Berücksichtigung der bei etwa einem Viertel der hormoninaktiven Makroadenome bestehenden Wachstumstendenz von allerdings nur geringem Ausmaß kann gerade bei älteren Patienten ohne Kompromittierung des Chiasma opticum ein konservatives Vorgehen unter engmaschiger MRT-Kontrolle erwogen werden [27], [54].

Bei der Therapie des Prolaktinoms sind auch beim alten Menschen **Dopaminagonisten** Mittel der 1. Wahl. Hier gilt es jedoch mögliche Wechselwirkungen mit anderen Medikamenten zu bedenken und Präparatewahl sowie Einnahmemodus individuellen Bedürfnissen unter Berücksichtigung des Nebenwirkungsspektrums anzupassen (Müdigkeit, Übelkeit, Hypotension, Impulskontrollstörung). Gerade beim alten Menschen sollten sowohl vor Therapieeinleitung als auch im weiteren Verlauf regelmäßig Echokardiografien zum Ausschluss eine Klappenfibrose erfolgen. Bei nur unzureichender Größenreduktion des Tumors trotz ausgeschöpfter dopaminagonistischer Therapie muss auch im Alter ein operatives Vorgehen erwogen werden.

Bei Inoperabilität oder Rezidiv eines wachstumshormonproduzierenden Adenoms stehen Sandostatinanaloga wie Octreotid LAR oder Lanreotid zur Verfügung, zumal offenbar gerade ältere Patienten eine gute Verträglichkeit und ein gutes Ansprechen auf **Somatostatinanaloga** aufweisen [82]. Pharmakokinetisch muss die verminderte Clearance der Somatostatinanaloga bei Patienten über 60 Jahre bedacht werden, weswegen eine möglichst niedrige Dosis gewählt werden sollte [68].

Der GH-Rezeptor-Antagonist Pegvisomant(s. a. Medikamentöse Therapie) wurde bislang nicht explizit bei alten Menschen untersucht, eine Dosisanpassung ist laut Hersteller jedoch nicht notwendig. Auch für Pasireotid zur Behandlung ACTH-produzierender Tumore liegen keine ausreichenden Untersuchungen für alte Menschen vor. In Anbetracht der vermehrten Komorbiditäten, der häufiger eingeschränkten hepatischen, renalen und kardialen Funktion (insbesondere Reizleitungsstörungen) sowie der möglichen Interaktionen aufgrund der Begleitmedikation sollte in dieser Altersgruppe mit der niedrigsten Dosierung begonnen werden.

17.1.2 Störungen der Neurohypophyse und des Flüssigkeitshaushalts im Alter

T. Bertsch

In der Neurohypophyse befinden sich die Nervenendigungen der Neurone der hypothalamischen Kerngebiete des Nucleus supraopticus (NSO) und des Nucleus paraventricularis (NPV). In diesen Nervenendigungen werden das antidiuretische Hormon (ADH) und Oxytocin freigesetzt. ADH bewirkt eine erhöhte Dichte des Aquaporin-2-Rezeptors in den Hauptzellen der Sammelrohre der Niere, was zu einer erhöhten Wasserresorption aus dem Primärharn führt.

Beim alten Menschen sind verschiedene morphologische Veränderungen wie eine Nucleolenvergrößerung und eine Zellvolumenvergrößerung der o.g. ADH-produzierenden Neurone beschrieben. Funktionell zeigt sich beim alten Menschen nach hyperosmolarer Kochsalzinfusion eine steilere Freisetzungskinetik mit höheren Peak-Konzentrationen des ADH – möglicherweise als Kompensation einer eingeschränkten Nierenfunktion [53].

Ein wichtiges Krankheitsbild beim älteren Menschen ist das **Syndrom der inadäquaten ADH-Freisetzung (SIADH)**, dessen labordiagnostisches Leitsymptom die **Hyponatriämie** darstellt (Kap. 2.12) [85]. Gerade ältere Menschen sind aufgrund

- ihrer verstärkten ADH-Antwort auf osmolare Stimuli (s.o.),
- der verminderten Fähigkeit zur Wasserausscheidung,
- der Tendenz der Niere zum Salzverlust,
- der vermehrten Einnahme von Medikamenten, die ein SIADH induzieren können,

für das SIADH respektive für eine Hyponatriämie als polyätiologisches Mischbild prädisponiert. So kann der Anteil von älteren Menschen mit Hyponatriämie bei Pflegeheimbewohnern bis zu 25% betragen. Aktuelle Arbeiten weisen darauf hin, dass schon bei leichtgradigen Hyponatriämien um 130 mmol/l die Sturzneigung und Knochenfrakturrate erhöht ist [45], [63]. Besonders auch aus diesem Grund sollte eine Hyponatriämie, als dessen Ursache bei der Hälfte der geriatrischen Rehabilitationspatienten ein SIADH zugrunde liegt, konsequent behandelt werden. Grundsätzlich unterscheidet sich dabei die Therapie der euvolämischen SIADH-induzierten Hyponatriämie beim alten Menschen nicht von der Therapie bei jüngeren Patienten (Kap. 2.12).

17.2 Schilddrüsenerkrankungen im höheren Lebensalter

17.2.1 Schilddrüsenfunktionsstörungen

C. Bollheimer

Schilddrüsenfunktionsstörungen im fortgeschrittenen Lebensalter werden als eigenständige Entität betrachtet. Zwischen den 1970er und 1990er Jahren gab es eine beträchtliche Anzahl von Beobachtungs- und Assoziationsstudien, jedoch kaum Interventionsstudien zu dieser Thematik. In der aktuellen Literatur finden sich vornehmlich Übersichtsartikel und Metaanalysen als Aufarbeitung des „historischen" Wissens zu den Schilddrüsenfunktionsstörungen im Alter [2].

Epidemiologie

Zur Häufigkeit von Schilddrüsenfunktionsstörungen im Alter gibt es für den deutschsprachigen Raum kaum verlässliche Daten.

► **Hyperthyreose.** Generell steigt gerade in Jodmangelgebieten mit zunehmendem Lebensalter die Prävalenz für (primäre) Hyperthyreosen. In der internationalen Literatur wird ab einem Lebensalter von 65 Jahren die Häufigkeit für eine manifeste Hyperthyreose mit etwa 0,5% und für eine subklinische Hyperthyreose mit 2% geschätzt. Abhängig von der regionalen Jodversorgung kann das Auftreten hyperthyreoter Störungen bis um den Faktor 10 variieren, sodass für den deutschsprachigen Raum im höheren Lebensalter von einer Gesamtprävalenz von etwa 5% für manifeste und subklinische Hyperthyreosen ausgegangen werden sollte. Die Konversionsrate von einer subklinischen in eine manifeste Hyperthyreose wird im fortgeschrittenen Lebensalter mit etwa 1% pro Jahr geschätzt [67].

► **Hypothyreose.** Häufigkeitsabschätzungen zu den hypothyreoten Stoffwechselstörungen im Alter gestalten sich noch schwieriger. Ungeachtet diverser methodischer Einwände ist generell von einer physiologischen altersbedingten Rechtsverschiebung des oberen Referenzbereiches für den TSH-Wert auszugehen [2]. In den meisten Studien wird die Grenze zur primären (subklinischen) Hypothyreose beim älteren Menschen noch immer bei TSH-Werten von 4,5 mIU/l (besser wären 10 mIU/l, s.u.) gezogen, worauf Prävalenzangaben von 5–15% beruhen. Eine vielbeachtete Analyse der durchschnittlich 75 Jahre alten Studienpopulation aus der Cardiovascular Health Study ergab im Alter ein Verhältnis zwischen manifester (Häufigkeit 0,6%) und subklinischer (Häufigkeit 12,8%)

Hypothyreose von 1:20, wobei etwa doppelt so viele Frauen wie Männer erkrankt waren. Interessanterweise zeigt dieselbe Studie im 2-jährigen Longitudinalverlauf eine Reversibiltät der subklinischen Hypothyreose in fast 50 % der Fälle [74].

Definition

Die in Kap. 3 gegebenen Definitionen für die laborchemischen Befunde Hyperthyreose und Hypothyreose gelten identisch auch für die Gerontothyreologie. Einziger Unterschied ist eine eher aus der therapeutischen Perspektive heraus geführte Debatte um den TSH-Wert bei der Grenzziehung zur primären subklinischen Hypothyreose mit Behandlungsbedürftigkeit. Hier wird zwischenzeitlich größtenteils ein TSH-Wert von ≥ 10 mIU/l empfohlen (s. u.) [61].

Klinik

▶ **Hyperthyreose.** Beim betagten Menschen geht eine Hyperthyreose nicht wie beim jungen Menschen obligat mit der syndromalen Konstellation mehrerer sympathikusbetonter Symptome und Befunde einher. So treten die typischen Hyperthyreose-Zeichen, wie Palpitationen, Tachykardie, Nervosität und Wärmeintoleranz, im Alter nur in etwa einem Drittel bis zur Hälfte (bei Wärmetoleranz noch viel seltener) der Fälle auf. Häufiger ist im Alter eine unspezifische Oligosymptomatik mit entweder kardialer, gastroenterologischer oder muskuloskelettaler Symptomakzentuierung. Geriatrierelevant ist weiter eine Assoziation zwischen subklinischer/manifester Hyperthyreose und Osteoporose. Inwieweit eine Hyperthyreose mit einer erhöhten kardiovaskulären Morbidität (Ausnahme: Vorhofflimmern) oder einer Demenzentwicklung verbunden ist, ist auch nach mehreren aktuell erschienenen Metaanalysen nicht endgültig geklärt [9].

▶ **Hypothyreose.** Ähnlich wie die Hyperthyreose tritt auch die Hypothyreose beim alten Menschen mehrheitlich oligosymptomatisch und unspezifisch in Erscheinung (z. B. Müdigkeit, Muskelschwäche). Hypothyreote Kardinalsymptome wie Kälteintoleranz und Gewichtszunahme finden sich nur vereinzelt; selbst die Obstipation ist beim Betagten mit Hypothyreose deutlich seltener als beim jungen Menschen. Eine klinisch-relevante Assoziation zwischen Hypothyreose und kardiovaskulärer Gesundheit gibt es im Alter wahrscheinlich nicht; auch eine gemeinhin angenommene kausale Verknüpfung zur Demenzentwicklung ist fraglich [33].

Ursachen

▶ **Hyperthyreose.** In etwa zwei Drittel der Fälle ist eine multifokale Autonomie die Ursache einer Hyperthyreose im Alter; in etwa 10 % liegt ein unifokales Adenom zugrunde. Andere Entitäten, wie Morbus Basedow, Thyreoiditis-bedingte Schilddrüsendestruktionen mit transienten Leckage-Hyperthyreosen oder auch die beiden Typen der amiodaroninduzierten Thyreotoxikose (Amiodaroninduzierte Schilddrüsendysfunktion) sind zwar selten, aber auch im Alter nicht à priori auszuschließen. Sekundäre, hypothalamisch-hypophysär bedingte Hyperthyreosen sind in Einzelfallberichten mitgeteilt. Klinisch relevant ist allerdings auch im Alter eine faktitielle (subklinische) Hyperthyreose: In der bereits oben erwähnten Cardiovascular Health Study fand sich eine Überdosierung bei etwa 40 % aller mit Schilddrüsenhormon Substituierten [73].

▶ **Hypothyreose.** Eine Hypothyreose im Alter entwickelt sich in den allermeisten Fällen auf dem Boden einer (evtl. schon lange bestehenden) Hashimoto-Thyreopathie. Eine Schilddrüsenunterfunktion infolge extremen Jodmangels oder einer medikamentenbedingten Nebenwirkung (Lithium, Amiodaron, Tyrosinkinase-Inhibitoren, unreflektierte thyreostatische Therapie) stellt eher die Ausnahme dar, wohingegen eine Untersubstitution bei Vergessen der Medikamenteneinnahme klinisch-geriatrischer Alltag ist. Sekundäre Hypothyreosen sind insbesondere bei neurogeriatrischen Grunderkrankungen (Schlaganfall etc.) in die differenzialdiagnostische Betrachtung mit aufzunehmen.

Diagnostik

Für die bei klinischem Verdacht primär anstehende Verifizierung einer Schilddrüsenfunktionsstörung sind nur wenige gerontothyreologische Besonderheiten zu beachten.

▶ **Hyperthyreose.** Im Gegensatz zum jüngeren Patienten finden sich bei der Altershyperthyreose häufig nicht beide Schilddrüsenhormonwerte erhöht, sondern entweder nur das FT 4 oder das FT 3. Die T 3-Thyreotoxikose, d. h. die isolierte Erhöhung von FT 3 (bei dann meist auch niedrig normalem FT 4) wird als ein – freilich nur selten anzutreffendes – Spezifikum des Alters erachtet. Als Ursache für die T 3-Thyreotoxikose werden bereits Liothyronin (T 3) ausschüttende Schilddrüsenadenome angenommen, die durch Suppression der übrigen Schilddrüse die „gesunde" Ausschüttung von Levothyroxin verhindern. Bei der Laborkonstellation einer subklinischen primären Hyperthyreose kann es sich prinzipiell um einen Überlagerungseffekt von manifester Hyperthyreose und Nonthyroidal Illness Syndrome (NTIS) (Kap. 3.6.6) handeln. Ähnliche Laborkonstellationen (deutlich erniedrigtes TSH mit nur mäßig erhöhtem FT 4 bzw. FT 3) können vereinzelt auch bei manifester Hyperthyreose und neu begonnener Therapie mit Glukokortikoiden oder Dopaminagonisten beobachtet werden.

▶ **Hypothyreose.** Die laborchemische (Differenzial-)Diagnostik der Hypothyreose (primäre, sekundäre Hypothyreose, NTIS, neu begonnene Therapie mit Glukokortikoiden, Dopaminagonisten) weist beim Betagten bis auf die ungeklärte Frage nach dem altersspezifischen – therapierelevanten – Referenzwert für TSH keine Besonderheiten auf.

Generell gilt auch in der Geriatrie, dass nach laborchemischer Bestätigung einer Schilddrüsenfunktionsstörung eine konzise ätiologische Abklärung mit ggf. Autoimmunlabor, Ultraschall, Feinnadelpunktion, Szintigrafie etc. folgt.

Therapie

▶ **Hyperthyreose.** Die primäre Behandlung der Hyperthyreose ist bei Ausschluss der seltenen Leckage-Hyperthyreose thyreostatisch-medikamentös. Bei entsprechenden Symptomen/Befunden (z. B. Vorhofflimmern) kann auch bei der subklinischen Hyperthyreose der probatorische Beginn einer thyreostatischen Therapie gerechtfertigt sein. Thiamazol und Carbimazol sind die Mittel der Wahl, was u. a. an dem geringen Interaktionsprofil mit anderen Medikamenten sowie der Möglichkeit der Einmal-Täglich-Gabe und der Applizierbarkeit über eine perkutane endoskopische Gastrostomie (PEG) liegt. Propylthiouracil ist wegen der Notwendigkeit der häufigen Gabe und der mangelhaften Titrierbarkeit für die Geriatrie eher ungeeignet. Generell gilt, dass im Alter die Agranulozytosegefahr höher und im Falle einer Agranulozytose der Verlauf schwerer ist. Nach medikamentösem Erreichen einer Euthyreose ist deshalb auch beim gebrechlichen alten Menschen die Option einer definitiven ablativen Therapie gewissenhaft zu evaluieren. Bei der Radiojodtherapie kann dabei im Rahmen des Strahlenschutzes mit dem Nuklearmediziner die Möglichkeit einer Entlassung nach 48h (mit entsprechender Voranzeige) oder die Einrichtung eines passageren Kontrollbereichs diskutiert werden. Alternativ zur Radiojodtherapie gilt vor dem Hintergrund der aktuellen Literatur auch bei alten Menschen die Schilddrüsenchirurgie als sicheres Therapieverfahren [35]. Sonografisch-interventionellen Sklerosierungsverfahren bleiben allenfalls Sonderindikationen vorbehalten.

▶ **Hypothyreose.** Bei der Hypothyreose des alten Menschen beginnt man – sofern keine Notfallsituation besteht – mit einer niedrigen Initialdosis von z. B. 25 µg/d Levothyroxin. Die Dosis wird im Zwei-Wochen-Intervall und in 12,5- bis 25 µg-Schritten nach oben titriert mit einem bei der primären Hypothyreose Ziel-TSH um 2 mIU/l. Bei Vorliegen einer subklinischen Hypothyreose wird aktuell eher zur Zurückhaltung geraten und ein Substitutionsbeginn erst beim Vorliegen eines TSH-Werts ≥ 10 mIU/l und sicherer klinischer Hypothyreose-Zeichen empfohlen [62]. Die Gabe von L-Thyroxin in Tropfenform (v. a. bei PEG-Anlage) und auch die spätabendliche statt morgendliche Einnahme [10] sind im geriatrischen Alltag vorteilhaft.

17.2.2 Schilddrüsenkarzinome

R. Büttner

Nach Daten des Robert-Koch-Instituts nimmt die generelle Inzidenz des Schilddrüsenkarzinoms pro 100 000 Einwohner bei Frauen nach dem 60. Lebensjahr von etwa 15–20 Fällen auf gut 5 Fälle im Jahr bei 80-jährigen ab, bei Männern bleibt die Inzidenz hingegen ungefähr konstant bei 5–10 Fällen pro Jahr [65].

Auch beim älteren Menschen sind die differenzierten Schilddrüsenkarzinome die weitaus häufigste Entität; die klinische Präsentation, Diagnostik und das therapeutische Management unterscheiden sich hier nicht grundsätzlich zwischen jüngeren und älteren Patienten. Die Hemithyroidektomie bei differenzierten pT 1a-Karzinomen bzw. die totale Thyroidektomie mit adaptierter Lymphknotendissektion und nachfolgender Radiojodtherapie sind Standard, wobei Letztere an Leber- und Nierenfunktion angepasst und ggf. bei multimorbiden und/oder dementen Patienten eine individuelle Abwägung zwischen Nutzen und Aufwand einer rein adjuvanten Radiojodtherapie erfolgen muss. Die Prognose ist auch im mittleren und höheren Lebensalter mit einer 10-Jahres-Mortalität je nach histologischer Differenzierung von 50–80 % gut, allerdings schlechter als bei jüngeren Vergleichspatienten mit 10-Jahres-Überlebensraten von mehr als 90 % [7]. Besonders größere Karzinome und Lymphknotenmetastasen sind bei älteren Patienten mit einer Übersterblichkeit assoziiert [90].

Auch beim im Alter sehr seltenen medullären Schilddrüsenkarzinom gleichen sich bei operablen älteren und jüngeren Betroffenen die diagnostischen und operativen Vorgehensweisen (Kap. 3.7), wobei je nach Allgemeinzustand und Patientenwunsch ein individuelles Vorgehen im Hinblick auf die Invasivität von operativen und onkologisch-pharmakologischen Maßnahmen beachtet werden sollte.

Die seltenen wenig differenzierten bzw. anaplastischen Schilddrüsenkarzinome (Inzidenz 1–2 pro 10^6 Einwohner pro Jahr) treten häufiger bei älteren Patienten auf; das mittlere Manifestationsalter liegt bei etwas über 70 Jahren. Anaplastische Karzinome wachsen rasch und aggressiv und werden meist bei der klinischen Untersuchung als große Raumforderung im Schilddrüsenbereich getastet. In etwa zwei Dritteln der Fälle liegt bereits bei Diagnosestellung eine lymphogene Metastasierung, in etwa einem Drittel eine Fernmetastasierung vor [66]. Je nach Tumorstadium und Allgemeinzustand sollten bei einer individuellen Tumorboard-Entscheidung operative Verfahren, Radiotherapie und Chemotherapie in multimodalen Konzepten eingesetzt werden [72].

17.3 Geriatrierelevante Störungen des Kalziumstoffwechsels

17.3.1 Vitamin D in der Geriatrie

C. Sieber

Die Wichtigkeit von Vitamin D – eigentlich ein Pro-Hormon – wird in der Geriatrie in den letzten Jahren wohl zu Recht sehr betont [8]. Das beim Menschen physiologisch vorkommende Vitamin D ist das Vitamin D_3 (Cholecalciferol) mit einer eigenen Pharmakokinetik [43]. Die Haut älterer Menschen kann aus UV-Licht weniger Vitamin D_3 synthetisieren als die jüngerer Menschen. Diese mit normalem Alter einhergehende Syntheseminderung ist wohl wichtiger als die durch eine eingeschränkte Nierenfunktion reduzierte Hydroxylierung des 1- zu 1,25-Cholecalciferol. Dies gilt nicht nur für die durch „Normal Aging" bedingte Abnahme der Nierenfunktion, sondern auch für die meisten im Alter beobachteten Nierenerkrankungen.

Zusätzlich nimmt die durchschnittliche Sonnenexposition in höherem Alter ab, da sich Betagte – auch in südlichen Ländern – aufgrund eingeschränkter Mobilität weniger im Freien aufhalten. So ist die Inzidenz des **Vitamin-D-Mangels** (< 50 nmol/l) bei Betagten und vorab Hochbetagten („Oldest-old": > 80 Jahre) unabhängig ihrer Wohnsituation sehr hoch. Zahlen gehen hier bis zu 80 % [22], [24].

Eine Prävention der **Osteoporose** (Kap. 4.1) mittels einer adäquaten Vitamin-D- und Kalzium-Zufuhr ist auch insofern wichtig, da eine langfristige (> 5 Jahre) Therapie mittels spezifischer Antiosteoporotika mit nicht vernachlässigbaren Nebenwirkungen verbunden sein kann. Ein Spezifikum des älteren Menschen ist auch seine Multimorbidität, und hierbei ist die Osteoporose meist eben nur eine von mehreren Erkrankungen (vgl. z. B. Problematik der möglichen Revertierung des Bisphosphonateffekts unter gleichzeitiger Protonenpumpenblocker-Therapie).

Neben der Osteoporose respektive Osteomalazie ist auch die Abnahme der Muskelmasse ein altersassoziiertes Phänomen. Überschreitet die Abnahme der fettfreien Masse jedoch ein gewisses Ausmaß, so spricht man von **Sarkopenie.** Zur Diagnose wird die Messung der Muskelmasse (aktuell meist DXA) sowie der Nachweis entweder einer verminderten Gehgeschwindigkeit (< 1 m/s) oder einer verminderten Handkraft [18], [29] benötigt. Relevant im Zusammenhang mit Vitamin D ist die Sarkopenie insofern, als dass die Skelettmuskulatur selbst viele Vitamin-D-Rezeptoren aufweist [16] und der Effekt einer Vitamin-D-Substitution zur Verhinderung von peripheren osteoporotischen Frakturen wohl auch stark vom Erhalt oder der Verbesserung der muskulären Funktionalität respektive der Sturzneigung abhängt [37].

Mit einem Vitamin-D-Mangel werden weitere im Alter häufig gesehene Krankheiten in Verbindung gebracht. Wenngleich sich hier nach dem aktuellen „Vitamin-D-Hype" wohl noch einiges relativieren wird, so sind es insbesondere folgende bei Älteren zu beobachtende Krankheiten, die bislang mit einem Vitamin-D-Mangel assoziiert werden:

- kolorektales Karzinom
- Herz-Kreislauf-Krankheiten
- Demenz

Insgesamt scheint ein niedriger Vitamin-D-Spiegel auch mit **erhöhter Gebrechlichkeit** (sog. **Frailty**) und **Mortalität** verbunden zu sein [86].

Aufgrund der Häufigkeit eines Vitamin-D-Mangels bei älteren Menschen und damit verbundener Pathologien wie Osteoporose und Sarkopenie, die beide die Funktionalität und damit Selbstständigkeit Betagter stark einschränken können, empfiehlt sich die enge Zusammenarbeit in interdisziplinären Teams. Diese beinhalten neben der Geriatrie mit ihrem multidisziplinären Team auch die Endokrinologie, Unfallchirurgie, Orthopädie sowie auch die Ernährungsmedizin.

Die tägliche Menge zur Substitution eines bestehenden Vitamin-D-Mangels wird sich wohl von aktuell mindestens 800 IE [23] auf eher 2000 IE hin bewegen [13]. Inwieweit für fragile ältere Menschen höhere Vitamin-D-Spiegel und somit auch höhere Substitutionsdosen sinnhaft sind, wird aktuell diskutiert [64]. Die für den Knochen zusätzlich notwendige Menge an Kalzium sollte, wenn immer möglich, über die Ernährung erfolgen. Bei Hypoazidität ist der Verwendung von Kalziumglukonat oder -citrat dem Kalziumcarbonat wegen der höheren Effizienz bei oraler Aufnahme der Vorzug zu geben. Aufgrund rezenter Daten über den Zusammenhang zwischen erhöhter Kalziumzufuhr und kardiovaskulären Ereignissen ist eine moderate Dosierung im Alter anzustreben [17].

Wer soll nun substituiert werden? Hierzu ist zu bemerken, dass die Grenzwerte für einen Vitamin-D-Mangel zwar recht gut im Hinblick auf (periphere) Frakturen definiert sind (s. o.), für andere Endpunkte die Datenlage aber noch ungenügend ist und auch die Validität verschiedener Bestimmungsmethoden in letzter Zeit zu Diskussionen Anlass gegeben haben. Dennoch sollte bei (Hoch-)Betagten, vor allem wenn sie in einem Pflegeheim leben, eine Vitamin-D-Substitution großzügig eingeleitet werden.

17.3.2 Primärer Hyperparathyreoidismus (pHPT) im höheren Lebensalter

R. Büttner

Der primäre Hyperparathyreoidismus (pHPT) ist eine relativ häufige Erkrankung der Nebenschilddrüsen, die durch eine autonome Sekretion von Parathormon mit nachfolgender Hyperkalzämie und Hypophosphatämie gekennzeichnet ist.

Epidemiologie

Die Erkrankung zeigt eine deutliche Altersabhängigkeit mit höchsten Inzidenzzahlen und Hospitalisierungsraten bei postmenopausalen Frauen (ca. 50–60 Fälle pro 100 000 Einwohner) im Vergleich zu anderen Bevölkerungsgruppen (5–10 Fälle pro 100 000 Einwohner) [1].

Klinik und Diagnostik

Die **Symptomatik** des pHPT ist beim älteren Menschen oft untypisch: Klassische Symptome wie Nierensteine oder gastrointestinale Beschwerden sind relativ selten, während eine (sekundäre) Osteoporose sowie Lethargie, neuropsychiatrische Symptome und polyuriebedingte Exsikkose häufig vorliegen. Wegen dieser unspezifischen Symptomatik kann die Erkrankung übersehen werden, zumal auch – bei ausschließlicher Messung des Gesamtkalziums – die kennzeichnende Hyperkalzämie u. U. durch einen ausgeprägten Eiweißmangel, z. B. im Rahmen einer Malnutrition beim älteren Menschen, verschleiert sein kann. Gerade ein Vitamin-D-Mangel sollte in jedem Fall ausgeschlossen werden [81].

Die **Diagnose** des pHPT beruht auch beim alten Menschen auf der gleichzeitigen Erhöhung von (albuminkorrigiertem oder freiem) Kalzium und Parathormon bei normaler bis erhöhter Kalziumausscheidung im Urin. Bei älteren Patienten scheinen dabei im Mittel deutlichere Parathormonerhöhungen vorzuliegen, wobei keine lineare Abhängigkeit zum Kalziumspiegel besteht [77]. Die Lokalisationsdiagnostik mittels Nebenschilddrüsensonografie, ggf. -Szintigrafie und MRT des Halses, unterscheidet sich nicht zwischen älteren und jüngeren Patienten (Kap. 19.4.4).

Therapie

In jedem Lebensalter werden symptomatische Erkrankungen mittels operativer Entfernung des/der Nebenschilddrüsenadenome behandelt. Asymptomatische Formen können nach den Empfehlungen der Fachgesellschaften in bestimmten Situationen beobachtet werden. Die Indikationen zur Operation (z. B. Kalziumerhöhung von mehr als 0,25 mmol/l über der oberen Normbereichsgrenze, Osteoporose, neuropsychiatrische Symptome etc.) sollten auch beim älteren Patienten beachtet werden, da in Anbetracht der modernen, minimal invasiven Therapieverfahren ein therapeutischer Nihilismus nicht gerechtfertigt ist. Bei limitierter Prognose, erhöhtem OP-Risiko oder Ablehnung der Operation kann eine symptomatische Kalziumsenkung durch Infusionstherapie, Bisphosphonate und das Kalzimimetikum Cinacalcet erreicht werden.

17.4 Nebennierenerkrankungen im Alter

R. Büttner

Nebennierenerkrankungen inkl. ihrer potenziell übergeordneten hypophysären Störungen werden beim alten Menschen eher selten diagnostiziert. Dies gilt sowohl für den Mangel an Nebennierenhormonen, den Morbus Addison, als auch für deren endogene Mehrsekretion bei Erkrankungen der Nebennierenrinde (z. B. idiopathischer Hyperaldosteronismus/Conn-Syndrom, adrenales Cushing-Syndrom) und des Nebennierenmarks (Phäochromozytom), die im Folgenden geriatriespezifisch dargestellt werden sollen.

17.4.1 Nebennierenrinden-Insuffizienz im Alter

Prospektive Daten zur Prävalenz, Inzidenz und spezifischen Ätiologie des Morbus Addison im höheren Lebensalter liegen nur ungenügend vor. Ausgehend von retrospektiven Untersuchungen ist die Erstmanifestation nach dem 70. Lebensjahr eine Rarität. Ätiologisch gewinnen in dieser Altersgruppe destruierende Prozesse wie die Nebennierentuberkulose oder primäre/sekundäre Nebennierenmalignome an Bedeutung [5]. Die klinische Präsentation des Morbus Addison mit AZ-Verschlechterung, Müdigkeit, Gewichtsverlust, Bauchschmerzen, Hyponatriämie etc. ist oft unspezifisch, sodass es schon beim jüngeren Menschen zu einer erheblichen Latenz zwischen Symptombeginn und Diagnosestellung kommt. Beim geriatrischen Patienten kann diese Symptomatik durch Fehlernährung oder begleitende Erkrankungen des Gastrointestinaltrakts, gerontopsychiatrische Syndrome, Elektrolytstörungen bei Multimedikation etc. komplett verschleiert werden. Bei unklaren Situationen empfiehlt sich daher immer eine weitere Diagnostik, z. B. mittels ACTH-Test (Kap. 21.5.1). Nach Diagnose einer Nebennierenrinden-Insuffizienz gelten die gleichen Regeln zur Substitution mit Hydrokortison und Fludrokortison wie bei jüngeren Patienten (Kap. 5.6.6); eine Übertherapie sollte in Anbetracht des Osteoporose-Risikos vermieden werden.

17.4.2 Adrenale Überfunktion im Alter

Die Mehrsekretion von Nebennierenhormonen ist klinisch in aller Regel mit einer arteriellen Hypertonie verbunden. Die Abklärung einer solchen hormonellen Störung – als möglicherweise kausal therapierbare Ursache einer sekundären Hypertonie – unterbleibt jedoch im Alter oft. Zum einen sind die bekannten, prinzipiell spezifischeren Symptome beim alten Menschen oft atypisch ausgeprägt oder fehlen ganz, zum anderen besteht allgemein im Alter eine größere Zurückhaltung in der diagnostischen Abklärung, auch aufgrund der erhöhten Komplexität bei überlagernden Komorbiditäten und Multimedikation. Nichtsdestoweniger sollte bei therapierefraktärer Hypertonie trotz ausdosierter antihypertensiver Mehrfachkombinationen zumindest eine entsprechende Basisdiagnostik erfolgen.

17.4.3 Primärer Hyperaldosteronismus inkl. Conn-Syndrom

Die Epidemiologie des Hyperaldosteronismus im Alter ist dürftig, auch da viele Studien eine obere Altersgrenze von 75–80 Jahren festlegen [38]. Im deutschen Conn-Register waren 2009 gut 10 % aller Patienten älter als 70 Jahre und weniger als 2 % älter als 80 Jahre [69]. Auch in dieser Altersgruppe ist der Aldosteron/Renin-Quotient (ARQ) grundsätzlich ein geeignetes Screening-Instrument, wobei die bekannten Fehlerquellen wie Hypokaliämie, mangelnde Kochsalzzufuhr, Interaktionen mit Antihypertensiva und Diuretika beim alten Menschen besonders zu beachten sind. Der ARQ steigt physiologischerweise mit dem Alter an, bleibt aber beim Gesunden unterhalb des oft zitierten Cut-off-Werts von 50 [39]. Auch bei älteren Patienten verbessert die Kombination aus erhöhtem ARQ und erhöhtem Aldosteronspiegel die Treffsicherheit des Screenings [88]. Die notwendigen Bestätigungs- und Lokalisationstests und bildgebenden Verfahren sind altersunabhängig. Auch die Therapie des Hyperaldosteronismus (Adenomresektion beim Conn-Syndrom, Aldosteronantagonisten bei idiopathischem Hyperaldosteronismus) folgt im Alter den allgemeinen Grundsätzen, muss aber in Abhängigkeit von der jeweiligen Komorbidität individualisiert werden.

17.4.4 Hyperkortisolismus

Auch hier gibt es kaum Daten zur Häufigkeit des Hyperkortisolismus im Alter; Patienten mit adrenal bedingter Kortisolmehrsekretion sind aber im Durchschnitt älter als Patienten mit hypophysär bedingtem Morbus Cushing [80]. Neben der Abklärung einer sekundären arteriellen Hypertonie sollte auch bei verdächtigen klinischen Symptomkombinationen wie atypisch verteilter Adipositas oder Diabetes mellitus mit Osteoporose oder Myopathie und typischen Hautzeichen ein Hyperkortisolismus beim älteren Menschen ausgeschlossen werden. Ein adrenaler Kortisolexzess kann beim geriatrischen Patienten mit vertretbarem Aufwand durch den 1-mg-/8-mg-Dexamethason-Suppressionstest bzw. den CRH-Test nachgewiesen werden; die Messung der Kortisolausscheidung im Sammelurin ist methodisch eher anfälliger. Auch die Serum- oder Speichel-Mitternachts-Kortisolmessung ist beim älteren Menschen möglich, wobei in diesem Kollektiv kaum etablierte Cut-off-Werte existieren.

Der Hyperkortisolismus geht mit einer deutlich erhöhten Morbidität und Mortalität einher [20], sodass auch beim alten Menschen eine klare Behandlungsindikation besteht. Bei typischer Schnittbildgebung und Operabilität werden kortisolproduzierende Adenome in der Regel operativ, soweit möglich laparoskopisch, entfernt. Als konservative Therapie kommen z. B. Inhibitoren der Kortisolsynthese wie Mitotane oder Ketoconazol und ggf. auch der Glukokortikoidrezeptor-Antagonist Mifepriston infrage.

17.4.5 Phäochromozytom

Phäochromozytome sind sehr seltene Tumore des Nebennierenmarks, die in der Mehrzahl der Fälle vor dem 50. Lebensjahr entdeckt werden. Sie können aber prinzipiell in jedem Lebensalter vorkommen und sind bei älteren Patienten häufiger asymptomatisch [46]. Auch im höheren Alter können hereditäre Phäochromozytome auftreten. Die Wahrscheinlichkeit wurde allerdings bei über 50-Jährigen auf weit unter 5 % geschätzt [52], sodass eine Gendiagnostik hier diskussionswürdig erscheint. Die Screening-Diagnostik mittels Nor-/Metanephrinbestimmung im Plasma bzw. der Katecholaminausscheidung im Urin (Kap. 5.2.6) ist gerade beim alten Patienten anfällig: Messmethode, Präanalytik, Ernährung und Komedikationen (trizyklische Antidepressiva, Levodopa, Alpha-/Betablocker etc.) können zu falsch positiven Befunden führen. Die Plasmanormetanephrinspiegel steigen mit dem Alter an, adaptierte Grenzwerte wurden von Eisenhofer et al. kürzlich angegeben [26]. Nach der Lokalisationsdiagnostik mittels MRT oder CT und MIBG-Szintigrafie bzw. PET-Diagnostik ist eine Tumorresektion nach vorheriger Phenoxybenzamin-Blockade in Anbetracht der erhöhten Morbidität und Mortalität auch bei älteren Patienten die Regel, falls Operabilität besteht. Das Vorgehen folgt hier insgesamt den allgemeinen Empfehlungen (Kap. 5.2.6, Kap. 5.2.7).

17.5 Late-Onset-Hypogonadismus (LOH) des Mannes

C. Bollheimer

Eine der Menopause vergleichbare regelhafte Andropause gibt es nicht. Der Late-Onset-Hypogonadismus beim Mann (LOH), dem als Ausschlussdiagnose ein übermäßiger altersassoziierter Rückgang der Testosteronproduktion zugrunde liegt, betrifft nur einen geringen Anteil der Männer jenseits des 40. Lebensjahres. Alternativbezeichnungen für den LOH, wie Age-related Testosterone Deficiency Syndrome (TDS) oder (partielles) Androgendefizit des alternden Mannes ([P]ADAM) sind mittlerweile überkommen. Ungeachtet regelmäßiger, meist konzertierter Updates durch internationale urologisch-andrologische Fachgesellschaften [51], [84] steht der LOH als eigenständige Entität nach wie vor auf dem Prüfstand. Zentrale Kritikpunkte sind dabei die geringe Spezifität bei den zur Diagnose führenden Symptomen und die seit Ende 2013 [30], [83] wieder neu entfachten Risikobedenken bei der Testosteron-Supplementation.

17.5.1 Epidemiologie

Betrachtet man den LOH sensu stricto als ein primär sexualmedizinisch geprägtes Syndrom mit zugleich laborchemischem Nachweis von Testosteronspiegeln unter 11 nmol/l (Gesamttestosteron) bzw. 220pmol/l (freies Testosteron), so ist in der 5. Lebensdekade nur etwa jeder 1000. Mann und in der 8. Lebensdekade etwa jeder 20. Mann betroffen [87].

17.5.2 Definition, Klinik und Diagnose

Per definitionem müssen für die Diagnosestellung eines LOH neben dem laborchemischen Nachweis eines (nicht anderweitig zu erklärenden) altersassoziierten Androgendefizits auch eindeutige anamnestische und/oder klinische Hinweise für einen Hypogonadismus vorliegen. Leider wird für Letzteres noch immer eine weite Spanne unspezifischer Symptome, Befunde und Komorbiditäten (s. u.) akzeptiert [51], [76]. Dies steht im Widerspruch zu den Erkenntnissen aus der für den LOH richtungsweisenden EMAS-Studie [87], nach der für die Diagnose lediglich folgende sexualmedizinsiche Symptomentrias relevant ist:

- Libidoverlust
- beeinträchtigte Erektionsfähigkeit respektive Impotentia coeundi
- Ausbleiben morgendlicher Gliedtumeszenzen (< 1 × /Monat)

Im Sinne einer rationellen Diagnostik ist es daher sinnvoll, erst nach Verifizierung der o. g. Trias nach anderen Assoziationen und Komorbiditäten zu fahnden. Hierzu zählen dann

- eine verminderte Knochendichte mit evtl. zusätzlichem Vitamin-D-Mangel,
- Adipositas mit Insulinresistenz sowie Veränderungen in der Körperzusammensetzung zuungunsten der Muskelmasse (und Muskelkraft),
- affektive und kognitive Störungen (Depression, Schlafstörungen, Fatigue oder auch Mild Cognitive Impairment [MCI] als Vorstufe zur Demenz).

Der 2. Baustein zur Diagnose eines LOH ist der laborchemische Nachweis eines Androgendefizits. Nach Empfehlungen der Endocrine Society orientiert man sich hierfür altersunabhängig an der Untergrenze des Referenzbereiches für Gesamttestosteron bei jungen Männern [6]. Uneinigkeit herrscht dabei allerdings über den konkreten Schwellenwert, der zwischen 8 und 12 nmol/l (entsprechend 230–345 ng/dl) angesetzt wird. Bei einem Gesamttestosteronwert > 15 nmol/l (432 ng/dl) kann nach allgemeiner Auffassung jedoch ein LOH sicher ausgeschlossen werden. Sofern sich also der gemessene Gesamttestosteronwert im „Graubereich" zwischen 8 und 12 (15) nmol/l bewegt und klinisch eindeutige Hypogonadismussymptome (s. o. Trias) vorliegen, macht es für die Diagnosestellung Sinn, zusätzlich das freie Testosteron mit einem Schwellenwert von 225 pmol/l (65 pg/ml) mit zu berücksichtigen [15], [84]. Auch wenn die zirkadiane Schwankung des Testosteronspiegels im fortgeschrittenen Alter offenbar weniger stark ausgeprägt ist [11], sollten für die Diagnose eines LOH nur Testosteronwerte aus morgendlich-nüchternen Blutentnahmen berücksichtigt werden. Endokrinologisch bleibt der LOH immer eine Ausschlussdiagnose mit ggf. Notwendigkeit einer breiteren Differenzialdiagnostik (Gonadotropine, Prolaktinbestimmung etc., Kap. 7.1.5).

17.5.3 Therapie

Die Indikation zur Testosteronsupplementation bei LOH wird in Nutzen-Risiko-Abwägung aktuell insgesamt eher zurückhaltend beurteilt, was 2 wesentliche Gründe hat:

- Erstens ist der LOH, auch wenn er vornehmlich im fortgeschrittenen Lebensalter, d. h. jenseits der 7. Lebensdekade, auftritt (s. o.), nach der oben erwähnten EMAS-Studie keine geriatrische, sondern eher eine sexualmedizinisch geprägte Entität [87]. Ungeachtet der Tatsache, dass in Beobachtungsstudien teilweise eine Assoziation zwischen einem Androgendefizit und zentralen geriatrische Syndromen, wie Frailty (Gebrechlichkeit), Sarkopenie (Verlust an Muskelmasse, -kraft, und -funktion), Immobilität und Sturzneigung gesehen wurde, erbrachten die wenigen RCTs zum Einfluss einer Testosteronsupplementation auf diese Syndrome – wenn überhaupt – geringe Effekte. Insofern ist eine probatorische Behandlung o. g. geriatrischer Syndrome mit Testosteron auch obsolet [40].
- Neben einer besonderen Vigilanz hinsichtlich Propagation eines (präexistenten) Prostatakarzinoms, Polyglobulie und Schlaf-Apnoe-Syndrom rückt bei der Verordnung von Testosteron beim älteren Mann zunehmend die Frage nach der kardiovaskulären Sicherheit in den Mittelpunkt: Ungeachtet anders lautender Beobachtungsstudien musste bereits 2010 die sog. TOM-Studie, welche den Einfluss einer Testosteronsupplementation auf die Muskelkraft bei Männern über 65 Jahre mit Mobilitätseinschränkungen und Androgendefizit untersuchte, wegen vermehrten Auftretens kardiovaskulärer

Ereignisse in der Verum-Gruppe vorzeitig abgebrochen werden [3]. Dieses unerwartete Ergebnis vermehrter kardiovaskulärer Zwischenfälle unter neu etablierter Testosteronsupplementation im fortgeschrittenen Lebensalter wurde zunächst durch die (teilweise berechtigte) methodische Kritik an der TOM-Studie relativiert. Allerdings unterstreichen 2 im November 2013 [83] bzw. Januar 2014 [30] erschienene Beobachtungsstudien in eindrücklicher Weise diese Sicherheitsbedenken.

Merke **M!**

Resümierend sollte deshalb zum jetzigen Zeitpunkt eine Behandlung des LOH mit Testosteron bei über 65-Jährigen nur als wohlbegründete Einzelfallentscheidung und nach entsprechender Aufklärung erfolgen.

17.6 Geriatrische Aspekte bei der Behandlung des Diabetes mellitus

17.6.1 Therapieziele bei der Diabetesbehandlung im fortgeschrittenen Lebensalter

D. Kopf

Klassische Therapieziele des Diabetes mellitus beziehen sich auf die Kontrolle kardiovaskulärer Risikofaktoren (Kontrolle des Blutzucker- und Lipidstoffwechsels, Körpergewicht, Blutdruck) und auf die Vermeidung neuropathischer Komplikationen wie des diabetischen Fußsyndroms. Rationale für diese Therapieziele sind ältere Daten, die eine schlechte Kontrolle kardiovaskulärer Risikofaktoren mit einer erheblichen Verkürzung der Lebenserwartung in Verbindung bringen.

Bereits im mittleren Lebensalter wirkt sich die Kontrolle dieser Risikofaktoren erst nach einigen Jahren nachhaltig günstig auf relevante Endpunkte aus. Für die Blutzucker- und HbA1c-Kontrolle zeigt sich eine klinisch relevante Risikoreduktion von Herzinfarkten und Schlaganfällen in Daten der UKPDS und auch der DCCT/EDIC-Studie erst ca. 10 Jahre nach Beginn der Intervention [41], [59]. Zwar hat ein zunehmender Teil der älteren Bevölkerung noch eine beträchtliche verbleibende Lebenserwartung, die nicht unterschätzt werden darf. Beispielsweise hat eine 80-jährige Frau in Deutschland im Mittel noch eine Lebenserwartung von knapp 10 Jahren, für Menschen mit noch guter Gesundheit und hohem funktionellem Status liegt sie sogar deutlich höher. Aber für einen beträchtlichen Teil der älteren Menschen ist die Lebenserwartung wesentlich stärker begrenzt. Damit ist es nicht mehr sinnvoll, Ziele anzustreben, die erst nach so langer Zeit erreicht werden können. Weiterhin gibt es kaum Evidenz für einen Nutzen der Kontrolle von Risikofaktoren bei betagten Menschen [58], andere Therapieziele als die Vermeidung eines Herzinfarkts sind für das Wohlbefinden wesentlich bedeutsamer. Bei vielfach vorliegender Multimorbidität können Therapieziele auch nicht für jede Erkrankung getrennt definiert und dann summiert werden.

Daraus folgen 2 Handlungsmaximen:

- Im höheren Lebensalter müssen diabetesspezifische Therapieziele stark individualisiert werden.
- Bei Multimorbidität müssen in einem 1. Schritt diagnoseübergreifende Therapieziele festgelegt werden. Erst in einem 2. Schritt können dann diagnosespezifische Therapieziele abgeleitet werden. Übergeordnete Therapieziele betreffen dabei
  - die Kontrolle belastender Symptome,
  - den funktionellen Status und die Selbstständigkeit,
  - die Sekundär- und Tertiärprävention.

Je geringer die verbleibende Lebenserwartung eingeschätzt wird, desto höher wird die Bedeutung der **Symptomkontrolle**, die Bedeutung der Prävention nimmt ab und verlagert sich von der Prävention langfristiger Komplikationen, wie z. B. der diabetischen Retinopathie oder Nephropathie, auf Ereignisse mit kurzfristig hohem Risiko und hoher Relevanz für den Verlust von Alltagsfunktionen (z. B. Prävention alterstypischer Infektionskrankheiten durch Impfung, etwa gegen Influenza oder Pneumokokken, Sekundärprävention eines Schlaganfallrezidiv bei Z. n. thrombembolischem Schlaganfall, Dekubitusprophylaxe bei Immobilität, Delirprävention bei eingeschränkter kognitiver Leistungsfähigkeit). **Symptomorientierte Therapieziele** mit hoher Relevanz für die Funktionsfähigkeit im Alter betreffen weiter

- den Erhalt von Mobilität und Gangsicherheit sowie die Sturzvermeidung,
- die Vermeidung von Harn- und Stuhlkontinenz,
- die Stabilisierung kognitiver Funktionen sowie von Affekt und Antrieb,
- die Vermeidung chronischer Schmerzen und die von Atemnot.

Durch diese letztgenannten Faktoren werden die Fähigkeit zur selbstständigen und selbstbestimmten Lebensführung und die Teilhabe am Leben im familiären, nachbarschaftlichen und gesellschaftlichen Umfeld erheblich mitbestimmt. Daher beeinflussen sie entscheidend die Lebensqualität im Alter. Von jedem dieser Ziele können dann diagnosespezifische Ziele für verschiedene Erkrankungen abgeleitet werden, z. B. können von einem konkreten Ziel im Bereich der Mobilität („selbstständig das Haus verlassen und einkaufen können" oder „den Transfer vom Bett in den Rollstuhl ohne Hilfe meistern") spezifische Ziele für die Behandlung einer Arthrose, einer Erkrankung der peripheren Gefäße, eines diabetischen Fußsyndroms oder einer Herzinsuffizienz abgeleitet werden.

Bei der **Festlegung diabetesspezifischer Therapieziele** müssen deshalb in der Geriatrie folgende **Gesichtspunkte** berücksichtigt werden:

- **Lebenserwartung vs. Lebensqualität:** Wenn die verbliebene Lebenserwartung begrenzt ist, sind Einschränkungen der Lebensqualität, z. B. durch unkomfortable Therapieregimes, diätetische Beschränkungen oder häufiges Glukose-Monitoring nicht mehr gerechtfertigt. Andererseits kann heute eine rüstige 80-jährige Frau noch mit einer Lebensdauer von weiteren 10–15 Jahren rechnen, sodass hier die Vermeidung von Komplikationen nicht außer Acht gelassen werden kann.
- **funktionelle und soziale Ressourcen:** Die Durchführbarkeit anspruchsvoller Therapieregimes zum Erreichen eines bestimmten Therapieziels hängt von den funktionellen Ressourcen (kognitiver Status, manuelle Geschicklichkeit für die Blutzuckerselbstkontrolle oder Injektionen, Sehkraft etc.) und von der sozialen Situation (familiäre oder pflegerische Unterstützung) ab.
- **Ernährungsstatus:** Untergewicht ist im Alter mit wesentlich höherer Morbidität und Mortalität verbunden als leichtes bis mittelschweres Übergewicht. Therapieregime, die eine Gewichtsreduktion zum Ziel haben, können nur in Ausnahmefällen für betagte Menschen empfohlen werden. Leichtes Übergewicht (bis BMI 30 kg/m^2) soll toleriert werden.
- **Therapiesicherheit/Vermeidung akut bedrohlicher Stoffwechselentgleisungen:** Je stärker ausgeprägt die Multimorbidität ist, desto höher ist die Gefährdung durch Hypoglykämien einerseits (Sympathikusaktivierung mit der Gefahr kardiovaskulärer Ereignisse) und hyperosmolare Stoffwechselentgleisungen mit der Gefahr der Exsikkose, konsekutiver Delirien und Niereninsuffizienz.

Mit einer Einteilung in 3 Gruppen älterer Patienten, entsprechend ihres funktionellen Status, ihrer Selbstständigkeit im Alter und dem Grad ihrer Multimorbidität, versuchen die Leitlinien der Deutschen Diabetesgesellschaft dieser Situation gerecht zu werden [91]. Für die Gruppe mit **gutem funktionellem Status** wird empfohlen, sich an den Leitlinien für jüngere Patienten zu orientieren. Für Patienten mit **extrem eingeschränktem funktionellem Status** ändert sich die Hierarchie der Therapieziele; die Qualität der Stoffwechseleinstellung steht hinter Aspekten der Lebensqualität zurück. Mithin ist eine Orientierung am HbA1c nicht mehr zwingend. Blutzuckerwerte müssen so eingestellt werden, dass hyperosmolare Entgleisungen und Hypoglykämien sicher vermieden werden, Therapieschemata müssen einfach sein. Oft kann dieses Therapieziel auch bei Patienten, die früher Insulin benötigt haben, durch orale Antidiabetika erreicht werden. Die Schulung richtet sich dabei vor allem an Pflegekräfte und pflegende Angehörige, die viele Aufgaben in der Diabetesbetreuung für den Patienten übernehmen. Dazwischen ist eine Gruppe mit **eingeschränktem funktionellem** Status. In dieser kann die Formulierung von HbA1c-Zielen passager hilfreich sein, wenn es darum geht, eine drohende akute Verschlechterung einer Komplikation, z. B. bei einer Wundheilungsstörung im Rahmen eines diabetischen Fußsyndroms, zu verhindern.

17.6.2 Diabetes mellitus und Demenz

D. Kopf

Diabetiker haben ein deutlich erhöhtes Risiko, an einer Demenz zu erkranken. Im Vergleich zur Allgemeinbevölkerung ist das Risiko fast verdoppelt. Das gilt für die häufigsten Arten der Demenz, für die Alzheimer und die vaskuläre Demenz. Als Ursache hierfür werden einerseits mikrovaskuläre Veränderungen im Gehirn gesehen, für die Diabetes mellitus als vaskulärer Risikofaktor mitverantwortlich gemacht wird. Andererseits gibt es auch unabhängig von einer Schädigung des Gefäßsystems enge Verbindungen zwischen Glukose-, Insulinstoffwechsel und zentralem Nervensystem. Insulinrezeptoren und insulinabhängige Glukosekanäle sind in den Bereichen des Gehirns besonders dicht, die auch für die Gedächtnisneubildung zuständig sind. Aufgrund dieser und ähnlicher experimenteller Daten besteht die Möglichkeit, dass es sich bei dem Zusammenhang zwischen Diabetes mellitus und Demenz um mehr als nur um eine sekundäre Hirnschädigung durch zu hohen Blutzucker handelt. Es wird diskutiert, ob ähnliche Stoffwechselstörungen, die in Leber, Muskel und Fettgewebe eine Insulinresistenz auslösen können, auch in Nerven- oder Gliazellen vorliegen.

Frühsymptome einer sich anbahnenden Demenz

Wegen des erhöhten Risikos sollte bei der Betreuung von Patienten mit Diabetes mellitus auf Frühzeichen einer Demenz geachtet werden. Typische Symptome einer Demenz, die von Patienten selbst oder von Angehörigen – teils widersprüchlich – berichtet werden, können zunehmende Vergesslichkeit, das Verlegen von Gegenständen, Doppelterzählen, Weitschweifigkeit, Sprachverarmung, Orientierungsstörungen, Unsicherheit in komplexeren Alltagsaktivitäten, aber auch unspezifischer Vernachlässigung von Hobbys, Interessenverlust, Verhaltens- und Wesensänderungen sein. Konkret kann dies bei Diabetikern ein für den Patienten ansonsten untypisches Vernachlässigen der Stoffwechselkontrolle oder der Fußpflege, ein Versäumen von Arztterminen, Unsicherheiten im Umgang mit Hilfsmitteln (Injektionshilfen, Blutzuckermessgeräte) betreffen. Bei der Arzt-Patienten-Kommunikation können Umständlichkeit im Denken, Weitschweifigkeit und Verständigungsschwierigkeiten mit der Notwendigkeit häufiger Wiederholungen den Verdacht erwecken. An vegetativen Symptomen tritt häufig neben einem unspezifischen Schwindel bereits im präklinischen oder

Frühstadium der Demenz ein Gewichtsverlust auf, bedingt durch eine Störung der neuroendokrinen Appetitregulation oder durch demenzbedingte Schwierigkeiten bei der Organisation der Nahrungsaufnahme [44]. Wenn eine Therapie mit Sulfonylharnstoffen, Gliniden oder Insulin durchgeführt wird, können hierdurch Hypoglykämien verursacht werden. Auch wenn zuvor nicht erreichte HbA1c-Ziele plötzlich ohne besondere Maßnahmen realisiert werden, sollte über einen ungewollten Gewichtsverlust, z. B. auf dem Boden einer Demenz, nachgedacht werden.

Demenz-Screening und Diagnostik

Ein Demenz-Screening ist indiziert, wenn Symptome auftreten, wenn eine familiäre Belastung vorliegt oder wenn der Patient selbst besorgt ist. Ein regelmäßiges Screening ab einem bestimmten Alter, ähnlich des Screenings auf Nephro-, Retino- oder Neuropathie, kann mangels Studiendaten nicht empfohlen werden. Zum Screening eignen sich neben dem inzwischen Lizenz- und kostenpflichtigen Mini-Mental-State-Test auch der frei verfügbare Uhrentest, der DemTect oder neuere Verfahren wie der MoCA-Test [56], [57].

Diabetologische Behandlungsziele bei Demenz

Im Querschnitt korreliert dennoch ein niedrigerer HbA1c mit kognitiven Funktionen [60], ohne dass ein Grenzwert identifiziert werden könnte. Da Exsikkose und Infekte, wie z. B. Harnwegsinfekte, die Gefahr eines Delirs bei bestehender Demenz erhöhen, sollten Blutzuckerwerte, die diese Komplikationen begünstigen, vermieden werden. Ein präventiver Nutzen einer strengen Diabeteseinstellung auf die Entwicklung oder Verschlechterung einer Demenz konnte bislang nicht belegt werden. Umgekehrt sind aber Hypoglykämien mit einem höheren Demenzrisiko assoziiert. Bei diesem epidemiologischen Zusammenhang besteht zwar bislang kein eindeutiger klarer Hinweis, dass Hypoglykämien Ursache für eine kognitive Verschlechterung sind – die umgekehrte Variante, dass eine beginnende kognitive Verschlechterung zu Hypoglykämien führt, ist besser belegt. In der Praxis wird daher eine Diabeteseinstellung angestrebt, die einerseits Hypoglykämien sicher vermeidet, andererseits das Risiko von symptomatischen Hyperglykämien minimiert. Als Zielwerte werden Blutzuckerwerte von 150–180 mg/dl und HbA1c-Werte von 7–8 empfohlen [91]. Die Vermeidung von Hypoglykämien gelingt besser mit Therapieschemata, die ohne Insulin, Sulfonylharnstoffe oder Glinide auskommen. Vor diesem Hintergrund erscheinen Metformin und DPP4-Inhibitoren sinnvoll, ohne dass spezifische Studien die Überlegenheit nachgewiesen hätten.

> **Merke** M!
>
> Da Flüssigkeitsverlust und Harnwegsinfekte häufige Auslöser von Delirien sind, sollten SGLT-1-Inhibitoren bis zum Vorliegen spezifischer Daten bei Patienten mit Demenz zurückhaltend eingesetzt werden.

Durch intranasale Applikation von Insulin kann unter Umgehung der Blut-Hirn-Schranke Insulin direkt ins zentrale Nervensystem appliziert werden. Bei gesunden Probanden führt dies zu einer Verbesserung kognitiver Funktionen [31]. Ob diese Strategie auch bei Demenz wirksam ist, wird aktuell im Rahmen von klinischen Studien überprüft.

Ein wichtiges Ziel bei Diabetes und Demenz ist die **Stabilisierung des Ernährungszustands**. Bei fortschreitender Demenz können Nahrungsmittel, auch wegen des Verlusts des Geruchssinns, oft nicht mehr als solche erkannt werden. Phasenweise Ablehnung der Nahrungsaufnahme durch die Patienten, andererseits ein erhöhter Kalorienbedarf bei Unruhe, stellen manchmal vor Probleme. Süße Speisen werden von Patienten oft bevorzugt. Im Interesse einer Verhinderung von Kachexie muss die Ernährung auch hinsichtlich von Kohlenhydraten mit hohem glykämischen Index liberalisiert werden. Wenn Insulin weiterhin erforderlich ist, kann ein kurz wirksames Insulin u. U. auch postprandial durch geschultes Betreuungspersonal appliziert und an die tatsächlich aufgenommene Nahrungsmenge angepasst werden. Entsprechende Schulungskonzepte für Pflegekräfte in Heimen und in der häuslichen Krankenpflege wurden evaluiert [12]. Wenn eine Demenz, insbesondere im Spätstadium, zu einer Schluckstörung führt, muss kritisch überprüft werden, ob die verbliebene Lebensqualität noch die Anlage einer PEG-Sonde rechtfertigt, zumal sich meist die Hoffnungen in diese Therapiemaßnahmen wie verbesserte Wundheilung oder Vermeidung von Infektionen nicht erfüllen [70].

Die Therapie der Demenz bei Diabetikern folgt den gleichen Prinzipien wie bei Nichtdiabetikern. Es gibt keine spezifischen Kontraindikationen für eine Therapie mit Cholinesterasehemmern oder Memantin. Die wichtigste Therapiemaßnahme für Menschen mit Demenz besteht jedoch nicht in medikamentösen Maßnahmen. Es geht vielmehr um die Schaffung einer Umgebung, die trotz eingeschränkter Orientierung den Patienten ein möglichst angstfreies Leben ermöglicht. Neben dem Schutz vor Selbstgefährdung, z. B. durch Verlaufen oder unsachgemäßen Gebrauch von Haushaltsgeräten (Herd etc.) gehört hierzu vor allem das Angebot motivierender Betätigungsmöglichkeiten, beispielsweise durch Gesprächsgruppen, Singen, Bewegung im Freien oder ähnliches. Hierdurch gelingt es oft, psychotrope Medikamente wie Neuroleptika oder Sedativa einzusparen, Patienten aus ihrem Rückzug in Apathie, Angst oder Aggressivität zu holen und ihnen ein von ihnen selbst als sinnvoll und erfüllend erfahrenes Leben zu ermöglichen.

17

17.6.3 Typ-1-Diabetes mellitus im Alter

C. Girlich

Obwohl die Lebenserwartung von Menschen mit Diabetes mellitus Typ 1 (T 1DM) stetig zunimmt [49], ist die Datenlage zur Behandlung von alten Menschen mit T 1DM äußerst spärlich. Es ist bekannt, dass einerseits bei Patienten mit Diabetes mellitus Typ 1 die Rate kardiovaskulärer Erkrankungen und die Mortalität im Vergleich zu Menschen ohne Diabetes erhöht ist, andererseits besteht bei Menschen mit T 1DM in etwa 20 % eine Hypoglykämie-Wahrnehmungsstörung, deren Prävalenz mit höherem Alter und zunehmender Diabetesdauer zunimmt [34]. Während bei im Krankheitsverlauf des Diabetes mellitus frühzeitiger Intervention ein Vorteil für die intensive Blutzuckersenkung hinsichtlich der Entstehung mikrovaskulärer und makrovaskulärer diabetischer Folgeerkrankungen gezeigt werden konnte, scheinen die Effekte einer strengen Blutzuckereinstellung nach Manifestation der mikrovaskulären Komplikationen schwächer [21], [75]. Randomisierte kontrollierte Studien, die eine straffe Blutzuckerkontrolle bei älteren Typ-1-Diabetikern oder Patienten mit makrovaskulären Folgeerkrankungen untersuchen, fehlen [32]. Zieht man jüngere Studien, die Patienten mit Diabetes mellitus Typ 2 untersuchten, heran, zeigt sich jedoch, dass bei Patienten mit langer Diabetesdauer, rezidivierenden Hypoglykämien, Makroangiopathie, fortgeschrittenen mikrovaskulären Komplikationen oder höherem Alter die Risiken einer intensiven Blutzuckerkontrolle die Vorteile überwiegen [25], [78]. Bedenkt man, dass beim alten Menschen der T 1DM in der Regel schon lange besteht, meist auch mikro- und makrovaskuläre Schäden anzunehmen sind, gilt es analog zu den Typ-2-Diabetikern auch für Menschen mit T 1DM einen Mittelweg zwischen unzureichender Blutzuckerkontrolle und zu strenger Blutzuckereinstellung zu finden. Patienten mit ausreichend langer Lebenserwartung, guten kognitiven und funktionalen Fähigkeiten sowie ausreichender Compliance haben die gleichen Stoffwechselziele wie jüngere Diabetiker (Kap. 10.2.6). Patienten mit geringer Lebenserwartung, eingeschränkten kognitiven oder funktionellen Fähigkeiten, schweren Komorbiditäten bedürfen unseres Erachtens keiner zu strengen Stoffwechselkontrolle, hier scheinen höhere HbA1c-Werte ausreichend. Da die makrovaskulären Komplikationen auch durch weitere Risikofaktoren wie Hypertonie und Dyslipidämie verstärkt werden, sollte auch Augenmerk auf die Behandlung von Blutdruck und Serumlipiden gelegt werden.

17.7 Synopse hormoneller Veränderungen im Alter

T. Bertsch

▸ Tab. 17.1 zeigt eine Zusammenfassung der hormonellen Veränderungen im Alter.

Tab. 17.1 Hormonelle Veränderungen im Alter.

Organ/Organsystem	Hormone/regulierte Stellgröße (Plasmakonzentrationen)	funktionelle Befunde/morphologische Veränderungen
weibliche Gonaden – Menopause	FSH ↑, LH ↑, Östradiol ↓ „Menopause“	definitiver, „physiologischer“ primärer Hypogonadismus ab der 6. Lebensdekade
männliche Gonaden	FSH ↑, LH ↑, Testosteron ↓ sog. „Andropause“	zirkadianer Rhythmus des Testosterons abgeschwächt
GH/IGF-I-Achse	GH/IGF-I ↓ sog. „Somatopause“	*eingeschränkte Stimulierbarkeit der GH-Sekretion durch Stimuli
Hypothalamus-Hypophysen-Schilddrüsen-Achse	*TSH ↑ ↓ TT4, FT4 ↔ TT3, FT3 ↓	herabgesetzte Abbaurate von T4
Hypothalamus-Hypophysen-Nebenniere-Achse	Kortisol ↑	angehobener nächtlicher Nadir
Zona reticularis der Nebennierenrinde	DHEA (DHEAS) ↓ sog. „Adrenopause“	Atrophie der Zona reticularis
Neurohypophyse	Vasopressin ↑ ↔	steilerer Vasopressinanstieg nach osmotischen Stimuli
Skelettsystem	25-OH-Vit. D_3 ↓	Reduktion der duodenalen Vitamin-D-Resorption, eingeschränkte Fähigkeit der Haut zur Bildung der Vitaminvorstufen
endokrines Pankreas (Glukosehomöostase)	Glukose ↑	Hinweise auf altersbedingte Betazelldysfunktion und veränderte periphere Insulinempfindlichkeit

*unterschiedliche Literaturlage

17.8 Literatur

[1] Abood A, Vestergaard P. Increasing incidence of primary hyperparathyroidism in Denmark. Dan Med J 2013; 60: 4567

[2] Aggarwal N, Razvi A. Thyroid and aging or aging thyroid? An evidence-based analysis of the literature. J Thyroid Res 2013; Article ID 481287

Kommentar: In dieser Übersichtsarbeit wird die sich teils widersprechende Datenlage zur Schilddrüsenfunktion im Alter stringent hergeleitet.

[3] Basaria S, Coviello AD, Travison TG et al. Adverse events associated with testosterone administration. N Engl J Med 2010; 363; 109–122

Kommentar: So genannte TOM-Studie. Der vorzeitige Abbruch dieser RCT wegen erhöhten Auftretens kardiovaskulärer Nebenwirkungen unter transdermaler Testosterongabe begründete eine kritische (Zurück-)Haltung bei der Testosteronsupplementation bei LOH respektive im fortgeschrittenen Lebensalter.

[4] Benbow SJ, Foy P, Jones B et al. Pituitary tumours presenting in the elderly: management and outcome. Clin Endocrinol (Oxf) 1997; 46: 657–660

[5] Betterle C, Scarpa R, Garelli S et al. Addison's disease: a survey on 633 patients in Padova. Eur J Endocrinol 2013; 169: 773–784

[6] Bhasin S, Cunningham GR, Hayes FJ et al. Testosterone therapy in men with androgen deficiency syndromes: an Endocrine Society clinical practice guideline. J Clin Endocrinol Metab 2010; 95: 2536–2559

[7] Bischoff LA, Curry J, Ahmed I et al. Is above age 45 appropriate for upstaging well-differentiated papillary thyroid cancer? Endocr Pract 2013; 19: 995–997

Kommentar: Diese Arbeit diskutiert sehr informativ den Einfluss des ansteigenden Alters als Risikofaktor bei differenzierten papillären Schilddrüsenkarzinomen.

[8] Bischoff-Ferrari HA. Vitamin D – from essentiality to functionality. Int J Vitam Nutr Res 2012; 82: 321–326

[9] Boelaert K. Thyroid dysfunction in the elderly. Nat Rev Endocrinol 2013; 9: 194–204

[10] Bolk N, Visser TJ, Nijman J et al. Effects of evening vs morning levothyroxine intake: a randomized double-blind crossover trial. Arch Intern Med 2010; 170; 1996–2003

[11] Brambilla DJ, Matsumoto AM, Araujo AB et al. The effect of diurnal variation on clinical measurement of serum testosterone and other sex hormone levels in men. J Clin Endocrinol Metab 2009; 94: 907–913

[12] Braun AK, Kubiak T, Kuntsche J et al. SGS: a structured treatment and teaching programme for older patients with diabetes mellitus – a prospective randomised controlled multi-centre trial. Age Ageing 2009; 38; 390–396

[13] Brouwer-Brolsma EM, Bischoff-Ferrari HA, Bouillon R et al. Vitamin D: do we get enough? A discussion between vitamin D experts in order to make a step towards the harmonization of dietary reference intakes for vitamin D across Europe. Osteoporos Int 2013; 24: 1567–1577

[14] Burrow GN, Wortzman G, Rewcastle NB et al. Microadenomas of the pituitary and abnormal sellar tomograms in an unselected autopsy series. N Engl J Med 1981; 304: 156–158

[15] Buvat J, Maggi M, Guay A et al. Restosterone deficiency in men: systematic review and standard operating procedures for diagnosis and treatment. J Sex Med 2013; 10: 245–284

[16] Ceglia L, Niramitmahapanya S et al. A radomized study on the effect of vitamin D3 supplementation on skeletal muscle morphology and vitamin D receptor concentration in older women. J Clin Endocrinol Metab 2013; 98: 1927–1935

[17] Challoumas D, Cobbold C, Dmitrakakis G. Effects of calcium intake on the cardiovascular system in postmenopausal women. Atherosclerosis 2013; 231: 1–7

[18] Cooper C, Dere W, Evans W et al. Frailty and sarcopenia: definitions and outcome parameters. Osteoporosis Int 2012; 23: 1839–1848

[19] Cozzi R, Attanasio R, Montini M et al. Four-year treatment with octreotide-long-acting repeatable in 110 acromegalic patients: predictive value of short-term results? J Clin Endocrinol Metab 2003; 88: 3090–3098

[20] Dekkers OM, Horvath-Puho E, Jorgensen J et al. Multisystem morbidity and mortality in Cushing's syndrome: a cohort study. J Clin Endocrinol Metab 2013; 98: 2277–2284

[21] Diabetes Control and Complications Trial Research Group. The effect of intensive therapy of diabetes on the development and progression of long-term complications in insulin-dependent diabetes mellitus. N Engl J Med 1993; 329: 977–986

[22] Diekmann R, Winning K, Bauer JM et al. Vitamin D status and physical function in nursing home residents: a 1-year observational study. Z Gerontol Ger 2013; 46: 403–409

[23] Drey M, Bollheimer C. Vitamin D supplemention in the eldery. Dtsch Med Wschr 2011; 136: 2463–2465

[24] Drey M, Zech A, Freiberger E et al. Effect of strength training versus power training in physical performance in prefrail community-dwelling older adults. Gerontology 2012; 58: 197–204

[25] Duckworth WC, Abraira C, Moritz TE et al. The duration of diabetes affects the response to intensive glucose control in type 2 subjects: the VA Diabetes Trial J Diabetes Complications 2011; 25: 355–361

[26] Eisenhofer G, Lattke P, Herberg M et al. Reference intervals for plasma free metanephrines with an age adjustment for normetanephrine for optimized laboratory testing of phaeochromocytoma. Ann Clin Biochem 2013; 50: 62–69

Kommentar: In diesem Artikel finden sich praktisch wichtige Angaben über (alterspezifische) Referenzbereiche der Plasmametanephrine.

[27] Feldkamp J, Santen R, Harms E et al. Incidentally discovered pituitary lesions: high frequency of macroadenomas and hormone-secreting adenomas – results of a prospective study. Clin Endocrinol (Oxf) 1999; 5: 109–113

[28] Ferrante L, Trillò G, Ramundo E et al. Surgical treatment of pituitary tumors in the elderly: clinical outcome and long-term follow-up. J Neurooncol 2002; 60: 185–191

[29] Fielding R, Vellas B, Evans WJ et al. Sarcopenia: an undiagnosed condition in older adults. Current consensus definition: prevalence, etiology, and consequences. International working group on sarcopenia. J Am Med Dir Assoc 2011; 12: 249–256

[30] Finkle WD, Greenland S, Ridgeway GK et al. Increased risk of non-fatal myocardial infarction following testosterone therapy prescription in men. PLoS One 2014; 9: Article ID e85805

Kommentar: Retrospektive Kohortenstudie, welche die in der TOM-Studie (s. o.) erstmals geäußerten Bedenken für die Testosteronsupplementation im fortgeschrittenen Lebensalter aktuell untermauert (siehe auch Vigen R et al. 2013).

[31] Freiherr J, Hallschmid M, Frey WH et al. Intranasal insulin as a treatment for Alzheimer's disease: a review of basic research and clinical evidence. CNS Drugs 2013; 27: 505–514

[32] Fullerton B, Jeitler K, Seitz M et al. Intensive glucose control versus conventional glucose control for type 1 diabetes mellitus. Cochrane Database Syst Rev 2014: 2: CD009122

[33] Gan EH, Perace SH. The thyroid in mind: cognitive function and low thyrotropin in older people. J Clin Endocrinol Metab 2012; 97: 3438–3449

[34] Geddes J, Schopman JE, Zammitt NN et al. Prevalence of impaired awareness of hypoglycaemia in adults with Type 1 diabetes Diabet Med 2008; 25: 501–504

[35] Gervasi R, Orlando G, Lerose MA. Thyroid surgery in geriatric patients: a literature review. BMC Surg 2012; 12: S16

[36] Gesundheitsberichterstattung des Bundes: http://www.gbe-bund.de/; Stand: 01.02.2014

[37] Gschwind YJ, Bischoff-Ferrari HA, Bridenbaugh SA et al. Association between serum vitamin D status and functional mobility in memory clinic patients aged 65 years and older. Gerontology 2014; 60: 123–129

[38] Hannemann A, Bidlingmaier M, Friedrich N et al. Screening for primary aldosteronism in hypertensive subjects: results from two German epidemiological studies. Eur J Endocrinol 2012; 167: 7–15
[39] Hannemann A, Friedrich N, Ludemann J et al. Reference intervals for aldosterone, renin, and the aldosterone-to-renin ratio in the population-based Study of Health in Pomerania (SHIP-1). Horm Metab Res 2010; 42: 392–399
Kommentar: In diesem Artikel finden sich praktisch wichtige Angaben über (alterspezifische) Referenzbereiche für den Aldosteron/Renin-Quotienten.
[40] Hilbert-Walter A, Büttner R, Sieber C et al. Testosteron im Alter – Ein Update. Dtsch Med Wochenschr 2012; 137: 2117–2122
[41] Holman RR, Paul SK, Bethel MA et al. Ten-year follow-up of intensive glucose control in type 2 diabetes. N Engl J Med 2008; 359: 1577–1589
Kommentar: Langzeitdaten der UKPD-Studie zeigen, dass kardiovaskuläre Endpunkte nach 10 Jahren unter Patienten mit intensiver Therapie deutlich seltener anzutreffen sind.
[42] Ismail Z, Rajji TK, Shulman KI. Brief cognitive screening instruments: an update. Int J Geriatr Psychiatry 2010; 25: 111–120
[43] Jetter A, Egli A, Dawson-Hughes B et al. Pharmacokinetics of oral vitamin D(3) and calcifediol. Bone 2014; 59 :14–19
[44] Johnson DK, Wilkins CH, Morris JC. Accelerated weight loss may precede diagnosis in Alzheimer disease. Arch Neurol 2006; 63: 1312–1317
[45] Kinsella S, Moran S, Sullivan MO et al. Hyponatremia independent of osteoporosis is associated with fracture occurrence. Clin J Am Soc Nephrol 2010; 5: 275–280
Kommentar: Diese sekundäre Datenanalyse zu einer retrospektiven Studie zeigt in der logistischen Regressionsanalyse, bei der viele Einflussfaktoren kontrolliert wurden, dass erniedrigte Natriumspiegel signifikant und unabhängig mit dem Auftreten von Knochenbrüchen assoziiert sind.
[46] Kopetschke R, Slisko M, Kilisli A et al. Frequent incidental discovery of phaeochromocytoma: data from a German cohort of 201 phaeochromocytoma. Eur J Endocrinol 2009; 161: 355–361
[47] Kovacs K, Ryan N, Horvath E et al. Pituitary adenomas in old age. J Gerontol 1980; 35: 16–22
[48] Kurosaki M, Lüdecke DK, Flitsch J et al. Surgical treatment of clinically nonsecreting pituitary adenomas in elderly patients. Neurosurgery 2000; 47: 843–849
[49] Livingstone SJ, Looker HC, Hothersall EJ et al. Risk of cardiovascular disease and total mortality in adults with type 1 diabetes: Scottish registry linkage study. PLoS Med 2012; 9: e1 001 321
[50] Locatelli M, Bertani G, Carrabba G et al. The trans-sphenoidal resection of pituitary adenomas in elderly patients and surgical risk. Pituitary 2013; 16: 146–151
[51] Lunenfeld B, Mskhalaya G, Kalinchenko S et al. Recommendations on the diagnosis, treatment and monitoring of late-onset hypogonadism in men – a suggested update. Aging Male 2013; 16: 143–150
[52] Mannelli M, Castellano M, Schiavi F et al. Clinically guided genetic screening in a large cohort of italian patients with pheochromocytomas and/or functional or nonfunctional paragangliomas. J Clin Endocrinol Metab 2009; 94: 1541–1547
[53] Miller M. Fluid and elektrolyte homeostasis in the elderly: physiological changes of ageing and clinical consequences. Bailliere's Clin Endocrin Metab 1997; 11: 367–387
Kommentar: Die Übersichtsarbeit gibt eine gute Zusammenfassung über die Pathophysiologie des Flüssigkeits- und Elektrolythaushalts bei älteren Menschen und weist auch auf ältere grundlegende Arbeiten hin.
[54] Minniti G, Esposito V, Piccirilli M et al. Diagnosis and management of pituitary tumours in the elderly: a review based on personal experience and evidence of literature. Eur J Endocrinol 2005; 153: 723–735
[55] Minniti G, Jaffrain-Rea ML, Esposito V et al. Surgical treatment and clinical outcome of GH-secreting adenomas in elderly patients. Acta Neurochir (Wien) 2001; 143: 1205–1211
[56] MoCA-Test: Anleitung: http://www.mocatest.org/pdf_files/instructions/MoCA-Instructions-German2.pdf
[57] MoCA-Test: Testmaterialien: http://www.mocatest.org/pdf_files/test/MOCA-Test-German2.pdf
[58] Moreno G, Mangione CM. Management of cardiovascular disease risk factors in older adults with type 2 diabetes mellitus: 2002–2012 literature review. J Am Geriatr Soc 2013; 61: 2027–2037
[59] Nathan DM, DCCT/EDIC Research Group. The diabetes control and complications trial/epidemiology of diabetes interventions and complications study at 30 years: overview. Diabetes Care 2014; 37: 9–16
[60] Nguyen HT, Arcury TA, Grzywacz JG et al. The association of mental conditions with blood glucose levels in older adults with diabetes. Aging Ment Health 2012; 16: 950–957
[61] Papaleontiou M, Heymart MR. Approach to and treatment of thyroid disorders in the elderly. Med Clin North Am 2012; 96: 297–310
[62] Pasqualetti G, Tognini S, Polini A et al. Is subclinical hypothyreodism a cardiovascular risk factor in the elderly? J Clin Endocrinol Metab 2013; 98: 2256–2266
Kommentar: Referenzartikel zur zurückhaltenden L-ThyroxinSubstitution bei subklinischer Hypothyreose des alten Menschen.
[63] Renneboog B, Musch W, Vandemergel X et al. Mild chronic hyponatremia is associated with falls, unsteadiness, and attention deficits. Am J Med 2006; 119: 71.e1–71.e8
Kommentar: Die Fall-Kontrollstudie zeigt, dass Patienten mit einer milden chronischen Hyponatriämie eine höhere Inzidenz von Stürzen aufweisen, möglicherweise als Folge von Gang- und Aufmerksamkeitsstörungen.
[64] Rizzoli R, Boonen S, Brandi ML et al. Vitamin D supplementation in elderly or postmenopausal women: a 2013 update of the 2008 recommendation from the European Society for Clinical and Economic Aspects of Osteoporosis and Osteoarthritis (ESCEO). Current Medical Research and Opinion 2013; 29: 305–313
[65] Robert-Koch-Institut. Ergebnisse zur Prävalenz: Schilddrüse. In : Verbreitung von Krebserkrankungen in Deutschland. 2010; 124–130
[66] Roche B, Larroumets G, Dejax C et al. Epidemiology, clinical presentation, treatment and prognosis of a regional series of 26 anaplastic thyroid carcinomas (ATC). Comparison with the literature. Ann Endocrinol (Paris) 2010; 71: 38–45
[67] Rosario PW. Natural history of subclinical hyperthyroidism in elderly patients with TSH between 0.1 and 0.4 mIU/l: a prospective study. Clin Endocrinol (Oxf) 2010; 72: 685–688
[68] Rubin J, Ajani J, Schirmer W et al. Octreotide acetate long-acting formulation versus open-label subcutaneous octreotide acetate in malignant carcinoid syndrome. J Clin Oncol 1999; 17: 600–606
[69] Schirpenbach C, Segmiller F, Diederich S et al. The diagnosis and treatment of primary hyperaldosteronism in Germany: results on 555 patients from the German Conn Registry. Dtsch Arztebl Int 2009; 106: 305–311
[70] Schwarz S, Kopf D, Frölich L. Patienten mit fortgeschrittener Demenz: palliativmedizinische Aspekte. Internistische Praxis 2009; 49: 585–608
[71] Sheehan JM, Douds GL, Hill K et al. Transsphenoidal surgery for pituitary adenoma in elderly patients. Acta Neurochir (Wien) 2008; 150: 571–574
[72] Smallridge RC, Ain KB, Asa SL et al. American Thyroid Association guidelines for management of patients with anaplastic thyroid cancer. Thyroid 2012; 22: 1104–1139
Kommentar: Die Leitlinie der amerikanischen Thyreologen ist sehr ausführlich, geht aber kaum auf den geriatrischen Patienten konkret ein.
[73] Somwaru LL, Arnold AM, Joshi N et al. High frequency of and factors associated with thyroid hormone over-replacement and under-replacement in men and women aged 65 and over. J Clin Endocrinol Metab 2009; 94: 1342–1345
[74] Somwaru LL, Rariy CM, Arnold AM. The natural history of subclinical hypothyreoidism in the elderly: The cardiovascular health study. J Clin Endocrinol Metab 2012; 97: 1962–1969
Kommentar: Richtungsweisende Longitudinalstudie zum natürlichen Verlauf und der Entwicklung einer Hypothyreose bei Über-65-Jährigen.

[75] Stettler C, Allemann S, Juni P et al. Glycemic control and macrovascular disease in types 1 and 2 diabetes mellitus: Meta-analysis of randomized trials. Am Heart J 2006; 152: 27–38

[76] Surampudi PN, Wang C, Swerdloff R. Hypogonadism in the aging male diagnosis, potential benefits, and risks of testosterone replacement therapy. Int J Endocrinol 2012; Article ID 625 434

[77] Thomas DC, Roman SA, Sosa JA. Parathyroidectomy in the elderly: analysis of 7 313 patients. J Surg Res 2011; 170: 240–246

Kommentar: Diese Arbeit gibt retrospektive Daten zur Sicherheit der Parathyroidektomie beim geriatrischen Patienten im Vergleich zu Jüngeren an.

[78] Turnbull FM, Abraira C, Anderson RJ et al. Intensive glucose control and macrovascular outcomes in type 2 diabetes. Diabetologia 2009; 52: 2288–2298

[79] Turner HE, Adams CB, Wass JA. Pituitary tumours in the elderly: a 20 year experience. Eur J Endocrinol 1999; 140: 383–389

[80] Valassi E, Santos A, Yaneva M et al. The European registry on Cushing's Syndrome: 2-year experience. Baseline demographic and clinical characteristics. Eur J Endocrinol 2011; 165: 383–392

[81] Valcour A, Blocki F, Hawkins DM et al. Effects of age and serum 25-OH-vitamin D on serum parathyroid hormone levels. J Clin Endocrinol Metab 2012; 97: 3 989–3 995

Kommentar: Eine auch in der klinischen Praxis gut nutzbare Darstellung des Zusammenhangs zwischen Alter, Parathormon- und Vitamin-D-Spiegel.

[82] van der Lely AJ, Harris AG, Lamberts SW. The sensitivity of growth hormone secretion to medical treatment in acromegalic patients: influence of age and sex. Clin Endocrinol (Oxf) 1992; 37: 181–185

[83] Vigen R, O'Donnell CI, Barón AE et al. Association of testosterone therapy with mortality, myocardial infarction, and stroke in men with low testosterone levels. JAMA 2013; 310: 1829–1836

Kommentar: Retrospektive Kohortenstudie, welche die in der TOM-Studie (s. o.) erstmals geäußerten Bedenken für die Testosteronsupplementation im fortgeschrittenen Lebensalter aktuell untermauert (siehe auch Finkle WD et al 2014).

[84] Wang C, Nieschlag E, Swerdloff R et al. Investigation, treatment and monitoring of late-onset hypogonadism in males: ISA, ISSAM, EAU, EAA and ASA recommendations. Eur J Endocrinol 2008; 159: 507–514

[85] Weingart C, Bertsch T, Sieber C et al. Hyponatriämie im Alter: Neues zur Epidemiologie, Pathophysiologie und klinischen Konsequenzen Dtsch Med Wochenschr 2014; 139: 687–689

Kommentar: Die Arbeit stellt aktuelle Erkenntnisse zur Hyponatriämie im Alter zusammen.

[86] Wong YY, McCaul KA, Yeap BB et al. Low vitamin D status is an independent predictor of increased frailty and all-cause mortality in older men: the Health in Men Study. J Clin Endocrinol Metab 2013; 98: 3 821–3 828

[87] Wu FC, Tajar A, Beynon JM et al. Identification of late-onset hypogonadism in middle-aged and elderly men. N Engl J Med 2010; 363: 123–135

Kommentar: Die Beobachtungsdaten aus der European Male Aging Study (EMAS) trägt zu einem schärferen Diagnoseprofil des LOH bei im Sinne eines sexualmedizinisch (und nicht geriatrisch) akzentuierten Krankheitsbilds.

[88] Yin G, Zhang S, Yan L et al. Effect of age on aldosterone/renin ratio (ARR) and comparison of screening accuracy of ARR plus elevated serum aldosterone concentration for primary aldosteronism screening in different age gropus. Endocrine 2012; 42: 182–189

[89] Yunoue S, Tokimura H, Tominaga A et al. Transsphenoidal surgical treatment of pituitary adenomas in patients aged 80 years or older. Neurosurg Rev 2014: 37: 269–276

[90] Zaydfudim V, Feurer ID, Griffin MR et al. The impact of lymph node involvement on survival in patients with papillary and follicular thyroid carcinoma. Surgery 2008; 144: 1070–1077; discussion 10–771 078

[91] Zeyfang A, Bahrmann A, Wernecke J. Diabetes mellitus im Alter. Diabetologie 2009; 6: 170–175

Kommentar: Leitlinie der Deutschen Diabetes-Gesellschaft und der Deutschen Gesellschaft für Geriatrie zur Behandlung des Diabetes mellitus im Alter.

Kapitel 18

Zirkadiane Rhythmen und Hormonsekretion

18 Zirkadiane Rhythmen und Hormonsekretion

H. Oster

18.1 Einleitung

Alles Leben auf unserem Planeten wird geprägt durch die tägliche Abfolge von Tag und Nacht und damit verbundene rhythmische Umweltveränderungen wie Licht und Dunkel, Wärme und Kälte. Um diesen regelmäßigen Wechsel optimal antizipieren zu können, haben die meisten Organismen im Laufe der Evolution interne Zeitmesser entwickelt, die es ihnen ermöglichen, auch in Abwesenheit äußerer Zeitsignale, sog. Zeitgeber, die Tageszeit mit überraschender Präzision zu verinnerlichen und Verhalten, Physiologie und Stoffwechsel entsprechend zu koordinieren [19]. Diese inneren zirkadianen Uhren (von lat. „circa diem": um den Tag herum) koordinieren eine Vielzahl von physiologischen und endokrinen Prozessen und spielen eine entscheidende Rolle in der tempospatialen Kompartmentalisierung des zellulären Metabolismus [11].

18.2 Definitionen und Epidemiologie

Lange Zeit wurde das zirkadiane System primär im Hinblick auf seinen vielleicht prominentesten Marker, den Schlaf-Wach-Rhythmus, betrachtet. Heutzutage wissen wir, dass gerade endokrine Faktoren und dadurch regulierte metabolische Regelkreise eng mit der Funktion des zirkadianen Systems verknüpft sind [14]. Aus diesem Grunde zeigen auch viele metabolische Erkrankungen Symptome zirkadianer Disruption [6]. Umgekehrt kann eine externe Störung der zirkadianen Rhythmik, z. B. bei Schichtarbeitern, die Entwicklung metabolischer, aber auch neuropsychiatrischer und maligner Erkrankungen deutlich begünstigen [17].

Auf das zirkadiane System begrenzte Erkrankungen sind dagegen eher selten und umfassen primär **Störungen in der Phasenlage des Schlaf-Wach-Rhythmus** [4], [9]. Unterschieden wird dabei zwischen

- zirkadianen Schlaf-Wach-Rhythmusstörungen mit verzögerter oder vorgezogener Schlafphase (Delayed bzw. Advanced Sleep Phase Syndrome, DSPS/ASPS),
- hypernykthemeralem Syndrom (auch Schlaf-Wach-Rhythmusstörung, Typ irregulärer Schlaf-Wach-Rhythmus; Non-24-Hour Sleep-Wake-Disorder – Non-24),
- unregelmäßigem Schlaf-Wach-Rhythmus (Irregular Sleep-Wake-Disorder, ISWD).

Die Prävalenz für DSPS beträgt 0,1–0,2 % der Bevölkerung; in bestimmten Altersgruppen – z. B. bei Jugendlichen – kann sie allerdings weitaus höher ausfallen. Geschätzt werden hier bis zu 7 %. Für ASPS-Patienten sind bisher keine verlässlichen epidemiologischen Untersuchungen publiziert. In der Literatur werden primär Einzelfälle zitiert; es scheint aber eine Tendenz zu einer erhöhten Inzidenz im fortgeschrittenen Alter (auf bis zu 1 %) zu bestehen. Bis zu 50 % aller vollständig blinden Personen leiden unter Non-24; bei Sehenden sind bisher allenfalls Einzelfälle bekannt. ISWD tritt fast immer als sekundäre Erkrankung, z. B. bei Demenz oder anderen neuropsychiatrischen Erkrankungen auf. Ähnlich wie die anderen sekundären zirkadianen Rhythmuserkrankungen, z. B. das Jetlag- oder das Schichtarbeits-Syndrom, tritt sie jedoch relativ häufig auf. Man schätzt, dass ca. 20 % der arbeitenden Bevölkerung unter **Schichtarbeits-Syndrom** leiden. Die Zahlen für das transiente **Jetlag-Syndrom** liegen noch höher. Neuere Studien definieren noch eine weitere Form der sekundären Rhythmuserkrankung, den **sozialen Jetlag** [25]. Hierbei handelt es sich um eine gesellschaftlich bedingte Diskrepanz zwischen der Phasenlage der inneren Uhr und dem Schlaf-Wach-Rhythmus. Betroffen sind davon vor allem Menschen, deren innere zirkadiane Phasenlage (der sog. **Chronotyp**) relativ spät liegt. Die pathologischen Konsequenzen dieser Desynchronisation sind bisher noch schlecht verstanden. Man geht aber davon aus, dass zu bestimmten Entwicklungsphasen – z. B. im Teenageralter – große Teile der Bevölkerung betroffen sind [21].

18.3 Physiologische Grundlagen

18.3.1 Molekulare Zeitmesser

Auf molekularer Ebene basieren zirkadiane Uhren auf zellulären Oszillatoren, die in transkriptionell-translatorischen Rückkopplungsschleifen (TTRs) organisiert sind (▶ Abb. 18.1). Die Helix-Loop-Helix-Transkriptionsfaktoren CLOCK (Circadian Locomotor Cycles Output Kaput) und BMAL 1 (Brain and Muscle Aryl Hydrocarbon Receptor nuclear Translocator-like 1) aktivieren 3 Period- (*Per1–3*) und 2 Cryptochrome-Gene (*Cry1/2*) über E-Box-Promoter-Elemente. Im Verlauf des Tages steigt so die Konzentration von PER- und CRY-Proteinen im Zytoplasma stetig an. Gegen Abend translozieren PER-CRY-Proteinkomplexe in den Zellkern, wo sie die Aktivität von CLOCK/BMAL 1 – und somit ihre eigene Biosynthese – inhibieren. Als Folge sinkt der PER/CRY-Spiegel im Verlaufe der Nacht sukzessive ab. Am nächsten Morgen steht dann wieder ausreichend freies CLOCK und BMAL 1 für eine erneute E-Box-Aktivierung und *Per/Cry*-Expression zur Verfügung. Wichtigster Faktor für die Etablierung und Regulation dieser molekularen Oszillation ist dabei die mehrstündige Verzögerung zwischen *Per/Cry*-Transkription und CLOCK/BMAL 1-Inhibition. Diese wird auf mehreren

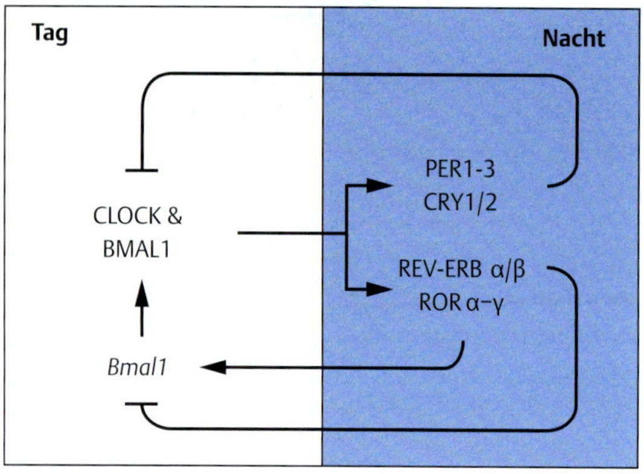

Abb. 18.1 Das molekulare Uhrwerk. Die Transkriptionsfaktoren CLOCK und BMAL 1 aktivieren die Expression der *Per-* und *Cry*-Gene im Verlaufe des Tages. Nachts inhibieren PER/CRY-Proteinkomplexe die CLOCK/BMAL 1-Aktivität. REV-ERB- und ROR-Proteine bilden eine zusätzliche, stabilisierende Rückkopplung über eine Regulation der *Bmal1*-Transkription. Details im Text.

Ebenen erreicht und umfasst post-transkriptionelle wie auch post-translationelle Prozesse. Diese zentrale TTR wird über zusätzliche Rückkopplungen stabilisiert. So regulieren CLOCK und BMAL 1 die Transkription der nukleären Rezeptoren *Rev-erbα* und *-β* (*Nr1d1/2*) sowie *Rorα/β/γ*, welche wiederum die rhythmische Transkription des *Bmal1*-Gens im Tagesverlauf modulieren. Neben den Uhrengenen selber werden über zirkadian aktivierte Promotor-Elemente hunderte von zelltypspezifischen Uhrenzielgenen rhythmisch aktiviert und so die Zeitinformation in physiologisch relevante Befehle übersetzt.

18.3.2 Anatomie des zirkadianen Systems

Das zirkadiane System der Säugetiere und des Menschen besteht aus einem hierarchisch organisierten Netzwerk von zellulären Uhren. An seiner Spitze steht der **Nucleus suprachiasmaticus** (SCN) im vorderen ventralen Hypothalamus. Die Uhren in den Neuronen des SCN sind über Gap Junctions und neuronale Verbindungen miteinander gekoppelt und synchronisieren und stabilisieren sich so gegenseitig. Über den retinohypothalamischen Trakt wird der SCN direkt von der Netzhaut innerviert und erhält so Informationen über den externen Tag/Nacht-Rhythmus. Einige der Ganglienzellen der inneren Retina exprimieren das Fotopigment Melanopsin (OPN4). Sie können Lichtsignale über längere Zeiträume integrieren und dienen so als Tageszeitdetektor für die Zentraluhr im SCN. Von dort werden über humorale und neuronale Signalwege sekundäre Oszillatoren in anderen Teilen des Gehirns und in der Peripherie untereinander und mit der externen Zeit synchronisiert. Diese peripheren Uhren können auch unabhängig vom SCN Rhythmen generieren. Aufgrund der mangelhaften Kopplung untereinander kommt es ohne fortwährenden Zeitgeber-Einfluss allerdings schnell zu einer globalen Desynchronisation und damit zu einer effektiven Stilllegung des zirkadianen Systems [16].

18.3.3 Zirkadiane Synchronisation – Entrainment

Über die OPN4-Zellen in der Retina werden SCN und Peripherie an den externen Tagesrhythmus angepasst [12]. Dies ist nötig, da der endogene Rhythmus meist nicht genau 24h beträgt. Beim Menschen wurden unter Isolationsbedingungen innere Perioden von bis zu 28h gemessen [2]. In diesem Fall wird unter normalen Bedingungen der SCN täglich um 4h nach vorne verschoben. Diesen Prozess der konstanten Synchronisation bezeichnet man als **Entrainment**. Der wichtigste Entrainment-Faktor – oder **Zeitgeber** – für das humane zirkadiane System ist **Licht**. Andere umfassen soziale Interaktion oder Nahrungsaufnahme, welche besonders auf Uhren in peripheren Organen wirkt. So konnten im Tierversuch durch zeitlich begrenzten Futterzugang während der normalen Ruhephase periphere Uhren wie die der Leber komplett von der SCN-Zentraluhr entkoppelt werden. Dieser Zustand der internen Desynchronisation führt zu einer verschlechterten Koordination verschiedener Stoffwechselwege und kann so wahrscheinlich die Anfälligkeit für die Entwicklung von Adipositas und assoziierten Erkrankungen erhöhen [17]. Beim Jetlag handelt es sich um eine transiente externe und interne Desynchronisation, hervorgerufen durch eine schnelle Verschiebung des externen Tag-Nacht-Rhythmus beim Überfliegen mehrerer Zeitzonen. In der Regel braucht das zirkadiane System einige Tage, um sich an die neue Zeitzone anzupassen. Dabei scheint eine Verschiebung nach hinten – z. B. nach einem Flug nach Westen – etwas leichter vonstatten zu gehen als nach vorne. Im Jahresverlauf erfolgt zusätzlich eine Adaptation an saisonal bedingt veränderte Tagesrhythmen. Da diese Entrainment-Prozesse aber sehr langsam verlaufen, werden sie – anders als beim Jetlag – zumeist nicht bewusst wahrgenommen.

18.4 Endokrine Rhythmen

Zahlreiche endokrine Parameter zeigen deutliche Variationen im Tagesverlauf [14]. Bekanntestes Beispiel ist vielleicht das Pinealhormon **Melatonin**, welches ausschließlich in der Nacht sezerniert wird. Aber auch viele Peptidhormone, Steroide und Aminosäure-Derivate zeigen mehr oder weniger ausgeprägte zirkadiane Rhythmik. Dabei ist es oft schwierig zu unterscheiden, inwiefern diese auf endogenen Uhren basiert oder eine direkte Reaktion darstellt auf externe oder systemische Variationen. Eine Übersicht über die bekanntesten endokrinen Rhythmen zeigt ▸ Tab. 18.1.

Tab. 18.1 Zirkadiane Rhythmik wichtiger Hormonsysteme (Details im Text).

Hormon	Organ	Pulsatilität	zirkadiane Acrophase	wichtige Modulatoren
ACTH	Hypophyse	+	morgens	Schlaf, Stress, Zyklus
Aldosteron	Nebenniere	+		Stress, Blutdruck
AVP	Hypothalamus	–	2. Nachthälfte	Steroide, Alter, Melatonin
β-Endorphin	Hypothalamus	+	morgens	Stress, Zyklus
FSH	Hypophyse	+	nachmittags	Zyklus, Alter
Kortisol	Nebenniere	+	morgens	Stress, Fasten, Zyklus
Leptin	Adipozyten	–	1. Nachthälfte	Fasten, Adipositas, Schlaf
LH	Hypophyse	+	nachmittags	Zyklus, Alter
Melatonin	Epiphyse	–	nachts	Licht, Alter
Östrogene	Gonaden	+	morgens	Stress, Alter, Schlaf
Oxytocin	Hypophyse	+/–	2. Nachthälfte	Steroide, Alter, Melatonin
Prolaktin		+	abends	Schlaf, Zyklus
Somatotropin		+	1. Nachthälfte	Schlaf, Fasten, Training
Testosteron	Gonaden	+	morgens	Stress, Alter, Schlaf
TSH	Hypophyse	+	abends	Fasten, Temperatur, Alter

18.4.1 Melatonin

Das Epiphysenhormon Melatonin ist einer der zuverlässigsten und meistgenutzten Marker für die Phasenlage des zirkadianen Systems [20]. Melatonin wird aus Serotonin fast ausschließlich in der Dunkelphase produziert. Die Regulation der Melatoninsekretion erfolgt dabei vor allem über autonome Innervierung aus dem SCN über den hypothalamischen Nucleus paraventricularis, den Nucleus intermediolateralis des thorakalen Rückenmarks und das Ganglion cervicale superius. Damit ist die Melatoninsekretion sehr eng an die Zentraluhr gekoppelt. Die Melatoninspiegel im Blut sind außerdem sehr empfindlich gegen Licht. Schon wenige Minuten Lichtexposition – besonders aktiv ist hierbei kurzwelliges Licht im blauen Spektralbereich – reichen aus, um die nächtlichen Hormonspiegel auf einen Bruchteil zu senken. Zur zuverlässigen Bestimmung des Melatoninrhythmus sind deshalb gedämpfte Lichtbedingungen essenziell. Wichtigster Phasenmarker ist der Dim Light Melatonin Onset (DLMO), der abhängig vom Chronotyp zwischen 18:00 und 1:00 liegen kann. Die nächtlichen Maximalwerte für Melatonin sind stark altersabhängig. In Neugeborenen liegen sie bei 15–30pg/ml. Die höchsten Werte finden sich bei Kleinkindern mit 200–400pg/ml. Mit fortschreitendem Alter nehmen diese dann sukzessive ab (um ca. 30 % pro Dekade). Melatonin hat direkte Effekte auf die Spindelaktivität im Schlaf, und der sukzessive Verlust der Melatoninrhythmik im Alter trägt so direkt und indirekt – aufgrund der stabilisierenden endokrinen Wirkung von Melatonin auf das zirkadiane System selber – zur zunehmenden Fragmentierung des Schlafs bei. Obwohl Melatonin auch therapeutisch – z. B. bei der Behandlung von Insomnie oder saisonaler Depression – eingesetzt wird, liegen bisher keinerlei Standards zur Pathophysiologie vor.

18.4.2 Hypophysenhormone

Die meisten der von der Hypophyse sezernierten Peptidhormone haben wichtige Funktionen in der Regulation von Stoffwechsel und Fortpflanzung und sind damit eng an zirkadiane Verhaltensrhythmen wie den Schlaf-Wach-Zyklus gekoppelt [24]. Für den Tagesrhythmus von **Wachstumshormonen** (**GH**) z. B. ist der Einfluss des Schlafs sehr viel stärker als der des zirkadianen Systems selber [7]. Schlaf induziert aktiv die Sekretion von GH, wobei der höchste Anstieg zu Beginn der 1. Schlafphase und unabhängig von der jeweiligen Tageszeit erfolgt. Im Verlauf der Nacht kommt es zu einer Reihe weiterer Schübe mit einer Frequenz von ungefähr 2h – zumeist synchron mit dem Auftreten der Tiefschlafphasen. Aufgrund dieser Pulsatilität der GH-Sekretion sind basale Konzentrationsbestimmungen aus dem Blut wenig aussagekräftig. Eine Bestimmung der Phasenlage des Sekretionsrhythmus ist allenfalls über longitudinale Messungen im Schlaflabor möglich.

Der diurnale Rhythmus von **Prolaktin** dagegen ist stark geschlechtsabhängig. Bei Männern hat Prolaktin seinen Nadir am späten Morgen/frühen Nachmittag [18]. Anschließend steigt der Blutspiegel stark an und erreicht sein Maximum im Verlauf des Abends und der frühen Nacht. Bei Frauen wird die Prolaktinsekretion ebenfalls zirkadian, besonders aber durch den Menstruationszyklus reguliert. In der follikulären Phase steigen die Spiegel am Nachmittag stark an und bleiben unverändert hoch bis zum Ende der Nacht. In der lutealen Phase dagegen fallen die Blutwerte nach einem Peak am frühen Abend zunächst wieder ab, um dann gegen Ende der Nacht ein 2. Mal anzusteigen. Wie bei Somatotropin wirkt Schlaf ebenfalls tageszeitunabhängig stimulierend auf die Prolaktinsekretion.

Ähnlich verhält es sich mit den Gonadotropinen **LH** (luteinisierendes Hormon) und **FSH** (follikelstimulierendes Hormon). Die Aktivierung der gonadotropen Achse ist dabei stark vom Entwicklungsstand abhängig. Vor Eintritt der Pubertät sind die Hormonspiegel für beide Peptide konstant niedrig. In der fertilen Lebensphase zeigen sich dann erhöhte Blutkonzentrationen mit 1- bis 3-stündiger Pulsation. Bei Frauen zeigt sich dabei eine klare Abhängigkeit von der Zyklusphase mit stark erhöhten Spiegeln in Antizipation des Eisprungs (Surge). Mit Einsetzen der Menopause nehmen diese Pulse wieder ab und LH-Spiegel liegen konstant hoch, die von FSH konstant erniedrigt vor. Bei Männern ist primär eine altersabhängige Zunahme beider Hormone zu beobachten. Zirkadiane Rhythmen sind für beide Hormone und Geschlechter beschrieben worden. Die Maxima liegen dabei am späten Nachmittag, und die Sekretion ist in der Nacht generell erniedrigt; dieser Effekt ist aber im Vergleich zur Pulsatilität gering [24].

Unter den Spaltprodukten des Proopiomelanokortins (POMC) zeigen besonders **Adrenokortikotropin (ACTH)** sowie **β-Endorphin** ausgeprägte Rhythmiken. Dominant ist dabei in beiden Fällen die pulsatile Sekretion mit einer Periode von 90–120 min. Pulshöhe und Frequenz variieren im Tagesverlauf. Die höchsten Maximalwerte und Pulsfrequenz findet man am frühen Morgen. Schlafentzug führt zu einer Erniedrigung der ACTH-Basalwerte; über die Interaktion von Schlaf und β-Endorphin-Sekretion ist noch wenig bekannt. Die Spiegel beider Hormone variieren zudem im Verlauf des Menstruationszyklus und in Reaktion auf Stress [15].

Die Aktivität der Hypothalamus-Hypophysen-Schilddrüsen (HPT)-Achse zeigt sich auf Höhe der Thyreotropin (TSH)-Sekretion wie auch anhand im Tagesverlauf veränderlicher Aktivität der Schilddrüsenhormone selber [10]. Im Vergleich sind die Amplituden der Triiodthyrodin/Tyroxin- (T3/4) Spiegel relativ gering. Es konnte aber gezeigt werden, dass die Konzentration an freiem T3 sehr eng (aber um 2h phasenverschoben) mit der von TSH korreliert. TSH- und T3/4-Aktivität sind stark vom Energiestatus abhängig. Fasten supprimiert die HPT-Achsen-Aktivität. Mit zunehmendem Alter nimmt der Basiswert für die meisten HPT-Hormone leicht zu; Einflüsse auf die zirkadiane Rhythmik sind bisher nicht beobachtet worden.

Die Hormone der Neurohypophyse, **Vasopressin (AVP)** und **Oxytocin**, zeigen sehr ausgeprägte zirkadiane Rhythmik mit erhöhten Blutspiegeln während der Nacht. Hauptproduktionsort sind Neurone im hypothalamischen Nucleus paraventricularis, die direkte Projektionen aus dem Nucleus suprachiasmaticus erhalten. Schlaf scheint in beiden Fällen auch einen direkten und vom zirkadianen System selber unabhängigen Effekt zu haben. AVP- und Oxytocin-Sekretion sind steroid- und altersreguliert. Eine wichtige Rolle spielt zudem das Epiphysenhormon Melatonin, welches die Sekretion beider Hormone direkt stimulieren kann. Während ultradiane Rhythmen für beide Peptide bei Männern nicht beschrieben sind, kommt es während des Stillens bei Frauen zu einer hochfrequenten pulsatilen Sekretion von Oxytocin, welche zur Aufrechterhaltung des Milchflusses essenziell ist. Die Regulation dieses Prozesses ist bisher noch kaum verstanden.

18.4.3 Nebennierenhormone

Die Hormone des Nebennierenmarks, Adrenalin und Noradrenalin, zeigen keine ausgeprägte endogene Rhythmik und sind primär im Rahmen der Stressantwort reguliert. Ganz anders dagegen die beiden Haupthormone der Nebennierenrinde, **Kortisol** und **Aldosteron**, welche beide sowohl zirkadian als auch ultradian reguliert sind [15]. Beide Hormone zeigen starke pulsatile Sekretionsprofile mit einer Periode von 90–120 min, reguliert über negative Rückkopplungen auf Höhe des Hypothalamus und der Hypophyse (▶ Abb. 18.2). Überlagert wird dieser Rhythmus von einem ausgeprägten Tagesprofil mit Maxima im Bereich des Morgens und frühen Vormittags. Rhythmusgeber ist jeweils der SCN mit seiner rhythmischen Sekretion von AVP und seiner inhibitorischen Innervierung des Nucleus paraventricularis des Hypothalamus; doch auch Uhren in der Nebennierenrinde selber spielen dabei eine Rolle. Sie regulieren die Sensitivität der steroidogenen Maschinerie auf ACTH und sind so ebenfalls in die Regulation der Stressantwort involviert. Kortisol hat eine synchronisierende Wirkung auf zirkadiane Oszillationen in anderen peripheren Geweben und ist neben Melatonin der meistverwendete Marker für die Phasenlage des zirkadianen Systems beim Menschen [13].

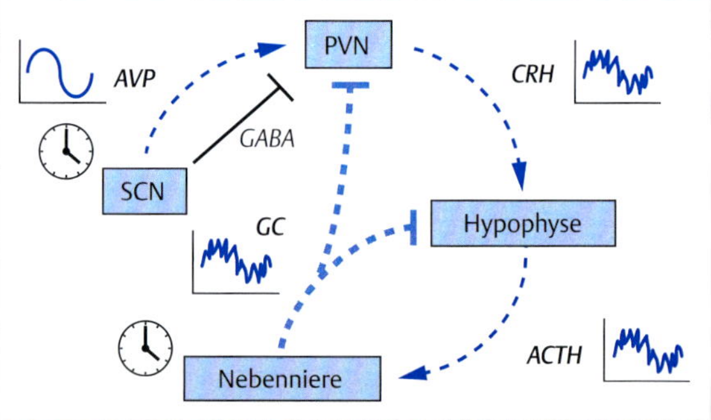

Abb. 18.2 Rhythmik der Hypothalamus-Hypophysen-Nebennieren-Achse. Der Nucleus suprachiasmaticus (SCN) reguliert die Aktivität Kortikotropin-Releasing-Hormon (CRH) sekretierender Neuronen im Nucleus paraventricularis (PVN) über die rhythmische Ausschüttung von Vasopressin (AVP) und neuronale Inhibierung. Die Pulsatilität der CRH-, Adrenokortikotropin (ACTH)- und Glukokortikoid (GC)-Sekretion wird über die negative GC-Rückkopplung auf die Hypophyse und den PVN reguliert. In den Nebennieren lokalisiert sind weitere Uhren, welche die Sensitivität der Steroidproduktion auf ACTH im Tagesverlauf variieren (Gamma-Amino-Buttersäure, GABA).

18.4.4 Gonadenhormone

Die Hormone der Fortpflanzungsorgane zeigen ebenfalls – allerdings im Vergleich zum Kortisol moderate – ultradiane wie zirkadiane Rhythmik [1], [3]. Letztere resultiert in einer maximalen **Testosteron**ausschüttung in den frühen Morgenstunden, gefolgt von einem stetigen Abfall im Verlauf des Tages. Die niedrigsten Werte werden um 20:00 erreicht. Der ultradiane Testosteronrhythmus oszilliert mit einer Periode von ca. 90 min. Die Testosteronspiegel steigen, unabhängig von der Tageszeit, schlafinduziert an und flachen dann nach Eintritt der ersten REM-Schlafphase ab. Ganz ähnliche Rhythmen wurden für **Östrogene** gezeigt, wobei ultradiane wie zirkadiane Rhythmik im Verlauf des Menstruationszyklus überraschend stabil bleiben.

18.4.5 Hormone des Fettgewebes

Die **Adipozytokine** des weißen Fettgewebes wie Leptin und Adiponektin zeigen schwache bis moderate zirkadiane Rhythmen ohne ultradian-rhythmischen Anteil. Es ist noch nicht endgültig geklärt, inwieweit das zirkadiane System oder Uhren in den Adipozyten selber an dieser Rhythmik beteiligt sind. Großen Einfluss üben jedoch metabolische Prozesse und Verhaltensrhythmen wie der Schlaf aus. So zeigt Leptin erhöhte Werte besonders zu Beginn der Nacht. Studien mit experimentell dissoziierten Uhren- und Verhaltensrhythmen konnten aber zeigen, dass die Leptinrhythmik primär mit dem Verhalten (Nahrungsaufnahme, Schlaf etc.), nicht jedoch mit der endogenen Rhythmik (Melatonin, Kortisol) korreliert [22]. Schlafeffekte konnten auch für andere Adipozytokine nachgewiesen werden. Insgesamt steht die Forschung hier aber noch am Anfang.

18.5 Diagnostik

Störungen im zirkadianen System selber lassen sich am einfachsten über die Analyse von **Schlaftagebüchern** detektieren. Hierbei ist zu beachten, dass die Phasenlage des Schlafs, d. h. Einschlaf- und Aufwachzeiten, abhängig vom Chronotyp stark variieren können [25]. Eine starke Unregelmäßigkeit in diesen Zeiten ist ein klarer Indikator für zirkadiane Störungen, ebenso wie eine übermäßige Fragmentierung der Schlafphasen. 24h-Untersuchungen im **Schlaflabor** können Aufschluss darüber geben, inwieweit diese Symptome extern bedingt sind oder eine endogene Rhythmusstörung widerspiegeln. Endokriner Leitwert für die zirkadiane Phasenlage ist der DLMO. Im Schlaflabor können zudem durch engmaschige Probennahme weitere Hormonrhythmen wie Kortisol oder Prolaktin bestimmt werden. In der Praxis sollte man sich stets bewusst sein, dass für viele der hier angesprochenen Hormone eine Einpunktbestimmung oder ein Induktionstest nur bedingt aussagekräftig sind. Abhängig von der Tageszeit und dem Chronotypen des Patienten können die Werte stark variieren, ohne Anlass zur Therapie zu geben. Eine Alternative zum Schlaflabor ist manchmal die Bestimmung von Metaboliten aus dem 24h-Urin oder eine Mittelung über mehrere Messzeitpunkte zu verschiedenen Tageszeiten. Eine zuverlässige Information über die Phasenlage ist so nicht möglich, aber generelle Unter- oder Überfunktionen können so besser als durch die Einzelmessung detektiert werden.

In den letzten Jahren sind zudem eine ganze Reihe von Polymorphismen in Uhrengenen beschrieben worden, die Störungen in Verhaltens- und physiologischen Rhythmen begünstigen [5]. Sollten familiär gehäuft Schlaf- oder Rhythmusstörungen berichtet werden und externe Gründe ausgeschlossen sein, ist evtl. eine humangenetische Untersuchung angezeigt. Einige experimentelle Studien zeigen, dass zirkadiane Rhythmik sich auch in Fibroblastenkulturen aus Hautbiopsien von Patienten analysieren lässt [8]. Diese Methodik könnte in Zukunft ganz neue Ansätze zur molekularen Analyse von Uhrenstörungen ermöglichen, ist aber zu diesem Zeitpunkt noch nicht robust genug für einen Einsatz in der Praxis.

18.6 Chronotherapeutische Ansätze in der Endokrinologie

18.6.1 Rhythmusstabilisierung

Wurde eine Rhythmusstörung diagnostiziert und konnte eine generelle Über- oder Unterfunktion des betroffenen Stoffwechsels ausgeschlossen werden, können chronotherapeutische Ansätze helfen. Hierbei sollte es zunächst das Ziel sein, die Rhythmik des zirkadianen Systems allgemein zu stabilisieren. Können externe Faktoren (Schichtarbeit, Jetlag, Schlafstörfaktoren wie Apnoe etc.) identifiziert werden, welche die zirkadiane Rhythmik destabilisieren? Ist dieses nicht der Fall (oder wenn der Störfaktor aus anderen Gründen nicht ausgeschaltet werden kann), kann ein **3-Schritt-Verfahren der Rhythmusstabilisierung** zum Einsatz kommen:

- Schlafhygiene
- Lichttherapie
- Melatonin

Zunächst einmal sollte auf einen regelmäßigen und ausreichenden **Schlaf** geachtet werden. Auf Tagesschlaf (Mittagsruhe o. ä.) sollte möglichst verzichtet werden, und die Nahrungsaufnahme sollte regelmäßig und insbesondere nicht in den späten Abendstunden erfolgen. Die **Lichttherapie** teilt sich in 2 Aspekte – die natürliche Lichtexposition im Freien sowie Lichtduschen mit entsprechenden Tageslichtlampen. Prinzipiell ist ein täglicher Aufenthalt im Freien von mindestens 2h anzustreben. Lichtduschen können unterstützend oder in den dunklen Wintermonaten zum Einsatz kommen. Dabei ist auf einen hohen Blaulichtanteil sowie eine ausreichende Lichtstärke (1000 Lux und mehr) zu achten. Der Zeitpunkt der Lichtdusche ist abhängig von der Rhythmusstörung bzw. der gewünschten Phasenverschiebung. Lichtduschen am Morgen wirken beschleunigend auf die innere Uhr, während am Abend die Phase nach hinten verschoben wird [23]. **Melatonin** sollte täglich kurz vor dem Einschlafen eingenommen werden. Eine übliche Einstiegsdosis ist 1 mg p. o., die bei Bedarf auf bis zu 6 mg erhöht werden kann.

18.6.2 Medikamente

Ein 2. Aspekt der Chronotherapie ist der tageszeitlich optimierte Einsatz von Medikamenten, z. B. bei der endokrinen Replacement-Therapie. Durch einen an den Chronotyp angepassten Applikationsrhythmus können die Dosierung minimiert und evtl. Nebenwirkungen weitgehend vermieden werden [17]. In der Entwicklung befinden sich zurzeit einige Hormonpräparate, deren Galenik eine dem natürlichen Rhythmus angepasste Freisetzung bewirken soll. Auch hier ist zu hoffen, dass dadurch insbesondere Nebenwirkungen in der Hormontherapie verhindert werden können.

18.7 Literatur

[1] Andersen ML, Alvarenga TF, Mazaro-Costa R et al. The association of testosterone, sleep, and sexual function in men and women. Brain Res 2011; 1416: 80–104

[2] Aschoff J. Circadian rhythms in man. Science 1965; 148: 1427–1432

[3] Bao AM, Liu RY, van Someren EJ et al. Diurnal rhythm of free estradiol during the menstrual cycle. Eur J Endocrinol 2003; 148: 227–232

[4] Barion A, Zee PC. A clinical approach to circadian rhythm sleep disorders. Sleep Med 2007; 8: 566–577
Kommentar: gute Übersicht zum Thema Schlaferkrankungen.

[5] Barnard AR, Nolan PM. When clocks go bad: neurobehavioural consequences of disrupted circadian timing. PLoS Genet 2008; 4: e1 000 040

[6] Bass J. Circadian topology of metabolism. Nature 2012; 491: 348–356

[7] Brandenberger G, Weibel L. The 24-h growth hormone rhythm in men: sleep and circadian influences questioned. J Sleep Res 2004; 13: 251–255

[8] Brown SA, Kunz D, Dumas A et al. Molecular insights into human daily behavior. Proc Natl Acad Sci USA 2008; 105: 1602–1607
Kommentar: Pilotstudie zur Bestimmung molekularer zirkadianer Rhythmen aus Hautbiospien beim Menschen.

[9] Campbell SS, Murphy PJ, van den Heuvel CJ et al. Etiology and treatment of intrinsic circadian rhythm sleep disorders. Sleep Med Rev 1999; 3: 179–200

[10] Costa-e-Sousa RH, Hollenberg AN. Minireview: The neural regulation of the hypothalamic-pituitary-thyroid axis. Endocrinology 2012; 153: 4 128–4 135

[11] Dibner C, Schibler U, Albrecht U. The mammalian circadian timing system: organization and coordination of central and peripheral clocks. Annu Rev Physiol 2010; 72: 517–549

[12] Foster RG, Hankins MW. Circadian vision. Curr Biol 2007; 17: R746–751

[13] Hofstra WA, de Weerd AW. How to assess circadian rhythm in humans: a review of literature. Epilepsy&Behav 2008; 13: 438–444
Kommentar: Übersicht zur chronophysiologischen Methodik.

[14] Kalsbeek A, Fliers E. Daily regulation of hormone profiles. Handbook of experimental pharmacology 2013; 185–226
Kommentar: gute Zusammenfassung endokriner Rhythmen und deren Grundlagen.

[15] Kalsbeek A, van der Spek R, Lei J et al. Circadian rhythms in the hypothalamo-pituitary-adrenal (HPA) axis. Mol Cell Endocrinol 2012; 349: 20–29

[16] Ko CH, Takahashi JS. Molecular components of the mammalian circadian clock. Hum Mol Genet 2006; 15 (Suppl 2): R271–277

[17] Levi F, Schibler U. Circadian rhythms: mechanisms and therapeutic implications. Annu Rev Pharmacol Toxicol 2007; 47: 593–628
Kommentar: gute und umfassende Einführung in die molekularen Mechanismen zirkadianer Uhren und deren Einfluss auf Physiologie und Pathophysiologie.

[18] Morris CJ, Aeschbach D, Scheer FA. Circadian system, sleep and endocrinology. Mol Cell Endocrinol 2012; 349: 91–104

[19] O'Neill JS, Maywood ES, Hastings MH. Cellular mechanisms of circadian pacemaking: beyond transcriptional loops. Handbook of experimental pharmacology 2013; 67–103

[20] Pevet P, Challet E. Melatonin: both master clock output and internal time-giver in the circadian clocks network. J Physiol Paris 2012; 105: 170–182

[21] Roenneberg T, Kuehnle T, Pramstaller PP et al. A marker for the end of adolescence. Curr Biol 2004; 14: R1038–1039
Kommentar: erste Populationsstudie zum Einfluss des Lebensalters auf den Chronotyp.

[22] Scheer FA, Hilton MF, Mantzoros CS et al. Adverse metabolic and cardiovascular consequences of circadian misalignment. Proc Natl Acad Sci USA 2009; 106: 4 453–4 458
Kommentar: elegante Studie zur Dissozation von uhren- und verhaltenskontrollierten physiologischen Rhythmen beim Menschen.

[23] Stephenson KM, Schroder CM, Bertschy G et al. Complex interaction of circadian and non-circadian effects of light on mood: shedding new light on an old story. Sleep Med Rev 2012; 16: 445–454

[24] Tonsfeldt KJ, Chappell PE. Clocks on top: the role of the circadian clock in the hypothalamic and pituitary regulation of endocrine physiology. Mol Cell Endocrinol 2012; 349: 3–12

[25] Wittmann M, Dinich J, Merrow M et al. Social jetlag: misalignment of biological and social time. Chronobiol Int 2006; 23: 497–509
Kommentar: gute Übersicht zum Begriff „Social Jetlag“ und dessen Konsequenzen.

Kapitel 19

Bildgebende Diagnostik in der Endokrinologie

19 Bildgebende Diagnostik in der Endokrinologie

19.1 Hypothalamus und Hypophyse

O. Jansen, C. Wiese

19.1.1 Anatomie und Lagebeziehungen

Pathologien der Hypophyse sowie des Hypothalamus können durch Läsion der umliegenden anatomischen Strukturen zu verschiedenen klinischen Symptomen führen:

- Chiasma opticum und tractus opticus → Sehstörungen
- vorderer Anteil des 3. Ventrikels → Liquorzirkulationsstörung mit Hirndruckzeichen
- Circulus arteriosus Willisii → Minderdurchblutung mit TIA oder Infarkt
- Sinus cavernosus samt Hirnnerven
  - III → Ptosis, Mydriasis, Doppelbilder bei Auswärtsschielen
  - IV → Doppelbilder bei Fehlstellung des Bulbus nach oben innen
  - V1, V2 → Sensibilitätsstörungen
  - VI → Doppelbilder bei Einwärtsschielen
- Anteile der Frontal- und Temporallappen → Persönlichkeitsveränderungen und komplex fokale Anfälle
- oberer Hirnstamm → diverse Hirnnervenausfälle

19.1.2 Pathologien

Unterschiedliche Gewebe in oder an der Sella turcica begünstigen die Entstehung zahlreicher verschiedenartiger Tumore meist extraaxialen Ursprungs (▸ Tab. 19.1), die das Gehirn respektive die Hypophyse erst sekundär durch Pellotierung beeinträchtigen. So kann es neben endokrinologischen Dysregulationen zu Sehstörungen durch Verdrängung des Chiasma opticum, Hirnnervenausfällen oder komplex fokalen Anfällen durch Bedrängung des medialen Temporallappens kommen. Eine Hirnstammsymptomatik oder ein Hydrozephalus mit Hirndruckzeichen durch eine Verlegung der Foramina monroi können ebenfalls auftreten. Neben malignen Neubildungen können sich Entzündungen der Hypophyse als Pitfall und Herausforderung für die Diagnostik herausstellen. So müssen bei den Pathologien der Hypophyse die Hypophysitis oder andere Entzündungen mit sekundärer Beteiligung der Sellaregion als Differenzialdiagnose in Betracht gezogen werden.

19.1.3 Bildgebung der Sellaregion

Die diagnostische Abklärung der Sellaregion erfolgt heute mittels MRT und CT. Die CT liefert wertvolle Informationen, insbesondere bei Tumorverkalkungen und ossären Destruktionen. Wegen des deutlich besseren Weichteilkontrastes hat sich jedoch die **MRT** als **Standarddiagnostik** etabliert.

Um das Untersuchungsprotokoll für diese komplexe anatomische Region optimal planen zu können, sollte dem untersuchenden Radiologen eine möglichst präzise klinische Frage gestellt werden. Eine spezielle MRT-Untersuchung der Sellaregion enthält dünnschichtige Aufnahmen in mehreren Ebenen, mit verschiedenen Sequenztechniken sowie mit Kontrastmittel und unterscheidet sich damit von einem üblichen Standardprotokoll der kraniellen MRT.

Hypophysenadenome

Hypophysenadenome sind relativ häufige intrakranielle Raumforderungen (ca. 12 % der intrakraniellen Tumore). Morphologisch werden **Makroadenome** (> 1 cm Durchmesser) und **Mikroadenome** (< 1 cm) unterschieden.

▸ **Mikroadenome.** Zur Diagnostik der Mikroadenome sind eine dünne Schichtdicke von max. 3,5 mm, eine hohe Rekonstruktionsmatrix und ein kleines FOV erforderlich. Die Darstellung sollte in 2 Ebenen mit und ohne Kontrastmittel erfolgen.

Tab. 19.1 Selläre und paraselläre Raumforderungen und deren Ursprung.

anatomischer Ursprung	Pathologie
Hypophyse	Makro- und Mikroadenom Hypophysitis
Hypothalamus	Hypothalamusgliom
Dura	Meningeom
N. opticus	Neurinom
Chiasma opticum	Optikusgliom
A. carotis, N. vagus, V. jugularis	Paragangliome
Missbildungs- und Keimzelltumoren	Epidemoid, Dermoid, Lipom, Teratom, Harmatom, Germinom
Knorpelgewebe	Chordom, Chondrom, Chondrosarkom
Rathke-Tasche (Ductus craniopharyngeus)	Kraniopharyngeom Zysten der Rathke-Tasche
andere	Metastasen und Ausläufer extrakranieller Malignome, Hämangiom, Trigeminusneurinom, Aneurysmen, Mukozele

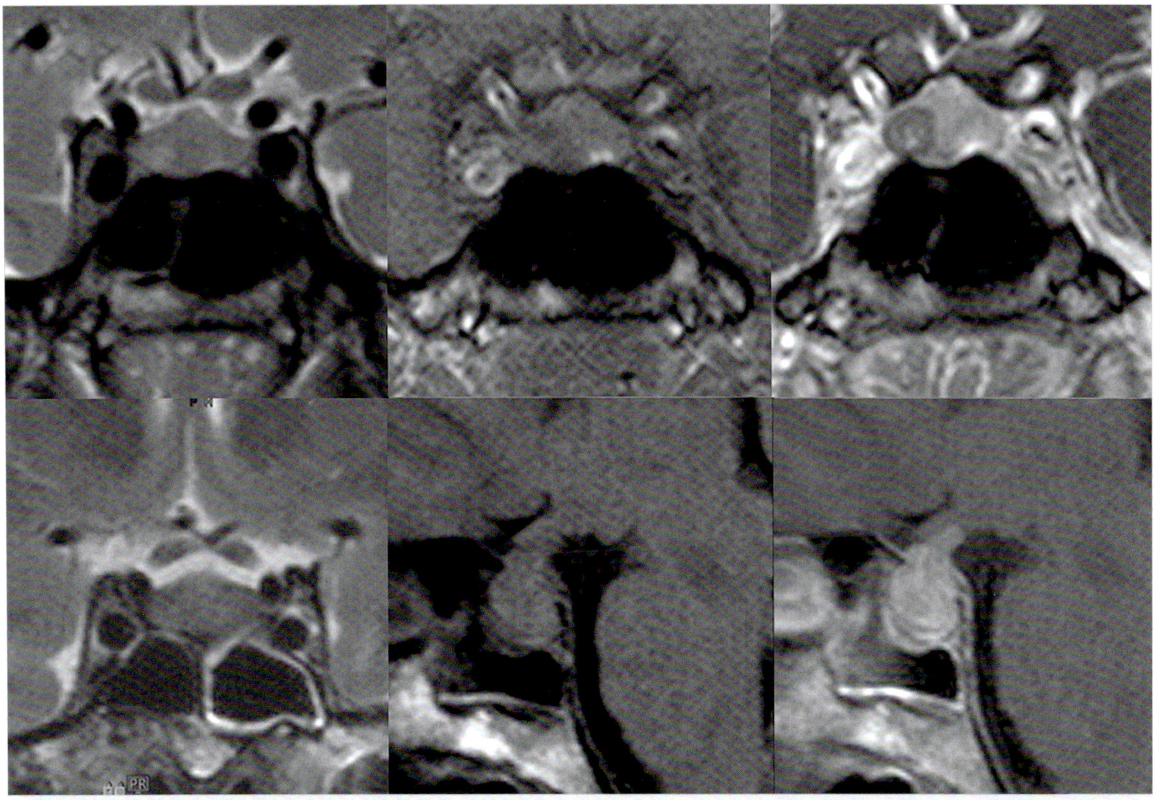

Abb. 19.1 MRT-Aufnahmen der Hypophyse.
Obere Reihe (v.l.n.r.): MRT-Aufnahmen eines Mikroadenoms der Hypophyse in koronarer Schichtführung in T 2- sowie T 1-gewichteten Aufnahmen ohne und mit Kontrastmittel.
Untere Reihe (v.l.n.r.): MRT-Aufnahmen einer Hypophysitis in Koronarebene in T 2-gewichteten Aufnahmen sowie in sagittaler Schichtführung in T 1-gewichteten Aufnahmen ohne und mit Kontrastmittel. In der nativen T 1-gewichteten Sequenz ist die Neurohypophyse nicht abgrenzbar, der Hypophysenstiel ist verdickt.

Adenome stellen sich typischerweise in T 1-gewichteten Bildern hypo- bis isodens dar und verdrängen das normale, etwas signalreichere Gewebe der Hypophyse. Mikroadenome (▶ Abb. 19.1) sind gelegentlich schwer zu detektieren und lassen sich in zwei Dritteln der Fälle in dynamischen Kontrastmitteluntersuchungen durch ihr verzögertes Kontrastmittel-Aufnahmeverhalten zu Beginn der Untersuchung als hypointense Läsion im Parenchym der Hypophyse identifizieren. Danach erfolgt eine vermehrte Anreicherung von Kontrastmittel im Adenom, sodass es sich später hyperintens zur Hypophyse darstellt. Ein Drittel der Mikroadenome weist jedoch ein verfrühtes Kontrastmittel-Aufnahmeverhalten auf, sodass diese Adenome sich insbesondere durch indirekte Tumorzeichen wie eine Verdrängung des Hypophysenstiels zur Gegenseite und eine gleichseitige Verdünnung und Absenkung des Sellabodens und ein Anheben des Diaphragma sellae abgrenzen lassen.

▶ **Makroadenome.** Die Beurteilung von Tumoreffekten auf benachbarte Strukturen von Makroadenomen ist aufgrund der höheren räumlichen Auflösung der MRT ohne weiteres möglich. Insbesondere die Sehnerven und der Sinus cavernosus mit den darin befindlichen Hirnnerven lassen sich in nativer Untersuchungstechnik meist besser als nach Kontrastmittelgabe vom Tumorgewebe abgrenzen.

Hypophysitis

Hypophysitiden sind autoimmun bedingte Entzündungen der Hypophyse, die je nach Ursache in primäre und sekundäre Hypophysitiden eingeteilt werden, z. B. im Rahmen von Systemerkrankungen oder als Reaktion auf selläre Raumforderungen. Die Einordnung erfolgt nach der Histopathologie (lymphozytär, granulozytär etc.), wobei die lymphozytäre Form die häufigste ist. Typisch ist hierbei die frühe Nebenniereninsuffizienz und Hypothyreose, die zur Unterscheidung gegenüber Hypophysenadenomen dienen können, da hierbei zunächst ein Hypogonadismus und eine somatotrope Insuffizienz auftreten [1]. Typisch ist für die Hypophysitis auch das fehlende hohe Signal der Neurohypophyse in T 1-gewichteten Bildern. Eine sichere Einordnung der Hypophysitis ist nur durch eine Gewebeprobe möglich.

Als Differenzialdiagnosen für eine lymphozytäre Adenohypophysitis kommen sekundäre Entzündungen der Hypophyse in Betracht. Darunter fallen systemische Infektionen (bakteriell, viral, fungal oder opportunistisch), granulomatöse Entzündungen (Tbc, Syphilis, Pilzinfektionen), systemische Entzündungserkrankungen (Sarkoidose, Wegener-Granulomatose, Morbus Crohn, Histiozytose X) oder Fremdkörperreaktionen, wie beispielsweise bei rupturierter Rathke-Zyste oder Sellatumor.

Die Hypophysitis (▶ Abb. 19.1) stellt sich in der MRT in der Regel in Form einer symmetrisch vergrößerten Hypophyse dar, die kräftig Kontrastmittel anreichert. Eine angrenzende Verdickung der Dura und auch des Hypophysenstiels bestehen häufig und können als wichtige differenzialdiagnostische Kriterien gegenüber einem Makroadenom verwendet werden. Die Adenohypohyse ist in nativen T1-gewichteten Bildern häufig nicht mehr abgrenzbar, wogegen bei einem Gesunden die Neurohypophyse kräftig hyperintens in T1 imponiert. Es kann in der Bildgebung zwischen 2 Subtypen differenziert werden; kleinere lymphozytäre Hypophysitiden und immunvermittelte Hypophysitis-Subtypen stellen sich als solide, homogene, kontrastmittelanreichernde Raumforderungen dar, während ausgeprägte lymphozytäre Hypophysitiden und Formen, die mit sellären und parasellären Prozessen assoziiert sind, sich als zystische Defekte mit randständiger Kontrastmittelaufnahme abgrenzen lassen. Die lymphozytäre Hypophysitis ist auf T2-gewichteten Bildern hyperintens.

19.1.4 Literatur

[1] Horger M, Honegger J, Beschorner R et al. Bildgebende Diagnostik der Hypophysitis und Differenzialdiagnosen. Fortschr Röntgenstr 2013; 185 (9): 789–793

[2] Müssig K, Horger M, Nägele T et al. Bildgebung bei Hypophysenadenomen. Fortschr Röntgenstr 2009; 181 (7): 616–620

19.2 Pankreas

19.2.1 Computertomografie und Magnetresonanztomografie

A. Frydrychowicz, J. Barkhausen

Die Schnittbilddiagnostik des Pankreas beinhaltet in Kombination mit nuklearmedizinischen Verfahren (z. B. SPECT/CT) die Lokalisation endokrin aktiver Tumore, die Diagnosestellung bei hormoninaktiven Tumoren sowie Staging, Umfelddiagnostik und Therapiekontrolle.

In Computertomografie (CT) und Magnetresonanztomografie (MRT) werden möglichst dünnschichtige Untersuchungen durchgeführt, die eine dynamische Kontrastmittelinformation enthalten sollten, da neuroendokrine Tumoren typischerweise eine kräftige Kontrastmittelaufnahme in der arteriellen Phase zeigen. Bezüglich der diagnostischen Genauigkeit der CT und MRT gibt es in der Literatur z. T. widersprüchliche Hinweise, aktuelle oder randomisierte Studien zum Vergleich der MRT und CT liegen leider nicht vor. Eine vergleichende Studie zeigt bei der Detektion von Insulinomen keine Unterschiede zwischen beiden Verfahren [8]; diese Daten lassen sich jedoch weder auf das Gesamtspektrum der Pankreasneoplasien noch auf die Abgrenzung der NET gegenüber malignen bzw. zystischen Pankreasneoplasien übertragen. In der täglichen Routine wird meist aufgrund der besseren Verfügbarkeit und bei unklaren klinischen Situationen zunächst die CT eingesetzt, während die MRT bei gezielten Fragestellungen und als weiterführende Diagnostik bei unklaren Prozessen zum Einsatz kommt, da sie aufgrund ihres höheren Gewebekontrastes häufig Zusatzinformationen liefert.

In der CT hat sich das vorherige Trinken von ca. 1–1,5 l Wasser, Untersuchung in Rechtsseitenlage und Gabe von N-Butylscopolamin als diagnostisch sinnvoll erwiesen. In der MRT kommt ein vollständiges Sequenzspektrum zur Anwendung, das neben einer Erfassung des dynamischen Kontrastmittelverhaltens auch die Diffusionswichtung (DWI) und eine MRCP (MR-Cholepankreatikografie) beinhalten sollte.

19.2.2 Sonografie und Endosonografie

A. Iwen

Die **Abdomensonografie** ist als nicht invasives Verfahren, das ohne Strahlenbelastung einhergeht, im klinischen Alltag gut etabliert. Ihr Stellenwert bei der Untersuchung von pankreatischen neuroendokrinen Neoplasien ist vor allem auf die Evaluation einer Lebermetastasierung beschränkt. Der Nachweis von Primärtumoren im Pankreas gelingt nur selten.

Die **Endosonografie** hingegen ist das bildgebende Verfahren mit der höchsten Ortsauflösung und somit insbesondere für die Lokalisationsdiagnostik von kleineren Tumoren geeignet [7]. Die sequenzielle Bildgebung, bestehend aus einer CT gefolgt von einer Endosonografie, kann Detektionsraten von bis zu 97 % für pankreatische neuroendokrine Neoplasien erbringen [3].

Eine pankreatische neuroendokrine Neoplasie zeichnet sich endosonografisch in der Regel durch Echoarmut, klar und glatt begrenzte Ränder sowie Hypervaskularisation aus. Sie kann jedoch auch echogleich sein, was zu Schwierigkeiten führt sie von normalem Pankreasgewebe zu unterscheiden [6]. Darüber hinaus sind rund 10 % aller pankreatischen neuroendokrinen Neoplasien zystisch [1]. Neuroendokrine Neoplasien können im gesamten Pankreas gefunden werden, und in bis zu 9 % der Fälle handelt es sich um multifokale Neoplasien [5]. Endosonografische Befunde können auch Hinweise auf die Dignität der Tumoren liefern [2], [6].

Während einer endosonografischen Untersuchung ist es möglich mittels **Feinnadelaspiration** (FNA) Material für eine zytologische Untersuchung zu gewinnen. Im Vergleich zur perkutanen Biopsie ist die **endosonografisch gesteuerte FNA** bei potenziell resektablen soliden Pankreastumoren die Methode der Wahl; das Risiko einer peritonealen Aussaat liegt bei ca. 2 %, während bei einer perkutanen Biopsie das Risiko bei 16,3 % liegt [4]. In verschiedenen Studien konnten aus 80–90 % des mittels Endosonografie gewonnenen Feinnadelaspirationsmaterials die korrekte Diagnose eines neuroendokrinen Tumors gestellt werden. Solch hohe Detektionsraten sind jedoch nur unter optimalen Voraussetzungen zu erreichen; diese schlossen z. B. eine periinterventionelle Beurteilung durch einen Zytopathologen ein.

19.2.3 Literatur

[1] Jani N, Khalid A, Kaushik N et al. EUS-guided FNA diagnosis of pancreatic endocrine tumors: new trends identified. Gastrointest Endosc 2008; 67 (1): 44–50

[2] Kann P, Bittinger F, Engelbach M et al. Endosonography of insulin-secreting and clinically non-functioning neuroendocrine tumors of the pancreas: criteria for benignancy and malignancy. Eur J Med Res 2001; 6 (9): 385–390

[3] Khashab MA, Yong E, Lennon AM et al. EUS is still superior to multidetector computerized tomography for detection of pancreatic neuroendocrine tumors. Gastrointest Endosc 2011; 73 (4): 691–696

[4] Micames C, Jowell PS, White R et al. Lower frequency of peritoneal carcinomatosis in patients with pancreatic cancer diagnosed by EUS-guided FNA vs. percutaneous FNA. Gastrointest Endosc 2003; 58 (5): 690–695

[5] Pais SA, McGreevy K, Leblanc JK et al. Clinical and endoscopic ultrasound morphology characteristics of pancreatic neuroendocrine tumors: a large, single center experience. Gastrointestinal endoscopy 2007; 65 (5): AB296

[6] Patel KK, Kim MK. Neuroendocrine tumors of the pancreas: endoscopic diagnosis. Curr Opin Gastroenterol 2008; 24 (5): 638–642

[7] Rösch T, Lightdale CJ, Botet JF et al. Localization of pancreatic endocrine tumors by endoscopic ultrasonography. N Engl J Med 1992; 326 (26): 1721–1726

19.3 Nebenniere

19.3.1 Computertomografie und Magnetresonanztomografie

A. Frydrychowicz, J. Barkhausen

Die Aufgabe der Schnittbilddiagnostik besteht aus der Tumorlokalisation, -charakterisierung und dem Metastasenausschluss im onkologischen Staging. Die Schnittbilddiagnostik wird dabei heute als diagnostischer Standard angesehen. Auflösungsbedingt ist zwar eine Differenzierung des histologischen Nebennierenaufbaus ebenso wenig möglich wie dem Bildbefund Aussagen zur Hormonaktivität zu entnehmen. Durch den Einsatz moderner Schnittbildtechniken ist allerdings eine große Zahl der Raumforderungen hinsichtlich ihrer Dignität sicher einzuordnen.

Die Bewertung beider Schnittbildverfahren (CT, MRT) basiert dabei auf der Charakterisierung wesentlicher histologischer Bestandteile einer Raumforderung, ihrer statistischen Vorkommenswahrscheinlichkeit und dem Zusammenführen dieser Informationen mit morphologischen Kriterien zu einer möglichst spezifischen Diagnose. Zu den morphologischen Kriterien benigner Läsionen zählen eine Größe < 4 cm [13], [21], eine glatte Berandung zum umliegenden Gewebe sowie das Vorhandensein von makroskopischem Fett. Kalzifikationen, Einschmelzungen oder Einblutungen sollten nicht als sicheres Indiz für Malignität, sondern als Hinweis auf einzelne Entitäten gewertet werden.

Native Computertomografie

Die in Dünnschicht-Technik durchgeführte Untersuchung (Kollimation 0,5–1,25 mm, Schichtdicke 1–3 mm) ermöglicht es, gering durch Partialvolumeneffekte beeinflusste Dichtemessungen durchzuführen. Diese werden in Hounsfield-Einheiten (HE) angegeben. Aufgrund unterschiedlicher Strahlenabsorption der Gewebe können Rückschlüsse auf deren Zusammensetzung getroffen werden. Mittlere Dichtewerte < 10 HE weisen mit hoher Spezifität (98 %) intrazelluläres Fett nach, sodass die Diagnose eines typisch **fetthaltigen adrenalen Adenoms** (▸ Abb. 19.2, ▸ Abb. 19.2a) im Gegensatz zu den übrigen fettarmen Raumforderungen der Nebenniere direkt gestellt werden kann [3]. Raumforderung mit Dichtewerten > 10 HE erfordern eine weiterführende Diagnostik (CE-CT oder CS-MRT).

Auch **adrenale Zysten** (selten; glatt berandet, flüssigkeitsisodense Dichtwerte), **Myelolipome** (selten; glatt berandete, makroskopisch fetthaltige Raumforderungen mittlerer Dichte < 10 HE) und **adrenale Einblutungen** (hyperdense Dichteeinschlüsse in nativer CT um 50–90 HE), die z. B. bei Phäochromozytomen und adrenalen Karzinomen beobachtet werden können, haben in der Regel typische Bildkriterien in der nativen CT. Aufgrund der Überschneidung dieser Bildkriterien mit anderen Entitäten ist jedoch meist eine CE-CT oder MRT zur weiteren Abklärung notwendig [19].

Insbesondere die Abgrenzung kleiner, **hormoninaktiver, fetthaltiger Adenome** von **Myelolipomen** stellt eine häufig nicht bildmorphologisch lösbare Aufgabe dar. Zwar können der Nachweis von makroskopischem Fett, Einblutungen oder Kalzifikationen (in ca. 20 %) die Verdachtsdiagnose eines Myelolipoms erhärten, eine zuverlässige Differenzierung ist jedoch nicht immer möglich. Insbesondere Kalzifikationen können als Folge von Nekrosen oder Einblutungen bei zahlreichen adrenalen Tumoren beobachtet werden.

In der Literatur wird zudem auf Histogramm-Analysen verwiesen, die Auskunft über die Häufigkeitsverteilung der Dichtewerte innerhalb einer Raumforderung geben (▸ Abb. 19.2, ▸ Abb. 19.2d). Zwar postulieren einzelne Arbeiten eine gesteigerte Sensitivität bei der Adenomcharakterisierung [1] und Adenomdiagnostik bei Fehlen einer nativen CT [7], insgesamt gilt der Ansatz heute jedoch nur noch als die native CT unterstützend [9].

Kontrastmittelverstärkte Computertomografie (CE-CT)

Der CE-CT kommt aufgrund klarer Ergebnisse zahlreicher Studien, hoher Verfügbarkeit und ökonomischer Gesichtspunkte eine wichtige Rolle zu. Bei jungen Patienten sollte jedoch aufgrund der Strahlenexposition durch mehrfache umschriebene Spiral-CT-Sequenzen (native CT, CE-CT bei 60 s, CT in der Spätphase bei 10 oder 15 min. p. i., ▸ Abb. 19.2, ▸ Abb. 19.2a, ▸ Abb. 19.2b, ▸ Abb. 19.2c) die MRT bevorzugt werden.

Die Bewertung der CE-CT basiert auf einem raschen Kontrastmittel-Anfluten und -Auswaschen („Washout") der Nebennierenadenome, während insbesondere maligne Tumore ein langsameres Washouts (WOrel) zeigen [20].

In der klinischen Routine hat sich aufgrund der Datenlage und terminlicher Vorgaben die Kombination einer nativen CT, der 60s-CE-CT mit einer 10 min-Spätphase und Berechnung des relativen Washouts (WOrel) bewiesen. Für das relative Washout wird ein wenigstens 50 % der Fläche der Raumforderung umfassendes Messfeld angelegt und dessen mittlere Messwerte [HE] gemäß Washout [%] = (CE-CT 60s–CE-CTspät/CE-CT 60s) × 100 berechnet. Ein relatives Washout ≥ 40 % bzw. 50 % nach 10 bzw. 15 min hat nach Literaturangaben eine Sensitivität und Spezifität nahe 100 % [2], [4], [11], [18].

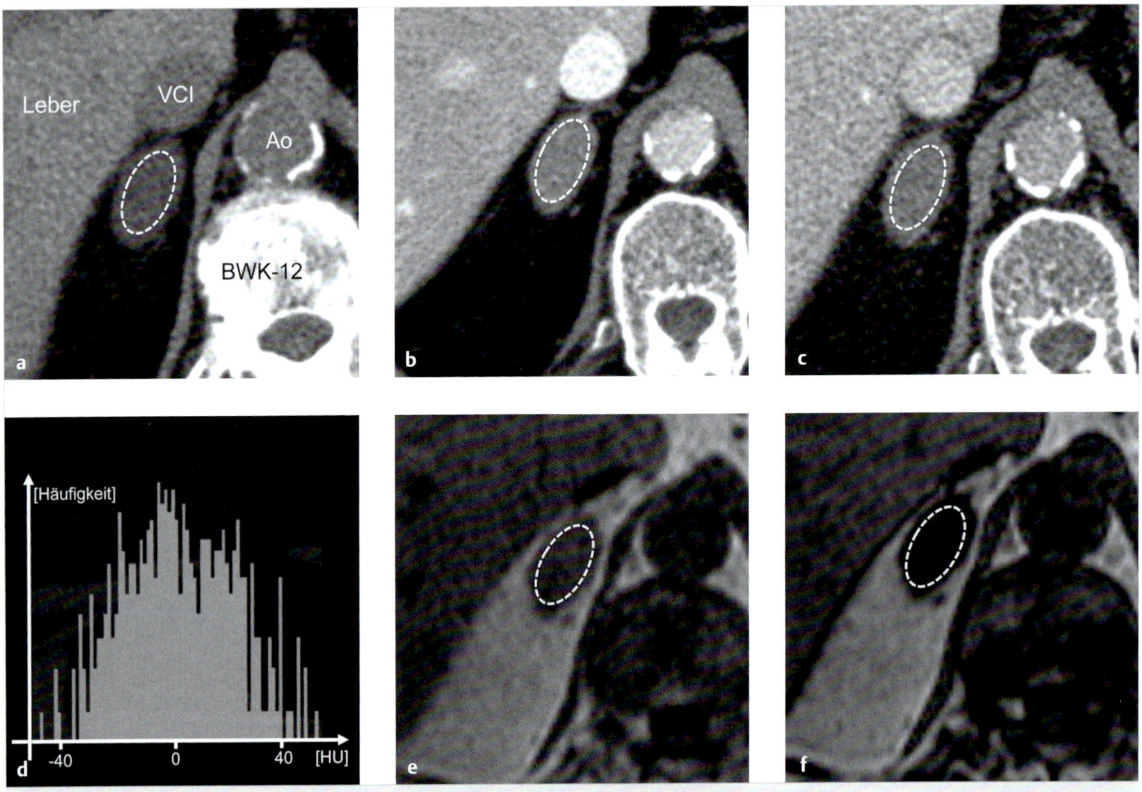

Abb. 19.2 Schnittbild-Evaluation einer glatt berandeten, 2,2 cm längs durchmessenden Nebennierenraumforderung mittels CT (a–d) sowie MRT (e–f), die bei einem Patienten mit maligner Grunderkrankung miterfasst wurde. Makroskopisches Fett, Einblutungen oder Kalzifikationen sind nicht abgrenzbar. VCI: V. cava inferior, Ao: Aorta.

- **a** Native CT mit eingezeichneter ROI (Region of Interest) mit einer mittleren Dichte von 4 HU. Der Befund ist für ein fetthaltiges Adenom beweisend, weitere Diagnostik ist prinzipiell nicht notwendig.
- **b** CE-CT 60 s p. i. mit einer mittleren Dichte innerhalb der eingezeichneten ROI von 71 HU.
- **c** CE-CT 10 min p. i. mit einer mittleren Dichte innerhalb der eingezeichneten ROI von 26 HU. Der resultierende WOabs beträgt 67,2 %, der WOrel beträgt 63,3 % und stützt die Diagnose des Adenoms.
- **d** Histogramm-Analyse der Dichteverteilung innerhalb des Adenoms auf Basis der nativen CT. Deutlich sind > 10 % Pixel mit fetthaltigen Dichtewerten < 10 HU zu erkennen.
- **e** Die In-Phase CS-MRT gibt die bereits aus der CT bekannte Nebennierenraumforderung wieder, die SI beträgt 364.
- **f** In der opposed-Phase CS-MRT ergibt sich eine SI von 124, der SII entspricht demzufolge 34 % und unterstreicht auch in der CS-MRT die Adenom-Diagnose.

Magnetresonanztomografie mit Chemical-Shift-Bildgebung (CS-MRT)

Obwohl die dynamische, kontrastmittelgestützte MRT Vorreiter der CE-CT zur Washout-Berechnung war [12], hat sich dieser Ansatz nicht durchgesetzt. Im Allgemeinen wird neben möglichst dünner Schichtführung ein vollständiges Wichtungsspektrum mit T2- (T2w) und nativen fettgesättigten T1-gewichteten (T1w) Sequenzen eingesetzt, um einerseits einen Vergleich zum Signal der Leber bzw. Milz zu erhalten [14] und andererseits, um Einschmelzungen (gesteigertes T2w-Signal) oder Einblutungen (gesteigertes Signal in fettgesättigter T1w und relativ schwaches T2w-Signal) detektieren zu können. Insbesondere **adrenale Karzinome** sind durch Einschmelzungen oft heterogen hyperintens in T2w, was eine Differenzierung von **Phäochromozytomen** erschwert. Diese sind mehrheitlich stark T2w-hyperintens, können aber in ca. einem Drittel der Fälle durch mäßige T2w-Hyperintensität schlecht von Karzinomen oder eingeschmolzenen Metastasen differenziert werden. Die kontrastmittelgestützte Bildgebung, z. B. auf Basis volumeninterpolierter, fettgesättigter T1w-Gradientenechosequenzen, wird analog zur CE-CT nativ, nach 60 s und 10–15 min durchgeführt. Die Diffusionsbildgebung (DWI) hat in der Diagnostik der Nebenniere keinen Stellenwert [15].

Die Chemical-Shift-Bildgebung (CS-MRT) stellt hingegen ein Verfahren dar, das die intrinsische Sensitivität der MRT gegenüber Gewebszusammensetzungen elegant nutzt. Die CS-MRT beruht vereinfacht auf einem geringen Frequenzunterschied der Präzessionsbewegungen von Protonen in Wasser und Fett. Dieser Unterschied kann genutzt werden, da zu bestimmten Zeitpunkten Fett und Wasser gleichsinnig (IP, „in phase“, hohes Signal, ▶ Abb. 19.2, ▶ Abb. 19.2e) oder gegensinnig präzedieren und sich gegenseitig auslöschen (OP, „opposed phase“, niedriges Signal, ▶ Abb. 19.2, ▶ Abb. 19.2f). Enthält Gewebe kein Fett, wird nur das Wasser angeregt, ein Signalabfall bleibt aus. Als Sonderform setzt sich zunehmend die von Mitchell erstmals an den Nebennieren angewendete Dixon-Methode durch [16], die IP- und OP-Bilder samt reinen Fett- und Wasserbildern simultan in einer Messung zu erzeugen vermag [5]. Auch in der IP/OP-Bildgebung sollte ein Signalintensitäts-Index (SII) nach $SII = (SI_{IP} - SI_{OP}/SI_{IP}) \times 100$ gebildet werden. Die rein visuelle Bewertung bzgl. Signalabfall und damit Fetthaltigkeit hat bereits eine Sensitivität von 78 % und Spezifität von 87 % [17]. Zum Adenomnachweis sind bisher keine Meta-Analysen vorhanden, sodass bzgl. des SII kein eindeutiger Schwellenwert angelegt werden kann. Empfohlen wird ein SII von > 16,5 % als sicher für den Adenomnachweis [6].

19.3.2 Sonografie und Endosonografie

A. Iwen

In der **Abdomensonografie** sind normale Nebennieren nur unter optimalen Schallbedingungen darstellbar. Es sollte daher besser von der Untersuchung der Nebennierenregion als von den Nebennieren gesprochen werden.

Die **Endosonografie** bietet aufgrund ihrer hohen Ortsauflösung deutliche diagnostische Vorteile im Vergleich zu den bereits beschriebenen bildgebenden Verfahren, auch die Durchführung einer **Feinnadelpunktion** ist während der Untersuchung möglich. Vor der Durchführung einer Feinnadelpunktion ist jedoch ein Phäochromozytom auszuschließen, da durch die Punktion eine hypertensive Krise ausgelöst werden kann.

Adenome der Nebenniere sind in der Regel homogen, rund bis oval, können aber auch polyzyklisch zur Darstellung kommen. Eine Differenzierung zwischen hormonaktiven und hormoninaktiven Adenomen ist endosonografisch jedoch nicht möglich. Andere von der Nebenniere ausgehende Raumforderungen können sonografisch ein vielfältiges Bild bieten. Phäochromozytome z. B. sind oftmals echoinhomogen bzw. echokomplex mit Nachweis einer Hyperperfusion. Auch Nebennierenkarzinome imponieren zumeist echokomplex bis echoarm, die Kontur ist zumeist unregelmäßig. Die Endosonografie kann Hinweise auf die Dignität erbringen; Zeichen für einen malignen Prozess sind die Infiltration benachbarter Strukturen, eine Gefäßinvasion oder der Nachweis von lokoregionären Lymphknotenmetastasen.

Diffuse hyperplastische Veränderungen der Nebennieren lassen sich ebenfalls am besten endosonografisch darstellen. Knoten im Rahmen einer mikro- oder makronodulären Hyperplasie können bis ca. 3 mm Größe dargestellt werden, dadurch kann eine Endosonografie bei einem Conn-Syndrom zur Differenzierung zwischen Adenom und Hyperplasie Hinweise liefern [10].

Die Endosonografie der Nebennieren kann auch Hinweise auf die Genese einer Nebenniereninsuffizienz liefern. Bei einem Morbus Addison sind die Nebennieren hypoplastisch. Ebenfalls können Metastasen identifiziert werden, die wiederum äußerst echokomplex sein können. Auch Einblutungen können identifiziert werden.

19.3.3 Literatur

[1] Bae KT, Fuangtharnthip P, Prasad SR et al. Adrenal masses: CT characterization with histogram analysis method. Radiology 2003; 228: 735–742

[2] Blake MA, Kalra MK, Sweeney AT et al. Distinguishing benign from malignant adrenal masses: multi-detector row CT protocol with 10-minute delay. Radiology 2006; 238: 578–585

[3] Boland GW, Lee MJ, Gazelle GS et al. Characterization of adrenal masses using unenhanced CT: an analysis of the CT literature. Am J Roentgenol 1998; 171: 201–204

[4] Caoili EM, Korobkin M, Francis IR et al. Adrenal masses: characterization with combined unenhanced and delayed enhanced CT. Radiology 2002; 222: 629–633
[5] Dixon WT. Simple proton spectroscopic imaging. Radiology 1984; 153: 189–194
[6] Fujiyoshi F, Nakajo M, Fukukura Y et al. Characterization of adrenal tumors by chemical shift fast low-angle shot MR imaging: comparison of four methods of quantitative evaluation. Am J Roentgenol 2003; 180: 1649–1657
Kommentar: Die Autoren überprüfen die Wertigkeit IP/OP-MR-Bildgebung an 102 Nebennierenläsionen und zeigen die Überlegenheit der Indexbildung gegenüber Vergleich zu Leber- oder Milzgewebe.
[7] Ho LM, Paulson EK, Brady MJ et al. Lipid-poor adenomas on unenhanced CT: does histogram analysis increase sensitivity compared with a mean attenuation threshold? Am J Roentgenol 2008; 191: 234–238
[8] Ichikawa T, Peterson MS, Federle MP et al. Islet cell tumor oft he pancreas: biphasic CT versus MR imaging in tumor detection. Radiology 2000; 216: 163–171
[9] Jhaveri KS, Wong F, Ghai S et al. Comparison of CT histogram analysis and chemical shift MRI in the characterization of indeterminate adrenal nodules. Am J Roentgenol 2006; 187: 1303–1308
[10] Kann PH, Meyer S, Zielke A et al. Die neue Rolle der Endosonographie in der Endokrinologie: Bildgebung der Nebennieren und des endokrinen Pankreas. Dtsch Med Wochenschr 2006; 131 (11): 567–572
[11] Korobkin M, Brodeur FJ, Francis IR et al. Delayed enhanced CT for differentiation of benign from malignant adrenal masses. Radiology 1996; 200: 737–742
[12] Krestin GP, Freidmann G, Fishbach R et al. Evaluation of adrenal masses in oncologic patients: dynamic contrast-enhanced MR vs CT. J Comput Assist Tomogr 1991; 15: 104–110
[13] Lee MJ, Hahn PF, Papanicolaou N et al. Benign and malignant adrenal masses: CT distinction with attenuation coefficients, size, and observer analysis. Radiology 1991; 179: 415–418
[14] Mayo-Smith WW, Boland GW, Noto RB et al. State-of-the-art adrenal imaging. Radiographics 2001; 21: 995–1012
[15] Miller FH, Hammond N, Siddiqi AJ et al. Utility of diffusion-weighted MRI in distinguishing benign and malignant hepatic lesions. J Magn Reson Imaging 2010; 32: 138–147
[16] Mitchell DG, Crovello M, Matteucci T et al. Benign adrenocortical masses: diagnosis with chemical shift MR imaging. Radiology 1992; 185: 345–351
[17] Outwater EK, Siegelman ES, Radecki PD et al. Distinction between benign and malignant adrenal masses: value of T1-weighted chemical-shift MR imaging. Am J Roentgenol 1995; 165: 579–583
[18] Pena CS, Boland GW, Hahn PF et al. Characterization of indeterminate (lipid-poor) adrenal masses: use of washout characteristics at contrast-enhanced CT. Radiology 2000; 217: 798–802
Kommentar: Die Autoren untersuchten 101 fettarme Nebennierenläsionen und zeigten das langsamere Kontrastmittel-Washout maligner Tumore. Sie schließen ihre Arbeit mit einem gebräuchlichen Algorithmus für Nebennierenabklärung mittels CT in der Routine ab.
[19] Song JH, Chaudhry FS, Mayo-Smith WW. The incidental adrenal mass on CT: prevalence of adrenal disease in 1,049 consecutive adrenal masses in patients with no known malignancy. Am J Roentgenol 2008; 190: 1163–1168
Kommentar: Die nebenbefundlich diagnostizierte Nebennierenraumforderung bei Patienten ohne malignes Grundleiden ist mit hoher Wahrscheinlichkeit gutartig, das Adenom ist der häufigste gutartige Tumor der Nebenniere.
[20] Szolar DH, Korobkin M, Reittner P et al. Adrenocortical carcinomas and adrenal pheochromocytomas: mass and enhancement loss evaluation at delayed contrast-enhanced CT. Radiology 2005; 234: 479–485
[21] Young WF Jr. Clinical practice. The incidentally discovered adrenal mass. N Engl J Med 2007; 356: 601–610

19.4 Schilddrüse und Nebenschilddrüse

A. Iwen

19.4.1 Einleitung

Die sonografische Untersuchung der Schilddrüse ist eine gut durchzuführende, sensitive Methode, um die Schilddrüsenmorphologie zu evaluieren. Auch aufgrund der Häufigkeit von Schilddrüsenerkrankungen hat sie einen hohen Stellenwert in der Endokrinologie. In diesem Kapitel werden die Durchführung einer Schilddrüsensonografie sowie normale und pathologische Befunde diskutiert, ▸ Tab. 19.2 fasst die häufigsten Erkrankungen mit deren charakteristischen sonomorphologischen Merkmalen zusammen.

19.4.2 Technische Voraussetzungen

Für die Sonografie der Schilddrüse sind hochfrequente Linearschallköpfe (7,5–12MHz) geeignet, sie bieten aufgrund der oberflächlichen Lage des Organs eine gute Bildauflösung. Ferner sollte das genutzte Gerät die Möglichkeit einer Farbdopplersonografie zur Beurteilung der Organdurchblutung haben. Konvexschallköpfe mit einer Frequenz von 8,5MHz sind für die Untersuchung des oberen Mediastinums geeignet.

▸ **Patientenlagerung.** Der Patient sollte für die Untersuchung entspannt auf dem Rücken liegen; ein Kissen unterhalb der Schulterblätter oder des Halses unterstützen eine leichte Reklination des Kopfes.

19.4.3 Schilddrüse: Sonografie und Befunderstellung

▸ **Sonografischer Normalbefund.** Die Parenchymstruktur der gesunden Schilddrüse ist homogen und im Vergleich zur umgebenen Muskulatur echoreich. Es lassen sich 2 Lappen mit glatter Außenkontur darstellen, die durch den Isthmus verbunden sind (▸ Abb. 19.3). Das Volumen eines Schilddrüsenlappens wird mittels folgender Formel berechnet:

Volumen [ml] = ½ × Länge [cm] × Breite [cm] × Tiefe [cm]

Das Gesamtvolumen ergibt sich aus der Summe beider Lappenvolumen. Bei Männern gelten Volumen < 25 ml, bei Frauen < 18 ml als normal [14]. Bei einem nach retrosternal eintauchendem Organ können Konvexschallköpfe zur Volumetrie sehr hilfreich sein. Neben der Beurteilung der Schilddrüse müssen auch zervikal bzw. parathyreoidal gelegene Lymphknoten mit Lage, Morphologie und Größe dokumentiert werden. Die Lage der Lymphknoten sollte gemäß Terminologie und Klassifikation einer Neck Dissection dokumentiert werden; hierbei werden insgesamt 6 Lymphknoten-Level unterschieden [24]. In ▸ Abb. 19.4 sind die Level dargestellt.

Tab. 19.2 Zusammenfassung von Erkrankungen der Schilddrüse mit charakteristischen sonografischen Befunden.

Erkrankung	sonografische Befunde
Struma	• definiert als Organvergrößerung; 2 Formen: ◦ Struma diffusa ohne Nachweis von Knoten ◦ Struma nodosa mit Nachweis von Knoten • Normwerte: Frauen < 18 ml; Männern < 25 ml
Schilddrüsenknoten	• können echoarm, echogleich oder echoreich sein • Solide Knoten können im Verlauf zystisch degenerieren. • Solide Adenome grenzen sich vom normalen Parenchym durch echoarmen Vaskularisationsrandsaum (sog. Halo) ab. • sonografische Kriterien zur Differenzierung benigne/maligne Knoten: ▶ Tab. 19.3
Hashimoto-Thyreoiditis	• hypertrophe Form (Hashimoto-Struma): homogenes, echoarmes Parenchym (im Verhältnis zur Muskulatur echogleich); z. T. asymmetrische Organform; z. T. kleinfleckige Hypervaskularisationen • atrophe Form: Organ mit inhomogener Echoarmut, im fortgeschrittenen Stadium verminderte bis fehlende Vaskularisation
Morbus Basedow	• in > 90 % der Fälle echoarmes, in < 10 % echoreiches Parenchym • bei > 80 % der Patienten liegt eine Struma vor • ausgeprägte, das gesamte Organ betreffende Hypervaskularisationen • **Sonderform:** Marine-Lenhart-Syndrom: Kombination aus Basedow-Struma und autonomen Adenom(en). Sonografisch vergleichsweise echogene Knoten in einem ansonsten echoarmen Parenchym
Thyreoiditis de Quervain	• normal großes oder nur gering vergrößertes Organ mit echoarmen Zonen • in echoarmen Entzündungsarealen reduzierte Durchblutung • Sonomorphologie ändert sich im Verlauf rasch
amiodaroninduzierte Hyperthyreose	• Typ I: verstärkte Durchblutung des Parenchyms, ggf. Nachweis von Schilddrüsenknoten (als Hinweis auf autonome Adenome) oder einer Struma (als Hinweis auf Morbus Basedow) • Typ II: verminderte Schilddrüsendurchblutung
akute Thyreoiditis	• inhomogene Schilddrüsenstruktur mit echoarmen bis echofreien Arealen
post-partum Thyreoiditis	• diffuse Echoarmut • zumeist normale Durchblutung
interferoninduzierte Thyreoiditis	• diffuse Echoarmut • vergrößertes Organ • normale bis verstärkte Parenchymvaskularisation
Strahlenthyreoiditis	• initial homogene, echoarme Organvergrößerung • im weiteren Verlauf echoreiche oder selten auch echoarme Atrophie • bei neu aufgetretenen Knoten Schilddrüsenmalignom ausschließen
invasiv-sklerosierte Thyreoiditis (Riedel-Struma)	• echoarmes, balloniertes Parenchym

Struma

Eine Struma ist als Organvergrößerung definiert; sie kann in 2 Formen auftreten:

- **Struma diffusa:** Organvergrößerungen ohne fokale Läsionen (▶ Abb. 19.5)
- **Struma nodosa:** Organvergrößerung mit Nachweis von Knoten (▶ Abb. 19.6)

Es lassen sich aus dem sonografischen Bild jedoch nicht zwingend Rückschlüsse auf die Ursache einer Struma ziehen. Es müssen ggf. noch weitere Informationen aus der Anamnese, dem klinischen Befund, Laborparametern und weiterführenden Untersuchungen (z. B. Schilddrüsenszintigrafie) hinzugezogen werden, um den sonografischen Schilddrüsenbefund interpretieren zu können.

Schilddrüsenknoten

Schilddrüsenknoten sind die häufigsten fokalen Läsionen der Schilddrüse, die Knotenprävalenz beträgt in Deutschland > 20 % [28]. Im klinischen Alltag müssen benigne Knoten von malignen unterschieden werden, wobei die geschätzte Karzinomprävalenz bei Schilddrüsenknoten jedoch im Promillebereich liegt. Es ist also eine Herausforderung, bei der Vielzahl an benignen Knoten maligne Läsionen frühzeitig zu erkennen. Gleichzeitig wird von einer Zunahme der jährlichen Inzidenz von Schilddrüsenkarzinomen in Deutschland berichtet. Diese Zunahme ist jedoch vor allem auf den vermehrten Nachweis von papillären Mikrokarzinomen zurückzuführen, die nach aktuellem Stand des Wissens jedoch nur in geringem Umfang zu klinisch relevanten Malignomen führen [12].

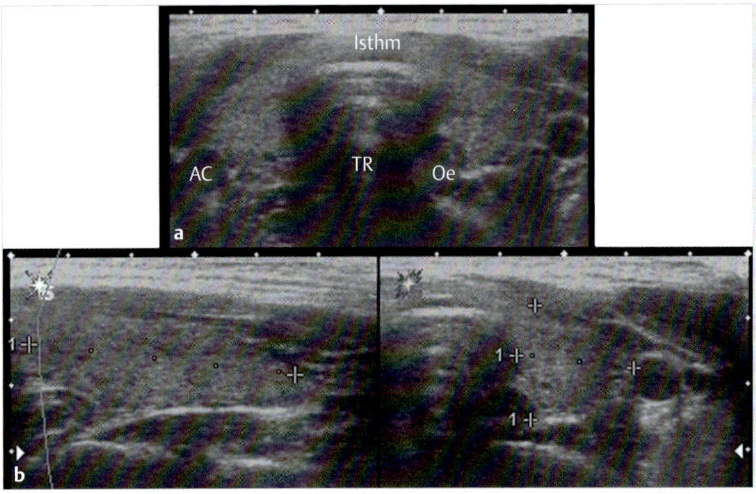

Abb. 19.3 Schilddrüse: Sonografischer Normalbefund. Das Schilddrüsenparenchym ist im Vergleich zur umgebenden Muskulatur echoreich.

a Darstellung der anatomischen Strukturen: AC: Artena carotis; Isthm: Isthmus; Oe: Ösophagus; TR: Trachea.

b Darstellung des linken Lappens mit Volumetrie: Der linke Lappen misst 4,3 × 1,8 × 1,9 cm = 7,4 ml

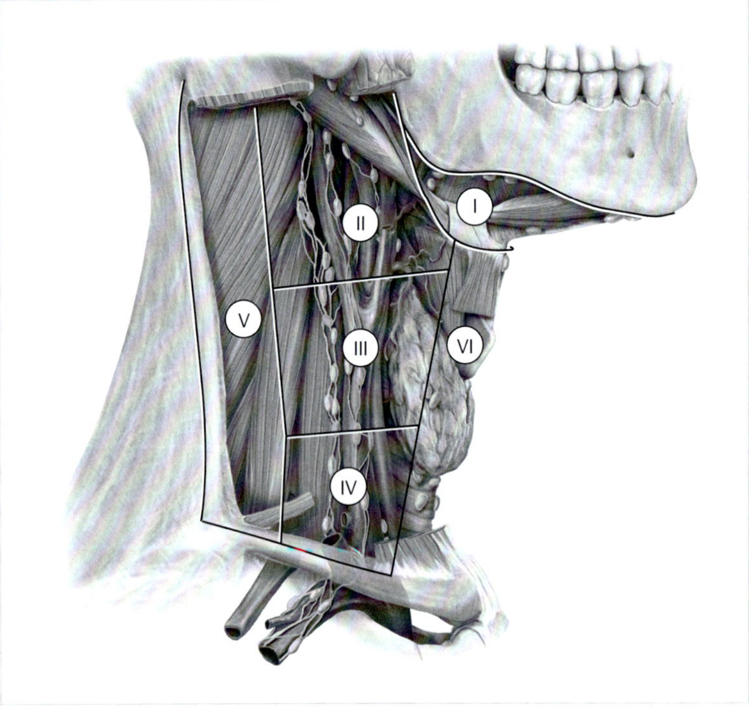

Abb. 19.4 Darstellung der zervikalen Level zur Dokumentation von Lymphknoten nach (Quelle: [24]).

▸ **Benigne Schilddrüsenknoten.** Benigne Schilddrüsenknoten können sich sonografisch sowohl echoarm, echogleich als auch echoreich darstellen lassen, ferner können Knoten im Verlauf zystisch degenerieren. Vom normalen Schilddrüsenparenchym grenzen sich solide Adenome durch einen echoarmen Vaskularisationsrandsaum ab, der auch als **Halo** bezeichnet wird. Autonome, d. h. hyperfunktionelle Adenome sind zumeist echoarm, diese Knoten können auch eine Binnenvaskularisation als Ausdruck ihrer Funktionalität aufweisen [4]. Bei echoreichen Adenomen geht man von einem vergleichsweise niedrigen Malignitätsrisiko aus. Darüber hinaus können sich Schilddrüsenknoten auch regressiv verändern und es kommt zu Einblutungen, Verkalkungen (▸ Abb. 19.7) und Zystenbildung.

Bei **Schilddrüsenzysten** handelt sich daher in der Regel um Pseudozysten. Oftmals deckt erst eine Feinnadelaspiration den Zysteninhalt auf; er kann sowohl serös als auch kolloidhaltig oder blutig sein. Seröse Zysten stellen sich sonografisch echofrei da, Blutungszysten weisen Binnenechos auf. Zysten können ferner septiert sein. Kolloidzysten sind areflexiv und weisen eine mehr oder weniger feinkörnige Binnenstruktur auf. Es muss auch bedacht werden, dass eine Zyste in seltenen Fällen ein Ausdruck eines malignen Geschehens sein kann.

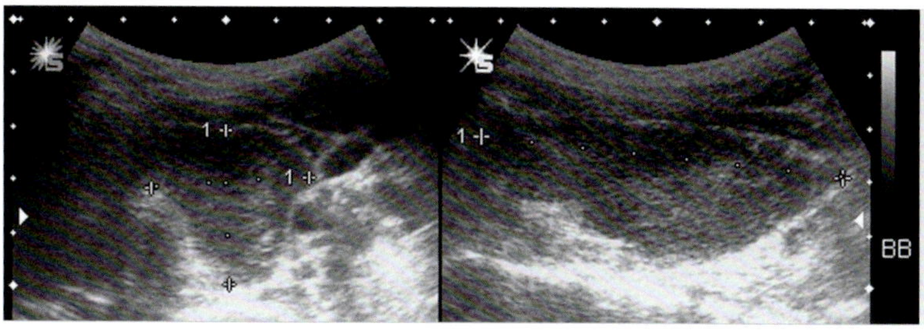

Abb. 19.5 Struma diffusa. Das Volumen wurde bei nach retrosternal eintauchendem Organ mit einem Konvex-Schallkopf gemessen.

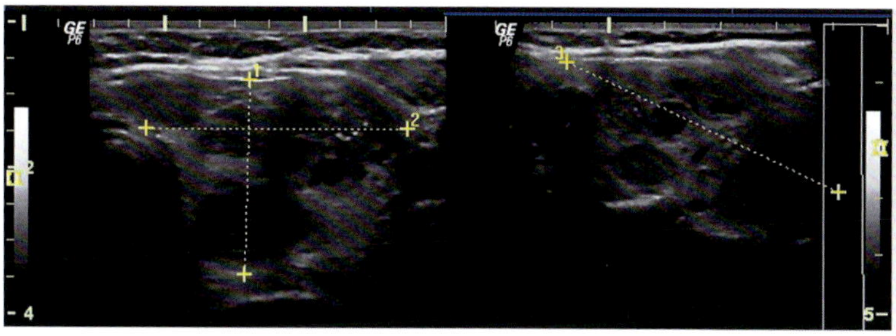

Abb. 19.6 Struma multinodosa. Linker Schilddrüsenlappen (2,7 × 3,7 × 5,3 cm = 26,5 ml) mit multiplen Knoten unterschiedlichster Morphologie.

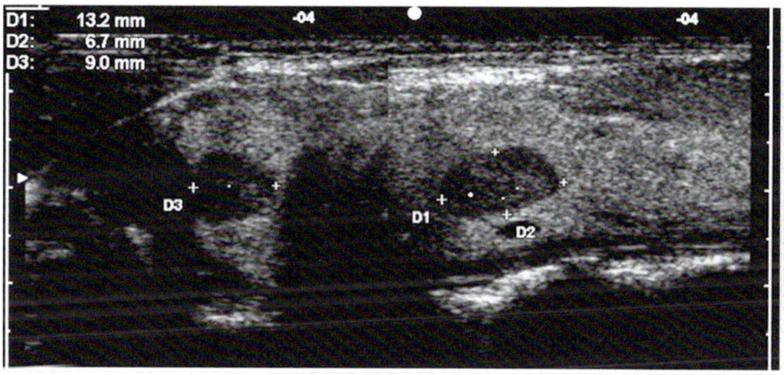

Abb. 19.7 Solitärer Schilddrüsenknoten. Echoarmer Knoten, histologisch: medulläres Schilddrüsenkarzinom.

► **Maligne Schilddrüsenknoten.** ► Tab. 19.3 fasst sonomorphologische Kriterien zur Unterscheidung von malignen und benignen Schilddrüsenknoten zusammen. Diese Kriterien gelten vor allem für differenzierte Schilddrüsenkarzinome, bei medullären Schilddrüsenkarzinomen können sie nicht in gleicher Weise verwendet werden [27]. Die Bestimmung der Calcitonin-Konzentration im Serum oder Feinnadelaspirat, ggf. gefolgt von einem Kalzium-Stimulationstest, ist der Sonografie in diesem Fall überlegen.

► **Feinnadelpunktion/-aspiration.** Eine sonografisch gesteuerte Feinnadelaspiration ist das sensitivste Verfahren, um die Dignität von Knoten zu evaluieren. Die Ergebnisse unterliegen jedoch einer erheblichen Streuung in Hinblick auf Sensitivität und Spezifität; technisch inadäquate Feinnadelaspirationsergebnisse finden sich in ca. 10–20 % der Fälle [12]. Die klinische Erfahrung in der Durchführung einer Feinnadelpunktion ist hierbei für die anschließende zytologische Begutachtung entscheidend.

Tab. 19.3 Sonografische Kriterien zur Diagnose eines Schilddrüsenkarzinoms (Quelle: [11]).

Ultraschall-Merkmal	Sensitivität (%)	Spezifität (%)	pos. Prädiktion (%)	neg. Prädiktion (%)
Mikrokalzifikationen	26,1 – 59,1	85,8 – 95,0	24,3 – 70,7	41,8 – 94,2
Echoarmut	26,5 – 87,1	43,4 – 94,3	11,4 – 68,4	73,5 – 93,8
unregelmäßiger Rand/fehlender Halo	17,4 – 77,5	38,9 – 85,0	9,3 – 60,0	38,9 – 97,8
solider Knoten	69,0 – 75,0	52,5 – 55,9	15,6 – 27,0	88,0 – 92,1
vermehrte intranoduläre Vaskularisation	54,3 – 74,2	78,6 – 80,8	24,0 – 41,9	85,7 – 97,4
Tiefe > Breite	32,7	92,5	66,7	74,8

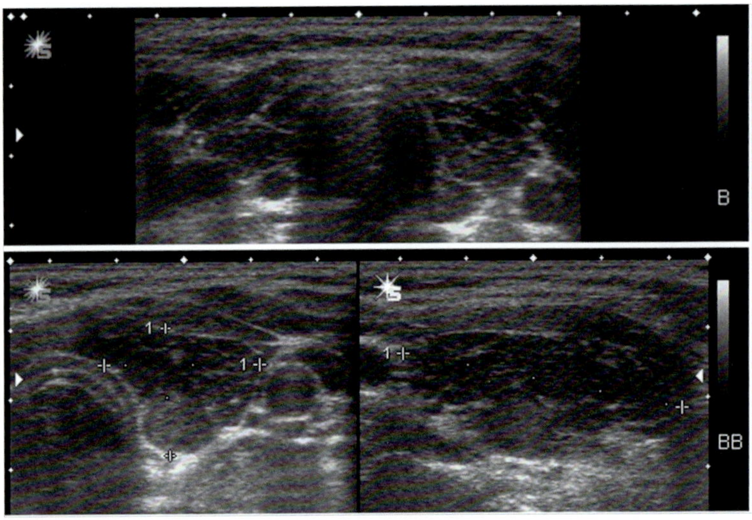

Abb. 19.8 Hashimoto Thyreoiditis. Echoarmes, inhomogenes Parenchym.

▶ **Tumornachsorge.** Auch in der Schilddrüsentumornachsorge hat die Schilddrüsensonografie einen hohen Stellenwert; hierbei sollten die Empfehlungen der European Thyroid Association berücksichtigt werden [19].

Prognose/Ausblick

Die **Elastografie** wird aktuell als mögliche zusätzliche Untersuchungsmodalität zur Differenzierung zwischen benignen und malignen Schilddrüsenknoten untersucht, valide Studienergebnisse müssen jedoch noch abgewartet werden [7]. Auch der Einsatz einer **Kontrastmittelsonografie** muss in Zukunft noch weiter evaluiert werden.

Lymphozytäre Thyreoiditis Hashimoto

Die Prävalenz einer Hashimoto-Thyreoiditis liegt nach Daten aus verschiedenen Ländern bei 0,3–1,5/1000 Personen. Wenngleich belastbare Daten aus Deutschland nicht vorliegen, ist sie eine häufige Schilddrüsenerkrankung und insbesondere die häufigste Form einer Thyreoiditis. Die Hashimoto-Thyreoiditis kann in **2 Formen oder Stadien** unterteilt werden [10]:

- Das Initialstadium imponiert als **Hashimoto-Struma**, die oftmals auch als **hypertrophe Hashimoto-Thyreoiditis** bezeichnet wird. Sie kann mit einer Hyperthyreose einhergehen. Diese Form wird jedoch im klinischen Alltag nur selten diagnostiziert; die Prävalenz einer klassischen Hashimoto-Struma wird mit ca. 15 % aller Patienten mit einer Hashimoto-Thyreoiditis angegeben [17].
- Weitaus häufiger wird die Thyreoiditis im Stadium der **Atrophie** diagnostiziert (▶ Abb. 19.8), die dann oftmals mit einer Hypothyreose einhergeht.

Das sonografische Bild einer hypertrophen Hashimoto-Thyreoiditis ist ein homogenes, echoarmes Parenchym, das im Verhältnis zur Muskulatur echogleich erscheint. Die Schilddrüse zeichnet sich oftmals durch eine asymmetrische Form aus. In der Farbduplexsonografie können kleinfleckige Hypervaskularisationen gesehen werden, diese sind auch für die echoarme Struktur des Parenchyms verantwortlich.

Die atrophe Form einer Hashimoto-Thyreoiditis imponiert in der Regel als kleine Schilddrüse mit inhomogener Echoarmut (▶ Abb. 19.8), im fortgeschrittenen Stadium liegt farbduplexsonografisch eine verminderte bis fehlende Vaskularisation vor.

Morbus Basedow (Synonym: Immunhyperthyreose vom Typ Basedow)

Die Prävalenz eines Morbus Basedow wird auf bis zu 2,7/1000 Personen geschätzt, er ist in Gebieten mit ausreichender Jodversorgung die häufigste Form einer Hyperthyreose. Etwa 80 % der Patienten entwickeln eine Struma [17].

Sonografisch lässt sich in über 90 % der Fälle eine symmetrische Vergrößerung mit einem echoarmen Parenchym nachweisen. In weniger als 10 % der Fälle ist das Parenchym echoreich. In der Farbduplexuntersuchung (▶ Abb. 19.9) liegt charakteristischerweise eine ausgeprägte Hypervaskularisation vor, die das gesamte Organ betrifft und auch als „vaskuläres Inferno“ bezeichnet wird. Eine Sonderform ist das **Marine-Lenhart-Syndrom**, das sich durch eine Basedow-Struma in Kombination mit einem autonomen Adenom auszeichnet. Hierbei finden sich vergleichsweise echogene Knoten in einem ansonsten echoarmen Parenchym.

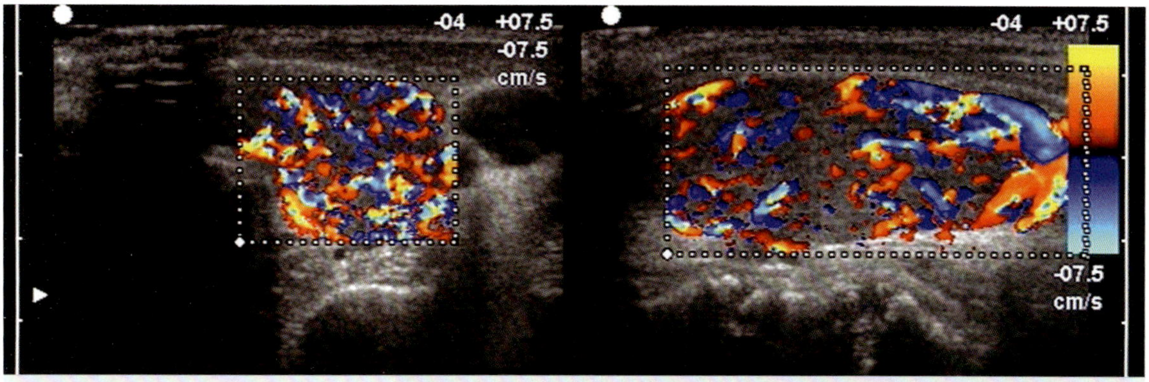

Abb. 19.9 Morbus Basedow. Das Schilddrüsenvolumen beträgt 44 ml, in der Farbduplex-Sonografie kräftige Durchblutung des echoarmen Schilddrüsenparenchyms.

Thyreoiditis de Quervain

Die subakute granulomatöse Thyreoiditis de Quervain geht mit einem allgemeinen Krankheitsgefühl, Fieber, Hals- und Kieferschmerzen einher, die klinische Präsentation ist zur Diagnosefindung entscheidend.

Sonografisch ist die Schilddrüse oftmals normal groß oder nur gering vergrößert und es finden sich gegen das normale Schilddrüsengewebe abgrenzbare echoarme Zonen, die den Entzündungsherden entsprechen. In den Entzündungsarealen findet sich in der Farbduplexsonografie eine reduzierte Durchblutung. Charakteristisch für diese Erkrankung ist eine sich im Verlauf schnell ändernde Sonomorphologie [6].

Amiodaroninduzierte Schilddrüsendysfunktion

Ein großer Teil der Patienten unter einer Therapie mit Amiodaron entwickeln eine Schilddrüsendysfunktion. Es kann sich hierbei sowohl um eine Hypothyreose als auch um eine Hyperthyreose handeln [9]. Bei einer amiodaroninduzierten Hyperthyreose wird zwischen einem Typ I und Typ II unterschieden:

- Beim **Typ I** kommt es durch die Jodbelastung zu einer exzessiven Schilddrüsenhormonsynthese; diese Form liegt meistens bei einer bereits bestehenden Schilddrüsenautonomie oder einem Morbus Basedow vor.
- Beim **Typ II** handelt es sich um eine destruktive Thyreoiditis mit Freisetzung von gespeicherten Schilddrüsenhormonen; es kann initial eine hyperthyreote Stoffwechsellage vorliegen, die dann in eine Hypothyreose übergeht. Darüber hinaus können oftmals auch Mischformen zwischen den beiden Typen vorliegen bzw. diese nicht sicher unterschieden werden.

Die Farbduplexsonografie kann Hinweise auf den Typ einer amiodaroninduzierten Hyperthyreose bringen. Beim Typ I liegt meist eine deutlich verstärkte Durchblutung des Parenchyms vor, beim Typ II in der Regel eine verminderte Schilddrüsendurchblutung. Das Vorliegen von Knoten und somit möglichen autonomen Adenomen oder einer Struma als sonomorphologisches Korrelat eines Morbus Basedow können ebenfalls Hinweise auf den Typ der amiodaroninduzierten Hyperthyreose liefern.

Akute Thyreoiditis

Es handelt sich bei dieser Thyreoiditis-Form um eine seltene Erkrankung infolge einer hämatogenen bakteriellen Streuung [21].

Sonografisch ist die Schilddrüsenstruktur inhomogen mit echoarmen bis echofreien Arealen.

Post-partum-Thyreoiditis

Bei einer Post-partum-Thyreoiditis handelt es sich um das erstmalige Auftreten einer autoimmunen Thyreoiditis innerhalb des 1. Jahres nach Entbindung [26]. Ein Morbus Basedow ist per definitionem explizit ausgeschlossen.

Sonografisch zeichnet sie sich durch eine diffuse Echoarmut und farbduplexsonografisch zumeist durch eine normale Durchblutung aus.

Interferoninduzierte Thyreoiditis

Bei mehr als 10 % der Patienten unter Interferontherapie kann sich eine destruktive Thyreoiditis entwickeln [15].

Sonografisch imponiert diese Form der Thyreoiditis durch eine diffuse Echoarmut, ein vergrößertes Organ und farbduplexsonografisch durch eine normale bis verstärkte Vaskularisation.

Strahlenthyreoiditis

Diese Form der Thyreoiditis tritt nach zervikaler Bestrahlung oder Strahlenbelastung auf [16].

Sonografisch findet sich zunächst eine homogene, echoarme Organvergrößerung. Im weiteren Verlauf entwickelt sich eine echoreiche oder selten auch echoarme

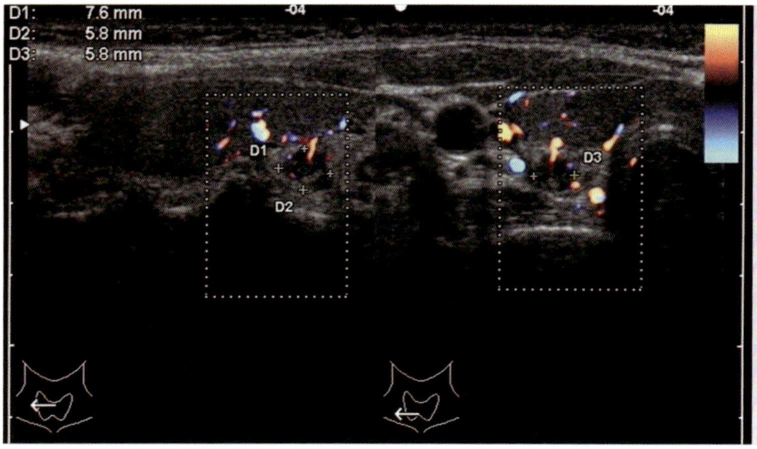

Abb. 19.10 Nebenschilddrüsenadenom. Primärer Hyperparathyreoidismus bei rechts kaudal lokalisiertem Adenom.

Atrophie. Insbesondere der Nachweis von neu aufgetretenen Knoten sollte an das Vorliegen von Schilddrüsenmalignomen denken lassen.

Invasiv sklerosierende Thyreoiditis (Synonym: Riedel-Struma)

Die Genese dieser „eisenharten Struma" ist weitgehend unklar.

Sonografisch stellt sich die Riedel-Struma diffus echoarm und balloniert dar [22].

19.4.4 Nebenschilddrüsen: Sonografie und Befunderstellung

Nebenschilddrüsenadenome sind die häufigsten pathologischen Befunde in der Nebenschilddrüsensonografie, Nebenschilddrüsenkarzinome hingegen sind extrem selten. Die Sonografie ist die bevorzugte initiale Lokalisationsdiagnostik. Gelingt eine korrekte präoperative Lokalisation eines Schilddrüsenadenoms, kann eine minimal invasive Parathyreoidektomie angestrebt werden [18]. Gelingt sonografisch kein sicherer Nachweis eines Nebenschilddrüsenadenoms, so sollte eine weitere Bildgebung durchgeführt werden, vorzugsweise eine ^{99m}Tc-Sestamibi-Szintigrafie, ggf. mit einer Single-Photon Emission computed Tomografy (SPECT) in Kombination mit einer CT (SPECT/CT).

Autopsiestudien zeigten ausgeprägte Unterschiede in Hinblick auf Anzahl, Größe und Lokalisation der Nebenschilddrüsen (z. B. [3]), was die korrekte Identifikation von Adenomen nicht nur erschwert, sondern bei vielen Patienten unmöglich macht. Normale Nebenschilddrüsen messen ca. 5–10 mm × 2–4 mm × 0,5–2 mm [13]. Die kranialen Nebenschilddrüsen liegen zumeist posterior des mittleren Drittels der Schilddrüse, die kaudalen sind meist posterior-kaudal der Schilddrüse lokalisiert. Die Nebenschilddrüsen sind komplizierten Wanderungsbewegungen während der Halsentwicklung unterworfen, daher liegen ektope kraniale Nebenschilddrüsen meist intrathyreoidal, während ektope kaudale Nebenschilddrüsen deutlich weiter kaudal der Schilddrüse bis im Thymus bzw. Thorax gefunden werden können. Ferner werden auch retroösophageale Lagen beschrieben [18], [20].

▸ **Sonografischer Normalbefund.** Normale Nebenschilddrüsen lassen sich sonografisch nicht darstellen.

▸ **Nebenschilddrüsenadenom.** Liegen jedoch (vergrößerte) Nebenschilddrüsenadenome vor, so sind sie zumeist echoarm, homogen, meist oval geformt und glatt begrenzt. In der farbkodierten Dopplersonografie liegt typischerweise eine randbetonte Durchblutung vor, die durch eine einzelne zuführende Arteriole gespeist wird [23]. Größere Adenome können sonografisch jedoch auch irregulär geformt sein, sehr selten liegen auch zystisch veränderte Nebenschilddrüsenadenome vor [18]. Durch Kompression lassen sich Adenome in der Regel weniger verformen als umliegendes Gewebe, wodurch der Nachweis der Adenome erleichtert wird [23]. ▸ Abb. 19.10 zeigt ein sonografisches Beispiel.

Meta-Analysen zur sonografischen Identifikation von einzelnen Adenomen bei Patienten mit primären Hyperparathyreoidismus legen eine Sensitivität von mehr als 75 % nahe, die jedoch beim gleichzeitigen Vorliegen von mehreren Adenomen deutlich sinkt [8], [25]. Hierbei ist jedoch auf eine sehr ausgeprägte Variabilität zwischen verschiedenen Untersuchern hinzuweisen, sodass im klinischen Alltag von einer geringeren Erfolgsrate auszugehen ist.

Prognose/Ausblick

Die sonografische Darstellung von Nebenschilddrüsenadenomen ist auch bei gleichzeitigem Vorliegen von Schilddrüsenerkrankungen, insbesondere bei einer Struma nodosa, erschwert. Einzelne Studien haben daher weitere sonografieunterstützte Vorgehensweisen untersucht, um die diagnostische Sicherheit zu erhöhen. Hierzu gehört die Bestimmung der **Parathormonkonzentration** aus dem Material einer Feinnadelaspiration suspekter Knoten [1], [5]. Es konnten bei Nebenschilddrüsenadenomen deutlich höhere Parathormonspiegel gemessen werden als bei anderweitigen Läsionen, wodurch die diagnostische Sicherheit entsprechend erhöht wurde. Ob sich diese Ergebnisse in größeren Studien reproduzieren lassen und ob dieses Vorgehen einen relevanten Stellenwert in der klinischen Praxis erlangen wird, bleibt jedoch abzuwarten. Auch die **kontrastmittelverstärkte Sonografie** wurde bei Patienten mit Hyperparathyreoidismus evaluiert, wobei von einer Sensitivität von über 95 %, auch bei negativem ^{99m}Tc-Sestamibi-Szintigrafie-Befund, berichtet wird [2]. Auch diese Ergebnisse müssen noch durch weitere Studien bestätigt werden.

19.4.5 Literatur

[1] Abdelghani R, Noureldine S, Abbas A et al. The diagnostic value of parathyroid hormone washout after fine-needle aspiration of suspicious cervical lesions in patients with hyperparathyroidism. Laryngoscope 2013; 123 (5): 1310–1313

[2] Agha A, Hornung M, Schlitt HJ et al. The role of contrast-enhancend ultrasonography (CEUS) in comparison with ^{99m}Technetium-sestamibi scintigraphy for localization diagnostic of primary hyperparathyroidism. Clin Hemorheol Microcirc 2013; ohne Seitenzahl

[3] Akerstrom G, Malmaeus J, Bergstrom R. Surgical anatomy of human parathyroid glands. Surgery 1984; 95 (1): 14–21

[4] Becker W, Börner W, Gruber G. Szintigraphie und Sonographie bei der Diagnostik der Schilddrüsenautonomie: Eine retrospektive Studie an 526 Patienten. Dtsch Med Wochenschr 1986; 111 (43): 1630–1635

[5] Boi F, Lombardo C, Cocco MC et al. Thyroid diseases cause mismatch between MIBI scan and neck ultrasound in the diagnosis of hyperfunctioning parathyroids: usefulness of FNA-PTH assay. Eur J Endocrinol 2013; 168 (1): 49–58

[6] Cappelli C, Pirola I, Gandossi E et al. Ultrasound findings of subacute thyroiditis: a single institution retrospective review. Acta Radiol 2013; 55: 429–433

[7] Carneiro-Pla D. Ultrasound elastography in the evaluation of thyroid nodules for thyroid cancer. Curr Opin Oncol 2013; 25 (1): 1–5

[8] Cheung K, Wang TS, Farrokhyar F et al. A meta-analysis of preoperative localization techniques for patients with primary hyperparathyroidism. Ann Surg Oncol 2012; 19 (2): 577–583

[9] Cohen-Lehman J, Dahl P, Danzi S et al. Effects of amiodarone therapy on thyroid function. Nat Rev Endocrinol 2010; 6 (1): 34–41

[10] Duntas LH. Environmental factors and autoimmune thyroiditis. Nat Clin Pract End Met 2008; 4 (8): 454–460

[11] Frates MC, Benson CB, Charboneau JW et al. Management of thyroid nodules detected at US: Society of Radiologists in Ultrasound consensus conference statement. Radiology 2005; 237 (3): 794–800

[12] Führer D, Schmid KW. Benigner Schilddrüsenknoten oder Schilddrüsenmalignom? Internist 2010; 51 (5): 611–619

[13] Grimelius L, Bondeson L. Histopathological diagnosis of parathyroid diseases. Pathol Res Pract 1995; 191 (4): 353–365

[14] Gutekunst R, Becker W, Hehrmann R et al. Ultrasonic diagnosis of the thyroid gland. Dtsch Med Wochenschr 1988; 113 (27): 1109–1112

[15] Hamnvik OP, Larsen PR, Marqusee E. Thyroid dysfunction from antineoplastic agents. J Natl Cancer Inst 2011; 103 (21): 1572–1587

[16] Hancock SL, McDougall IR, Constine LS. Thyroid abnormalities after therapeutic external radiation. Int J Radiat Oncol Biol Phys 1995; 31 (5): 1165–1170

[17] Iwen KA, Brabant G. Struma bei Autoimmunthyreoiditis und subakuter Thyreoiditis. In: Grußendorf M, Hrsg. Schilddrüse. Lehmans Media; 2011

[18] Kunstman JW, Kirsch JD, Mahajan A et al. Clinical review: Parathyroid localization and implications for clinical management. J Clin Endocrinol Metab 2013; 98 (3): 902–912

[19] Leenhardt L, Erdogan MF, Hegedus L et al. 2013 European Thyroid Association Guidelines for Cervical Ultrasound Scan and Ultrasound-Guided Techniques in the Postoperative Management of Patients with Thyroid Cancer. Eur Thyroid J 2013; 2 (3): 147–159

[20] Noussios G, Anagnostis P, Natsis K. Ectopic parathyroid glands and their anatomical, clinical and surgical implications. Exp Clin Endocrinol Diabetes 2012; 120 (10): 604–610

[21] Paes JE, Burman KD, Cohen J et al. Acute bacterial suppurative thyroiditis: a clinical review and expert opinion. Thyroid 2010; 20 (3): 247–255

[22] Papi G, LiVolsi VA. Current concepts on Riedel thyroiditis. Am J Clin Pathol 2004; 121 (Suppl): S 50–63

[23] Reeder SB, Desser TS, Weigel RJ et al. Sonography in primary hyperparathyroidism: review with emphasis on scanning technique. J Ultrasound Med 2002; 21 (5): 539–552; quiz 553–554

[24] Schünke M, Schulte E, Schumacher U, Hrsg. Prometheus Innere Organe. 3. Aufl. Stuttgart: Thieme 2012

[25] Ruda JM, Hollenbeak CS, Stack BC Jr. A systematic review of the diagnosis and treatment of primary hyperparathyroidism from 1995 to 2003. Otolaryngol Head Neck Surg 2005; 132 (3): 359–372

[26] Stagnaro-Green A. Approach to the patient with postpartum thyroiditis. J Clin Endocrinol Metab 2012; 97 (2): 334–342

[27] Trimboli P, Nasrollah N, Amendola S et al. Should we use ultrasound features associated with papillary thyroid cancer in diagnosing medullary thyroid cancer? Endocr J 2012; 59 (6): 503–508
Kommentar: Die Autoren führen eine retrospektive Analyse von Ultraschallbefunden nach histologischer Diagnosesicherung von Schilddrüsenknoten durch. Medulläre Schilddrüsenkarzinome zeigten weniger sonografische Kriterien für Malignität als papilläre Schilddrüsenkarzinome.

[28] Völzke H, Ludemann J, Robinson DM et al. The prevalence of undiagnosed thyroid disorders in a previously iodine-deficient area. Thyroid 2003; 13 (8): 803–810

19.5 Nuklearmedizinische Methoden

I. Buchmann

19.5.1 Einleitung

Nuklearmedizinische Untersuchungen und Therapien sind definiert durch die Anwendung offener radioaktiver Substanzen („Tracer“ und „Radiotherapeutika“), die z. B. intravenös, oral oder inhalativ appliziert werden. Sie reichern sich im Zielgewebe an und emittieren radioaktive Strahlung, die dann mittels Gammakamera oder PET/CT-

Scanner nachgewiesen wird bzw. im Zielgewebe ihre radiogene Wirkung entfaltet.

Grundsätze und Anforderungen für Vorsorge- und Schutzmaßnahmen bei der Anwendung offener radioaktiver Substanzen werden durch die Verordnung über den Schutz vor Schäden durch ionisierende Strahlen (Strahlenschutzverordnung, StrlSchv) und die Richtlinie zur StrlSchV geregelt.

Die Indikation zur Anwendung nuklearmedizinischer Verfahren muss von einem Fachkundigen oder Facharzt für Nuklearmedizin gestellt werden. Für alle nuklearmedizinischen Verfahren gilt eine Schwangerschaft als absolute Kontraindikation, bei den meisten Verfahren ist die Stillzeit eine relative Kontraindikation. Die Räumlichkeiten, in denen offene radioaktive Substanzen eingesetzt werden, müssen als Kontroll- oder Überwachungsbereich genehmigt werden.

19.5.2 Nuklearmedizinische Diagnostik

Gammaszintigrafien

Hierbei werden als Tracer Substanzen eingesetzt, die Gammastrahlen emittieren. Ihre Verteilung im Patienten wird mittels Gammakamera bildlich dargestellt, entweder als planare Szintigrafie (2D-Verfahren) oder als tomografische Szintigrafie in 3-dimensionaler Schnittbilddarstellung (Single Photon Emission computed Tomography, SPECT). Zunehmend werden Kombinationsgeräte aus SPECT und CT eingesetzt, die eine präzise anatomische Befundzuordnung erlauben. Zumeist wird die Trägersubstanz mit dem Nuklid ^{99m}Technetium (^{99m}Tc) radioaktiv markiert. Diese Substanz hat den Vorteil, dass sie leicht über einen Generator verfügbar ist. Darüber hinaus hat sie in Bezug auf Energie und Halbwertszeit günstige physikalische Eigenschaften, die eine gute Bildqualität bei geringer Strahlenexposition für den Patienten, seine Umgebung und das medizinische Personal gewährleisten.

Schilddrüsenszintigrafie

Die Schilddrüsenszintigrafie ist die häufigste nuklearmedizinische Untersuchungsmethode. Sie beurteilt die regionale Funktion des Schilddrüsengewebes. Als Tracer wird ^{99m}Tc-Pertechnetat appliziert. Dieses ist dem Jodid chemisch ähnlich, wird über den Natrium-Jodid-Symporter in die Schilddrüsenzellen aufgenommen und verlässt diese rasch wieder. In Einzelfällen wird bei der Untersuchung ektop gelegenen bzw. retrosternal eintauchenden Schilddrüsengewebes ^{123}Iodid angewandt. Etwa 15 min nach Applikation wird die Szintigrafie begonnen. Wenn erforderlich, kann die Untersuchung als sog. Suppressionsszintigrafie unter medikamentöser TSH-Suppression durchgeführt werden.

Medikamente, die zu einer tägliche Jodidaufnahme von mehr als 200 µg führen, sind 4 Wochen vor der Untersuchung abzusetzen. Untersuchungen mit jodhaltigen Kontrastmitteln müssen z.T. bis 3 Monate zuvor abgeschlossen sein. Auch die Medikation mit Schilddrüsenhormonen und Thyreostatika können den Befund beeinflussen. Die Untersuchung dauert ca. 20–25 min, die Strahlenexposition beträgt 0,012mSv bei Verwendung von ^{99m}Tc-Pertechnetat.

Indikationen für eine Schilddrüsenszintigrafie mit ^{99m}Tc-Pertechnetat gemäß der Leitlinie zur Schilddrüsendiagnostik der Deutschen Gesellschaft für Nuklearmedizin [2] sind

- tastbare und/oder sonografisch abgrenzbare Herdbefunde (Knoten ≥ 1 cm),
- Verdacht auf fokale oder diffuse Autonomie bei manifester oder latenter Hyperthyreose,
- nach definitiver Therapie (Radiojodtherapie, Operation) die Dokumentation des Therapieerfolges.

Funktionelle Schilddrüsenautonomien und die Immunhyperthyreose Morbus Basedow zeigen eine pathologische Mehranreicherung. Einzelne Herdbefunde beweisen die unifokale Autonomie (▶ Abb. 19.11), mehrere Herdbefunde eine multifokale Autonomie. Eine diffuse Mehrspeicherung ist typisch für die disseminierte Schilddrüsenautonomie und den Morbus Basedow.

Minderspeicherungen finden sich in hypofunktionellen Arealen. Insbesondere in Kombination mit sonografisch echoarmen Herdbefunden, unregelmäßigen Randbegrenzungen, zentraler Hyperperfusion oder Mikroverkalkungen haben sie ein erhöhtes Entartungsrisiko, und sollten deshalb durch Feinnadelpunktion abgeklärt werden. Zeigt

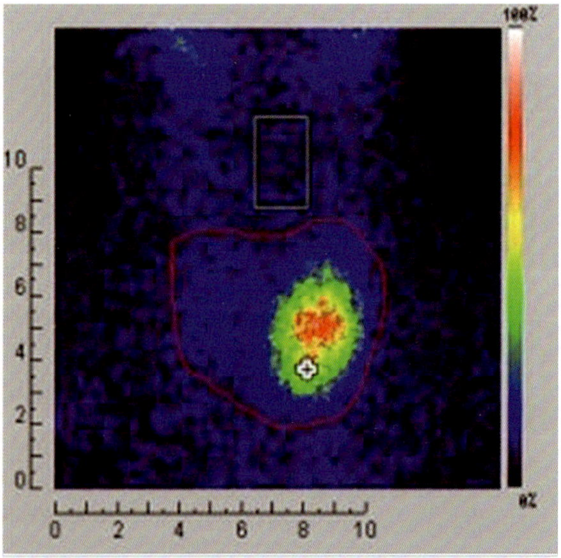

Abb. 19.11 ^{99m}Tc-Pertechnetatszintigrafie der Schilddrüse, ventrale Sicht. Intensive Anreicherung im fokal autonomen Areal links kaudal bei nahezu vollständiger Suppression des paranodulären Schilddrüsengewebes und des kontralateralen Schilddrüsenlappens.

sich im sonografischen Korrelat eine Zyste als Ursache, so sind sie unbedenklich.

Nebenschilddrüsenszintigrafie

Die Nebenschilddrüsenszintigrafie wird gemäß der Leitlinie der Deutschen Gesellschaft für Nuklearmedizin zur Lokalisationsdiagnostik hypersezernierenden Nebenschilddrüsengewebes bei primärem Hyperparathyreoidismus bzw. bei Patienten mit rezidivierender oder postoperativ persistierender Erkrankung eingesetzt [3]. Verwendet wird ^{99m}Tc-Sestamibi (MIBI), die Strahlenexposition beträgt ca. 4,6mSv. Nach intravenöser Injektion reichert es sich in den Mitochondrien der Nebenschilddrüsenzellen an. Darüber hinaus wird es auch homogen von normalem Schilddrüsengewebe aufgenommen, aus dem es physiologisch innerhalb weniger Stunden wieder ausgewaschen wird, und auch von Schilddrüsenadenomen. Im zeitlichen Verlauf nimmt der Kontrast zwischen pathologischen Befunden der Nebenschilddrüse und der physiologischen Schilddrüsendarstellung zu. Um zwischen Nebenschilddrüsen- und Schilddrüsenanreicherung differenzieren zu können, gibt es 2 verschiedene Wege:

- **Zwei-Tages-Protokoll:** Injektion des ^{99m}Tc-MIBI, planare Frühaufnahmen nach 10 min, planare und tomografische Spätaufnahmen ca. 2h p. i. Pathologische Mehranreicherungen zeigen im zeitlichen Verlauf einen zunehmenden Kontrast zum Hintergrund. Nur bei pathologischen Befunden folgt ca. 2 Tage später eine ^{99m}Tc-Pertechnetat-Schilddrüsenszintigrafie, in der pathologische Nebenschilddrüsenbefunde negativ sind. Dadurch können diese von Schilddrüsenbefunden abgegrenzt werden. Vorteilhaft ist hier, dass nur jene Patienten eine 2. Szintigrafie und Strahlenexposition erhalten, die eine pathologische MIBI-Szintigrafie haben; nachteilig ist der höhere Zeitaufwand für den Patienten.
- **Ein-Tages-Protokoll:** Hierbei wird bei jedem Patienten initial eine ^{99m}Tc-Pertechnetat-Schilddrüsenszintigrafie mit maximal 40MBq durchgeführt. Aufnahmen der Schilddrüse erfolgen nach 15 min. Anschließend werden maximal 550MBq ^{99m}Tc-MIBI injiziert und Aufnahmen gemäß dem Zwei-Tages-Protokoll akquiriert. Vorteilhaft ist, dass sofort im Anschluss eine finale Befundung erfolgen kann; nachteilig, dass jeder Patient eine Schilddrüsenszintigrafie und deren Strahlenexposition erhält.

▸ Abb. 19.12a, ▸ Abb. 19.12c, ▸ Abb. 19.12d und ▸ Abb. 19.12e zeigen die Untersuchung der Nebenschilddrüsen.

Demaskieren sich Mehranreicherungen der Nebenschilddrüsen, so können diese vom visuellen Aspekt her in der Regel leicht in Nebenschilddrüsenadenome, hyperplastische Epithelkörperchen oder ektop gelegenes Nebenschilddrüsengewebe differenziert werden. Insbesondere bei dieser Untersuchung ist es hilfreich, eine kombinierte SPECT/CT zur Verfügung zu haben. Diese ermöglicht – insbesondere im Rahmen der präoperativen Lokalisationsdiagnostik – eine präzise anatomische Zuordnung der Befunde.

Somatostatinrezeptorszintigrafie

Mittels Somatostatinrezeptorszintigrafie werden neuroendokrine Tumore nachgewiesen, die insbesondere den Somatostatinrezeptor SSTR2 exprimieren. Als Tracer sind die Somatostatinanaloga ^{99m}Tc-Tektrotyd und ^{111}Indium (^{111}In)-Octreotid verfügbar, die an den SSTR2 binden. Ersterer bewirkt eine bessere Bildqualität und im Vergleich eine leicht gesteigerte Sensitivität im Nachweis neuroendokriner Tumore, kann jedoch insbesondere im Darmbereich zu falsch positiven Befunden führen. Tektrotyd wird im Ein-Tages-Protokoll mit Aufnahmen bis 4h p. i. durchgeführt; Octreotid wird im Zwei-Tages-Protokoll angewendet und nach 4 und 24h nachgewiesen. Die Strahlenexposition des Octreotids beträgt ca. 16mSv, jene des Tektrotyd ca. 4mSv.

^{123}I-MIBG-Szintigrafie

Phäochromozytome, Paragangliome und Neuroblastome werden mittels ^{123}I-Metaiodobenzylguanidin (^{123}I-MIBG) nachgewiesen. Die Substanz reichert sich in neurosekretorischen Granula neuroendokriner Zellen an. Pharmaka mit bekannten Wechselwirkungen mit der MIBG-Aufnahme, wie zahlreiche Sympathomimetika, trizyklische Antidepressiva oder Kalziumantagonisten, müssen vorher abgesetzt werden. Da ^{123}I-MIBG nicht trägerfrei ist und pharmakologische Dosen von Benzylguanidin enthält, muss die Injektion sehr langsam erfolgen. Eine Schilddrüsenblockade mit Perchlorat ist erforderlich. Üblicherweise werden 4 und 24h p. i. planare szintigrafische Ganzkörperaufnahmen und SPECT(/CT)-Aufnahmen weiterer Regionen, überwiegend des Abdomens, angefertigt. Die effektive Dosis beträgt ca. 5,2mSv.

19.5.3 Nuklearmedizinische Therapie

Nuklearmedizinische Therapien sind interne Strahlentherapien. Es werden nahezu ausnahmslos β-Emitter eingesetzt. Diese haben eine kurze Reichweite im Gewebe und deponieren ihre Energie auf kleinstem Raum innerhalb des Zielgewebes. Die strahlungsemittierenden Substanzen sind an einen Träger mit Affinität zum Zielgewebe gebunden, sodass dieses „von innen bestrahlt“ wird. Das übrige Gewebe wird weitgehend geschont.

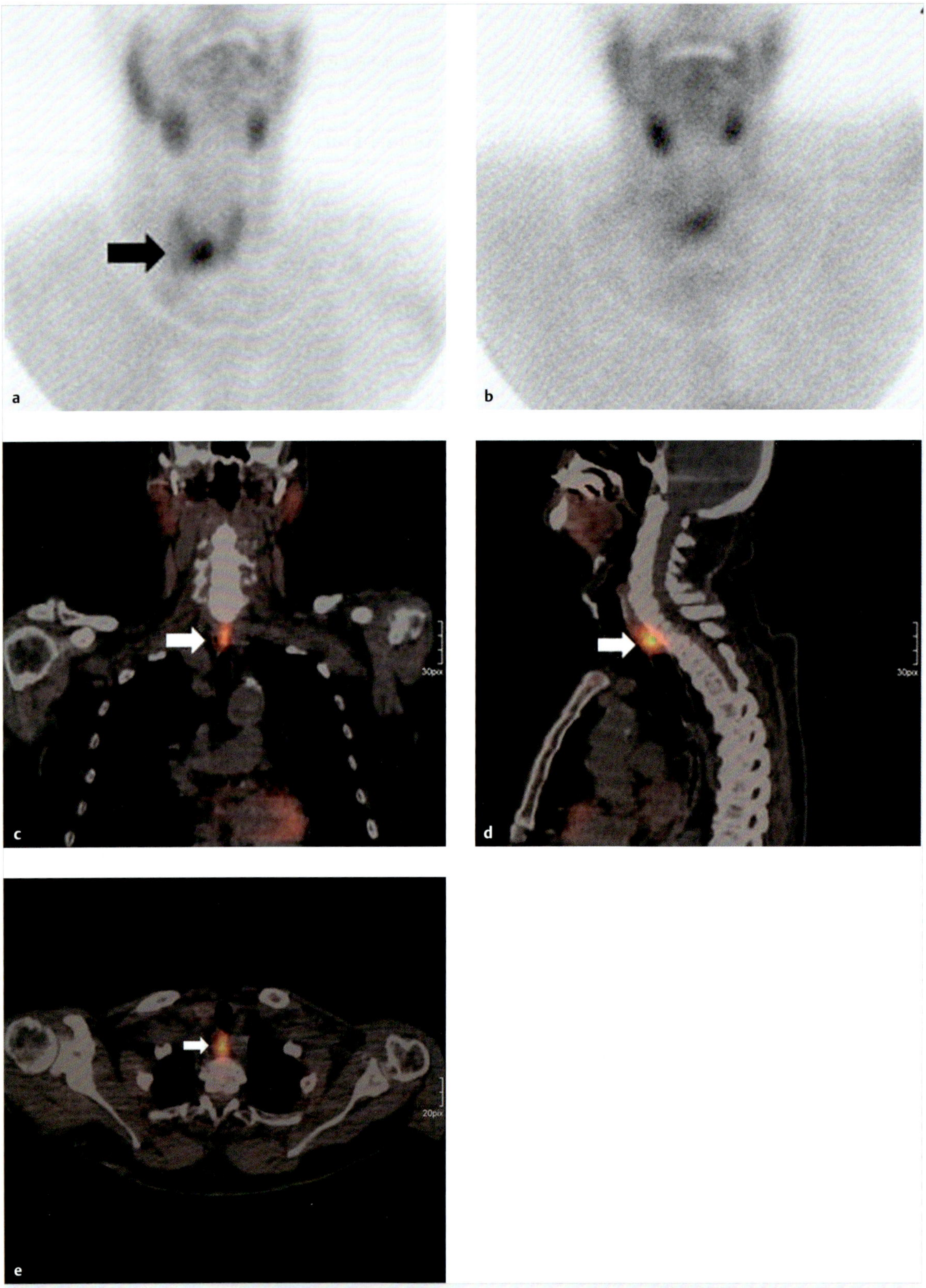

Abb. 19.12 Untersuchungen der Nebenschilddrüsen (Legende auf folgender Seite).

Radiojodtherapie

Die Radiojodtherapie mit ^{131}I-Natriumiodid wird zur Behandlung von Schilddrüsenerkrankungen eingesetzt und stationär durchgeführt. Indikationen sind benigne Erkrankungen wie Autonomien, Immunerkrankungen (Morbus Basedow) oder auch Strumaverkleinerung. Bei Schilddrüsenkarzinomen werden die gut differenzierten Karzinome (papillär, follikulär) und ihre Metastasen behandelt. Die Radiojodtherapie ist zur Behandlung des anaplastischen Schilddrüsenkarzinoms und des medullären Karzinoms ungeeignet.

Peptid-Rezeptor-Radiotherapie (PRRT)

Sie wird zur Behandlung neuroendokriner Tumore angewendet. Dabei werden Somatostatinanaloga wie DOTATOC oder DOTATATE, die eine hohe Bindungsaffinität an den Somatostatinrezeptor 2 (SSTR2) besitzen, mit dem β-Strahler ^{90}Yttrium oder ^{177}Lutetium markiert. Gut differenzierte neuroendokrine Tumore mit niedrigem Proliferationsindex exprimieren SSTR2 und profitieren deshalb häufig von einer PRRT.

MIBG-Therapie

^{131}I-Metaiodbenzylguanidin (MIBG) ähnelt strukturell dem Noradrenalin; es wird aktiv in die neuroendokrine Zelle aufgenommen und in neurosekretorischen Granula gespeichert. Es eignet sich deshalb zur Behandlung von metastasierten Phäochromozytomen, Neuroblastomen, Ganglioneuromen und Paragangliomen.

19.5.4 Literatur

[1] Deutsche Gesellschaft für Nuklearmedizin: www.nuklearmedizin.de

[2] Dietlein M, Dressler J, Grünwald F et al. Leitlinie zur Schilddrüsendiagnostik der Deutschen Gesellschaft für Nuklearmedizin, Stand 2003

[3] Sandrock D. Leitlinie für die Nebenschilddrüsenszintigrafie der Deutschen Gesellschaft für Nuklearmedizin, Stand 1998

19.6 PET/CT

I. Buchmann, J. Barkhausen

19.6.1 Einleitung

Die PET/CT kombiniert Positronen-Emissions-Tomografie (PET) und Computertomografie (CT) in einem Gerät. Die PET beruht auf der gleichzeitigen Detektion zweier Gammastrahlungs-Photonen, die nach dem Zerfall eines Positronen emittierenden Radionuklids entstehen. Im Vergleich zur Gammaszintigrafie hat die PET eine um ca. den Faktor 100 verbesserte Ausbeute und höhere Zählraten. Die Bildstatistik ist dadurch verbessert, die Bildqualität höher und die räumliche Auflösung gesteigert.

Die PET visualisiert funktionelle Prozesse, z. B. die Stoffwechselaktivität von Körperzellen, während die CT die Gewebestrukturen der Organe sichtbar macht. In der Fusion ergeben die Aufnahmen ein präzises, 3-dimensionales Bild des Körpers, in dem funktionelle Veränderungen anatomisch lokalisierbar sind. Der am häufigsten eingesetzte Tracer ist ein schwach radioaktiv markierter Traubenzucker (^{18}F-Fluordesoxyglukose, kurz „FDG"). Zwischen FDG-Injektion und Untersuchungsbeginn muss 1h gewartet werden. Standardmäßig wird eine „Ganzkörper-PET/CT" gefahren, die die Region der Schädelbasis bis zum proximalen Oberschenkel abbildet. Die Untersuchungsdauer beträgt ca. 20–25 min p. i. Die Strahlenexposition durch den PET-Tracer beträgt ca. 4mSv; hinzu kommt die Strahlenexposition der CT. Die Patienten müssen vor der FDG-Injektion mindestens 6h nüchtern sein. Ein Blutzuckerspiegel < 120 mg/dl ist wünschenswert; bei Werten > 200 mg/dl wird die Untersuchung nicht durchgeführt.

Die häufigste Indikation ist das Staging, Re-Staging und der Rezidivnachweis maligner Tumore. Selbst Tumore, die nur wenige Millimeter groß sind, können nachgewiesen und in Kombination mit der CT anatomisch exakt bestimmt werden. Die wichtigsten endokrinologischen Tumorentitäten, die mittels PET/CT untersucht werden, sind Schilddrüsenkarzinome und neuroendokrine Tumore.

Die Kosten der PET/CT werden in Deutschland derzeit nur in der Diagnostik des Bronchialkarzinoms, der Abklärung pulmonaler Lungenrundherde und bei Morbus

Abb. 19.12 Untersuchungen der Nebenschilddrüsen.
a Planare ^{99m}Tc-MIBI-Szintigrafie, ventrale Sicht, Patient mit v. a. primärem Hyperparathyreoidismus: 10 min p. i. Intensive, fokale Anreicherung auf Höhe der kaudalen Schilddrüsenlappen, rechts paramedian (Pfeil).
b Selbe Situation wie in **a**, 2 h p. i.: Deutlich erkennbare, im zeitlichen Verlauf abnehmende Kontrastierung im physiologischen Schilddrüsengewebe beider Lappen.
c SPECT/CT in koronaler Sicht, 2h p. i. MIBI-Injektion. Intensive, fokale Tracer-Aufnahme (Pfeil) in das Nebenschilddrüsenadenom in retrotrachealer Lage.
d SPECT/CT in sagittaler Sicht, 2h p. i. MIBI-Injektion. Intensive, fokale Tracer-Aufnahme (Pfeil) in das Nebenschilddrüsenadenom in retrotrachealer Lage.
e SPECT/CT in transaxialer Sicht, 2h p. i. MIBI-Injektion. Intensive, fokale Tracer-Aufnahme (Pfeil) in das Nebenschilddrüsenadenom in retrotrachealer Lage.

Hodgkin mit residualer Masse > 2,5 cm nach Chemotherapie von den gesetzlichen Krankenkassen im Rahmen der vertragsärztlichen Versorgung erstattet. In allen anderen Fällen muss ein Kostenübernahmeantrag gestellt werden. Private Krankenkassen hingegen übernehmen hingegen in der Regel in jedem Fall die Kostenerstattung.

19.6.2 Diagnostik

Diagnostik des differenzierten Schilddrüsenkarzinoms mittels FDG-PET/CT und ^{124}I-PET/CT

Differenzierte Schilddrüsenkarzinome nehmen Jodid auf. Das positronenemittierende Nuklid ^{124}I kann daher in der PET/CT-Bildgebung eingesetzt werden. Entdifferenzieren die Tumore, so reduzieren oder verlieren sie ihre Jodspeicherfähigkeit. Gegenläufig steigt jedoch ihr Zuckerstoffwechsel, sodass sie nun vermehrt FDG anreichern und mittels FDG-PET/CT gut nachweisbar sind. Dieses Phänomen wird als „Flip-Flop"-Phänomen bezeichnet.

Diagnostik neuroendokriner Tumore mittels ^{68}Gallium-Somatostatinrezeptorantagonisten-PET/CT, FDG-PET/CT und ^{18}F-DOPA-PET/CT

Neuroendokrine Tumore sind eine sehr heterogene Tumorentität. Jene Tumore, die in hohem Maße Somatostatinrezeptoren (SSTR) exprimieren, können mit radioaktiv markierten Antagonisten der SSTR (zumeist ^{68}Ga-DOTATOC und ^{68}Ga-DOTATATE) dargestellt werden (▶ Abb. 19.13). Dies sind insbesondere bronchogene, gastrointestinale und pankreatische neuroendokrine Tumore mit hohem Differenzierungsgrad und niedrigem Proliferationsindex (G1, G2) [2].

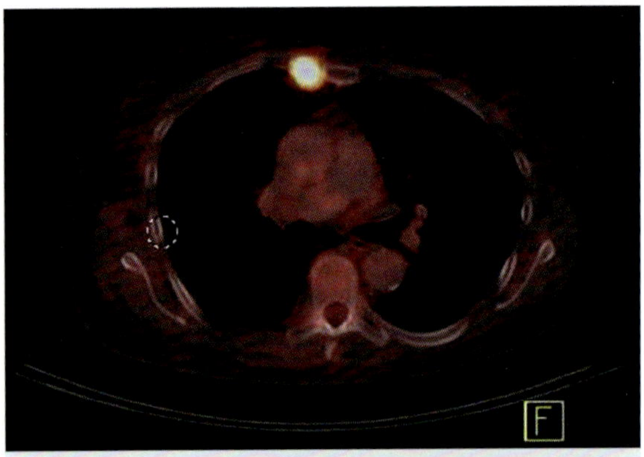

Abb. 19.13 ^{68}Ga-DOTATOC-PET/CT, transaxialer Schnitt. 53-jähriger Patient mit gastroenteropankreatischem neuroendokrinem Tumor. Intensive, fokale Anreicherung in einer Lymphknotenmetastase rechts parasternal.

Entdifferenzieren die Tumore, so werden weniger SSTR exprimiert. Dafür steigt gegenläufig der Glukosemetabolismus, und die Nachweisbarkeit mittels FDG-PET/CT nimmt zu [2]. Insbesondere G3-Tumore stellen sich FDG-anreichernd dar.

Symptomatische neuroendokrine Tumore produzieren und sezernieren verschiedene Substanzen. Dieser Prozess setzt voraus, dass die metabolischen Vorläufermoleküle in die Zelle aufgenommen werden. Insbesondere sekretorisch aktive bronchogene, gastrointestinale und pankreatische neuroendokrine Tumore, Phäochromozytome und das medulläre Schilddrüsenkarzinom werden daher effizient mittels ^{18}F-Dihydroxyphenylalanin (^{18}F-DOPA) nachgewiesen.

Im Gegensatz zu FDG ist die Verfügbarkeit von ^{68}Ga-DOTATOC, ^{68}Ga-DOTATATE und ^{18}F-DOPA nicht flächendeckend gewährleistet.

19.6.3 Literatur

[1] Kauhanen S, Seppänen M, Ovaska J, et al. The clinical value of [18F] fluorodihydroxyphenylalanine positron emissing tomography in primary diagnosis, staging, and restaging of neuroendocrine tumors. Endocrine-related cancer 2009; 16: 255–265

[2] Kayani I, Conry BG, Groves AM et al. A comparison of ^{68}Ga-DOTATATE and ^{18}F-FDG PET/CT in pulmonary neuroendocrine tumors. J Nucl Med 2009; 50 (12): 1927–1932

Kapitel 20

Labordiagnostik in der Endokrinologie

20 Labordiagnostik in der Endokrinologie

M. Bidlingmaier, C. Schulz

Bei der Diagnostik endokrinologischer Erkrankungen, aber auch bei der Überwachung und Anpassung der Therapie, hat die Quantifizierung verschiedenster Hormone in Körperflüssigkeiten nach wie vor eine entscheidende Bedeutung. Zudem kann bei bestimmten Krankheitsbildern auch eine molekularbiologische Diagnostik krankheitsassoziierter oder kausaler Genveränderungen sinnvoll sein. Auch wenn im endokrinologischen Labor viele Methoden zum Einsatz gelangen, die in der Labormedizin allgemein verwendet werden, so ergeben sich doch aus den komplexen physiologischen Regelkreisen, der besonders ausgeprägten Abhängigkeit vieler Parameter von Alter, Geschlecht, Tageszeit und anderen Faktoren sowie teilweise auch aus der chemischen Struktur der Analyten spezifische Besonderheiten bei Durchführung und Befundung endokrinologischer Untersuchungen im Labor. Daher sollen im Folgenden die für die Qualität jeder Labordiagnostik bedeutsamen Schritte von der Präanalytik über die eigentliche Analyse bis zur postanalytischen Befundung dargestellt werden, und zwar unter besonderer Berücksichtigung der bei der endokrinologischen Diagnostik bedeutsamen Probleme und Fallstricke. Zudem werden die wichtigsten Methoden im endokrinologischen Labor vorgestellt.

20.1 Präanalytik

Neben der eigentlichen quantitativen Analyse von Untersuchungsmaterial im Labor gehören zur Labordiagnostik auch die Präanalytik und die Postanalytik (medizinische Validierung, Befundung und Übermittlung des Messergebnisses).

Unter dem Begriff Präanalytik werden alle Vorgänge zusammengefasst, die vor der eigentlichen Analyse im Labor stattfinden bzw. ablaufen. Hierzu gehören die Abnahmebedingungen, die Gewinnung und Beurteilung des Untersuchungsmaterials, Transport, Lagerungsbedingungen und die Vorbereitung des Untersuchungsmaterials zur Analyse.

Die Faktoren aus dem Bereich der Präanalytik, die Einfluss auf die Verwertbarkeit und Interpretierbarkeit von Laborbefunden haben, lassen sich systematisch in Einflussgrößen und Störfaktoren unterteilen:

Unter **Einflussgrößen** werden patientenabhängige Variablen verstanden, die bereits in vivo, also bis zum Zeitpunkt der Probenentnahme, wirksam werden. Sie lassen sich wiederum unterteilen in:

- solche, die schwer oder gar nicht beeinflussbar sind (z. B. Gewicht, Geschlecht oder Alter) und
- solche, die prinzipiell beeinflussbar sind (z. B. Abnahmezeitpunkt, Ernährungsstatus oder Abstand zur Einnahme von Medikamenten).

Unbeeinflussbare Einflussgrößen sind bei der Befundung zu berücksichtigen, während beeinflussbare Einflussfaktoren bereits bei der Planung der Probenabnahme berücksichtigt werden sollten.

Unter **Störfaktoren** werden hingegen diejenigen Variablen verstanden, die „probenbezogen" auch nach Abnahme, also in vitro, zu einer Veränderung des Probenmaterials oder zu einer Störung der Laboranalyse führen können. Klassische Beispiele für Störfaktoren sind z. B. die Verdünnung der Probe durch Abnahme aus einer Kochsalzgespülten Infusionsnadel, eine Störung der Analyse durch Hämoglobin in hämolytischen Proben oder auch der In-vitro-Abbau des zu analysierenden Hormons. ▸ Tab. 20.1 und ▸ Tab. 20.2 geben einen Überblick über häufige Einflussgrößen und Störfaktoren.

Die Kenntnis der vorhandenen Einflussgrößen und Störfaktoren ist gerade in der endokrinologischen Diagnostik von entscheidender Bedeutung für die diagnostische Verwertbarkeit eines Untersuchungsergebnisses. Nachdem die präanalytische Phase in aller Regel zum größten Teil nicht unter Kontrolle des Labors stattfindet und auch die Weitergabe von Informationen aus diesem Bereich im klinischen Alltag eher spärlich geschieht, ist eine gute Standardisierung dieser Phase unerlässlich. Fehler in dieser Phase des analytischen Prozesses können auch durch die beste nachfolgende Analytik nicht wettgemacht werden.

Tab. 20.1 Patientenbezogene Einflussgrößen (In-vivo-Effekte).

Art der Faktoren	Beispiele
Unbeeinflussbare Faktoren	Alter
	Geschlecht
	ethnische Zugehörigkeit
	genetische Merkmale
	Gravidität
	saisonale Rhythmik/Jahreszeit
	Körperzusammensetzung, Gewicht
Beeinflussbare Faktoren	Entnahmezeitpunkt
	Körperlage
	Körperliche oder psychische Belastung/Ruhe
	Nahrungskarenz/-aufnahme
	Lifestyle (Ernährung, Rauchen, Alkoholkonsum)
	Umgebungstemperatur
	Medikamenteneinnahme

Tab. 20.2 Probenbezogene Störfaktoren (In-vitro-Effekte).

Art des Störfaktors	Beispiele
Probenentnahme	Antikoagulantienzusätze („richtiges" Probenröhrchen)
	Entnahmetechnik (Reihenfolge der Röhrchen, Staudruck, Aspirationssog)
	Verunreinigungen
	Entnahmeort (Abstand zu Infusionen o. Ä.)
	Konzentration von Störsubstanzen
Lagerung/Transport	Temperatur
	Zeitspanne zwischen Entnahme und Verarbeitung
	Vorbehandlung des Materials (Zentrifugation, Einfrieren, Zusätze)
	Einhaltung der Kühl- bzw. Gefrierkette beim Transport
Anormale Probeneigenschaften	Interferierende Antikörper (Mensch-anti-Maus-Antikörper, Autoantikörper etc.)
	Hämolyse
	Lipämie
	Ikterus

Merke M!

In mehreren Studien konnte gezeigt werden, dass Fehler in der Präanalytik die häufigste Ursache für klinisch unplausible Ergebnisse sind!

20.2 Befundung und Beurteilung

Aufgrund physiologischer Schwankungen der Konzentration vieler Hormone sowie der entscheidenden Bedeutung von Faktoren, wie Alter, Geschlecht etc., ist eine qualifizierte Befundung von Messergebnissen im endokrinologischen Labor nur in Zusammenschau mit den entsprechenden Informationen zu leisten. In vielen Fällen lässt sich die häufig gestellte Frage nach den „Normwerten", besser „Referenzbereichen", für ein bestimmtes Hormon keinesfalls allgemein beantworten: Typische Beispiele hierfür sind die Gonadotropine und Sexualhormone im Verlauf des Zyklus bei der Frau, aber natürlich auch sämtliche Hormone mit einer altersabhängigen Sekretion, z. B. Wachstumshormon bzw. Insulin-like Growth Factor I, DHEAS oder auch Testosteron beim Mann.

Die zirkadiane Rhythmik muss bekanntlich bei der Beurteilung von Kortisol- und ACTH-Spiegeln berücksichtigt werden, spielt jedoch z. B. auch beim TSH und Wachstumshormon eine Rolle. Bei bekannten „Stresshormonen" wie Kortisol muss natürlich der Einfluss der Abnahmebedingungen berücksichtigt werden, dies gilt jedoch auch für andere Hormone wie Wachstumshormon oder Prolaktin. Gerade bei der Beurteilung grenzwertig hoher Prolaktinspiegel ist zu erwägen, ob die Probe eventuell unter Stress oder nach Manipulation an den Brustdrüsen abgenommen wurde.

Bei der Beurteilung von Hormonwerten ist zudem zu beachten, dass die von den verschiedenen Herstellern in Zusammenhang mit den von ihnen vertriebenen Messverfahren angegebenen Referenzbereiche von höchst unterschiedlicher Qualität sind. Referenzbereiche auf Basis der Messung von wenigen Proben an schlecht definierten Kollektiven existieren gleichzeitig mit Referenzbereichen, die in großen, bevölkerungsbasierten Studien an vielen tausend gesunden Probanden etabliert wurden. Es ist nicht verwunderlich, dass es so bei der Beurteilung einzelner Hormonwerte zu sehr unterschiedlichen Aussagen kommen kann. Aufgrund der unten erläuterten methodischen Besonderheiten der am meisten verbreiteten Verfahren zur Quantifizierung von Hormonen ist zudem zu berücksichtigen, dass Referenzbereiche in aller Regel nur für eine ganz bestimmte Methode gelten.

Die leider immer noch zu beobachtende Praxis des Verweises auf Lehrbuchangaben bezüglich „Normwerten" ist vor diesem Hintergrund kaum zu empfehlen. Selbstverständlich müssen auch die in diesem Lehrbuch angegebenen Referenzbereiche als Anhaltspunkte verstanden werden, die keinesfalls die methodenspezifischen Referenzbereiche für die vor Ort eingesetzten Verfahren einzelner Labors ersetzen können.

20.3 Qualitätssicherung

20.3.1 Standardisierung

Wie unten erläutert werden wird, nehmen die meisten in der täglichen Routine eingesetzten Messverfahren für Hormone keine absolute Quantifizierung vor, sondern bestimmen den Hormongehalt relativ zu dem Hormongehalt einer sog. „Standardpräparation". Deshalb kommt der Zusammensetzung und Qualität dieser Standardpräparationen eine hohe Bedeutung zu. Die Quantifizierung des Hormongehalts solcher Standardpräparationen erfolgt idealerweise durch den Einsatz von Referenzmethoden und -materialien, auf die dann Messergebnisse „rückführbar" sein sollten. Hierbei gibt es insbesondere auf dem Gebiet der Steroidhormone sowie der kleinen biogenen Amine gut etablierte Verfahren. Jedoch sind solche Verfahren bei Weitem noch nicht für alle heute in der klinischen Routine bestimmten Hormone verfügbar. Zudem fehlen für viele endokrinologische Parameter noch international akzeptierte und validierte **Referenzmaterialien**.

Besonders bei den häufig im Organismus nicht als homogene Substanz, sondern als Gemisch verschiedener Isoformen vorliegenden Eiweißhormonen stellt bereits die Etablierung solcher Referenzmaterialien ein großes Problem dar. Das Fehlen geeigneter Referenzmaterialien bzw. der gleichzeitige Einsatz verschiedener Referenzpräparationen für dasselbe Hormon in Messverfahren von unterschiedlichen Herstellern stellt auch für die klinische Praxis ein großes Problem dar. So sind gerade in der Endokrinologie diagnostische und therapeutische Weichenstellungen abhängig von den Ergebnissen von Stimulations- und Suppressionstests der Hormonsekretion. Die gemessenen Hormonkonzentrationen hängen jedoch sehr stark von der verwendeten Referenzpräparation im Messverfahren ab, was eine generelle Anwendung von „empfohlenen Entscheidungsgrenzen" bei solchen Tests nahezu unmöglich macht. Ein Beispiel hierfür ist die Problematik der Bestimmung von Wachstumshormon (hGH), bei der immer noch ein Teil der kommerziell verfügbaren Messverfahren eine schlecht definierte, aus Hypophysenextrakten gewonnene Referenzpräparation einsetzt. Die Mehrzahl der Verfahren hingegen arbeitet inzwischen – wie von vielen Fachgesellschaften gefordert – mit einer rekombinant hergestellten, ausschließlich aus der 22.000 Dalton großen Hauptisoform bestehenden Präparation. Allein diese Differenz in der Kalibration der Assays erklärt einen Großteil der bei Verwendung verschiedener hGH-Assays beobachtbaren Diskrepanzen in den Ergebnissen von mehreren hundert Prozent. Eine Anwendung von ohne Bezug auf einen ganz bestimmten Assay publizierten Entscheidungsgrenzen für Stimulations- oder Suppressionstests – wie dies häufig in sog. „Guidelines" oder „Consensus documents" geschieht – ist angesichts dieser Situation natürlich nicht sinnvoll. Die Entscheidung, ob biochemisch ein hGH-Mangel oder hGH-Exzess vorliegt oder nicht, wäre dann ja ausschließlich vom gewählten Labor und der dort verwendeten Messmethode abhängig.

Referenzmethoden sind sorgfältig geprüfte Messverfahren, bei denen alle Bedingungen und Vorgehensweisen exakt beschrieben sind und die sich wegen ihrer Genauigkeit und Richtigkeit eignen, als Referenz für andere Messmethoden (z. B. Routinemethoden) zu gelten. Häufig werden solche Verfahren aufgrund ihres enormen Aufwands nur in einzelnen Kompetenzzentren auf nationaler oder sogar auch internationaler (z. B. europäischer) Ebene vorgehalten.

20.3.2 Qualität von Bestimmungsmethoden

Da der analytische Aufwand für Referenzmethoden in der Regel zu groß ist für die alltägliche Laborbestimmung von Parametern, werden hierfür sog. Routinemethoden verwandt, die einerseits hinreichend zuverlässig und exakt sein sollten, andererseits aber auch kostengünstig und praktikabel. Im Idealfall sollte jedoch eine Kalibrierung der einfacheren Routineverfahren an „richtigen", mit Referenzverfahren ermittelten Werten erfolgt sein.

Wesentliche Qualitätsmerkmale von Bestimmungsmethoden sind:

- Spezifität (specificity): Fähigkeit einer Methode, die Menge eines Analyten in einer Probe zu quantifizieren, ohne durch dem Analyten ähnliche Substanzen oder die Probenmatrix verfälscht zu werden.
- Richtigkeit (trueness): Übereinstimmung zwischen dem mit einer Routinemethode gewonnenen Erwartungswert (Mittelwert der Wiederholungsmessungen) und dem „wahren" Wert.
- Präzision (precision): Übereinstimmung zwischen Wiederholungsmessungen. Für die Beurteilung der Präzision eines Tests sind die Intra-assay-Varianz (Schwankungen eines Messwerts innerhalb einer Messserie) und die Inter-assay-Varianz (Schwankungen eines Messwerts von Serie zu Serie) von wesentlicher Bedeutung.
- Untere Nachweisgrenze: Hierbei hat sich im englischen Sprachgebrauch die Unterscheidung zwischen „limit of detection" (LoD, erster statistisch sicher vom Hintergrundsignal unterscheidbarer Wert) und „limit of quantitation" (LoQ, niedrigster noch mit einer vernünftigen Präzision zu quantifizierender Wert) eingebürgert.
- Linearität (linearity)

Die verschiedenen Qualitätsanforderungen an die Messmethoden im endokrinologischen Labor bedingen oftmals auch Kompromisse. So nimmt z. B. die Präzision vieler Verfahren im sehr niedrigen Konzentrationsbereich ab.

20.3.3 Qualitätskontrolle, Qualitätssicherung

Medizinische Labors sind zur Qualitätssicherung verpflichtet. Diese beinhaltet interne und externe Qualitätssicherungsmaßnahmen.

Die **internen Qualitätskontrollen** erfolgen gemäß den Richtlinien der Bundesärztekammer (RiliBÄK) zur Qualitätssicherung quantitativer laboratoriumsmedizinischer Untersuchungen. Dabei werden parallel zu den diagnostischen Proben laufend Kontrollmaterialien mituntersucht, um die Richtigkeit, d. h. das Erreichen korrekter Werte, und die Präzision, d. h. die Reproduzierbarkeit der durchgeführten Untersuchungen, überprüfen zu können. Der Zielwert der Kontrollmaterialien wird vom Hersteller angegeben, die maximal zulässige Abweichung von diesem Zielwert wird durch die RiliBÄK festgelegt. Die Einhaltung der RiliBÄK im medizinischen Labor wird durch die Eichbehörden der Bundesländer kontrolliert.

Zur **externen Qualitätssicherung** nehmen medizinische Labors an **Ringversuchen** unabhängiger Institutionen teil. Mit der Durchführung und Auswertung der Ringversuche (u. a. die Ausstellung der Zertifikate) hat die Bundesärztekammer zwei Institutionen, das Institut für Standardisierung und Dokumentation im Medizinischen Laboratorium e. V. (INSTAND) und das Referenzinstitut für Bioanalytik (RfB) der Deutschen Vereinten Gesellschaft für Klinische Chemie und Laboratoriumsmedizin e. V. (DGKL) beauftragt.

Im Rahmen der Ringversuche erhalten die teilnehmenden Labors Proben, in denen sie verschiedene Messgrößen (z. B. Hormonkonzentrationen, Glukose im Plasma etc.) mit der im Labor verwendeten Routinemethode bestimmen. Die Ergebnisse aller Labors werden an die Ringversuchsleitung übermittelt. Bei der Auswertung der Ringversuchsergebnisse wird unterschieden zwischen Parametern, für die es eine anerkannte Referenzmethode gibt und Parametern, für die eine solche Methode fehlt. Beurteilt wird in beiden Fällen die Abweichung der von einem individuellen Labor ermittelten Ergebnisse von einem sog. Zielwert. Dieser Zielwert ist jedoch unterschiedlich definiert: Ist eine Referenzmethode vorhanden, mit der der „wahre" Wert für einen Analyten in der Ringversuchsproben ermittelt werden kann, so gilt dieser sog. „Referenzmethodenwert" als Zielwert. Dies trifft unter den endokrinologisch bedeutsamen Analyten derzeit für Aldosteron, Kortisol, Östradiol, Progesteron, Testosteron, Thyroxin, unkonjugiertes Östriol und 17-OH-Progesteron zu. Für Messgrößen, für die keine anerkannten Referenzmethode zur Verfügung steht – und dies trifft z. B. für alle Eiweißhormone zu – ist als Zielwert der Median aller Ergebnisse aller Labors definiert, die dieselben Methode verwenden (sog. methodenspezifischer Sollwert).

Ein Ringversuch gilt als bestanden, wenn der im jeweiligen Labor ermittelte Messwert eine definierte maximal zulässige Abweichung vom jeweils gültigen Zielwert nicht überschreitet. Die Anforderungen, also die maximal zulässigen Abweichungen, werden in den Richtlinien der Bundesärztekammer definiert (Deutsches Ärzteblatt, Jg.105, Heft 7, 15.02.2008, Seite A 341–355; Änderungen/Ergänzungen: Deutsches Ärzteblatt Jg.110, Heft 12, 22.03.2013, Seite A 575–582). Von der ringversuchsleitenden Institution wird dem teilnehmenden Labor bei Bestehen des Ringversuchs ein Zertifikat ausgestellt, welches ein halbes Jahr Gültigkeit besitzt.

Viele Labors sind heute außerdem durch eine externe Zertifizierungsstelle (z. B. DACH, Deutsche Akkreditierungsstelle Chemie GmbH oder ZLG, Zentralstelle der Länder für Gesundheitsschutz bei Medizinprodukten) nach DIN ISO EN 17 025 (Allgemeine Kriterien zum Betreiben von Prüflaboratorien) bzw. der neueren DIN ISO EN 15 189 (Norm für Medizinische Laboratorien) akkreditiert. Mit der Akkreditierung ist überprüft und bescheinigt, dass das Labor nach international gültigen, anerkannten Qualitätsrichtlinien arbeitet. Die Akkreditierung bezieht sich auf die Abläufe und Arbeitsprozesse im Labor insgesamt, eine Überprüfung der Richtigkeit der Analysen wie bei den oben beschriebenen Ringversuchen findet hier jedoch nicht statt.

20.4 Häufig eingesetzte Bestimmungsmethoden

20.4.1 Immunoassays

In der täglichen Routine der endokrinologischen Labordiagnostik werden nach wie vor mit Abstand am häufigsten immunologische Verfahren zur Quantifizierung von Analytmolekülen eingesetzt. Grundlage aller immunologischen Nachweisverfahren ist die Antigen-Antikörper-Reaktion, die je nach Nachweisverfahren in unterschiedlicher Weise für die quantitative Bestimmung des Analytmoleküls eingesetzt wird. Hierbei macht man sich zunutze, dass Antikörper mit hoher Spezifität bestimmte Oberflächenstrukturen auf den Analytenmolekülen binden können und so in der heterogenen Mischung von Molekülen in einer Probe selektiv den zu messenden Analyten „erkennen". Im Folgenden sind gängige Verfahren im Prinzip erklärt, bezüglich methodischer Details sei jedoch auf die entsprechende Fachliteratur sowie auch die Arbeitsanleitungen der kommerziell erhältlichen Messverfahren („Kits") verwiesen.

Das wesentliche Charakteristikum eines immunologischen Messverfahrens ist die Art der Antigen-Antikörper-Interaktion:

Einerseits gibt es sog. **„kompetitive Immunoassays"**, bei denen das Hormon (der Analyt aus der Probe) mit einem gleichartigen, aber markierten Hormon um die Bindung an den Antikörper konkurriert. Hierbei ist das im Assay erhaltene Signal umgekehrt proportional zur in der Probe vorhandenen Hormonmenge – je mehr Hormon in der Probe ist, umso geringer die Wahrscheinlichkeit, dass eines der markierten Hormonmoleküle an den Antikörper bindet.

Andererseits gibt es die sog. **„nichtkompetitiven Assays"** oder **„Sandwich-Assays"**, bei denen zunächst ein erster Antikörper den Analyten aus der Probe bindet (Fangantikörper), und in einem zweiten Schritt ein zweiter, gegen eine andere Stelle auf der Hormonoberfläche gerichteter, markierter Antikörper an die gebundenen Analytenmoleküle bindet (Detektionsantikörper). Bei diesem Assay-Verfahren ist das erhaltene Signal proportional zur Analytenkonzentration – je mehr Hormon sich in einer Probe befindet, desto mehr wird vom Fangantikörper gebunden und dann vom Detektionsantikörper in ein Signal übersetzt.

Beide Assay-Typen – kompetitive wie Sandwich-Assays – gibt es nun mit sehr unterschiedlichen signalgebenden Substanzen. Hierbei herrschten historisch zunächst Assays mit radioaktiver Markierung vor, später wurden enzymgekoppelte Verfahren, fluorometrische Verfahren sowie die Chemilumineszenz eingesetzt. Theoretisch unterschieden sich die Prinzipien der Signalgenerierung zwar in der Sensitivität, praktisch ist dies jedoch weniger entscheidend, da die Spezifität und zu einem Großteil auch die Sensitivität der Immunoassays stark von den Charakteristika der eingesetzten Antikörper abhängt. Welches Verfahren in einem Labor verwendet wird, hängt daher meist mehr von den gerätetechnischen Gegebenheiten, von Kostengesichtspunkten und auch vom Vorhandensein einer Umgangsgenehmigung mit radioaktiven Substanzen ab. Die Chemilumineszenz ist heutzutage das vorherrschende Verfahren bei den automatisierten Hormonbestimmungen in den modernen Großlabors, gerade kleiner Labors arbeiten jedoch häufig noch mit manuellen radioaktiven oder enzymgekoppelten Assays, die auch bei weniger gängigen Parametern zum Einsatz kommen können, für die keine automatisierten Verfahren verfügbar sind.

Da die Nomenklatur der unterschiedlichen Assay-Typen oft unpräzise gehandhabt wird, ist in ▶ Tab. 20.3 nochmals schematisch dargestellt.

Radioimmunoassay (RIA)

Die älteste und heute in der Routine-Analytik nur noch selten eingesetzte Methode ist der RIA. Das Prinzip dieses Nachweisverfahrens ist die Kompetition zwischen unmarkiertem Analytmolekül und radioaktiv markiertem Tracer (Analytmolekül mit radioaktiver, häufig 125J, Markierung) um die Antigenbindungsstelle im Antikörper.

Hierzu werden in jeden Testansatz Antikörper, Tracer und Probe gegeben; der Antikörper liegt dabei im Unterschuss vor. Während der folgenden Inkubation konkurrieren Analytmoleküle aus der Probe und Tracer um die Antigenbindungstellen der Antikörper und es stellt sich ein Äquilibrium ein. Zur Quantifizierung wird der Anteil des im Immunkomplex gebundenen Tracers bestimmt; dies geschieht z. B. durch Zugabe eines zweiten Antikörpers, der gegen den analytspezifischen Antikörper gerichtet ist, und nachfolgende Abzentrifugation und Messung des Präzipitats. Aus einer Kalibierkurve kann der Gehalt an Analytmolekülen bestimmt werden. Da es sich um einen Kompetitionsassay handelt, ist der Gehalt an Analytmolekül umso höher, je niedriger die gemessene Radioaktivität ist.

Tab. 20.3 Einteilung und Benennung der gängigsten Assay-Verfahren.

Kompetitive Assays	Sandwich-Assays
Radioimmunoassay (RIA)	Immunradiometrischer Assay (IRMA)
Enzymimmunoassay (EIA)	Enzyme linked immunosorbant assay (ELISA)
(Chemi)lumineszenz-immunoassay (C)LIA	Immun(chemi)luminometrischer Assay (ICMA/ILMA)
Fluoreszenzimmunoassay (FIA)	Immunfluorometrischer Assay (IFMA)

Nicht kompetitiver immunoradiometrischer Assay (IRMA)

Der IRMA ist nicht kompetitiver Assay, der mit zwei Antikörpern arbeitet. Beide Antikörper sind hierbei gegen verschiedene Epitope des Analytmoleküls gerichtet; einer der Antikörper ist radioaktiv markiert (Antikörpertracer). Der nicht radioaktive Antikörper liegt im Überschuss vor und ist z. B. an die Wand des Testgefäßes oder an einen schweren, ggf. magnetischen Partikel gebunden, um eine Trennung von gebundenem und nicht gebundenem Antikörpertracer herbeiführen zu können.

Bei der Durchführung wird zunächst Probe zusammen mit unmarkiertem Antikörper inkubiert, dann Antikörpertracer hinzugegeben, sodass – bei Vorhandensein von Analytmolekül – ein Sandwichkomplex aus unmarkiertem Antikörper/Analytmolekül/Antikörpertracer entstehen kann. Nach Abtrennung des Sandwichkomplexes wird die Radioaktivität in diesem bestimmt. Die quantitative Auswertung des Tests erfolgt an Hand einer Kalibierkurve, die gemessene Radioaktivität ist proportional zum Analytmolekül.

Enzymimmunoassay (EIA) und Enzyme linked immuno-adsorbant assay (ELISA)

Das Prinzip der enzymgekoppelten Assays ist ähnlich wie bei RIA bzw. IRMA, d. h. der Assay ist entweder nach dem Kompetitionsprinzip (EIA) oder nach dem Sandwichprinzip (ELISA) aufgebaut. Als Besonderheit gibt es auch sog. nicht kompetitive indirekte ELISAs, die in der Regel für Antikörperbestimmungen eingesetzt werden. Anders als bei den radioaktiven Assays ist die zur Detektion genutzte Markierung ein Enzym (häufig Meerrettich-Peroxidase oder alkalische Phosphatase), das in der Lage ist, ein ebenfalls zugesetztes Chromogen umzusetzen. Gemessen wird der bei dieser Reaktion entstehende Farbumschlag.

Die verschiedenen Typen der enzymgekoppelten Assays, die meist in Mikrotiterplatten durchgeführt werden, sind im Folgenden kursorisch dargestellt.

Kompetitiver EIA

Ein spezifischer Antikörper gegen das zu bestimmende Analytmolekül wird an eine Mikrotiterplatte gebunden. Ähnlich wie beim RIA werden Probe und mit Enzym markiertes Analytmolekül in den Ansatz hinzugeben und Analytmoleküle aus der Probe und enzymmarkierte Analytmoleküle treten in Kompetition. Nach Entfernung ungebundener Bestandteile wird das Chromogen hinzugegeben und der Farbumschlag gemessen. Zur Quantifizierung wird eine Kalibration mit bekannten Analytmolekülkonzentrationen durchgeführt.

Sandwich-ELISA

Beim Sandwich-ELISA werden Mikrotiterplatten mit spezifischen Antikörpern gegen das zu bestimmende Analytmolekül beschichtet. Nach Zugabe der zu untersuchenden Probe wird das Analytmolekül an die Antikörper gebunden und so in der Mikrotiterplatte fixiert. Anschließend wird ein zweiter spezifischer Antikörper zugegeben, der gegen ein nicht für die erste Antikörperreaktion relevantes Epitop des Analytmoleküls gerichtet ist. Dieser Antikörper ist mit einem Enzym markiert. Die Quantifizierung erfolgt mithilfe einer Kalibrierkurve aus dem Farbumschlag des zugegebenen Chromogens.

Nicht kompetitiver indirekter ELISA

Nicht kompetitive indirekte ELISAs dienen nicht zum Nachweis von Antigenen, sondern von Antikörpern. Hier wird nicht der Antikörper, sondern das Antigen an die Festphase gebunden. Bei der Durchführung wird die Probe in die Mikrotiterplatte gegeben, nicht gebundene Probenanteile aus dem Ansatz entfernt und es wird ein unspezifischer Antikörper dazugegeben, der (bei Nachweis humaner Antikörper) gegen humane Proteine gerichtet ist. Dieser zweite Antikörper ist wie oben beschrieben mit einem Enzym gekoppelt; wiederum erfolgt die Quantifizierung mithilfe einer Kalibrierkurve.

Chemilumineszenzbasierte Immunoassays

In der Hormonanalytik werden seit etlichen Jahren immer häufiger Chemilumineszenzassays eingesetzt, die sich im Vergleich zu den oben beschriebenen radioaktiven oder enzymgekoppelten Verfahren oft durch eine höhere Sensitivität, v. a. aber durch einen weiteren Messbereich auszeichnen. Das zugrunde liegende Prinzip ist die Chemilumineszenz, bei der eine chemische Reaktion Energie erzeugt, um ein Molekül in einen angeregten Zustand zu versetzen. Bei der Rückkehr in den Grundzustand wird Energie in Form von Licht freigesetzt, das detektiert werden kann.

Chemilumineszenzbasierte Immunoassays eignen sich hervorragend zum Einsatz in automatisierten Systemen und werden daher heute in nahezu allen Analyseautomaten zur Bestimmung von Hormonen eingesetzt. Hierbei gibt es prinzipiell zwei unterschiedliche Arten von Signalgenerierung, bei denen die eingesetzten Antikörper entweder mit einer chemilumineszierenden Substanz konjugiert sind oder an ein Enzym gebunden vorliegen, das ein Substrat zu einer lumineszierenden Substanz umsetzt. Häufig wird in Routinetestverfahren die Luminol-Chemilumineszenz eingesetzt. Hier wird Luminol in einer durch das Enzym Meerrettich-Peroxidase katalysierten Reaktion unter Beteiligung von Wasserstoffperoxid zu Aminophthalat umgesetzt; bei dieser Reaktion wird Licht emittiert. Andere in Chemilumineszenz-Reaktionen verwendete Substanzen sind z. B. Dioxethane und Acridiniumester.

Weitere Immunoassays

Eine Vielzahl weiterer Prinzipien ist zur Generierung von Signalen in Immunoassays verwendet worden. In der Endokrinologie spielen hierbei v. a. die Assays auf Basis der sog. zeitaufgelösten Fluoreszenz (time resolved fluorescence) eine gewisse Rolle. Hierbei macht man sich zunutze, dass die von seltenen Erden (Lanthaniden) ausgehende Fluoreszenzsignale länger anhalten als die Hintergrundfluoreszenz, die von Probenmatrix, Röhrchen etc. ausgehen. Durch eine zeitliche Verzögerung im Messvorgang wird so das unspezifische Hintergrundsignal ausgeblendet, was die hohe, der Chemilumineszenz vergleichbare, Sensitivität dieser Methodik begründet.

20.4.2 Weitere Verfahren

Die meisten labordiagnostischen Untersuchungen in der endokrinologischen Routine werden mithilfe der oben dargestellten immunologischen Nachweisverfahren durchgeführt. Darüber hinaus werden aber auch verschiedene chromatografische Methoden mit entsprechenden Detektionsverfahren angewandt. Diese sind erheblich aufwendiger als die o. g. Nachweisverfahren und werden meist nur in speziellen Fragestellungen eingesetzt. Weiterhin werden für z. B. für die Diagnostik von Endokrinopathien mit bekannter molekularer Ursache molekulargenetische Methoden eingesetzt.

Hochleistungsflüssigkeitschromatografie (High Performance Liquid Chromatography, HPLC)

Die HPLC wird im Rahmen der endokrinologischen Labordiagnostik bei der Messung biogenen Aminen eingesetzt. Hier sind bei den Katecholaminen v. a. Noradrenalin und Adrenalin sowie deren Metabolite Normetanephrin und Metanephrin sowie Serotonin und sein Metabolit 5-Hydroxyindolessigsäure zu nennen.

HPLC ist ein chromatografisches Trennverfahren, bei dem die zu untersuchende Probe (meist bereits durch Probenvorbereitung ‚vorgereinigt') zusammen mit einem Laufmittel („mobile Phase") durch eine Trennsäule, die eine stationäre Phase enthält, unter hohem Druck gepumpt wird. Während die Probe mit dem Laufmittel durch die Säule befördert wird, interagieren deren Bestandteile mit der stationären Phase. In Abhängigkeit von den chemischen Eigenschaften der in der Probe enthaltenen Substanzen verteilen diese sich unterschiedlich zwischen stationärer und mobiler Phase bzw. treten unterschiedlich stark in Wechselwirkung mit den beiden Phasen. Dadurch verlassen sie die Säule mit unterschiedlicher Geschwindigkeit. Die Zeit, die eine Substanz benötigt, um durch die Trennsäule transportiert zu werden, nennt man Retentionszeit. Zur Quantifizierung müssen die chromatografisch aufgetrennten Bestandteile der Probe nachgewiesen werden. Dies geschieht mithilfe eines sog. Detektors, der dem Trennvorgang nachgeschaltet ist. Es gibt ganz verschiedene Arten von Detektoren, die z.B. nach dem Prinzip der Photometrie arbeiten oder, wie in der Regel bei der Bestimmung von biogenen Aminen angewandt, die Bestandteile der Probe oxidieren oder reduzieren (sog. elektrochemischer Detektor). In diesem wird entweder der Stromfluss oder die transportierte Ladungsmenge bei der Oxidations- bzw. Reduktionsreaktion gemessen und zur Quantifizierung genutzt. Identifiziert werden die in der HPLC aufgetrennten Substanzen an Hand ihrer Retentionszeit. Die Quantifizierung erfolgt mithilfe einer Kalibrierkurve mit Standards bekannter Stoffmenge.

Gaschromatografie/Massenspektrometrie (GC/MS)

Für besondere Fragestellungen im Bereichder endokrinologischen Labordiagnostik, wie z.B. der Bestimmung von Zwischenprodukten der Steroidbiosynthese wird, meist zu Forschungszwecken, GC/MS eingesetzt.

Die GC/MS ist eine chromatografische Methode, bei der als mobile Phase ein inertes Trägergas dient, z.B. Helium, Wasserstoff oder Stickstoff. Die Bestandteile der zu analysierenden Probe werden erhitzt, gehen durch ihren Dampfdruck in die Gasphase über und wandern in ihr. Dabei treten sie mit der stationären Phase in Wechselwirkungen, werden unterschiedlich lange retiniert und verlassen schließlich die Trennsäule, um im Detektor nachgewiesen zu werden. Heute werden in der GC meist Kapillarsäulen verwendet, die kein gepacktes Säulenmaterial wie bei der HPLC enthalten, sondern bei denen die Wechselwirkungen der Probenbestandteile nur mit der inneren Oberflächenbeschichtung (häufig Polysiloxane) der Kapillarsäulen stattfinden. Zur Detektion wird die Probe im Falle der Massenspektrometrie dann meist durch Elektronen-Stoß-Ionisation ionisiert. Die dabei entstehenden primären Ionen sind meist sehr instabil und zerfallen ganz oder teilweise in kleinere geladene Massefragmente, die ein charakteristisches und daher für die Identifizierung nutzbares Muster aufweisen.

Flüssigchromatografie/Tandem-Massenspektrometrie (LC-MS/MS)

Eine in den letzten Jahren zunehmend zum Einsatz kommende Weiterentwicklung im Bereich der Massenspektrometrie ist die Kombination einer Flüssigchromatografie (liquid chromatography, LC) mit zwei hintereinander geschalteten Analysatoren (Tandem-MS). DasVerfahren, von dem je nach verwendeter Trennsäule, Analysatorenkombination und ggf. eingesetzter Ionenfalle verschiedene Varianten existieren, ist für das endokrinologische Routinelabor v.a. deshalb interessant, weil viele theoretische Vorteile der Massenspektrometrie bezüglich Spezifität der Messung hier mit hoher Sensitivität kombiniert erreicht werden können und die Geräte außerdem im Verhältnis zu früheren Formen der Massenspektrometrie deutlich einfacher zu bedienen und zu warten sind. In welchen Bereichen die Verfahren einen für die klinische Praxis relevanten Vorteil gegenüber den bislang in der Routinediagnostik meist verwendeten Immunoassays bieten können und wo sie sich trotz in der Regel immer noch deutlich höherer Kosten durchsetzen können, bleibt abzuwarten. Klare Vorteile konnten insbesondere bei der Richtigkeit der Messungen von Steroiden im niedrigen Konzentrationsbereich sowie bei anderen kleinen Molekülen (z.B. biogene Amine) gezeigt werden. Routineanwendungen für den Bereich der Messung von Eiweißhormonen sind hingegen noch sehr selten.

20.4.3 Molekulargenetische Diagnostik

Für eine Reihe von endokrinologischen Erkrankungen sind heute die molekularen Ursachen aufgeklärt und es ist daher eine molekulargenetische Diagnostik dieser Erkrankungen möglich. Diese ist besonders dann indiziert, wenn durch die Identifikation der entsprechenden Mutation bei ihrem Träger präventive Maßnahmen eingeleitet werden können. Weiterhin können molekulargenetische Untersuchungen zur Differenzialdiagnose von Erkrankungen beitragen und dadurch die Behandlung der Patienten verbessern.

Für molekulargenetische Untersuchungen wird DNA aus Blutzellen isoliert. Mithilfe der Technik der sog. Polymerase-Ketten-Reaktion (PCR) werden Gene oder Genabschnitte von Interesse amplifiziert und schließlich auf vorhandene Mutationen hin untersucht. Dies geschieht entweder durch eine Sequenzierung der Amplifikate oder, besonders wenn nach einer bereits bekannten Mutation von größerem Ausmaß gesucht wird, durch Bestimmung der Fragmentlängen nach Verdau der Amplifikate durch Restriktionsenzyme.

Kapitel 21

Dynamische Funktionstests in der Endokrinologie und Diabetologie

21 Dynamische Funktionstests in der Endokrinologie und Diabetologie

H. Mönig, B. Harbeck, C. Domm, C.J. Partsch, W.G. Sippell, H. Lehnert

21.1 Einleitung

In der vorliegenden 4. Auflage der „Rationellen Diagnostik und Therapie" wurde das Kapitel für die endokrinologischen Funktionstests überarbeitet, aktualisiert und ergänzt. Es soll dem praktisch und klinisch tätigen Kollegen ermöglichen, sich rasch über Vorbereitung, Ablauf und Interpretation eines Funktionstests zu orientieren. Die Darstellung der Testverfahren beruht wie in der 3. Auflage teilweise auf der „Endokrinologischen Funktionsdiagnostik" in der 7. überarbeiteten Auflage [73].

21.2 Hypothalamus/ Hypophysenvorderlappen

21.2.1 CRH-Test

Indikation

- Prüfung der kortikotropen Hypophysenfunktion.
- Differenzialdiagnose des Hyperkortisolismus.

Testprinzip

Corticotropin-releasing-Hormon (CRH) wird im Hypothalamus gebildet und führt an den kortikotropen Zellen des Hypophysenvorderlappens zur Freisetzung von adrenokortikotropem Hormon (ACTH), das seinerseits die Sekretion von Kortisol aus der Nebennierenrinde stimuliert.

Der Hyperkortisolismus (Cushing-Syndrom) wird eingeteilt in:

- ACTH-abhängige Formen: ACTH-produzierendes Hypophysenadenom (Morbus Cushing im eigentlichen Sinne) und ektopes ACTH-Syndrom sowie
- ACTH-unabhängige Formen (Überproduktion von Kortisol in der Nebennierenrinde).

Beim ACTH-produzierenden Hypophysenadenom lässt sich durch Gabe von CRH in den meisten Fällen noch eine weitere Steigerung der ACTH- und Kortisolkonzentration im Plasma bzw. Serum erzielen; dies ist beim ektopen ACTH-Syndrom meistens nicht der Fall.

Beim adrenalen Cushing-Syndrom (kortisolproduzierender Nebennierenrindentumor oder mikronoduläre Hyperplasie) ist das ACTH supprimiert; Kortisol und ACTH sind durch CRH nicht stimulierbar. Wenn bei nachgewiesenem Hyperkortisolismus das ACTH eindeutig supprimiert ist, ist der CRH-Test nicht erforderlich.

Kontraindikationen

Nicht bekannt.

Vorbereitung

Keine spezielle Vorbereitung notwendig. Der Patient muss jedoch über die zu erwartende Reaktion (s. u.) informiert werden.

Testablauf

Der Patient bleibt nüchtern. Venösen Zugang legen (30 min vor Beginn). Nach 30 min erfolgt die erste Blutentnahme für Kortisol und ACTH (= 0-min-Wert), danach die langsame i. v.-Injektion von 100 µg humanem CRH, Dosis bei Kindern 1 µg/kg KG [52], weitere Blutentnahmen für Kortisol- und ACTH-Bestimmung nach 15, 30, 45, 60, 90 und 120 min. Ist die Fragestellung lediglich die Prüfung der Nebennierenrindenfunktion, kann der Test auf 60 min verkürzt werden [92]; für die isolierte Prüfung der ACTH-Stimulation (Differenzialdiagnose des Hyperkortisolismus) reichen 30 min aus [66]. Die Proben für die ACTH-Bestimmung müssen in vorgekühlte EDTA-Röhrchen auf Eis abgenommen, in der Kühlzentrifuge (4 °C) abzentrifugiert und sofort tiefgefroren (-20 °C) werden.

In einigen Zentren wird der CRH-Test abends durchgeführt, um von niedrigeren Basalwerten aus eine deutlichere Stimulation zu sehen. Ein Vorteil dieses Verfahrens ist jedoch nicht belegt.

Nebenwirkungen

Flush-Symptomatik, Geschmacksmissempfindungen, gelegentlich leichter Blutdruckabfall. Ein Fall von Hypophysenapoplex nach CRH-Gabe wurde beschrieben [83].

Beurteilung

Prüfung der kortikotropen Hypophysenfunktion: die Beurteilungskriterien variieren in der Literatur erheblich. Nach den DGE-Richtlinien wird zum Ausschluss einer Insuffizienz der kortikotropen Hypophysenfunktion ein Kortisolanstieg um > 200 nmol/l (7,2 µg/dl) und ein ACTH-Anstieg um mindestens 50 % als ausreichend angesehen [52]. In einer Studie mit 20 gesunden Probanden wurde ein mittlerer Anstieg des Serumkortisols auf 595 ± 22 nmol/l (21,4±0,8 g/dl) gefunden bei einem unteren Grenzwert (Mittelwert –2 SD) von 400 nmol/l (14,4 g/dl) [87]. Eine andere Studie [63] bei Patienten mit vermuteter Hypophyseninsuffizienz ermittelte mittels ROC-Analyse einen optimalen „Cut-off"-Punkt bei einer maximalen Kortisolkonzentration von 377 nmol/l (13,5 µg/dl, Sensitivität 76 %, Spezifität 96 %). In derselben Studie erwiesen sich basale Kortisolkonzentrationen von 285 nmol/l (10,3 µg/dl) und 98 nmol/l (3,5 µg/dl) als relativ gute Hinweise auf eine suffiziente bzw. insuffiziente Hypophysenfunktion, die dazu herangezogen werden könnten, die Zahl von Stimulationstests zu verringern.

Merke **M!**

Insgesamt halten wir den CRH-Test für wenig geeignet, die kortikotrope Hypophysenfunktion zu überprüfen und empfehlen, für diese Fragestellung den Insulinhypoglykämie-Test oder den Metopirontest einzusetzen.

▸ **Differenzialdiagnose des Hyperkortisolismus.** Bei zentralem Cushing-Syndrom (ACTH-produzierendes Hypophysenadenom) soll bei deutlicher Kortisol-Stimulierbarkeit das ACTH um mindestens 35 % über den Ausgangswert ansteigen [66]; in einer späteren Studie wurde als bestes Kriterium für das Vorliegen eines zentralen Cushing-Syndroms ein Kortisolanstieg um 14 % gefunden [63]. Beim ektopen ACTH-Syndrom findet sich kein solcher Anstieg.

Beim adrenalen Cushing-Syndrom sind Kortisol und ACTH ebenfalls durch CRH nicht stimulierbar.

Da der CRH-Test teuer und gelegentlich schwierig zu interpretieren ist, sollte er vorzugsweise nach Rücksprache mit einer endokrinologisch erfahrenen Institution durchgeführt werden.

Klinische Bemerkungen

Der CRH-Test erlaubt in ca. 15 % der Fälle keine korrekte Diagnosestellung des ACTH-abhängigen Hyperkortisolismus. Bei nachweisbarem Anstieg von ACTH und Kortisol im CRH-Test und Kortisolsuppression im hochdosierten Dexamethason-Hemmtest (Kap. 21.2.2) ist allerdings ein zentrales Cushing-Syndrom sehr wahrscheinlich. In Zweifelsfällen kann die Diagnose durch simultane bilaterale Katheterisierung des Sinus petrosus inferior mit gleichzeitig hypophysennaher und peripherer Abnahme von ACTH nach CRH-Stimulation die Diagnose gesichert werden [69]. Die technisch einfachere Katheterisierung der Jugularvenen scheint eine nützliche Alternative zu sein [46].

Mögliche Fehler

Die (in der Ampulle kaum sichtbare) Trockensubstanz (CRH) wird nicht richtig aufgelöst oder nicht quantitativ in die Spritze aufgezogen.

Nach Injektion in eine Braunüle verbleibt ein Teil des Injektionsvolumens in der Braunüle oder wird mit dem zurücklaufenden Blut herausgespült. Günstiger ist es, die Lösung per Nadel in eine Vene zu injizieren bzw. bei Injektion in eine Braunüle mit Kochsalz nachzuspülen und dabei einen Verlust von Injektionsvolumen sorgfältig zu vermeiden.

Besonderheiten im Kindesalter

Der CRH-Test kann bei Frühgeborenen zum Nachweis einer ausreichenden Stressreserve oder einer Suppression der Hypothalamus-Hypophysen-Nebennierenrindenachse nach Glukokortikoidtherapie verwendet werden [8]. Der Anstieg von ACTH und Kortisol ist abhängig von der Reife der Kinder und der CRH-Dosis [8], [64].

21.2.2 Dexamethason-Suppressionstest

Indikation

Dieser Test wird je nach Fragestellung in 4 Varianten durchgeführt:

a) Niedrigdosiert mit 1 mg als Screening-Test über Nacht und
b) niedrigdosiert mit 2 mg als Screening-Test über 2 Tage zum Ausschluss eines Hyperkortisolismus;
c) hochdosiert mit 8 mg zur Differenzialdiagnose zwischen zentralem und ektopem Cushing-Syndrom bei nachgewiesenem Hyperkortisolismus und
d) als klassischer Liddle-Test (sequenzieller „Low-dose-high-dose"-Suppressionstest), ebenfalls zur Differenzialdiagnose zwischen zentralem und ektopem Cushing-Syndrom.

a, b und c sind auch ambulant durchführbar sind; der Liddle-Test erfordert insgesamt 6 Tage und ist als stationärer Test gedacht.

Testprinzip

Die Gabe von Dexamethason bewirkt über eine negative Rückkopplung eine Suppression von CRH und ACTH und damit eine Suppression des Serumkortisols sowie der Ausscheidung des freien Kortisols im 24h-Urin. Eine fehlende Suppression nach Gabe von 1 mg Dexamethason belegt den Hyperkortisolismus. Durch hohe Dexamethason-Dosen kann beim zentralen Cushing-Syndrom (ACTH-produzierendes Hypophysenadenom) die ACTH- und damit die Kortisolproduktion supprimiert werden; dies ist beim ektopen ACTH-Syndrom meistens nicht der Fall.

Kontraindikationen

Nicht bekannt.

Vorbereitung

Keine spezielle Vorbereitung nötig.

Testablauf

a) Niedrigdosiert über Nacht: Um 23.00 Uhr Gabe von 1 mg Dexamethason p. o. Am nächsten Morgen zwischen 08.00 und 09.00 Uhr Blutentnahme für Bestimmung von Kortisol im Serum.
b) Niedrigdosiert über 2 Tage: Um 08.00 Uhr an Tag 1 Gabe von 0,5 mg Dexamethason, danach 7 weitere Gaben im Abstand von 6h. Am darauf folgenden Morgen zwischen 08.00 und 09.00 Uhr Blutentnahme für Bestimmung von Kortisol im Serum.
c) Hochdosiert über Nacht: Am ersten Tag zwischen 08.00 und 09.00 Uhr Blutentnahme für Bestimmung von Kortisol im Serum. Am Abend um 23.00 Uhr Gabe von 8 mg Dexamethason p. o. Am 2. Tag zwischen 08.00 und 09.00 Uhr erneute Blutentnahme für Bestimmung von Kortisol im Serum.
d) Liddle-Test:
   - Tag 1: Zwischen 08.00 und 09.00 Uhr Blutentnahme für Serumkortisol. Anschließend quantitative Sammlung des 24h-Urins zur Bestimmung des freien Kortisols und des Kreatinins. Die Mitbestimmung der Kreatininausscheidung ist wichtig, da sie eine Beurteilung der Qualität der Urinsammlung erlaubt (die Kreatininausscheidung ist eine intraindividuell sehr konstante Größe; Abweichungen von Tag zu Tag von ≥ 10 % lassen Zweifel an der Zuverlässigkeit der Sammlung aufkommen).
   - Tag 2 und 3: Gabe von 0,5 mg Dexamethason alle 6h, weiterhin Sammeln des 24h-Urins wie oben.
   - Tag 4: Zwischen 08.00 und 09.00 Uhr Blutentnahme zur Bestimmung des Serumkortisols. Anschließend Gabe von 2 mg Dexamethason alle 6h an Tag 4 und 5, entsprechend 8 Dosen, weiterhin Sammeln des 24h-Urins.
   - Tag 6: Zwischen 08.00 und 09.00 Uhr Blutentnahme für Serumkortisol.

Beurteilung

Niedrigdosierte Tests: Normal ist eine Suppression auf < 1,8 µg/dl (50 nmol/l).

Hochdosierte Tests bzw. Liddle-Test: Beim zentralen Cushing-Syndrom wird in den meisten Fällen im Gegensatz zum ektopen ACTH-Syndrom eine Suppression des Serumkortisols bzw. des freien Urinkortisols auf < 50 % des Ausgangswerts gefunden.

Klinische Bemerkungen

Der niedrigdosierte Test über Nacht (a) ist ein guter Screening-Test [22], [65]. Bei dem oben angegebenen Schwellenwert liegt eine hohe Sensitivität vor, erbringt aber in bis zu 15 % falsch positive Ergebnisse. Daher sollte er nicht als alleiniges Kriterium zur Diagnose eines Hyperkortisolismus herangezogen werden. Die Bestimmung eines um Mitternacht beim schlafenden Patienten bestimmten Kortisolspiegels kann dann als zweiter Test durchgeführt werden. Ein Wert > 50 nmol/l (1,8 µg/dl) ist als Hinweis auf Hyperkortisolismus zu werten. Ambulant kann auch der 2 mg Suppressionstest über 2 Tage (b) durchgeführt werden.

Ähnlich wie beim CRH-Test (Kap. 21.2.1, s. o.) ist eine sichere Differenzierung zwischen zentralem und ektopem ACTH-Syndrom auch mittels hochdosierten Dexamethason-Suppressionstests in etwa 20 % der Fälle nicht möglich. Dies gelingt jedoch durch Kombination beider Tests in fast allen Fällen. Gelegentlich ergibt sich eine sichere Zuordnung nur durch bilaterale simultane Katheterisierung des Sinus petrosus inferior. Bei einigen Zuständen (Adipositas, Depression, chronischer Alkoholismus), die auch als „Pseudo-Cushing-Syndrom" bekannt sind, kann der Test falsch positiv ausfallen [62]. Weitere Störmöglichkeiten sind: unzuverlässige Tabletteneinnahme, gleichzeitige Einnahme enzyminduzierender oder -inhibierender Medikamente, gastrointestinale Resorptionsstörungen. Der klassische Liddle-Test ist sehr aufwendig und wird nur noch selten durchgeführt. Der „Overnight"-Test mit 8 mg hat eine vergleichbare Sensitivität [20].

In neueren Metaanalysen wird der Wert des Dexamethason-Suppessionstests wegen der Variabilität der Ergebnisse infrage gestellt [55]. Hingegen gewinnt die Bestimmung von Kortisol im 23-Uhr-Speichel zunehmend an Bedeutung [78].

Besonderheiten im Kindesalter

Dexamethasondosis im niedrig dosierten Test (a): ca. 1,5 mg/m² KOF bzw. 2 mg/m² KOF, wenn Patient unter Östrogen-, Phenobarbital- oder Hydantoin-Medikation steht.

21.2.3 Kombinierter Dexamethason-CRH-Test (Dex-CRH-Test)

Indikation

Differenzierung hyperkortisolämischer Zustände (z. B. Depression) vom Morbus Cushing (ACTH-produzierendes Hypophysenadenom).

Testprinzip

Einige nicht endokrine Erkrankungen (v. a. Depression, aber auch Adipositas, Bluthochdruck, Diabetes, selten chronischer Alkoholismus) können klinisch und biochemisch wie ein Cushing-Syndrom imponieren („Pseudo-Cushing-Syndrom") und insbesondere bei mildem Hyperkortisolismus vom Morbus Cushing kaum unterscheidbar sein. Als Ursache werden eine gesteigerte CRH-Sekretion und/oder ein gestörter hepatischer Kortisolmetabolismus diskutiert [70]. Der Test beruht darauf, dass bei Patienten mit „Pseudo-Cushing" die ACTH-Sekretion zwar supprimierbar ist, infolge der chronischen übermäßigen Kortisolsekretion bei erhaltener negativer Feedback-Regulation jedoch weniger durch CRH stimulierbar ist als bei Patienten mit Morbus Cushing [99]. Der Test unterscheidet auch zwischen Gesunden und Patienten mit Morbus Cushing [100].

Kontraindikationen

Während akuter schwerer Erkrankungen, insbesondere Infektionskrankheiten, sollte der Test nicht durchgeführt werden.

Vorbereitung

Keine spezielle Vorbereitung notwendig. Der Patient muss jedoch über die zu erwartende Reaktion auf CRH (s. Nebenwirkungen) informiert werden. Die niedrigdosierte Dexamethasongabe erfolgt in der in der Originalarbeit [99] beschriebenen Form über 2 Tage, da der Test für die einmalige „Overnight"-Gabe nicht validiert ist.

Testablauf

Der Patient erhält 8 Dosen zu je 0,5 mg Dexamethason im Abstand von 6h, beginnend um 12.00 Uhr. Die letzte Dosis wird also am 3. Tag um 06.00 Uhr gegeben. Der Patient bleibt an diesem Tag nüchtern. Nach der letzten Dexamethasongabe wird eine Venenverweilkanüle gelegt. Genau 2h nach der letzten Dexamethasongabe, also um 08.00 Uhr, erfolgt die Injektion von CRH (1 µg/kg i. v.). Blut für die Bestimmung von Kortisol wird nach 15 min entnommen.

Nebenwirkungen

Bei Patienten mit gestörter oraler Glukosetoleranz Blutzuckeranstieg nach Dexamethasongabe, Flush-Symptomatik, Geschmacksmissempfindungen, gelegentlich leichter Blutdruckabfall über wenige Minuten nach CRH-Gabe.

Beurteilung

Eine Kortisolkonzentration im Serum von > 38 nmol/l (> 1,4 µg/dl) 15 min nach Applikation von CRH spricht für Morbus Cushing und gegen ein Pseudo-Cushing-Syndrom [99].

Merke **M!**

Auch gesunde Normalpersonen zeigen einen Anstieg des Kortisols auf < 38 nmol/l (< 1,4 µg/dl) [100].

Klinische Bemerkungen

Die Aussagefähigkeit des Dex-CRH-Tests ist dadurch eingeschränkt, dass die zitierten Studien mit ovinem CRH (oCRH) durchgeführt wurden, in Deutschland aber ausschließlich humanes (hCRH) eingesetzt wird. In einer neueren Studie wurde der Test in der Form variiert, dass für die Suppression Dexamethason in einer Dosis von 1 mg zur Nacht und am nächsten Morgen humanes CRH in einer Dosis von 100 µg eingesetzt wurden [29]. In dieser Studie hatte ein Kortisolwert von mindestens 110 nmol/l (4 µg/dl) eine Sensitivität von 100 % für die korrekte Diagnose eines Morbus Cushing (Spezifität 86 %).

Zur Differenzierung Morbus Cushing/Pseudo-Cushing-Syndrom sind eine Reihe weiterer Tests vorgeschlagen worden, z. B. der Desmopressintest [60] und der Desmopressin/Hexarelin-Test [14]. Im Insulin-Hypoglykämie-Test (Kap. 21.2.7, s. u.) weisen Patienten mit einem Cushing-Syndrom keinen Anstieg des Kortisols im Serum auf, während Patienten mit einem Pseudo-Cushing-Syndrom meistens einen Anstieg des Serumkortisols zeigen [52]. Die einfachste Möglichkeit besteht in der Bestimmung von Kortisol im Serum in einer exakt um Mitternacht abgenommen Probe; ein Wert > 208 nmol/l (7,5 µg/dl) war in einer Studie charakteristisch für Patienten mit Morbus Cushing [72].

Mögliche Fehler

S. CRH-Test (Kap. 21.2.1).

Besonderheiten im Kindesalter

Für Kinder ist der Test nicht validiert; es liegen zurzeit keinerlei Erfahrungen vor.

21.2.4 TRH-Test

Indikation

- Prüfung der thyreotropen Partialfunktion des Hypophysenvorderlappens. Differenzierung zwischen sekundärer und tertiärer Hypothyreose.
- Differenzierung zwischen Schilddrüsenhormon-Resistenz und autonomer TSH-Sekretion (Tumor).
- Diagnosesicherung einer Hyperthyreose.

Testprinzip

Das hypothalamische Releasing-Hormon TRH führt zur Ausschüttung von TSH (Thyreoidea-stimulierendes Hormon) aus dem Hypophysenvorderlappen. Bei Insuffizienz dieser Funktion unterbleibt der Anstieg von TSH.

Bei Hyperthyreose erfolgt durch negative Rückkopplung der in erhöhter Konzentration zirkulierenden Schilddrüsenhormone ebenfalls kein TSH-Anstieg.

Kontraindikationen

Vorsicht bei Patienten mit bekannter Epilepsie und Asthma bronchiale. Vorsicht bei Patienten mit einem bekannten Hypophysenmakroadenom.

Vorbereitung

Keine spezielle Vorbereitung nötig.

Testablauf

Entnahme von Blut zur Bestimmung des basalen TSH im Serum (= basaler Wert). Gabe von 200 µg TRH i. v. (im Kindesalter 100 (µg/m² KOF) oder 1 mg in jedes Nasenloch. Erneute Blutentnahme zur TSH-Bestimmung nach 30 min (= stimulierter Wert). Zur Differenzierung von tertiärer (hypothalamischer) und sekundärer (hypophysärer) Hypothyreose sind zusätzliche Blutentnahmen nach 60, 90 und 120 min erforderlich: Bei tertiärer Hypothyreose findet sich das TSH-Maximum erst nach 90–120 min (verzögerter TSH-Anstieg).

Nebenwirkungen

Nicht selten wird über kurzfristige Übelkeit, Flush und Harndrang geklagt. Bei Kindern mit Krampfneigung/Epilepsie oder Asthma bronchiale kann durch TRH ein Krampfanfall bzw. Asthmaanfall ausgelöst werden. Nach Applikation von TRH und/oder GnRH wurden Fälle von akuter Infarzierung der Hypophyse (pituitary apoplexy) bei Patienten mit Hypophysenmakroadenom beschrieben [4], [58].

Beurteilung

Der TSH-Anstieg sollte mindestens 2,5 µlU/ml betragen. Es gilt:

- TSH-Anstieg < 2,5 µlU/ml: sekundäre Hypothyreose, subklinische Hyperthyreose.
- TSH Anstieg zwischen 2,5 und 25 µlU/ml: Euthyreose.
- TSH-Anstieg > 25 µlU/ml: Schilddrüsenhormonresistenz (überhöhte Stimulierbarkeit).

Klinische Bemerkungen

Der TRH-Test erlaubt keine sichere Beurteilung der thyreotropen Partialfunktion. Eine normale TSH-Antwort schließt Störungen der thyreotropen Achse nicht aus (z. B. Sekretion von TSH mit verminderter biologischer Aktivität) [37]. Bei entsprechender Anamnese und Klinik kann die Diagnose „sekundäre Hypothyreose" aus der Kombination erniedrigter Schilddrüsenhormone bei niedrignormalem oder erniedrigtem TSH gestellt werden [25]. Ein verzögerter TSH-Anstieg wird auch bei Mutationen verschiedener hypophysärer Transkriptionsfaktoren (z. B. PIT 1 und PROP1) beobachtet [17].

> **Merke** M!
>
> In Anbetracht des Risikos eines Hypophysen-Apoplexes und der geringen Aussagekraft des Tests für die Beurteilung der thyreotropen Partialfunktion sollte die Indikation streng gestellt werden [95].

Zur Diagnose der Hyperthyreose ist bei Verwendung eines TSH-Assays der 2. oder 3. Generation kein TRH-Test notwendig, da der TRH-Anstieg mit dem basalen TSH gut korreliert.

In Einzelfällen kann der TRH-Test bei der Differenzierung zwischen Schilddrüsenhormonresistenz und TSH-produzierendem Hypophysenadenom hilfreich sein (Differenzialdiagnose der inappropriaten TSH-Sekretion, dann auch Bestimmung der TSH-α-Untereinheit im TRH-Test).

Besonderheiten im Kindesalter

Der intranasale oder orale TRH-Test ist bei Kindern unzuverlässig. Zur Differenzierung von tertiärer (hypothalamischer) und sekundärer (hypophysärer) Hypothyreose, z. B. bei entwicklungsretardierten Kindern, sind zusätzliche Blutentnahmen nach 60, 90 und 120 min erforderlich: Bei tertiärer Hypothyreose findet sich das TSH-Maximum erst nach 90–120 min („treppenförmiger" Anstieg).

21.2.5 Exercise-Test

Indikation

Einfacher und preiswerter Suchtest bei Verdacht auf GH-Mangel.

Testprinzip

Stimulation von GH durch submaximale körperliche Belastung [11].

Kontraindikationen

Evtl. Herzinsuffizienz und Vitium cordis.

Vorbereitung

Morgens früh nüchtern durchführen. Es gibt aber auch Hinweise darauf, dass die Tageszeit der Durchführung keinen Einfluss auf die Testergebnisse hat [34], [90].

Testablauf

Es existieren unterschiedliche Testprotokolle. Die körperliche Belastung kann durch ein Fahrradergometer (1–2 W/kg KG für 10–15 min) [11], [34], [90], durch ein Laufband [19] oder durch rasches Laufen und/oder Treppen steigen erfolgen [24], [49]. Patient bleibt nüchtern, es folgt die erste Blutentnahme (basale Probe = 0-min-Wert). Von Minute 10–20 rasches Treppen steigen (Kontrollperson sollte dabei sein), dann 10 min Pause, danach zweite Blutentnahme (stimulierte Probe = 30-min-Wert). Der Test kann mit dem GnRH- (Kap. 21.2.16, s. u.) und dem TRH-Test (Kap. 21.2.4, s. o.) kombiniert werden. Die Injektion der Releasing-Hormone erfolgt zum Zeitpunkt 0 min.

Nebenwirkungen

Selten Erschöpfung, Kollaps (deshalb Überwachung nötig).

Beurteilung

Ein GH-Anstieg auf > 7 ng/ml macht einen klassischen hypophysären GH-Mangel wenig wahrscheinlich [90], ein GH-Anstieg > 10 ng/ml schließt ihn sicher aus.

Klinische Bemerkung

Der Exercise-Test ist mit einem relativ hohen Prozentsatz falsch negativer Ergebnisse belastet [24], [34], [71] und hat eine relativ schlechte Spezifität [21]. Dies betrifft v. a. präpubertäre Kinder [57]. Das Ausbleiben eines GH-Anstiegs nach Exercise ist auf eine Refraktärperiode für die GH-Stimulation nach einem endogenen GH-Peak für etwa 1h zurückzuführen [23].

Besonderheiten im Kindesalter

Für den Exercise-Test mit Fahrradergometer oder Treppen laufen sind aus technischen Gründen ein gewisses Alter und auch eine gewisse Körperhöhe erforderlich. Beim Laufbandtest können Kinder ab 3–4 Jahren und einer Körperhöhe ab ca. 90 cm getestet werden [19], [57].

21.2.6 Arginin-Infusionstest

Indikation

Verdacht auf GH-Mangel.

Testprinzip

Die Aminosäure Arginin stimuliert die GH-Sekretion durch α-adrenerge und serotoninerge Stimuli sowie durch Somatostatinsuppression.

Kontraindikationen

Schwere Leber- und Nierenerkrankungen und/oder Azidose.

Vorbereitung

Nüchtern ab Vorabend (Wasser erlaubt).

Testablauf

Legen eines venösen Zugangs und langsame Infusion von NaCl 0,9 % zum Offenhalten mindestens 1h vor Testbeginn. Erste Blutentnahme für die GH-Bestimmung nach ca. 0,5h (= -30 min-Wert), zweite Blutentnahme bei 0 min. Danach Start der Infusion von L-Arginin-Hydrochlorid in einer Dosis von 0,5 g/kg KG (Maximaldosis 30 g) über 30 min (errechnete Menge an Arginin-Hydrochlorid mit gleicher Menge Aqua inject. mischen). Weitere Blutentnahmen bei 30, 45, 60, 90 und 120 min.

> **Merke** M!
>
> Die Bestimmung des BZ ist bei 30, 45, 60, 90 und 120 min empfehlenswert.
>
> Bei Kleinkindern und Patienten mit Azidoseneigung sollten mit den Blutentnahmen Blutgasanalysen durchgeführt werden.

Nebenwirkungen

Späte Hypoglykämie besonders bei dystrophen Kindern und unterernährten Erwachsenen möglich (Arginin ist auch ein Sekretagogum für Insulin). Verstärkung einer vorbestehenden Azidose möglich (Blutgasanalysen überwachen). Erbrechen in seltenen Fällen.

Beurteilung

GH-Maximum > 10 ng/ml bei 30–60 min schließt einen klassischen, nicht jedoch einen funktionellen/hypothalamischen GH-Mangel (NSD) aus. Bei hypothalamischem GH-Mangel ist der GH-Anstieg verzögert.

Klinische Bemerkungen

Der Arginin-Infusionstest gilt auch wegen seiner relativ guten Verträglichkeit als Standard-Stimulationstest für GH. Er kann mit dem GnRH-Test und/oder dem TRH-Test kombiniert werden. Die Injektion der Releasing-Hormone erfolgt dann bei 0 min (= Beginn der Argininfusion). Die Blutentnahmen zur Bestimmung der Parameter der zusätzlichen Tests müssen entsprechend umfangreicher durchgeführt werden.

Eine Kombination mit dem GHRH-Test ist ebenfalls möglich.

Der Arginin-Infusionstest hat eine relativ niedrige Sensitivität und Spezifität [39], [102]. Es ist mit bis zu 25 % falsch niedrigen Testergebnissen zu rechnen [96]. Die Korrelation zwischen den GH-Maxima bei Testwiederholung ist niedrig [102], [103].

Entsprechend findet sich ein hoher intraindividueller Variationskoeffizient (4–125 %) für das GH-Maximum [39]. Bei Erwachsenen hat der Arginin-Infusionstest eine hohe Sensitivität und Spezifität von bis zu 100 % [89].

Besonderheiten im Kindesalter

Bei Kindern ist das Legen des venösen Zugangs am Vorabend dringend anzuraten, um eine stressbedingte Verfälschung der Testergebnisse (falsch positiver GH-Mangel!) zu vermeiden.

21.2.7 Insulin-Hypoglykämie-Test (IHT)

Unter Mitarbeit von F. Beuschlein

Indikation

Gleichzeitige Überprüfung der Hypophysen-NNR-Achse (ACTH und Kortisol) und der somatotropen Achse (GH) sowie der PRL-Sekretion des HVL unter Einschluss der Hypothalamusfunktion; Differenzierung zwischen hypothalamischer und hypophysärer Ursache einer HVL-Insuffizienz.

Testprinzip

Die Hypoglykämie induziert über Stress und Substratmangel eine α-adrenerge Stimulation, was zur Sekretion von ACTH, GH und PRL führt.

Kontraindikationen

Neugeborene, Säuglinge und Kleinkinder < 4 Jahren sollten wegen der Gefahr einer sehr raschen Hypoglykämie und der Entwicklung einer metabolischen Azidose nicht mit dem IHT getestet werden.

Vorsicht bei Vitium cordis, Koronarinsuffizienz, Herzrhythmusstörung und Epilepsie.

Bei begründetem klinischen Verdacht auf eine Nebenniereninsuffizienz sind evtl. in Anschluss an den Test einmalig 50 mg Hydrokortison zu substituieren. Bei Diabetes mellitus wird häufig keine ausreichende Hypoglykämie erreicht.

Vorbereitung

Aus Sicherheitsgründen sollte der IHT unter stationären Bedingungen durchgeführt werden. Kontinuierliche Überwachung mit schriftlichem Verlaufsprotokoll muss gewährleistet sein. Ein Arzt muss während des gesamten Tests anwesend sein.

Legen eines venösen Zugangs vorzugsweise am Vorabend des Tests, da es sonst stressbedingt zur durch die Refraktärphase bedingten Suppression der GH-Freisetzung nach Insulingabe kommt (falsch positive Diagnose eines GH-Mangels). Bei labilen bzw. schwierigen Venenverhältnissen muss ein zweiter venöser Zugang vorhanden sein.

Eine 20 ml-Spritze mit 10–20 %iger Glukoselösung muss vor der Insulingabe aufgezogen werden und bereit liegen.

Praxis

Die errechnete Menge an Insulin soll vom Arzt mit NaCl 0,9 % auf 1,0 ml Volumen verdünnt werden.

Testablauf

Patient bleibt ab dem Vorabend nüchtern (Wasser ist erlaubt). Der frühmorgendliche Blutzuckerwert soll > 60 mg/dl liegen.

Anlage einer Infusion mit NaCl 0,9 % (20 ml/h) über den am Vorabend angelegten venösen Zugang. Nach frühestens 0,5h erfolgt die erste Blutentnahme (= -30 min) für die Bestimmung von BZ, GH und Kortisol, bei entsprechender Fragestellung auch von ACTH. Nach 30 min folgt die zweite Blutentnahme (= 0-min-Wert). Danach wird i. v. 0,1 IE Normalinsulin („Altinsulin")/kg KG als Bolus injiziert; bei besonders insulinempfindlichen Patienten (Dystrophie, NNR-Insuffizienz) sollten nur 0,05–0,075 IE/kg und bei insulinresistenten Patienten (Adipositas, Cushing, Diabetes, Hypothyreose) 0,15 IE/kg Normalinsulin gegeben werden.

Weitere Blutentnahmen folgen nach 15, 20, 25, 30, 45, 60, 90, 120 min (bei 20 und 25 min nur BZ-Bestimmung).

Bei unzureichender Hypoglykämie folgt nach 45 min eine Nachinjektion der halben Insulindosis und Fortsetzung des Tests.

Cave

Die Patientenüberwachung muss bis mindestens 60 min nach Testende fortgesetzt werden, in jedem Fall bis zum sicheren Ausgleich der Hypoglykämie.

Im Verlaufsprotokoll sind festzuhalten: Puls, Blutdruck, Bewusstseinslage und Hypoglykämiesymptome wie Hungergefühl, Blässe, Schwitzen, Schwindel etc. Dazu kommt die Dokumentation der BZ-Werte, diese müssen sofort nach der Blutentnahme gemessen werden.

Bei Auftreten einer Bewusstseinsstörung, eines Koma, Krampfanfalls oder Schocks erfolgt sofort eine Blutentnahme für BZ und Hormone, unmittelbar danach langsame i. v.-Injektion von Glukose 10–20 % (1–2 ml/kg KG) über 3 min, im Anschluss eine Glukose-Dauerinfusion mit 10 mg/kg/min.

Es sind engmaschige BZ-Kontrollen durchzuführen, um den BZ im Bereich zwischen 90 und 140 mg/dl (= 5–8 mmol/l) zu halten [91]. Der Test wird nicht abgebrochen! Die Blutentnahmen werden fortgesetzt (beginnend bei 15 min), sofern der Zustand des Patienten dies erlaubt. An die Möglichkeit einer Nebennierenrindeninsuffizienz muss gedacht und im Verdachtsfall 50–100 mg Hydrokortison i v. gegeben werden.

Merke **M!**

Bei Hypoglykämiesymptomen mit Bewusstseinseintrübung Glukose i. v. geben (s. o.), bei klarem Bewusstsein orale Nahrungszufuhr.

In einer Studie mit gesunden Probanden konnte gezeigt werden, dass durch eine niedrigdosierte Glukose-Infusion (500 ml 5 %ige Glukose über 30 min) zum Zeitpunkt der maximalen Hypoglykämie die Dauer der Hypoglykämie verkürzt werden kann, ohne dass die maximalen Kortisol- und GH-Konzentrationen beeinflusst wurden [9]. Dieses Protokoll wurde aber bei Patienten nicht evaluiert.

Eine Entlassung des Patienten kommt erst nach erfolgter oraler Nahrungsaufnahme und einer angemessenen Überwachungsdauer infrage. Der venöse Zugang sollte erst nach erfolgter Nahrungsaufnahme bzw. nach Überwachungsende entfernt werden.

Nebenwirkungen

Zu beachten sind Hungergefühl, Schwitzen, Müdigkeit, Bewusstseinsstörung, Koma, Krampfanfall, Späthypoglykämie. Der IHT verursacht einen Abfall von Kalium. Etwa jedes dritte Kind kann eine schwere Hypokaliämie mit Kalium < 2,9 nmol/l zeigen [7]. Das Auftreten von Hypokaliämien im IHT ist mehrfach beschrieben worden [7], [18], [80], [94]. Untersuchungen zum Mechanismus der Entstehung der Hypokaliämie und zu den kardialen Effekten der Hypokaliämie liegen vor [27], [77], [81].

Beurteilung

Der IHT ist nur dann valide verwertbar, wenn der BZ-Abfall mindestens 50 % des Ausgangswerts beträgt und auf knapp ≤ 40 mg/dl (≤ 2,2 mmol/l) erfolgt. Ausnahme: Der Patient zeigt deutliche Hypogykämie-Symptome.

Der IHT gilt als der Test der ersten Wahl (Goldstandard) für den Nachweis eines GH-Mangels [36], [98]. Beim Erwachsenen gilt ein GH-Anstieg ≤ 3 ng/ml als sicherer Nachweis eines schweren GH-Mangels [36], [43].

Ein klassischer hypophysärer GH-Mangel im Kindesalter ist ausgeschlossen, wenn GH nach 30–45 min auf ≥ 10 ng/ml ansteigt [39].

Ein verzögerter GH-Anstieg auf 5–10 ng/ml spricht für einen partiellen GH-Mangel. Ein kompletter (klassischer) GH-Mangel liegt vor, wenn GH auf < 5 ng/ml ansteigt.

Hinsichtlich der Hypophysen-NNR-Achse gilt ein Anstieg von ACTH auf > 33 pmol/l (> 150 pg/ml) und von Kortisol auf > 500 nmol/l (> 20 µg/dl) bzw. um > 225 nmol/l (> 10 µg/dl) als Nachweis einer normalen Funktion bei Erwachsenen [52]. Der sog. Normalbereich lag basal für ACTH zwischen 20 und 100 pg/ml, der für Kortisol bei 4–19 µg/ml.

Nach 30 min lag ACTH (Mittelwert ± 1 SD) bei 157,2 ± 38,6 pg/ml (relativer Anstieg 81–3 261 % [3.–97. Perzentile]) und bei 149,2 ± 97,4 g/ml nach 45 min (relativer Anstieg 198–2174 %). Der sog. Normalbereich für Kortisol lag bei 21,2 ± 8,8 µg/dl nach 45 min (relativer Anstieg 106–441 %) und bei 22,6 ± 7,2 µg/dl nach 60 min (relativer Anstieg 101–485 %).

Klinische Bemerkungen

Cave ⚠

Bei Nichtbeachtung der o. g. Sicherheitsvorkehrungen kann der IHT gefährlich sein [91].

Eine EKG-Überwachung während des Tests wird empfohlen. Zusätzlich muss im Falle einer Bewusstseinseintrübung nicht nur der BZ, sondern auch Kalium bestimmt werden, um eine adäquate Therapie zu ermöglichen [7]. Im Falle einer Hypoglykämie-Unterbrechung durch Glukoseinfusion sind die Patienten zusätzlich gefährdet, eine Hypokaliämie zu erleiden.

Auch der IHT unterliegt einer eingeschränkten intraindividuellen Reproduzierbarkeit [97], [102], [103]. Variationskoeffizienten bei Erwachsenen betragen bis zu 59 % [97]. Die Sensitivität und Spezifität des IHT für die Diagnose eines GH-Mangels liegt zwischen 50 und 80 % [39]. Falsch niedrige GH-Maxima kommen vor [9].

Da der IHT ein aufwendiger und potenziell gefährlicher Test ist, sollten immer auch Alternativen erwogen werden [85], z. B. der Metopirontest und der ACTH-Stimulationstest für die kortikotrope Hypophysenfunktion und der GHRH-Arginin-Test für die somatotrope Hypophysenfunktion. Kürzlich wurde gezeigt, dass ein „random"-Speichelkortisol von > 20,1 nmol/l eine Nebennierenrindeninsuffizienz ausschließt, während ein Wert < 13,3 nmol/l eine solche wahrscheinlich macht [48].

Besonderheiten im Kindesalter

Bei Neugeborenen, Säuglingen und Kleinkindern < 4 Jahren soll der Test nicht angewendet werden.

21.2.8 Kombinierter Releasing-Hormon-Test

F. Beuschlein

Dieser Test prüft die Reaktion aller HVL-Hormone auf direkte Stimulation durch hypothalamische Releasing-Hormone. Wegen des potenziellen Nebenwirkungsprofils und der eingeschränkten Aussagekraft wird in den meisten Zentren auf die TRH-Stimulation verzichtet. Eine isolierte GHRH-Gabe (ohne Arginingabe) ist nicht zur Diagnose eines hGH-Mangels geeignet. Der CRH-Test hat eine unzureichende Sensitivität und Spezifität für die Fragestellung. Insgesamt kommt der kombinierte Releasing-Hormon-Test nur noch selten zum Einsatz.

Indikation

Die Indikation stellt die Überprüfung sämtlicher Achsen des HVL dar; der hypothalamische Teil der Rückkopplung wird hingegen **nicht** überprüft.

Kontraindikationen

Dazu zählen relativ große Hypophysentumoren (Tumornekrose?), instabile Angina pectoris, frischer Myokardinfarkt, schwere obstruktive Atemwegserkrankungen (jeweils für TRH-Stimulation).

Durchführung

Morgens werden dem nüchternen Patienten nach Legen eines sicheren venösen Zugangs die Basalwerte abgenommen. Danach erfolgt die sukzessive Gabe von:

- 100 µg humanem CRH,
- 100 µg GHRH,
- 100 µg GnRH,
- ggf. 200 µg TRH.

Weitere Blutentnahmen erfolgen nach 15, 30, 60 und 90 min zur Bestimmung von ACTH und Kortisol (0, 15, 30, 60 und 90 min), TSH (0 und 30 min), LH/FSH (0, 15 und 30 min), GH (0, 30, 60 und 90 min) und Prolaktin (0 und 30 min).

Nebenwirkungen/Überwachung

Nebenwirkungen sind Flush-Symptomatik, Harndrang, hämorrhagische Infarzierung von Hypopyhsenadenomen (jeweils auf TRH, selten). Eine Überwachung ist entsprechend wichtig. Bei Verdacht auf Nebennierenrinden-Insuffizienz nach Testende sollten 30 mg Hydrokortison oral gegeben werden.

Beurteilung

Die Beurteilung des Tests erfolgt gemäß folgender Punkte:

- Deutlicher Anstieg des **ACTH** zeigt eine suffiziente kortikotrope Funktion an (der CRH-abhängige ACTH-Anstieg weist große interindividuelle Unterschiede auf).
- Ein Anstieg des **Kortisols** > 20 µg/dl wird als suffiziente Antwort der Nebennierenachse interpretiert.
- Ein Anstieg des **Wachstumshormons** (GH) auf > 10 ng/ml wird als Ausschluss eines relevanten GH-Mangels gewertet.
- Für Frauen in der Follikelphase wird ein Anstieg des **LH-Spiegels** auf das 2- bis 4-Fache des Basalwerts und ein Anstieg des **FSH-Spiegels** auf das 2-Fache des Basalspiegels als normale gonadotrope Antwort gewertet, bei Männern ein LH-Anstieg auf das 1,5- bis 2-Fache, während ein fehlnder FSH-Anstieg nicht als pathologisch gewertet wird.
- Erwarteter Anstieg des **TSH** (ΔTSH) liegt zwischen 2,5–20 mU/l. Die Interpretation ist nur in Kenntnis der peripheren Schilddrüsenhormone möglich.
- **PLR** steigt um > 100 % des Ausgangswerts bei Gesunden und bei funktioneller Hyperprolaktinämie. In der Regel ergibt sich kein Anstieg (< 100 %) bei Prolaktinomen.

An **Fehlerquellen** ist zu beachten, dass bei Adipositas der GH-Anstieg abgeschwächt sein kann. Bis zu 6 Monate nach Beginn einer Hyperthyreose-Therapie kann das TSH nach TRH nicht stimulierbar sein. Unter Einnahme von Kontrazeptiva oder unter Testosteronsubstitution ist ein verminderter LH-/FSH-Anstieg zu erwarten.

21.2.9 Glukagon-Propranolol-Test

Indikation

Verdacht auf GH-Mangel und Test der zweiten Wahl bei Kontraindikationen gegen den IHT.

Testprinzip

GH-Anstieg durch die Glukagonwirkung auf α-adrenerge Rezeptoren und Steigerung dieser Wirkung durch β-Blockade.

Kontraindikationen

Keine.

Vorbereitung

Patient bleibt 1–2h nüchtern.

Testablauf

Legen eines venösen Zugangs frühzeitig vor dem Testbeginn, am besten am Abend zuvor. Gabe von Propranolol per os in einer Dosis von 1 mg/kg KG (maximal 40 mg).

Nach 2h erfolgt die erste Blutentnahme für BZ und GH (= 0-min-Wert), danach i. m.-Injektion von Glukagon in einer Dosis von 0,05 mg/kg KG (max. 1 mg). Weitere Blutentnahmen folgen nach 30, 60, 90, 120 und 180 min für die Bestimmung von BZ und GH. Am Ende des Tests sollte der Patient etwas essen, um eine Späthypoglykämie zu vermeiden.

Nebenwirkungen

Spähypoglykämien sind möglich, ebenso Übelkeit, Erbrechen, Bauchschmerzen und Bradykardie [2], [15].

Beurteilung

Ein GH-Anstieg auf ≥ 10 ng/ml schließt einen klassischen hypophysären GH-Mangel aus [82].

Klinische Bemerkungen

Die verwendete Propranololdosis führt üblicherweise nicht zu einem Blutdruckabfall. Der GH-Anstieg im Glukagon-Propranolol-Test unterliegt wie bei den anderen pharmakologischen Tests einer relativ großen Variabilität [15], [82]. Der maximale GH-Anstieg ist höher als im IHT [2]. Die Rate der falsch niedrigen Ergebnisse im Glukagon-Propranolol-Test wird als sehr gering angesehen [15], [68], sie ist deutlich geringer als im IHT [2].

Besonderheiten im Kindesalter

Für Kinder bis zum Alter von 4 Jahren sicherster und zuverlässigster Test, auch wenn vor der Spähypoglykämie gewarnt wird [39]. Die orale Einnahme einer Mahlzeit nach Testende ist zu überwachen und BZ-Kontrollen sind mindestens bis zu diesem Zeitpunkt fortzuführen. Erst danach sollte der venöse Zugang entfernt werden.

21.2.10 Glukagontest

Indikation

Verdacht auf GH-Mangel beim Erwachsenen. Der Test ist eine Alternative zum IHT (Kap. 21.2.7, s. o.), wenn Kontraindikationen für letzteren vorliegen [36].

Testprinzip

GH-Anstieg via Stimulation der Noradrenalinsekretion. Glukagon stimuliert auch die Kortisolsekretion.

Kontraindikationen

Keine.

Vorbereitung

Patient bleibt nüchtern.

Testablauf

Legen eines venösen Zugangs vor Testbeginn und erste Blutentnahme für die Bestimmung von GH (= 0-min-Wert), danach s. c.- oder i. m.-Gabe von Glukagon in einer Dosis von 1 mg (1,5 mg bei > 90 kg). Weitere Blutentnahmen für die GH-Bestimmung folgen nach 90, 120, 150, 180, 210 und 240 min.

Nebenwirkungen

Übelkeit, selten mit Erbrechen, Kopfschmerzen treten bei 10–20 % der Patienten auf. Kurze Bewusstlosigkeit wird ebenfalls beschrieben [33], [54], aber eher der Blutentnahme an sich als der Testwirkung zugeschrieben [54]. Patienten ziehen den Glukagontest gegenüber dem IHT vor [33].

Beurteilung

Das Maximum des GH-Anstiegs liegt zwischen 150 und 180 min. Der Test kann daher von 240 auf 180 min verkürzt werden, ohne diagnostische Genauigkeit zu verlieren. Ein GH-Anstieg auf > 3 ng/ml schließt einen GH-Mangel beim Erwachsenen aus. Bei diesem Cut-off-Wert liegen Sensitivität und Spezifität bei 100 % [54]. Die GH-Maxima im Glukagontest sind vergleichbar mit denen im IHT [1].

Die 3. Perzentile für die GH-Antwort im Glukagontest für gesunde erwachsene Probanden liegt bei 7,6 ng/ml [1].

Klinische Bemerkungen

Der Blutzuckerspiegel steigt zunächst an (bei 30–90 min) und fällt danach kontinuierlich ab, ohne den Hypoglykämiebereich zu erreichen. In Einzelfällen können prolongierte Hypoglykämien vorkommen [91]. Die beschriebenen Nebenwirkungen treten unabhängig vom Blutzuckerverlauf auf [33], [54].

21.2.11 Clonidintest

Indikation

Verdacht auf GH-Mangel.

Testprinzip

Clonidin ist ein zentraler α-adrenerger Agonist. Der GH-Anstieg wird nicht durch GHRH vermittelt [26]. Clonidin ist neben dem GHRH-Arginin-Test (Kap. 21.2.13, s. u.) der stärkste pharmakologische GH-Stimulus in der klinischen Anwendung.

Kontraindikationen

Keine.

Vorbereitung

Patient bleibt nüchtern.

Testablauf

Legen eines venösen Zugangs 1h vor Testbeginn sowie erste Blutentnahme für die Bestimmung von GH (=0-min-Wert). Danach folgt die orale Gabe von Clonidin in einer Dosis von 0,075 mg/m^2 KOF. Weitere Blutentnahmen für die GH-Bestimmung folgen nach 30, 60, 90 und 120 min, parallel erfolgen Blutzuckerbestimmungen.

Nebenwirkungen

Müdigkeit, Somnolenz. Mit dem Auftreten von Hypoglykämien muss bei 2–3 % der Patienten gerechnet werden [44]. Weitere seltene Nebenwirkungen sind beschrieben [86].

Eine Beobachtung des Patienten ist während und auch nach dem Test notwendig.

Beurteilung

Ein GH-Anstieg auf ≥ 15 ng/ml nach 60–90 min gilt als normal.

Klinische Bemerkungen

Die verwendete Dosis von 75 µg/m^2 verursacht keinen Blutdruckabfall. Ein Blutdruckabfall ist erst nach einer Dosis von 0,15 mg Clonidin pro m^2 KOF zu erwarten.

Der Test ist ambulant durchführbar. Eine Begleitung auf dem Heimweg ist anzuraten. Der Vorteil dieses Tests gegenüber allen anderen GH-Stimulationstests ist die orale Verabreichung der Testsubstanz.

Die intraindividuelle Reproduzierbarkeit des Clonidintests ist etwas besser als die des Arginin-Infusionstests und die des IHT [39], [42], [97], [103]. Auch beim Clonidintest ist mit falsch niedrigen GH-Anstiegen zu rechnen [97]. Allerdings gehen die Angaben in der Literatur hierzu weit auseinander [42], [51], [97]. Die Sensitivität und Spezifität zum Nachweis eines GH-Mangels liegt im Bereich des Arginin-Infusionstests [39], [56].

Besonderheiten im Kindesalter

Der Clonidintest wird überwiegend im Kindesalter eingesetzt. Wahrscheinlich kann auf die Blutentnahme bei 120 min verzichtet werden [61].

Eine Entlassung der Kinder nach dem Test ist erst möglich, wenn sie vollständig wach sind und eine altersentsprechende Mahlzeit verzehrt haben [44].

21.2.12 GHRH-Test

Indikation

Differenzierung zwischen hypothalamischem und hypophysärem GH-Mangel und Testung der hypophysären Partialfunktion für GH.

Testprinzip

Die Applikation des hypothalamischen Releasing-Hormons GHRH (Wachstumshormon-Releasing-Hormon) führt über die Bindung an spezifische Rezeptoren zur Freisetzung von GH aus dem Hypophysenvorderlappen.

Kontraindikationen

Keine.

Vorbereitung

Mindestens 2h nüchtern. Zu jeder Tageszeit durchführbar.

Testablauf

Patient bleibt nüchtern. Venösen Zugang legen. Nach mindestens 1h Ruhezeit erfolgt die erste Blutentnahme für GH-Bestimmung (=-15-min-Wert). Nach weiteren 15 min folgt die zweite Blutentnahme (=0-min-Wert) und unmittelbar danach die i. v.-Injektion von 1 µg GHRH pro kg KG im Bolus (Erwachsene 100 µg i. v.). Weitere Blutentnahmen erfolgen bei 15, 30, 45, 60 und evtl. 90 und 120 min.

Nebenwirkungen

Kurzfristiger Flush (ca. 14 % der Patienten), Blässe, eigenartiger Geschmack im Mund, Kopfschmerz und Übelkeit möglich (jeweils in ca. 1 % der Patienten) [13].

Beurteilung

GH-Maximum beim hypophysären (totalen) GH-Mangel < 15 ng/ml (meist erst nach 45–60 min) [13], [79]. Bei hypothalamischem GH-Mangel erfolgt üblicherweise ein GH-Anstieg auf deutlich > 15 ng/ml bei 15–30 min. Evtl. ist eine mehrfache GHRH-Stimulation notwendig. Hierfür existieren unterschiedliche Protokolle.

Klinische Bemerkungen

Der GHRH-Test hat eine limitierte klinische Bedeutung [45], [31]. Die GH-Antwort unterliegt einer großen intra- und interindividuellen Variabilität [13], [30], die bei Erwachsenen bei 45 % liegt [31].

Auch bei Gesunden kann der Test ohne signifikanten GH-Anstieg ausfallen (z. B. durch hohen Somatostatintonus oder postprandial) [45], [31]. Adipositas kann den Test negativ beeinflussen.

Der GHRH-Test ist zum Nachweis eines GH-Mangels nicht geeignet, da die Ergebnisse nicht mit denen der klassischen GH-Stimulationstests (Arginin-Infusionstest, IHT) und mit denen des GH-Nachtprofils korrelieren [45].

Merke **M!**

Der GHRH-Test ist zur Diagnostik der Akromegalie nicht geeignet.

Besonderheiten im Kindesalter

Keine.

21.2.13 GHRH-Arginin-Test

Unter Mitarbeit von F. Beuschlein

Indikation

Diagnostik des kompletten hypophysären GH-Mangels bei Erwachsenen und Kindern und Testung der maximalen Kapazität der hypophysären GH-Sekretion (Alternative: Insulin-Hypoglykämie-Test). Der GHRH-Arginin-Test ist bei Verdacht auf einen bei GH-Mangel nach dem Innen-Hypoglykämie-Test die Methode der Wahl.

Es sollten Personen getestet werden, bei denen Hinweise für eine Hypophysenstörung vorliegen und bei denen es eine Behandlungsintention gibt. Dazu gehören Personen aus den folgenden 3 Gruppen [41]:

1. Anzeichen und Symptome einer Hypothalamus-Hypophysen-Störung (endokrine, strukturelle und/oder genetische Ursachen),
2. Zustand nach kranialer Bestrahlung oder Tumorbehandlung und/oder
3. Zustand nach traumatischen Hirnverletzungen oder Zustand nach Hirnblutungen.

Der alternative Insulin-Hypoglykämie-Test beurteilt die Integrität der Hypothalamus-Hypophysen-Achse und ist bei Verdacht auf einen hypothalamischen Wachstumshormonmangel vorzuziehen.

Testprinzip

Die Aminosäure Arginin supprimiert die Somatostatinsekretion und ermöglicht dadurch die maximale Stimulation der GH-Freisetzung aus dem Hypophysenvorderlappen durch das kombiniert verabreichte Wachstumshormon-Releasing-Hormon (GHRH).

Kontraindikationen

Entgleister Diabetes mellitus.

Vorbereitung

Der Patient bleibt seit dem Vorabend nüchtern. Der Test ist ambulant durchführbar. Beginn des Tests morgens 8.00–9.00 Uhr.

Testablauf

Anlegen eines venösen Zugangs mindestens 30 min vor Testbeginn [30]. Basalwerte für GH-Bestimmung – erste Blutentnahme bei -15 min, zweite Blutentnahme bei 0 min vor Applikation des Arginin und GHRH.

Danach erfolgt die Kurzinfusion von 0,5 g Arg-HCl/ kg KG (Standard 30 g) in 250 ml NaCl und parallel die Injektion von GHRH 1 µg/kg KG. Weitere Blutentnahmen erfolgen zu den Zeitpunkten 15, 30, 45, 60, 90, und 120 min nach Applikation der Testsubstanzen.

Nebenwirkungen

Kurzzeitiger Flush und Wärmegefühl bei der Mehrzahl der Testpersonen.

Beurteilung

Die folgenden, vom Body-Mass-Index abhängigen Cut-off-Werte gelten für den maximalen GH-Anstieg im GHRH-Arginin-Test beim Erwachsenen [16], [41]:

- BMI < 25 kg/m²: 11 µg/l (ng/ml),
- BMI 25–30 kg/m²: 8 µg/l,
- BMI > 30 kg/m²: 4 µg/l.

Ein GH-Anstieg unter diese Cut-off-Werte weist einen hypophysären Wachstumshormonmangel nach. Ein Anstieg auf 11–16,5 µg/l (ng/ml) kann einen partiellen Wachstumshormonmangel anzeigen und sollte im Verlauf reevaluiert werden.

Ein subnormaler Anstieg des GH ist insbesondere bei alten Menschen nicht beweisend für einen Wachstumshormonmangel.

Klinische Bemerkungen

Der GHRH-Arginin-Test hat unter Berücksichtigung der o. a. Cut-off-Werte eine hohe Sensitivität (95–98 %) und Spezifität (75–92 %) [6], [16].

Der alternative Insulin-Hypoglykämie-Test hat eine ähnlich hohe Sensitivität und Spezifität bei einem Cut-off-Wert von 3 µg/l. Er bietet den Vorteil, zusätzlich die Funktion der kortikotropen Achse abzubilden. Im Gegensatz zum GHRH-Arginin-Stimulationstest ist der Insulin-Hypoglykämie-Test jedoch mit einem erhöhten Aufwand und einem größeren Risiko für Nebenwirkungen assoziiert. Der GHRH-Arginin-Test wird von Patienten aufgrund besserer Verträglichkeit gegenüber dem Insulin-Hypoglykämie-Test vorgezogen [6].

Die IGF-I-Konzentration kann als Screening-Test für einen Wachstumshormonmangel bei jüngeren schlanken Personen (< 40 Jahre, BMI < 25 kg/m^2) mit Hinweis auf Hypopituitarismus bestimmt werden. Eine normale IGF-I-Konzentration schließt einen Wachstumshormonmangel jedoch nicht aus. Die Höhe der IGF-I-Konzentration hängt neben GH von vielen zusätzlichen Faktoren ab.

Eine weitere Möglichkeit, die GH-Reserve zu prüfen, stellt der Ghrelintest dar, der zukünftig eine weitere nebenwirkungsarme und sichere Alternative zum Insulin-Hypoglykämie-Test darstellen könnte [28].

Besonderheiten im Kindesalter

Andere Cut-off-Werte für den Nachweis eines Wachstumshormonmangels.

21.2.14 GH-Spontansekretion (Nachtprofil oder 24-h-Profil)

Indikation

Nachweis eines regulativen GH-Mangels auf hypothalamischer Ebene (neurosekretorische Dysfunktion, NSD) bei Vorliegen normaler GH-Anstiege im Standard-Stimulationstest.

Testprinzip

GH wird bei Kindern vorwiegend nachts im Schlaf sezerniert. Die Bestimmung von GH in multiplen Proben über Nacht oder über 24h erfasst daher die spontane GH-Sekretion.

Kontraindikationen

Ausgeprägte Anämie.

Vorbereitung

Stationäre Aufnahme des Patienten. Möglichst eine Nacht zum Eingewöhnen auf Station. Bestellung einer Extrawache zur Durchführung der Blutentnahmen bzw. zur Vorbereitung und Überwachung der Blutentnahme-Pumpe und zur Probenversorgung. Herstellung einer heparinisierten NaCl-Lösung (250 ml NaCl 0,9 % mit 2000 IE Heparin).

Testablauf

Legen eines venösen Zugangs in eine möglichst großkalibrige und gut zugängliche Vene am Vortag. Anlage einer kurzen Verlängerungsleitung an den Zugang (auf geringes Totraumvolumen der Leitung achten).

Durchführung von Blutentnahmen alle 20 min ab ca. 22.00 Uhr in der zweiten stationären Nacht, wenn das Kind fest eingeschlafen ist. 0,5 ml werden durch die Leitung abgezogen und verworfen. Es folgt die Abnahme der Blutprobe für die GH-Bestimmung (1–2 ml). Danach wird mit der o. g. Lösung nachgespült und die Leitung steril zugestöpselt.

Die Blutentnahmen werden über mindestens 6h festen Schlafs durchgeführt. Über den Schlafzustand des Kindes wird ein Protokoll angefertigt. Die Blutentnahme-Periode kann auch auf 24h ausgedehnt werden.

Nebenwirkungen

Keine. Störung des Schlafs möglich.

Beurteilung

Es können das GH-Integral [5], [96], [103] und/oder der GH-Mittelwert errechnet werden [84], [96]; zusätzlich lässt sich eine GH-Pulsanalyse mit speziell evaluierten Pulsanalyse-Algorithmen durchführen [38]. Auswerteparameter sind dann die Zahl der GH-Pulse, die mittlere Pulsamplitude und die Pulsamplitudensumme. Die Normwerte sind methodenabhängig. Als Anhaltspunkt für eine normale Spontansekretion können ein GH-Mittelwert über Nacht von > 3,2 ng/ml und eine Pulsamplitude von > 20 ng/ml gelten.

Klinische Bemerkungen

Das GH-Profil kann auch mit einer automatischen Blutentnahme-Pumpe durchgeführt werden [103]. Die regelmäßige Überwachung durch geschultes Personal ist dabei aber ebenfalls notwendig.

Ein zusätzliches Monitoring des Schlafs mit EEG ist methodisch sehr aufwendig, reduziert aber die Rate der falsch negativen Resultate auf < 10 % [40]. Es existiert auch ein Protokoll für einen vereinfachten Kurztest der GH-Spontansekretion, der aber nur eine relativ niedrige Sensitivität von 67 % für die Diagnose des GH-Mangel bietet [40], [50].

Die Ergebnisse der GH-Spontansekretionsanalyse zeigen eine geringere intraindividuelle Variabilität als die Stimulationstests [84], [96], [103]. Die diagnostische Sensitivität für die Diagnose eines GH-Mangels ist etwas besser als die des Arginin-Infusionstests und die des IHT [39], [40], [96].

Ein 3-stündiges GH-Spontanprofil wird alternativ zum GH-Suppressionstest zum Nachweis einer Akromegalie verwendet [35].

Besonderheiten im Kindesalter

Aus technischen Gründen ist das GH-Profil bei sehr kleinen Kindern über periphere Venen nicht durchführbar. Die Verwendung zentraler Venenzugänge ist in der Regel nicht indiziert.

21.2.15 GH-Suppressionstest

Indikation

Nachweis einer Wachstumshormonüberproduktion bei klinischem Verdacht auf Akromegalie bzw. Gigantismus (GH-Exzess). Nachweis der hormonellen Normalisierung nach Therapie.

Testprinzip

Durch Glukosebelastung wird die GH-Sekretion beim Gesunden supprimiert. Bei autonomer GH-Produktion ist diese Regulation aufgehoben.

Kontraindikationen

Entgleister Diabetes mellitus.

Vorbereitung

Keine spezielle Vorbereitung notwendig.

Testablauf

Patient bleibt nüchtern. Venösen Zugang legen, nach 30 min erfolgt die erste Blutentnahme für GH- und Blutzuckerbestimmung (= -30-min-Wert). Nach weiteren 30 min folgt die zweite Blutentnahme (= 0-min-Wert), danach die Gabe von 75 g Glukose p. o. Weitere Blutentnahmen für GH-Bestimmung sind nach 30, 60, 90, 120 und ggf. nach 180 min vorgesehen. (Zum Ausschluss des Faktors Stress kann die Serumkortisolkonzentration mitbestimmt werden.)

Nebenwirkungen

Nicht bekannt, ggf. Hyperglykämie/reaktive Hypoglykämie, wie bei oGTT.

Beurteilung

Wenn die minimale GH-Konzentration < 0,4 µg/l liegt, ist eine autonome GH-Produktion bei normalen IGF-1-Werten ausgeschlossen [32].

Fehlende Suppression oder ein „paradoxer" Anstieg spricht für GH-Exzess. Ein „paradoxer" Anstieg wird auch bei chronischen oder akuten Allgemeinerkrankungen, Niereninsuffizienz und Diabetes mellitus gesehen. Unzureichende GH-Suppression tritt bei Stress auf (Kortisolanstieg!). Die Sensitivität des Tests liegt bei etwa 90 %.

Klinische Bemerkungen

Bei Akromegalie-Patienten unter einer Therapie mit Somatostatinanaloga sind die Ergebnisse der IGF-1-Bestimmung und des GH-Suppressionstests hochgradig divergent; für diese Patientengruppe ist der GH-Suppressionstest nicht geeignet [12].

Als Sreening-Parameter für die Diagnosestellung einer Akromegalie sollten eine Bestimmung von GH (nüchtern oder „random") und IGF-1 erfolgen. Wenn dabei eine GH-Konzentration < 0,4 µg/l und eine IGF-1-Konzentration im alters- und geschlechtsentsprechendem Normalbereich vorliegen, ist die Diagnose einer Akromegalie ausgeschlossen; vorausgesetzt, die Testperson leidet an keiner interkurrierenden Erkrankung [32].

Die GH-Konzentrationen nach Glukosebelastung sind assay-, geschlechts-, alters- und BMI-abhängig, sodass eine Beurteilung der Testergebnisse diese Faktoren individuell berücksichtigen muss [3].

Cave

Falsch positive Testergebnisse (z. B. Versagen der normalen GH-Hemmung) können bei Patienten mit Diabetes mellitus, Lebererkrankungen, Nierenerkrankungen und Anorexia nervosa auftreten.

Besonderheiten im Kindesalter

Glukosedosierung für Kinder: 1,75 g/kg KG. Bei Kindern ist eine zusätzliche Blutentnahme nach 180 min sinnvoll.

21.2.16 GnRH-Test (Jungen bzw. Männer)

Indikation

An Indikationen bestehen:

1. Verdacht auf primären, sekundären oder tertiären Hypogonadismus, Diagnostik bei primärer oder sekundärer Amenorrhoe.
2. Testung der gonadotropen Partialfunktion bei hypothalamischen oder hypophysären Erkrankungen.
3. Verdacht auf Pubertas praecox: Differenzialdiagnose zwischen zentraler Pubertas praecox (vera) oder peripherer Pubertas praecox (Pseudopubertas praecox) und Kontrolle der Suppression während der Therapie einer Pubertas praecox vera mit einem GnRH-Agonisten.
4. Feststellung des pubertären Reifengrades der Hypothalamus-Hypophysen-Gonaden-Achse.

Testprinzip

GnRH bindet an spezifische Rezeptoren der gonadotropen HVL-Zelle und führt zu einer Steigerung der Synthese und Sekretion von LH und FSH.

Kontraindikationen

Keine.

Vorbereitung

Ambulant durchführbar.

Testablauf

Legen eines venösen Zugangs vor Testbeginn, es folgt die erste Blutentnahme für die Bestimmung von LH und FSH (= 0-min-Wert), evtl. auch Bestimmung von Östradiol und Testosteron. Danach folgt die Injektion von 100 µg GnRH i. v. im Bolus (Kinder 60 µg/m² KOF, maximal 100 µg). Die zweite Blutentnahme für die Bestimmung von LH und FSH ist nach 30 min (= stimulierter Wert) vorgesehen [75].

Es sind auch andere Testprotokolle mit Blutentnahmen bei 0, 15 und 30 min oder 0, 20 und 45 min in Verwendung. Bei Verdacht auf hypothalamische Störung kann der GnRH-Lang-Test mit Blutentnahmen bei 0, 30, 60, 90 und 120 min verwendet werden.

Es wurde auch ein niedrigdosierter GnRH-Test mit einer Testdosis von 10 µg GnRH für die Differenzialdiagnose zwischen hypogonadotropem Hypogonadismus und konstitutioneller Entwicklungsverzögerung sowie zwischen prämaturer Thelarche und zentraler Pubertas praecox validiert [104].

Nebenwirkungen

Nebenwirkungen treten praktisch nicht auf. Sehr selten kommt es zu Unverträglichkeitsreaktionen.

Beurteilung

Als normal gilt ein LH-Anstieg auf das 1,5- bis 2-Fache [67]. FSH muss sich nicht deutlich stimulieren lassen. Die Interpretation des GnRH-Tests sollte von einem erfahrenen, endokrinologisch geschulten Arzt durchgeführt werden. Bei Patienten mit HVL-Insuffizienz ist der Anstieg von LH und FSH vermindert. Ebenso findet sich bei Jungen mit Pseudopubertas praecox keine oder nur ein geringer Anstieg der Gonadotropine.

Klinische Bemerkungen

In der hier empfohlenen Dosis ist der GnRH-Test als Kapazitätstest anzusehen. Die Verwendung niedrigerer Dosierungen von GnRH führt zu einem Sensitivitätstest [104]. Diese Tests sind weniger untersucht und erst kürzlich mit einer 10 µg Testdosis an Kindern validiert worden.

Eine Testosterontherapie muss rechtzeitig vor der Durchführung eines GnRH-Tests abgesetzt werden (z. B. mindestens 4 Wochen bei Therapie mit Depot-Testosteron). Zur Differenzierung eines transitorischen von einem permanenten Hypogonadismus ist der GnRH-Test nicht immer ausreichend. Es ist dann eine weiterführende Diagnostik mit dem pulsatilen GnRH-Stimulationstest notwendig. Bei bereits basal erhöhtem Plasma/Serumspiegel von LH und/oder FSH ist in der Regel ein GnRH-Test nicht mehr indiziert.

Der GnRH-Test kann mit anderen Releasing-Hormon-Tests kombiniert werden.

Besonderheiten im Kindesalter

Auf alters- bzw. pubertätsabhängige Normalbereiche ist zu achten [75] (▸ Tab. 21.1).

21.2.17 GnRH-Test (Mädchen und Frauen)

Indikation

Differenzierung zwischen hypothalamischer und hypophysärer Amenorrhoe bei hypogonadotropem Hypogonadismus und verzögerte oder ausbleibende Pubertät.

Testprinzip

GnRH wird im Hypothalamus synthetisiert und bewirkt die Freisetzung der Gonadotropine LH und FSH aus der Hypophyse. Bleibt ein Anstieg der Gonadotropine nach GnRH aus, ist zumindest eine partielle Hypophyseninsuffizienz in Bezug auf die Hypophysen-Ovar-Achse oder fehlende Speicherung der gonadotropen Hormone LH und FSH im Hypophysenvorderlappen wegen fehlender hypothalamischer Stimulation anzunehmen. Der Anstieg der Gonadotropine LH und FSH spiegelt darüber hinaus den pubertären Reifungsgrad der Hypothalamus-Hypophysen-Gonaden-Achse wider.

Tab. 21.1 Basale und GnRH-stimulierte (60 µg/m² KOF) LH- und FSH-Plasmaspiegel (IU/l) bei Jungen in den verschiedenen Pubertätsstadien.

Pubertätsstadium	LH (IU/l)		FSH (IUIl)	
	Basal	30 min	Basal	30 min
1 (2–9 Jahre)	< 0,3–2,5	1,3–3,8	< 0,5–2,2	2,6–6,3
1 (> 9 Jahre)	< 0,3–1,7	2,2–21,2	< 0,5–2,5	3,5–6,9
2	< 0,3–1,7	3,3–18,9	< 0,5–4,3	3,1–5,9
3	0,4–5,77	6,3–18,4	2,7–4,4	4,3–7,8
4	1,2–3,4	12,2–29,4	3,0–5,2	4,9–9,6
5	0,3–4,8	12,2–19,9	0,3–8,5	4,5–10,4

Die Bestimmung erfolgte mit einem immunoradiometrischen Assay unter der Verwendung von monoklonalen LH- und FSH-Antikörpern [75].

Tab. 21.2 Basale und GnRH-stimulierte (60 µg/m² KOF) LH- und FSH-Plasma-Spiegel (IU/l) bei Mädchen in den verschiedenen Pubertätsstadien.

Pubertätsstadium	LH (IU/l)		FSH (IUll)	
	Basal	30 min	Basal	30 min
1 (2–9 Jahre)	< 0,3–0,5	1,6–5,3	< 0,5–3,2	6,8–16,2
1 (> 9 Jahre)	< 0,3–2,0	1,6–11,3	< 1,3–6,6	7,4–15,5
2	< 0,3–1,2	3,3–17,4	1,6–7,3	5,6–16,3
3	0,7–4,7	4,4–23,1	3,9–7,0	8,1–14,8
4	1,1–3,7	4,4–33,2	3,1–8,1	7,3–18,8
5	1,1–7,4	10,4–34,4	3,3–10,3	7,0–18,0

Die Bestimmung erfolgte mit einem immunoradiometrischen Assay unter der Verwendung von monoklonalen LH- und FSH-Antikörpern [75].

Der Test dient als Ersatz für die mühevollere Messung der episodischen LH-Pulsatilität durch serielle Blutentnahmen alle 10 min über mindestens 6–24h. Er ist ein indirekter Nachweis der endogenen pulsatilen GnRH-Sekretion und somit die Funktionsprüfung des hypothalamischen GnRH-Pulsgenerators.

Kontraindikation

Hypophysenadenom (Risiko: Hypophysenapoplex), Schwangerschaft, Stillzeit.

Vorbereitung

Legen eines venösen Zugangs.

Testablauf

Nach der Blutentnahme für basale LH- und FSH-Bestimmung erfolgt die Gabe von GnRH 100 µg i. v. (LHRH Ferring Injektionslösung oder Relefact), dann LH-RH 0,1 mg Injektionslösung. Es folgt die erste Blutentnahme nach 25 min (30 min) für LH und die zweite Blutentnahme nach 45 min für FSH.

Nebenwirkungen

Überempfindlichkeitsreaktionen mit anaphylaktischen Reaktionen (extrem selten).

Beurteilung (Erwachsene)

Testergebnisse fallen wie folgt aus:

- Test negativ: LH-Anstieg < 20 IU/l.
- Test eingeschränkt: LH-Anstieg > 20 IU/l, absoluter LH-Wert aber < 40 IU/l.
- Test unauffällig: LH-Anstieg > 20 IU/l, absoluter LH-Wert aber > 40 IU/l [88].

Klinische Bemerkungen

Bei negativem Testergebnis ist der Test nach einem „Hypophysentraining“ durch einwöchige pulsatile Gabe von GnRH (Lutrelef) mithilfe einer Mini-Infusionspumpe (Zyklomat pulse) zu wiederholen. Nach der Vorbehandlung reagiert beim hypothalamischen Hypogonadismus die Hypophyse mit Ausschüttung von LH und FSH. Beim hypophysären Hypogonadismus ist auch nach pulsatiler Stimulation praktisch keine Sekretion von Gonadotropinen möglich.

Besonderheiten im Kindesalter

Dosierung von GnRH: 50 µg/m² KOF (max. 100 µg absolut) i. v. Kapazitätstest; (25–30 µg absolut) i. v. als Sensitivitätstest. Beurteilung: präpubertär, pubertär, adult (▶ Tab. 21.2).

Die Differenzierung zwischen prämaturer Thelarche und zentraler Pubertas praecox gelingt in den meisten Fällen mit Hilfe des stimulierten LH/FSH-Quotienten (30 min nach GnRH-Gabe): Dieser liegt < 1,0 bei prämaturer Thelarche und > 1,0 bei zentraler Pubertas praecox vera (Partsch et al. 1989, Pescovitz et al. 1988). Bei dieser Fragestellung kann alternativ der GnRH-Agonist-Test (Kap. 21.9.3) eingesetzt werden.

Die periphere Pubertas praecox (Pseudopubertas praecox) zeichnet sich durch einen völlig ausbleibenden oder nur sehr geringen LH-Anstieg im GnRH-Test aus, während sich bei der Pubertas praecox vera ein pubertärer und häufig sogar ein pathologisch erhöhter LH-Anstieg findet.

21.2.18 Literatur

[1] Aimaretti G, Baffoni C, Di Vito L et al. Comparison of old and new provocative tests of GH secretion in 178 normal adults. Eur J Endocrinol 2000; 142: 347–353

[2] Andler W, Bernasconi S, Giovanelli G, Biro G. Insulin- und Propanolol-Glucagon-Stimulationstest: Ein Vergleich beider Methoden, Monatsschr Kinderheilkd 1975; 123: 338–339

[3] Arafat AM, Möhlig M, Weickert MO et al. Growth hormone response during oral glucose tolerance test: the impact of assay method on the estimation of reference values in patients with acromegaly and

in healthy controls, and the role of gender, age, and body mass index. J Clin Endocrinol Metab 2008 ;93: 1254–1262
[4] Asson EA, Atkin SL, Diver M, White MC. Pituitary apoplexy and sudden blindness following the administration of gonadotrophin releasing hormone. Clin Endocrinol (Oxf) 1993; 38: 109–110
[5] Bierich JR, Brügmann G, Schippert R. Die Spontansekretion des Wachstumshormons im nächtlichen Tiefschlaf. Monatsschr Kinderheilkd 1985; 133: 342–346
[6] Biller BM, Samuels MH, Zagar A et al. Sensitivity and specificity of six tests for the diagnosis of adult GH deficiency. J Clin Endocrinol Metab 2002; 87: 2067–2079
[7] Binder G, Bosk A, Gass M, Ranke MB, Heidemann PH. Insulin tolerance test causes hypokalaemia and can provoke cardiac arrhythmias. Horm Res 2004; 62: 84–87
[8] Bolt RJ, van Weissenbruch MM, Cranendonk A, Lafeber HN, Delemarre-van-de-Waal HA. The corticotropin-releasing hormone test in preterm infants. Clin Endocrinol 2002; 56: 207–213
[9] Borm K, Slawik M, Beuschlein F et al. Low-dose glucose infusion after achieving critical hypoglycemia during insulin tolerance testing: effects on time of hypoglycemia, neuroendocrine stress response and patient's discomfort in a pilot study. Eur J Endocrinol 2005; 153: 521–526
[10] Böttner A, Kratzsch J, Liebermann S et al. Comparison of adrenal function tests in children : the glucagon stimulation test allows the simultaneous assessment of adrenal function and growth hormone response in children. J Pediatr Endocrinol Metab 2005; 18: 433–442
[11] Bucker JMH. Exercise as a screening test for growth hormone release. Acta Endocrinol 1972; 69 :219–229
[12] Carmichael JD, Bonert VS, Mirocha JM, Melmed S. The utility of oral glucose tolerance testing for diagnosis and assessment of treatment outcomes in 166 patients with acromegaly. J Clin Endocrinol Metab 2009 ;94: 523–527
[13] Chatelain P, Alamercery Y, Blanchard J et al. Growth Hormone (GH) response to a single intravenous injection of synthetic GH-releasing hormone in prepubertal children with growth failure. J Clin Endocrinol Metab 1987; 65: 387–394
[14] Coiro V, Volpi R, Capretti L, Caffarri G, Chiodera P. Desmopressin and hexarelin tests in alcohol-induced pseudo-Cushing's syndrome. J Intern Med 2000; 247: 667–673
[15] Colle M, Battin J, Coquenlin JP, Rochiccioli P. Betyxolol and propanolol in glucagon stimulation of growth hormone. Arch Dis Child 1984; 59: 670–672
[16] Corneli G, Di Somma C, Baldelli R et al. The cut-off limits of the GH response to GH-releasing hormone-arginine test related to body mass index. Eur J Endocrinol 2005; 153: 257–264
[17] Crofton PM, Tepper LA, Kelnar CJ. An evaluation of the thyreotropin-releasing hormone stimulation test in paediatric clinical practice. Horm Res 2007; 69: 53–59
[18] Davies JS, Hinds NP, Millward EM, McDowell I, Scanlon MF. Hypokalaemia during insulin-induced hypoglycaemia in hypopituitary adults with and without growth hormone defiency. Clin Endocrinol 1998; 49: 217–220
[19] De San Lazaro C, Parkin JM, Turner SJ. Tredmill exercise test in short children. Arch Dis Child 1984; 59: 1179–1181
[20] Dichek HL, Nieman LK, Oldfield EH, Pass HI, Malley JD, Cutler GB Jr. A comparison of the Standard high dose dexamethasone suppression test and the overnight 8-mg dexamethasone suppression test for the differential diagnosis of adrenocorticotropin-dependent Cushing's syndrome. J Clin Endocrinol Metab 1994; 78: 418–422
[21] Donaubauer J, Kratzsch J, Fritsch C, Stach B, Keiss W, Keller E. The treadmill exhausting test is not suitable for screening of growth hormone deficiency. Horm Res 2001; 55: 137–140
[22] Elamin MB, Murad MH, Mullan R et al. Accuracy of diagnostic tests for Cushing's syndrome: a systematic review and metaanalyses. J Clin Endocrinol Metab 2008; 93(5): 1553–1562
[23] Eliakim A, Brasel JA, Cooper DM. GH response to exercise: assessment of the pituitary refractory period, and relationship with circulating components of the GH-IGF-I axis in adolescent females. J Pediatr Endocrinol Metab 1999; 12: 47–55
[24] Esenstein E, Plotnick L, Lanes R, Lee PA, Migeon CJ, Kowarski AA. Evaluation of the growth hormone exercise test in normal and growth hormone-deficient children. Pediatrics 1978; 62: 526–764
[25] Eskildsen PC, Kruse A, Kirkegaard C. The pituitary-thyroid axis in patients with pituitary disorders. Horm Metab Res 1989; 21: 387–390
[26] Evain-Brion D, Donnadieu M, Liapi C et al. Plasma growth hormone releasing factor levels in children: Physiological and pharmacologically induced variations. Horm Res 1986; 24: 116–120
[27] Fisher BM, Thomson I, hepburn DA, Frier BM. Effects of adrenergic blockade on serum potassium changes in response to acute insulin-induced hypoglycemia in nondiabetic humans. Diabetes Care 1991; 14: 548–552
[28] Gasco V, Beccuti G, Baldini C et al. Acylated ghrelin as a provocative test for the diagnosis of GH deficiency in adults. Eur J Endocrinol 2012; 168: 23–30
[29] Gatta B, Chabre O, Cortet C et al. Reevaluation of the combined dexamethasone suppression-corticotropin-releasing hormone test for differentiation of mild cushing's disease from pseudo-Cushing's syndrome. J Clin Endocrinol Metab 2007; 92: 4 290–4 293
[30] Ghigo E, Aimaretti G, Gianotti L, Bellone J, Arvat E, Camanni F. New approach to the diagnosis of growth hormone deficiency in adults. Eur J Endocrinol 1996; 134: 352–356
[31] Ghigo E, Arvat E, Aimaretti G, Boglio F, Giordano R, Camanni F. Diagnostic and therapeutic uses of growth hormone-releasing substances in adult and elderly subjects. In: Shalet SM (ed). Baillière's Clinical Endocrinology and Metabolism. Growth Hormone in Adults. London: Baillière Tindall 1998: 341–358
[32] Giustina A, Chanson P, Bronstein MD, et al. A consensus on criteria for cure of acromegaly. J Clin Endocrinol Metab. 2010; 95: 3 141–3 148
[33] Gomez JM, Espadero RM, Escobar-Jimenez F, et al. Growth hormone release after glucagons as a reliable test of growth hormone assessment in adults. Clin Endocrinol 2002; 56: 329–334
[34] Greene SA, Rorresani T, Prader A. Growth hormone response to a standard exercise test in relation to puberty. Arch Dis Child 1987; 62: 53–56
[35] Grottoli S, Razzore P, Gaia D et al. Three-hour spontaneous GH secretion profile is as reliable as oral glucose tolerance test for the diagnosis of acromegaly. J Endocrinol Invest 2003; 26: 123–127
[36] Growth Hormone Research Society. Consensus Guidelines for the Diagnosis and Treatment of Adults with Growth Hormone Deficiency: Summary Statement of the Growth Hormone Research Society Workshop on Adult Growth Hormone Deficiency. J Clin Endocrinol Metab 1998; 83: 379–381
[37] Hartoft-Nielsen ML, Lange M, Rasmussen AK, Scherer S, Zimmermann-Belsing T, Feldt-Rasmussen U. Thyreotropin-releasing hormone stimulation test in patients with pituitary pathology. Horm Res 2004; 61: 53–57
[38] Hauffa BP. Die Wertigkeit der Spontansekretionsanalyse des Wachstumshormons zur Diagnostik des partiellen Wachstumshormonmangels. Ankum-Kettenkamp: Verlag Dokument + Bild 1997
[39] Hindmarsh PC, Swift PGF. An assessment of growth hormone provocation tests. Arch Dis Child 1995; 72: 362–367
[40] Hindmarsh PC, Taylor BJ, Smith PJ, Pringle PJ, Brook CGD. Comparison between a physiological and a pharmacological stimulus of growth hormone secretion: Response to stage IV sleep and insulin-induced hypoglycaemia. Lancet 1985; II: 1033–1035
[41] Ho KK. Consensus guidelines for the diagnosis and treatment of adults with GH deficiency II: a statement of the GH Research Society in association with the European Society for Pediatric Endocrinology, Lawson Wilkins Society, European Society of Endocrinology, Japan Endocrine Society, and Endocrine Society of Australia. Eur J Endocrinol 2007; 157: 695–700
[42] Hoehe M, Valido G, Matussek N. Growth hormone, noradrenaline, blood pressure and cortisol responses to clonidine in healthy male volunteers: dose-response relationship and reproducibility. Neuroendocrinology 1988; 13: 409–418
[43] Hoffman DM, O'Sulivan AJ, Baxter RC, Ho KKY. Diagnosis of growth hormone deficiency in adults. Lancet 1994; 343: 1064–1068

[44] Huang C, Banerjee K, Sochett E, Perlamm K, Wherrett D, Danemann D. Hypoglycemia associated with clonidine testing for growth hormone deficiency. J Pediatr 2001; 139: 323–324
[45] Hümmelink R, Sippell WG. Klinische Wertigkeit des GHRH-Tests in der Minderwuchsdiagnostik. Monatsschr Kinderheilkd 1988; 136: 618–621
[46] Ilias I, Chang R, Pacak K et al. Jugular venous sampling: an alternative to petrosal sinus sampling for the diagnostic evaluation of adrenocorticotropic hormone-dependent Cushing's syndrome. J Clin Endocrinol Metab 2004; 89: 3795–3800
[47] Karlsson R, Kallio J, Irjala K, Ekblad S, Toppari J, Kero P. Adrenocorticotropin and corticotropin-releasing hormone tests in preterm infants. J Clin Endocrinol Metab 2000; 85: 4592–4595
[48] Karpman MS, Neculau M, Dias VC, Kline GA. Defining adrenal status with salivary cortisol by gold-standard insulin hypoglycemia. Clin Biochem 2013; 46: 1442–1446
[49] Keenan BS, Killmer LB, Sode J. Growth hormone response to exercise. Pediatrics 1972; 50 :760–764
[50] King JM, Price DA. Sleep-induced growth hormone release – evaluation of a simple test for clinical use. Arch Dis Child 1983; 58: 220–222
[51] Lanes R, Hurtado E. Oral clonidine – an effective growth hormone-releasing agent in prepubertal subjects. J Pediatr 1982; 100: 710–714
[52] Lehnert H, Allolio B, Buhr HJ, Hahn B, Mann K, Mohnike K, Weiss M. Nebenniere. In: Deutsche Gesellschaft für Endokrinologie (Hrsg.) Rationelle Diagnostik und Therapie in Endokrinologie, Diabetologie und Stoffwechsel, 2. Aufl. Stuttgart-New York: Thieme Verlag 2003
[53] Leidenberger FA. Was muss der Frauenarzt über die Labordiagnostik von Hormonen wissen? In: Klinische Endokrinologie für Frauenärzte, Springer, Berlin-Heidelberg: Springer Verlag 1998: 195–196
[54] Leong KS, Walker AB, Martin I, Wile D, Wiling J, MacFarlane IA. An audit of subcutaneous glucagons stimulation tests to assess growth hormone and ACTH secretion in patients with hypothalamic-pituitary disease. Clin Endocrinol 2001; 54: 463–468
[55] Lindholm J. Cushing's disease, pseudo-Cushing states and the dexamethasone test: a historical and critical review. Pituitary 2013; 17 (4): 374–80
[56] Loche S, Cappa M, Ghigo E et al. Growth hormone response to oral clonidine test in normal and short children. J Endocrinol Metab 1993; 16: 899–902
[57] Marin G, Domené HM, Barnes KM, Blackwell BJ, Cassorla FG, Cutler Jr GB. The effects of estrogen priming and puberty on the growth hormone response to standardized treadmill exercise and arginine-insulin in normal girls and boys. J Clin Endocrinol Metab 1994; 79: 537–541
[58] Masago A, Ueda Y, Kanal H, Nagai H, Umemura S. Pituitary apoplexy after pituitary function test: a report of two cases and review of the literature. Surg Neurol 1995; 43: 158–164
[59] Mehta A, Hindmarsch PC, Stanhope RG, Brain CE, Preece MA, Dattani MT. Is the thyreotropin-releasing hormone test necessary in the diagnosis of central hypothyreoidism in children. J Clin Endocrinol Metab 2003, 88: 5851–5857
[60] Moro M, Putignano P, Losa M, Invitti C, Maraschini C, Cavagnini F. The desmopressin test in the differential diagnosis between Cushing's disease and pseudo-Cushing's states. J Clin Endocrinol Metab 2000; 85: 3569–3574
[61] Morris AH, Harrington MH, Churchill DL, Olshan JS. Growth hormone stimulation testing with oral clonidine: 90 minutes is the preferred duration for the assessment of growth hormone reserve. J Pediatr Endocrinol Metab 2003; 14: 1657–1660
[62] Newell-Price J, Bertagna X, Grossman AB, Nieman LK. Cushing's syndrome. Lancet 2006; 367(9522): 1605–1617
[63] Newell-Price J, Morris DG, Drake WM, et al. Optimal response criteria for the human CRH test in the differential diagnosis of ACTH-dependent Cushing's disease. J Clin Endocrinol Metab 2002; 87: 1640–1645
[64] Ng PC, Lam CW, Lee CH, Ma KC, Fok TF, Chan IH, Wong E. Reference ranges and factors affecting the human corticotropin-releasing hormone test in preterm, very low birth weight infants. J Clin Endocrinol Metab 2002; 87: 4621–4628
[65] Nieman LK, Biller BM, Findling JW et al. The diagnosis of Cushing's syndrome: an Endocrine Society Clinical Practice Guideline. J Clin Endocrinol Metab 2008; 93: 1526
[66] Nieman LK, Oldfield EH, Wesley R, Chrousos GP, Loriaux DL, Cutler GB Jr. A simplified morning ovine corticotropin-releasing hormone stimulation test for the differential diagnosis of adrenocorticotropin-dependent Cushing's syndrome. J Clin Endocrinol Metab 1993; 77: 1308–1312
[67] Nieschlag E, Jockenhövel F, Sippell W. Männliche Gonaden. In: Deutsche Gesellschaft für Endokrinologie (Hrsg.). Rationelle Diagnostik und Therapie in Endokrinologie, Diabetologie und Stoffwechsel, 2. Aufl. Stuttgart, New York: Thieme Verlag 2003
[68] Okada Y, Watanabe K, Takeuchi T, Hata T, Mikam H. Evaluation of propanolol-glucagon test. Acta Endocrinol (Copenh) 1977; 86: 243–250
[69] Oldfield EH, Doppman L, Nieman LK et al. Petrosal sinus sampling with and without corticotropin-releasing hormone for the differential diagnosis of Cushing's syndrome. N Engl J Med 1991; 325: 897–905
[70] Orth DN. Cushing's syndrome. N Engl J Med 1995; 332: 791–803
[71] Palayew K, Crock P, Pianosi P, Coates A, Weituner G, Schiffrin A. Growth hormone response in very short children. Clin Invest Med 1991; 14: 331–337
[72] Papanicolaou DA, Yanovski JA, Cutler GB Jr, Chrousos GP, Nieman LK. A single midnight serum cortisol measurement distinguishes Cushing's syndrome from pseudo-Cushing states. J Clin Endocrinol Metab 1998; 83: 1163–1167
[73] Partsch CJ, Holterhus PM, Mönig H, Sippell WG (Hrsg). Endokrinologische Funktionsdiagnostik, 7. Aufl. Kiel: Schmidt & Klaunig 2011
[74] Partsch C-J, Hümmerlink R, Lorenzen F, Sippell WG und die deutsche Decapeptyl-Depot Studiengruppe. Bedeutung und Charakteristika des LHRH-Testes in der Diagnostik der vorzeitigen Pubertätsentwicklung bei Mädchen: Der stimulierte LH/FSH-Quotient differenziert zwischen zentraler Pubertas praecox und praematurer Thelarche. Monatssschr Kinderheilkd 1989; 137: 284–288
[75] Partsch C-J, Hümmerlink R, Sippell WG. Reference ranges for lutropin and follitropin in the luliberin test in prepubertal and pubertal children using a monoclonal immunoradiometric assay. J Clin Chem Clin Biochem 1990; 28: 49–52
[76] Pescovitz OH, Hench KD, Barnes KM, Loriaux DL, Cutler Jr GB. Premature thelarche and central precocious puberty: the relationship between clinical presentation and the fonadotropin response to luteinizing hormone. J Clin Endocrinol Metab 1988; 67: 474–479
[77] Petersen KG, Schluter KJ, Kerp L. Regulation of serum potassium during insulin-induced hypoglycaemia. Diabetes 1982; 31: 615–617
[78] Raff H. Update on late-night salivary cortisol for the diagnosis of Cushing's syndrome: methodological considerations. Endocrine 2013; 44: 346–349
[79] Ranke MB, Gruhler M, Rosskamp R et al. Testing with growth hormone-releasing factor (GRF (1–29)NH2) and somatomedin C measurements for the evaluation of growth hormone deficiency. Eur J Pediatr 1986; 145: 485–492
[80] Ratzmann GW, Zoellner H. Hypomagnesiämie und Hypokaliämie während des Insulin-Hypoglykämietestes. Z Gesamte Inn Med 1985; 40: 567–570
[81] Robinson RT, Harris ND, Ireland RH, Lee S, Newman C, Heller SR. Mechanism of abnormal cardiac repolarization during insulin-induced hypoglycemia. Diabetes 2003; 52: 1469–1474
[82] Rochiccioli P, Enjeaume P, Dutau G, Ribot C, Augier D. Stimulation par le test propanolol-glucagon de la secretion somatotrope chez 71 enfants. Arch Franc Pédiatr 1976; 33: 453–465
[83] Rotman-Pikielny P, Patronas N, Papanicolaou A. Pituitary apoplexy induced by corticotrophin-releasing hormone in a patient with Cushing's disease. Clin Endocrinol 2003; 58: 545–549
[84] Saini S, Hindmarsh PC, Matthews DR et al. Reproducibility of 24-hour serum growth hormone profiles in man. Clin Endocrinol 1991; 34: 455–462

[85] Sarlos S, Inder WJ. Selective use of the insulin tolerance test to diagnose hypopituitarism. Intern Med J 2013; 43: 89–93
[86] Scaramuzza A, Torresani P, Arisi D, Rossoni R. Seizures following clonidine test for growth hormone reserve: unusual presentation of benign partial epilepsy. J Pediatr Endocrinol Metab 2000; 13: 451–452
[87] Schmidt IL, Lahner H, Mann K, Petersenn S. Diagnosis of adrenal insufficiency: Evaluation of the corticotropin-releasing hormone test and Basal serum cortisol in comparison to the insulin tolerance test in patients with hypothalamic-pituitary-adrenal disease. J Clin Endocrinol Metab 2003; 88: 4 193–4 198
[88] Schneider HPG, Hanker JP. Zyklusstörungen und Diagnostik der funktionell gestörten Fertilität. In: Schneider HPG, Lauritzen C, Nieschlag E (Hrsg.). Grundlagen und Klinik der menschlichen Fortpflanzung. de Gruyter, Berlin, New York: 1998
[89] Schütz F, Wüster C, Heilmann P, Ziegler R, Hadji P. No advantage of the new combined octreotide-GHRH test over established GH-stimulation tests in the diagnosis of growth hormone deficiency (GHD) in adults. Clin Endocrinol 2000; 53: 667–674
[90] Seipl RL, Weltmann A, Goodman D, Rogol AD. Clinical of cycle exercise for the physiologic assessment of growth hormone release in children. Am J Dis Child 1990; 144: 998–1000
[91] Shah A, Stanhope R, Matthew D. Hazards of pharmacological tests of growth hormone secretion in childhood. Brit Med J 1992; 304: 173–174
[92] Sheldon WR Jr, DeBold CR, Evans WS et al. Rapid sequential intravenous administration of four hypothalamic releasing hormones as a combined anterior pituitary function test in normal subjects. J Clin Endocrinol Metab 1985; 60: 623–630
[93] Soliman AT, el Zalabany MM, Mazloum Y, et al. Spontaneous and provoked growth hormone (GH) secretion and insulin-like growth factor I (IGF-I) concentration in patients with beta thalassemia and delayed growth. J Trop Paediatr 1999; 45: 327–337
[94] Strakosch CR, Stiel JN, Gyory AZ. Hypokalaemia occurring during insulin-induced hypoglycaemia. Aust N Z J Med 1976; 6: 314–316
[95] Szaboics I, Kesmarki N, Bor K et al. Apoplexy of a pituitary macroadenoma as a severe complication of preoperative thyrotropin releasing hormone (TRH) testing. Exp Clin Endocrinol Diabetes 1997; 105: 234–236
[96] Tassoni P, Cacciari E, Cau M et al. Variability of growth hormone response to pharmacological and sleep tests performed twice in short children. J Clin Endocrinol Metab 1990; 71: 230–234
[97] The Health Services Human Growth Hormone Committee. Comparison of the intravenous insulin and oral clonidine tolerance tests for growth hormone secretion. Arch Dis Child 1981; 56: 852–854
[98] Thorner MO, Bengtsson B-A, Ho Ky et al. The diagnosis of growth hormone deficiency (GHD) in adults. J Clin Endocrinol Metab 1995; 80: 3 097–3 098
[99] Yanovski JA, Cutler GB Jr, Chrousos GP, Nieman LK. Corticotropin-releasing hormone stimulation following low-dose dexamethasone administration. A new test to distinguish Cushing's syndrome from pseudo-Cushing's states. JAMA 1993; 269: 2232–2238
[100] Yanovski JA, Cutler GB Jr, Chrousos GP, Nieman LK. The dexamethasone-suppressed corticotropin-releasing hormone stimulation test differentiates mild Cushing's disease from normal physiology. J Clin Endocrinol Metab 1998; 83: 348–352
[101] Yen SSC, Van den Berg G, Rebar R, Ehara Y. Variation of pituitary responsiveness to synthetic LRF during different phases of the menstrual cycle. J Clin Endocrinol Metab 1972; 35: 931–934
[102] Youlton R, Kaplan S, Grumbach MM. Growth and growth hormone. IV. Limitations of the growth hormone response to insulin and arginine and of the immunoreactive response to arginine in the assessment of growth hormone deficiency in children. Pediatrics 1969; 43: 989–1004
[103] Zadic Z, Chalew SA, Gilula Z, Kowarski AA. Reproducibility of growth hormone testing procedures: A comparison between 24-hour integrated concentration and pharmalogical stimulation. J Clin Endocrinol Metab 1990; 71: 1127–1130
[104] Zevenhuijzen H, Kelnar CJ, Crofton PM. Diagnostic utility of a low-dose gonadotropin-releasing hormone test in the context of puberty disorders. Horm Res 2004; 62: 168–176

21.3 Hypophysenhinterlappen

21.3.1 Durstversuch mit Desmopressin-Kurztest

Unter Mitarbeit von J. Hensen

Indikation

Differenzialdiagnose der Polyurie (Diabetes insipidus/primäre Polydipsie) nach vorhergehender Bestätigung der Polyurie (Urinausscheidung > 30 ml/kg Körpergewicht/Tag) und nach Ausschluss eines Diabetes mellitus, Hyperkalziämie, Hypokaliämie, einer polyurischen Nierenerkrankung oder einer medikamenteninduzierten Polyurie (z. B. Lithium).

Testprinzip

Im Durstversuch werden ADH-Freisetzung und -Wirkung indirekt überprüft. Dursten bewirkt eine negative Flüssigkeitsbilanz mit Anstieg des Serumnatriums bzw. der Serumosmolalität. Dies bewirkt über Aktivierung von Osmorezeptoren eine ADH-Ausschüttung mit Anstieg der Urinosmolalität und Durst. Bei ausgeprägten Flüssigkeitsverlusten kann später auch eine barorezeptorvermittelte ADH-Ausschüttung hinzukommen. Nach Injektion von Desmopressin erfolgt bei Normalpersonen kein weiterer Anstieg der Urinosmolalität.

Der Durstversuch ist bei kompletten Störungen sehr valide (hohe Sensitivität und hohe Spezifität), er zeigt aber als indirekter Test bei partiellen Störungen in der Abgrenzung zur primären Polydipsie Schwächen (sowohl falsch negative wie falsch positive Ergebnisse).

Kontraindikationen

Serumnatrium > 148 mmol/l bzw. erhöhte Serumosmolalität, Dehydratation. Bei Kindern: Urinvolumen deutlich > 2 ml/kg KG/h!

Vorbereitung

Eine stationäre Aufnahme des Patienten ist erforderlich. Der Test ist vorzugsweise dienstags, mittwochs oder donnerstags durchzuführen. Erfahrungsgemäß gelingt der Durstversuch an einem Montag wegen des fehlenden Vorbereitungstags nicht optimal, Tests an einem Freitag sind wegen der Weiterverarbeitung der Proben problematisch.

Am Testvortag erfolgt die genaue Aufklärung und Information der Patienten. Der Patient erhält ein schriftliches Protokoll, welches auf seinem Nachttisch aufbewahrt wird und in das alle Werte sofort eingetragen werden. Begleitzettel werden ausgefüllt.

Merke M!

Wichtig ist die genaue Information des Pflegepersonals.

Es folgen das Richten und Beschriften der Röhrchen sowie die genaue Information des Labors (oder der Labors) über Probeneingänge. Besonders die Aufbewahrung und Verarbeitung der späten Blut- und Urinproben (16.00 und später) sind genau zu besprechen.

Die Waage ist zu überprüfen. Der Küche wird „Trockenkost" gemeldet. Ab dem Vorabend darf der Patient keinen Alkohol und kein Nikotin zu sich nehmen.

Die letzte Miniringabe erfolgt am Morgen des Testvortags. Freie Flüssigkeitszufuhr bis Mitternacht, anschließend eingeschränkte Flüssigkeitszufuhr, d. h. es sollte nur so viel Wasser oder Tee getrunken werden, bis der Durst erträglich ist.

Testablauf

Am Testtag ab Testbeginn morgens um 6.00 Uhr keine Flüssigkeitsaufnahme mehr. Zu diesem Zeitpunkt ist die Blase komplett zu entleeren. Während des Tests dürfen die Patienten nur feste Speisen zu sich nehmen. Vorgesehen sind stündliche Kreislaufkontrollen (Blutdruck und Puls) sowie Gewichtskontrollen alle 2h (▶ Tab. 21.3). Eine ständige Überwachung des Patienten während des Durstversuchs ist erforderlich, da Patienten mit einem Diabetes insipidus sehr schnell ein bedrohliches Flüssigkeitsdefizit mit hypotensiven Kreislaufstörungen entwickeln können, und um zu verhindern, dass die Patienten während des Versuchs trinken. Die erhaltenen Werte sind in ein Protokoll am Bett des Patienten einzutragen.

Zusätzlich erfolgt die periodische Bestimmung von Urinvolumen, spezifischem Gewicht, Urinosmolalität, Serumnatrium, Serumosmolalität und (fakultativ) ADH (▶ Tab. 21.3).

Um 16.00 Uhr erfolgt die i. v.-Injektion von 4 µg Desmopressin (Minirin), 1 und 3h nach Injektion folgen weitere Bestimmungen nach Plan (▶ Tab. 21.3).

Abbruchkriterien

Der Test wird in folgenden Situationen abgebrochen:

- Gewichtsverlust über 3–5 % des Ausgangsgewichts,
- unerträglicher Durst und/oder
- Blutdruckabfall, Tachykardie, Fieber.

Beurteilung

Normalpersonen konzentrieren nach etwa 12–16h Flüssigkeitsentzug den Urin auf ca. 900–1200 mosmol/kg, wohingegen Patienten mit komplettem Diabetes insipidus centralis ihren Urin meist nur auf < 250 mosmol/kg konzentrieren können. Bei Patienten mit primärer Polydipsie ist das maximale Urinkonzentrationsvermögen ebenfalls deutlich auf etwa 450–700 mosmol/kg eingeschränkt. Eine Abnahme der Hypertonizität des Nierenmarks, wahrscheinlich als Folge eines Anstiegs des medullären Blutflusses, wird für diesen Verlust an Urinkonzentrationskapazität verantwortlich gemacht.

Im verlängerten DDAVP-Test (z. B. mit 1- bis 2-mal 10 µg Minirin/Tag intranasal für 3 Tage bei Erwachsenen) hört der Patient mit Diabetes insipidus centralis auf zu trinken und das Urinkonzentrationsvermögen der Nieren normalisiert sich, während der Patient mit psychogener Polydipsie weiter trinkt und hyponatriämisch wird (cave!). Eine primäre Polydipsie ist bereits weitgehend ausgeschlossen, wenn die ad libitum gemessene Serumosmolalität > 295 mosmol/l oder das Serumnatrium > 143 mmol/l beträgt oder wenn die Serumharnsäure erhöht ist.

Tab. 21.3 Durstversuch mit Desmopressin-Kurztest.

Uhrzeit	KG	RR	Puls	U_{VOL}	Spez. Gewicht	U_{OSMOL}	S-Na^+	S_{OSM}	ADH (fakultativ)
6.00	X	X	X		x	X			
7.00		X	X						
8.00	X	X	X	X	x	X	X	X	X
9.00		X	X						
10.00	X	X	X	X	x	X			
11.00		X	X						
12.00	X	X	X	X	x	X	X	X	X
13.00		X	X						
14.00	X	X	X	X	x	X			
15.00		X	X	X	x	X			
16.00	X	X	X	X	x	X	X	X	X
16.00	4 µg Minirin i. v.								
17.00	X	X	X	X	x	X			
18.00	X	X	X	X	x	X	X	X	

Andere Patienten zeigen zunächst ebenfalls keinen Anstieg von ADH, reagieren jedoch auf die hypertone Dehydratation nach längerem Dursten mit einem plötzlichen Anstieg der Urinosmolalität. Dies weist auf einen defekten Osmorezeptor (Diabetes insipidus hypersalaemicus) hin, da die Freisetzung von ADH durch Hypovolämie noch funktioniert. Ein Diabetes insipidus hypersalaemicus (ADH-Mangel und Durstempfindungsstörung) liegt dann vor, wenn bei freier Wasserzufuhr die Serumosmolalität deutlich > 300 mosmol/l und die Serumnatriumkonzentration > 150 mmol/l liegt.

Patienten mit partiellem Diabetes insipidus zeigen einen geringen Anstieg der Urinosmolalität mit steigender Serumosmolalität. In diesen Fällen ist die sog. Schwellen-Serumosmolalität deutlich angehoben. Als Ursache werden eine insgesamt herabgesetzte ADH-Freisetzung oder ein „High set"-Osmorezeptor („upward setting") angenommen. Andere Patienten zeigen allein eine subnormale Freisetzung von ADH in Relation zur Serumosmolalität bei einer normalen osmotischen Schwellenkonzentration, man spricht von herabgesetzter ADH-Reserve.

Nur bei Patienten mit einem Diabetes insipidus steigt nach Gabe von exogenem Desmopressin (4 µg DDAVP i. v.) die Urinosmolalität weiter an. Dies zeigt indirekt an, dass der Patient mit Diabetes insipidus noch nicht maximale Mengen von endogenem ADH sezerniert hat. Ein partieller Defekt der ADH-Sekretion kann angenommen werden, wenn exogenes DDAVP die Urinosmolalität nach Dursten nach Erreichen eines Plateaus um > 9 % stimuliert (▸ Tab. 21.4).

Zur ADH-Bestimmung: ADH kann im Plasma unter Einhaltung bestimmter Regeln (eisgekühlte Abnahme, schnelle Separation, Plasma ohne Thrombozyten verarbeiten, Lagerung bis zur Extraktion bei -70 °C) bestimmt werden. Die Interpretation muss jedoch immer in Bezug auf Serumosmolalität bzw. Serumnatrium erfolgen. Niedrige ADH-Konzentrationen sind dann beweisend für einen zentralen Diabetes insipidus, wenn sie am Ende eines Durstversuchs bei einer Serumosmolalität von 300 mosmol/kg oder mehr nachgewiesen wurden.

Klinische Bemerkungen

Hat der reguläre Durstversuch nicht zu einem eindeutigen Ergebnis geführt oder haben die Urinosmolalitäten am Nachmittag noch kein Plateau erreicht, kann ein „verlängerter Durstversuch" durchgeführt werden, bei dem der Patient bereits vom Vortag ab 20.00 Uhr keine Flüssigkeit mehr zu sich nimmt. Es erfolgen dann zwei zusätzliche Kontrollen um 24.00 und 3.00 Uhr. Um 6.00 Uhr läuft der Test dann weiter wie zuvor im regulären Durstversuch beschrieben. Falls logistisch möglich (!), kann auch der kurze Durstversuch verlängert werden, z. B. bei geringer Gewichtsabnahme und nur gering ausgeprägter negativer Bilanz, bis ein Plateau der Urinosmolalität erreicht wird. Ein über mehrere Tage durchgeführter Durstversuch ist eine große Belastung für die Patienten und aus klinischen Gründen selten nötig.

Mögliche Fehler

Die „kritischen Proben" dieses Tests sind die Urinproben um 16.00 und um 17.00 Uhr bzw. 19.00 Uhr. In diesen Proben wird die Urinosmolalität bestimmt. Gelegentlich „können" die Patienten nach Minirin kein Wasser mehr lassen, es sollte jedoch „alles" versucht werden, wenigstens einige Milliliter Urin (einige Tropfen) für die Bestimmung der Urinosmolalität zu gewinnen, evtl. auch zu späteren Zeiten.

Bei einem zu kurz durchgeführten Durstversuch kann es bei Patienten mit psychogener Polydipsie zu einem falsch positiven Anstieg der Urinosmolalität nach DDAVP kommen, wenn unter Dursten bei vorhergehender Hyperhydrierung noch kein Plateau der Urinosmolalität erreicht worden war. In diesem Fall ist (ggf. nach kurzer Hydrierung) ein verlängerter Durstversuch anzuschließen.

Besonderheiten im Kindesalter

Besondere Vorsicht im Durstversuch gilt bei Säuglingen und Kleinkindern. Abbruchkriterien des Durstversuchs sind eine Gewichtsabnahme von 3 % oder Fieber. Desmopressingabe (Dosis 0,5 µg/m² KOF i. v. oder s. c. für Säuglinge, Dosis für Kinder um 2 µg/m² KOF i. v. oder s. c.) nicht erst um 16.00 Uhr, sondern sobald eine konstante Urinosmolalität erreicht wird. Zur Beurteilung des Testergebnisses gelten die Werte aus ▸ Tab. 21.5. Auf die pädiatrische Literatur zu diesem Thema wird besonders verwiesen [2].

Tab. 21.4 Grenzwerte zur Beurteilung des Durstversuchs (Quelle: Miller et al. 1970 [5]).

	n	Maximale U_{osm} (mosmol/kg)	U_{osm} nach ADH mit mittlerem prozentualem Anstieg (mosmol/kg)	Grenzwerte des U_{osm}-Anstiegs (mosmol/lkg)
Normal	9	1068	979 (-9 %)	< 9 %
Diabetes insipidus centralis totalis	8	168	445 (183 %)	> 50 %
Diabetes insipidus centralis partialis	11	438	549 (28 %)	> 9 und < 50 %
Diabetes insipidus renalis	2	123	174 (-)	< 50 %
Psychogene/habituelle Polydipsie	7	738	780 (5 %)	< 9 %

Tab. 21.5 Grenzwerte zur Beurteilung des Durstversuchs für Kinder (Quelle: Czernichow et al. 1985 [2]).

	AVPv pg/ml (MV±SD)	Osmolalität mosmol/kg (MW±SD)	
	Plasma	Plasma	Urin
Normal	1,9 ± 0,2	283 ± 1,0	1056 ± 47
Diabetes insipidus centralis totalis	1,3 ± 0,8	312 ± 15	150 ± 70
Diabetes insipidus centralis partialis	2,0 ± 1,8	298 ± 9	511 ± 117

Tab. 21.6 Schema des Kochsalzinfusionstests mit Infusion 5 %iger Lösung.

Uhrzeit	Gemessene Parameter/Maßnahmen						
	Na +	Serumosmolalität (mosmol/kg)	Hkt (%)	Serum-ADH (pg/ml)	RR	Puls	
7:00 Basale Blutentnahme	Messung von Na +, Cl-, K +, Ca + +, Kreatinin, Hkt, BZ						
7:00–8:00	Leichtes Frühstück						
9:00	Pat. hinlegen, venösen Zugang legen						
10:00	X	X	X	X	X	X	i. v.-Infusion, NaCl 5 %ig, 0,06 ml/kg/min
10:30	X	X		X			
11:00	X	X	X	X	X	X	
11:30	X	X		X			
12:00	X	X	X	X	X	X	
	X	X		X			
Bei Infusion 3 %iger Kochsalzlösung über 3h sind die Abnahmezeiten 0, 0:45, 1:30, 2:15 und 3h nach Beginn der Infusion.							

21.3.2 Kochsalz-Infusionstest zur Abklärung von Polyurie, Polydipsie, Dysnatriämie von Durststörungen

Indikation

Exakte Abklärung von Polyurie, Polydipsie, Dysnatriämien und Durststörungen, wenn mit dem Durstversuch nicht eindeutig möglich.

Testprinzip

Serumnatrium bzw. Serumosmolalität wird durch Infusion hypertoner Kochsalzlösung um ca. 10 mmol/l bzw. 20 mosmol/kg innerhalb von 2 oder 3h angehoben. Dies bewirkt über Aktivierung von Osmorezeptoren eine ADH-Ausschüttung sowie Durst.

Kontraindikation

Dekompensierte Herzinsuffizienz, Ausgangs-Serumnatrium > 150 mmol/l. Serumnatrium darf nicht > 155 mmol/l ansteigen, deshalb ist bei Ausgangswerten von Natrium > 145 mmol/l eine Dosisreduktion der infundierten Natriummenge angebracht, z. B. um 10 % pro 1 mmol/l Serumnatrium > 145 mmol/l.

Cave ⚠

Dieser Test erfordert immer eine stationäre Aufnahme.

Vorbereitung

Sterile 5 %ige Kochsalzlösung ist in der Apotheke zu bestellen, muss evtl. selbst hergestellt werden (benötigt werden 1–2 Flaschen zu je 500 ml, je nach Körpergewicht), der Infusomat ist bereitzustellen. Das Labor muss informiert werden, evtl. müssen Spezialröhrchen für die ADH-Bestimmung besorgt werden. Wichtig ist die Aufklärung des Patienten (häufigste Komplikationen sind Thrombophlebitis und Phlebothrombose). Dem Patienten ist vorher genau zu erklären, worauf es ankommt, insbesondere müssen die Durstprotokolle erklärt werden.

Es erfolgt eine normale Hydrierung bis zum Testtag. Ab dem Vorabend sind Alkohol und Nikotin untersagt. Desmopressin (Minirin) sollte zuletzt am Morgen des Testvortags genommen worden sein. Trinken ad libitum ist erlaubt bis morgens 08.00 Uhr.

Testablauf

Der Test läuft wie folgt ab (▶ Tab. 21.6):

- 07.00: Blutentnahme für Na^+, Cl^-, K^+, Ca^{++}, Kreatinin, Harnstoff, Hämatokrit, Blutzucker.
- 07.00: Leichtes Frühstück, danach keine weitere Nahrungsaufnahme.

- 09.00: Patient legt sich flach hin. Einen gut rückläufigen Zugang in eine Armvene zur Blutentnahme legen. Die 5 %ige Lösung muss in eine großvolumige Vene mit hohem Fluss infundiert werden, da es sonst zu einer Thrombophlebitis oder Phlebothrombose kommen kann. Die kontralaterale Ellenbeugenvene kann unter Umständen geeignet sein, besser ist jedoch, wenn man einen Katheter in die kontralaterale Vene bis in die V. axillaris, besser bis zum Übergang V. axillaris/V. subclavia hochschiebt. Rückläufigkeit überprüfen. Eine Röntgenkontrolle ist bei guter Rückläufigkeit nicht erforderlich. (Bei peripherer Infusion und schlechteren Venenverhältnissen kann auch 3 %ige Kochsalzlösung über 3h infundiert werden) [6].
- 09.30: Überprüfen der morgendlichen Serumnatriumkonzentration. Reduktion der Infusionsmenge bei Serumnatrium > 145 mmol/l, z. B. um 10 % pro 1 mmol/l Serumnatrium > 145 mmol/l.
- 10.00: Blutentnahme auf Eis in vorgekühlte Röhrchen, danach Beginn der Infusion hypertoner (5 %iger) Kochsalzlösung (0,06 ml/kg/min) über 2h. Ein Infusomat muss benutzt werden. Die Infusionsrate in ml/h ist Körpergewicht × 3,6. Bei einem 80 kg schweren Patienten sind dies also 576 ml in 2h. Blutentnahmen zum Zeitpunkt 0, 30, 60, 90 und 120 min. (Bei Infusion 3 %iger Kochsalzlösung Blutentnahmen zum Zeitpunkt 0, 45, 90, 135 und 180 min). Während des Tests das Durstgefühl und die Mundtrockenheit nach Skala registrieren [1]. Durstprotokolle sind in ▶ Abb. 21.1 und ▶ Abb. 21.2 dargestellt. Vor und während des Tests stündlich Blutdruck und Puls messen und protokollieren.
- 12.00: Infusionsende, Patient darf wieder trinken.

Nebenwirkungen

Schwindelgefühl, Benommenheit, Kopfschmerzen. Sofortiger Abbruch der Infusion bei starken Kopfschmerzen (Hypernatriämie)!

Beurteilung

Basale Plasma-ADH-Konzentrationen liegen bei Normalpersonen normalerweise zwischen < 0,2 pg/ml und 0,8 pg/ml, in Abhängigkeit von der Serumosmolalität, deren stärkster Determinator Serumnatrium ist. Bei Serumosmolalitäten > 300 mosmol/kg, die nach Kochsalzinfusion erreicht werden, ist ADH immer deutlich nachweisbar (2–10 pg/ml).

Bei Patienten mit Diabetes insipidus ist Plasma-ADH basal und nach Kochsalzinfusion niedrig. Beim partiellen Diabetes insipidus centralis findet sich ein subnormaler oder verzögerter Anstieg. Bei primärer Polydipsie liegen basale Serumosmolalität und Plasma-ADH oft im unteren Normbereich. ADH steigt auch hier nach Erreichen der Schwellenosmolalität für die ADH-Freisetzung deutlich an. Patienten mit Diabetes insipidus renalis haben basal meist schon eine hoch normale Plasmaosmolalität und ein hoch normales ADH und zeigen nach Kochsalz einen weiteren starken Anstieg von ADH.

Eine erweiterte Analyse ist noch möglich, wenn das betreffende Labor eigene Normbereiche für die Schwellenosmolalität (Schwellen-Natriumkonzentrationen) für Durst und ADH-Freisetzung hat. In diesem Fall lassen sich Schwellenkonzentrationen für das Durstgefühl und für die ADH-Freisetzung miteinander in Beziehung setzen

Durstprotokoll Teil I

Datum:

Name:

Lieber Patient! Bitte beantworten Sie zu jedem gewünschten Zeitpunkt während des Tests die folgende Frage:

Wie durstig fühlen Sie sich jetzt?

Markieren Sie Ihre Antwort (Kreuzchen) zu jedem geforderten Zeitpunkt irgendwo in den unteren waagerechten Kästchen zwischen **nicht durstig** und **extrem durstig.**

	nicht durstig	**extrem durstig**
1. Messpunkt (Uhrzeit:)	☐	☐
2. Messpunkt (Uhrzeit:)	☐	☐
3. Messpunkt (Uhrzeit:)	☐	☐
4. Messpunkt (Uhrzeit:)	☐	☐
5. Messpunkt (Uhrzeit:)	☐	☐
6. Messpunkt (Uhrzeit:)	☐	☐
7. Messpunkt (Uhrzeit:)	☐	☐

Abb. 21.1 Durstprotokoll Teil I Durstprotokoll Teil I (subjektives Durstgefühl).

Durstprotokoll Teil II

Datum:

Name:

Lieber Patient! Bitte beantworten Sie zu jedem gewünschten Zeitpunkt während des Tests die folgende Frage:

Wie trocken ist Ihr Mund?

Markieren Sie Ihre Antwort (Kreuzchen) zu jedem geforderten Zeitpunkt irgendwo in den unteren waagerechten Kästchen zwischen **nicht trocken** und **extrem trocken.**

	nicht trocken	**extrem trocken**
1. Messpunkt (Uhrzeit:)	☐	☐
2. Messpunkt (Uhrzeit:)	☐	☐
3. Messpunkt (Uhrzeit:)	☐	☐
4. Messpunkt (Uhrzeit:)	☐	☐
5. Messpunkt (Uhrzeit:)	☐	☐
6. Messpunkt (Uhrzeit:)	☐	☐
7. Messpunkt (Uhrzeit:)	☐	☐

Abb. 21.2 Durstprotokoll Teil II Durstprotokoll Teil II (Mundtrockenheit).

(Diagnose einer organischen Hypodipsie oder Hyperdipsie mit und ohne Störung der ADH-Freisetzung).

Klinische Bemerkungen

Der Kochsalz-Infusionstest kann als „Goldstandard" der Differenzialdiagnostik der Polyurie/Polydipsie angesehen werden, wenn die Differenzierung, z. B. zwischen primärer Polydipsie und partiellem zentralem Diabetes insipidus oder partiellem nephrogenem Diabetes insipidus, mit anderen Verfahren nicht eindeutig möglich ist.

Der Diabetes insipidus lässt sich auch nach dem Ausmaß der Antwort von ADH auf unterschiedliche Stimuli unterscheiden. Reagiert ein Patient außer auf Hyperosmolalität nicht auf vasovagale Reize, Nikotin, Hypovolämie, Hypotension oder auf Insulinhypoglykämie, so muss man eine fehlende ADH-Bildung annehmen. Reagiert hingegen ein Patient auf Nikotin, nicht aber auf osmotischen Reiz, so muss eine Läsion im Osmorezeptorzentrum (Organum vasculosum, Lamina terminalis, etc.) vorliegen.

Mögliche Fehler

Fehlerhafte ADH-Bestimmung (Ausführungen über die ADH-Bestimmung im Durstversuch, s. o.).

Besonderheiten im Kindesalter

Cave

Dieser Test ist für das Kindesalter nicht ausreichend validiert und fast immer kontraindiziert bzw. entbehrlich.

Falls in Ausnahmefällen nötig, sollte die Version mit 3 % iger Kochsalzlösung bevorzugt werden. Ein Serumnatrium von 150 mmol/l darf bei Kindern nicht überschritten werden! Kinder mit familiärem Diabetes insipidus centralis können zu Beginn der Krankheit noch eine geringe ADH-Reserve aufweisen.

21.3.3 Literatur

[1] Burrell LM, Lambert HJ, Baylis PH. The effect of drinking on atrial natriuretic peptide, vasopressin and thirst appreciation in hyperosmolar man. Clin Endocrinol 1991; 35: 229–234

[2] Czernichow P, Pomarede R, Brauner R, Rappaport R. Neurogenic diabetes insipidus in children. In: Czernichow P, Robinson AG (eds). Diabetes insipidus in man. Basel: Karger 1985: 190–209

[3] Kluge M, Riedl S, Erhart-Hofmann B et al. Improved extraction procedure and RIA for determination of arginine-8-vasopressin in plasma: role of remeasurement sample treatment and reference values in children. Clin Chem 1999; 45: 98–103

[4] Marild S, Jodal U, Jonasson G et al. Reference values for renal concentrating capacity in children by the desmopressin test. Pediatr Nephrol 1992; 6: 254–257

[5] Miller M, Dalakos T, Moses, AM et al. Recognition of partial defects of antidiuretic hormone secretion. Ann Int Med 1970; 73: 721–729

[6] Vallotton MB, Favre L, Dolci W. Osmolar stimulation of vasopressin secretion in man: comparison of various protocols. Acta Endocrinol (Copenh) 1986; 113: 161–167

21.4 Schilddrüse

21.4.1 Pentagastrintest

Indikation

Zur präoperativen Diagnostik und zum postoperativen „Follow-up" von Patienten mit medullärem Schilddrüsenkarzinom/C-Zell-Hyperplasie, z. B. im Rahmen des MEN-2-Familien-Screenings oder der Abklärung suspekter Schilddrüsenknoten [4]. Die Heilung eines medullären Schilddrüsenkarzinoms wird durch einen negativen Pentagastrintest definiert.

Testprinzip

Pentagastrin ist ein Stimulus der Calcitoninsekretion. Patienten mit medullärem Schilddrüsenkarzinom oder C-Zell-Hyperplasie zeigen einen pathologisch erhöhten Calcitoninanstieg im Vergleich zu Normalpersonen. Der Anstieg ist geschlechtsspezifisch unterschiedlich (Frauen zeigen einen geringeren Anstieg).

Kontraindikationen

Allergie gegen Pentagastrin (nicht verwechseln mit Nebenwirkung), Phäochromozytom (im Rahmen einer vermuteten/bekannten MEN immer vorher ausschließen), ausgeprägte Hypertonie auch anderer Genese.

Vorbereitung

Untersuchung am liegenden Patienten, venösen Zugang legen, Pentagastrin (Peptavlon, Ayerst Lab., Philadelphia, USA) Dosierung: (0,5 µg/kg KG) in 2 ml 0,9 % NaCl aufziehen.

Testablauf

5 ml Blut zur Calcitoninbestimmung entnehmen (0-min-Wert), Pentagastrin (0,5 µg/kg KG) als Bolus in 10 s i. v. injizieren, 2 min und 5 min nach Injektion erneut je 5 ml Blut zur Calcitoninbestimmung entnehmen.

Nebenwirkungen

20 s nach Injektion tritt bei 80 % der Patienten eine Flush-Symptomatik auf, die ca. 1 min anhält. Zudem kann es zu abdominellen Krämpfen und Parästhesien der Extremitäten kommen.

Beurteilung

Je nach Calcitoninbestimmungsmethode sind geschlechtsabhängige obere Grenzwerte der Basalspiegel und des maximalen Anstiegs nach Pentagastrin zu beachten [3] (▸ Tab. 21.7, ▸ Tab. 21.8). Patienten mit Niereninsuffizienz haben basal erhöhte Spiegel (verzögerter Abbau).

Tab. 21.7 Referenzbereiche für basales Calcitonin in pg/ml (5.–95. Perzentile) mit 2 unterschiedlichen Assay-Systemen.

	ELISA	Chemilumineszenz
Männer	< 2–28,1	< 7,0–6,55
Frauen	< 2–12,8	< 7,0–4,13

Umrechnungsfaktor: pg/ml × 0,28 = pmol/l (n = 179), (Quelle: Grauer et al. 1998 [3])

Tab. 21.8 Obere Grenzen des Referenzbereichs (95.Perzentile) für Calcitonin im Pentagastrintest in pg/ml mit 2 unterschiedlichen Assay-Systemen.

	ELISA		Chemilumineszenz	
	Basal	Stimuliert	Basal	Stimuliert
Männer	41,8	126,5	5,8	43,0
Frauen	16,2	81,9	5,2	36,8

Umrechnungsfaktor: pg/ml × 0,28 = pmol/l (n = 19); (Quelle: Grauer et al. 1998 [3])

Klinische Bemerkungen

Bei basal normalen Calcitoninspiegeln und pathologischem Anstieg ist mit einer C-Zell-Hyperplasie/Mikrokarzinom zu rechnen; bildgebende Verfahren versagen meist in dieser Situation. C-Zell-Hyperplasie findet man nicht nur als Präkanzerose beim medullären Schilddrüsenkarzinom, sondern auch als Reaktion bei verschiedenen Schilddrüsenerkrankungen (z. B. Hashimoto-Thyreoiditis).

Pentagastrin ist in Deutschland nicht als Medikament zugelassen und ist schwierig zu beschaffen. Als Alternative bietet sich der Kalzium-Stimulationstest an (Kap. 21.4.2).

Mögliche Fehler

Zugrundelegung falscher Referenzwerte.

Besonderheiten im Kindesalter

Im Familien-Screening bei multipler endokriner Neoplasie Typ 2 steht heute die molekulargenetische Diagnostik mit Bestimmung der in der Familie meist bekannten Mutation im RET-Gen an erster Stelle. Bei Nachweis der Mutation und Bestätigung durch eine zweite Probe ist die Indikation zur totalen Thyreoidektomie auch ohne Nachweis eines pathologischen Pentagastrintests indiziert [2].

21.4.2 Kalzium-Stimulationstest für Calcitonin

Indikation

Siehe Pentagastrintest (Kap. 21.4.1); Alternative bei fehlender Verfügbarkeit und Zulassung von Pentagastrin.

Tab. 21.9 Dosierung für den Kalzium-Stimulationstest.

Körpergewicht (kg)	Kalzium-Dosis (mg)	10 % Kalzium-Lösung (ml)
40	100	10,8 (gerundet 11)
50	125	13,5 (gerundet 13)
60	150	16,3 (gerundet 16)
70	175	18,9 (gerundet 19)
80	200	21,7 (gerundet 22)

Testprinzip

Calcitonin wird durch einen akuten Anstieg der Kalziumkonzentration im Blut stimuliert [1]. Die Gabe von 2,5 mg Kalzium /kg Körpergewicht i. v. führt zu einem deutlicheren Anstieg von Calcitonin im Serum als Pentagastrin [5].

Kontraindikationen

Vorbestehende Hyperkalzämie, Digitalis-Medikation. Thrombophilie. Kardiale Vorerkrankungen sind zu beachten (ggf. Rücksprache mit Kardiologie).

Vorbereitung

Nüchterner Patient; aktueller Kalziumspiegel und EKG liegen vor. Venösen Zugang legen. Untersuchung am liegenden Patienten. Kalzium-Injektionslösung vorbereiten: Die Dosis beträgt 2,5 mg/kg KG. 1 ml einer 10 %igen Kalziumglukonat-Lösung enthält 94 mg Kalziumglukonat, entsprechend 0,23 mmol Kalzium, entsprechend 9,22 mg Kalzium.

Daraus ergibt sich eine Dosierung nach ▶ Tab. 21.9.

Testablauf

Blutentnahme für Calcitonin (= 0-min-Wert). Langsame i. v.-Injektion der Kalziumlösung laut ▶ Tab. 21.9. Injektionsgeschwindigkeit: 10 ml/min. Weitere Blutentnahmen zur Calcitoninbestimmung nach 2 und 5 min.

Nebenwirkungen

Kurzfristige Flush-Symptomatik, Wärmegefühl, Schwindel, Parästhesien im Gesicht, Geschmackssensationen, Harndrang.

Beurteilung

Der maximale Anstieg von Calcitonin ist nach 2 min zu erwarten. Referenzwerte sind in ▶ Tab. 21.10 angegeben.

Tab. 21.10 Referenzwerte für den Calcitoninanstieg beim Kalzium-Stimulationstest.

Geschlecht	Max. Calcitoninanstieg nach 2 min (pg/ml)	95. Perzentile (pg/ml)
Männer	50,7±42,5	131,1
Frauen	25,1±25,8	90

Klinische Bemerkung

Kürzlich wurde über einen Herzstillstand im Rahmen des Tests berichtet [6]. Wir empfehlen deshalb vor Durchführung des Tests die Bestimmung des Kalziumspiegels und die Anfertigung eines EKGs (s. o.).

Mögliche Fehler

Nicht bekannt.

Besonderheiten im Kindesalter

Siehe Pentagastrintest (Kap. 21.4.1). Es liegen nur wenige Daten zur Durchführung und Standardisierung des Tests bei Kindern vor. Im Zweifelsfall wird die Kontaktaufnahme mit einer pädiatrisch-endokrinologischen Institution empfohlen.

21.4.3 Literatur

[1] Doyle P, Düren C, Nerlich K, Verburg FA, Grelle I, Jahn H, Fassnacht M, Mäder U, Reiners C, Luster M. Potency and tolerance of calcitonin stimulation with high-dose calcium versus pentagastrin in normal adults. J Clin Endocrinol Metab 2009; 94: 2970–2974

[2] Frank-Raue K, Höppner W, Buhr H, Herfarth C, Ziegler R, Raue F. Mutationen des ret-Protoonkogens bei medullärem Schilddrüsenkarzinom. Dtsch Med Wschr 1997; 122: 143–149

[3] Grauer A, Raue F, Ziegler R. Usefulness of a new chemiluminescent two site immunoassay for human calcitonin. Exp Clin Endocrinol Diabetes 1998; 106: 353–359

[4] Herrmann BL, Schmid KW, Goerges R et al. Calcitonin screening and pentagastrin testing: predictive value for the diagnosis of medullary carcinoma in nodular thyroid disease. Eur J Endocrinol 2010; 162: 1141–1145

[5] Raue F. Calcium-Test zur Stimulation von Calcitonin. In: Partsch CJ, Holterhus P.-M.,Möni g H, Sippell WG (Hrsg). Endokrinologische Funktionsdiagnostik, 7. Aufl. Kiel: Schmidt & Klaunig 2011: 61–62

[6] Russo M, Scollo C, Padova G, Vigneri R, Pellegriti G. Cardiac arrest after intravenous calcium administration for calcitonin stimulation test. Thyroid 2014; 24(3): 606–7

21.5 Nebennierenrinde

21.5.1 ACTH-Kurztest (Standarddosierung, 250 µg)

Indikation

Erfassung einer Nebennierenrinden-Insuffizienz (Nebennierenrinde: NNR). Nachweis eines homozygoten oder heterozygoten NNR-Biosynthesedefekts (Verdacht auf Adrenogenitales Syndrom, Hirsutismus, Klitorishypertrophie, Oligomenorrhoe, Wachstumsbeschleunigung mit Knochenalterakzeleration unklarer Genese, Pseudopubertas praecox) [7], [17], [19].

Testprinzip

ACTH bindet an spezifische Rezeptoren in der Nebennierenrinde. Es folgt primär eine Stimulation der Zona fasciculata (Glukokortikoide), in geringerem Ausmaß auch der Zona glomerulosa (Mineralokortikoide) und der Zona reticularis (Androgene).

Kontraindikationen

Vorbehandlung mit ACTH oder Sensibilisierung gegen ACTH (z. B. bei BNS-Anfällen unter ACTH-Therapie) aufgrund der Gefahr eines anaphylaktischen Schocks.

Vorbereitung

Bei dringenden Indikationen kann der Test zu jeder Tageszeit durchgeführt werden, eine akute Addison-Krise verbietet jedoch die Durchführung, zunächst muss die Krise adäquat behandelt werden. Eine elektive Durchführung erfolgt idealerweise morgens, die Patienten bleiben ab dem Vorabend nüchtern. Der Test ist ambulant durchführbar. Zur Evaluation eines AGS bei Frauen muss der Test am 3.–8. Zyklustag durchgeführt werden. Ovulationshemmer sind vorher abzusetzen.

Testablauf

Vor Testbeginn wird ein venöser Zugang gelegt. Die Blutentnahme erfolgt für die Bestimmung von Kortisol, fakultativ ACTH (Abnahme- und Transportbedingungen beachten),17-Hydroxy-Progesteron (17–OHP) und je nach Fragestellung von weiteren NNR-Steroiden und Androgenen (= Basalwert). Danach werden 250 µg ACTH-24 (Synacthen) im Bolus i. v. injiziert, Säuglinge bis zu 12 Monaten erhalten 125 µg. Die zweite Blutentnahme folgt nach 60 min für die Steroidbestimmung (= stimulierter Wert).

Nebenwirkungen

Hungergefühl.

Beurteilung

NNR-Insuffizienz: Anstieg des Kortisols im Plasma/Serum auf > 18 µg/dl (> 500 nmol/l) oder mindestens um den Faktor 2 schließt eine Nebennierenrinden-(Glukokortikoid-)Insuffizienz aus. Eine basale ACTH-Konzentration oberhalb des Referenzbereichs spricht für eine primäre NNR-Insuffizienz, eine erniedrigte für eine sekundäre oder tertiäre Genese.

NNR-Biosynthesedefekt: Ein 17-OHP-Anstieg auf > 12 µg/dl spricht für einen homozygoten 21-Hydroxylase-Defekt (für Neugeborene, Frühgeborene und pränatal dystrophe Neugeborene gelten in den ersten Lebenswochen andere Referenzwerte für die adrenalen Steroidhormone). Seltenere Defekte der Steroidbiosynthese der Nebennierenrinde können nur durch Multisteroidanalyse und mithilfe spezieller Normbereiche erkannt werden. Der 17-OHP-Anstieg ist altersabhängig. Zum hormonellen Nachweis eines heterozygoten 21-Hydroxylase-Defekts ist die Multisteroidanalyse notwendig. Ein 17-OHP/DOC-Quotient > 12 spricht beim Erwachsenen für das Vorliegen eines heterozygoten 21-Hydroxylase-Defekts. Für Kinder ist dieser Quotient bisher nicht ausreichend validiert.

Klinische Bemerkungen

Der früher weit verbreitete ACTH-Lang-Test bietet keine diagnostischen Vorteile. Die Referenzwerte sind methodenabhängig. Bei Messung von Vorläufersteroiden der Kortisol- und Aldosteronsynthese (z. B. zur AGS-Diagnostik) sollten nur spezifische Bestimmungsmethoden (RIA nach Extraktion und Chromatografie, Tandem-Massenspektrometrie) verwendet werden. Bei kritisch kranken Patienten oder nach operativen Eingriffen ist der Test zum Ausschluss einer NNR-Insuffizienz nicht ausreichend validiert und sollte nur durch einen erfahrenen Endokrinologen beurteilt werden.

Besonderheiten im Kindesalter

Keine.

21.5.2 ACTH-Kurztest (niedrige Dosierung, 1 µg)

Indikation

Erfassung einer Nebennierenrindeninsuffizienz, insbesondere bei Verdacht auf eine sekundäre/tertiäre Insuffizienz. Da eine partielle Insuffizienz der kortikotropen Hypophysenfunktion durch einen supraphysiologischen ACTH-Stimulus (250 µg) maskiert werden kann, stellt der sog. Low-dose-ACTH-Test mit 1 µg hier das sensitivere Testverfahren dar [5], [8], [22], [26]. Der Test kann bei länger bestehender sekundärer/tertiärer Nebennierenrindeninsuffizienz, z. B. bei einem Hypophysentumor präoperativ, eine solche aufdecken; er ist nicht geeignet, die kortikotrope Achse frühpostoperativ zu prüfen.

Testprinzip

Das Testprinzip entspricht dem des hoch dosierten ACTH-Kurztests.

Kontraindikationen

Vorbehandlung mit ACTH oder Sensibilisierung gegen ACTH (z. B. bei BNS-Anfällen unter ACTH-Therapie) aufgrund der Gefahr eines anaphylaktischen Schocks.

Vorbereitung

Auch hier erfolgt die elektive Durchführung idealerweise morgens, die Patienten sollten ab dem Vorabend nüchtern bleiben. Der Test ist ambulant durchführbar.

Vorbereitung der Injektionslösung:

- 1 Amp. (1 ml) Synacthen-Injektionslösung in 250 ml NaCl 0,9 % lösen = 250 µg/250 ml = 1 µg/ml
- 1 ml (entspr. 1 µg ACTH) auf 10 ml NaCl aufziehen und diese 10 ml i. v. injizieren

Testablauf

Zu Testbeginn wird ein venöser Zugang gelegt. Blutentnahme für die Bestimmung von Kortisol. Danach wird 1 µg ACTH-24 (Synacthen) im Bolus i. v. injiziert. Die zweite Blutentnahme folgt (anders als beim 250-µg-Test) bereits nach 30 min (= stimulierter Wert).

Nebenwirkungen

Hungergefühl.

Beurteilung

Zur Testinterpretation finden sich unterschiedliche Angaben. Gesunde erreichten in einer Studie nach 30 min einen Kortisol-Peak von 25,7 ± 7,9 µg/dl (714 ± 219 nmol/l) [15]. Eine andere Gruppe gibt einen Cut-off-Wert von ≥ 21,6 µg/dl (≥ 600 nmol/l) an [1].

Klinische Bemerkungen

Der Test stellt möglicherweise das sensitivere Verfahren gegenüber dem Standardtest mit 250 µg dar, die klinische Wertigkeit ist aber nach wie vor nicht eindeutig definiert.

Merke **M!**

Ältere Männer (ca. 80 Jahre) weisen im Low-dose-ACTH-Kurztest signifikant niedrigere Kortisolwerte auf als Frauen (540,17 ± 112,28 vs. 670,11 ± 146,49 nmol/l) [16].

Mögliche Fehler

Fehler bei der Herstellung der verdünnten Injektionslösung. Nichteinhaltung des Blutentnahmezeitpunkts nach 30 min.

Besonderheiten im Kindesalter

Keine.

21.5.3 Kochsalz-Infusionstest bei Verdacht auf primären Hyperaldosteronismus

Unter Mitarbeit von M. Quinkler

Indikation

Bestätigungstest beim Verdacht auf das Vorliegen eines primären Hyperaldosteronismus [4], [14].

Testprinzip

Natrium- und Volumenbelastung führen unter physiologischen Bedingungen zu einer Reduktion der Aldosteron- und Reninkonzentrationen. Bei Vorliegen eines primären Hyperaldosteronismus ist dieser Regelkreis gestört, Aldosteron wird unabhängig von der Renin- und Natriumkonzentration sezerniert.

Kontraindikationen

Herzinsuffizienz, Hypervolämie, entgleister arterieller Hypertonus.

Vorbereitung

Vor dem Test ist eine möglicherweise bestehende Hypokaliämie auszugleichen. Aldosteronrezeptorantagonisten (Spironolacton, Eplerenon) und Amilorid sollten 6 Wochen vor dem Test abgesetzt werden, ACE-Hemmer, Betablocker und Thiazid- sowie Schleifendiuretika sollten nach Möglichkeit 1 Woche vor dem Test abgesetzt werden, auch auf Lakritz sollten die Personen in diesem Zeitraum verzichten.

α-Blocker, Kalziumantagonisten und direkte Vasodilatatoren können zur Blutdrucksenkung eingesetzt werden.

Vor dem Test sind mindestens folgende Laborparameter zu bestimmen: Natrium, Kalium, Kalzium, Kreatinin, kleines Blutbild. Vor dem Test ist nach Möglichkeit eine Echokardiografie durchzuführen, um die linksventrikuläre Funktion abschätzen zu können.

Bereitstellen von Blutentnahmeröhrchen: je 2-mal Aldosteron und Renin (Renin auf Eis transportieren) sowie Natrium und Kalium. Ein i. v.-Zugang wird gelegt und es werden 2 l Natriumchloridlösung (0,9 %) bereitgestellt.

Testablauf

Patient liegt über Nacht (mindestens 8h vor Testbeginn) und bleibt danach während der gesamten Testdurchführung liegen. Testbeginn zwischen 8.00 und 10.00 Uhr. Es erfolgt zunächst die Abnahme der basalen Werte für Aldosteron, Renin, Natrium und Kalium sowie eine Blutdruckkontrolle, dann beginnt die NaCl-Infusion (0,9 %, 500 ml/h).

Bei guter linksventrikulärer Funktion reichen stündliche Kontrollen des Blutdrucks und der Pulsfrequenz, darüber hinaus bei Bedarf, bei unklarer linksventrikulärer Funktion halbstündliche Kontrollen. Es folgt die Abnahme der 4h-Werte für Aldosteron, Natrium, Kalium.

Abbruchkriterien sind Zeichen einer unter der Infusion aufgetretenen Herzinsuffizienz oder einer anderen Organinsuffizienz sowie ein entgleister arterieller Hypertonus.

Nebenwirkungen

Hypervolämie, arterieller Hypertonus, Dekompensation einer Herzinsuffizienz.

Beurteilung

Bei einer Reduktion der Aldosteronkonzentration < 50 ng/l (139 pmol/l) kann ein primärer Hyperaldosteronismus mit ausreichend hoher Wahrscheinlichkeit ausgeschlossen werden. Konzentrationen > 100 ng/l (277 pmol/l) sprechen für das Vorliegen eines primären Hyperaldosteronismus. Zwischen diesen Konzentrationen liegt ein „Graubereich", der einer weiteren Diagnostik bedarf.

Klinische Bemerkungen

5–10 % aller Patienten mit einem arteriellen Hypertonus leiden unter einer aldosteronabhängigen Form. Die häufigsten Ursachen sind aldosteronsezernierende Adenome der Nebenniere und Nebennierenrinden-Hyperplasien. Ein durch Dexamethason supprimierbarer Hyperaldosteronismus oder ein aldosteronproduzierendes Karzinom liegen hingegen nur sehr selten vor; letzteres muss jedoch immer differenzialdiagnostisch erwogen werden, insbesondere bei untypisch großen Raumforderungen und/oder Kosekretion anderer Nebennierenrindensteroide.

Bei 30–50 % aller Patienten mit einem pathologischen Aldosteron-Renin-Quotienten (erhöhter Quotient und erhöhte Aldosteronkonzentration) kann mittels Kochsalzbelastungstest ein Hyperaldosteronismus ausgeschlossen werden.

Alternativ können ein Kochsalzbelastungstest mit oraler Kochsalzgabe (300 mmol Natrium pro Tag über 3 Tage) oder ein Fludrokortison-Suppressionstest durchgeführt werden (s. u.). Bei geeigneten Patienten, insbesondere bei solchen mit guter linksventrikulärer Funktion und gut eingestelltem Blutdruck, ist der Test auch ambulant durchführbar. Hierbei wird auf die Nachtruhe verzichtet, die weitere Durchführung bleibt unverändert.

Zur eingeschränkten Indikation von Bestätigungstests bei hochgradigem Verdacht auf primären Hyperaldosteronismus s. auch Fludrokortison-Suppressionstest.

Bei positivem Testergebnis und unklarem Ergebnis im Aldosteron-Orthostase-Test ist die selektive Katheterisierung der Nebennieren zur Lokalisationsdiagnostik notwendig, da in bis zu 35 % der Fälle mittels bildgebenden Verfahren (CT/MRT) eine falsche Diagnose gestellt wird oder gar keine gestellt werden kann [18].

21.5.4 Fludrokortison-Suppressionstest

Indikation

Nachweis einer autonomen Aldosteronproduktionbei Verdacht auf primären Hyperaldosteronismus (z. B. bei pathologischem Aldosteron-Renin-Quotient in Verbindung mit einer erhöhten Aldosteronkonzentration).

Testprinzip

Eine mehrtägige, regelmäßige Mineralokortikoidgabe in Form von Fludrokortison führt bei Patienten, die nicht unter einem primären Hyperaldosteronismus leiden, zu einer Aldosteronsuppression, die bei Patienten mit primärem Hyperaldosteronismus ausbleibt.

Kontraindikationen

Hypertensive Entgleisungen, Hypokaliämie, Schwangerschaft, Stillzeit, Überempfindlichkeit gegen Fludrokortison, schwere periphere Ödeme.

Vorbereitung

Eventuell vorhandene Hypokaliämie vor Testbeginn ausgleichen. Erforderliche Medikamentenpausen einhalten: Aldosteronrezeptorantagonisten und Amilorid 6 Wochen vor Test absetzen. Betablocker, Imidazolin-Rezeptorantagonisten, Schleifen- und Thiaziddiuretika sowie ACE-Hemmer, sofern möglich, 1 Woche vor Test absetzen. Außerdem sollte eine Woche vor und während des Tests auf Lakritz verzichtet werden sollte.

Testablauf

Durchführung üblicherweise unter stationären Bedingungen. Der Test kann bei sehr guter Compliance und Überwachungsmöglichkeit ggf. auch ambulant durchgeführt werden. Es existieren unterschiedliche Testprotokolle. Das vorliegende Protokoll entspricht im Wesentlichen den Empfehlungen der Endocrine Society von 2008 [13].

Basale Bestimmung von Kalium und Aldosteron zu Testbeginn. Dann 4-mal täglich 0,1 mg Fludrokortison (Astonin H), d. h. alle 6h (04.00 Uhr, 10.00 Uhr, 16.00 Uhr, 22.00 Uhr) über 4 Tage oral verabreichen. 4-mal täglich Blutdruckkontrolle (ggf. Selbstmessgerät bereitstellen) und Serumkaliumbestimmung. Tägliche Kaliumgabe mit einem Zielwert von 4,0 mmol/l im Serum. 3-mal tägliche NaCl-Gabe (jeweils 30 mmol) in Kombination mit einer Natriumchlorid-reichen Kost. Am 4. Tag Blutentnahme für Kortisol um 7.00 Uhr und Aldosteron sowie Kortisol um 10.00 Uhr morgens bei sitzendem Patienten. Die Bestimmungen von Kortisol dienen dazu, einen ACTH-Effekt auf die Aldosteronkonzentration auszuschließen.

Nebenwirkungen

Hypokaliämie, Hypervolämie mit Ödemneigung, arterieller Hypertonus, Dekompensation einer Herzinsuffizienz.

Beurteilung

Der Test ist positiv (Bestätigung eines primären Hyperaldosteronismus), wenn die Aldosteronkonzentration am 4. Tag oberhalb von 60 ng/l liegt, sofern der Plasmakortisolwert gegen 10.00 Uhr niedriger liegt als im 7.00-Uhr-Wert (andernfalls ACTH-Effekt diskutieren).

Klinische Bemerkungen

Der Fludrokortisonsuppressionstest ist ein aufwendiger, meist stationär durchzuführender Test zur Bestätigung eines primären Hyperaldosteronismus, der laut einigen Autoren jedoch eine genauere Diagnostik des primären Hyperaldosteronismus erlaubt [20]. Von Westerdahl et al. 2009 wurde ein auf 3 Tage verkürztes Protokoll mit basaler Bestimmung von Kalium und Aldosteron zu Testbeginn und nachfolgender 4-mal täglicher Gabe von 0,1 mg Fludrokortison (Astonin H) um 8.00, 12.00, 16.00 und 20.00 Uhr für 3 Tage publiziert [28]. Eine Natriumsubstitution sollte dabei mit 500 mg NaCl p. o. täglich durchgeführt werden. Am 3. Tag erfolgt bei diesem verkürzten Protokoll dann die Aldosteronbestimmung. Ein Cut-off-Wert von 225 pmol/l (81 ng/l) wurde dabei von den Autoren vorgeschlagen, Werte darüber sprechen für einen primären Hyperaldosteronismus.

Merke **M!**

Es sollte betont werden, dass ein Bestätigungstest bei hochverdächtiger Konstellation eines primären Hyperaldosteronismus (z. B. junger Patient mit klar pathologischem Aldosteron-Renin-Quotienten, schwerer hypokaliämer Hypertonie und typischem radiologischen Befund) nicht zwingend erforderlich ist [2].

21.5.5 Aldosteron-Orthostase-Test

Indikation

Differenzialdiagnose aldosteronproduzierendes NN-Adenom (APA) versus idiopathischer Hyperaldosteronismus (IHA) bei nachgewiesenem primären Hyperaldosteronismus.

Testprinzip

Untersucht wird der Einfluss des durch orthostatische Belastung induzierten Anstiegs von Angiotensin II auf die Aldosteronsekretion (bei Gesunden Anstieg um das 1,5- bis 3-Fache des Basalwerts).

Beim IHA ist die Aldosteronproduktion meistens durch Orthostase stimulierbar. In der Mehrzahl der Fälle spricht das APA hingegen nicht auf Angiotensin II an. Vielmehr kann es am Vormittag wegen der zirkadian abnehmenden Kostimulation durch ACTH sogar zu einem leichten Aldosteronabfall kommen.

Kontraindikationen

Nicht bekannt.

Vorbereitung

Ausgeglichener Elektrolytstatus; Betablocker, Schleifendiuretika, Renininhibitoren, ACE-Hemmer, AT-Antagonisten sind > 1 Woche zuvor abzusetzen. Bei Spironolacton, Eplerenon, Drospirenon ist eine Pause von > 2–4 Wochen nötig.

Testablauf (stationär)

Patient wird am Vortag aufgenommen, er darf nach Mitternacht nicht mehr aufstehen. Um 08.00 Uhr erfolgt die Blutentnahme für Kortisol, Aldosteron und Plasmareninaktivität bzw. Reninkonzentration im Plasma. Der Patient soll nach der Blutabnahme für 3h eine aufrechte Position einnehmen (Gehen oder Sitzen). Nach 4h folgt eine erneute Blutentnahme wie um 08.00 Uhr.

Nebenwirkungen

Nicht bekannt.

Beurteilung

APA. Aldosteron bereits basal deutlich erhöht, nach Orthostase unverändert oder abfallend (hohe Spezifität für APA bei Abfall > 100 ng/dl); Plasmarenin basal deutlich supprimiert und nicht oder nur geringfügig ansteigend.

IHA: Aldosteron basal im oberen Normbereich oder leicht erhöht, nach Orthostase deutlich ansteigend; Plasmarenin leicht bis mäßig erniedrigt; nach Orthostase geringer Anstieg.

Klinische Bemerkungen

Patienten mit APA haben im Vergleich zu denjenigen mit IHA in der Regel einen schwereren Hypertonus, eine ausgeprägtere Hypokaliämie (< 3,0 mmol/l), höhere Plasma- (> 25 ng/dl) und Urin-Aldosteronspiegel (> 30 µg/Tag), und sind jünger [9], [10], [29].

Die gleichzeitige Kortisolmessung dient der Plausibilitätskontrolle: normalerweise kommt es zum Abfall zwischen 8:00 und 12:00 Uhr aufgrund der zirkadianen Rhythmik. Bei stressbedingt erhöhter ACTH- und Kortisolsekretion ist die Aussagefähigkeit des Tests stark beeinträchtigt, da ACTH auch die Aldosteronproduktion beeinflusst. Die Wertigkeit dieses Tests wird in der Literatur kontrovers beurteilt; in neueren Empfehlungen spielt er keine Rolle mehr [2].

21.5.6 Metopirontest

Indikation

Prüfung der Funktion der Rückkopplungskontrolle der Hypothalamus-Hypophysen-Nebennierenrinden-Achse (Kortisol → ACTH). Der Metopirontest wird bei Verdacht auf sekundäre Nebennierenrinden-Insuffizienz eingesetzt. Ferner dient er zur Untersuchung der Achsenfunktion nach Langzeitsteroidtherapie und zur Differenzialdiagnose zwischen autonomen Nebennierenrindentumoren und Nebennierenrindenhyperplasie anderer Genese. Er wird auch für die Differenzialdiagnose des ACTH-abhängigen Cushing-Syndroms eingesetzt.

Testprinzip

Metopiron blockiert die adrenale 11β-Hydroxylase, die die Umwandlung von 11-Desoxykortisol zu Kortisol katalysiert. Damit kommt es nach Metopirongabe zu einem Abfall von Kortisols und einem Anstieg des 11-Desoxykortisols. Bei intaktem Regelkreissystem führt der Kortisolabfall zu einer raschen Stimulation der ACTH-Sekretion und nachfolgend der adrenalen Steroidbiosynthese. Da diese auf dem Niveau der 11β-Hydroxylase blockiert ist, steigt im Plasma nur die Konzentration von 11-Desoxykortisol und nicht von Kortisol an. Im Urin findet sich eine erhöhte Konzentration von Tetrahydro-11-Desoxykortisol (THS).

Kontraindikationen

Neugeborene, Säuglinge, Kleinkinder (Hypoglykämierisiko!).

Vorbereitung

Patient bleibt nüchtern.

Testablauf

Durchführung üblicherweise unter stationären Bedingungen. Der Kurztest kann auch ambulant durchgeführt werden. Es existieren unterschiedliche Testprotokolle, zwei seien hier aufgeführt:

- Über-Nacht-Test [3], [11], [12], [21], [25]:
  - Legen eines venösen Zugangs 1–2h vor Testbeginn beim nüchternen Patienten. Erste Blutentnahme (= Basalwert; optional) für die Bestimmung von ACTH, Kortisol und 11-Desoxykortisol (und evtl. weiteren Steroiden). Die Blutprobe für ACTH muss in vorgekühlten EDTA-Röhrchen erfolgen. Transport ins Labor gekühlt auf Eis(wasser) und Zentrifugation in der Kühlzentrifuge. Das Plasma muss bis zur ACTH-Bestimmung bei -20 °C tiefgefroren werden.
  - Gabe von Metopiron in einer Dosis von 30–40 mg/kg KG p. o. (maximal 2 g) um Mitternacht mit einer kleinen Mahlzeit. Zweite Blutentnahme um spätestens 08.00 Uhr des zweiten Tages [3], [25], [70].
- 3-h-Kurztest [6], [24], [27]:
  - Gabe von 15–40 mg Metopiron/kg KG (oder 1 g/m^2 KOF) per os mit einem kleinen Frühstück zwischen 06.00 und 08.00 Uhr.
  - Zweite Blutentnahme (= stimulierter Wert) für die Bestimmung von ACTH, Kortisol und 11-Desoxykortisol (und evtl. weiteren Steroiden) nach 3h (oder nach 2 und 4h) [27].

Nebenwirkungen

Gastrointestinale Beschwerden (Übelkeit, Bauchschmerzen und Erbrechen) sind bei gleichzeitiger Einnahme einer Mahlzeit selten. Metopiron hat einen schlechten Geschmack.

Cave ⚠

Bei manifester primärer Nebennierenrinden-Insuffizienz kann eine Addison-Krise ausgelöst werden.

Beurteilung

Normalerweise erfolgt ein starker Anstieg von 11-Desoxykortisol (> 70 ng/ml = > 200 nmol/l), DOC und weiteren Kortisolvorstufen, ein Abfall von Kortisol (< 80 ng/ml = < 220 nmol/l) sowie Kortikosteron und Aldosteron [21], [25]. Ein ACTH-Anstieg > 200 pg/ml [21] oder > 33 pmol/l [25] spricht für eine intakte Regelkreisfunktion.

Bei Morbus Cushing ist der Anstieg von 11-Desoxykortisol gesteigert (> 220-fach) und der Kortisolabfall nicht ausreichend (Quotient „supprimiertes“ Kortisol/basales Kortisol > 0,6). Für die Kombination dieser beiden Kriterien wird bei einer Spezifität von 100 % eine Sensitivität für die Diagnose des hypophysären Cushing-Syndroms von 65 % angegeben [3]. Bei sekundärer oder tertiärer Nebennierenrinden-Insuffizienz ist der Anstieg von 11-Desoxykortisol vermindert. Bei androgenproduzierenden Tumoren der Nebenniere findet sich meist keine Reaktion im Metopirontest.

Klinische Bemerkungen

Der Metopirontest ist der sensitivste Test für die hypophysäre ACTH-Sekretion, da er auf dem negativen Rückkopplungseffekt eines abfallenden Kortisolspiegels und nicht auf dem Effekt eines starken Stress, wie beim Insulin-Hypoglykämie-Test, beruht. Eine normale Antwort im Metopirontest beweist eine intakte Hypothalamus-Hypophysen-Nebennierenrinden-Funktion. Weitere Tests sind dann nicht mehr notwendig.

Unter Medikamenten, die zu einer Enzyminduktion in der Leber führen (z. B. Phenobarbital, Phenytoin, Carbamazepin, Rifampicin etc.), wird Metopiron beschleunigt abgebaut und der Test dadurch unzuverlässig. Diese Medikamente müssen vor dem Test abgesetzt werden.

Ein beschleunigter Metopironabbau bei einem Teil der Gesunden (ca. 4 %) führt zu falsch positiven Testresultaten [21]. Dies ist an einem unzureichenden Kortisolabfall erkennbar (Kortisol > 75 ng/ml = > 210 nmol/l).

Besonderheiten im Kindesalter

Wegen des erhöhten Hypoglykämierisikos ist der Test bei Neugeborenen im Säuglings- und Kleinkindalter kontraindiziert. Sorgfältige klinische Überwachung mit Blutzuckerkontrollen ist bei älteren Kindern erforderlich.

21.5.7 Literatur

[1] Abdu TA, Elhadd TA, Neary R, Clayton RN. Comparison of the low dose short synacthen test (1 microg), the conventional dose short synacthen test (250 microg), and the insulin tolerance test for assessment of the hypothalamo-pituitary-adrenal axis in patients with pituitary disease. J Clin Endocrinol Metab 1999; 84: 838–843

[2] Arlt W. A detour guide to the Endocrine Society Clinical Practice Guideline on case detection, diagnosis and treatment of patients with primary aldosteronism. Eur J Endocrinol. 2010; 162: 435–438

[3] Avgerinos PC, Nieman LK, Oldfield EH et al. A comparison of the overnight and the standard metyrapone test for the differential diagnosis of adrenocorticotrophin-dependent Cushing's syndrome. Clin Endocrinol 1996; 45: 483–491

[4] Born-Frontsberg E, Quinkler M. Conn-Syndrom. Internist 2009; 50: 17–26

[5] Broide J, Soferman R, Kivity S et al. Low-dose adrenocorticotropin test reveals impaired adrenal function in patients taking inhaled corticosteroids. J Clin Endocrinol Metab 1995; 80: 1243–1246

[6] Dickstein G, Lahav M, Orr ZS. Single-dose metyrapone test at 06.00h: an accurate method for assessment of pituitary-adrenal reserve. Acta Endocrinol 1986; 112: 28–34

[7] Dickstein G, Saiegh L. The assessment of the hypothalamo-pituitary-adrenal axis in pituitary disease: are there short cuts? J Endocrinol Invest 2008; 26: 25–30

[8] Dickstein G, Shechner C, Nicholson WE et al. Adrenocorticotropin stimulation test: effects of basal cortisol level, time of day, and suggested new sensitive low dose test. J Clin Endocrinol Metab 1991; 72: 773–778

[9] Diederich S, Bidlingmaier M, Quinkler M et al. Diagnosis of primary hyperaldosteronism. Med Klin (Munich) 2007; 102: 16–21

[10] Espiner EA, Ross, DG, Yandle TG et al. Predicting surgically remedial primary aldosteronism: Role of adrenal scanning, posture testing, and adrenal vein sampling. J Clin Endocrinol Metab 2003; 88: 3 637–3 644

[11] Feek CM, Bevan JS, Ratcliffe JG et al. The short metyrapone test: Comparison of the plasma ACTH response to metyrapone with the cortisol response to insulin-induced hypoglycaemia in patients with pituitary disease. Clin Endocrinol 1981; 15: 75–80

[12] Fiad TM, Kirby JM, Cunningham SK et al. The overnight single-dose metyrapone test is a simple and reliable index of the hypothalamic-pituitary-adrenal axis. Clin Endocrinol 1994; 40: 603–609

[13] Funder JW et al. Case detection, diagnosis, and treatment of patients with primary aldosteronism: an Endocrine Society clinical practice guideline. J Clin Endocrinol Metab 2008; 93: 3 266–3 281

[14] Giacchetti G, Mulatero P, Mantero F et al. Primary aldosteronism, a major form of low renin hypertension: from screening to diagnosis. Trends Endocrinol Metab 2008; 19: 104–108

[15] Karaca Z, Lale A, Tanriverdi F, Kula M, Unluhizarci K, Kelestimur F. The comparison of low and standard dose ACTH and glucagon stimulation tests in the evaluation of hypothalamo-pituitary-adrenal axis in healthy adults. Pituitary 2011; 14: 134–40

[16] Lekkakou L, Tzanela M, Lymberi M et al. Effects of gender and age on hypothalamic-pituitary-adrenal reactivity after pharmacological challenge with low-dose 1-µg ACTH test: a prospective study in healthy adults. Clin Endocrino (Oxf) 2013; 79: 683–688

[17] Lin-Su K, Nimkarn S, New MI. Congenital adrenal hyperplasia in adolescents: diagnosis and management. Ann N Y Acad Sci 2008; 1135: 95–98

[18] Magill SB, Raff H, Shaker JL et al. Comparison of adrenal vein sampling and computed tomography in the differentiation of primary aldosteronism. J Clin Endocrinol Metab 2001; 86: 1066–1071

[19] Marik PE, Pastores SM, Annane D et al. Recommendations for the diagnosis and management of corticosteroid insufficiency in critically ill adult patients: consensus statements from an international task force by the American College ofCritical Care Medicine M Crit Care Med 2008 ;36: 1937–1949

[20] Mulatero P, Milan A, Fallo F, et al. Comparison of Confirmatory tests for the diagnosis of primary aldosteronism. J Clin Endocrinol Metab 2006; 91: 2618–2623

[21] Orth DN, Kovacs WJ. The adrenal cortex. In: Wilson JD, Foster DW, Kronenberg HM, Larsen PR (eds). Williams Textbook of Endocrinology, 9th ed. Philadelphia: WB Saunders Company 1998: 517–664

[22] Rasmuson S, Olsson T, Hägg E. A low dose ACTH test to assess the function of the hypothalamic-pituitary-adrenal axis. Clin Endocrinol (Oxf). 1996; 44: 151–156

[23] Shankar RR, Jakacki RI, Haider A et al. Testing the hypothalamic-pituitary axis in survivors of childhood brain and skull-based tumours. J Clin Endocrinol Metab 1997; 82: 1995–1998

[24] Sippell WG, Partsch C-J, Peter M. Endokrinologie. In: Schaub J, Krawinkel M (eds) Kieler Praktische Pädiatrie. Stuttgart New York: Georg Thieme Verlag 1994: 24–45

[25] Steiner H, Bähr V, Exner P et al. Pituitary function tests: Comparison of ACTH and 11-deoxy-cortisol responses in the metyrapone test and with insulin hypoglycemia test. Exp Clin Endocrinol 1994; 102: 33–38

[26] Thaler LM, Blevins LS Jr. The low dose (1-microg) andrenocorticotropin stimulation test in the evaluation of patients with suspected central adrenal insufficiency. J Clin Endocrinol Metab 1998; 83: 2726–2729

[27] Thornton PS, Alter CA, Katz LEL et al. The new highly sensitive adrenocorticotropin assay improves detection of patients with partial adrenocorticotropin deficiency in short term metyrapone test. J Pediatr Endocrinol 1994; 7: 317–324

[28] Westerdahl C, Bergenfelz A, Larsson J et al. Re-evaluation of the fludrorocortison test: duration, NaCl supplementation and cut-off limits for aldosterone. Scand J Clin Lab Invest. 2009; 69: 234–241

[29] Young WF. Primary aldosteronism: renaissance of a syndrome. Clin Endocrinol 2007; 66: 607–618

21.6 Nebennierenmark

21.6.1 Clonidin-Suppressionstest

Indikation

Bestätigungstest zum Nachweis eines Phäochromozytoms. Dieser Test differenziert zwischen einem Phäochromozytom und falsch positiv erhöhten Metanephrinwerten im Screening-Verfahren (Bestimmung der fraktionierten Metanephrine im 24h-Urin, Bestimmung von Normetanephrin und Metanephrin im Plasma).

Testprinzip

Clonidin hemmt über eine zentralnervöse Stimulation präsynaptischer α2-Rezeptoren die neuronale und adrenale Noradrenalin-, weniger auch die Adrenalinsekretion. Die Katecholaminfreisetzung aus einem Phäochromozytom wird nicht gehemmt, das Absinken der Katecholaminspiegel bleibt aus [1].

Kontraindikationen

Hypotension, Hypovolämie, Bradykardie, aktuelle Betablockertherapie.

Vorbereitung

Patient liegt während des gesamten Tests.

Testablauf

Legen eines venösen Zugangs, nach 30 min erfolgt die Blutentnahme (EDTA, sofort auf Eis) zur Bestimmung der fraktionierten Metabolite Metanephrin und Normetanephrin (und der Plasmakatecholamine). Sofort anschließend folgt die Gabe von 300 µg Clonidin p. o., nach 3h eine erneute Blutentnahme zur Bestimmung der fraktionierten Metabolite und Plasmakatecholamine. Blutdruck- und Pulskontrolle sind alle 30 min vorgesehen.

Nebenwirkungen

Hypotension, besonders bei mit Clonidin vorbehandelten Patienten oder solchen mit Betarezeptordysfunktion; sedierende Eigenschaften, Mundtrockenheit. Clonidin hat eine lange Halbwertzeit, die Fahrtüchtigkeit ist herabgesetzt.

Beurteilung

Normalerweise müssen die Plasmakatecholamine und fraktionierten Metabolite nach Gabe von Clonidin in den Normbereich (Adrenalin: 0,03–1,31 nmol/l [10–250 ng/l]; Noradrenalin: 0,47–4,14 nmol/l [80–750 ng/l]) bzw. um >40 % abfallen. Bei Vorliegen eines Phäochromozytoms bleibt das Absinken der Katecholaminspiegel aus. Der Test ist nur bei basal erhöhten Werten verwertbar (Treffsicherheit >95 %); allerdings ist ein paradoxer Anstieg von Normalwerten ebenfalls als pathologisch zu bewerten. Wenn im Clonidin-Suppressionstest die Plasma-Normetanephrin- anstelle der Plasma-Noradrenalinkonzentration herangezogen wird, wobei ein Abfall um <40 % als positives Ergebnis gewertet wird, hat der Test eine höhere Sensitivität und Spezifität. Dies gilt v. a. dann, wenn der Wert nach Suppression oberhalb des Referenzbereichs liegt [2].

Klinische Bemerkungen

Die Bestimmung der Plasmakatecholamine ist als Screening-Verfahren bei der Suche nach einem Phäochromozytom ungeeignet, da die Sekretion oft intermittierend ist. Wegweisend ist nur eine drastische Erhöhung (Noradrenalin >2000 ng/ml). Bei Werten <2000 ng/ml ist der Clonidin-Suppressionstest ein hochsensitiver Test zur Diagnostik des Phäochromozytoms [2], [7]. Als Screening-Parameter werden heute v. a. die fraktionierten Metabolite Normetanephrin und Metanephrin im Plasma verwandt (Sensitivität 99 %, Spezifität 89 %). Liegen die Werte hier in einem Graubereich (weniger als 3-fach oberhalb des oberen Grenzwerts), wird zur Bestätigung der Diagnose ein Clonidin-Suppressionstest durchgeführt.

Bei jedem Nachweis eines Phäochromozytoms muss an eine Multiple Endokrine Neoplasie Typ IIa oder IIb sowie an eine Phakomatose (Neurofibromatose, von Hippel-Lindau-Syndrom, tuberöse Sklerose, Sturge-Weber-Krabbe-Syndrom) gedacht werden [4], [6].

Cave ⚠

Einige Medikamente können zu falsch hohen Katecholaminkonzentrationen führen (v. a. trizyklische Antidepressiva, Phenoxybenzamin, Doxazosin oder MAO-Hemmer; weniger Betarezeptorblocker, Clonidinentzug, Koffein, Nikotin). Paracetamol und Levodopa können mit der Analytik interferieren. Wenn möglich, sollten alle diese Medikamente 7 Tage vor dem Test abgesetzt werden.

Mögliche Fehler

Bildgebende Diagnostik vor biochemischem Nachweis der pathologischen Katecholaminproduktion. Punktion eines Nebennierentumors vor Ausschluss eines Phäochromozytoms.

Besonderheiten im Kindesalter

Bei Kindern ist dieser Test wenig gebräuchlich.

21.6.2 Glukagontest

Indikation

Der Test kann im Ausnahmefall indiziert sein, wenn mithilfe der übrigen Verfahren (fraktionierte Metanephrine im Plasma und 24h- Urin, Clonidin-Suppressionstest) die Diagnose eines Phäochromozytoms nicht gestellt bzw. ausgeschlossen werden kann. Aufgrund der erheblichen Risiken (Hochdruckkrise) muss die Indikation strengstens gestellt werden.

Testprinzip

Glukagon bewirkt bei Patienten mit Phäochromozytom, anders als bei essenzieller Hypertonie, einen deutlichen Anstieg der Plasmakatecholamine innerhalb weniger Minuten.

Kontraindikationen

Nicht bekannt.

Vorbereitung

Patient erhält am Vorabend sowie am Morgen des Untersuchungstages jeweils 20 mg Phenoxybenzamin (Dibenzyran) [3]. Eine Infusion mit NaCl 0,9 % sowie eine Ampulle Phentolamin (Regitin) müssen bereitliegen.

Testablauf

Braunüle legen (venöser Zugang muss sicher sein!). Es folgt die Abnahme von Blut für Plasmakatecholaminbestimmung (= 0-min-Wert), anschließend die Gabe von 1 mg Glukagon i. v. Nach 2, 5 und 10 min weitere Blutentnahmen für Plasmakatecholaminbestimmung.

Der Blutdruck sollte jede Minute bis zum Ende des Tests gemessen werden (mindestens 10 min).

> **Cave** ⚠
>
> Vorbereitung mit Phenoxybenzamin beachten! NaCl-Infusion (0,9 %) und Regitin-Spritze müssen bereitliegen!

Nebenwirkungen

Hypertensive Krise.

Beurteilung

Als pathologisch wird ein Noradrenalinanstieg um > 300 % angesehen [3].

Klinische Bemerkungen

Der Glukagontest ist wegen seiner gravierenden Nebenwirkungen nur mit größter Vorsicht einzusetzen und ist zudem nicht ausreichend sensitiv [5]. Nach unserer Erfahrung lässt er sich durch überlegten Einsatz der übrigen Methoden praktisch immer vermeiden.

21.6.3 Literatur

[1] Bravo EL, Tarazi RC, Fouad FM et al. Clonidine suppression test. A useful aid in the diagnosis of pheochromocytoma. N Engl J Med 1981; 305: 623–626

[2] Eisenhofer G, Goldstein DS, Walther MM et al. Biochemical diagnosis of pheochromocytoma: how to distinguish true- from false-positive test results. J Clin Endocrinol Metab 2003; 88: 2656–2666

[3] Lehnert H, Dörr HG, Ziegler R. Nebenierenmark. In: Deutsche Gesellschaft für Endokrinologie (Hrsg) Rationelle Diagnostik in der Endokrinologie. Stuttgart, New York: Thieme Verlag 1993: 171

[4] Lenders JW, Eisenhofer G, Mannelli M et al. Pheochromocytoma. Lancet 2005; 266: 665–675

[5] Lenders JW, Pacak K, Huynh TT et al. Low sensitivity of glucagon provocative testing for diagnosis of pheochromocytoma. J Clin Endocrinol Metab 2010; 95: 238–245

[6] Reisch N, Peczkowska M, Januszewicz A et al. Pheochromocytoma: presentation, diagnosis and treatment. J Hypertens 2006; 24: 2331–2339

[7] Sjoberg RJ, Simcic KJ, Kidd GS. The clonidine suppression test for pheochromocytoma. A review of its utility and pitfalls. Arch Intern Med 1992; 152: 1193–1197

21.7 Pankreas/ Gastrointestinaltrakt

21.7.1 Sekretintest

Indikation

Differenzierung einer tumorbedingten Hypergastrinämie von anderen Ursachen, die mit pathologisch erhöhten Gastrinspiegeln einhergehen.

Testprinzip

Sekretin stimuliert die Gastrinsekretion der antralen G-Zellen. Beim Zollinger-Ellison-Syndrom findet sich eine pathologisch erhöhte Stimulierbarkeit der Gastrinsekretion.

Kontraindikationen

Nicht angewendet werden darf der Test bei der akuten Pankreatitis oder einem akuten Schub einer chronischen Pankreatitis bis mindestens 2 Wochen nach Abklingen der akuten Symptome.

Vorbereitung

Patientenaufklärung durchführen, Eis und 5-ml-Serum-Monovetten beschriften und bereitstellen. 24h vor Testbeginn Antazida, Anticholinergica und H_2-Rezeptorantagonisten absetzen. Eine Behandlung mit substituierten Benzimidazolen (Protonenpumpenblockern) sollte mindestens 5–7 Tage vorher abgesetzt werden. Nach einer 12-stündigen Nahrungskarenz kann mit dem Test begonnen werden (Patient bleibt nüchtern).

Testablauf

Venösen Zugang legen. Blutentnahmen für die Gastrinbestimmung im Serum bei -15 und 0 min (= basale Proben). Die Injektion von Sekretin in einer Dosis von 2 U/kg KG erfolgt als Bolus innerhalb von 30 s i. v. Weitere Blutentnahmen nach 2, 5, 10, 15 und 30 min.

Nebenwirkungen

Überempfindlichkeitsreaktionen, abdominale Beschwerden, Übelkeit. Es wurde ein Fall einer Duodenalperforation während eines Sekretintests beschrieben; dies ist sicher ein extrem seltenes Ereignis [16].

Beurteilung

Zollinger-Ellison-Syndrom: Beim Gastrinom kommt es nach Sekretin zu einem Anstieg des Serumgastrins um > 200 pg/ml nach 2–10 min [4], [11]. Bei etwa 10 % der Patienten mit einem ZES ist der Sekretintest negativ [20]. Postoperativ zeigt eine Normalisierung des Gastrinspiegels eine vollständige Entfernung der Gastrinome an.

Antrale G-Zell-Überfunktion: Der Sekretin-Provokationstest ist negativ (kein Anstieg).

Zurückbelassener **Antrumschleimhautrest** in der zuführenden Schlinge bei **Billroth-II-Magen (excluded antrum)**: Nach Provokation mit Sekretin ist kein Anstieg des Serumgastrins nachweisbar.

Vagotomie: Bei Rezidivulzera nach Vagotomie mit Hypergastrinämie und normaler Säuresekretion ist der Sekretin-Provokationstest negativ.

Klinische Bemerkungen

Es liegen bisher viele Gastrin-Antisera ohne einheitliche Spezifität vor; entsprechend sind die Referenzbereiche in den verschiedenen Laboratorien unterschiedlich, der obere Referenzbereichswert liegt jedoch meist bei 40–200 pg/ml (20–100 pmol/l). Die Dosierung von Sekretin wird in verschiedenen Zentren uneinheitlich durchgeführt und schwankt in einer Dosierung zwischen 1 und 2 U/kg KG. Vergleichende Untersuchungen zu verschiedenen Sekretindosierungen bei einem größeren Patientenkollektiv liegen allerdings nicht vor. Daher sollte jedes Zentrum seine eigenen Referenzwerte ermitteln.

Mögliche Fehler

- Gastrin ist instabil und verliert bis zu 50 % seiner Aktivität innerhalb 48h bei 4 °C. Aufbewahrung für mehrere Tage bei -20 °C, längerfristig bei -70 °C erforderlich.
- Verwendung von nicht ausreichend gereinigtem Sekretin.
- Aktivitätsverlust von Gastrin durch häufiges Auftauen und Einfrieren.
- Die meisten kommerziell verfügbaren Gastrin-Testkits verwenden zur Kalibration synthetisches humanes G-17, da reines G-34, das die vorwiegende Form beim Gastrinom ist, schwer in gereinigter Form herstellbar ist.
- Hämolyse stört die Gastrinbestimmung.
- Die meisten Tests zeigen teilweise eine Kreuzreaktion mit Cholezystokinin.
- Die Blutentnahmen müssen morgens beim nüchternen Patienten gewonnen werden, da die Freisetzung des Hormons durch die Nahrungsaufnahme induziert wird. Nach erfolgter Ansäuerung des Speisebreis wird die Gastrinfreisetzung durch die Anwesenheit von Salzsäure im Antrum gehemmt. Bei der antralen G-Zell-Überfunktion („Pseudo-Zollinger-Ellison-Syndrom“) ist dieser Feedback-Mechanismus gestört.

21.7.2 Oraler Glukosetoleranz-Test (oGTT)

Indikation

- Diagnose einer gestörten Glukosetoleranz oder eines manifesten Diabetes mellitus bei (▸ Tab. 21.11):
  - Symptomen eines Diabetes mellitus und/oder erhöhtem Diabetesrisiko und/oder auffälliger Gelegenheits-Plasmaglukose [9],
  - erhöhtem HbA1c (> 5,7 % bis < 6,5 %, [9]),
  - Koronarer Herzerkrankung [19],
  - Syndrom der polyzystischen Ovarien (PCOS, [15]).
- Diagnose eines Gestationsdiabetes bei Schwangeren in der 24.–28. Schwangerschaftswoche bzw. im 1. Trimenon bei besonders gefährdeten Frauen (Alter ≥ 30 Jahre, Adipositas, arterielle Hypertonie, Gestationsdiabetes während vorangegangener Schwangerschaft, Typ 2-Diabetes mellitus bei Verwandten 1. Grades, Geburtsgewicht eines Geschwisterkindes > 4 000 g, Abort [5], [8]).
- Verdacht auf postprandiale reaktive Hypoglykämie (Testverlängerung auf 3–5h).
- Verdacht auf GH-Exzess (Akromegalie; s. auch GH-Suppressionstest).
- Untersuchung der Insulinempfindlichkeit und/oder der glukosestimulierten Insulinsekretion durch zusätzliche Bestimmung von Insulin im Serum.

Tab. 21.11 Diagnostische Kriterien von Glukosestoffwechselstörungen.

	Plasmaglukose venös (mg/dl/mmol)		Bemerkungen
	Nüchtern	2h-Wert oGTT	
Normale Glukosetoleranz	< 100/ < 5,6	< 140/ < 7,8	kein Ausschluss einer Insulinresistenz (s. u.)
Abnormale Nüchternglukose (IFG)	100–125/5,6–6,9	–	Prä-Diabetes; weniger relevant für das kardiovaskuläre Risiko (2)
Gestörte Glukosetoleranz (IGT)	< 126/ < 7,0	140–199/7,8–11,0	Prä-Diabetes; Nüchternwert darf nicht die Diabeteskriterien erfüllen
Diabetes mellitus	≥ 126/ ≥ 7,0	≥ 200/ ≥ 11,1	Nüchtern- oder oGTT-Grenzen für Diagnose Diabetes ausreichend

Testprinzip

Die Zufuhr einer definierten oralen Glukosemenge führt zu einem Anstieg der Blutglukose, der bei einem Überschreiten definierter Grenzwerte die Diagnose einer gestörten Glukosetoleranz oder eines manifesten Diabetes mellitus erlaubt. Eine zusätzliche Bestimmung von Insulinwerten ermöglicht Rückschlüsse auf die individuelle Insulinempfindlichkeit.

Kontraindikationen

Überschreiten der Grenzwerte für einen manifesten Diabetes durch die Nüchternglukose und/oder Gelegenheitsglukose, die mit klassischen Symptomen des Diabetes einhergeht; interkurrente Erkrankungen, insbesondere einhergehend mit Fieber, Azidose, Hepatitis; Zustand nach Magendarmresektion oder gastrointestinalen Erkrankungen mit veränderter Resorption.

Vorbereitung

Kohlenhydratreiche Ernährung (≥ 150 g Kohlenhydrate/Tag) über mindestens 3 Tage vor der Untersuchung. Nahrungs- und Alkoholkarenz von mindestens 10h direkt vor Testbeginn. Kein Rauchen und keine körperliche Aktivität vor und während des Tests.

Bereitstellung von beschrifteten Monovetten mit Zusatz von Glykolyse-Hemmstoffen (z B. Natriumfluorid) und Bereitstellung einer qualitätskontrollierten Labormethode zur Glukosebestimmung (keine Geräte zur Blutzuckerselbstbestimmung).

Testablauf

Testbeginn am Morgen in sitzender oder liegender Position.

- 1. Blutentnahme für die Nüchtern-Glukosebestimmung, im Anschluss trinkt der Patient 75 g Glukose (oder äquivalente Menge hydrolysierter Stärke) in 300 ml Wasser innerhalb von 5 min. Zur Diagnostik eines Gestationsdiabetes wird ebenfalls ein Test mit 75 g Glukose empfohlen [8].
- 2. Blutentnahme nach 60 min.
- 3. Blutentnahme nach 120 min.

Bei Verdacht auf postprandiale reaktive Hypoglykämie Testverlängerung auf 3–5h mit entsprechenden Blutentnahmen. In Einzelfällen kann ergänzend zum oGTT über 120 min eine Untersuchung der Insulinsensitivität und/oder der glukosestimulierten Insulinsekretion erfolgen, indem zeitgleich jeweils eine Blutentnahme zur Bestimmung von Insulin im Serum durchgeführt wird.

21

Nebenwirkungen

Selten Übelkeit, Erbrechen.

Beurteilung

Eine pathologische Glukosetoleranz ergibt sich bei 2h-Glukosewerten zwischen 140–199 mg/dl (7,8–11,0 mmol/l) im venösen Plasma. Ein manifester Diabetes mellitus besteht bei 2h-Glukosewerten ≥ 200 mg/dl (11,1 mmol/l) im venösen Plasma.

Die Diagnose eines Gestationsdiabetes wird gestellt, wenn mindestens einer der drei Glukosewerte im venösen Plasma die in ▸ Tab. 21.12 angegebenen Grenzen erreicht oder überschreitet.

Eine zusätzliche Bestimmung der Insulinkonzentrationen während des oGTT (bestmöglich zusätzliche Probenentnahme für Glukose- und Insulinkonzentrationen zu den Zeitpunkten 30 und 90 min) ermöglicht eine Abschätzung der Insulinsensitivität durch Anwendung des Matsuda-Index [10], der eine gute Korrelation mit der Ganzkörper-Insulinresistenz in euglykämischen Glukose-Clamp-Untersuchungen aufweist (r = 0,73). Referenzbereiche der Insulinsensitivität nach Matsuda sind:

- normal 6–12,
- grenzwertig erniedrigt 4–6,
- pathologisch < 4 [12].

Tab. 21.12 Diagnose des Gestationsdiabetes.

Zeitpunkt der Bestimmung	Venöses Plasma Glukose mg/dl (mmol/l)
Nüchtern	≥ 92 (≥ 5,1)
1h-Wert	≥ 180 (≥ 10,0)
2h-Wert	≥ 153 (≥ 8,5)

Praxis

ISI-Index nach Matsuda

Anhand der Daten der Glukose- und Insulinkonzentrationen während des oGTT kann zudem auch eine Aussage über die glukosestimulierte Insulinsekretionsleistung erfolgen. Hierfür wird die Fläche unterhalb der Insulinkonzentrationskurve auf die Fläche unterhalb der Glukosekonzentrationskurve (AUC_{Ins}/AUC_{Gluc}) bezogen. Die Berechnung der Flächen ergibt sich aus der Summe ihrer Teilflächen (Zeitabschnitte der Probenentnahme), die mittels Trapezformel bestimmt werden [18].

Klinische Bemerkungen

Die Diagnose des Diabetes mellitus kann sowohl durch einen oGTT als auch durch die Bestimmung von HbA1c oder Nüchtern-Glukosewerten gestellt werden [9].

Im Rahmen von allgemeinen Vorsorgeuntersuchungen ist generell eine Bestimmung von Nüchtern- oder Gelegenheits-Glukosewerten zu empfehlen. Da der Zustand einer gestörten Glukosetoleranz im Vergleich mit Nüchtern-Glukosewerten bereits frühzeitig ein erhöhtes kardiovaskuläres Risiko anzeigt und zugleich mit einer höheren Konversionsrate in einen manifesten Diabetes einhergeht, sollte bei Menschen, die ein erhöhtes kardiovaskuläres Risikoprofil aufweisen, ein oGTT durchgeführt werden [3].

Bei Patienten mit einer koronaren Herzerkrankung, die unter Berücksichtigung von Nüchtern- oder Gelegenheits-Glukosewerten keinen manifesten Diabetes aufweisen, sollte der Glukosestoffwechsel mittels oGTT untersucht werden [19].

Gestationsdiabetes: Bei Diagnose eines Gestationsdiabetes ist die sofortige Einleitung einer Therapie zur normoglykämischen Stoffwechseleinstellung indiziert.

PCOS: Aufgrund der erhöhten Prävalenz einer gestörten Glukosetoleranz (bis ca. 35 %) oder eines Typ-2-Diabetes (bis ca. 10 %) bei Frauen mit einem PCOS besteht die Empfehlung zur Durchführung eines oGTT bei Erstvorstellung jeder Patientin [15]. Im Falle einer gestörten Glukosetoleranz oder unter Therapie mit Metformin/Glitazonen sollte eine Kontrolle des oGTT jährlich erfolgen [15]. Im Falle eines Normalbefundes bei Erstvorstellung sollten ein erneuter oGTT mindestens in 2- bis 3-jährigen Abständen wiederholt werden [15]. Die Durchführung eines oGTT ist bei allen schwangeren Frauen mit einem PCOS aufgrund des erhöhten Gestationsdiabetesrisikos bereits im 1. Trimenon indiziert [15].

Diagnostik der Insulinresistenz: Aktuell steht kein validierter Test für die Routinediagnostik einer Insulinresistenz zur Verfügung. Als Goldstandard zur Bestimmung der Insulinresistenz gilt der euglykämische hyperinsulinämische Clamp-Test, der allerdings aufgrund des großen Aufwandes nur in wissenschaftlichen Studien zum Einsatz kommt.

Eine Untersuchung der Insulinresistenz mit anderen Tests ist nicht für den Klinikalltag zu empfehlen und sollte nur bei besonderen Fragestellungen, z. B. Evaluation des kardiovaskulären Risikos, PCOS, etc. erfolgen. Berechnung des HOMA-Index (HOMA steht für Homeostasis Model Assessment und ist ein Maß für Insulinresistenz):

Insulin (µU/ml) × Blutzucker (nmol/l)/405 oder

Insulin (µU/ml) × Blutzucker (nmol/l)/22,5

Insulin und Blutzucker müssen beim nüchternen Patienten bestimmt werden.

Besonderheiten im Kindesalter

Glukosedosis 1,75 g/kg Körpergewicht (maximal 75 g).

21.7.3 Fastentest (Hungerversuch)

Indikation

Nachweis/Ausschluss eines organischen Hyperinsulinismus [7].

Testprinzip

Im Hungerzustand wird die Insulininkretion normalerweise supprimiert, sodass niedrige Blutzuckerwerte mit niedrigen Insulinkonzentrationen korrespondieren. Beim pathologischen Hyperinsulinismus (z. B. Insulinom) bleibt trotz niedrigen Blutzuckers eine inadäquate Insulininkretion bestehen [17]. Es wird bei diesem Test versucht, die Hypoglykämie durch eine kontrollierte Nahrungskarenz über maximal 72h zu provozieren [2]. Entscheidend ist somit die simultan abgenommene „kritische Blutprobe" (s. u.).

Kontraindikationen

Bei adäquater Überwachung sind keine Kontraindikationen bekannt. Vorsicht bei älteren Patienten sowie beim Vorliegen einer koronaren Herzkrankheit oder eines zerebralen Krampfleidens.

Vorbereitung

Testbeginn für Wochenanfang einplanen, damit die späte Testphase nicht auf das Wochenende fällt. „Kritische Blutprobe" bereitlegen:

- Plasmaglukose
- Insulin
- C-Peptid
- Beta-Hydroxybuttersäure, falls verfügbar
- Proinsulin
- Sulfonylharnstoffe

20 %ige Glukoselösung bereitstellen. Nachtdienst (Arzt und Pflegekräfte) über den Patienten informieren.

Testablauf

Falls nicht bekannt ist, dass der Patient bereits nach wenigen Stunden Nahrungskarenz „unterzuckert“, erscheint er nüchtern auf der Station; andernfalls beginnt der Test nach einem leichten Frühstück. Das Trinken zuckerfreier und koffeinfreier Flüssigkeit ist unbegrenzt erlaubt. Prüfen, inwieweit Begleitmedikamente abgesetzt werden können. Bettruhe nicht erforderlich und nicht erwünscht.

Zunächst erfolgt alle 3h oder wenn der Patient Symptome einer Hypoglykämie zeigt, eine Blutzuckerbestimmung (BZ) mittels Schnelltest.

Wenn der BZ-Wert < 60 mg/dl liegt, erfolgt die BZ-Kontrolle alle 1–2h (Schnelltest **plus** venöse Plasmaglukose).

Der Test wird in folgenden Fällen beendet:

1. Der Patient hat Symptome einer Hypoglykämie. Vorgehen:
   - Abnahme der „kritischen Blutprobe“,
   - mindestens 40 ml einer 20 %igen Glukoselösung injizieren,
   - engmaschige weitere Kontrolle des Blutzuckerspiegels; ggf. Glukose 5 % als Dauerinfusion geben.
2. Die Plasmaglukose fällt < 45 mg/dl (2,5 mmol/l), Patient ist asymptomatisch.

Bei Patienten, die im Vorfeld die Kriterien der „Whipple-Trias“ erfüllt haben (Hypoglykämie-Symptome, zeitgleich Nachweis einer Hypoglykämie mit zuverlässiger Methode, Besserung der Symptome nach Glukosezufuhr), sollte der Test bereits bei einer Plasmaglukose von < 55 mg/dl (3 mmol/l) beendet werden. Vorgehen:

- Abnahme der „kritischen Blutprobe“,
- glukosehaltiges Getränk verabreichen,
- engmaschige weitere Kontrolle des Blutzuckerspiegels.

3. Der Test ist über 72h gelaufen, ohne dass Hypoglykämie-Symptome aufgetreten sind. Vorgehen:

- Abnahme der „kritischen Blutprobe“,
- glukosehaltiges Getränk oder leichte Mahlzeit verabreichen,
- Entlassung.

Ein weiteres Hilfsmittel zur Sicherung einer insulinvermittelten Hypoglykämie ist die Messung der Plasmaglukose vor sowie 10, 20 und 30 min nach i. v.-Injektion von 1 mg Glukagon vor Beendigung des Tests. Bei Patienten ohne Hyperinsulinismus sind die hepatischen Glykogenreserven nach 72h depletiert; Glukagon führt nicht zu einem signifikanten BZ-Anstieg. Erhöht sich die BZ-Konzentration nach Glukagongabe jedoch um > 25 mg/dl (1,4 mmol/l), spricht dies für das Vorliegen eines pathologischen Hyperinsulinismus. Inwieweit dieser Test am Ende des Fastentests noch durchgeführt wird, sollte im Einzelfall entscheiden werden, ebenso über die Bestimmung der Insulin-Antikörper.

Nebenwirkungen

Die Nebenwirkungen entsprechen den Hypoglykämie-Symptomen. Das Hungern selbst wird von den meisten Patienten erstaunlich gut toleriert.

Beurteilung

Der häufig genutzte Quotient aus Insulin (µU/ml) und Blutzucker (mg/dl) ist für die Beurteilung nur sehr begrenzt hilfreich. Sinnvoller ist eine Interpretation der Testergebnisse in der Gesamtschau entsprechend den Empfehlungen der Endocrine Society nach ▶ Tab. 21.13 [2].

Klinische Bemerkungen

Es wurde eine auf 48h verkürzte Version des Tests vorgeschlagen [6]; der hier dargestellte 72h-Test entspricht den Empfehlungen der Endocrine Society [2].

Eine weitere Variante des Fastentests besteht in der Kombination des Tests mit einer (vorgeschalteten) oralen 100-g-Glukosebelastung mit nachfolgender Analyse des Insulin-Sekretionsprofils über 3–12h nach Glukosebelastung bis zur Neuroglukopenie [14]. Dieses Vorgehen findet in den aktuellen Empfehlungen der Endocrine Society jedoch keinen Niederschlag.

Mögliche Fehler

Bildgebende Diagnostik bereits vor dem biochemischen Nachweis einer inadäquaten Insulinsekretion. Überstürzter Testabbruch bei unspezifischen Symptomen. Übersehen einer durch orale Antidiabetika induzierten Hypoglykämie.

Besonderheiten im Kindesalter

Bei Neugeborenen, Säuglingen und Kleinkindern wird der Hungerversuch über maximal 24h im Rahmen einer Hypoglykämie-Diagnostik durchgeführt [1].

Tab. 21.13 Interpretation der Testergebnisse des Fastentests. (Quelle: www.uptodate.com)

Hypoglykämie-Symptome	Plasmaglukose (mg/dl)/(mmol/l)	Insulin (µU/ml)/(pmol/l)	C-Peptid (nmol/l)/(ng/ml)	Proinsulin (pmol/l)	Beta-Hydroxybutyrat (mmol/l)	Glukose-Anstieg nach Glukagon (mg/dl)/(mmol/l)	Nachweis oraler Antidiabetika	Antikörper gegen Insulin	Diagnostische Interpretation
Nein	< 55/3	< 3/20,8	< 0,2/0,6	< 5	> 2,7	< 25/1,4	Nein	Nein	Normal
Ja	< 55/3	>> 3/20,8	< 0,2/0,6	< 5	≤ 2,7	> 25/1,4	Nein	Neg. (Pos.)	Exogene Insulinzufuhr
Ja	< 55/3	≥ 3/20,8	≥ 0,2/0,6	≥ 5	≤ 2,7	> 25/1,4	Nein	Neg.	Insulinom, NIPHS[2], PGBH[3]
Ja	< 55/3	≥ 3/20,8	≥ 0,2/0,6	≥ 5	≤ 2,7	> 25/1,4	Ja	Neg.	Orale Antidiabetika[4]
Ja	< 55/3	>> 3/20,8	>> 0,2/0,6[1]	>> 5[1]	≤ 2,7	> 25/1,4	Nein	Pos.	Antikörper gegen Insulin oder Insulinrezeptor
Ja	< 55/3	< 3/20,8	< 0,2/0,6	< 5	≤ 2,7	> 25/1,4	Nein	Neg.	IGF[5]-vermittelt
Ja	< 55/3	< 3/20,8	< 0,2/0,6	< 5	> 2,7	< 25/1,4	Nein	Neg.	Nicht insulin- oder IGF[5]-vermittelt

[1] Die freien C-Peptid-Spiegel sind niedrig
[2] noninsulinoma pancreatogenous hypoglycemia syndrome
[3] post gastric bypass hypoglycemia
[4] oder andere Hypoglykämie-verursachende Stoffe
[5] erhöhte Werte für pro-IGF-II, freies IGF-II oder IGF-II/IGF-I-Ratio

21.7.4 Literatur

[1] Böhles H. Differentialdiagnose der Hypoglykämien im Kindesalter. Pädiat Praxis 1991; 42: 255–270

[2] Cryer PE, Axelrod L, Grossman AB et al. Evaluation and management of adult hypoglycemic disorders: an Endocrine Society Clinical Practice Guideline. J Clin Endocrinol Metab 2009; 94: 709–728

[3] DECODE Study Group. Glucose tolerance and mortality: comparison of WHO and American Diabetic Association diagnostic criteria. Lancet 1999; 354: 617–621

[4] Deveney CW, Deveney KS, Jaffe BM, Jones RS, Way LW. Use of calcium and secretin in the diagnosis of gastrinoma (Zollinger-Ellison syndrome). Ann Intern Med 1977; 87: 680–686

[5] Guidelines American Diabetes Association (ADA). Gestational diabetes mellitus. Diabetes Care 2004;27(Suppl 1):S 88

[6] Hirshberg B, Livi A, Bartlett DL, Libutti SK, Alexander HR, Doppman JL, Skarulis MC, Gorden P. Forty-eight-hour fast: the diagnostic test for insulinoma. J Clin Endocrinol Metab 2000; 85: 3 222–3 226

[7] Kaltsas GA, Besser GM, Grossman AB. The diagnosis and medical management of advanced neuroendocrine tumors. Endocr Rev 2004; 25: 458–511

[8] Kleinwechter H, Schäfer-Graf U, Bührer C et al. Gestationsdiabetes mellitus. Diabetologie und Stoffwechsel 2011; 6: 290–328

[9] Landgraf R, Kellerer M, Fach E et al. Praxisempfehlungen DDG/DGIM Therapie des Typ-2-Diabetes. Diabetologie und Stoffwechsel 2013; 8: 93–105

[10] Matsuda M, DeFronzo RA. Insulin sensitivity indices obtained from oral glucose tolerance testing. Diabetes Care 1999; 22: 1463–1470

[11] McGuigan JE, Wolfe MM. Secretin injection test in the diagnosis of gastrinoma. Gastroenterology 1980; 79: 1324–1331

[12] Radikova Z, Koska J, Huckova M et al. Insulin sensitivity indices: a proposal of cut-off points for simple identification of insulin-resistant subjects. Exp Clin Endocrinol Diabetes 2006; 114: 249–256

[13] Rehfeld JF, Gingras MH, Bardram L, Hilsted L, Goetze JP, Poitras P. The Zollinger-Ellison syndrome and mismeasurement of gastrin. Gastroenterology. 2011; 140: 1444–1453

[14] Saddig C, Goretzki PE, Starke AA. Differentiation of insulin secretion patterns in insulinoma. World J Surg 2008; 32: 918–929

[15] Salley KE, Wickham EP, Cheang KI et al. Glucose intolerance in polycystic ovary syndrome – a position statement of the Androgen Excess Society. J Clin Endocrinol Metab 2007; 92: 4 546–4 556

[16] Scaglia E, Brixi-Benmansour H, Lubrano D, Devulder F, Thiéfin G, Cadiot G. Duodenal perforation during a secretin test. Gastroenterol Clin Biol 2008; 32: 375–377

[17] Service FJ. Hypoglycemic disorders. N Engl J Med 1995; 332: 1144–52

[18] Stumvoll M, Mitrakou A, Pimenta W, et al. Use of the oral glucose tolerance test to assess insulin release and insulin sensitivity. Diabetes Care 2000; 23: 295–301

[19] The Task Force on Diabetes and Cardiovascular Diseases of the European Society of Cardiology (ESC) and of the European Association for the Study of Diabetes (EASD). Guidelines on diabetes, pre-diabetes, and cardiovascular diseases: executive summary. Eur Heart J 2007; 28: 88–136

[20] Wolfe MM, Jain DK, Edgerton JR. Zollinger-Ellison syndrome associated with persistently normal tasting serum gastrin concentrations. Ann Intern Med 1985; 103: 215–217

21.8 Tests in der gynäkologischen Endokrinologie

21.8.1 Gestagentest

Indikation

Nachweis eines östrogenstimulierten Endometriums bei Verdacht auf Anovulationbei Oligo-/Amenorrhoe.

Testprinzip

Östrogene führen zur Proliferation der Gebärmutterschleimhaut. Gestagene bewirken die sekretorische Transformation des zuvor östrogenstimulierten Endometriums. Beim anovulatorischen Zyklus werden zwar vom Ovar Östrogene gebildet, es fehlen aber die vom Gelbkörper nach dem Eisprung gebildeten Gestagene. Demzufolge treten nur unregelmäßig Hormonmangelblutungen auf.

Tritt nach Gabe von Gestagenen eine uterine Blutung auf, ist vom Vorhandensein eines östrogenstimulierten, gestagentransformierten Endometriums auszugehen. Die Ovarfunktion ist somit nachgewiesen.

Kontraindikationen

Dazu gehören:

- Risiko für Thromboembolien,
- hormonsensible Tumoren,
- Schwangerschaft,
- schwere Lebererkrankungen.

Vorbereitungen

Keine spezielle Vorbereitung notwendig.

Testablauf

Tägliche orale Gabe eines Gestagens in voller Transformationsdosis über mindestens 10, besser 12–14 Tage: z. B. 10–20 mg Dydrogesteron täglich (▸ Tab. 21.14).

Nebenwirkungen

Insgesamt geringfügig; bedingt durch östrogene, androgene, anabole oder antiandrogene Restwirkungen oder Aldosteronantagonismus der verschiedenen Gestagene. Klinisch am ehesten Müdigkeit und Stimmungsbeeinträchtigung.

Beurteilung

Der Test ist als positiv zu werten bei uteriner Blutung 3–5 Tage nach dem Absetzen der Gestagenbehandlung. Bei negativem Testergebnis kann eine Ovarialinsuffizienz oder eine uterine Amenorrhoe angenommen werden.

Tab. 21.14 Kommerzielle, synthetische Gestagene und Transformationsdosis.

Generikum	Durchschnittliche, orale Transformationsgesamtdosis in mg	Handelsnamen (Beispiele)
Chlormadinonacetat	20–30	Gestafortin 2 mg 2 mg fem JENAPHARM
Dydrogesteron	10–20	Duphaston 10 mg
Progesteron	200–300 90	Utrogest Crinone 8 % Vaginalgel
Norethisteronacetat	40–60	Primolut-Nor 5 mg, 10 mg Gestakadin 1 mg Norethisteron 1 mg/–5 mg JENAPHARM

Klinische Bemerkungen

Progesteronderivate sind aufgrund der geringeren androgenen Nebenwirkungen zu bevorzugen. Darüber hinaus ist die allabendliche Gabe zu bevorzugen, da Gestagene zu Müdigkeit führen können. Bei negativem Testausfall ist ein Östrogen-Gestagen-Test indiziert.

Mögliche Fehler

Unzureichende Dosis der Gestagene oder unzureichende Behandlungsdauer.

Besonderheiten im Kindesalter

Keine Indikation zur Durchführung im Kindesalter.

21.8.2 Östrogen-Gestagen-Test

Indikation

Negativer Ausfall des Gestagentests bei Verdacht auf uterine Amenorrhoe.

Testprinzip

Östrogene führen zur Proliferation der Gebärmutterschleimhaut. Gestagene bewirken deren sekretorische Transformation. Auf ausreichende Hormongaben erfolgt nach dem Absetzen der Medikation eine uterine Hormonentzugsblutung. Bei positivem Testergebnis ist der Nachweis eines funktionierenden Endometriums erbracht.

Kontraindikationen

Vergleichbar den Kontraindikationen zur Hormonersatztherapie:

- Absolute Kontraindikation bei Mammakarzinom vor Primärtherapie, relative Kontraindikation nach Primärbehandlung,
- relative Kontraindikation bei Phlebothrombose oder Lungenembolie < 0,5 Jahre zurückliegend,
- Schwangerschaft,
- schwere Leberschädigungen.

Vorbereitung

Keine spezielle Vorbereitung notwendig.

Testablauf

In Analogie zum Spontanzyklus über 10–12 Tage Gabe eines reinen Östrogens (z. B. tgl. 1 mg Östradiolvalerat; 0,6 mg konjugierte Östrogene), gefolgt von der zusätzlichen Gabe eines Gestagens in voller Transformationsdosis über 10–12 Tage.

Nebenwirkungen

Östrogenbedingt: Beeinflussung des Leberstoffwechsels (insbesondere Bildung der hepatischen Bindungsproteine, Gerinnungsfaktoren und Cholesterintransportproteine), Auswirkungen auf das Renin-Angiotensin-Aldosteron-System; klinisch am ehesten Wasserretention im Gewebe (Brustschwellung, geschwollene Beine).

Gestagenbedingt: Östrogene, androgene, anabole oder antiandrogene Restwirkungen oder Aldosteronantagonismus der verschiedenen Gestagene; klinisch am ehesten Müdigkeit und Stimmungsbeeinträchtigung.

Beurteilung

Positives Testergebnis bei Entzugsblutung 3–5 Tage nach Absetzen der Medikation.

Negatives Testergebnis spricht für uterine Amenorrhoe bei erworbenem oder angeborenem uterinen Faktor (z. B. Asherman-Fritsch-Syndrom, Mayer-Rokitansky-Küster-Hauser-Syndrom), für hypoplastischen Uterus bei Gonadendysgenesie oder fehlendem Uterus bei Störungen der sexuellen Entwicklung (z. B. Androgeninsensitivität).

Klinische Bemerkungen

Natürliche Östrogene sollten bevorzugt werden, da bei synthetischen Östrogenen (Ethinylestradiol) mit einer höheren Rate an Nebenwirkungen zu rechnen ist. Am einfachsten ist die Gabe von ausreichend dosierten Sequenzpräparaten (2-Phasenpräparaten) zur Hormontherapie (▶ Tab. 21.15).

Tab. 21.15 2-Phasen-Präparate (Sequenzpräparate) zur Durchführung des Östrogen-Gestagen-Tests.

Handelsname (Beispiele)	Östrogenanteil	Gestagenanteil
Sequidot 50/250	Estradiol 50 µg	Noresthisteronacetat 0,25 mg
Fem7 Combi 50 µg/10 µg	Estradiol 50 µg	Levonorgestrel 0,01 mg
Femoston 2/10 mg	Estradiol 2 mg	Dydrogesteron 10 mg
Cyclo-Progynova	Estradiolvalerat 2 mg	Norgestrel 0,5 mg
Mericomb 2 mg	Estradiolvalerat 2 mg	Levonorgestrel 0,15 mg
Östronara	Estradiolvalerat 2 mg	Levonorgestrel 0,075
Klimonorm	Estradiolvalerat 2 mg	Norethisteron 1 mg

Mögliche Fehler

Unzureichende Östrogen- und/oder Gestagendosis, unzureichende Behandlungsdauer.

Besonderheiten im Kindesalter

Keine Indikation zur Durchführung im Kindesalter.

21.8.3 Clomifentest bei Anovulation

Indikationen

Beurteilung der Ovulationschance nach Clomifenbelastung bei anovulatorischen Frauen mit positivem Gestagentest (ausreichende endogene Östrogenspiegel).

Testprinzip

Bei intaktem Regelkreis Hypothalamus-Hypophyse-Ovar und ausreichenden basalen endogenen Östrogenspiegeln führt das Antiöstrogen Clomifencitrat durch negative Rückkopplung zur gesteigerten hypophysären Sekretion von FSH und LH. In 40–75 % der Fälle kommt es zur Stimulation des Follikelwachstums und zur ovariellen Östrogenproduktion.

Kontraindikationen

Schwangerschaft, schwere Lebererkrankungen, Thrombophilie, Hypophysen-oder Ovarialtumor.

Vorbereitung

Bei Amenorrhoe Blutungsinduktion mit Gestagenen.

Testablauf

50–100 mg Clomifencitrat vom 5.–9. Zyklustag täglich. Als zusätzliche Parameter zur Beurteilung der Ovulation empfiehlt sich das Monitoring durch wiederholte vaginale sonografische Kontrollen der Follikelreifung und der Endometriumdicke sowie die morgendliche Messung der Basaltemperatur durch die Patientin selbst. Zusätzliche Bestimmung von Progesteron im Serum am 21. und 30. Zyklustag bzw. ca. 1 Woche nach sonografisch nachgewiesener Ovulation bzw. Anstieg der Basaltemperaturkurve um 0,5 °C [5].

Nebenwirkungen

Mehrlingsrisiko, sehr selten Beeinträchtigung des Reaktionsvermögens, vasomotorischer Flush, Schwindel, Beeinträchtigung der Leberfunktion.

Beurteilung

Der Test ist positiv, wenn es zu einem ovulatorischen Zyklus mit nachfolgender Menstruationsblutung oder Schwangerschaft kommt. Der Test ist eingeschränkt, wenn eine Menstruation folgt ohne Nachweis einer Ovulation bei Anstieg des Progesteronspiegels.

Der Test ist negativ, wenn kein Progesteronanstieg mit oder ohne Menstruation erfolgt. Ursache eines negativen Tests ist in der Regel ein Östrogenmangel aufgrund einer fehlenden oder eingeschränkten Aktivität der Hypothalamus-Hypophysen-Ovar-Achse. Es ist in diesem Fall eine Störung auf der Ebene des Hypothalamus oder der Hypophyse anzunehmen [5].

Klinische Bemerkungen

Bei Gestagen-positiver Amenorrhoe oder Anovulation kann bei negativem Test eine Testwiederholung mit Dosissteigerung von 50 auf 100 mg Clomifencitrat täglich versucht werden.

Mögliche Fehler

Beginn der Clomifenbehandlung bei Amenorrhoe ohne vorherige Blutungsinduktion, bei persistierenden Funktionszysten, Schwangerschaft, sekundärer Ovarialinsuffizienz nach Hypophysenchirurgie oder bei primärer Ovarialinsuffizienz insbesondere bei negativem Gestagentest.

Besonderheiten im Kindesalter

Keine Indikation zur Durchführung bei Mädchen < 15 Jahren.

21.8.4 Clomifentest zur Beurteilung der ovariellen Reserve

Indikationen

- Beurteilung der ovariellen Reaktion als Hinweis auf die ovarielle Reservefunktion vor geplanter Infertilitätstherapie.
- Beurteilung der Erfolgschancen einer Infertilitätsbehandlung.

Testprinzip

Bei menstruierenden Frauen mit intaktem Regelkreis Hypothalamus-Hypophyse-Ovar führen Antiöstrogene (Clomifencitrat) durch negative Rückkopplung zur gesteigerten hypothalamischen und hypophysären Sekretion von FSH und LH. Ein erhöhter FSH-Anstieg nach Clomifenbelastung ist ein Hinweis für ein vermindertes Ansprechen der Ovarien auf eine Stimulation mit Gonadotropinen.

Kontraindikationen

Diese umfassen:
- Schwangerschaft, schwere Lebererkrankungen, Thrombophilie,
- Hypophysen- oder Ovarialtumor,
- Sehstörungen bei vorangegangener Clomifenbehandlung.

Vorbereitung

Keine.

Testablauf

Bestimmung der basalen LH,- FSH- und Östrogenwerte an Zyklustag 2 oder 3, 100 mg Clomifencitrat vom 5.–9. Zyklustag täglich. Erneute Messung von LH, FSH und Östradiol an Tag 9, 10 oder 11.

Nebenwirkungen

Sehr selten Beeinträchtigung des Reaktionsvermögens, vasomotorischer Flush, Schwindel, Beeinträchtigung der Leberfunktion.

Beurteilung

Der Test ist unauffällig, wenn der FSH-Wert nach Clomifenbelastung < 15–20 U/l beträgt. Wird ein erhöhter FSH-Wert nach Clomifenbelastung gemessen, ist von einer verminderten ovariellen Reservefunktion auszugehen [1], [3], [6].

Klinische Bemerkungen

Eine eingeschränkte ovarielle Reservefunktion geht mit geringen Erfolgsaussichten einer ovariellen Stimulationsbehandlung im Rahmen einer Kinderwunschbehandlung einher. In den letzten Jahren hat sich mit der Einführung der Messung des Anti-Müller-Hormons eine einfach zu bestimmende Alternative zur Beurteilung der ovariellen Reserve in der Praxis durchgesetzt, sodass der Clomifentest nur noch selten Anwendung findet. Ob AMH jedoch auch eine Prognose der Erfolgschancen einer Infertilitätsbehandlung erlaubt, wird wie bei allen weiteren Markern der ovariellen Reserve weiterhin kontrovers diskutiert [2], [4].

Mögliche Fehler

Beginn der Clomifenbehandlung in der falschen Zyklusphase, z. B. nach einer Durchbruchblutung, bei persistierenden Funktionszysten, Schwangerschaft, sekundärer Ovarialinsuffizienz nach Hypophysenchirurgie, primärer Ovarialinsuffizienz.

Besonderheiten im Kindesalter

Keine Indikation zur Durchführung bei Kindern und Jugendlichen.

21.8.5 Literatur

[1] Loumaye E, Bilion JM, Mine JM, Psalti I, Pensis M, Thomas K. Prediction of individual response to controlled ovarian hyperstimulation by means of a clomiphene citrate challenge test. Fertil Steril 1990; 53: 295–301

[2] Liss J, Lukaszuk M, Jakiel G. Use of ovarian reserve parameters for predicting live births in women undergoing in vitro fertilization. Eur J Obstet Gynecol Reprod Biol. 2013; 168(2): 173–7

[3] Navot D, Rosenwaks Z, Margalioth EJ. Prognostic assessment of female fecundity. Lancet 1987; 8 560: 645–647, 1987

[4] Nelson SM, Anderson RA, Broekmans FJ et al. Anti-Muellerian hormone: clairvoyance or crystal clear? Human Reproduction 2012; 27 (3): 631–636

[5] Schneider HPG, Hanker JP. Zyklusstörungen und Diagnostik der funtionell gestörten Fertilität. In: Schneider HPG, Lauritzen C, Nieschlag E (Hrsg.). Grundlagen und Klinik der menschlichen Fortpflanzung. Berlin, New York: de Gruyter 1998

[6] Tanbo T, Dale PO, Lunde O, Norman N, Abyholm T. Prediction of response to controlled ovarian hyperstimulation: a comparison of basal and clomiphene citrate-stimulated follicle-stimulating hormone levels. Fertil Steril 1992; 57: 819–824

21.9 Spezielle Tests in der pädiatrischen Endokrinologie

21.9.1 HMG-Test

Indikation

- Nachweis von endokrinem Organgewebe bei Intersexualität.
- Differenzialdiagnose des echten Hermaphroditismus.
- Ausschluss einer reinen Gonadendysgenesie (Swyer-Syndrom).

Testprinzip

Humanes Menopausengonadotropin (HMG) besitzt eine FSH-ähnliche Wirkung und stimuliert damit die Östrogenproduktion des Ovars.

Kontraindikationen

Keine.

Vorbereitung

Der Test kann ambulant durchgeführt werden.

Testablauf

Erste Blutentnahme erfolgt zwischen 08.00 und 10.00 Uhr für die Bestimmung von Östradiol im Plasma/Serum (= basaler Wert), danach die Injektion von je 150 IE HMG (bei Säuglingen 75 IE) an 3 aufeinander folgenden Tagen i. m. [33]. Die zweite Blutentnahme erfolgt zwischen 08.00 und 10.00 Uhr am Vormittag des 4. Tages für die Bestimmung von Östradiol (= stimulierter Wert).

Nebenwirkungen

Keine.

Beurteilung

Bei vorhandenem Ovargewebe steigt Östradiol in den pubertären Bereich an.

Klinische Bemerkungen

Der Test kann auch in anderen Protokollen durchgeführt werden (s. auch unterschiedliche Protokolle beim HCG-Test) [24]. Wegen fehlender Validierung des Tests an größeren Zahlen von Kindern kann die Interpretation im Einzelfall schwierig sein.

Eine weitere Methode zur Testung auf das Vorliegen von ovariellem Gewebe bei DSD schlugen French et al. 2010 vor [13], in dem sie eine rh-FSH-Injektion mit dem sonografischen Nachweis stimulierter Follikel kombinierten. Eine Validierung dieses Tests an größeren Fallzahlen steht jedoch noch aus.

Besonderheiten im Kindesalter

Der HMG-Test wird überwiegend im Säuglings- und Kleinkindalter durchgeführt.

21.9.2 HCG-Kurztest

Unter Mitarbeit von J. Rohayem, M. Zitzmann und E. Nieschlag

Indikation

- Nachweis von funktionstüchtigem Leydigzell-Gewebe bei Verdacht auf Anorchie bei beidseitigem Kryptorchismus (Retentio testis abdominalis) [9], [36], [37].
- Nachweis von endokrinem Hodengewebe bei Intersexualität (Verdacht auf Pseudohermaphroditismus masculinus).
- Differenzialdiagnose bei schwerer Hypospadie (z. B. 5α-Reduktionsmangel) [21].
- Differenzialdiagnose von primärem und sekundärem männlichem Hypogonadismus.

Testprinzip

HCG stimuliert mit seiner LH-ähnlichen Wirkung über die Bindung an den LH-Rezeptor auf der Leydigzelle des Hodens die Testosteronproduktion und -sekretion.

Kontraindikationen

Keine.

Vorbereitung

Ambulant durchführbar.

Testablauf

Blutentnahme erfolgt morgens zwischen 08.00 und 10.00 Uhr (Basalwert) für die Bestimmung von Testosteron (und evtl. Androstendion, 5α-Dihydrostosteron und weiterer Präkursor-Steroide), danach die streng i. m.-Injektion von 5 000 IE HCG/m² KOF [35], [36], [37]. 3 Tage später erfolgt eine zweite Blutentnahme wie zuvor (= stimulierter Wert).

Nebenwirkungen

Selten vermehrte Erektionen.

Beurteilung

Ein Anstieg des Testosterons auf > 100 ng/dl bei präpubertären Jungen und > 900 ng/dl bei Männern zeigt eine normale Funktion der Leydigzellen an [35], [36], [37]. Der HCG-Test hat einen guten positiven prädiktiven Wert von 89 % und einen negativen prädiktiven Wert von 100 % hinsichtlich Anorchie [9].

21

Ein erhöhter Testosteron/HDT-Quotient nach HCG-Stimulation weist auf einen 5α-Reduktasemangel hin [16], [25]. Dabei sind alters- und methodenabhängige Normalwerte zu beachten: Säuglinge 5,2 ± 1,5, pubertäre Jungen 11 ± 4,4 [25].

Patienten mit 5α-Reduktasemangel zeigen üblicherweise eine T/DHT-Quotienten > 30 nach HCG-Stimulation. Der Androstendion/Testosteron-Quotient ist bei Patienten mit 17β-Hydroxysteroid-Dehydrogenase-Mangel nach HCG massiv erhöht (Normalwerte sind alters-, geschlechts- und pubertätsabhängig).

Klinische Bemerkungen

HCG wird im Fettgewebe schlechter resorbiert als im Muskelgewebe. Vor allem bei adipösen Patienten ist eine versehentliche Injektion ins Fettgewebe häufig die Ursache für eine unzureichende Stimulation des Testosterons (falsch negatives Testresultat).

Merke **M!**

Sollen bei einem Patienten GnRH-Test und HCG-Test durchgeführt werden, so ist immer der GnRH-Test zuerst durchzuführen, da HCG bei den meisten Assays für LH mit diesem kreuzreagiert.

Es existieren verschiedene Testprotokolle für den HCG-Test. So wurden (bei Kindern wenig beliebte) Tests mit 3 Injektionen oder auch Tests mit 3–5 Injektionen vorgeschlagen. Auch die Dosisangaben variieren in der Literatur. Es ist zu beachten, dass wiederholte Gaben von HCG zu einer Desensitivierung der LH-Rezeptoren führen können [10], [29]. Die wiederholte Injektion von HCG in kurzen Abständen hat keine diagnostischen Vorteile gegenüber der einmaligen Gabe [29]. Eine mehrwöchige HCG-Stimulation ist selten indiziert, kann aber in Einzelfällen durchgeführt werden. Die Kombination des HCG-Tests mit einer Dexamethasonsuppression der Nebennierenrinde bringt keine Vorteile.

Zur Testung auf das Vorliegen von Hodengewebe bei Kryptorchismus kann mittlerweile die Bestimmung von AMH ohne Notwendigkeit für einen HCG-Test erfolgen [23].

Besonderheiten im Kindesalter

Mehrfache HCG-Injektionen sind nur bei gleichzeitiger therapeutischer Indikation (Maldescensus testis) sinnvoll.

21.9.3 GnRH-Agonist-Test (Jungen und Mädchen)

Unter Mitarbeit von J. Rohayem, M. Zitzmann und E. Nieschlag

Indikation

1. Differenzialdiagnose zwischen transitorischer konstitutioneller Entwicklungsverzögerung(KEV) und permanentem hypogonadotropen (hypophysärem oder hypothalamischem) Hypogonadismus(HH).
2. Therapiekontrolle der Pubertätssuppressionstherapie bei Pubertas praecox vera (das GnRH-Agonist-Depotpräparat wird als Testsubstanz im Rahmen der Therapie verwendet).

Testprinzip

Der GnRH-Agonist stimuliert die hypophysäre LH-Sekretion maximal und prolongiert.

Ad 2: Durch die Stimulation der LH-Sekretion kommt es nachfolgend auch zu einer Stimulation der Leydigzellen des Hodens und zu einem Testosteronanstieg.

Bei Patienten mit hypogonadotropem Hypogonadismus oder Panhypopituitarismus fällt die hypophysäre und damit auch die testikuläre Reaktion geringer aus als bei Gesunden oder Patienten mit Entwicklungsverzögerung (transitorischer hypogonadotroper Hypogonadismus).

Kontraindikationen

Keine.

Vorbereitung

Der Test ist ambulant durchführbar; es ist keine besondere Vorbereitung notwendig.

Testablauf

Tag 1: Am frühen Vormittag (zwischen 07.00 und 09.00 Uhr) erfolgt die erste Blutentnahme für die basale Bestimmung von LH und Testosteron, danach die Injektion eines kurz wirksamen GnRH-Agonisten (Nafarelin, Triptorelin, Leuprorelin oder Buserelin) in einer Dosis von 1 µg/kg (maximale Dosis 100 µg) [11], [14] oder einer fixen Dosis von 100 µg [20] oder 0,1 mg/m^2 KOF s. c. [38].

Cave ⚠

Es ist kein Depotpräparat zu verwenden.

Ein weiterer GnRH-Agonist-Test mit Buserelin wurde mit einer Testdosis von 10 µg/kg KG s. c. oder i. m. angegeben [15], [19]. Die zweite Blutentnahme erfolgt nach 4h für die Bestimmung von LH und Testosteron [11], [14], [20], [38].

Tag 2: Wiedervorstellung des Patienten 24h nach Agonist-Injektion zur dritten Blutentnahme für LH und Testosteron [14], [20].

Nebenwirkungen

Bei Nafarelin leichtere und kurz dauernde Lokalreaktionen (Erythem) an der Injektionsstelle [20].

Klinische Bemerkungen

Spezifität, Sensitivität und diagnostische Effizienz wird bei präpubertären Jungen für die Grenze von 4,8 IU/l für ΔLH mit 90 %, 100 % bzw. 95 % angegeben [14].

Bei diesem Test handelt es sich um einen relativ neuen Test, der noch nicht allgemein verbreitet ist. Die Erstellung eigener diagnostischer Grenzen ist daher empfehlenswert. Der Test ist für den GnRH-Agonisten Leuprorelin nicht validiert. Der Buserelintest ist der einzige GnRH-Agonist-Test, der auch gegen den pulsatilen GnRH-Stimulationstest („Hypophysentraining“) (s. u.) getestet wurde. Die diagnostische Effizienz ist mit dem „Hypophysentraining“ gut vergleichbar [19]. Als diagnostische Grenze zwischen konstitutioneller Entwicklungsverzögerung (KEV) und Hypogonadotropem Hypogonadismus (HH) gilt ein LH-Anstieg auf 4 IU/l (KEV > 4 IU/l, HH > 4 IU/l). Mit dem Buserelintest steht damit ein einfacher und praktikabler Test für die Differenzialdiagnose zwischen KEV und HH zur Verfügung.

Ein modifizierter GnRH-Agonist-Test kann zur Therapiekontrolle bei Patienten und Patientinnen mit Pubertas praecox vera verwendet werden. Dabei nutzt man die initiale Stimulationswirkung des therapeutisch verwendeten GnRH-Agonisten. Unter der Suppressionstherapie mit einem Depotpräparat erfolgt die Kontrolle der Suppressionsgüte durch eine einzelne Blutentnahme 12h nach der Injektion von z. B. Triptorelin zur Bestimmung von LH und Östradiol [18]. Bei voller Suppression durch die Therapie findet sich ein präpubertärer Östradiolspiegel und meist ein LH-Spiegel < 2 IU/l [18].

Eine weitere Möglichkeit der Therapiekontrolle der Pubertas praecox vera besteht in einer einzelnen LH-Bestimmung 2h nach der Injektion von Leuprorelin-Depot. Als ausreichende therapeutische Suppression gilt ein LH < 6,6 IU/l [28].

Ein GnRH-Agonist-Test mit Leuprorelin (500 µg fixe Dosis s. c.) wurde für die Diagnostik der Pubertas praecox vera und die Differenzialdiagnose der zentralen Pubertas praecox vorgestellt und scheint gegenüber dem GnRH-Stimulationstest Vorteile zu haben [18].

Besonderheiten im Kindesalter

Nur ab dem Alter von 14 Jahren sinnvoll (diagnostische Altersgrenze für die Pubertas tarda). Untersuchungen bei Mädchen liegen für diesen Test für die hier sehr seltene Differenzialdiagnose KEV versus HH nicht vor.

21.9.4 Pulsatiler GnRH-Stimulationstest („Hypophysentraining“)

Unter Mitarbeit von J. Rohayem, M. Zitzmann und E. Nieschlag

Indikation

Differenzialdiagnose zwischen (transitorischer) konstitutioneller Entwicklungsverzögerung (KEV, „Pubertas tarda“) und (permanentem) hypogonadotropem (hypophysärem oder hypothalamischem) Hypogonadismus (HH).

Testprinzip

Das Ausbleiben der spontanen Pubertätsentwicklung beim Jungen ab dem Alter von 14 Jahren kann durch eine verzögerte Reifung des hypothalamischen GnRH-Pulsgenerators (transitorischer Hypogonadismus = KEV) oder durch eine permanente hypophysäre oder hypothalamische Insuffizienz (hypogonadotroper Hypogonadismus: idiopathisch, organisch oder Kallmann-Syndrom = HH plus Anosmie oder Hyposmie) verursacht sein.

Beide Störungen führen zu einer verminderten pulsatilen GnRH-Sekretion und damit zu niedrigen Gonadotropinspiegeln. Durch den einfachen GnRH-Test (Kap. 21.2.16) lassen sich beide Krankheitsbilder nicht sicher differenzieren. Die pulsatile GnRH-Stimulation führt zu einer pulsatilen Sekretion von LH und auch von FSH aus dem Hypophysenvorderlappen und nachfolgend zu einer Stimulation der Testosteronsekretion aus den Leydigzellen des Hodens.

Das Prinzip des 36h-Tests beruht auf einer transitorischen Phase der verminderten Gonadotropinproduktion bei Patienten mit permanentem Hypogonadismus im Gegensatz zu einem raschen Ansprechen der LH-Synthese und -Sekretion auf exogenes GnRH bei Patienten mit KEV. Eine länger dauernde pulsatile Stimulation führt auch bei permanentem Hypogonadismus (wenn hypothalamisch bedingt) zu einer Normalisierung der LH-Sekretion. Deshalb kommt dem „diagnostischen Fenster“ von 36h besondere Bedeutung zu [26], [34].

Kontraindikation

Keine.

Vorbereitung

Stationäre Durchführung wegen i. v.-GnRH-Applikation erforderlich. Der Test kann im Anschluss an ein LH-Nachtprofil oder 24h-Profil durchgeführt werden.

Testablauf

Legen eines venösen Zugangs. Tag 1: Erste Blutprobe für die Bestimmung von Testosteron (= basaler Wert). Bei unklaren Vorbefunden oder fehlendem GnRH-Test Durchführung des ersten GnRH-Tests (= vor pulsatiler Stimulation; Durchführung Kap. 21.2.16; optional).

Um 18.00 Uhr Anlegen einer Miniatur-Infusionspumpe (Zyklomatpulse) an den venösen Zugang. Es folgt die i. v. pulsatile Stimulation über 36h mit einer Dosis von 5 µg GnRH alle 90 min über eine Infusionszeit von 1 min [26], [34].

Am Morgen des 3. Tages wird die pulsatile Stimulation nach 36h direkt nach der letzten Pumpenaktion (= 25. GnRH-Puls) gegen 06.00 Uhr beendet und der zweite GnRH-Test durchgeführt (= nach pulsatiler Stimulation; Durchführung Kap. 21.2.16).

Erneut wird das Plasma-/Serumtestosteron in der basalen Probe des GnRH-Tests bestimmt.

Cave

Besondere körperliche Belastungen und/oder Stress während des gesamten Testablaufs können das Ergebnis verfälschen (falsch niedriger Anstieg von CH und Testosteron).

Nebenwirkungen

Keine.

Beurteilung

Das entscheidende diagnostische Kriterium ist der Anstieg von LH im zweiten GnRH-Test nach pulsatiler Stimulation: Bei Patienten mit permanentem Hypogonadismus bleibt das ΔLH (= LH-Maximum – LH-Basalwert) sicher < 3 IU/l (Bereich 0,8–2,4 IU/l) [26]. Bei Patienten mit KEV findet sich ein ΔLH deutlich > 3 IU/l (Bereich 4,1–15,8 IU/l) [26], [34]. Ein deutlicher Testosteronanstieg nach 36-stündiger pulsatiler GnRH-Stimulation kann als zusätzliches Indiz für das Vorliegen einer KEV gelten [26].

Klinische Bemerkungen

Der pulsatile GnRH-Stimulationstest ist ein relativ aufwendiger Test, der sicher diagnostisch schwierigen Fällen vorbehalten bleiben sollte. Der Test hat den Vorteil einer hohen Sensitivität von 94 %, einer Spezifität von 91 % und einer diagnostischen Effizienz von 92 % bei gemeinsamer Berechnung der Daten der beiden vorliegenden Studien [26], [34]. Von vergleichbarem diagnostischem Wert ist der Buserelintest (Kap. 21.9.3), der aber einfacher durchzuführen ist.

Als zusätzlicher diagnostischer Parameter wird auch der Quotient aus ΔFSH_{max} zu ΔLH_{max} im zweiten GnRH-Test (= nach pulsatiler Stimulation) angegeben (< 0,55: Sensitivität 100 %, Spezifität 94 %, diagnostische Effizienz 97 %) [34].

Besonderheiten im Kindesalter

Bei Jungen erst ab einem Alter von 14 Jahren sinnvoll. Für Mädchen ist der Test nicht untersucht.

21.9.5 Androgensensitivitätstest

Indikation

- Klinischer Verdacht auf Androgenresistenz. Untersuchung der Funktion des Androgenrezeptors in vivo.
- Differenzierung zwischen partieller und kompletter Androgenresistenz bzw.- insensitivität (PAIS, CAIS).

Testprinzip

SHBG wird von der Leber gebildet. Die Serumkonzentrationen werden von verschiedenen Hormonen beeinflusst. Während Östrogene und Schilddrüsenhormone SHBG im Serum erhöhen, haben Androgene einen supprimierenden Effekt auf SHBG. Es wurde daher angenommen, dass die Bestimmung des SHBG-Spiegels im Serum nach Applikation eines Androgens oder nach Stimulation der endogenen Androgenproduktion als Parameter der Androgensensitivität benutzt werden kann [3], [4]. Der Effekt von Testosteron auf den SHBG-Spiegel wurde auch im Tierversuch an Kaninchen nachgewiesen [2].

Es sind mehrere Varianten des Androgensensitivitätstests publiziert [3], [4], [5], [8], [17], [32]:

1. Bestimmung des SHBG-Abfalls nach einer Testosteronstimulation durch HCG [3], [4], [5].
2. SHBG-Reaktion auf die Injektion eines Testosteronesters [17].
3. Bestimmung des SHBG-Abfalls als Androgeneffekt nach oraler Gabe des Anabolikums Stanozolol [32].
4. Bestimmung des SHBG-Abfalls nach sequenzieller Gabe von HCG und Testosteronenanthat [8].

Allen 4 Testprotokollen ist gemeinsam, dass sie nur an relativ kleinen Patientenzahlen untersucht wurden. Durchgesetzt hat sich der Stanozololtest [22], [31], [32], der im Folgenden dargestellt wird.

Kontraindikationen

Keine.

Vorbereitung

Der Androgensensitivitätstest kann ambulant durchgeführt werden.

Testablauf

Stanozolol (17b-hydroxy-17a-methyl-5a-androstano-[3, 2-c] pyrazol; Stromba) per os an 3 aufeinander folgenden Tagen (Tag 0, 1 und 2) in einer Dosis von 0,2 mg/kg pro Tag als abendliche Einzeldosis, Bestimmung von SHBG an Tag 0 und an den Tagen 5, 6, 7 und 8 (Blutentnahmen zwischen 14.00 und 18.00 Uhr).

Alle 5 Serumproben sollten zusammen in einem Assay analysiert werden.

Nebenwirkungen

Keine.

Beurteilung

Der entscheidende diagnostische Parameter für die Reaktion auf Stanozolol ist der niedrigste Serumwert für SHBG nach Stanozololgabe, ausgedrückt als Prozentwert des Basalwerts an Tag 0. Der Normalbereich liegt bei 51,6 ± 5,9 % (± 1 SD) [32]. Dieser Normbereich setzt sich allerdings nur aus 10 Frauen und 5 Kindern zusammen. Es ist ein weiterer „Normbereich" verfügbar, der an nur 11 Patienten mit Genitalfehlbildungen (Alter 1–20 Jahre) erhoben wurde: 51,4 ± 2,1 % (Spannweite 35,6–62,1 %) [31].

Patienten mit **kompletter Androgenresistenz** (CAIS) zeigen Prozentwerte von 93–97 % [32] oder von 102,0 ± 3,8 % (±1 SEM) mit einer Spannweite von 92,4–129 % [31].

Bei Patienten mit **partieller Androgenresistenz** (PAIS) findet sich dagegen ein gewisser Abfall des SHBG auf Prozentwerte von 73–89 % [32] oder von 48,6–89,1 % [31].

In einer dritten Studie [22] zum Stanozololtest mit 11 Patienten mit 46,XY-Gonadendysgenesie, 3 Patienten mit echtem Hermaphroditismus, 2 Patienten mit Androgenresistenz und einer Kontrollgruppe aus 10 gesunden Probanden (6 Frauen und 4 Männern), ergab sich ein SHBG-Abfall auf 51,7 ± 8,7 % für Patienten mit Gonadendysgenesie, auf 62,7 ± 5,2 % für die Kontrollen, auf 80,1 % bzw. 80,7 % für die beiden Patienten unter Substitutionstherapie.

Es ist zu beachten, dass man von einer Überlappung der Prozentwerte für die SHBG-Konzentrationen nach Stanozololgabe zwischen Patienten mit CAIS und PAIS ausgehen muss [6], auch wenn dies in der ersten Studie zu diesem Test noch nicht gefunden wurde [32]. Vereinzelt wurde auch von normalen Ergebnissen im Androgensensitivitätstest bei Patienten mit molekulargenetisch gesicherter Androgenresistenz berichtet [1].

Klinische Bemerkungen

Durch die kontinuierlich verbesserten Möglichkeiten der molekulargenetischen Diagnostik ist der Test weitgehend verdrängt worden.

Besonderheiten im Kindesalter

Der Androgensensitivitätstest sollte erst ab dem Alter von 3 Monaten durchgeführt werden, da SHBG in den ersten Wochen nach der Geburt physiologischerweise einen starken Anstieg zeigt und der Test dadurch beeinträchtigt werden könnte.

21.9.6 Literatur

[1] Albers N, Ulrichs C, Glüer S et al. Etiologic classification of severe hypospadias: implications for prognosis and management. J Pediatr 1997; 131: 386–392

[2] Belgororsky A, Rivarola MA. Dynamics of SHBG response to testosterone. Implications upon the immediate biological effect of sex hormone. J Steroid Biochem 1983; 18: 783–787

[3] Belgororsky A, Rivarola MA. Sex hormone-binding globulin response to human chorionic gonadotropin stimulation in children with cryptorchidism, anorchia, male pseudohermaphroditism, and micropenis. J Clin Endorinol Metab 1982; 54: 698–704

[4] Belgororsky A, Rivarola MA. Sex hormone-binding globulin response to testosterone. An androgen sensitivity test. Acta Endorinol 1985; 109: 130–138

[5] Bertelloni S, Federico G, Baroncelli G, et al. Biochemical selection of prepubertal patients with androgen insensitivity syndrome by sex hormone-binding globulin response to the human chorionic gonadotropintest. Pediatr Res 1997; 41: 266–271

[6] Boehmer ALM, Brüggenwirth H, Van Assendelft C et al. Genotype versus phenotype in families with androgen insensitivity syndrome. J Clin Endocrinol Metab 2001; 86: 4 151–4 160

[7] Brito VN, Latronico AC, Arnhold UP, Mendonca BB. A single luteinizing hormone determination 2 hours after depot leuprolide is useful for therapy monitoring of gonadotropin-dependent precocious puberty in girls. J Clin Endocrinol Metab 2004; 89: 4 338–4 342

[8] Ciaccio M, Rivarola M, Belgorosky A. Decreasse pf serum sex hormone-binding globulin as a marker of androgen sensitivity. Correlation with clinical response. Acta Endocrinol 1989; 120: 540–544

[9] Davenport M, Brain C, Vandenberg C et al. The use of the hCG stimulation test in the endocrine evaluation of cryptorchidism. Br. J Urol 1995; 76: 790–794

[10] Dunkel L, Perheentupa J, Apter D. Kinetics of the steroidogenic response to single versus repeated doses of human chorionic gonadotropin in boys in repuberty and early puberty. Pediatr Res 1985; 19: 1–4

[11] Ehrmann DA, Rosenfield RL, Cuttler L, Brstein S, Cara JF, Levitsky LL. A new test of combined pituitary-testicular function using the gonadotropin-releasing hormone agonist Nafarelin in the differentiation of gonadotropin deficiency from delayed puberty: pilot studies. J Clin Endocrinol Metab 1989; 69: 963–967

[12] Forest M, David M, Lecoq A, Jeune M, Bertrand J. Kinetics of the HCG-induced steroidogenic response of the human testis. III. Studies in children of plasma levels of testosterone and HCG; rationale for testicular stimulation test. Pediatr Res 1980; 14: 819–824

[13] French S, Rodriguez L, Schlesinger A et al. FSH injections and ultrasonography determine presence of ovarian components in the evaluation of ovotesticular disorders of sex development. Int J Pediatr Endocrinol 2009; 2009: 507 964

[14] Ghai K, Cara JF, Rosenfield RL. Gonadotropin releasing hormone agonist (Nafarelin) test to differentiate gonadotropin deficiency from constitutionally delayed puberty in teen-age boys – A clinical research venter study. J Clin Endocrinol Metab 1995; 80: 2980–2986

[15] Grasemann C, Wessels HT, Knaier-Fischer S, Richter-Unruh A, Hauffa BP. Increase of serum leptin after short-term pulsatile GnRH administration in children with delayed puberty. Eur J Endocrinol 2004; 150: 692–698
[16] Greene, S, Zachmann M, Manella B et al. Comparison of two tests to recognize or exclude 5α reductase deficiency in prepubertal children. Acta Endocrinol (Copenh) 1987; 114: 113–117
[17] Hampl R, Starka L, Kalvachova B et al. Evaluation of SHBG test for disclosure of insensitivity to androgens. Endocr Regul 1993; 27: 65–70
[18] Ibazez L, Potau N, Zampolli M et al. Use of leuprolide acetate response patterns in the early diagnosis of pubertal disorders: Comparison with the gonadotropin-releasing hormone test. J Clin Endocrinol Metab 1994; 78: 30–35
[19] Kaspers S, Richter-Unruh A, Schmittmann-Ohters, Hauffa BP. Buserelin testing in 70 adolescents with delayed puberty. Horm Res 2004; 62 (Suppl.2): 80 (P2–282)
[20] Kletter GB, Rolfes-Curl A, Goodpasture JC et al. Gonadotropin-releasing hormone agonist analog (Nafarelin): A useful diagnostic agent for the distinction of constitutional growth delay from hypogonadotropic hypogonadism. J Pediatr Endocrinol Metab 1996; 9: 9–19
[21] Knorr D, Beckmann D, Bidlingmaier F, Helmig F-J, Sippell WG. Plasma testosterone in male puberty. II hCG Stimulation test in boys with hypospadia. Acta Endocrinol 1979; 90: 365–371
[22] Krause A, Sinnecker GHG, Hiort O, Thamm B, Hoepffner W. Applicability of the SHBG androgen sensitivity test in the differential diagnosis of 46, XY gonadal dysgenesis, true hermaphroditism, and androgen insensitivity syndrome. Exp Clin Endocrinol Diabetes 2004; 112: 236–240
[23] Matuszczak E, Hermanowicz A, Komarowska M et al. Serum AMH in Physiology and Pathology of Male Gonads. Int J Endocrinol. 2013;2013:128 907
[24] Mendez JP, Schiavon R, Diaz-Cueto L et al. A reliable endocrine test with human menopausal gonadotropins für diagnosis of true hermaphroditism in early infancy. J Clin Endocrinol Metab 1998; 83: 3 523–3 526
[25] Pang S, Levine LS, Chow D, Sagiani F, Saenger P, New MI. Dihydrotestosterone and its relationship to testosterone in infancy and childhood. J Clin Endocrinol Metab 1979; 46: 627–631
[26] Partsch C-J, Hermanussen M, Sippell WG. Differentiation of male hypogonadotropic hypogonadism and constitutional delay of puberty by pulsatile administration of gonadotropin-releasing hormone. J Clin Endocrinol Metab 1985; 60: 1196–1203
[27] Partsch C-J, Sippell WG. Short-term pulsatile administration of luteinizing-hormone deficiencies. Horm Res 1987; 25: 88–96
[28] Rosenfield R, Garibaldi LR, Moll Jr GW, Watson AC, Burstein S. The rapid ovarian secretory response to pituitary stimulation by the gonadotropin-releasing hormone agonist nafarelin in sexual precocity. J Clin Endocrinol Metab 1985; 63: 1386–1389
[29] Saenger P, Goldman AS, Levine LS, et al. Prepubertal diagnosis of steroid 5α-reductase deficiency. J Clin Endocrinol Metab 1978; 46: 627–631
[30] Salerno M, Di Maio S, Gasparini N, Mariano A, Macchia V, Tenore A. Central precoccious puberty: A single blood sample after gonadotropin-releasing hormone agonist administration in monitoring treatment. Horm Res 1998; 50: 205–211
[31] Sinnecker GHG, Hiort O, Nitsche EM, Holterhus P-M, Kruse K, German Collaborative Intersex Study Group. Functional assessment and clinical classification of androgen sensitivity in patients with mutations of the androgen receptor gene. German Collaborative Intersex Study Group- Eur J Pediatr 1997;156: 7–14
[32] Sinnecker GHG, Köhler S. Sex hormone-binding globulin response to the anabolic steroid stanozolol: evidence for its suitability as a biological androgen sensitivity test. J Clin Endocrinol Metab 1989; 68: 1195–1200
[33] Sippell WG, Partsch C-J, Peter M. Endokrinologie. In: Schaub J, Krawinkel M (eds). Kieler Praktische Pädiatrie. Stuttgart, New York: Georg Thieme Verlag 1994: 24–45
[34] Smals AGH, Hermus ARM, Boers GHJ, Pietes GFF, Benraad TJ, Kloppenborg PWC. Predictive value of luteinizing hormone releasing hormone (LHRH) bolus testing before and after 36-hour pulsatile LHRH administration in the differential diagnosis of constitutional delay of puberty and hypogonadotropic hypogonadism. J Clin Endocrinol Metab 1994; 78: 602–608
[35] Tapanainen J, Martikainen H, Dunkel L, Perheentupa J, Vihko R. Steroidogenic response to a single injection of hCG in pre-and early pubertal cryptorchid boys. Clin Endocrinol 1983; 18: 355–362
[36] Weil J, Bidlingmaier F, Knorr D. Endokrinologische Frühdiagnose der Anorchie. Pädiat Prax 1979; 21: 273–275
[37] Zachmann M. The evaluation of testicular endocrine function before and in puberty. Acta Endocrinol 1972; 70(Suppl 164): 1–94
[38] Zamboni G, Antoniazzi F, Tato L. use of the gonadotropin-releasing hormone agonist triptorelin in the diagnosis of delayed puberty in boys. J Pediatr 1995; 126: 756–758

Danksagung

Wir danken J. Arand, M. Bals-Pratsch, C. Hubold, A. Iwen, A. Krieger, F. Sayk, S. Schmid, M. Schütt und S. Süfke für Aktualisierungen von Texten aus „Endokrinologische Funktionsdiagnostik“, Hrsg. Partsch CJ, Sippell WG, Mönig H, 6. Aufl. Kiel 2007. Bei der Erstellung dieses Kapitels waren sie uns eine wertvolle Hilfe.

Sachverzeichnis

A

B

C

D

E

F

G

H

I

J

K

L

O

Q

R

S

T